脊柱内固定学

JIZHUNEIGUDINGXUE

主　　编　瞿东滨

主　　审　钟世镇　金大地

科学出版社

北　京

内 容 简 介

本书介绍了脊柱外科发展史以及脊柱生物力学、临床解剖、材料学的基础知识，概述了脊柱植入物的基本结构和设计，具体叙述了各部位脊柱内固定技术。在内容组织上，重视技术发展的历史脉络，先概要介绍有关内固定技术的发展状况以及主要类型，重点介绍目前临床上较为广泛开展的内固定术式，侧重有关临床解剖学、生物力学的研究成果，简要介绍内固定术式的手术操作和临床疗效，重视相关并发症的总结，并对最新出现的一些创新术式做了介绍，使读者有所思、有所悟。

本书适合脊柱外科医师、研究生及从事相关研发工作人员阅读。

图书在版编目(CIP)数据

脊柱内固定学 / 瞿东滨主编．—北京：科学出版社，2012.7

ISBN 978-7-03-035048-0

Ⅰ．脊… Ⅱ．瞿 Ⅲ．脊柱-外科手术-固定术 Ⅳ．R681.5

中国版本图书馆 CIP 数据核字(2012)第 145511 号

责任编辑：戚东桂 肖 锋 / 责任校对：钟 洋 包志虹

责任印制：肖 兴 / 封面设计：范璧合

科 学 出 版 社 出版

北京东黄城根北街 16 号

邮政编码：100717

http://www.sciencep.com

北京凌奇印刷有限责任公司 印刷

科学出版社发行 各地新华书店经销

*

2015 年 8 月第 一 版 开本：787×1092 1/16

2015 年 8 月第一次印刷 印张：62 1/2

字数：1 481 000

POD定价： 288.00元

(如有印装质量问题，我社负责调换)

主编简介

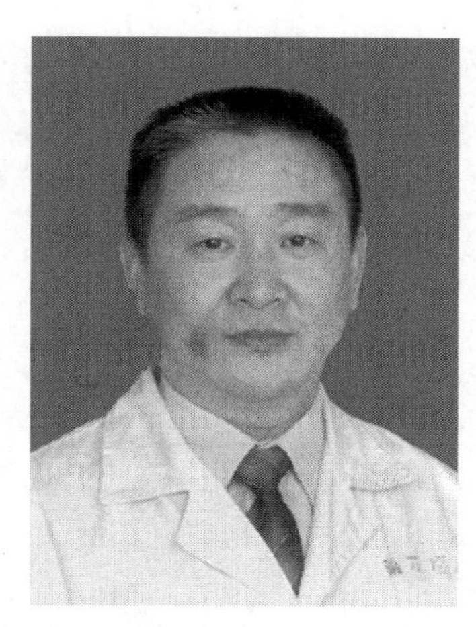

瞿东滨，族名则科，字理甲，松阳瞿氏闽仓前支二十一世孙。1966 年 10 月出生于福建省福州市连江县马鼻镇村前村。

幼时羸弱，求学不已。1978 年考入连江第四中学初中部；1981 年考入连江第一中学高中部；1983 年高考进入第一军医大学军医系学习并加入中国人民解放军，1988 年获医学学士学位；1992 年攻读第一军医大学南方医院骨外科学硕士学位，1995 年获医学硕士学位；1996 年攻读第一军医大学人体解剖与组织胚胎学专业博士学位，师从著名临床解剖学家钟世镇教授，1999 年获医学博士学位。曾赴德国国防军医院、日本杏林大学等短期研修。

历任号称“中国导弹第一旅”的第二炮兵 802 旅卫生队军医，53 基地医院外科医师，第一军医大学南方医院脊柱骨病外科主治医师、讲师，南方医科大学南方医院副主任医师、副教授，现任南方医科大学南方医院脊柱骨科主任医师，专业方向：脊柱外科。曾授予中尉、上尉、少校军衔，1999 年转文职干部，2004 年 8 月退出现役。2011 年 12 月奉命参加中华人民共和国专家医疗队赴加纳共和国首都阿克拉市克里布教学医院执行援非任务。

主持完成国家自然科学基金及省部级科研项目 3 项，发表论文 100 篇，与金大地教授共同主编《脊柱椎间关节成形术》(2004 年)，副主编《现代脊柱外科手术学》(2000 年)，并参加《实用骨科学》(第 3 版)等 10 部专著的编写，获全军“十五”重大科技成果奖、军队科学进步奖一等奖、军队医疗成果奖一等奖及广东省科技进步奖一等奖各 1 项(第 2 完成人)，拥有国家专利 5 项。荣立个人三等军功 1 次，集体二等军功 1 次。

担任中国康复医学会脊柱脊髓损伤专业委员会脊柱结核病学组委员，广东省医学会脊柱外科分会委员，《中国脊柱脊髓杂志》、《中国临床解剖学杂志》、《中国骨与关节杂志》编委等。

《脊柱内固定学》编写人员

主　编　瞿东滨

主　审　钟世镇　金大地

编　委　（按姓氏汉语拼音排序）

陈建庭	南方医科大学南方医院	主任医师、教授
陈祖彦	广东省开平市中医院	副主任医师
邓建龙	中国人民解放军第一七四医院	副主任医师
樊仕才	南方医科大学第三附属医院	主任医师
冯　岚	南方医科大学南方医院	副主任护师
黄　曹	广东省深圳市第六人民医院	副主任医师
江建明	南方医科大学南方医院	主任医师、教授
蒋　晖	南方医科大学南方医院	讲师
蒋国强	宁波大学医学院附属医院	主任医师、教授
李春青	中国人民解放军第五三三医院	副主任医师
李鉴轶	南方医科大学	副教授
李义凯	南方医科大学中医药学院	主任医师、教授
林　斌	中国人民解放军第一七五医院	主任医师、教授
林　峰	中国人民解放军总医院	副主任医师、副教授
林可新	广东省揭阳市人民医院	副主任医师
林炎水	成都医学院第一附属医院	副主任医师、副教授
刘　斌	中山大学附属第三医院	副主任医师
刘宝戈	南方医科大学第三附属医院	副主任医师
刘少喻	中山大学附属第一医院	主任医师、教授
刘社庭	湖南省郴州市第一人民医院	主任医师
龙厚清	中山大学附属第一医院	副主任医师、副教授
鲁凯伍	南方医科大学南方医院	副主任医师、副教授
陆　声	成都军区昆明总医院	副主任医师
罗　剑	中国人民解放军第四二二医院	主治医师
欧阳钧	南方医科大学	教授
瞿东滨	南方医科大学南方医院	主任医师、副教授
盛伟超	河南省平顶山市第一人民医院	副主任医师

万　勇	中山大学附属第一医院	副主任医师、副教授
王博亮	厦门大学	教授
王　非	广州军区广州总医院	副主任医师
王吉兴	南方医科大学南方医院	主任医师、教授
王卫明	大连大学附属中山医院	主任医师、教授
邬　江	成都军区昆明总医院	副主任医师
吴一民	内蒙古医学院第二附属医院	主任医师、教授
吴增晖	广州军区广州总医院	主任医师
夏　磊	郑州大学第一附属医院	主任医师、教授
徐　波	南方医科大学南方医院	副主任医师、副教授
徐小山	成都军区昆明总医院	副主任医师
徐永清	成都军区昆明总医院	主任医师、教授
于滨生	中山大学附属第一医院	主任医师、教授
张海兵	湖南省湘潭市第一人民医院	副主任医师
张海强	中国人民解放军第二五四医院	副主任医师
张永刚	中国人民解放军总医院	主任医师、教授
赵　亮	南方医科大学南方医院	副教授
赵会锋	中国人民解放军总装备部后勤部卫生局	副主任医师
赵卫东	南方医科大学	副研究员
郑兆聪	南京军区福州总医院	副主任医师
周初松	南方医科大学珠江医院	主任医师、副教授
朱青安	南方医科大学南方医院	研究员、教授
庄颜峰	南京军区福州总医院	副主任医师

协编人员　（按姓氏汉语拼音排序）

陈　辉　陈玉兵　程勇泉　黄阳亮　金　健　李　涛
李景欣　秦　毅　王　健　魏富鑫　吴晓亮　徐　准
杨　波　杨　勇　姚　玲　张　力　张　宇　郑明辉
邹　琳

主编助理　杨　勇　邹　琳　徐　准

序

“碧海无波，瑶台有路”。这部《脊柱内固定学》专著，描绘了科学技术传承与创新的关系，陈述了在批判中传承、传承中创新、创新中发展、发展中超越的历史。

“问渠哪得清如许，为有源头活水来”。自然规律告诉我们，数典时不要忘祖，出新时不必推陈，脊柱内固定技术的发展史，就是既要传承、又要创新的辩证关系。根据临床与时俱进的需求，专著中有几个鲜明的理念值得一提：①生物材料上，从金属→非金属，无机→有机，贵重金属→钢铁→钛合金→生物降解替代材料；②手术技术上，从后路→前路，开放→腔镜，巨创→微创；③内固定部位上，从棘突→椎板→椎体→椎弓根，表浅→深在，粗大→精细；④内固定形式上，从钢丝捆扎→椎板钩夹→螺钉，单向螺钉→多轴螺钉，适用性较差的连接板→适用性强的连接棒；⑤内固定设计上，从机械力学原理→生物力学设计，简单部件→复杂部件，多部件→少部件，操作繁琐→操作简便；⑥内固定理念上，从钢丝固定→半刚性固定→刚性固定→半刚性固定→椎间关节重建；⑦脊柱重建上，从结构重建→功能重建，融合→非融合，静力融合→动力融合；⑧手术制导上，从解剖学测量→简单影像监视→计算机辅助脊柱外科，模糊手术→精准手术等。

“试玉要烧三日满，辨材须待七年期”，科学技术发展往往富有戏剧性。有些技术设计初衷与日后发展可能大相径庭，当 Roy-Camille 开展经椎弓根螺钉固定技术初期，并没有获得学术界的充分肯定，有些人视之为疯狂或者致病人于重大危险境地，甚至 AAOS 也从未对其发出邀请。但事实发展证明，经椎弓根内固定技术是脊柱内固定技术中最为核心的技术。

“博学之，审问之，慎思之，明辨之，笃行之”。对富有创新性的技术，应抱审慎的态度，临床技术更应重视长期随访，允许批评，不要武断，也不要偏见，更不要轻易扼杀。对于一些旧技术，亦不急于言必淘汰，在微创、精确手术的今天，一些旧技术如经关节螺钉固定等，可能重新焕发青春。

毕加索说过：“好的艺术家模仿皮毛，伟大的艺术家窃取灵魂。”瞿东滨主任医师主编的《脊柱内固定学》一书，对从事脊柱内固定技术研究的人们有很好的灵魂性启迪作用。这部专著对脊柱内固定技术的发展和创新有较详尽的介绍，有针对性地探讨相关临床解剖及生物力学，有助于读者从独特视角了解脊柱内固定技术的创新和发展脉络，有助于为有需要患者提供优质服务。“今年花胜去年红，可惜明年花更好，知与谁同?”愿创新之花常开，徜徉创新的海洋，激发创新的欲望，迎接更美的明天。

中国工程院资深院士

钟世镇

2011年10月30日

于南方医科大学60周年校庆时

前　言

著书是件费力、费神和费时的事情。当着手编写《脊柱内固定学》时，深知个中艰辛，但总也有一种憧憬，那就是编写一部有个性、有特色、值得一读的参考书。

此书原定名为《脊柱内固定术的临床解剖和生物力学》，主要反映脊柱内固定术的临床解剖学和生物力学最新研究成果，为内固定技术的临床应用和创新发展提供一种思路和参考。众所周知，脊柱内固定技术发展基石是生物材料学、临床解剖学和生物力学，如何正确开展脊柱内固定术、有效减少手术并发症，最根本途径就是要深入了解各种技术的发展演变，熟悉植入物设计的初衷、目的和原理，掌握相关材料学、解剖学、生物力学的基础，选择合适的临床适应证以及正确实施规范的手术操作。

自 2004 年开始收集有关资料，广泛阅读有关文献，确定编写内容、主题、格式，2010 年开始正式写作。在编写内容上，先概要介绍有关内固定技术的发展状况以及主要类型，重点介绍目前在临床上较为广泛开展的内固定术式，侧重有关临床解剖学、生物力学的研究成果，简要介绍内固定术式的手术操作和临床疗效，重视相关并发症的总结。这样就突出本书特色，就是理清技术的发展和演变，侧重技术的相关解剖和生物力学，从而与其他专著相区别。

在编写风格上，本书从实用角度出发，重点介绍临床上实用性强、临床疗效确切的脊柱内固定技术，亦从历史角度对曾经出现过的一些术式予以提及，并对最新出现的一些新术式做了介绍。其实，任何技术的发展均遵循科学发展的基本规律，那就是从幼稚到成熟、从繁杂到简便、从不科学到科学、从结构重建到功能重建的逐渐完善。本书意不在为读者提供规范的手术操作手册，而是从发展角度为读者提供一本启迪思维的专著。我们不能去嘲笑前人的愚昧和简朴，我们也无法预见未来的世界。

本书编写内容均立足于目前的研究成果，参阅了众多文献资料，尤其是国内外近年一些新文献和新资料，但苦于时间有限，难免挂一漏万。在此谨向文献作者以及刊物、出版机构表示衷心感谢，向为本书提供精美插图的 Depuy Spine、Stryker、Medtronic、Synthes、Zimmer、Scient'X、Paradigm Spine、TranS1 等公司及其在华机构致以谢意，感谢南方医科大学解剖学教研室徐达传教授提供解剖实物图片。本书众多编者均从事临床或者教学一线工作，都是我的老师、同事、同窗和同行，他们为全书结构设计、内容及编写均做出重要贡献；而协编人员中，多数为年轻医生、博士生和硕士研究生，没有他们的热忱和辛勤工作，本书无法如期完成。

最后，诚挚感谢我的老师——钟世镇院士、金大地教授。在原第一军医大学接受学历教育的11年以及临床工作中，一直沐浴在两位老师的教诲和鼓励中。从本书酝酿，到内容及写作，两位老师均予以细致指导，并最后审定全书。钟老师在耄耋之年，欣然为本书作序，更为本书添色不少，令人倍感鼓舞，钟老师的学术创新思想将会一直激励着我——前进。

瞿东滨

2011年10月30日

目　录

第一章　脊柱外科发展史料

第一节　脊柱外科的起源

人类的出现和进化一般与疾病和创伤相伴。2004 年 *Neurosurgery* 刊载一篇文献，Weber 等人在德国西南部洞穴中发现的 34 100 年前旧石器时代“Stetten Ⅰ号”人类骨骼遗存中，发现了 L_3～L_4 楔形骨折后愈合、侧方骨桥形成的化石标本(图 1-1-1)，这是迄今发现最早的史前脊柱骨折。这表明脊柱损伤和疾患确系一种古老的疾病。

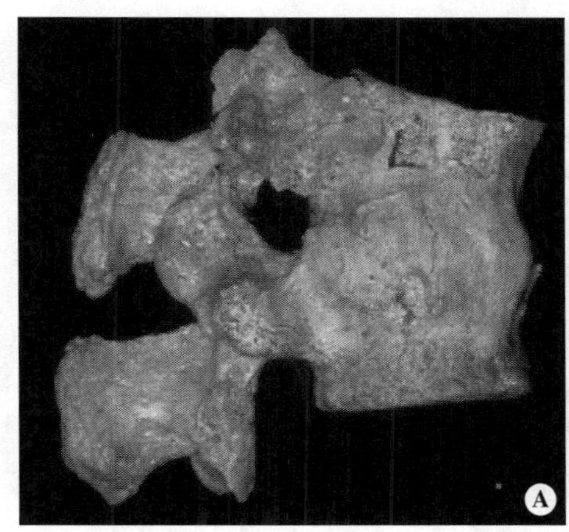

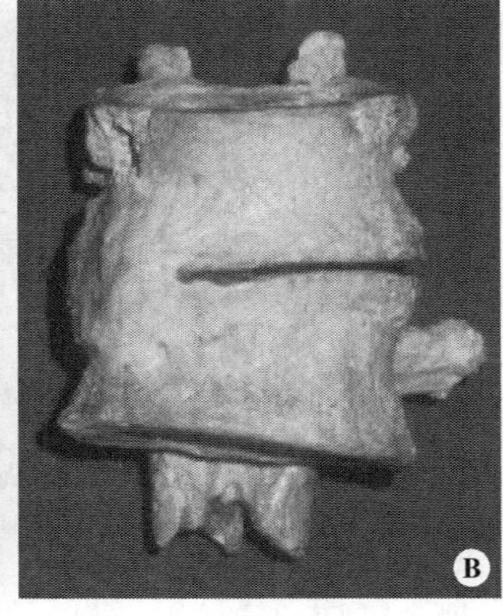

图 1-1-1　旧石器时代的人类脊柱骨折化石标本

引自 Weber J, et al. Neurosurgery, 2004, 55: 705-707.

脊柱外科是一门古老的科学，最早文献可追溯到古埃及和古印度时期，其中很重要的是埃德温·斯密斯(Edwin Smith)的纸莎草卷本(图 1-1-2)。这一长达 15 英尺(1 英尺＝30.48cm)的卷本，为公元前 1600 年左右之物。虽然经过反复转抄，但人们推断这份纸莎草卷本可能是由伊姆霍特普(Imhotep)撰写的，他是第三王朝哲瑟法老(Pharaoh Zoster)的宫廷医生，也是迄今为人所知晓的最早的医生名字。这份卷本在 1869 年由埃德温·斯密斯所购得而得名，并在 1906 年捐赠给纽约历史学会。这份纸莎草卷本多年来都未被解读；但在 20 世纪 30 年代，首次公开了它的翻译稿。就其内容观之，我们称之为历史上最早的科学著作亦不为过。1992 年，美国神经外科医师协会重新发表了埃德温·斯密斯的纸莎草卷本。在这份纸莎草卷本中，报告了 48 例外伤，包括 6 例脊柱外伤。每种外伤，均按很严谨的步骤进行：①初步诊断；②详细查验；③症状讨论；④再诊断；⑤判定病情；⑥治疗。最令人惊异之处在于，卷本作者曾以极肯定的语气说：“控制下肢之器官，不在下肢而在脑部。”此等观点，即使在 18 世纪的医学家看来，仍非常新颖。不幸的是，包括胸椎和腰椎脊柱外伤的部分被弄丢了。这份纸莎草卷本报告了脊柱脱位(wenekh)和爆裂性骨折(sehem)，它还列出了支持受伤机制的证据[即头部着地(轴向负荷)导致爆裂性骨折]。

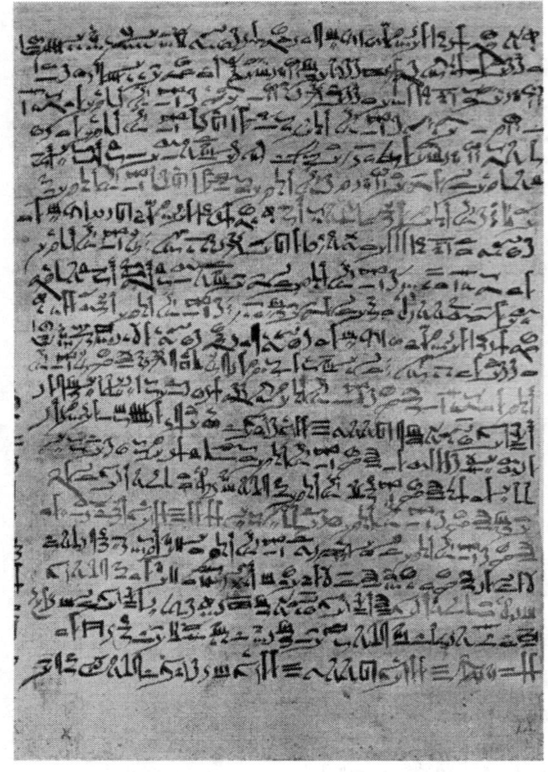

图 1-1-2 埃德温·斯密斯的纸莎草卷本

这份纸莎草文献关注的是脊柱骨折的神经系统后遗症，强调骨折-脱位与预后不佳有关。虽然埃及人理解夹板对长骨骨折的重要性，且很可能已经对潜在的生物力学原理有了初步的理解，但在埃德温·斯密斯的纸莎草卷本中没有提及这种夹板的使用。

但是古埃及的医生已经意识到了脊柱的存在。今天使用的很多解剖学命名术语，都来源于这些古代医生对人体的认识。例如，“脊柱(spinal column)”这一术语就来源于古代埃及所使用的“djet column”一词。

关于其他可能信息来源，就只有古印度或者古代中国了。不幸的是，还没有可信的材料证实古代中国对脊柱疾病的一些描述。但是，的确存在一些古代印度人对这一领域感兴趣的材料。在古代印度史诗 *Srimad Bhagwat Mahapuranam* 中报告了脊柱牵引的使用，而该史诗估计写于公元前 3500～1800 年。在该史诗中，一则故事讲述了克利须那神(Lord Krishna)矫正了他一名皈依者的驼背。这是已知最早的脊柱畸形矫正报告。Kumar 将梵文诗的原文翻译如下：

为了彰显他的祝福，
欢乐之神克利须那决定让 Kubja 直起来，
而她有三处畸形。
他用他的脚压她的脚，
用两个手指抓住她的下巴并把她拉起来。
神的触摸和牵拉，
让她变成一个美丽挺直的女人。

因此，*Srimad Bhagwat Mahapuranam* 可能是已知最早在临床上应用生物力学原理(即轴向牵引)，使脊柱疾病患者得到治疗的文献。

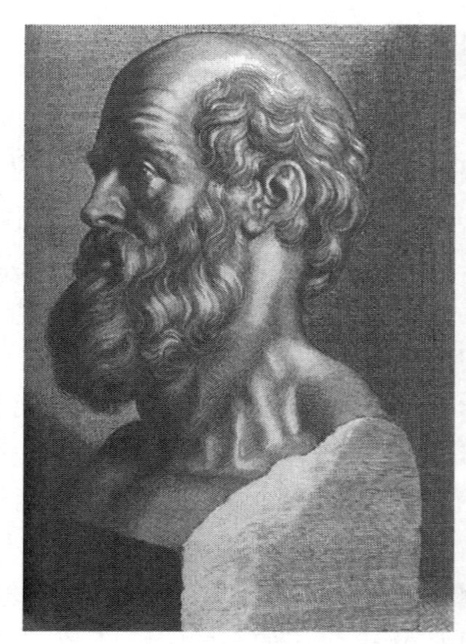

图 1-1-3 希波克拉底(Hippocrates，公元前 460～前 377 年)

现代医学思想诞生在伟大的国度——希腊，其代表人物是希波克拉底(Hippocrates，公元前 460～前 377 年)(图 1-1-3)，其将医学从超自然神力的“影响”中解放出来，与前文提及的古埃及医生伊姆霍特普(Imhotep)以及以后出现的伊斯兰医生阿维森纳(Avicenna)一起被称为“医学之父”(father of medicine)。希波克拉底出生在希腊的科斯岛(Island of Cos/Kos)，文献中也称为 Hippocrates of Cos，他在这里学习了医学，并成为科斯医神庙的一名祭司兼医生。希波克拉底在医学领域出名后创立了一所开放性学校。他在诸多医学问题上撰写了大量论述。不幸的是，他论述的原稿已经丢失。但是，它们被发表为 12 本书，名为《希波克拉底文集》。人们认为关于预后和格言的书是由希波克拉底撰写的，而其他的书则是由他学校的其他医生撰写的。保罗·埃米尔·利特雷(Paul Emile Littre，1801～1881 年)是一名法国医生，也是一名语言和医学史大师，他将这 12 本书翻译成法语，包括脊柱病理学和治疗的讨论。

希波克拉底专注于脊柱的解剖和病理学。作为一名解剖学家，他的贡献并不大。但是，他认识到脊柱是由椎间盘、韧带和肌肉连接在一起的，使得他能够描述脊柱的正常弯曲。

他定义了结核病、脊柱炎、创伤性后凸、侧凸、脊柱脱位以及棘突骨折。希波克拉底是第一位描述脊柱结核与驼背形成之间关系的医生。根据希波克拉底的论述，棘突骨折是不危险的。但是，他观察到椎体骨折具有更大的临床意义。

他描述了两种用于脊柱脱位和相关畸形复位的支架，包括希波克拉底梯子(Hippocratic ladder)和希波克拉底平板(Hippocratic board)。他推荐在后凸区域同时进行脊柱牵引和手法施加局部压力：

“但是医生，或者未经教导的强壮之人，应当将手掌放在驼背处，然后将另一手掌放在前一手掌之上，他应当用力施压，使得力量直接向下，或者朝向头部，或者朝向髋部……也可以把脚放在驼背之上，用体重去施压，但应当温柔地施压……”

如果这种手法没有成功，希波克拉底推荐以下备选方法：

“但力量最大的机械手段是这样的；如果墙上或者木板上有一个洞，且木板固定于地面上，让病人的背部尽量伸入洞中，然后把一块不太窄的酸柚树或者任何木板放入洞中……然后调整这些材料的位置，一个人，或者必要时两个人，按压这块板的末端，而同时另外一个人沿着身体做牵拉和反牵拉，如前所述。”

虽然希波克拉底进行了一些脊柱手法操作，但他警告不得使用振荡法(succussion)来获得脊柱复位。振荡法是把病人头朝下绑在一个梯子上。然后突然松开他，人就被系在身上的绳子突然悬挂起来。一些人认为快速减速过程可以帮助脊柱复位。希波克拉底写道，“据我所知，梯子振荡法从未使任何人挺直过，这主要是由一些寻求让民众惊呆的医生，或者这种事情让他觉得很有意思的医生进行的。例如，如果他们见到一个人被悬吊起来或者扔下来，或者同样的事情；而他们总是赞颂这种做法，却从不关注这种实验会造成怎样的后果，是好还是坏。但施行这种治疗的医生，据我所知都是愚蠢的。”

希波克拉底强调具备脊柱解剖学知识的重要性：“医生应当首先获得对脊柱结构的知识，因为这对于许多疾病认识也是必需的。”(One should first get a knowledge of the structure of the spine; for this is also requisite for many diseases.)

他将脊柱分为三组。第一组由锁骨水平以上的椎体组成，C_2 和大椎(对应于 C_1 或 C_7)属于这一组；第二组包括胸椎；第三组由胸廓和骨盆之间的 5 个椎体组成。希波克拉底显然没有把骶椎和尾椎考虑为脊柱的一部分。但是，他在描述脊柱正常弯曲时认为它们属于脊椎。

希波克拉底使用“ithioscoliosis”这一术语来描述脊柱在冠状面上是直的，但在矢状面上是弯曲的。他观察到颈椎和腰椎后突是正常的或者自然的，而骶弓向背侧弯曲，形成一个容纳膀胱和直肠的腔隙。根据希波克拉底的论述,脊柱的目的是维持直立体位并构成人体的外形。

希波克拉底将脊柱疾病分为五组:①创伤性和非创伤性(结核、先天性、年龄相关性退变,继发于骨盆双侧脱位的,以及癫痫病人中罕见的)后凸;②侧凸;③爆裂性骨折;④脊柱脱位;⑤棘突骨折。

根据希波克拉底的论述,最常见的非创伤性后凸原因是脊柱结核。他把结核性后凸分为两大类:高于膈肌附着水平的和低于这一水平的。他观察到脊柱畸形在青春期前的患者中更为明显,而在青春期之后,病程更多为良性。

“当儿童在身体完成其生长之前发生驼背时,手和脚已经完全长成,但身体会随着脊柱而相应的生长;这些部分是有缺陷的……当身体已经完成生长的人发生弯曲时,它的发生会使疾病产生明显的危机,使患者就诊。但是,在年轻患者中发现的相同症状可能更重或者更轻一些,但一般而言它们的恶性程度都要低一些。”

希波克拉底观察到创伤性后凸多是由于肩部或者臀部落地造成。他描述了与结核有关的侧凸,并描述了一例颈椎侧凸病例。他观察到椎体压迫椎体所造成的爆裂性骨折(sizis)。希波克拉底记录和报告了腹侧和背侧的脊柱脱位。他观察到腹侧脱位是继发于重物落下砸在脊柱上或者从高处坠落下来。而背侧脱位不常观察到,且注意到与腹部严重损伤有关,通常是因为高处坠落所造成。希波克拉底观察到背侧脱位通常是致命的。他发现了棘突骨折,并观察到它们可以快速愈合,且通常没有神经功能缺陷。希波克拉底推荐饮食和牵拉疗法来治疗侧凸。他喜欢对脱位进行早期治疗,因为在肿胀发生之前比较容易获得复位。

Galien natif de Pergame ville d'Asie, excellent Medecin
vivoit du temps des Empereurs Antonin le Philosophe
et de Commodus, on tient qu'il a vescu 140 ans.

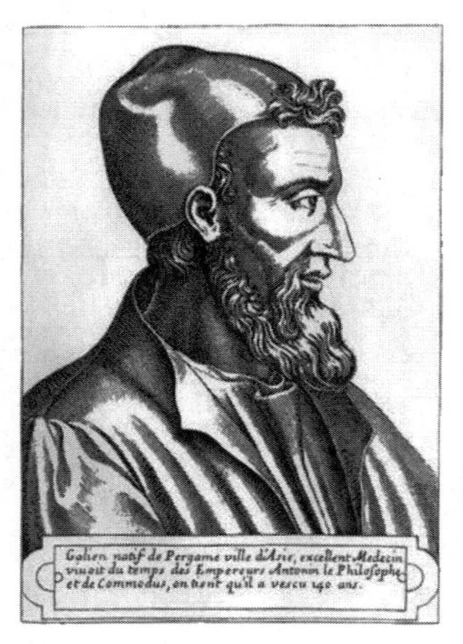

图 1-1-4 盖伦(Galen,公元 130～200 年)

正如苏格拉底(Socrates,公元前 469～前 399 年)教导我们,如果我们不能了解我们自己本身,就不可能了解周围的世界(We could not begin to understand the world around us until we understood our own nature.)。对人体结构和功能的认识一直是古代人们追求的目标,帕加马的盖伦(Galen of Pergamon,公元 130～200 年)(图 1-1-4)作为早期伟大的解剖学家,对脊柱解剖和疾病认识做出了重要贡献。盖伦是一名古希腊医生,出生于帕加马,但后来移居罗马,并成为马可·奥勒留皇帝的御医。因此,有人认为他是一名罗马时期的医生。盖伦是一名外科医生和解剖学家,是实验生理学和胚胎学的创始人。他把肌肉系统描述成一个“统一但复杂的运动器官”,并证实神经和肌肉系统之间存在生理学关系。

盖伦专注于动物的解剖,并将他的发现推广到人体解剖学。他的解剖学说对医学的影响超过 1200 年,直到维萨里的研究改变人类知识为止。值得注意的是,他的工作是竞技场格斗士的官方外科医生,这使得他成为“运动医学之父”而被人铭记。他证实了伊姆霍提普和希波克拉底关于颈椎外伤后神经系统后果的观察结果。

盖伦在脊柱解剖和疾病方面做出了重要贡献。根据盖伦的著作,如果脊柱是一整块坚硬的骨骼,则像塑像一样是脆弱和没有弹性的。这种情况下,人就无法活动,而运动却是生命的关键特征。另一方面，脊柱如果由许多小段组成则具有更大的弹性，虽然这种弹性不可避免地会造成其容易受损。人体已有的椎体数量是理想的，因为这使得脊柱能够呈弧形弯曲，而不是锐角弯曲方式，从而避免脊髓损伤。他提及椎体腹侧连接在一起，而背侧有关节。腹侧部分可以提供活动性，而背侧部分则保证稳定性和防止过度伸展。其第一次观察到神经系统和脊柱。盖伦确定了脊柱每一节段的椎体数量，并将黄韧带描述为一种韧带结构，与其下的硬脊膜和软脊膜不同。他还能将神经系统表现与特定脊髓水平联系起来，因为他在灵长类动物上进行了多次实验。

盖伦将脊柱疾病分为前凸、后凸、侧凸和震荡。他详细描述了脊柱结核和脊髓损伤。他分析了脊柱创伤的机制和后果，并注意到脊柱损伤通常是因为高处坠落或者暴力施加于椎体。创伤的方向影响损伤的类型。盖伦推荐使用希波克拉底平板来治疗创伤性畸形，用希波克拉底梯子来治疗前突畸形。与希波克拉底不同，盖伦在提倡手术摘除压迫脊髓的骨碎片方面更为宽容。

在中世纪黑暗时期，教堂主宰了西方世界，而大多数经典著作被翻译成阿拉伯文、叙利亚文和波斯文。阿拉伯医生记录了他们在脊柱、脊柱疾病和脊柱解剖方面的一些观察结果和经验。阿维森纳(Avicenna，公元 981～1037 年)是这一时期贡献最大的人物之一。阿维森纳(图 1-1-5)，又叫伊本 · 西那(Ibn Sina)，他在医学领域的杰出贡献体现在他的论著 *Al-Qanun fi al-Tibb*，或《医典》中。他的理论建立在希波克拉底和盖伦的基础上，12 世纪时他的书曾译成拉丁文，成为欧洲最重要的医学教科书，一直用到哈维时代。《医典》无论在东方还是西方，都是医学史上最著名的一本独一无二的书，其中他撰写了 8 章关于脊柱的功能解剖学的内容。

在他的著作中，阿维森纳试图解释每个脊柱区域的解剖学特征。他强调任何一个椎体的形状和大小都是由它的局部功能所决定的。因此，他将脊柱分为与当代知识相似的节段，诸如颈椎、胸椎、腰椎、骶椎和尾椎。然后他描述了各区域每一椎体的解剖学特征和要点，特别是 C_2 和 T_{12} 的解剖，以及骶椎的数量。但是，尽管存在前文提及的解剖学错误，阿维森纳仍然正确地描述了椎体和脊柱的生物力学特征。他描述了运动节段的屈、伸和侧屈，以及胸腰椎的联合运动现象。

阿维森纳最有意思的著作是关于颅骨-脊椎连接处的生物力学。阿维森纳描述了寰椎和枢椎的特征。他报告了颅骨-寰椎运动节段负责侧屈，而 C_0～C_2 节段使前后运动得以实现。根据阿维森纳的说法，齿突具有两个功能：①它是高位颈髓的保护装置；②它可以防止薄弱的第 1 颈椎发生移位。在头颅的前后和侧方运动上，C_1 和 C_2 作为一块骨头发挥作用，并同时运动。他还描述了脊柱创伤病例的复位技术。

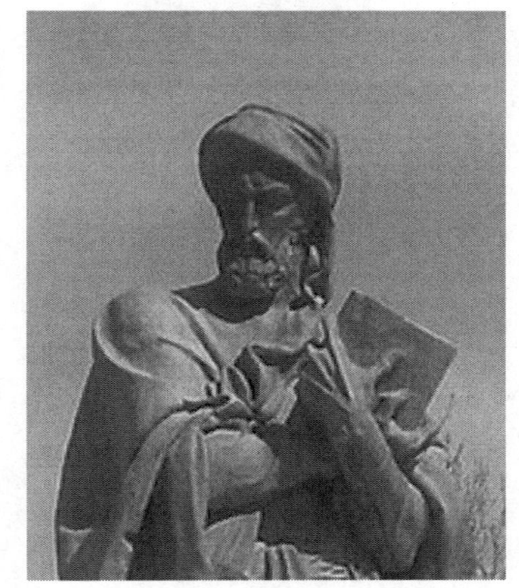
图 1-1-5 阿维森纳(Avicenna，公元 981～1037 年)

而同时代的艾尔布卡西斯(Albucasis，公元 936～1013 年)毫无疑问也是中世纪最伟大的外科医生。艾尔布卡西斯(图 1-1-6)，也叫扎哈拉维(Al-Zahrawi)，出生于扎赫拉(Zahra)，即西班牙的南部科尔多瓦的皇家郊区。因为他是一名著名的外科医生，所以他教导了很多学生，并治疗了许多来自于整个欧洲的病人。他发明了很多外科器械(图 1-1-7)，并描述了治疗脊柱疾病的手术技术，诸如坐骨神经痛、下腰痛、侧凸和脊柱脱位。他使用烧灼法来治疗痛性疾病，并描述了一种用于椎体脱位的复位装置。他的著作奠定了阿拉伯和欧洲医学的基础。他的技术被土耳其外科医生 Serefeddin Sabuncuoglu 所使用和报告(1386～1470 年)。在 15 世纪，Sabuncuoglu 在他的手术图谱 *Cerrahiyetul Haniye* 中发表了这些工作。在这本书中，他描述了脊柱脱位的治疗。损伤水平以下括约肌张力和运动功能消失归为完全性脱位。轻一些的损伤被描述为部分性脱位。部分性脱位的复位，可以让病人俯卧在木框架上得以实现。用绳子绑住胸廓和膝部。医生用双手予以手法施压，直到脱位节段复位为止。

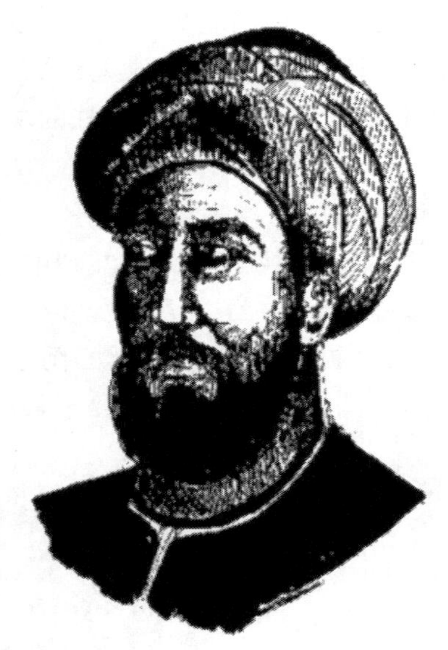

图 1-1-6　艾尔布卡西斯(Albucasis，公元 936～1013 年)

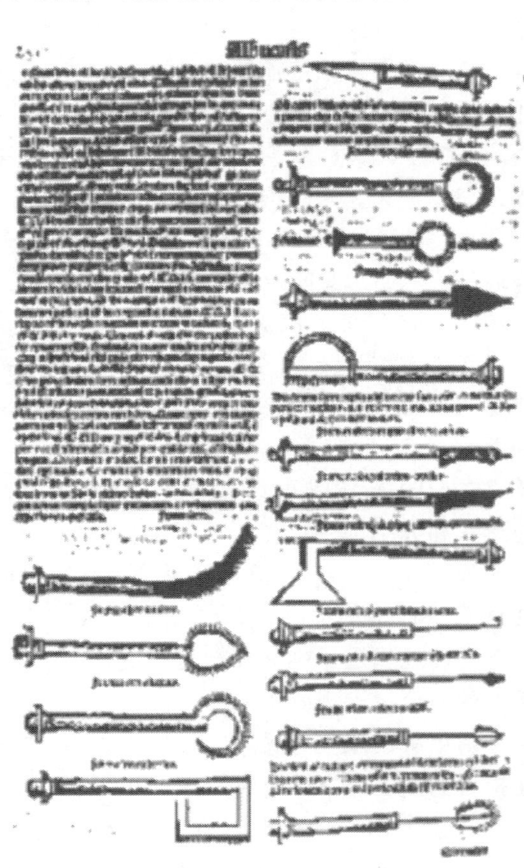

图 1-1-7　艾尔布卡西斯发明的外科器械

第二节　脊柱疾病认识史

一、相关科学发展

(一) 麻醉和支持技术

没有麻醉和诸如无菌技术、抗生素和影像学诊断技术等支持技术的重大进步，侵入性和有效的脊柱手术就无法开展。

1799 年，英国化学家 Humphrey Davy 爵士(1778～1829 年)发现纯的一氧化二氮可以令人愉悦。他在自己身上首次尝试了这种物质的作用，并推荐将一氧化二氮(笑气)用于在手术中麻醉病人。1844 年，美国牙科医生 Horace Wells(1815～1848 年)第一次用笑气来麻醉病人，然后进行拔牙。

William Thomas Green Morton(1819～1868 年)是 Horace Wells 以前的同事，他推行在手术中使用麻醉剂。1846 年 10 月 16 日，在波士顿麻省总医院的手术室中，Morton 公开表演了他的麻醉方法。

James Simpson 爵士做出了进一步贡献，他是一名英国妇产科医生，在自己身上尝试了多次伟大的实验，并将氯仿引入临床。1884 年，奥地利眼科医生 Karl Koller(1875～1944 年)首次将可卡因用于黏膜麻醉。1885 年，年轻的美国外科医生 William S. Halstead(1852～1922 年)发明了可卡因的静脉麻醉阻滞。1898 年，德国外科医生 August Bier(1861～1949 年)完成了首例以可卡因作为麻醉药的腰麻手术。他受到了腰穿技术的启发，而这是德国医生 Heinrich Quincke(1842～1922 年)在 7 年之前发明的。1894 年，著名神经外科医生 Harvey Cushing(1869～1939 年)介绍了麻醉操作期间更好监测患者的麻醉方案。

(二) 灭菌法和抗生素

历史上相当长的时期内，感染都被认为是一种神圣的惩罚。恺撒同时代的人，Marcus Terentius Varro(公元前 116～前 27 年)在他的著作 *Rerum Rusticarum* 中提到感染是由非常小的动物造成的，他称之为“感染性动物”。1546 年，意大利文艺复兴时期医生弗拉卡斯托罗(Girolamo Fracastoro，1478～1553 年)，即创造了“梅毒”一词的人，在他的名著《论感染、感染性疾病和它们的治疗》中提出感染不仅由空气传播，还通过人类接触传播。荷兰人列文虎克(Antony van Leeuwenhoek，1632～1724 年)用他的显微镜第一次观察到微生物的证据。最终，德国医生和细菌学家科赫(Robert Koch，1843～1910 年)证实特定的感染是由特定的细菌造成，例如分枝杆菌导致结核，而炭疽杆菌导致炭疽病。

著名的英国外科医生李斯特(Joseph Lister，1827～1912 年)在 1866 年开展了无菌手术。根据法国微生物学家巴斯特(Louis Pasteur，1822～1895 年)的研究，他相信感染是由空气传播的。因此，他提出在手术范围内使用一种弱的石炭酸溶液来消毒。

1882 年，德国外科医生特兰德伦堡(Friedrich Trendelenburg，1844～1924 年)受到科赫发现的启发，但他认为石炭酸与蒸汽相比不能够杀灭细菌。因此，他在伯恩的诊所安装了世界上第一台蒸汽消毒机。最终，德国医生席梅尔布施(Curt Schimmelbusch，1860～1895 年)改进了灭菌技术并将其推广。

美国霍尔斯特德(William S. Halstead，1852～1922 年)是约翰·霍普金斯大学的一名外科学教授，他使无菌手术向前迈进一大步。1880 年，他引进了橡胶手套，因为他的未婚妻在同一家医院当手术室护士，双手由于暴露于汞溶液而发生了严重的皮肤刺激。苏格兰细菌学家弗莱明爵士(Alexander Fleming，1881～1955 年)意外发现青霉菌对葡萄球菌有细菌毒性作用。在多次实验后，他提取出一种液态物质，称之为青霉素，并在 1929 年发表了他的结果。

但是，他的报告开始时并未获得回应。直到 20 世纪 30 年代末，病理学家 Howard Floery(1898～1968 年)和生化学家 Ernst Chain(1906～1979 年)在寻找微生物有效拮抗剂的过程中重复并证实了 Fleming 的工作。1945 年，Fleming、Floery 和 Chain 共同获得了诺贝尔奖。

（三）影像诊断学

没有合适的影像学手段，脊柱疾病诊断和复杂治疗方案的制定就不可能完成。1895 年，物理学家伦琴（William Conrad Roentgen，1845～1923 年）在对阴极射线进行实验时意外发现 X 线可以用于医学成像。1896 年，他公布了他的发现，X 线立即广为人知。1901 年，他获得诺贝尔奖。著名的美国神经外科医生 Walter E. Dandy（1886～1946 年）在 1918 年发明了空气脊髓造影术，用于脊髓显像。1921 年，Sicard 和 Forestier 通过注射碘化油来诊断脊髓压迫症，1970 年为水溶性碘造影剂所代替。

脊柱疾病诊断性评价的革命性进步，来自于 20 世纪 70 年代计算机断层扫描（CT）的诞生。这种影像学设备是逐步发展起来的。三个人对这一伟大发明有贡献，即英国工程师 Godfrey N. Hounsfield、美国物理学家 Allan M. Cormack 和美国神经内科医生 William Oldendorf。Oldendorf 首次提出用 CT 来诊断脑肿瘤。第一张脑囊肿患者的大脑图像在 1971 年完成。1974 年，美国人 Raymond Damadian 申请了磁共振的专利，这首先是由瑞士物理学家和诺贝尔奖获得者 Felix Bloch（1905～1983 年）在 1952 年描述的。1979 年完成了第一张大脑的 MR 图像。

二、对脊柱疾病的认识

（一）脊柱侧凸

从有文字记录的历史以来，脊柱侧凸都是医学文献中的一个重要问题。脊柱侧凸的临床情况给古代医生留下了深刻的印象，但治疗上许多个世纪都未取得进展。甚至今天治疗也不是令人满意的，因为不进行脊柱融合就无法完成侧凸矫正。

1. 发病机制 在古代和中世纪，人们不清楚脊柱侧凸的发病机制，甚至到今天仍未完全阐明。通常认为脊柱畸形是由脊柱成分的松动造成。因此，脊柱畸形也称为“脊柱脱位”。侧凸、后凸和驼背之间没有区别。这些疾病的治疗方案没有差异。侧凸脊柱的第一张图片，出现在德国外科医生 Guilhelmus Fabricius Hildanus（1560～1634 年）在 1646 年出版的重要外科学教科书上。

法国人 Jean Mery（1645～1722 年）首次提出脊柱侧凸存在侧向偏移和旋转畸形。对脊柱侧凸开始研究时，普遍认为肌肉功能障碍是病因。直到 Pott 对脊柱结核进行了描述，提出结核造成的脊柱畸形与其他病因造成的脊柱畸形有区别。在 19 世纪下半叶，研究集中于侧凸患者的骨性改变。

法国外科医生 Sauveur-Henri Victor Bouvier（1799～1877 年）首次进一步区分了佝偻病导致的脊柱侧凸和特发性脊柱侧凸。

2. 评估方法 在 X 线发现之前，非常难以测量侧凸和评估治疗结局。法国外科医生 Jacques-Mathieu Delpech（1777～1832 年）给他的侧凸患者做石膏模具来评估弯曲的程度。1850 年，Johann Julius Bühring（1815～1855 年）的一名雇员发明了一种测量机器，可以准确描述脊柱的弯曲。这种测量机器由一块玻璃板组成，上面固定着一张张纸片。让病人站在机器前面，画出病人背部的各个部分，然后转绘到纸上。

1885 年，瑞士儿科和内科医生 Wilhelm Schulthess(1855～1917 年)根据 Bühring 的原理建造一台测量机器。这个装置可以对脊柱侧凸进行三维测量。Schulthess 还发明了一台机器来预测矫形效果和测量旋转程度。1906 年，他出版了一本脊柱侧凸方面非常全面的书，许多年内都被人引用。随着 20 世纪初 X 线的发现，美国骨科医生 John Robert Cobb(1903～1967 年)介绍了"Cobb 角"，这被美国骨科医生 Robert Korn Lipmann(1898～1969 年)在 1935 年所推广。

美国外科医生 Joseph Charles Risser(1892～1982 年)极力提倡早期治疗脊柱侧凸，并经常使用石膏模具进行非手术治疗。他还认为最好在病人年幼时进行手术，而不是等到巨大弯曲形成之后。他推广用髂嵴的骨性融合来评估儿童的生长潜力，这被称为 Risser 征。

3. 非手术治疗　古代印度史诗 *Srimad Bhagwat Mahapuranam* 很可能首次描述了脊柱畸形的治疗，该书可能写成于公元前 3500～前 1800 年。其中 Krishna 神用轴向牵引法治疗了他一名女信徒 Kubja 的驼背。

希波克拉底的教科书中描述了正常和异常的脊柱弯曲。但是，未能区分结核造成的脊柱畸形和真正的脊柱侧凸。治疗方法粗糙，即著名的"牵引台"，又称为"希波克拉底长椅"，在腋下和腿部牵引病人，同时施加水平方向压力。之后关于脊柱畸形的病因学和治疗进展甚微。

甚至到中世纪末期，普遍常识仍认为脊柱畸形是由脱位所造成。因此，这种畸形也称为"脊柱脱位"，且这一术语包括了各种类型的侧凸和后突。1544 年，意大利著名外科医生 Guido Guidi(1508～1569 年)提出使用牵引台来治疗这种类型的脊柱畸形。他所撰写的外科学教科书中描述了多种牵引机器。

法国外科学之父 Ambroise Pare(1510～1590 年)发明了另外一种治疗脊柱畸形的关键方法。他建议使用铁板支具来治疗脊柱侧凸，在儿童快速生长期需要每 3 个月更换一次。

美国骨科医生 Walter Putnam Blount(1900～1992 年)在侧凸支具方面迈出了革命性的一步。1945 年，Blount 介绍了"Milwaukee 支具"，这在今天仍在使用。

英国医生 Francis Glisson(1616～1691 年)在他的《论佝偻病》一书中详细描述了佝偻病。他认为脊柱侧凸是由佝偻病造成，其发病机制是脊柱骨骼生长不均一和不对称。因此，他发明了一种头部和腋窝牵引带，即"Glisson 牵引带"。

从那以后，人们发明了许多牵引机器，例如法国外科医生 Pierre Dionis 发明的牵引椅，他还首次提到使用铁十字架来矫正脊柱侧凸，即"Heister 十字架"，因为德国外科医生 Lorenz Heister(1683～1758 年)在他的外科学教科书中首次描述了铁十字架。Heister 十字架成为后期侧凸支具的原型。

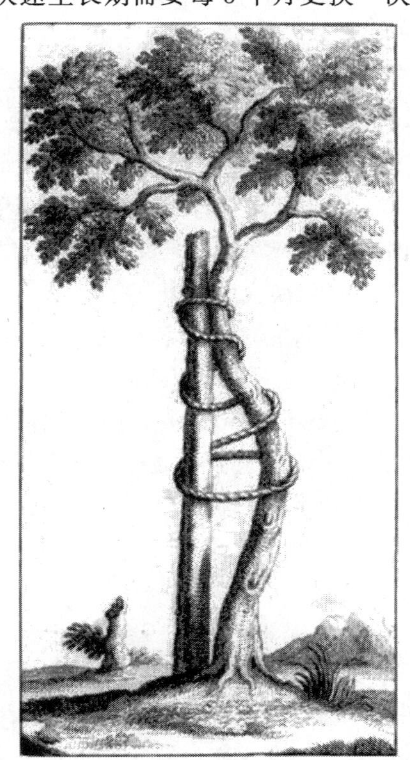

图 1-2-1　Nicholas Andry *L'orthopedie* 封面图

1741 年，法国儿科医生 Nicholas Andry(1658～1742 年)创造了"矫形外科(L'orthopedie)"一词，出版了他划时代的教科书《矫形外科学》，成为现代骨科学之父。书中大量篇幅描述了脊柱侧凸的预防，特别强调坐姿，并推荐体育锻炼和特别设计的椅子。

在他著作 *L'orthopedie* 的封面(图 1-2-1)，画着一颗弯曲的小树被绑在一根直木棍上，而这成为许多骨科协会和脊柱侧凸研究小组的标志。

受到启蒙运动的影响，瑞士骨科医生 Jean-Andre Venel(1740～1791 年)在 1780 年创建了世界上首家骨科医院。他在 1785 年发明了一种新的脊柱畸形治疗方法。Venel 认为有两种操作是合适的：首先沿脊柱施行轴向牵引，然后在侧凸部位施加水平方向力量。另外，他确信脊柱侧凸的治疗不可间断，所以他发明了一种矫形床。他的发明激起了人们的热情，随后半个多世纪发明了多种不同类型的矫形床。1829 年，德国骨科医生 Johann Friedrich Diefenbach(1792～1847 年)总结了各种类型的牵引床和椅，厚达 70 页。

4. 手术治疗 19 世纪上半叶，人们采用肌腱切断术和肌肉切断术来治疗严重脊柱侧凸，因为脊旁肌肉突出并伴有功能障碍。法国外科医生 Jules Rene Guerin(1801～1886 年)提倡肌腱切断术，并采用这种技术治疗了 1349 例病人。

在初步成功之后，一些患者出现了可怕的结局，导致这种方法被弃用。有意思的是，针对这种技术，医生们第一次在出版物和法庭上互相批评和攻击。

1911 年，美国外科医生 Russel A. Hibbs(1869～1933 年)对脊柱结核进行融合手术，并建议将这种方法推广到脊柱侧凸。他在 1914 年首次进行了原位融合，随后用石膏矫正弯曲，直到融合发生为止。他发表了该技术的多篇报告，并提倡在畸形变得严重之前进行长节段融合。

W. F. Wilkins(1845～1935 年)和不久之后的 Berthold Ernst Hadra(1842～1903 年)首次成功完成了脊柱内固定手术，之后人们努力尝试用器械来稳定脊柱。但是最终功成名就的是美国骨科医生 Paul Randall Harrington(1911～1980 年)，他成功发明了一种治疗脊柱侧凸的内固定系统。这套脊柱内固定系统被称为“Harrington 器械”，由不锈钢钩和棒组成，可以通过撑开来纠正脊柱弯曲。20 世纪 50 年代发生了严重的脊髓灰质炎大流行，在这之后 Harrington 发明了这套脊柱内固定系统。1962 年，他发表了里程碑式的论文《脊柱侧凸的治疗：通过脊柱器械完成矫形和内固定》，这使脊柱器械得到推广。早期技术仅由内固定组成，后来因为初步结果不佳，才增加了融合技术。

1969 年，澳大利亚外科医生 Alan Frederick Dwyer(1920～1975 年)介绍了第一个侧凸矫形的前路脊柱加压系统。10 多年后墨西哥外科医生 Eduardo Luque 发明了一套后路节段固定系统，这可以获得节段稳定性而不需要术后打石膏。1984 年，法国外科医生 Yves Cotrel 和 Jean Dubousse 介绍了他们的后路去旋转系统，该系统由不锈钢椎弓根螺钉、棒、钩和横连杆装置组成。通过这套系统不仅能够解决脊柱的侧向弯曲，还能纠正顶椎的旋转，从而改善脊柱的矢状面外形。Cotrel-Dubousset 器械开启了脊柱手术的新时代。

(二) 青少年后凸

瑞典放射学家 Holger Werfel Scheuermann(1877～1960 年)在他的毕业论文中首次描述了青少年后凸。Scheuermann 报告了 105 例青少年患者(80%为男性)，矢状面上明显弯曲，但冠状面上的偏曲较轻。因此，他提出一组新的脊柱疾病，在青春期起病，且与真性胸椎后凸有关。这种疾病被称为“Scheuermann 病”。

德国病理学家 Christian George Schmorl(1891～1932 年)对超过 5000 具脊柱标本进行

了病理解剖学研究，随后出版了著名的《人体脊柱》一书。Schmorl 首次描述了椎间盘突出，今天称之为“Schmorl 结节”，这在青少年后凸中经常见到。

（三）脊柱滑脱

1. 病理　脊柱滑脱在古代已经被观察到，但却是比利时外科和妇产科医生 G. Herbiniaux（1740 年至 18 世纪末）在 1782 年作为一个产科问题第一次提及这一疾病。他认为这种疾病会影响生产，并导致母婴死亡。

1854 年，Herman Friedrich Kilian（1800～1863 年）创造了“脊柱滑脱”（spondylolisthesis）一词，即“脊柱向下滑动”之意。

1882 年，一名华沙的产科医生 Franz Ludwig Neugebauer（1856～1914 年）出版了一本关于脊柱滑脱的专著，书中他准确描述了脊柱滑脱的临床特征，严重脊柱滑脱会造成病人的产道狭窄。1976 年，Wiltse、Newmann 和 Macnab 首次将脊柱滑脱分为五类：发育异常、峡部裂、退行性、外伤性和病理性。

2. 手术治疗　1893 年，因发明器械手术技术而闻名的 William Arbuthnot Lane 爵士（1856～1938 年），对一名 34 岁的女性施行了椎板切除减压术，她患有逐渐加重的步态异常、小腿无力和下肢麻木。在手术过程中，他发现 L_5 椎体和神经弓相对于骶骨向前滑移，但没有任何骨质缺陷。

而前路椎体间融合技术首先由英国外科医生 Burns 于 1933 年首次在一名 14 岁的脊柱滑脱男孩身上成功完成。Burns 的技术是在第 5 腰椎上钻一个骨孔，将自体胫骨条经骨孔轴向插到骶骨上（图 1-2-2）。

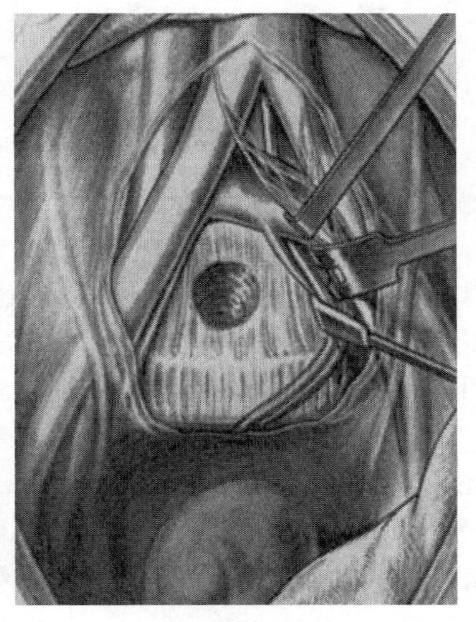

图 1-2-2　Burns 描绘的前路腰骶轴向融合术示意图

Lane 和 Moore 在 1948 年第一次发表了前路椎体间融合技术的系列报告，随后 Harmon 在 1950 年和 1960 年也发表了他的病例系列。从那以后，出现了很多改进。在 20 世纪 50 年代后期，美国外科医生 Humphries 和他的团队首次引进了前路椎体间融合的钢板系统，这是由专门设计的加压板组成，主要用于腰骶关节，用螺钉将其固定在椎体前面。同时，香港大学矫形和创伤中心主任 Arthur Ralph Hodgson（1915～1993 年）发明了使用骨移植来治疗脊柱结核的前路融合技术。1936 年，Jenkins 尝试通过牵引和融合来减轻滑脱。30 年后，Paul Harrington 使用他的脊柱内固定系统来减轻严重脊柱滑脱。

（四）腰背痛和坐骨神经痛

1. 坐骨神经痛　有史以来腰背痛就广为人知。希波克拉底首次描述了脊柱疼痛。但他没有区分开由脊柱和股骨问题造成的症状。当时两种疾病都称为“坐骨神经痛”。盖伦对腰痛的描述与希波克拉底相似。希波克拉底和盖伦都认为这些症状是由体液的错误混合而造成，即希波克拉底的“体液学说”。古代其他医生的解释也多少相同。在古代和中世纪，这一观点仍然存在，而“坐骨神经痛”指髋关节、臀部、腰部和腿部疼痛。

意大利医生 Domenico Felice Antonio Cotugno（1736～1822 年）首次将坐骨神经痛与髋关节相关疼痛区分开来。坐骨神经痛又称为“Cotugno 综合征”，他将其分为两类：①后坐骨神经痛；②前坐骨神经痛。后坐骨神经痛（iscias nervosa postica）指向大腿内侧和小腿的放射痛。而前坐骨神经痛（iscias nervosa antica）对应于从大转子向大腿外侧和小腿的放射痛。因此，Cotugno 首次描述了腰神经根综合征。但是，坐骨神经痛的原因仍然未知。他的解释仍然接近于古代的体液学说。直到 1828 年，英国医生 Brown 首次提出神经系统刺激可能是腰痛的原因。

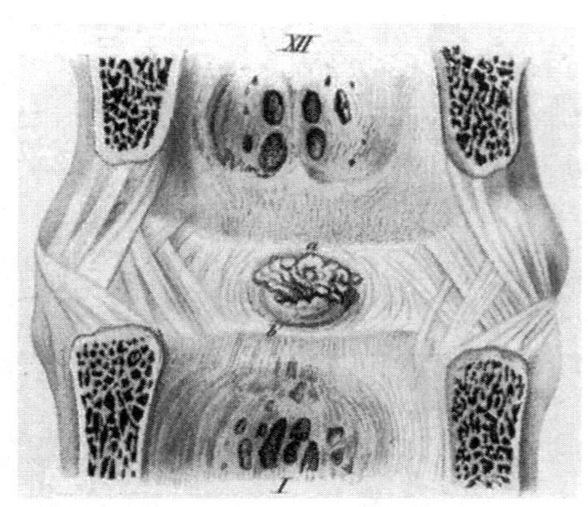

图 1-2-3　Luschka《人体的半关节》中椎间盘突出插图

2. 椎间盘突出　病理学家 Virchow 在 1858 年简要报告了突出的椎间盘，随后德国病理学家 Hubert von Luschka（1820～1875 年）在他划时代的专著《人体的半关节》中详细描述了椎间盘突出（图 1-2-3）。他认为这些椎间盘突出可能是髓核的软骨呈肿瘤样外生所造成，并将其称为椎间盘突出。尽管 Luscka 描述了髓核组织的软骨-凝胶样物质出现韧带下和韧带间外生，并伴有经韧带突出，但这些突出椎间盘的来源以及与坐骨神经痛的临床关系在以后 70 年间仍然未得到解释。

Christian George Schmorl（1862～1932 年）研究了超过 5000 例脊柱标本。1928 年，他发表了两例椎间盘突出病例，他分别解释为多余的髓核以及原始脊索的残余物。

最终由 Rudolf Andrae 在 1929 年准确解释了椎间盘突出。他证实了 Schmorl 的观察结果。另外，他还提出椎间盘突出是由纤维环的退行性破裂所造成，导致髓核物质突出或者脱出。他还排除了肿瘤生长导致椎间盘突出的理论。虽然病理生理学机制已经得到阐明，但仍然未能与坐骨神经痛的临床症状联系起来。

随着 19 世纪末开始使用皮区来进行神经系统诊断，对脊柱和脊髓进行专门的手术干预成为可能。1908 年 12 月 23 日，德国外科医生 Fedor Krause（1857～1937 年）与 Heinrich O. Oppenheim（1858～1919 年）一起完成了第一例椎间盘突出手术，这位患者出现严重坐骨神经痛已经有很多年，且出现了急性马尾综合征。手术包括：①L_2～L_4 椎板切除术；②切开硬膜；③用牵开器移开马尾；④探查手术野；⑤切除肿瘤样团块（图 1-2-4）。术后患者感觉好很多，且神经症状消失。根据 Luschka 的理论，Krause 和 Oppenheim 认为这种纤维软骨是一种内生软骨瘤。

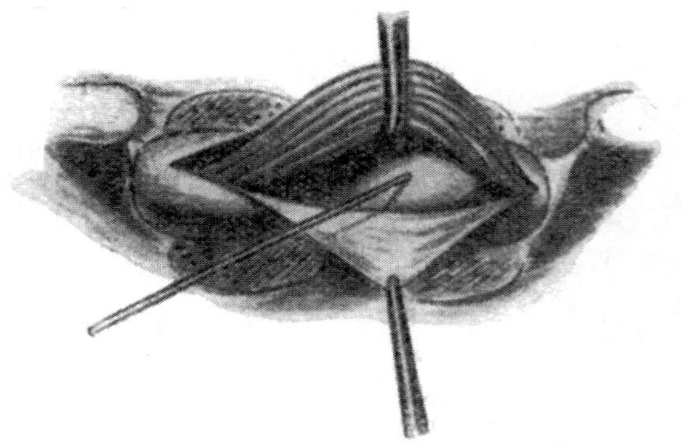

图 1-2-4　Krause 与 Oppenheim 论文中所示椎间盘切除手术（1908 年）

1911 年，美国医生 Joel E. Goldthwait（1866～1961 年）报告一名 39 岁男性患者，开始

时感觉骶髂关节不适。患者接受不适当的按摩后出现马尾综合征。根据这一病例，他提出椎间盘突出可以解释许多病例中的腰痛、坐骨神经痛和截瘫（图 1-2-5）。同时，George S. Middleton（1853～1928 年）和 John H. Teacher 医生（1869～1930 年）报告一名工人在举起重物时受伤。患者出现坐骨神经痛和截瘫。作者认为椎间盘破裂可能导致了这名患者的严重临床情况。

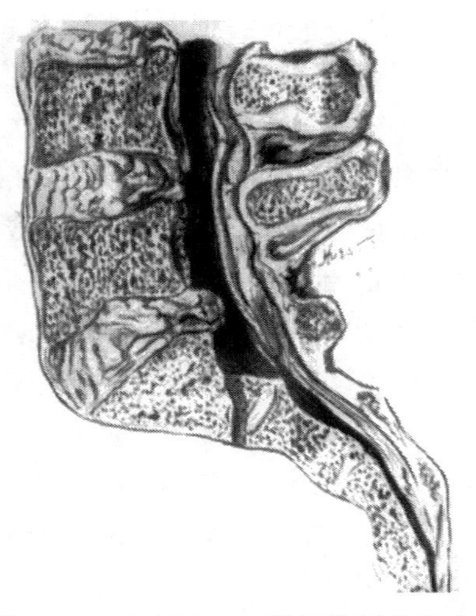

图 1-2-5　Goldthwait 所见椎间盘突出压迫马尾神经

1929 年，著名神经外科医生 Walter E. Dandy（1886～1946 年）发现椎间盘来源的结节可以通过压迫而造成坐骨神经痛，而切除它们可以治愈疼痛。他在 *Archives of Surgery* 上发表了这一假说，但少人有注意，因为他把椎间盘突出和脱出称为肿瘤。但是，1934 年美国神经外科医生 William Jason Mixter（1880～1958 年）和骨科医生 Joseph Seaton Barr（1901～1963 年）报告了一系列相似的观察结果，确定这种肿瘤样突出只是脱出的椎间盘，并阐明了椎间盘与内生软骨瘤、Schmorl 结节以及当时其他名称疾病之间的关系。他们还发现了坐骨神经痛与椎间盘突出之间的关系。这篇文章发表于今天仍然闻名的《新英格兰外科学会杂志》上（图 1-2-6）。这一发现迅速吸引了外科医生和基础研究者对椎间盘的兴趣。通过手术切除椎间盘来治疗腰痛的时代开始了，Macnab 称之为“椎间盘的时代”。因此，人们将所有腰腿痛都归因于椎间盘。

210　NEW ENGLAND SURGICAL SOCIETY—MIXTER AND BARR　N. E. J. OF M. AUG. 2, 1934

NEW ENGLAND SURGICAL SOCIETY

RUPTURE OF THE INTERVERTEBRAL DISC WITH INVOLVEMENT OF THE SPINAL CANAL*

BY WILLIAM JASON MIXTER, M.D.,† AND JOSEPH S. BARR, M.D.†

DURING the last few years there has been a good deal written and a large amount of clinical work done stimulated by Schmorl's[1] investigation of the condition of the intervertebral disc as found at autopsy. His work will stand

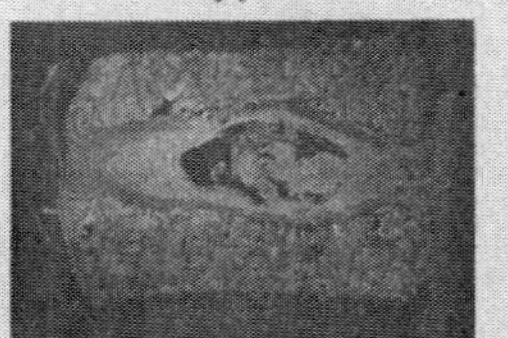

FIG. 1. A normal intervertebral disc. Note cartilage plate, anterior and posterior longitudinal ligament, annulus fibrosus, and the semifluid nucleus pulposus which bears the superincumbent body weight and is retained in place under pressure by the annulus.

as the most complete, painstaking and authoritative that has ever been done in this condition. This work, however, is purely pathological and it now remains for the clinician to correlate it with the clinical findings and apply it for the relief of those patients who are disabled by the lesion.

In the routine examination of spines from autopsy material he discovered that the intervertebral disc is often involved in pathological changes, the most common one being prolapse of the nucleus pulposus into an adjacent vertebral body. He found one or more such prolapses (Knorpel-knochen) in about thirty-eight per cent of the spines examined. He also discovered that in about fifteen per cent of the spines there were small posterior prolapses beneath the posterior longitudinal ligament, but concluded that they rarely, if ever, produced clinical symptoms. He attributed their presence to weakening of the annulus fibrosus by degenerative changes, with mild trauma as a second factor, producing fissures in the annulus and escape of the semifluid nuclear material.

On the other hand, for a number of years clinicians have been reporting cases of spinal cord pressure from intervertebral disc lesions.

*Read at the Annual Meeting of the New England Surgical Society, September 30, 1933, at Boston.

†Mixter, William Jason—Visiting Surgeon, Massachusetts General Hospital. Barr, Joseph S.—Orthopedic Surgeon to Out-Patients, Massachusetts General Hospital. For records and addresses of authors see "This Week's Issue," page 234.

In 1911 Goldthwait[2] reported a case of sciatica and paraplegia which he attributed to a posterior displacement of the intervertebral disc at the lumbosacral junction and suggested that such displacements might be the cause of many

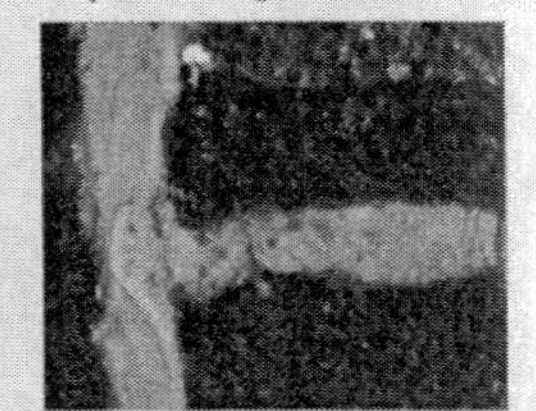

FIG. 2. Autopsy specimen. CASE 1. Note small posterior prolapse such as Schmorl describes.

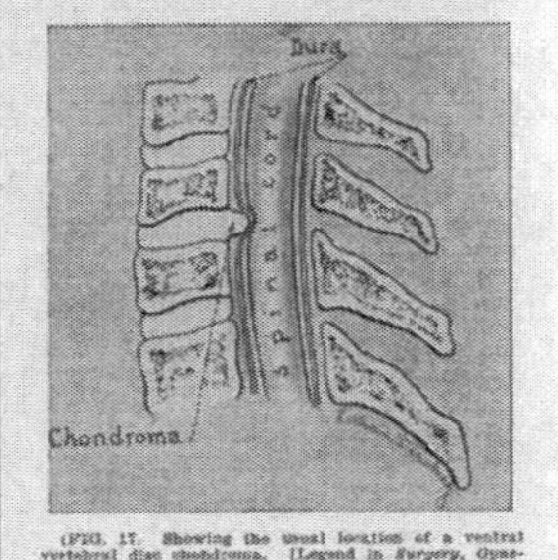

(FIG. 17. Showing the usual location of a ventral vertebral disc chondroma. [Legend in *Surgery, Gynecology and Obstetrics*].)

FIG. 3. Illustration taken from article by Elsberg, showing "chondroma" arising from intervertebral disc. (Elsberg: S. G. & O.: 48: 16: 1929.

cases of lumbago, sciatica, etc. Middleton and Teacher[3] report a similar case confirmed at autopsy. Elsberg[4] in 1916 mentions chondroma of the vertebrae as causing compression of the cauda equina and states that Oppenheim has described a similar case. Mixter[5] in 1921 mentions a similar case and numerous other re-

图 1-2-6　Mixter 和 Barr 发表于《新英格兰外科学会杂志》的论文

在早期，通过椎板切除、经硬膜途径来摘除突出的椎间盘。1939 年，Grafton Love 发表了一种新的手术方法，他称之为“锁孔”椎板切除术，一种椎板间入路来切除突出的椎间盘，从而保留脊柱的稳定性。因此，他的方法成为内镜辅助手术的前身。

1948 年，K. Lindblom 介绍了第一例椎间盘造影术。美国医生 Lyman Smith 发现了一种微创的椎间盘突出治疗方法，并在 1964 年报告了他的结果。他将木瓜蛋白酶注入椎间盘中，从而使椎间盘突出缩小。虽然髓核化学溶解术是有效的，但这种方法还是被淘汰了，因为出现了一些过敏和横断性脊髓炎的病例。

1975年，日本的Hijkata首次报告了一种后外侧入路的经皮腰椎髓核摘除技术。1977～1978年，德国外科医生Caspar和美国神经外科医生Williams介绍了使用显微镜来进行微创椎间盘切除术，到今天这已经成为许多医院的标准技术。

1983年，Forst和Haussman首次通过后路椎板间入路(J. Destandau)完成了髓核摘除术，其后出现了采用经椎间孔入路(Mathews，1996年)。1986年，Ascher进行了首次经皮激光椎间盘减压术，这种技术证实有临床疗效。

椎间盘退行性疾病治疗的进一步进展，是人工椎间盘的发展，目的是可以保留腰椎的活动度。Fernstrom在20世纪50年代末第一次植入一个粗糙的钢球人工腰椎间盘。经过多次试验和改变设计后，K. Schellnacka和K. Büttner-Janz在20世纪80年代早期发明了SB Chartie腰人工椎间盘。这种类型假体的进一步发展，导致FDA首次批准了全椎间盘人工关节。

3. 椎管狭窄 椎管狭窄的第一例证据来自于埃及木乃伊。法国外科医生Antoine Portal(1742～1832年)在1803年通过对3例标本进行尸检发现了椎管狭窄。他将这种病理学发现与椎管狭窄的典型临床症状联系起来。

意大利骨科医生Vittori Putti(1880～1940年)强调椎间孔和侧隐窝的先天性或者获得性退变导致神经根受压，引起坐骨神经痛。他的文章发表于1927年的*Lancet*，Putti得到全世界的关注，这对坐骨神经痛的了解又前进了一步。

荷兰神经外科医生Henk Verbiest(1909～1997年)使腰椎管狭窄成为一种明确的疾病。他介绍了发育性狭窄的概念，这是由椎管矢状面中央直径的异常缩短造成。

(五) 脊柱感染

1. 病理 脊柱结核的历史早于文字记载，因为脊柱结核的最早证据来自于公元前5000年的骨骼。埃及木乃伊中发现了结核所致脊柱感染的进一步证据，约在公元前3000年。在木乃伊身上发现了Pott病的典型特征，伴有胸椎塌陷所致的脊柱成角以及腰大肌脓肿。

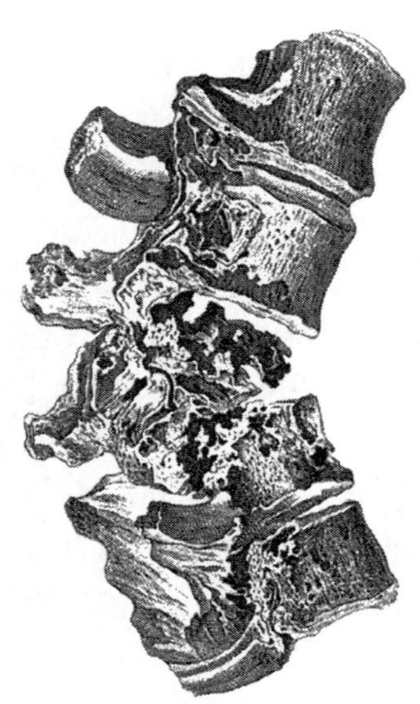

图1-2-7 Pott著作中脊柱结核插图

在希波克拉底的教科书《论关节》中，他详细描述了与Pott病非常相似的脊柱畸形。他和他的追随者建议用长椅牵引法来治疗患者，而这在相当长的时间内非常流行。1896年，法国骨科医生Jean-Francois Calot(1861～1944年)试图依靠他基于希波克拉底方法的“矫正力量”来治疗结核相关性脊柱畸形。但在短期的热情之后，这一治疗方法被摒弃，因为出现了许多严重并发症。

1779年，英国外科医生Percival Pott爵士(1714～1788年)认识到这种疾病是由结核造成的(图1-2-7)。而法国外科医生Jacques Dalechamps(1513～1577年)在1570年首次明确观察到后凸畸形与截瘫之间的关系。Dalechamps仍然相信意大利医生Guido Guidi(1500～1569年)所宣传的机械治疗方法，即牵引同时坐在患者的驼背上。虽然希波克拉底猜测脊柱畸形可能由结核造成，且得到盖伦的证实，但 Pott 的经典描述最终向医生阐明了这种疾病的本质。他提出不存在脊柱脱位，而是炎性脓肿压迫了脊髓。Pott 三联征包括：①截瘫；②驼背；③脓肿。

Jacques-Mathieu Delpech（1777～1832 年）和 Carl Freiherr von Rokitansky（1804～1878 年）在 1842 年认识到"脊柱骨疽"的本质是结核性脊柱炎。最终，德国医生和微生物学家 Robert Koch（1843～1910 年），现代实验细菌学创始人和 1905 年诺贝尔奖得主，成功分离和描述了结核的致病菌：结核分枝杆菌。

2. 治疗　在 19 世纪之前，治疗仅仅是卧床休息和（或）残酷牵引。脊柱支架，以及随后的石膏床、石膏背心和背部支具得到广泛使用，但没有任何确定的益处。

尽管 Pott 首次报告了脓肿引流的经验，但这一操作是非常危险的，因为死亡率较高而导致争议不断。随着 19 世纪末新手术和支持技术的进步，越来越多治疗结核的手术方法也得到发展。1909 年，德国外科医生 Fritz Lange（1864～1952 年）尝试使用赛璐珞棒和丝线来固定脊柱，从而稳定结核病灶。后来他还使用了钢棒和铁丝。

20 世纪初伟大的美国骨科医生和国际骨科手术与创伤协会（SICOT）的共同创始人，Fred Houdlette Albee（1876～1945 年）首次报告了成功的腰椎融合手术。Albee 尝试稳定脊柱结核患者的脊柱。他首先沿矢状面切开棘突，然后在它们之间植入自体胫骨条。在那个时候，Albee 对骨移植技术非常感兴趣，因此在狗身上进行了许多骨移植实验。Albee 报告之后不久，他的同事 Russel A Hibbs（1869～1932 年）发表了另外一种腰椎融合技术。Hibbs 也尝试使用自体骨移植来完成后路融合。

旨在引流脓肿的方法也得到发展，例如法国骨科医生 Victor Menard 在 1894 年发表的脓肿引流术。但是，这些手术技术都未取得令人满意的结果。20 世纪 50 年代，香港大学 Arthur Ralph Hodgson（1915～1993 年）成为领军人物，他创建了香港结核治疗术式。Hodgson 和他的同事提出一种新的手术技术，包括：①手术彻底清除病灶；②自体骨移植（肋骨、髂骨）行前路脊柱融合；③化疗。

20 世纪 50 年代，虽然链霉素成为第一种有效的化疗药物，异烟肼和对氨基水杨酸成功治疗肺结核，但骨科医生仍怀疑它们治疗脊柱结核的有效性。根据香港术式的经验，彻底病灶清除、融合和化疗成为结核畸形和神经功能受损病例的金标准。

（六）强直性脊柱炎

强直性脊柱炎（图 1-2-8）的最早证据来自于公元前 3000 年的埃及木乃伊。爱尔兰医生 Bernard Connor（1666～1698 年）第一次准确描述了强直性脊柱炎。1693 年，他描述了一具不同寻常的骨骼，脊柱融合在一起。他认为这种畸形源自于子宫，被子宫或者其他地方的脓肿肿瘤压迫所致。

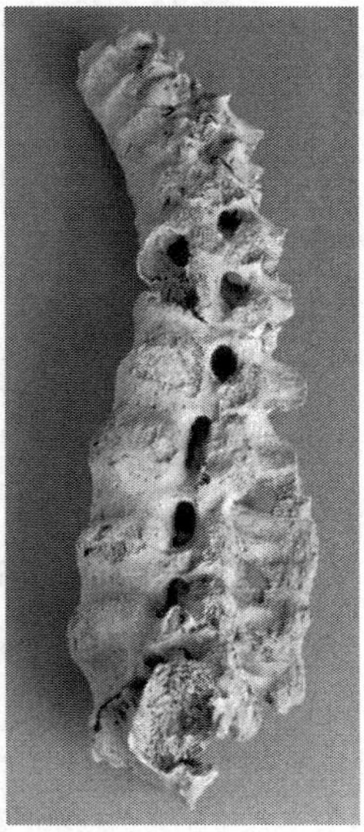

图 1-2-8　强直性脊柱炎骨骼标本

Lancet 首次报告了两例疑似强直性脊柱炎的临床病例。第一例由圣托马斯医院（伦敦）在 1824 年报告。一名一般状况良好的年轻女孩，因为椎间盘钙化而出现全脊柱僵硬，这是她的主治医生 Benjamin Travers（1783～1858 年）假定的。第二个病例是 Philip

Moyle John Lyons(1804～1837 年)在 1832 年报告的,这是一名 36 岁的砖匠,多年来脊柱严重僵硬,无法活动,同时伴有背痛和关节痛。英国医生 Charles Hilton Fagge(1838～1883 年)在 1877 年首次全面完整地描述了强直性脊柱炎。圣彼得堡神经内科教授 Vladimir von Bechterew(1857～1927 年)对强直性脊柱炎很感兴趣。他在 1893 年报告了强直性脊柱炎,使其在欧洲广为人知。这也就是为什么今天强直性脊柱炎经常被人叫做"Bechterew 病"。但他误解了强直性脊柱炎的病因,他认为脊柱僵硬是由神经系统疾病造成。

最终,德国病理学家和微生物学家 Eugen Fraenkel(1853～1925 年)在 1904 年首次介绍了"强直性脊柱炎"(ankylosing spondylitis)这一名称。另外一名神经内科医生 Pierre Marie(1853～1940 年),巴黎的一名教授,最终确定强直性脊柱炎是一种独立的疾病。仅仅依靠良好的临床评价,而没有借助任何技术手段,他能够第一次准确地描述这一疾病。他还推断强直性脊柱炎的病因可能是感染或者毒素造成的骨病,这最终导致了小关节突关节的骨肥厚。

(七) 脊柱损伤

1. 首次报告 已知最早的脊柱骨折病例大约在 34 000 年前的石器时代,一具骨骼中发现有已经愈合的 L_3～L_4 骨折。脊髓损伤的首次描述来自于埃德温·史密斯外科纸莎草卷本,其中描述了颈椎外伤或者颈椎移位后的处理方法。

希波克拉底的教科书《论关节》中,根据脊柱移位的方向和脊柱畸形将脊柱损伤分为三类:①前方移位;②后方移位;③无明显畸形的损伤。每一种类型都描述了它们的预后。

盖伦按照与希波克拉底相同的方法描述了脊柱损伤。另外,盖伦还在灵长类动物中进行了脊髓和脊髓损伤的实验。另外,他还观察了从战车上跌落下来的角斗士,可能是最早记录的交通事故所致脊柱损伤。据此,盖伦能够通过观察瘫痪肌肉和感觉消失的区域来诊断损伤的水平。

2. 一个社会经济问题 随着 19 世纪上半叶铁路的流行,突然有很多病人声称出现与乘坐火车有关的背痛和脊柱损伤。因此,这一现象被称为"铁路脊柱"。John Erichsen 在 1866 年出版的医学教科书《论铁路和神经系统其他损伤》中完整论述了这一主题。

对"铁路脊柱"进行了大量的公众和医学讨论,且给予了无数补偿。例如 1862 年柳叶刀协会专门创立了"铁路脊柱"的医学机构。在 19 世纪末,"铁路脊柱综合征"完全消失。"铁路脊柱"在 1866～1880 年流行。

另外一个社会经济学问题是所谓的挥鞭伤,一种由追尾事故造成的颈椎创伤,常导致残疾。随着交通事故的增多,挥鞭伤大量出现。1928 年美国外科医生 Harold Crowe 创造了"挥鞭伤"(whiplash injury)一词。

3. 牵引台和椎板切除术 从古代到整个中世纪,有多种不同的脊柱损伤治疗方法。第一个是希波克拉底牵引台(图 1-2-9),一种可以用于治疗各种脊柱畸形、脱位和脊柱损伤的流行装置。希腊医生 Oribasius(公元 325～400 年)改进了希波克拉底的牵引台,增加了一个十字架,可以作为一个杠杆来治疗骨折脱位(图 1-2-10)。这种技术在中世纪末仍然有人推荐,例如著名的意大利外科医生 Guido Guidi(1508～1569 年)。另外一种治疗脊柱骨折的方法是由希腊医生 Paulus 介绍的。他可能完成了第一例椎板切除术,该病例脊柱后方结构发生骨折,压迫了脊髓。

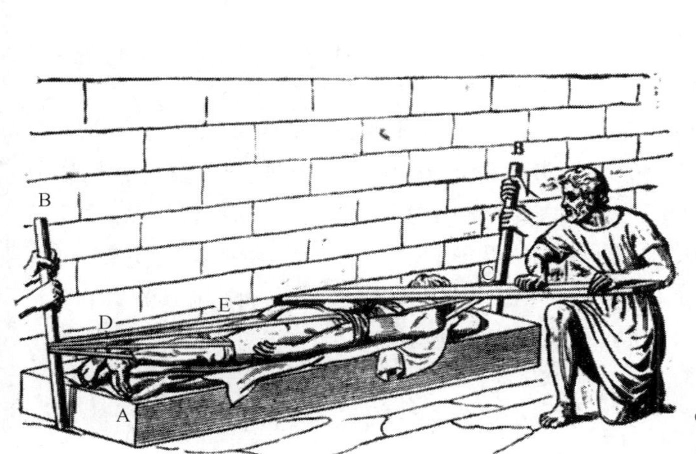

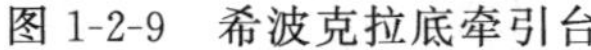
图 1-2-9　希波克拉底牵引台

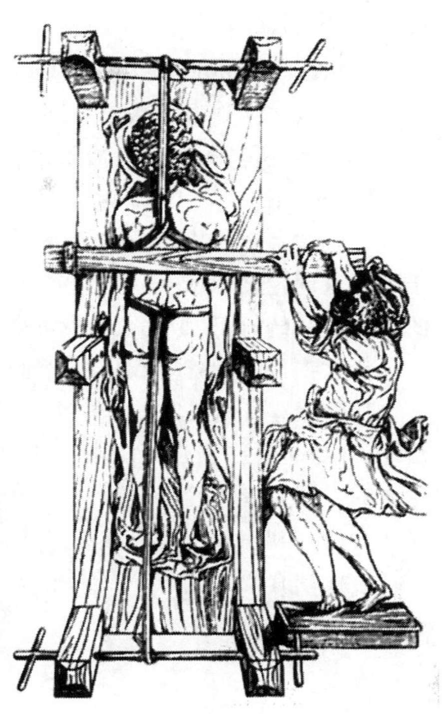
图 1-2-10　Oribasius 改进的希波克拉底牵引台

历史上施行成功椎板切除术的描述来自于美国外科医生 Alban Gilpin Smith(1788～1869 年)。他对一名年轻男性进行了手术,他 2 年前从马上摔下来后逐渐出现瘫痪。尽管手术条件较差,但这名患者还是从手术中恢复过来,且下肢的感觉恢复。

在中世纪,对脊柱损伤的治疗少有描述,且大多数医生都推荐保守治疗。意大利外科医生和解剖学家 Guglielmo da Saliceto(1210～1277 年)在他的著作《论手术》中建议通过头部手法牵引来复位颈椎脱位,然后应用支撑支架和绷带。法国外科医生 Guy de Chauliac(1300～1368 年)被认为是外科学之父,他认为无需努力去治疗脊柱骨折。

4. 脊柱内固定的出现　法国著名外科医生 Ambroise Pare(1510～1590 年)再次介绍了脊髓损伤的手术方法。1646 年,Guilhelmus Fabricus Hildanus(1560～1634 年)描述他试图用一把大钳子来抓住软组织和棘突,从而复位颈椎骨折脱位。1829 年,Alban Gilpin Smith(1788～1869 年)成功完成了椎板切除术。另外一位医生失败了,因为病人不久之后即死亡。

在那之后,对于"椎板切除减压术"的必要性进行了大量的讨论,甚至延续到今天。1836 年,因描述了"Brodie 脓肿"而著名的 Benjamin Brodie(1783～1862 年)推荐保守治疗,包括卧床休息和间隙导尿。

脊髓损伤的治疗得到军医的推动。脊柱损伤治疗的另一个重要进步是 19 世纪下半叶麻醉和无菌手术的进步。William Conrad Roentgen(1853～1923 年)在 1895 年发现的 X 线以及 1896 年在临床中应用,也起着重要作用。在第一次世界大战期间,神经内科诊断和评价取得明显进步,但脊柱损伤的治疗却没有进步。大多数患者在数周之后死于泌尿生殖系统感染。随着 19 世纪末支持技术的进步,美国外科医生 W. F. Wilkins(1848～1935 年)能够施行第一例成功的脊柱内固定手术。1887 年,他用一根石炭酸处理过的银丝固定了 T_{12}～L_1 骨折脱位。

4 年后,Berthold Earnest Hadra(1842～1903 年)在一例 C_6～C_7 颈椎骨折患者中使用了相似的技术。他仅仅用银丝固定 C_6 和 C_7 的棘突,并报告结果是成功的。这见之文献最早的报道及完整图片资料,故目前多数认为脊柱内固定始于 Hadra。

Raymond Roy-Camille(1927～1994 年)介绍的椎弓根螺钉固定技术使脊柱内固定向前迈进一大步。脊柱内固定的另外一名先驱是奥地利外科医生 Friedrich Magerl,他的贡献在于颈椎内固定技术(C_1～C_2 经关节螺钉固定、侧块螺钉固定,钩钢板),并发明了胸腰段脊柱的外固定系统,而这成为新一代角稳定椎弓根固定系统的基础。

脊柱损伤的治疗不仅依赖于手术技术,还要依靠非手术治疗,而这可以显著延长生存期。1930 年,第一把用于脊柱损伤患者的轮椅被发明出来,随后治疗重点慢慢转移到康复治疗,开始了脊柱损伤康复中心的创建。从第二次世界大战和 20 世纪 50 年代以来,由于抗生素的发明以及神经外科医生 Ludwig Guttmann 爵士(1899～1985 年)的杰出贡献,脊髓损伤的研究和治疗取得了重大进步。他宣传了强化康复和体育疗法。他还在 1973 年撰写了划时代的脊髓损伤教科书。由于这些努力,脊髓损伤患者的死亡率明显下降。

第三节　脊柱外科手术史

一、减　压　术

埃伊那岛的圣保罗(Paulus of Aegina,公元 625～690 年)被认为是古代医学的代表,他在 7 卷百科全书中收集了古典时期的所有学说。圣保罗不仅使用希波克拉底床,他还使用烧红的熨斗(一种烧灼装置)来治疗痛性疾病。他可能是首位在脊椎骨折造成脊髓压迫的病例中施行椎板切除术的医生。

因此,早期脊柱手术实施主要集中于椎板切除术治疗脊柱创伤或者脊髓压迫性疾患,但这个问题争论持续很长时间。Charles Bell(1774～1842 年)将弛缓性截瘫与痉挛性截瘫区分开来;发现了脊髓休克期以及同时伴有的直肠和排尿功能障碍。1816 年,他对椎板切除术效果不佳进行了指责。1829 年,Alban Gilpin Smith(1788～1869 年)在北美洲成功完成了第一次椎板切除术,用于治疗骨折的继发性加重。Malgaigne(1806～1865 年)提倡对椎管进行环钻术以切除死骨片,这启发了 William Macewen(1848～1924 年),他在 1883 年用椎板切除术来治疗一名脊髓受压的患者(可能是结核性硬脊膜炎)。Victor Horsley(1857～1916 年)在 1887 年成功切除了一名 42 岁患者的脊膜来源病灶。在 1893～1895 年,他对 3 名结核性硬脊膜炎患者进行手术,并对其他 4 名颈椎创伤患者进行了椎板切除术。1895 年,Menard V 首次进行了肋骨-横突切除术,用于治疗 Pott 截瘫,并进行侧方引流。1897 年,他观察到跟腱反射完全消失可能同时伴有某种类型的坐骨神经痛。Elsberg 在 1916 年进行了双侧椎板切除术,并强调在进行椎管内探查时应当严密缝合硬脊膜,防止渗漏。

经前路颈椎间盘手术由 Robinson 和 Smith 在 1955 年引入美国,而 Dereymaker 和 Munier 在 1956 年引入欧洲。1957 年,Cauchoix、Binet 和 Evrard 采用颈胸切开经前路完成了颈胸交界区手术。

Jose Aboulker 在 1965 年提出了脊髓型颈椎病的病因。1973 年,Hattori 开展了颈椎板成形术来治疗脊髓型颈椎病，以后逐渐发展为一系列的后路颈椎管扩大椎板成形术。

二、融 合 术

1911 年，Albee 用自体胫骨条来进行后路棘突间融合术。同年，Hibbs 改进了他的技术，采用去皮质骨加后外侧植骨来治疗脊柱侧凸和 Pott 病。

1943 年，Cloward 首先提出了后路腰椎体间融合技术（经后路椎体间关节融合术，即 PLIF）。1944 年，Briggs 和 Milligan 亦描述了 PLIF 技术，其采用椎板切除的碎骨作为椎体植骨材料植入椎间隙内。1946 年，Jaslow 改良该术式，将切除的棘突部分植入椎间隙。1953 年，Cloward 在 *Journal of Neurosurgery* 上发表了一篇报告，描述了其技术，将自体髂嵴骨块进行椎间植骨，PLIF 技术逐渐盛行。

1948 年，Lane 等首次报告应用 ALIF 技术治疗退行性腰椎病变。

1953 年，Watkin 和 Campbell 首次描述了相邻椎体的横突间后外侧融合术。

1982 年，Harms 和 Rolinger 报告采用钛网内放置植骨块并将此通过椎间孔途径置入椎间隙内，命名为"经椎间孔腰椎体间融合"（TLIF）。

1986 年，Badgy 和 Kuslich 设计出适用于人体的椎间融合器，即 BAK（Bagby and Kuslich）系统，Kuslich 于 1988 年将其应用于人的腰椎，成为历史上著名的 BAK 融合器（Bagby and Kuslich）。1996 年 9 月，美国 FDA 正式批准脊柱融合器应用。

2003 年，Neilwright 首次报道极外侧椎间融合术即 XLIF（extreme lateral interbody fusion）。

2004 年，Cragg 等首次报道经皮骶前入路腰骶椎间轴向融合术即 AxiaLIF（percutaneous axial lumbosacral interbody fusion）。

三、内 固 定 术

早期内固定手术均采用较为简单的方式。1891 年，Hadra（1842～1903 年）很可能完成了第一例颈椎骨融合术，使用银丝来固定 C_6 和 C_7。1909 年，Lange F. 报告了一种使用钢棒和钢丝环扎来治疗脊柱滑脱的骨接合术。1930 年，Gallie 设计了一种使用钢丝固定和取髂骨植骨的 C_1～C_2 关节固定术。1932 年，Capener 描述了一种 L_5～S_1 前路融合技术来治疗脊柱滑脱，Burns 在 1933 年也进行了报告。1939 年，Venable 使用一个耐热合金螺钉来进行经前路腰骶椎关节固定术。1952 年，Wilson 和 Meurig-Williams 设计了棘突固定钢板。

而脊柱内固定技术的发展主要为了满足脊柱矫形的需要。1958 年，美国医生 Paul Randall Harrington（1911～1980 年）（图 1-3-1）设计了一套内固定系统（图 1-3-2）来经后路矫正脊柱侧凸畸形，开创了现代脊柱内固定技术的先河，具有里程碑式意义。1964 年，Knodt 使用了一个椎板钩加压系统。1982 年，Eduardo Luque 发明了一种椎板下钢丝，用于脊柱畸形的多节段复位。而这一系统的改良 Hartshill 系统，因为神经功能障碍发生率较高，迅速被淘汰。同年，Cotrel 和 Dubousset 推广用初期 CD 器械完成去旋转，而这在复杂创伤和复位中证明非常有用。而 Hogdson 最早在 1955 年即提倡胸腰椎的前路手术。1964 年，Dwyer 设计了经前路脊柱侧凸矫形术，随后由 Zieke 在 1975 年和 Kaneda 在 1991 年报告（经腹去旋转）。

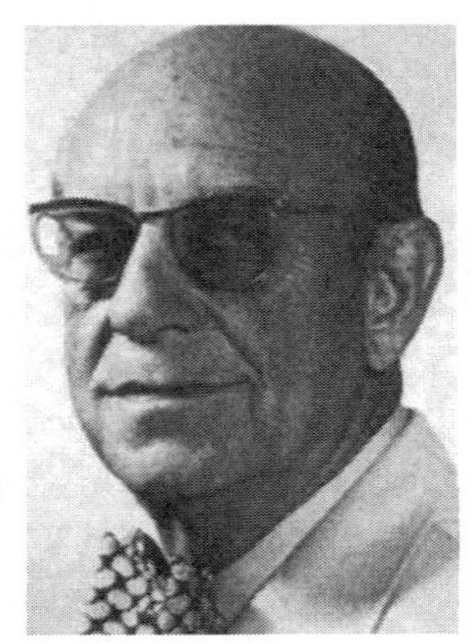

图 1-3-1 Paul Randall Harrington(1911～1980 年)

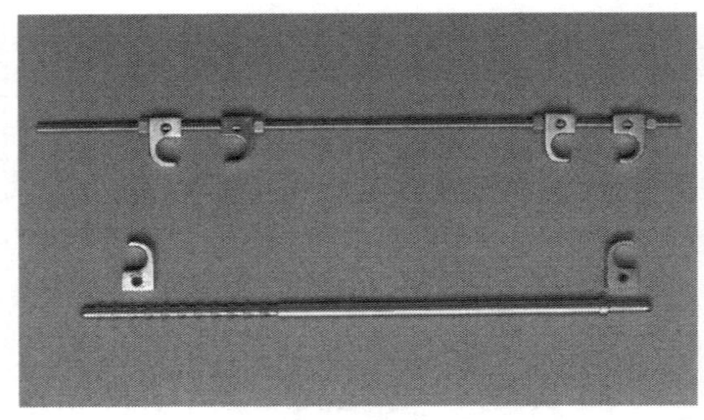

图 1-3-2 Harrington 器械

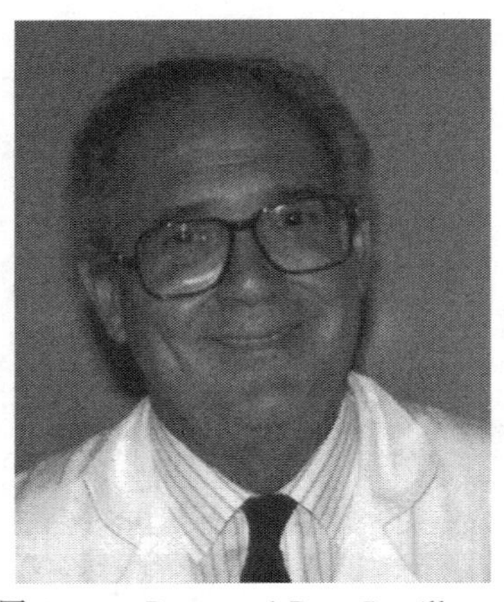

图 1-3-3 Raymond Roy-Camille
(1927～1994 年)
引自 Mazel C. ArgoSpine,2008,19：97-102.

脊柱内固定技术的另一个飞跃则是经椎弓根螺钉技术的出现。Raymond Roy-Camille(1927～1994 年)(图 1-3-3)对该技术发展和成熟做出了伟大的贡献。尽管 1944 年 King 和 1959 年 Boucher 都是这一技术的先驱,但他们并没有提出明确的操作指引。1961 年,Raymond Roy-Camille 在临床上开展第一例椎弓根螺钉内固定术治疗不稳定胸腰椎骨折(图 1-3-4),强烈意识到经椎弓根内固定可以作为一种常规的内固定方法,并进行了深入研究,1963 年,他介绍了直向椎弓根螺钉置钉技术(straight-forward pedicle screw)。其设计了 Roy-Camille 钢板,根据解剖学研究,设计了螺孔中心之间间距为 13mm(图 1-3-5)。其研究涉及脊柱后路几乎所有解剖位置的固定,并提出详细的解剖学定位技术。这些技术目前仍指导着临床实践。以后,Magerl、Kluger、Weinstein 等工作更加丰富了经椎弓根螺钉内固定技术。目前,经椎弓根螺钉固定技术已经成为脊柱内固定技术的核心技术。饶有兴趣的是,Roy-Camille 刚提出经椎弓根内固定技术后很长一段时间,其一直饱受批评、非议甚至辱骂,也从未被权威美国 AAOS 邀请进行客座演讲,但历史已经为其伟大工作做了鲜明的注脚。

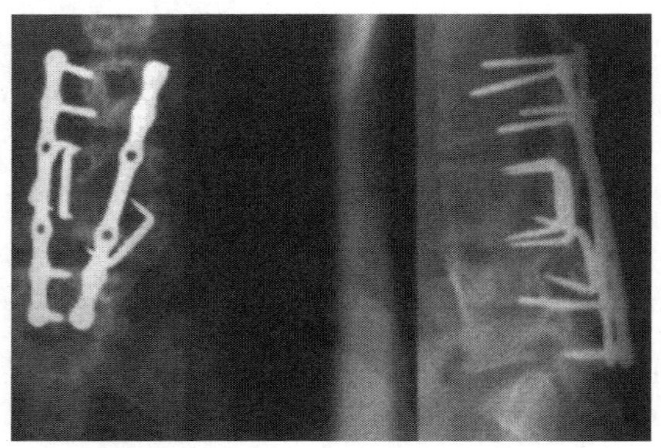

图 1-3-4 Raymond Roy-Camille 开展的首例椎弓根螺钉固定术(1961 年)
引自 Mazel C. ArgoSpine,2008,19：97-102.

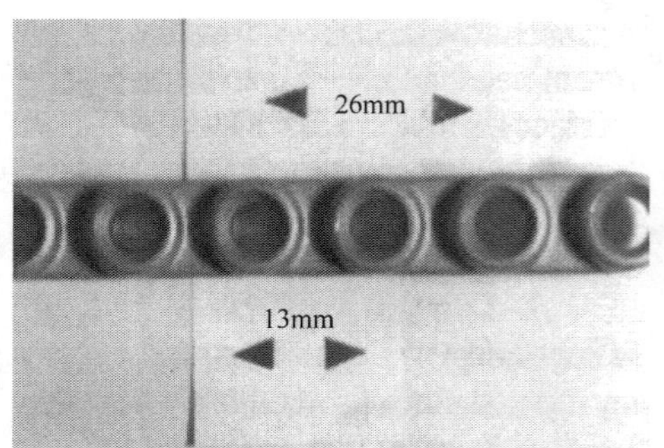

图 1-3-5 Roy-Camille 钢板设计
引自 Mazel C. ArgoSpine,2008,19：97-102.

最初的刚性内固定(仍然用于治疗肿瘤和创伤)被半刚性固定系统(B. Lasalle, G. Perrin, R. Cavagna, C. Mazel)以及后来的动力固定系统(Gilles Dubois, 1994 年)所补充。同时, Jacques Senegas(1986 年)发明了一种棘突间植入物(柔性系统)来治疗腰椎管狭窄。在过去十年中,无论棘突间固定技术,还是基于椎弓根螺钉的动力稳定系统,发展飞速,已经成为目前脊柱内固定技术中一类独特技术。人工腰椎间盘在 1980 年出现,由 Schellnac 和 Buttner 设计,并由 Zippel 在 1984 年首次安放。在颈椎, 1989 年, Brian Cummings 发明了一种金属对金属假体(Bristol 椎间盘); 1990 年, Bryan 发明了 Bryan 颈人工椎间盘,也在临床上得到广泛应用。这些技术的出现使脊柱内固定术又迈进一个新的时代。

四、微创手术

(一) 骨水泥成形术

骨水泥成形术在 1984 年由 Pierre Galibert 和 Deramond 第一次完成。1967 年, Scoville WH 已经使用甲基丙烯酸甲酯来进行开放重建术,治疗椎体转移瘤。1996 年,出现了球囊扩张后凸成形术。椎体成形术最初设计用于治疗椎体血管瘤,后来适应证扩展到经皮治疗转移瘤和骨质疏松性压缩骨折。

(二) 内镜下脊柱手术

1983 年, Forst 和 Haussman 首次通过后路椎板间入路(J. Destandau)完成了髓核摘除术,其后出现了经椎间孔入路(Mathews, 1996 年)。1991 年, Obenchaim 发明了一种腹腔镜手术方法。随着内镜技术的扩展,这一技术由 Mack(1993 年完成电视辅助胸腔镜手术)、Regan(1994 年)、Rosenthal、Mario Brock、Zdeblik(1995 年)和 Le Huec(1996 年)扩展到治疗胸椎(胸椎间盘突出,转移癌)和腰椎疾病。Mayer(1996 年)和 Onimus(1996 年)将其与微创技术和方法联合起来,同时发展了经皮内固定手术,这在 20 世纪最后十年大大促进了脊柱外科手术发展。

结　　语

自有人类以来,脊柱创伤和疾患从来就伴随着人类,很早就有关于脊柱疾病和治疗的文献记录。在解剖学和生物力学基础上,随着麻醉学、消毒及灭菌技术、影像学的发展,对脊柱疾病和创伤的认识进入新的阶段,脊柱外科治疗技术也飞速进步。现代脊柱内固定技术的出现,使脊柱外科逐渐成熟,而微创技术更为脊柱外科发展注入新的动力。任何一位从事脊柱外科的医生均应熟悉脊柱外科的发展历史,在"巨人的肩膀"上,不断探索创新,更好地为人类的健康事业服务。

(除注明外,第二、三节图片均引自 Gruber P, Boeni T. 2008. History of spinal disorders. In: Norbert Boos, Max Aebi eds. Spinal Disorders: Fundamentals of Diagnosis and Treatment. Berlin Heidelberg: Springer, 1～37)

(瞿东滨　程勇泉　吴晓亮)

参考文献

Bademci G, Batay F, Sabuncuoglu H. 2005. First detailed description of axial traction techniques by Serefeddin Sabuncuoglu in the 15th century[J]. Eur Spine J,14: 810～812.

Dunn IF,Eichler ME. 2005. New directions in spinal surgery. In: Proctor MR,Black PM eds. Minimally Invasive Neurosurgery[M]. Totowa:Humana Press,355～383.

Fuentes JM. 2008. History of spine surgery[J]. ArgoSpine,19: 78～84.

Gruber P,Boeni T. 2008. History of spinal disorders. In: Norbert Boos,Max Aebi eds. Spinal Disorders: Fundamentals of Diagnosis and Treatment[M]. Berlin Heidelberg:Springer,1～37.

Hall JE. 1998. Spinal surgery before and after Paul Harrington[J]. Spine,23: 1356～1361.

Mazel C. 2008. The contribution of Raymond Roy-Camille to spine surgery[J]. ArgoSpine,19: 97～102.

Naderi S,Andalkar N,Benzel EC. 2007. History of spine biomechanics: part Ⅰ--the pre-Greco-Roman,Greco-Roman,and medieval roots of spine biomechanics[J]. Neurosurgery,60(2):382～390; discussion 390～391.

Naderi S,Andalkar N,Benzel EC. 2007. History of spine biomechanics: part Ⅱ--from the Renaissance to the 20th century [J]. Neurosurgery,60: 392～403; discussion 403～404.

Sanan A,Rengachary SS. 1996. The history of spinal biomechanics[J]. Neurosujrgery,39(4):657～668; discussion 668～669.

Weber J,Czarnetzki A,Vieweg U,et al. 2004. Lumbar spine fracture in a 34,100-year-old skeleton: the oldest known prehistoric spine fracture[J]. Neurosurgery,55:705～707.

第二章　中国脊柱外科发展史

按照著名骨科专家冯传汉的观点，中国骨科起源于医学的两大支，即中国(传统)医学和西方医学。因此可以认为，作为骨科学的一个专业分支，中国脊柱外科的发展同样也应包括这两个领域。

第一节　中国脊柱医学发展史

中国医学已有3000余年的历史。我国劳动人民在长期生活、劳动与疾病斗争的过程中，创造了许多防病治病的方法，积累了丰富的经验。随着社会经济、文化的不断发展，逐渐形成了独特完整的医学体系。正骨科(也称伤科)就是其中的重要组成部分，特别在脊柱正骨等方面曾为世界医学做出过突出的贡献。以下就中国古代对脊柱解剖生理的认识、正骨科的建立以及脊柱正骨的应用与发展历史做介绍。

一、中医学关于脊柱解剖生理的认识

中国的解剖史源于汉代之前。据《史记》记载，商代纣王“钻朝涉之胫，视其髓；剖孕妇之腹，视其胎”。汉代的王莽曾“诛翟义之徒，使太医尚方与巧屠共刳剥之。度量五脏，以竹筳导其脉，知所终始，云可以治病”(《汉书·王莽传》)。由此可见，《黄帝内经》中关于解剖生理的论述并非全部源于推理，也源于解剖实践。一方面，一定的解剖知识给中医学发展奠定了科学的基础；另一方面，由于早期解剖知识的不完善，而后世医家对解剖学重视程度不够，也造成了长期的重内治、轻外治的局面。中医学对于脊柱的认识主要集中于骨和筋两方面。

(一) 对于脊椎骨的认识

新石器时代晚期开始出现象形文字，甲骨文中专门有对脊柱的描写，如脊骨被写作吕(通“膂”)并显示了脊椎骨的形状。《黄帝内经》最早对脊柱的组成、分部和解剖形态进行了论述。如《素问·骨空论》曰“脊骨上空在风府上。脊骨下空，在尻骨下空”。“项发以下至背，骨长二寸半。膂骨以下至尾骶二十一节，长三尺”。从数目上看基本和现代相吻合，说明当时的解剖知识确实是以一定的实践为基础的，不过，由于当时解剖知识并不完善，也有很多内容与实际不符，如《灵枢》的“骨度篇”、“邪客篇”、“九针十二原篇”、“小针解篇”以及《素问·调经论》“人有三百六十五节”、“尾蛆骨(骶骨)男九孔，女子六孔”的论述，而且由于其后医家对《黄帝内经》的过于倚重以及封建思想的束缚，对于脊柱的解剖知识一直没有得到足够的重视，这种状况一直影响着整个中医的发展，其后如明王肯堂的《证治准绳》等多部医科著述都沿用了这种错误论述。公元1247年，宋慈通过亲自的解剖实践，详尽记录了人体骨伤系统的结构，对脊椎骨的构造做出了较为科学而系统的介绍，如《洗冤集录·验骨》：“自项至腰间共二十四骨追骨(椎骨)，上有一个大骨追骨……男女腰间各有一骨大如手掌，有八孔作

四行。”可见，在《洗冤集录》中宋慈记载的脊柱骨骼的结构是比较符合实际的，纠正了一部分流传多年的谬误。只可惜其影响力不大，并未即被众多医家所采纳。到了清代《医宗金鉴》对于脊柱的介绍基本仍引用了《内经》中的论述，只是对脊柱更为系统地进行了分部介绍。书中，脊椎骨被分为两大部分，分别为旋台骨和背骨。如“旋台骨，又名玉柱骨，即头后颈骨三节也，一名天柱骨”。“背者，自后身大椎骨以下，腰以上之通称也。其骨一名脊骨，一名膂骨，俗称脊梁骨，其形一条居中，共二十一节，下尽尻骨之端，上载两肩，内系脏腑，其两旁诸骨，附接横叠，而弯合于前，则为胸胁也”。“腰骨，即脊骨十四椎、十五椎、十六椎间骨也……尾骶骨，即尻骨也。其形上宽下窄，上承腰脊诸骨，两旁各有四孔，名曰八髎，其末节名曰尾闾，一名骶端，一名橛骨，一名穷骨，俗名尾椿”。《伤科汇纂》中对脊柱的描述如下：“颈项者，颈之茎也，又曰颈者，茎之侧也，项者，茎之后也，俗名脖项。颈骨者，头后茎骨之上三节圆骨也。背者，后身大椎以下，腰以上之通称也。膂者，夹脊骨两旁肉也。脊骨者，脊膂骨也，俗名脊梁骨。腰骨者，即脊骨十四椎下，十五、十六椎间，尻上之骨也，其形中凹上宽下窄，方圆二、三寸许，两旁四孔，下接尻骨上际也。胂者，腰下两旁髁骨上之肉也。臀者，胂下尻旁大肉也。尻骨者，腰骨下，十七惟、十八椎、十九椎、二十椎、二十一椎五节之骨也，上四节纹之旁，左右各四孔，骨形内凹如瓦，长四、五寸许，上宽下窄，末节更小，如人参芦形，名尾闾，一名骶端，一名橛骨，一名穷骨。”

从上述文献可以看出，有关脊椎骨的叙述，$C_1 \sim L_5$ 共二十四节，数目和形态基本符合正确的脊柱形态，而同时必须指出的是，限于历史和认识上的不足，对于脊往具体的分部则还有混乱未明之处，如在《黄帝内经》、《医宗金鉴》等书中其所谓之颈骨（项骨或天柱骨）共三节，乃是第四至第六颈椎；而《伤科汇纂》中的骨度图表上描绘大椎之上则为五节，从大椎至骶椎之间则共十八节，其数目与椎体位置也有不符。

（二）对于“筋”的认识

“筋”一词，在现有的医学文献中最早出现于《足臂十一脉灸经》。其书述及：“臂泰（太）阴温（脉）；循筋上兼（廉），以奏（凑）臑内……臂少阴（温脉），循筋下兼（廉），出臑内下兼（廉）”。在此书中，“筋”的概念与其书中所述的经脉和经络都有不同，是有形态的体表标志。在其后的《内经》中，则对筋的概念叙述得比较详尽，在《内经》中，筋还被称作“筋膜”、“经筋”、“宗筋”等，但可以统称其为“筋”。在功能方面，《灵枢·经脉》中说：“筋为刚。”《素问·痿论》说：“宗筋主束骨而利机关也。”从归属方面，《素问·五脏生成论》说：“诸筋者，皆属于节。”在《灵枢·经筋》篇中列出了十二经筋的起止，既类似周围神经循行的路线，又和十二经络的循行一致，如“足太阳之筋，起于足小指上，结于踝，邪上结于膝，其下循足外侧，结于踵，上循跟，结于腘；其别者，结于踹外，上腘中内廉，与腘中并上结于臀，上挟脊上项；其直者，结于枕骨……其病小指支，跟肿痛，腘挛，脊反折，项筋急……手阳明之筋，起于磊指次指之端，结于腕，上循臂，上结于肘外，上臑，结于髃；其支者，绕肩胛，挟脊；直者，从肩髃上颈……其病当所过者支痛及转筋，肩不举，颈不可左右视”。从上述可见，其所指足太阳经筋在下肢的位置近似于坐骨神经的循行，手阳明经筋则与 C_7、C_8 循行部位相吻合，同时整个经筋的分布也基本在足太阳膀胱经和手阳明经的路线之内，而其相关的症状也与现代所说的坐骨神经痛与神经根型颈椎病相近。由此可见，古人对筋的论述近似于现代的肌腱，并包括一部分周围神经组织的功能，从而把它当做人体肢体运动的动力之源，而凡是肢体运动功能障碍或丧失的病变，都责之于筋。如《素问·痹论》说："痹……在于筋，则屈不伸。"《灵枢·经筋》："经筋之病，寒则反折筋急，热则筋弛纵不收，阴痿不用。"《素问·刺节论》说："病在筋，筋挛节痛，不可以行，名曰筋痹。"《素问·痿论》说："阳明虚，则宗筋纵，带脉不引，故足痿不用也。"可见，筋的作用在当时即已经受到了相当的重视。

二、正骨科的建立

早在3000多年前的周代，就有了专治骨折的医生。《周礼·天官》记载，当时的医生有食医、疾医、疡医、兽医，各司其职。疡医，专处理肿疡、溃疡、金疡、折疡。折疡，即是骨折。可见，当时对骨折已有了一定的认识。春秋战国时期，出现了中医典籍《内经》，为中医伤科学奠定了理论基础。但直至隋、唐之前，还没有明确的分科，伤科都与外科、针灸等并在一起。随着经济、文化的繁荣，到了隋唐，医学教育与医疗设施有了极大发展。唐代建立的"太医署"，使伤科的独立有了雏形。"太医署"设有按摩科，并有按摩博士和按摩师之称，配有按摩工协助治疗。至唐武宗会昌年间(公元841～846年)，出现了相传为蔺道人所著的《仙授理伤续断秘方》一书，这是我国最早的一部创伤骨科学，对后世骨折疗法影响很大。宋代医事制度增为九科，内有疮肿兼折伤科。金元以来，由于女真与蒙古族多骑兵，在战争和狩猎时，经常发生骨折与创伤，于是促进了骨伤科的发展。1271年，元代把医学分为13科，增设"正骨兼金镞"，骨伤科才成为独立学科。明代设有太医院，分为十三科。在十三科中，将元代以前之正骨改为接骨科，明确记载了接骨在折伤中之重要地位及其独立性。清代设正骨科，直至目前，亦称为伤科或正骨科或伤骨科。独立专科的设立，为伤科疾病的深入研究创造了有利条件，促进了伤科学的发展，使之形成一个具有独特技能的医学学科，积累了丰富的理论知识和医疗实践经验，成为祖国医学宝贵遗产的一部分。

三、中国脊柱正骨的起源和发展

中国古代对于脊柱的认识，从《内经》以来，以朴素的唯物观为基础，在长期的医疗实践中，积累了丰富的经验，并以此指导着数千年脊柱正骨的发展，这种朴素的唯物观在限制了中医脊柱伤科切开复位疗法发展的同时，也大大促进了脊柱闭合整复疗法的发展，使脊柱正骨治疗在中医学整体观念和辨证论治的思想指导下成为中医外治法的一个重要组成部分。

(一) 中国脊柱正骨的起源(夏、商、周)

在远古时代，我们的祖先在恶劣的自然环境中，非常容易受到创伤和疾病的困扰，对仰韶文化时期的考古可见，原始人的遗骨中就有脊椎变异、脊椎结核、脊椎骨质增生等病变。在这种状况下，人类为了求得自身的健康，就必须摸索医治创伤的方法，由于脊柱推拿与正骨的直观性和方便的操作，很容易为人们所接受和熟识。《史记·扁鹊仓公列传》中就记载了黄帝时代一位名为俞拊的医生治病的方法是用按摩、导引和砭石，可见早在新石器时代，人们就开始应用按摩、导引来治疗疾病。在长期的医疗实践中积累了诸多的经验，同时也为后期整个中国脊柱推拿以及正骨理论的形成奠定了基础。

（二）中国脊柱正骨理论基础的形成（春秋、战国、秦、汉）

战国、秦、汉时期是中医学基础理论的形成时期，由于思想文化的开放，诸子百家争鸣，阴阳五行学说、辨证论治和整体观念的确立标志着中医学理论体系的完善，关于脊柱推拿的论述也最早见于这一时期，摩法和按法在脊柱推拿中广泛应用，其代表性著作为《引书》、《五十二病方》和《黄帝内经》。1984 年出土的汉简《引书》是临床上最早介绍脊柱推拿手法的古籍，其中记载有治疗落枕（急性斜颈）的仰卧位颈椎拔伸法，治疗肠澼（痢疾）的腰部踩踏法和腰部后伸扳法、治疗喉痹的颈椎后伸扳法等。《导引图》则以图示的方式明确表明引颈（治疗颈项疼痛）、引痹（治疗腰背关节痛）的内容，从这些图样中，可以看出当时人们已开始应用锻炼腰背肌和活动关节的方法来辅助腰痛和关节痹痛的治疗。对于骨伤科疾病的治疗，按摩法既可以治疗痹痛，也是当时治疗骨折脱位和伤筋的主要手法，还被用于急救，对此，《汉书》中有如下记录："武引佩刀自刺，卫律惊自抱持武驰召医，凿地为坎，置煴火，覆武其上，蹈其背以出血，武气绝半日，复息。"可见当时脊柱推拿在伤科中的地位，唯其具体方法的文献记载尚待进一步发掘。公元 3 世纪的汉代名医华佗，可称我国外科鼻祖，已发明"麻沸散"使人麻醉，伤处失去知觉，然后进行手术，达到了很高水平。《三国志》记载，华佗曾替关羽刮骨疗毒，可见当时对于骨科治疗有了惊人成就。可惜的是这个方法没有传下来。他还创造了"五禽戏"（图 2-1-1），指出了功能锻炼在治疗疾病中的重要作用。

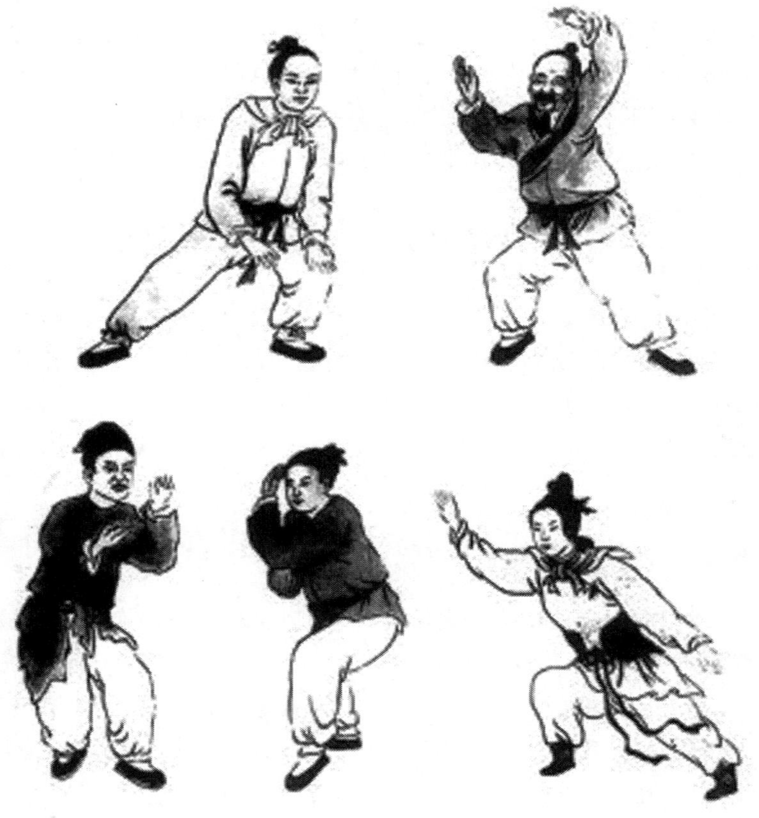

图 2-1-1　五禽戏

综上所述，在战国、秦、汉时期，中医学基础理论的完善给脊柱推拿与正骨打下了坚实的基础，脊柱推拿与正骨得到了一定发展。此时，按摩在中医外治法中占有相当的地位，被广泛应用于痹证、腰痛等各种内科和伤科疾病。在治疗中，它始终贯彻中医整体观念的思想，结合脏腑经络学说和解剖生理知识，给中医脊柱推拿与正骨治疗学的确立奠定了基础，也成为自战国2000多年来中医外治法的一个重要组成部分。

(三) 中国脊柱正骨治疗内容的拓展与丰富(魏、晋、隋唐)

在魏、晋、隋唐时期，脊柱推拿的概念被进一步丰富，治疗手法被扩充，治疗范围有所拓展，诸多医家纷纷著书立说，由于战乱不绝，骨伤科有了长足的进步，脊柱推拿在这一时期的最大收获就是整复手法的出现和成熟，这一时期对脊柱推拿做出重要贡献的医家有葛洪、蔺道人等，其他如巢元方、王焘、孙思邈等人也都在其著作中对脊柱推拿的发展做出了一定的贡献。如公元4世纪，晋代葛洪在《肘后救卒方》中首先记载了使用夹板固定骨折，指出固定后伤肢"勿今转动"，以避免骨折重新移位，同时夹绳的松紧要适宜。书中记载的颞颌关节脱位口内整复方法，"令人两手牵其颐已，暂推之，急出大指，或咋伤也"。这是世界上记载最早的整复颞颌关节脱位方法，并一直沿用至今。

公元7世纪，隋代的巢元方著的《诸病源候论》为专论病因之巨著。其中有《金疡病诸候二十三论》、《腕疡病诸候九论》等篇。它是骨科第一部内容较丰富的病因症状学。记载了循环障碍、神经麻痹、运动障碍的症状。指出软组织断裂伤、关节开放性损伤必须在伤后立即缝合；折断的骨筋亦可用丝线缝合固定，这是用内固定方法治疗骨折的最早记载。书中对开放性创口和开放性骨折感染的病因症状论述较为详细，明确提出了对开放性骨折应早期施行清创手术治疗。我国在公元7世纪发明的开放骨折早期清创缝合术在当时来说是世界最先进的外科技术。孙思邈的《千金要方》中首次记载了大麻根的止痛方法，这是有关正骨止痛的较早记载。该书还明确指出：骨关节结核(附骨疽)易侵蚀大关节，成人以髋膝为多，小儿则以脊柱为多见。这一认识十分可贵，已与现代认识基本一致。

在唐代，正骨推拿手法开始出现在脊往推拿之中。这一时期的代表著作为蔺道人的《仙授理伤续断秘方》，约成书于公元841～846年，可谓我国现存最早的一部骨伤科专书，记载了四肢骨折、脱位、颅骨骨折、腹部损伤、内伤、创伤后遗症等的诊断、治疗和方药。该书学术思想基于《黄帝内经》、《难经》的气血学说，并继承了《肘后救卒方》、《备急千金要方》、《外台秘要》有关骨伤科的经验成就，进而形成了以整复、固定、活动及内外用药为主体的治疗大法，初步奠定了骨伤科辨证、立法、处方与用药的基础，使辨证论治医疗原则得以具体运用于骨伤科领域。其系统地记述了骨折的治疗常规，包括局部冲洗、诊断、牵引、复位、敷药、夹板固定等14个步骤，对开放性骨折，主张用快刀扩大创口，然后再清创、包扎。书中详细地叙述了骨伤的处理原则和具体操作过程，如医治整理补接次第口诀："一煎水洗，二相度损处，三拔伸，四或用力收入骨，五捺正，六用黑龙散通，七用风流散填疮，八夹缚，九服药，十再洗，十一再用黑龙散通，十二或再用风流散填疮口，十三再夹缚，十四仍前用服药治之。"可以看出当时不但有一套完整的处理骨折的常规，更可贵的是已经有了"消毒"的观念。蔺氏还介绍了治疗关节脱位的常规方法，并对骨折复位固定，提出了"动静结合"的治则：在保证骨折复位后有效固定的前提下，提倡患肢的适当活动，减少骨折痊愈后后遗症的发生。其小夹板局部固定法，以及提出固定与活动相结合的治疗原则等，都给后世留下了深远影响，至今仍具有重要的临床价值和科学意义。对肩关节脱位，首次采用了“椅背复位法”，此法简便易行，效果确切。后来的“架梯复位法”和今天仍在应用的“改良危氏法”，都是在这一基础上产生的。

据说书原序记载蔺道人在唐会昌年间（公元 841～846 年）时已年“百四五十岁”，故据此推断蔺道人应生活于公元 700～845 年，《仙授理伤续断秘方》在唐、宋、元的正史之中均未出现，现行版本是据洪武（明太祖朱元璋年号，即 1368～1398 年）刻本排印。在后世的正骨科著作中，有很多方药、手法等都是源于此书。《仙授理伤续断秘方》首次将推拿与正骨手法紧密结合起来，首次提出了正骨推拿的概念，成为现代脊柱推拿手法的依据和基础，而其整复和活动相结合的治疗观点，也成了后世 1000 多年脊柱手法整复治疗的原则和准绳，至今还有着重要的临床价值和意义。总之，这是一部既有文献价值，又能很好指导伤科临床实践的骨伤科专书。

（四）中国脊柱正骨的发展和进步（宋、辽、金、元）

这一时期是中国临床医学迅速成长的时期，如宋朝的科技发展、金元时期各医家的学术争鸣，都促进了医学理论的发展，而且由于这一时期，各民族来华，尤其是元代时吸收阿拉伯来的“回回医”，使中国医学有了与其他国家民族医学交流的机会，也促进了自身的发展。这一时期脊柱推拿最主要著作当属元代名医危亦林（图 2-1-2）的《世医得效方》（1337），其中卷 18“正骨兼金镞”对骨伤科列专篇论述水平较高，是继唐代《仙授理伤续断秘方》之后较系统且有影响的骨伤科著述。其主要贡献有二：一是详细地记述了四肢骨折、脱位、跌打损伤的整复手法和功能活动锻炼。其整复手法原则多数与现代骨科手法原则一致，如长骨骨折用 4 块小夹板固定。对较为棘手的颈椎骨折和脊柱骨折，他创造性地使用“悬吊复位法”（图 2-1-3），前者“用手巾一条，绳一茎，系在房上，垂下来。以毛巾兜缚额下，系于后脑，杀缚，接绳头”，令患者端坐于酒坛上，然后踢去坛子，进行牵引复位；后者“用软绢从脚吊起，坠下身直，其骨便自归窠……”对于脊椎骨折，危亦林认为单纯用手法整复是不可能的，故而必须采用悬吊的方式以达“坠下身直”，只有脊柱处于过伸位时才能复位，他所采用的“未直则未归窠”的过伸复位原理在我国甚至世界医学史上都是一个创举，比英国达维斯（Davis）1927 年使用该法要早 580 余年。危氏还认为脊椎骨折是由于挫伤，也即间接暴力引起。这种间接暴力的结果往往造成脊椎压缩性骨折，故强调不能用手法，与现代医学理论较为符合，这种方法减少了因施用手法不当而造成脊神经损伤。又如对肩关节脱位的治疗，危氏使用了两种方法，即“杵撑坐凳法”和“架梯法”。特别是用架梯法整复肩关节脱位，在当时世界医学史上居领先地位。二是关于麻醉法的记载。危氏主张在骨折或脱位整复手法前，必须先行麻醉，待病人不知痛处，方可下手。麻醉药的主要成分是曼陀罗花、草乌、没药、乳香、川椒等。麻醉的剂量应根据患者年龄、体质、出血情况而定。术后用“盐汤或盐水与服，应醒”。既要严格掌握，安全用药，达到麻醉效果，又要不危及生命，反映了当时麻醉术的进步。现代中药麻醉术则是这一麻醉法的继承与发展。实验证明，曼陀罗花不但有很好的麻醉作用，还有较明显的防止休克的效能。麻醉法在后汉时华佗已应用，可惜具体方药已失传，日本外科医生华冈青州曾于 1805 年使用曼陀罗花作为手术麻醉药，已较危氏晚了 450 年。因此，该书关于麻醉法的记载，是世界麻醉史上已知最早的全身麻醉文献。

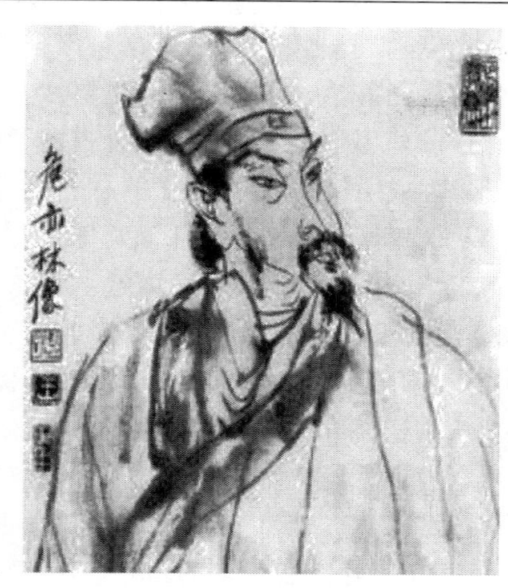

图 2-1-2　危亦林像

引自王富春著．图说中国文化．2007.

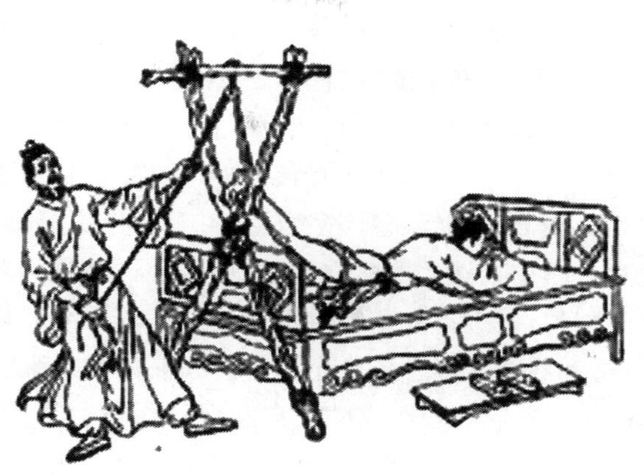

图 2-1-3　悬吊复位法

公元 1189 年，宋代的张杲记载施行骨的切开复位术，发现切除了大块死骨的腔骨还能再生骨骼。700 年后，英国的麦克尤恩（Macewen，1878 年）才报告了死骨切除术后再生骨及植骨术的尝试。法医学家宋慈著《洗冤集录》为我国最早的法医专书，其中记载了对验伤检骨、骨节之认识等，都是现存的宝贵资料。

约 1368 年，在华的阿拉伯医生广泛地汲取了中医治疗骨折的经验，用中文为主编著成《回回药方》，首先用“动静”这个词概括了骨折的治疗问题，描写了脊椎骨折合并的截瘫，并运用多种过伸法复位，复位后于腰背下垫枕治疗。书中还比较准确地记录了四肢长骨干骨折愈合的时间，比较具体描写了骨折愈合处骨痂的生长过程：“凡人骨有损折，小儿童子的可望再生，盖因初生的力还在其身。若强壮年老的人，虽然辏接了，必无再生之力。却生一等物，如脆骨在其周围显出来。将骨折处把定，如焊药一般。”这是中医治疗骨折史上较早的同外国医药经验的交流，丰富和发展了中医治疗骨折的理论。

公元 1406 年，朱橚主编的《普济方》中记载了人体 15 个部位的骨折和关节脱位，介绍了用悬吊带快速牵引复位治疗颈椎骨折脱位。200 多年后，英国的格利森（Glisson，1677 年）才报告了类似的治疗技术。《普济方》中还详细地描写了伸直型桡骨下端骨折，应用揣搦法复位和超腕关节夹板固定。400 年后，科累斯（Colles）亦报告了同样的损伤。书中还记载了用按压复位，抱膝圈固定法治疗髌骨骨折；用伸舒揣捏法整复前臂双骨折和胫腓骨骨折；用砖头固定牵引治疗下肢骨折。《普济方》还注重恢复骨折伤肢的功能，在论述治疗下肢骨折时，强调要保持伤肢与健肢的等长和中立位。使骨折的诊断和治疗取得了较大的发展。

（五）中国脊柱正骨的成熟（明、清）

至明清及民国时期，脊柱推拿与正骨得到迅速发展，多种治疗形式发展到明、清时代都趋于成熟，使脊柱推拿与正骨在多个不同方面得到发展和丰富。这一时期最重要的一点就是小儿脊柱推拿理论和脊柱正骨推拿方面的逐步完善。明初，太医院分为十三科，其中包括“接骨”科，隆庆五年（公元 1571 年）更名为“正体科”（正骨科），主要治疗骨折脱位及跌打损伤，故后称

“伤科”。这一时期，手法整复技术迅速提高，积累了宝贵经验。公元 1742 年，清朝吴谦等人编著了《医宗金鉴》一书，这是一套奉朝廷之命而编写的中医教科书，其中的《正骨心法要旨》一卷系统地记述了 30 多种骨折脱位类损伤和正骨图谱及相应的外固定器具。该书明确提出了摸、接、端、提、按摩、推拿的“正骨八法”等整复方法，起到了集大成的作用，并确立了脊柱正骨推拿的治疗原则和治疗方法。且强调了正确使用手法的重要性，即必须“知其体相，识其部位”方能“机触于外，巧生于内，手随心转，法从手出”。如此手法应用则更加具有科学性，这一观点，至今仍为骨伤界所推崇。《医宗金鉴》对于脊柱疾患的推拿手法及器械治疗都有了一个较为全面的论述。书中描述的攀索叠砖法（图 2-1-4）整复胸腰椎骨折脱位，主张腰背骨折处垫枕，保持脊柱过伸位，以维持复位效果等做法均有较详细记载。该书还提出了依形制器，以辅手法之不足，创造和改革了多种外固定器具。如该书中介绍的“腰柱”就更能方便、有效地应用于脊柱骨折（图 2-1-5），起到较可靠的固定和保护作用。吴氏非常明确地提出了用“器械”整复、固定骨折（图 2-1-6）的学术思想，至今仍对骨伤科手法复位和外固定治疗起着一定的指导作用。1807 年，日本人二宫献彦著《中国接骨图说》，此书总结了 18 世纪中国骨科的主要经验，绘图 51 幅，描述了当时中医整复骨折的手法和用旋转复位法治疗颈椎、腰椎损伤的技术。胡廷光在《伤科汇纂》（1815 年）中介绍了使用带关节的夹板外固定治疗关节骨折，这种超关节外固定方法至今还有其临床应用价值。1852 年，赵廷海在《救伤秘旨》中介绍了用布兜牵引治疗颈椎骨折脱位，在当时看来，这种方法不仅具有可靠的治疗作用，同时也能起到较好的外固定保护作用。总而言之，清代是中医骨伤科专著出现较多的时代，虽有不少精品问世，但也不乏平平之作。但总体评价，这些都为骨伤科学术和经验的继承、积累起到了积极的作用，特别是在正骨手法和外固定方面，采用图文配合的方式予以介绍，更便于这些方法的学习、继承和推广。到了晚清时期，中国沦为半封建半殖民地社会，骨伤科医生主要散布于广阔的民间，以祖传和私人诊所的方式得以流传，使中医骨伤科的学术思想和各种治疗方法（包括外固定）得以延续。

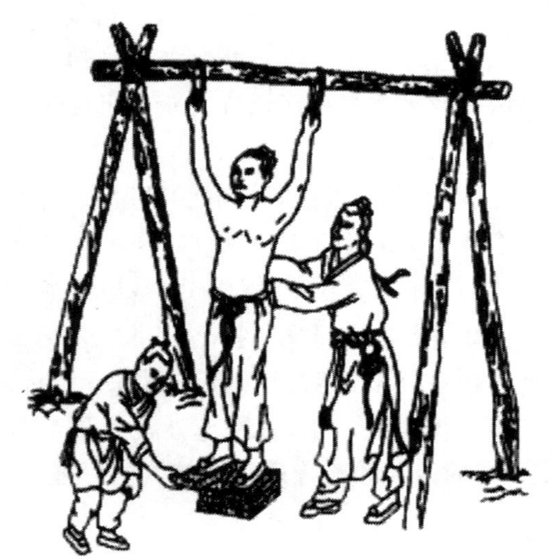

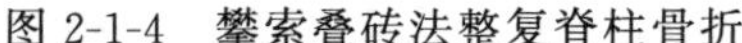

图 2-1-4 攀索叠砖法整复脊柱骨折

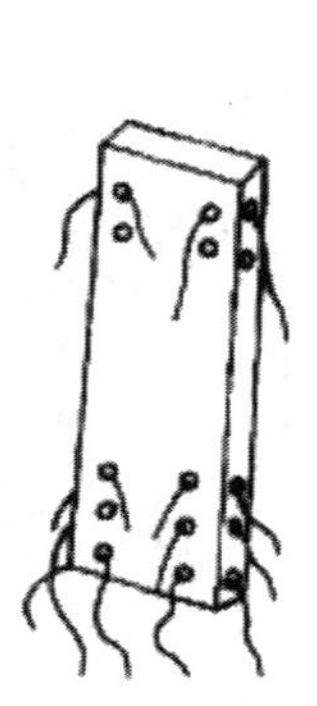

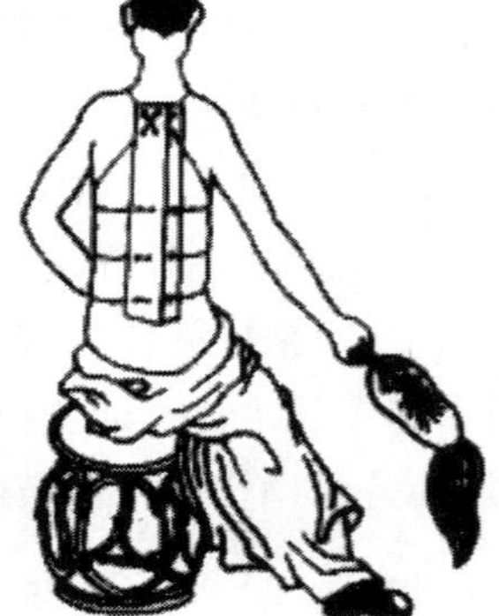

图 2-1-5 通木固定腰柱方法

（六）新中国的中国脊柱正骨

新中国建立后，脊柱推拿与正骨在 20 世纪 70 年代以前发展缓慢，处于继承和应用前人的阶段，也没有将脊柱推拿与正骨单独列出，没有基础研究。20世纪70年代，以冯天有为代表的脊柱旋转手法的提出使中国脊柱推拿与正骨进入一个新时期。20世纪80年代中国的脊柱推拿与正骨在医、教、科及专著出版方面都取得了令人瞩目的成就，脊柱推拿与正骨已经成为人们所熟悉的医学术语，进行了大量的与脊柱推拿及正骨相关的基础研究和临床研究，脊柱推拿与正骨新生力量不断涌现。进入21世纪，脊柱推拿与正骨更是呈现快速发展的态势。

（李义凯　杨　波）

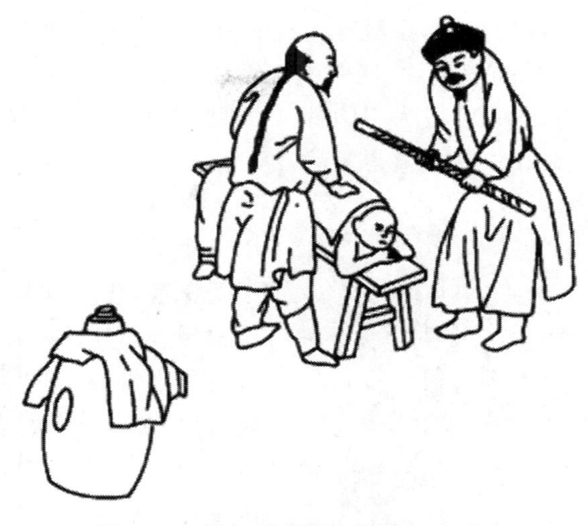

图 2-1-6　枕缸法整复脊柱骨折和脱位

引自孟和．中西医结合骨科外固定治疗学．2005.

第二节　中国现代脊柱外科的发展

一、西方医学骨科在中国的发展

在中世纪时，印度、波斯及西域地方与中国均有医学交流。唐代时因佛教输入，中国的医术同时也受到影响。一般认为，西医东渐，始于明代(1368～1644年)，经天主教传教士及欧洲商人传入我国。鸦片战争(1840～1842年)之后，一系列条约的签订，放宽了传教士进入中国的限制，尤其是第二次鸦片战争后所签的《天津条约》规定，允许传教士在内地自由传教。于是，大批天主教、基督教的传教士接踵而至，涌向中国各地，教会的医疗事业逐步向前发展，西方医学也在我国渐次传播开去。先是1842～1848年，广州、厦门、福州、宁波、上海五个通商口岸都建立起了教会医院和诊所。1860年以后，数十年内，教会的医院、诊所从沿海城市向内地拓展，西式医院遍布中国各地，传教医生来华者逐渐增多。据1887年统计，总共有150名传教医师来华。进入20世纪以后，教会医疗在中国的发展达到了一个新的规模。1920年，全国各地西式医院就达326所，药房244处。

传教士们开办的医院中，外科手术诊治方法的使用率最高。许多中医无法治愈或疗效不好的疾病通过外科手术得到治疗。而外科手术中，使用得最为广泛的是眼科手术，如白内障切除术。还有各类肿瘤的切除术，如乳腺癌、各种肉瘤、鼻腔息肉的切除等；截肢术；各类外伤手术，如枪伤、贯穿伤、剖宫产等。英国医生 Benjiamin Hobson(1816～1873年)，取名合信，在广州、上海行医，1857年曾以中文出版《西医略论》，该书有介绍骨折处理和肢体外科的章节。为了配备外科手术的进行，一些西方的最新的麻醉术亦在这些医院中得到了运用。首先是乙醚麻醉法，它是由美国医生杰克逊(Jackson)和莫顿(Morton)于1846年发明并应用的。在它发明后不到一年的时间，就在中国得到了应用，说明了近代西医术在华的传播基本上与世界医学发展同步。

显而易见，传教士在中国开办医院，建立医校，推广西医医术和医药。对中国新医学有着特殊的贡献，在西医移植中国过程中起着举足轻重的作用。

20 世纪初，一些中国青年远渡重洋，留学欧美等国，接受西方医学教育，学成回国后从事骨科事业，成为中国骨科事业的第一代开拓者。作为他们当中的杰出代表，牛惠生、孟继懋、叶衍庆等当值得铭记。

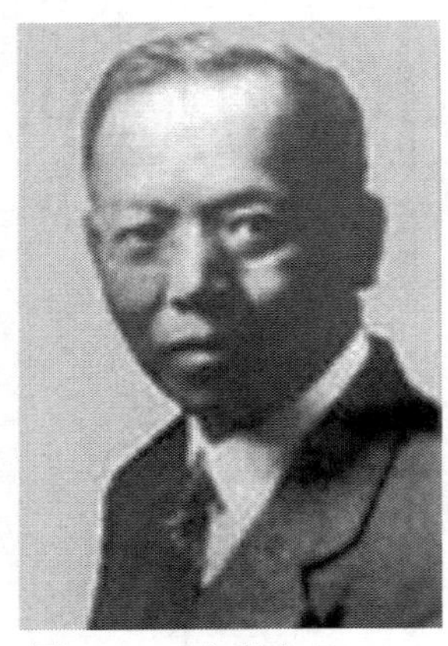

图 2-2-1　牛惠生(1892～1937 年)

牛惠生(1892～1937 年)(图 2-2-1)，上海人。1910 年毕业于上海圣约翰大学，获文学学士学位。当年赴美国哈佛大学医学院深造，1914 年获哈佛大学医学院医学博士学位，后赴新斐德福城圣路加医院任外科医师。1915 年回国，任上海哈佛医学校解剖学讲师。次年再度赴美，任波士顿加尔纳医院、儿童医院、麻省总医院及霍普金斯医院骨科医师，加入美国医学会及骨科医师协会，为会员。牛惠生是中国第一位在美国培训的骨科医生，其"悯国内残废者之众，矢志专供骨科"。1918 年回国，主持北京协和医院骨科。1920 年，返沪开业行医，兼任西门妇孺医院、苏州博习医院、杭州广济医院骨科医师，圣约翰医校骨科讲师，被誉为"中国骨科第一人"。1928 年，其在上海建立了中国第一所骨科医院。1930 年，被推选为中华医学会第八届会长，任内实现与传教医师基础上成立的中国博医会合并，消除国籍界线，加强医界团结。中华医学会与传教医师基础上的中国博医会的合并，代表着中国现代医学发展的两股潮流合二为一。1937 年，牛惠生因患白喉转为慢性肾炎病逝，终年 46 岁。

孟继懋(1897～1980 年)(图 2-2-2)，天津人。1920 年毕业于北京清华学堂。公费赴美留学时，就读于芝加哥 Rush 医学院，1925 年获医学博士学位。学成归国后，在北京协和医院任外科住院医师。1930 年，协和医学院派他赴美波士顿马萨诸塞州总医院和艾奥瓦大学医院专攻骨科，师从 M. N. Smith-Petersen 和 Arthus Steindler 教授。1935 年又赴欧美考察骨科。1936 年任协和医学院骨科主任和襄教授。中国第一个骨科科室于 1921 年由美国波士顿麻省总医院 George W · van Gorder 医师在北京协和医院组建。该院第一任华人骨科主任是孟继懋。1937 年中华医学会成立骨科学组，他是 6 名成员之一，其他 5 名是牛惠生、叶衍庆、胡兰生、任廷桂和朱履中，这个学组为中国骨科的兴起奠定了基础。1957～1980 年，其担任北京积水潭医院院长。1980 年因肺心病逝世，终年 83 岁。

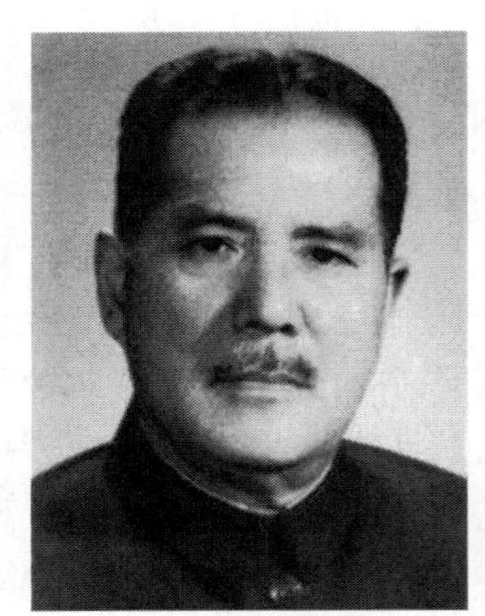

图 2-2-2　孟继懋(1897～1980 年)

叶衍庆(1906～1994 年)(图 2-2-3)，江苏省吴县人。1930 年自山东齐鲁大学毕业后到上海仁济医院工作。1935 年去利物浦深造。当时利物浦是世界重要的骨科中心，与他同在一起工作的有发明麦氏截骨术的 Thomas P McMurray 和创伤骨科专家 Watson Jones。叶衍庆在此打下了坚实的骨科基础，以优异的成绩获得了英国骨科学硕士学位(荣誉)。1937 年，并与牛惠生、孟继懋、胡兰生、朱履中、任廷桂等 6 人组建成立中华医学会骨科学组，为我国的骨科事业奠定了基础，是我国骨科界创始人之一，曾有"北孟(孟继懋)南叶(叶衍庆)"之誉。1950 年在国内首先进行了腰椎间盘摘除手术，开拓性发展了脊柱前外侧减压术治疗胸椎结核并发截瘫。曾担任上海骨伤科研究所所长、上海瑞金医院骨科主任等。1994 年逝世，享年 88 岁。

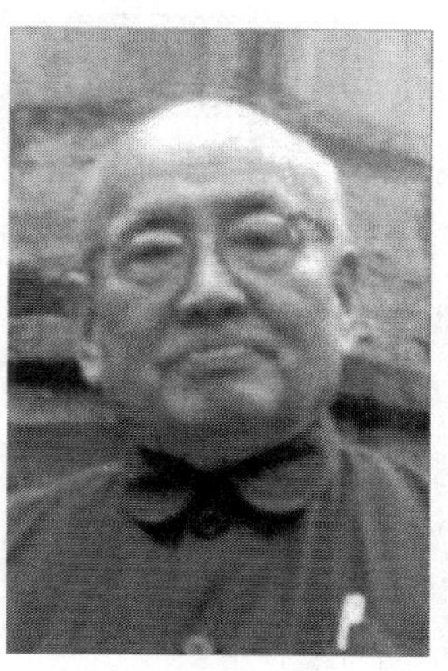
图 2-2-3　叶衍庆(1906～1994 年)

二、中国现代脊柱外科奠基人——方先之

而中国现代脊柱外科的奠基人，由于其在脊柱结核病灶清除术方面的杰出成就，当推方先之。

方先之(1906～1968 年)(图 2-2-4)，浙江省诸暨县人。1925 年入上海沪江大学生物系学习 3 年，完成医预科课程。1928～1933 年就读北京协和医学院。毕业后留校先后担任住院医师、总住院医师、主治医师及讲师。1938 年去美国波士顿大学深造，回国后在协和医学院担任襄教授。1941 年，方先之等一批协和医院医师来到天津，先创办天津天和医院(意即天津和协和医院)，自己负责普通外科与骨科。以后由于骨科病人就诊需要，又在当地士绅赞助下成立专科医院，1944 年 8 月 1 日，由方先之负责的天津骨科医院正式成立，此为继牛惠生之后创立的第二家骨科医院。方先之在学术上有三个重大成就：①骨与关节结核病灶清除疗法；②中西医结合治疗四肢骨折，方先之在国际外科第 20 届年会上，介绍了闭合复位、小夹板局部外固定治疗前臂骨折，提出“骨间膜学说”，采用“分骨手法”可使骨间膜紧张，使两骨的分别运动变为统一运动，从而简化了复位程序，旋转移位亦随之纠正，这是“分骨手法”的主要机制。由此提出了前臂中立位骨间膜最紧张的理论，使整复成功率提高到 95%，骨愈合后旋转功能满意率达 97%。从理论上阐述了中西医结合治疗骨折的“动静结合、筋骨并重、内外兼治、医患配合”的四项原则。方先之等人于 1963 年将研究成果发表于《中华医学杂志》(英文版)(82 卷，493～524 页)，1996 年国际著名骨科刊物 *Clin Orthopedics and Related Researches*(323 期，4～11 页)将此文作为经典文献再次发表。③骨肿瘤的分类，方先之将其分为原发性及继发性两大类。原发性分为骨基本组织(包括骨、软骨、骨膜等)肿瘤和骨附属组织(包括血管、脊索、骨髓等)肿瘤。每种又各分为良、恶性肿瘤。继发性或转移性骨肿瘤均为恶性，包括癌与各种肉瘤等。这种分类法被称为方氏分类法。1953 年，受中国卫生部委托，方先之负责筹备全国骨科医师进修班。第一期 21 名学员于当年入学，学员来自全国各高等院校和各省、市、自治区大医院，均为从事外科工作 4 年、骨科工作 1 年以上的主治医师。到方先之逝世的 1968 年，骨科医师进修班已办了 15 期，共培训近 600 名学员，遍布全国各省、市、自治区，骨科进修班成为新中国初期骨科医师的摇篮。1968 年 6 月 29 日，方先之因患肝癌病逝，享年 62 岁。

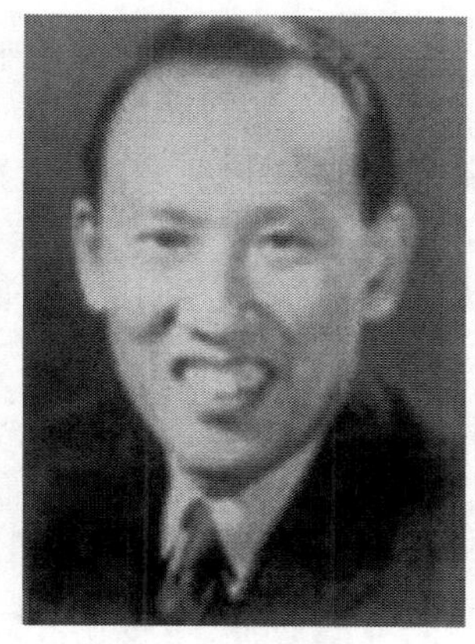
图 2-2-4　方先之(1906～1968 年)

中国是个结核病发病的大国，人民群众深受其害。1945 年，抗结核药物的问世和应用，为骨关节结核病灶清除创造了良好的契机。1946 年，方先之用病灶清除疗法治愈了第一例骨结核患者，攻克了当时国内外为之一筹莫展的顽疾。他认为只有在抗结核药物治疗的基

础上，早期施行手术切除结核病灶才能达到治愈疾病、保存患肢功能的目的。早在 1947 年，方先之就在应用问世不久的抗结核药物治疗的基础上首创结核病灶清除法，对全身主要大关节，如肩、肘、髋、膝和脊柱各部位等制定了一整套从手术入路、病灶清除、植骨融合，直到术后石膏制动等操作规程。其要点是在改善病人一般情况及系统联合应用抗结核药物的基础上，对结核病灶尽可能施以彻底的清除。他于 1951 年首先在《中华医学杂志》上发表了关于"骨关节结核处理的检讨"，提倡早期施行彻底手术治疗骨关节结核病例，并在此后的 6 年里，在天津市立人民医院、天津骨科医院、天津市立总医院、纺管局第一医院和天津天和医院采用病灶清除疗法治疗骨关节结核患者 1400 余例，收到了满意的效果。用病灶清除疗法，髋、膝及肘关节结核的治愈率已提高到 90%以上，治疗的时间也突出地由数年缩短到几个月。中外学者公认最不易治愈的脊柱结核包括合并截瘫在内，也能在一年内痊愈了。同时亦说明病灶清除不够彻底时，治愈率也必然会相应降低。脊柱与骶髂关节结核的治愈率之所以不如髋、膝及肘等关节，其理由亦在于此。采用病灶清除疗法以后，单纯脊柱结核的治愈率达到 86.1%，平均治愈期已缩短到 8.9 个月。合并截瘫脊柱结核的治愈率已达到 61.6%，平均治愈期已缩短到 11.6 个月。这样的成绩已远超过保守疗法所能达到的。方先之于 1957 年对施行结核病灶清除疗法的 941 例进行分析总结，写成《骨关节结核病灶清除疗法临床报告》论文及《骨关节结核病灶清除疗法》专著，分别由《中华外科杂志》发表及人民卫生出版社出版，并很快在全国推广普及。尤其《骨关节结核病灶清除疗法》一书的出版，影响深远，至今仍为骨科同道治疗骨关节结核的必备参考书。1978 年，这一重大科研成果在全国科学大会上荣获发明奖。

1956 年，方先之先生在其主编的《骨关节结核病灶清除疗法》一书中对结核病灶清除术如此描述：早期采用适当的外科手术，直接进入结核病灶，清除寒性脓肿、结核性肉芽、病骨和死骨。采用此种疗法不但可以彻底或近乎彻底清除病灶，基本上防止结核病变继续发展和愈后复发，且可保留关节的全部或一部分运动功能；对无畸形的关节或肢体，可以防止畸形的发生；对有畸形者可以同时矫正畸形；需要固定的可以同时加以固定。1959 年，方先之进一步阐述了骨关节结核病灶清除疗法，认为此疗法是将慢性骨关节结核病灶转变为一个有利于药物治疗的急性病灶，使药物随新的血运进入病灶。对清除的病灶可允许留有少量脓液或肉芽组织。对死腔应采用多种方法加以消灭。手术方法上要求在直视下进行病灶清除，不主张采用窦道扩大术或搔爬术。在手术技术上也有所改进和提高，当时治愈率在单纯脊椎结核方面由 86.1%提高到 94.9%，合并截瘫者由 61.6%提高到 91.6%。

方先之认为，脊柱结核病灶清除术的适应证主要有：①有明确脓肿存在者。脓肿的存在，表示结核病变正在急剧进展或至少尚未停止进展。其长期存在一方面严重影响椎体的血运，另一方面可以造成极其广泛的接触腐蚀性椎体破坏，所以应尽早将其清除。②有明确死骨存在者。椎体结核产生死骨，常与脓肿合并存在，由于椎体周围软组织不多，死骨不易被吸收。它的存在有碍结核病变的愈合，随时可能引起复发，因此死骨必须取出。③有慢性窦道存在继发感染者。继发感染可以引起慢性致密性椎体骨髓炎，不易治愈，对于此类患者，应尽早采用病灶清除手术，防止继发感染向椎体内发展。④合并有脊髓或神经根(马尾部位)压迫症状者。压迫脊髓致截瘫不是脊柱结核病灶清除手术的禁忌证，相反是手术疗法最重要或最迫切的适应证。目前，病灶清除术成为脊柱结核外科治疗的基础术式，脊柱结核外科治疗的手术适应证主要也是包括这些方面。

方先之也是中国首次介绍腰椎间盘突出手术的学者，早在 1949 年，他就在 *Chinese*

Journal Medicine(《中华医学杂志》英文版)发表了有关论文,他认为腰椎间盘突出的主要病理为纤维环破裂突出,导致腰神经根受压,因此,本病应称为腰椎间盘纤维环破裂症,并于1952年其在《外科学报》发表了《腰椎间盘纤维环破裂症》。

三、中国脊柱外科近三十年来发展

新中国成立后第一篇有关脊柱外科的论文《第10胸椎和第5腰椎间单纯性压缩骨折的处置问题》是由季祖蔚撰写,1951年发表于《外科学报》(《中华外科杂志》前身)。20世纪50～70年代,我国在脊柱骨折、脊柱骨折脱位合并脊髓神经损伤、脊柱结核、脊柱化脓性骨髓炎及腰腿痛等疾病的治疗方面做了大量工作,取得了许多经验。1979年实行改革开放政策以后,学术气氛空前活跃,国内外交流日益增多,我国脊柱外科不断吸取世界的先进技术,脊柱外科水平迅速提高,脊柱外科事业蓬勃发展。1982年,中华医学会在贵阳召开了全国脊柱疾患专题学术会议。1985年,经中华医学会批准,成立了中华医学会骨科学会脊柱外科学组,标志着我国脊柱外科进入了一个新的发展阶段。吴之康担任第一、二届脊柱外科学组组长。脊柱外科学组先后在苏州、太原、青岛、无锡、天津、昆明、北京等地举办过多次全国性脊柱外科学术会议。2006年召开第一届中国国际骨科年会(COA)会议之后,由脊柱外科学组举办全国性脊柱外科学术会议就不单独举行。

1990年,张光铂与周天健等人筹建了中国康复医学会脊柱脊髓损伤专业委员会,并创办了《中国脊柱脊髓杂志》,张光铂任总编辑,成为国内首份专注于脊柱、脊髓损伤学术交流的杂志。1991年年底,中国康复医学会脊柱脊髓损伤专业委员会正式成立。先后在北京、青岛、温州、银川、长沙、重庆、武汉、西安、广州等地召开每2年一次的全国性脊柱脊髓损伤学术会议。

中华医学会骨科学分会脊柱外科学组、中华康复医学会脊柱脊髓损伤专业委员会这两个学术团体,通过组织各种学术会议和继续教育活动,推广脊柱外科新理论、新技术,推动了我国脊柱外科事业在近三十年来飞快发展。但由于尚无专门文献科学地总结、理清国内脊柱外科发展的基本脉络,缺乏翔实科学史研究手段,故本文也仅能参考一些老一辈专家的总结回顾资料进行部分综述。

(一) 疾病学研究的深入

1. 颈椎病　我国在1960年前后,已开展经后路切除颈椎间盘的手术,但效果不满意,出血多,并发症多。1962年起,北京医科大学第三医院采用颈椎前路手术治疗神经根型颈椎病,此后还开展了脊髓型颈椎病前路手术。但当时在诊断方面除根据症状及体征外,主要依据X线正、侧、斜位和动态片确定节段性不稳或术后椎间盘退变,常会遇到手术选择切除范围不当等。20世纪80年代以后,现代影像学的技术(CT、MRI)为颈椎病的诊断提供了更精确的定位,使临床医生对颈椎病的病理形态有了更清晰的了解,对于颈椎的前路和后路手术的选择有了更可靠的影像学依据,但目前对于交感型、椎动脉型颈椎病的诊断标准和确切的治疗方法等问题尚未解决。1984年5月,《中华外科杂志》、《中华骨科杂志》编委会共同召开了"全国颈椎病座谈会",20世纪90年代初又在青岛召开了"第二次颈椎病研讨会",两次会议讨论、确定了颈椎病的定义、病因、病理、分型、诊断标准和治疗选择,对推动我国颈椎病的研究和诊治工作起了积极的作用。

目前，我国对颈椎病的诊治水平有了很大提高。绝大多数颈椎病可采取非手术治疗，但手术仍不可缺少，关键在于选择合理而又可行的手术方式，避免手术并发症。各种颈椎前路减压融合内固定术以及后路椎板成形、椎管扩大术已广泛开展，而人工颈椎间盘置换改变了以前完全植骨融合的概念，为退变性脊柱疾患的治疗提供一种新的选择。

2. 腰椎间盘突出症 腰椎间盘突出症是最常见的腰椎退变性疾患。正如前文所指出，方先之也是中国首位介绍腰椎间盘突出手术的学者，1949 年，他就认为腰椎间盘突出的主要病理为纤维环破裂突出，导致腰神经根受压，并于 1952 年在《外科学报》发表了《腰椎间盘纤维环破裂症》论文。而单纯后路髓核摘除手术在 20 世纪 50 年代在国内许多地方已经开展，可见当时一些论文文献。但是，其有效诊断主要依靠影像学技术的发展，先是腰椎管内脊髓造影技术，以后是 CT 的普及，90 年代中期后 MRI 作为常用影像检查手段逐渐推广，使腰椎间盘突出症的诊断率明显提高。1985 年，胡有谷总结出版了《腰椎间盘突出症》一书，系国内首部腰椎间盘突出症的专著，现已修订出版了第 3 版。治疗手段上，脊柱微创手术最先在腰椎间盘突出症中开展。20 世纪 90 年代初开展经皮穿刺髓核切除术，以后又相继引进了经皮腰椎间盘内注射髓核溶解术等。近年来主要开展后路或者内镜下椎间盘切除术，或结合激光、射频等技术应用，将椎间盘微创手术提高到一个新的阶段。

3. 腰椎滑脱 腰椎滑脱也是临床常见的退变性疾患。一般认为，对于经非手术治疗无效或伴有神经根症状，或滑脱＞Ⅱ°并有进展趋势应考虑手术治疗。20 世纪 50～60 年代，在手术治疗上我国主要以减压及"H"形棘突间植骨融合为主，术后高位石膏围腰固定。继之 Watkins 采用后外侧融合术，可同时将松弛的椎弓切除减压，但融合率低。国外在 20 世纪 60 年代初，哈氏棒为滑脱矫治提供了新的途径，在这一阶段亦采用前路植骨、原位固定植骨融合手术，但终因疗效不佳，并发症高，而未获广泛推广应用；且在 70 年代，椎弓根螺钉为腰椎滑脱治疗取得了突破性的进展，使滑脱复位成为可能。国内在 20 世纪 80 年代尚采用哈氏棒和鲁氏棒技术，在 80 年代末才开始采用椎弓根器械复位、减压和后外侧植骨融合，对Ⅰ°～Ⅱ°滑脱取得了满意疗效，并提高了植骨融合率。但经长期随访，尚有部分植骨不融合或不完全融合，随之应力集中于螺钉根部，螺钉断裂屡有发生。90 年代后，重度腰椎滑脱角度螺钉加推拉力螺钉经椎弓根矫正，并行椎间植骨融合，取得满意疗效。1993 年后，北美流行的新的融合技术在我国也迅速开展起来，在椎间置入 2 个钛钢螺纹支架融合器（TFC、BAK），而不需辅助内固定，即可获得腰椎稳定，恢复前柱负重和坚固融合，适合于退变性椎间盘病变（degenerative disc disease，DDD）伴有或不伴腰椎间盘突出症。以后临床观察发展容易出现下沉等问题，故单纯后路应用融合器已较少。但椎间融合的理念逐渐取代横突间融合，成为后路椎弓根复位内固定等治疗腰椎滑脱中最常用的融合方式。

4. 脊柱侧凸 脊柱畸形的治疗在我国起步于 20 世纪 80 年代，目前已在全国得到推广。由于我国存在大量的严重畸形患者，因此积累了许多复杂脊柱畸形的矫治经验。矫形技术从早期的 Harrington 一维矫形、Luque 等二维矫形，发展到现今的 CD、TSRH、ISOLA 和 MOSS-MIAMI 等三维矫形，矫形效果进一步提高。对特发性脊柱侧凸，术前正确进行侧凸分型及融合节段的选择是保证术后良好矫形的关键。我国过去多采用国外的分型系统，2001 年北京协和医院邱贵兴等在复习 1000 余例病例治疗的基础上，总结出我国特发性脊柱侧凸的手术分型系统—— PUMC 分型，经过大量的前瞻性临床研究，证明其对手术方法的选择有指导性作用。PUMC 分型有助于我国特发性脊柱侧凸的标准化、系统化治疗，并在国际上已获得承认，表明我国在特发性脊柱侧凸的治疗方面已处于国际领先水平。

5. 脊柱肿瘤　脊柱肿瘤的诊断治疗多年来一直是脊柱肿瘤外科领域的难点。近十年来，随着影像学技术的发展、对脊柱肿瘤生物学特性的认识以及外科手术操作和内固定技术的进步，人们对脊柱肿瘤的治疗由原来的基本放弃逐渐被较积极的外科治疗取代。

科学技术的进展促进了脊柱外科的发展，多学科的进步，又推动了我国脊柱肿瘤外科的发展。精密的影像仪器能早期揭示脊柱肿瘤的破坏和肿瘤与周围重要器官的关系，CT 引导下的脊椎穿刺活检，对脊柱肿瘤的诊断、鉴别诊断、治疗决策具有极大的指导作用。麻醉管理水平和术后监测能力的大大提高，保障了大型手术的安全。肿瘤切除后，通过各种手段重建椎体的缺损，并进行有效内固定，及时恢复脊柱的稳定性，可使患者早期下地活动，明显提高了患者的生活质量。各种复杂肿瘤和颈胸段肿瘤的治疗均取得了一定的经验，近年来，我国学者也开始涉足脊柱转移性肿瘤的治疗，临床也取得了满意的疗效。

（二）手术学技术的发展

复杂的脊柱手术开展大多始于 20 世纪 50～70 年代，20 世纪 80 年代后日趋成熟。以颈椎前路手术为例，20 世纪 50 年代开始进行颈椎结核的病灶清除术，60 年代开展了颈椎间盘切除术，70 年代发展了颈椎病的手术治疗与椎体间融合术，80 年代则进行了爆裂性骨折伴截瘫的前路减压、颈椎肿瘤切除术与颈椎重建术。2004 年，王岩等在国内首先报道了 Bryan 颈椎人工椎间盘置换术的临床应用。在此过程中，饶书城主编的《脊柱外科手术学》、叶启彬等主编的《脊柱外科新技术》为脊柱外科手术学技术的推广普及起到重要作用。

脊柱结核外科治疗的进展更值得一提。长期以来，我国结核病防控形势十分严峻，作为最常见的肺外结核类型，脊柱结核的发病率相当高，致残率高，对患者、社会和家庭均造成沉重负担。随着外科学技术发展以及对脊柱结核认识的深入，在联合化疗基础上的积极外科治疗已经得到广泛的认同。从早期的单纯脓肿引流、病灶清除，逐渐发展到植骨融合以及内固定应用，脊柱稳定性重建的重要性越来越得到广泛的重视。饶书城等早期也应用椎体钉固定于胸腰椎结核的治疗。2000 年，金大地等总结 1997 年以后一期手术治疗脊柱结核的临床经验，在《中华外科杂志》发表《一期前路椎体间植骨并内固定治疗胸腰椎结核》，一期手术治疗的理念逐渐为人接受。2005 年，第 7 届全国脊柱脊髓学术大会纪要认为，采用一期手术完成结核病灶清除、脊髓减压、植骨融合、后凸畸形矫正以及稳定性重建等环节，临床应用效果肯定，表明脊柱外科治疗进入新的阶段。

（三）内固定技术的普及

20 世纪 90 年代后期，我国已开始应用纯钛 AO 带锁型钢板螺钉治疗不稳定性颈椎外伤及颈椎肿瘤，相继又开展了下颈椎椎弓根内固定技术，适应于颈椎不稳定性损伤、颈椎肿瘤及颈髓肿瘤广泛椎板切除后失稳，具有坚强固定作用，术后不依赖外固定，有利于早日康复。

胸腰椎骨折或疾患治疗方面，早期应用棘突钢板（Holdworth 钢板）及后来相继问世的 Harrington 技术、Luque 棒。由于均存在着不同程度的生物力学方面的缺陷，即仅仅固定了脊柱的后柱，而对主要损伤的中柱和前柱骨折无任何复位作用，对骨折畸形的矫正和固定均无法满足临床需求，因此逐渐被弃置不用。但以 Luque 技术基础上进行的多节段椎板下钢丝固定，仍是一些疾患可供选择的方法。我国自 20 世纪 80 年代后期开始开展经椎弓根内固定技术，明显提高了脊柱疾病的治疗效果，唐天驷在此领域发挥了重要作用。以后随着三维节段性内固定系统如 CD 系统等引进，从而使脊柱疾病的治疗得到了理念的改变和疗效的提高。20 世纪 90 年代中期后，胸腰椎后路经椎弓根螺钉内固定技术在国内就已经普遍开展，后路钉板以及钉棒系统均有应用。

20 世纪 90 年代，我国在后路手术的基础上，也相继开展了前路手术，在直视下完成减压，必要时同时行植骨内固定，其优点是一次手术即可达减压确切、复位良好、固定可靠，且融合节段短，但前路手术操作毕竟比后路复杂，并发症多。早期应用的内固定系统主要有 Kaneda 和 Z-Plate 等。

（四）微创技术的应用

现代外科学发展的趋势是手术微创化和智能化，已有越来越多的脊柱外科医生涉足微创手术领域。随着光机电技术的发展，脊柱外科微创技术中新的技术不断出现，应用范围也不断扩大。微创脊柱外科主要有两类技术：一是经皮穿刺技术，包括椎间盘髓核溶解术、经皮椎间盘摘除术、经皮椎间盘激光切除术；二是内镜辅助技术，包括颈腰椎间盘镜手术、腹腔镜下腰椎病灶清除术、胸腔镜下胸椎间盘摘除术以及胸腔镜下脊柱侧凸松解术等微创脊柱内固定技术也随之问世，在 X 线透视或虚拟 X 线导航引导下，进行经皮穿刺脊柱内固定技术，如经皮齿突螺钉内固定术、经皮关节突螺钉寰枢椎内固定术、胸腰椎骨折的经皮椎弓根螺钉内固定术，以及骨质疏松症骨折的经皮椎体成形术和气囊后凸成形术。

腰椎间盘突出症是临床最常见的脊柱疾病，其治疗水平客观地反映了微创技术的发展。手术方法由传统的髓核摘除，早期的髓核溶解、经皮穿刺、显微椎间盘切除，发展到腰椎间盘镜和腹腔镜下的髓核摘除及椎间盘内电热疗法、射频消融等方法。我国学者也基本沿着上述足迹进行了有益的探索。内镜下进行内植入物的植入也是目前正在研究的问题。

可以认为，微创脊柱外科是继脊柱内固定技术之后脊柱外科发展的又一个高潮。无论如何，任何一个脊柱外科医师必须有准备迎接这个高潮的到来。尽管微创手术具有创伤小、失血少、住院时间短等优点、但其操作技术困难，有一定的学习曲线，医生培训周期长，最初阶段手术时间较长，并具有严重并发症的潜在危险。其手术适应证的选择是目前存在的主要问题。因而，要求我们用科学的态度来认真对待，不能盲目追求小切口，小切口并不等于微创。广大学者已认识到微创手术必须在具有丰富经验的开放手术基础上慎重进行，不能草率地否定传统开放手术的优点。

（五）基础研究的繁荣

国内脊柱外科的基础研究较为薄弱，相对于国外发达国家差距较大。对于腰椎间盘突出、慢性腰痛、特发性脊柱侧凸等一些常见病的发病机制和病因学，我国学者已围绕椎间盘退变过程中的生化改变与基因变化的关系以及细胞因子的作用开展了相关研究。对移植椎间盘的免疫学、放射学、组织病理学、生物化学和生物力学变化进行了研究，为椎间盘移植提供了相关的理论依据。

脊髓损伤的治疗一直是科学家和临床医生所面临的一个颇具挑战性的问题，将近一个世纪没有取得大的进展。最近数年国内学者广泛开展了对脊髓损伤作用机制的基础科学研究，其内容涵盖了神经组织损伤后化学介质及细胞因子的作用，为脊髓损伤的治疗研究提供了理论依据。在髓内细胞移植、神经干细胞移植、胚胎干细胞、骨髓干细胞移植治疗脊髓横断损伤方面国内学者也进行了积极的探索，其中嗅鞘细胞移植的研究结果显示有明显的轴突再生和髓鞘化效果，为脊髓损伤患者的神经功能恢复带来了一线希望。同时，国内学者还对脊髓损伤的基因治疗开展了深入研究，如腺病毒介导的脑源性神经营养因子基因治疗大鼠神经根损伤、神经营养因子基因修饰细胞治疗脊髓损伤、脑源性神经营养因子的基因治疗、Bcl-xL 基因转染对脊髓损伤细胞凋亡的影响、GDNF 基因体内转染对大鼠脊髓损伤后轴突再生的影响、pSVPoMcat 微基因修饰施万细胞在鼠脊髓内存活及基因表达、胶质细胞源性神经营养因子体内转基因对皮质脊髓束再生的研究等，涉及的研究领域十分广泛，标志着我国脊髓损伤研究也在大步前进。

（六）内固定器械的研制

内固定器械的研发是二十年来发展最快的一个方面，无论是脊柱畸形的矫正、脊柱不稳的脊柱融合，还是骨折脱位的复位都需借助于内固定的应用。在脊柱内固定方面，20 世纪 60 年代末至 70 年代初，解放军总院骨科卢世璧、王继芳等开始尝试应用镍钛记忆合金棒对脊柱侧凸进行矫正。1974～1975 年，上海第六人民医院引进国外先进国家的 Harrington 器械（哈氏棒），对脊柱侧凸病人进行矫正。上海手术六厂与医院合作，开始仿制生产该系统。直至 80 年代末 90 年代初，临床上脊柱内固定器械绝大部分采用 Harrington 器械、Luque 器械等。20 世纪 90 年代末，原第一军医大学南方医院金大地等在国内较早开始研制适合国人的钛合金脊柱内固定器械，包括颈椎前路蝶形钢板系统、胸腰椎前路 K 形钢板系统以及胸腰椎后路椎弓根内固定系统等，并获得国家产品注册和生产许可，进入临床应用。目前国产脊柱内固定系统的研制、开发、生产已有较大发展。但也应清醒地认识到，在相当大领域我们与国际先进水平之间还有一段差距，尤其在原始创新方面，多为步人后尘，需要进一步加强。令人鼓舞的是，国家已将医疗器械研发列为重点发展项目。相信广大脊柱外科临床工作者和基础研究者在此领域会大有作为。

结　　语

我国脊柱外科起源于中国传统医学和现代西方医学。半个多世纪来，几代学者、临床工作者一直紧跟世界脊柱外科的发展，从未停止探索的脚步，先后进行了大量的基础和临床研究工作，引进并独立开发了多种新技术、新方法，对推动我国脊柱外科的进步、与世界同步前进起着积极的作用。展望未来，任重道远。脊柱外科的发展有赖于临床医疗技术和相关基础研究的进一步提高和深入。要积极引进和吸收国外的先进技术，同时也要从国情出发，多方合作，不断提高我国脊柱外科整体实力和水平，为人民的生命健康提供更优的服务。

（瞿东滨　赵会锋）

参考文献

陈清森 . 1995. 中华医学会 80 年发展历程[J]. 中华医史杂志，25(1)：1～6.

陈志伟，梁国穗 . 2005. 香港地区骨科发展历程[J]. 中华创伤骨科杂志，7(1)：25～28.

陈仲强，于泽生 . 2006. 脊柱内固定技术的现状与发展[J]. 中华医学杂志，86(25)：1729～1730.

程伟 . 2004. 中国医学史[M]. 北京:清华大学出版社 .
党耕町 . 2004. 中华医学会第七次全国脊柱外科学术会议学术总结(概要)[J]. 中华外科杂志,42(21):1343～1344.
董福慧,朱云龙 . 1999. 中医正骨学[M]. 北京:人民卫生出版社 .
方先之,陶甫,尚天裕,等 . 2005. 骨关节结核病灶清除疗法:941 例临床报告(经典文献节选)[J]. 中华外科杂志,43(12):830～832.
方先之 . 1956. 骨关节结核病灶清除疗法[M]. 北京:人民卫生出版社 .
冯传汉 . 2004. 中国骨科的过去与现在——在第四届华裔骨科学术大会上的卓越成就特别演讲[J]. 中华创伤骨科杂志,6(10):1081～1084.
傅德皓,杨述华 . 2004. 微创脊柱外科的发展历程及研究进展[J]. 中国脊柱脊髓杂志,14(2):119～122.
耿稚江 . 1982. 中华医学会脊柱疾患骨科基础理论专题学术会议[J]. 医学研究通讯,7～8.
郭巨灵,朱葆伦,叶权,等 . 1961. 骶髂关节结核 67 例的分析[J]. 天津医药杂志,436～439,459～460.
郭世绂 . 2002. 方先之——为中国骨科事业的发展做出卓越贡献 . 见:中国科学技术专家传略(医学编临床医学卷)[M]. 北京:人民卫生出版社 .
侯树勋 . 2003. 脊柱内固定技术的回顾与现状[J]. 中国脊柱脊髓杂志,13(12):709～710.
黄宏星 . 2008. 北医三院骨科 50 年硕果累累[J]. 中国医药导刊,10(2): 270.
李佛保,龙厚清 . 2004. 脊柱内固定技术 40 年回顾与思考[J]. 中国脊柱脊髓杂志,14(7):389～390.
李连华,孙天胜,李放 . 2008. 脊柱现代内固定技术的发展趋势[J]. 华北国防医药,20(5): 26～29.
李义凯,叶淦湖 . 2005. 中国脊柱推拿手法全书[M]. 北京:军事医学科学出版社 .
梁克玉 . 2001. 脊柱外科的百年回顾与展望[J]. 中国脊柱脊髓杂志,11(1):6～8.
刘灵,王永渝 . 1999. 中医伤科临证备要[M]. 重庆:重庆出版社 .
刘汝落 . 2009. 中国脊柱外科的发展[J]. 中国矫形外科杂志,17(19): 1497～1498.
孟和 . 2005. 中西医结合骨科外固定治疗学[M]. 北京:人民卫生出版社 .
倪斌 . 2006. 脊柱外科治疗进展[J]. 中国现代手术学杂志,(5):324～326.
钱不凡 . 2006. 一代宗师叶衍庆教授[J]. 中华骨科杂志,26(1): 65.
邱贵兴 . 2003. 脊柱外科的现状和展望[J]. 中华外科杂志,41(8):561～563.
邱贵兴 . 2003. 新世纪脊柱外科的回顾与展望[J]. 脊柱外科杂志,1(1): 4～7.
邱贵兴 . 2005. 脊柱外科的回顾与展望[J]. 继续医学教育,19(7): 4～6.
邱贵兴 . 2005. 中国脊柱外科发展历程[J]. 中华创伤骨科杂志,7(1):12～15.
曲日瀛,杨恩山,刘廸 . 1959. 寰枢椎结核病灶清除疗法及后头颈椎固定术[J]. 黑龙江医刊,128～129.
施杞,王拥军 . 2003. 脊柱病学的历史与发展[J]. 中西医结合学报,1(4): 304～308,320.
唐天驷,胡有谷,党耕町 . 1999. 我国脊柱外科五十年的发展[J]. 中华外科杂志,37(9):550～553.
唐天驷,钱忠来 . 1998. 我国脊柱外科的现状和发展前景[J]. 中国脊柱脊髓杂志,8(1):3～5.
唐天驷 . 1995. 我国脊柱外科的现状与展望[J]. 中华外科杂志,33(3):131～132.
王成友 . 1986. 正骨术[M]. 西安:陕西科学技术出版社 .
王富春 . 2007. 图说中国文化 . 中医中药卷[M]. 长春:吉林人民出版社 .
王晓鹤,王永杰 . 2007. 医学发展简史[M]. 石家庄:河北人民出版社 .
王孝先 . 1982. 脊椎结核的治疗(国内文献综述)[J]. 新疆医学院学报,5(1): 65～69.
王以朋 . 2006. 脊柱侧凸矫形内固定技术演变[J]. 中华医学杂志,86(25): 1791～1793.
韦以宗 . 2003. 中医整脊学的历史与发展[J]. 首都医药,(3): 48～49.
吴之康 . 1992. 脊柱外科的诊治进展[J]. 中级医刊,24(8): 4～6.
姚志修 . 2010. 我国手术、骨科和介入植入性器械发展史[J]. 中国医疗器械信息,16(1): 76～87.
张铁刚 . 2002. 老年骨科疾病康复学[M]. 北京:中国科学技术出版社 .
张玉琴 . 1984. 为中华医学会增砖添瓦的人——纪念牛惠生夫妇[J]. 中国科技史料,(3): 110～112.
周秉文,胡有谷,陈伯华 . 1992. 中华医学会骨科学会第三届全国脊柱外科学术会议纪要[J]. 中国脊柱脊髓杂志,2(1):2～4.

第三章　脊柱外科临床解剖学及研究方法

第一节　临床解剖学发展史

一、脊柱解剖学发展史

只有获得大部分解剖学和生理学知识,成功的现代脊柱手术才变得可能。解剖学是一门较古老的科学,早在史前时期,人们通过长期的实践,如狩猎、屠宰畜类和战争负伤等,即已对动物和人体的外形与内部构造有一定的认识,在石器时代的人居洞穴的壁上即留有很多粗浅的解剖图画,古代中国和古埃及即已有尸体防腐知识,几千年前留下来的木乃伊(干尸)即是伟大的例证。有明确记载,第一例人体尸体解剖于 1315 年在波罗格纳由蒙迪诺(Mondino dei Liuzzi)实施。

西方医学中最早的、较完整的解剖学论著要数帕加马的盖伦(Galen of Pergamon)(130～200 年)的《医经》,这部书是 16 世纪以前西方医学的权威巨著,书中有很多解剖学资料,对血液运行,神经分布,脑、心等内脏都已有较具体的记载。盖伦第一次观察到神经系统和脊柱。确定了脊柱每一节段的椎体数量,并将黄韧带描述为一种韧带结构,与其下的硬脊膜和软脊膜不同。他还能将神经系统表现与特定脊髓水平联系起来,因为他在灵长类动物上进行了多次实验。但其资料主要来自动物解剖,错误较多。

由于当时处在宗教统治的黑暗时代,禁止解剖人体,因此,解剖学和医学以及其他科学一样,都受到了限制,未能发展。现代科学思想诞生于欧洲文艺复兴时期,在这期间宗教的影响逐渐消失。科学家开始探寻和发现人体以及其他科学现象的奥妙,而不是纠缠于宗教问题。值得注意的是,文艺复兴初期对科学的直接、显著影响,要小于对这一时期艺术的巨大贡献。

欧洲文艺复兴时期,诞生了两位伟大的科学家:莱昂纳多・达・芬奇(Leonardo Da Vinci,1452～1519 年)和安德烈・维萨里(Andreas Vesalius,1514～1564 年)。

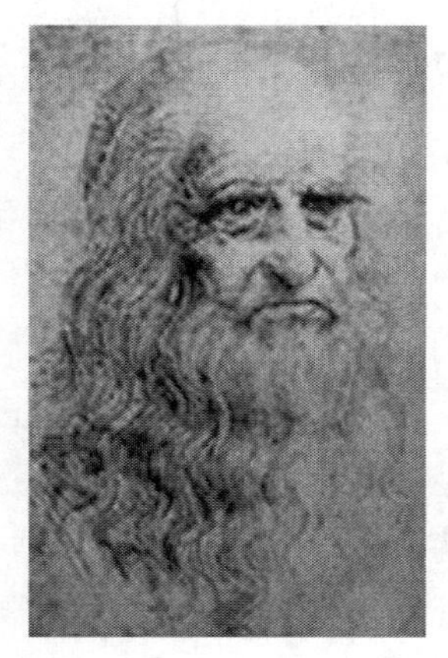

图 3-1-1　达・芬奇(1452～1519 年)

莱昂纳多・达・芬奇(图 3-1-1)是一名艺术家、工程师、科学家,是真正的通才,对艺术和科学领域均有杰出的贡献。达・芬奇出生于 1452 年,作为一名艺术家而闻名于世,但主要工作是工程师。他在大量工程项目和发明过程中对力学研究做出了重要贡献。他已经了解到力矢量的成分、摩擦系数和下落物体的加速。达・芬奇还证明了牛顿第三定律。

他对肌肉进行了研究,因为他想要了解如何将人体最真实地描绘在他的画作中。达・芬奇根据他对 10 具尸体的解剖,完成了 750 多幅画作(图 3-1-2)。在这些注重细节的画作中,他应用了他的力学原理知识来研究人体解剖学，重点关注关节、肌肉、骨骼、韧带、肌腱和软骨的动态描绘（图 3-1-3）。

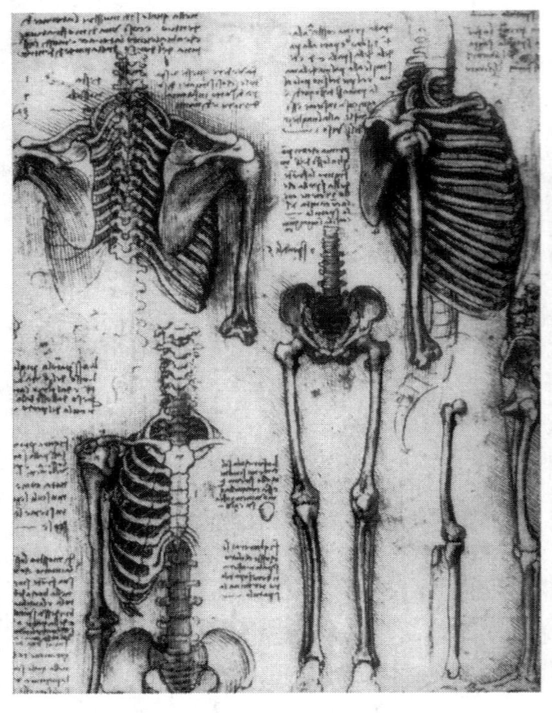

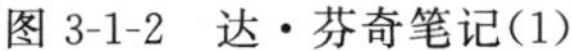
图 3-1-2 达·芬奇笔记(1)

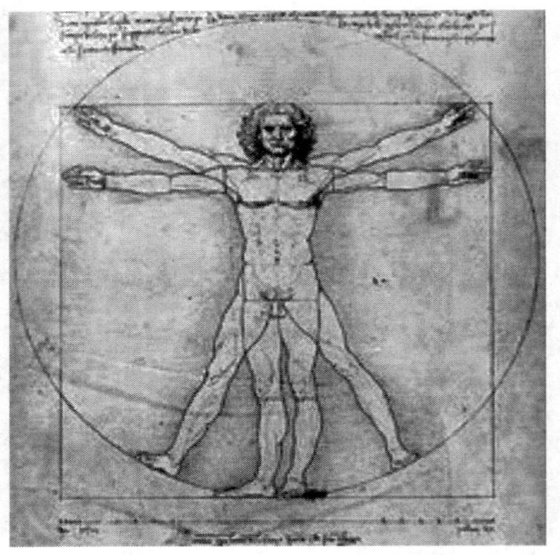

图 3-1-3 达·芬奇笔记(2)

达·芬奇第一次准确描述了成年人的 S 形脊柱形态及其弯曲、关节和椎体（注意，准确绘制了椎体的数量）。他强调肌肉对颈椎稳定性的贡献，并描述了脊柱为人体提供稳定性的方法。他写道：

“你首先应当将颈椎与韧带的关系看成船桅与两侧帆缆（横突或者棘突）的关系，这还没有考虑到头颅。然后头颅及其韧带（可以提供活动力量的肌肉）（与两侧帆缆相连）可以在支点（脊柱关节）上使其（头颅）产生运动。”

他指出“没有力学手段，大自然就无法使动物获得运动的力量”。他似乎是第一位理解杠杆系统原理，并应用于人体运动的人。达·芬奇分析了步行、上山和下山，以及从坐位站立起来的力学。

但是，虽然探寻他的笔记令人欣慰，但这些都是个人作品，数个世纪以来均未公开，并未产生重大的科学影响。他的研究和观察结果对当时的科学文献影响甚微，但不影响现代人们对他的推崇。

而医学作为一门真正的科学，一般认为始于安德烈·维萨里（图 3-1-4）在解剖学研究领域的伟大贡献。安德烈·维萨里冒着受宗教迫害的危险，亲自从事人体解剖，著有《人体的构造》(*De Humani Corporis Fabrica Libri Septi*)这一伟大的解剖学巨著，全书共 7 册，系统完善地记述了人体各器官系统的形态构造，纠正了很多盖伦的错误论点，为医学的新发展开辟了道路。该书于 1543 年出版，展现了最完整和准确的解剖学。因此，他描述了现代意义上的脊柱解剖学，因而成为现代脊柱解剖学的创始人。《人体的构造》（图 3-1-5）产生巨大影响在很大程度上要归功于德国卡尔克(Kalker)的画家斯蒂芬(John Stephen),他为该书提供了自然主义的、技法精湛的绘画,用生活化的姿势显示解剖的身体。安德烈·维萨里的工作宣告了现代医学时代的来临。值得一提的是,同年哥白尼描述太阳为行星体系的中心。

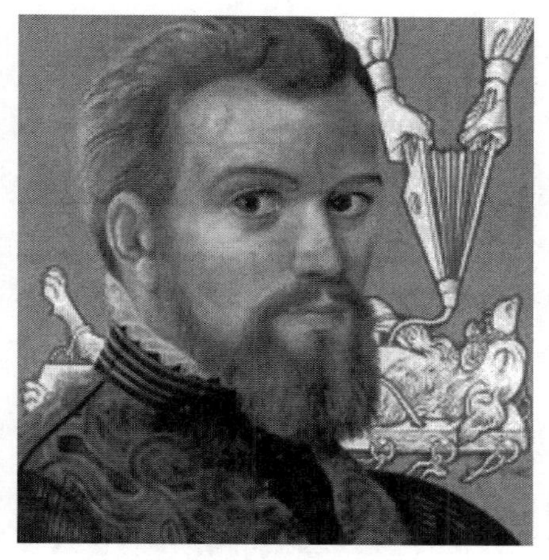

图 3-1-4　安德烈·维萨里

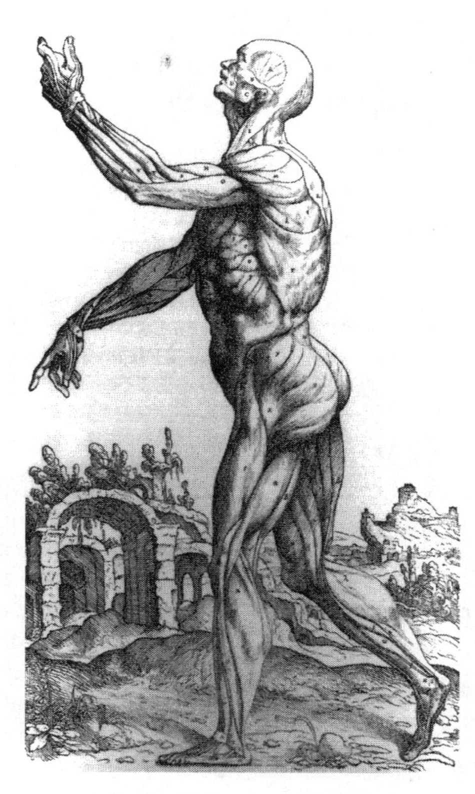

图 3-1-5　安德烈·维萨里的《人体的构造》(1543 年)

与达·芬奇一样,他也详细而准确地描述了脊柱解剖学的细微差别。维萨里描述了椎间盘,他将脊柱命名为"背部(dorsum)"(脊骨),他还观察到脊柱中容纳脊髓,正如盖伦和阿维森纳所发现的,他将脊柱定义为"身体的龙骨,由 34 块骨头(椎体)组成。颈椎有 7 块骨头……依靠这些骨头中的第一块,我们的头部能够直接前后活动。通过使用第 2 椎体(所附着的前端突起如犬齿一般)我们能够转动头部……"虽然这些关于上颈椎生物力学的陈述并非新的,阿维森纳在 11 世纪已经记录了这些内容,但维萨里详细地描述了脊柱的分部和椎间孔。

值得注意的是,维萨里没有描述颈椎和腰椎的生理弯曲。和以前许多科学发现一样,安德烈·维萨里根据盖伦的工作进行了重新发现。但是维萨里的伟大贡献还在于其创造了一种全新的研究模式,并把解剖学研究建立在观察到事实这一稳定基础之上。尽管其著作没有惊人的发现,却引发了一场科学思维的革命,后来的研究者决定把研究重点放在精确性、亲自直接的观察,人体解剖学是基于观察和广为人知的科学原理这一观念,开始为科学界所认可,并将这些引入科学最前沿。

其后,荷兰解剖学家 Gerard Blasius(1625～1692 年)撰写了第一部脊髓解剖学名著。在他的著作《论脊髓神经的解剖》(*Anatome Medullae Spinalis et Nervoruminde proveni-*

entium,1666 年)中,Blasius 首次证实了脊髓神经根的起源,以及与脊髓灰质之间的区别。德国医生和解剖学家 Albrecht von Haller(1708～1777 年)被誉为现代生理学之父。他描述了脊髓的血液供应,其准确性至今未被超越。意大利医生 Domenico Felice Antonio Cotugno(1736～1822 年)是那不勒斯大学的一名医学教授,在他划时代的《坐骨神经痛的评论》(*Commentary on Nervous Sciatica*)一书中,首次完整描述了脑脊液及其循环。同时在 1742 年,德国解剖学家 Josias Weitbrecht(1702～1747 年)出版了他关于人体韧带的著作 *Syndesmologia Sive Historia Ligamentorum Corporis Humani*,其中首次准确描述了脊柱的韧带。Weitbrecht 还因为在当时非常准确地描述了椎间盘而闻名。

在 19 世纪初,仍然有人认为脊髓某些部分含有"感觉中心"。另外,人们相信脊髓由神经纤维束组成。在显微镜进入临床和病理学实践后,确定了灰质的细胞成分,这增进了我们对脊髓的了解。Golgi 对神经系组织构造的仔细研究奠定了现代神经解剖学的基础;Cajal 和 Nissl 的研究,更把神经解剖学的研究引向深入。19 世纪以后,结合临床医学的发展,人体解剖学的研究也达到了全盛时期。连恩格斯也说:"没有解剖学就没有医学。"

20 世纪以后,医学的发展又促进了解剖学研究的深入。脊柱外科方面,最显著的进步就是脊柱内固定技术的出现。由于脊椎与脊髓以及神经毗邻,要求更高的手术准确性和安全度,更需要更为专业和广泛的解剖学研究,因此也催生了影像解剖学、生物力学、计算机辅助技术和有限元分析技术等在脊柱外科临床解剖学的应用和发展。目前脊柱微创手术、精准手术以及计算机辅助手术设计等也进入了脊柱临床解剖学研究的领域,必将促进脊柱外科的发展。

二、现代临床解剖学的发展

早在战国时代(公元前 500 年),我国第一部医学经典著作《内经》中即已有关于人体解剖学知识的广泛记载。《黄帝内经》中提到"若夫八尺之上,皮肉在此,外可度量循切而得之,其尸可解剖而视之,其脏之坚脆,腑之大小,谷之多少,脉之长短……皆有大数。"在此已明确提出"解剖",并载有学习与研究方法"度量循切",还有一定的调查统计,"皆有大数",书中已有了胃、心、肺、脾、肾等内脏名称、大小和位置等的记载,很多名称仍为现代解剖学所沿用,很多数据经过核对,发现与现代人体解剖学的相似,说明古人确实从事过实地解剖与测量,说明我们的祖先早就有过解剖学的研究。这可能是世界上最早的人体解剖学。

我国的解剖学研究,虽然在古代已有很大成就,但是由于长期封建社会制度和儒家思想的束缚,未能得到较大发展。汉代的华佗、晋代的孙思邈、宋代的宋慈等,都对医学做出了巨大贡献,也在解剖学上取得一定的成就。而我国的现代解剖学只是在 19 世纪由西医东渐后才发展起来的。新中国成立后,我国解剖学工作者队伍不断壮大,在人类学、组织学、胚胎学、神经解剖学和人体解剖学等方面,也都取得了丰硕的科研成果,达到了一定的水平。

作为学科形成发展的标志,《解剖学报》于 1953 年创刊。为了填补最基本的民族资料空白区,人体解剖学首先要做的研究工作就是中国人体质调查研究。这一项历史性的科研任务,在 20 世纪 80 年代之前基本得到解决,科研成果体现在中国解剖学会组织出版的、具有里程碑意义的三部专著上,即《中国人体质调查(一)》、《中国人体质调查(二)》及《中国人解剖学数值》。

随着中国改革开放,科学技术的进步,研究方法的更新,在完成国人体质学调查研究后,以解剖刀和卡尺测量为技术特征的人体解剖学研究面临着往何处发展的问题。以钟世镇为代表的一批解剖学工作者建立了以解决临床发展需要为主的、结合新技术方法的现代临床解剖学研究体系,1983年创办了《中国临床解剖学杂志》,1985年后由钟世镇为总主编、由人民卫生出版社出版的《临床解剖学丛书》逐渐面世,标志着在我国古老的人体解剖学领域中,出现了一个新的分支学科——临床解剖学。解剖学的发展历史是与医学发展史同步的,解剖学从来就与临床医学有紧密的关系。只不过传统的解剖学研究,更偏重于单纯形成结构的描述,更注重了解人体结构的奥秘。而现代临床解剖学,则是专门研究临床医学发展中涉及形态学的关键性问题。

作为现代临床解剖学的奠基人,钟世镇对我国脊柱外科相关临床解剖学的研究和发展也做出了卓越贡献。在20世纪80年代其主编出版的《临床解剖学丛书》中,就有脊柱分册,内容主要涉及有关解剖学测量以及脊柱外科手术相关临床解剖,2000年其担任总主编的《现代临床解剖学丛书》出版,有关脊柱外科临床解剖学的内容在《骨科临床解剖学》一卷中。随着脊柱外科的飞速发展,由此相适应,在2008年出版的《钟世镇现代临床解剖学全集》中,《脊柱外科临床解剖学》单列出版。

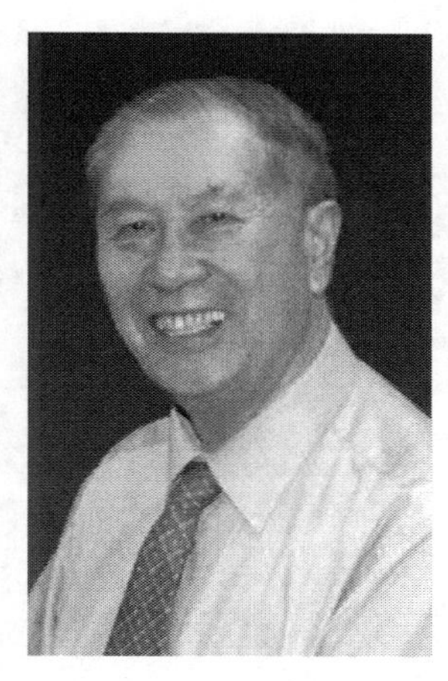

图 3-1-6 钟世镇(1925～)

钟世镇(1925～)(图3-1-6),男,中国工程院资深院士,广东省五华县人,1925年9月24日生。著名临床解剖学家,现代临床解剖学的主要奠基人。1952年毕业于广东中山大学医学院,曾任广东省和中国人民解放军医学生物力学重点实验室主任;南方医科大学(原第一军医大学)临床解剖学研究所所长;中国解剖学会名誉理事长等。其主要学术创新贡献是:①建立了以解决临床外科发展需要为主的应用解剖学研究体系。人体解剖学是一门古老而经典的学科。钟世镇院士将这门古老的学科与现代科学技术相结合,与时俱进、创新发展,于1983年建立了以解决临床外科医学发展需要为主,应用新技术、方法的临床解剖学研究体系,使得在人体解剖学领域,在我国诞生了第一个新的分支学科——现代临床解剖学。②在显微外科应用解剖学领域,有系列的研究成果,为我国显微外科长期跻身于国际先进学术行列,提供了基础理论依据。他提出的“皮瓣共区血管类型”、“组织瓣设计解剖学基础”和“神经干结构特点与术式关系”等带规律性的理论,已被国内外显微外科界广泛采用,成为显微外科手术操作的经典指导原则。他有许多构思新颖的应用解剖学设计,为临床术式创新提供了形态学依据。③生物力学是生命科学与工程科学两者交汇点上的新兴学科,他在解剖学领域中,开拓了理工医相结合的生物力学研究工作,创建了全军和广东省“医学生物力学重点实验室”,运用力学的技术、方法和理论去研究人体的结构和功能,在撞击性损伤研究、人体材料测试、有限元模拟仿真、激光自由成型建模等方面,配合临床医学,做了许多研究工作,取得了一批有实用价值和理论意义的新成果。④他在人体管道铸型方法和设计研究上,带领出一支优秀的技术队伍,建成了一座享誉国际的“南方医科大学人体标本陈列馆”。⑤钟世镇等研究了断层影像解剖学,选准了影像新技术表达形式与人体结构分析判别的结合点,开辟了与临床密切相关的研究新领域。2001年,在北京香山科学会议上提出的,并很快被列入国家“863”计划启动项目——数字化虚拟人若干关键技术的研究,由钟世镇教授牵头,中国科学院、首都医科大学、华中科技大学和解放军第一军医大学(南方医科大学)等协作攻关。2003年2月18日,第一军医大学(南方医科大学)宣布我国首例女性虚拟人“中国虚拟人 2 号”数据集已经构建成功,并提供给国内有关研究单位应用。

第二节　临床解剖学研究基本方法

临床解剖学发展与脊柱外科发展密不可分,临床解剖学、生物力学以及材料学等奠定了脊柱外科发展的基础,而影像学以及神经监护技术的出现更是使脊柱外科发展如虎添翼。脊柱外科任何新术式开展、应用,一般均需要首先从临床解剖和生物力学开始进行,以评价其科学性、临床可行性、实用性及有效性等。

在脊柱外科相关临床解剖学研究中,包括传统、经典的解剖学技术,以及现代先进的研究手段均有采用,因此形成了一些较为独特的研究方法和手段,对于这些临床解剖学研究基本方法的了解和认识,有助于我们在实际工作中有针对性地选择应用。

一、形态解剖学

形态解剖学属于经典的形态学研究方法,多应用于脊椎骨、肌肉或者神经血管及其走行的外部形态学研究,以获取临床密切相关的解剖学参数。在脊柱椎弓根螺钉技术开展过程中,对椎弓根形态学研究,就是典型实例(图 3-2-1)。

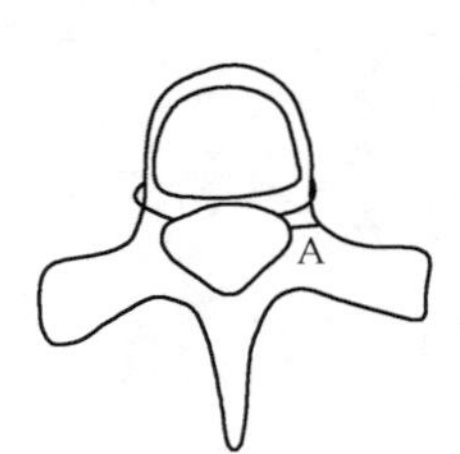

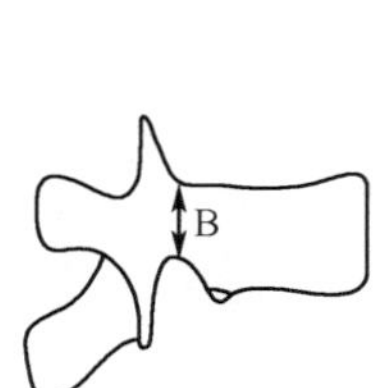

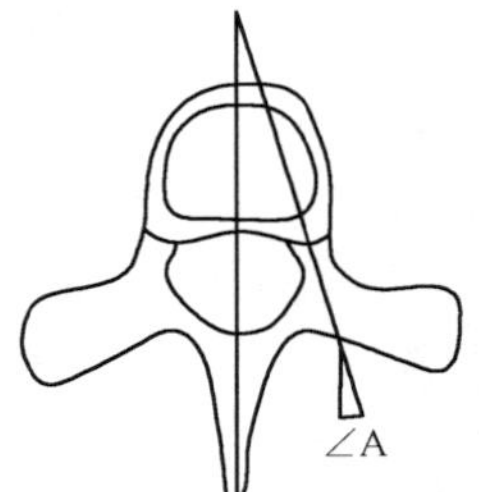

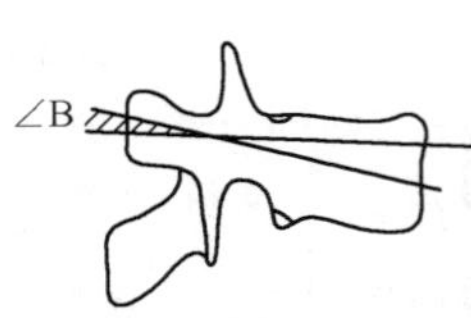

图 3-2-1　椎弓根测量示意图

A. 横径;B. 矢状径;∠A. e 角;∠B. f 角

研究中,首先需要规范测量参数,如确定测量椎弓根横径和矢状径,要确定测量选择的部位,通过该研究可以了解螺钉直径的选择,了解椎弓根狭小情况的出现率等;测量钉道长度,确定从椎弓根后缘沿椎弓根轴至椎体前部的距离,以确定最大螺钉长度;测量 e 角,则了解螺钉置入时合适的内倾角度,而 f 角则确定螺钉尾倾角度,以指导正确的螺钉置入。其次,为了避免测量误差,需要不同研究者或者重复测量方式进行测量;同时应标明标本来源、人种、地域、性别、年龄甚至体表参数等,这个问题很重要,我们研究就发现,国内有关齿突测量的数据与国外文献报告的结果就有差异,即使国外资料,同样颈椎椎弓根测量结果等报告也有很大不同,所以在研究时需要特别注明标本的具体情况。

二、结构解剖学

结构解剖学主要对人体组织器官内部结构进行解剖学研究,有时需要借助特殊灌注或者显微镜等光学放大设备。这部分内容也是临床解剖学非常重要的研究领域。如我们对齿突内部结构研究，测量齿突基底部骨皮质厚度，结合齿突基底部外径测量，就可以得出国人中大部分齿突无法容纳双枚 3.5mm 直径螺钉固定。

解剖结构与生物力学性能之间存在密切关系，而增龄对结构和力学性能均有影响。在椎间盘退变的研究中，人们日益重视对椎体内部结构，如骨皮质厚度、终板厚度、骨小梁等观察、测量，发现骨小梁稀疏、骨密度降低直接影响到螺钉固定强度，而软骨终板在中央部较薄，周边逐渐增厚，其支撑强度随之有明显变化，在进行椎间椎骨或者融合器植入时，不能完全置于终板中央，否则容易出现塌陷。

由于进行结构解剖学研究，通常需要破坏标本，因此，通常要结合影像解剖学以及功能解剖学进行，以获得更多的研究数据，取得更大的科研效益。

三、实验解剖学

实验解剖学是以动物实验、体外试验或者在体模拟等实验技术进行的解剖学研究。这部分研究也极为重要，如李义凯进行转颈对椎动脉流量的影响，从体外研究证实转颈手法等在体效应。

其实，哈维发现静脉瓣以及血液流向等就是最早的实验解剖学研究内容。其通过上肢阻断，发现浅表静脉明显充盈，而去除阻断后，静脉充盈就消失(图 3-2-2)。而解剖学研究中，更有重要的内容涉及组织结构的重建和修复，如组织工程修复技术等，主要也是实验解剖学的研究内容。

而脊柱外科新技术的开展，不仅需要严密的理论依据，严谨的实验方法，还需要充分的临床验证，客观的分析评价，经过循证医学和伦理学的检验，以及反复实践、前瞻性研究和长期随访，才能得出正确的结论。在过程中实验解剖学研究具有举足轻重的作用。Cragg 发明的经皮骶前直肠后间隙腰骶椎轴向椎间融合术，就是一个范例(图 3-2-3)。

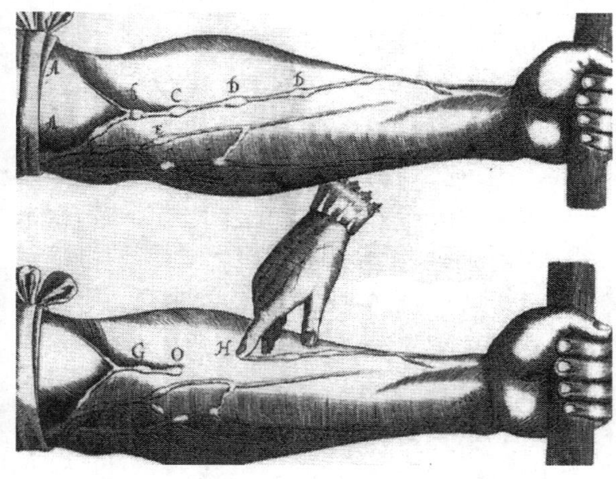

图 3-2-2　哈维《心血运动论》中前臂静脉图

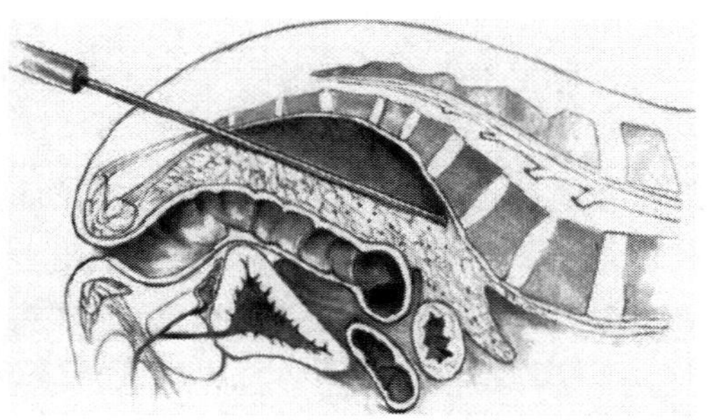

图 3-2-3　经皮骶前直肠后间隙腰骶轴向融合术

Cragg 首先在 15 具尸体上优化入路技术以及必要的操作工具。这些工具包括分离器、通道、钻、椎间盘工具、植骨工具以及轴向棒植入工具等。通过在单侧尾骨旁行 2cm 切口后完全经皮透视导引下操作得到验证。然后，Cragg 等在 6 只猪上评估该入路操作的安全性，未发现其他副效应。在动物上施行腰骶入路的操作通过透视下轴向椎间盘造影确认。在临床前期研究成功后，Gutternan 在 3 例患者对腰骶椎间盘以及椎体区可疑病变进行活检，均未出现严重问题。在 X 线监视及持续神经监测下经直肠后间隙行 L_5/S_1 椎间盘活检，术中操作顺利，无血管神经及直肠损伤，所有患者术后第 1、4 个月行 MRI 检查及临床观察，未发现明显异常。

临床众多新开展技术或新术式，均需要在尸体上进行模拟研究，评价新技术或者新术式的可行性、有效性、安全性、实用性等，这是临床前期研究的重要内容。

四、影像解剖学

影像解剖学就是通过影像技术获得人体的影像资料进行的解剖学研究。在临床诊断的新技术、新装备中，影像医学的发展特别迅猛。从传统的 X 线开始，相继出现了 CT、MRI、dMRI、PET、DSA、SPECT 等。这些成像原理各不相同，图像表达的形式也各具特点，临床医师要能正确分析判断这些图像，亟须相关的人体结构和功能方面知识。由于许多成像机制与人体断层结构有关，就为断层解剖学的研究，提出了很多急需探索、解决的新课题。借助这个领域的高新技术优势，影像解剖学的研究课题具有较高的起点，有较强的理论意义和较大的实用价值。

影像解剖学技术有传统解剖学方法有不可比拟的优点，更符合临床实际，对于手术适应证选择、病变部位的定位、术式设计、手术入路的选择、某些解剖结构参数的测量及提供手术精确度均有重要意义。目前，更多影像解剖学研究主要采用 X 线、CT、MRI 等技术获取的影像学资料。如寰枢椎后路经关节螺钉固定，最常见的并发症为椎动脉损伤，原因是 20% 人群中由于枢椎横突孔发育或者增龄变化，可占据大部分椎弓根位置，如贸然进行螺钉固定，则易致椎动脉损伤，因此需要术前进行薄层 CT 扫描等进行影像解剖学评估。对于脊柱序列以及曲度等测量，影像解剖学的优势更为明显。

需要注意的是，由于影像放大率、体位以及断层切面选择等关系，一般影像解剖学测量数据较传统形态解剖学测量结果偏大。

五、功能解剖学——生物力学

功能解剖学就是生物力学的研究范畴。生物力学是生命科学与工程科学两者交汇点上的学术领域。在工程科学领域中，力学也与医学领域中的人体解剖学有相近之处，两者都属于很古老的传统学科。当这两个古老学科交叉结合，运用力学的技术、方法和理论去研究人体的结构和功能，就呈现出活跃的具有勃勃生机的研究方法——功能解剖学(生物力学)。在脊柱外科领域，其应用更为广泛，如脊柱损伤机制研究(撞击损伤研究)、脊柱运动范围测定、小关节受力分析、人体材料测试、有限元模拟仿真、医疗器械评价等。功能解剖学(生物力学)研究是脊柱外科发展的重要基石之一。本书另章进行详细介绍。

六、数字解剖学

随着计算机技术的广泛应用，数字医学蓬勃发展。“数字人”是通过计算机技术，将人体结构数字化,构建真实、可视、能够调控的虚拟人体形态。进一步将人体功能性信息赋加到人体形态框架上,经过虚拟现实技术的交叉融合,使这个“数字人”可以模仿真人做出的各种各样的反应。若设置有声音和力反馈的装置,还可以提供视、听、触等直观而又自然的实时感。数字人研究,还是一个较新的科技领域,具有重大的科学意义。结合信息科学的新技术,一个崭新的分支——数字解剖学已经出现在我们面前。用最先进的数字技术,研究结构和功能最复杂的人体,是一项永无止境、前景宽广的科技事业,这项伟大事业方兴未艾,任重道远。

数字解剖学可以针对临床专科发展的需求,把结构复杂、功能意义重大、诊治要求精确的局部,建立数学模型。局部建模的方案,优点是投资小,技术易,研究周期短,效益高。如通过对病变区域脊柱数字化重建,可以直观和准确观察病变范围和程度,对于选择手术入路,制定手术计划和术前模拟训练提供直接指导;可进行介入的微创手术模拟,开展基于图像导航的外科手术,以提高手术的安全性和成功率;可为各种手术预期结果做出虚拟模型,可在赋加有病人影像资料的虚拟人体上,反复探究各种不同手术入路所遇到的问题;可根据数字脊柱资料,观察椎体的形状,进行手术设计、固定器械的定制和病变区域的重建设计;判断椎弓根螺钉固定的可行性,从而制定脊柱内固定方案,避免出现内固定失效和神经、血管、内脏损伤等并发症,提高术前准备工作的质量。

七、微创解剖学

尽管微创定义较广泛,脊柱外科中主要包括两个方面:经皮技术和内镜技术。微创解剖学主要研究对象是临床上借助内镜等手段,进行脊柱外科减压、病灶切(清)除、重建以及内固定等技术操作。在微创解剖学方面,重点工作有几个方面:①从解剖学角度,为不同脊柱手术提供最佳或者改良已有的手术入路,如创伤小、易显露、易修复及对功能影响小的手术入路;②提供手术入路中各结构的毗邻关系,如何避免血管神经损伤和损伤后的挽救措施;③提供脊柱重建的解剖学基础。

传统外科的基本技术需要充分显露。充分显露的目的就是为了便于操作,彻底切除病灶。但充分显露必然存在较严重的组织破坏,造成较大的手术创伤,甚至影像功能康复。微创外科手术的优越性与传统外科手术相比较,最大的不同,就是切口小,损伤小,康复快。不过,每种事物总是辩证的,关键要点在于趋利避害、扬长避短。切口小带来的问题,就是能够看见的范围较窄。传统外科手术对人体结构的认识是:由表及里,由浅入深,而内镜下手术操作却反其道而行之。为此,配合微创外科的应用解剖学研究,必须结合临床操作的特点。根据内镜下局部所见,窥一斑而知全豹,见微知著,既见树木、又见森林,胸有成竹地掌握整体结构的毗邻知识,减少手术操作的失误。

最近,池永龙提出微创间隙外科技术的新理念。组织间隙是人体解剖学上的自然结构,具有疏松的结缔组织,恒定的神经血管分布,沿间隙均可以到达特定的骨组织或骨的附属组织。微创间隙外科技术是以最小皮肤损伤,借助各种特殊的器械,通过组织间隙到达病变处完成或在内镜辅助下完成手术操作。2003 年,池永龙等通过颈动脉鞘、气管食管与咽喉壁间隙,实施了内镜辅助下颅底、寰枢椎前方的松解和减压、复位、融合、固定,内镜下手术视野清晰、广阔、解剖清楚,操作简便,真正达到组织损伤小、出血少、疼痛轻、住院时间短、功能恢复快等优点。2004 年，Cragg 等报道了经骶骨前、直肠后间隙入路行腰骶椎间轴向融合术。这些都是微创间隙外科技术的具体应用。

池永龙认为，微创间隙外科技术与传统的脊柱外科技术相比具有以下优点：组织损伤更小，操作出血量更少，疼痛和不适感更轻，术后组织器官粘连更少；皮肤瘢痕更小，住院时间更短；功能恢复更早，更适合于高度肥胖和高风险危险；个人和社会医疗负担更低。新理念催生各种各样的新技术。其大胆地设想：能否通过颈动脉鞘与食管气管间隙应用软式内镜完成颅底和上颈椎手术呢？能否经胸骨上切迹通过纵隔间隙内镜下完成颈胸交界及上胸椎的前路脊柱手术呢？能否通过肋间经胸膜外间隙内镜下完成胸椎前路手术呢？能否经脐单孔通过腹膜外间隙内镜下完成腰椎前路手术呢？能否经骶前间隙内镜下完成腰骶椎前路手术呢？能否通过各种组织间隙从后路、侧后路利用特殊器械和内镜完成椎体、椎间盘、椎管和根管的手术呢？这些研究思路也为我们进行临床解剖学研究提供新的方向。

第三节　临床解剖学研究的基本要求

一、研 究 思 路

脊柱临床解剖学研究的课题同样需要遵循科学性、创新性、需要性、可行性、实用性的原则，要根据临床具体需要和要求，针对外科治疗的不同环节，如损伤机制、减压、重建、内固定等，选择合适的研究对象和目标。钟世镇院士特别指出，选题时要重点把握以下关系：

（一）“热门”与“冷门”

“热门”及“冷门”常常是一个学科发展的两端，存在相互对立、互相转化的关系。所谓热门问题，都是需要性很强，但创新性较难的课题，通常是“老大难”问题，这些问题在全世界都在加紧研究，有不少专门的研究机构正在攻关，例如肿瘤问题、衰老问题、免疫排斥问题、心血管问题、艾滋病问题等。因为这些领域中已经做过的工作很多，应特别重视文献信息的熟悉，结合本单位和个人的条件，从中选择可以进行的尚有创新性的分题，避免重复。而冷门问题，往往是一些不为人们注意的问题，一般创新性较易，通常用“前所未有”、“填补空白”等加以形容，但应特别要论证是否具有“需要性原则”，反对单纯猎奇、忽视实际价值的倾向。如果花了大量人力物力得到的新资料或新方案，在临床应用上毫无意义，提出的新见解、新理论又不能在学科发展中起到作用，那么这种研究是没有价值的，是选题中力求避免的大忌。

（二）“新”与“旧”

“新”与“旧”关系则是一个学科某个领域或者某个方面的纵向关系。科学技术上的创造发明，绝大多数是在前人已经建立的基础上进一步发展的。一个日趋成熟的具有独立工作能力的研究人员，应认识到学术发展是没有止境的，文献资料只能说明阶段性的成就，绝不可能是十全十美的，应在继承中有所创新，有所发展。在经验和教训积累基础上，提高自己的分析判断能力，必然可以发现旧的文献或理论存在的缺陷或错误，敢于提出新见解，对前人的结论进行补充、改进、修正，这就是个创新性研究的过程。

（三）“借鉴”与“移植”

“借鉴”与“移植”的思路，则是更多针对跨学科、跨技术门类而言，强调是学科、技术或者思维方面的融合、渗透、交叉，以达到比原有层次更高的创新，如引进新技术的应用就可以得到更加科学的新资料，使研究工作得到深化和发展；而学科“边缘地带”、“交叉地区”常有大量的“空白点”，这个地带容易找到有创新性的、又有实用价值的选题。在思维方面，通过借鉴，可以开拓自己的思路，启迪自己的思维，取其所长、补其所短，结合自己的特点和优势，融会贯通后加以改进和发展，也有广阔的创新天地。

二、基本要求

以 C_2（枢椎）螺钉内固定为例，简要介绍一下临床解剖学研究的基本要求。脊柱外科中，C_2 是个很独特的部位，由于自身结构特殊，且位于上颈椎部位，解剖结构复杂，功能重要，实施内固定技术难度较大，一直是解剖学研究的重点区域。

（一）提出问题，确定研究目的和内容

C_2 螺钉内固定包括前路固定和后路固定技术，而前路螺钉固定包括齿突螺钉固定以及寰枢椎侧块螺钉固定，后路螺钉固定则包括寰枢椎经关节螺钉固定（Magerl 技术）、椎弓根螺钉固定、峡部螺钉固定以及经椎板螺钉固定等。诚然，在进行解剖学研究时，首先需要确定哪一种或者几种具体术式，由于手术入路不同，通常不能将前后路手术混在一起进行研究。如我们选择齿突骨折前路螺钉固定作为研究对象，提出问题是：国人齿突能否容纳双枚直径 3.5mm 的螺钉固定？由于齿突基底部最狭窄，那么，研究内容就应该选择测量基底部的冠状外径和内径。如提出问题是：如何进行齿突螺钉固定？则我们确定的研究内容就是枢椎及齿突高度（选择螺钉长度）、齿突后倾角度（选择合适置钉角度）等。

（二）选择恰当的研究方法

确定研究目标和内容后，需要考虑的问题就是采用何种恰当的研究方法。如上文述及，临床解剖学研究的基本方法有形态解剖学、结构解剖学、实验解剖学、功能解剖学、影像解剖学、数字解剖学等。如我们单纯考虑齿突骨折的螺钉固定，可以采用形态解剖学、结构解剖学及影像解剖学方法，如我们考察双枚和单枚螺钉固定的稳定性差异，则需要进行生物力学检查。如果进行 C_2 椎弓根固定，分析钉道与方向关系，则需要进行数字解剖学研究，而可以选择 CT 薄层扫描进行影像解剖学研究等。

（三）保证足够的样本数

样本选择在解剖学研究中极为重要，由于人种、性别、发育等影响，解剖学研究必须保证足够的样本数。尽管没有明确的指引，但一般认为，以获取解剖学参数为目的的研究，如齿突高度、枢椎椎弓根发育狭窄发生率等，需要的样本量要较大，通常要达到 50～100 例；而一些破坏性观察，如齿突的内径测量，或者模拟手术等观察，则样本例数可以相应减少，因为研究目的不是为了获取人群的解剖学参数，而只是明确是否可以完成类似手术等。

（四）确定观察指标

观察指标选择主要依据研究内容以及解剖学研究方法。由于临床解剖研究不是重复以前的体质调查，在观察指标选择上，要注意选择密切关系临床手术操作的参数。如枢椎椎弓根螺钉固定，则主要收集钉道有关的解剖学资料，指标要集中于椎弓根高度、宽度、长度以及走行角度等，而没有必要测量椎体或者椎板等。一些解剖学研究结果发表时，通常结果中各种数据繁杂，但是仔细考查，则发现与研究目标有关的指标仅属个别，大部分资料在讨论中根本没有提及，这说明这些多余的观察指标均可以删除。这不仅可以提高研究的效益，而且更突出临床解剖学研究的特点。

（五）正确数据统计分析

解剖学指标参数收集后，一般要考察有无性别差异、侧别差异等，如无统计学差异，则可以合并一些统计，一般以均数＋标准差表述，偶也有用到中位数。值得注意的是，由于人群间存在明显差异，解剖学测量的有效位数选择需要慎重，有些研究单纯罗列统计后结果，本来游标卡尺的精度为 0.02mm，而研究结果中竟然出现有效位数为小数点后 4 位；而量角器的精度为 0.1°，但研究结果中竟然有效位数为小数点后 2 位。除了生物力学、实验解剖学等具有对照组设计外，一般解剖学测量指标较少进行统计学比较分析。

（六）结合临床要求，提出解剖学要点

解剖学研究一般具有观察指标多、数据量大、数据繁杂等特点，因此要结合临床要求，从中提炼有用的信息，以临床解剖学要点的方式提供给读者或临床医师，如手术入路如何选择，如何避开或者保护重要血管神经结构、重要的毗邻结构及解剖标志等，如何更好进行内固定等。临床解剖学研究中，注意解剖学要点的总结，这也是钟世镇院士一直所倡导的。

上述临床解剖学研究的基本方法尚不足以完全概括全部内容，主要为一些临床解剖学研究的初学者提供参考。

结　　语

临床解剖学是脊柱外科中位置相当重要的一门基础学科。无论是对脊柱疾病和损伤的认识，还是治疗选择，以及脊柱手术的设计和实施，均与临床解剖学关系密切。更为重要的是，脊柱植入物的研发必须立足于翔实的解剖学资料。而与脊柱外科临床相结合的临床解剖学研究无疑有助于脊柱外科的创新和发展。临床医师必须具备临床解剖学研究的基本知识。

（瞿东滨　欧阳钧　秦　毅）

参考文献

池永龙．2011．微创间隙外科技术的新理念[J]．中国脊柱脊髓杂志，21(6)：441～442．

丁自海，杜心如．2008．脊柱外科临床解剖学[M]．济南：山东科学技术出版社．

瞿东滨,金大地,江建明,等.1999. 齿突形态的测量及临床意义[J]. 中国临床解剖学杂志,17(4):338～339.
瞿东滨,金大地,朱志红,等.2000. 寰枢椎经关节螺钉固定术的应用解剖研究[J]. 中国矫形外科杂志,7(11):1117～1119.
瞿东滨,钟世镇,李忠华.1999. 枢椎横突孔观测及其临床意义[J]. 解剖学杂志,22(2):163～165.
瞿东滨,钟世镇,徐达传.1999. 枢椎椎弓根及其内固定的临床应用解剖[J]. 中国临床解剖学杂志,17(2):153～154.
李义凯.2001. 脊椎推拿基础与临床[M]. 北京:军事医学科学出版社.
罗伊. 波特著. 张大庆等译.2000. 剑桥医学史[M]. 长春:吉林人民出版社.
徐达传,钟世镇.2007. 临床解剖学的回顾与展望——庆祝中国解剖学会临床解剖学分会成立[J]. 中国临床解剖学杂志,25(1):5～6.
赵亮,瞿东滨,金大地.2003. 正常人腰椎间盘的MRI测量及其临床意义[J]. 中国脊柱脊髓杂志,13(4):241～243.
钟世镇.2000. 临床解剖学是外科学的重点基础[J]. 中国现代手术学杂志,4(2):81～82.
钟世镇.2002. 解剖与临床相结合科教新动向[J]. 解剖与临床,7(1-2):3～4.
钟世镇.2003. 老学科的发展要有新的结合点[J]. 中国临床解剖学杂志,21(6):535～536.
钟世镇.2004. 一个古老学科的新发展——发展临床解剖学要找准新技术的结合点[J]. 解放军医学杂志,29(1):1～3.
钟世镇.2006. 善用技术,阐明问题[J]. 解剖与临床,11(6):371.
钟世镇.2007. 显微外科应用解剖与数字虚拟人的回顾与展望[J]. 中华显微外科杂志,30(1):2～3.
钟世镇.2009. 数字人与数字医学研究现状及展望[J]. 中国数字医学,4(2):5～7.

第四章　脊柱生物力学概论

美籍华人学者赵以甦认为，对骨科医生而言，学习生物力学有三个目的。首先，他们可以与从事研究发展及医疗器械设计生产的业者沟通，以了解新的技术与产品在临床中的应用。其次，可以与专业者合作从事研发工作，建立自己专业之外的学术兴趣。最后，他们在拥有生物力学专长之后，可以投入教学培训的队伍以教育引导医学生，让他们也能对生物力学产生兴趣并对其不断改良，扩展生物力学对骨科基础科学及临床领域的贡献。其实，道理至为简单。不具备一定的生物力学知识，根本就无法很好地完成脊柱外科的临床工作。无论脊柱疾患的诊断、稳定性的判断、手术减压、植骨融合，还是脊柱重建以及内固定技术的应用，无不涉及生物力学知识的应用，更不用谈及术式的创新和新型脊柱内固定器械的研制。本章仅介绍一些基础的生物力学知识，有关具体术式或者内固定技术设计的生物力学可参阅其他章节。

第一节　脊柱生物力学研究范畴

一、生物力学的概念

生物力学(biomechanics)是生物学(biology)和力学(mechanics)的结合，是解释生命及其活动的力学，是力学与医学、生物学等学科相互结合、相互渗透、融合而形成的一门交叉学科。生物力学与医学、生物学的相互交叉，形成了众多的生物力学分支学科，如血流动力学、心脏力学、细胞力学、骨软组织力学、口腔生物力学、康复工程生物力学、材料生物力学、航空航天生物力学等。生物力学研究的不断深入和发展，促进了生物医学工程技术的迅速发展，推动了对生命科学奥秘、医学科学疑难问题的探索和解决，成为世界范围内研究最为活跃、发展最为迅速的一门学科。

二、脊柱生物力学基本内容

骨科生物力学(orthopaedic biomechanics)是生物力学中医用生物力学的重要分支之一。其以骨骼肌肉系统的研究为主，基础科学涵盖了流体力学、静力学、动力学、运动学、材料生理科学、解剖学及材料力学、生物摩擦学等其他相关领域。作为骨科生物力学的专业分支，脊柱生物力学的研究对象是脊柱，涉及脊柱结构与功能、脊柱损伤与修复、脊柱退行变与重建等。

脊柱生物力学，即是应用生物力学的方法来解决脊柱外科所遇到的问题。其要回答以下几个方面内容：①骨、软骨、椎间盘、韧带、肌肉等材料特性以及脊柱运动等脊柱基本结构与功能，如椎体皮质骨与松质骨的力学性能；②造成脊柱损伤的暴力、损伤机制等，如骨折的发生；③力学环境对骨、软骨、椎间盘、肌肉、韧带等组织生长发育、退行变等的影响，如力学因素对椎间盘的作用；④脊柱损伤治疗的力学要求，如脊柱骨折内固定器械的设计、选用及其对脊柱稳定性的影响；⑤脊柱重建的人工替代物，如椎间融合器、人工椎体、人工椎间盘等设计及组织工程骨等；⑥脊柱损伤与疾患相关康复问题，如康复设备、假肢、康复锻炼效果评价等；⑦骨科“机器人”手术等。这些内容包含两方面含义：一是应用生物力学的原理来解释和阐述脊柱外科领域中基本问题；二是应用生物力学的原理和技术来解决脊柱外科临床所面临的问题。

上述可知，脊柱生物力学研究领域极为广泛，从分子、细胞水平的分子生物力学、细胞生物力学，到组织、器官、系统以及生物个体的生物力学研究，甚至计算机仿真技术的发展，均是脊柱生物力学研究的重要范畴。

脊柱生物力学是现代脊柱外科的基础，与脊柱外科临床紧密结合，是脊柱外科学不可缺少的重要内容。临床医师需要懂得力学的术语、原理和应用；而力学工程人员必须熟悉临床的需求，才能为人类的健康做出贡献。对于众多的骨科生物力学问题，不是单一领域的专家可以完满解决的，需要有各领域的专业密切协作，互利互补，才有可能高质量阐明问题，解决问题。

第二节　脊柱生物力学的发展历程

脊柱生物力学是一门物理科学，是现代脊柱外科基础的必要部分。作为一个学科，脊柱生物力学在过去 200 年内得到了飞速发展。但追根溯源，仍然来自于古代和中世纪及文艺复兴时期。古代和中世纪生物力学领域最重要的成就是，科学家意识到人类脊柱的正常和病理解剖学。脊柱生物力学最重要的发现和进展都是在 20 世纪下半叶出现的，但是被称为“科学革命的世纪”——17 世纪后半叶以及 19 世纪和 20 世纪为生物力学这些进展奠定了基础。限于篇幅，本文不能详尽回顾这段历史，仅就脊柱生物力学发展历程中几个里程碑式的人物和事件进行介绍。

一、生物力学之父——乔凡尼·阿方索·博雷利

有人认为生物力学的起源，可以追溯到 15 世纪莱昂纳多·达·芬奇(Leonardo Da Vinci，1452～1519 年)。尽管达·芬奇作为文艺复兴的代表人物，是一位极具智慧的天才。达·芬奇第一次准确地描述出脊柱的生理弯曲、关节组成以及椎体的数目。根据对 10 具尸体的解剖，其完成了 750 多幅画作。在这些注重细节的画作中，他应用了他的力学原理知识来研究人体解剖学，重点关注关节、肌肉、骨骼、韧带、肌腱和软骨的动态描绘。还首先提出了颈椎肌肉组织对脊柱稳定性的维持具有重要作用的理论。但他的笔记令人欣慰，但数个世纪以来均未公开，并未产生重大的科学影响。安德烈·维萨里掀开了现代医学的第一页。安德烈·维萨里在《人体的构造》(*De Humani Corporis Fabrica*)一书中公布了整个系列的解剖学图谱。这本书于 1543 年出版，为世人展示出最为完整和最为准确的人体解剖学，并使得之前所有的解剖学教材黯然失色，宣告了现代医学时代的来临。解剖学研究的进步对脊柱生物力学的了解有贡献。其对人体脊柱解剖极其准确的描述，使得维萨里在脊柱生物力学的发展史上占有重要的一席。

在生物力学发展史上，乔凡尼·阿方索·博雷利(Giovanni Alfonso Borelli，1608～

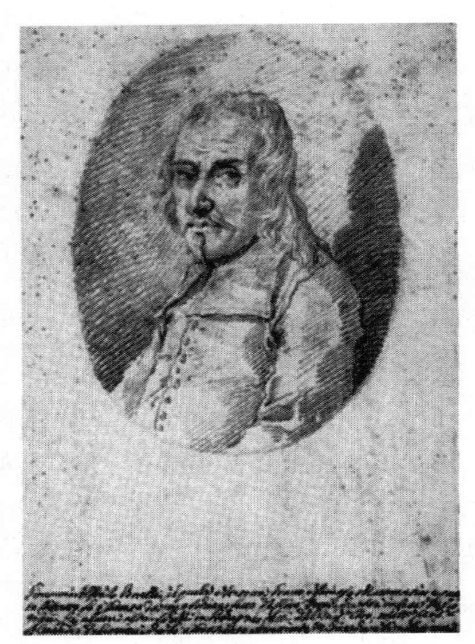

图 4-2-1 生物力学之父——乔凡尼·阿方索·博雷利

1679 年)因其卓越的贡献而被誉为是生物力学之父(图 4-2-1)。1608 年 1 月 18 日,博雷利出生于意大利那不勒斯,他在罗马学习数学,是贝内戴托·卡司特里(Benedetto Castelli)的学生,而后者则是伽利略的学生。卡司特里安排博雷利在墨西拿(Messina)以讲师的身份教授数学。在很短的时间内,他就在数学、生理学、物理学和天文学领域名扬意大利。1653 年,博雷利成为那不勒斯大学数学系的教授,5 年后,又成为比萨大学的数学系教授,在这里他遇到了比萨大学理论医学教授马尔切罗·马尔皮基(Marcello Malpighi)。

博雷利对于人体运动的兴趣在某种程度上是受到马塞洛·马尔比基的启发。事实上,两位学者的关系非常密切,正如马尔比基在回忆中讲到:"我在哲学思维上所取得的进步主要来源于博雷利。另一方面,在解剖活体动物并观察动物器官时,我总是要努力地工作以满足他强烈的好奇心。"对于不是医生的博雷利来说,与马尔比基的合作可以确保他的机械力学计算具有生物学意义。其两者之间的关系就好比现代生物力学工程师与脊柱外科医师合作的先驱。

在 1680 年,博雷利去世后,由瑞典女王克里斯蒂娜签字同意发表他的著作《论动物运动》(*De motu Animalium*),是第一本系统介绍生物力学的教科书。该书分为两部分。第一部分从机械力学的角度分析了动物肌肉骨骼系统的外在运动。而第二部分则研究其内在运动,如肌肉的生理学和血液循环。他在前言中如此定义他的意图:

"动物是活的,它们的主要行为要么是运动,要么就是需要运动的活动。但身体和运动都要服从数学规律。用于研究的科学方法不外乎几何学。与此相似,动物的运动是由诸如风帆、杠杆、滑轮、卷筒、钉子、螺簧等装置和力学手段完成的。"

博雷利在脊柱生物力学分析中应用了"旋转平衡"和"平移平衡"的原理。博雷利观察到动物(和人类)运动最重要的力学特征之一是,肌肉通过短杠杆力臂而发挥作用。因此,经关节所传递的力量是"所施加的(或者举起的)"的重量的"n"倍。因此,博雷利准确地纠正了一个错误观念,即肌肉运动依靠较长的杠杆力臂,从而使无力的肌肉可以移动较重的物体。在博雷利所发现人体机械力学的特点当中,有一个较为引人注目的是肌肉作用在杠杆的短臂,因此关节所传导的力要远大于负荷的重力。由此颠覆了认为肌肉作用于杠杆长臂而使较弱的肌肉力量可以移动较重的物体的传统理论。"盖伦认为肌腱类似于一个杠杆。因此他认为动物通过较轻的力量即可牵拉和移动较重的负荷……这一理论被广为接受,没有人提出质疑并不让人惊讶。谁又会愚蠢到去发明一种需要很大的力量才能移动很轻的物体的机器呢?就像利用一台机器或发明物的目的不是节省力气,反而是增加力……我知道这听起来很奇怪,并有悖于常识,然而,我能够充分证明事实恰恰是这样的,而其相反观点是错误的。"这一人体生物力学的基本原理,直到 1935 年通过弗里德里希·保韦尔斯才得到人们的重新认识。

博雷利对于脊柱的评估使得他出色地掌握了其生物力学特性。他认识到椎间盘作为一种黏弹性物质发挥着缓冲骨骼震荡和类似于弹簧的作用。他认为椎间盘分担了部分的脊柱载荷，因为他通过计算得出，如果仅仅通过肌肉组织的支持的话，脊柱在载荷时会产生不稳定性。更加引人注目的是，当对颈椎施加负荷时，博雷利能够精确计算出每个椎体所承受的负荷(图 4-2-2)。“假如使一个搬运工的脊柱弯曲，他的颈部承受了 120 磅的负荷，则实际施加于椎间盘和脊柱伸肌群的负荷将达到 25 585 磅。单独由肌肉产生的力量不超过 6404 磅……因此，控制第 5 腰椎椎体和 1/3 椎间盘阻抗力的肌肉总力量为 826 磅。肌肉力量等于 413 磅，椎间盘产生的力量为 1239 磅。”这些在 300 多年前由博雷利所计算得出的数据，与现代实验计算出来的脊柱载荷分配是基本一致的。这些计算提示，博雷利意识到了脊柱生物力学中的载荷分享概念。

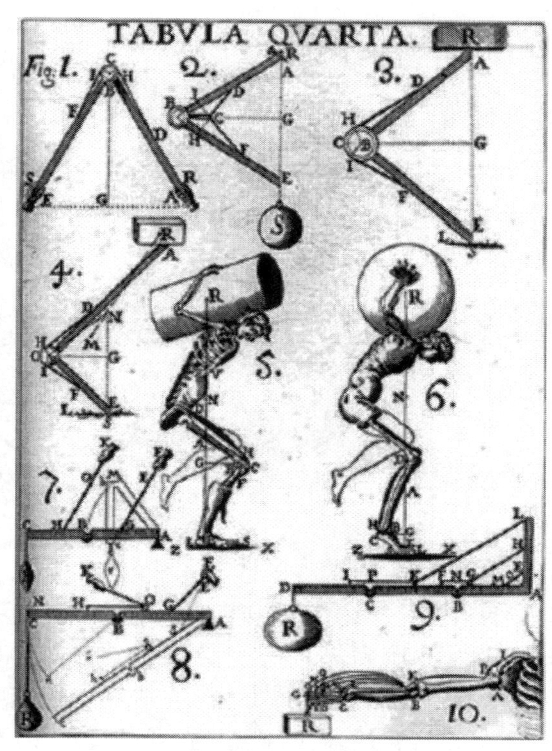

图 4-2-2 《论动物运动》插图

在 16 世纪和 17 世纪，机械力学的哲学体系同时也改变了相关的医学研究。此前盛行的观点认为人类是宇宙的中心并凌驾于物理定律之上。但哥白尼提出地球的运动遵从天体力学定律，博雷利又提出人体骨骼肌肉的运动遵从物理力学定律。对于人体的认识，由原先的大自然完美而不可预测的产物，转化为各生物系统的奇妙组合，而且遵循着宇宙的各种定律。博雷利对于这种转变的贡献是巨大的。他展示了人类的运动可以用机械力学进行诠释，这一观点至今仍是脊柱生物力学的基础。

二、临床生物力学的开端——Hangman 骨折

临床生物力学研究的开端是对绞刑的研究。绞刑的实施在一定程度上促使了人们第一次对脊柱的临床生物力学展开研究。并最终发现，特定的外力作用于颈椎可产生特定形态的颈椎骨折，并由此诞生了临床生物力学的研究。绞刑可导致 Hangman 骨折(图 4-2-3)，即创伤性枢椎椎弓根骨折及滑脱，这是我们今天很熟悉的脊柱骨折类型。国内文献将此译为“绞死者骨折”，甚至有人认为正确的英文表达应该为“hanged-man fracture”，意为发生在被绞死者的骨折。其实，这是一个误解，骨折的命名是以发现者来命名的，其本意就是“绞刑手骨折”，即绞刑手实施绞刑后产生的特定骨折类型。

绞刑大约是在公元 5 世纪大不列颠王国在侵略德国的一些部落(盎格鲁族，朱特族，撒克逊族)后传入英国的，随后便成为处死普通罪犯的常用方法，而原来的斩首成了贵族犯人的特权。英国早期的绞刑只能用残酷来形容。行刑者将绳索拴系在犯人的颈部后将犯人吊

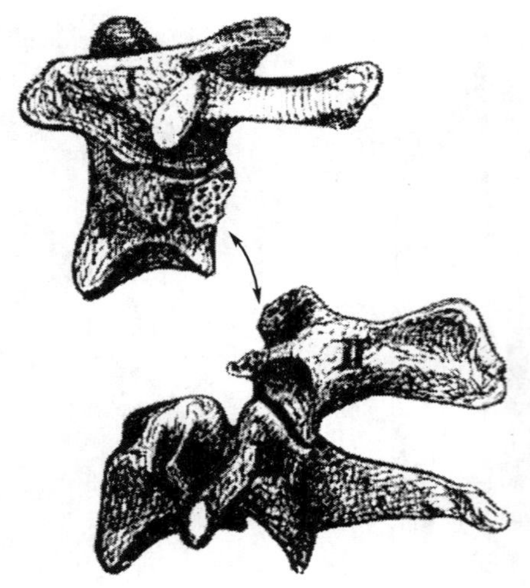
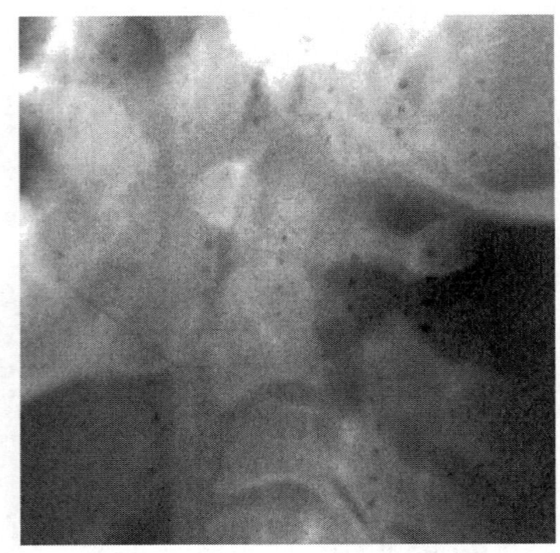

图 4-2-3　Hangman 骨折

起，让犯人痛苦挣扎直至窒息而死。有时绞刑手会通过牵拉犯人的双腿或爬上犯人的背部来加速死亡。直到若干世纪后英国的绞刑才变得更加人道一些。

绞刑中采用“坠落”的方法大约是在 1784 年传入伦敦纽格特监狱的。不幸的是，坠落的距离通常是变化的，而如果坠落的距离过短，则不能立即将犯人绞死，过长又可能造成颅脑和躯体的分离。要知道，绞刑通常是在广场上向公众展示的，显然上述两种结果均不能让观看者满意；窒息让人觉得冗长乏味，而断首又让人毛骨悚然。直到 1875 年，才有塞缪尔·霍顿(Samuel Haughton)确定了坠落的标准距离，他根据绳索的尺寸和犯人的体重计算得出坠落的具体距离。

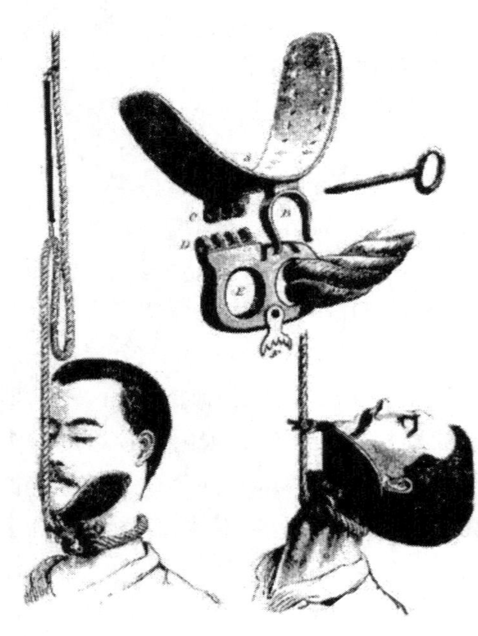

图 4-2-4　颏下结

坠落距离的标准化防止了断首的发生，但一部分犯人仍会死于窒息，由此促使了对于绞绳拴系位置的研究。约翰·德·乔奇·马歇尔(John de Zouche Marshall)在观察了数个绞刑后，于 1886 年得出这样的结论：将绞索拴在下巴下方(颏下)最具致死性；他甚至还发明了一种将绳索固定在颏下以防止移位的装置(图 4-2-4)。马歇尔将他的发现呈交给死刑判决委员会，但是并没有受到采纳。虽然马歇尔的观察结论是正确的，但他并没有进一步深入研究其内在机制或绞刑对颈椎产生的病理变化。

A. M. 帕特森(A. M. Paterson)在 1890 年首次向人们描述了利用颏下绳结实施绞刑后对颈椎产生的病理结果。由此提出了“绞刑手骨折(hangman fracture)”，即 C_2(枢椎)的椎弓根骨折，合并前纵韧带和后纵韧带的断裂。C_2 椎体和齿状突连同颅骨向头侧移位，而神经弓向尾端移位。

弗雷德里克·伍德-琼斯(Frederic Wood-Jones)，伦敦女子医学院解剖系主任，被誉为是第一位对临床生物力学进行系统化研究的人。1908年，他被委派去检查挖掘出来的102具努比亚人的尸体，这些努比亚人是2000年前在罗马人占领的上尼罗河流域后绞死的，该检查工作引发了伍德-琼斯(Wood-Jones)的研究兴趣。很多被害者的颈部仍拴系有绞绳，但伍德-琼斯注意到这样一个有趣的现象：没有一例尸体发生颈椎骨折。唯一的发现是大多数受害者的颅底骨受到破坏。

伍德-琼斯推测，绞刑时，绞绳的位置可能是造成潜在病理变化的决定因素。他认为罗马人在施行绞刑时，总是将较大尺寸的绳索置放于下颌角和乳状突的下方。处于这一位置的绳结，又称为耳郭下结，在身体被悬吊时将应力传导至颅底。

1913年，一些偶然的机遇让伍德-琼斯有机会去检查另外一些绞死者的骨骼。首先，他收集到1865年同样应用耳郭下结绞死的一个苏格兰犯人Dr. Pritchard头颅骨骼的描述。发现其与努比亚人一样有着独特的颅底骨折模式，由此证实了古罗马确实应用耳郭下结来绞死犯人。其次，和努比亚人一致，颈椎骨完整无骨折。此后，他检查了由仰光中心监狱的典狱长佛雷泽(Captain C. F. Fraser)上尉捐赠的5名死囚的骨骼。这些死囚在处死时都是即刻死亡的，弗雷泽上尉还向伍德-琼斯保证绞刑时所用的正是颏下结。检查发现5名死者的颅骨并没有骨折，但所有人的颈椎却有着相同的骨折模式："我们发现齿状突在导致死亡的过程中没有扮演重要的角色，但枢椎的后弓被猛烈折断并仍与第3颈椎保持联系，而寰椎、齿状突和枢椎的前弓与颅骨固定一体。这种病变是由强大的牵拉暴力使颈部剧烈后伸并折断枢椎体所引起的。"

同马歇尔一样，伍德-琼斯出于人道的考虑，主张在全英国的绞刑中使用颏下结，因为后者可以有效、利落和快速地致死。他的这些报道，撇开其研究目的和动机，却是脊柱生物力学发展史上的一座里程碑，因为由此人们认识到，特定的应力，即过伸和牵拉应力，能够在脊柱产生特定的病理结果，即我们所说的创伤性枢椎滑脱或hangman's fracture(绞刑手骨折)。

三、现代脊柱生物力学研究

(一) 起始阶段

第一、第二次世界大战以后，出现大量需要长期治疗的残疾退伍军人；飞行员发生了许多与战争和训练有关的损伤。这两个患者群体都为生物力学分析提供了良好的机会。朱尔斯·埃玛尔(Jules Amar，1879～1935年)使用了力和运动测量技术，是首批对法国数以千计残疾退伍军人的步态和完成任务能力进行生物力学评价的研究人员之一。他的著作《人类的运动》(*The Human Motor*)于1914年在法国发表，并在1920年翻译成英文。

第二次世界大战期间出现了高性能飞机，而这引起了人们对脊柱生物力学实验的兴趣。在那时，飞机的弹射座椅不能手动操作，德国飞行员在紧急事故期间无法逃离飞机，导致很多并发症。因为产生了众多脊柱损伤，齐格弗里德·拉夫(Siegfried Ruff)对这一课题进行了脊柱生物力学研究。

对脊柱的强度也进行了类似的研究。为了达到弹射时良好的脊柱姿势，欧罗夫·佩里

(Olof Perey)在 1945 年对瑞典 J-21 战斗机的弹射座椅进行了实验，而马丁-贝克(Martin-Baker)飞机公司于 1944 年在英国进行了实验。

美国空军于 1945 年启动了类似的研究来设计弹射座椅。当时韦恩州立大学的研究人员对脊柱的生物力学方面进行了研究，而麻省总医院和麻省理工大学的团队则对椎间盘的性质进行了研究。

(二) 临床研究

具有临床应用价值的脊柱生物力学模型是直到近现代才发展起来的。许多作者在诸多场合定义了“稳定性”这一术语。这导致外科医生研发了测量和评分系统，以及脊柱改变的定义。弗兰克·霍尔兹沃斯(Frank Holdsworth)爵士在 1962 年提出了脊柱的双柱模型。霍尔兹沃斯工作的区域有很多矿工，因此使他有机会研究大量的脊柱骨折病例，尤其是胸腰段骨折。他在治疗了 1000 多例伴有脊髓损伤的脊柱骨折以及例数更为庞大的无脊髓损伤脊柱骨折后发表他的报道。霍尔兹沃斯定义的前柱包括前纵韧带、椎体和后纵韧带；后柱则包含椎弓根、椎板、棘突、上下关节突和周围韧带。霍尔兹沃斯认为要造成脊柱不稳定必须合并后柱的破坏。因此，根据他的模型他预测椎体压缩和爆裂骨折是稳定的，而骨折-脱位是不稳定的。

弗朗西斯·丹尼斯(Francis Denis)在研究观察了 400 多例脊柱骨折的 X 线片后于 1983 年提出了脊柱的三柱模型理论。他发现，霍尔兹沃斯认为是稳定骨折的椎体爆裂骨折实际上是不稳定的。由此促使在双柱的基础上增加了中柱的概念，其中中柱包括椎体的后部、纤维环的后部和后纵韧带。一旦损伤超过一个柱体，则产生不稳定。因此，他认为压缩骨折是稳定的，而爆裂骨折、Chance 骨折和骨折-脱位是不稳定的，这与我们现在的治疗分类是一致的。丹尼斯的模型经过了许多学者的修正，但脊柱的三柱理论却经受住了近半个世纪的考验。

弗里德里希·鲍威尔(Friedrich Pauwels，1885～1980 年)和尼克莱·A. 伯恩斯坦(Nikolai A. Bernshtein，1896～1966 年)是在 20 世纪上半叶对肌肉骨骼生物力学进行了系统研究的科学家之一。除了前文所提及的欧洲研究外，还有一些在美国进行的研究。罗素·柏拉图·施瓦兹(Russell Plato Schwartz，1894～1965 年)于 1926 年在罗彻斯特大学医学与牙医学院外科创立了一个“肌肉动力学实验室”。施瓦兹医生的意图是设计一种机制来准确记录人体运动，从而确定正常和异常步态的标准。从 20 世纪 30 年代中期开始，肌肉动力学实验室的研究越来越集中于研究鞋设计中的“功能”原理，并继续完善记录步态的设备和研发诸如取景器这样的外科工具。该实验室保持了它在人类运动的纯粹力学方面的兴趣，并将这些研究应用于异常步态的诊断和治疗，无论是由创伤还是先天疾病造成。这个初步生物力学实验室的创立，为脊柱生物力学研究提供了一种视野和一个方向。

与此相似，在密西根底特律韦恩州立大学的生物力学实验室，赫伯特·理查德·里斯勒教授(Herbert Richard Lissner，1908～1965 年)，一名工程师，和 E. 斯蒂芬·戈登(E. Stephen Gurdjian，1900～1985 年)，一名神经外科医生，于 1939 年启动了对头部外伤和颅骨骨折机制的研究(King A.，个人交流)。里斯勒教授在 20 世纪 50 年代早期对脊柱生物力学进行了研究。里斯勒和戈登一起试图确定轴向压缩和横向弯曲对腰椎间盘突出症的影响。这代表了最早的真正脊柱生物力学实验之一。

他们还试图确定从失事军用飞机上弹射出来的飞行员发生胸腰椎楔形骨折的原因。Lissner 在医学院的电梯井中建造了一个垂直加速器，用来在尸体中重复这种损伤（King A，个人交流）。

经过这些初步研究之后，在 20 世纪 50 年代又进行了其他研究，包括维尔京（Virgin）、赫斯基（Hirsch）、赫斯基和施威兹（Hirsch and Schajowicz）、赫斯基和纳竞逊（Hirsch and Nachemson）、埃文斯（Evans）、埃文斯和里斯勒（Evans and Lissner）、希金斯（Higgins，）、弗里博格和赫斯基（Friberg and Hirsch）、萨尔文等（Sylven et al.），以及韦尔纳（Werne）的研究。这些工作促使埃文斯和里斯勒第一次进行脊柱挠度与负荷挠曲（load-deflection）、能量吸收以及屈曲力矩的研究。

这一时代的先驱之一是卡尔·赫斯基（Carl Hirsch，1913～1973 年），他是一名瑞典的矫形外科医生，在 20 世纪 40 年代对膝关节、髋关节和脊柱进行了生物力学研究。赫斯基的研究引来了许多科学家的关注，许多外科医生和工程师在 20 世纪 50 和 60 年代访问过他的中心。维克托·弗兰克（Victor Frankel）、乔治·嘉兰（George Galante）、奥古斯塔斯·怀特（Augustus White）、威尔逊·C. 海斯（Wilson C. Hayes）和艾伯特·B. 舒尔茨（Albert B. Scultz）是这期间访问过赫斯基实验室的美国科学家之一（Panjabi MM，个人交流）。

里瑟尔（Lysell）可能是现代第一位对颈椎运动和运动类型进行全面体外研究的科学家。他还全面回顾了文献，他认为韦伯（1827 年）第一次对脊柱运动进行了客观评价。里瑟尔使用了新鲜的完整尸体颈椎标本（C_2～T_1）。使用 4 个 0.8mm 的钢球插入每一椎体中，并进行定量立体 X 线照相术，他测量了椎体之间的三维相对运动。他共研究了 28 个标本，发现年龄或者退变程度对运动没有影响。

因此，赫斯基和他同时代的研究者，是现代生物力学的先驱。他们在设备完善的实验室开展研究，而他们的同事则在他们各自的新研究所创立了类似的实验室。这使 20 世纪 50 和 60 年代生物力学有关研究的数量和质量均得到提高。这还确定了生物力学教育的过程，以及使得合格的、名副其实的研究者和教育者增多。Hirsch 的这一贡献，超越任何其他研究努力，确保了脊柱生物力学领域的未来。

（三）有限元分析

有限元分析（FEA）是一种数学模型系统，原先是为结构工程学而设计的，该方法于 1943 年由柯朗和希尔伯特（Courant and Hilbert）首先创立，他们使用数理分析的 Ritz 方法以及变量计算最小化（minimization of variational calculus）来获得振动系统的近似解法。在 1956 年，特纳（Turner）等人发表的一项研究确立了数理分析的更广泛定义，研究关注于复杂结构的刚度和挠度。在 20 世纪 50 年代晚期，首次在航空工业中建立了脊柱的连续模型，用于确定飞行员紧急弹射与脊柱损伤风险之间的关系。这一模型随时间而逐步完善。

在 20 世纪 70 年代早期之前，FEA 局限于昂贵的大型机，而这一般为航空业、汽车业、国防工业和核工业公司所有。随着计算机成本的迅速降低以及计算能力的显著提高，FEA 已经达到了难以置信的精确度。FEA 技术的使用频率越来越高，包括应用于脊柱生物力学。在脊柱有限元分析中，脊柱被划分为大量的几何组成（如杆、立方体、平板），称之为"元素"。这些元素通过"节点"彼此连接。通过将连续的脊柱分割成有限个离散的单元，特定位置上所受到的压力、牵张力和外力的大小均可以应用计算机计算得出。

FEA 用于健康和病理脊柱状况的脊柱生物力学评价，以及在许多生物力学实验室中用于测试脊柱内植入物。此外，还可以利用有限元将磁共振图像直接转化为三维计算机模型，并进行分析。该技术需要大量的计算机操作时间和存储信息，以便能够更好地描述出脊柱的复杂性。

自 20 世纪 70 年代开始，以生物医学工程技术发展为特征，标志着脊柱生物力学的发展又进入一个新的阶段。脊柱外科医师、脊柱生物力学专家、技术工程师、计算机专家及信息工程专家等密切合作，以生物材料为重点的人体组织修复与重建技术不断发展。脊柱内固定技术发展，尤其是脊柱功能重建技术的涌现，更加丰富了生物医学技术工程的内涵。而数字医学先进技术的应用更是如虎添翼，使各类组织修复重建技术可以因人制宜、量体裁衣，精确化、个体化发展。

四、脊柱生物力学的发展阶段及前沿领域

（一）发展阶段

脊柱生物力学对目前骨科学领域中一些问题可以提供方法论及数理分析，其作用不容忽视。总结上述发展历程，作为骨科领域的一个分支，脊柱生物力学的发展阶段也可以分为三个阶段：

1. 第一阶段 主要是对脊柱功能及脊柱损伤的描述和分析。时间可追溯到古代，真正开始于中世纪，到 20 世纪 50 年代。

尽管有人认为生物力学的起源应推崇 15 世纪莱昂纳多·达·芬奇（Leonardo Da Vinci，1452～1519 年），他的笔记中描述了人体比例及运动。但是，达芬奇笔记仅限于私人的记载，对医学进步并没有多大影响。只有到了安德烈·维萨里才有了真正的突破，他出版了名著《人体的构造》（1543 年），建立了解剖学，是医学作为一门科学的基础，其也建立了早期生物力学的基本概念和原理。伽利略（Galilei，1564～1642 年）和牛顿（Newton，1643～1727 年）相继开展实验和理论研究，建立肢体运动的分析，使这方面的研究具有科学的依据。伽利略的学生博雷利（Borelli，1608～1679 年）结合数学、物理和解剖等相关科学分析了处理生物力学方面的问题，发表了《论动物运动》。18 世纪的著名科学家，包括伯努利（Bernoulli）、尤拉（Euler），特别是库伦（Coulomb）等人尝试用数学模式建立合理的方程式，决定人类最优化的工作能力。库勒（Kuner，1881 年）使用科学测试方式成功，改善人类的运动效能后，此方面的研究渐趋成熟。德国学者沃尔夫（Wolff，1892 年）发现骨骼的结构会随其所承受力量的不同而发生变化，他认为骨骼生长会受到力学刺激影响而改变其结构，即骨改建的“Wolff 定律”，建立了骨科生物力学发展史上一个著名的理论。埃玛（Amar，1914 年）回顾了众多文献，编著了颇具影响的专著《论人类运动》（*The Human Motor*）。

2. 第二阶段 主要以脊柱内固定技术的迅速发展为特征，时间自 20 世纪 60 年代开始，高潮在 20 世纪 80～90 年代。

在两次世界大战中，收集了大量肢体战创伤资料，这些研究资料，推动了骨科学领域基础研究和临床救治技术的发展。早期如 Thomas 架在第一次世界大战期间的应用，有效地运用了生物力学原理，对骨折进行“限制、持续、长期”的治疗，显著降低了骨折的病死率。在骨折治疗及愈合的研究领域，Danis 提出了骨折治疗的基本原则及内固定的原理。基于生

物力学研究，以骨折切开复位、内固定治疗、Ilizalov外固定支架为特征的骨折救治技术迅猛发展，力求获得骨折端有效稳定及有益的力学作用，以促进骨折愈合。随着生物力学原理和技术的广泛应用，促使骨科救治技术和水平不断发展和提高。

在脊柱外科领域，以Harrington器械为代表，进入了现代脊柱内固定技术时代，Luque节段钢丝固定以及CD技术等推动了脊柱内固定不断进展，而椎弓根螺钉固定技术的出现，使脊柱内固定技术发展进入一个崭新的高度，这些进步都与脊柱生物力学研究不可分。

3. 第三阶段 以生物医学工程技术发展为特征。自20世纪70年代开始，以人工关节技术为代表的组织修复重建技术逐渐成熟并广泛应用于临床，标志着脊柱生物力学发展进入了新的阶段。

生物力学的发展必然是"生物学"与"力学"的紧密结合，生物力学与力学生物学也是不能截然分开的，此两者的密切程度充分体现在生物医学工程技术的发展。随着骨科生物力学研究深入，多学科广泛参与、密切协作，以生物材料为重点的人体组织修复与重建技术不断发展。Charnley(1962)成功发明低摩擦全髋人工关节后，Insall(1972)又发明了人工膝关节，人工关节技术渐趋成熟并广泛应用于临床，标志骨科生物力学发展到重要阶段。脊柱功能重建技术的涌现，更加丰富了骨科生物医学技术工程的内涵。腰椎Charite人工椎间盘被批准应用于临床，则代表脊柱外科进入了一个结构重建和功能重建并重的时代。数字医学先进技术的应用更是如虎添翼，使各类组织修复重建技术可以因人制宜、量体裁衣，精确化、个体化发展。

诚然，脊柱生物力学发展阶段并非泾渭分明，可以截然分开的。三个阶段的划分，只是为了更好地了解脊柱生物力学的发展过程，有值得商榷之处。

（二）前沿研究领域

1. 骨生物材料 生物材料是骨科基础研究的基石，无论骨再生、骨修复或骨重建均涉及生物材料，因此是研究热点的热点。其包括化学合成的高分子材料、生物材料、生物合成材料、金属材料及其他类型材料等。由于用途各异，对生物材料的力学性能的要求也不同，如作为人工骨的材料与组织工程中的细胞载体，或者与重建技术中的材料差异较大，但均要求接近人体结构和功能的仿生材料，生物相容性好，具有合适强度，尤其是具备对外界力学刺激的响应性能。纳米化材料以及材料的表面修饰对改进材料性能有重要作用。生物材料与磁、电之间的结合及作用也是重要的研究问题。最近生物材料在体内的免疫反应及其意义也受到特别关注。

2. 分子及细胞生物力学 力学刺激可对细胞形态、增殖、分化、活性及干细胞定向分化等有重要作用，而且还影响细胞黏附、合成和分泌。在这个过程中，细胞会表达一系列的相关基因，包括特异性转录因子、细胞周期相关蛋白、黏附分子和基质蛋白等。在成骨细胞存活、增殖、分化以及骨重塑中，细胞与细胞外基质以及周围细胞均有相互作用，其间信号传递作用并不清楚，如何精确调控细胞内功能基因和蛋白质的表达及其作用过程亦需要深入研究。同时也需要探讨适宜力、电、磁刺激量效问题。

3. 组织工程技术 人体具有复杂结构、功能和力学环境。生物材料、分子生物学及细胞生物学的研究为组织工程技术发展奠定了基础。但种子细胞与支架材料复合应有最适力学环境，支架材料与宿主组织接触部分发生结合，才能长期发挥功能，而不至于在界面处发生松动与破坏，因此，组织工程功能细胞培养装置中应力环境的设计，支架材料降解与细胞生长的动力学等都是目前急待解决的问题。组织工程器官（如骨、椎间盘、肌腱、肌肉等）植入人体后，与体内组织和器官之间也存在着力学耦合问题，组织工程产品的力学评价、标准制定、过程监控等问题也是当前组织工程发展所必须面对的，因此，生物力学研究对组织工程的发展具有重要意义。

4. 人工脊柱关节 四肢人工关节假体技术较为成熟，研究重点在于内植入物表面修饰，以及内植入物与骨界面的愈合质量。目前主要热点集中于脊柱功能重建领域。随着对脊柱功能认识的深入，有关人工椎间盘、人工髓核、人工小关节等重建技术也不断涌现、发展。

无论人工椎间盘技术，还是人工髓核以及人工小关节技术，或者其他后路脊柱弹性固定技术，其目的是维持脊柱节段活动的功能，能达到有效均衡的局部应力分布，把脊柱的解剖和生物力学状态恢复到病理过程发生前的正常状态。但是，临床应用结果也表明，假体移位、下沉、松动、磨损及疲劳等问题尚未得到良好解决。如何在维持功能方面达到最佳效应，而尽可能减少植入物的不良效应，包括更多新型材料的应用，都是该领域需要深入研究的问题。

5. 数字脊柱外科 基于现代计算机辅助设计（CAD）、辅助制造（CAM）、计算机图像识别和三维重建技术等，计算机专家、骨科医师与生物力学专家、工程技术专家等密切协作，各类骨科器械的设计、开发和辅助诊断仪器不断涌现，数字医学的发展使数字脊柱外科也应运而生。

目前应用广泛的是计算机辅助导航技术与计算机辅助外科手术。导航技术系通过建立人体几何或物理模型模拟病人位置信息，使用高精度定位系统跟踪病人和手术器械的位置关系，实现在手术过程中利用计算机实时模拟，对手术过程进行监控，有助于提高手术质量。而通过数字人技术或虚拟手术则为骨科医生提供更有效的技术支援，包括术前手术计划的制定、手术过程模拟、手术效果的预测以及远程医疗、手术机器人应用等，使手术更安全、更精确、更有效。该领域研究方兴未艾，前景广阔。

第三节 生物力学的基本概念

生物力学从材料、结构、系统对研究对象的性质、功能、效能等方面进行研究，由于更多涉及数理领域的问题，对临床脊柱外科医生而言，无疑是个难题。但是，为了便于加深对后文有关生物力学内容的理解，有必要在此对一些生物力学基本概念进行简要介绍。美籍华裔学者赵以甦曾在《中华骨科杂志》2006 年第 4、5 期著文详尽介绍有关骨科生物力学基本名词定义，本文仅摘录介绍与脊柱生物力学研究较密切的基本概念。

一、几何学（geometry）

（一）坐标、位置和方向

坐标系（coordinate systems）用于确定物体特定位置和方向的系统，由空间中三个相互垂直的轴形成。常用矩形笛卡尔坐标系（rectangular cartesian coordinate system）为具有

X、Y、Z 方向的坐标轴的直角坐标系。

参考平面(reference planes)系由两个坐标轴形成的平面,用于描述一个特殊点或物体行动的轨迹。在人体肢体和关节运动中,经常用到以下的平面:①矢状面(sagittal plane)——X-Z 面;②冠状面(coronal or frontal plane)——Y-Z 面;③横切面(transverse plane)——X-Y 面。

点的位置(position of a point)则根据先前描述的坐标系的三个坐标值,它能够准确地确定点(P)的位置。在矩形笛卡尔坐标系中,点的位置描述为 P(x,y,z)。而物体的方向(orientation of a body)则采用欧拉角(eulerian angles)来确定物体特定方向的三个角度系统,如在人体解剖学中,与关节的屈曲-后伸、内收-外展、轴向旋转相对应的三个特定的角度。

根据上述内容则可以确定物体位置和方向(determination of the position and orientation of a body),确定一个物体在空间的位置和方向需要六个量(三个轴坐标确定物体某点在空间的位置,三个角度确定物体的方向)。

脊柱节段运动就是根据这些坐标系、参考平面以及位置和方向进行描述(图 4-3-1)。脊柱节段运动有 6 个自由运动度,需要用 6 个独立变量来描述,通常可以用 3 个角度位移和 3 个线位移来表示。3 个角度位移量分别是前屈后伸、左右侧弯和左右轴向旋转,3 个线位移量分别是上下、左右和前后的位移。其中 X 轴为冠状轴,沿此轴出现前屈、后伸和左右侧向平移;Y 轴为纵轴,沿此轴出现轴向压缩、轴向牵张和顺、逆时针旋转;Z 轴为矢状轴,沿此轴出现左、右侧屈及前后平移。此三轴相互垂直。这种基于三维坐标系的描述非常便于实验中对测试体进行测量,以及图像重建分析。脊柱在 6 个自由度中的平移和转动范围称为活动幅度。

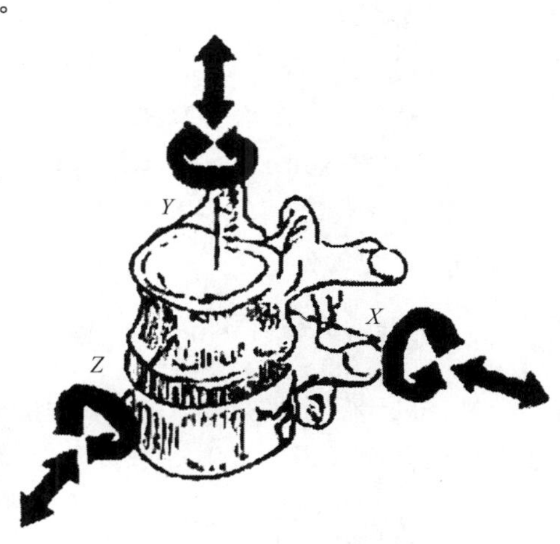

图 4-3-1 脊柱节段运动的描述

(二) 矢量分析(vector analysis)

标量(scalar):只有大小的数量。

矢量(vector):有大小、方向及应用点的量,它只能根据平行四边形原理来做加减操作。

自由矢量(free vector):可在空间随意平行移动而其方向和大小均不改变的矢量。

滑动矢量(sliding vector):只能沿着固定直线移动的矢量。

固定矢量(fixed vector):有一个应用点的矢量,不能移动。

矢量运算(vector operation):用代数或图解方法处理矢量。

代数处理(algebraic manipulation):可以按照矢量在 X、Y、Z 方向相应的分量来进行矢量的加减。矢量须遵守其他特殊数学运行方式,但这些方式过于复杂,在此不作介绍。

图解处理(graphic manipulation):可以按照平行四边形原理或多边形原理进行矢量的加减操作。

矢量分量(vector components):沿着已知相互垂直方向的正交矢量的投影。如分量方向不垂直,则需用平行四边形原理来操作。

矢量方程(vector equation)：一种只包含矢量的方程式。通常可以将其简化成三个以分量为主的方程式。

单位矢量(unit vector)：沿着坐标轴方向，数量为 1 的矢量。

二、静力学(statics)

(一) 牛顿力学定律(Newton's laws of mechanics)

1. 第一定律(first law)　任何物体在不受外力的作用下总保持静止状态或匀速直线运动状态。这个定律是静力学分析的基础。如果这个物体只是一个颗粒，那么以下方程式必须满足：

$\sum F_x=0,\sum F_y=0,\sum F_z=0$($F_x$、$F_y$、$F_z$ 为 x、y、z 方向的分力)。

2. 第二定律(second law)　动量[质量(M)×速度]的改变是和作用于物体直线方向的力成比例，这个定律形成动力学基本方程式：

$\sum F_x=MA_x,\sum F_y=MA_y,\sum F_z=MA_z$($A_x$、$A_y$、$A_z$为 x、y、z 方向的加速度)。

3. 第三定律(third law)　对于每一个作用力总有一个方向相反、大小相等的反作用力。并且两个物体之间的相互作用力总是大小相等、方向相反。这个定律适用于自由物体(free body)受力的分析。

(二) 静态平衡

当物体处于静态平衡(state of static equilibrium)时，作用于物体的合力和合力矩为零。以这个平衡条件我们可以确定平衡方程，从而得出作用于物体的未知力。

(三) 面积矩、面积中心

第一面积矩(first moment of area)：总面积对任何轴的第一力矩总是等于总面积与其面积中心到该轴距离的乘积。

面积中心(centroid)：一个面积的几何中心。如果一个平面物体质量是均匀的，那么物体的面积中心和质量中心重合。

第一面积矩的应用(application of the first moment of area)：用于表达对该坐标轴一个面上分布力或压力的力矩。这个表达式用于计算在横梁弯曲时的剪切应力的分布。

面积中心的应用(application of centroid)：用来决定肌肉张力作用的方向。肌肉截面的面积中心可作为用于包含全部肌纤维在内的肌肉合力的作用点，也可用它作为关节面接触区域的压力中心。

三、运动学(kinematics)

刚体(rigid body)：是一个由无数颗粒组成的物体，其中任何两颗粒之间的相对距离不变，即假定物体受到外力作用时不变形。

自由度(degree of freedom)：用于描述一个刚体在三维空间中可进行的独立运动方向。

位移(displacement)：是一个矢量，表示一个颗粒在空间内位置的变化。该位移矢量与运动路线无关。包括物体线性位移及角度位移两种。

移动距离(distance traveled)：是一个标量，表示空间内某一颗粒从一个给定的点移动到另一个点所行的实际距离。该标量与颗粒运动路线有关。

微小旋转(infinitesimal rotation)：是一个矢量，表示一个刚性物体的小量旋转。当在三维坐标系中确定物体的最终方向时，该旋转的分量与它们的顺序无关。

有限旋转(finite rotation)：不是一个矢量。当旋转度数大时，物体的旋转顺序决定刚性物体的最终方向。

速度(velocity)：是矢量，表示位移矢量随时间而改变的比率。包括线性速度与角速度。

速率(speed)：是标量，表示速度矢量的大小与方向无关。

加速度(acceleration)：是矢量，表明速度随时间而改变的比率。包括线加速度与角加速度。

旋转瞬时中心(instantaneous center of rotation)：指一段特定时间内在一平面上的一点。可以认为一个刚性物体是绕过该点对平面的垂直轴做纯旋转运动。这种假设的方法适用于在关节的平面运动中探讨其接触面摩擦的情况。

非滑动的旋转(滚动)(rolling without slipping)：在两个物体接触的共同点上没有相对的运动。这意味着两物体在接触点的速度是相同的。瞬时旋转中心在两物体的接触点上。

旋转运动(spinning motion)：两个物体相结互动时，在固定物体上的接触点保持不变。移动物体的瞬间旋转中心是在它接触面的曲率中心上。

伴随滑动的旋转(滑动)(rolling with slipping)：两物体的接触点的各自切线速度不同。

滑动(sliding motion)：一个纯平移。移动物体的每点有相同的速度。如固定体是一个平面，旋转的瞬间中心将在无穷远的位置。

四、动　力　学

动力学(kinetics)系研究刚性物体运动和运动原因之间的关系。

线动量(linear momentum)：质量乘以速度，是一个矢量，用来形容一个物体所具有的直线运动潜力。

角动量(angular momentum)：线性动量的力矩，是一个矢量，用于形容一个物体所具有的旋转运动潜力。

冲量(impulse)：在某一时间间隔内物体动量的变化，是一个矢量。

碰撞(impact)：在很短时间间隔内产生的冲击力，通常由急剧的减速造成。

功(work)：一个物体在一个力作用下做的功，等于作用力和该物体沿着作用力方向位移的乘积。它是一个标量。

能量(energy)：物体做功的能力，是一个标量。

势能(potential energy)：一种潜在的做功的能力。它等于刚性物体重心到某一参照水平线的高度与其重量的乘积。

合力(resultant force)：作用于物体系统多种力的一个矢量总合的单力。

力矩(moment of force)：作用于某点力的力矩，等于该力与它扭转参照点的垂直距离(力臂)的乘积。

力偶(couple)：两个大小相等、方向相反的力作用在与物体旋转中心距离相等的点上所形成的一对转矩，仅能让物体产生旋转。

合力矩(resultant moment)：一个力矩，等于作用于物体上同一点的力偶系统和力矩系统的矢量总合。

外力(external forces)：重力效应与其他加力物体接触面所产生的反作用力。

内力(internal forces)：在物体内部界面产生的力。例如肌肉伸缩所造成的骨骼关节的受力或骨髓腔内所产生的压力。

动能(kinetic energy，KE)：用物体抵抗改变它运动趋势的能力来衡量其做功的潜力，即为动能。在物体直线运动中，动能可表示为 $KE=1/2mv^2$，m 是物体的质量，v 是物体运动的线速度。

应变能(strain energy)：势能的一种形式，用来形容和量化变形物体恢复其原有形状的能力，用于衡量它在变形时所做的功。

惯性质量矩(mass moment of inertia)：用来表示刚体质量大小及其分布的状况。该量适用于描述刚体对平移和转动的抵抗潜力。

五、变形体力学(mechanics of deformable bodies)

变形(deformation)：结构或结构的某一部分形状、大小的改变。

应变(strain)：是一种形变的测量，即组成物体的小单元形状及大小相对于未受力前状态的改变。

线应变(normal strain)：对于一条直线的延长或收缩的比率测量，因此，线应变是无量纲的。

剪应变(shear strain)：在体内两条垂直相交直线的交点上相互旋转的测量(两条直线垂直角度的改变)。通常用于弧度的测量，因此，剪应变也是无量纲的。

应变状态(state of strain)：假设机体内部每点均有 6 种应变，它们分别为 εx、εy、εz、εxy、εyz 及 εzx，这 6 种应变就决定了整个机体大小及形状的变化，在机体内部一点上的这 6 种应变就称为该点的应变状态。

第四节　生物力学测试的基本知识

目前在骨科临床上常用生物力学研究实验多数还局限在对生物力学指标的检测以及评价方面，故进行重点介绍。其实验目的是，应用物理学和工程力学的法则与概念来描述人体不同节段的活动，分析其不同部位在活动中的受力情况，解析骨骼系统疾病及损伤与力的相互关系，以达到更科学、更有效地预防和治疗骨科疾患的目的。

一、主要测试指标

(一) 力

力是物体之间的相互作用，它能使物体的运动状态发生变化或使物体发生形变。一般用 F 表示，基本单位：牛顿(N)。力具有大小、方向、作用点。

压力：沿人体垂直轴作用于物体表面的力，如站立位时所测物体以上身体的重力。

剪力：平行于所作用物体表面的力。剪力可引起半脱位。

张力：使物体拉长或使物体纤维扯断的力。

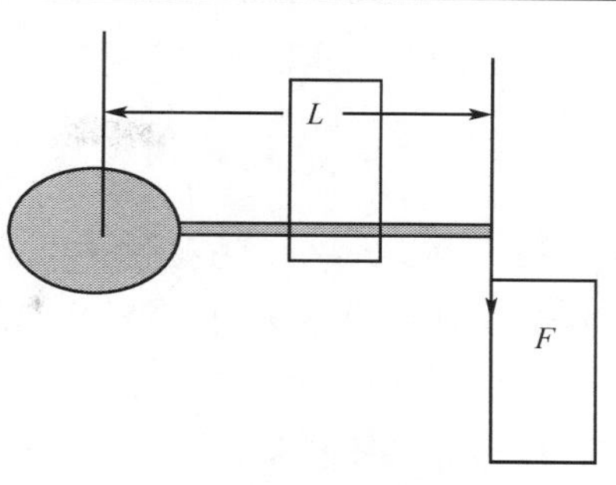

图 4-4-1　力(F)与力臂(L)

(二) 力矩

旋转中心点到力的作用线的垂直距离(力臂 L)与力(F)的乘积称为力矩(图 4-4-1)。单位牛米(N·m)。

(三) 应力

应力是物体中各部分之间单位面积上相互作用的内力。应力的单位为 psi(pound per square inch)或者 N/m^2(Newton per meter square 或 Pascal 简写为 Pa)。

$$1MPa(megapascal)=1\times10^6\ Pa=1\ N/mm^2=145\ psi$$

对于均匀体：

$\tau_L=f/S_0$，称为拉格朗日应力(常用软组织测量)，S_0为物体受力形变前的截面积。

$\tau_C=f/S$，称为柯西应力，S 为物体受力形变后的截面积。

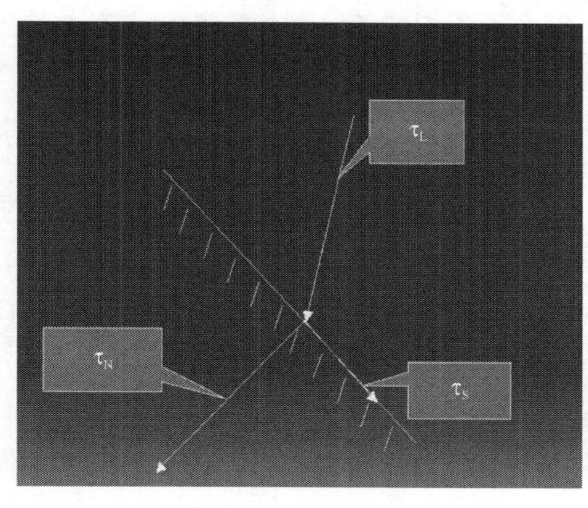

图 4-4-2　应力及分解

一截面上的应力一般不一定与此截面垂直，可按平行四边形法则分解为法向分量和切向分量，通常把法向分量称为正应力 τ_N，切向分量称为剪应力或切应力 τ_s(图 4-4-2)。

(四) 应变

物体受力作用时发生形变，其体积、长度和形状变化与其初始值之比，称为应变。在直杆两端受到与杆平行的力拉伸或压缩时，杆的长度由 L_0变为 L，则其应变为：

$$\varepsilon=(L-L_0)/L=\Delta L/L$$

$\varepsilon_L=(L-L_0)/L_0$，$\varepsilon_L$称为拉格朗日应变。其中 L_0为初始长度。

$\varepsilon_C=(L-L_0)/L$，ε_C 称为柯西应变。

剪应变：在体内两条垂直相交直线的交点上相互旋转的测量(两条直线垂直角度的改变)，通常用于弧度的测量。

(五) 弹性模量(杨氏模量)

在直杆两端施加与杆平行的力拉伸或压缩时，杆的长度由 L_0变为 L，则其应变为：$\varepsilon=(L-L_0)/L=\Delta L/L$。若杆的截面积为 S，则其应力为 $\tau=f/S$，在弹性限度内 $\tau=E$，$\varepsilon=E\Delta L/L$，E 为弹性模量或杨氏模量。

其物理意义是表示材料刚性大小。

（六）剪应力与剪切模量

剪应力 $\tau=G\gamma$，G 为剪切模量，γ 为剪切应变。G 的物理意义是表示材料抗剪切的刚性。

在弹性变形范围内，横应变与纵应变之间成正比关系。

$\varepsilon_1=-\mu\varepsilon$，$\mu$ 为一常数，称为泊松比。

E、G、μ 之间的关系为 $E=2(1+\mu)G$。

（七）应力-应变曲线(stress-strain curve)

通过简单的张力、拉力或剪切力实验所得出的数据可用于应力应变相应值的图表的制作。通常应力在纵坐标上表示，应变在横坐标上表示。

（八）刚度

刚度(sitffness)使物体产生单位变形所需的外力，单位为 N/m。

材料的弹性模量和剪切模量越大，则刚度越大。

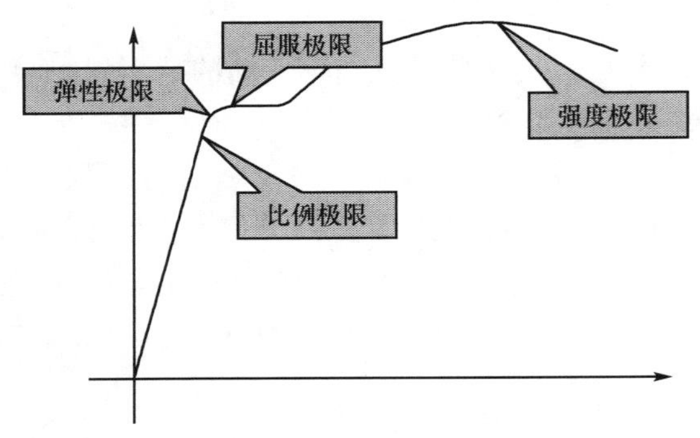

图 4-4-3 描述强度的指标

（九）强度

强度(strength)是指物体抵抗破坏的能力。所谓破坏通常是指断裂或产生过大的塑性变形。其描述的是物体的塑性性能(图 4-4-3)。

弹性极限：如果应力超越了某个值，当把应力移开之后，物体无法恢复原来的大小及形状，这个值就称为弹性极限。

屈服点：材料内小于最大的可达到应力范围内第一个应力，在撤离它之前材料会发生永久性形变。有时也可描述为弹性极限。

极限应力：在应变增大时而应力无法再增大，这个最大可获得的材料应力称为极限应力。

疲劳：在循环应力下所产生的材料局部破坏，如疲劳应力延续，这些局部断裂会延伸而造成整个物体损坏。

（十）三维运动范围

脊柱节段运动的幅度称为运动范围(range of motion，ROM)。在脊柱生物力学中将 ROM 划分为中性区(neutral zone，NZ)和弹性区(elastic zone，EZ)。NZ 代表前屈与后伸、左侧弯与右侧弯或左轴向旋转与右轴向旋转运动的零载荷之间的运动范围的一半，即零载荷与中立位之间的运动范围：EZ 表示从零载荷至最大载荷的脊柱运动范围(图 4-4-4)。以前屈、后伸运动为例，前屈最大载荷和前屈零载荷之间的节段夹角改变量定义为前屈弹性区(EZ)，前屈零载荷与后伸零载荷之间的平均位置定义为前屈、后伸的中性位。前屈零载荷时的脊柱位置与中性位之间的脊柱运动定义为中性区(NZ)。前屈运动范围(ROM)定义为最大载荷时的脊柱中性位之间脊柱运动范围，为前屈弹性区和中性区之和。同样也可定义后伸运动的弹性区、中性区和运动范围。由定义可以看出前屈和后伸的中性区是相同的，中性位与直立位不一定重合。和前屈/后伸运动定义的运动范围一样，也可以定义在左/右侧弯和左或轴向旋转运动时的脊柱运动范围、弹性区和中性区。

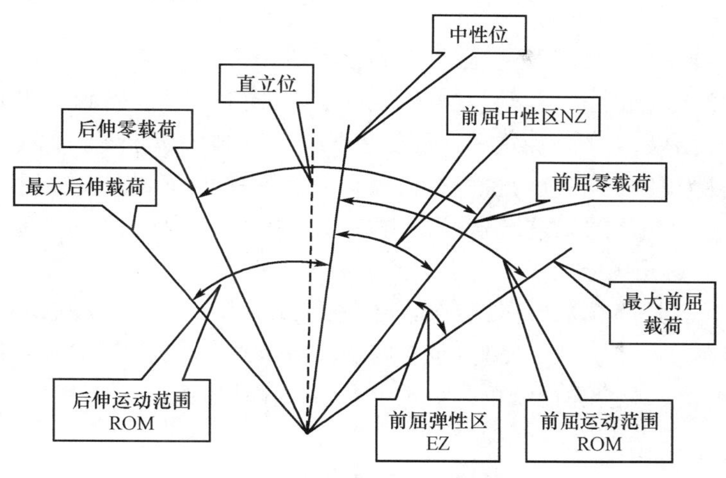

图 4-4-4　脊柱节段运动范围

二、生物力学测试的基本要求

（一）实验特点

（1）与传统力学相比，技术指标规范性较差。

（2）结构复杂，生物体无论外形还是内部结构都是十分复杂的，材料特性不同，各向同性和各向异性均差异较大。

（3）个体差异大，由于性别、年龄、种族及身体素质等因素的影响，使得个体之间差异大，直接影响测试结果。

（二）设计步骤

（1）提出问题，查阅文献资料。

（2）分清实验类型，属于材料测试、结构测试，如何实现测试规范化。

（3）根据骨骼的功能选取加载方式。一般稳定性测试采用加载力偶方式。

（4）选择合适的加载速度。

（5）实验模型复制。如复制脊柱骨折模型或脊柱不稳模型。

（6）根据设备条件灵活设计实验方案。每个实验室的实验设备是有限的，灵活运用现有设备达到实验目的是非常重要的。

（7）根据器械特点合理安排实验次序。为了减小标本差异而引起的实验误差，尽量各种器械共用同一标本。合理安排各种器械实验次序，减小相互之间的影响。

（8）数据统计预案。必须在实验前做好数据统计预案，这样才能正确地对标本分组、安排实验顺序。

（三）实验实施

（1）实验准备。标本的制备与保存，复制实验模型，实验装置的制作与安装，测试点的选取等。

常用研究材料有尸体标本及牛、猪等动物标本等。尸体标本广泛运用于生物力学测试的体外研究，其优点是能直接测量脊柱各节段的运动，同时直接观察到脊柱生理病理变化和组织形态学改变。缺点是体外测试一定程度上改变了生理状态下脊柱的力学特点，如肌肉作用等，且来源较为困难。目前评价脊柱内固定术式等常可以采用小牛脊柱或猪脊柱标本。

（2）预实验。对获得结果进行分析，了解实验过程可能影响的因素并拟定质控措施，最后确定实验方案。这是确定实验主体方向和可行性的关键。

（3）进行实验。严格规范操作，实施质控，尽量减少人为因素对实验结果的影响。

（4）实验记录。原始记录要完整，包括实验步骤、时间、结果、实验过程中意外情况、照片、录像等。这些记录对今后的结果分析及论文写作作用巨大。

（四）结果判读

（1）去伪存真。由于生物力学实验的特点，个别标本检测或个别数据等可能出现较大偏离，需要按照数理统计的基本原则进行“去伪”处理。也有可能由于实验过程系统误差所致，则更应引起注意，切忌“谬误当做真理”。

（2）去繁存简。生物力学测试常常数据量很大，比如脊柱三维运动的研究，可以有下列运动加载方式如轴向压缩、前屈、后伸、左侧屈、右侧屈、左旋转、右旋转等，即使测量运动范围，也有ROM和中性区指标，再有正常标本、不稳标本、内固定标本等不同工况，数据繁多且杂，就需要通过数理统计方式进行处理，尽量保留既简单又能说明实验结果的数据，使人一目了然。

（3）去粗存精。可以说，整个生物力学实验中，所测试的大部分数据意义不是很大（这是实验设计及实施过程中难以发现的），在后期的数据统计分析过程中，就必须发现测试结果中有意义部分（并非单纯属于统计学显著性差异的内容），即测试数据中精华内容，其可以对研究某个具体骨科问题进行解释和回答。

（4）由表及里。从临床角度，分析研究实验结果，从中发现对骨科实践有指导意义的规律性认识。这是骨科生物力学研究值得进行升华的部分。临床骨科医师必须从自己专业的角度出发对研究所获得数据结果进行分析和说明，而不是单纯接受生物力学研究人员的观点。

结　　语

脊柱生物力学的发展是现代科学技术发展的重要体现，其不断深入对脊柱领域基本原理的阐述和揭秘，也不断促进脊柱各类技术的发展和成熟，为脊柱外科学的发展奠定坚实的基础。作为一门跨学科的亚专业，脊柱生物力学研究需要各领域的专业人员密切协作和共同努力，尤其是从事脊柱医学事业的医疗技术人员要根据病人的需要、专业的需要、发展的需要，去发现问题并解决问题，从而促进脊柱外科专业的发展和进步。

（瞿东滨　赵卫东　郑兆聪）

参 考 文 献

安丙辰,汤亭亭．2009. 骨科内植物研究中的生物学和生物力学问题——东方科技论坛第127次学术讨论会[J]. 医学生物力学,24:157～159.

陈启明,梁国穗,秦岭等．2001. 骨关节肌肉系统生物学和生物力学[M]. 第2版．北京:人民卫生出版社．

杜瑞卿,陈以国,张鹏等．2004. 脊柱生物力学有限元分析法的概述[J]. 北京生物医学工程,23(1):78～80.

樊瑜波．2003. 生物力学:一门活跃的交叉学科[J]. 医用生物力学,18(4):193～194.

金大地,瞿东滨,Charles D Ray. 2004. 脊柱椎间关节成形术[M]. 北京:科学技术文献出版社．

瞿东滨,赵亮,金大地．2008. 腰椎间盘人工髓核植入对软骨终板应力分布的影响[J]. 中华外科杂志,46:354～356.

瞿东滨,钟世镇．2010. 骨科生物力学的发展及前沿领域[J]. 中华外科杂志,48(4):311～313.

赵以甦．2006. 骨科的生物力学基本名词定义(上)[J]. 中华骨科杂志,26(4):286～288.

赵以甦．2006. 骨科的生物力学基本名词定义(下)[J]. 中华骨科杂志,26(5):358～360.

赵以甦．2006. 肌肉骨骼生物力学的历史回顾[J]. 中华骨科杂志,26:142～144.

郑诚功．2004. 骨科生物力学的研究进展[J]. 中华创伤骨科杂志,6(1):43～45.

郑诚功．2005. 骨科生物力学的进展[J]. 中华创伤骨科杂志,10(7):901～902.

钟世镇．2009. 数字人与数字医学研究现状及展望[J]. 中国数字医学,4:5～7.

Best NM,Sasso RC,Garrido BJ. 2009. Computer-assisted spinal navigation using a percutaneous dynamic reference frame for posterior fusions of the lumbar spine[J]. Am J Orthop,38:387～391.

Bloemen V,de Vries TJ,Schoenmaker T,et al. 2009. Intercellular adhesion molecule-lclusters during osteoclastogenesis[J]. Biochem Biophys Res Commun,385:640～645.

Bono CM,Kadaba M,Vaccaro AR. 2009. Posterior pedicle fixation-based dynamic stabilization devices for the treatment of degenerative diseases of the lumbar spine[J]. J Spinal Disord Tech,22:376～383.

Born AK,Rottmar M,Lischer S,et al. 2009. Correlating cell architecture with osteogenesis: first steps towards live single cell monitoring[J]. Eur Cell Mater,18:49～62.

Dado D,Levenberg S. 2009. Cell-scaffold mechanical interplay within engineered tissue[J]. Semin Cell Dev Biol,20:656～664.

Fassina L,Saino E,Sbarra MS,et al. 2009. Ultrasonic and electromagnetic enhance of a culture of human SAOS-2 osteoblasts seeded onto a titanium plasma-spray surface[J]. Tissue Eng Part C Methods,15:233～242.

Fuentes JM. 2008. History of spine surgery[J]. ArgoSpine,19: 78～84.

Kowalski RJ,Ferrara LA,Benzel EC. 2005. Biomechanics of the Spine [J]. Neurosurg Q,15(1):42～59.

Lange T,Schilling AF,Peters F,et al. 2009. Proinflammatory and osteoclastogenic effects of beta-tricalciumphosphate and hydroxyapatite particles on human mononuclear cells in vitro[J]. Biomaterials,30:5312～5318.

Lin CY,Kang H,Rouleau JP,et al. 2009. Stress analysis of the interface between cervical vertebrae end plates and the Bryan,Prestige LP,and ProDisc-C cervical disc prostheses: an in vivo image-based finite element study[J]. Spine,34(15): 1554～1560.

Naderi S,Andalkaar N,Benzel EC. 2007. History of spine biomechanics: part Ⅰ—the pre-Greco-Roman,Greco-Roman, and medieval roots of spine biomechanics[J]. Neurosurgery,60(2):382～390; discussion 390～391.

Naderi S,Andalkar N,Benzel EC. 2007. History of spine biomechanics: part Ⅱ—from the Renaissance to the 20th century [J]. Neurosurgery,60: 392～403; discussion 403～404.

Park KH,Kim H,Moon S,et al. 2009. Bone morphogenic protein-2(BMP-2)loaded nanoparticles mixed with human mesenchymal stem cell in fibrin hydrogel for bone tissue engineering[J]. J Biosci Bioeng,108:530～537.

Sanan A, Rengachary SS. 1996. The history of spinal biomechanics[J]. Neurosurgery, 39(4): 657～668; discussion 668～669.

Santos A,Bakker AD,Zandieh-Doulabi B,et al. 2009. Pulsating fluid flow modulates gene expression of proteins involved in Wnt signaling pathways in osteocytes[J]. J Orthop Res,27:1280～1287.

第五章　脊柱的结构与性能

脊柱是个复杂的力学结构体系。椎体、关节突、椎间盘、韧带以及周围的肌肉组织结构各异，功能不一，其共同作用，协调一致，发挥脊柱的独特功能：承载、运动、保护脊髓。对脊柱生物力学性能的认识，是脊柱外科医生必须具备的基本知识。

第一节　脊柱结构的力学性能

一、椎　　体

椎体的宽度、厚度以及高度自上而下逐渐增大，此与人体直立负重有关。椎体是由软骨板、松质骨及密质骨组成的复合结构。这些不同的成分具有各自独特的生物力学性能。不同成分在抗轴向载荷方面的作用尚不清楚。

椎体主要是承受压缩载荷。随着椎体负重由上而下地增加，椎体也自上而下地变大，如腰椎椎体的形态比胸椎和颈椎的又厚又宽，承受较大的负荷。椎体的力学性能与解剖形状、骨量相关。Yoganandan（1990 年）测量了颈椎椎体解剖学参数及力学性能（表 5-1-1，表 5-1-2），从 C_3～C_6 椎体平均截面积和骨矿含量（bone mineral content，BMC）逐渐增大，C_3 截面积为 334mm^2，BMC 为 1.5g，而 C_6 分别为 500mm，BMC 为 2.18g。最大压缩载荷也从 C_3 的 1060N 提高到 C_6 的 1787N。

表 5-1-1　颈椎椎体平均结构参数和力学性能

指标	均数	标准差
高度（mm）	15.08	2.34
截面积（mm^2）	426.14	90.18
BMC（g）	1.94	0.44
最大压缩载荷（N）	1273.14	490.84
位移（mm）	4.78	1.20
应力（mPa）	3.01	0.95
应变	0.31	0.09
刚度（N/mm）	393.61	150.64
能量（J）	2.88	1.18

表 5-1-2　不同颈椎椎体的解剖测量和力学性能

颈椎	高度（mm）	截面积（mm^2）	最大压缩载荷（N）
C_3	16.18	333.8	1060
C_4	17.19	389.7	1023
C_5	14.87	433.2	1133
C_6	14.00	499.7	1787
C_7	16.55	476.0	1328

椎体在承受压缩负荷方面起重要作用。不同椎体承受负荷所占体重的百分比均有所不同，总的趋势是自上而下逐渐增大，由 L_1～L_5 分别为 50％、53％、56％、58％和 60％。椎体的强度随年龄增长而减弱，尤其是 40 岁以后表现得更为明显。当椎体骨量减少 25％时，其抗压强度可减低 50％，而这一变化与椎体松质骨抗压强度的变化基本平行。在骨质疏松患者，由于骨量的减少，容易出现微骨折，是出现疼痛的原因之一。

椎体皮质骨和松质骨承受压缩负荷的比例与年龄有关：40 岁以前分别为 45％和 55％，40 岁以后则达到 65％和 35％。松质骨在被破坏前可压缩 9.5％，而皮质骨仅有 2％，这说明皮质骨在压缩负荷作用下更容易发生骨折。因此，在压缩载荷下，皮质骨首先骨折。如载荷继续增大，才出现松质骨破坏。骨髓的存在有助于增加松质骨的抗压强度和吸收能量的能力，在较高的动力性载荷下这种作用更有意义。松质骨能量吸收的机制是骨小梁间隙减小。因此，椎体内松质骨的功能似乎不仅是与皮质骨外壳一起分担载荷，而且，至少在高速加载时，是抵抗动力性峰载的主要因素。有国人腰椎的动态和静态强度研究表明，上腰椎的静、动态强度分别为 6.7kN 和 10.8kN，下腰椎的静、动态强度分别为 9.2kN 和 12.8kN，说明上、下腰椎椎体的强度有显著差异，椎体的动态强度高于静态强度。

椎体由高度多孔的板层骨与相对坚硬的密质骨壳组成。该骨壳层较薄，平均厚度为 0.4mm，其与板层骨核有明确不同，系板层骨更紧密排列，形成固化的密质骨，此与组织学上皮质骨有差异。板层骨承担着大部分的垂直压缩载荷，而外层骨壳组成一个强化的结构可额外增加抗扭转和抗剪切能力。有有限元分析估计此皮质壳对整固椎体的载荷承载能力的贡献小于 15%。但皮质层与板层骨体之间以相互依赖的方式分享压缩载荷。

个体之间显性骨密度差异很大，0.05g/cm^2 到 0.30g/cm^2。自 40 岁开始，老年男性可丢失骨密度达 30%，而老年女性可高达 50%。常规估计显性骨密度可通过双能骨密度吸收光谱仪(DEXA)获得。尽管骨密度(BMD)或骨矿含量(bone mineral content，BMC)非骨的体积参数，但它们依然是目前衡量椎体最大强度的极有用的指标，因为椎体最大强度依赖于椎体的几何学及板层骨的疲劳强度。腰椎椎体的疲劳应力是 1.0MPa 到 5.0MPa。Resch 等采用定量 CT 研究表明，男性显性骨密度为 0.11g/cm^{2}时，椎体骨折风险为 25%，而个体骨密度为 0.05g/cm^{2}时，椎体骨折风险为 99%。

由于骨密度、骨构造及几何形状等天然差异，尸体标本测量的椎体强度相差幅度较大，0.8～15kN。但定量骨体积密度与椎体强度之间存在显著相关，椎体几何形状及结构对椎体强度也有明显影响。同一个体，椎体强度从颈椎到腰椎逐渐增大，主要与几何形状增大有关，而每个椎节骨密度相对保持恒定。椎体的疲劳寿命指椎体承受循环载荷的大小及持续时间的能力，是预期椎体骨折风险的一个数值。表 5-1-3 表明，在 30%～40%压缩强度下，5000 次循环载荷(代表运动员 2 周训练强度)作用，发生疲劳骨折的概率为 36%，如压缩载荷强度达 60%～70%，则 92%将发生疲劳骨折。

表 5-1-3　椎体的疲劳强度(疲劳概率%)

载荷%/VCS	循环次数				
	10	100	500	1000	5000
30%～40%	0	0	21	21	36
40%～50%	0	38	56	56	67
50%～60%	0	45	64	82	91
60%～70%	0	62	76	84	92

注：VCS. vertebral compressive strength(椎体压缩强度)。

骨质疏松症是骨结构强度降低到一定程度，以至于正常日常活动就超出椎体的承载能力，而出现椎体骨折的一种疾病。在过去十年中，脆性骨折的发生率成倍增长，尤其在女性，WHO 数据表明，50 岁以上女性的骨质疏松性骨折发生率达 40%以上。临床上采用 DEXA 测量腰椎的 BMD 或 BMC，较 30 岁性别配对个体的平均值低 2.5*s* 以上，则为骨质疏松；在女性，BMD 或 BMC 每增加 1*s* 丢失，椎体骨折风险增加 2.2 倍。

椎体骨结构强度的减弱不仅是显性骨密度下降的结果，也是骨结构和骨重建和(或)修复速度长期变化的结果，导致持续循环载荷下不断快速累积损伤(图 5-1-1)。骨脆性增加系由于正常的板层样相互紧密的板层骨结构被相互开放的条索样结构所取代，这种多孔的松质骨形态是水平交联支撑下降的结果，也进一步降低了垂直方向板层骨的支撑强度(图 5-1-2)。

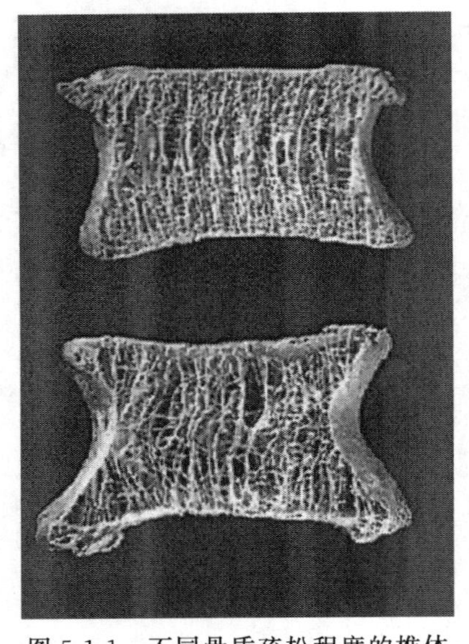

图 5-1-1　不同骨质疏松程度的椎体

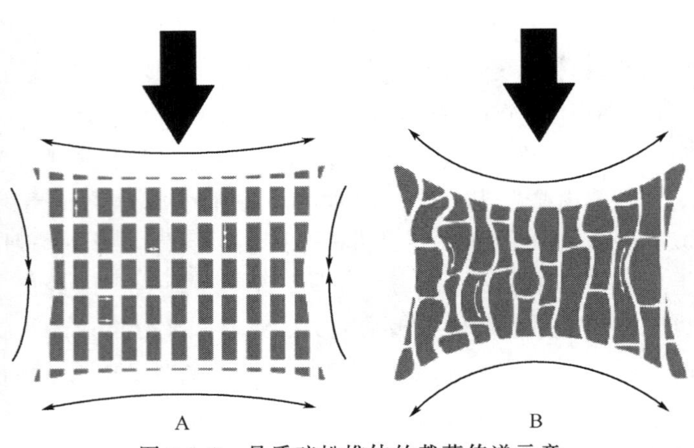

图 5-1-2　骨质疏松椎体的载荷传递示意

A. 正常椎体；B. 骨质疏松

二、终　　板

椎体终板是椎间盘与椎体中心松质骨之间的一层结构。终板由一层约 0.5mm 薄的半空隙软骨下骨层与相似厚度的软骨层组成，其主要功能是防止椎间盘突入多孔椎体松质骨内，均匀分布载荷至椎体。由于软骨层的紧密，其也具有半透膜的作用，允许水分及营养物质通过，但阻止椎间盘内大分子如蛋白多糖等丢失。最后终板的软骨下骨可以为椎间盘的胶原网状结构提供安全的附丽结构。

终板厚度不一，纤维环部位较厚，而邻近髓核部位较薄，上终板会较下终板薄。终板厚度与椎间盘内蛋白多糖含量有正相关关系，尤其在髓核部位的中央终板。此可能为椎间盘内蛋白多糖含量高，终板受到的静力水压也大，而发生重建。因此，与衰老及椎间盘退行性变有关的改变，均有可能引起邻近终板的弱化。

终板是维持椎体完整性中最薄弱环节。随着骨密度降低，终板的同向异性也表现尤为明显。高的压缩载荷由于髓核静水压传递可导致终板骨折，髓核组织可从骨折部位突入椎体，形成 Schmorl 结节，因骨内压增高而成为可能疼痛源。

在压缩载荷下，首先破坏的结构是终板。在腰椎，椎体在 40 岁以前可承受大约 8000N 的压缩负荷，40～60 岁时降低至 55％，60 岁以后则进一步降低至 45％，当椎体因压缩而破坏时，终板总是首当其冲。其骨折形式可分为三种类型：中央型骨折、边缘型骨折及全终板骨折。椎间盘正常时最易出现中心型骨折，压缩载荷使髓核产生液压力，该压力使纤维环的外层纤维拉伸并使终板中心承受压缩载荷，因应力与弯矩成正比，终板中心的弯矩最大，所以最可能首先骨折。当椎间盘退变时，髓核不能产生足够的液压，压缩载荷大部分传递到下一椎体的周围，以致终板四周骨折，而中心变形很小。载荷极高时导致整个终板骨折。终板及其附近松质骨的骨折可影响其本身的通透性，从而破坏椎间盘髓核的营养供给，即使骨折愈合后通透性亦仍然受到妨碍，从而导致椎间盘的退变。而这一薄弱区域也可能被髓核穿过向椎体内凸入，形成所谓 Schmorl 结节。

终板局部的材料特性显示与空间密切相关。有研究表明，终板的后外侧强度及刚度最高，而中央最低（图 5-1-3）。骶骨及腰椎下终板较腰椎上终板的强度大，此意味着在衰老脊柱上终板容易骨折。终板传递载荷及对整个脊椎结构统一的重要性已有较多实验研究证实，部分终板切除后椎体局部的结构强度有显著下降。终板中央的强度随着椎间盘退变后重建而下降，而局部终板总强度随 BMD 下降而降低。随着 BMD 下降，终板局部结构性能的差异就更加显著，此可能在衰老脊柱发生终板骨折中有重要作用。

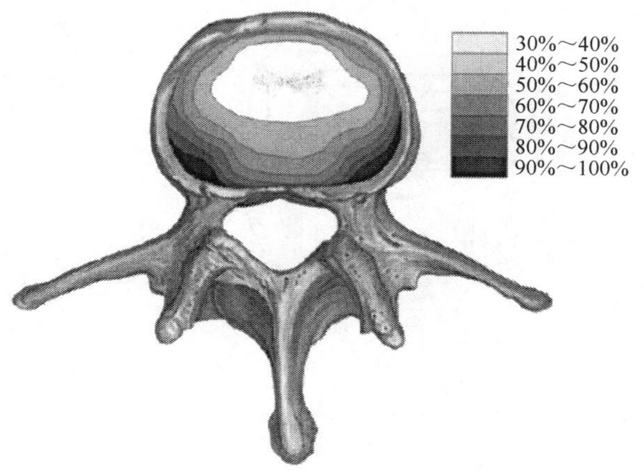

图 5-1-3　不同区域终板的强度

腰椎运动节段的疲劳骨折实验研究表明，在模拟艰苦体力活动情况的反复循环载荷作用下，椎体最为薄弱的部位是终板，在仅数百次循环下就可以发生终板疲劳。两种主要的疲劳骨折类型均涉及终板和椎体邻近软骨下松质骨。而骨折形态与椎间盘退变程度仅弱相关。临床上常见椎间盘组织局部突出，形成 Schmorl 结节。

衰老时椎体形变与 BMD 丢失密切相关。衰老时椎体终板弧形增加，与 BMD 丢失后支撑强度减弱有关。终板骨折在启动椎体骨折塌陷中有重要作用，但很难从脊柱骨质疏松的形态学评估进行诊断，一般影像学诊断技术对终板骨折的漏诊率高达 80%，但 MRI 等对 Schmorl 结节等较为容易诊断。

与衰老时终板变薄且骨折风险增高相反，衰老时终板的另一改变是终板硬化，且可能对椎体骨密度正常测量产生误差。衰老时软骨层发生钙化或骨化，局部的钙化或骨化直接影响终板的通透性，导致椎间盘营养交换的障碍，引起椎间盘的退变。

椎体与椎间盘的退行性改变之间的联系仍然是个研究的问题。终板骨折或椎体变形不一定与椎间盘退变有关。根据 MRI 及 DEXA 研究，椎体 BMD 与椎间盘退变之间并无明确相关。对椎间盘退变对椎体爆裂骨折机制影响的研究表明，终板中部断裂仅出现于正常椎间盘情况下。在严重椎间盘退变及骨质疏松情况下，少见爆裂性骨折发生。这充分说明，正常髓核产生的静水压会将轴向传导的应力集中于椎体终板的中央。

三、椎　间　盘

椎间盘承受着压缩、弯曲及扭转等复合载荷。由强大的具有方向性排列的纤维束组成的纤维环主要抵抗弯曲及扭转载荷，在健康椎间盘，轴向载荷由髓核组织产生的静水压承担，纤维环的环形应力相抵抗，类似于充气轮胎的功能。髓核内的压力相当于施加每单位椎间盘面积外力的 1.5 倍。由于髓核的不可压缩性，在载荷作用下椎间盘会出现膨隆，一般生理载荷下，椎间盘膨隆约 1mm，而在纤维环产生张应力。纤维环的应力是施加髓核应力的 4～5 倍。扭转载荷在纤维环延伸可多达 9%，远低于疲劳时超过 25%的最大延伸率。

椎间盘功能与其独特的结构有关，无形状、胶冻样的髓核组织被整齐排列的纤维环所包

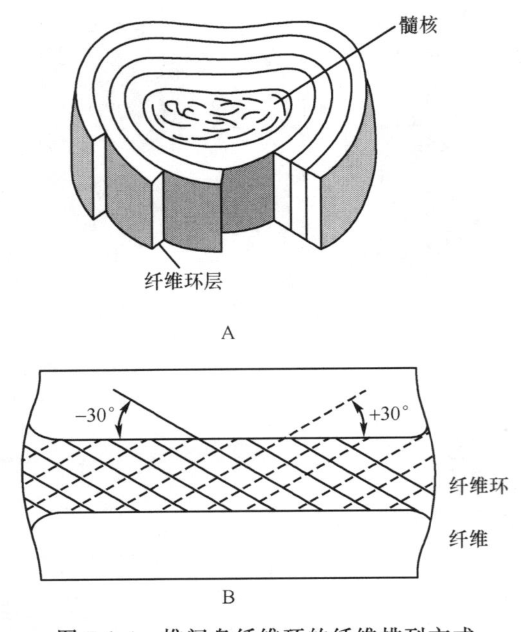

图 5-1-4 椎间盘纤维环的纤维排列方式

A. 层间纤维相互交叉，层内纤维平行排列；B. 相邻两层纤维与椎间盘平面夹角为±30°

绕。在健康人体内，髓核产生的静水压，被纤维环的强大板层结构所限制，因此，载荷可以均衡分布于下方的椎体。椎间盘构成脊柱整个高度的 20°～33°，主要由髓核、纤维环和软骨终板三部分构成。髓核是一种液态团块，由含有大量亲水性氨基葡萄糖聚糖的胶样凝胶组成，位于椎间盘的中央，在下腰椎则较偏向后方。髓核含有 70%～90%的水分，但随着人的衰老，水分含量逐渐降低。当水分含量变化时，椎间盘的黏弹性就会改变。这些变化是椎间盘退变的基础。纤维环由纤维软骨组成，纤维软骨内有多层相互交叉的胶原纤维束。纤维环纤维与椎间盘平面成 30°角，相邻的两层纤维束的走向相互交叉，呈 120°夹角(图 5-1-4)。纤维环纤维的独特排列方向使椎间盘具有一定程度的抗扭转能力。纤维环的后部与后纵韧带相编织。纤维环内层纤维附于软骨终板，而外层纤维则直接止于椎体的骨性部分，这些纤维叫做 Sharpey 纤维，在后部与后纵韧带相编织。在椎体与纤维环、髓核之间为软骨终板，由透明软骨构成。

椎间盘可承受并分散负荷，同时能制约过多的活动，这是其重要的生物力学功能。压缩载荷通过终板作用于椎间盘的髓核和纤维环，髓核内部产生的液压使纤维环有向外膨胀的趋势。外层纤维环承受了最大张应力，内层纤维环承受的张应力较外层小，但承受了一部分压应力(图 5-1-5)。在严重退变的椎间盘中，由于髓核脱水，压缩载荷在椎间盘内的分布发生较大的变化，表现为终板中心的压力减小，周围的压力增高，相应纤维环外层的张应力减小，压应力增加，但纤维环纤维承受了更大的应力。

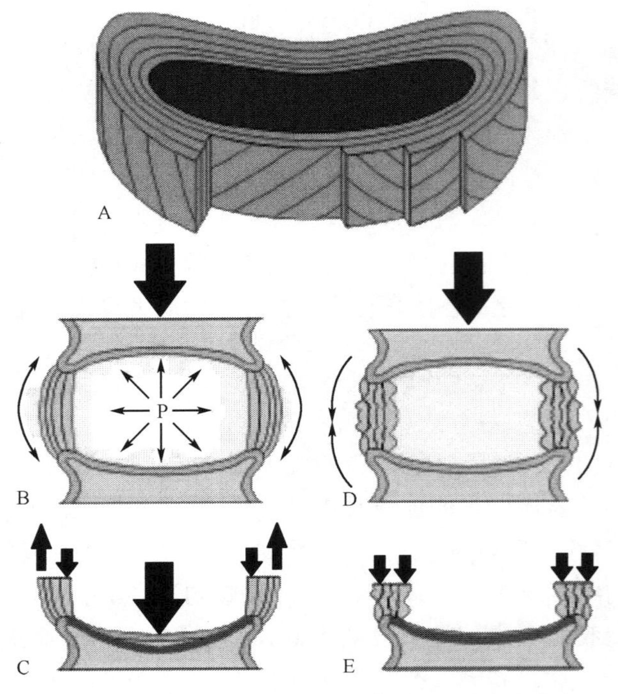

图 5-1-5 正常和退变椎间盘承受压力时的应力分布

椎间盘承受压缩载荷时，髓核内的压力为外压力的 1.5 倍，纤维环承受的压力为 0.5 倍，而后部纤维环的张应力是外压力的 4～5 倍。胸椎纤维环内的张应力要比腰椎的小，原因是胸椎与腰椎的椎间盘直径与高度之比不同。

椎间盘在压缩载荷作用下的载荷-变形曲线呈“S”形，表明椎间盘在低载荷时主要提供脊柱的柔韧性，并随负荷的增加而加大刚度，在高负荷时则提供脊柱的稳定性。研究表明，即使过大的压缩载荷，只会造成椎间盘的永久变形，也不会造成髓核突出，甚至在椎间盘后外侧有纵行切口时椎间盘突出也不会发生。当加大压缩负荷直至超过限度，最先发生破坏的始终是椎体，而与椎间盘正常与否无关。这说明椎间盘突出，即使临床上常见的后外侧椎间盘突出是由某些特定的载荷类型造成的，而非纯压缩载荷造成的。

节段运动可以使椎间盘部分承受拉伸载荷。例如当脊柱弯曲时，脊柱的一侧承受拉伸，另一侧承受压缩。因此，弯曲载荷在椎间盘产生拉伸和压缩应力，各作用于椎间盘的一半。研究表明，椎间盘的拉伸刚度小于压缩刚度，弯曲载荷和扭转载荷，而不是纯压缩载荷，可以造成椎间盘损伤。

扭转是引起椎间盘损伤诸负荷中的最主要类型，扭转载荷在椎间盘的水平面和竖直面上产生剪切应力，其应力大小与距旋转轴的距离成正比（图 5-1-6）。在椎骨-椎间盘-椎骨的轴向扭转试验中，记录扭转载荷与扭转角度，绘制载荷-角度曲线，可以将曲线划分为三个节段：初始节段的扭角范围 0°～3°，所需载荷很小；往后的 3°～12°扭角范围内，载荷与扭角呈线性关系；大约在 20°时，扭矩达到最大，椎骨-椎间盘-椎骨试件破坏。纤维环对抗扭转负荷的能力较弱，这是由其各向异性的特点所决定的：纤维环层间纤维相互交叉，当其被扭转时仅有一半纤维承负；同样，外层纤维所受扭力要大于内层纤维，因而也就更容易发生断裂。有研究表明，正常腰椎节段最大扭矩为 80.3N · m，髓核摘除后节段的最大扭矩为 49.9N · m，而单纯腰椎间盘的最大扭矩为 45.1N · m，破坏形式为椎间盘破裂、椎体和关节突骨折。退变椎间盘的破坏扭矩比正常椎间盘的小 25°。

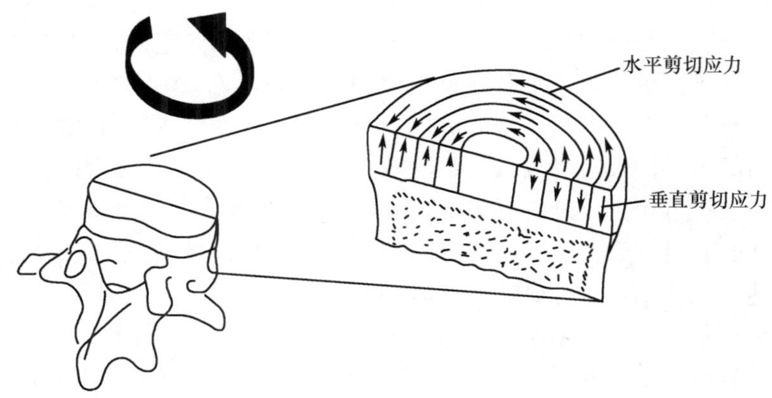

图 5-1-6 椎间盘承受扭转载荷时的应力分布

当力沿水平方向作用于脊柱功能单位时，脊柱节段承受剪力，椎间盘内剪切应力也为水平方向。研究表明，腰椎间盘的剪切刚度为 242N/mm，这表示在正常节段上产生不正常的水平移位需要很大的力，进一步证实临床上纤维环的破坏不是纯剪切力造成的，而可能是弯曲、扭转和拉伸复合作用的结果。

椎间盘还具有黏弹特性，主要表现为蠕变和松弛。所谓蠕变（creep），系指在一段时间内在负荷持续作用下所导致的持续变形，也就是变形程度因时间而变化。而应力松弛（stress relaxation）或负荷松弛（load relaxation）则指材料承受负荷后变形达一定程度时应力或负荷随时间而减低。

椎间盘的黏弹性使其自身能够有效地缓冲和传递负荷。负荷量越大，所产生的变形就越大，蠕变率也就越高。已有研究发现，腰椎的前屈范围在正常情况下傍晚要比早晨大 5°左右，而向尸体腰椎活动节段施加前屈蠕变负荷以模拟一天的活动时发现，其抵抗前屈的能力明显减弱。这说明前屈负荷在早晨所产生的应力更大，腰椎也因此更容易受到损伤。

椎间盘的退行性改变对其自身的黏弹性亦有明显的影响。当椎间盘发生退变后，蠕变率与初始松弛率均增加，达到平衡所需时间也相应缩短，达到平衡时的负荷也将减低。这说明椎间盘发生退行性改变后缓冲和传递负荷的功能相应减弱。

椎间盘的黏弹性还表现为具有滞后(hysteresis)特性。滞后系指黏弹性材料在加负与卸负过程中的能量丢失现象:卸负后负荷-变形曲线如低于加负时，则表示有滞后现象出现。通过滞后这一过程，椎间盘可有效地吸收能量，而且载荷越大，滞后作用也越大，从而具有防止损伤的功能。椎间盘的滞后程度还与年龄、负荷量及节段有关。椎间盘变性后，水分减少，以致弹性降低，逐步丧失储存能量和分布应力的能力，抗载能力也因此减弱。当椎间盘第二次承载时，其滞后作用减小，这可能是椎间盘抵抗重复载荷能力很低的原因之一。

衰老后椎间盘会发生退变，大体观察可见椎间盘内出现水平分裂及髓核与终板之间出现裂隙，并可向后方及后侧方延伸，导致纤维环缝隙改变。显微镜下可以观察到纤维环纤维断裂，50 岁以上人群中常见椎体环形损害，纤维环与椎体附丽部纤维环的撕裂。纤维环可见同心性裂缝、空腔及放射性撕裂。在椎体周边，可见软骨终板裂隙形成，水平缝隙形成，软骨细胞死亡、血管长入及 Schmorl 结节形成等。椎间盘内水分减少，椎间盘高度降低，髓核组织转变为高度黏滞的胶原性组织，终板逐步骨化，椎间盘组织突入。当软骨终板及纤维环正常时，即使在较大负荷下，也可以包容髓核组织，但是在椎间盘退变时可以导致软骨下骨的潜在薄弱点以及纤维环后侧及后外侧的薄弱点。

基于人髓核组织的黏弹性测量，Iatridis 认为椎间盘退变时其力学性能从“液体样”向“固体样”改变。纤维环的弹性模型随着退变的进展出现增高，类似组织脱水后密度增加一样。这说明椎间盘的承载负荷机制随着退变过程由髓核的液体水压向纤维环的弹性形变转变。尽管退变后纤维环的形态和组成有显著改变，但是其抗张力学性能并无明显变化。抗张强度的一个重要影响因素是纤维环内的排列方向，这并不因为衰老或退变而有变化。而脊柱韧带强度随着衰老有明显改变，前纵韧带的主要物质的弹性模量增加 2 倍，而韧带插入的模量减少 3 倍，在 20～80 岁，衰老时骨韧带交界部位强度下降 2 倍。

椎间盘内水含量对其生物力学性能有重要作用，其有赖于蛋白多糖的含量以及外部载荷与椎间盘内膨胀压力之间的平衡。年龄、脊柱节段、成分及退变等对椎间盘内膨胀压力均有影响。正常腰椎椎间盘内膨胀压力为 0.1～0.2MPa。

衰老及退行变对椎间盘传到载荷的机制有明显影响。衰老后，载荷传导从髓核会转移至纤维环。在退变椎间盘，中央静水压区减少约 50%，压力对应减低 30%。纤维环功能宽度增加 80%，纤维环压缩应力峰值高度达 160%。由于衰老与退变密切相关，退变会引起载荷传导重新分布，衰老和退变时出现的纤维环和终板的结构改变使载荷从髓核转移到后部纤维环，可引起下腰痛及纤维环撕裂。

四、椎弓根和关节突

目前对有关椎弓生物力学特性的研究不多。一些力学实验表明，椎弓的破坏多发生于椎弓根和椎弓峡部，采用三维有限元方法分析亦证实这两个部位均为应力集中区域。但椎弓根部的损伤临床上非常少见，多数椎弓峡部裂患者亦无明显外伤，故目前多数意见认为腰椎椎弓峡部裂实质上系由局部应力异常增高所导致的疲劳骨折。

脊柱节段的活动类型取决于椎间小关节面的取向，而小关节面取向在整个脊柱上有一定的变化。下颈椎的小关节面与冠状面平行，与水平面成 45°，允许颈椎发生前屈、后伸、侧弯和旋转运动。胸椎的小关节面与冠状面成 20°，与水平面成 60°，允许侧弯、旋转和一定程度的屈伸。腰椎小关节面与水平面垂直，与冠状面成 45°，允许前屈、后伸和侧弯，但限制旋转运动（图 5-1-7）。

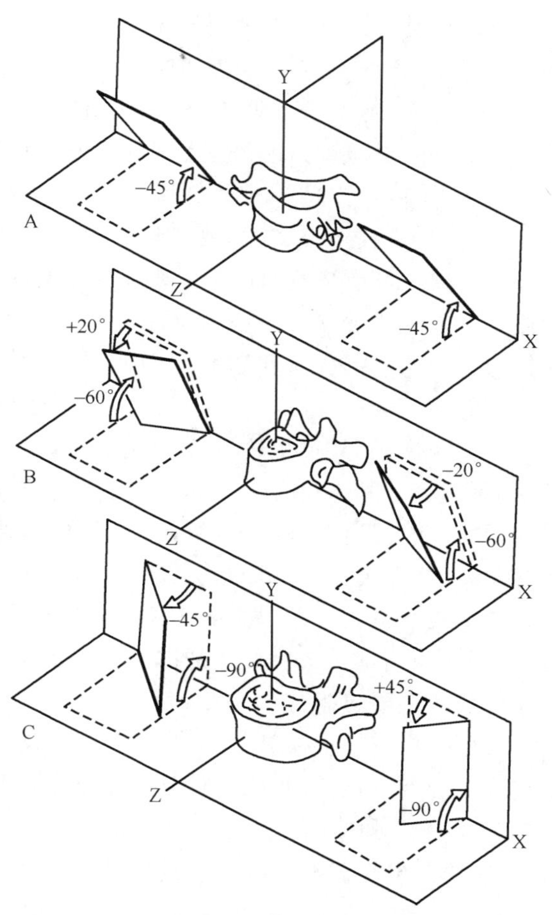

图 5-1-7　各段脊柱小关节面方向与各段脊柱代表值

A. 颈椎；B. 胸椎；C. 腰椎

关节突关节的面积、形态与关节的稳定有密切关系，在上下关节面相适应时，关节面的面积越大，其所承受的压力及运动时所受的应力越小，关节较稳定。Yoganandan 等利用显微切割技术对成人颈椎新鲜标本进行切割，分析关节突关节宽度、软骨厚度、关节间隙大小等，结果显示，女性关节突关节间隙大于男性，而软骨厚度低于男性，下颈椎关节软骨厚度女性为（0.4 ±0.02）mm，男性为（0.5 ±0.03）mm。作者推测，由于女性软骨厚度小于男性，外伤和长期生理负荷下其关节较易退变，导致关节疾患。关节软骨面宽度从上至下逐渐减小，C_1～C_2 为（17.4±0.4）mm，C_7～T_1 为（11.3±0.3）mm。而关节突关节面形态（宽度/高度比）C_3 呈圆形，C_4、C_5 逐渐改变为横椭圆形，C_7、T_1 呈长横形，这种改变可能与适应颈椎生理运动关联，其大小、坡度上、下相适应，随脊柱节段不同而变化，以利于脊柱运动。

关节突关节面的方向包括两个方面：与冠状面角度和与矢状面角度。与冠状面角度常以椎体与其上关节突关节的倾角表示，过去多认为为冠状面水平夹角 40°～45°。但孟庆兰等对 500 个正常颈椎倾角进行了测量，结果显示，C_3～C_7 倾角均值以 C_5 最小，C_7 最大，倾角在 28°～79°，各节段均值均＞45°，C_7＞C_3＞C_6＞C_4＞C_5，以 C_5 为中心呈 U 形分布；倾角均值随着年龄的增长而逐渐减小，以每 10 年分组，各年龄组平均差为 0.9955°。关节突关节与正中矢状面角度从上至下变化与冠状面角度变化相似。Pal 等在 30 例成人男性 C_3～T_3 标本测定上位关节突关节相对于正中矢状面的方向，结果显示，全部 C_3 和 73％的 C_4 上关节突关节面朝向正中矢状面，C_5 和 C_6 则均朝向外侧，C_7 和 T_1 又相似 C_3 和 C_4 朝向正中矢状面，C_5 上关节突关节是这种角度转化最明显的部位；这种角度转化有两种形式，

一种形式由 C_3～C_7 从朝向正中矢状面逐渐朝向外侧，再逐渐朝向正中矢状面；另一种形式 C_3、C_4 朝向正中矢状面，而 C_5 或 C_6 突转朝外侧矢状面，C_7 又突转朝正中矢状面。就颈椎的生理曲度而言，弧度顶点位于 C_4～C_5，在正常情况下，颈椎由过伸到过屈位的运动过程中，负荷最大压力、应力水平变换于 C_4～C_5 和 C_5～C_6 之间。因此，以上以 C_5 为中心的解剖形态可能是颈椎的生理功能所决定的。

关节突除引导节段运动外，还承受压缩、拉伸、剪切、扭转等不同类型的负荷，其承受负荷的多少因脊柱的不同运动而变化。后伸时关节突的负荷最大，占总负荷的 30%(另外 70%由椎间盘负荷)。前屈并旋转时关节突的负载也较大。以往腰椎关节突关节承受压缩负荷的作用常被忽视，但据椎间盘内压测定结果，关节突关节所承受的压缩负荷占腰椎总负荷的 18%。

关节突关节承受拉伸负荷主要发生在腰椎前屈时，当腰椎前屈至最大限度时所产生的拉伸负荷有 39%由关节突关节来承受。此时上、下关节突可相对滑动 5～7mm，关节囊所受拉力为 600N 左右，而正常青年人关节囊的极限拉伸负荷一般在 1000N 以上，大约相当于人体重量的两倍。

当腰椎承受剪切负荷时，关节突关节大约承受了总负荷的 1/3，其余 2/3 则由椎间盘承受。但由于椎间盘的黏弹性，受负后发生蠕变和松弛，这样几乎所有的剪切负荷均由关节突关节承受，而附着于椎弓后方的肌肉收缩使上、下关节突相互靠拢，又在关节面上产生了较大的作用力。还有人认为关节突关节只承受向后的剪切力，而在承受向前的剪切负荷时不起主要作用。

腰椎关节突关节的轴向旋转范围很小，大约在 1°。实验表明，当轴向旋转范围超过 1°～3°时即可造成关节突关节的破坏。因此有人提出，限制腰椎的轴向旋转活动是腰椎关节突关节的主要功能。

后部结构引导脊柱节段运动，限制扭转及前后剪切的幅度。横突及棘突是韧带及肌肉的重要附丽点，而韧带和后部肌肉启动脊柱运动，且对脊柱稳定性有重要作用。

关节突不对称可见于 25%的正常人群，平均不对称达 10°(最大为 42°)。由于关节突不对称，压缩及剪切载荷可导致向较倾斜一侧关节突的旋转减少。

关节突关节的载荷共享可以直接测量或计算。在过伸时，约 30%载荷通过关节突传递。在站立且直立状态下，10%～20%的压缩载荷由关节突承担，在前屈时，关节突抵抗大于 50%的前剪切载荷，高达 2000N 而不出现疲劳。如果关节突抵抗剪切能力削弱(如关节突发育异常、峡部疲劳骨折、关节突肥大等)，就会出现上位椎体的前滑移。扭转时，对侧关节突承受负荷增大。关节突压力也受到椎间盘高度影响，椎间盘高度下降 1mm，关节突压力提高 36%；椎间盘高度下降 4mm，关节突压力则增加 61%。由于关节突关节囊上神经支配，因此，可成为椎间盘退变时引起关节突疼痛的潜在原因。

五、韧　　带

韧带的主要成分为胶原纤维和弹力纤维，胶原纤维使韧带具有一定的强度和刚度，弹力纤维则赋予韧带在负荷作用下延伸的能力。韧带大多数纤维排列近乎平行，故其功能多较为专一，往往只承受一个方向的负荷。脊柱韧带的功能主要是为相邻脊椎提供恰当的生理活动，同时也可产生所谓“预应力”以维持脊柱的稳定。脊柱离体标本在牵拉负荷作用下仍保持一定的椎间盘内压，这种预应力在相当程度上来源于韧带的张力，以黄韧带最为突出。

所有韧带均具有抗牵张力的作用，但在压缩力作用下很快疲劳。韧带强度与韧带的截面积密切相关。实验研究发现，韧带的疲劳曲线呈典型的三相改变。在初始相，施加轴向载荷就很容易牵拉韧带，此相是韧带的中性区，阻力很小就可以出现形变；接着随着载荷增大，韧带出现变形的阻力也增大，此相为弹性区。最后，在第三相，随着载荷增大，韧带迅速出现变形，此相发生在邻近破坏之前。在脊柱韧带中，腰椎韧带的破坏强度最高。另一点必须考虑韧带与骨的界面。界面部的破坏由这两种结构的相对强度决定。在严重骨质疏松病人，骨质破坏比韧带破坏更容易出现。

脊柱的韧带承担脊柱的大部分牵张载荷，它们的作用方式犹如橡胶筋，当载荷方向与纤维方向一致时，韧带承载能力最强。当脊柱运动节段承受不同的力和力矩时，相应的韧带被拉伸，并对运动节段起稳定作用。脊柱韧带有很多功能。首先，韧带的存在既允许两椎体间有充分的生理活动，又能保持一定姿势，并使维持姿势的能量消耗降至最低程度。其次，通过将脊柱运动限制在恰当的生理范围内以及吸收能量，对脊柱提供保护。最后，在高载荷、高速度加载伤力下，通过限制位移，吸收能量来保护脊髓免受损伤。上述功能特别是能量吸收能力，随年龄的增长而减退。

一般认为，前纵韧带甚为坚强，与后纵韧带一起能够阻止脊柱过度后伸，但限制轴向旋转、侧屈的作用不明显。小关节囊韧带在抵抗扭转和侧屈时起作用。棘间韧带对控制节段运动的作用不明显，而棘上韧带具有制约屈曲活动的功能，研究发现，棘上韧带具有很高的破坏强度，实际上结合它们与旋转瞬间轴的距离，此韧带在脊柱稳定性方面发挥重大的作用。横突间韧带在侧屈时承受最大应力，该韧带与侧屈活动的IAR相距较远，杠杆臂较长，故有良好的机械效益。在所有脊柱韧带中，黄韧带在静息时的张力最大，单纯切除黄韧带不会引起脊柱不稳定，但动态运动条件下尤其是屈曲和后伸时其确切的作用尚不清楚。有一点可以明确，脊柱不稳定会促进黄韧带的退变及骨化。

对脊柱的前纵韧带、后纵韧带、关节囊韧带、黄韧带和棘间韧带进行的破坏试验显示，前纵韧带和小关节囊最强，棘间韧带和后纵韧带最弱。破坏载荷的范围为30～500N，腰段脊柱的韧带数值最大。刚度最大的结构是后纵韧带，棘上韧带有最大的破坏前变形量，而前纵韧带和后纵韧带的破坏变形量最小。

表5-1-4所列为颈椎韧带的测量结果。表5-1-5为腰椎韧带的典型测量值。

表 5-1-4　静态载荷下颈椎韧带的力学性能

节段	前纵韧带		后纵韧带		黄韧带		关节囊		棘间韧带	
	F(N)	D(mm)	F(N)	D(mm)	F(N)	D(mm)	F(N)	D(mm)	F(N)	D(mm)
C_2～C_3	207±98	8.7±3.8	84±81	9.6±9.3	86±61	5.8±0.8	211±130	8.9±4.6	37±2	7.0±1.6
C_3～C_4	47±14	4.2±1.8	82±66	7.4±7.1	75±1.5	3.7±1.5	224±60	8.7±2.2	33±2	6.6±6.1
C_4～C_5	47±13	4.8±2.9	47±11	3.4±1.4	56±17	12.8±7.3	170±20	9.1±6.0	26±24	6.9±2.9
C_5～C_6	89±67	5.0±1.7	85±50	4.8±2.0	89±48	8.0±4.4	144±36	8.7±7.9	33±15	5.5±3.1
C_6～C_7	176±25	13.7±5.7	102±29	5.0±1.6	160±38	7.7±0.4	277±147	10.0±3.9	31±12	9.2±6.6
C_7～T_1	97±28	7.6±3.8	95±23	6.4±1.6	221±67	9.9±6.0	264±88	6.8±2.8	45±32	8.7±5.9

注：F为破坏载荷，D为破坏前形变。

引自 Myklebust JB. Spine，1988，13(5)：526-531.

表 5-1-5 腰椎韧带的典型测量值

韧带	疲劳载荷	疲劳应变(%延伸率)
前纵韧带	450	26%
后纵韧带	324	26%
黄韧带	285	26%
棘间韧带	125	13%
棘上韧带	150	32%

注:引自 Myklebust JB. Spine,1988,13(5):526-531.

脊柱韧带引导脊柱节段运动,限制脊柱过度运动,提供内源性稳定。脊柱韧带可以分为节段内韧带系统和节段间韧带系统。节段内韧带系统指维持单个椎体之间的韧带,包括黄韧带、关节囊、棘突间韧带和横突间韧带。节段间韧带系将多个椎体连接一起,包括前、后纵韧带和棘上韧带。除黄韧带外,所有韧带均具有胶原含量高的特点,而黄韧带则弹性蛋白含量高,即使在中立位时通常也保持张力或予以椎间盘预应力。

单一韧带的功能性作用以及对节段稳定性的相对贡献度可以通过体外施加反复载荷及程序性切除解剖结构的方式进行测量。屈曲时,黄韧带、关节囊韧带以及棘间韧带应变值明显增大,而后伸时,前纵韧带承担主要负荷,侧屈时,对侧横突间韧带、黄韧带及关节囊韧带紧张增大,而旋转时主要是关节囊韧带。离椎间关节旋转中心距离越大,相对稳定性潜在能力也越强。

韧带的有效性由其内在形态及其作用的力矩臂长度决定。力矩臂是力矢量(力以及力作用的方向)与 IAR 之间的垂直距离。因此,较弱的韧带如具有较长的力矩臂,可以与较强韧带却只有较短力矩臂的效应相当。棘间韧带并不强大,通常 $L_5 \sim S_1$ 间常有缺如,$L_4 \sim L_5$ 也有缺陷,但其作用的力矩臂较长,可提供良好的力学优势。黄韧带较为巨大,其附丽略偏前,因此力矩臂较短,屈曲抵抗力较小,其在中线部位常缺损,易于手术显露硬膜囊。前纵韧带相对强大,由于附丽在 IAR 的前方,可抵抗后伸。后纵韧带的力矩臂最短,且宽度较窄,抵抗屈曲能力较弱,但在椎间盘层面,其明显增宽,并有附丽到纤维环骨性附丽上。临床上可见椎体后缘骨骺离断与此有关(图 5-1-8)。

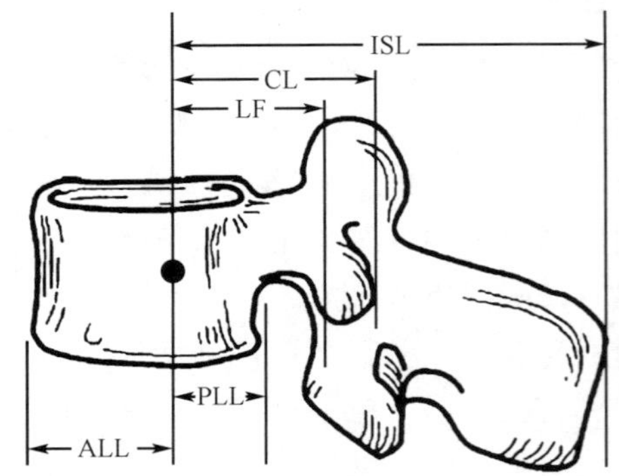

图 5-1-8 腰椎活动时韧带的力矩臂长度

●为旋转瞬间轴位置;ALL,前纵韧带; PLL,后纵韧带; LF,黄韧带; CL,关节囊韧带;ISL,棘间韧带

六、肌 肉

许多试验均忽视椎旁肌对脊柱稳定性的影响。
但是,椎旁肌在维持脊柱直立姿势中的作用不能低估。在休息和活动时,没有完整的椎旁肌作用,脊柱动态的稳定性就无法保持。肌力为保持姿位的必需条件。神经和肌肉的协同作用产生脊柱的活动。主动肌引发和进行活动,而拮抗肌控制和调节活动。

与脊柱活动有关的肌肉可根据其所处位置分为前、后两组。肌肉的空间位置大体决定其功能。前组为屈肌,主要有腹肌(腹直肌、腹内斜肌、腹外斜肌和腹横肌)和髂腰肌。位于腰椎后方的肌肉又可进一步分为深层、中间层和浅层三组。①深层肌肉:包括起止于相邻棘突的棘间肌、起止于相邻横突的横突间肌以及起止于横突和棘突的回旋肌等;②中间层肌肉:主要指起于横突、止于上一椎体棘突的多裂肌,也可将其划入深层肌肉;③浅层肌肉:即骶棘肌,自外向内又可分为髂肋肌、最长肌和棘肌三组。伸肌的对称性收缩产生脊柱后伸,不对称收缩将产生侧屈或扭转。

脊柱肌肉活动可以由肌电图测量或者通过数学模型计算，需包括仔细描述肌肉的起止点、肌肉的横截面积、肌纤维长度以及肌肉类型，尤其重要的是肌肉作用线与关节旋转中心的几何关系，即力矩臂，力矩臂越长，产生的扭力越大。

放松站立时，椎体后部肌肉的活动性很低，特别是颈、腰段。据报告，这时腹肌有轻度的活动，但不与背肌活动同时进行，腰大肌也有某些活动。支持躯体重量的脊柱在中立位具有内在的不稳性，躯体重心在水平面的移动，要求对侧有一有效的肌肉活动以维持平衡。因此，躯体重心在前、后、侧方的移位分别需要有背肌、腹肌和腰大肌的活动来保持平衡。

前屈包括脊柱和骨盆两部分运动，开始 60°运动由腰椎运动节段完成，此后 25°屈曲由髋关节提供。躯干由屈曲位伸展时，其顺序适与上述相反，先是骨盆后倾，然后伸直脊柱。

腹肌和腰肌可使脊柱的屈曲开始启动，然后躯干上部的重量使屈曲进一步增加，随着屈曲亦即力矩的增加，骶棘肌的活动逐渐增强，以控制这种屈曲活动，而髋部肌肉可有效地控制骨盆前倾。脊柱完全屈曲时，骶棘肌不再发挥作用，被伸长而绷紧的脊柱后部韧带使向前的弯矩获得被动性平衡。

在后伸开始和结束时，背肌显示有较强活动，而在中间阶段，背肌的活动很弱，而腹肌的活动随着后伸运动逐渐增加，以控制和调节后伸动作。但做极度或强制性后伸动作时，需要伸肌的活动。

脊柱侧屈时骶棘肌及腹肌都产生动力，并由对侧肌肉加以调节。在腰椎完成轴向旋转活动时两侧的背肌和腹肌均产生活动，同侧和对侧肌肉产生协同作用。

第二节　脊柱的运动学

一、脊柱功能单位

人体脊柱是一个复杂的结构，其基本生物力学功能有三个方面：①运动功能，提供在三维空间范围内的生物运动；②承载功能，自头和躯干将载荷传递至骨盆；③保护功能，保护椎管内容纳的脊髓及神经。椎体、椎间盘及前、后纵韧带主要提供脊柱的支持功能以及吸收对脊柱的冲击能量，而运动主要依靠椎间关节复合体来完成。躯干肌及韧带也提供脊柱的稳定性以及维持身体姿势。正常脊柱的功能必须依靠脊柱结构、稳定性、柔韧性之间的相互作用以及肌肉的强度和耐力。这些相互之间协调关系的破坏就会出现临床上脊柱的疾患。

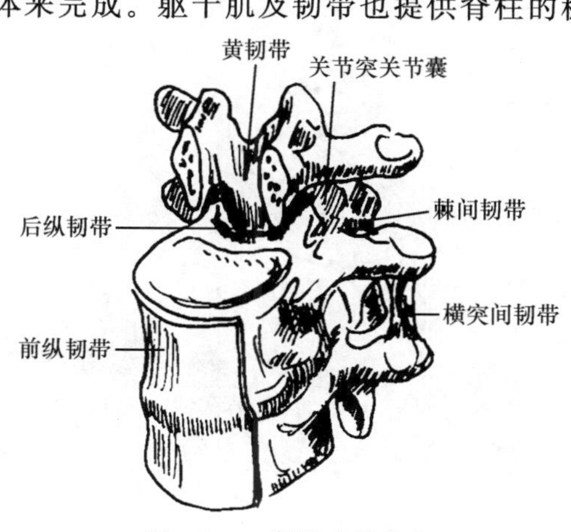

图 5-2-1　脊柱功能单位

从本质上讲，脊柱是由可以单独考察的相互类似的运动节段组成。这些运动节段，即脊柱功能单位(functional spinal unit，FSU)，是指两个相邻椎体及其连接结构包括椎间盘、韧带、关节突及关节囊等的复合，是代表脊柱运动的基本单位(图 5-2-1)。脊柱节段运动的叠加构成了脊柱在空间中的三维运动。从生物力学的观点，了解了脊柱功能单位的力学行为，就可以描述某段脊柱甚至是整体脊柱的力学响应，所以目前大多数的脊柱生物力学研究是以脊柱的功能单位作为研究对象，可以简化研究对象，便于数学计算以及数学模型的建立。此研究模型的主要缺陷是无法考察对脊柱稳定性影响很大的椎旁肌的作用，以及无法了解运动节段对另一节段的影响。

脊柱功能单位从结构上大致可以分为前、后两部分。其前部结构包括两个相邻椎骨的椎体、椎间盘和前、后纵韧带；后部结构包括椎弓、关节突、棘突、横突和后部韧带。

脊柱作为一柔性负载结构，其运动形式是多样的。整个脊柱在空间中的运动范围很大，但组成脊柱的各个节段的运动幅度却相对较小。节段间的运动与椎骨间的连结结构（椎间盘、韧带和小关节）的变形相关。节段间的运动是三维的，表现为两椎骨间的角度改变和移位，如节段间的前屈后伸、左右侧弯和左右轴向旋转运动的角度改变以及节段的上下、左右和前后方向上的移位。一个节段承受力偶矩便会产生节段间的角度改变，承受力则会出现节段的移位。

脊柱节段运动的复杂性还表现在脊柱各种运动之间的耦合。所谓耦合（coupling），系指沿一个方向的平移或旋转同时伴有沿另一个方向的平移或旋转运动。脊柱的活动不仅仅是单方向的，而是多方向活动的耦合，不同方向移位运动之间，不同方向角度运动以及移位运动与角度运动之间均可出现耦合。在脊柱生物力学中，通常将与外载荷方向相同的脊柱运动称为主运动，把其他方向的运动称为耦合运动。如当脊柱承受轴向旋转力耦时，脊柱的轴向旋转运动称为主运动，而伴随的前屈或后伸及侧弯运动称为耦合运动。耦合作用意义相当重要，其意味着一个脊柱运动单位出现异常运动，可能其他邻近的运动单位也会出现异常运动。

必须了解另一个重要的概念是瞬时旋转轴。刚体在平面运动的每一瞬间，其体内总有一条不动线，该线叫做瞬时旋转轴或旋转中心（the instantaneous axis of rotation，IAR）。平面运动可以用瞬时旋转轴的位置和旋转量来完整描述。举个简单的例子，当前屈时，其IAR位于椎体终板的中部。可是每一种脊柱运动都有不同的IAR。而每一种运动又是由平移和旋转组成。这些运动产生不同的IAR，且互相关联。

在脊柱运动分析中，一般将椎骨视为不变形体，也称为刚体，将椎间盘、韧带看成是可以伸缩的变形体。脊柱节段运动就是相邻上、下两椎骨间的相对运动，属三维运动，有6个自由运动度，需要用6个独立变量来描述，如图5-2-2所示，其中 X 轴为冠状轴，沿此轴出现前屈、后伸和左、右侧向平移；Y 轴为纵轴，沿此轴出现轴向压缩、轴向牵张和顺、逆时针旋转；Z 轴为矢状轴，沿此轴出现左、右侧屈及前后平移。此三轴相互垂直。这种基于三维坐标系的描述非常便于在实验中对试件进行测量，以及图像重建分析。

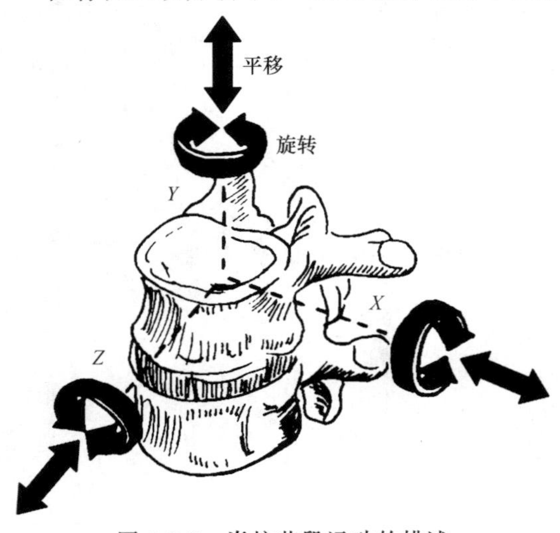

图 5-2-2 脊柱节段运动的描述

脊柱节段运动通常可以用3个角度位移和3个线位移来表示。3个角度位移量分别是前屈后伸、左右侧弯和左右轴向旋转,3 个线位移量分别是上下、左右和前后的位移。脊柱在 6 个自由度中的平移和转动范围称为活动幅度。

脊柱节段运动的幅度称为脊柱运动范围(range of motion,ROM)。在脊柱生物力学中,将运动范围 ROM 划分为中性区(neutral zone,NZ)和弹性区(elastic zone,EZ)两个部分:中性区代表前屈与后伸,左侧弯与右侧弯或左轴向旋转与右轴向旋转运动的零载荷之间的运动范围的一半,即零载荷与中立位之间的运动范围;弹性区表示从零载荷至最大载荷的脊柱运动范围(图 5-2-3)。

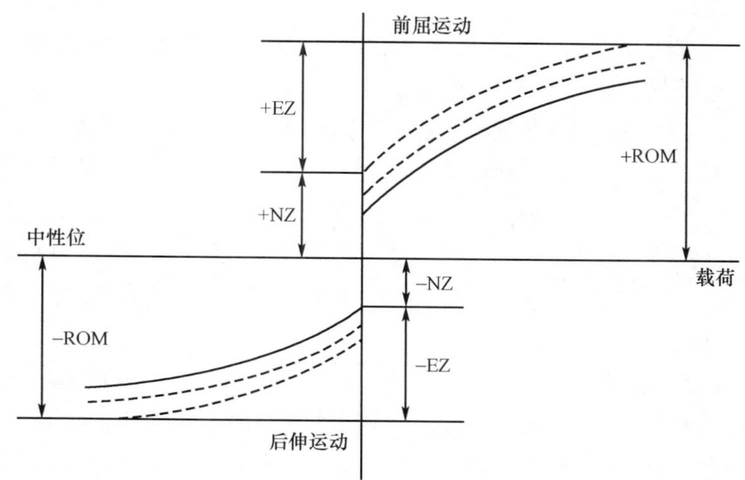

图 5-2-3 脊柱运动范围的表示

生物力学研究中,脊柱运动范围的测量常采用脊柱三维运动测量系统(图 5-2-4)。

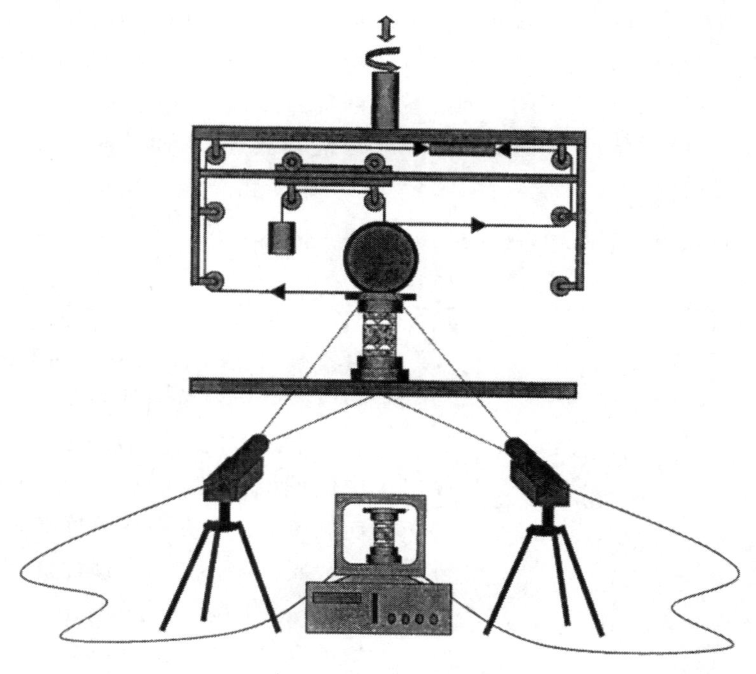

图 5-2-4 脊柱三维运动测量系统

二、颈椎运动学

根据解剖和功能的差异，颈椎可以分为上颈椎(C_0～C_1～C_2)和下颈椎(C_2～C_7)。

(一) 上颈椎

上颈椎(C_0～C_1～C_2)，亦称枕-寰-枢复合体，包括 C_0～C_1 和 C_1～C_2 两个节段，其运动最为独特。与脊柱其他节段运动相比，上颈椎的运动幅度较大，尤其是 C_1～C_2 的轴向旋转运动(表 5-2-1)。从解剖结构上看，上颈椎椎管相对较大，轴向旋转运动的轴线靠近脊髓，从而保证在较大的上部颈椎运动中不损伤脊髓。

C_0～C_1 和 C_1～C_2 节段的屈伸运动和侧弯运动幅度基本相同，但侧屈活动均较屈伸运动小。C_1～C_2 节段的轴向旋转运动幅度明显大于 C_0～C_1。实际上，整个颈椎 50%左右的轴向旋转运动发生在 C_1～C_2 节段。枕骨髁关节面凸起，与 C_1 上关节突的凹面密切对合，限制了 C_0～C_1 间的轴向旋转。而 C_1～C_2 侧块的关节面在矢状面上均为凸面，允许有大幅的运动。而 C_1～C_2 后部结构为疏松、活动性大的寰枕后膜，缺乏具有预张力的黄韧带，也促使其运动幅度增加。

上颈椎的平移活动很小。C_0～C_1 间平移极不显著，上颈椎的平移运动主要发生在 C_1～C_2。C_1～C_2 前后平移受到 C_1 前弓、齿突及横韧带的限制，正常为 2～3mm。Jackson 发现，在完全屈曲和后伸活动时，成人此值较恒定，最大为 2.5mm，而在儿童可以见到向前半脱位现象，最大为 4.5mm。临床上一般认为大于 3mm 者需考虑横韧带断裂。至于 C_1～C_2 的侧向平移尚有疑义，多数人认为正常节段在轴性旋转时齿突和寰椎侧块间会发生小于 4mm 的侧向位移，因此，大于 4mm 者可视为异常。

上颈椎在各个运动方向上存在非常明显的耦合运动。寰椎的轴向旋转运动伴有明显的上下方向的移位，C_1～C_2 节段产生 4°的侧弯运动竟伴有 14.2°的耦合轴向旋转运动。寰枢椎侧块关节面的双凸形状和齿突的方向是这种耦合运动的形态学基础。

在屈伸运动时，C_1～C_2 节段的瞬时转动轴通过齿突中心，而轴向旋转的 IAR 位于 C_2 中部。在侧弯运动时，C_0～C_1 节段的瞬时转动中心位于齿突尖上方 2～3cm。

表 5-2-1 颈椎活动幅度的代表值和范围

(单位：°)

颈椎	屈曲/后伸	单侧侧屈	单向轴向旋转
C_0～C_1	25(10～45)	5(2～13)	5(0～11)
C_1～C_2	20(3～41)	5(1～17)	40(27～49)
C_2～C_3	10(5～16)	10(11～20)	3(1～10)
C_3～C_4	15(7～26)	11(9～15)	7(3～10)
C_4～C_5	20(13～29)	11(0～16)	7(1～12)
C_5～C_6	20(13～29)	8(0～16)	7(1～12)
C_6～C_7	7(6～26)	7(0～17)	6(2～10
)C_7～T_1	6(4～17)	4(0～17)	2(0～7)

(二) 下颈椎运动

下颈椎(C_2～C_7)在解剖上与枕寰枢复合体有明显的不同，其运动学也有特殊性，其各节段的运动范围见表 5-2-1。

上颈椎的大多数屈曲/后伸活动出现在中位颈椎，尤其是 C_5～C_6 节段。侧屈和轴向旋转活动则是越往下逐渐变小。

屈/伸活动时，下颈椎最大的前后平移为 2.7mm，代表值为 2.0mm。Panjabi 测量平均前移为 1.9mm，后移为 1.6mm。因此，White 和 Panjabi 建议以 3.5mm 作为下颈椎正常前后平移的上限。对下颈椎其他方向上的平移活动尚无文献报告。

在下颈椎，其运动类型与颈椎小关节的取向密切相关。节段的各向运动之间存在耦合，如侧弯运动与轴向旋转运动之间的耦合。由于下颈椎小关节面在矢状面上与水平面呈45°，侧弯运动时伴有轴向旋转运动，当左侧弯时，上位颈椎的左下关节突沿下位颈椎的左上关节突下移，使上位颈椎的左侧向后移动，同时，右下关节突沿下位颈椎的右上关节突上移，使上位颈椎的右侧向前移动。其综合效果是产生左轴向旋转，棘突移向右侧。Lysell 测量在 C_2～C_3 节段每 3°的侧弯运动伴有 2°的 C_2 轴向旋转运动，而在 C_7 每 7.5°侧屈伴有 1°的轴向旋转。从 C_2 到 C_7，侧弯的耦合轴向旋转运动逐渐减小，这与颈椎小关节面在矢状面上的倾角从上至下逐渐减小相符合。

下颈椎的屈伸运动和轴向旋转运动的瞬时转动轴位于下位颈椎椎体的前部，而侧弯运动的瞬时转动轴位于下位颈椎椎体的中间。

三、胸椎运动学

胸椎参与胸廓的构成，其运动幅度比颈椎和腰椎的要小(表 5-2-2)。上、下位胸椎分别与颈椎和腰椎的结构相近。上位胸椎相对较小，小关节面的取向与颈椎相似，但在矢状面上的角要大些。胸椎小关节面从上至下逐渐转向矢状面，因而上位胸椎的轴向旋转运动比下位胸椎的要大。

表 5-2-2　胸椎运动幅度代表值和范围　　(单位:°)

节段	屈曲/后伸	单向侧屈	单向轴向旋转	节段	屈曲/后伸	单向侧屈	单向轴向旋转
T_1～T_2	4(3～5)	5(5)	9(14)	T_7～T_8	6(3～8)	6(3～8)	7(4～11)
T_2～T_3	4(3～5)	6(5～7)	8(4～12)	T_8～T_9	6(3～8)	6(4～7)	6(6～7)
T_3～T_4	4(2～5)	5(3～7)	8(5～11)	T_9～T_{10}	6(3～8)	6(4～7)	4(3～5)
T_4～T_5	4(2～5)	6(5～6)	8(5～11)	T_{10}～T_{11}	9(4～14)	7(3～10)	2(2～3)
T_5～T_6	4(3～5)	6(5～6)	8(5～11)	T_{11}～T_{12}	12(6～20)	9(4～13)	2(2～3)
T_6～T_7	5(2～7)	6(6)	7(4～11)	T_{12}～L_1	12(6～20)	8(5～10)	2(2～3)

上位胸椎(T_1～T_5)的平均屈伸运动范围为 4°，中位胸椎(T_6～T_{10})为 6°，下位胸椎(T_{11}～T_{12}和 T_{12}～L_1)为 12°。上、中位胸椎的侧弯运动范围相似，为 6°，下位胸椎则提高到 8°～9°。而上位胸椎轴向旋转运动范围为 8°～9°，越往下越小，在下部胸椎只有 2°，这与胸椎小关节面逐渐转向矢状面相关。

胸椎的耦合运动类型与颈椎相似。胸椎侧弯运动与轴向旋转运动相互耦合。在上位胸椎，这种耦合作用非常显著，侧屈时棘突同时转向凸侧。但在中、下位胸椎的耦合运动则不明显，而且耦合作用的方向亦不一致。例如，左向侧屈时，棘突可以向右侧旋转，也可以向左侧旋转。

四、腰椎运动学

与颈椎、胸椎不同，腰椎承受的载荷很大。腰椎和骨盆的运动构成了躯干的活动。由于小关节面的取向，腰椎的轴向旋转运动是很小的，但有较大的屈伸活动(表 5-2-3)。

表 5-2-3 腰椎活动幅度的代表值和范围 (单位:°)

节段	前屈/后伸	单向侧屈	单向轴向旋转	节段	前屈/后伸	单向侧屈	单向轴向旋转
L_1～L_2	12(5～16)	6(3～8)	2(1～3)	L_4～L_5	16(9～21)	6(3～9)	2(1～3)
L_2～L_3	14(8～18)	6(3～10)	2(1～3)	L_5～S_1	17(10～24)	3(2～6)	1(0～2)
L_3～L_4	15(6～17)	8(4～12)	2(1～3)				

腰椎的屈伸运动范围从上至下是逐渐增加的,其中 L_5～S_1 节段屈伸运动最大。除 L_5～S_1 节段的侧弯运动和轴向旋转运动较小以外,腰椎节段的侧弯运动和轴向旋转运动是相近的。L_4～L_5 和 L_5～S_1 节段承受的载荷最大,运动的幅度也最大,其独特的生物力学机制与临床上这两个节段疾患较多的现象有密切的联系。

屈曲/后伸活动时出现前后方向上的平移是腰椎运动的一种重要组成,常用于确定腰椎不稳。Pearcy 根据立体影像学的研究,认为腰椎正常的前向平移为 2mm。Posner 根据体外研究,建议 2.8mm 作为正常前向平移的上限。在所有节段,后伸时平均后向平移为 1mm。Pearcy 观察到屈伸运动时耦合 2°的轴向旋转运动和 3°的侧弯运动,尤其是侧弯运动与屈伸运动的耦合更为显著。另外,侧弯运动伴有轴向旋转运动,且棘突移向同侧,这与颈椎、上位胸椎的棘突移向是相反的。

第三节 脊髓的生物力学

脊髓位于骨性椎管中,受到骨性椎管的保护,并受脊膜(软脊膜、蛛网膜和硬膜)、齿状韧带、脑脊液及脊神经根等软组织支持和保护。脊髓借齿状韧带附于硬脊膜囊。脊柱完全屈曲时,脊髓、神经根及齿状韧带均处于生理性牵张状态。后者由于向下倾斜,所受张力分解为两个分力,轴向分力与脊髓所受张力相平衡,可减少脊髓被牵拉,两侧的横向分力则相互平衡,可保持脊髓位于椎管近中线处。硬膜外脂肪和脑脊液通过吸收能量和减少摩擦亦可对脊髓提供保护。齿状韧带、神经根及脑脊液等均具有最大限度防止脊髓与骨性椎管的碰撞和减震作用。

脊髓的生物力学特性对其自身也有重要的保护作用。脊髓无软脊膜包裹时其特性犹如半流体性黏聚体。包括软脊膜的脊髓为一具有特殊力学特性的结构。如除去其周围的神经根、齿状韧带等各种周围组织,将脊髓悬吊起来,其长度可因其自身重量而延长 10%。但此时如使其进一步变形,可突然出现非弹性阻力。即脊髓的载荷-变形曲线有两个明显的不同阶段。初始阶段,小于 0.01N 的拉伸力即可产生很大的变形,脊髓折叠或展开;第二阶段,相对较大的力只造成较小的变形,该阶段真正代表了脊髓的组织特性,此时脊髓的展开或折叠已达极限,脊髓组织直接承受外力,阻力将以 10^3 为指数而迅速增加,脊髓在断裂前可承受 20～30N。横断的脊髓可部分回缩,说明脊髓本身具有内在的张力。

脊柱在不同方向上活动时,骨性椎管的长度和有效横截面积也将随之改变。颈、胸、腰段椎管屈曲时伸长,前缘增加不多,后缘增加最多。而伸直时缩短,后缘最多。脊柱轴向旋转及水平位移时,椎管有效横截面积也有改变。脊柱前屈时,椎管长度增加,尸体研究表明,颈、腰段椎管长度可增加 28mm,但胸段椎管只增加 3mm。中立位时,脊髓和脊膜有轻微张力,脊柱屈曲时延长变为扁平,其横切面有轻微减少,脊髓变为紧张并借其可塑性而前移。坐位或站位时,重力亦使脊髓前移。脊柱运动主要发生在颈、腰段,胸段较少,在 C_6、T_6、L_4

水平，脊髓及脊膜无任何运动，与椎管关系相当恒定。

椎管长度的改变总是伴有脊髓的相应改变。脊髓的折叠与展开性能可满足从脊柱完全伸直到完全屈曲所需的70%～75%的长度变化，其余的25%～30%，即生理活动的极限部分，由脊髓组织本身的弹性变形来完成。脊髓在长度改变的同时，同样伴有横截面积的变化，后者于受压时增大而拉伸时减小。当脊髓由完全屈曲转为完全伸直时，其截面从接近圆形变为椭圆。屈曲头颈时可伴脊髓被牵拉延长，以 C_3～C_6 脊髓节段最明显，平均可延长原长度的10.6%。

引起脊柱骨折脱位的暴力除屈曲、压缩和过伸外，还有轴性旋转。施于脊柱前、后方的压力，特别在过伸位时，脊髓中央部分遭受损伤最大。临床上脊柱创伤引起的脊髓损伤是个复杂的情况，与瞬间能量传递、椎管有效储备空间、血流损害及其他继发性损害等密切相关。脊柱周围肌肉保持紧张状态者较松弛者，脊髓更易损伤。在研究脊柱复杂损伤过程时，应以功能运动节段逐个进行载荷、位移和破坏形式的分析，并须确定瞬时旋转中心(IAR)，决定活动节段受力后的位移方式。

第四节 脊柱不稳的生物力学

一、脊柱稳定性系统

稳定和不稳是反映结构状态的一个力学概念。近20年来在脊柱外科临床和脊柱生物力学领域中都广泛地应用脊柱不稳的概念和方法，指导临床实践，分析术式和器械对脊柱稳定的影响等。在临床上，从放射学诊断、症状来划分脊柱不稳，但脊柱不稳的定义很难统一。脊柱生物力学从视脊柱为材料研究脊柱的强度，转向视脊柱为结构研究脊柱的稳定性，把脊柱刚度作为反映脊柱稳定的程度。在生理载荷和生理运动范围内研究脊柱的力学性质，使生物力学稳定性在临床中起了越来越重要的作用。

脊柱需满足人类必要的功能需求，即力、运动和稳定。这三个功能的协调运作，不仅组成整个脊柱结构，而且也使脊柱具有其组成成分的典型生物力学特性。在整个脊柱组成成分中，脊柱运动节段被认为是最小功能单元。1980年，Panjabi等首次提出了两个相邻的椎体及连接它们的椎间盘、小关节和韧带结构构成脊柱功能单位(functional spinal unit, FSU)。随后，Guillot等指出，脊柱稳定为既能维持椎体之间正常关系，又能在生理姿势和载荷下限制其相对过度运动。脊柱的稳定可以防止其各组成结构早期发生机械性和生物性退变，也可以保护其内容物脊髓和神经根等，并将脊柱活动所消耗能量降低至最低。

Panjabi认为，脊柱的稳定系统由三个部分构成：椎骨、椎间盘、脊柱韧带构成了被动子系统(passive subsystem)，或称为内源性稳定系统；由脊柱周围的肌肉、肌腱、内压组成主动子系统(active subsystem)，亦称外源性稳定系统；另外还有神经子系统(neural subsystem)来控制上述两个子系统，使它们协调起来，实现脊柱稳定。这三个子系统相互联系，相互作用，共同维持脊柱的稳定，其中一个子系统功能的减退可引起另外两个子系统功能的增加。被动控制系统由椎体、椎间盘、脊柱韧带、小关节和关节囊组成。在腰椎运动过程中，运动范围取决于椎间盘，而运动方向则取决于椎间小关节。被动控制系统的损伤提示有LSI的存在。主动控制系统由围绕在脊柱周围的肌肉和肌腱组成。主动控制系统和神经控制系统的主要作用是将脊柱的“中性区域”维持在生理范围内，而被动控制系统在“中性区域”内的稳定作用是很小的。正常情况下，脊柱稳定系统最终通过主动控制系统内的相互协调来达到稳定脊柱的目的。神经控制系统的作用是接收从被动控制系统传来的脊柱本体信息，在分析后决定稳定脊柱所需的要求，然后通过调节主动控制系统将脊柱的“中性区域”稳定在生理范围内。

上述三个子系统中的任何一部分的破坏均会产生以下结果：立即从其他系统中得到补偿，恢复脊柱的正常功能；导致一个或多个子系统的长期适应性反应，虽然恢复了脊柱的正常功能，但改变了脊柱稳定系统的状态；产生一个或多个子系统的损伤，造成脊柱功能的丧失。

目前多数生物力学研究均在离体状态下进行，仅仅涉及内源性稳定系统，而对外源性稳定系统以及神经协调功能的研究尚有一些技术难题。

二、脊柱不稳的定义

从工程学角度，不稳是结构的一种特殊状态，当额外施加很小的载荷，就导致非预期性的显著位移。同样，脊柱不稳意味着脊柱受到很小载荷时，椎体就出现不良的显著位移。在临床上，脊柱不稳的统一定义有很大的困难。临床上常以病因、体征、损伤史来描述脊柱不稳，其定义也是多种多样的，如损伤后即刻出现的早期不稳，损伤后逐渐发展的后期不稳，脊柱负载能力降低的力学不稳。目前对脊柱不稳尚无一个广泛接受的清晰定义。

Pope 和 Panjiabi(1983 年)以平衡力学定义来说明脊柱不稳。不稳的平衡类似于以尖端平衡的圆锥体，只需采用很小的力，就导致圆锥体的显著位移。换句话，脊柱不稳是“结构刚度的减小”。Panjabi 的实验研究证明，脊柱运动节段的载荷-位移曲线是非线性的，即脊柱在低载荷下的刚度较低，随着载荷的增加，脊柱的刚度也随之增大，但增加并不成比例。据此，Panjabi 认为，在整个脊柱运动范围中存在着一个中性区域。在中性区域内，脊柱活动时受到的阻力较小，脊柱容易发生移位，在中性区域外，脊柱活动时受到的阻力明显增大，脊柱不容易发生移位。可见中性区域的增大比整个脊柱运动范围的增大对发现脊柱不稳更敏感。

Frymoyer(1985 年)将节段不稳叙述为：运动节段刚度的减小。提高负荷将引起不稳节段异常的位移。与先前 Pope 等提出的定义不同，他从腰椎疾患的临床观察出发引出此定义。其根据病因学及放射影像学表现将腰椎不稳分为四种类型，包括轴向、旋转、移位以及后滑脱、医源性不稳。并就每一种不稳类型提出相应的外科治疗方案。Pope 等及 Frymoyer 等利用生物力学方法，将 LSI 定义为：由于腰椎运动节段刚度的降低，相同载荷下，与正常腰椎相比，腰椎功能单位运动范围的异常增大。

Stokes 等把脊柱不稳定义为：脊柱运动节段的刚度下降，使其在生理载荷下，脊柱运动节段上产生的移位大于正常生理范围，从而出现脊柱的畸形、神经症状和不能忍受的疼痛。这个定义被较多医生所接受并应用到临床。

Farfan(1984 年)认为，脊柱不稳是在无新损伤的情况下，生理性负荷就引起椎体间关节异常显著变形的状态。具体说，扭转损伤会引起后期的不稳。轴向压缩疲劳则与轴向扭转疲劳不同，不会引起不稳的状态。纤维环被认为在抗轴向扭转中具有关键作用。这种定义强调了受损的运动节段不稳与由不稳造成脊髓压迫等结果之间的区别。

Kirkaldy-Willis(1983 年)提出脊柱不稳自然过程的重要概念。他们认为脊柱不稳是功能障碍一系列过程中的一个环节，包括脊柱功能失调、脊柱不稳以及最后运动节段的重新稳定。从此理论引申一些重要的假说性结论。首先，所有脊柱不稳最后都会达到稳定。其次，脊柱功能、生物力学或神经功能，随着稳定性的丧失而退化。再次，任何脊柱不稳的治疗必须根据脊柱功能的保留来判断。第四，后期治疗的干预是不必要的，因为稳定性已经重新建立。最后，脊柱不稳可以通过在“脊柱功能失调”节段的积极干预而得到避免。KirLaldy-Willis 等提出临床不稳的概念：一般的生理载荷即可使椎间关节变形，受累节段运动出现异常，并出现相应的临床症状。

White 和 Panjiabi(1992 年)定义脊柱不稳为：在生理载荷下脊柱维持椎骨之间关系以保证诸如无初始损伤、无额外的神经功能缺陷、无严重畸变或无失能性疼痛等能力的丧失。进一步说，脊柱不稳提示一种失平衡的状态，在此情况下，脊柱无法提供足够的代偿。在这里，患者正常活动时的载荷是定义中的生理载荷。根据病理解剖学的观点，摒弃了绝对稳定的概念，取而代之的是与患者相联系的稳定性。即在生理载荷下，腰椎不能维持正常对合关系，出现神经功能障碍、严重畸形和致残性疼痛。

从以上可见，在脊柱不稳的生物力学定义方面有很大的差异。但是，有三个共同点，其一，脊柱不稳发生于脊柱失去在生理载荷下控制异常活动的能力；其二，脊柱不稳意味着这些异常的活动将会导致进一步的损伤；其三，尤为重要的是，脊柱不稳意味着脊柱无法实现保护神经结构的基本功能。

三、脊柱不稳的临床诊断

（一）临床测量手段

1. 普通 X 线平片　常规正侧位 X 线摄片对脊柱不稳具有一定的诊断意义。Pitkanen 等通过研究 215 例临床怀疑有腰椎不稳患者的 X 线平片，指出腰椎不稳在平片上主要表现为：①牵张性骨刺：表现为位于椎体前方或侧方的骨刺，呈水平方向突起，基底部距椎间盘外缘 1～3mm；②脊椎关节病：表现为爪形骨赘或模糊的骨赘；③小关节病变：表现为关节突的增生肥大及关节的半脱位；④椎间盘退行性变：表现为椎间盘高度降低；⑤骶骨前移：表现为 L_5 椎体在骶骨上向后滑移≥2mm；⑥退变性脊柱前移：表现为上位椎体在下位椎体上向前滑移≥2mm；⑦硬化的脊柱表现；⑧真空现象：表现为椎间隙内出现充满气体的透明裂隙。虽然这些表现常被用来推测有无 LSI，但这些改变与临床症状间无一定关联。

2. 过屈、过伸侧位 X 线片　屈曲/后伸动力位 X 线片已广泛用于判断脊柱的异常运动，目前仍然是诊断脊柱不稳的主要依据。X 线片上提示节段不稳的征象包括椎间盘间隙变窄，骨赘形成，脊椎滑移等。但是，这些仅能提供二维的图像。由于真实脊柱运动是三维的，且不稳包括耦合运动的显著改变，故 X 线平片提供的脊柱运动准确性就很差。其他导致误差的因素还有平片上解剖标志的定位、中央投照时图像变形、胶片质量以及测量技术等。有报告表明，腰椎矢状面上平移测量的误差为 1～4mm，或者 3%～15%椎体矢状径。但是此方法比较简便，故临床上经常应用。

目前，过屈时前后移位>8%(L_4～L_5)或>6%(L_5～S_1)、过伸时>9%提示存在腰椎不稳。亦有学者认为过屈、过伸侧位 X 线片在 L_3～L_5 节段前后滑移>3mm、L_5～S_1>5mm 或终板成角>10°提示存在腰椎不稳。但是，由于腰椎的创伤、疼痛以及拍片方法的不正确等原因，很难达到已出现的要求的最大过屈、过伸位，从而影响了诊断的可靠性。而且，此检查方法只反映了腰椎活动范围的最后阶段，并没有反映出腰椎活动范围的中性区域，它也只反映了脊柱被动控制系统的功能，而没有反映主动控制系统和神经控制系统的功能。

3. 动态 X 线摄片 对每一受试者摄取一系列从过伸位至过屈位过渡的腰椎 X 线侧位片，通过计算脊柱不同运动阶段的各种参数来评估脊柱的稳定性，被称做动态 X 线摄片。该方法是目前临床研究腰椎不稳的最重要手段，测量的参数多达数十种，包括 Weiler 的运动移位分析法、Pope 和 Panjabi 标准负荷法及 Friberg 的轴向牵引压缩法，提示滑移的量与临床上腰痛程度成正比。

4. 双平面立体测量法 采用双平面 X 线摄片技术建立三维测量体系，采用骨性标志作为参照点，进行测量。于一个节段内设置三个不共线的标尺，每一载荷下的标志点的空间位置由左右互成角度的摄像机采集的两幅图像经计算机处理，确定各点在三维方向上的运动值的变化。临床上一些重要的测量系采用此技术进行。但是，采用解剖标志定位容易出现误差，因为受不同投照角度的影响，而且中央投照也会产生图像的变形。1974 年，Selvik 为避免采用骨性标志造成的误差，在受试者骨骼内植入生物相容性的金属标志，进行 X 线立体成像检查，测量准确度可达到 0.1～0.2mm。尽管文献报告采用 X 线立体成像及不透 X 线标志物是最佳的脊柱运动测量方法。但是此方法系侵入性，无法作为临床常规检查。由于此法具有创伤性，且设备较为复杂，临床应用不多。

5. 在体直接测量 为避免采用 X 线射线技术的局限，出现了一些直接测量脊柱运动的方法。传感器或标志物粘贴在皮肤上或置入棘突，以测量椎骨的运动。Panjabi 和 Pope 在棘突上置入细钢针，并在钢针上安置加速度计，测量腰椎对振动和撞击的效应。但是在皮肤上粘贴传感器可因皮肤移动产生假象，故准确度难以提高，而棘突上安置标志物系侵入性检查。Alund 和 Larsson 报告了一种采用电测角仪技术分析颈部运动的临床方法。此方法可以提供颈部三维运动参数的良好描述，以及提供一些常见颈部疾患的客观功能评价，为 X 线检查提供辅助依据。但是此方法获得数据只能表示脊柱的整体，无法提供各个运动节段的具体运动情况。

6. CT 1987 年，Penning 和 Wilmink 报告采用 CT 测量正常人体颈椎体内轴向旋转运动。此方法可以测量轴向旋转、枢椎侧屈的度数以及寰椎侧方位移。采用 CT 断层扫描可以确定旋转轴，亦可以研究运动的类型。但是，此方法因骨性标志定位问题，也有固有的误差，且无法完整描述颈椎三维运动。

Carrera 等通过对 100 位有下腰痛或坐骨神经痛的患者行腰部 CT 检查，对 65 位患者关节突异常表现进行统计分类，描述了腰椎关节突退变的 CT 表现：①关节间隙狭窄不平；②骨刺形成；③关节突增生肥大；④关节突半脱位；⑤关节突矢向改变；⑥关节囊钙化；⑦关节真空现象；⑧关节突关节的不对称。这些改变可能会导致在解剖学上异常的椎体轴向旋转，进而引起牵张性骨刺、非对称椎间盘和关节突退变，尤其是关节突的非对称半脱位、非对称侧隐窝狭窄及偏向椎间孔一侧的椎间盘突出。

7. 动力 MRI 最新研究脊柱不稳有采用开放 dMRI 体系，可在患者任一坐立位（矢状面过屈、过伸位）或站立位生理载荷下进行检查，从而脊柱同一结构不同运动下或者不同载荷作用情况下进行充分评估。Weishaupt 等对 30 位有慢性下腰痛、无神经结构压迫且保守治疗无效的患者，通过 rMRI（recumbent MRI 常规磁共振成像）及体位性（坐位）dMRI 评估神经根压迫受损，在 rMRI 检查中无法看到神经根压迫受损情况下，dMRI 可证实体位性疼痛与随体位变化而引发椎间孔大小变化相关。Wildermuth 等对 30 位有下腰痛或坐骨神经痛患者用开放性 dMRI 行仰卧位、直立过屈位过伸位检查，研究其不同体位对硬膜囊及椎间孔的影响，发现硬膜囊矢状径及椎间孔大小与体位轻微相关。而 Kong 等对 316 位有下腰痛的患者行 dMRI

检查后认为，即使腰椎运动是稳定的，但在伴有关节面退变或黄韧带肥厚的椎间盘退变者腰椎节段平移运动增加。因此，他们建议在评估腰椎运动稳定情况时，应该将椎间盘、小关节、黄韧带变化同时考虑。Jang 等通过对 309 位有下腰痛的患者行 dMRI 检查（中立位、过屈、过伸位）后，提出椎间盘退变、小关节骨关节炎及黄韧带肥厚与腰椎节段不稳关系紧密。他们根据 Pfirrmann 椎间盘退变 MRI 分级标准、Fujiwara 关节突退变分级标准以及 Kong 等提出黄韧带肥厚问题，认为在 $L_4 \sim L_5$ 节段，有 3°关节突骨关节炎伴有 4 级椎间盘退变、3°关节突骨关节炎伴有黄韧带肥厚、4 级椎间盘退变伴有黄韧带肥厚，均表现较高腰椎不稳发生率。

总之，现有脊柱运动的在体测量技术缺乏足够的敏感性，或者缺乏特异性，或者为侵入性检查。一种理想的脊柱运动在体分析系统必须在非侵入性检查基础上可以提供每一个椎体足够准确的三维运动数据。此项研究在临床上有重要的意义，尚待进一步研究。

（二）临床脊柱不稳的诊断标准

目前临床上一般采用 White 和 Panjabi 提出的临床检查评分表（表 5-4-1～表 5-4-4）。

表 5-4-1　上颈椎不稳的临床诊断标准

$C_0 \sim C_1$	单向轴向旋转≥8°	$C_1 \sim C_2$	单向轴向旋转≥45°
$C_0 \sim C_1$	屈/伸时平移（枕骨底与齿突尖的距离）增加≥1mm	$C_1 \sim C_2$	平移（齿突前缘与 C_1 前弓后缘的距离）≥4mm
$C_1 \sim C_2$	寰椎侧块关节突出（合计左右侧）≥7mm		枢椎椎体后缘与寰椎后弓前缘的距离≥13mm

表 5-4-2　下颈椎不稳的临床检查评分表

项目	评分
前部结构破坏或失去功能	2
后部结构破坏或失去功能	2
牵拉实验阳性	2
X 线标准	4
A. 前屈/后伸位 X 线检查	
1. 矢状面平移 >3.5mm 或者 20%	2
2. 矢状面旋转>20°	2
或者	
B. 静息位 X 线检查	
1. 矢状面平移>3.5mm 或者 20%	2
2. 矢状面相对成角>11°	2
异常椎间隙狭窄	1
发育性椎管狭窄（椎管矢状径<13mm 或者 Pavlov 比值<0.8)	1
脊髓损伤	2
神经根损伤	1
预期危险负荷	1
总分≥5 分即可诊断下颈椎不稳	

表 5-4-3　胸椎和胸腰椎不稳的临床检查评分表

项目	评分
前部结构破坏或失去功能	2
脊柱后部破坏受损或失去功能	2
肋椎关节破坏	1
放射学标准	4
1. 矢状面位移>2.5mm	2
2. 矢状面相对成角>5°	2
脊髓或马尾神经损伤	2
预期危险载荷	1
总分≥5 分即可诊断临床不稳	

表 5-4-4　腰椎不稳定的临床检查评分

项目	评分
马尾损伤	3
矢状面前屈相对位移>8% 或后伸相对位移>9%	2
矢状面相对前屈角度<-9°	2
前部结构破坏	2
后部结构破坏	2
预期危险载荷	1
总分≥5 即可诊断临床腰椎不稳	

（三）手术减压对脊柱稳定性的影响

手术减压的目的是解除脊髓和神经根的压迫。经前路手术进行颈椎或者胸、腰椎椎体部分或全部切除等减压手术对脊柱稳定性影响非常明显，一般均需要进行植骨、内固定等重建稳定性。下面主要概述腰椎及颈部减压手术对脊柱稳定性的影响。

1. 腰椎 在腰椎，一般减压手术不是很广泛，绝大部分病例通过后路手术即可获得充分的减压效果。最常见的手术是通过部分椎板切除和(或)部分关节突内侧部的切除进行椎间盘切除术。另一常见的手术是双侧椎板切除和关节突切除治疗椎管狭窄。

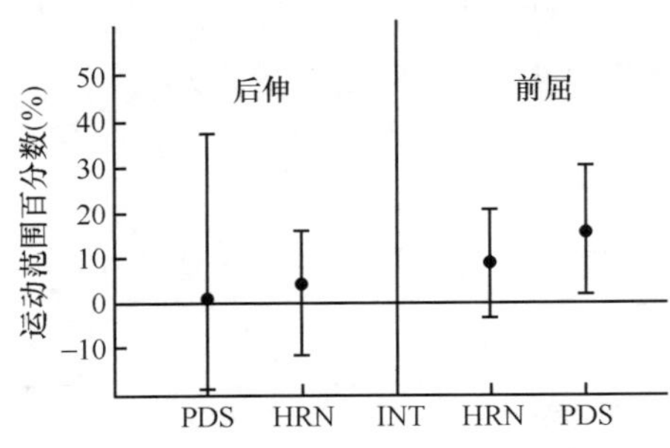

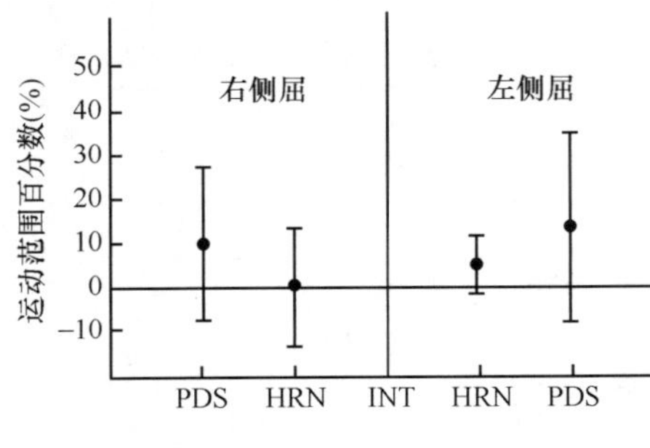

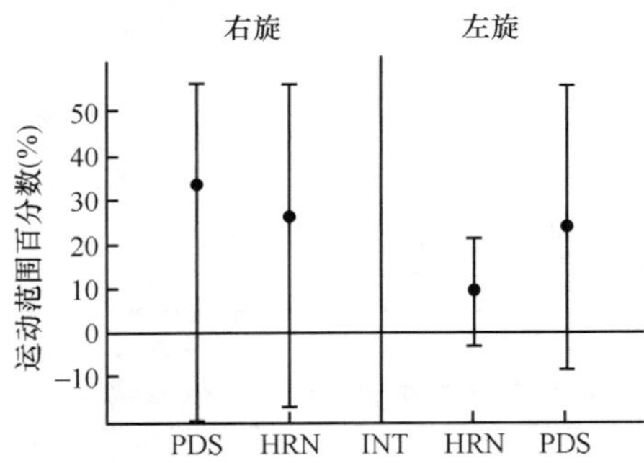

图 5-4-1 腰椎间盘切除对腰椎各方运动的影响

INT，完整；HRN，间盘突出；PDS，部分椎间盘切除（引自 Goel VK. 1982）

椎间盘切除对脊柱稳定性影响已有较多的研究。Tibrewal 观察 15 例患者椎板开窗椎间盘切除术前及术后脊柱屈曲/后伸运动。高达 50％患者屈/伸活动度减小，且在这些患者观察到切除椎间盘平面上方节段出现耦合侧屈及轴向旋转运动增加。根据上述结果，他们认为椎板开窗椎间盘切除不会造成脊柱不稳定。但是，在 L_4～L_5 椎间盘摘除术后，屈伸动力位 X 线片检查证据表明，手术节段出现活动度增大，尤其在女性患者，可见到牵拉性骨赘形成。Goel 等在新鲜腰椎标本上研究椎间盘切除后节段运动的改变（图 5-4-1），发现椎间盘部分切除显著提高在屈曲、侧屈以及轴向旋转方向上的节段运动。

作为人体脊柱承载系统中最为关键的部位，椎间盘不仅能够承受不同形式的载荷，而且具有均匀分布应力的作用。国内戴力扬等采用三维有限元方法建立力学模型，研究椎间盘切除对腰椎应力分布的影响。结果表明，应力水平以椎体密质骨为最高，腰椎前部结构（椎体密质骨、松质骨、终板、纤维环）在椎间盘切除后应力水平与正常相比有所减低，而后部结构的应力水平却相应上升。椎间盘切除后，除前纵韧带外各韧带所受的拉力均明显大于正常状态。

关节突关节承受负荷的多少因脊柱的不同运动而变化。后伸时关节突的负荷最大，占总负荷的 30％（另外 70％由椎间盘负荷）。前屈并旋转时关节突的负载也较大。采用有限元分析表明，椎间盘摘除后，关节突关节在屈曲、后伸及侧屈时所承受的载荷均有明显增加。对关节突关节腔内应力测定也表明，椎间盘摘除后关节突关节腔内应力在屈曲、后伸时明显增加，但在侧屈时却有所下降。椎间盘摘除后关节突关节承受载荷的变化可能是促使关节突退变和增生的因素。

采用椎板切除和关节突切除等进行后路减压对脊柱的后部结构有明显损害，改变腰椎的载荷共享以及运动学特性。脊柱后部结构的稳定性作用已有大量的生物力学研究。关节突关节在腰椎运动节段发挥重要的稳定性作用。部分或全部切除关节突关节可以引起脊柱不稳定。Abumi 在脊柱功能单位上观察分级切除关节突后腰椎节段不稳。单侧和双侧关节突内侧部分切除并棘上韧带、棘间韧带切除只使屈曲运动增加，其他运动改变不明显。但是，即使单侧关节突完全切除，就导致屈曲运动和轴向旋转运动的显著增加。在一个体外研究中，Goel 观察到单侧部分椎板和关节突切除后，损伤节段($L_4\sim L_5$)屈曲、侧屈及轴向旋转运动呈增加趋势，如果再进行完全髓核摘除，无论施加载荷方式、主要角度位移及平移运动均出现显著增大。双侧椎板切除和关节突切除亦将明显提高损伤节段的屈曲和旋转运动。

在临床方面，椎板切除和关节突切除引起的脊柱不稳不似生物力学研究那么明显。Hazlett(1982 年)对 38 例行椎间盘切除和关节突切除术患者 2～5 年术后随访，未发现脊柱不稳。尽管一些文献报告椎板切除术后可能出现脊椎轻度的前滑移，但是 Johnson 观察一组 45 例因椎管狭窄进行椎板及关节突切除减压的病例，认为脊椎滑移与退变有关，但是不影响手术预后。从现在观点看，由于机体的代偿作用以及椎旁肌的保护作用，脊柱不稳的近期效应可能不甚明显，但是长期效应将不可忽视。

目前尚不明确多大程度的减压范围可以引起术后不稳。有一点可以肯定的是，减压术后节段运动增加与术中切除脊柱结构的部位及切除范围直接相关。White 和 Panjiabi 根据临床经验以及文献复习，认为在下列情况下应该考虑减压术后进行脊柱融合：①患者小于 75 岁；②减压中切除单节段关节突关节大于 50%；③减压需要切除很大部分纤维环(30%～40%)。

2. 颈椎　前路颈椎椎间盘摘除手术在临床上常见。Schulte 等发现，切除 $C_5\sim C_6$ 椎间盘后，$C_5\sim C_6$ 节段的前屈、后伸、侧弯和轴向旋转运动分别增大 66.6%、69.5%、41.3%、37.9%，表明节段在上述方向上丧失稳定性。在 $C_5\sim C_6$ 椎间盘处进行骨融合或前路固定可有效地加强稳定性。目前临床上前路颈椎间盘摘除术后一般均行植骨融合，恢复椎间盘间隙高度。

压敏片近年来被广泛用于关节生物力学研究中。它由含有显影微粒和定影微粒的薄片组成，在压敏片上肉眼可见其粗糙面和光亮面。实验开始时将压敏片的粗糙面对合，受到压力时微粒破裂，出现着色反应，压敏片承受的压力越大，破裂的微粒就越多，着色反应越明显。采用该技术可以测量颈椎钩椎关节轴向应力变化。正常情况下，椎间盘维持正常的高度，传递大部分的轴向压缩载荷，使得钩椎关节所承受的压应力很小。但在椎间盘部分切除后，载荷传递则主要通过椎体的两侧方，使钩椎关节承受的应力明显增加，会加速其增生退变。

后路减压手术主要包括椎板切除术或椎间孔扩大术。后路椎板切除术后的常见并发症有后凸畸形、颈椎不稳(脊椎滑移)及减压不充分。椎板切除术后后凸畸形在年轻患者较为多见，在儿童，韧带的牵拉以及继发性椎体楔形变是主要原因，但术前具有正常连结及稳定性的成人中，椎板切除术与进行性后凸畸形并无相关性。生物力学研究表明，颈椎椎板切除并不显著改变损伤节段的载荷-位移曲线。

但是部分或全部关节突切除可以引起颈椎的急性不稳。许多生物力学研究已经证实关节突关节的完整对颈椎稳定性的重要性。Panjiabi 研究发现，破坏所有后部结构后，颈椎运动节段在屈曲方向上出现不稳定，而破坏所有前部韧带后，出现后伸方向的不稳定。如果切除关节突，则显著增加椎体的水平平移。Zdeblic 研究椎板切除合并分级关节突切除对颈椎稳定性的影响，发现切除 75%～100%关节突后出现屈曲和轴向旋转不稳定，而单纯椎板切除或者合并切除关节突 25%、50%，对节段运动影响不大。因此其建议，如果减压手术中必须切除50%以上关节突则需要稳定该节段。同时,Zdeblic也研究切除关节突关节囊,而不破坏骨性结构对颈椎稳定性的影响,发现50%以上关节囊切除后屈曲和轴向旋转运动显著增大。因此,如果不考虑脊柱融合,在手术显露时,应注意切除关节突关节囊不超过50%。我们以前的研究也表明,颈椎小关节单侧75%以上切除时,节段运动才明显增大;双侧50%切除后节段失稳明显。说明临床上对关节突切除应以50%为界,否则就要考虑脊柱融合。

结　　语

脊柱不同结构存在不同的生物力学性能,而同一结构不同部位之间的力学性能也有差异,这些特性主要与脊柱结构所承担的作用密切相关,增龄、骨质疏松、退变等均影响到脊柱不同结构的力学性能。脊柱各部结构与功能的相互协调,保证了脊柱发挥正常的承载、运动功能。脊柱不稳时,这种正常承载、运动的部分或者全部丧失,创伤、疾患以及手术等均可引起脊柱不稳。临床上诊断手段主要依靠影像学,一些在体检测手段具有较好应用前景。

（瞿东滨　林　峰　邓建龙）

参考文献

戴克戎.1999. 脊柱的生物力学. 见:饶书城主编. 脊柱外科手术学[M]. 第2版. 北京:人民卫生出版社,46~79.

瞿东滨,金大地,朱青安.2001. 脊柱的生物力学. 见:金大地主编. 现代脊柱外科手术学[M]. 北京:人民军医出版社,42~70.

Anderson AL, McIff TE, Asher MA, et al. 2009. The effect of posterior thoracic spine anatomical structures on motion segment flexion stiffness[J]. Spine, 34(5): 441~446.

Anderson PA. 1998. Lower cervical spine injuries. In: Browner BD, Jupiter JB, Levine AM, et al eds. Skeletal Trauma. 2th edition[M]. New York: W. B. Saunder, 895~945.

Benoist M. 2003. Natural history of the aging spine[J]. Eur Spine J, 12(Suppl. 2): S86~89.

Carrera GF, Williams AL. 1984. Current concepts in evaluation of the lumbar facet joints[J]. Crit Rev Diagn Imaging, 21(2): 85~104.

Doers TM, Kang JD. 1999. The biomechanics and biochemistry of disc degeneration[J]. Curr Opin Orthop, 10: 117~121.

Dvoffik J, Vajda EG, Grob D, et al. 1995. Normal motion of the lumbar spine as related to age and gender[J]. Eur Spine J, 4: 18~23.

Edwards WT, Yuan HS. 1997. Section Ⅱ: Biomechanics. General considerations, evaluation, and testing. In: Bridwell KH, et al eds. The Textbook of Spinal Surgery. 2nd edition[M]. Philadelphia: Lippincott, 141~154.

Ferguson SJ, Steffen T. 2003. Biomechanics of the aging spine[J]. Eur Spine J, 12(Suppl 2): S97~103.

Grant JP, Oxland TR, Dvorak MF. 2001. Mapping the structural properties of the lumbosacral vertebral endplates[J]. Spine, 26(8): 889~896.

Grob D, Crisco J, Panjabi MM, et al. 1992. Biomechanical evaluation of four different posterior atlantoaxial fixation techniques[J]. Spine, 17(3): 480~490.

Gunzburg R, Szpalski M, Passuti M, et al. 2001. Biomaterials: the new frontiers in spine surgery[J]. Eur Spine J, 10: S85.

Hansen L, de Zee M, Rasmussen J, et al. 2006. Anatomy and Biomechanics of the Back Muscles in the Lumbar Spine With Reference to Biomechanical Modeling[J]. Spine, 31(17): 1888~1899.

Hazlett JW, Kinnard P. 1982. Lumbar apophyseal process excision and spinal instability[J]. Spine, 7(2): 171~176.

Ivancic PC, Coe MP, Anthony B, et al. 2007. Dynamic Mechanical properties of intact human cervical spine ligaments[J]; Spine J, 7(6): 659~665.

Jang SY, Kong MH, Hymanson HJ, et al. 2009. Radiographic parameters of segmental instability in lumbar spine using kinetic MRI[J]. J Korean Neurosurg Soc,45(1):24～31.

Kong MH,Hymanson HJ,Song KY,et al. 2009. Kinetic magnetic resonance imaging analysis of abnormal segmental motion of the functional spine unit[J]. J Neurosurg Spine,10(4):357～365.

Kong MH,Morishita Y,He W,et al. 2009. Lumbar segmental mobility according to the grade of the disc,the facet joint, the muscle,and the ligament pathology by using kinetic magnetic resonance imaging[J]. Spine,34(23):2537～2544.

Kowalski RJ,Ferrara LA,Benzel EC. 2005. Biomechanics of the Spine [J]. Neurosurg Q,15(1):42～59.

Krauss WE,McCormick PC. 1996. Biomechanical and clinical evaluation of segmental instability. In:Menezes AH,Sonntag VK eds. Principles of Spinal Surgery[M]. New York: McGraw-Hill Company,1029～1038.

Lowe TG, Hashim S,Wilson LA,et al. 2004. A Biomechanical Study of Regional Endplate Strength and Cage Morphology as It Relates to Structural Interbody Support[J]. Spine,29(21):2389～2394.

Lu WW,Luk KD,Holmes AD,et al. 2005. Pure shear properties of lumbar spinal joints and the effect of tissue sectioning on load sharing[J]. Spine,30(8): E204～209.

McCullen GM,Garfin SR. 2002. Spine update. Cervical spine internal fixation using screw and screw-plate constructs[J]. Spine, 25(5):643～652.

Myklebust JB,Pintar F,Yoganandan N,et al. 1988. Tensile strength of spinal ligaments[J]. Spine,13(5):526～531.

Naderi S, Andalkar N,Benzel EC. 2007. History of spine biomechanics: part Ⅰ—the pre-greco-roman,greco-roman,and medieval roots of spine biomechanics[J]. Neurosurgery,60(2): 382～391.

Naderi S, Andalkar N,Benzel EC. 2007. History of spine biomechanics: part Ⅱ—from the renaissance to the 20th century [J]. Neurosurgery,60(2): 392～404.

Naderi S,Crawford NR,Song GS,et al. 1998. Biomechanical comparison of C_1～C_2 posterior fixations: cable,graft,and screw combinations[J]. Spine,23(18):1946～1950.

Panjabi MM,Chen NC,Shin EK,et al. 2001. The cortical shell architecture of human Cervical vertebral bodies[J]. Spine, 26(22): 2478～2484.

Panjabi MM. 1992. The stabilizing system of the spine[J]. J Spinal Dis,5:381～389.

Panjabi MM. 1992. The stabilizing system of the spine. Part Ⅱ: Neutral zone and instability hypothesis[J]. J Spinal Dis, 5:390～397.

Pitkänen MT,Manninen HI,Lindgren KA,et al. 2002. Segmenal lumbar spine instability at flexion-extension radiography can be predicted by conventional radiography[J]. Clin Radiol,57(7):632～639.

Qu Dongbin,Jin Dadi,Zhao Weidong,et al. 2000. Biomechanical evaluation of atlantoaxial transarticular screw fixation[J]. Chin J Traum(English edition),3(2):89～92.

Reeves NP,Narendra KS,Cholewicki J. 2007. Spine stability: the six blind men and the elephant[J]. Clin Biomech,22(3): 266～274.

Silcox DH 3th,Whitesides TEJr. 1998. Injuries of the cervicocramium. In:Browner BD,et al eds. Skeletal Trauma. 2th edition[M]. New York:W. B. Saunder,861～893.

Takeshita K,Peterson ET,Bylski-Austrow D,et al. 2004. The nuchal ligament restrains cervical spine flexion[J]. Spine,29 (18): E388～393.

Tibrewal SB, Pearcy MJ, Portek I, et al. 1985. A prospective study of lumbar spinal movements before and after discectomy using biplanar radiography. Correlation of clinical and radiographic findings[J]. Spine,10(5):455～460.

Wildermuth S,Zanetti M,Duewell S,et al. 1998. Lumbar spine:quantitative and qualitative assessment of postional (upright flexion and extension) MR imaging and myelography[J]. Radiology,207(2):391～398.

Yang Hou,Zhoujing Luo. 2009. A study on the structural properties of the lumbar endplate histological structure,the effect of bone density,and spinal level[J]. Spine,34(12): E427～433.

Yoganandan N, Maiman DJ, Pintar FA. 1996. Biomechanics of the cervical spine. In: Menezes AH, Sonntag VK eds. Principles of Spinal Surgery[M]. New York: McGraw-Hill Company,69～84.

Zander A,Rohlmann C,Klöckner G,et al. 2003. Influence of graded facetectomy and laminectomy on spinal biomechanics [J]. Eur Spine J,12 : 427～434.

第六章 脊柱植入物的材料学

第一节 概 述

生物医用材料包括医疗上能够植入人体或能够与生物组织相结合的材料，生物医用材料用于对生物体进行诊断、治疗、修复，也可用于替换生物机体中原有的组织和器官，修复和提高其功能。生物医用材料是研究人工器官和医疗器械的基础，已成为材料学科的重要分支。

脊柱外科发展的一个重要基石是材料学的发展，生物医用材料在脊柱外科临床应用中促进着脊柱外科的发展。生物医用材料在脊柱外科应用领域主要有以下几个方面：①脊柱稳定，包括用于脊柱稳定的内固定或外固定器；②脊柱结构重建，如人工椎间盘、人工髓核、人工椎体和椎间融合器；③脊柱融合，人工骨或组织工程骨支架材料，其广泛应用于脊柱骨的修复以及脊柱融合。

一、生物医用材料的基本要求

（一）生物学要求

生物功能性和生物相容性是生物材料必须满足的基本要求。生物相容性是指生物材料在应用中和宿主之间的相互反应及作用的能力，包括血液相容性与组织相容性。不仅要求材料植入后不会引起毒性反应，更要求植入材料和机体间的作用能够永久协调。

生物相容性评价主要分为两个方面：①材料反应，即机体对材料的影响，包括生物环境对材料的腐蚀、磨损及生物降解、材料性质退化甚至破坏。②宿主反应，即材料对机体系统的作用。其反应包括局部和全身反应，如炎症、细胞毒性、凝血功能改变、过敏、致癌、畸形和免疫反应等。来自材料方面的影响包括材料类型和形态、表面构成、理化特性等。生物方面的影响有动物种类、植入部位、受体状况、存在时间和应用环境等。

（二）功能学要求

所谓生物功能性，是指生物材料在其植入位置上行使功能所要求的物理和化学性质。生物医用材料必须具有良好的物理、化学稳定性。其机械性能需要能够耐受一定的拉力和压力，并且刚性良好，体积保持必要的稳定，同时能长期保持其原有的弹性及柔软度，不变硬、变脆、变形，不被吸收也不会被代谢。耐生物老化材料，在正常体温环境下，因其长期与体液及各种阴阳离子、有机物质接触，需具有能保持不降解、不被磨损、不老化的能力。

（三）适用性要求

生物医用材料需具有易于加工成型能力，还需具有一定的变形及抗变形能力，同时要能经受住消毒或灭菌过程而不改变或很少改变其性能，以便其在临床应用。

二、生物医用材料的分类

目前，已经应用于临床的生物医用材料主要包括金属类生物医用材料、有机高分子类生物医用材料、无机非金属类生物医用材料和生物医用复合材料。生物医用材料按照是否可被降解，又可分为生物可降解（或生物可吸收）材料和非降解型生物材料。

生物医用金属材料是临床中广泛应用的一类外科植入材料，其具有高强度、良好的韧性、抗弯曲疲劳强度以及良好的加工成型性能，生物医用金属材料具有其他类型医用材料不可替代的优良性能。随着研究应用的深入，目前认为金属材料被作为医用生物材料使用时必须严格满足以下生物学要求，包括：①良好的组织相容性，无毒性，不致畸、致癌，不引起过敏反应和干扰机体的免疫，不破坏邻近组织等；②物理、化学性质稳定，强度、弹性、尺寸、耐腐蚀及耐磨性稳定；③易于加工成型，易于制成各种需要的形状。临床脊柱植入物常用的钛合金材料属于非降解型，而近来逐渐兴起的镁基合金则属于可降解可吸收金属材料。

生物医用高分子材料是生物医学材料中发展最早、应用最广泛、用量最大的材料，也是一种正在迅速发展的材料。它既可以来源于天然产物，又可以人工合成。此类材料除应满足一般的物理、化学性能要求外，还必须具有足够好的生物相容性。医用高分子材料可分为非降解型和可降解型两类。非降解型高分子材料，要求其在生物环境中能长期保持稳定，不发生降解、交联或物理磨损等，并具有良好的物理机械性能，这类材料主要包括聚乙烯、聚丙烯、聚丙烯酸酯、芳香聚酯、聚硅氧烷、聚甲醛等。可降解型高分子主要包括胶原、线性脂肪族聚酯、甲壳素、纤维素、氨基酸、聚乳酸、聚乙醇酸、聚已内酯等。

无机非金属类生物医用材料也是临床中广泛应用的一类植入物材料。具有良好的化学稳定性、生物相容性和消毒灭菌性能。但难于成型加工，脆性也较大。可分为生物惰性无机材料、生物活性无机材料和生物可降解无机材料。惰性无机材料包括氧化铝、氧化锆、氧化硅陶瓷等。生物活性无机材料包括羟基磷灰石陶瓷、45S5 玻璃、生物活性玻璃陶瓷等。生物可降解无机材料包括：可溶性铝酸钙陶瓷、TCP 陶瓷等。目前，随着纳米材料与技术的发展，纳米生物医用无机材料的应用已引起人们的广泛关注。

三、生物医用材料的发展

（一）第一代生物医用材料

20 世纪 60～80 年代，开发了第一代生物医用材料及产品在临床应用，如体内固定用骨钉和骨板、人工关节、人工心脏瓣膜、人工血管、人工晶体和人工肾等。自 20 世纪 80 年代以来，以医疗、保健及增进生活质量等为目的的生物医用材料取得了快速的发展，分别由 40 余种不同材料制成的植入器械（假体）中，已经有超过 50 种植入器械被应用于临床。上述生物医用材料，具有一个普遍的共性——生物惰性，即尽量将受体对植入器械的异物反应降到最低。这个原则维持了 20 多年。第一代生物医用材料制备的各种器械至今仍在临床大量使用。

（二）第二代生物医用材料

从 20 世纪 80～90 年代，发展重点逐渐由生物惰性转向生物活性，开发了第二代生物医用材料及产品。这种具有活性的材料能够在生理条件下发生可控的反应，并作用于人体。20 世纪 80 年代中期，生物活性玻璃、生物陶瓷、玻璃-陶瓷及其复合物等多种生物活性材料开始应用于整形外科和牙科。其中，羟基磷灰石（hydroxyapatite，HA）的化学成分、晶体结构与人体骨骼中的无机盐十分相似。合成的 HA 通常作为多孔植入物、粉状以及金属植入物的涂层。特别是人工骨，具有极好的骨结合性能——骨组织沿该涂层生长并形成强韧的表面，并具有骨组织应答（即骨传导）的作用。

除具有活性外，第二代生物医用材料的另一个优势在于材料具有可控的降解性。随着机体组织的逐渐生长，植入的材料不断被降解，并最终完全被新生组织所取代，在植入位置和宿主组织间将不再有明显的界面区分。在脊柱外科领域及给药系统中，使用可降解材料制成的内固定骨板和螺钉及其在缓控释给药中的使用已初步发展起来。

（三）第三代生物医用材料

20 世纪 90 年代后期，再生医学逐渐发展起来。再生医学第三代生物医学材料是一类具有促进人体自身修复和再生作用的生物医学复合材料。在生物体内各种细胞组织生长因子、生长抑素结构和性能的及生长机制的基础上建立，由具有生理“活性”的组件及控制载体的“非活性”组件构成，有较理想的修复再生效果。它通过材料之间的复合、材料与活细胞的融合、活体组织和人工材料的杂交等手段，赋予材料特异的靶向修复、治疗和促进作用，从而使病变组织大部分甚至全部由健康的再生组织取代。

第二节　金属类生物医用材料

一、贵　金　属

贵金属主要指金、银。是最早应用于骨科内固定的金属材料，作为骨折治疗用的内固定材料早在公元前就已使用了金丝固定术。1891 年，Hadras 首先应用银丝进行 C_6/C_7 骨折脱位的棘突内固定，开辟了脊柱内固定的先河。但是金银材料固定强度不足，在临床应用逐渐减少。19 世纪初外科手术技术发展很快，骨折固定中使用的夹板和螺丝钉开始采用青铜、铁、钢等金属材料，金、银等贵金属很快退出历史舞台。

二、不　锈　钢

近代第一种用作植入材料的不锈钢是 18-8（标准牌号 302），其强度比钒钢高，抗蚀能力也较强。后来在 18-8 不锈钢的基础上，发展了 316 不锈钢。该不锈钢中 Mo（钼）元素的存在改善了其在生理盐水中的抗蚀性。到 20 世纪 50 年代的 316L 不锈钢提高了不锈钢在氯化物溶液中的抗蚀性能。奥氏体不锈钢，特别是 316 和 316L 不锈钢，具有比其他不锈钢更好的抗蚀性能，被广泛用作金属植入材料，但临床表明 316L 不锈钢植入人体后，在生理环境中，有时会产生缝隙腐蚀或摩擦腐蚀以及疲劳腐蚀破裂等问题，并且会因摩擦磨损等原因

释放出 Ni^{2+}、Cr^{3+} 和 Cr^{5+}，从而引起假体松动，最终导致植入体失效。

三、钴基合金

钴基合金通常指Co-Cr(钴-铬)合金，有两种基本牌号：Co-Cr-Mo(钴-铬-钼)合金和Co-Ni-Cr-Mo(钴-镍-铬-钼)合金。美国材料实验协会推荐了4种可在外科植入中使用的钴基合金：锻造Co-Cr-Mo合金(F76)、锻造Co-Cr-W(钨)-Ni合金(F90)、锻造Co-Ni-Cr-Mo合金(F562)和锻造Co-Ni-Cr-Mo-W-Fe合金(F563)。其中锻造Co-Cr-Mo合金和锻造Co-Ni-Cr-Mo合金已广泛用于植入体制造。由于其良好的抗磨损性，在脊柱植入物方面，钴基合金主要应用于人工椎间盘的制造。

四、钛和钛合金

(一) 纯钛

20世纪50年代，美国和英国开始把纯钛用于生物体。与316L不锈钢相比，纯钛具有无毒、质轻、强度高、生物相容性好等优点，到了20世纪60年代，钛合金开始作为人体植入材料而广泛应用于临床。1970年以后钛合金材料得到广泛重视，并以Ti-6Al-4V(钒)合金为主流。

(二) 钛合金

医用钛合金除具备良好的生物安全性外，还应具有特定的生物功能性。随着科学技术的发展，钛合金以其优异的力学性能、抗腐蚀性能和良好的生物相容性，以及接近人骨的弹性模量等综合性能而日益受到人们的重视，而不影响MRI等检查的特性更使其在脊柱外科备受青睐，故广泛应用于脊柱植入物，而不锈钢等产品则已淘汰。随着研究深入，陆续开发出了20多种生物用钛合金，Ti-6Al-4V金在植入物方面仍占主导地位。

20世纪90年代，为适应生物相容性更好、弹性模量更低的材料要求，美国、日本等国家相继发展了全新β结构的β型钛合金。其主要特点是用Nb(铌)代替了V，其力学性能和Ti-6Al-4V合金相当，平面应变断裂韧性($55MPa \cdot m^{1/2}$)比Ti-6Al-4V合金高约10%，是一种应用广泛且很有前途的合金。Ti2 5Al2 215Fe合金是德国于1980年发展的中等强度合金。这两种合金在临床上均得到了大量应用。国内北京有色金属研究总院、西北有色金属研究院、宝钛集团(原宝鸡有色金属加工厂)等单位也在该领域取得可喜的成果。

从金属植入材料的研究现状来看，钛及其钛合金具有其他材料无可比拟的优越性，特别是新型β-钛合金，应用前景广阔。人体用金属植入材料研究还应包括：①研究机构和应用机构需要密切合作，对开发出的各种生物医学材料进行动物和临床应用实验，以便对材料进行改进；②寻求更为理想的表面处理工艺，更好地改善人体植入材料的表面性能，获得高质量的涂层并解决涂层与基底的结合问题，进一步提高生物医学材料与生物体的相容性，提高植入材料的耐磨性和耐蚀性；③进行材料的复合化、混杂化等优化研究。

五、镍钛形状记忆合金

(Ni-Ti or Nitinol shape memory alloy,Ni-Ti SMA)

1962 年,Buehler 等发现镍钛合金有形状记忆效应。1975 年,Andresen 利用记忆合金首先制造出牙科内植物超弹性器械。自 19 世纪 80 年代中期以来,我国在镍钛形状记忆合金的临床与应用方面的研究已迈入国际先进水平,上海钢铁研究总院、天津市冶金材料研究所及北京有色金属研究总院稀有金属研究所联合当地的医疗专家开发了很多医疗植入物产品,如环抱钢板、髌骨爪、骑缝钉、髓内钉、人工关节、牙弓丝等产品。2000 年,首例镍钛形状记忆合金产品(来自兰州西脉记忆合金股份公司)才获得国家医药管理局准产注册。在脊柱外科方面,进行脊柱植入物研制主要有人工颈椎椎间关节假体、椎间扩张夹、腰椎节段内固定器、椎间融合器、椎体撑开器、椎体钉等,而进入临床应用最多的是记忆合金棒。卢世璧等使用记忆合金棒治疗脊柱侧凸畸形,取得满意效果。记忆合金棒属于节段性二维脊柱矫形器械,其优势在于可以通过体温保持其矫形力,对脊柱残留角度仍有持续矫形作用,克服了矫形度数丢失的现象,但记忆合金棒也有二维矫形器械本身的缺陷,故王岩等将记忆合金记忆特性、自动矫形、低温柔软易于操作及对脊柱残留角度持续矫形的优势和三维器械矫形力强、恢复脊柱三维结构的优势统一起来应用,实现脊柱畸形三维矫正,获得良好效果(图 6-2-1,图 6-2-2)。

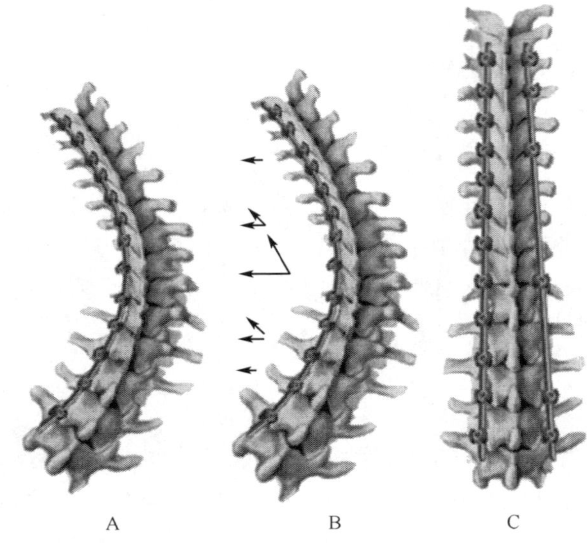

图 6-2-1 记忆合金棒应用于脊柱侧凸矫形示意

A. 记忆合金棒应用于凹侧;B. 利用合金形态记忆特点进行矫形;C. 更换成钛合金棒,维持矫形效果

引自 Wang Y(王岩),et al. Eur Spine J,2011,20:118-122.

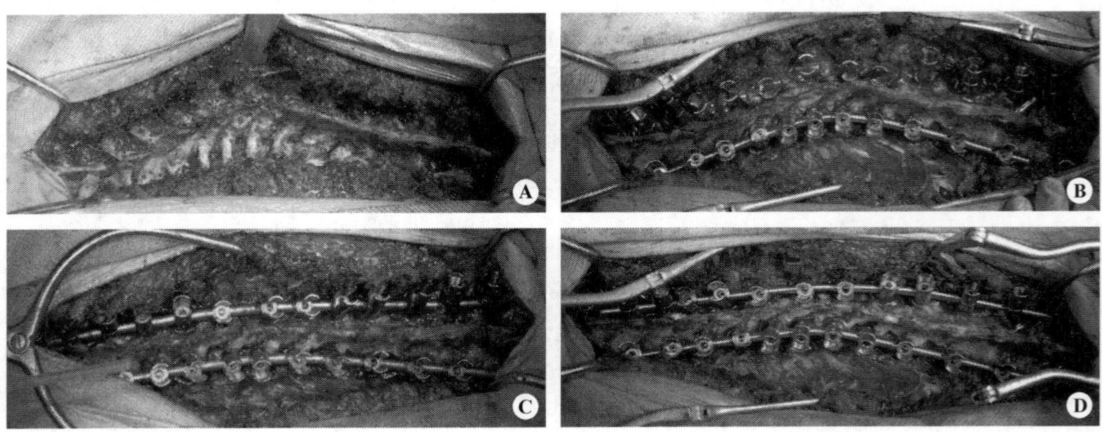

图 6-2-2 记忆合金棒在脊柱侧凸矫形中应用(术中)

A. 显露;B. 凹侧置入记忆合金棒;C. 凸侧置入记忆合计棒,复温;D. 更换钛合金棒,维持矫形效果

六、钽

钽(Tantalum，Ta)，第73号元素。纯钽是一种灰色、光亮、坚硬的金属，化学性质极为稳定。1802年，瑞典化学家瑞克贝格发现了钽元素，1903年鲍尔登制得了金属钽。20世纪40～50年代开始大量应用这种难熔金属及其合金。由于其具有熔点高、强度大、抗磨损、耐腐蚀等良好的物理和化学特性，钽金属被广泛地应用于电容器、化学反应装置、核反应堆、航空航天器和导弹的制造。钽在生物体内呈惰性，在水及酸性环境中均不溶解，常温下完全不发生化学反应，这使得钽具有良好的生物相容性。

随着科学技术的发展和钽制备工艺的完善，多孔钽及其金属植入物应运而生。多孔钽是按照所期待的使用性能，通过某种方法在金属钽的内部形成一定大小和密度的孔隙，使其在获得足够机械强度的同时，具有介于皮质骨和松质骨之间的弹性模量(约3GPa)，可起到良好的支撑作用(图6-2-3)。同时多孔钽合适的孔隙大小和孔隙率，有利于植入后骨和周围软组织的长入，达到远期稳定的目的(图6-2-4)。近年来基于这一原理设计并制造的骨小梁金属重建棒(钽金属棒)的临床应用表明，多孔钽金属棒对早期股骨头缺血性坏死的治疗效果令人满意。

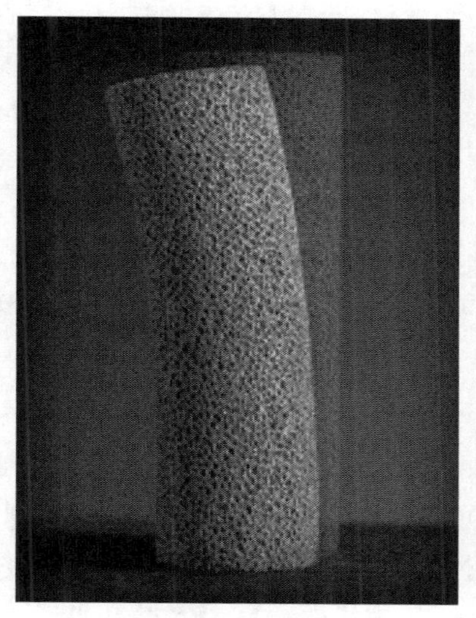

图6-2-3　钽棒

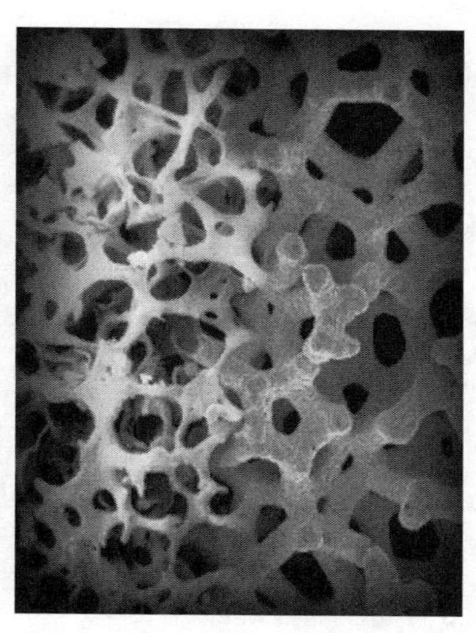

图6-2-4　多孔钽的金属骨小梁结构

多孔钽金属具有特殊的结构性能及适合组织长入的特性，脊柱外科继关节成形术后也开始利用钽金属的这种特性，并主要用于颈椎和腰椎融合器。Zou等在动物实验中，比较多孔钽和碳纤素两种不同材料制成的椎间融合器的融合效果，材料植入6个月后结果显示，在联合应用椎弓根螺钉固定的多孔钽组具有更高的椎间融合率且在形态学上，多孔钽椎间融合器比碳纤素组具有更多的新骨长入，而碳纤素组则有较多的纤维组织长入。Wiglield等对20例患者用多孔钽椎间融合器加自体部分髂骨进行颈椎融合手术，术后12个月所有患者均达到良好的椎间融合。Schoettle等也对50例患者共61个节段进行颈椎椎间融合手术，术中应用多孔钽椎间融合器加前路钢板辅助固定，术后随访2年，均达到良好的融合，且稳定可靠。

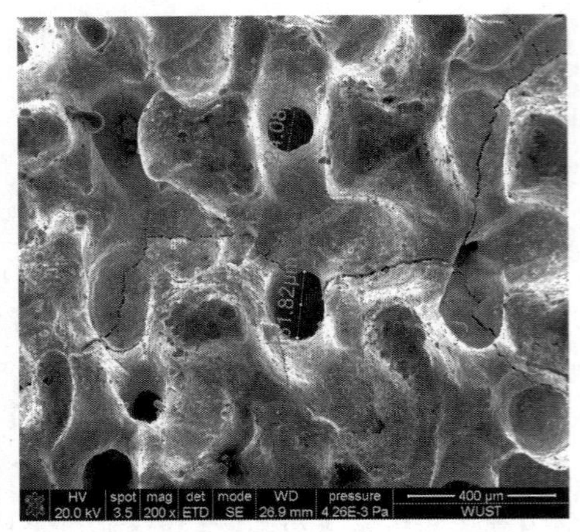

图 6-2-5　采用激光熔覆技术，在钛合金表面形成多孔钽涂层

由于多孔钽的材料特性，其在脊柱植入物的表面处理等领域也具有广阔的前景。我们在专利技术基础上，采用激光熔覆技术将纳米钽合金化结合在钛合金棒上，在钛合金上获得嵌入式多孔结构(图 6-2-5)，可促进界面骨结合及骨长入。

七、镁基合金

镁基生物材料的应用最早可以追溯到 1907 年，Lambotte 首先将金属镁应用到骨组织生物材料方面，用于修复下肢骨折，但是，由于纯镁金属在体内腐蚀速度太快，在术后仅 8 天就发生了急剧分解，而且在皮下产生了大量气泡，所以试验以失败告终。1944 年，Troitskii 等采用镁合金(含少量的金属镉)进行了 34 例人体骨修复试验，其中 9 例由于感染而失败，但在所有病人的血清中均未发现镁含量升高，而且炎性反应也很轻微，术后 6～8 周，植入材料仍能够保持力学性能的完整性，10～12 个月后材料被完全吸收。1945 年，Znamenskii 用 Mg-Al 合金治疗 2 例枪伤，6 周后就未再探测到镁骨板。McBride 采用 Mg-Al-Mn 合金进行了 20 例骨修复和接枝手术，没有发现全身性的毒性反应和炎性反应。这些早期的研究和应用都充分表明了镁基合金对人体的无毒性，而且能够诱导骨组织的愈合。从 20 世纪 90 年代起，随着人们对镁合金生产技术等研究的不断深入，镁合金作为医用植入材料受到密切关注。

与其他常用金属基生物医用材料相比，镁基合金具有以下的优势：

(1) 镁与人体有良好的生物相容性。镁是人体细胞内第二重要的阳离子，其含量仅次于钾。镁能激活体内多种酶，抑制神经异常兴奋性，维持核酸结构的稳定性，参与体内蛋白质的合成、肌肉收缩及体温调节。

(2) 镁可以在人体内获得降解。经过人体体液分解后形成的镁离子可催化或激活体内 300 多种酶，可以完成体内多种代谢过程，而且可以促进体内能量转运、储存和利用。此外，镁具有很低的标准电极电位，在人体体液中生成的镁离子可被周围机体组织吸收，然后通过体液排出体外，因此，镁可以被人体完全降解，是一种难得的金属生物材料。

(3) 镁是骨生长的必需元素。镁离子可促进钙的沉积，促进骨细胞的形成，加速骨的愈合等。初步的细胞毒性研究表明，镁对骨髓细胞的生长没有抑制作用，也没有发现细胞溶解现象。

(4) 镁合金具有合适的物理力学性能。镁合金的密度与人骨密度吻合，符合理想接骨板的要求。镁合金具有所有金属材料中最高的比强度(强度与密度的比值)，比钛合金还高。镁合金与几种典型的植入材料物理、力学性能的对比数据见表 6-2-1。由表中数据可知，镁及镁合金(1.74 ～2.0g/cm^3)的密度远低于医用钛合金(4.4～4.5g/cm^3)，与人骨密度(1.8～2.1g/cm^3)相近，镁及镁合金有高的比强度和比刚度，杨氏模量为 41～45GPa，不到钛合金(110～117GPa)的 1/2，可有效缓解应力遮挡效应；镁合金的弹性模量绝对值较低(40GPa)，与人骨(20GPa)弹性模量值接近，在骨折愈合的初期可以提供稳定的力学环境，且降低其应力遮挡作用。

表 6-2-1　各种植入材料与人骨的物理性能对比

特性	人骨	镁合金	钛合金	钴铬合金	不锈钢	羟基磷灰石
密度(g/cm^3)	1.8～2.1	1.78～2.0	4.4～4.5	8.3～9.2	7.9～8.1	3.1
弹性模量(GPa)	3～20	35～45	110～117	230	189～205	73～117
压缩屈服强度(MPa)	130～180	100～200	758～1117	450～1000	170～310	600
断裂韧性($MPa \cdot m^{1/2}$)	3～6	15～35	55～115	—	50～200	0.7

(5) 镁合金成型性好，资源丰富，价格低。镁合金可以通过精密铸造、挤压、冲压、机械加工等多种方式获得需要的各种形状产品。因此，镁合金可以作为有效的医用植入材料获得使用。

镁合金作为新一代的金属生物材料，具有其特殊的性能，表现出明显的优势与潜力。但是，镁合金也存在一些缺陷，使其作为生物植入材料受到一定的限制。目前在镁合金材料研究方面主要有新镁合金体系、多孔镁合金、镁合金复合材料以及表面改性镁合金的开发和生物医用评价。从发展趋势上看，可生物降解性医用金属材料的研究将集中在以下几个方面：①通过合金化、冷加工、热处理和表面处理等方法改善镁合金的腐蚀速度；②合金化后添加元素对于材料生物相容性的影响；③为了避免植入物在早期失效，对于腐蚀过程中材料力学性能变化的分析；④可生物降解医用金属材料腐蚀产物的成分分析以及生物安全性评价；⑤寻找新的可生物降解合金体系，挖掘潜在的应用可能；⑥建立更为完善的体外评价标准，使得体外试验对于体内试验结果的预测更加精确。随着研究深入，在不久的将来，相信以镁合金为代表的可降解金属材料研究会获得突破性进展。

第三节　有机高分子类生物材料

本节主要介绍生物可降解材料。生物可降解材料可在生物环境里降解，其降解产物参与机体正常细胞生理和生化过程。这些材料具有良好的生物相容性，无免疫排斥反应或致畸作用。由于材料具有降解特性，所以其可以有效避免应力遮挡作用，且可以为宿主组织所替代，无需二次手术取出植入物等，这些特性在骨科应用领域尤为受到关注。1966 年，Kulkami 首次提出，由外消旋 DL 型乳酸或左旋 L 乳酸制备的聚-DL-乳酸或聚-L-乳酸可制作体内植入物，特别是骨折内固定物，从此开辟了骨折植入物研究的新领域。

在脊柱植入物研究中，生物可降解植入物具有优于常规植入物的关键性品质：①能为脊柱提供即刻的可靠的早期和中期稳定性，但没有金属植入物长期存留体内而产生的并发症。②不存在金属植入物术后影响放射检查，可通过逐渐降解吸收植入物将应力逐渐传导到融合区。③生物可降解植入物的降解物参加细胞代谢但干扰代谢。至今，尚未发现降解产物有诱导宿主基因突变或导致免疫反应的不良作用等。目前研究较多的是椎间融合器、颈椎前路钢板等。

生物可降解材料成员包括多聚酸、直链脂肪族聚酯、聚磷腈、聚氨基酸、天然多糖类、钙磷酸盐陶瓷材料及所衍生出的共聚物、共混物等。介于初始力学强度的限制，多聚酸成为现今研究最多的一类应用于椎间融合器的可降解材料。多聚酸，亦称 α-多聚酸，包括以乳酸单体为基本结构的多聚乳酸(polylactide acid，PLA)和以乙醇酸单体为基本结构的多聚乙醇酸(polyglycolic acid，PGA)。

一、多聚乙醇酸

以乙醇酸单体为基本结构，是最早投入临床使用的可降解材料，室温下为白色晶体颗粒、质硬，在体外完全降解时间为3～6个月，熔点为224～228℃，相对分子质量为20 000～145 000，具有较强的亲水性。Christel等复习了大量PGA作为螺钉、接骨板及髓内钉治疗骨折的病例后，总结出由于PGA的力学强度较弱，在体内植入后2～4周就丧失60%～74%的强度，对骨折的愈合不能提供足够时间的固定，以至于术后还要用外固定固定6～8周。PGA植入体内后常发生无菌性炎性反应。由于PGA均聚物降解速度快，容易刺激周围组织产生无菌性炎性反应，力学强度不足，目前仅用于制作可吸收缝线。

二、聚乳酸(聚丙交酯)

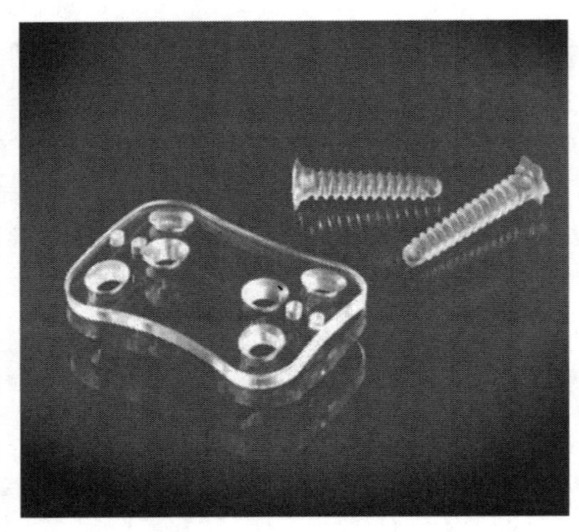

图6-3-1 可降解颈椎前路接骨板、螺钉

在众多的可降解材料中以多聚乳酸(PLA)的初始力学强度最好，因此，多聚乳酸成为目前研究最多的一类可降解材料(图6-3-1)。以乳酸单体为基本结构的叫多聚乳酸(poly-lactide acid，PLA)，PLA是白色半晶体聚合物，熔点为180～200℃，相对分子质量为431 000，力学强度为71MPa，体内降解时间约为3年半，在体内水解成乳酸。由于PLA立体构象中乳酸分子的不对称性，可分为左旋聚乳酸、右旋聚乳酸和混旋聚乳酸3种。其中左旋聚乳酸(PLLA)的降解速度最慢，其半衰期为6个月，目前被越来越多地应用于临床。把PLLA螺钉植入鼠背部，然后定期处死动物做组织学检查，结果发现，植入后第1周PLLA周围均有轻度炎性反应，但仅为一些中性粒细胞，偶见淋巴细胞。2周后被成纤维细胞包裹直至108周，组织学上无明显变化，表明PLLA具有良好的生物相容性。Rozema从放射学角度对PLLA进行了研究，发现PLLA接骨板和螺钉不会造成放射线折射和遮挡，其密度与组织相同，CT及MRI检查时不会产生伪影。尽管PLLA具有良好的组织相容性和一定的初始强度，但研究结果证实PLLA作为骨折和椎间融合器内置物材料力学强度还有待增强，特别是植入体内后PLLA机械强度衰减过快，研究显示，PLLA植入体内6周机械强度会丧失74%。如果骨折尚未愈合PLLA材料即开始软化，则失去内固定作用。

第四节　无机非金属类生物材料

无机非金属类生物医用材料也是临床中广泛应用的一类植入物材料，具有良好的化学稳定性、生物相容性和消毒灭菌性能，但难于成型加工，脆性也较大，可分为生物惰性无机材料、生物活性无机材料和生物可降解无机材料。此类材料在脊柱外科领域主要有两个方面：

①人工骨材料。作为脊柱融合、椎体成形等人工骨材料，研究最多的是羟基磷灰石（HA）和磷酸三钙（TCP）陶瓷，它们在组成结构上与天然骨盐大体一致，有极好的生物相容性、骨传导性与骨结合能力，无毒副作用，故广泛应用骨填充材料的生理支架，但它们本身无骨诱导作用，为克服这一缺陷，将有骨诱导作用的物质，如BMP、骨髓等加入制备成复合人工骨。②生物涂层。目前常用的钛合金植入体用生物陶瓷涂层主要有生物活性和生物可吸收陶瓷涂层两类。生物活性陶瓷涂层是指植入人体后，能够与人体骨组织相互作用并形成骨性结合的一类生物涂层材料，包括各种生物活性玻璃及羟基磷灰石等磷酸盐材料。

一、生物惰性陶瓷材料

惰性无机材料包括氧化铝、氧化锆、氧化硅陶瓷等，这类材料具有较高的强度，耐磨性能良好，分子中化学键的作用力较强。与人体组织相匹配，与组织接触不产生炎症或凝血现象，无急性毒性或刺激反应，一般无补体激活产生的免疫反应。这类材料的应用是基于对材料本身性能的全面了解，是人类应用最早的生物材料。

氧化铝（Al_2O_3）陶瓷由高纯氧化铝粉体烧结而成，是生物惰性陶瓷材料的代表。由于烧结条件不同，主要生成 α 和 γ 两种晶型。γ-氧化铝属两性氧化物，在酸、碱作用下易发生化学变化；α-氧化铝为三方晶系，属化学惰性晶体，也就是通常所说的氧化铝生物惰性陶瓷材料。该材料具有优异的生物相容性，在生理环境中相当稳定，抗腐蚀，没有溶出物，低膨胀，而且强度高，主要用作外科矫形手术的承重假体（如人工髋关节、人工膝关节等）。在制作氧化铝生物种植体时，制品的外部形态对种植体与受体组织（尤其是骨组织）的结合有重要影响，表面300μm左右的微小凹凸有利于早期骨组织长入固定，而表面数毫米大小的凹凸有利于与骨组织长期牢固的固定。除了常用的氧化铝生物陶瓷外，惰性氧化物生物陶瓷还有氧化锆、氧化镁、氧化硅以及混合氧化物陶瓷。这些陶瓷材料在性能上各有其特点，在机械强度、加工性能等方面弥补了氧化铝生物陶瓷的某些不足。

惰性生物陶瓷材料由于其生物惰性，在生物体内很难降解，无法被新生组织所替代，主要作为永久替代物应用于临床骨科以修复骨缺损。

二、生物活性陶瓷材料

生物活性是指生物材料与骨组织之间的键合能力。生物活性陶瓷材料在体内有一定溶解度，释放物为对机体无害的某些离子，能参与体内代谢，对新骨生成有刺激或诱导作用，能促进缺损组织的修复，显示有生物活性。材料与骨组织亲和性好，界面新生骨细胞活跃，材料与骨组织能形成稳定的结合界面。生物活性无机材料包括羟基磷灰石（hydroxyapatite，HA）陶瓷、生物活性玻璃陶瓷等，此类材料能在生理环境中逐步降解、吸收，或与生物机体形成稳定的化学键，因而具有极为广泛的发展前景。

羟基磷灰石是人体和动物骨骼无机物的主要成分，因而是骨组织构建中最常使用的一种生物活性陶瓷材料。1972年，Aoki成功合成了HA并烧结成陶瓷。不久，Jarcho等也烧结成HA陶瓷并发现其具有良好的生物相容性。HA的化学结构式为 $Ca_{10}(PO_4)_6(OH)_2$，Ca/P为1.67，属六方晶系。HA具有良好的化学稳定性和生物相容性，植入体内安全、无毒，既能引导新骨生长，又能与骨形成紧密的化学键合，成骨细胞可在其表面直接分化形成骨基质，产生一个无定形的电子密度带，胶原纤维束长入此区域和成骨细胞间，骨盐结晶在这个无定形带中发生。随着矿化成熟，无定形带逐渐缩小，HA 植入体同骨的键合就是通过此窄带的键接来实现的。HA 的抗压强度和弹性模量都比较高，适合作为骨组织替代物，但其降解性能差，体内降解速度慢，不利于新骨长入。因此，可将 HA 同其他生物材料复合，取长补短，以得到更为优良的骨组织工程支架。将 HA 与 β-TCP 复合所形成的 HA/β-TCP 双相陶瓷材料显示出具有比单纯的 HA 和 β-TCP 更好的生物学、力学以及降解性能，其原因可能在于 HA/β-TCP 双相陶瓷更近似于天然骨的矿物质组成。同时，HA/β-TCP 双相陶瓷能够强烈吸附 BMP、表皮生长因子（epidermal growth factor，EGF）、睾丸素等成骨诱导因子，这使其同样具有成骨诱导活性。

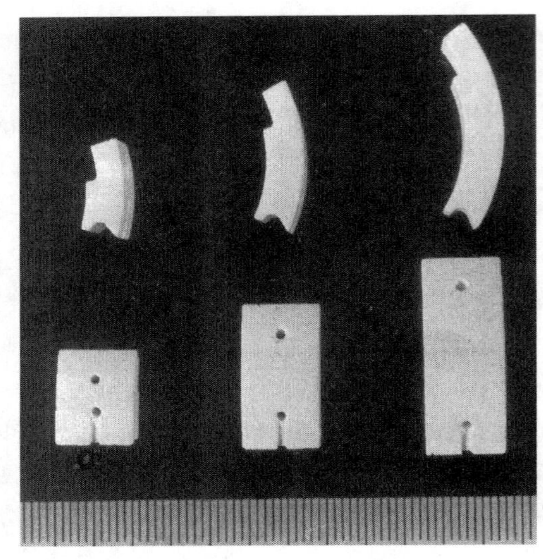

图 6-4-1 HA 人工椎板

羟基磷灰石陶瓷等虽然在组成结构上与天然骨盐大体一致，有极好的生物相容性、骨传导性与骨结合能力，广泛应用骨填充材料的生理支架，但它们本身无骨诱导作用，为克服这一缺陷，将有骨诱导作用的物质（如 BMP、骨髓等）加入制备成复合人工骨。但羟基磷灰石则在生物强度及融合性方面存在缺陷。Stevenson 及 Wang 等制成的复合人工骨经动物实验证实都具有良好的生物相容性和骨诱导作用。Syente 等在 1989 年将羟基磷灰石应用于临床，发现羟基磷灰石与自体骨融合率无显著性差异。日本学者也应用 HA 制作人工椎板进行椎管成形（图 6-4-1，图 6-4-2）。

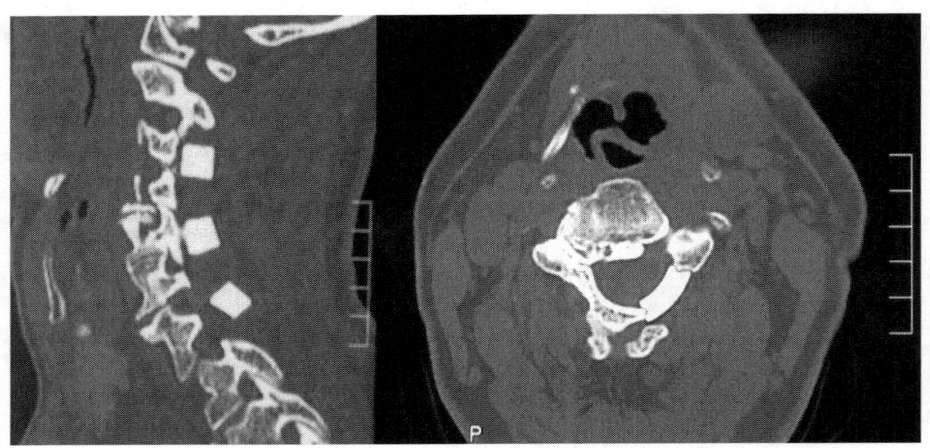

图 6-4-2 HA 人工椎板应用于颈椎管扩大椎板成形术

另外，羟基磷灰石也较多应用于钛合金等材料的表面处理，即在钛合金表面附加一层 HA，其植入人体后，能够与人体骨组织相互作用并形成骨性结合，达到永久的稳定作用。但是 HA 与钛合金之间只能以化学键结合，尚不十分稳固，可出现断裂等，这是 HA 涂层存在的主要缺点。性能优良的生物涂层材料不仅要有足够高的结合强度，还应具有良好的化学稳定性，以确保涂层在相当长的时间内不会被溶解和吸收，并且其结合强度也不会发生大的衰变。目前钛基植入体用生物涂层的研究多集中在钙磷涂层上，对钙磷涂层来说，涂层的脱落并不完全由于结合强度低所致，也可能是由于涂层在人体内生理环境下不稳定造成的。所以涂层的化学稳定性的提高也十分重要。

对于钛基植入体用钙磷涂层而言，涂层的结晶度是其临床应用的一个重要指标。结晶度高的涂层稳定性好，不易溶蚀剥离，结晶度低的涂层虽然容易诱导新骨在涂层表面生长，但是易于溶解和吸收，所以结晶度和涂层的稳定性存在着密切的关系。而对于易于形成非晶相的涂层，采取梯度涂层防止其降解后暴露基体，会大大改善涂层的稳定性。可在钛合金基体和钙磷涂层间引入一层或几层化学性质稳定、致密的过渡层，如 TiO_2、ZrO 和生物玻璃等。也可以将钙磷等生物活性材料与以上材料复合，在钛合金基体上制备复合涂层或复合梯度涂层，这样涂层可以防止钙磷材料的降解，增加其稳定性，甚至可以保证在钙磷涂层降解完后，植入体表面仍然具有骨性结合能力。

三、生物降解陶瓷材料

细胞-生物材料复合体回植体内后，能随着时间推移而逐渐被吸收的材料被称为生物降解材料。生物可降解无机材料包括可溶性硫酸钙(calcium sulfate)陶瓷、磷酸三钙(tricalcium phosphate，TCP)陶瓷等，优点具有较好的生物相容性，对组织无刺激，回植后最终无异物存留。材料完全吸收后，所形成的新骨塑形不再受材料存在的影响，而强度优于新骨与材料结合的强度，是良好的骨修复支架材料。缺点是不具备骨诱导，吸收降解慢，甚至有时影响新骨的形成。目前，随着纳米材料与技术的发展，纳米生物医用无机材料正在引起人们的重视。

磷酸三钙(TCP)的结构分为高温相(α-TCP)和低温相(β-TCP)。α-TCP 具有自固化性质，可作为骨水泥使用；而 β-TCP 生物相容性好，降解产物参与新骨形成，是最常用于骨组织工程的生物支架材料。β-TCP 的 Ca/P 为 1.50，属三方晶系，是生物降解陶瓷材料的代表。生物可降解 β-TCP 主要是多孔型和颗粒型的，而致密的 β-TCP 在生理环境中较稳定。1972 年，Driskell 等研制出多孔 β-TCP 陶瓷材料，并将其作为骨植入材料回植于犬与白鼠体内。植入 20～25 天后，有 25%～30%的 β-TCP 被吸收，显示出较好的降解性能。同时，在被吸收部位发现有成骨细胞的生长，提示其作为骨组织工程支架材料的可行性。

有作者探讨以多孔 β-TCP 复合骨髓间充质干细胞(bone marrow stromal cells，BMSCs)修复骨缺损，表明材料降解与新骨生成良好，且修复处所生成新骨各项力学指标与对照组自体骨无显著性差异，说明可降解 β-TCP 陶瓷材料是一种较好的骨组织工程支架材料。另有研究结果显示，β-TCP 陶瓷材料的降解主要有 3 个途径：①体液中的生理化学溶解，其溶解速度取决于多种因素，包括材料的比表面积、相组成、结晶度以及周围体液的 pH 等；②物理解体，体液浸入陶瓷中烧结不完全而残留的微孔，使得连接晶粒的“细颈”溶解，从而使得陶瓷解体为微粒；③细胞(主要是破骨细胞和巨噬细胞)的吞噬，在 β-TCP 的生物降解过程中，在其邻近的淋巴结中发现有陶瓷颗粒，表明材料的生物降解过程首先是材料解体为小的颗粒，然后由吞噬细胞迁移至邻近组织并被全部或部分吞噬。因此，可以通过改进烧结条件以优化β-TCP的体内降解速率。另外，可吸收β-TCP的力学性能受其孔隙率、晶粒度以及相组成的影响，强度相对较低，主要用于不承力部位的骨缺损修复。

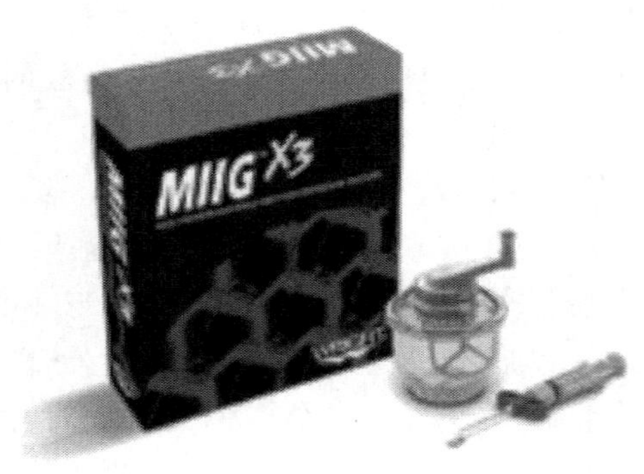

图 6-4-3　MIIG X3 医用硫酸钙

引自 Wright Medical Technology.

硫酸钙($CaSO_4 \cdot 2H_2O$)陶瓷属单斜晶系，晶体集合体一般为纤维状、叶片状、针状等，常具有燕尾形双晶结构。医用硫酸钙陶瓷体内可降解，且生物相容性好，无明显细胞毒性、致敏性和遗传毒性，于1996年6月获FDA及CE标志，临床应用上千例，证明是安全、有效的(图 6-4-3)。Turner等在犬双侧股骨近端进行硫酸钙、自体骨以及空白移植实验，通过比较发现硫酸钙陶瓷材料体内降解良好，且在骨缺损修复处有14.3%的新骨形成，而自体骨组为8.6%，空白组仅为3.6%。硫酸钙陶瓷促进成骨机制目前还没有统一认识，多数学者认为其并不具备刺激新骨生成的特性，而仅具有骨引导作用，能很好地提供成骨所需的环境条件，起到了适合新生骨沉积的生理支架作用；另一方面，硫酸钙溶解的钙离子为新骨形成提供了丰富的钙源，促进了骨缺损的修复。硫酸钙陶瓷材料的力学性能与松质骨相近，同时可作为骨形态发生蛋白(bone morphogenetic protein，BMP)、抗生素等的载体，在组织工程化骨组织构建中具有较好的应用前景。

第五节　医用生物材料的检测与评价

一、结构检测方法

通过各种技术获得生物材料后，人们为了更深刻地了解它的特性，往往必须先研究材料的组成和微观结构。在研究生物材料的微观形貌、组成、结构最常用的检测方法主要有：扫描电镜观察(SEM)、透射电镜观察(TEM)、X线电光分光光谱法(XPS)、X线衍射法(XRD)、傅里叶变换红外光谱法(FTIR-ART)、原子力显微镜(AFM)、X线能谱分析(EDX)等，这些研究手段或单独或联用来研究材料的组成和结构；有些设备具有多样功能，不仅能观测材料的形貌结构，还能用来测定材料的成分。

二、理化性能的研究方法

生物材料的性质包含很广泛的内容，不同用途的材料会对它们的物理性能、化学性能各项性能有不同的要求。对于生物降解材料，重点关注它在生物体内逐渐分解或破坏的行为和程度，即其降解性。目前，羟基磷灰石(HA)是生物材料界研究比较多的一种生物陶瓷材料，广泛地应用于很多方面。因此，它各个方面的性能受到了广泛的重视，通过对它性能研究方法的了解，可以认识一些生物材料性能的研究方法。

对于HA的力学性能，一般采用研究功能材料力学性能的方法来测评，在硬度计上测定硬度；用拉伸实验测抗拉强度和抗压强度；用常规冲击方法测定冲击强度，其他具体力学性能也基本类似。对于特殊的力学性质，往往必须设计新的方法，例如，将钙-磷涂层涂敷到钛合金表面，能够改善合金表面的生物相容性和生物活性。但是，涂层与界面的结合强度是一个非常重要的指标，如何正确地测定界面的结合强度就成了研究者必须解决的问题。

对于 HA 的吸附性能，由于 HA 的表面结构受到制备方法和所处的环境条件如溶液的 pH、温度等因素的制约，其吸附性能很大程度由表面结构决定，HA 吸附物质的机制主要是静电作用等。因此，可以通过采用测定各种材料的表面基团、电势、正负离子比率和数量及吸附等温线等参数来评价 HA 与其他物质的吸附作用：Hidekazu Tanaka 等测定了改性的 CaHAP 的 Ca/P 摩尔比、观测其表面形态和测定表面基团结构，以及采用计算机辅助测定体积仪测定 N_2 和 CO_2 与 HA 作用的吸附等温线来评估 HA 在不同温度下的吸附能力。而 Gang Yin 等研究了 HA 表面吸附生物大分子蛋白质的机制。AllalBarroug 等讨论了过氧化氢酶与 HA 的吸附，采用确定离子迁移率的方法，研究两种物质吸附和解吸逆过程，来评析 HA 的吸附能力。

对于植入机体的 HA 的耐腐蚀性，主要通过酸（常为 20％HCl 水溶液）、碱（20％NaOH 水溶液）及生理盐液（浓度 20％）浸泡实验，用失重法来初步评价它的耐蚀性。为了更有效地了解它在机体中的抗蚀能力，现一般将其放入 SBF 溶液中，经一定周期观察，通过确定其位置和结构破坏程度，来综合评价 HA 的耐腐蚀性。但是，由于 HA 使用的广泛性，试验的化学溶液由实际使用环境的化学物质确定。除了失重法外，一般还必须了解失去重量部分的成分。因此，用原子吸收分光光度法测定生理溶液中的离子是常用的办法。另外，为了理解材料被溶解的部位、程度和机制，辅之以检测材料结构的方法研究它溶解前后的结构变化及相关性能的改变。

三、生物学性能

评价一种生物材料的生物学性能，主要看材料与机体的相互作用，包括材料反应和宿主反应。由于不同材料的用途不同，其生物学评价项目内容和水平亦不同，项目内容的不同，具体要确定的研究方法也会不同。国外对生物材料器件评价根据体外、体内及体外和体内之间的位置，分为短期和长期，它们的方法各不同，较为复杂的是体内植入材料，它的短期的评价方法有刺激实验、致敏实验、细胞毒性实验、全身急性毒性实验、血液相容性实验、热原实验、植入实验和致突变遗传毒性实验，长期的评价方法包括亚慢性毒性实验、慢性毒性实验、致癌实验、生殖和发育毒性实验及体内降解实验。材料的生物学性能的评价系统是极其复杂而又处于动态变化的，其方法也是极其复杂，并随研究内容的发展而变化。

第六节　材料表面改性

随着医学的发展和人体硬组织器官修复的开展，作为生物医用材料重要分支的硬组织植入材料的需求也不断增大。纯钛及钛合金因其良好的生物相容性及理化特性成为目前临床应用最广泛的植入材料，用于制作人工关节、牙种植体、骨内固定器材及骨重建材料，但它也存在生物活性差、缺乏骨诱导作用、与周围组织无强有力的化学结合、愈合时间较长等缺点。不能满足临床愈合快、骨结合强度高等要求，从而影响了钛及钛合金植入体的应用。

对钛及钛合金种植材料的表面进行改性可以有效地改善其各种性能，有望获得生物相容性更好、愈合更快、具有生物活性的理想的新型种植体。目前国内外的学者已经就钛及钛合金种植体的表面改性开展了大量的工作,其总体思路就是在表面生成有机(如生物活性大分子蛋白质和酶)或者无机(如具有生物活性的羟基磷灰石或二氧化钛)表面生物活性涂层。所用到的方法几乎涵盖了现有的各种表面处理技术。根据处理技术的不同,这些方法大致分为三大类:物理改性法、化学改性法以及生物化学方法。

然而,钛及钛合金表面的致密二氧化钛(TiO_2)钝化层在体内并不能诱导磷酸盐沉积;钛的弹性模量虽在金属材料中与骨最为接近,但仍远高于骨的弹性模量,从而造成界面上机械性能的不匹配;钛与骨之间虽具有良好的生物相容性,但成分截然不同,故钛与骨之间仅为机械嵌连性的骨结合,而非强有力的化学骨性结合。钛及钛合金的表面生物活化改性就是要使之经过处理后,能够在生理环境下诱使磷灰石层在其表面沉积,提高其生物相容性,有利于成骨细胞的黏附与增殖,促进植入物早期、牢固的骨结合。钛及钛合金的表面生物活化方法有多种,大致可分为机械、物理法、化学法、电化学法和生物化学法等几类。

一、机械方法

通常机械方法包括打磨、抛光、研磨、喷涂。机械处理的目的,通常是获得钛和钛合金表面特定的硬度和粗糙度,去除污染层及增加基底与后继处理的黏结强度,所以常作为其他表面改性方法的预处理措施。

二、化学方法

化学方法包括化学处理、电化学处理、溶胶-凝胶技术、化学气象沉积(CVD)。在化学处理、电化学处理中,反应主要发生在钛与溶剂之间,而 CVD 中的化学反应主要在气体中发生,其反应物沉积于基体表面。化学改性采用溶胶-凝胶、酸碱处理法、阳极氧化法和微弧氧化法以及分子自组装法和仿生矿化等。溶胶-凝胶法、酸碱处理法、阳极氧化法和微弧氧化法都是在钛表面形成活性二氧化钛膜的方法,其中酸碱处理法是目前使用较多的处理方法,但使用过程中使用了强酸强碱,对基体的腐蚀性大,而且这种方法所形成的二氧化钛层结构疏松,与基底结合的牢固性有待提高。溶胶-凝胶中的化学变化仅仅发生于溶胶内部,与基体表面并无反应。

(一) 溶胶-凝胶处理

胶体由于其悬浮表面较小(1～1000nm)而获得了较大的范德华力及分子间力,在纯钛基体与覆盖物之间产生了较大的结合力。胶体在三维空间形成网格结构,两侧的分子均可渗入其中,即胶凝作用。Brinker 等研究发现,胶凝作用步骤可分为:①水解、缩聚;②凝结;③老化;④干化;⑤结晶化。最终形成的固化晶体结构,可以明显增加涂层与钛基体的结合作用。常见的溶胶-凝胶有 TiO_2膜、磷酸钙膜、TiO_2羟基磷灰石复合膜、SiO_2膜等,由于凝胶膜制备技术要求较高,且需要一定的设备,其推广受到一定的限制。

(二) 化学气象沉积(CVD)

把含有构成薄膜元素的一种或几种化合物,借助化学反应生成所需薄膜,比较物理气象沉积，CVD具有更好的基体覆盖率。常规沉积石墨靶材即碳元素在钛基体表面可以获得光滑耐磨的 TiC 膜，而通过改变电压和角度可以改变石墨与金刚石间的比例，则可以获得性能更加优良的类金刚石膜(DLC)。DLC 是一种稳态的非晶体膜，主要特点是化学惰性好，耐侵蚀，耐磨损，硬度高，与基体的结合力强，可在室温制备，成本低，设备简单，沉积速率高，制备过程中不需要氢，因而十分安全，是一种比较有发展前景的表面改性方法。

溶胶-凝胶法制备工艺设备简单，操作相对简便，组分容易控制，获得应用的关键在于控制烧结过程中薄膜的收缩，提高二氧化钛层与钛基底结合强度。

(三) 微弧氧化技术

微弧氧化技术又称微等离子体表面陶瓷化技术，能够在基体原位生长陶瓷膜，结合牢固，致密均匀，能够有效阻挡钛离子的析出，防止对组织细胞的破坏。微弧氧化技术在钛及钛合金表面氧化方面优于阳极氧化，还具有下列特点：①微弧氧化采用弱碱性溶液，对周围环境不造成污染，属于清洁加工工艺；②工艺简单，特别对于工业样品的预处理不像阳极氧化要求的那样严格和繁杂；③微弧氧化可以一次完成，也可以分几次完成。研究表明，微弧氧化不仅可以在钛合金表面原位合成与基体结合牢固的氧化物覆层，而且在形成钛氧化物的同时，钙和磷离子会进入氧化层并与其结合在一起，形成具有较好的生物相容性和生物活性的覆层。

(四) 分子自组装法

分子自组装是自然界普遍存在的一种自然现象，通过自组装形成高度有序，具有特定功能的结构。近年来，分子自组装法被广泛应用到化学和材料领域，将特定的官能团引入材料表面，实现材料表面的功能化。这种方法的关键是在钛表面引入能够有效诱导羟基磷灰石异相成核的官能团，从而能够促进羟基磷灰石在表面的沉积，起到活化表面的作用。

(五) 仿生矿化法

仿生矿化法是将活化的表面置入磷酸钙过饱和的模拟生理溶液中诱导羟基磷灰石异相成核的方法。分子自组装通常与仿生矿化法相结合，在钛表面引入能够有效诱导羟基磷灰石异相成核的官能团，然后置入磷酸钙过饱和的模拟生理溶液中诱导沉积羟基磷灰石，目前这是在钛合金表面制备羟基磷灰石的常用方法。

三、物理方法

(一) 热扩散法

常用于工业铸钢硬化处理的渗碳、氮化及硼化处理属于热扩散工艺。其中的离子氮化法应用最为广泛，其方法是在 850℃以上的高温和氮气化氛围条件下，对钛和钛合金表面进行氮化处理，使其表面形成氮化层，从而获得高硬度和高耐磨性。用离子氮化和气体氮化均能在钛的表面形成厚为 0.7～5.0μm 的 TiN 层，其表面硬度可达 HV1200～1600。其中离子氮化法更优于气体氮化法，钛基体经离子氮化后硬度显著提高，830～930℃，氮化 1～3 小时，钛基体表面硬度可增加 1～3 倍。

（二）物理气象沉积(PVD)

物理气象沉积是在真空条件下，利用各种物理方法将靶材气化成原子、分子或离子化为离子，直接沉积到基体表面。PVD包括真空蒸镀、溅射镀、离子镀3种基本方法。在真空度为0.1～1Pa压力下，可以保证原子或离子先碰撞钛基体而不是凝结在基体表面。真空蒸镀是将膜材加热蒸发成气体，而后在基材表面沉积成膜。溅射镀是利用核能粒子轰击基材表面，使溅射出来的粒子在基材上沉积成膜。而离子镀则是在气体离子或蒸发物离子的轰击作用下进行蒸发镀膜的。真空蒸镀沉积粒子速率为10nm/min，而溅射镀和离子镀，则借助电磁场的作用，在气体放电形成的等离子体环境中激活沉积粒子，使其高能量轰击基体，沉积粒子速率为100nm/min，这样形成的薄膜，其结合性能得到了明显的提高。由于PVD工艺具有工艺流程简单、工作温度低、基体一般无受热变形或材料变质等优点，因而应用范围广。

（三）离子注入

离子注入是在电场中将靶材离子加速后高速轰击工件表面，使之注入工件表面一定深度，不同于离子溅射和等离子渗透等工艺，离子注入能将任一元素以任意剂量和能量注入到任何固体表面，不受冶金学溶解度、热力学平衡条件和化学亲和力的限制。其次，注入元素在工件表面呈非平衡的高斯分布，没有明显的分界面，不会脱落。氮离子注入形成的TiN表面的钛及钛合金的耐磨性、耐蚀性、疲劳强度以及生物学性能均有所改善。

（四）激光熔覆

激光熔覆是在钛和钛合金基体表面上预涂一层金属、合金或瓷粉末，采用激光使涂层熔化从而得到一覆盖层。熔覆过程中的参数对熔覆件的质量有很大的影响，如激光功率、光斑直径、离焦量、送粉速度、扫描速度、熔池温度等，它们对熔覆层的稀释率、裂纹、表面粗糙度以及熔覆零件的致密性都有着很大的影响。激光熔覆具有对基底加工深度浅、作用时间短、功率及部位可准确控制、较低稀释率、热影响区小、与基面形成冶金结合、基材扭曲变形比较小、无化学污染、过程易于实现自动控制等优点。

激光熔覆技术是材料表面改性技术的一种重要方法，它是利用高能密度激光束将具有不同成分、性能的合金与基材表面快速熔化，在基材表面形成与基材具有完全不同成分和性能的合金层的快速凝固过程。激光熔覆可以通过两种方法完成：其一是预先放置松散粉末涂层，然后用激光重熔；其二是在激光处理时，采用气动喷注法把粉末注入熔池中。激光熔覆技术的本质是利用高功率激光将金属粉末直接加热至熔化，从而形成材料间的冶金结合。激光熔覆形成的材料组织致密、性能优良。

（五）激光工程化净成形技术

激光工程化净成形(laser engineered net shaping，LENS)是一种新的快速成形技术，它由美国Sandia国立实验室首先提出，也有资料将LENS译成激光近形制造技术或者激光近净成形技术。它将选择性激光烧结技术(SLS)和激光熔覆技术(laser cladding)相结合，快速获得致密度和强度均较高的金属零件。激光工程化净成形技术将选择性激光烧结技术和激光熔覆技术相结合，既保持了选择性激光烧结技术成形零件的优点，又克服了其成形零件密度低、性能差的缺点。它最大的特点是制作的零件密度高、性能好,可作为结构零件使用。该技术的缺点是需使用高功率激光器,设备造价昂贵;成形时热应力较大,成形精度不高。

四、生物化学方法

生物化学法利用细胞学和分子生物学方法将蛋白质、生长因子、酶及多肽等通过物理吸附、化学键合及载体附着等方法结合到金属基体表面,构建新一代分子生物材料而产生所预期的生物效应。基于自组装单分子层(SvI)的化学修饰是近年发展起来的材料表面生化改性新技术,自组装成膜技术的基本原理是固-液界面间的化学反应或化学吸附。将含有某种表面物质的基片浸入表面活性剂的有机溶液中,活性剂分子端的反应基与基片表面物质发生自动、连续的化学反应,在基片表面形成化学键链接的、紧密的二维有序自组装单分子膜,层内分子间作用力为范德华力和静电力。分子自组装是分子在均衡条件下通过非共价键作用,自发缔结成稳定的、结构确定的聚集体。自组装主要有二氧化钛的硅烷化、磷酸化及等离子聚合接枝修饰三种方式。Puleo 等采用等离子聚合法,通过一步法和两步法分别在钛合金(Ti-6A1-4V)表面接枝 NH,并在氨基化的表面固定溶解酵素(lysozyme)和 BMP-4,固定的生物分子具有较高的生物活性。

通过在钛合金表面固定 RGD(Arg-Gly-Asp)序列可促进成骨细胞的黏附与活性。RGD 序列是由精氨酸、甘氨酸和天冬氨酸组成的一段短肽序列,是最有效的促黏附短肽,存在于多种细胞外基质(ECM)中,如层粘连蛋白、纤粘连蛋白、胶原、玻粘连蛋白、骨桥蛋白、骨涎蛋白等。研究表明,RGD 序列不仅能有效促进成骨细胞对钛合金的黏附与活性,还能抑制成骨细胞凋亡、促进植入物骨结合。生物化学方法是近年发展起来的较新技术,目前仍处于起步阶段,其优势在于能直接有效提高钛植入物的生物活性,但在如何保证反应后生物分子的活性等方面还需大量的研究。

结　　语

医用生物材料、临床解剖学、生物力学是脊柱外科发展的三大基石。生物材料发展迅速,在脊柱外科领域应用广泛,从金属到非金属,从生物惰性到生物可降解,以及涌现的各种不同的表面处理技术,都为脊柱植入物的研制和发展注入新鲜的活力。脊柱内固定从结构重建到功能重建,再到结构和功能重建并重,均依赖于生物材料的不断推陈出新。生物材料研究的勃勃生机,将为我们展现充满无穷魅力的未来世界。

(瞿东滨　赵　亮　邹　琳)

参考文献

白一冰,王岩.2004.生物可吸收内固定材料在脊柱的应用[J].国外医学·骨科学分册,25(6):367～369.

邓迟.2005.生物材料研究方法综述[J].成都大学学报(自然科学版),24(2):97～103.

范纯泉,李家顺,许国华,等.2009.钛基植入物材料纳米涂层修饰促进骨整合性能的研究与进展[J].中国组织工程研究与临床康复,13(34):6753～6756.

奋兴,徐林,崔福斋.2004.脊柱外科生物可吸收内植物的研究现状和临床应用[J].生物骨科材料和临床研究,1(5):49～51.

冯彦博,杨迪生.2008. 与骨科植入物相关的钛表面处理技术[J]. 国际骨科学杂志,29(4):216～218.
付志厚,王爱民.2008. 骨髓间充质干细胞修复假体周围骨缺损及对假体界面骨整合的影响[J]. 中国矫形外科杂志,16(13):1023～1025.
海涌.2004. 生物可吸收材料在脊柱外科的应用[J]. 中国脊柱脊髓杂志,14(7):431.
何宝明,王玉林,戴正宏.2007. 生物医用钛合金材料的市场现状及问题分析[J]. 医疗保健器具,(12):45～46.
何福明,刘丽,赵士芳,等.2007. 多孔纯钛种植体表面快速沉积钙磷涂层的研究[J]. 生物医学工程学杂志,24(4):806～811.
贾庆卫,宁聪琴,丁冬雁,等.2008. 钛铌锆β钛合金低弹性模量内固定材料的生物相容性研究[J]. 中国矫形外科杂志,16(9):694～697.
康浩方,冯颖芳.2003. 钛合金植入物材料的表面改性研究进展[J]. 钛工业进展,20(4～5):53～55.
李建光,崔春翔,戚玉敏,等.2007. 纳米羟基磷灰石沉积层/钛酸钾薄层/钛合金生物复合材料体外培养成骨细胞的研究[J]. 中国组织工程研究与临床康复,11(35): 6924～6928.
李永华,檀雯,郑洁,等.2008. 医用钛合金羟基磷灰石涂层的研究动态[J]. 金属功能材料,15(2):45～48.
梁芳慧,陈波,毛唯,等.2009. 用于人体关节植入物的多孔纯钛/钛合金研究[J]. 生物骨科材料与临床研究,6(1): 5～8.
梁峥嵘,韩栋伟.2009. 氮离子溅射对钛合金表面细菌黏附的影响[J]. 中国医药指南, 7(9):30～31.
罗杰,柯以铨,徐如祥,等.2009. 多孔金属材料镍钛合金与大鼠骨髓基质细胞的生物相容性研究[J]. 南方医科大学学报,29(9): 1787～1789.
沙漠,郭征,付军,等.2007. Micro-CT 评价新型低弹β钛合金对动物骨质疏松性骨折愈合的影响[J]. 中国骨质疏松杂志,13(10): 704～708.
尚晓峰,刘伟军,王天然,等.2004. 激光工程化净成形技术的研究[J]. 工具技术,38(1): 22～25.
邵志松,赵晴,裴金榜.2008. Ti6Al4V 钛合金表面羟基磷灰石陶瓷膜的制备[J]. 南昌航空大学学报(自然科学版),22(3): 81～84,93.
宋元进,朱晓东,李明.2005. 生物植骨材料在脊柱融合术中的应用[J]. 中国矫形外科杂志,13(22):1742～1744.
孙琛,王玉琛,王贻宁,等.2009. 电化学沉积钙磷涂层在兔股骨内的早期骨结合[J]. 中国组织工程研究与临床康复,13(38):7507～7510.
陶海荣,蒋垚.2008. 可降解镁合金内固定材料研究进展[J]. 国际骨科学杂志,29(5):293～294,312.
王东生,田宗军,沈理达,等.2008. 钛合金激光表面改性技术研究现状[J]. 激光技术,45(6):24～32.
王石磊,田琰,吴洪亮,等.2009. 钛基植人体用生物陶瓷涂层研究进展[J]. 生物骨科材料与临床研究,6(1):49～52.
王喜云,王远亮.2007. 生物材料的生物学评价方法研究进展[J]. 北京生物医学工程,26(1):95～98.
王义生,王建儒.2009. 可降解镁合金作为骨科应用生物材料的研究进展[J]. 河南医学研究,18(1): 75～77.
王勇平,陈根元,刘小荣.2010. 镍钛形状记忆合金材料在骨科应用的研究进展[J]. 生物骨科材料与临床研究,7(2): 31～35.
信世堡.2009. 钛合金表面处理技术的新进展(下)[J]. 表面工程资讯,(3):4～5.
徐卫东,陈刚,张东华.2009. 生物学固定骨小梁金属杯在髋臼翻修中的应用(英文)[J]. 中国组织工程研究与临床康复,13(17):3352～3356.
杨喜臻.2008. 钛合金表面阳极氧化技术制备羟基磷灰石研究述评[J]. 长春大学学报,18(5): 31～34.
杨晓芳,奚廷斐.2001. 生物材料生物相容性评价研究进展[J]. 生物医学工程学杂志,18(1):123～128.
尹东芳,黄一飞.2008. 医用钛合金的生物相容性研究[J]. 医学研究杂志,37(10):96～97.
尹路,郭天文.2008. 纯钛及钛合金的表面修饰[J]. 口腔颌面修复学杂志,9(4): 295～298.
于博,田京,靳安民.2004. 生物可吸收材料内置物在脊柱外科应用的现状及进展[J]. 中国脊柱脊髓杂志,14(7):444～446.
余琨,陈良建,雷路,等.2009. 镁合金作为生物医用植入材料的研究进展[J]. 金属功能材料,16(4): 61～64.
岳伟,邹丽剑.2003. 纯钛种植体界面骨愈合及其生物力学研究[J]. 中华整形外科杂志,19(5):380～382.
战策,王志伟.2009. 钽金属在骨科的临床应用[J]. 中国矫形外科杂志,17(20):1547～1549.
张芳,崔春翔,戚玉敏,等.2005. 羟基磷灰石/钛合金骨替代材料体外培养成骨细胞的实验研究[J]. 功能材料,36(5):740～742.
张佳,宗阳,付彭怀,等.2009. 镁合金在生物医用材料领域的应用及发展前景[J]. 中国组织工程研究与临床康复,13(29): 5747～5750.

张小农．2009. 可吸收金属生物材料的研究与发展[J]. 中国组织工程研究与临床康复，13(29)：5601.

张岩，蒋垚．2008. 镁基金属内植物腐蚀防护研究进展[J]. 国际骨科学杂志，29(6)：397～399.

赵旺，刘旭辉，刘维贤．2009. 骨诱导活性材料复合富血小板血浆修复犬种植体周围骨缺损[J]. 口腔医学，29(4)：183～185，224.

郑玉峰，刘彬，顾雪楠．2009. 可生物降解性医用金属材料的研究进展[J]. 材料导报，23(1)：1～6.

周金芳，杨生荣，邱宜农．2007. 钛及钛合金硬组织修复材料表面改性研究现状及展望[J]. 科技资讯，(20)：18.

朱生发，徐莉，黄楠．2009. 可降解镁基生物材料的研究进展[J]. 生物医学工程学杂志，26(2)：437～451.

朱小军，赵斌，王检科，等．2009. 经基磷灰石多孔层修饰镍钛合金的组织相容性评价[J]. 国际骨科学杂志，30(1)：54～56.

Alzubaydi TL, AlAmeer SS, Ismaeel T, et al. 2009. In vivo studies of the ceramic coated titanium alloy for enhanced osseointegration in dental applications[J]. J Mater Sci Mater Med, 20(Suppl 1): S35～42.

Arnould C, Denayer J, Planckaert M, et al. 2010. Bilayers coating on titanium surface: the impact on the hydroxyapatite initiation[J]. J Colloid Interface Sci, 341(1): 75～82.

Arnould C, Volcke C, Lamarque C, et al. 2009. Titanium modified with layer-by-layer sol-gel tantalum oxide and an organodiphosphonic acid: a coating for hydroxyapatite growth[J]. J Colloid Interface Sci, 336(2): 497～503.

Balla VK, Banerjee S, Bose S, et al. 2010. Direct laser processing of a tantalum coating on titanium for bone replacement structures[J]. Acta Biomater, 6(6): 2329～2334.

Balla VK, Banerjee S, Bose S, et al. 2010. Porous tantalum structures for bone implants: fabrication, mechanical and in vitro biological properties[J]. Acta Biomater, 6(8): 3349～3359.

Chen J, Birch MA, Bull SJ. 2009. Nanomechanical characterization of tissue engineered bone grown on titanium alloy in vitro[J]. J Mater Sci: Mater Med, 21(1): 277～282.

del Rio J, Beguiristain J, Duart J. 2007. Metal levels in corrosion of spinal implants[J]. Eur Spine J, 16(7): 1055～1061.

Fernandez-Fairen M, Querales V, Jakowlew A, et al. 2009. Tantalum is a good bone graft substitute in tibial tubercle advancement[J]. Clin Orthop Relat Res, (468): 1284～1295.

Fernandez-Fairen M, Sala P, Dufoo M, et al. 2008. Anterior cervical fusion with tantalum implant: a prospective randomized controlled study[J]. Spine, 33(5): 465～472.

Frigg A, Dougall H, Boyd S, et al. 2010. Can porous tantalum be used to achieve ankle and subtalar arthrodesis?: A Pilot Study[J]. Clin Orthop Relat Res, (468): 209～216.

Guillemot F. 2005. Recent advances in the design of titanium alloys for orthopedic applications [J]. Expert Rev. Med. Devices, 2(6): 741～748.

Gurrappa I, Wilson A, Datta PK. 2009. Palladium and tantalum aluminide coatings for high-temperature oxidation resistance of titanium alloy IMI 834[J]. J Coat Technol Res, 6(2)257～268.

Hoh DJ, Hoh BL, Amar AP, et al. 2009. Shape memory alloys: metallurgy, biocompatibility, and biomechanics for neurosurgical applications[J]. Neurosurgery, 64(5 Suppl 2): 199～214; discussion 214～215.

Kuntz M. Future ceramic strategies. 2005. In: D'Antonio JA, Dietrich M eds. Bioceramics and Alternative Bearings in Joint Artliroplasty [M]. Steinkopff Verlag, Darmstadt, 201～206.

LeGeros RZ, Daculsi G, LeGeros JP. 2008. Bioactive bioceramics. In:. Pietrzak WS eds. Orthopedic Biology and Medicine [M]. Totowa, NJ: Humana Press, 153～181.

Li Y, Xiong J, Wong CS, et al. 2009. Ti6Ta4Sn alloy and subsequent scaffolding for bone tissue engineering[J]. Tissue Eng Part A, 15(10): 3151～3159.

Lim YW, Kwon SY, Sun DH, et al. 2009. Enhanced cell integration to titanium alloy by surface treatment with microarc oxidation: a pilot study[J]. Clin Orthop Relat Res, (467): 2251～2258

Maccauro G, Iommetti PR, Muratori F, et al. 2009. An overview about biomedical applications of micron and nano size tantalum[J]. , Recent Pat Biotechnol, 3(3): 157～165.

Meding JB, Galley MR, Ritter MA. 2010. High survival of uncemented proximally porous-coated titanium alloy femoral stems in osteoporotic bone[J]. Clin Orthop Relat Res, (468): 441～447.

Miao S, Weng W, Li Z, et al. 2009. Electrolytic deposition of octacalcium phosphate/collagen composite coating on titanium alloy[J]. J Mater Sci Mater Med, 20(1): 131～134.

Miyazaki M, Tsumura H, Wang JC, et al. 2009. An update on bone substitutes for spinal fusion[J]. Eur Spine J, 18(6): 783～799.

Myllymaa S, Kaivosoja E, Myllymaa K, et al. 2009. Adhesion, spreading and osteogenic differentiation of mesenchymal stem cells cultured on micropatterned amorphous diamond, titanium, tantalum and chromium coatings on silicon[J]. J Mater Sci: Mater Med, 21(1): 329～341.

Park H, Temenoff JS, Mikos AG. 2007. Biodegradable orthopedic implants. In: Felix Bronner, Mary C. Farach-Carson eds. Engineering of Functional Skeletal Tissues[M], London: Springer-Verlag London Limited, 55～68.

Patil N, Lee K, Goodman SB. 2009. Porous tantalum in hip and knee reconstructive surgery[J]. J Biomed Mater Res B Appl Biomater, 89(1): 242～251.

Ramaswamy Y, Wu C, Zreiqat H. 2009. Orthopedic coating materials: considerations and applications[J]. Expert Rev Med Devices, 6(4): 423～430.

Ruckh T, Porter JR, Allam NK, et al. 2009. Nanostructured tantala as a template for enhanced osseointegration[J]. Nanotechnology, 20(4): 45～102.

Souza ME, Lima L, Lima CRP, et al. 2009. Effects of pH on the electrochemical behaviour of titanium alloys for implant applications[J]. J Mater Sci Mater Med, 20(2): 549～552.

Stradiotti P, Curti A, Castellazzi G, et al. 2009. Metal-related artifacts in instrumented spine. Techniques for reducing artifacts in CT and MRI: state of the art[J]. Eur Spine J, 18(Suppl 1): 102～108.

Upasani VV, Farnsworth CL, Tomlinson T, et al. 2009. Pedicle screw surface coatings improve fixation in nonfusion spinal constructs[J]. Spine, 34(4): 335～343.

van Dijk M, Smit TH, Arnoe MF, et al. 2003. The use of poly-L-lactic acid in lumbar interbody cages: design and biomechanical evaluation in vitro[J]. Eur Spine J, 12 : 34～40.

Wang JC, Yu WD, Sandhu HS, et al. 1999. Metal debris from titanium spinal implants[J]. Spine, 24(9): 899～900.

Wang Y, Zheng G, Zhang X, et al. 2011. Temporary use of shape memory spinal rod in the treatment of scoliosis[J], Eur Spine J, 20: 118～122.

Yeung HY, Qin L, Lee KM, et al. 2007. Quantification of porosity, connectivity and material density of calcium phosphate ceramic implants using micro computed tomography[J]. Eur Cell Mater, 13(Suppl. 2): 289～305.

Zou X, Li H, Teng X, et al. 2005. Pedicle screw fixation enhances anterior lumbar interbody fusion with porous tantalum cages: an experimental study in pigs[J]. Spine, 30(14): E392～399.

第七章　脊柱植入物的基本结构与设计

包括脊柱植入物在内的外科植入物发展是医学科学的巨大进步，对保证人类的健康起着重大作用。随着社会、经济的发展以及人口的老龄化，人类的疾病谱也在不断变化，退变性疾病、肿瘤、创伤等已占主要位置，积极的外科干预治疗对治愈伤病、重建功能、提高质量、延长生命、促进健康发挥着不可替代的作用。作为外科干预的重要手段，植入物的应用日趋广泛。而各种植入物的研制和开发也成为先进国家生物医药产业发展的重点。

世界范围内，生物医用材料及制品的市场增长率保持在 20%～25%，预计未来 10～15 年内，包括医用生物材料在内的医疗器械产业将达到医药制品市场规模，成为 21 世纪世界经济的支柱产业。据估计，2010 年中国医疗器械总产值将达 1000 亿元，在世界医疗器械市场上的份额将占到 5%，到 2050 年这一份额将达到 25%。据不完全统计，我国全年骨科植入物消耗市值达 20 亿元以上，且年增量为 8%～10%。尽管目前国内也有一些从事骨科植入物（包括脊柱植入物）开发与生产的企业，迈出了可喜的第一步，但是总体实力和水平与先进国家之间差距不小，不少植入物产品需要依赖进口，特别是技术含量高的产品，基本被跨国巨头们所垄断。造成此局面的主要原因就是我国自有技术产品少。因此，发展具有我国自主知识产权的骨科植入物具有重大意义。

第一节　脊柱植入物的分类

根据国家食品药品监督管理局对医疗器械重点监测品种的描述，按其结构和功能，将骨科植入物分为六类：①人工关节；②金属直形、异形接骨板；③金属接骨、矫形钉；④金属矫形用棒；⑤髓内针、骨针；⑥脊柱内固定器材等。邱贵兴提出按其临床应用部位分为：①脊柱骨盆植入物；②关节植入物；③骨折植入物；④其他类型等。临床上，脊柱植入物的应用相当广泛，故其分类也相当复杂，目前尚无一个较为公认的分类系统。本节将脊柱植入物按照材料学、解剖部位、植入物结构及作用功能等进行分类。

一、材料学分类

按照材料学分类，主要分为金属类材料、高分子有机类材料、无机非金属类材料。

1. 金属类材料　金属植入物中，不锈钢及钛合金是最常见材料。由于脊柱内固定后，经常需要进行 MRI、CT 等检查进行随访，不锈钢材料金属伪影严重，目前临床上更多应用钛合金材料，如钛板、钛缆等。由于语言习惯，临床上也将钛板称为钛钢板。这一类脊柱植入物多称为钛合金脊柱植入物。镍钛合金是记忆合金，在我国开展研究较早，在脊柱外科中应用于脊柱侧凸矫形等，也有应用于脊柱椎间融合器的研制。

2. 高分子有机类材料　可以分为生物不可降解和生物可降解吸收材料两部分。生物不可降解材料如聚醚醚酮（PEEK），主要应用于脊柱椎间融合器。生物可降解吸收材料的典型代表是聚乳酸，应用于颈椎前路钢板及椎间融合器研制等，目前在临床上应用尚不广泛。

3. 无机非金属类材料 如羟基磷灰石、碳酸钙、硫酸钙等主要应用于植骨材料，如椎体间植骨、椎体成形等，羟基磷灰石也应用于金属植入物表面改性处理。

还有一类以 BMP 为代表的骨诱导物质，是细胞活动物质，主要作为植骨材料应用于脊柱融合。

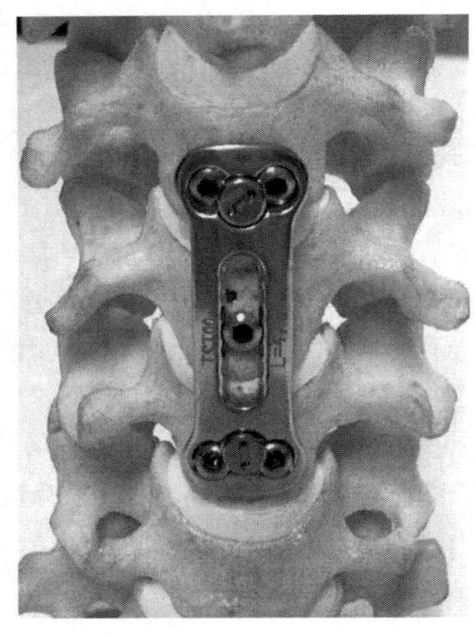

图 7-1-1 颈椎前路钢板内固定装置

二、解剖部位分类

临床上常根据植入物应用的解剖部位进行分类，主要应用的部位有枕颈交界部、颈椎、胸椎、腰椎、腰骶交界部、骨盆等。如颈椎前路钢板内固定装置（图 7-1-1）、枕颈后路内固定装置、胸腰椎前路内固定装置、胸腰椎后路内固定装置等。

也可以根据固定位置，分为经椎弓根固定装置、棘突固定装置、椎板固定装置等。椎体间应用的有椎间融合器、人工椎体以及人工椎间盘等。

三、植入物结构分类

植入物的结构或部件可分为钢丝、螺钉、钛缆、钩、夹及板、圆棒等。这些植入物部件可以单独应用（如钢丝、钛缆、螺钉、Apofix 夹固定等），也可以联合应用（如 Harrington 系统采用棒和钩，以及螺钉-板或圆棒固定等）。临床上常说，钉-板系统（螺钉与钢板共同组成）或者钉-棒系统（螺钉与圆棒共同组成）均是针对植入物的主要结构部件而言。

四、作用功能分类

1. 复位、固定作用 其目的是恢复脊柱的序列，如应用于脊柱骨折、脊柱滑脱等。一般为短节段的经椎弓根固定装置等。这一类植入物可叫做脊柱复位固定器。

2. 矫正畸形作用 如应用于脊柱侧凸畸形的矫正，Harrington、Luque、CD、TSRH 等，一般为长节段固定。这一类植入物可叫做脊柱矫形器。

3. 功能重建作用 如人工椎间盘、人工髓核、棘突间动力固定、腰椎关节突置换系统等。这一类植入物多为脊柱非融合技术，其代表就是脊柱人工关节。

4. 脊柱融合作用 主要应用于骨缺损以及椎间植骨融合等，包括人工椎体、椎间融合器、钛网等，以及各种人工骨或组织工程骨支架材料，以促进脊柱骨的修复以及脊柱融合。这一类植入物就是脊柱融合器。

第二节 脊柱植入物基本结构及功能

脊柱植入物的基本结构要包括三个部分：①骨固定部件（anchorage），即如何实现与脊柱骨的固定或者锚定;②连接部件(connector),将上下两端骨固定部件之间通过圆棒或者钢板进行纵向连接;③锁定装置(locking mechanism),骨固定结构与连接结构之间如何锁定,以达到脊柱植入物结构和生物力学性能的完整性。

一、骨固定部件

骨固定部件(anchorage)就是首先置入脊柱骨组织中,以获得原始固定效果的植入物部件。通常为螺钉(screw)、钩(hook)、钢丝(wire)或钛缆(cable)等。由于这些固定部件的设计不同,其固定机制也相差较大。

(一) 螺钉

螺钉是脊柱植入物中最常见的部件,类似四肢固定的螺钉一样,脊柱植入物中螺钉也分为皮质骨螺钉、自攻螺钉和松质骨螺钉,通过螺钉螺纹旋入骨质而获得固定。临床上,螺钉可单独应用,如齿突骨折螺钉固定术(图 7-2-1)。还有一些异形螺钉,如应用于骨质疏松的膨胀螺钉、骨水泥灌注螺钉等(图 7-2-2)。

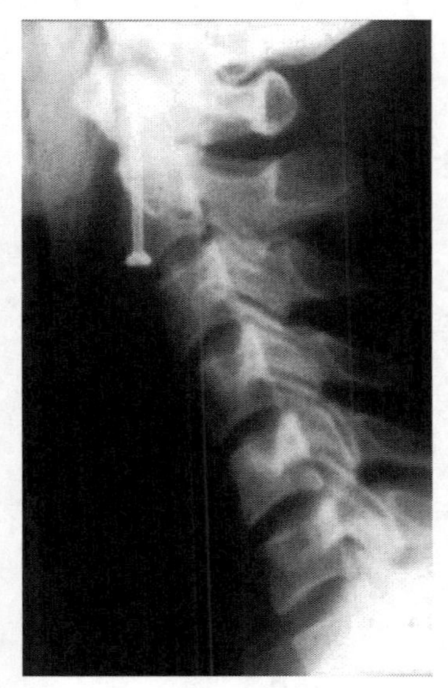

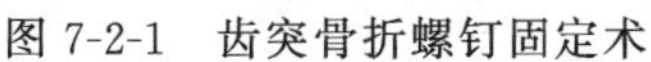

图 7-2-1　齿突骨折螺钉固定术

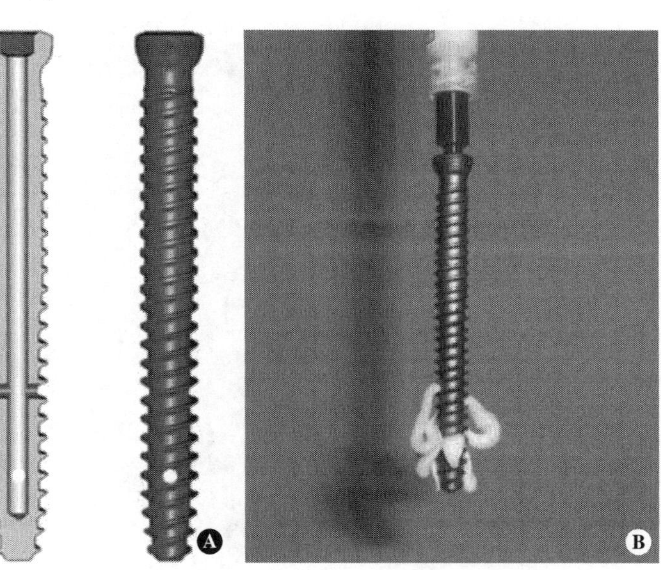

图 7-2-2　骨水泥灌注螺钉

螺钉包括螺头、螺杆、螺纹及螺尖等四个部分(图 7-2-3)。螺杆、螺纹及螺尖需进入骨质内,而螺头部分不但具备将螺钉旋入的结构,尚需要提供容纳纵向连接的结构(螺口)。根据螺头与螺杆之间的不同连接,螺钉又可以分为单向(单轴)螺钉、万向(多轴)螺钉及角度固定螺钉。根据螺头部螺口的设计,可以分为后开口螺钉(图 7-2-4)、侧开口螺钉(图 7-2-5)。

(二) 钩或夹

钩(hook)在脊柱植入物中的应用比螺钉流行更早。有里程碑贡献的 Harrington 器械就是最早的钩设计。以后的 TSRH 器械,则更加丰富钩的设计类型,包括椎弓根钩、椎板钩、横突钩等。由于解剖差异,应用于颈椎的钩与应用于胸腰椎的钩有一些不同,不单纯为尺寸差异，钩的倾斜度也相差较大(图 7-2-6～图 7-2-8)。钩的后部一般有槽或孔，供容纳纵向连接圆棒。而根据钩后部是否开口，分为开口钩、闭口钩，闭口钩适应性较差，现已少用。

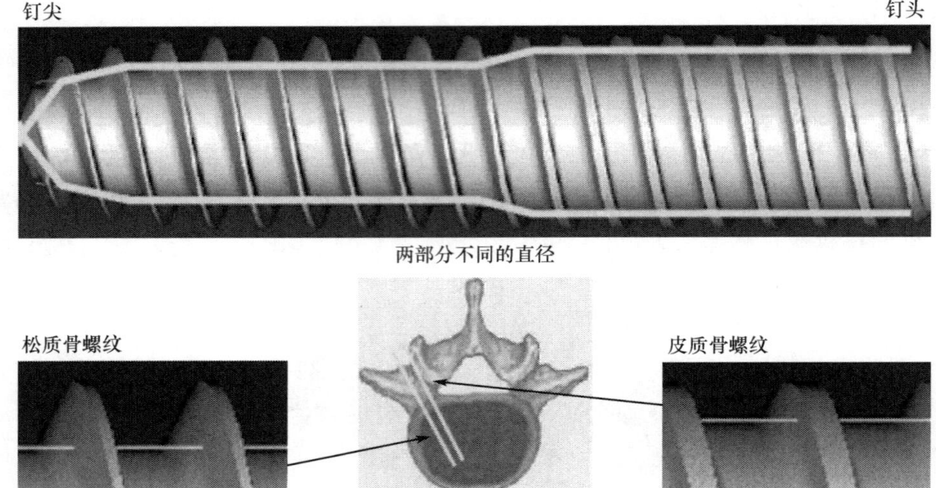

图 7-2-3　螺钉设计(URS，Synthes)

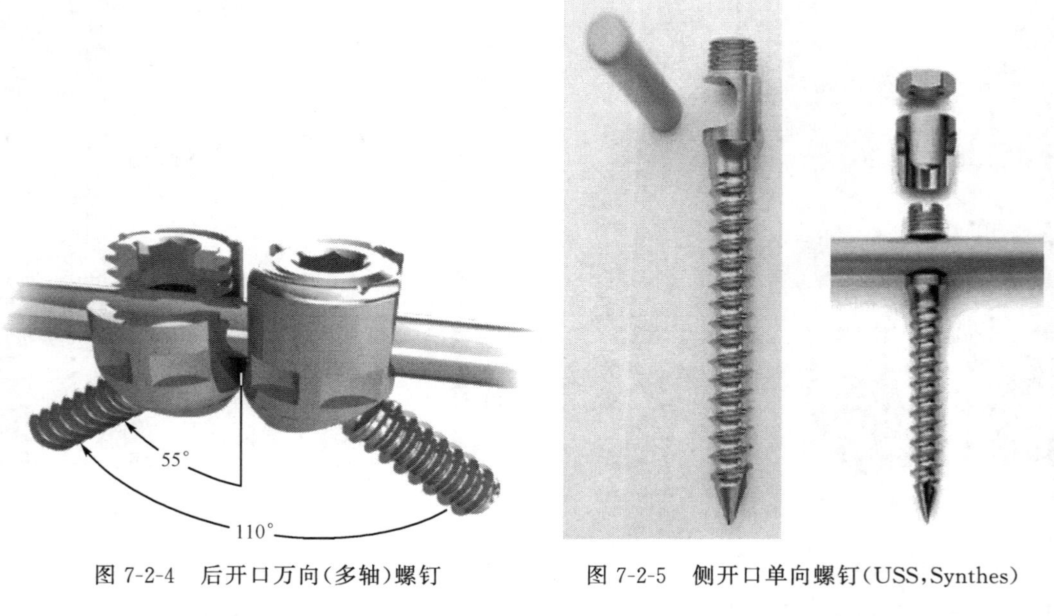

图 7-2-4　后开口万向(多轴)螺钉

图 7-2-5　侧开口单向螺钉(USS，Synthes)

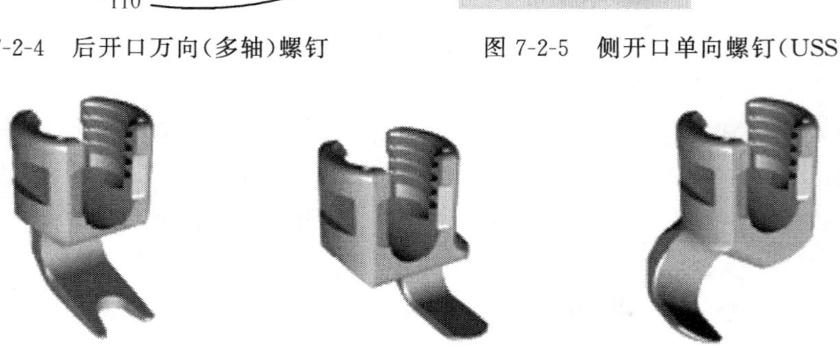

图 7-2-6　胸腰椎后路钩设计(Xia 4.5，Stryker)

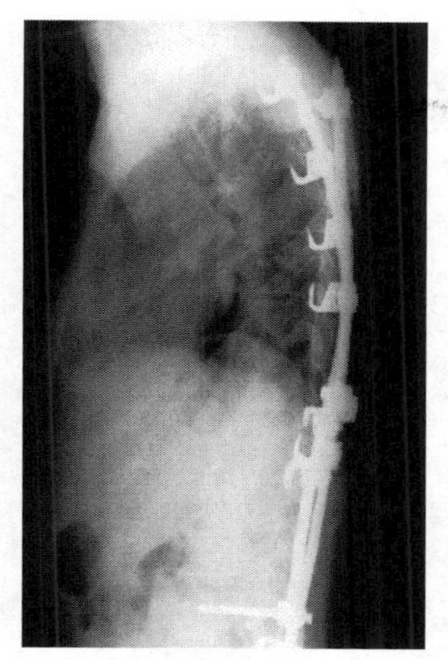

图 7-2-7　胸腰椎后路钩-棒系统的应用

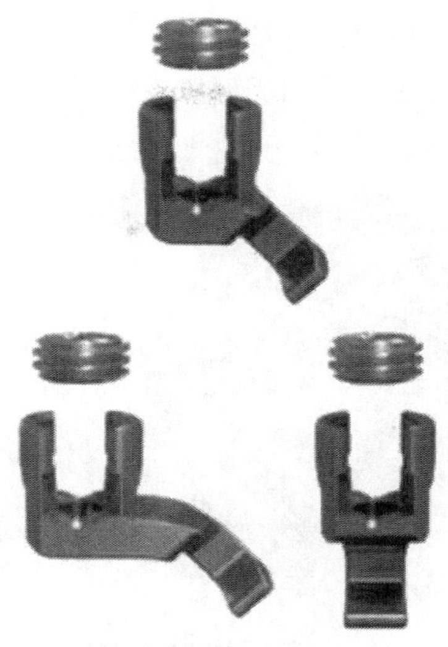

图 7-2-8　颈椎后路钩设计(Synapse,Synthes)

另外一种类型是夹(clamp),如 Halifax 椎板夹,其两端采用钩的设计,用螺母或螺栓将两钩锁紧一端;而 Apofix 椎板夹则将连接两端钩的杆套在一起,挤压变形后进行锁定(图 7-2-9)。

(三) 钢丝、钛缆或塑料绳

钢丝是最早应用于脊柱内固定的植入物。从 Hadra 应用钢丝固定进行棘突固定治疗 C_6～C_7 骨折脱位开始,Gallie 及 Brooks 应用钢丝进行寰枢椎后路固定,而 Luque 则通过椎板下钢丝进行胸腰椎后路的节段固定。早期的枕颈固定也是在枕骨上打孔穿过钢丝进行的。以后钛及钛合金的应用,出现钛缆。其原理都是通过椎板下或者骨质打孔穿过钢丝或钛缆进行捆绑,而达到固定效果(图 7-2-10,图 7-2-11)。

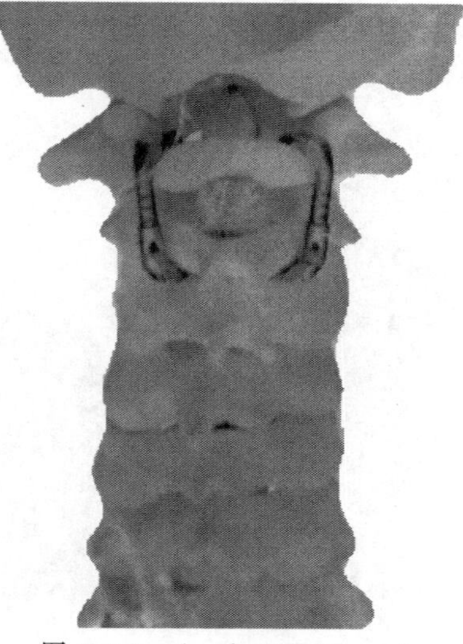

图 7-2-9　Apofix(Medtronic)

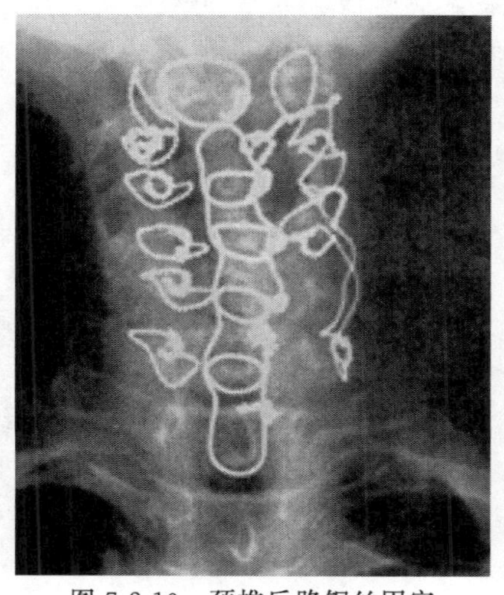

图 7-2-10　颈椎后路钢丝固定

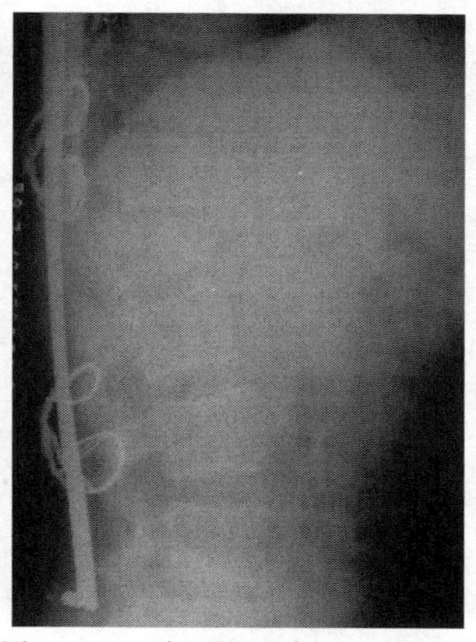

图 7-2-11　胸腰椎后路钢丝-棒固定

目前一些腰椎动力固定技术，也有采用聚乙烯材料进行编织带固定等，如棘突间 Wallis 装置，就是将编织带捆绑棘突进行固定(图 7-2-12，图 7-2-13)。

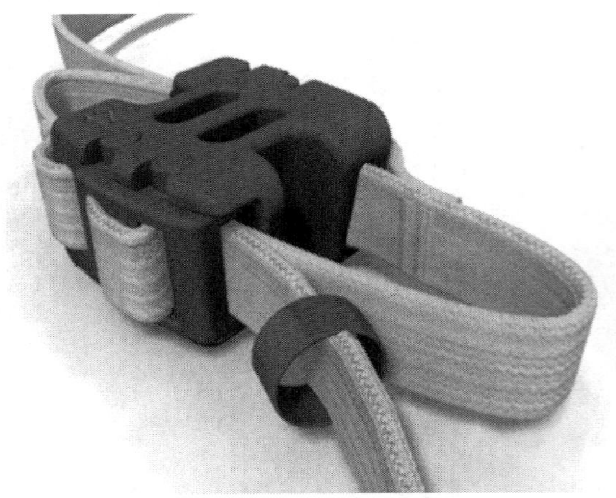

图 7-2-12　Wallis(Abbott Spine)

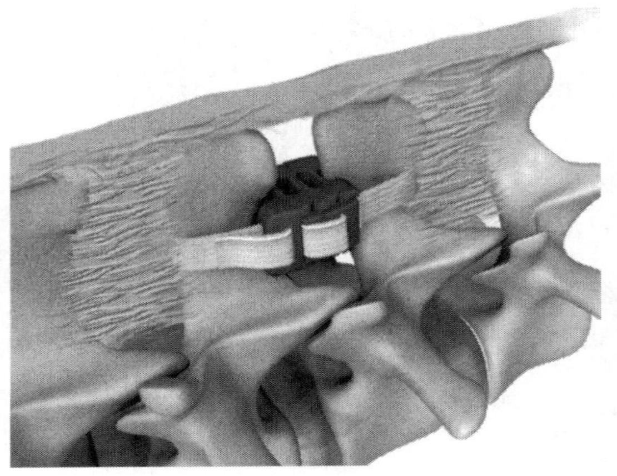

图 7-2-13　Wallis 固定示意

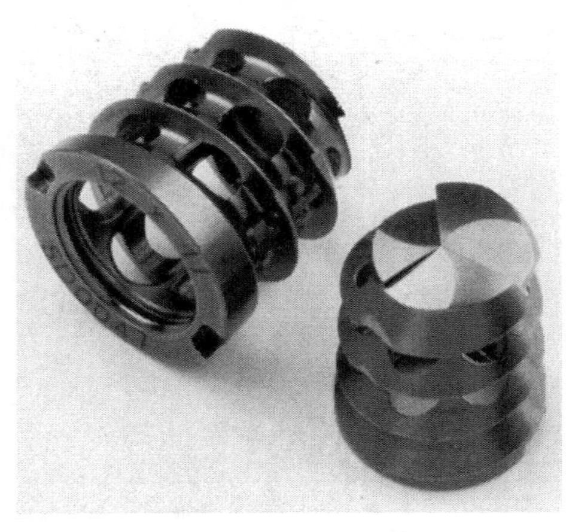

图 7-2-14　颈椎前路 TFC

（四）其他固定结构

主要应用于设计椎体间融合器、人工椎间盘等，以提供即时稳定作用，为骨融合或界面骨整合提供条件。如早期 TFC 设计为螺纹，可以旋入后固定，但切割骨质明显，破坏正常骨质承载功能(图 7-2-14)。目前椎间融合器、人工椎间盘等界面所设计为锯齿状(图 7-2-15～图 7-2-18)，主要达到早期固定的目的，以防止植入物后退或前移。也有人工椎间盘界面设计为龙脊，主要也是为了防止早期滑移(图 7-2-19)。这些植入物的最终固定需要界面骨融合。

齿状凸起的设计，如 Solis 颈椎融合器凸起齿状物固定(图 7-2-20)，可不需要附加其他内固定。棘突间 Cofelx 固定装置(图 7-2-21)，也是利用齿状凸起达到固定的目的。

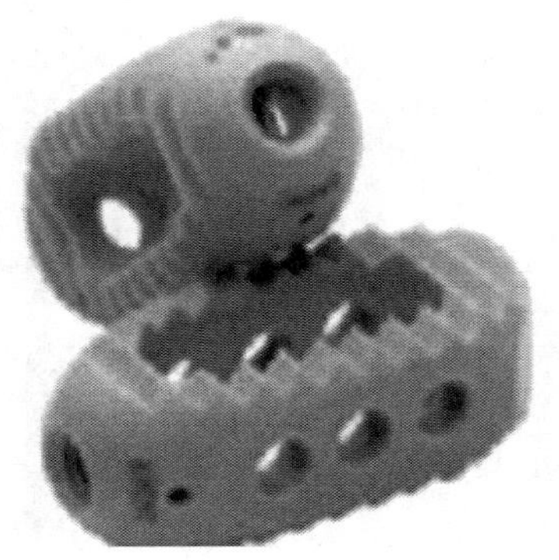

图 7-2-15　AVS 椎间融合器(Stryker)

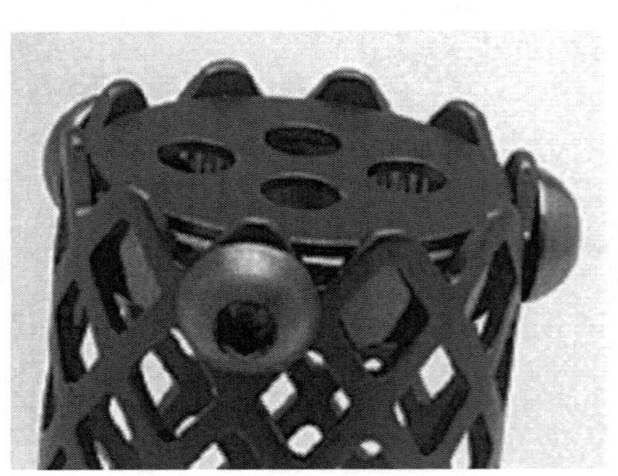

图 7-2-16　钛笼

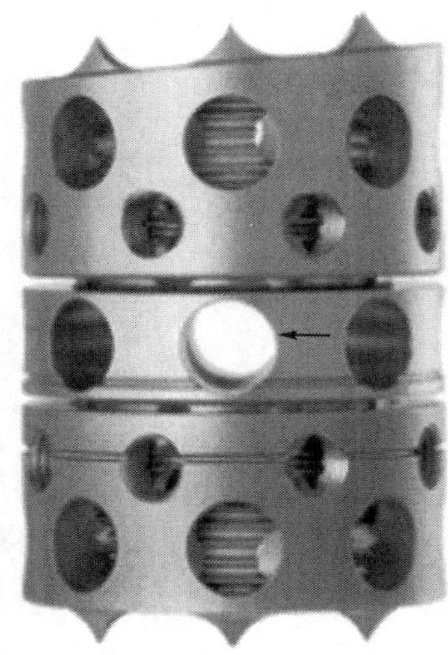

图 7-2-17　人工椎体

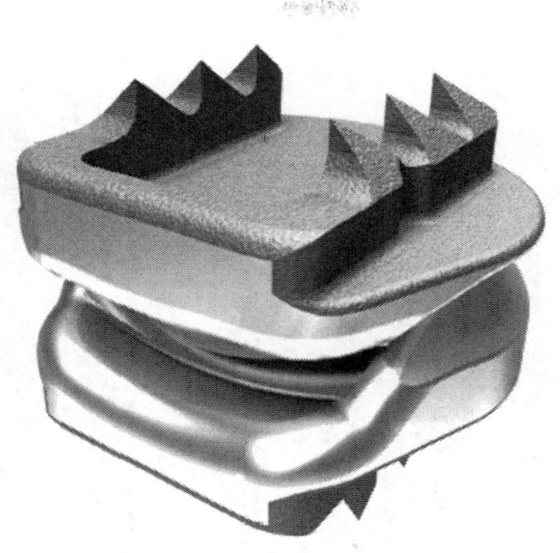

图 7-2-18　Cervicore 颈人工椎间盘

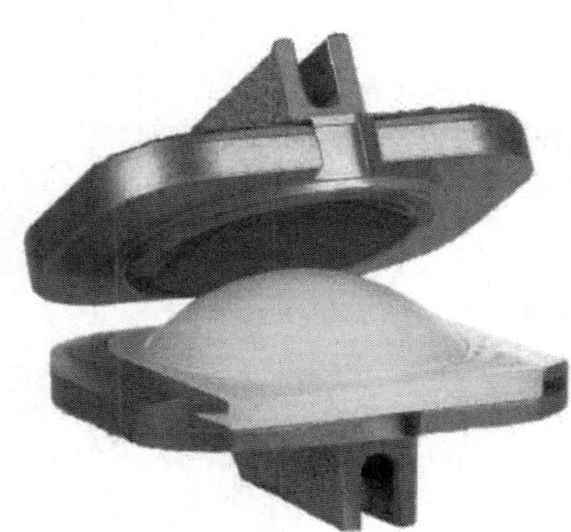

图 7-2-19　Prodisc-C 颈人工椎间盘(Stryker)

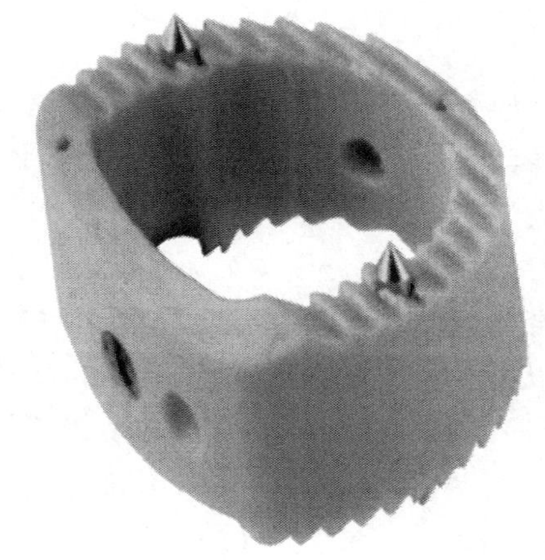

图 7-2-20　Solis 颈椎前路融合器(Stryker)

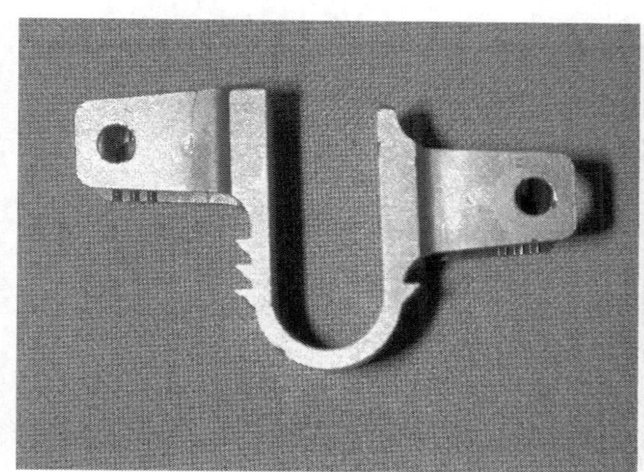

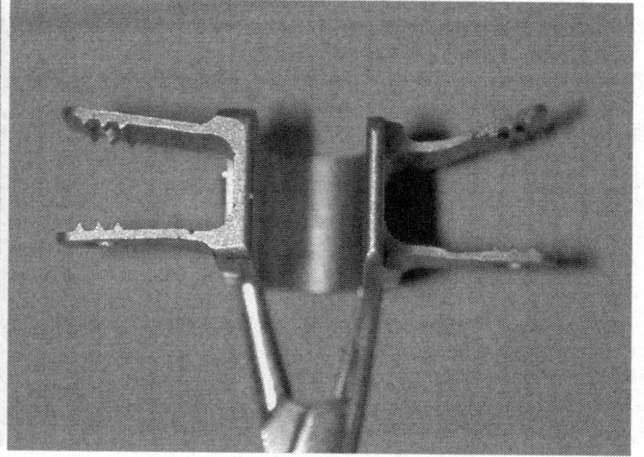

图 7-2-21　Coflex 棘突间固定装置(Paradigm Spine)

二、连接部件

主要是纵向连接，最常用是圆棒及钢(钛)板。横连接是连接两侧固定部件的，一并在此叙述。

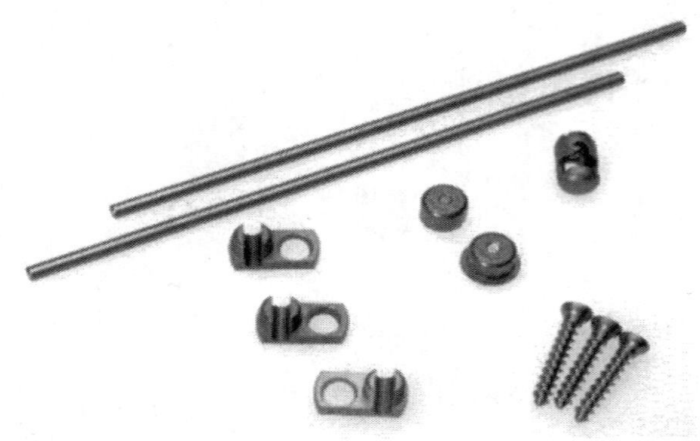

图 7-2-22 颈椎后路 Summit 系统(Depuy Spine)

(一) 刚性连接

1. 圆棒(rod) 早期较为流行的是 Harrington 器械。但是 Harrington 器械圆棒的另一端为齿状结构，容易引起两者结合部的应力集中，出现断棒。目前应用的圆棒一般粗细均匀，颈椎部多用 3.2mm、3.5mm 直径，而胸腰椎多为 5.5mm、6.0mm 直径(图 7-2-22)。也有应用于颈胸交界部位，则可采用双直径的圆棒(图 7-2-23)。多为钛合金材料。原先以为，圆棒光滑，固定后容易滑动造成松动，因此在圆棒上进行处理，如 CD 的珍珠面花纹，以增加固定后摩擦力。现多认为，随着材料技术及加工工艺的成熟，类似处理意义不大。

2. 板(plate) 俗称钢板(目前少有不锈钢材料，更多系钛合金，故钛板更合适；本文中如无特殊说明，一般指钛板)。钢板应用首先开始于颈椎，在 20 世纪 60 年代开始，将四肢骨折固定的小钢板应用于颈椎骨折的治疗。以后 Roy-Cammile 研制了颈椎后路钢板，每孔之间距离 13mm，符合颈椎后路关节突距离的解剖学参数。颈椎前路钢板系统、颈椎后路 Axis 系统、胸腰椎后路的 VSP、Steff、Dynalok 系统、胸腰椎前路 Z-plate、Profile 系统等均采用钢板的结构。作为后路固定装置，钢板结构存在的主要问题是，适应性较差，短节段固定尚可，较长节段时较为困难；其次，由于在钢板上进行螺孔加工，削弱钢板的强度；最后，应用于胸腰椎后路的这些系统不能应用于侧凸矫形、严重滑脱复位等，通用性较差。因此，颈椎后路、胸腰椎后路内固定装置中已逐渐淘汰钢板作为纵向连接结构(图 7-2-24，图 7-2-25)。而作为前路固定，钢板系统却得到广泛的应用，主要优势在于低切迹，因此应用于颈椎前路及胸腰椎前路固定非常合适(图 7-2-26)。

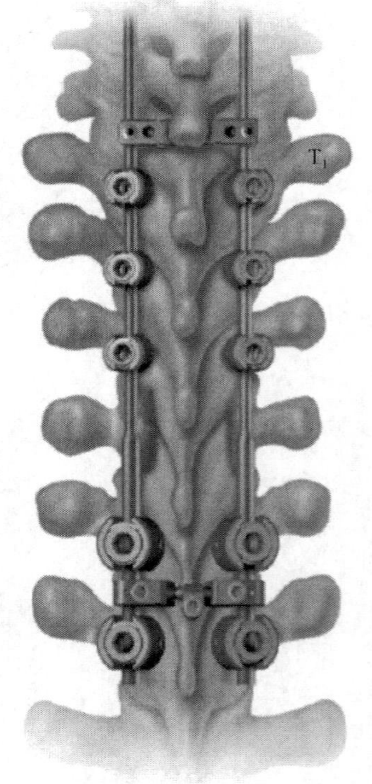

图 7-2-23 双直径棒(Summit SI, Depuy Spine)

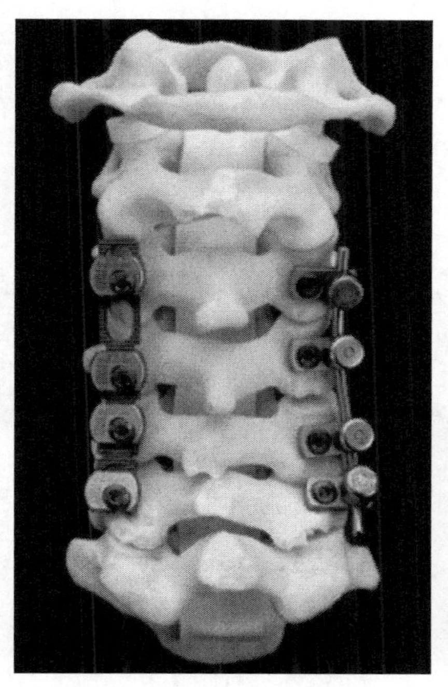

图 7-2-24　颈椎后路内固定装置(左为 Peak,右为 Summit,Depuy Spine)

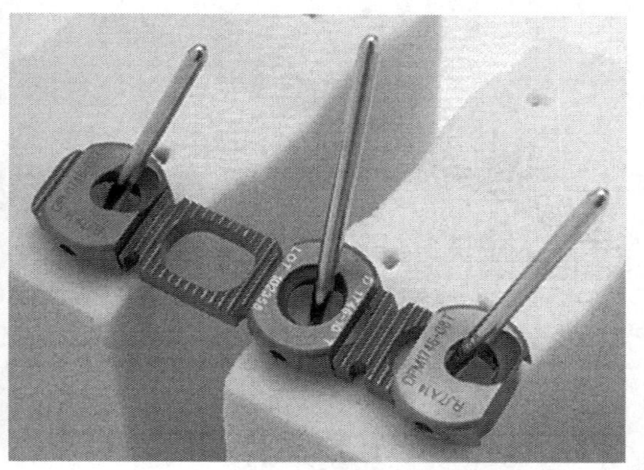

图 7-2-25　后路钢板纵向连接

3. 圆棒-板　尚有一种纵向连接为圆棒-板合一的,就是 Synthes 的 Cerfix 颈椎后路内固定系统,其板的部分主要应用于枕骨部的固定(图 7-2-26)。

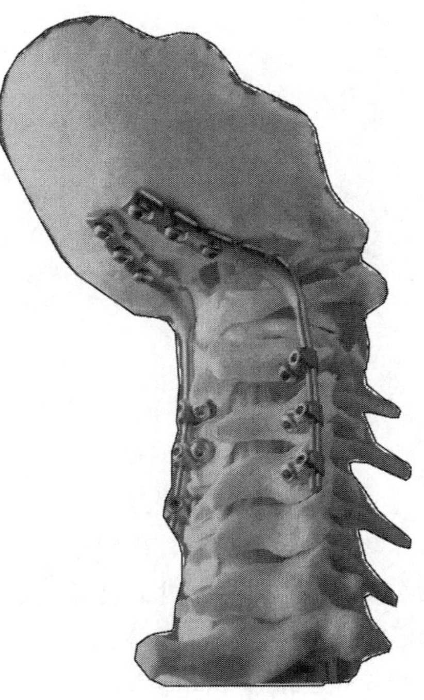

图 7-2-26　Cervifix(Synthes)

(二) 弹性或柔性连接

主要应用于近来兴起的腰椎后路动力内固定。主要有两类:①采用高分子有机材料制成的连接部件,如 Dynesys 系统采用聚酯索、聚氨酯制成的中空硅胶套管(图 7-2-27)。②采用金属材料,如 Scient'X 公司的半刚性固定的 Isobar 系统(图 7-2-28),Biofex 采用弹簧棒形式(图 7-2-29),由记忆合金制成。

(三) 横连器

横连器(closs-link)对于脊柱植入物整体的完整性以及发挥生物力学性能有重要作用,在脊柱稳定性的生物力学研究中,横连接至少可以显著提高旋转方向稳定性。目前横连器的组成主要有钩或夹(与纵向圆棒连接)及棒或板(图 7-2-30)。

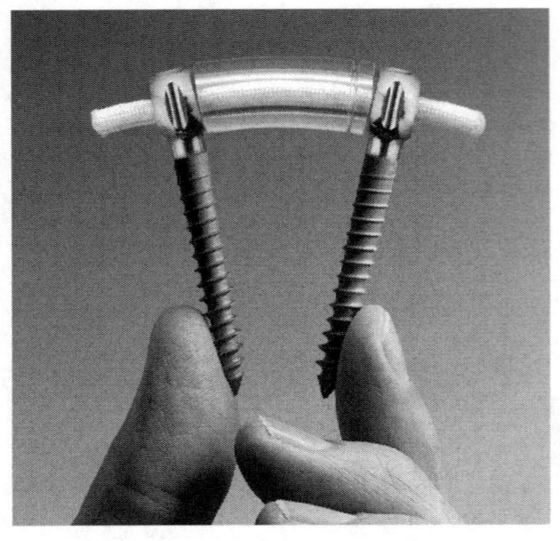

图 7-2-27 Dynesys(Zimmer)

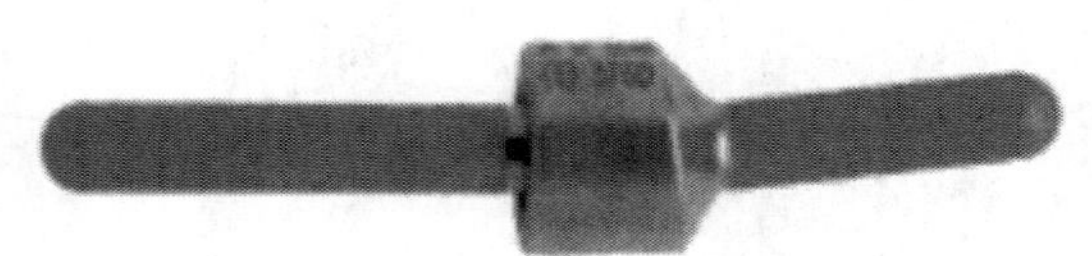

图 7-2-28 Isobar(Scient'X)

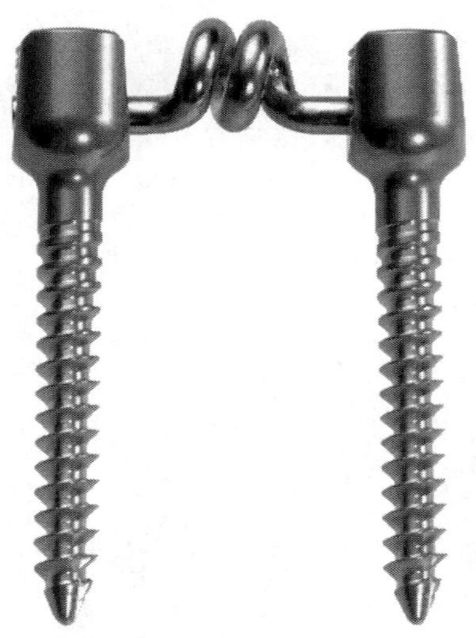

图 7-2-29 Bioflex

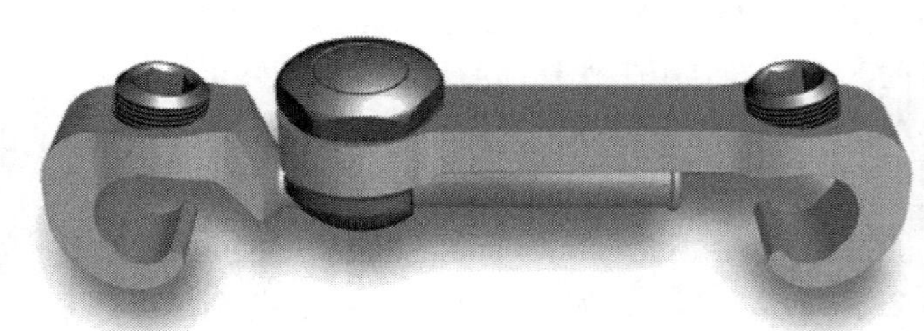

图 7-2-30 横连器(Stryker)

三、锁定装置

锁定装置是将骨固定部件与纵向连接部件进行锁定,使之构成一定几何构型,并具有一定生物力学性能的脊柱内固定系统。锁定装置极为关键,也较为复杂,临床操作时更需重视规范操作、完成锁定,达到良好固定,减少内固定松动的可能性。

Kowalski 从生物力学角度总结脊柱植入物的锁定装置,认为主要有以下七个方面:①3点剪切夹连接(3-point clamps);②锁定螺钉连接(lock screw connectors);③环形夹持连接(circumferential grip connectors);④限制性螺栓-板连接(constrained bolt-plate connectors);⑤限制性螺钉-板连接(constrained screw-plate connectors);⑥半限制性螺钉-板连接(semi-constrained screw-plate connectors);⑦半限制性部件-圆棒连接(semi-constrained component-rod connectors）。

根据目前临床上常用的脊柱植入物——螺钉-钢板结构、螺钉-圆棒结构，对常见的锁定装置类型进行分析：

（一）螺钉-钢板结构

以颈椎前路钢板为例，最简单的锁定方式就是直接用螺钉将钢板固定在颈椎椎体骨质上，早期的颈椎钢板就采用这样的设计，但是容易出现螺钉松动退出现象。目前一般采用机械的方法将固定螺钉和钢板锁定，形成一个内固定系统的整体，常见有几种方法：

1. 膨胀螺钉设计　AO 的 CSLP 系统采用将 1 枚小螺丝拧进固定螺钉螺头内，使螺头部 4 个叶片膨胀开，达到锁定目的(图 7-2-31)。

2. 阻挡设计　Medtronic 公司的 Orion 系统，采用一枚螺丝拧进钢板预留的小螺孔，将一端两枚固定螺钉同时锁定(图 7-2-32)。Secuplate 系统，采用的就是旋转卡片装置，主要作用也是阻挡固定螺钉后退(图 7-2-33)。

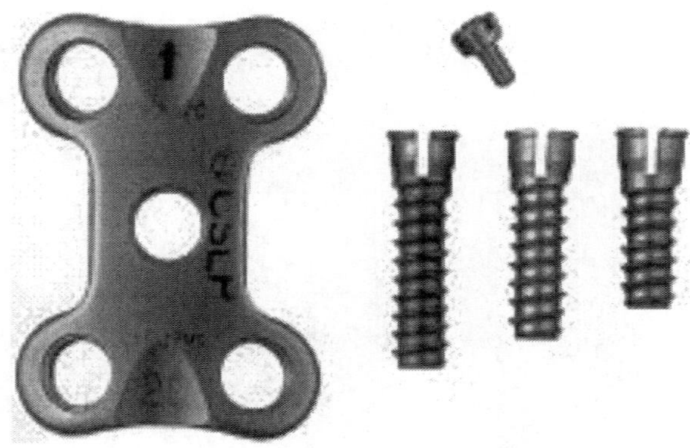

图 7-2-31　CSLP

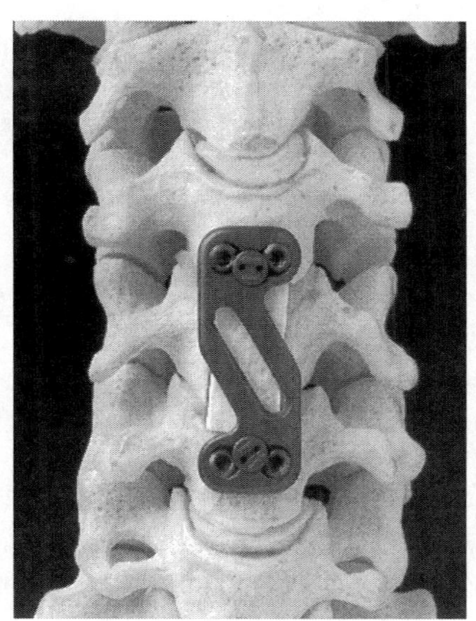

图 7-2-32　Orion

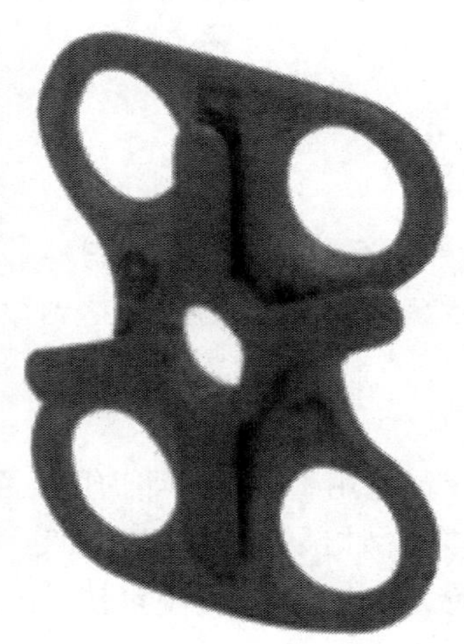

图 7-2-33　Secuplate

3. 卡环设计　Stryker 公司的 Reflex Hydrid 系统，采用钢板螺孔内卡环设计，固定螺钉拧进后，利用卡环弹开产生内膨胀作用，达到锁定目的(图 7-2-34)。

4. 挤压设计　Depuy Spine 的 Camloc 系统，在钢板上预装凸轮，通过旋转凸轮，挤压固定螺钉，达到锁紧目的(图 7-2-35)。

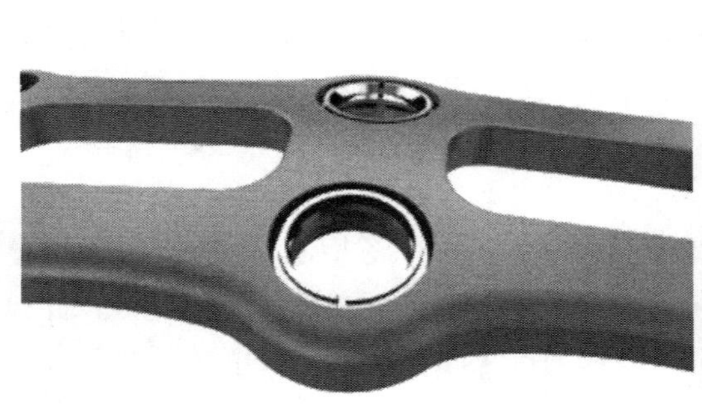
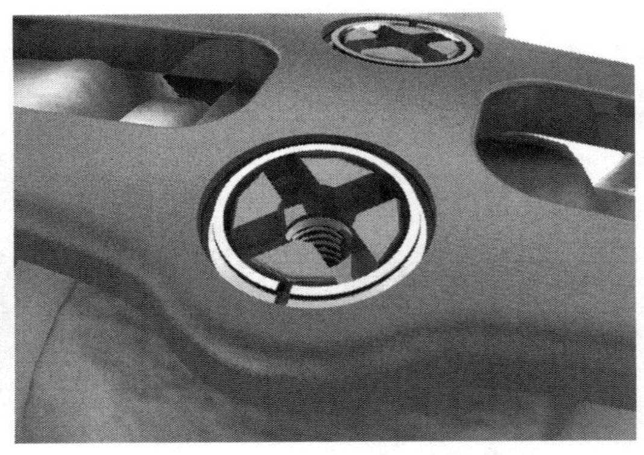

图 7-2-34 Reflex Hydrid(Stryker)

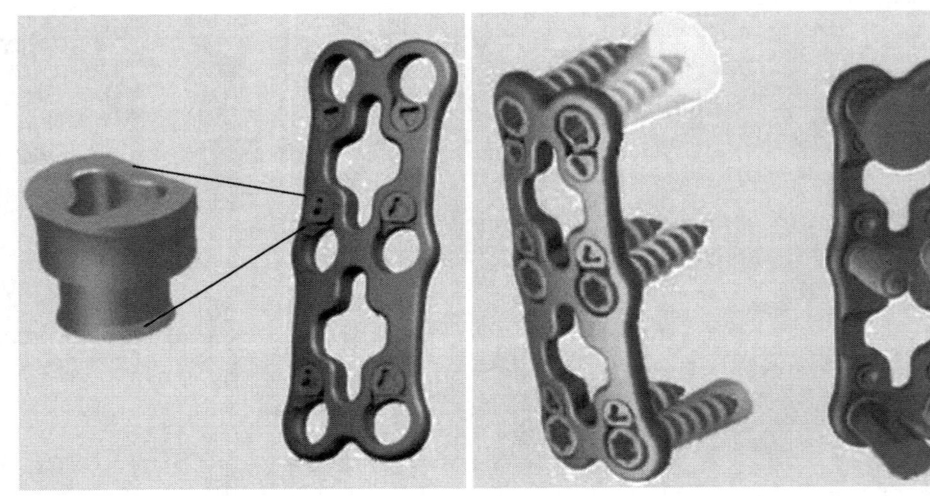

图 7-2-35 Camloc(Depuy Spine)

另外,国外也有研制采用不同材质的钢板,钢板采用较软的纯钛,螺钉采用钛合金,可以直接将螺钉后部螺纹嵌入钢板内,达到锁定目的。缺点就是术中无法进行调整。

(二) 螺钉-圆棒系统

该系统广泛应用于脊柱后路内固定系统,有时在纵向连接圆棒与固定螺钉部件之间采用独立的连接块(如 Isola、Cervifix、TTL 等),以增加植入物的适用范围,如在椎弓根螺钉不在一直线上时,采用独立连接块可使安装操作较为简便,其锁定装置主要有下列类型:

1. 螺栓 是固定最为牢固的一种锁定装置。如 Isola 中固定螺钉与连接块的锁定,就采用螺栓(图 7-2-36)。

2. 螺母 指固定螺钉螺头为后开口或侧开口时,采用螺母将纵向连接圆棒直接固定于螺钉上,这是临床上最常见到的形式。又分为内螺母和外螺母。早期螺母设计主要采用外螺母方式,因为材料学方面不过关,单一采用内螺母时,螺头出现膨胀外张,无法达到锁紧作用,而采用外螺母或联合内螺母应用就可以限制螺头的膨胀。但是外螺母存在的缺陷就是,其直接与后部肌肉接触,由于长期肌肉的收缩运动,会产生螺母自动松动(图 7-2-37)。因此，目前多采用内螺母的方式(图 7-3-38)。

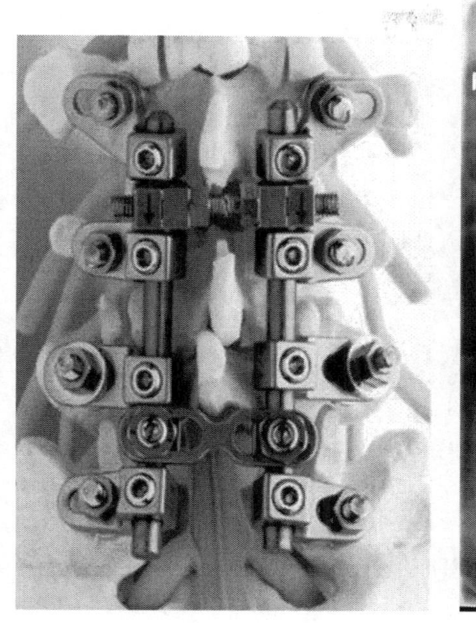

图 7-2-36　Isola(Depuy Spine)

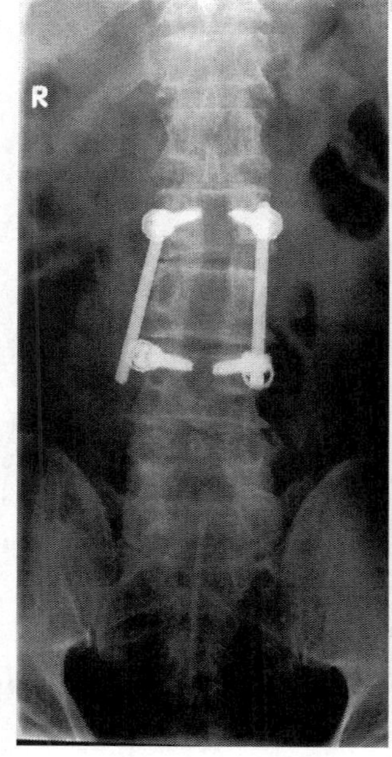

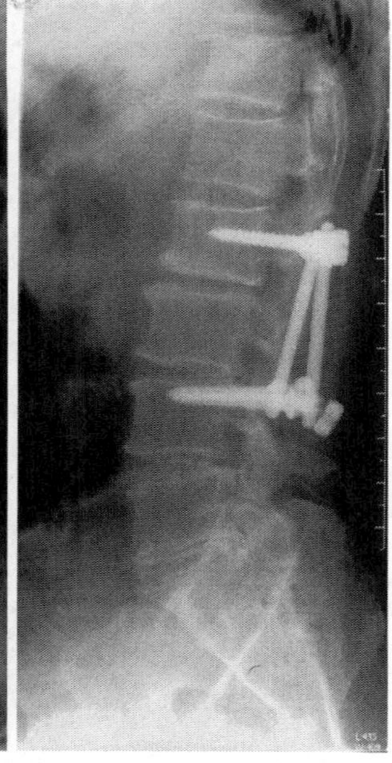

图 7-2-37　外螺母设计出现松动

3. 螺丝　一般在有连接块时应用 Isola、Cervifix，采用螺丝将连接块与纵向连接棒进行锁定(图 7-2-39)。

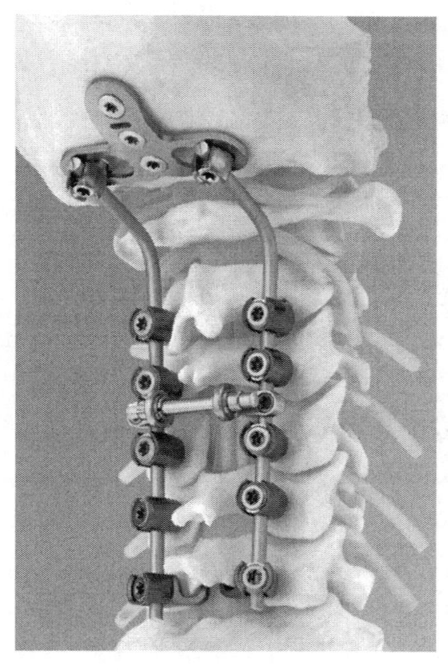

图 7-2-38　内螺母设计(Synapse，Synthes)

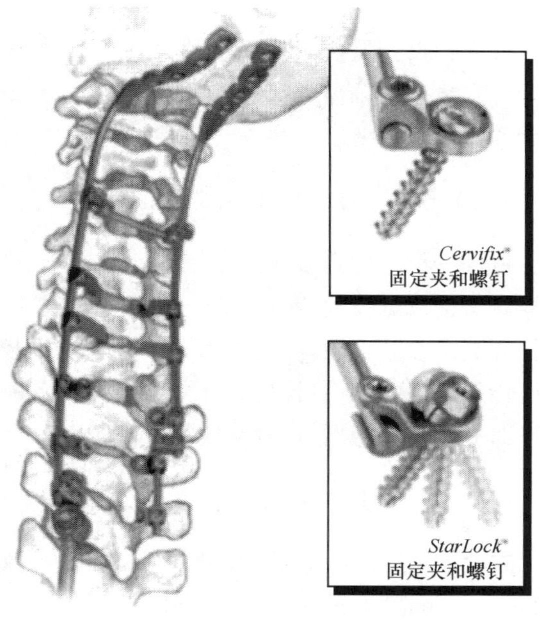

图 7-2-39　Cervifix

4. 夹　采用抱夹或卡夹将纵向连接棒与固定螺钉连接，卡夹的内表面有纹面处理以防滑，通过固定螺钉部螺栓的加压，使卡夹抱紧圆棒，达到锁定效果，如 TTL(图 7-2-40)。

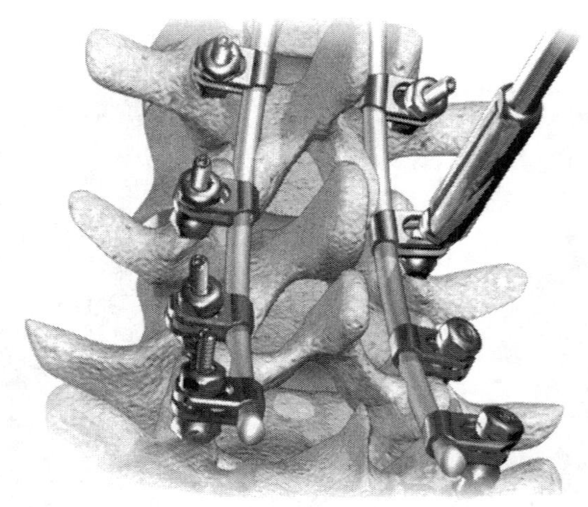

图 7-2-40　TTL

第三节　植入物设计的基本要求

（一）生物相容性要求

材料学方面的要求在第六章中具体叙述。

（二）力学有效性要求

植入物设计需要满足一定的力学需求，如人工椎间盘设计要满足运动的要求，人工椎体设计要满足承受轴向载荷的要求，而骨折固定或者畸形矫形的内固定器械就必须满足复位、矫形及稳定性的要求。生物相容性、生物力学有效性是脊柱植入物最基本的要求。

（三）解剖适应性要求

植入物设计的众多参数是来源于人体解剖学研究的成果。如最初 Roy-Cammile 设计颈椎后路钢板螺孔间距设计为 13mm，就是参照人体颈椎侧块中心的间距平均数为 13mm。但是解剖学参数多为均数，在人群中个体差异较大，男女之间、东方人种与西方人种之间均不尽相同，有些国外设计的植入物某些参数就一定适合中国人。因此，植入物设计时必须考虑解剖上适应性问题，如规格、类型等较充分，要满足大多数人群可以使用。

（四）操作简便性要求

数学及物理上一个基本现象就是，简单就意味着科学。爱因斯坦的能量守恒定律，$E=1/2mv^2$，就是范例，最简单的一个公式说明了一个非常复杂的问题。而科学研究中，有些弄出来一个极为复杂的回归方程，却无法说明一个简单的问题。植入物的设计也是如此，只要能满足力学的有效性，设计越简单、部件越少，相对操作就越简便，就越受临床医生的欢迎。在早期设计后路经椎弓根内固定系统时，多数将传统工业设计理念直接移植过来，因此设计了非常繁琐的装置，如垫片、套环、内外螺母、双螺母等，不但增加操作时间，而且由于部件增多，空间占位大(手术显露剥离范围增大),磨损也多,电解腐蚀也相对严重,操作中失误也会增多。如果一个固定螺钉、一根连接圆棒和一枚锁定螺母就可完成一侧的固定,那这样的植入物系统应该会受到欢迎。而颈椎前路钢板和锁定装置一体化设计,无疑也使操作更为简便。

(五) 安全可靠性要求

植入物应用于人体,临床上必须安全可靠。在这里,不重复有关生物相容性、力学有效性等问题,也不讨论临床上由于操作不规范而造成内固定存在安全隐患等,主要针对设计中产品的安全性因素进行讨论。例如,植入物设计要求低切迹(low-profile),就是整个植入物突出骨质外部分要较低、较薄,这点对颈椎前路钢板、腰椎前路系统(腰椎侧方固定)的设计尤为重要。颈椎椎体前方是食管与气管,高切迹钢板对食管等可能造成激惹,引起术后异物感、咽喉不适等。而且一般要求固定螺钉、锁定装置及钢板表面平齐,这样可以减轻食管等激惹。而类似 CSLP 膨胀锁定螺钉的设计存在一定风险,就是当固定螺钉角度与钢板螺钉设计的角度不匹配,固定螺钉没有完全沉入钢板螺孔内时,拧入小螺钉让固定螺钉螺头的四个瓣呈叶片张开,不但起不到锁定的作用,而且张开的螺头 4 瓣叶片将突出钢板表面,可以引起食管的损伤。腰椎前路手术进行侧方固定时,腰神经常跨越植入物表面,由于采用螺栓等造成切迹高,就会刺激腰神经引起神经损害。

第四节　配 套 工 具

我们早就知道这句话,劳动工具代表着生产力水平。将植入物置入并完成安装固定的配套工具是实施脊柱内固定术时至关重要的,各家企业的植入物设计均强调其创新点及专利保护点,且均专门研制了相应的工具。在植入物设计上,除了生物相容性、力学有效性、临床安全性等方面有国际标准、国家标准外,如何操作或者相应的配套工具则是五花八门。应该肯定,进口产品在配套工具研制方面是很下工夫的,各个操作环节均有相应的工具协助实现其植入物的设立理念,因此临床上应用时,不能单纯了解植入物的基本构造,更要理解配套工具研制的目的、用途及正确使用方法,以更好地达到植入物固定的基本要求。而国产植入物产品在配套工具方面较为逊色,尽管不能一概而论,但存在问题不少,工具普遍较为粗糙,操作使用时令人感觉不是很顺手。主要原因是国内企业一直不重视工具的设计、加工和生产,因为工具设计、加工和生产不需要植入物那样列入国家注册及生产许可,所以不是植入物生产企业研究开发的重点,同时植入物生产企业技术人员与临床医师之间沟通不足,没有更好地将机械与人体工程学紧密结合,优化工具的设计、加工和生产。举个简单例子,螺钉置入时需要螺钉起子,但植入物置入时使用的起子就不是像一般搞工程装修工人用的简易“一字形”或“十字性”起子,而是持钉器与起子的合一。有一些国产万向螺钉的配套工具,在持钉及起子作用时结合不紧密,不能确实将万向螺钉在置入时限制为单向螺钉,常出现万向螺钉的轴与工具轴不在一直线上,旋进过程中容易出现偏心运动,使螺钉道扩大,影响螺钉的固定效果。

植入物的配套工具根据植入物的作用及功能而设计,一般分为两大部分:①直接应用于植入物的夹持、调整、置入、固定的工具,这部分为植入物的专用工具;②为实现植入物作用功能而需要配套的辅助工具,为非专用工具,设计大同小异,多数是公用工具。一般采用组合式,即手柄可以拆卸、公用,其最大优点是使操作者可以保证熟悉的手感。

一、专 用 工 具

(一) 夹持器

其基本原理是通过夹持器的头侧螺钉、抱紧装置等将植入物取持、拧进或锤入到植入部位,基本要求是持取植入物时不松动或晃动,保持轴线一致(图 7-4-1,图 7-4-2)。持板钳或持棒钳的作用相对简单。

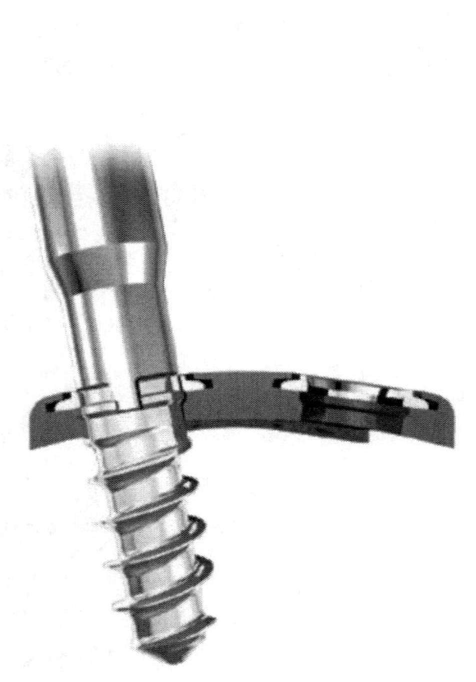

图 7-4-1 持钉器(兼有持钉及螺钉起子功能)

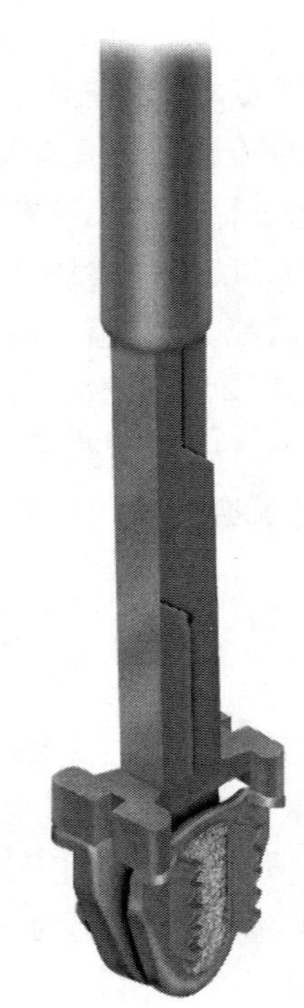

图 7-4-2 人工椎间盘夹持工作(兼有夹持及锤击置入作用)

(二) 导向器

导向器是保证螺钉置入的方向及深度。一般颈椎前路、颈椎后路以及胸腰椎前路等对置钉角度和深度要求较为严格的操作,均设计相应的导向器(图 7-4-3),保证骨钻和螺钉等角度合适,不进入椎管,避免脊髓损伤。

(三) 测量器及试模

包括钢板、钛网等长度测量器(图 7-4-4),以及椎间融合器、人工椎间盘、棘突间距等高度测量器(图 7-4-5),主要是准确量取长度、宽度、高度等,有时需要在 C 臂 X 线机监视下判断,以选取型号合适的植入物。

(四) 预弯器

为了使植入物表面与椎体表面或曲度等更加适配,需要采用预弯器等对钢板的弧度、曲度等

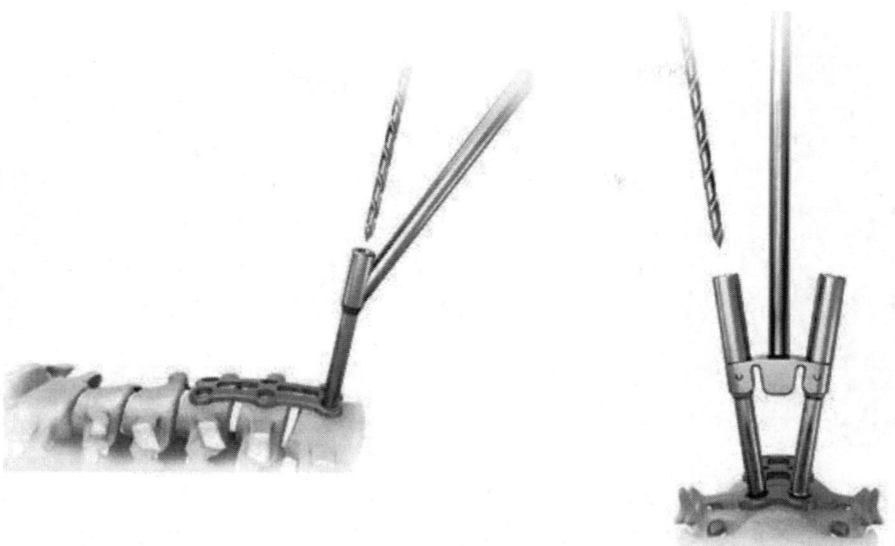

图 7-4-3　颈椎前路导向器

进行调整,尤其是长节段固定时(图7-4-6)。后路固定时,也需要对预案圆棒的弧度预弯至合适的人体曲度(图 7-4-7)。侧凸畸形矫形时,有时也需要使用体内预弯器。

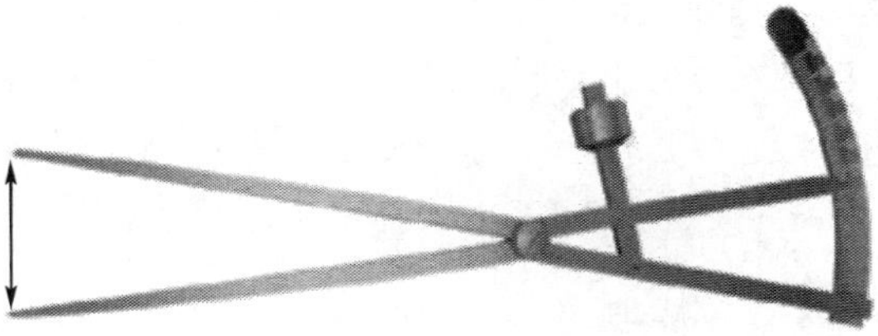

图 7-4-4　长度测量器

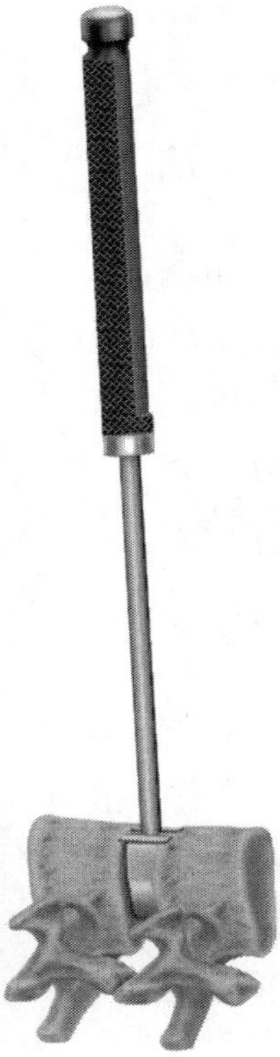

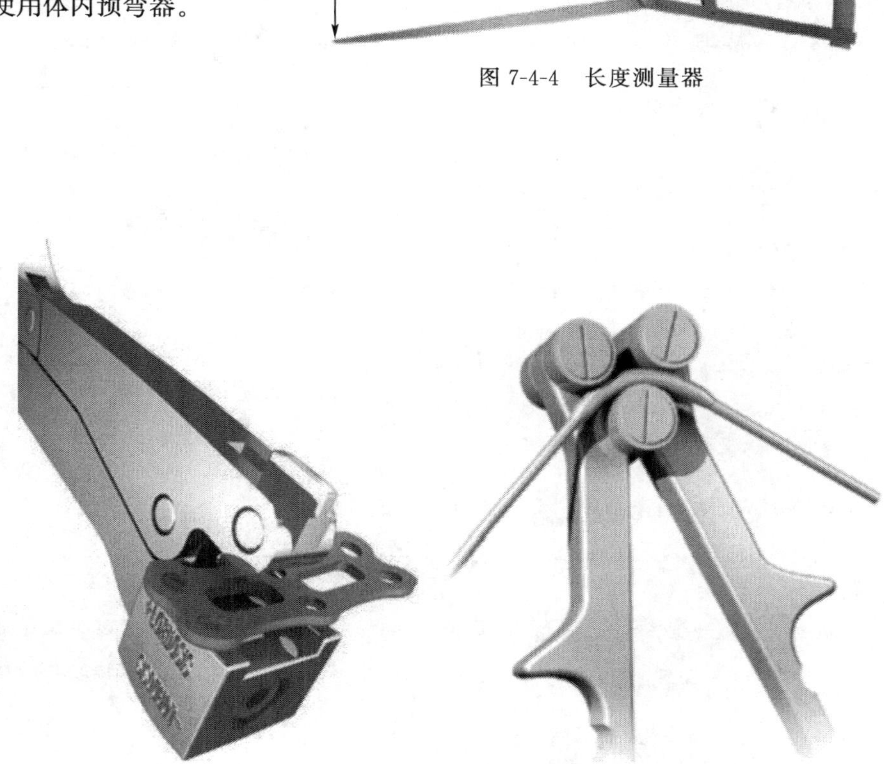

图 7-4-5　颈椎人工椎间盘试模

图 7-4-6　钢板预弯器

图 7-4-7　弯棒器

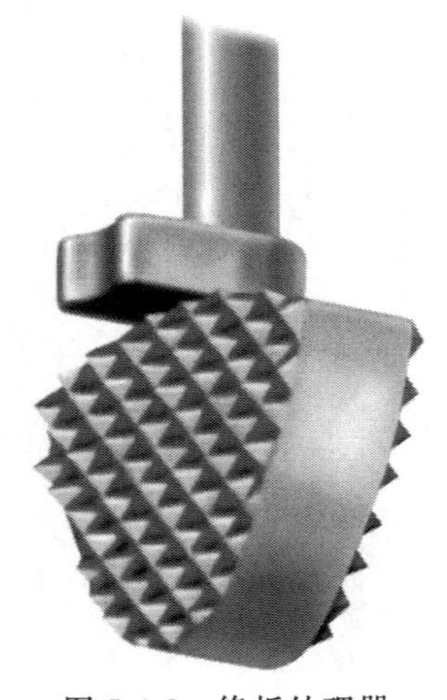
图 7-4-8 终板处理器

（五）其他

除上述四种专用工具外，还有：①终板处理器，应用于椎间融合器、人工椎间盘时将终板软骨清除彻底而保留终板下骨（图 7-4-8）。②螺钉紧固器，用于紧固锁定装置，具有相互拮抗装置，如套筒保护螺钉、圆棒固定等，有些尚带有扭力计，应用于最终锁紧内固定装置，达到稳固可靠。③对于脊柱畸形矫形器械，常设计长力臂的去旋转工具。④提拉、复位器（钳），应用于中重度滑脱以及侧凸畸形等。

二、辅助工具

辅助工具包括：①撑开器（钳），使椎间隙撑开，置入椎间融合器等，或撑开固定螺钉促进骨折椎体高度恢复以及矫正凹侧畸形等。②压缩器（钳），与撑开器作用相反，通过压缩抱紧作用，使椎间融合器与椎体骨质接触更加紧密，或者促进骨折椎体的前凸恢复改善，矫正凸侧畸形等。③剪棒（钉）器（钳），用于截取合适长度的圆棒，或剪除固定后螺钉尾部多余部分。目前长尾螺钉一般有自折断设计。④各种大力钳，旋转圆棒，或在圆棒上临时获得一个支点，便于使用撑开器或压缩器。⑤骨钻，在椎体或椎弓根预制钉道。⑥骨锥，用于椎骨皮质开口及椎弓根内预制钉道。

图 7-4-9 为 XIA 4.5 胸腰椎后路内固定系统的配套工具。

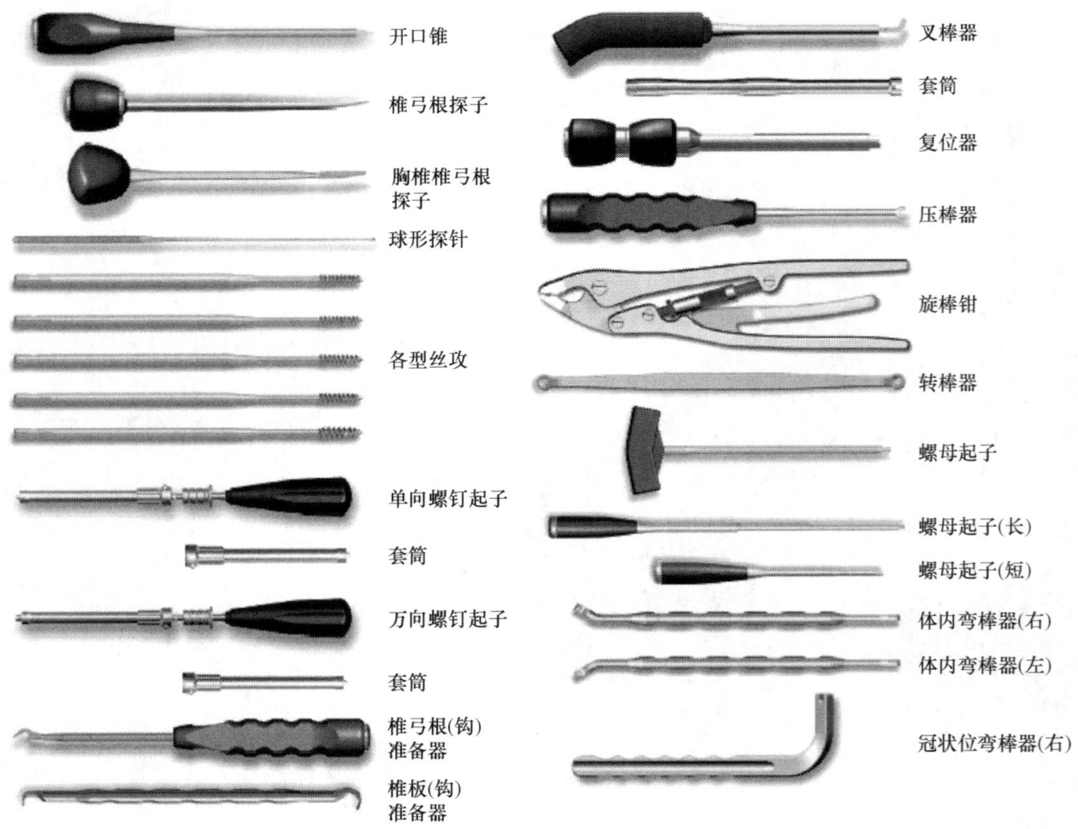

图 7-4-9

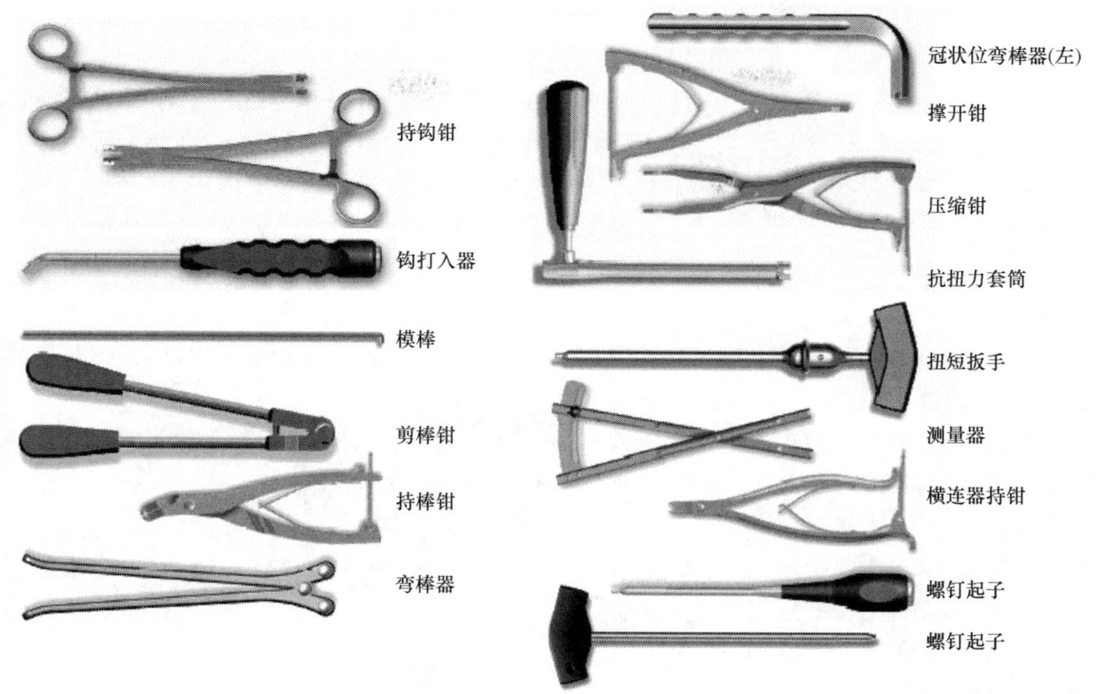

图 7-4-9　胸腰椎后路内固定系统配套工具(XIA 4.5)(续)

引自 Stryker.

第五节　脊柱植入物设计的生物力学

脊柱植入物设计需要解决的三个生物力学关键问题是:①植入物部件如何固定于脊柱骨质;②植入物部件如何相互连接;③植入物结构如何发挥其生物力学性能。主要探讨两个问题:两植入物部件表面之间或植入物部件与骨质之间(界面)的生物力学;植入物整体构造的生物力学。本章节仅就这些基础问题进行探讨。

一、界面的生物力学

(一) 植入物部件-部件间

脊柱植入物通过连接脊柱 2 个或 2 个以上点而达到稳定或重建脊柱的装置。植入物分为三个部分(部件,component),即骨固定部件、连接部件及锁定装置(部件)等,在前面章节已经叙述。这些植入物部件以及植入物所固定节段共同构成了一定空间构型的脊柱内固定系统(construct)。其中锁定装置(部件)将其他两个部件整合一体,是保证植入物完整性的基础。

要增强这种锁定效果,就是要增大植入物部件之间的摩擦力。摩擦力与垂直加载在部件表面上的力直接成正比,其比例常数就是摩擦系数 μ,代表材料的表面特性。数学方程式为:

$$f=\mu N$$

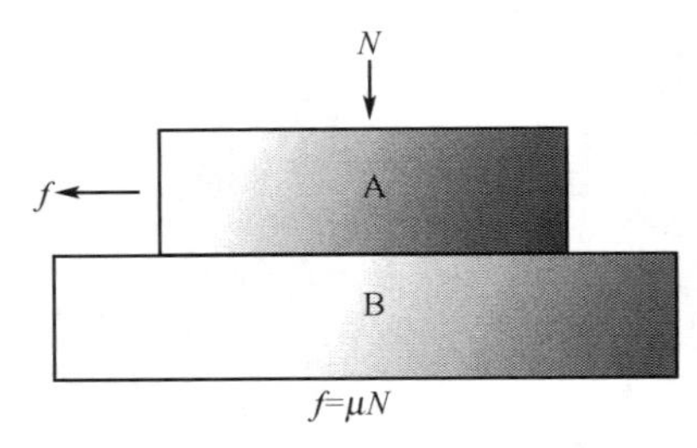

图 7-5-1 摩擦力

其中 f 是摩擦力，μ 是摩擦系数，N 是垂直施加在 2 个表面上的力(图 7-5-1)。

将此概念应用于设计及应用固定刚性脊柱内固定连接时，其目的就是获得最大摩擦力。摩擦力代表 2 个部件接触表面之间相互活动需要克服的力。因此，一个可靠锁定必须有足够作用力将其锁定，其次增大材料表面的摩擦系数。

早期的 CD 系统就是通过改变植入物表面特性，采用表面凹凸的珍珠面以增大摩擦系数，但是通过这种凹凸面改变却增加了棒的表面积，容易引起电解、腐蚀，故临床上目前多采用光滑、粗细均匀的圆棒，这样就要求两个植入物部件表面必须“匹配”。例如轮胎的设计与其所要行驶的道路相适应，运动型汽车轮胎具有较深胎面，且为螺旋形表面，适合凹凸不平、不规则的道路；而赛车的轮胎则较宽及光滑，适合在平坦光滑的赛道行驶。只有一个粗糙的表面与另一个粗糙表面相匹配，光滑表面与光滑表面相适应，才能获得最大表面接触(图 7-5-2)。而表面不适配可导致固定松动或滑动，出现机械性疲劳。

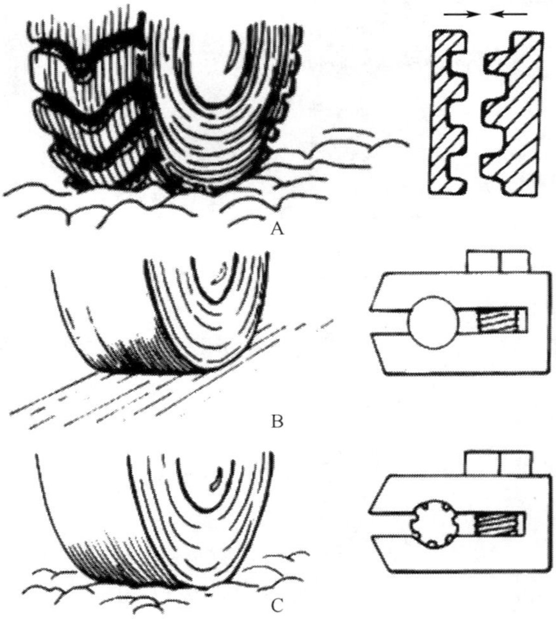

图 7-5-2 表面匹配可增大接触面

(二) 植入物部件-骨界面间

植入物部件-骨界面可分为两种类型，一是邻接性植入物-骨界面(如椎间融合器、人工关节)，二是穿入性植入物-骨界面(如螺钉)。

邻接性植入物通常应用于椎体间，如椎体间植骨块、椎间融合器、人工椎间盘等。这类邻接性植入物需要有效承担载荷，且绝大部分轴向载荷系通过中心轴传递。大部分椎间植入物的长期目标为获得界面的骨性融合，只有植入物与椎体之间达到相互匹配，才可以有效减少植入物移位、下沉及其他形式的疲劳等。有三个因素直接影响植入物下沉的发生及程度：①植入物与椎体接触的紧密程度；②骨块与椎体接触的表面积；③椎体接触面的特性以及质量。

植入物表面与椎体终板之间接触的紧密程度是手术中需要重视的环节。各种设计的植入物表面形态需要与椎体终板表面形态相互适配，才能达到紧密接触的效果。否则，由于没有足够的接触面积，导致骨不连；同时，椎体与植入物接触部将应力集中而导致过度下沉。只有优化植入物与椎体之间紧密结合程度，才可以最大限度增大接触面积，有效减少应力集中，减少骨不连及下沉的概率(图 7-5-3)。

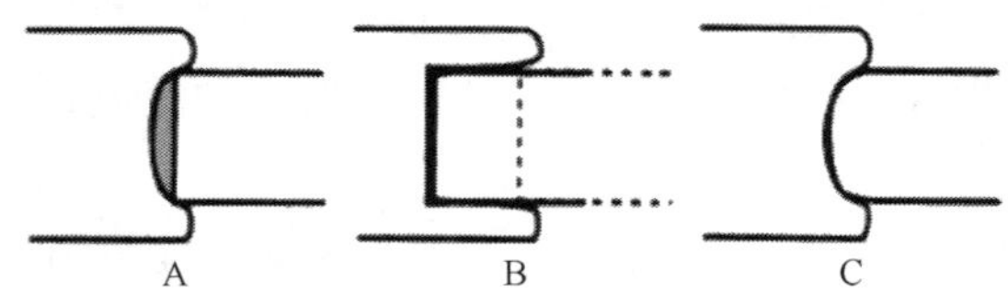

图 7-5-3 接触面匹配避免受力集中

在相同载荷情况下，表面接触面积越小，压强越大，越容易引起植入物下沉（图 7-5-4）。这要求应用邻接性植入物时，需要保证足够的接触面积，如尽可能采用截面积较大的椎间融合器，这样可以有效分布单位面积的应力，减少下沉概率。

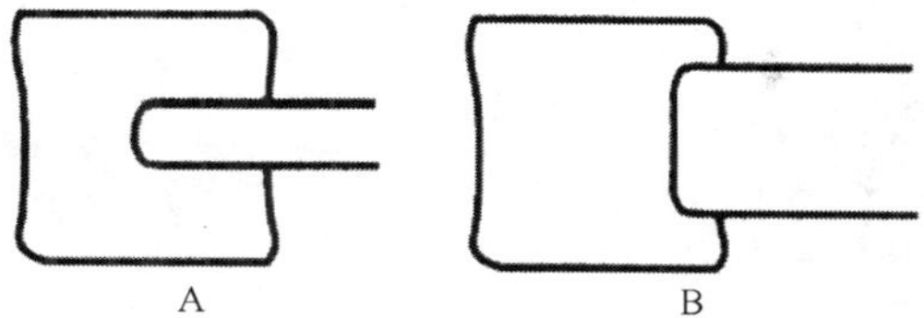

图 7-5-4 接触面积小则受力增大

骨表面的质量关系到骨对载荷的承受能力，对植入物下沉也有重大影响。椎体间置入植入物时，应保证终板软骨下骨的完整。而终板的生物力学研究表明，其中央部终板承受载荷的能力较周边部位差。椎体皮质在承受轴向载荷方面优于松质骨部分，当全部或者部分载荷施加椎体皮质层时，承担载荷的能力可以由于椎体皮质的支撑效应而显著提高。因此，如欲获得较佳的生物力学性能，则植入物要接触整个椎体表面或者接触到皮质骨。

（三）穿入性植入物部件-骨界面

螺钉可分为四个部分，螺头、螺杆、螺纹及螺尖。其中螺杆及螺纹部分决定螺钉的生物力学主要性能。

螺杆是螺钉的内径。在临床状态下，螺钉通常需要承受较大的杠杆负荷（载荷方向垂直于螺钉的长轴），弯曲强度由下列方程式决定：

$$Z=\pi D^3/32$$

其中 D 是螺杆直径，故断裂强度与螺钉螺杆直径的三次方成正比。临床常用的螺杆直径为 5.0mm、6.0mm，则其相对强度相差约 2 倍，分别为 125 和 216。因此，在其他条件相同的情况下，应尽可能根据骨的解剖，采用较大直径的螺钉。但当椎弓根螺钉截面积增大占椎弓根横截面积 90%时，再增加螺钉直径，并没有明显增加固定强度，反而易使椎弓根爆裂骨折，且增加直径对骨质疏松性骨质不起明显作用。

螺钉的外径，更重要的是螺纹的深度是决定螺钉拔出力的主要因素。有三种螺纹构造类型：皮质型、自攻型和松质骨型，相对应的螺钉称为皮质骨螺钉、自攻螺钉、松质骨螺钉。

皮质骨相对不可压缩，螺钉置入时，容易出现病理性压缩。因此，皮质骨螺钉有较浅的螺纹以减轻压缩，在螺钉置入前，需要预先丝攻。自攻螺钉有突边的螺纹凹槽，可以直接旋入，无需预先丝攻。皮质骨螺钉和自攻螺钉在正确使用情况下，具有同样拔出强度。值得说明的是，应用于皮质骨时，两种螺钉可以反复多次退出或置入，而不影响其拔出强度。松质骨较松软，故松质骨螺钉螺纹较深，旋入过程中可压缩骨质。预先攻丝则可减弱植入物与骨界面的结合紧密度。

螺钉拔出抵抗力的两个重要决定因素是螺钉直径和螺纹深度。穿透皮质、螺钉进入的深度及螺纹本身的设计也有显著作用。绝大多数拔出载荷通过皮质骨传导至靠近螺头的近几个螺纹。尽管这低估穿透近侧皮质的重要性，但对侧皮质穿透并非是非常重要的因素。

螺钉设计的概念基础是拔出力通常与螺钉螺纹之间的骨质量呈正比。螺距和螺纹的形态决定这个骨量（图 7-5-5）。螺距是螺纹上某点与其对应邻近螺纹点之间的距离，也称为牙

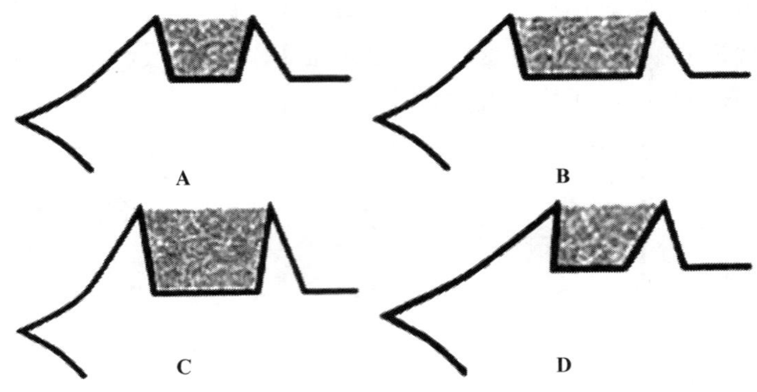

图 7-5-5　减少螺钉拔出的方法

A. 螺钉拔出力主要是螺纹之间骨体积量(阴影部分)的作用。B. 通过改变螺距,可影响这部分骨体积量。C. 通过改变螺纹深度可影响这部分骨体积量。螺纹形状对骨体积量的影响是直接的。如果螺距及螺纹深度不变,唯一能影响骨体积量的因素是螺钉的金属体积。D. 减少螺钉螺纹的体积(金属体积)可提高骨体积量

距,就是螺钉旋转一圈所进行的距离。

从外形来看,螺钉可以分为柱状和锥状;螺杆同样也分为柱形和锥形。临床上这些设计的螺钉均有应用。有关螺钉拔出力的生物力学比较研究,由于很难统一一些螺钉设计参数,且试验条件不同,故许多研究结果相互矛盾。有研究认为,柱状锥形螺钉设计(即螺钉外直径不变,内直径为锥形)在拔出力方面具有一定的优势。而临床观察及生物力学有限元分析均表明,螺头近端螺纹开始部分及螺杆是应力集中部位(图 7-5-6),容易出现疲劳,需保证较粗直径。

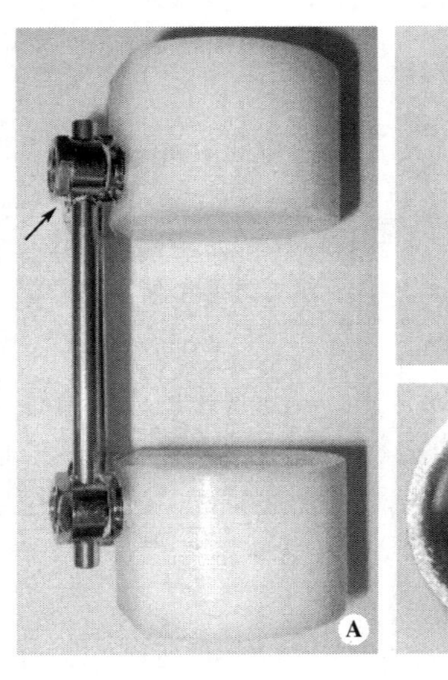

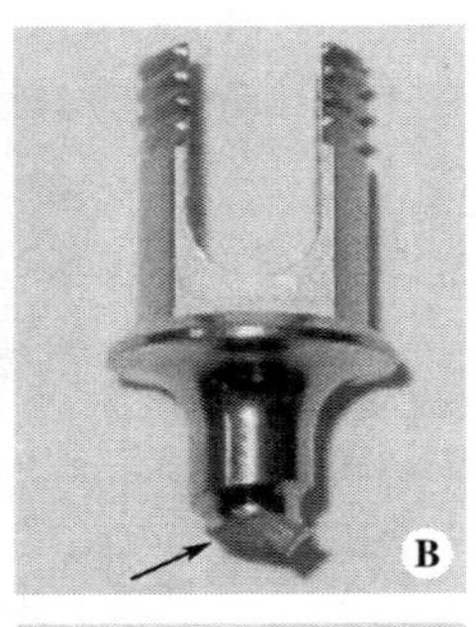

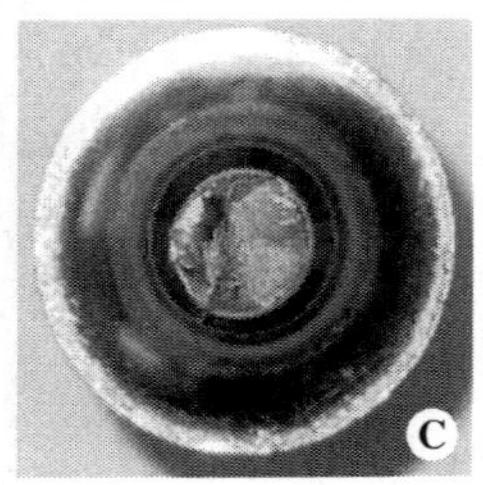

图 7-5-6　应力集中区域

A. 螺钉与棒连接交界部;B. 螺杆螺纹开始部;C. 螺钉断层面

万向椎弓根螺钉在设计中于螺杆与螺头之间加入了一个半弧形的耦联装置(ball-in-cup),使螺钉冠能够在任意方向上做一定角度的旋转而得名。全球第一枚万向椎弓根螺钉由 DePuy Motech 公司(现 Depuy Spine)发明,并由此形成了完整的多功能 Moss-Miami 系统。生物力学研究表明:①万向螺钉的抗屈曲强度稍低于普通螺钉;②万向螺钉的设计可以满足在压缩载荷下的屈曲要求;③万向螺钉的耦联装置为整个装置中最为薄弱的部位。由于万向螺钉在适应性方面较佳,临床应用较为广泛。

螺孔钉道准备方式对螺钉拔出抵抗力有重大影响。采用骨锥压缩或挤压松质骨,而不是简单磨钻钻孔,可提高拔出抵抗力。尖部膨胀螺钉是另外一种办法。相反,皮质扩孔和试扩孔对拔出抵抗力有负面影响。

同时,临床上需要考虑到多枚螺钉的固定作用,其拔出抵抗力将是一个协同作用。螺钉之间的三角关系(triangulation),通过采用互成角度的螺钉固定连接而达到的固定效果,理

论上当螺钉相为 90°角时，拔出强度得到最佳优化效果。但是，局部几何形状限制了角度的选择。三角效应与螺钉下的三角面积成正比，这个面积也代表螺钉拔出疲劳时需要“去除”的骨面积(图 7-5-7)。

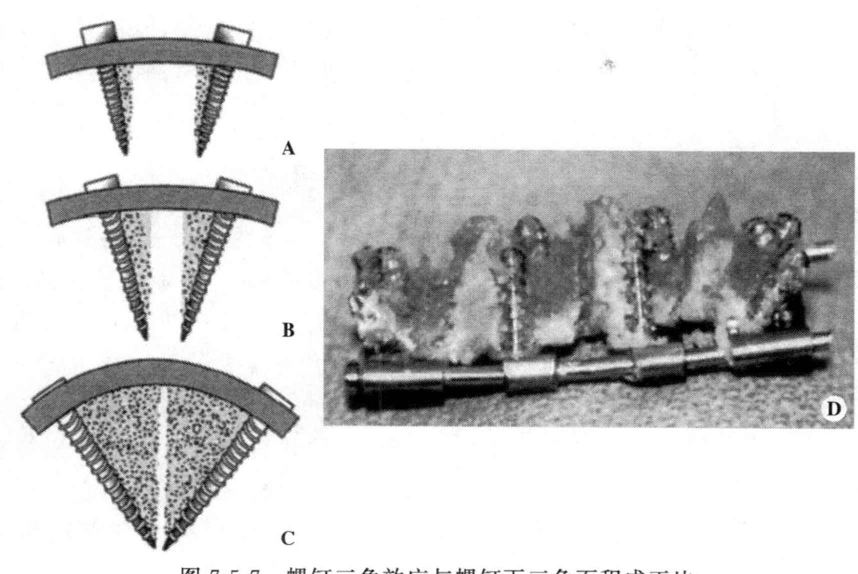

图 7-5-7　螺钉三角效应与螺钉下三角面积成正比

二、脊柱植入物的力学性能

设计一个内固定系统时，有两个基本生物力学概念对分析力的作用相当有用：IAR 和中性轴。前述，IAR 是在一个时间瞬时点脊柱节段旋转所围绕的轴，当一个力作用离 IAR 一定距离(力臂)的点，且垂直于脊柱长轴，就产生弯曲矩(图 7-5-8)，产生弯曲矩的功也可用于矫正畸形或者恢复稳定性。相反的，在很少发生变形情况及主要考虑轴向载荷下，植入物需要放置在中性轴线上。

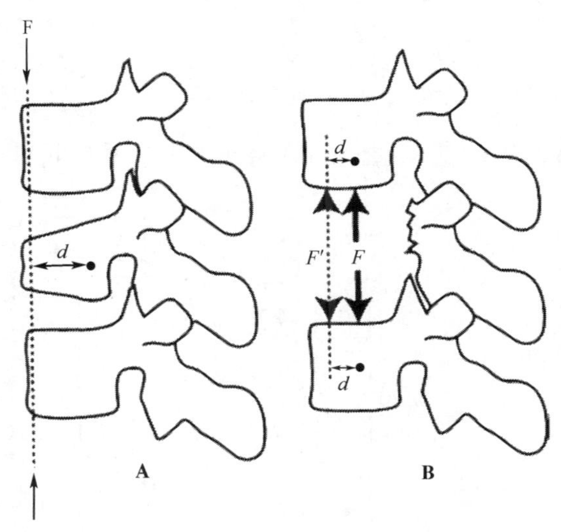

图 7-5-8　弯曲矩

•为瞬时轴点，F 为作用力，d 为力臂

脊柱内固定通过下列一种或几种基本机制将力施加至脊柱：①单纯撑开；②三点弯曲；③张力带固定；④固定力臂悬臂梁；⑤非固定力臂悬臂梁；⑥应用力臂悬臂梁。这些作用均可以通过前、后侧或者侧方入路进行固定。

(一) 单纯撑开

当一个力施加于垂直 IAR 有一定距离的点时，就产生弯曲矩。单纯撑开通常应用于前

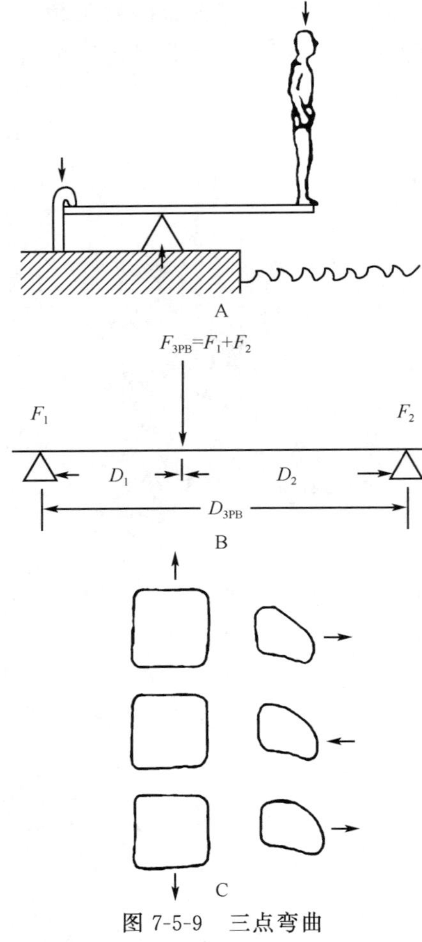

图 7-5-9 三点弯曲

侧椎体间或后侧固定。如果前路植入物放置在中性轴线上，其就是承受轴向载荷，而不会产生弯曲矩。但是，如果其放置在中性轴的前方，则产生后伸。后路放置撑开在腰椎可促进后凸，因此本身没有什么临床意义。其可以与三点弯曲器械联合应用，中央腹侧方向的力作为杠杆支点。

（二）三点弯曲

三点弯曲构型通常应用于后路固定，典型 5 个或 5 个以上节段。植入物两端传导后侧方向的力为腹侧方向同样大小的力所平衡。常见例子就是跳板。一端支持，另一端站立一个人，其向下的力将被杠杆另一端向上的力所平衡（图 7-5-9）。临床上，这种策略将联合采用 Harrington 或通用脊柱内固定技术的撑开和压缩的作用联合作用。

数学上，三点弯曲构造的弯曲矩由下列方程定义：

$$M_{3PB}=D_1\times D_2\times F_{3PB}/D_{3PB}$$

这里 M_{3PB} 是三点弯曲矩，D_1、D_2 是支点到每个终端固定点的距离，D_{3PB} 是 D_1、D_2 的和，F_{3PB} 是在支点处腹侧方向的力。在多数临床情形下，D_1 和 D_2 是相对类似长度。但是三点弯曲的最终构造可以将杠杆支点移近一端。这在临床上有助于矢状位畸形的校正，在腹侧方向将头侧节段移向相对尾侧（图 7-5-10）。

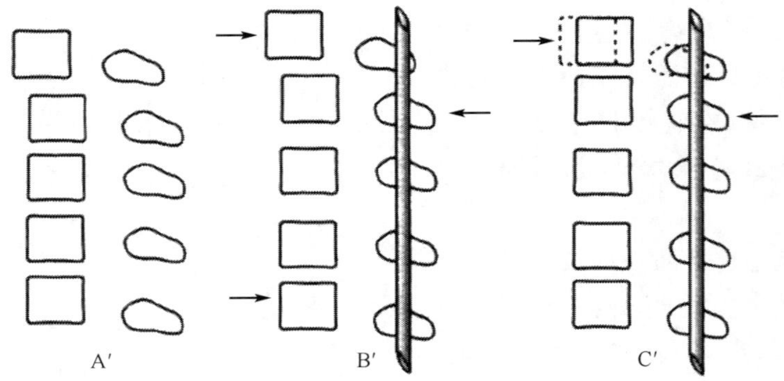

图 7-5-10 三点弯曲应用于矢状矫形

（三）张力带固定

张力带固定（tension-band fixation，TBF）是通过背侧或腹侧入路采用钢丝、夹、弹簧和刚性固定构造进行张力带(压缩)固定。除了脊柱结构间压缩外,还产生弯曲矩,引起后伸(后侧应用)或屈曲(腹侧应用)(图 7-5-11)。张力带固定产生的弯曲矩可用下列数学方程定义:

$$M_{\mathrm{TBF}} = F_{\mathrm{TBF}} \times D_{\mathrm{IAR\text{-}TBF}}$$

式中,M_{TBF}是三点弯曲矩,F_{TBF}是植入物-骨界面上下端施加的压缩载荷,而 $D_{\mathrm{IAR\text{-}TBF}}$是 IAR 到施加 F_{TBF}力之间的垂直距离(图 7-5-12)。

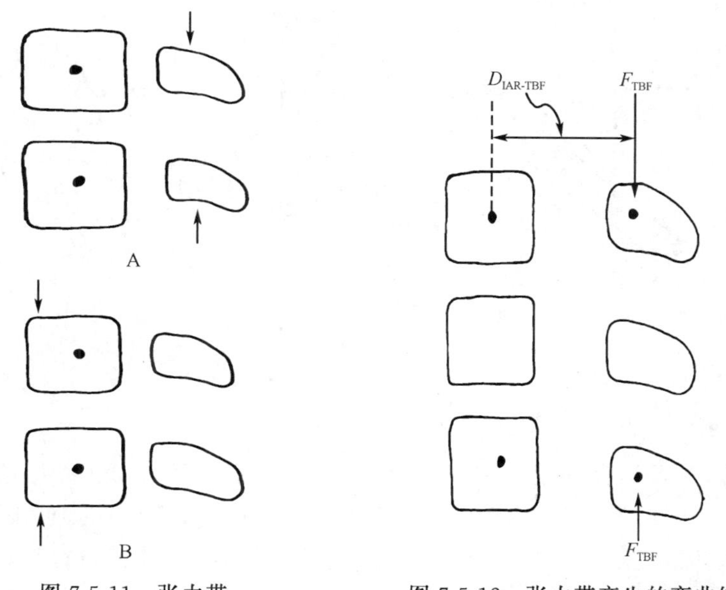

图 7-5-11　张力带　　图 7-5-12　张力带产生的弯曲矩

(四) 三点弯曲固定和张力带固定的比较

三点弯曲固定构造产生的弯曲矩与构造的长度呈正比。所以,该技术需要上节段构造来达到固定效果。相反,TBF 构造产生的弯曲矩不依赖于构造的长度。该技术可用于固定两个节段。通过数学模型可以解决每种技术的弯曲矩问题。如需获得同样的弯曲矩,三点弯曲固定构造需要长 4 倍。但需要清楚,两者之间的力臂方向并不一样。三点弯曲装置的力臂方向是平行于脊柱的长轴,而张力带固定装置,力臂方向是垂直于脊柱的长轴(图 7-5-13)。

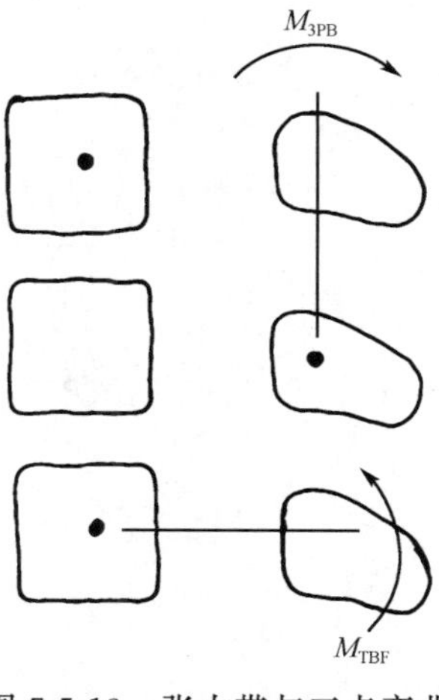

图 7-5-13　张力带与三点弯曲的差异

(五) 固定力臂悬臂梁

悬臂梁设计用于跨越空间时承受载荷。梁仅在一端获得支持。支持端可以下列三种之一方式固定:固定力臂、非固定力臂、应用力臂。一个固定力臂悬臂梁是最简单的类型,其一端被刚性固定,临床例子就是刚性椎弓根螺钉装置(图 7-5-14),这种固定可以在相对短的力臂提供良好的刚性固定。尽管手术时常在中性模式中应用,但是直立时产生的轴向载荷可以导致弯曲矩,且这个弯曲矩在螺钉-圆棒/板界面处最大,产生的应力足够引起螺钉疲劳,特别螺钉为恒定内径时更易发生。

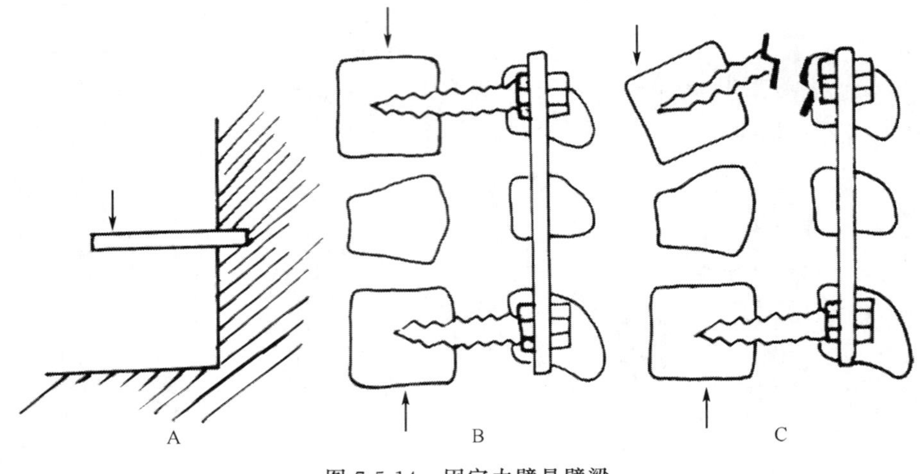

图 7-5-14 固定力臂悬臂梁

(六)非固定力臂悬臂梁

在这种装置,悬臂梁允许在固定点滑动,有两个重要的后果,其一,如弯曲矩施加于脊柱,则很小;其二,该装置有很小内源性能力以承受轴向载荷,因此必须应用于椎体完整或者与其他载荷共享的效应器联合应用(如 cage,椎体间植骨块)。允许螺钉滑动将导致装置的螺钉把持抵抗力减弱(图 7-5-15)。这个在松质骨尤为明显,螺钉最大限度穿入皮质骨可抵消此效应。

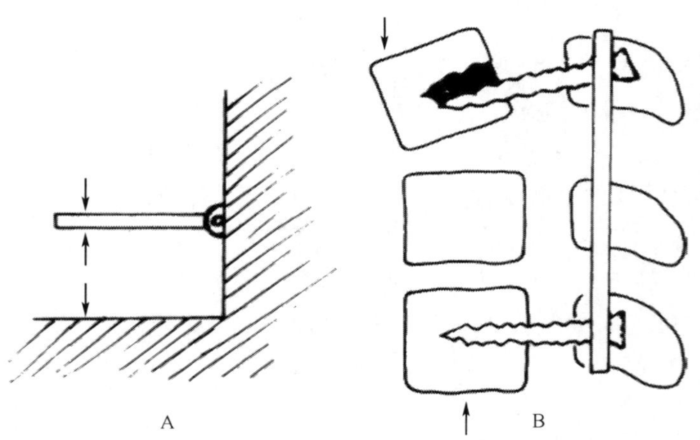

图 7-5-15 非固定力臂悬臂梁

临床上,当脊柱被固定时,非固定力臂悬臂梁功能基本类似 TBF 装置。当良好螺钉固定时,其可以类似三点弯曲固定发挥功能(图 7-5-16)。

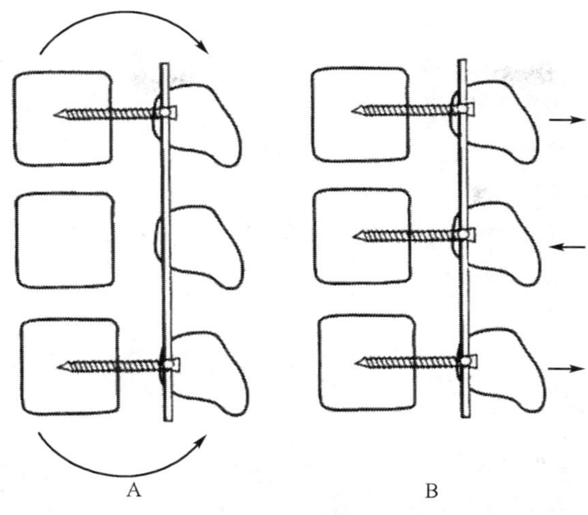

图 7-5-16　后路螺钉固定时可产生类似三点弯曲作用(伤椎固定的生物力学)

（七）应用力臂悬臂梁

悬臂梁的应用力臂产生的弯曲矩作用于脊柱可以提供巨大的畸形矫正能力。屈曲或者后伸力矩可以作用于脊柱,而后伸是最常见的临床情形(图 7-5-17)。

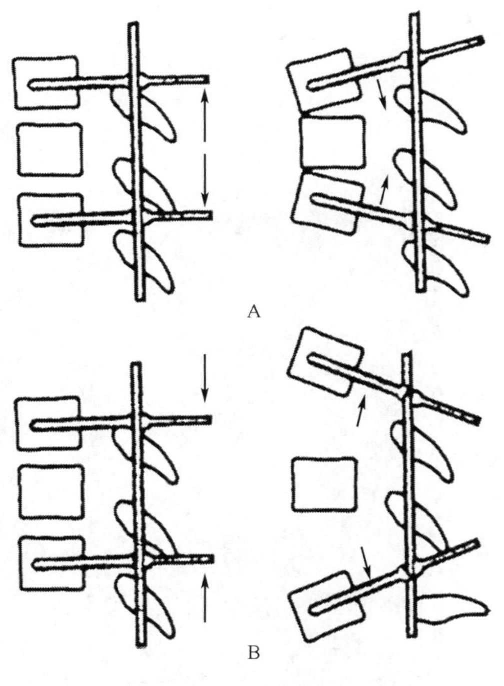

图 7-5-17　应用力臂悬臂梁

三、植入物设计优化技术

优化设计技术(multidisciplinary design optimization)是按照系统论的观点,采用多学科之间的协作,完成复杂大量的工程零部件的设计。在脊柱内固定装置设计中,并非我们主观认为那样,比较简单,就是螺钉、圆棒等组成。例如,在螺纹设计时,就设计超过 125 种独立的几何形态和三维特征。即使简化,也需要至少 30 种设计参数来描述螺钉的几何形态。

在脊柱植入物设计时,需要临床、材料学、基础实验、生物力学、工程技术以及会计精算等学科间密切协作,以下几个方面因素需加以考虑,以实现设计的优化。其中,①生物学因素:包括材料选择、组织相容性、生物学效应以及解剖学参数等。②构造学因素:植入物几何构型、部件组成、生物力学性能等。③生产加工因素:目前生产、设备条件下能否实现,如球形体加工,加工精度要求极高,需要多轴车床;具体实现的技术手段如何?许多工程技术人员在这个环节会提出众多的具体问题。例如,临床上常用的颈椎前路钢板,脊柱外科医师自然希望钢板能薄一些,切迹低一点,对咽后部的食管等刺激就更小,同时钢板宽度窄一些,固定时螺钉进入横突孔、损伤椎动脉的概率就减少。但是,除了需要考虑材料学和生物力学性能外，钢板厚度选择尚需要考虑如何完成其固定螺钉的锁定装置，钢板宽度也要满足螺钉孔的设计和加工。④成本核算：尽管包括医疗保障等社会保障制度逐渐建立、推广和完善，但在世界上多数国家，医疗服务费用都是居高不下，成为政府、机构和个人的沉重负担。要提供质量良好、性能优越的脊柱植入物，也要有效控制成本、降低费用。

以前，植入物设计的评价常需要进行机械力学以及光弹性测试方法等评价，周期长、费用高，且需要多次反复。随着计算机技术的发展以及有限元分析方法的应用，植入物设计也从 2D 发展到 3D 设计，设计不断优化，产品的性能及质量得以提高(图 7-5-18，图 7-5-19)。

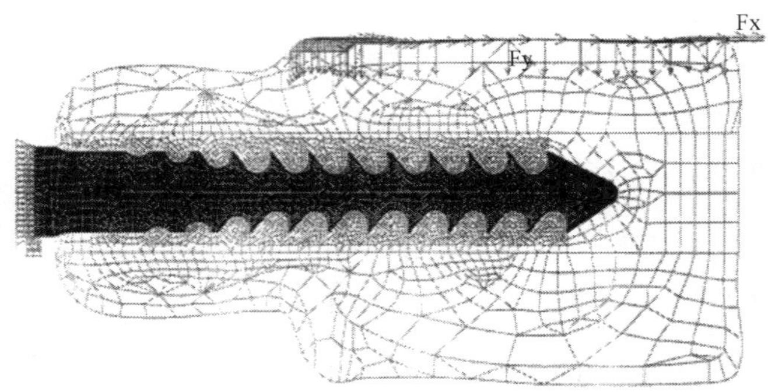

图 7-5-18 计算机仿真螺钉设计

引自 Sarhan HA，et al. Structural Optimization，1995，10：222-230.

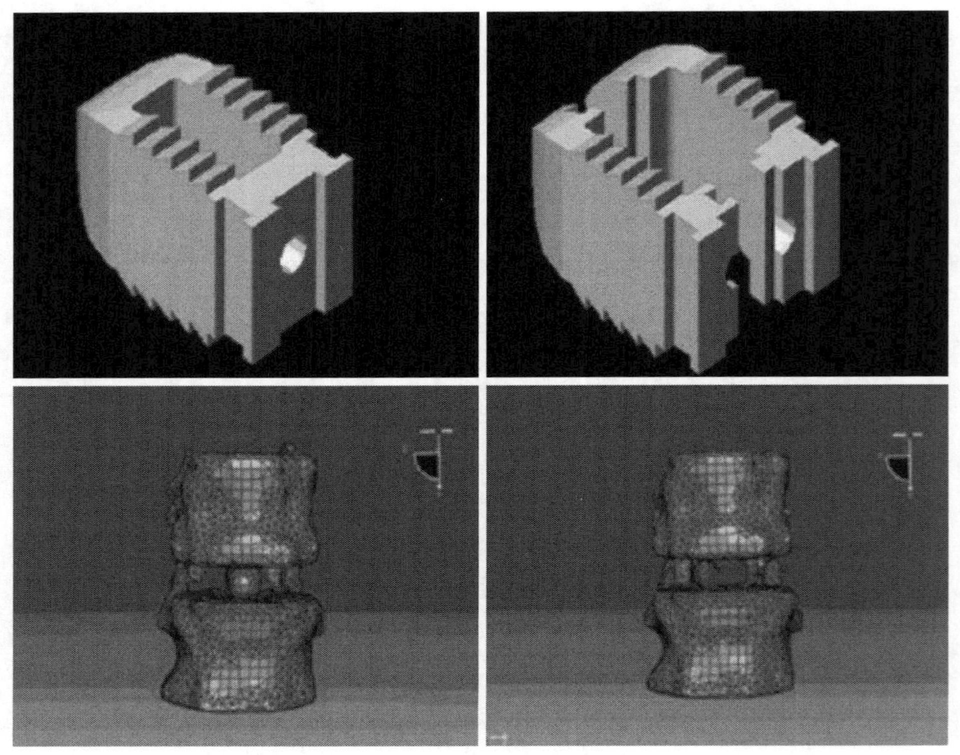

图 7-5-19 椎间融合器的 3D 设计

引自 Ding JY. Aach Orthop Trauma Surg，2010，130：565-571.

第六节 植入物的不良反应

一、骨科植入物不良事件

骨科植入物医疗器械是一种高风险的三类医疗器械，与人体有着极密切的关系，其有效性、安全性关系到患者的生活质量及生命安全。医疗器械上市前，由国家统一对此类产品实行严格的注册审批制度。上市后要对植入人体后的植入物进行详细的监测，以便及时发现问题，并采取相应的措施，消除或减少给患者带来的伤害。目前在我国，骨科植入物已成为国家医疗器械不良事件监测的5个试点品种之一。

骨科植入物不良事件指在临床上应用由国家正式批准的骨科植入物后出现的不良后果或效应。术后可能发生的不良事件主要有：骨科植入物的断裂、变形、松动、脱位、磨损、植入后感染、排斥反应、疼痛、骨不连等。2008年第1～3季度，国家药品不良反应监测中心收到骨科植入物可疑不良事件报告332例，占报告总数的4.85%（表7-6-1）。可见植入物断裂是最常见的骨科植入物不良事件。

表7-6-1 2008年第1～3季度骨科植入物可疑不良事件

不良事件	发生例数(n)	比例(%)
植入物断裂	229	68.98
植入后感染	29	8.73
植入后疼痛	22	6.63
植入物松脱	21	6.33
植入后排斥反应	12	3.61
植入后变形	6	1.81
骨不连	6	1.81
骨折愈合延迟	4	1.20
伤口愈合延迟	3	0.90
合计	332	100.00

引自张永刚．中国药物警戒，2010，7(3)：175-177.

二、植入物不良事件产生的原因

（一）产品的固有风险

产品的固有风险是骨科植入物的生产企业、使用单位在产品设计、研发、制造和使用过程中受设计、使用材料等具体因素的影响，使医疗器械产品具有与之俱来的风险。特别是在临床使用过程中，器械本身都不同程度地存在着变形、折弯、折断、松动、脱落、过敏及磨损等危险性。并且也可能对周围正常组织产生刺激症状，导致器械不能达到预期的使用目的。任何医疗器械产品都具有一定的使用风险，被批准上市的医疗器械并不代表绝对安全，只能称其为“风险可接受”产品，骨科植入物也不例外。如人体体液对植入物的侵蚀、植入物对周围组织的刺激等。植入物对于人体来说毕竟是一个外来物质，肯定会产生一定的排斥反应；而且，长期的植入在使用中也难免产生变形、断裂、松动及磨损等危险性。这是应用骨科植入物所固有的、不可避免的问题。

其次是产品设计问题。受目前科学技术条件、认知水平、工艺等因素的限制，骨科植入医疗器械在研发过程中不同程度地存在目的单纯、考虑单一、用材不当、设计与临床实际不匹配、应用定位模糊等问题，存在着难以回避的设计缺陷。

另外,也存在材料因素。由于对骨科植入医疗器械产品的原材料要求有别于药品,许多骨科植入医疗器械产品原材料来源于工业产品,不可避免地存在材料纯化、杂质、生物相容性、放射性、微生物污染、化学物质残留、降解等实际问题,所以,即使是对于医疗器械本身来说非常好的材料,也无法完全保证其临床安全性。

尽管植入物上市前,其安全性、有效性及质量均经过国家统一评价,其中包括物理评价、化学评价、生物学评价和临床研究评价。上市前评价研究的结果相对于整个产品的生命周期和使用范围而言,仅仅作为判断该医疗器械是否能够正式用于人体的阶段性结论。医疗器械本身的特性及应用的对象决定了单纯的物理、化学评价是远远不够的,需要通过生物学评价、临床研究评价进行弥补。国际标准化组织技术委员会(ISO/TC 210)把医疗器械的生物学评价和临床研究评价分别划分为医疗器械设计过程的“设计验证”和“设计确认”两个不同的阶段。因受伦理、社会、经济等因素的制约,此类评价普遍存在研究周期短、例数少、人群选择偏倚等问题,而一些发生率较低的不良事件只有在产品投入市场、大量人群长期使用后才可能被发现。

(二) 在标签、产品使用说明书中存在错误或缺陷

经国家食品药品监督管理部门批准的医疗器械产品标签和说明书是产品的有机组成部分,是具有法律效力的技术文件。如果由于认知或技术条件限制等原因导致产品标签或使用说明书内容不够准确、具体或存在缺陷,甚至错误而失去其指导作用,常常会误导经验不足的临床医生按部就班地错误使用,给患者带来巨大的危害。

(三) 医源性因素

部分临床医生对产品手术适应证与禁忌证掌握不准确,或手术技术不熟练、不规范等也是诱发不良事件的重要原因。如有些临床医生过分强调内固定的使用,而忽视植骨融合,造成植入医疗器械的断裂。也有适应证把握不准确,使用植入物不恰当导致植入后不良事件的发生。

(四) 患者因素

1. 体质因素 患者的身体状况不良,例如骨质疏松容易导致植入后假体松动;患者局部血液供应不良、成骨能力低下等都会导致植入后骨折愈合缓慢或形成骨不连。在小儿脊柱侧凸的矫形中,尽管医师采用了规范的操作和广泛的植骨融合,但也有极少数病人出现植骨不愈合、假关节形成及内固定物断裂和脱钩,没有达到产品说明中希望达到矫形固定的目的。

2. 依从性因素 患者不遵医嘱,自我保护意识差,如患者在骨折未愈合的情况下自行拆除外固定石膏或支架,摔伤、撞击、剧烈运动,或过早、过度的负重等,导致骨不愈合、骨不连或者植入物的松动、断裂或变形等。

三、植入物不良事件发生后应采取的措施

临床上出现的骨科植入物不良事件,轻则引起局部不适或疼痛,重则危及生命。有些可

以暂时不予处理，有些需要立即处理，还有些在处理上比较棘手。根据患者的临床表现，可采取单纯观察、药物或其他辅助措施的保守治疗，或再次手术治疗。原则是尽可能以最小的创伤、最好的方法挽救其造成的不良后果。临床医生要填写相应的报告表格，详细记录不良事件发生情况、事件造成的最终后果、临床专家、医院及植入物生产企业对事件的分析、企业对产品采取的措施等，并及时按规定上报国家食品药品监督管理局和各级医疗器械不良事件监测机构。

结　语

了解脊柱植入物设计原理是正确选择和实施内固定术的前提。一些脊柱植入物的不良反应很大程度上与没有正确理解设计原理、合适选择适应证以及操作上不当等密切相关。随着脊柱植入物的发展，多数植入物在设计上逐渐成熟定型，生物力学可靠性和有效性均有一定保障，更加要求具体应用时要熟悉各种植入物设计的独特之处，方能更好地发挥植入物的作用。我国已经将包括脊柱植入物在内的医疗器械研制作为重点发展领域，相信在不久将来，符合中国人解剖特点的国产医疗器械的研制和生产将会获得更快发展。

（瞿东滨　张永刚　王卫明）

参考文献

安丙辰，汤亭亭．2009. 骨科内植物研究中的生物学和生物力学问题——东方科技论坛第127次学术讨论会[J]. 医用生物力学，24(2)：157～158.

崔福斋，李艳．2006. 发展我国具有自主知识产权的外科植入物[J]. 中国医疗器械信息，12(7)：2～5.

戴尅戎．2007. 重视骨科内植物-骨界面的研究[J]. 中华关节外科杂志(电子版)，1(1)：1～2.

李广学，路奎元．2009. 机体对金属脊柱内置物反应的研究进展[J]. 医学综述，15(1)：41～43.

李兆峰，黄伟九，刘明．2006. 人体用金属植入材料的研究进展[J]. 重庆工学院学报，20(5)：42～46.

刘达，吴子祥，高明暄，等．2009. 改进螺钉设计提高骨质疏松条件下椎弓根螺钉稳定性的研究进展[J]. 临床骨科杂志，12(5)：571～574.

刘丽，阎效红．2009. 骨科手术中内植入物器械的管理探讨[J]. 临床医药实践杂志，18(1)：65～66.

邱贵兴．2006. 骨科植入物在临床上的应用及其不良反应事件[J]. 中国医疗器械信息，12(7)：1～4.

史国生，李建军，袁绍强．2007. 骨科植入医疗器械不良事件原因及监管对策探讨[J]. 药物警戒，4(1)：27～29.

谭映军，潘显明，陈乾一，等．2001. 内锥及外锥形椎弓根螺钉的生物力学研究[J]. 骨与关节损伤杂志，16(6)：441～443.

汤永刚．2010. 骨科植入物不良事件现状分析及控制对策[J]. 中国药物警戒，7(3)：175～177.

王广积，林明侠，沈宁江，等．2008. 影响椎弓根螺钉拔出力的相关因素[J]. 中国组织工程研究与临床康复，12(35)：6919～6972.

王兰明．2004. 医疗器械不良事件监测一现状与展望[J]. 中国医疗器械杂志，28(4)：282～289.

王莉莎，罗艳丽．2008. 医用植入物材料与宿主相互作用及生物安全性[J]. 中国组织工程研究与临床康复，12(49)：9755～9758.

王志荣，杨惠林，王根林．2008. 胸腰椎椎弓根螺钉内固定系统的设计进展[J]. 中国脊柱脊髓杂志，18(10)：791～794.

殷建新，高坤．2009. 不同椎弓根螺钉螺纹设计及各种强化材料的拔出力比较[J]. 中国组织工程研究与临床康复，13(17)：3320～3323.

张京航．2009. 骨科植入物不良事件监测现状与对策[J]. 临床实践，23(2)：42～44.

郑海，朱振安．2006. 镍钛形状记忆合金特性及骨科应用[J]. 国际骨科学杂志，27(4)：226～229.

Barbagallo，Giuseppe MV，Giuseppe L，et al. 2009. Analysis of complications in patients treated with the x-stop interspinous process decompression system: proposal for a novel anatomic scoring system for patient selection and review of the literature [J]. Neurosurgery,65(1):111～120.

Becker S,Chavanne A,Spitaler R,et al. 2008. Assessment of different screw augmentation techniques and screw designs in osteoporotic spines[J]. Eur Spine J,17(11): 1462～1469.

Bono CM,Vaccaro AR. 2007. Interspinous process devices in the lumbar spine[J]. J Spinal Disord Tech,20(3):255～261.

Brodke DS,Gollogly S,Bachus KN,et al. 2003. Anterior thoracolumbar instrumentation: stiffness and load sharing characteristics of plate and rod systems[J]. Spine,28(16): 1794～1801.

Cahill DW. 1994. Anterior thoracolumbar instrumentation[J]. Contemporary Neurosurgery,16(23):1～6.

Chen PQ,Lin SJ,Wu SS,et al. 2003. Mechanical performance of the new posterior spinal implant: effect of materials,connecting plate,and pedicle screw design[J]. Spine,28(9): 881～886; discussion 887.

Christie SD,Song JK,Fessler RG. 2005. Dynamic interspinous process technology[J]. Spine,30(16S): S73～78.

Hansson T. 2010. Instability and low back pain. In: Marek Szpalski,et al. eds. Surgery for Low Back Pain[M],New York: Springer-Verlag Berlin Heidelberg,29～36.

Haschtmann D,Ferguson SJ. 2008. Spinal instrumentation. In: Norbert Boos,et al. eds. Spinal Disorders: Fundamentals of Diagnosis and Treatment[M],Surich:Springer,67～915.

Kirkpatrick JS, Venugopalan R, Beck P, et al. 2005. Corrosion on spinal implants[J]. J Spinal Disord Tech, 18(3): 247～251.

Kowalski RJ,Ferrara LA,Benzel EC. 2005. Biomechanics of the spine[J]. Neurosurg Q,15:42～59.

Laxer E. 1994. A further development in spinal instrumentation[J]. Eur Spine J,3:347～352.

Nabhan A,Ishak B,Steimer O,et al. 2009. Comparison of bioresorbable and titanium plates in cervical spinal fusion: early radiologic and clinical results[J]. J Spinal Disord Tech,22(3): 155～161.

Wuisman PI, Smit TH. 2006. Bioresorbable polymers: heading for a new generation of spinal cages[J]. Eur Spine J,15(2): 133～148.

Xiao L,Xiong D,Zhang Q,et al. 2010. Percutaneous posterior-lateral lumbar interbody fusion for degenerative disc disease using a B-Twin expandable spinal spacer[J],Eur Spine J,19:325～330.

第八章　脊柱植入物的生物力学评价

近20年来，随着材料学和生物力学的发展，传统的脊柱内固定方法不断改进，新型内固定器械不断涌现。传统脊柱内固定器械的评价模式主要借助于动物实验和临床实验。动物实验由于受器械规格和数量的限制，难以与动物脊柱匹配和实现大样本实验，且成本高，周期长，结果易受手术者人为因素的影响。临床实验则应建立在对器械全面认识的基础上，直接用于临床实验常因器械的失败给病人带来严重损害。随着生物力学的发展，传统的器械评价模式发生了很大的变化，生物力学评价已经成为一种重要的方法。生物力学实验已广泛应用于新器械的研制和器械间的相互比较，对新型内固定器械进行客观评价，从而选出最合适的内固定器械在临床上推广应用，同时也可为临床应用提供可靠的理论基础，加深了人们对脊柱治疗的认识。

第一节　测 试 系 统

脊柱植入物的生物力学测试包括两部分内容：一是材料学的测试，包括材料的弹性模量等，这部分内容在本书第六章材料学介绍中已涉及。二是植入物作为一个系统进行的测试，主要是植入物组装后几何构型、植入后与机体解剖结构构成一个整体及其功能的研究。后者在生物力学测试技术方面包括实验生物力学测试技术及虚拟仿真的生物力学测试技术，是本章重点讨论的内容。

一、测试仪器和设备

（一）生物材料试验机

拉扭复合材料试验机是进行关节、脊柱、创伤类医疗器械产品检测的必需设备，载荷一般选用5～25kN中小载荷拉扭复合生物力学疲劳试验机。主要设备供应商有MTS、Instron、Bose、Testresources等，医疗器械检测适用设备见图8-1-1，下面对MTS和BOSE生物材料实验室作简单介绍。

1. MTS858型生物材料试验机　由美国MTS公司于20世纪90年代中期推出的产品，是由计算机自动控制、液压伺服、双轴双向（上下拉、压，左右扭转）的试验机。它既能位移控制，也可载荷控制，加强速度可调范围宽，还可做阶跃运动，模拟冲击；根据程序设定，做双轴双向复合运动。该机的自动化程度很高，可做疲劳试验。

MTS858型生物材料试验机具体参数：

- 轴向位移100mm（±50mm）。
- 轴向载荷10kN。
- 用于做轴向压缩载荷试验（试验者需提供轴向加载载荷的大小，加载速度，自动加载的速度等参数），可测出试件的抗短缩刚度。

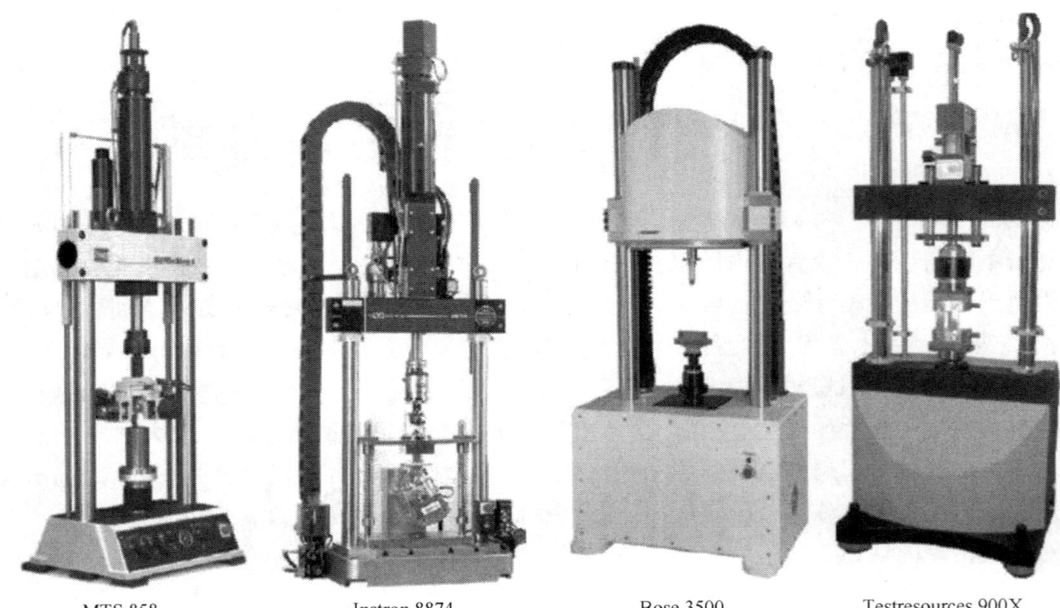

图 8-1-1 拉扭复合生物材料试验机

- 拉伸试验，使用 TestWorks 4 计算试样的弹性模量。
- 扭转角度 280°(±140°)。
- 扭转力矩 200N·m(±100N·m)。
- 水平扭转试验(需提供加载扭矩的大小，扭转次数等参数)，可测试件扭转刚度。

2. BOSE 生物材料动态力学试验机 美国 BOSE 公司 ElectroForce(ELF)系列设备针对材料高性能动态机械性能的分析测试，基于 BOSE 专利的动磁线性电机和无摩擦悬挂系统，配合专业的相关测试软件，为材料动态力学性能测试领域提供了革命性的测试手段。

对比传统的液压/气动伺服控制动态测试仪：

(1) 传统的基于液压/气动伺服系统的材料动态疲劳试验机系统复杂，包括大量油泵、过滤装置、冷却系统、管道、伺服控制阀门等，工作压力在 200～350bar；而 ELF 系列仪器则是电磁力直接转换为线性动态驱动力，全系统无摩擦、无管道、阀门等，成本较低。

(2) 复杂的伺服控制系统难以在低力值(小于 1kN)的情况下精确控制——由于系统内部损耗，事实上可以达到的最高应用频率不会超过 30Hz；而基于 BOSE 高动态响应线性电机的 ELF 系列 DMA 动态载荷可以精确到毫牛顿级别，而最高频率更可以轻松达到 200Hz 以上，非常适用于聚合物材料的动态黏弹特性研究。

(3) 伺服控制系统占地面积大、噪音大、能耗高、需要定期维护、难以保持洁净环境；ELF 系列动态机械性能测试系统紧凑(台式设计)、噪音极低(电脑风扇)、能耗小于伺服系统的 1/10，基本免维护。

BOSE 生物材料动态力学试验机主要参数：

- 力值范围从±225～±6000N。
- 测试样品达 20cm，应变 25mm，可进行整个零件的测试。
- 动态频率应用范围：0.00001～200Hz。

- 最大速度 3.2m/s，最小速度 0.0008μm/s。
- 电机控制加速度 100G·s。
- 工作环境从－150℃～350℃。
- 可垂直或水平加载样品。
- 可选择加载扭转电机——对于拉扭复合载荷模式。
- 可选样品多维载荷方式。
- 各种特殊夹具可选——拉伸、三点/四点弯曲、压缩、软组织夹具等。

（二）三维运动试验机

它是南方医科大学广东省医学生物力学重点实验室自己研制的（图 8-1-2），其原理是通过固定于脊柱标本上端的加载盘，试验机加力装置在加载盘上产生一对大小相等、方向相反且平行的力，即时脊柱标本施加纯力偶矩。采用重力跟踪和运动捕捉装置，使加载盘能始终在水平面和垂直方向跟随脊柱受载后的运动，模拟了脊柱的在体运动。力偶无偏心作用，避免了施加力载荷对脊柱标本的偏心问题。力偶矩沿脊柱轴向均匀分布，故适用于多节段脊柱标本中测试。研制脊柱三维运动试验机解决了以下问题：①对脊柱标本施加纯力偶，使之产生前屈、后伸、左右侧弯和左右轴向旋转运动；②既对脊柱标本施加载荷，又不影响脊柱受载后的运动；③准确地控制施加力的大小。整机设计采用水平式加载，便于各种状态测试之间的转换。例如只需加载架在水平面上旋转270°，即可完成对脊柱标本施加前屈、后伸、左/右侧弯的力偶矩。试验机最大力矩为 20N·m，力控制精度为±1N(±0.2N·m)，可满足脊柱各个部位产生生理运动范围所需载荷，从而可完成脊柱功能单位和多节段标本的运动测试。

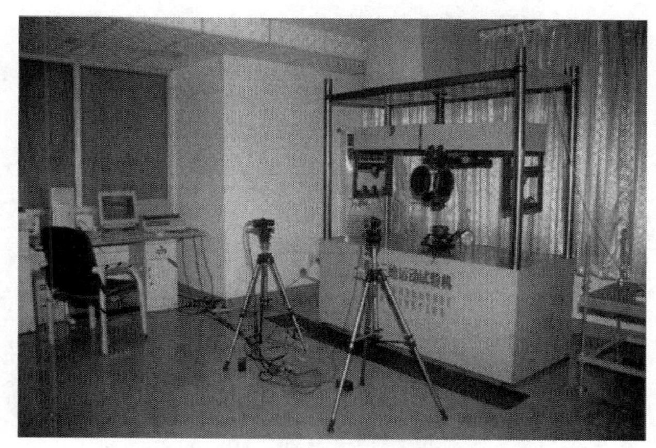
图 8-1-2　脊柱三维运动试验机

生物力学研究中，脊柱运动范围的测量常采用的脊柱三维运动测量系统有：①普通双摄像头采集测量，精度低、后期处理较复杂；②红外线摄像头采集测量，精度较高、后期处理较简单；③角位移传感器测量，精度较高、无需后期处理；④三维扫描测量，精度极高、后期处理非常复杂。

（三）撞击试验机

CZZ-Ⅱ型人体撞击试验机是由南方医科大学广东省医学生物力学重点实验室研制的，采用弹簧驱动撞击头撞击试验件（图 8-1-3）。它由撞击头载体（小车）、导轨及台架、驱动弹簧组、拉伸电动缸、钢丝及滑轮组、缓冲器和测速器等部分组成。小车、弹簧组和拉伸电动缸三者通过钢丝及滑轮组的互相联结，形成一套完整的加力系统。试验机的工作过程如下：小车由制动钩置于导轨的左端，开动电动缸拉伸弹簧组，弹簧力通过钢丝绳作用于小车；松开

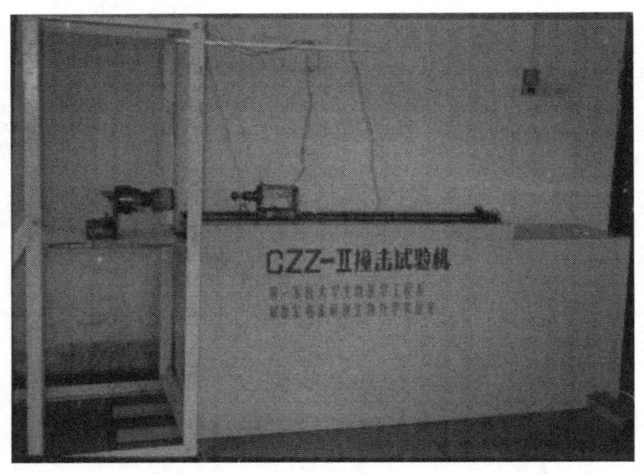

图 8-1-3 撞击试验机

制动钩，小车在弹簧力作用下沿导轨从左端加速运动，撞击至右端的人体试件上，其撞击力由放置于撞击头内的冲击力传感器输入计算机，剩余能量由缓冲器吸收并使小车停止运动，另外，在导轨的右端放置有光电测速器，可显示撞击头在即将接触到人体试件之前的撞击速度。试验机用电动缸（HDG-1.25Z，无锡电动缸厂生产）的最大拉伸力为 1.25kN，最大行程 0.6m。导轨长度为 1.38m，小车质量为 3.3kg。选用拉伸螺旋弹簧的刚度为 120N，其最大伸长量为 1.2m，可同时并联安装 16 根。根据计算得到不同条件下的撞击速度，最大速度可达 28.95m/s(104.2km/h)，可以满足模拟战伤、交通事故伤对撞击速度的要求。

（四）三维运动捕捉分析系统

脊柱运动研究是骨科生物力学的重点，脊柱几何形态和拓扑结构异常复杂，运动自由度非常多。近年来，离体试验中模拟环境的真实性和获得数据的准确性逐渐成为脊柱生物力学研究的热点。为此，人们逐渐开发出了三维运动捕捉分析系统，如 Motionanalysis、Vicon、Optotrak 等，实现了非接触式的三维运动测试。下面，对 Motionanalysis 和 Optotrak 两种三维运动分析系统进行简介。

1. 步态分析系统 Motionanalysis 是利用生物力学的概念、处理手段和已知的人体解剖学、生理学知识，借助现代计算机技术和图形图像技术，对人体行走的功能状态进行对比分析的研究方法。步态分析系统由运动捕捉系统、测力平衡系统和表面肌电系统三个部分组成，可以运用各种测试手段对行进中的各种参数进行适时采集和处理（如脚与地面之间的相互影响力，各关节点在空间的坐标位置等），并在此基础上计算出某些反映人体步态特点的特征参数（如关节角度、质心位移、肌肉产生的内力矩及肌肉功率等），从而实现对人体运动功能进行定量分析。步态分析系统具有安全、无创、可靠、精度高等优点。Motion Analysis 提供了高精度的动作捕捉系统（图 8-1-4）。Eagle 数字动作捕捉系统由 Eagle 数字捕捉镜头、EagleHub 和 EVaRT 软件组成，可极其精确地捕捉复杂动作。实时功能使用户可以在同一时间观察到目标某个细微动作。

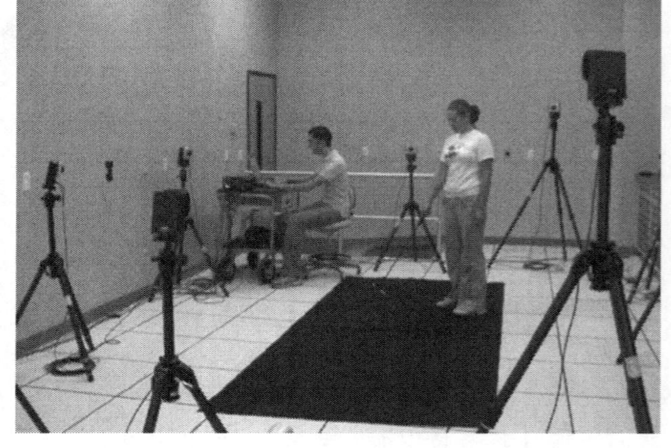

图 8-1-4 步态分析系统 Motionanalysis 测试场景

2. 三维运动测量系统 NDI Optotrak Certus System 通过在身体表面粘贴红外标记点(marker),记录各种精细运动轨迹。经过20多年的发展,加拿大NDI公司的OPTOTRAK三维运动捕捉系统已经在世界30多个国家得到了广泛应用,其应用涵盖了医疗、科研和工业等多个领域。凭着其精确度和可靠性,OPTOTRAK的测量结果已被公认为计算机辅助手术和人体三维运动测量的黄金标准。同时,仪器制造商——加拿大NDI公司获得ISO:9001质量管理体系认证。产品的精度也得到美国NIST(National Institute of Standard Technology)校验,校验执行标准:美国国家标准ASME B89.4.1-1997和ISO/IEC 17025:2005。

OPTPTRAK三维运动捕捉系统(图8-1-5)具有以下特点:

- 测量精度:系统的最高精度,X轴、Y轴方向,达到0.1mm,Z轴方向达到0.15mm(Z轴为被测目标和镜头的垂直方向);分辨率:0.01mm。
- 系统最多可支持marker数量512个,最大marker发光频率4600Hz。
- 最小marker直径4mm,可自动识别。
- 测量维度:三维/六维自由度测量。
- 测量范围:有效测量范围不低于25m³。

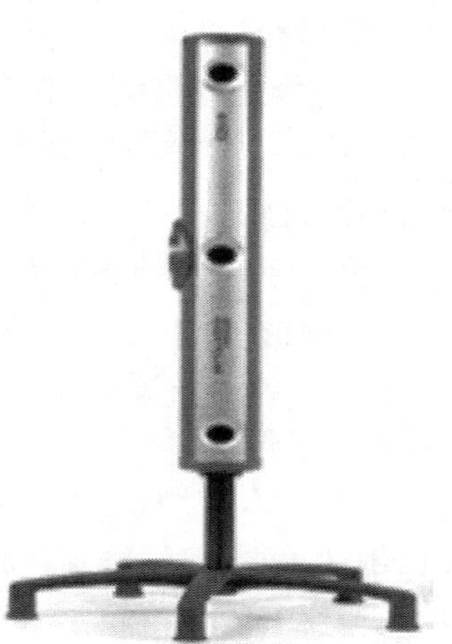

图8-1-5 NDI Optotrak系统

最近,NDI公司根据脊柱生物力学离体试验测量的科研需求结合自己的技术优势,推出一款针对脊柱离体试验三维运动测量的专用植入测量工具Spine Pin(图8-1-6)。此工具结合Optotrak®三维运动测量系统可精确测量脊柱各节段在各种离体试验中的三维位移和运动情况,操作简便,标准统一,精确度高,可重复使用,大大节省了在以往试验中由于自制测量工具导致的时间消耗并消除了不同自制测量工具采集数据的差异。

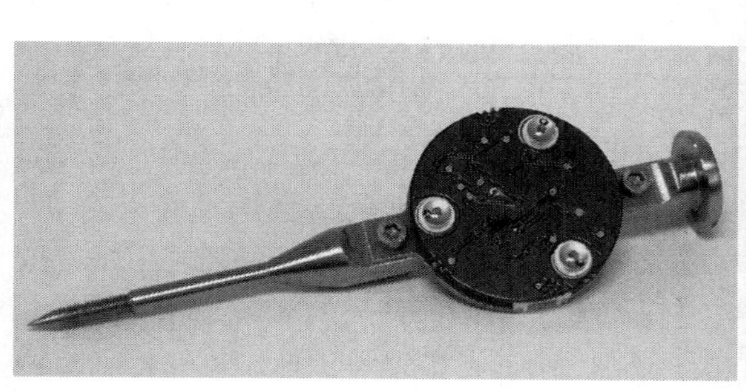

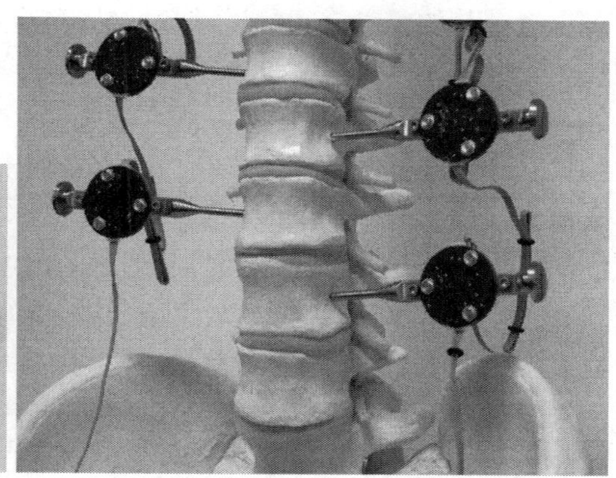

图8-1-6 专用植入测量工具Spine Pin

二、测试模型

(一)脊柱生物力学测试的标本选择

脊柱内固定器生物力学评价需要进行强度、疲劳及稳定性等测试,需要使用不同的标本。这就产生了一个很明显的问题，就是标本样本间差异，以及由此对数据产生的影响，在进行脊柱内固定器生物力学评价时就要考虑到实验对象，也就是实验标本的选择问题。下面，对生物力学评价所采用的实验标本作一简单介绍。

1. 人体脊柱模型 新鲜、年轻、健康尸体是最理想的标本。但每个个体间骨密度等参数的不同，也会显著影响着测试结果。同时获得的标本经常是高龄的，骨质疏松明显，如用于模拟年轻人常见的脊柱爆裂性骨折就会导致测试不准确。此外，人体尸体模型还存在着传播疾病的风险。而福尔马林浸泡的尸体标本，已大大改变了标本属性。Wilke 等研究了16 周小牛的 L_1～L_2 脊柱节段标本在福尔马林浸泡前后进行三维运动范围测试，结果表明，运动范围较前增加 80%，中性区增加 96%，建议不能使用福尔马林标本。

2. 动物脊柱模型 由于人尸体标本短缺和其存在感染的潜在风险，动物脊柱常被用来作为脊柱内固定器评价时人脊柱的替代品。采用的动物模型，包括牛、猪、犬、羊脊柱模型。小牛模型已较多地应用于生物力学实验以模拟成人脊柱，最接近成人脊柱的小牛脊柱是 6～8 周龄。与人尸体标本相比，采用小牛模型的优点是它有更一致的骨质量。在无法获取年轻的人脊柱标本时，可采用小牛脊柱模型。Wilke 应用羊脊柱标本与人脊柱标本进行解剖学和脊柱节段三维运动范围测试，指出两者有很大相似性，建议可代替人脊柱标本模型。Wilke 等还将牛的脊柱三维运动范围与人脊柱相比，指出两者力学性能相似，特别在轴向旋转与侧弯方向上；而腰段的前屈后伸范围比人脊柱标本运动范围小，但仍在其范围内。猪与人体椎体大小相似，特别是腰椎形态与人的椎体相似，标本来源广泛，可满足各种实验的要求。犬椎体偏小，但易于手术和饲养。同时发现犬模型的抗压刚度和扭转刚度的与人类的脊椎类似。犬脊柱的韧带、后部结构及椎间盘对腰椎运动节段的整体稳定性的作用与人类相当。有限元研究也显示，在生理负载下，犬和人的运动节段的应力分布非常相似。

然而，选择动物的脊柱模型作为人脊柱模型的替代品也存在着显著的问题。动物模型没有对人类脊柱一样的生理曲线，在四足动物，脊柱前凸和后凸部位都不明显，因而可能很难选择最佳的物种进行测试，同时这些动物可能也没有和人类一样数目的脊椎。

3. 人工脊柱模型 人类和动物尸体标本在形态测定、死后变化程度，骨质量和可复制性，以及对尸体的脊柱制备方法等方面都存在着一定的问题。而众所周知骨密度在椎弓根螺钉抗拔出中起了重要的作用。人工脊柱模型保证了固定介质的一致性，同时消除与尸体脊柱相关的生物学问题，从而使脊椎内固定系统成为生物力学测试的唯一变量。不像人类的尸体标本，他们很容易获取，而且含盐组织的作用可被忽略。Cunningham、Sefter、Shono 及 Mc Affc 等在研究普遍使用的聚乙烯模型，研究人员将超高分子量聚乙烯柱（UHMWPE）作为脊柱单位进行测试。直径 6.25cm、高 3.5cm 的超高分子量聚乙烯柱用来模拟一个男性、80kg 重的人脊柱。在柱两侧钻两个 4mm 孔。钻的孔向内侧成角 15°。两孔之间的距离保持在 4cm。这样就模拟椎弓根间的解剖距离，并保证了应用椎弓根螺钉时的一致性和对称性。

去除中间节段的测试物模拟了椎体切除造成的缺损。伤椎切除是测试物稳定性最差的状态，这样整个载荷就必须通过内固定器传递。测试柱之间的距离是 5.5cm：切除的椎体是 3.5cm，邻近的椎间盘为 2cm。对超高分子量聚乙烯柱中部加载即可施加轴向载荷：而扭转载荷可通过牢固地夹住上、下单元施加。扭矩应用于上面的超高分子量聚乙烯块，围绕着超高分子量聚乙烯柱的几何中心旋转。

塑料模型可允许更高的体外循环测试次数。利用尸体模型的循环测试存在着标本生物降解的问题。骨-内固定器界面损坏常发生在内固定破坏前。其他的人工脊柱模型、聚氨酯泡沫模拟松质骨,玻璃纤维环氧树脂外壳模拟骨皮质。这种特殊的模型可用于测试单个椎体中椎弓根螺钉的强度。

(二) 造模原则及评价标准

新的脊柱内固定器和新的外科手段在临床应用前应该在实验室进行体外生物力学测试,从而选出最合适的内固定器和治疗手段。而选择合适失稳模型是进行上述测试的前提。造模原则:①尽可能接近临床病症。一切要首先从临床的角度出发,针对被测材料在生物体中所起的作用及临床病症确定造模方法。②突出主要矛盾,尽可能减少影响测试的次要因素。接近临床病症并不是一定要完全相同,临床病症多带有偶然性,同种病症、同一位置的发病情况都不可能完全一致,这种差异可能会影响测试结果。所以必须突出重点,减少次要因素的影响。如长骨骨折的骨折面一般都是锯齿状,这种形状在测固定器械的抗扔能力时对测试结果影响很大,所以实验造模时,常常做成平行面骨折。

较为理想的脊柱生物力学测试模型应该是:①在分析脊柱运动时,一般可将椎骨视为不变形体(刚体),将椎体的连接(韧带、椎间盘、关节囊)视为可变形体,因此,为了试验标本卸载后能恢复原位,宜尽量保存可变形体或充分发挥可变形体的黏弹性作用,以利于重复实验需要。②可重复的模型应是由手术刀在椎间盘和韧带中或摆动锯、凿在骨结构中做出来的,并尽可能与临床实践一致。③操作简单,模型制作尽量缩短时间,减少组织变性。④不必模拟最严重的失稳,模型各向失稳显著能满足测试即可。⑤某一节段的模型制作不受脊柱节段多少限制,以满足短节段或长节段脊柱内固定器械测试。⑥能满足精确定量分析。

第二节　实验生物力学测试方法

经过几十年的发展,脊柱内固定器在临床上得到越来越多的应用。随着生物力学的发展,传统的器械评价模式发生了很大的变化,生物力学评价已经成为一项重要的方法。目前报道的脊柱内固定器,经过一系列生物力学测试和临床应用发现,对不同脊柱节段的椎体损伤、不同类型的脊柱内固定器的选择、术中放置内固定器位置的差异等,均可对脊柱重建术后的稳定性产生不同的影响。生物力学实验已广泛应用于新器械的研制和器械间的相互比较,为临床应用提供了可靠的理论基础,加深了人们对脊柱稳定性的认识。实验生物力学测试方法可分为离体生物力学测试及在体生物力学测试,本节也将分两部分介绍脊柱内固定器的离体和在体生物力学评价方法。

一、离体生物力学评价方法

脊柱内固定器械的生物力学特征主要基于器械在生理环境中的机械性能和器械对失稳脊柱的固定效果,可以通过强度(strength)、疲劳(fatigue)及稳定性(stability)等三种不同测试方法进行生物力学评价。强度及疲劳测试是破坏性的,通常用于评价内固定装置的强度和整体结构的刚度,主要研究器械承受各种生理性载荷的性能及器械的抗疲劳性能。内固定器械破坏有三种方式:部件断裂,骨-移植物界面松动,器械结构内部界面如螺钉-连接棒交界处松动。稳定性测试为非破坏性测试,主要用于评估生理载荷下内固定系统的稳定性能。在评价内固定器械时必须注意到每一种测试具有不同的方法及目的,并不是一项指标较好,其他指标也会相应很好,例如一种内固定装置具有较长的疲劳寿命,并不意味着其必然提高较大的稳定效果。

(一) 屈服强度测试

强度是内固定器破坏时的最大负荷。内固定器破坏是指内固定器发生了物理性损坏或断裂,也就意味着它不能再履行其预定的功能。强度测试可用于获得内固定器械承载能力的数据,并可用于分析内固定器械破坏的机制。它是对内固定器单独或作为构件一部分进行评价,在接受检测的内固定器上逐步增加载荷,直到内固定器破坏。由于测试是破坏性的,每一样本只能用于单一加载模式的测试。该实验的目的在于研究器械在某种载荷下的承载强度及失败机制。实验是在内固定条件下的屈服破坏,它可能发生在器械本身,也可能发生在骨质或骨-器械界面。例如螺钉拔出实验,它探讨螺钉与骨界面的固定强度,这对于螺钉设计和固定方法具有重要的指导意义。脊柱结构屈服强度实验则在于研究器械-脊柱模型之间的薄弱环节和器械最大承载应力。

强度相关参数包括强度刚度(stiffness)、刚性(rigidity)和韧性(ductility)。刚度是指内固定器抵抗弯曲的能力,是内固定器对样本或构件变形产生外部载荷提供的一种抵抗力。刚度可特定至各加载方向。轴向刚度是由施加载荷除以由此产生线性变形的值。当施加横向载荷时,刚度被称为剪切刚度。抗扭刚度是由施加的力矩除以由此产生的角变形的值。抗扭刚性是单位长度上的抗扭刚度。抗弯刚度可表达为弯曲力矩除以由此产生的变形。抗弯刚性是每单位长度上抗弯刚度。韧性是指材料永久变形的能力。相对于延展性好的材料,脆性材料在应对载荷时更容易发生断裂而不是变形。当如在脊柱侧凸矫形时需要对矫形棒进行原位折弯以获得正常脊柱的生理曲线时,韧性就显得非常重要。在这种情况下,内固定器选择的材料既要在术中有很好的韧性,又要在术后能保持很好的稳定性。

通过材料试验机施加负荷,直到试验对象不能耐受为止,并绘制出载荷-位移曲线,从中可得到屈服载荷、断裂吸收能量和刚度。主要有以下两类:

1. 骨-器械界面屈服强度实验 根据器械类型及所固定的部位选择不同的测试方法。可选择螺钉轴向拔出试验、棘突钢丝屈服强度实验、椎板钩屈服强度实验等。计算最大屈服载荷(载荷-位移曲线最高时的载荷数值)、屈服能量吸收(屈服载荷以左曲线下的面积)及刚度(弹性范围内曲线的斜率),其值越大表示骨-器械界面的结合越大。加载速度一般为2.5~5mm/min,以5mm/min运用最多。主要与结合方式及结合部位的骨质有关。如Coe等分别报道了椎弓根螺钉机械屈服载荷为430N,棘突钢丝的屈服载荷为380N,椎板钩屈服载荷为646N。

2. 内固定器械屈服强度实验 实验时,可将固定器械的整体或某一构件单独作为试件,或者与脊柱标本结合进行测试。模拟脊柱临床疾病状态,在固定部分加上各种载荷,如轴向、屈伸、侧弯或轴向旋转载荷,直至固定失败。计算屈服载荷、断裂吸收能量和刚度,观察破坏过程中器械破坏的部位和特点。用于研究器械构件、器械整体、器械-脊柱结构的薄弱环节和器械的最大承载应力。

强度实验具有破坏性，每个标本只能研究一个固定器械，因人体标本个体差异较大，这样每次试验得到的数据具有明显差异。因此，这类实验仅能评价固定器材料和结构的力学强度以及了解有关内固定器械的断裂损伤机制，不能精确反映固定后病损部位的生物力学情况。

（二）内固定疲劳实验

临床实践表明，脊柱手术后短期内内固定器械固定不会失效，但随着时间的推移则会出现疲劳性破坏。人为条件下，施加一定量的生理性预负荷于标本，在一定的频率下周期性作用于内固定器械来研究疲劳反应及其变化规律。

疲劳是指内固定器经受重复的循环载荷而发生的破坏，而此载荷往往低于构件的破坏载荷。任何金属内固定器或组件在遭受重复载荷或振动时都可能发生疲劳。内固定器的疲劳测试是对器械施以周期性载荷，观察器械的疲劳强度，以失败时的周期数定义为疲劳强度。疲劳实验是在模拟反复生理载荷作用下，研究器械的机械强度，发生疲劳时的循环次数代表了特定载荷下的疲劳寿命。在不同加载情况下多次测试内固定器可获得疲劳曲线，即疲劳次数与载荷之间的曲线。它的意义在于揭示器械连接强度和组件的疲劳特性。它为器械的改进提供了依据（图 8-2-1）。有学者在这一基础上加以改进：在经过一定的周期性加载后，重复稳定性实验，以了解器械“长期”固定脊柱后的稳定能力。

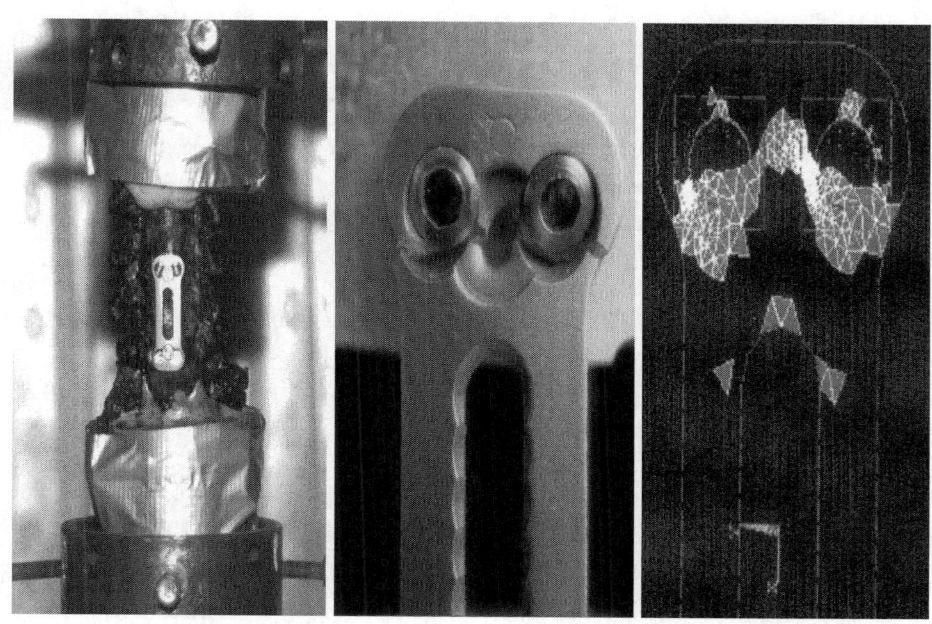

图 8-2-1　颈椎前路钛板疲劳试验，提示应力集中在固定螺钉交界部位

疲劳测试对器械制造商选择高疲劳阈值的材料制造内固定器是非常重要的。因为需要较多的测试时间和疲劳循环次数，对内固定器的疲劳测试在外科医生的实验室是很难实现的。

1. 骨-器械界面疲劳实验　如在相同周期循环垂直加压后，进行螺钉拔出实验，轴向拔出力大或位移小者表示耐疲劳性能好。实验证明螺钉的稳定性与循环负荷大小、频率周期密切相关。但目前试验研究采用的循环负荷、频率及周期各家都不统一。Wilkel 推荐载荷范围为 40～450N，加载频率为 1Hz，循环次数为 20 000 次。

2. 内固定器械疲劳实验 Ashman 提出脊柱内植物所承受的生理载荷下循环次数的估计值。考虑到每个病人脊柱内固定器械应力载荷循环为 5 秒(0.2Hz),每天 16 小时,持续 4 个月(融合时间),器械将会承受超过 100 万次以上的循环载荷。但生物性脊柱标本可在内固定器械失败以前发生退变。一般认为脊柱标本宜在 24 小时内测试完毕,故采用尸体标本无法完成持续时间较长的疲劳实验,常采用超高分子聚乙烯制成的试件来完成。

随着时间的推移,脊柱病损部位与内固定器械的载荷分享发生变化。如脊柱固定节段骨质融合,内固定器械所受的载荷下降,使器械疲劳寿命延长。因此,内固定器械的疲劳还与疾病进程中载荷分享的改变有关,而离体实验不能考虑这方面因素。这类实验也无法获得骨折或融合部位的生物力学。

(三) 稳定性研究

脊柱内固定器稳定性是在生理负荷一致的情况下维持其矫形功能的能力。由内固定器矫形的伤椎,应足够稳定,以保证骨愈合和融合。在稳定性测试中,内固定器一般只作为整个测试物的一部分进行测试。载荷是生理性的,较小,以防止损坏整个测试物。也就是说,稳定性测试是一种非破坏性测试,这样标本可在多种加载方式下进行测试。稳定性测试使得我们可以分析载荷及由此产生的椎间运动之间的关系。稳定性测试可测定内固定器对维持伤椎多向稳定的能力,并给医生提供需要骨融合量的参考结论,所以这种测试是最重要的。

内固定器的稳定性测试属于非破坏性测试,一般建议将标本连接在脊柱三维运动试验机的加载盘和试验台上,对脊柱标本施加前屈、后伸、左侧弯、右侧弯、左轴向旋转、右轴向旋转纯力矩,使脊柱相应做上述运动,用三维六自由度坐标系统记录载荷-位移关系,并将损伤及内固定后脊柱的运动行为与正常完整脊柱进行比较。脊柱的稳定性常用脊柱运动范围(range of motion,ROM)即节段间的角度变化和节段间的位移表示,脊柱的不稳定要与相应的运动方向及范围结合起来,如果内源性稳定系统破坏,某一方向上的运动范围过大则表现为该方向上的失稳。根据脊柱的运动特点,标本负载为施加在头尾侧端的力矩,由于体内脊柱的负载很复杂及个体之间负载的差异,使用的力矩数值有差异,但多数学者已基本达成共识:腰椎使用单一力矩负载时,建议使用 8～10N · m,C_1～C_2 使用 1N · m,其余颈椎用 2.5N · m,使用骨质疏松脊柱标本时这些值应减少一半。这种实验属于稳定性实验,可详细地反映固定节段的生物力学环境。但由于影响脊柱植入体外稳定性测试的因素较多,如测试的标本、测试条件、设备等主要因素尚未有统一标准,从而影响实验结果。

早期的稳定性测试利用双摄像头同步采集标志物图像,并采用立体视觉原理计算标志点的位置,从而完成脊柱的三维稳定性研究,其精度可达到 0.5°。但由于数据多需手动采集,效率较慢,精度也不高。随后逐渐发展起了基于逆向工程方法及基于红外线运动分析的脊柱稳定性评价系统,推动了脊柱内固定器的相关研究。

1. 基于逆向工程的三维稳定性研究

(1) 研究背景:脊柱节段间的相对运动与脊柱外科有密切联系。脊柱各种损伤对脊柱运动稳定性的影响、脊柱矫形术式和内固定器疗效评价都涉及对脊柱运动的了解。脊柱运动的离体测量可分为接触性测量和非接触性测量两类,接触性测量是通过安放在脊柱上的位移传感器,对脊柱一个节段的线位移或角位移进行测量。其测量具有很高的精度,但传感器的放置对脊柱运动有一定的影响。接触性测量多用于单个节段的测量,而非接触性测量可用于多个节段同时测量。放射线测量是测量脊柱活动能力最基本的测量方法，主要测量侧位伸屈度和前后位移，但脊柱运动是三维运动，利用二维平片测量脊柱运动存在较大的误差。立体光学测量系统由两个互成角度的平面光学测量系统构成，通过计算机三维视觉和图像处理技术重建三维运动，确定物体的空间位置。但其测量精度相对较差，不能满足目前脊柱稳定性的需求。同时立体光学测量系统对标本的运动范围也有一定限制，一般应小于30°，很难用于测量如寰枢关节等运动范围较大的关节活动。

目前的三维数字化测量方法，也可分为接触式测量和非接触式测量两类。在逆向工程应用的初期，接触探针式的三维数字化仪是数据采集的主要手段，具有测量精度高、适应性强的优点，但一般接触式测头测量效率低，数据需进行测头半径补偿，而且由于测量力的存在，对一些软质表面或易损伤物体无法进行测量。非接触式数字化仪非接触式测量根据测量原理的不同，有光学测量、超声波测量、电磁测量等方式，基于逆向工程的测量方法就是非接触的光学测量方法。

逆向工程是近年来发展起来的一门集 CAD、激光、精密机械、数控及图像采集与处理为一体的新技术，是消化、吸收和提高先进制造技术的一系列分析方法和应用技术的组合，其主要目的是为了改善技术水平，提高生产效率，增强经济竞争力。逆向工程，是指从实物上采集大量的三维坐标点，并由此建立该物体的几何模型，进而开发出同类产品的先进技术。逆向工程与传统工程不同，它是基于一个可以获得的实物模型来构造出它的设计概念和 CAD 模型，并通过调整相关参数来达到对实物模型的逼近、修改和完善，进而将这些 CAD 模型用于产品的分析和制造。

(2) 测试应用：逆向工程技术现较多地应用于汽车工业、CAD/CAM 造型等工业制造业中，在医学上应用甚少。人体脊柱多为不规则形状，在脊柱稳定性测量中一般被认为是形变很少的刚体组织，通过检测脊柱各节段在力学环境中的位置变化，就可以获得脊柱的稳定性数据，从而可以评价脊柱损伤、手术方式及固定器械等对脊柱的影响。

李鉴铁等利用逆向工程技术建立脊柱三维稳定性评价的技术方法。首先将标本固定于MTS 材料测试机，施加载荷模拟脊柱运动时屈伸、侧弯及旋转六个自由度，采用激光三维扫描仪采集各运动状态时脊柱标志物的位置数据(图 8-2-2)。将数据输入图像处理软件中，借助软件的功能对图像进行处理，生成被扫面的三维图像。计算屈伸时的运动范围、中性区等数据。并将脊柱标志物固定于 KOHZU 精密平台上(图 8-2-3)，确定旋转 0°位后分别将标志物左旋或右旋10°、20°、30°、40°，利用激光三维扫描仪对脊柱标志物进行扫描，保存其三维点云图像。然后再用精度可达 0.01°的微调旋钮旋转 1°，再次使用激光三维扫描仪对脊柱标志物进行扫描，保存其三维点云图像。以上操作重复 3 次，将点云图像输入图像

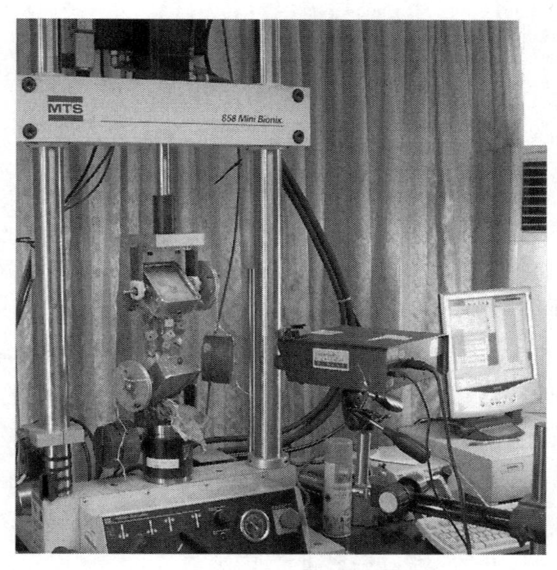

图 8-2-2　利用激光三维扫描仪开展颈椎稳定性测试

处理软件，计算微调旋钮旋转前后点云的相对旋转角度，与实际测量角度(1°)相比较计算其测试误差率。并对各个角度的测试误差率利用 SPSS10.0 分析软件进行单因素方差分析(One-way ANOVA)。最后发现测试精度可控制在 0.1°以内。

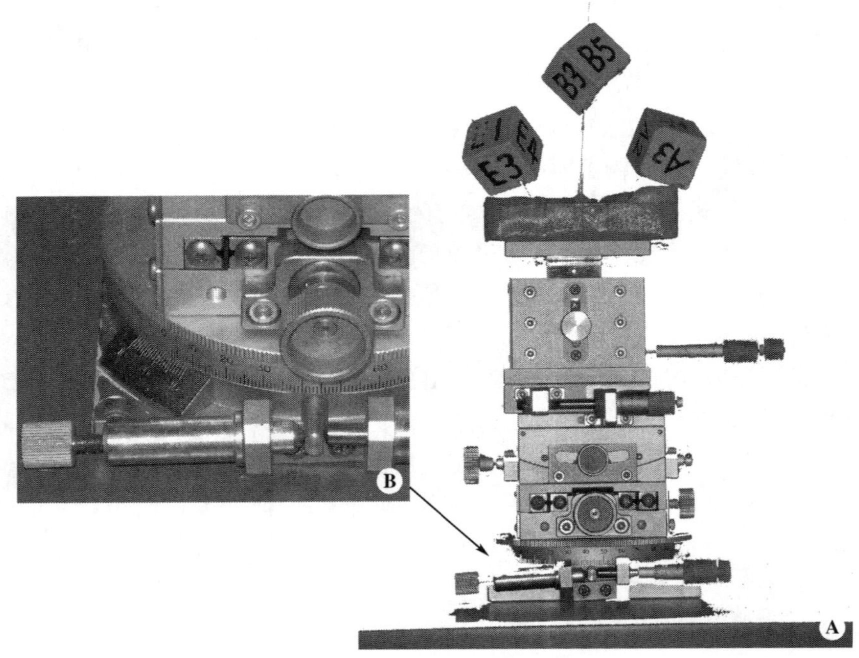

图 8-2-3　激光三维扫描仪的精度研究

A. 脊柱标志物固定在标定台上；B. 标定台局部(精度可达 0.01°)

黄阳亮等开展了基于逆向工程方法比较多种颈椎内固定器治疗Ⅱ型 Hangman 骨折的生物力学稳定性。他将内固定器植入人体颈椎标本，实验前用 4 个标志物分别固定于 C_2 及 C_3 横突，作为激光扫描仪定位标志。对每例标本的每种状态均应用脊柱三维运动试验机施加大小相等、方向相反、相互平行的 2.0N·m 纯力偶矩，使其产生前屈(FL)、后伸(EX)、左/右侧弯(LB)、左/右轴向旋转(AR)6 种生理运动。应用三维激光扫描仪依据激光标志物位置摄取零载荷和最大载荷时 C_2/C_3 节段的运动图像，并用相应软件系统进行图像分析及数据转换，计算出该方向的 ROM。由于左/右侧弯(LB)、左/右轴向旋转(AR)分别是冠状位及轴位上的对称运动，将前两者数据相加，合并为“侧弯”；将后两者数据相加，合并为“旋转”。每次测量均加载、卸载 3 次，第 3 次时进行测量，以减少标本黏弹性影响，从而完成颈椎相关内固定器的三维稳定性测试。

(3) 优缺点：人体脊柱多为不规则形状，在脊柱稳定性测量中一般被认为是形变很少的刚体组织，通过检测脊柱各节段在力学环境中的位置变化，就可以获得脊柱的稳定性数据，从而可以评价脊柱损伤、手术方式及固定器械等对脊柱的影响。本研究所用的激光光学测量法，其测量原理是将一束激光扩束为带状激光照到物体表面上，通过一个摄像机捕获带状激光反射回来的影像，再经过对图像的分析获得物体表面一带状区域上多个点的坐标，形成目标物的三维点云数据。其优点为：①实现精度高，精度可达到 0.1mm；②测量为非接触式，对实验影响较小；③对于如寰枢关节等运动范围较大的关节，可采用点云拼接的方法，在实验精度不受影响的情况下实现稳定性评价。但也存在着一定的缺陷，主要表现在目前为利用工业软件进行脊柱稳定性研究，步骤较多且复杂，影响工作效率，今后应开发专业软件进行脊柱稳定性测试，提高工作效率。

2. 基于红外线运动捕捉分析的脊柱三维稳定性评价系统

(1) 系统介绍：基于红外线的三维运动捕捉技术在影视制作、游戏、虚拟主持人、医学、体育等多方面都有广泛的应用，如 MotionAnalysis(魔神)、Vicon(维康)及 NDI Optotrak 等运动捕捉系统。光学运动捕捉的工作原理是通过光点的监视和跟踪完成的。从理论上讲，对于空间中的任意一点，只要是能被两台相机同时记录下相应的图像和参数，那么就可以确定该点的空间位置。当相机的拍摄速率足够高时，可以从图像序列中得到该点的运动轨迹。

一般的运动捕捉系统是由传感器、系统捕捉设备、数据传输设备、数据处理设备组成的。传感器是指固定在运动物体特定部位的跟踪装置，它把物体的运动位置信息传递给运动捕捉系统；系统捕捉设备是负责捕捉运动信号的装置，光学运动捕捉系统一般是指高分辨率的红外摄像机；数据传输设备负责将信号捕捉设备捕捉到的信息快速准确地传输到计算机的装置；数据处理设备负责计算机系统中的数据修正和处理，一般是指数据处理软件或硬件。光学运动捕捉系统主要由以下几个部分组成：

1) 高分辨红外摄像机。摄像机的功能是捕捉运动物体主要的运动数据。高分辨红外摄像机具有红外高感度、高图像分辨率等功能。捕捉实验室摄像机的多少可以根据实际情况来定，一般来说，6～8 台就可以胜任大部分的捕捉工作。

2) 多路视频控制器和专用数据电缆。多路视频控制器用于摄像机视频信号的实时采集、同步处理，与运动捕捉工作站接口，专用的数据电缆具有视频信号传输，同步控制信号传输，摄像机、LED 照明供电传输等功能。

3) 三维运动数据捕捉工作站。工作站可以根据市场行情配置稍高端的系统，一般来说，具有运算速度高和稳定性好的特点，能最大限度地支持实时运动数据采集和复杂演算处理。

4) 三维运动捕捉系统处理软件。系统处理软件是运动捕捉的核心之一，一般由高分辨率的红外摄像机采集的数据信息在系统软件进行处理的时候，需要对光学运动捕捉产生的一些数据的欠缺和记录的误识进行补充光点、调整遗漏等操作。光学式运动捕捉系统的捕捉工作在后期的软件里进行调节和修正是一项非常重要的工作。因此，系统处理软件一般采用市场上性价比比较高的公司出品的软件。

(2) 系统应用：由于基于立体视觉建立的脊柱三维稳定性评价系统精度不高且操作繁琐，而基于逆向工程技术建立的脊柱三维稳定性评价系统虽然精度较高，但由于需要进行大量的图像后处理，工作效率较低。为此，大家开始了基于红外线运动捕捉分析的脊柱三维稳定性评价系统的研究。

Elgafy 等利用 Optotrak 运动测量系统(NDI 公司，加拿大)进行了三种寰枢椎固定手术的稳定性评价，采用 9 具新鲜人体 C_0～C_4 的脊柱标本，分别对其进行三种方式固定：一侧采用关节间隙螺钉，另一侧分别采用 C_1 侧块螺钉/C_2 短椎弓根螺钉、C_1 侧块螺钉/C_2 椎板螺钉及 C_1～C_2 椎板下钢丝。在实验机上对颈椎标本模拟 6 个自由度并依次施加 0.5、1.0、1.5、2.0N · m 的纯力矩载荷，并采用 Optotrak 运动测量系统采集椎体的运动数据，并通过处理计算出寰枢椎屈/伸、左/右侧弯、左/右轴旋 6 个自由度数据，从而开展术式稳定性评价的研

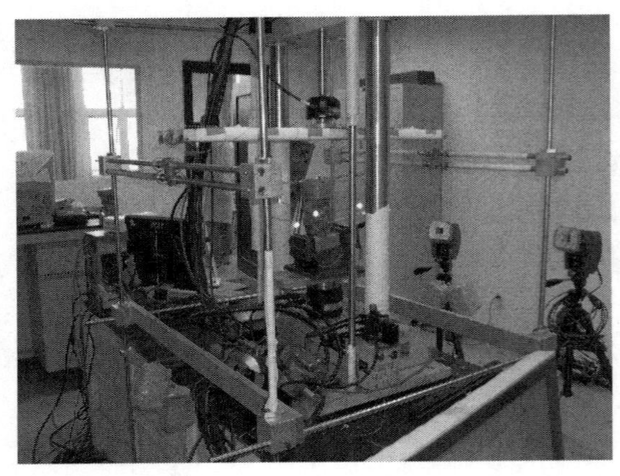

图 8-2-4 利用 Motionanalysis 运动捕捉分析系统开展脊柱稳定性研究

究。Vadapalli 等也利用 Optotrak 运动测量系统(NDI 公司,加拿大)开展了不同设计及不同材料的椎间融合器的稳定性研究。王洪伟等利用 Motionanalysis 运动捕捉分析系统(Motionanalysis 公司,美国)开展脊柱骨折经伤椎椎弓根置钉附加横连短节段钉棒固定的稳定性研究(图 8-2-4)。他对新鲜小牛标本实施不同的固定后,利用 MTS858 型材料测试系统模拟脊柱运动,每次测量均加载、卸载 3 次,加载、卸载间隔 30 秒,记录第 3 次的结果以减少脊柱黏弹性的影响。同时应用运动捕捉分析系统(Eagle-4,Motionanalysis 公司,美国)测量标本在不同负荷下的运动变化。

(四) 如何正确进行离体脊柱内固定器生物力学评价

大部分研究用动物或人体的脊柱标本进行体外试验,没有涉及肌肉组织的生物力学作用和活体组织的协调作用,而肌肉系统对内固定器械承载影响很大。因此,精确地模拟体内整个脊柱、器械和载荷情况仍是一个挑战。要注意体外的不同器械之间的生物力学评价是要在相互比较的基础上得出,只能说明某一器械某一力学特性较另一器械强,并不能说明使用该器械就会达到好的临床效果。另外,病损节段的愈合过程对脊柱内固定器械的影响很大,经过术后良好的康复和锻炼,许多病人可重新获得一个稳定的脊柱。因此,解释这些实验结果时必须非常慎重,单纯就脊柱本身的损伤来解释某种内固定器械对活体脊柱稳定性的影响是片面的,这种推理欠合理。上述三种实验结果也无相关性。如某种疲劳寿命较长的内固定器械不一定有更高的稳定性,反之,器械稳定性高不一定疲劳寿命长。因此,应更加重视采用前瞻性的研究方法和客观、精确的测量手段,对术后病人脊柱稳定情况进行长期观察。生物力学评价结合动物实验和临床评价才能实现脊柱内固定器械的全面评价。

二、在体生物力学测试

目前,三维运动测试已广泛地应用于脊柱功能的评价。在国内外开展了较多的检测脊柱体外标本三维运动研究,获得脊柱的稳定性数据。但由于离体标本无肌张力及神经反射,无法模拟人体脊柱的真实三维运动,因而只能研究包括骨、椎间盘、韧带等结构在内的脊柱内源稳定性,不得不忽略肌肉、神经等因素对脊柱稳定性的影响,因而现有的研究离临床实际还存在着较大的距离。近年来众多学者致力于寻找脊柱在体运动检测的方法。

(一) 基于二维 X 线测量

X 线是测量脊椎在体运动能力的最基本方法,检测手段也从早期简单静态 X 线平片发展到双平面、动态检测等。常用的有 X 线与电脑辅助系统、视频荧光透视分析等。临床上对脊柱节段稳定性测量大多为 X 线动力位片，能较好地反映脊椎运动，操作简便，价格低廉，但这种方法的关键是动力位像的准确获得以及测量的标准化。Trautwein 等采集 176 名植入棘突间内固定器 Coflex 患者的直立位、前屈位及后伸位 X 线图像，并利用标定的图像分析技术计算 Coflex 屈曲角度，并结合 Coflex 的载荷-变形曲线，计算每一位患者、每一体位时内固定器的在体载荷。但由于受放射条件和摄片技术影响，对脊柱旋转和侧屈的测量不易借助常规 X 线方法获得，同时 X 线测量精度和准确性不高，具有放射性，使得该方法受到应用限制。

（二）基于 CT 测量

CT 可以观察到更多 X 线测量无法获得的数据，发现解剖上的改变，进行三维重建和测量。Ochia 等采用基于 CT 扫描的方法测量腰背痛患者的脊柱节段运动，使受试者做被动运动，对其在不同仰卧位 $L_1 \sim S_1$ 进行平行 CT 扫描并计算出椎体节段的旋转角度和平移量。该测量方法精度较 X 线高，可达 0.1°和 0.1mm，空间分辨率高，重复性较好，但该测量系统获取数据时间较长、重建图像计算量大以及具有更大放射性等缺点。

（三）MRI 测量

MRI 可获得脊柱横面、冠状面、矢状面及任何方向断面的图像，从早期的 2D 发展到现在的 3D MRI 技术，能够直接三维显示。McGregor 等应用开放式磁共振来评价在卧位和坐位正常负荷下腰椎节段的运动，该方法为 2D MRI 测量，扫描时间长，不能三维显示。Ishri 等报道采用 3D MRI 对 12 位健康自愿者在平卧位主动颈椎侧弯运动进行扫描重建，通过图像技术处理得到侧弯时耦合轴向旋转的运动参数。该方法采取在平卧位椎体无负荷情况下拍摄，而颈椎在正常活动中承受了很大的压力负荷，其次，由于 MRI 方法扫描时间长，使有疼痛的患者难以在检查时保持长时间同一体位，这些都使采集的数据缺乏可信度。MRI 测量方法虽然能达到较高的精度要求，无放射性，但扫描时间长不能实现实时动态测量，而且需要多次扫描，工作量大，价格昂贵，进而限制了此方法的应用。

（四）传感器测量

脊柱损伤和疼痛往往表现出脊柱运动的异常，放射线检查可能不易显示异常，而传感器测量能为脊柱运动的在体测量提供辅助手段。传感器分为基于微型加速计、陀螺仪以及电磁传感等方法系统。Koerhuis 等采用电磁传感系统进行颈椎活动度的测量。该系统有 6 个自由度，测量时先固定一个接收器，再把其他两个接收器分别贴附在前额和胸骨上，获得各个位置和方向的数据，从而进行颈椎旋转度的测量。该测量方法具有较好的可靠性和精确性，但其测量空间仅限于距发射器较短距离的标准范围。传感器小巧轻便、准确性好、无创，适用于临床测量研究，缺点是由于传感信号的漂变要对数据进行适当的过滤，并且不能对单节段的运动进行测量。

（五）超声测量

采用超声波立体定位技术也可以分析脊柱的三维运动。这种系统由放置在椎骨上的电声源向 3 个正交的麦克风发出声波，根据接收声波的时间，计算出电声源的空间位置。Dvir

等描述了应用超声发射定位原理的 Zebris CMS 70P 系统来测量颈椎运动。其方法是根据不同移动位置及角度变化后声波叠加上的时间差，利用三角测量法以及软件计算，就可以确定微型超声波发射机在空间坐标中的具体位置，从而推算出颈椎的运动状态。超声系统是一种无创的测量手段，测量装置小巧轻便，被证明具有较高的重复性和可靠性，精度达0.5°，但要求被测物距麦克风为 1m 范围内，以保证超声信号的准确传输。

（六）2D/3D 图像配准技术

1. 发展概况 计算机三维重建技术近年来发展很快，它利用图像、图形技术对 CT、MRI 数据进行三维重建，可让医生直观地看到患者体内的结构，特别是对骨及软组织的立体显示，是常规方法无法比拟的。但由于受到 CT、MRI 等扫描速度的限制，只能进行静态扫描，因而目前的计算机三维重建图像都是静止的，不能进行动态过程跟踪。利用 X 线透视可以获得骨的运动信息，但其影像资料为二维图像，不能直接用于三维模型的运动仿真。

将二维 X 线图像与三维 CT/MRI 图像融合的 2D/3D 配准技术可以解决此问题。对已知的三维结构通过二维平面图像进行位置配准，再现三维结构的位置关系，简称 2D/3D 图像配准技术。通过 2D/3D 图像配准技术可实现脊柱的在体运动分析。Novosad 等用术前的脊柱重建模型和单幅 X 线影像进行配准，他们使用小的校验物体和显式校验算法对 X 线图像进行校正，完成了 2D/3D 配准，但在配准算法上运用不够理想，精度较差。Yamazaki 等使用 2D /3D 配准方法研究膝关节假体安装，他们用每一个变量的误差特征，由评价曲线加以量化的方法测定代价函数随自由变量的变化。在初步配准后生成的近似曲线，对深度曲线进行独立的优化。对假体深度的均方根误差由传统的 2.6mm 提高到 0.9mm。Guezic 对这种方法提出了改进，采用了结合表面法线进行配准的技术，使膝关节假体测量精度有了明显提高。Yamazaki 及 Guezic 的方法只能适合人工假体、器械等已知精确尺寸的物体，对骨结构仍达不到上述精度，双平面 X 线图像配准可以弥补此缺陷。Tomazevic 等提出基于一张或者多张二维 X 线图像自动配准三维 CT 影像的新方法，使用 X 线影像和三维图像表面预定义点的灰度梯度，重点研究 CT 数据的刚性变换，通过幅度和方向信息实现表面法线和逆投影梯度之间的最佳匹配。对 L_1～L_5 腰椎用此方法进行配准验证，配准速度很快，在位移 6mm、旋转 17°之内时，其成功率为 91%。图像配准的均方根误差为 0.5mm。Zöllei 及梁玮等提出了采用互信息的方法对图像进行 2D/3D 图像配准的方法。Birkfellner、Rohlf-ing 及 Russakoff 都对快速 2D/3D 图像配准进行了各自的研究。Vrooman 等及 Val-star 等报道利用基于金属标记物的放射立体摄影测量术（roentgen stereophotogrammetric analysis，RSA）获得骨和假体的三维位置，其位移测试的最大误差为 0.11mm，旋转测试精度为 0.24°。但这种测试方法需要将多个直径 1mm 的钽珠植入人体骨内，限制了它的应用。Kaptein 等建立了基于三维模型的 RSA，并主要开展了膝关节假体置换术后假体微松动的研究。Li 等报道利用 2D/3D 图像配准技术将同时拍摄的两幅互成直角的 X 线图像与膝关节的三维重建模型配准，建立双平面影像配准系统还原了膝关节骨的三维位置，实现了膝关节在体运动检测。通过以上分析发现 2D/3D 配准技术已比较成熟，可以满足三维图像和二维 X 线影像配准的要求。

2. 技术应用 目前已有文献报道利用 2D/3D 图像配准技术或放射立体摄影测量术

(RSA)进行脊柱在体运动分析。Johnsson 等利用 RSA 系统在体测量了术后一年椎弓根螺钉的移位情况。我们也建立了脊柱在体稳定性评价系统,但尚未开展脊柱内固定的稳定性测试,下面简要介绍建立的脊柱在体稳定性评价系统。首先是数据采集阶段,对成年腰椎标本行螺旋 CT(GE Medical System)扫描,获得断层数据并利用三维图像软件 Mimics(Materialise 公司,比利时),提取骨骼信息后,手动进行图像分割,重建 L_3、L_4 的三维形态。适当活动腰椎后,由 X 线摄片机(Siemens 800 mA)分别从左前方和右前方采集腰椎互成直角的二维 X 线影像,记录为位置一。再次适当活动腰椎后,再次依照前述方法采集互成直角的二维 X 线影像,记录为位置二。其次为图像配准阶段,在 3ds max 7 软件中导入构成一个脊柱功能单位的 L_3、L_4 三维模型,以人体正常解剖学姿势为基准设立坐标轴建立世界坐标系,其中人体的矢状轴为 X 轴,冠状轴为 Y 轴,垂直轴为 Z 轴,以脊椎的椎体后缘中点为每个脊椎局部坐标系的原点。并在软件中重建虚拟的 X 线摄片场景(图 8-2-5),设立两个互成直角的屏幕以模拟 X 线的目标靶,将 X 线摄片机的 2 张互成直角的二维 X 线影像分别赋值于屏幕上。由安置在椎体的左前方、右前方的两个虚拟 X 线放射源分别对腰椎模拟 X 线曝光,再现 2 张互成直角的腰椎投影,并与 X 线摄片机获取的腰椎 X 线影像配准,实现 2D/3D 图像配准,还原摄 X 线片时 L_3、L_4 骨结构的三维位置。通过此方法获得位置一、位置二时 L_3、L_4 椎骨的三维位置参数(图 8-2-6)。最后为运动数据获取阶段,将位置一、位置二 L_3、L_4 的三维位置分别导入图像处理软件 Geomagic 8.0(Raindrop Geomagic 公司,美国),在世界坐标系中先以 L_3、L_4 为统一体进行两种位置中 L_4 的 3D-3D 配准,配准后将 L_3、L_4 图像分割,再现 L_3 在位置二相对于位置一的位置改变。随后进行坐标系的转换,将坐标系的原点转为位置一时 L_3 椎体后缘中点,计算 L_3 脊椎的 6 自由度数据(图 8-2-7)。从而构建了脊柱在体三维稳定性测试系统。

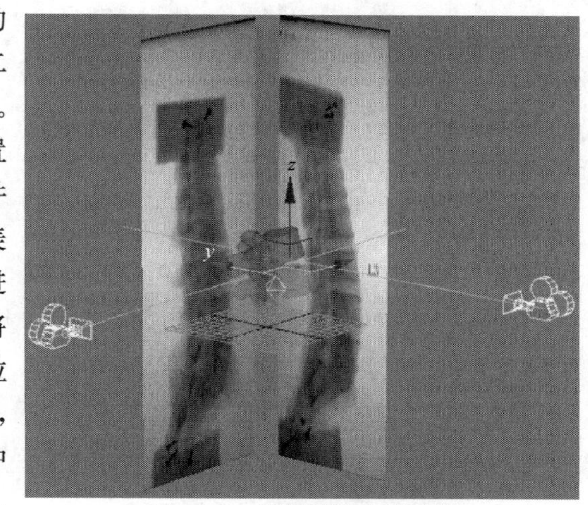

图 8-2-5　腰椎配准虚拟场景

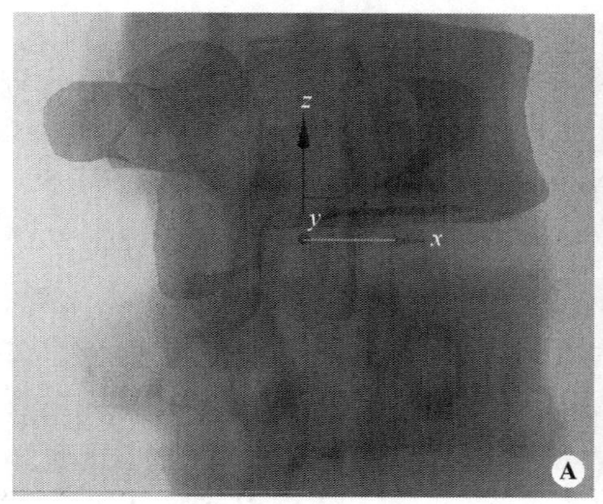

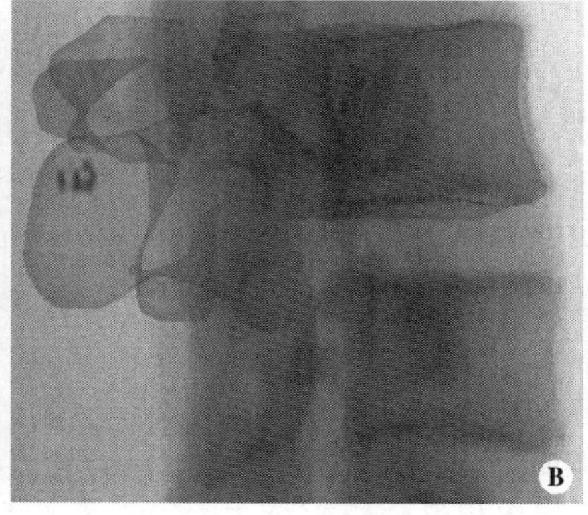

图 8-2-6

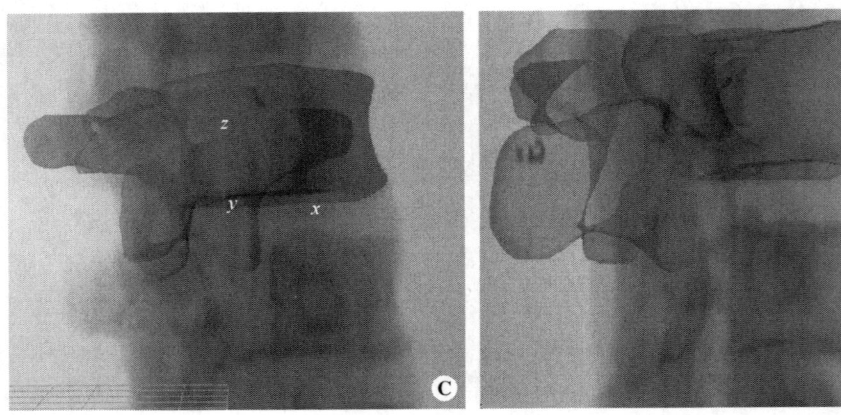

图 8-2-6　L_3 的 2D-3D 图像配准过程(续)

A. 配准前的左视图;B. 配准前的右视图;C. 配准后的左视图;D. 配准后的右视图

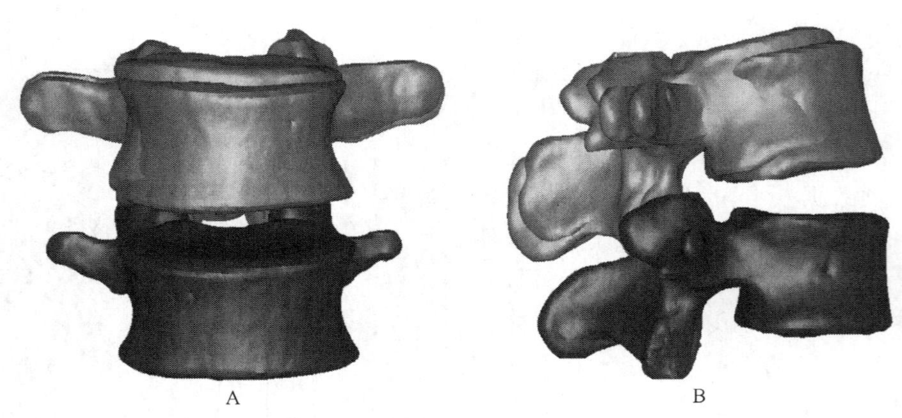

图 8-2-7　以 L_4 位置为基准,L_3 的相对位置改变

A. 正面观;B. 侧面观

第三节　虚拟仿真生物力学研究

脊柱生物力学的研究方法很多,如电测、光弹、全息照相等。但由于脊柱在结构形状、材料特性以及承载等方面都比较复杂,以上研究手段难以获得全域性信息。近 20 年来,虚拟仿真的生物力学研究方法越来越多地应用于脊柱生物力学研究中,主要就是有限元分析研究。有限元分析法可提供有关椎体、椎间盘应力方面的详细数据,还可以评价不同治疗方法、不同手术处理对脊柱功能及力学性质的影响,同时可对一些脊柱内植物在生产制造、临床应用以前进行充分测试和优化设计。随着计算机技术的快速发展,有限元分析法才被应用于脊柱等复杂人体结构的研究分析。有限元模型分析在脊柱研究领域的应用主要包括以下几个方面:①评价正常脊柱的功能、生物力学行为。②评价畸形、创伤、退变等脊柱病理改变及各种手术后脊柱的功能、生物力学行为。③评价各种脊柱内固定器械对脊柱功能、力学特性的影响。④辅助脊柱器械的设计和改良发展。下面,从有限元分析的概念及发展过程、常用有限元软件介绍及比较、有限元分析步骤及有限元分析在脊柱内固定器研发中的应用

四个部分介绍有限元分析方法的相关内容。

一、有限元分析法的概念及发展过程

“有限元”这一概念早在20世纪40年代就已提出，50年代初曾将这种方法用于结构设计。即所谓结构分析的矩阵方法。随着计算机的飞速发展，目前该方法已进入工程技术的所有领域。有限元法是数值计算中的一种离散化方法，是矩阵方法在结构力学和弹性力学等领域中的发展和应用。基本原理是将一个由无限个质点构成并且有限个自由度的连续体划分成有限个小单元体所组成的集合体。单元之间以节点相连。单元之间的相互作用力通过节点传递，称节点力。每个单元的物质特性及节点载荷、边界条件明确后，通过节点、位移与节点力之间的关系式计算出每个单元的刚度矩阵。若干个单元的刚度矩阵集合成构件的总刚度矩阵，并通过数学形式表达出来。其结果依赖于单元数目、类型及分析中做的假设。而计算机技术的进步及功能完善的专用软件的问世，为确保模型的精确性奠定了基础。不过1/4个世纪的短短时间里，由二维线性扩展为非线性模型，又由二维线性模型扩展至三维线性模型。现今的研究成果使模型不仅能逼真地模拟椎骨、椎间盘，还能将周围的韧带、肌肉直接或间接地加入模型，使模拟更加真实完善。

二、常用有限元软件介绍及比较

有限元分析是针对结构力学分析迅速发展起来的一种现代计算方法。它是20世纪50年代首先在连续体力学领域——飞机结构静、动态特性分析中应用的一种有效的数值分析方法，随后很快广泛地应用于求解热传导、电磁场、流体力学等连续性问题。

国际上早在20世纪50年代末、60年代初就投入大量的人力和物力开发具有强大功能的有限元分析程序。其中最为著名的是由美国国家宇航局(NASA)在1965年委托美国计算科学公司和贝尔航空系统公司开发的NASTRAN有限元分析系统。有限元分析软件目前最流行的有ANSYS、ADINA、ABAQUS、MSC四个比较知名、比较大的公司研发的软件，其中ADINA、ABAQUS在非线性分析方面有较强的能力，目前是业内最认可的两款有限元分析软件，ANSYS、MSC由于进入中国比较早，所以在国内知名度高且应用广泛。目前在多物理场耦合方面几大公司都可以做到结构、流体、热的耦合分析，但是，除ADINA以外，其他三个必须与别的软件搭配进行迭代分析，唯一能做到真正流固耦合的软件只有ADINA。

ANSYS是商业化比较早的一款软件，目前公司收购了很多其他软件在旗下。ABAQUS专注结构分析，目前没有流体模块。MSC是比较老的一款软件，目前更新速度比较慢。ADINA是在同一体系下开发有结构、流体、热分析的一款软件，功能强大，但进入中国时间比较晚，市场还没有完全铺开。

结构分析能力排名：ABAQUS、ADINA、MSC、ANSYS。

流体分析能力排名：ANSYS、ADINA、MSC、ABAQUS。

耦合分析能力排名：ADINA、ANSYS、MSC、ABAQUS。

性价比排名：最好的是ADINA，其次ABAQUS，再次ANSYS，最后MSC。

下面是国内应用较多的ANSYS软件与ABAQUS软件、ADINA软件的对比分析。

1. 在世界范围内的知名度 三种软件同为国际知名的有限元分析软件，在世界范围内具有各自广泛的用户群。ANSYS 软件在致力于线性分析的用户中具有很好的声誉；ABAQUS 软件则致力于复杂和深入的非线性工程问题；而 ADINA 软件除了求解非线性问题外，其多物理场的流固耦合求解功能也是全球唯一的专利技术。

2. 应用领域 三种软件同为大型通用分析软件，都具有各自广泛的应用领域。ANSYS 注重应用领域的拓展和合并，目前已覆盖结构、温度、流体、电磁场和多物理场耦合等十分广泛的研究领域；ABAQUS 则只具备结构分析功能，功能仅局限于结构力学领域；而 ADINA 软件和 ANSYS 软件一样都包括结构、温度、流体及流固耦合的功能，因此，其应用领域也是相当广泛。

3. 性价比 三种软件同为美国的有限元分析软件，在价格方面相差不是特别大，不过，由于 ABAQUS 软件仅具有结构分析的功能，因此，从整体来看 ABAQUS 软件是最为便宜的；不过，如果需要进行流体计算或者多物理场耦合求解功能的话，则相信 ANSYS 软件和 ADINA 软件都会是更好的选择。

4. 求解器功能 对于常规的结构线性问题，三种软件都可以较好地解决，在模型规模限制、计算流程、计算时间等方面都较为接近。ABAQUS 软件和 ADINA 软件在求解非线性问题时具有非常明显的优势；而 ANSYS 软件和 ADINA 软件则在流体和多物理场耦合功能方面具有无可比拟的优势。

5. 人机交互界面 ANSYS/Workbench、ABAQUS/CAE、ADINA/AUI 都是采用 CAD 方式建模和可视化视窗系统，都具有良好的人机交互特性。三种软件除了提供窗口操作外都还提供命令流输入，但是 ABAQUS/CAE 并不对所有的命令流都支持 CAE 界面操作。

6. 建模方式 ANSYS 软件和 ADINA 软件都采用 Parasolid 为核心的实体建模技术，因此可以和其他 Parasolid 为核心的 CAD 软件实行真正无缝的双向数据交换，且这两种软件自身的建模功能很强大。而 ABAQUS 软件的 CAE 模块和输入文件两种建模方式是由两家不同的公司研制的，CAE 模块功能还不是很完全，一些功能只能通过编辑 INP 输入文件来实现。

7. 网格划分 三种软件都提供多种网格划分器，可以进行复杂模型的自由网格划分。除常见网格划分外，ANSYS 软件和 ADINA 软件还可以对复杂模型进行自动六面体网格划分，从而在节省技术人员工作时间的情况下又保证了网格的精度。

8. 综合性能对比 ANSYS 软件的命令流操作非常方便，对于结构循环优化方面比较有优势，但目前还只是局限于线性方面，非线性方面功能很差而且基本没有；ABAQUS 软件则在显式非线性方面有些特色，但隐式非线性方面比不上 ADINA，且不具备流体的功能；ADINA 软件则在结构非线性及多物理场耦合方面非常出色，是全球非线性功能最强大的有限元软件之一，而且具有全球最好的流固耦合分析功能。

三、有限元分析步骤

有限元分析的基本概念是用较简单的问题代替复杂问题后再求解。它将求解域看成是由许多称为有限元的小的互连子域组成，对每一单元假定一个合适的(较简单的)近似解，然后推导求解这个域总的满足条件(如结构的平衡条件),从而得到问题的解。这个解不是准确解,而是近似解,因为实际问题被较简单的问题所代替。由于大多数实际问题难以得到准确解,而有限元不仅计算 高,而且能适应各种复杂形状,因而成为行之有效的工程分析手段。

有限元方法与其他求解边值问题近似方法的根本区别在于它的近似性仅限于相对小的子域中。20 世纪 60 年代初首次提出结构力学计算有限元概念的 Clough 形象地将其描绘为“有限元法＝Rayleigh Ritz 法＋分片函数”,即有限元法是 Rayleigh Ritz 法的一种局部化情况。不同于求解(往往是困难的)满足整个定义域边界条件的允许函数的 Rayleigh Ritz 法,有限元法将 定义在简单几何形状(如二维问题中的三角形或任意四边形)的单元域上(分片函数),且不考虑整个定义域的复杂边界条件,这是有限元法优于其他近似方法的原因之一。

对于不同物理性质和数学模型的问题,有限元求解法的基本步骤是相同的,只是具体公式推导和运算求解不同。有限元求解问题的基本步骤通常为:

第一步:问题及求解域定义:根据实际问题近似确定求解域的物理性质和几何区域。

第二步:求解域离散化:将求解域近似为具有不同有限大小和形状且彼此相连的有限个单元组成的离散域,习惯上称为有限元网络划分。显然,单元越小(网络越细)则离散域的近似程度越好,计算结果也越精确,但计算量及误差都将增大,因此,求解域的离散化是有限元法的核心技术之一。

第三步:确定状态变量及控制方法:一个具体的物理问题通常可以用一组包含问题状态变量边界条件的微分方程式表示,为适合有限元求解,通常将微分方程化为等价的泛函形式。

第四步:单元推导:对单元构造一个适合的近似解,即推导有限单元的列式,其中包括选择合理的单元坐标系,建立单元函数,以某种方法给出单元各状态变量的离散关系,从而形成单元矩阵(结构力学中称刚度阵或柔度阵)。为保证问题求解的收敛性,单元推导有许多原则要遵循。对工程应用而言,重要的是应注意每一种单元的解题性能与约束。例如,单元形状应以规则为好,畸形时不仅精度低,而且有缺秩的危险,将导致无法求解。

第五步:总装求解:将单元总装形成离散域的总矩阵方程(联合方程组),反映对近似求解域的离散域的要求,即单元函数的连续性要满足一定的连续条件。总装是在相邻单元结点进行,状态变量及其导数(可能的话)连续性建立在结点处。

第六步:联立方程组求解和结果解释:有限元法最终导致联立方程组。联立方程组的求解可用直接法、选代法和随机法。求解结果是单元结点处状态变量的近似值。对于计算结果的质量,将通过与设计准则提供的允许值比较来评价并确定是否需要重复计算。

简言之,有限元分析可分成三个阶段,前处理、处理和后处理。前处理是建立有限元模型,完成单元网格划分;后处理则是采集处理分析结果,使用户能简便提取信息,了解计算结果。

四、有限元分析在脊柱内固定器研究中的注意点

对于脊柱内固定器的生物力学研究有两种方法,一是实验方法,一是建立模型的方

法。实验研究可通过对动物脊柱、人尸体脊柱、人工脊柱模型等的研究来实现。建模分析则可通过数学或计算机途径来进行。每一种方法都有其优缺点，使用脊柱标本实验方法可直观地获得有关脊柱生物力学方面的信息，缺点是实验方法费用较昂贵，各个标本之间存在一定差异性，可重复性较差。然而，许多生物力学的研究问题很难通过体外实验的方法来完成，而且体外实验需要大量的标本，做大量的测试实验，而有限元分析可有效解决一些研究问题，可以重复实验，通过改变各个参数，分析研究某一部分结构的效果、影响等。

（一）脊柱有限元模型建模数据获取

脊柱有限元模型建模过程中，脊柱的几何构型可通过三维数字转换器、辅助测量仪器或CT或MRI扫描图像获得。CT扫描时扫描数据中每一个三维像素都可直接转变为立方形有限单元，这种建模方法的优点是每一个三维像素的骨密度都可通过CT扫描数据获得，相应每个单元的杨氏模量和强度均可不同。CT扫描是获取有限元模型几何形状数据最准确的方法，脊柱等结构的几何构型数据直接由CT影像数据输入获得，现在有软件包可以将CT或MRI扫描图像数据转换格式，使数据可被计算机辅助作图软件CAD识别读取，并进一步应用商业有限元软件将数据转化为有限元分析组件。由CT来源的数据可以很好地重建脊柱的骨性结构，但是对于椎间盘和肌肉的重建就不如MRI，因为CT的灰度值条件下很难区分软组织。但是MRI相反，它很难仔细区分骨的结构，最佳的方案应该是将两者结合起来，才能达到最佳的也是最真实的效果。

（二）脊柱有限元模型材料特性

有限元模型在建模过程中需要做一些简化和假设，因为脊柱组成结构，尤其是椎间盘、韧带结构的材料特性尚未充分阐明，而每个人的小关节等结构的几何形状、关节间隙的宽度、方向各不相同，但在研究中这些参数都是确定的。因有限元分析的许多结果呈现的是一种变化趋势，而并不需要代表绝对值。这些结果是通过数学模型计算出来的，尽管结果都是精确的数值，但我们更应把这些数值描述为一种趋势。

建模的关键是要准确地定义应用于模型的参数、材料特性，而建立脊柱的三维有限元模型是非常复杂的(图8-3-1)。首先，椎体及其附件的几何形状是不规则的，椎体间小关节的接触问题对于建模至关重要，因此，小关节等部位的几何形状要准确地模拟正常脊柱结构以保证整体模型的准确可靠。此外，椎间盘的结构复杂，具有非线性力学特征，椎间盘的非线性特征表现在组成椎间盘的胶原纤维具有非线性特征，加载时胶原纤维方向改变产生非线性几何效应。当模型包括多个节段时，非线性几何效应显得也很重要。因此，脊柱有限元模型具有非线性接触状况、非线性材料特性和非线性几何效应。而这种非线性模型的分析需要大量的计算。研究表明，非线性几何效应对轴向压缩影响尤为重要，而对屈曲和扭转影响则不那么重要。而非线性材料效应对椎间盘压缩影响不重要，对屈曲和扭转影响显著。在用有限元模型分析下腰痛时，脊柱各部分的位移和形变应是首先值得关注的，其次是应力变化。

（三）脊柱内固定器的接触及加载条件的问题

脊柱各部件之间的接触不尽相同，椎体运动终板和椎间盘纤维环之间没有相对的位移，

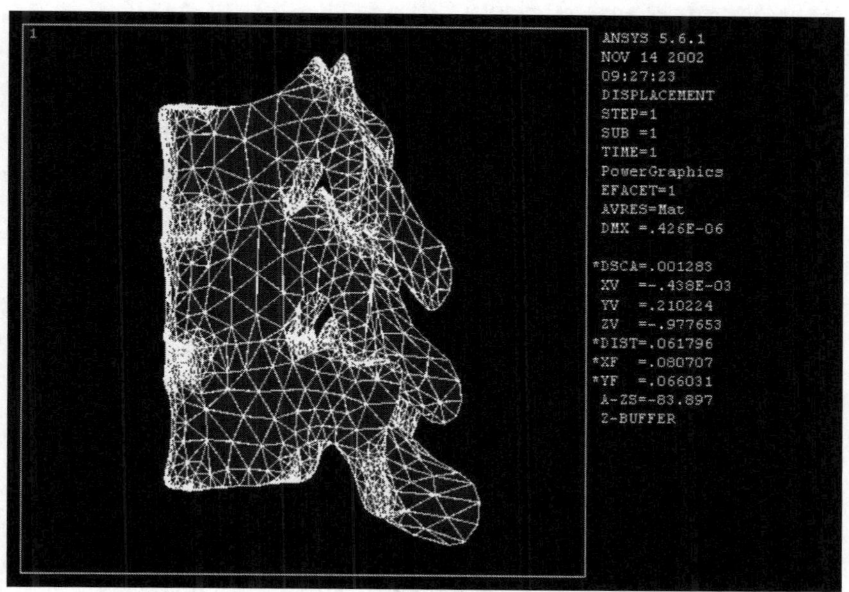

图 8-3-1　有限元分析模型的建立

但是髓核和椎体运动终板之间可随脊柱不同方向的运动产生相对位移，Abaqus 中的接触模块中引进“tie”，很好地解决了这种接触问题，可以将椎间盘纤维环和椎体终板定义为“tie”接触，即椎体终板和椎间盘纤维环之间没有相对的位移变化，但是可以有形状的改变，由于椎体和椎间盘的材质不同，可以发生扭曲变形。髓核和椎体运动终板的接触问题引进接触单元来解决，定义两者之间有面面的接触，两者之间可以有位置的相对变动，有一定的间隙，存在一定的摩擦。至于肋椎、肋横突、小关节突关节都可以定义为接触单元。

脊柱内固定器的测试方法、手段一直在讨论中，可能依赖于拟阐明的问题而有所不同。目前研究一般应用纯力矩，无预载荷，没有考虑肌力的影响，因此不能真正代表脊柱的生理载荷。而预载荷和肌力是体内维持腰椎稳定的重要参数，但生理性预载荷和肌力的大小并不清楚，因此，许多有限元分析研究中不得不忽略这个问题。

（四）有限元模型验证的问题

应用有限元分析法研究脊柱的活动，可使我们对脊柱及其组成结构的功能有更深入的理解。有限元模型可以模仿脊柱不同的状况和治疗方法，辅助设计、分析一些新的脊柱器械。有限元模型可与实验结果对比来验证其有效性、合理性。目前大部分脊柱模型因网格划分相对不是特别精细，故在分析应力绝对值时应谨慎思考，然而对于仅仅定性分析还是足够的。脊柱有限元模型的验证是必要的，但由于个体之间、标本之间不可避免存在生理性差异，这使得模型验证变得非常困难。

有限元模型的验证方法较多，主要有：有限元模型自身检验、模型加载后力学参数与以往相同模型比较以及实验模型与体外生物力学实验结果比较等。有限元自身检验以及与其他模型比较应用较多，自身检验可以通过模型的几何外形，载荷后的物理形态变化等作为检验的一个方面。至于参照文献报道的腰椎各结构的属性参数，因为已经经过实验验证，所以没有必要再对材料的弹性模量进行测算。此外，通过载荷下的压缩-位移曲线、压缩-椎间盘后膨出曲线可以验证模型的相对刚度情况。

结　语

脊柱外科发展的一个重要基础就是生物力学研究的进展。生物力学实验已广泛应用于新型脊柱植入物的研制以及相关术式的评价。稳定性测试、强度测试、应力测试、疲劳特性等是最常用的测试手段。随着信息技术的发展,有限元分析应用趋于广泛,优势显著,但其与临床一致性问题需要得到重视。在体生物力学研究前景广阔,尤其与临床疗效的评价相结合,在不久的将来更会有重大进展。

(李鉴轶　朱青安　瞿东滨)

参考文献

迟增德,李春海,刘尚礼. 2009. 有限元分析在脊柱外科生物力学的应用[J]. 生物骨科材料与临床研究,6(4):14～17.

邓明高,徐盛明,王新伟. 2004. 脊柱内固定器械的生物力学评价方法[J]. 颈腰痛杂志,25(3):211～213.

杜瑞卿,陈以国,张鹏,等. 2004. 脊柱生物力学有限元分析法的概述[J]. 北京生物医学工程,23(1):78～80.

郭伟. 2011. 三维运动捕捉技术在高校中的应用[J]. 中国教育技术装备,(18):116～118.

黄阳亮,刘少喻,赵卫东,等. 2009. Solis 椎间融合器治疗Ⅱ型 Hangman 骨折的生物力学评价[J]. 中国脊柱脊髓杂志,19(4):285～289.

黄阳亮,刘少喻,赵卫东,等. 2010. 颈前路钢板置入内固定加椎间植骨治疗Ⅱ型 Hangman 骨折的生物力学评价[J]. 中国组织工程研究与临床康复,14(39):7251～7253.

季伟,王向阳. 2011. 人体脊柱运动测量方法研究进展[J]. 医用生物力学,26(1):92～96.

姜永立,邹远文,黄学进,等. 2009. 人体脊柱三维运动测量及力学加载进展[J]. 医用生物力学,2(4):311～317.

李鉴轶,焦培峰,张美超,等. 2006. 脊柱在体三维运动检测系统的建立[J]. 南方医科大学学报,26(12):1694～1697.

李鉴轶,张美超,聂兰英,等. 2007. 利用逆向工程技术开展脊柱三维稳定性测试的研究[J]. 中国临床解剖学杂志,25(01):71～73.

伦保国,周跃. 2001. 生物力学在脊柱器械研究中的意义[J]. 创伤外科杂志,3(1):64～66.

孟超,宋芳. 2008. 有限元分析软件的比较和展望[J]. 焦作大学学报,22(1):85～86.

欧军,王文军. 2007. 脊柱内固定的生物力学新进展[J]. 医学临床研究,24(2):333～335.

汪学松,孙伟方,沈万祥,等. 2009. 特发性脊柱侧凸有限元研究进展[J]. 实用医学杂志,25(21):3715～3717.

王洪伟,李长青,周跃,等. 2010. 脊柱骨折经伤椎椎弓根置钉附加横连短节段固定的稳定性测试[J]. 中国脊柱脊髓杂志,20(9):745～748.

王向阳,池永龙. 2002. 脊柱内固定器械的生物力学[J]. 骨与关节损伤杂志,17(3):230～232.

赵振东. 2008. 脊柱植入物的生物力学分析[J]. 中国组织工程研究与临床康复,12(35):6915～6918.

Ahn HS, DiAngelo DJ. 2007. Biomechanical testing simulation of a cadaver spine specimen: development and evaluation study[J]. Spine, 32(11): E330～336.

Ashman RB, Bechtold JE, Edwards WT, et al. 1989. In vitro spinal arthrodesis implant mechanical testing protocols[J]. J Spinal Disord, 2(4):274～281.

Busscher I, Ploegmakers JJW, Verkerke GJ, et al. 2010. Comparative anatomical dimensions of the complete human and porcine spine. Eur Spine J, 19:1104～1114.

Cloutier LP, Aubin CE, Grimard G. 2007. Biomechanical study of anterior spinal instrumentation configurations[J]. Eur Spine J, 16:1039～1045.

Coe JD, Warden KE, Herzig MA, et al. 1990. Influence of bone mineral density on the fixation of thoracolumbar implants. A comparative study of transpedicular screws, laminar hooks, and spinous process wires[J]. Spine, 15(9):902～907.

de Peretti F, Benoliel J, Hovorka I, et al. 1992. Pull-out strength of sacral implants using Cotrei-Dubousset fixation devices [J]. Eur Spine J, 1: 170～177.

Elgafy H, Potluri T, Goel VK, et al. 2010. Biomechanical analysis comparing three C_1-C_2 transarticular screw salvaging fixation techniques[J]. Spine, 35(4): 378～385.

Garling EH, Valstar ER, Nelissen RG. 2005. Comparison of micromotion in mobile bearing and posterior stabilized total knee prostheses: a randomized RSA study of 40 knees followed for 2 years. [J]. Acta Orthop, 76(3): 353～361.

Hitchon PW, Brenton MD, Serhan H, et al. 2002. In vitro biomechanical studies of an anterior thoracolumbar implant[J]. J Spinal Disord Tech, 15(5): 350～354.

Hitchon PW, Goel VK, Rogge T, et al. 1999. Biomechanical studies on two anterior thoracolumbar implants in cadaveric spines[J]. Spine, 24(3): 213～218.

Ishii T, Mukai Y, Hosono N, et al. 2006. Kinematics of the cervical spine in lateral bending: in vivo three-dimensional analysis[J]. Spine, 31(2): 155～160.

Johnsson R, Axelsson P, Gunnarsson G, et al. 1999. Stability of lumbar fusion with transpedicular fixation determined by roentgen stereophotogrammetric analysis[J]. Spine, 24(7): 687～690.

Kaptein BL, Valstar ER, Stoel BC, et al. 2003. A new model-based RSA method validated using CAD models and models from reversed engineering. [J]. J Biomech, 36(6): 873～882.

Kaptein BL, Valstar ER, Stoel BC, et al. 2007. Clinical validation of model-based RSA for a total knee prosthesis. [J]. Clin Orthop Relat Res, (464): 205～209.

Kettler A, Liakos L, Haegele B, et al. 2007. Are the spines of calf, pig and sheep suitable models for pre-clinical implant tests [J] Eur Spine J, 16(12): 2186～2192.

Kettler A, Wilke HJ, Haid C, et al. 2000. Effects of specimen length on the monosegmental motion behavior of the lumbar spine. Spine, 25(5): 543～550.

Koerhuis CL, Winters JC, van der Helm FC, et al. 2003. Neck mobility measurement by means of the 'Flock of Birds' electromagnetic tracking system[J]. Clin Biomech(Bristol, Avon), 18(1): 14～18.

Kumar N, Judith MR, Kumar A, et al. 2005. Analysis of stress distribution in lumbar interbody fusion[J]. Spine, 30(15): 1731～1735.

Li G, Wuerz TH, Defrate LE. 2004. Feasibility of using orthogonal fluoroscopic images to measure in vivo joint kinematics. [J]. J Biomech Eng, 126(2): 314～318.

Lowe TG, Hashim S, Wilson LA, et al. 2004. A Biomechanical study of regional endplate strength and cage morphology as it relates to structural interbody support[J]. Spine, 29(21): 2389～2394.

Mcgregor AH, Anderton L, Gedroyc WM, et al. 2001. Assessment of spinal kinematics using open interventional magnetic resonance imaging[J]. Clin Orthop Relat Res, (392): 341～348.

McNally DS. 2002. The objectives for the mechanical evaluation of spinal instrumentation have changed[J]. Eur Spine J, 11 (Suppl 2): S179～185.

Ochia RS, Inoue N, Renner SM, et al. 2006. Three-dimensional in vivo measurement of lumbar spine segmental motion[J]. Spine, 31 (18): 2073～2078.

Prushansky T, Dvir Z. 2008. Cervical motion testing: methodology and clinical implications[J]. J Manipulative Physiol Ther, 31(7): 503-508.

Rohlmann A, Bergmann G, Graichen F, et al. 1998. Influence of muscle forces on loads in internal spinal fixation devices[J]. Spine, 23(5): 537～542.

Tawackoli W, Marco R, Liebschner MA. 2004. The effect of compressive axial preload on the flexibility of the thoracolumbar spine[J]. Spine, 29(9): 988～993.

Trautwein FT, Lowery GL, Wharton ND, et al. 2010. Determination of the in vivo posterior loading environment of the Coflex interlaminar-interspinous implant[J]. Spine J, 10(3): 244～251.

Vadapalli S, Robon M, Biyani A, et al. 2006. Effect of lumbar interbody cage geometry on construct stability: a cadaveric study[J]. Spine, 31(19): 2189～2194.

Valstar ER, Vrooman HA, Toksvig-Larsen S, et al. 2000. Digital automated RSA compared to manually operated RSA. [J]. J Biomech, 33(12): 1593～1599.

van Strien T, van der Linden-Van DZ, Kaptein B, et al. 2009. Computer assisted versus conventional cemented total knee prostheses alignment accuracy and micromotion of the tibial component. [J]. Int Orthop, 33(5): 1255～1261.

Vrooman HA, Valstar ER, Brand GJ, et al. 1998. Fast and accurate automated measurements in digitized stereophotogrammetric radiographs. [J]. J Biomech, 31(5): 491～498.

Wilke HJ, Jungkunz B, Wenger K, et al. 1998. Spinal segment range of motion as a function of in vitro test conditions: effects of exposure period, accumulated cycles, angular-deformation rate, and moisture condition[J]. Anat Rec, 251(1): 15～19.

Wilke HJ, Wenger K, Claes L. 1998. Testing criteria for spinal implants: recommendations for the standardization of in vitro stability testing of spinal implants. [J]. Eur Spine J, 7(2): 148～154.

第九章 脊柱手术入路的临床解剖

第一节 手术定位的基本方法

一、定位错误及其原因

定位错误是脊柱外科中最低级的错误,也是最容易发生的错误(图 9-1-1)。具体发生率未见文献报告。无论颈椎手术,还是胸椎或者腰椎手术,均可能发生定位错误,但多见胸腰椎部位。方松青报告 1200 例腰椎手术,有 20 例发生定位错误(1.67%),其中假性失误(指术中发现并纠正)16 例,真性失误 4 例,占 0.33%。

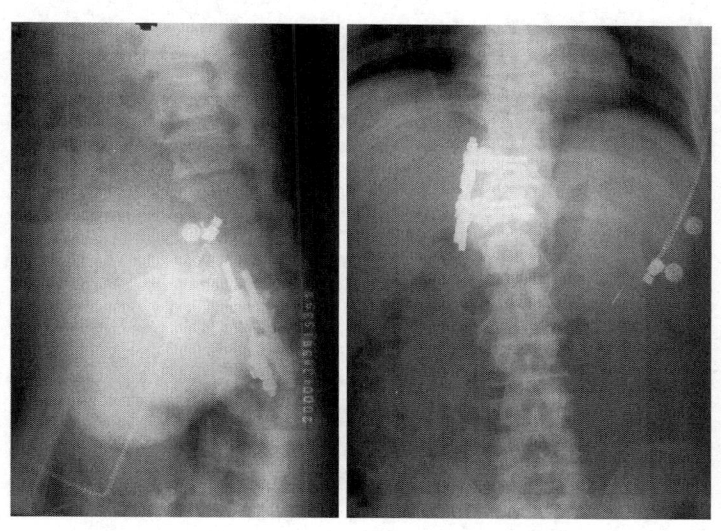

图 9-1-1 定位错误,前路内固定于伤椎上

发生定位错误的原因众多。结合一些文献资料,主要原因有以下几个方面:

(一) 过于自信

脊柱外科手术定位方法众多,如能在思想上切实地重视术中定位,则一般不难找到一种适合患者个体的定位方法,而获得准确的定位。但是,有些术者思想上麻痹,过于自负,术中判断武断,没有很好结合个体解剖特点以及影像学特征,忽视患者具体病理改变,出现错误判断,尤其在探查获得阴性结果时,没有意识到定位错误的可能,而草率结束手术。思想麻痹,过于自信或者自负,也是脊柱外科手术出现医疗过失的一个主要原因。

(二) 方法单一

脊柱手术定位时,一般需要几种定位方法或者技术协同应用,包括解剖学定位、影像学定位、病理学定位等，甚至一些复杂手术，如后路进行 OPLL 导致胸椎管狭窄的环形减压或骨化块切除，尚需要术中 CT 等进行准确定位，包括骨化块位置以及周边关系等，方能准确切除减压，避免加重脊髓损伤。如果定位方法单一，一味相信解剖学定位，而忽视了影像学或者病理学定位，则遇到解剖变异等，或者由于体位改变等，势必容易发生定位错误。

（三）术前定位后改变

有些术前采用皮肤亚甲蓝定位，术中因体位改变，皮肤定位则容易发生改变；或者术前棘突置针定位后定位针滑移，则失去定位作用，也可以发生定位错误。

（四）解剖变异

胸腰椎部位最易出现解剖变异，包括胸椎腰化、骶椎隐裂、腰椎骶化、骶椎腰化、椎板融合等（图 9-1-2）。多数作者在分析定位错误原因时，则指出解剖上变异是导致定位错误的主要原因。

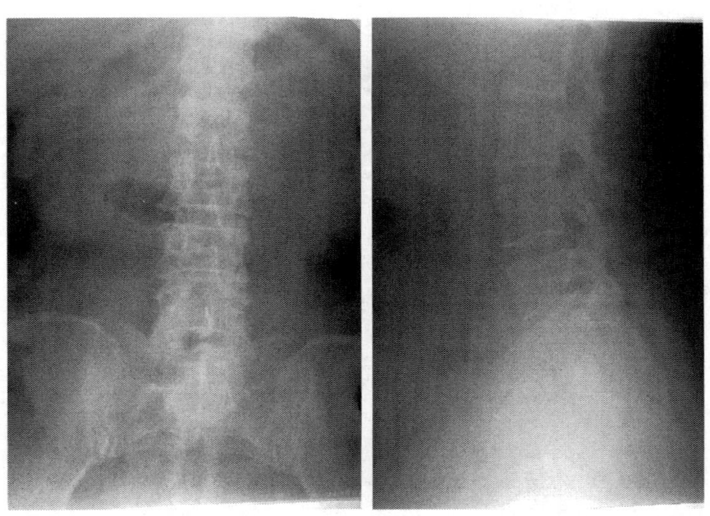

图 9-1-2　腰椎骶化

（五）影像学定位的差异

在腰椎部位，放射科医生在进行诊断时，一般将 MRI 矢状位上最下一个椎间盘认为是 $L_5 \sim S_1$ 椎间盘，而临床诊断则结合症状、体征以及影像学检查等对腰椎间盘突出进行定位诊断，如一味相信放射学报告，不具体考察患者是否存在解剖变异情况，则难免会出现手术节段错误（图 9-1-3）。

二、解剖学定位

根据脊柱可利用的解剖特点进行定位，包括骨性解剖以及体表定位。骨性解剖定位一般借助脊柱的解剖学特性，由于这些解剖位置恒定，故定位较为直接、可靠，术中可结合影像学以及术中所见病理特征，进一步确定手术节段是否正确；而局部体表标志则利用邻近脊柱的结构进行间接定位，故可能出现误差，一般仅用于切口位置的选择。

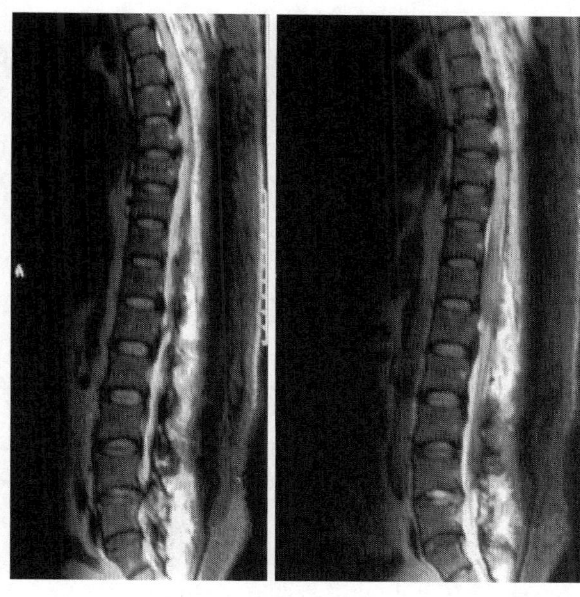

图 9-1-3　腰椎骶化(最下位椎间盘实为 $L_4 \sim L_5$)

(一) 颈椎后路

后路手术定位主要依据棘突。典型 $C_3 \sim C_6$ 棘突有分叉,C_2 棘突最大且有分叉,可作为定位标志,由此向下计数。C_7 棘突长而水平,末端不分叉有一结节,C_7 棘突在整个颈椎中最突出,俗称隆椎,可作为辨认椎骨序数的标志。

但是在一些人群,C_6 和 C_7 棘突相差不大,这时应引起注意。术前应注意颈椎侧位片棘突的特征,主要是棘突长度的差异(图 9-1-4)。

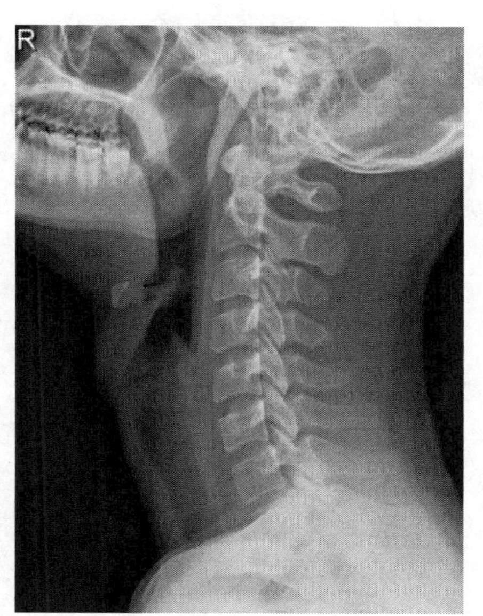

图 9-1-4　颈椎侧位 X 线片,C_6、C_7 棘突长度相近

(二) 颈椎前路

上颈椎前路手术可用于定位的骨性突起是 C_1 前结节,此部位在前路手术时可用手指扪及。在前路手术显露时可见颈长肌间隙在 C_2 处逐渐变窄,再往上则双侧颈长肌附丽于此前结节。寰枢椎侧入路手术时,C_1 横突的尖端恰恰在乳突的前下方,触摸乳突下方即为 C_1 横突尖端,沿胸锁乳突肌前缘即可达 $C_1 \sim C_2$ 关节及 C_1 侧块。

下颈椎解剖定位标志是 C_6 横突前结节。C_6 横突前结节突出明显,在下颈椎手术时术前可皮下扪及,术中也可触及。

颈椎前路手术的体表定位方法:①下颌角,相当于 $C_2 \sim C_3$ 椎间盘层面;②舌骨大角,相当于 $C_3 \sim C_4$ 层面;③甲状软骨上角,相当于 $C_4 \sim C_5$ 层面;④环状软骨,位置相当于 $C_5 \sim C_6$

平面(图 9-1-5)。

也有作者提出利用术中肌肉以及血管的解剖协助定位,如肩胛舌骨肌与胸锁乳突肌交点多相当于 $C_5 \sim C_6$,甲状腺上动脉分支多相当于 $C_3 \sim C_4$,甲状腺下动脉分支部多相当于 $C_6 \sim C_7$ 等。由于肌肉、血管等解剖变化大,此定位方法极不准确,没有临床实用价值。

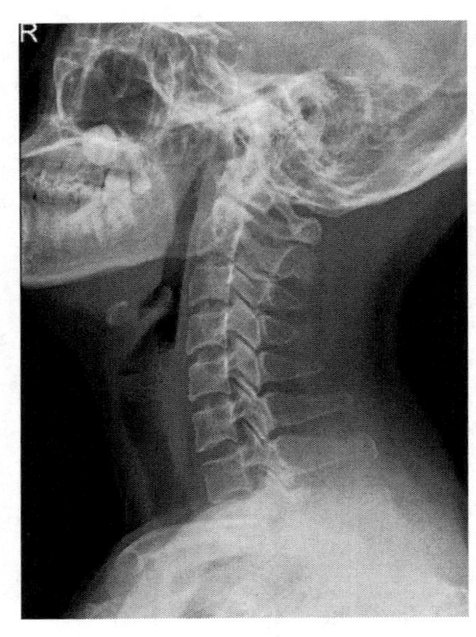

图 9-1-5 颈椎侧位 X 线片定位

(三) 胸椎

胸椎本身没有典型的解剖标志以供定位,主要依靠与其相连的肋骨进行定位。上胸椎可利用 C_6、C_7 棘突特点定位,下胸椎可利用最长的下位肋骨做定位标准。如经胸腔前入路手术,深达肌层,分菱形肌的最下部以便固定肩胛角,过肩胛骨深面可达最高可触及的肋骨,此为第 2 肋,由此计算合适的经肋进胸。

在中下胸椎病变,要有清晰的胸腰段平片,仔细观察第 10～12 肋的形状、长短,第 12 肋缺如及腰肋,第 12 肋较短时不易摸清,故要以最长的下位肋骨为标准,一般人或稍胖者,最长的下位肋骨容易摸到,术中据此向上计数定位,切除已知的肋骨后,据肋间神经所到的椎间孔定位,此法简单、准确、实用。

胸椎的体表定位:人体直立两手下垂时,两肩胛冈内缘连线过 T_3 棘突,肩胛下角连线过 T_7 棘突。术中按此定位不准,因术中体位改变可发生变化。胸骨颈静脉切迹相当于 T_2 椎体水平,而胸骨角一般平 T_4 椎体层面(图 9-1-6)。

(四) 腰椎

腰椎棘突粗大,由于骶骨棘突融合一起,最下一个棘突间隙是 $L_5 \sim S_1$,可用于定位。其他方法主要依据体表定位进行。

腰椎后路手术时,两侧髂后上棘连线通过 S_1 棘突及椎板,S_2 的椎体;两侧髂嵴最高点连线过 L_4 棘突,或 $L_4 \sim L_5$ 椎间盘。值得说明的是,在腰椎正位 X 线片上,平两侧髂嵴最高点连线下方的椎体为 L_5(图 9-1-7)。术中还可用咬骨钳夹住棘突前后推拉,腰骶以上椎间有活动,但 S_1 以下无任何活动,可据此协助定位。骶骨较宽的椎板和可活动的 L_5 下关节突同样可协助定位。L_5 与 S_1 间存在黄韧带,$S_1 \sim S_2$ 间不存在黄韧带可协助定位,但要注意移行椎。

腰椎前入路手术时,皮肤切口标志,平脐画线过 L_3,L_3、L_4 在脐部,L_2、L_3 在脐上,L_5、S_1 在脐与耻骨联合之间的上半部。腹主动脉一般在相当于 L_4 或 L_4 下缘处分成左右髂总动脉,术中找到动脉分叉即可由此而确定病变部位。腰骶交界处,骶骨岬最突出,可协助定位,但最突出处是腰骶间盘,此为最下一个间盘间隙,可协助定位。还可利用腰椎前缘骨赘特点定位。

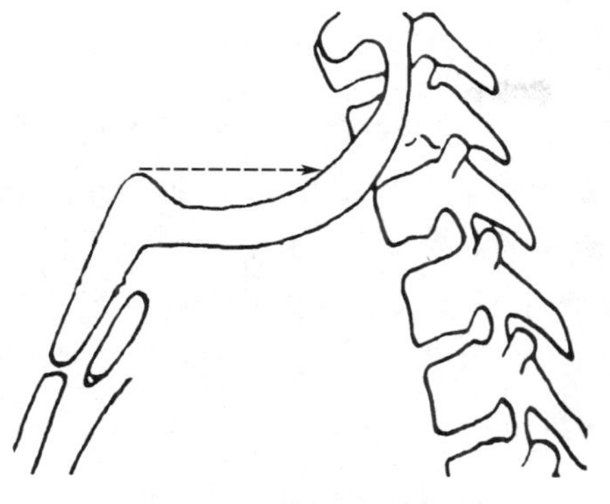

图 9-1-6　胸骨颈静脉切迹对应于 T_2 椎体水平

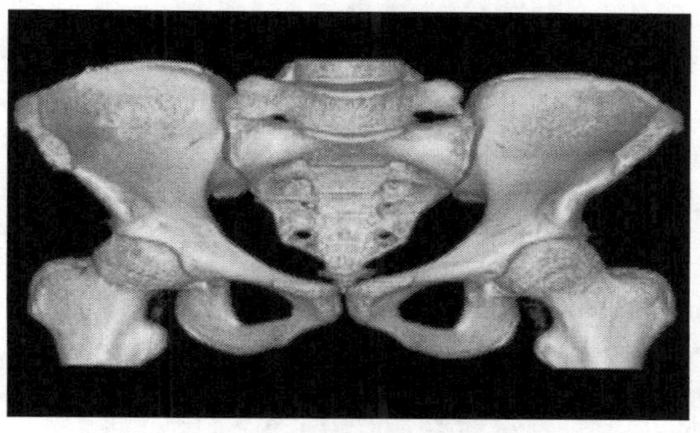

图 9-1-7　髂嵴最高点连线下方椎体为 L_5

三、影像学定位

（一）术中透视、造影或拍片定位法

方法较准确。如颈椎前路手术，在手术暴露的椎间盘水平置入一穿刺针或留一克氏针，定位针需限制长度 10mm，并防止深入（图 9-1-8）。我们习惯采用注射器针头，剪除尖端部分，残留 10mm 长度，由于尾部有接头，不会完全深入椎间盘内（图 9-1-9）。侧位透视或拍片，从 C_2 向下计数，即可知针所在的间盘与病变间盘的关系，从而定位病变的间盘部位。腰椎间盘手术时，术中在估计病变的间盘内注入造影剂拍片，如发现造影剂溢出椎间盘，则可以确定椎间盘纤维环破裂。如局麻下应用，造影可诱发疼痛，也可定位。椎间盘造影主要应用于间盘源性疼痛的微创手术。间盘内插入针头或克氏针拍片或透视还可估计椎间隙的深度。

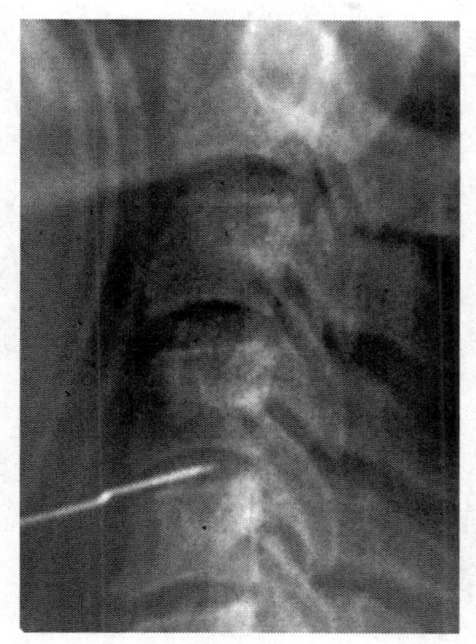

图 9-1-8　椎间盘内置入定位针透视下定位

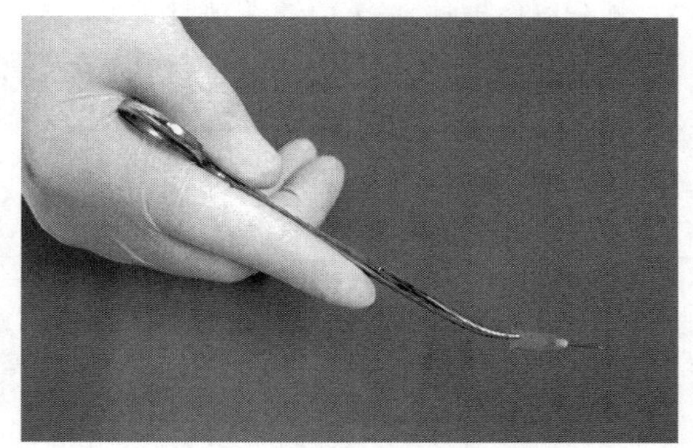

图 9-1-9　注射针尖部剪除后作为定位针

(二）术前局部透视下病变部位穿刺注射亚甲蓝，带穿刺针拍片定位法

此方法适用于脊柱后路手术，方法是术前1天于透视下在脊柱后中线病变间盘水平置一腰穿针，深度约在棘上韧带内，注射亚甲蓝约0.5ml，带穿刺针拍正侧位片，也可穿刺到病变的椎板上注射亚甲蓝定位。据平片显示可知针尖所在的棘突间隙，术中所见亚甲蓝处即为平片显示针尖位置，按此计数可定位。此法不甚可靠，尽管在透视下定位，但多为个人操作，可能发生错误，且术中无法反复核查。

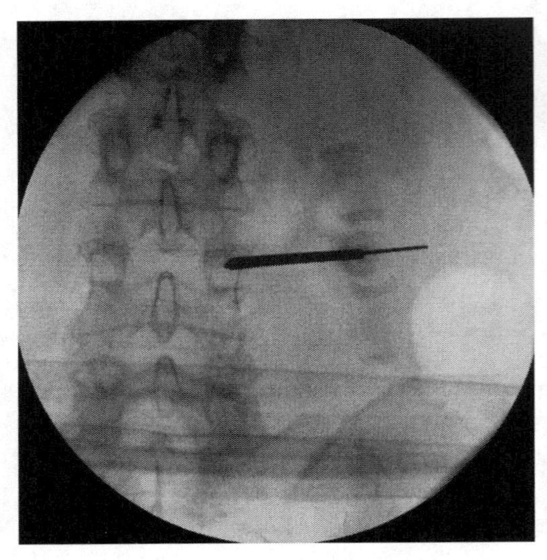

图 9-1-10 腰椎术中透视定位

（三）术前棘突置针定位法

一般术晨于局麻下在病变椎体的棘突上置入定位针，多采用粗针头，并摄正侧位X线片，但要包括胸椎或者腰椎全长。计数定位针所在的棘突层面，确定与手术层面的关系，术中手术确定准确定位后，再取出定位针。也可以在麻醉后置钉，在C臂X线机透视下定位，多用于下腰椎定位或者病理定位较容易的病例（图 9-1-10）。该方法可以在术中反复比对确认，尤其在胸椎及中上腰椎手术时较为实用。

四、病理学定位

在解剖学和影像学定位基础上，根据患者局部病理改变进行定位，一般在术中直视下进行，是手术定位的重要环节。在手术中根据脊柱不同病变的特有病理特征可协助并能进一步证实定位是否正确。

脊柱的骨折脱位，新鲜的创伤在手术中可注意局部皮下淤血、血肿、血块、棘上韧带、棘间韧带断裂，棘突或椎板骨折，关节突关节骨折或交锁，脱位时可见棘突不在一条线上，椎板的移位或关节突交锁等，进一步证实定位的正确。前路可注意局部血肿，前纵韧带断裂，椎体骨折线等。陈旧性骨折或骨折脱位，可见主要是修复反应而存在的大量瘢痕，还有以上骨折脱位的特点。

退变性疾患等要根据术前高质量的平片，寻找可利用的解剖特点，如椎体前缘骨赘是否存在，骨赘突出的程度、方向、大小，病变间盘与相邻间盘相比较，观察其退变的程度，间盘间隙宽窄，前纵韧带是否有骨化及骨化的程度，利用这些特点可便于手术定位（图 9-1-11）。

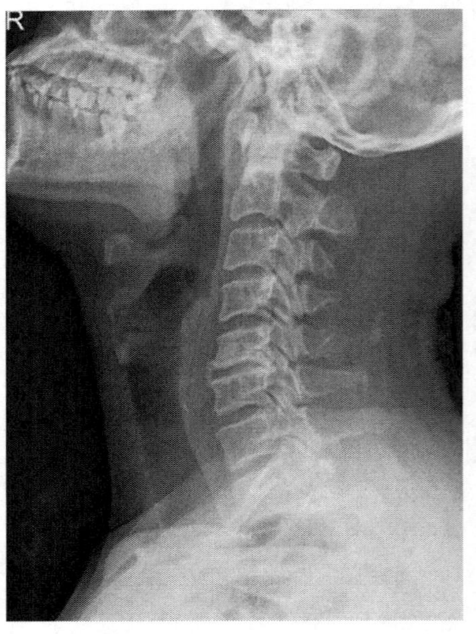

图 9-1-11 C_5～C_6 椎体前缘骨赘增生，可用于术中定位

椎管狭窄的定位还要依据手术所见，如椎间关节"内聚"，关节囊肥厚，黄韧带肥厚、骨化，椎板增厚，硬膜外脂肪减少或消失，黄韧带与硬膜粘连，硬膜囊明显的压迹，硬膜囊肥厚以及硬膜与脊髓粘连，脊髓搏动减弱或消失。在术中用尿管沿减压方向向远近端硬膜外探查以明确是否有狭窄存在的方法不准确，因此方法不能检查出真正的病理变化，如侧椎管狭窄等，同时还可造成局部损伤。

脊柱结核的定位，术中见局部结核性肉芽肿及干酪样坏死，死骨，破碎的间盘等，有椎前或椎旁脓肿时，手术进入脓肿，可沿脓腔壁找到脓腔漏孔处即为病变椎体所在。

脊柱肿瘤的定位，术中据软组织浸润情况及骨质改变来定位。

第二节　上颈椎前方手术入路

一、口咽入路

1917 年，Kanavel 第一次报道了经口咽入路摘除位于寰椎前弓上的弹片，此后该入路相继用于咽后壁脓肿切开引流、寰枢椎病灶清除、寰枢椎先天畸形和陈旧性寰枢椎脱位的减压松解内固定等手术。由于抗生素尚未应用，因该手术入路具有易感染特点，故没有得到广泛推广。1962 年，Fang 报道了经口咽入路行寰枢关节融合术后，该入路逐渐被世人认可。广州军区总医院刘景发等在国内较早开展此入路手术研究及临床应用，取得一系列研究成果和宝贵经验，成为中国脊柱外科领域中较早为世界所知晓和肯定的高难度技术。

该入路有以下优点：①术中头过伸体位可减轻病变对颅脊交界区腹侧压迫和成角畸形，克服了后路手术头前屈的危险性；②具有进路直接、手术入路层次简单、处理病变时不牵拉颈延髓、后组脑神经和椎动脉，可直接解除脊髓腹侧受压等优点，从而使该术式成为处理上颈椎病变的标准手术入路之一。

对同时累及上、下颈椎的腹侧病变或由于下颌关节病变致使口腔张开受限的患者，单纯口咽入路不能满足手术显露的要求。为此出现几种经口咽改良扩大术式：正中经下颌骨和舌切开手术入路，也就是 Hall 等提出的口-下颌-舌体入路，沿前正中线纵向切开下唇、下颌部皮肤及下颌骨，正中切开舌体和舌底肌，达咽后壁，可获得下部斜坡到中上颈椎椎体的广泛显露，适用于斜坡部以及 C_5 以上颈椎椎体和椎管内的病灶清除。该手术显露途径广泛，但创伤较大，甚至影响舌的功能。因此，Biller 改进该手术入路提出了经下颌骨经颈手术入路。取下唇前正中线纵向切开下唇、颏部和上颈部，直到舌骨水平以下，后切口沿下颌骨缘向后外侧至胸锁乳突肌外侧缘转向斜上方至乳突下方，获得与正中下颌骨和舌切开手术入路同样的显露范围和效果。此入路易伤及舌下神经和舌神经。

经口咽入路手术的并发症主要有感染、脑脊液漏、血管和神经损伤、关节失稳等。感染是经口咽入路手术的严重并发症，据报道伤口感染率可高达 31.6％。脑脊液漏合并颅内感染率为 1％～6％。随着现代无菌技术、显微外科技术以及广谱高效抗生素的应用，经口咽手术的感染率目前已显著降低，Kerschbaumer、Crockard 和 Goel 等报道的感染发生率低于 3％。

二、前方咽后入路

经口咽入路手术视野狭小，操作不便，且有经口感染之忧，限制了其临床应用。1966年，Stevenson设计的T形切口即沿下颌骨下缘下方从乳突前至内侧中线做横切口，在其中点做垂直切口至C_4水平，深面需牵拉舌动脉、舌下神经、喉上动脉及神经等，上颈椎暴露充分但也增加了重要血管神经损伤的机会。1987年，MeAfee等提出了经前方咽后入路显露上颈椎，即取右下颌斜切口，外端起自右下颌角下方2.0cm，平行沿下颌骨下缘2.0cm向内侧止于中线，长5.0～7.0cm。头偏向对侧及稍后伸后能较好显露C_1，C_2椎体前方结构。McDonnellhe对切口进行改良即从乳突下开始，平行下颌骨下缘约2.0cm达颏结节下方，深层切除颌下腺和切断二腹肌，牵开舌下神经、喉上神经及颈动脉鞘后达C_1～C_2椎体前方。该切口可以暴露颈前三角内的结构。

经前方咽后入路无经口咽感染之虞，尤其在内镜辅助下，可以获得更大的视野及照明，对于上颈椎疾患的处理则具有良好前景。

三、颈前外侧入路

1955年，Ribsson、Smith报道了颈椎前方横切口入路，Cloward扩大了该入路的应用。切口起自胸锁乳突肌中线至颈中线对侧1.0cm，全长5.0～7.0cm。切开皮肤、浅筋膜、颈阔肌及筋膜后钝性分离血管鞘和内脏鞘，到达椎体前方，该入路损伤少，能最直接地显露颈椎椎体。但该术式显露多节段椎体及椎间盘有困难。因此，Bailey和Badgley于1960年描述了沿胸锁乳突肌前缘斜切口入路进行颈椎骨折的融合术，从而比横切口显露更加广泛，适用于多个椎体和椎间盘的显露。但是两种入路对寰椎暴露都不够充分，增加了手术难度。过度牵拉易造成喉上神经等结构的损伤。

四、侧 方 入 路

1966年，Whitesides和Kelly首先描述了上颈椎侧方手术入路，有两种方法可以显露上颈椎侧前方。一种是将颈动脉鞘牵向后外侧在内脏鞘后方显露，即上文提到的颈前外侧入路斜切口；另一种是将颈动脉鞘牵向前内侧，在颈动脉鞘后方达上颈椎侧前方，即所谓的乳突下侧方手术入路。该入路切口类似高尔夫球杆，在胸锁乳突肌前做切口，上端向后弯向颅骨底部3.0～4.0cm，横过胸锁乳突肌起点及乳突尖部，切开皮肤、浅筋膜、颈阔肌后切断胸锁乳突肌在乳突止点处腱性部分，充分游离胸锁乳突肌后将其向下翻转，注意保护副神经。从颈动脉鞘后侧咽后间隙暴露上颈椎。

该术式主要显示上颈椎侧方结构，适用于上颈椎横突、侧块等及椎动脉病变的处理。但是该手术入路位置较深，解剖结构较为复杂，对脊髓前方减压比较困难，而且对于病变涉及多个椎体的患者，狭窄的空间使植骨和内固定更加困难。

第三节　颈椎前路手术的临床解剖

一、喉上神经

喉上神经从迷走神经分出后，在舌骨大角平面分为内、外两支（图 9-3-1）。喉内支为感觉支，穿甲状舌骨膜入喉，支配双侧会厌、声门襞、会厌襞等喉黏膜的感觉。当进食饮水刺激到该部黏膜时可激发应急咳嗽，避免异物漏入气管而造成致命的窒息。喉外支伴甲状腺上动脉下行，支配环甲肌，若损伤可致患者声带松弛，声调降低、嘶哑。

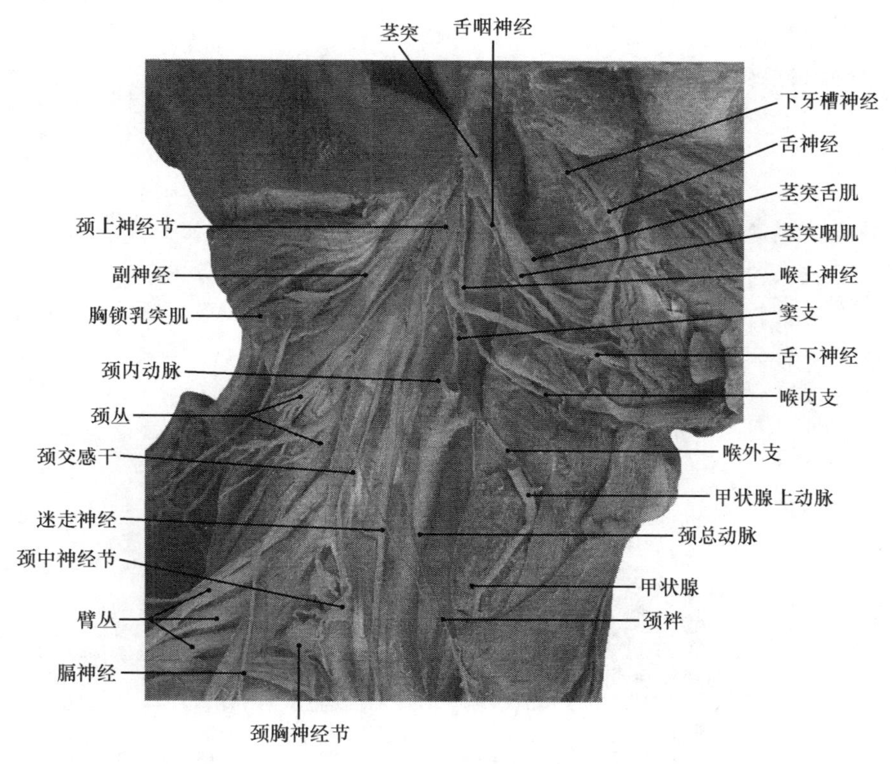

图 9-3-1　喉上神经

喉上神经的定位标志：①以甲状软骨上角为标志，喉上神经内支的入喉点在甲状软骨上角的前下方，距甲状软骨上角尖距离约为 1.3cm，在解剖分离甲状腺上极之前，用此值来判定喉上神经的入喉平面，对防止神经损伤有一定意义；②以甲状腺上动脉为标志，在甲状腺侧叶上极 1.2cm 处，喉上神经外支与甲状腺上动脉距离最近，神经大多（92%）走行在动脉后内侧，在此处结扎甲状腺上动脉容易误伤喉上神经外支，引起环甲肌麻痹。

在颈椎前路手术暴露时，常常从胸锁乳突肌内侧筋膜间隙进入，在深方会遇到从颈动脉鞘发出的行向颈椎前各器官的血管神经束。辨认和妥善处理这些血管神经束至为重要。所以，了解这些血管神经束的位置与一些骨性标志（舌骨、甲状软骨、环状软骨）的相对关系，对术中的操作很有指导意义。C_2、C_3 椎间平面比舌骨的位置要高一个多椎体。在 C_2、C_3 平面做钢板内固定手术必须注意避免喉上神经的损伤。在喉上神经内支的支点与甲状腺上动脉在胸骨甲状肌的贴附点之间的空隙里操作，可避免喉上神经的损伤，以骨性标志作参考，只有在舌骨平面以下、甲状软骨旁侧的筋膜中操作才可能避免损伤喉上神经。在此部位操作，直达椎体前，此时直接达到的是 C_3、C_4 间隙，此时需要用适当的平头拉钩拉开椎前器官，向上推开椎前筋膜间隙方显露 C_2、C_3 平面。在 C_2、C_3 的显露中，由于不需要处理甲状腺上动脉，所以对喉上神经外支的威胁不大。但在上部切口的解剖中，对舌骨平面的横行神经血管纤维要注意辨认和保存，少数病例喉上神经内支的发出平面高于舌骨平面，则显露口可以大一些，但多数病例的内侧支发出在舌骨大角平面，故对此部位的解剖要适可而止。除了手术中经常触摸骨性标志，避免解剖时锐性切划损伤喉上神经内支外，由于到达椎前间隙时必须用拉钩拉开椎前器官（咽喉部）、向上推开椎前筋膜间隙才能显露 C_2、C_3 平面，这样对喉上神经内支会发生牵拉性损害，有时可诱发心动过缓，这可能是喉上神经内支受牵拉诱发迷走反射所致，此时只要停止牵拉，并在继续操作时调整拉钩力度即可恢复。

二、喉返神经

喉返神经从迷走神经分出后，沿颈部气管食管沟上行，沿途发出数条分支分布于喉、气管、食管及邻近肌（图 9-3-2）。按其分支分布，将喉返神经的分支分为喉支和喉外支。喉支有 1～3 支，在甲状软骨下角的后下方入喉，为喉部的主要运动神经，支配除环甲肌以外的喉内诸肌。喉外支有 2～6 支，分布于气管、食管、甲状腺被膜等组织。颈椎前路手术一般仅可能引起单侧喉返神经损伤，故临床上主要出现声嘶、发声无力的症状。

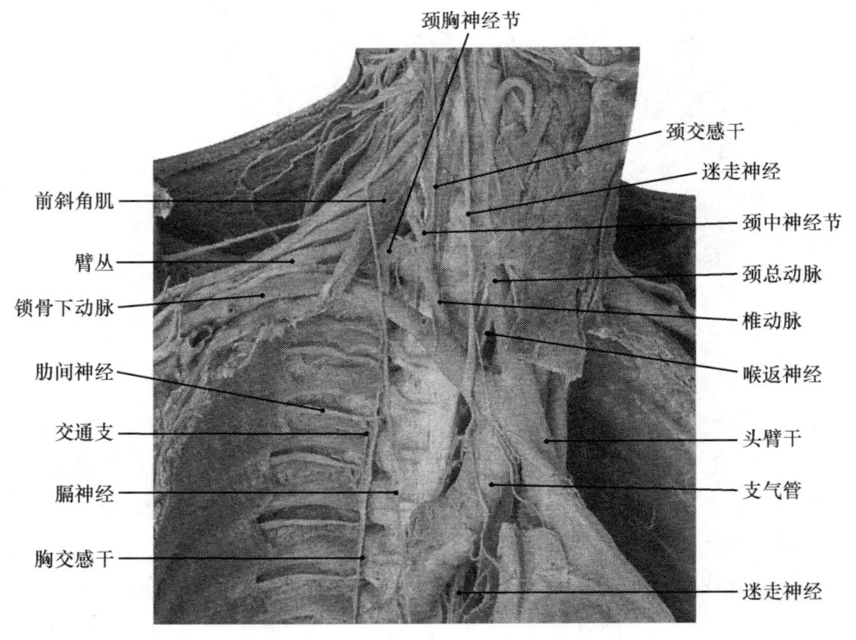

图 9-3-2　喉返神经

（一）喉返神经的解剖变异

喉返神经的走行、分支数目及神经主干的形态有不少变异。喉返神经的变异不仅仅表现在其位置和分支方面，而且还表现在喉返神经外部形态本身，如喉返神经袢、双喉返神经及非返喉下神经。因此，颈部手术要注意保护喉返神经主干及其分支。尤其一些罕见的变异更要引起重视，如喉返神经不在食管神经沟内走形等，如喉返神经没有气管食管沟的保护，手术中神经易受牵拉或扭转而受损。

由于喉返神经的变异较多，多数分支细小，故一般颈椎前路手术时，不需要刻意显露喉返神经，主要采取解剖区域保护的办法，只有在颈胸交界部肿瘤范围较广时，方考虑是否进行喉返神经的解剖显露。

（二）喉返神经与毗邻结构位置关系

过去甲状腺下动脉一直被作为辨认喉返神经的标志，但许多文献报道甲状腺下动脉及其分支与喉返神经及其分支的关系并不恒定。总的来说，左喉返神经倾向于在甲状腺下动脉及分支的深面行走，而右喉返神经则多在甲状腺下动脉及分支的前方、后方或分支之间走行。

也有认为，甲状软骨下角是一个比甲状腺下动脉更可靠而有效的定位标志，并指出甲状软骨下角与喉返神经的解剖关系在所有患者中较为恒定的，除非因甲状腺或甲状旁腺病变而移位，应在甲状软骨下角前下方 5～12mm 处寻找喉返神经。以甲状软骨下角为标志，喉返神经喉支的入喉点在甲状软骨下角的后下方，距甲状软骨下角尖的距离，左侧为(7.4±3.5)mm(4.2～11.8mm)，右侧为(7.1±2.9)mm(4.7～10.3mm)。以喉结为标志，喉返神经的入喉点在喉结的后下方，距喉结最突出点水平线下方的距离，左侧为(34±11)mm(24～45mm)，右侧为(36±16)mm(27～50mm)。

喉返神经在入喉前多分成前、后支，多数的前支和少数的后支从甲状软骨下角尖端的前下方入喉，多数的后支和少数的前支从其后下方入喉，同时多数甲状腺下动脉的小分支伴随喉返神经的前支或后支入喉。由于动脉与神经的关系密切，在结扎动脉时较难把动脉和神经彻底分开，易造成神经损伤。因此，当在甲状软骨下角的前下方寻找喉返神经时，要充分考虑上述位置关系，以免遗漏。

（三）喉返神经的定位标志

1. 以气管食管沟为标志　左、右喉返神经自迷走神经分出后，沿气管食管沟内上行，因右喉返神经大多(42%)走行于甲状腺下动脉的浅面，故结扎右侧甲状腺下动脉时，注意勿损伤右喉返神经。

2. 以甲状软骨下角为标志　左、右喉返神经的入喉点距甲状软骨下角尖的距离约为7mm，做颈部手术时，在甲状软骨下角附近注意勿损伤喉返神经。

3. 以喉结为标志　喉返神经的入喉点在喉结最突出点水平线后下方约 3.5cm；在做颈部手术时，可用此值来判定喉返神经的入喉平面，对防止神经损伤有一定意义。

三、颈交感干

颈椎前路手术时发生颈交感干损伤导致 Horner 综合征的发生率为 0.2%～4%。颈交感干损伤后可出现该侧面部潮红、无汗、瞳孔缩小和眼睑轻度下垂(因 Müller 肌瘫痪)等

Horner 综合征的体征。

其发生原因多数是因为切断了颈长肌、剥离颈长肌不当或过度牵拉颈长肌等引起。有时为了从前外侧暴露椎体前缘的外侧部分、钩椎关节、椎动脉或横突孔等结构时，把颈长肌或将颈长肌连同椎动脉一起牵向外侧，很容易发生暂时性或永久性的 Horner 综合征。颈交感干在颈段和颈胸段脊柱的行程上任何一处损伤，都可以引起 Horner 综合征。应该引起注意的是，引起 Horner 综合征的神经损伤主要是神经节和节后纤维的损伤，节前损伤(包括脊神经根前支、白支等)不会引起此症状。

颈交感干直接位于颈长肌前方，椎前筋膜后方，并有分支与颈长肌相连(图 9-3-3，图 9-3-4)。有研究表明，颈长肌与中线的距离从 C_3 的 5.5mm 增加到 C_7 的 7.0mm，越往下越宽。而交感干从上到下逐渐靠近中线，同时位于颈长肌之前。在 C_6、C_7 水平时颈交感干至颈长肌内侧缘距离最小，有研究测得分别为 8.8mm 和 9.0mm。也就是说，在 C_6、C_7 水平时，颈交感干最容易受到手术操作损伤。因此，下颈椎和颈胸段手术时，助手拉钩时不应置于颈长肌之上，最好仔细辨认颈中神经节是否存在，沿颈长肌内侧缘，少许剥离，于颈长肌下方向外侧小心牵拉。

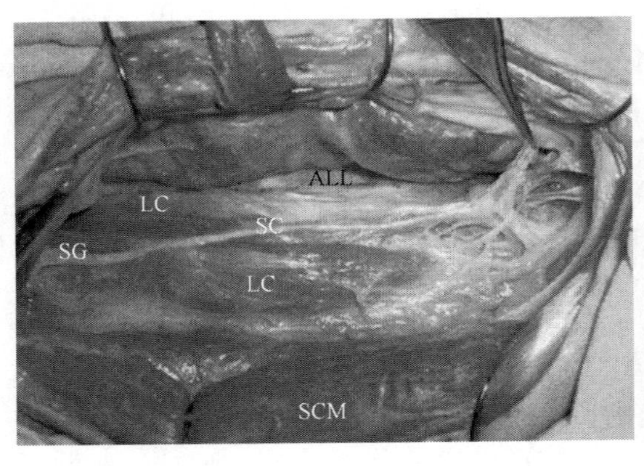

图 9-3-3 颈交感干

ALL. 前纵韧带；LC. 颈长肌；SG. 交感神经节；SC. 颈交感干；SCM. 胸锁乳突肌

引自 Haller JM，Iwanik M，Shen FH. Spine，2011.

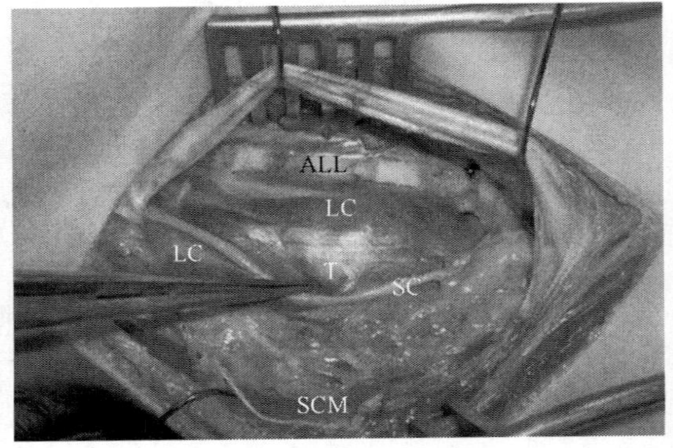

图 9-3-4 颈交感干与 C_6 横突前结节(解剖钳处)

引自 Haller JM，Iwanik M，Shen FH. Spine，2011.

研究发现，颈中神经节多数位于 C_6 横突前方(图 9-3-4)，约 41.7%的尸体标本颈中神经节缺如。星状神经节位于第 7 颈椎和肋骨颈水平，颈长肌的外侧缘或稍外侧。这些位置均较易损伤。

四、颈椎前路减压的安全界限

颈椎前路减压手术，包括椎间盘切除或者椎体次全切除，医源性椎动脉损伤是严重并发症。临床上，颈椎前路手术时发生医源性椎动脉损伤的病例于 1973 年首次报道。众多作者一致认为，颈椎前路减压时出现椎动脉损伤的主要原因是术中偏离方向及减压范围太宽。但是，减压范围过窄可致使脊髓减压不充分，却影响术后脊髓神经功能恢复。因此，必须确定明确的解剖标志作为前路减压的安全界限，既达到充分减压目的(骨槽宽度合适)，又不会导致椎动脉损伤。

（一）颈长肌

采用两侧颈长肌内侧缘为标志（图 9-3-5），手术在此间进行比较安全。据我们测量表明，颈长肌内侧缘与横突孔之间有 7～9mm 的距离，这个安全区间足够保证避免椎动脉损伤，但是颈长肌间距与颈椎管横径之间相差较大，如单纯在颈长肌间距区间内减压显然不够充分（表 9-3-1）。且术中需分离牵开之以获得足够的暴露，难以成为稳定有效的解剖标志。

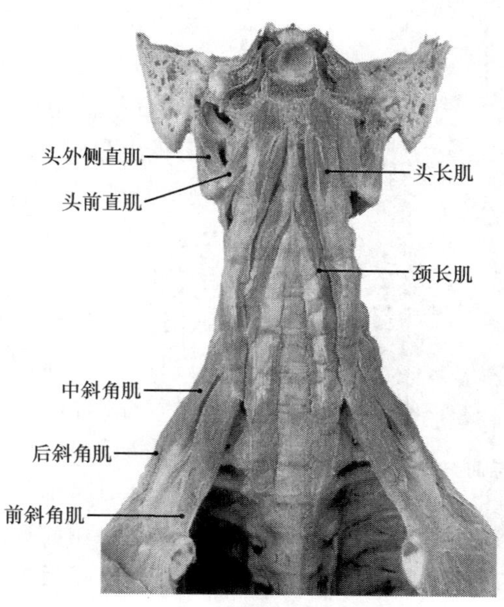

图 9-3-5 颈长肌间距

表 9-3-1 颈长肌间距和椎管（孔）横径（x±s，mm）

椎间隙	颈长肌间距	椎管横径	椎间隙	颈长肌间距	椎管横径
$C_2 \sim C_3$	6.2±1.6	16.5±0.9	$C_5 \sim C_6$	13.6±2.3	19.9±1.3
$C_3 \sim C_4$	10.0±2.3	17.6±0.9	$C_6 \sim C_7$	14.8±2.5	20.1±1.4
$C_4 \sim C_5$	12.1±2.4	18.8±0.9			

（二）钩突内侧缘

采用钩突内侧缘作为减压的外界。钩突内侧缘到横突孔之间至少有 5mm 的距离，因此，在此范围内手术尚可以保证不损伤椎动脉。但是 $C_3 \sim C_7$ 颈椎钩突从外侧转为后外侧，钩突外倾角及基底部宽度逐渐增大，因此，其内侧缘逐渐内聚。我们的研究表明，在椎体后缘，钩突内侧缘（钩突后脚）之间距离分别为 C_3（12.1±1.8）mm、C_4（12.2±1.9）mm、C_5（13.1±1.5）mm、C_6（13.7±1.5）mm、C_7（14.1±1.1）mm。与表 9-3-1 比较可见，除 $C_2 \sim C_3$ 椎间隙外，基本与颈长肌间距相当。因此，如果单纯依赖钩突内侧缘作为安全界限，则在椎体后缘的减压范围显然并不足够。

（三）钩突前脚

在解剖学研究基础上，我们提出了将钩突前脚作为解剖定位标志较为实用(图 9-3-6)。钩突前脚是椎体前缘与钩突相延续部分，即椎体前外侧钩突于椎体前缘延续处的折曲点。

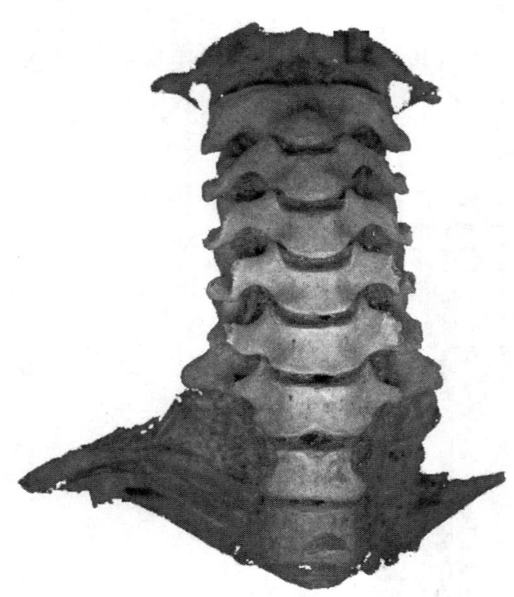

图 9-3-6 钩突前脚作为颈椎前路减压的安全外界

钩突前脚的解剖恒定，在体时多为颈长肌内侧缘所覆盖，术中可推开颈长肌，用尖刀沿椎体终板上缘切开，至外侧钩突部，即可确定，位置表浅，易于定位。其次，钩突前脚与横突孔之见有约 4mm 的距离，可以保证有足够的安全区间。临床上进行钩突切除减压时，只要保证钩突外侧骨皮质壳完整，作为一个定位标志，就可以大胆切除(高速磨钻)钩突。因此，上述安全区间是有保证的。同时，钩突前脚间距与椎管横径相近，可以满足椎管充分减压的要求，且在减压过程中骨性标志不容易破坏，可以术中反复核对骨性标志，防止手术偏离方向。

术中减压时，先明确钩突前脚位置，再切除椎间盘，刮除髓核组织后，可以明确钩突内侧缘，这时根据患者病情特点及术前预案，确定减压范围。用高速磨钻切除钩突内侧缘至椎体后缘，再用薄枪式咬骨钳切除残余骨赘，即可达到有效减压目的。

第四节 颈胸交界区前路手术

自 1894 年 Menard 首先采用切除部分肋骨，经后外侧途径到达上胸椎以来，颈胸交界区前方入路手术已经历了 100 多年的时间，至今已有多种前方入路手术途径供临床选择。但该部位手术由于解剖复杂，与枕颈交界区疾患类似，一直是脊柱外科的难点。

一、颈胸交界区前方结构

颈胸交界区前方结构包括肌层(颈阔肌、胸锁乳突肌)、骨性结构(胸骨柄、胸锁关节)、血管结构(左、右颈总动脉，主动脉弓，无名动脉，左、右头臂静脉，甲状腺下动脉)、神经(喉返神经、交感神经)和其他结构(气管、食管、甲状腺、胸腺、胸膜顶、胸导管)等(图 9-4-1，图 9-4-2)。其中喉返神经和胸导管是术中最容易损伤的组织，右喉返神经绕过右锁骨下动脉后上行，左喉返神经从主动脉弓下方绕过后上行。胸导管一般在 $T_4 \sim T_6$ 越过椎体中线至左前方上行，约在 $C_7 \sim T_1$ 高度(有时可达 C_6)进入左颈内静脉与左锁骨下静脉汇合处。由于颈胸交界部为颈椎前凸和胸椎后凸移行处，部位深在，邻近前方有胸骨，深部结构如血管、神经、淋巴管等比较复杂，所以前方入路时一般显露创伤巨大，虽可直接暴露病变部位，术野清晰，但易损伤上述毗邻结构。

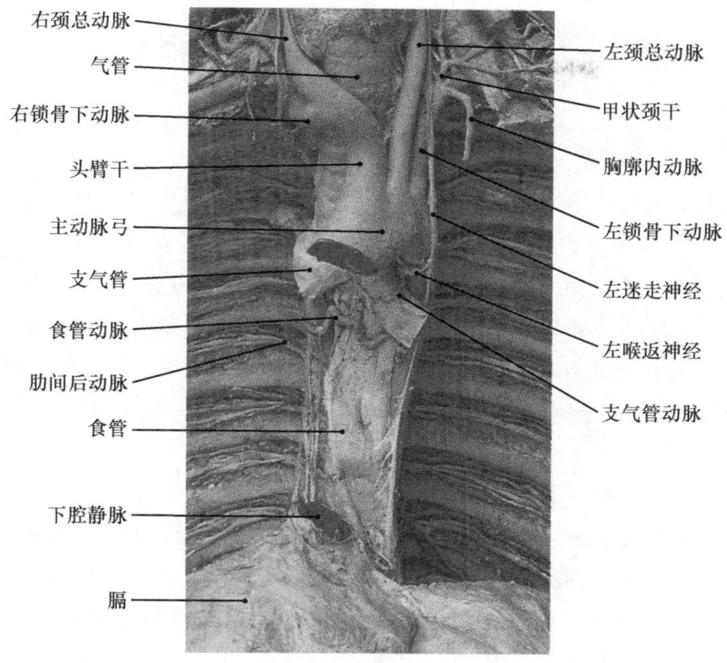

图 9-4-1　颈胸交界区前方结构

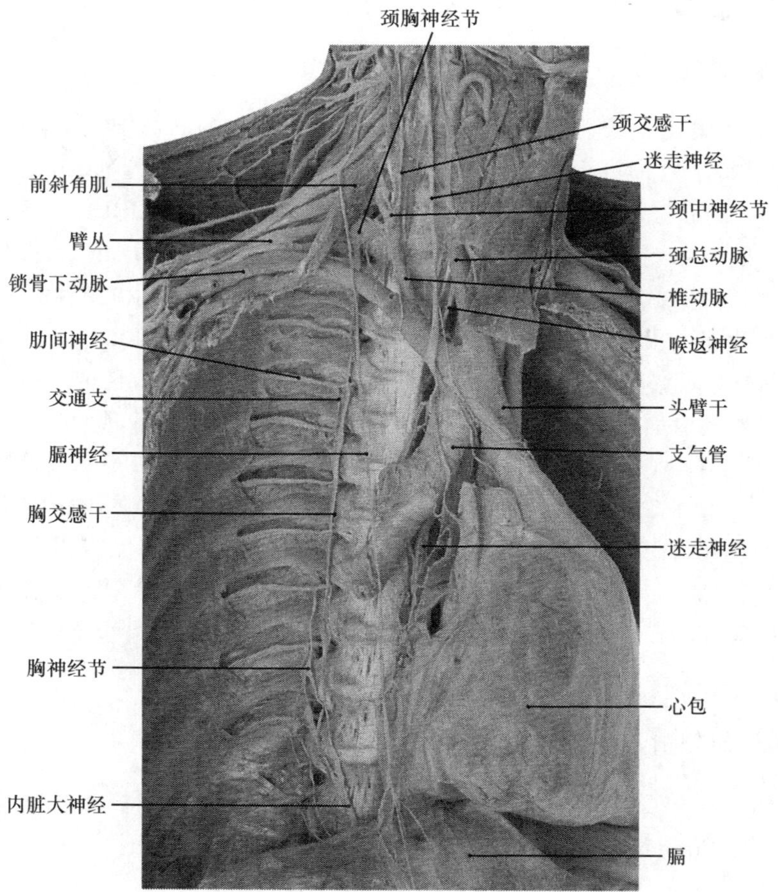

图 9-4-2　颈胸交界区前方结构

二、颈胸交界区前方手术途径

(一) 经下颈椎低位前方入路

1955 年,Smith 和 Robinson 首先应用颈椎前方入路行颈椎间盘摘除、椎体间植骨融合术。后应用于上胸椎前方手术暴露。随后,Rossitti 使用该入路治疗上胸椎(T_1～T_2)椎间盘突出,取得了满意效果。1995 年,Gieged 采用单纯经颈前方入路治疗上胸椎单节段恶性疾病,认为该入路很容易从外侧暴露椎骨钩突关节,但由于纵隔的影响,尾侧暴露的范围一般限于 T_3,其入路的角度取决于胸骨柄。其缺点主要有:手术暴露范围有限,一般只能暴露至 T_1,且术中易损伤喉返神经、胸导管等结构。

(二) 经全胸骨切开入路

1957 年,Cauchoix 和 Binet 首先提出全胸骨切开术"T"形切口,颈部切口沿胸锁乳突肌前缘,胸部纵行劈开到剑突,胸骨完全劈开并向两侧牵开。该入路的优点:①手术直视下操作,操作简单易行,暴露充分,对后纵韧带、硬脊膜显露较好,便于完整切除病灶及椎管减压;②不破坏胸锁关节等,不影响上肢功能。其缺点主要有:①手术切口大,创伤大,术后康复期相对较长;②考虑暴露 T_4 水平时左头臂静脉可能需要结扎,术后可能引起左臂肿胀。

(三) 经胸骨柄入路

鉴于全胸骨劈开损伤较大,1982 年,Louis 在 Cauchoix 等的基础上,首先采用倒"T"形劈开胸骨至胸骨柄下方,联合颈部入路,以减少手术创伤。1984 年,Yasui 提出在颈部切口基础上,采用倒"T"形劈开胸骨柄联合颈部入路治疗颈胸结合部 OPLL,可获得下至 T_3 椎体满意的暴露,安全有效地行椎体切除及骨化组织摘除。2002 年,Luk 等报道对 Hodgson 和 Datling 等的入路方式进行改良,行单侧("L"形)或双侧(倒"T"形)胸骨柄切开,正中劈开胸骨柄,平第 2 肋间半横断或全横断胸骨柄,可以增加暴露的宽度,单侧半横断暴露宽度 4cm,双侧全横断暴露宽度 8cm。该入路可同时显露 C_3～T_5 椎体,且可以向两侧扩展足够的宽度,便于操作及内固定的植入,但由于受到心脏和血管的限制,此方法只能暴露到 T_5 椎体。此入路优点有:①部分切开胸骨,手术创伤较全胸骨切开小;②暴露范围较低位颈椎途径大,一般可暴露到 T_4 水平,向上可延长切口至 C_3;③可扩展性强,两侧扩展可提供足够的宽度,以便于置入内固定器械的操作,纵隔内结构较容易控制;④无需切开锁骨,不影响肩胛带稳定及上肢功能。其缺点主要是:①右心房和左侧的升主动脉限制了该入路的尾侧扩展,因而很难达到 T_4 以下,部分患者 T_3 暴露困难;②撑开胸骨柄时可导致头臂静脉的牵张甚至撕裂。

(四) 经部分锁骨切除入路

1982 年,Standefer 等首先报道劈开胸骨柄同时离断锁骨的内侧半暴露颈胸段治疗肿瘤患者。1984 年,Sundaresan 等报道了经典的前胸壁"T"形切口入路。切除单侧的锁骨内 1/3 及胸骨柄一半进行暴露,可提供 C_7～T_4 良好的手术视野和操作空间,切除的锁骨可用作坚强的植骨材料。随后,Lesoin 等对 Sundaresan 入路进行了改良,采用斜行切口,保留胸锁乳突肌与胸骨柄及锁骨的联系，切除内侧 1/3 的锁骨和上部胸骨柄，掀起胸骨、锁骨块，显露其后方结构，术后回植。1991 年，Kurz 和 Herkowitlz 报道了改良的单侧倒“L”形切口，单纯切除内侧 1/3 锁骨而保留胸骨柄，切除的锁骨作为支撑物植入并行内固定。此入路优点：暴露相对广泛，在直视下操作，空间充分，可行病灶切除、减压植骨及内固定等操作。其缺点主要是：并发症较多，如肩胛带无力、锁骨不连、胸骨不愈合以及胸骨后软组织损伤（头臂静脉、前胸膜）等。

（五）经肩胛骨下侧方入路

1960 年，Hodgson 等首先报道了经肩胛骨下胸腔入路，切除第 3 肋骨，在胸膜后暴露 C_7～T_3 椎体。1994 年，Hernigou 等报道对该入路进一步改良，切口从棘突开始，绕肩胛骨后角沿第 5 肋间向前，横行切除第 2～5 部分肋骨及肌肉等结构，并掀起显露 T_1～T_4 椎体侧方，该入路通过向上、下延长可显露 C_3～T_{10}椎体。2008 年，吴锐辉、尹庆水等报道对肩胛下侧方深层入路进行改良显露上胸椎的应用解剖，采用改良切口起于 T_2 棘突，向外下经肩胛角上方约 3cm 处，水平向外延至腋中线，切开皮肤、皮下组织，切开部分斜方肌、菱形肌、大小圆肌，向头侧牵开肩胛骨，显露肋骨床，切除第 3 肋骨能显露 T_2～T_4 椎体（100%）；若联合切除第 2 肋骨，能显露 T_1 椎体下 2/3～T_4 椎体（83.3%）；若联合切除第 4 肋骨，能显露 T_2～T_5 椎体（100%），他认为改良肩胛深层入路是显露上胸椎的理想入路，具有创伤小，显露好，安全性高等优点。该入路优点：①手术视野清晰，没有重要血管、神经经过；②该入路行前路内固定操作较为方便。其缺点主要是：肌肉切断多，手术创伤较大，并发症较多。

第五节　腰椎后路旁正中肌间隙入路

胸腰椎后路的经典手术入路为后正中入路，切口沿棘突纵行，切断棘突上肌附丽，并骨膜下分离，牵开软组织后显露椎体后部结构。该入路安全有效，且不需要更多的解剖学知识。但是，由于切断肌附丽，以及广泛骨膜下剥离，可以导致肌肉失神经和萎缩，影响到手术的临床疗效。

1959 年，Watkins 首次描述了旁脊柱入路，由髂腰肌外侧进入到横突，进行腰椎后外侧融合。1964 年，Wiltse 和 Hutchinson 改进该入路，由腰最长肌和多裂肌之间的自然间隙进入，进行腰椎滑脱的融合手术。1988 年，Wiltse 和 Spencer 再次描述了该手术入路以及应用，并获得关注。由于 20 世纪 70 年代末微创椎间盘技术的出现，人们更强调如何保护软组织，减少显露过程的软组织损伤。以后工作通道的“管（tube）”技术以及可扩张牵开器等应用提供了脊柱显露更“微创”的入路，而保护后路肌肉的功能，以促进手术疗效，也成为手术显露要达到的目的。相比较椎板骨膜下或者通过肌肉的显露入路而言，肌肉间隙的入路在减小剥离损伤肌肉，保护神经血管支配以及肌附丽的完整性等方面更具有明显优势。

胸腰椎后路肌群包括两组主要肌肉：多裂肌（图 9-5-1）和竖脊肌。多裂肌有多个肌起止点及附丽，其起自棘突以及相邻椎板，放射状向下止于关节突上方。其主要的功能是参与脊柱背伸运动，维持脊柱腰段前凸的存在，是脊柱动力性稳定的重要因素，也是脊柱腰段后路手术中破坏最大的肌组织。竖脊肌包括腰最长肌和腰髂肋肌（图 9-5-2，图 9-5-3），分别起自副突和横突，放射状止于髂嵴的内上缘。这些肌的神经血管丛支配类似，具有节段分布的特点，沿相应的横突及上关节突走行（图 9-5-4），故在多裂肌及最长肌之间存在天然间隙，可以显露 L_1～S 的关节突和横突的外侧，且可以保护肌肉以及支配神经血管的完整性（图 9-5-5，图 9-5-6）。

有些作者将此入路称为“多裂肌入路”，在定义上是不妥的，因为该入路并非经多裂肌进入，而是多裂肌与最长肌的肌间隙进入，故还是称为肌间隙入路，更能反映该入路的解剖学特点。

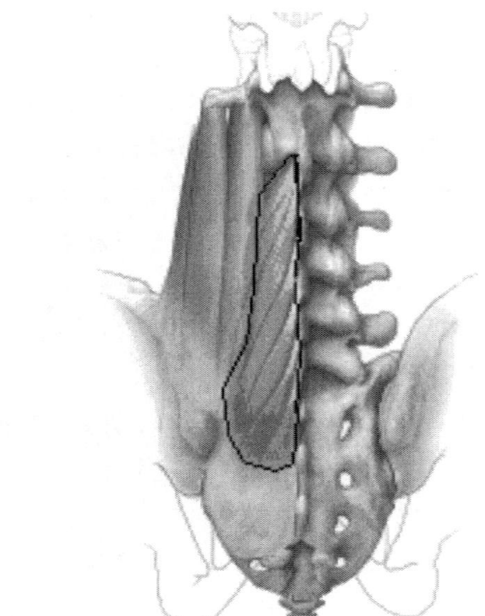

图 9-5-1　多裂肌

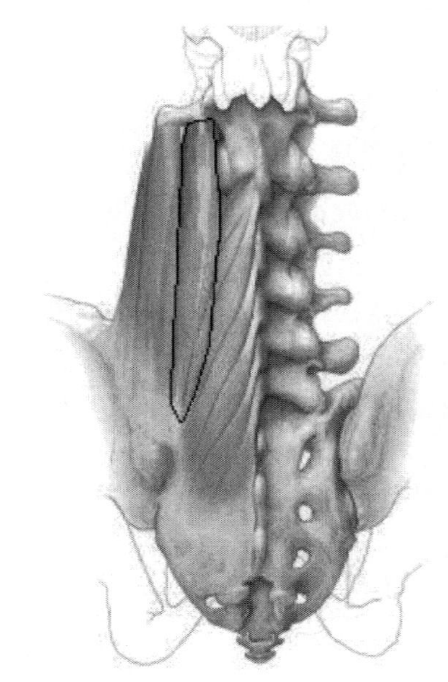

图 9-5-2　最长肌

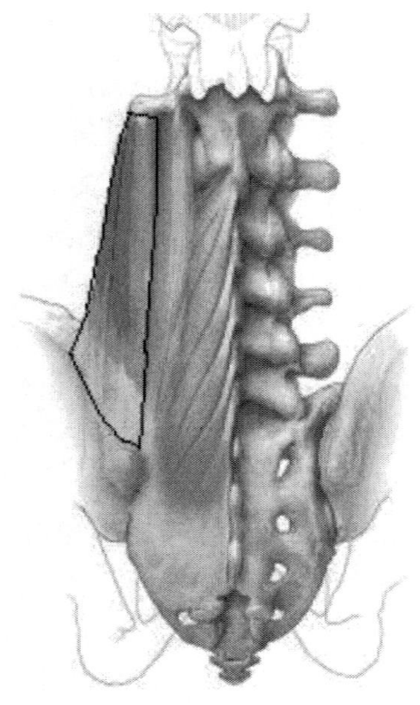

图 9-5-3　髂肋肌

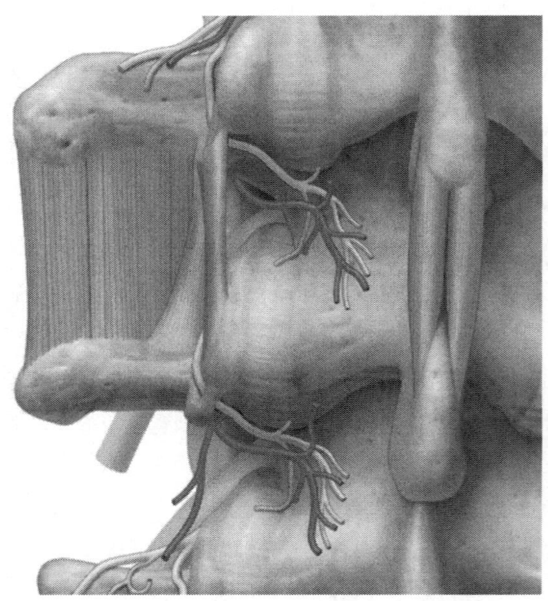

图 9-5-4　神经根后支出椎间孔后，环绕上关节突基底部，通过乳突副突结节，与血管一起支配多裂肌

引自 Hoh DJ，et al. Neurosurgery，2010，66（ON1）：ons13-25.

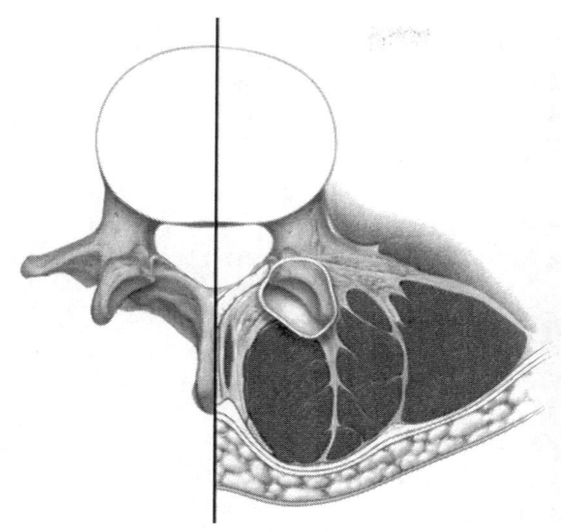

图 9-5-5　从棘突往外分别为多裂肌、最长肌、髂肋肌，之间有明显的间隙

引自 Hoh DJ, et al. Neurosurgery, 2010, 66(ON1): ons13-25.

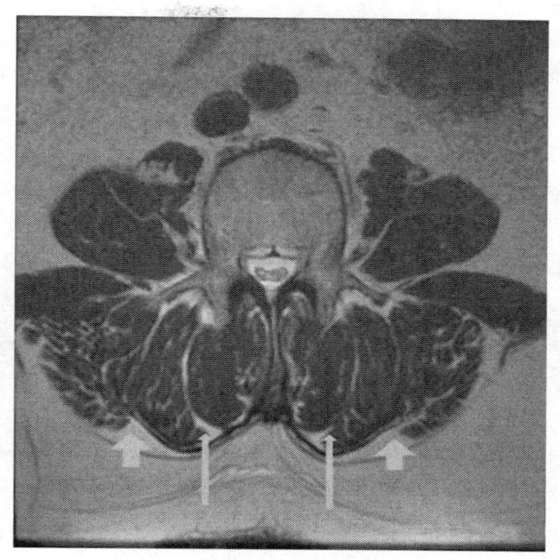

图 9-5-6　轴位 MRI 上椎旁肌的解剖

细箭头示多裂肌与最长肌间隙；粗箭头示最长肌与髂肋肌间隙

该手术入路由于解剖明确，在轴位 MRI 上可以很容易理解该入路，且操作上较为容易，临床上应用并不困难，可进行后路椎弓根螺钉内固定、TLIF 手术等。但临床上目前应用尚未真正普及，可能阻碍其开展更多的是观念问题。脊柱外科发展到一定阶段后，应树立微创的理念，以尽量小的创伤完成以往一些常规手术，充分保护后部肌肉的神经血管支配，以维持这些肌肉的生物力学功能。

结　语

脊柱手术入路已较为规范，具体可以参考有关教科书，但众多入路涉及的临床解剖学内容并不为人熟知，尤其上颈椎、颈胸交界区的入路，局部解剖更为复杂。手术入路选择主要根据病情需要以及手术目的，熟悉入路的临床解剖，可以避免手术误损伤，提高手术效率。胸腰椎后路肌间隙入路简单易行，可有效减少椎旁肌损伤，对于手术局限化、微创化有明显意义，而众多脊柱微创手术的临床解剖更是需要进一步研究的领域。手术定位错误属最低级的错误，却并不鲜见，应引起高度重视。

（瞿东滨　庄颜峰　邬　江）

参考文献

方松清，龙茂林，曹盛俊，等.1999.腰椎间盘手术定位失误的原因及对策[J].衡阳医学院学报，27(1)：46～47.

郭兴，王岐本.2004.喉返神经在颈部的应用解剖研究[J].局解手术学杂志，13(4)：223～224.

何精选，王艳炜，程雄飞，等.2006.椎动脉、颈交感干和颈长肌的解剖关系及其在颈椎手术中的意义[J].局解手术学杂志，15(6)：363～364.

黄义星，金联洲，池永龙，等.2009.上胸椎前方入路重要解剖结构的三维重建与可视化研究[J].中国骨伤，22(12)：927～929.

姜恒，单建林，郭光金，等.2004.颈椎前路手术中喉返神经的应用解剖研究[J].重庆医学，33(1)：49～51.

姜恒，单建林，郭光金，等.2005.颈椎前路手术中椎动脉定位的相关解剖研究[J].第三军医大学学报，27(2)：157～159.

蒋富贵，瞿东滨，朱志刚，等.2000.颈椎前路减压及内固定的解剖学问题[J].中国临床解剖学杂志，18(4)：310～31.

靳安民，陈仲，李奇.2001.腰椎间盘手术定位错误的预防[J].颈腰痛杂志，22(3)：236.

瞿东滨，金大地，钟世镇.2002.颈椎钩突的解剖学观察及其临床意义[J].中国矫形外科杂志，9(1)：49～51.

兰美兵，李国华.2003.人体解剖三角之临床应用[J].黔南民族医专学报，16(2)：67～68.

李立新，原晓景，徐达传.2004.下颈椎前方手术中预防颈交感干损伤的应用解剖[J].中国临床解剖学杂志，22(6)：589～591.

李义凯，王志洪，冯金升，等.1999.髂嵴最高点连线与椎节的关系[J].颈腰痛杂志，20(4)：259～261.

李忠民，李遇俊，于永林.1996.下腰手术定位失误的教训[J].中国脊柱脊髓杂志，6(6)：275～276.

林学堂，肖增明.2009.上胸椎手术前方入路的研究进展[J].中外医疗，12：180～181.

刘学敏，王俊生，武志兵，等.2005.颈部血管和神经与颈椎的关系及应用解剖[J].解剖学研究，27(1)：64～65.

刘屹林，王利民，宋跃明.2007.经胸骨上段显露颈胸段脊柱的应用解剖[J].中国临床解剖学杂志，25(6)：611～614.

刘屹林，王利民，宋跃明.2008.颈胸段前路手术中喉返神经的应用解剖[J].中国脊柱脊髓杂志，18(2)：130～133.

马信龙，张义修.1997.脊柱手术的定位方法[J].中国中西医结合外科杂，3(3)：216～218.

孟镔，胡振龙，赵琛，等.2005.临床骨外科手术中常用体表标志的简便解剖学定位[J].局解手术学杂志，14(6)：399～400.

屈士斌，孟镔，翟大伟，等.2010.人体常用体表标志的简易解剖定位与临床应用[J].局解手术学杂志，19(5)：406～407.

冉建华，孙善全，赵俊，等.2003.与颈部手术相关的喉返神经的应用解剖[J].中国临床解剖学杂志，21(5)：460～463.

单建林，姜恒，李放，等.2005.颈动脉鞘和椎前筋膜的解剖关系及在颈椎前路手术中的意义[J].中国脊柱脊髓杂志，15(8)：493～495.

单建林，姜恒，孙天胜，等.2003.颈椎前路手术入路中喉返神经的相关解剖学研究[J].中华骨科杂志，23(5)：315～317.

邵诗泽，张恩忠，付松，等.2010.腰骶段多裂肌的形态特点及功能意义[J].中国临床解剖学杂志，28(1)：17～19.

佘永华，张志栋，吴俊学，等.2005.喉上神经和喉返神经的应用解剖[J].川北医学院学报，20(1)：1～2.

陶冶，张平，单永安，等.2004.腰椎间盘突出症术中定位失误原因及处置[J].实用医药杂志，21(3)：217～218.

滕红林，杨胜武，肖建如，等.2005.颈胸段脊柱前方手术入路时颈长肌和颈交感干的相关解剖[J].临床骨科杂志，8(2)：169～171.

王清，谭美云，冯大雄，等.2007.胸骨柄开窗前方显露上胸椎的解剖学及临床可行性观察[J].中国脊柱脊髓杂志，17(3)：165～168.

王素春，张烽，段广超，等.2007.颈胸段脊柱周围重要神经结构及其毗邻关系[J].中国临床解剖学杂志，25(6)：615～617.

王素春，张烽，金国华.2008.颈胸段脊柱前方手术入路的应用解剖[J].中国临床解剖学杂志，26(4)：356～358.

王智运，尹庆水，章凯，等.2009.经口咽前路行颅颈交界区手术显露与安全性的解剖研究[J].中国脊柱脊髓杂志，19(2)：121～124.

吴洁石，徐瑞生，包聚良.2005.喉上神经的解剖和上颈椎前路手术的关系研究[J].南京医科大学学报，25(10)：752.

吴轲，张建湘，杨庆国，等.2004.颈前路椎体次全切手术减压范围及安全界限探讨[J].临床骨科杂志，7(2)：145～147.

吴锐辉，尹庆水，刘丰，等.2008.改良肩胛深层入路显露上胸椎的应用解剖.中国临床解剖学杂志，26(3)：265～268.

肖增明，宫德峰，詹新立，等.2006.上胸椎前方手术入路的解剖及其临床意义[J].中华骨科杂志，26(3)：183～186.

谢应桂，王炎之，李启贤.1997.经颈动脉三角上颈椎手术入路的应用解剖[J].中国临床解剖学杂志，15(1)：24～27.

徐彪炳，罗铁池.2009.腰椎间盘突出症再手术 17 例分析[J].中国现代手术学杂志，13(6)：449～450.

许营民，崔青，楮定坤，等.2010.颈前路椎体次全切除范围与颈椎体解剖标志定位的关系[J].中国脊柱脊髓杂志，20(1)：79～80.

杨新文，王勇，杨开明.2009.颈胸段脊柱椎体前方重要结构的解剖特点及其临床意义[J].中国临床解剖学杂志，27(1)：32～34.

杨新文，王勇.2008.颈胸段脊柱前路手术的应用解剖研究[J].四川解剖学杂志，16(2)：8～10.

杨玉辉，高忠礼，刘景臣，等.2005.颈椎前路扩大减压术的应用解剖[J].吉林大学学报(医学版)，31(1)：76～78.

尹庆水，艾福志.2004.经口咽前方手术治疗寰枢椎脱位进展.解放军医学杂志，29(3)：216～219.

袁波，徐荣明.2009.枕颈部疾患经口咽前入路手术治疗的进展研究[J].医学综述，15(1)：129～131.

袁建军，张学利.2008.腰椎手术失败综合征病因分析[J].颈腰痛杂志，29(3)：257～259.

张烽，王素春，段广超，等.2007.颈胸段脊柱椎体周围重要脉管结构的应用解剖[J].中国临床解剖学杂志，25(3)：236～242.

郑阳民，谢明忠.2010.颈胸椎结合部手术路径研究进展[J].泸州医学院学报，33(3)：325～327.

朱海涛，张烽，蒋剑锋，等.2009.正常人胸导管在脊柱 T_4～T_{12} 节段的应用解剖及临床意义[J].江苏医药，35(2)：185～186.

Boos N，Affolter C，Merkle M，et al.2008.Surgical approaches.In：N.Boos，M.Aebi.Spinal disorders [M].Berlin Heidelberg：Springer，337～371.

Chithriki M，Jaibaji M，Steele RD.2002.The anatomical relationship of the aortic bifurcation to the lumbar vertebrae：a MRI study[J].Surg Radiol Anat，24：308～312.

Civelek E，Karasu A，Cansever T，et al.2008.Surgical anatomy of the cervical sympathetic trunk during anterolateral approach to cervical spine[J].Eur Spine J，17：991～995.

Denaro V，Di Martino A.2011.Cervical spine surgery：an historical perspective[J].Clin Orthop Relat Res，469：639～648.

Franqois RJ，Bywaters EGL，Aufdermaur M.1985.Illustrated glossary for spinal anatomy[J].Rheumatol Int，5：241～245.

Gupta T.2008.Quantitative anatomy of vertebral artery groove on the posterior arch of atlas in relation to spinal surgical procedures[J].Surg Radiol Ana，30：239～242.

Hoh DJ，Wang MY，Ritland SL.2010.Anatomic features of the paramedian muscle-splitting approaches to the lumbar spine [J].Neurosurgery，66[ONS Suppl 1]：ons13～25.

Jung A，Schramm J.2010.How to reduce Recurrent laryngeal nerve palsy in anterior cervical spine surgery：a prospective observational study[J].Neurosurgery，67：10～15.

Kao AW，Ilaslan H.2009.Anatomical considerations：spine and sacrum.In：Davies AM，Sundaram M，James SJ eds.Imaging of Bone Tumors and Tumor-Like Lesions[M].Berlin：Springer，587～601.

Longo UG，Denaro L，Denaro V.2010.Systematic approach to the patient to minimize errors of diagnosis and surgical indications.In：Denaro L，et al eds.Pitfalls in Cervical Spine Surgery[M].Berlin Heidelberg：Springer-Verlag，45～56.

Melamed H，Harris MB，Awasthi D.2002.Anatomic considerations of superior laryngeal nerve during anterior cervical spine procedures[J].Spine，27(4)：E83～86.

Papavero L.2006.The Lateral，Extraforaminal approach.In：Mayer HM.Minimally Invasive Spine Surgery：A Surgical Manual[M].Berlin Heidelberg：Springer，304～314.

Rashbaum RF，Ohnmeiss DD.2009.Facet joint anatomy and approach for denervation.In：Ozgur BM，et al.eds.，Minimally Invasive Spine Surgery[M].Berlin：Springer Sciencet Business Media，93～98.

Suchomel P，Hradil J，Fric R.2011.Surgical approaches.In：Suchomel P.Choutka O eds.Reconstruction of Upper Cervical Spine and Craniovertebral Junction[M].Berlin Heidelberg：Liberec，Czech Republic，Springer-Verlag，39～54.

Symes A，Ellis H.2005.Variations in the surface anatomy of the spinal accessory nerve in the posterior triangle[J].Surg Radiol Anat，27：404～408.

Viejo-Fuertes D，Liguoro D，Ansari M，et al.2000.Complications following anterior approaches to the cervical spine.Review of 535 surgical procedures[J].Eur J Orthop Surg Traumatol，10：177～181.

Zhang J，Tsuzuki N，Hirabayashi S，et al.2003.Surgical anatomy of the nerves and muscles in the posterior cervical spine [J].Spine，28(13)：1379～1384.

第十章　枕颈内固定术

第一节　概　　述

一、发展概况

枕颈交界区(crano-vertebral junction,CVJ)包括下 1/3 斜坡、枕大孔、寰椎和枢椎,枕骨、寰椎和枢椎组成的枕寰枢复合体(C_0-C_1-C_2 complex),是连接头颅和脊柱的枢纽,在解剖上具有极其重要的意义。临床上,该区域亦称为上颈椎,而枕颈、寰枢关节,习惯亦称为上颈椎关节。上颈椎是颈椎活动度最大的部位。创伤、先天畸形、退行性变、炎症、肿瘤以及手术等都可引起上颈椎失稳。正是由于上颈椎区域的高活动性,使得该区域的植骨融合更为困难。选择合理、牢靠的内固定方式可提供融合术后的即刻稳定和持久稳定,有利于提高融合率。

上颈椎融合可分为枕颈融合及寰枢融合两大类。有学者提出可采用单纯的寰枢椎融合术来治疗寰枢椎不稳,从而保留了枕颈的活动度。但是,在一些情况下选择枕颈融合是适当的。Fielding 的 6 项指征可作为选择枕颈融合的依据:①因类风湿关节炎、肿瘤等而有大面积骨质破坏者;②寰椎后弓因先天或后天原因缺损者;③先天性枕寰关节异常;④齿状突嵌入枕骨大孔的颅底凹陷症;⑤不能复位的寰椎前脱位;⑥寰椎粉碎性骨折。表 10-1-1 归纳常见枕颈融合术的指征。

表 10-1-1　枕颈融合的指征

指征	描述
先天性	
1	寰椎前、后弓分叉
2	枕骨髁缺如
发育性	
1	严重可复性颅底凹陷
2	不稳性齿突小骨异位
3	单侧寰椎融合并慢性 C_0-C_1-C_2 旋转脱位
获得性	
1	创伤性 C_0-C_1 脱位(尤其是垂直和后方枕颈脱位)
2	C_1、C_2 的枕颈交界部复合骨折
3	可复性类风湿性颅骨凹陷
4	经口咽枕颈交界部减压术后
5	强直性脊柱炎、银屑病、假性痛风、Down 综合征、回肠炎等引起颅骨凹陷
6	炎症性疾患——慢性 Grisel 综合征
7	累及枕颈交界部的原发性恶性肿瘤
8	累及枕颈交界部的继发性恶性肿瘤

枕颈内固定术的问世就是为了更好地促进枕颈融合。1927 年,Foerster 首次报告了采用腓骨跨越枕颈交界区进行枕颈融合术。1937 年,Cone 采用钢丝捆扎固定髂骨植骨条,奠定了现代枕颈内固定手术的基础。而枕颈内固定技术的发展也跨越了几个阶段(图 10-1-1),特别是近 20 年内固定技术的发展,技术操作上更加简便,而生物力学优势更为突出,也提高了枕颈融合术的融合率。

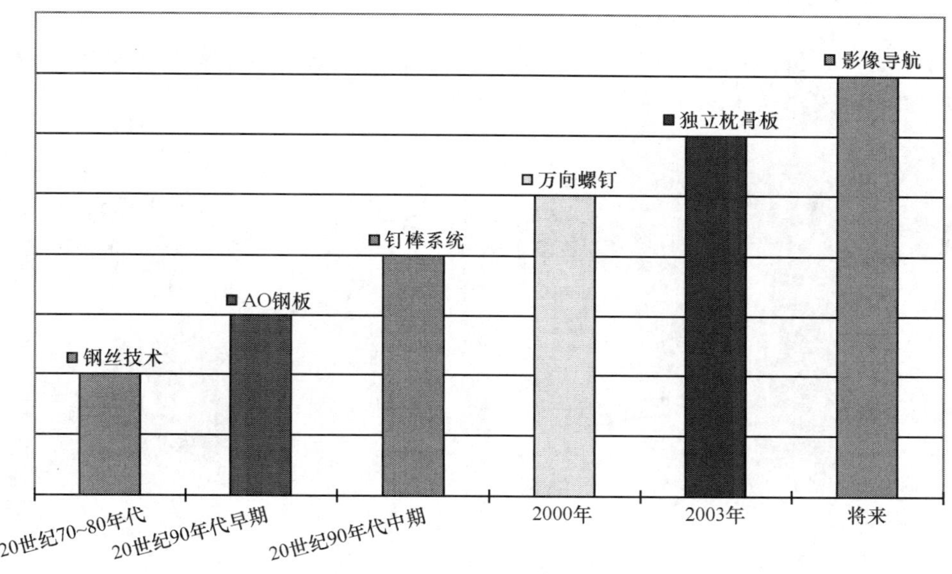

图 10-1-1 枕颈固定技术的发展阶段

依据 Grob 等的观点,理想的枕颈内固定术应具备以下特点:①提供足够的力学稳定性。②内固定系统刚性固定时,不进入椎管或颅内。③固定的同时,可进行减压。④内固定系统只固定受累的不稳节段,如寰枕不稳只固定寰枕关节,寰枢不稳只固定寰枢关节。

计算机辅助骨科手术系统(CAOS)在脊柱外科中的应用始于 20 世纪 90 年代初。1992 年,Kevin Foley 将 Stealthstation 导航系统应用于脊柱外科领域,现广泛应用于各节段的椎弓根螺钉固定的导航手术中,CAOS 系统中的导航和监测系统可以在术中精确定位和引导椎弓根螺钉。由于 CAOS 的引入,脊柱外科医生可以实施更为有效且操作简便、准确、侵袭性较小的枕颈内固定手术。

二、枕颈内固定术的类型

枕颈融合术具体的手术方法很多,理想的枕颈固定融合术既要求固定可靠,又要求颈部固定的节段尽可能短,同时又要有充分的植骨区。

1934 年,Khan 将髂骨块加大量的碎骨块植骨融合内固定并辅以石膏外固定,之后出现了一些其他枕颈融合方法,如燕尾状髂骨块植骨枕颈融合术、枕骨骨瓣翻转融合术及自体髂骨移植融合术等。值得一提的是,国内早期枕颈融合术是徐印坎采用枕骨瓣翻转自体髂骨瓣移植行枕颈融合,饶书诚用大块自体髂骨修成燕尾状行枕颈融合术。徐印坎报告的枕骨骨瓣翻转及自体髂骨移植法,将枕骨结节下的外板以骨刀向下凿取骨瓣,向下翻转,并保持骨瓣的连接部不断,将骨瓣的尖以丝线固定于枢椎的棘突上,再将髂骨条植于骨瓣的浅面,也可获得较好的骨性融合。但单纯植骨融合术由于其即时稳定性差,术后必须辅以外固定,不愈合率较高。因此,以钢丝等植入物进行局部稳定,促进了植骨融合的技术逐渐发展。但是这些是枕颈融合术的基础,即使现在广泛采用了枕颈内固定,也是为了枕颈融合,因此,枕颈部植骨融合的基本技术并不过时。

(一) 钢丝(缆)固定

钢丝(缆)固定在 20 世纪 60 年代后期出现,早期枕颈融合术主要是用钢丝或钢缆固定植骨块(图 10-1-2,图 10-1-3),术后需要辅助确实外固定。

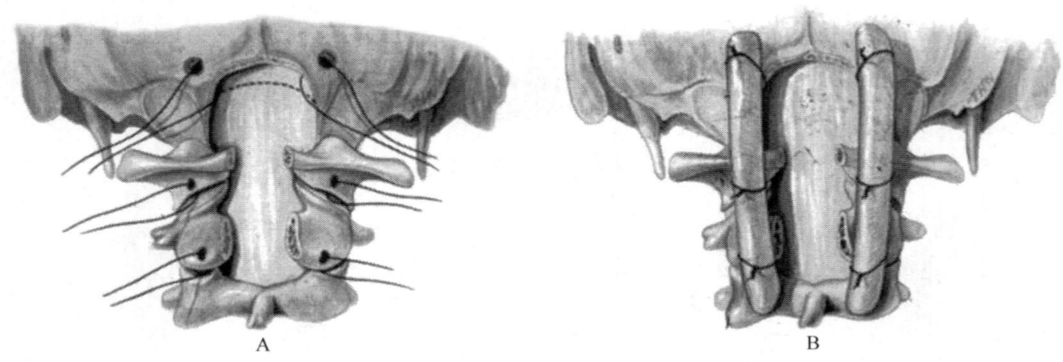

图 10-1-2 钢丝固定示意图

引自 Ahmed R,et al. Childs Nerv Syst,2008,24:1209-1224.

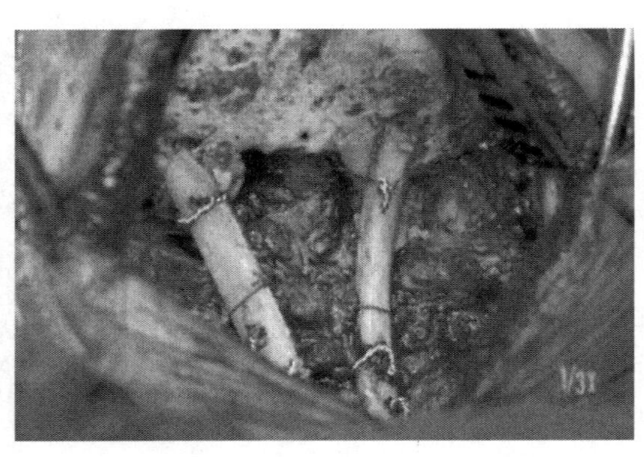

图 10-1-3 钢丝固定术中

引自 Ahmed R,et al. Childs Nerv Syst,2008,24:1209-1224.

Grantham 对钢丝固定技术进行了改良,其手术方法描述如下:常规后路手术显露,在枕骨粗隆上 2cm 处中线两侧,各钻一直径约 7mm 的骨孔,深度仅穿透外层骨板;之后采用成角乳突刮匙将其贯通成一隧道,可避免在颅内硬膜外穿越钢丝,造成神经组织损伤;同时在枕骨隧道内贯穿 20 号钢丝,用钢丝捆扎寰椎后弓,在枢椎棘突上打孔,贯穿钢丝;并于髂后上棘处取约 8cm×5cm 骨块植骨(应有足够的长度和厚度来确保植骨融合的范围和植骨块的强度,通常取全厚髂骨块),分别在髂骨上钻孔,结扎钢丝固定;如患有不可复性寰椎前脱位伴脊髓压迫者,或需行寰椎后弓切除者,则可于枕骨粗隆及寰枢椎处利用高速磨钻或骨凿,将骨皮质打成粗糙面,准备植骨床。如果进行枕骨开孔部减压,则在枕骨打孔周围骨质钻孔,进行钢丝固定。

McAfee 等对 37 例行钢丝固定植骨融合术的患者进行了长达 2 年 10 个月的随访,结果显示:融合率达到 85%;25 例有神经束体征的患者术后有 18 例得到明显改善;15 例寰枢椎脱位在术前得到成功复位的脊髓压迫患者中有 14 例术后症状得到明显改善,而 10 例未行复位的患者中只有 4 例得到改善。

Hamblen 在 1967 年报告 13 例，患者术后均进行长时间外固定，融合率 100%。Grantham 报告 8 例，融合率为 75%。Wertheim 的临床研究中，13 例患者均获得良好融合，但考虑疼痛感缓解、融合率及神经功能改善等因素，成功率为 77%。

钢丝固定方法虽然简单，但钢丝、钢缆要进入枕骨以及椎板下，有伤及脊髓、脑干的可能。且各种钢丝、钢缆固定技术系一维固定，在中和旋转和水平作用力上效果不佳，不够牢固，植骨块易移位、骨折等。因此，术后需长期头颈胸石膏外固定或 Halo 架外固定，时间为 3～6 个月，增加了患者的痛苦，延长了术后康复时间，易出现假关节形成，不融合率达 3%～25%。

（二）金属棒-钢丝固定

利用塑形金属棒行枕颈固定的报道也较多。1986 年，Ransford 采用一个金属棒，如 Luque 或者 Wisconsin 棒，塑形成环形，枕骨钻孔后钢丝固定。Sakou 与 Itoh 分别采用直角棒和 U 形棒，结合椎板下钢丝进行固定。Fehling 改良采用椎板下钢丝或者棘突钢丝进行节段固定。将 5.0mm 金属棒（一般为 Luque 棒）弯曲成倒“U”形或“O”形或其他形状，手术时在枕骨的外板钻孔，将“U”形棒的底或“O”形棒的一端以钢丝固定于枕骨（图 10-1-4～图 10-1-6），而另一端通过椎板下钢丝固定于颈椎的棘突或椎板上。同时通过棘突间或椎板下钢丝捆绑至金属棒上，并融合后路上颈椎节段，推荐应至少 2～3 个节段被融合在一起以获得稳定的构建。

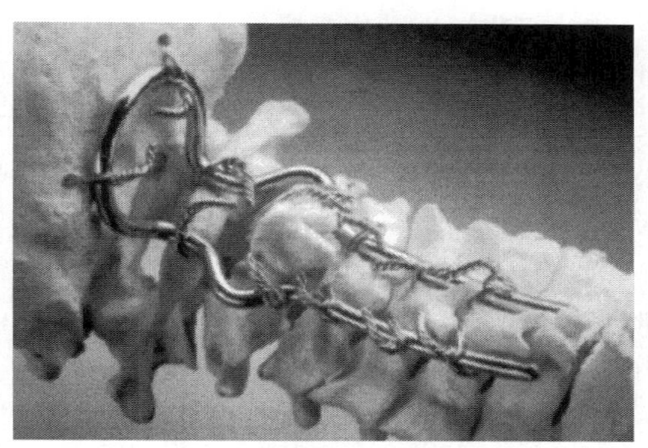

图 10-1-4　金属棒-钢丝固定

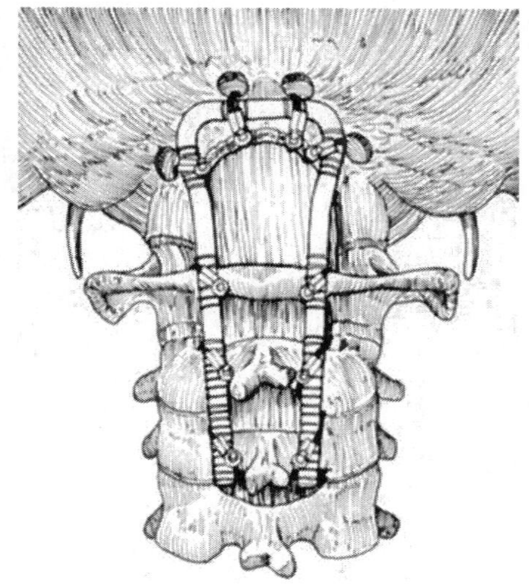

图 10-1-5　金属棒-钢缆固定示意

引自 Ahmed R，et al. Childs Nerv Syst，2008，24：1209-1224.

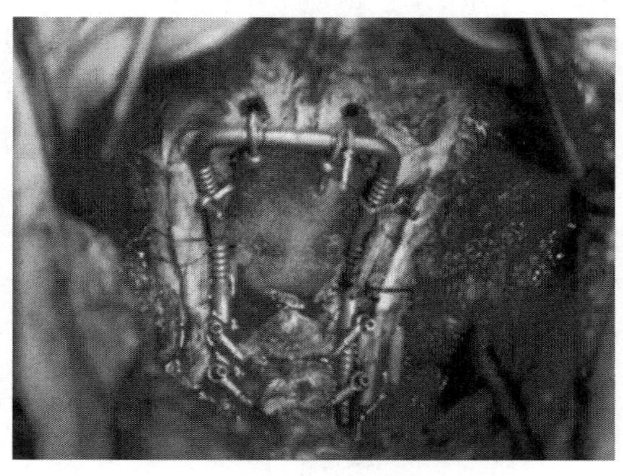

图 10-1-6　金属棒-钢缆固定术中

引自 Ahmed R，et al. Childs Nerv Syst，2008，24：1209-1224.

Fehlings 等曾对 16 例运用此方法结合颈托固定的枕颈不稳患者进行回顾性研究，结果显示：融合率达到 93%，仅 1 例患者出现假关节形成。Itoh 报告融合率为 92%(12/13)，而 Sakou 报告融合率为 100%(16/16)。

虽然此类固定的强度较通过钢丝直接固定植骨块要强，但钢丝与金属棒之间不可能达到紧密咬合，其间难以避免还有一定的活动，所以植骨不愈合在所难免。另外，也存在钢丝固定需行椎板下穿钢丝，进入颅内等风险。

应指出的是，在儿童枕颈固定时，由于骨质发育未成熟，采用螺钉固定等无法获得良好固定效果时，钢丝固定不失为一种选择方法。

（三）钉-板系统

枕部的固定是非常必要的，固定必须坚固且能够抵抗剪切、旋转力和轴向的载荷，这样可以防止头颅塌陷。在上颈椎后部结构已切除或不够充分的情况下，枕部钢板固定可能会提供较好的保障。钢板应精确塑形，使钢板最大限度地与枕骨接触，但是必须避免将钢板折成锐角，以免钢板的强度减弱，随后发生破坏和断裂。通过临床实验，某些作者推荐使用枕部单皮质螺钉，另外一些则偏向于使用双皮质螺钉。具体该使用哪种，应该将静脉窦或硬膜穿破的危险与坚固螺钉固定的优点综合考虑。需要指出的是，颅骨的内板较薄，相对较弱，双皮质螺钉并不会增加多少稳定性。颅骨越近中线越厚，因此，很多钢板都向中线弯曲以利用这部分增厚的颅骨，达到固定更牢固的作用。

Roy-Camille 于 1986 年首先设计了枕颈固定钢板(图 10-1-7)，钢板全长 9.5cm，为了增加抗弯强度，中间 5.2cm 长一段钢板增厚为 7mm，并有 105°弯曲，以适应正常的枕颈弧度，两端长度分别为 2.6cm，厚度各为 3.5mm。枕颈端分别有 3 个螺孔，通过螺钉将钢板固定于枕骨及 C_2、C_3 关节突上。但由于钢板的尺度及螺钉孔的位置固定，手术时有一定的难度。

AO 侧块钢板设计的主要目的是用于颈椎的后路融合，但临床上也被用于枕颈融合术。其上段用螺钉固定于枕骨，下段以 C_1/C_2 经关节螺钉及(或)侧块螺钉固定，或 C_2 椎弓根螺钉及侧块螺钉固定。Sasso 利用侧块钢板对 32 例枕颈部不稳的患者行枕颈融合，其中 23 例未用骨水泥的均获得骨性融合。Lieberman 报道了 13 例利用侧块钢板行枕颈融合的治疗结果，除 1 例多发性骨髓瘤的患者外，其余 12 例均获得骨性融合。

Heywood 描述的 T 形钢板，被外科医师运用于固定从枕骨至 C_2 的棘突。之后，Grob 设计的 Y 形钛钢板被运用于枕颈融合术中(图 10-1-8)，将 Y 形钢板的枕部以 2 枚螺钉固定至枕骨中央，颈部通过经 C_1/C_2 关节螺钉将钢板远侧两臂固定。Grob 对 33 例运用“Y”形钢板固定和 26 例运用钢丝固定术的患者分别进行了 50 个月和 24 个月的随访，比较结果显示：钢板组融合率可达 94%，而钢丝固定组仅 75%，说明行钢板及螺钉固定可能具有更好的寰齿间距减压及临床效果。

（四）钩-棒系统

枕颈 CD(occipito-cervical CD rod，Medtronic)是一倒“U”形的结构，其环状部为 2mm 厚的马蹄形，其上有 5 个用于螺钉固定的圆孔，直部是粗糙面 CD 棒，借助普通胸椎椎板 CD 钩将棒部固定于颈椎的椎板上(一般固定于 C_2 椎板的上缘及 C_3 或 C_4 椎板的下缘)，环部用

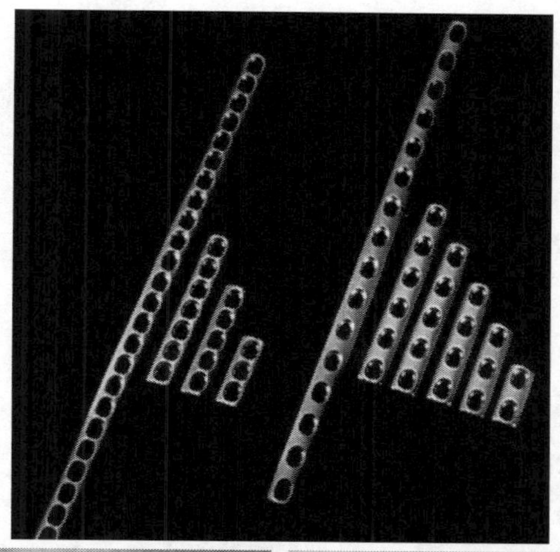

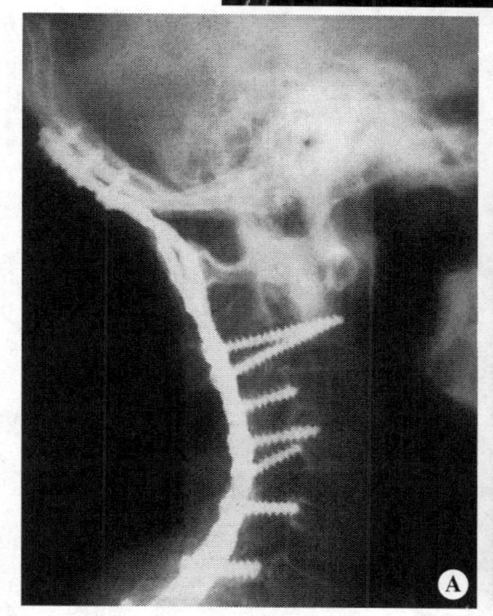

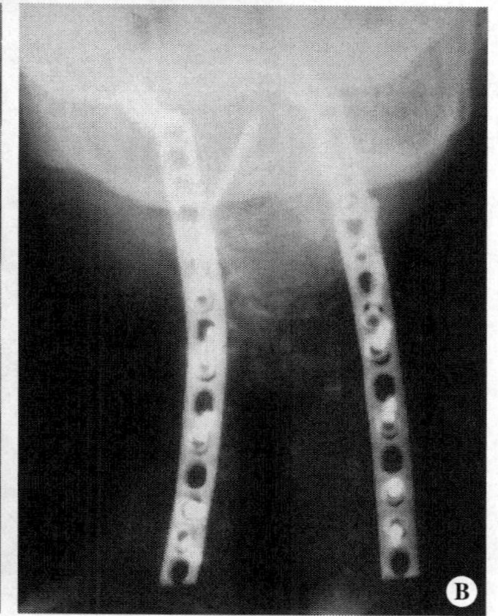

图 10-1-7　Roy-Camille 枕颈后路钢板

引自 Lieberman IH, et al. Eur Spine J, 1998, 7: 308-312.

3～5 枚直径 3mm 长 12、14 或 16mm 的皮质骨螺钉固定于枕骨上。棒与环之间有 110°的成角，手术中可根据具体情况以折弯器调整此角度。左右两棒间以横杆相连。枕颈 CD 与枕颈的固定是通过皮质骨螺钉及椎板钩完成的，其固定强度明显高于其他内固定。椎板的固定通过 CD 钩完成，钩与棒之间可以通过滑动来完成，较 Roy-Camille 钢板易于调节。另外，由于横向连接杆的应用，其固定的抗扭转力也大大提高。

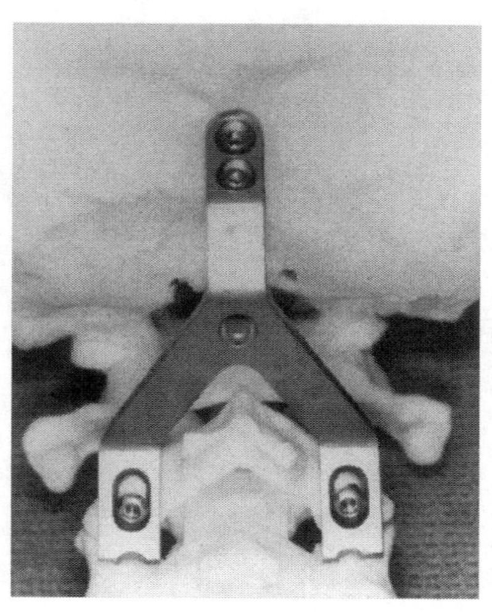

图 10-1-8　Grob 设计的 Y 形钢板

Medtronic 在枕颈 CD 基础上研制出枕颈 CCD(图 10-1-9)。CCD 由钛合金制成，由左右各一的两根棒状结构组成，棒的枕部与颈部之间可调节角度，枕部通过螺钉固定于枕骨，颈部通过椎板钩固定于 C_2～C_4 椎

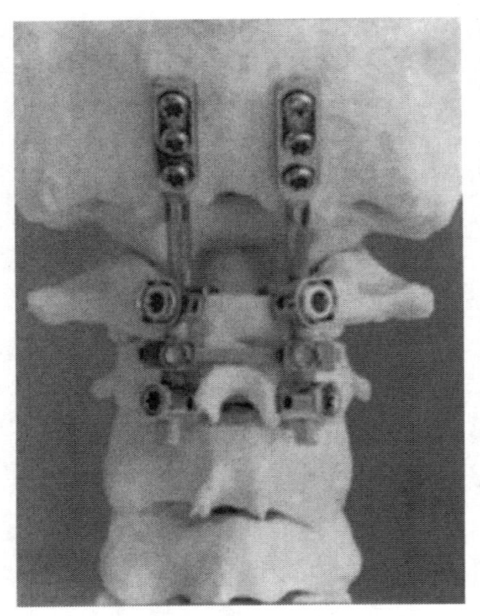

图 10-1-9 枕颈 CCD

板，通过横向连接器将左右两者连接在一起。

（五）钉-棒系统

钉-板系统和钩-棒系统的适应性较差，Synthes 公司 Ceverfix 内固定系统（图 10-1-10）是钉-棒结构，与枕颈 CD 的不同在于：其为左右独立的两件，上段为板状，下段为圆棒，可通过螺钉固定在侧块上，其固定强度有较大的提高，且操作上也更为方便。以后有多家公司均设计了钉-棒系统，更加便于临床选择。

（六）独立枕骨板设计

枕颈内固定技术最大的一个进展就是独立枕骨板的设计。由于枕骨部在枕外隆凸周围的骨板较厚，采用板设计，以螺钉固定，具有更好的适应性，且低切迹，因此临床上较受欢迎。而独立枕骨板设计（图 10-1-11，图 10-1-12）就是充分发扬枕骨板固定的这个优点，将钢板设计固定为一个独立的部件，以螺钉固定于枕骨，并以锁定装置将圆棒锁定，与颈椎固定装置实现纵向连接。因此，该内固定系统适应性更强，操作更为简便。目前较新型的枕颈内固定系统基本上采用这种设计（图 10-1-13～图 10-1-15）。

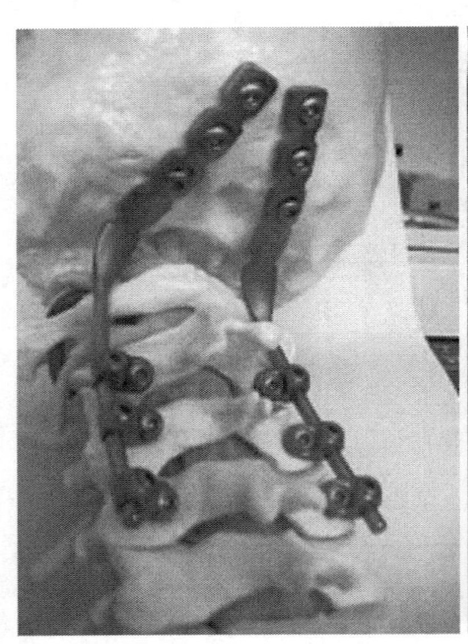

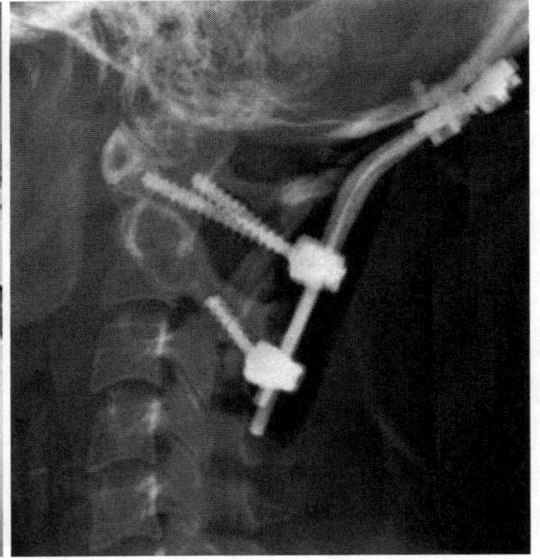

图 10-1-10 Cervifix

目前临床上各公司提供的枕颈内固定系统，一般都扩展到下颈椎以及上胸椎应用，枕骨部多采用枕骨板及螺钉固定，颈椎固定多选择为寰椎经椎弓根（侧块）、枢椎经椎弓根（峡部）及下颈椎侧块螺钉固定，再通过圆棒塑形后连接固定。

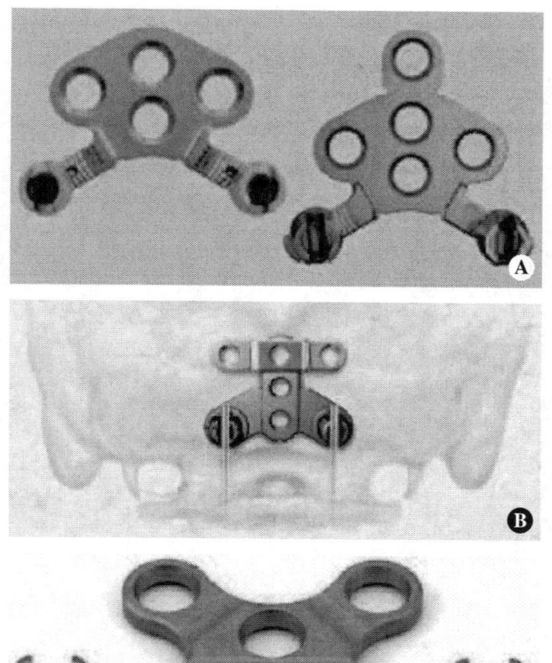

图 10-1-11　独立枕骨板设计
A. Aesculap; B. Depuy Mountaineer; C. Medtronic

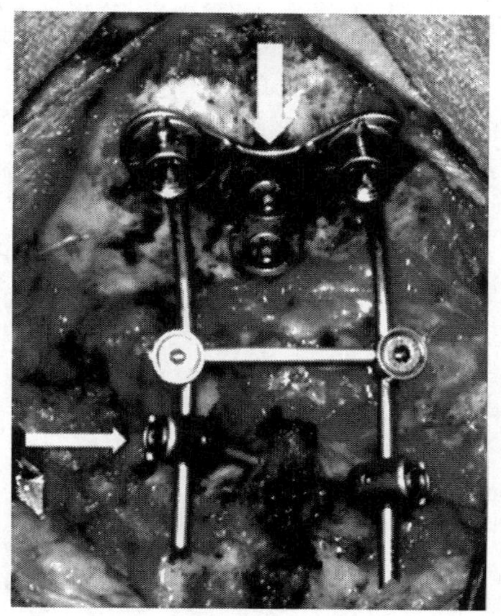

图 10-1-12　独立枕骨板的应用

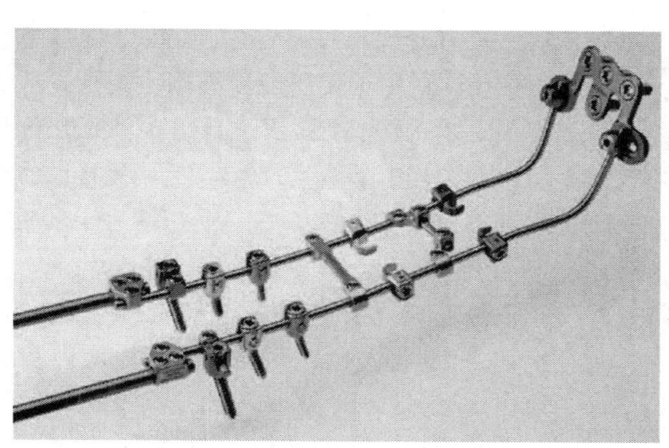

图 10-1-13　Altius MINI
引自 Biomet Spine.

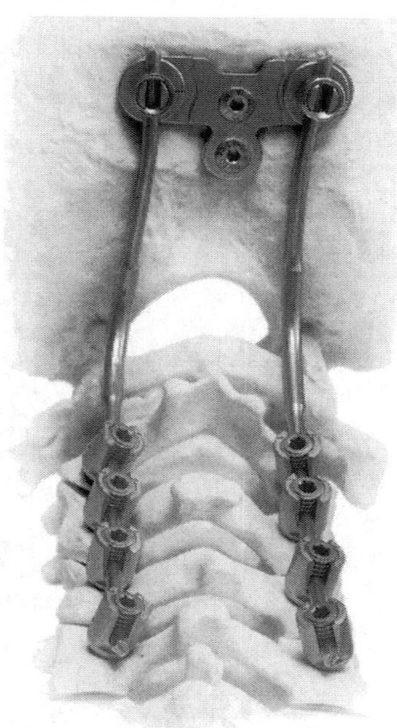

图 10-1-14　Summit SI
引自 Depuy Spine.

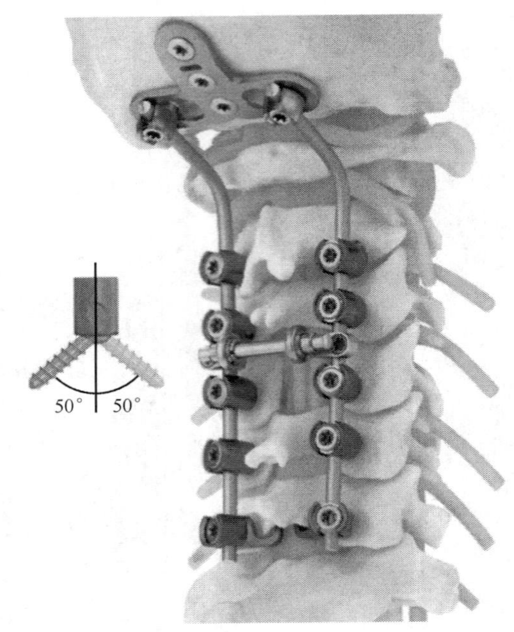

图 10-1-15 Synapse
引自 Synthes.

三、枕骨髁部螺钉固定术

传统上枕颈内固定是通过固定装置将枕外隆凸固定至上颈椎或部分下颈椎，其潜在的风险在于：①枕颈部内固定术跨越寰枢关节。②枕鳞周围枕骨内板区有窦汇和横窦分布，一旦损伤容易造成出血，甚至可致硬膜外血肿形成、栓塞。③枕颈融合内固定后枕骨螺钉脱出现象比较常见。鉴于此，有学者提出了利用枕骨髁部进行螺钉固定，主要有两种形式：①经寰椎侧块寰枕关节螺钉固定术；②枕骨髁螺钉固定。

（一）经寰椎侧块寰枕关节螺钉固定术

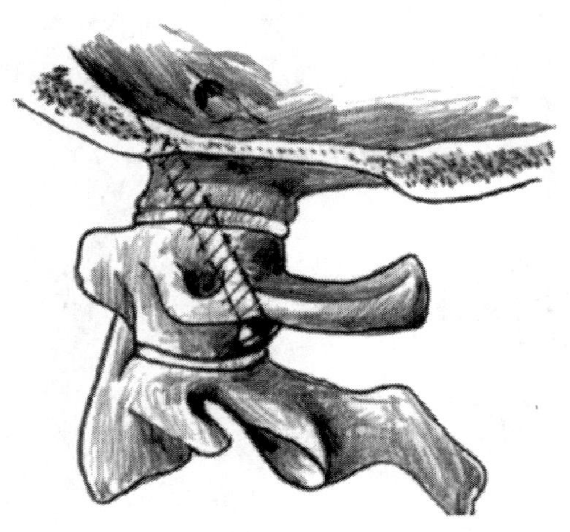

图 10-1-16 经寰椎侧块寰枕关节螺钉固定术

已有研究通过解剖学、生物力学及单病例的临床应用证实了经寰椎侧块寰枕关节螺钉固定术的可行性（图 10-1-16）。Grob 曾报道 1 例寰枕关节不稳的患者，运用寰椎后路侧块经关节螺钉将枕寰关节固定，同时予以后路“Y”形钢板固定，取得了较好的临床疗效。

经寰椎侧块寰枕关节螺钉固定术的适应证：①创伤、炎症、肿瘤、先天畸形和神经肌肉病变致寰枕关节不稳或伴寰枢不稳。②各种病因造成的寰枢关节脱位，且难以整复者。③寰枢关节脱位伴脊髓受压，需进行枕骨大孔后缘与寰椎后弓切除减压者。尤其适合枕骨大孔后缘扩大减压切除后寰椎和枢椎后部结构薄弱、缺如和骨折者，以及传统枕颈融合内固定失败后的翻修手术。④单纯寰枕关节脱位则是后路寰枕关节螺钉内固定的绝对适应证。禁忌证：枕骨髁和寰椎侧块发育畸形（如枕骨髁和寰椎侧块缺如或较小、先天性寰枕融合等）和结核或肿瘤造成寰枕关节破坏。

该方法的入钉点在 C_1 后弓外侧与侧块交界的下方，侧块下部的中点，与 C_1 侧块螺钉固定的入钉点相同。枕骨髁的中间部分是导针尖端的目标点，在正侧位透视的监测下钻入，导针尖端约高出齿突尖 10～16mm，即为安全区域。在矢状位向内 10°～20°，向上与横切面约呈 50°。一旦导针位置确定，用 3.5mm 或 4.0mm 空心丝攻攻丝，深度为 28～32mm，螺钉长度选择应避免损伤舌下神经。Yan（严望军）等通过解剖学研究，认为进针角度为：在矢状面上倾角为 53.3°±3.4°，在冠状面上的内倾角为 20.0°±2.6°，螺钉钉道长度为（29.28±2.46）mm。三维 CT 测量得出内倾角可调整范围为 40.4°±3.4°，与上述的内倾角差别较大，需要有更多的解剖学测量去确定（图 10-1-17）。

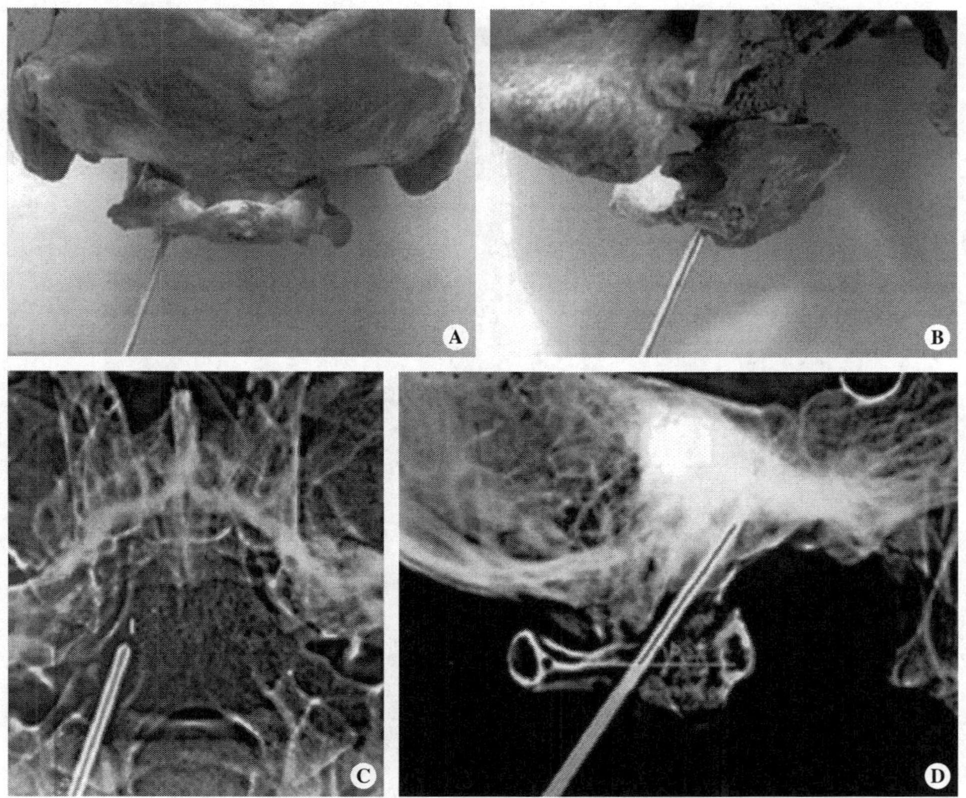

图 10-1-17　经寰椎侧块枕髁关节固定解剖学研究

引自 Yan W，et al. Neurosurgery，2009，56(3)：499-504.

目前该术式只有少数个案报告，还需大宗的临床去验证其临床效果。潜在并发症包括：由于螺钉要植入枕骨髁，如螺钉钉道不良或螺钉过长，有可能造成舌下神经损伤，出现舌肌瘫痪。其他并发症如椎动脉损伤等。

（二）枕骨髁螺钉固定

枕骨髁螺钉固定是将螺钉直接置入枕骨髁部，以固定枕骨，然后与颈椎固定相连接，构

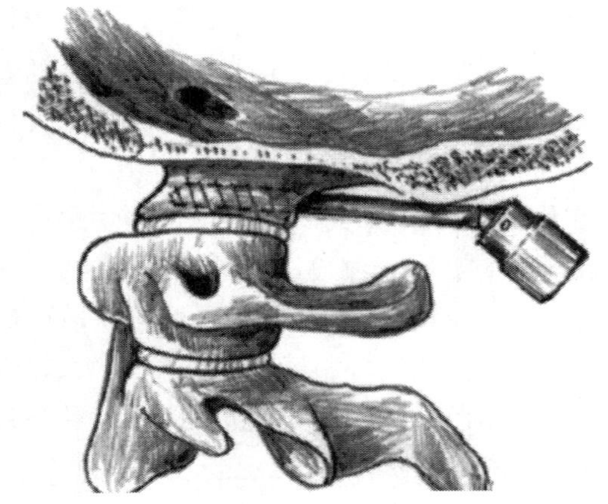
图 10-1-18 枕骨髁螺钉固定示意

成一种新型的枕颈内固定术(图 10-1-18～图 10-1-20)。

相对枕骨粗隆而言,枕骨髁位置深,解剖关系复杂。枕髁中部凸起呈船形。同时枕髁后方有一髁窝,有助于寰枕关节充分后伸。寰枕关节有一定的内倾角,周围有坚强的关节囊和韧带附着,这些结构保证了头颅的重量可完全向寰椎传递,限制了枕髁向侧方移位。枕髁的横径和矢径均>5mm,允许置入一枚直径 3.5mm 的螺钉。枕髁的高度在数据上分布比较偏态,说明其存在较大的差异,提示临床上对枕骨髁进行固定时要强调个体化,重视术前薄层扫描。

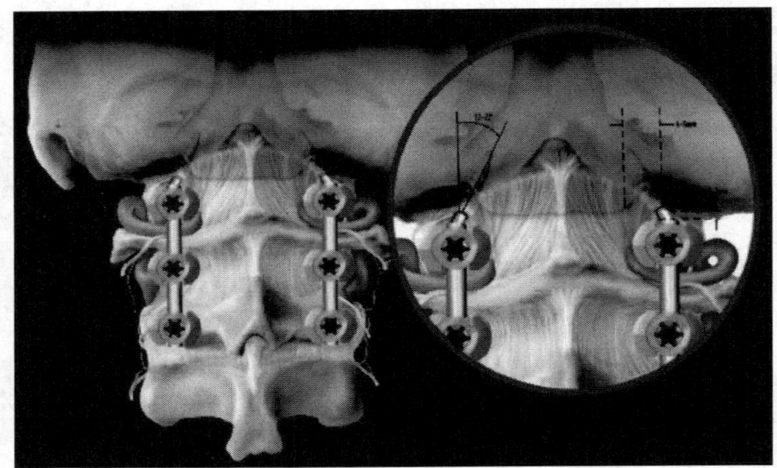
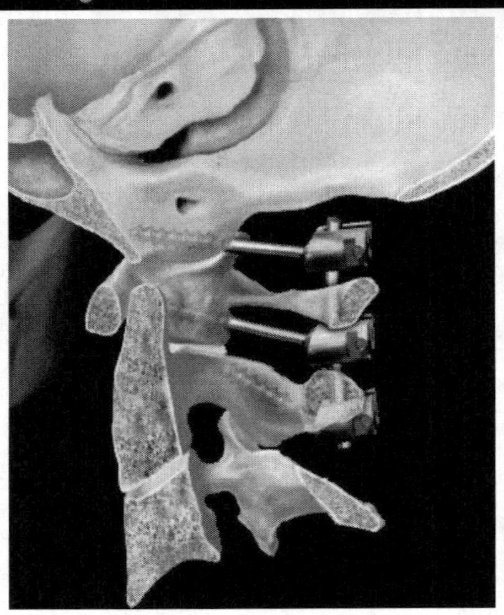
图 10-1-19 枕骨髁螺钉固定的枕颈固定术

引自 Uribe JS,et al. Spine,2010,35(9):931-938.

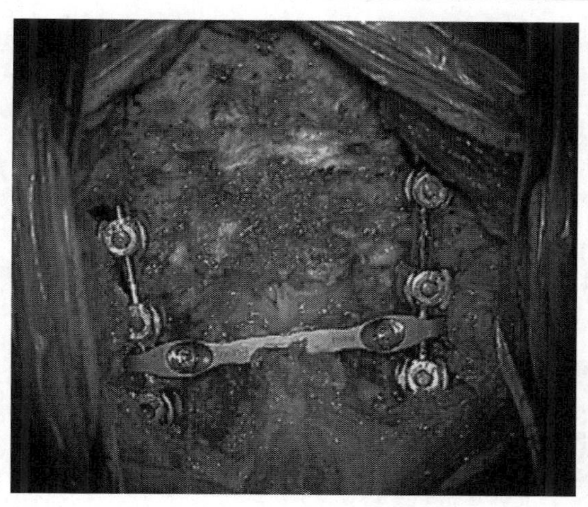

图 10-1-20　枕骨髁螺钉固定的枕颈固定术应用

引自 Uribe JS, et al. Neurosurgery, 2009, 65: E1216-1217.

有作者推荐入钉点选择，在枕骨髁的后部，距离枕骨髁内侧 4～5mm，枕寰关节上方 1～2mm，内倾角为 12°～22°，上倾角为 5°(图 10-1-21)。

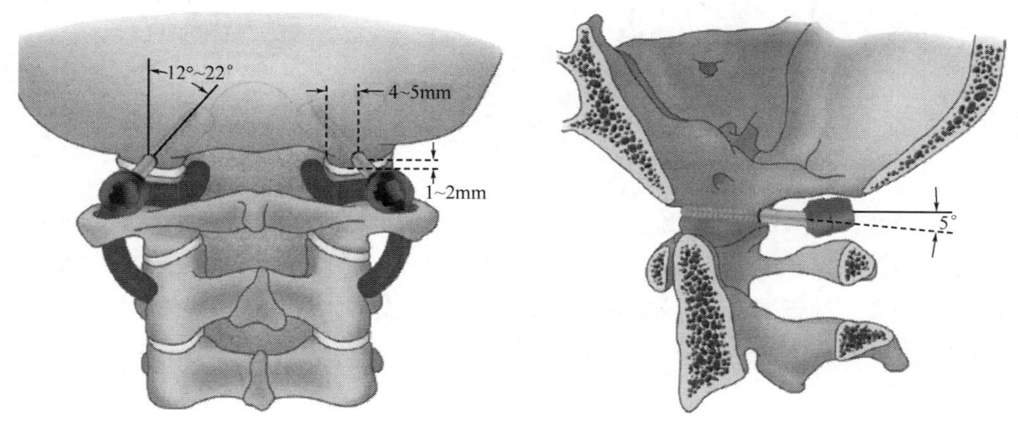

图 10-1-21　枕骨髁螺钉固定的方法

引自 Uribe JS, et al. Neurosurgery, 2009, 65: E1216-1217.

四、枕骨板障螺钉固定术

传统枕颈内固定术的枕骨端固定均采用枕骨下穿钢丝或枕骨螺钉，其中螺钉是垂直于枕骨骨板，枕骨上钻 6～8 个穿透枕骨全层的孔，钻孔、穿钢丝或植入螺钉均存在风险。枕骨板障螺钉固定方法系 Tan(谭明生)提出的方法，该技术仅需要将 2 枚板障间螺钉植入，只需在枕骨上钻 4 个不穿透枕骨内板的孔，内植物不进入颅内，避免了损伤颅内结构，板障间螺钉在两侧锁定避免了拔钉松动的可能性，在理论上提供了最可靠的固定，从而为植骨块的融合创造了良好的条件。

Tan(谭明生)等通过对枕骨的解剖学研究，证实枕骨板障间螺钉临床应用的可行性(图 10-1-22，图 10-1-23)。选择枕骨中线和上项线上缘作为进钉点标志。进钉点 A 在枕骨上的位置是：上项线上缘中线旁开 15mm 处。选择枕外隆凸和枕骨中线作为出钉点 B′骨性标志。出钉点 B′的位置是:枕外隆凸外下方各 15mm 处(B 点)的外层骨板下 2mm。由于上项线内面适平横窦,钉道必须准确通过 A 和 B′两点。其对 30 例枕骨干骨测量结果,螺钉长度为 26mm。

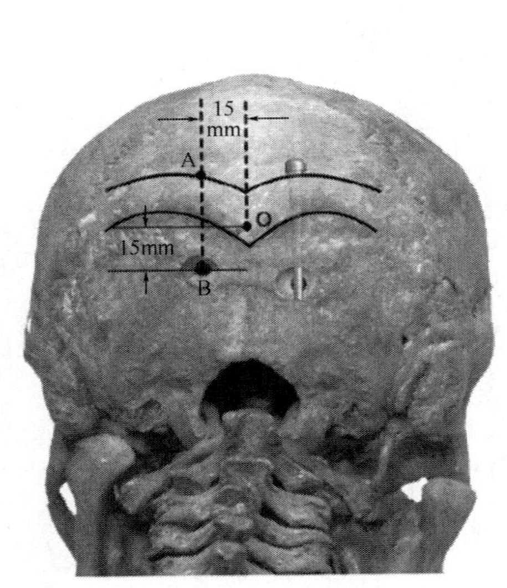

图 10-1-22 枕骨板障螺钉的进钉点设计

引自 Tang M(谭明生),et al. Eur Spine J,2007,16:2225-2231.

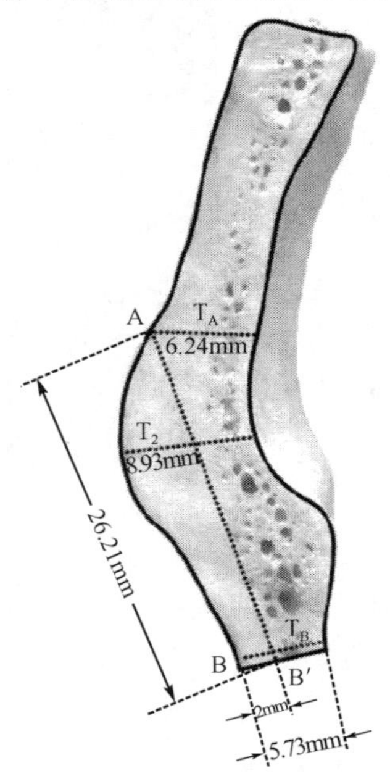

图 10-1-23 枕骨板障螺钉相关解剖参数

引自 Tang M,et al. Eur Spine J,2007,16:2225-2231.

为了保证螺钉置入的角度,其还设计了导向器(图 10-1-24)。枕骨板障间螺钉通过一个连接装置与颈椎固定装置相连接,完成固定(图 10-1-25,图 10-1-26)。其在初步临床应用 11 例,成功完成 22 枚螺钉置入,无螺钉进入内板及其他并发症。

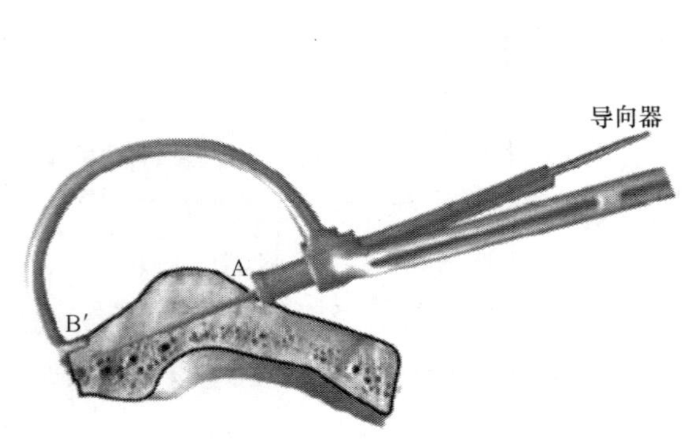

图 10-1-24 枕骨板障螺钉固定导向器

引自 Tang M,et al. Eur Spine J,2007,16:2225-2231.

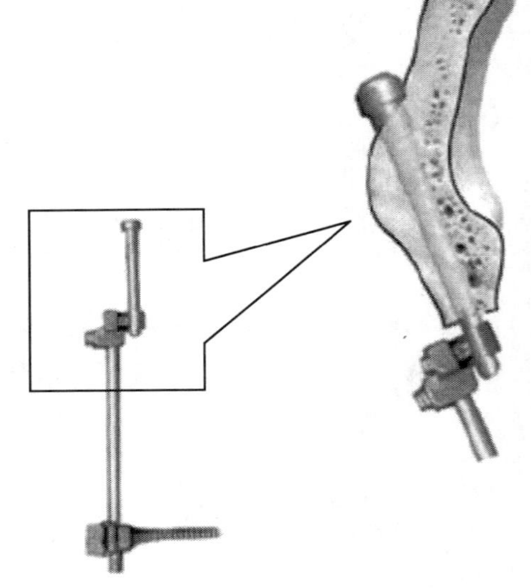

图 10-1-25 枕骨板障螺钉的连接

引自 Tang M,et al. Eur Spine J,2007,16:2225-2231.

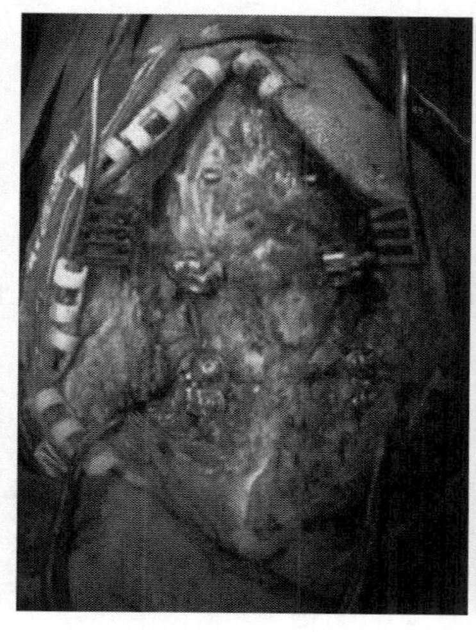
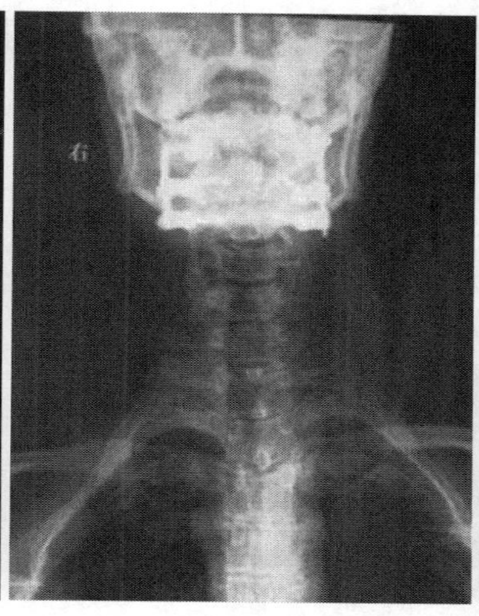
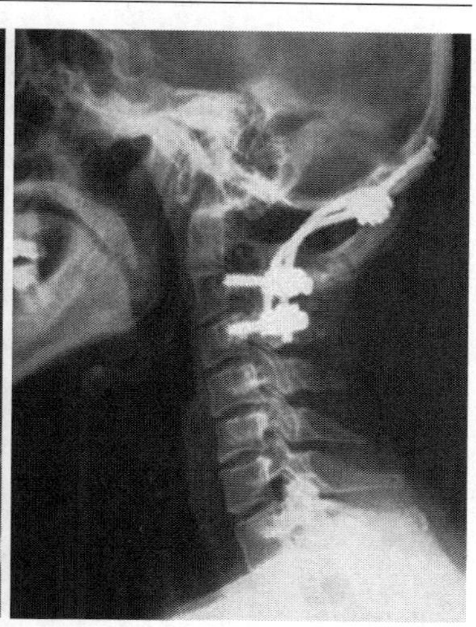

图 10-1-26　枕骨板障螺钉的枕颈固定术应用

引自 Tang M, et al. Eur Spine J, 2007, 16: 2225-2231.

与以往的内固定系统相比，经枕骨板障间螺钉固定的主要特点有：①固定牢靠。枕骨板障间螺钉行经内外板障间，该螺钉通道的长度是垂直置钉长度的 4～6 倍，螺钉进入皮质骨的成分多，且螺钉较长，钉骨有效接触界面大，螺钉牢固地嵌在枕骨内外两层骨板之间，有类似椎弓根钉内固定的效果。但是目前尚缺乏生物力学的研究数据，单纯从螺钉抗拔出力分析，优势较为明显。但螺钉出孔后需要连接块，该部位的牢固强度需要关注。②置钉安全。经枕骨板障间螺钉固定通道处的骨板较厚，螺钉置入钉道无伤及枕骨内板之虞。③枕骨置钉数目少，本术式仅需置入 2 枚板障螺钉，在有限的枕骨背面显露区内几乎无金属内固定物覆盖，为枕颈融合提供了更大的植骨融合床面积，增加了骨性融合的机会。

但是，由于枕骨仅 2 枚螺钉植入，因此也增加了螺钉周围骨质承受的应力，同时板障螺钉与颈椎部固定装置的连接部也容易成为应力集中之处。在独立枕骨板及相应保护螺钉设计已趋完善情况下，此固定技术毕竟在操作上复杂，故目前开展单位不多。

本章主要讨论常规枕颈内固定术的临床解剖、生物力学及临床应用。

第二节　临床解剖

一、枕颈部后侧入路

后侧入路到达枕颈部是这一区域融合中最常用的显露方法，通过这种显露，有或无内固定均可达到枕颈部融合。后侧入路首先是通过作一从枕骨至颈椎中段水平的纵行切口，然后通过解剖颈背筋膜及椎间韧带，自骨膜下将附着在枢椎的头长肌、头半棘肌等剥离，显露椎板和棘突；枕骨部皮肤沿中线切开，并在骨膜外或骨膜下切割枕肌，直达枕骨大孔后缘。根据需要，有时沿切口方向将枕肌连同骨膜一并切开，用骨膜玻璃器向两侧推开，直至枕骨大孔后缘时，先用手指触及大孔边界，再仔细剥离。施行显露时，务必保持动作轻柔和准确，切勿用力过猛。并注意 C_1 后侧部分比 C_2 靠前，因此必须在正中线附近操作；同时应将 C_1 后弓显露至中线两侧 1～1.5cm，以避免对椎动脉的损伤；另外，切勿用力按压或摇动寰椎后弓,以避免损伤脊髓。后路显露的并发症主要包括:可能造成的椎动脉损伤;同时若操作时偏离正中线太远,也可引起支配后侧头皮的神经损伤和静脉丛破裂;另外,在减压过程中,需注意避免直接接触脊髓,否则会导致呼吸衰竭,甚至死亡。

二、枕 骨

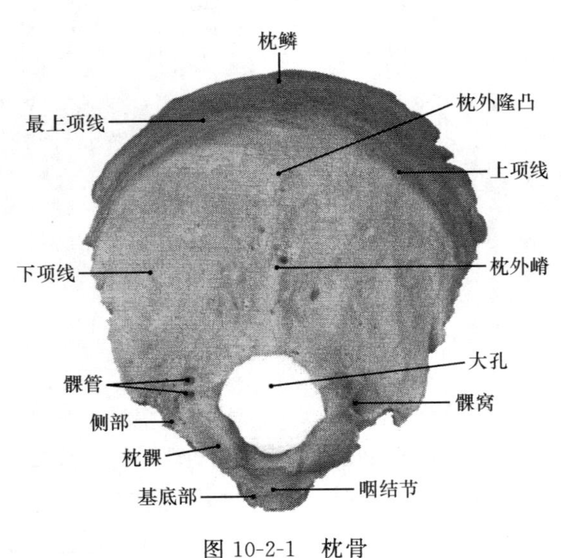

图 10-2-1 枕骨

枕骨(图 10-2-1)位于颅的后部,呈勺状,是颅后窝基底部的重要组成部分。枕骨的前下部是枕骨大孔,此孔后上方的贝壳形骨板即为枕鳞,其内面凹,外面凸。枕鳞外表面的中部有一骨性突起即枕外隆凸,枕外隆凸向外侧延伸的骨嵴为上项线,向下延伸的骨嵴为枕外嵴,枕鳞的内面毗邻硬脑膜静脉窦和脑组织。枕骨的结构特点为枕骨螺钉内固定提供了解剖学基础,同时也增加了手术的危险性。

枕骨的定量解剖研究表明,枕骨适合螺钉固定的部位主要在枕骨粗隆及枕骨髁。童春民等对 31 例正常成人颅骨枕骨厚度进行 CT 测量,结果显示,在距后中线两旁 40mm 范围内,枕骨最厚为枕外隆凸处(18.50±3.49)mm。最薄为枕外隆凸下16mm,距后正中线处 40mm 处(8.23±1.75)mm,认为枕骨置钉长度距后中线范围内不超过 11mm,10～30mm 内不超过 10mm。Ebraheim 等观察了 52 具干燥枕骨,其中男 25 具,女 27 具,认为在枕外隆凸水平枕骨处最厚,其中男 11.5～15.1mm,女 9.7～12.0mm。从枕外隆凸向两侧延伸 23mm,枕骨厚度＞8mm,并且此区域皮质骨较厚而少有板障骨。因此,在上项线水平自枕骨粗隆中心旁开 20mm,粗隆中心下后 10mm 中线旁开 10mm,枕骨粗隆下后 20mm 中线旁开 5mm 的区域,采用 8mm 长度螺钉是安全的。置钉的主要风险是损伤硬脑膜、静脉窦。螺钉固定在枕骨粗隆上抗拔出力最大,在厚度超过 7mm 的枕骨区域,单层皮质螺钉(图 10-2-2)和双层皮质螺钉及钢丝的拔出力相当,却可以避免双皮质螺钉和钢丝固定潜在的并发症。枕骨表面的解剖中线与实际的枕嵴的位置并不完全相同。枕嵴与正中线位置分离 2°以上约 48%,其中枕嵴位于中线右侧的约占 40%,左侧占 8%。所以术前做评价是必要的。

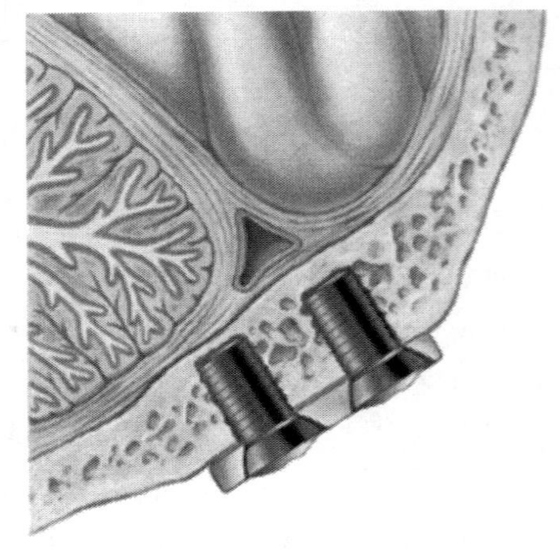

图 10-2-2 枕骨单皮质螺钉固定

对于枕部螺钉固定的位置,现有内固定主要集中于枕骨大孔后上方枕鳞及其邻近区域,要求枕骨骨质厚度大于 8mm,最少也要有 6mm。但枕鳞周围骨质厚度个体差异较大,最薄时不足 2mm(图 10-2-3,图 10-2-4),因此,临床上枕颈融合内固定后枕骨螺钉脱出现象比较常见。Lieberman 等报道 13

例应用 AO 侧块钢板内固定系统进行枕颈融合，有 3 例出现螺钉相关并发症(2 例松动、1 例断裂)。另外，枕鳞周围枕骨内板区域有汇窦和横窦分布，一旦损伤容易造成出血，甚至可致硬膜外血肿形成。

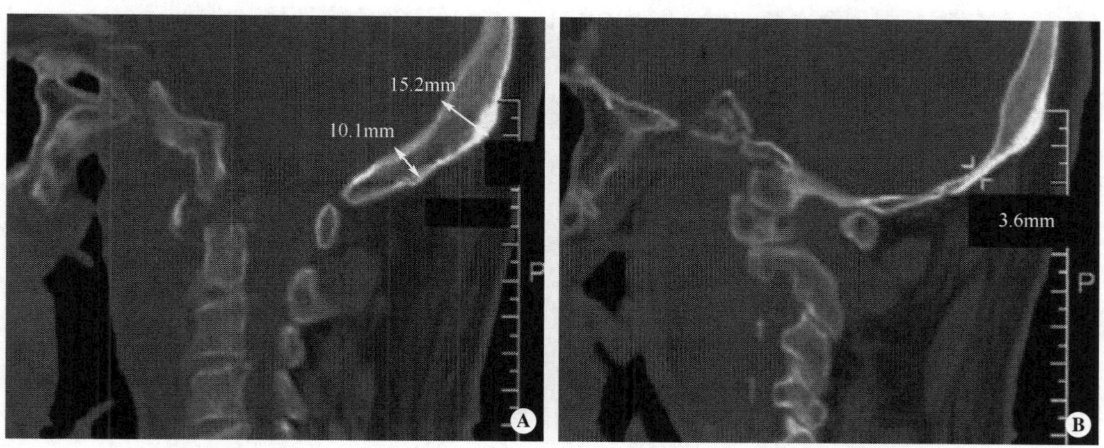

图 10-2-3　CT 矢状位测量，在正中矢状位枕骨厚度在 10～15mm，而在小脑窝部枕骨厚度仅 3.6mm

引自 Suchomel P, et al. Springer-Verlag Berlin Heidelberg, 2011, 65-124.

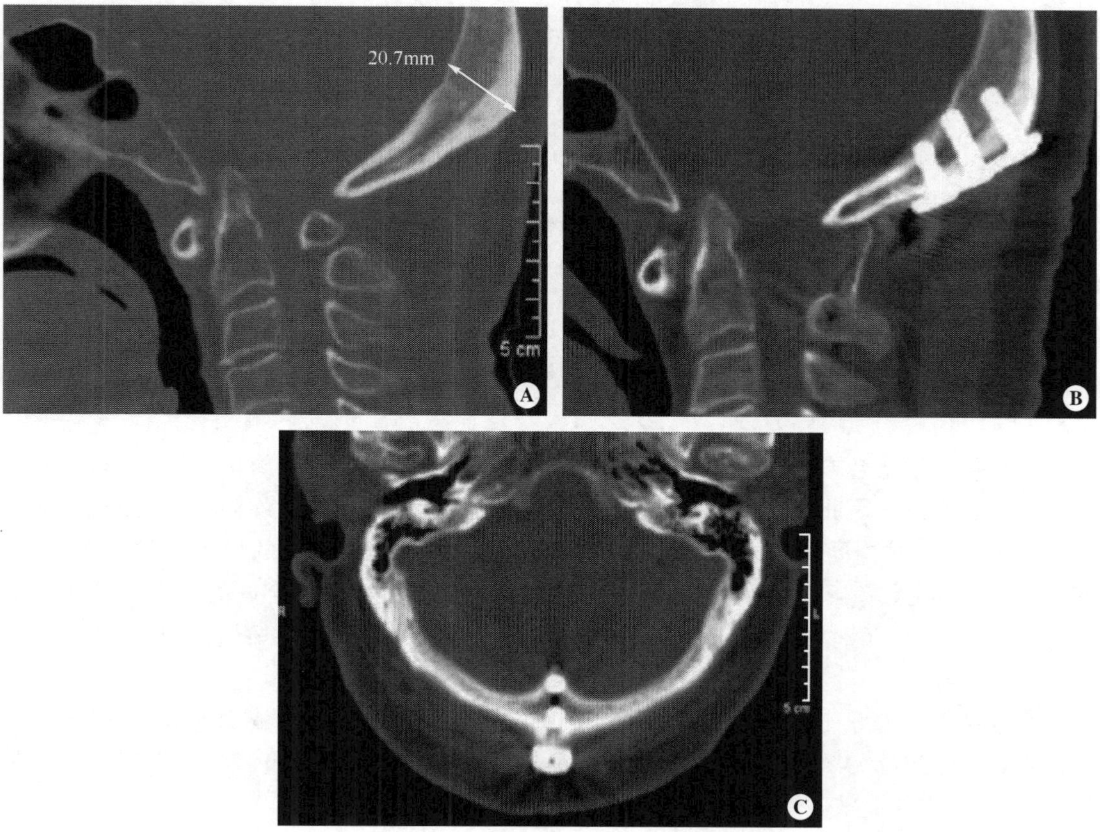

图 10-2-4　正中矢状位上枕骨厚达 20.7mm(A)，可容纳单皮质螺钉固定呈“牙刷征”(B)，轴位片示螺钉位置良好(C)

引自 Suchomel P, et al. Springer-Verlag Berlin Heidelberg, 2011, 65-124.

窦汇位于枕内隆凸处，向前外侧延伸为左右横窦，走行于横窦沟内，右侧常大于左侧，窦汇的体表投影与后正中线基本一致，横窦的体表投影与上项线的关系左右有差异，左侧主要位于上项线下方，右侧主要位于上项线水平。术中在上项线水平处钻孔，要特别小心，钻头的深度不超过 10mm 和选择 12mm 长度的螺钉，是可以避免损伤静脉窦的。

目前主要采用独立枕骨板，正中矢状位枕骨最厚，螺钉多固定此位置（图 10-2-5），且多采用单皮质螺钉固定，因此，损伤窦汇和左右横窦的机会也大大降低。

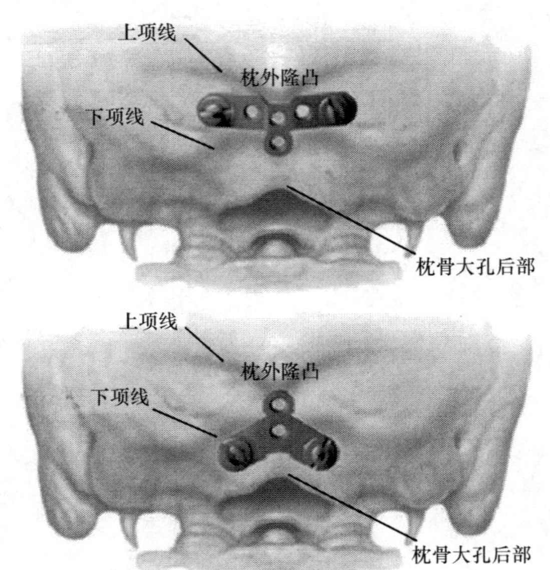

图 10-2-5　由于正中矢状位枕骨厚度较厚，独立枕骨板设计一般采用该部位螺钉固定（上图为 Summit SI 系统 T 形枕骨板，下图为倒 Y 形枕骨板）

引自 Depuy Spine.

第三节　生 物 力 学

早期的枕颈融合方法由于不用内固定或仅用一般的钢丝螺钉等简单内固定，术后的即时稳定性非常差。因此，为了达到骨性融合的目的，必须辅以长期的外固定。进入 20 世纪 80 年代后期，脊柱内固定器械飞速发展。由于这些坚强内固定系统的出现，使得骨性融合率大大提高，并且减少了术后长期外固定的痛苦。绝大多数枕颈融合内固定系统的枕部结构是以螺钉固定，区别在于颈椎固定形式的不同。因此，生物力学方法的差异性主要在于颈椎固定的差异。

在枕颈固定术方面，尽管 Grob 认为理想固定形式应该固定尽可能少的节段，寰枕关节不稳定就固定寰枕关节，寰枢关节不稳定就固定寰枢关节，后者容易理解，在临床上也容易做到，而单纯寰枕关节技术较少应用。

要稳定这种运动，采用将螺钉固定于 C_2 和枕骨的植入物是必需的。$C_0 \sim C_1$ 的主要运动是屈伸运动。尽管枕骨可以通过钢丝以及侧块固定直接与 C_1 固定，即寰枕固定，但很少枕颈内固定一端止于 C_1 上，因为头颅位于寰椎上力臂很大，单纯寰枕内固定容易出现应力集中，导致疲劳。Huelbert 等证明，单纯用螺钉固定 C_0 和 C_2 装置的刚度在屈伸方向上比损伤节段显著性提高。因此，如果没有其他辅助支持，单纯固定 C_0～C_1 不足以完全稳定该关节。有技术采用双侧单枚螺钉经过 C_1 侧块固定枕骨髁。生物力学测试表明，这种技术与正常脊柱相比可以减少 ROM，但在屈伸方向上固定效果很差。因此，这种似乎不能单独作为枕颈交界固定的方法，而应该联合其他辅助固定方法，如钢丝以及植骨等。因此，目前枕颈固定基本上采用枕-寰-枢固定或者枕-枢固定。

一旦螺钉以及枕骨板置入后，就需要纵向部件进行连接。这些棒的固定包括钢丝、限制性螺钉(万向螺钉)和非限制性螺钉(固定板的螺钉)。生物力学研究表明，采用棒和钢丝固定在循环载荷时容易出现松动，可导致稳定性丧失，尤其在安装节点部位。限制性螺钉比非限制性螺钉更能提供明显的优势。非限制性螺钉容易出现不均衡载荷，易于出现松动和拔出。

从生物力学角度，纵向部件的大小对整个固定装置的影响尤为显著。Suttlin 等测试了 Axis 钢板、Y 形钢板以及 6.4mm 不锈钢棒钢缆固定的刚度，发现刚度分别为 8.5、5.7 及 4.3N · m/度。这些植入物比同样模型及 3.2mm 棒刚度提高 2～3 倍。相比显著坚固的棒和板系统，3.2mm 棒的弹性增大，导致刚度下降。屈伸时刚度由棒和梁的惯性面积矩决定。一个物体抵抗成角变形的能力是惯性矩，其不仅决定于物体的体积大小，还决定于在运动轴上体积分布。所以，物体具有较大的惯性矩，这个物体就比较小惯性矩物体更难出现变形。直径大的棒就有更大的 I，其与直径的 4 次方呈正比。Anderson 据此计算棒与板之间的差异，得出板与棒刚度比值大约为 3，即板的刚度大于是 3.2mm 棒的 3 倍。

当评估纵向部件的刚度时，另一个变量需要考虑，这就是材料刻痕的敏感性。钛比不锈钢具有更强的刻痕敏感。这可以引起反复循环载荷下，出现疲劳机会增加，因此，在弯曲棒以适应枕颈角度时应该考虑这个因素。棒要弯曲成较大桡度的弧形。一些新型植入物在枕颈弯曲部采用较粗直径的棒，或者采用一个角度铰链连接块，可以减少棒弯曲次数，有助于改善其衰竭疲劳特性。这些改良促使棒与枕颈角度相适配。

C_1～C_2 的主要运动是轴向旋转运动，为更好地稳定这种运动，C_1 侧块螺钉和 C_2 椎弓根螺钉或者 C_1～C_2 经关节螺钉是必需的。C_1 侧块螺钉和 C_2 经椎板螺钉固定只是一种备选方法，尚不足以提供相似的刚度。枕颈内固定一种常见的疲劳形式是发生在 C_2 屈曲时。增加固定点，如 C_1 钢丝或者侧块螺钉固定，可以减少这种可能。

枕骨固定采用钢丝或者螺钉。螺钉有单皮质和双皮质螺钉，其中双皮质螺钉抗拔出力比钢丝固定或单皮质螺钉增大 50%。因此，枕骨螺钉固定是良好的选择。螺钉可以固定于枕外隆凸下正中嵴，或者在其外侧旁正中骨质。有生物力学研究认为，枕骨部纯正中线螺钉固定尽管屈伸稳定性良好，但旋转稳定性较差，而枕骨旁正中固定在旋转稳定性上能提高，但屈伸稳定性减弱。最近，Anderson 比较枕骨螺钉固定位置的不同对局部活动范围的影响。所有螺钉均是双皮质螺钉。其发现螺钉固定位置差异对活动范围只有一个边界效应，主要依赖于载荷的方向。比如，外侧旁正中固定时，枕骨螺钉在 C_1 和 C_2 螺钉连线上，活动范围只有在侧屈时才有显著性下降。未发现其他显著性差异。旋转时，采用正中线固定 ROM 趋于减小。其认为，这些对枕颈固定的效果影响不显著。枕骨螺钉位置选择主要基于患者疾患的需要。目前设计的独立枕骨板一般均包括正中固定及外侧部固定两方面(图 10-3-1)。

Frush(2009 年)采用 OASYS 系统进行枕骨板旁正中固定的生物力学评估，比较不同枕骨板固定的螺钉载荷分享(图 10-3-2)。其将枕骨板塑形为凸向内侧或凹向内侧，并拔出

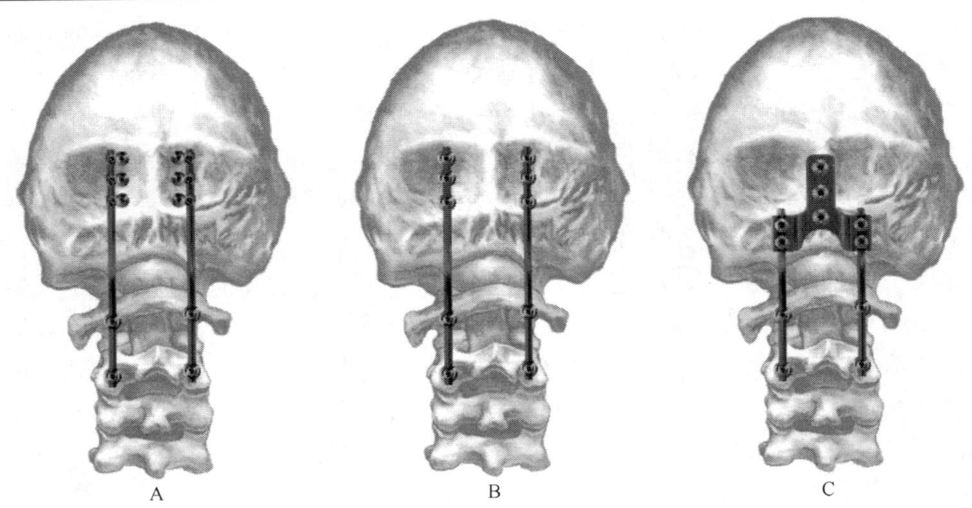

图 10-3-1 枕骨板固定包括正中固定及外侧部固定

引自 Anderson PA, et al. Spine, 2006, 31(7): 755-761.

最下方固定螺钉模拟松动。结果表明，这四种固定状况下，ROM 均较正常颈椎显著下降，但固定状况之间没有显著性差异。侧屈时，凸向内侧钢板的螺钉载荷较凹向内侧钢板明显增大，但其他屈伸及旋转方向无显著性差异。最下方螺钉松动后中间固定螺钉的峰值载荷在屈伸及侧屈方向显著增高，此表明应力会集中在钢板中央固定螺钉。

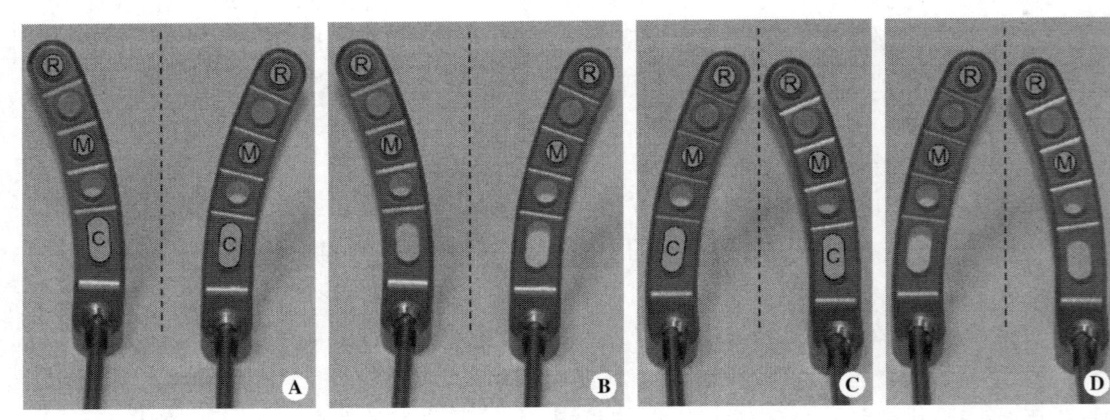

图 10-3-2 Frush 生物力学试验固定模型

引自 Frush TJ, et al. Spine, 2009, 34(9): 877-884.

Oda 对 5 种不同类型的枕颈内固定系统（图 10-3-3）进行生物力学测试。其采用 21 具人尸体颈椎标本，在测试正常状态（C_0～C_2）后，通过复制齿突Ⅱ型骨折复制上颈椎不稳模型，研究证实枕部螺钉固定及颈椎以 C_1～C_2 经关节螺钉或 C_2 椎弓根螺钉固定的内固定系统的稳定性明显优于椎板下钢丝固定或椎板夹固定的方法。钢丝固定在前后及侧屈载荷作用时可以恢复到正常颈椎标本状态。

Richte 对 3 种枕颈融合内固定系统（图 10-3-4）进行生物力学测，包括 Cervifix 系统、OCRSS（Olerud cervical rod spinal system）系统及 NOCS（Neon occipitocervical system）系统。采用 8 具 C_0～C_5 人尸体新鲜枕颈标本，固定 C_0～C_4，其中 C_1～C_2 经关节螺钉固定，

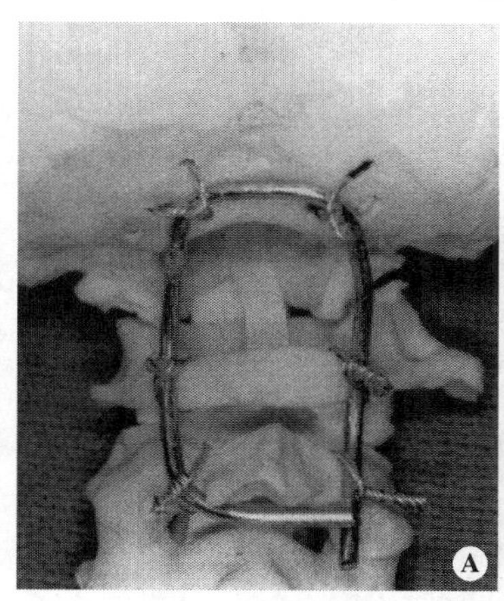
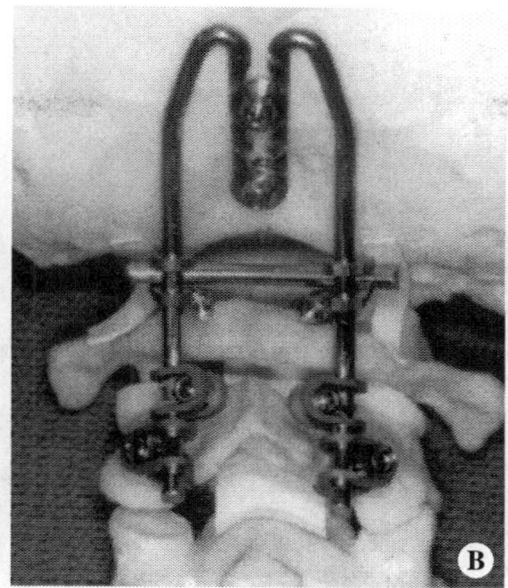
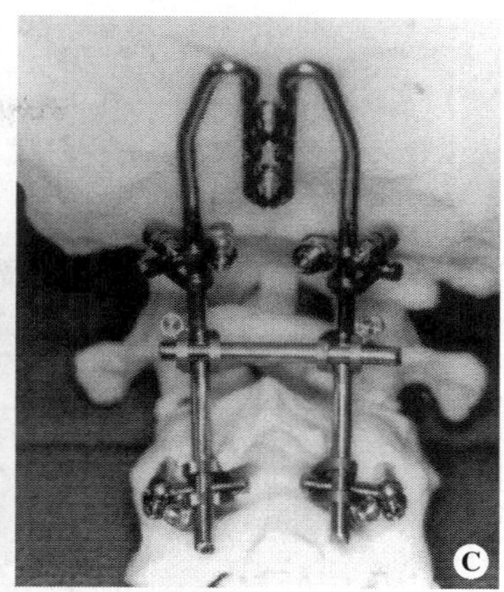
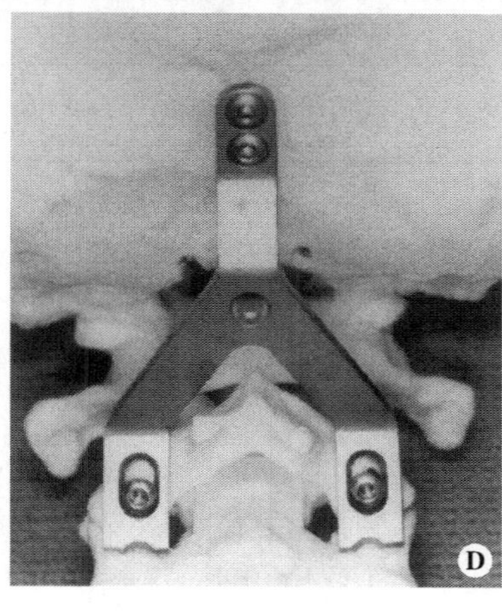
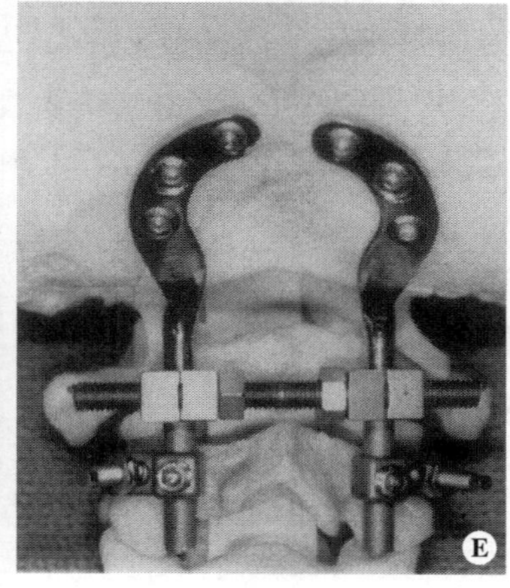

图 10-3-3　Oda 生物力学试验枕颈内固定模型

A. 钢丝固定；B. 2 枚枕骨螺钉＋椎板钩夹固定；C. 2 枚枕骨螺钉＋枕骨大孔螺钉＋C_1～C_2 经关节螺钉固定；D. 2 枚枕骨螺钉＋Y 形钢板经关节螺钉固定；E. 6 枚枕骨螺钉＋C_2 椎弓根螺钉固定

引自 Oda I，et al. Spine，1999，24(22)：2377-2382.

C_3～C_4 采用侧块或椎弓根螺钉固定。施加±2.5N 纯力矩，未施加预载荷，测试屈伸、侧屈以及旋转运动。结果表明，新设计的 NOCS 系统对失稳枕颈的初始稳定性作用，优于其他两种内固定。同时，研究还表明椎弓根螺钉固定效果强于侧块螺钉固定，但仅表现在侧屈方向上。但从内固定模型可以看出，枕骨板采用倒 U 形 CD 环，抗扭转等性能自然优越，但枕骨固定螺钉远离中线，风险增加。从这个研究表明，如果不具体考察内固定构型，而单纯分析试验结果，有些结论可能有所偏差，这也是我们在分析生物力学结论时需要主要的问题。

以前采用钩-棒内固定系统时，枢下颈椎需要固定，那么采用椎弓根螺钉或者侧块螺钉固定时，枕颈固定是否也需要增加固定节段到枢下颈椎呢？最近，Martin(2010 年)进行了有关生物力学研究，在人尸体标本上，模拟齿突骨折造成上颈椎不稳，分别进行：①枕骨板＋C_2 峡部螺钉固定；②枕骨板＋C_2 峡部螺钉＋C_4 侧块螺钉固定；③枕骨板＋C_1～C_2 经关节螺钉固定；④枕骨板＋C_1～C_2 经关节螺钉＋C_4 侧块螺钉钢钉。测量 C_0～C_2 之间的 ROM。结果表明，上述几种内固定技术在所有载荷形式下，除枕骨板＋C_2 峡部螺钉固定组在侧屈方向外，均可以较正常颈椎显著降低 C_0～C_2 的 ROM。各组之间均无明显显著性差异。在

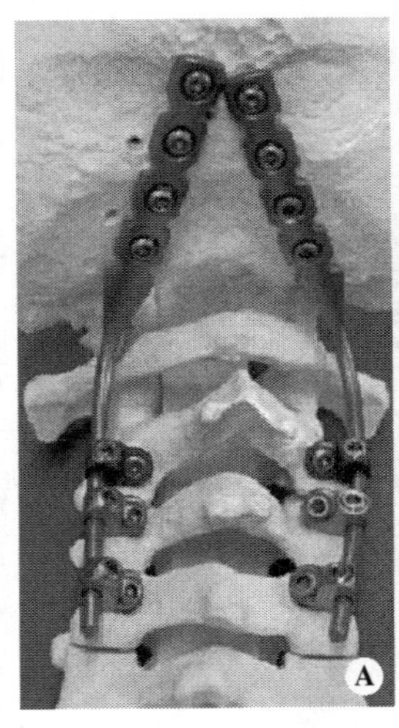
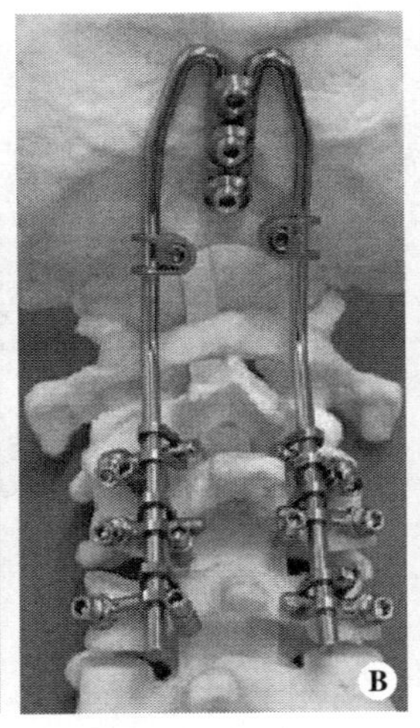
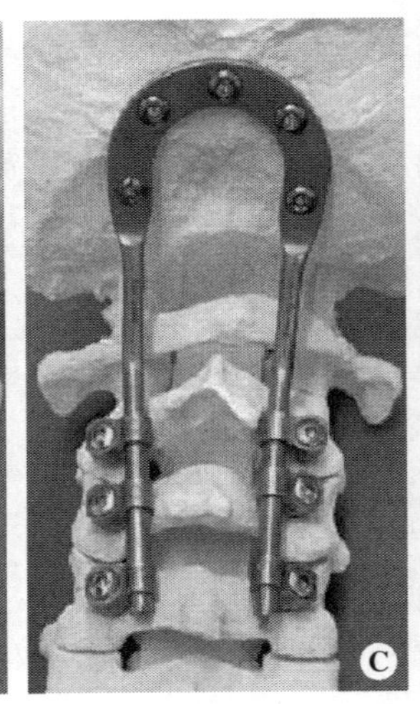
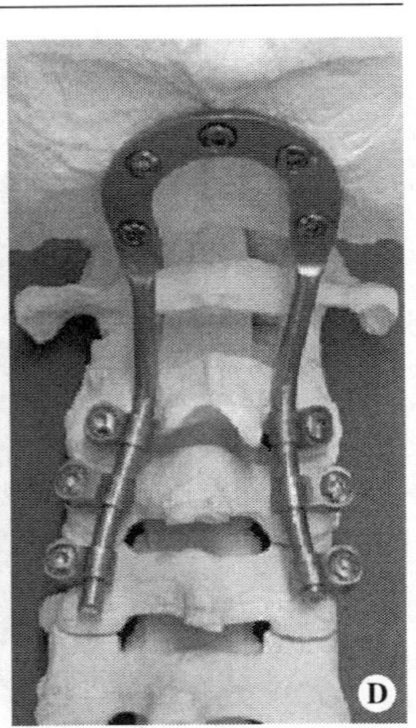

图 10-3-4 Richte 生物力学试验枕颈内固定模型

A. Cervifix；B. Olerud Cervical System(OCS)；C. Neon Occipito Cervical System＋侧块螺钉；D. Neon Occipito Cervical System＋椎弓根螺钉

引自 Richter M，et al. Eur Spine J，2000，9：417-425.

枕骨板＋C_2 峡部螺钉固定基础上增加 C_2 侧块螺钉固定，仅在屈曲模式上 ROM 有下降。枕骨板＋C_2 峡部螺钉＋C_4 侧块螺钉固定与枕骨板＋C_1～C_2 经关节螺钉固定之间在所有载荷模式上均无显著性差异。因此，其认为在枕颈内固定时增加枢下颈椎固定的作用有限，仅在 C_2 峡部螺钉固定时，屈曲载荷时对 C_0～C_2 的 ROM 下降有作用。C_1～C_2 经关节螺钉固定结合枕骨板螺钉固定可以提高良好的稳定作用，增加枢下颈椎固定并不会增强这种作用。

当然，在考察这些生物力学研究结论时，不但注意其试验设计，还应注意内固定装置的整体构型、螺钉与棒的参数、锁定装置以及具体生物力学测试方法，不但要分析对稳定性作用，还要考虑疲劳强度以及类似螺钉抗拔出力强度等研究，才能对枕颈内固定装置有比较客观的评价。

第四节　手 术 操 作

一、病 例 选 择

Praveen V Mummaneni 等提出枕颈内固定的指征：①创伤，C_1～C_2 环形骨折导致枕寰脱位、寰枢脱位；②枕颈后凸畸形(先天性、退变性或者医源性)；③颅骨凹陷并有脑干或者脊髓受压；④由于关节翳、肿瘤、骨髓炎、外科减压(医源性)导致的枕颈交界失稳或破坏；⑤先天性骨损害压迫脑干或者上颈髓。禁忌证：①严重合并症无法耐受全麻；②涉及固定区域的骨性发育异常或缺如(如枕下颅骨切除后)。

二、Cervifix 内固定术

(一) 器械介绍

Synthes 公司产品(图 10-4-1)属于钉-棒结构，早期产品在颈椎固定时螺钉与棒之间需要通过连接块固定(图 10-4-2),因此操作上较为繁琐。如扩展至颈胸交界区则需要额外连接块连接不同直径的棒(图 10-4-3)。改进型为 Axon,采用后开口的万向(多轴)螺钉进行颈椎的固定(10-4-4),操作简便,且生物力学固定效果更佳。

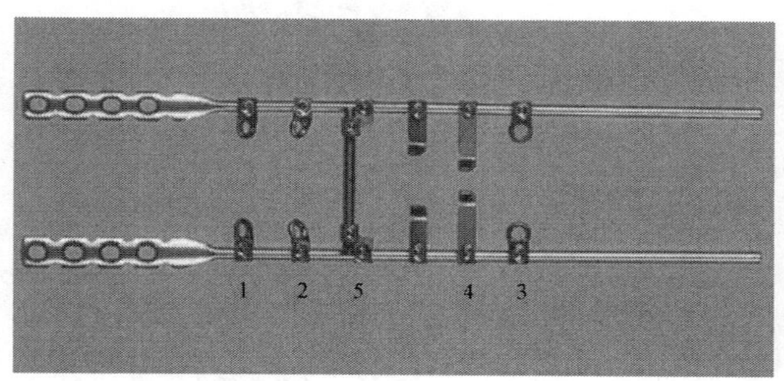

图 10-4-1 Cervifix

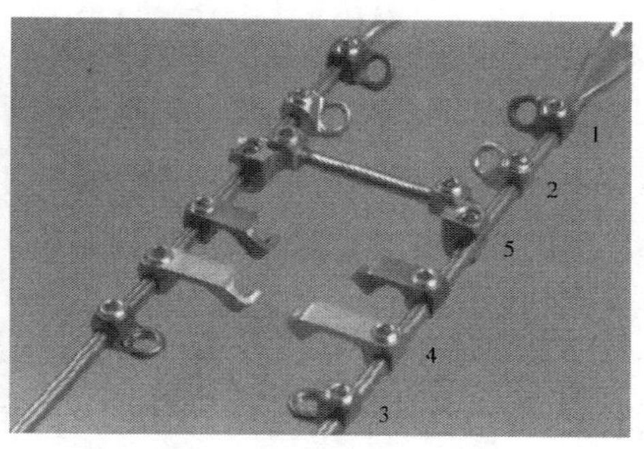

图 10-4-2 棒与颈椎固定螺钉之间需要连接块

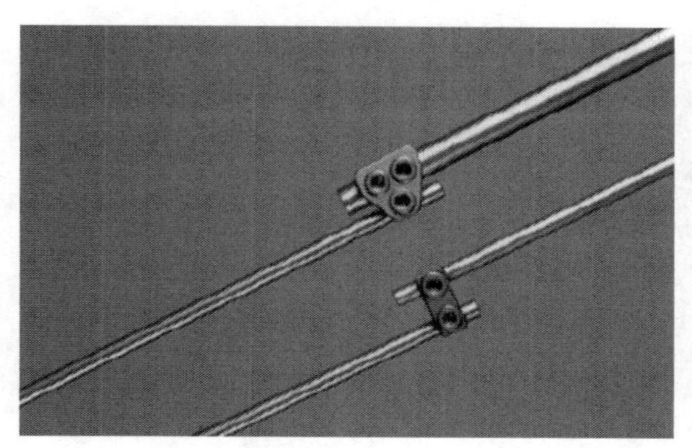

图 10-4-3 不同直径棒连接块进行颈胸扩展固定

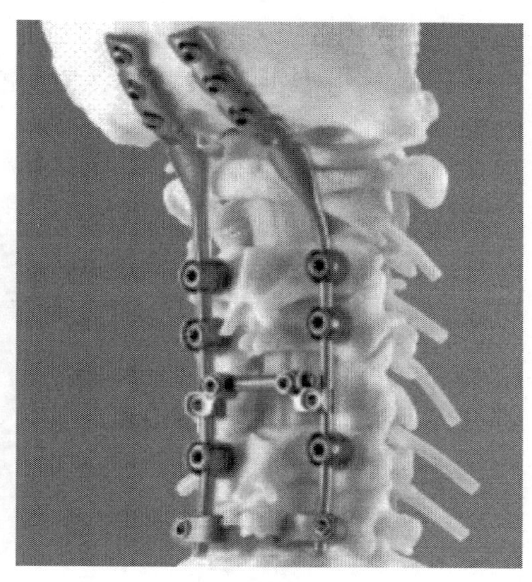

图 10-4-4 Axon(Synthes)

(二) 操作步骤(图 10-4-5)

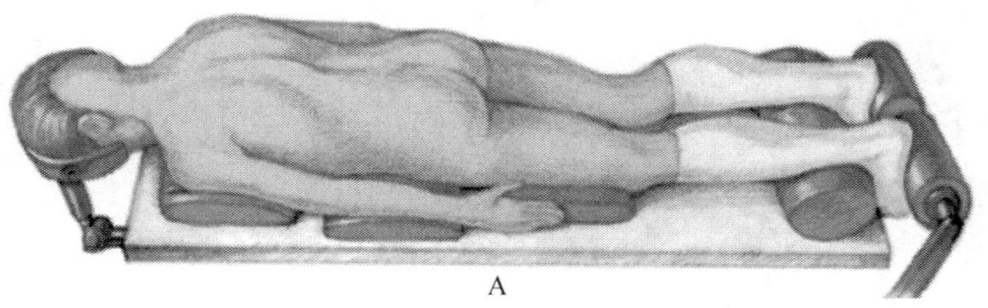

A

图 10-4-5

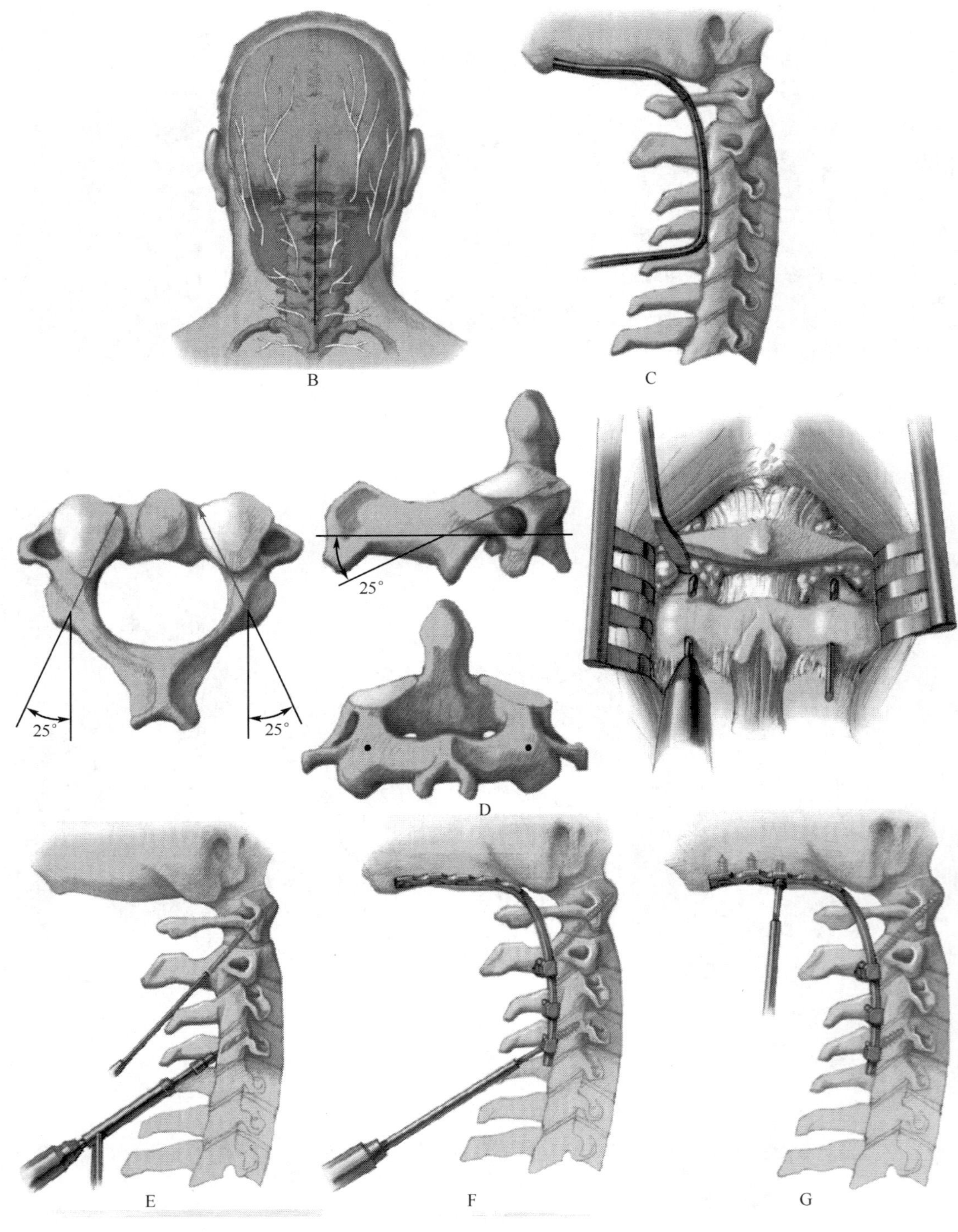

图 10-4-5

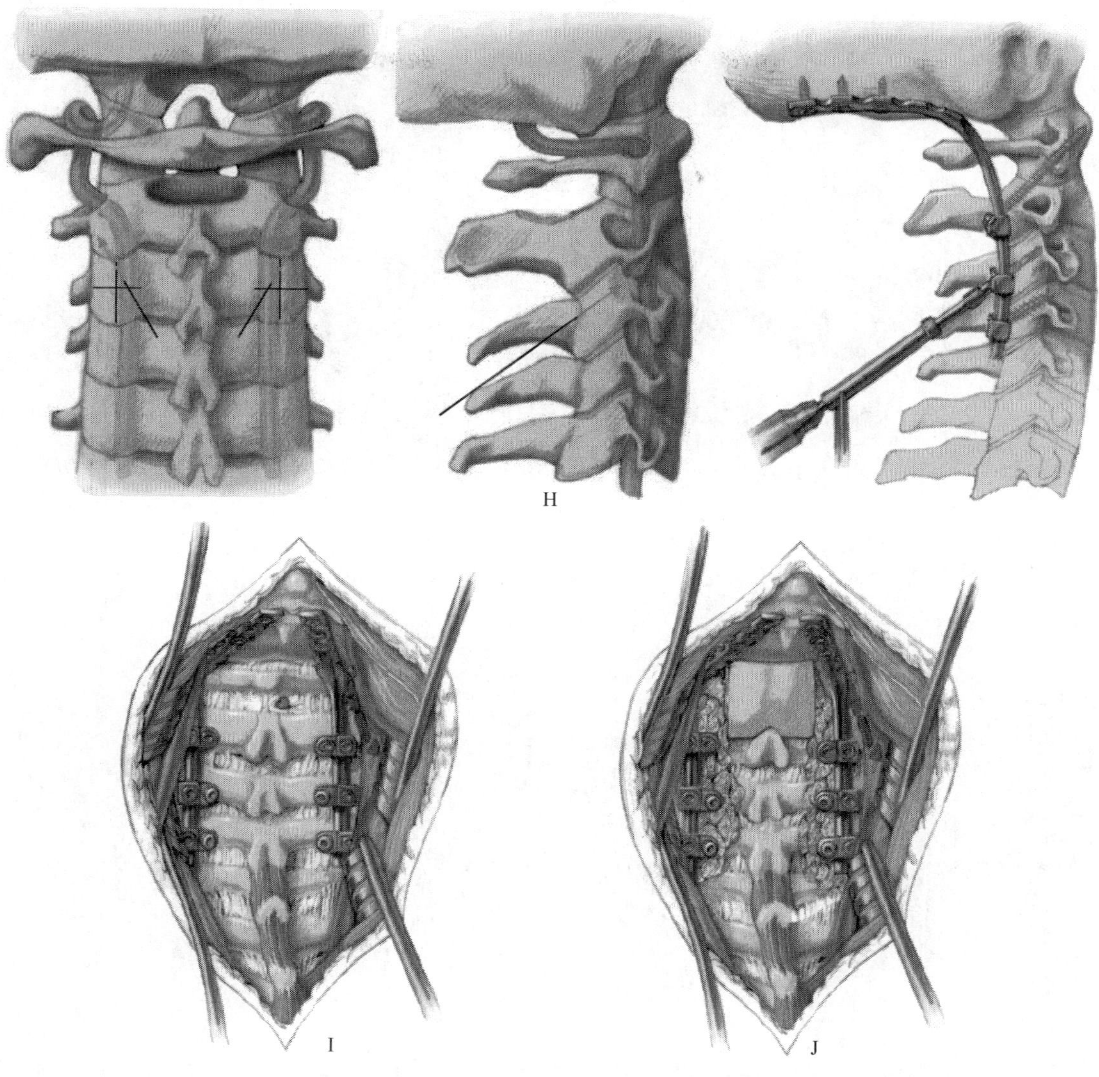

图 10-4-5　Cervifix 内固定手术操作步骤(续)

A. 体位;B. 切口;C. 模棒测量枕颈角度;D. $C_1 \sim C_2$ 经关节螺钉固定;E. C_4 侧块螺钉固定;F. 置入连接棒后颈椎部固定;G. 枕骨螺钉固定;H. C_3 侧块螺钉固定;I. 完成所有枕颈螺钉连接固定;J. 局部植骨融合,完成手术

引自 Jeanneret B,et al. Eur J Trauma,2004,5:334-349.

三、Summit SI 内固定术

(一) 器械介绍

Depuy Spine 产品,系早期 Summit 枕颈固定的改进型,主要特征是采用独立枕骨板。枕骨板分为 T 形和倒 Y 形(图 10-4-6),T 形或倒 Y 形纵向部分有螺孔,可固定于枕外隆凸下后正中嵴,而板背面设计呈 5°向前角度(图 10-4-7),可与局部骨性解剖相匹配。双侧连接棒之间距离在小号枕骨板为 31mm,中号为 37mm,大号为 45mm,可根据患者实际选用。

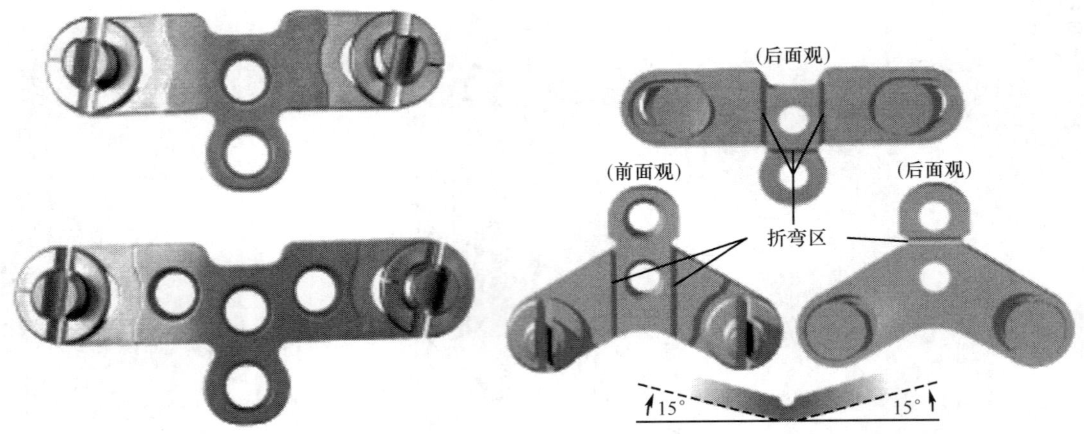

图 10-4-6 T 形枕骨板

(后面观)
(前面观)
(后面观)
折弯区
15°
15°

图 10-4-7 倒 Y 形枕骨板,枕骨板背侧呈 5°向前角度

(二) 操作步骤(图 10-4-8)

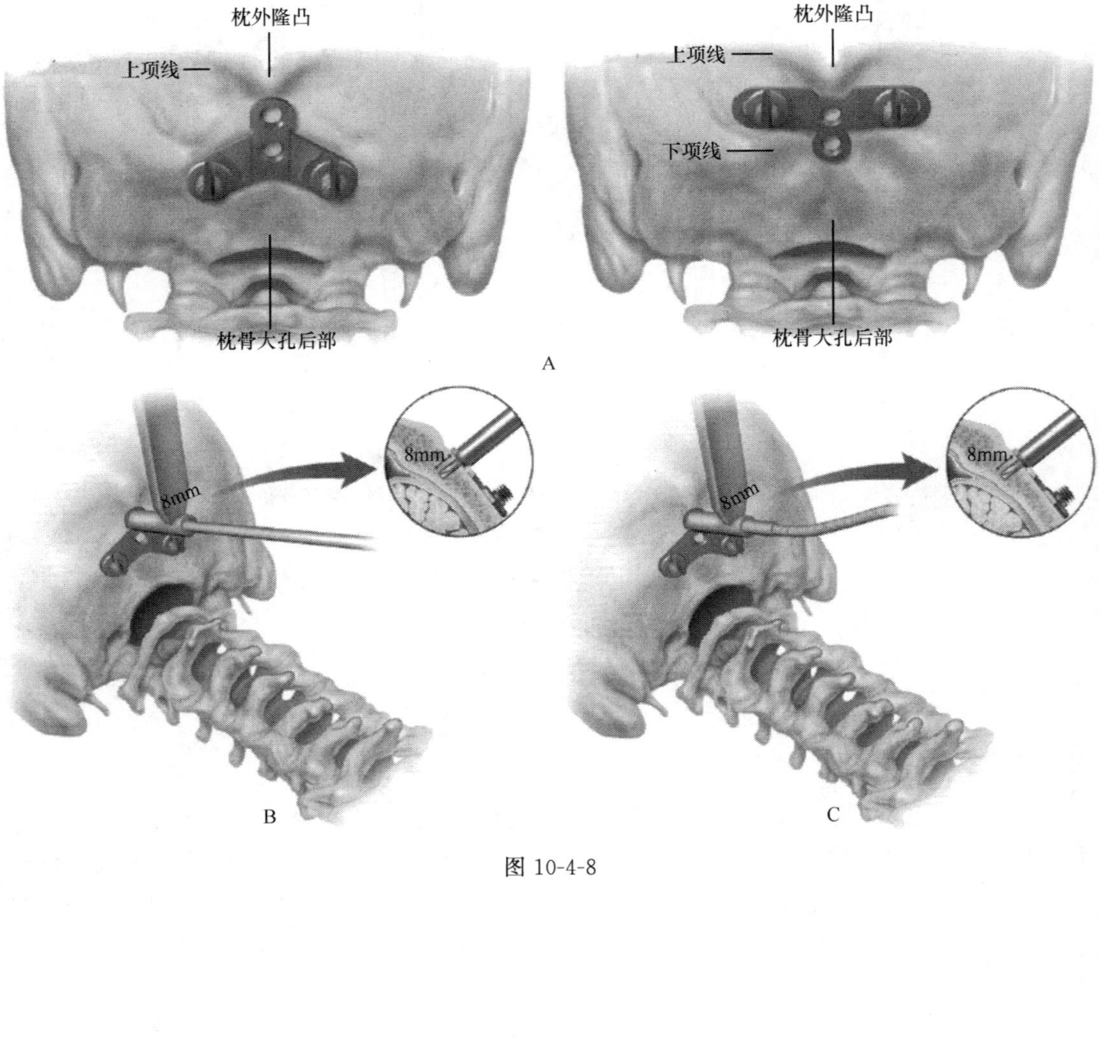

枕外隆凸
上项线
枕骨大孔后部
枕外隆凸
上项线
下项线
枕骨大孔后部
A
8mm
8mm
B
8mm
8mm
C

图 10-4-8

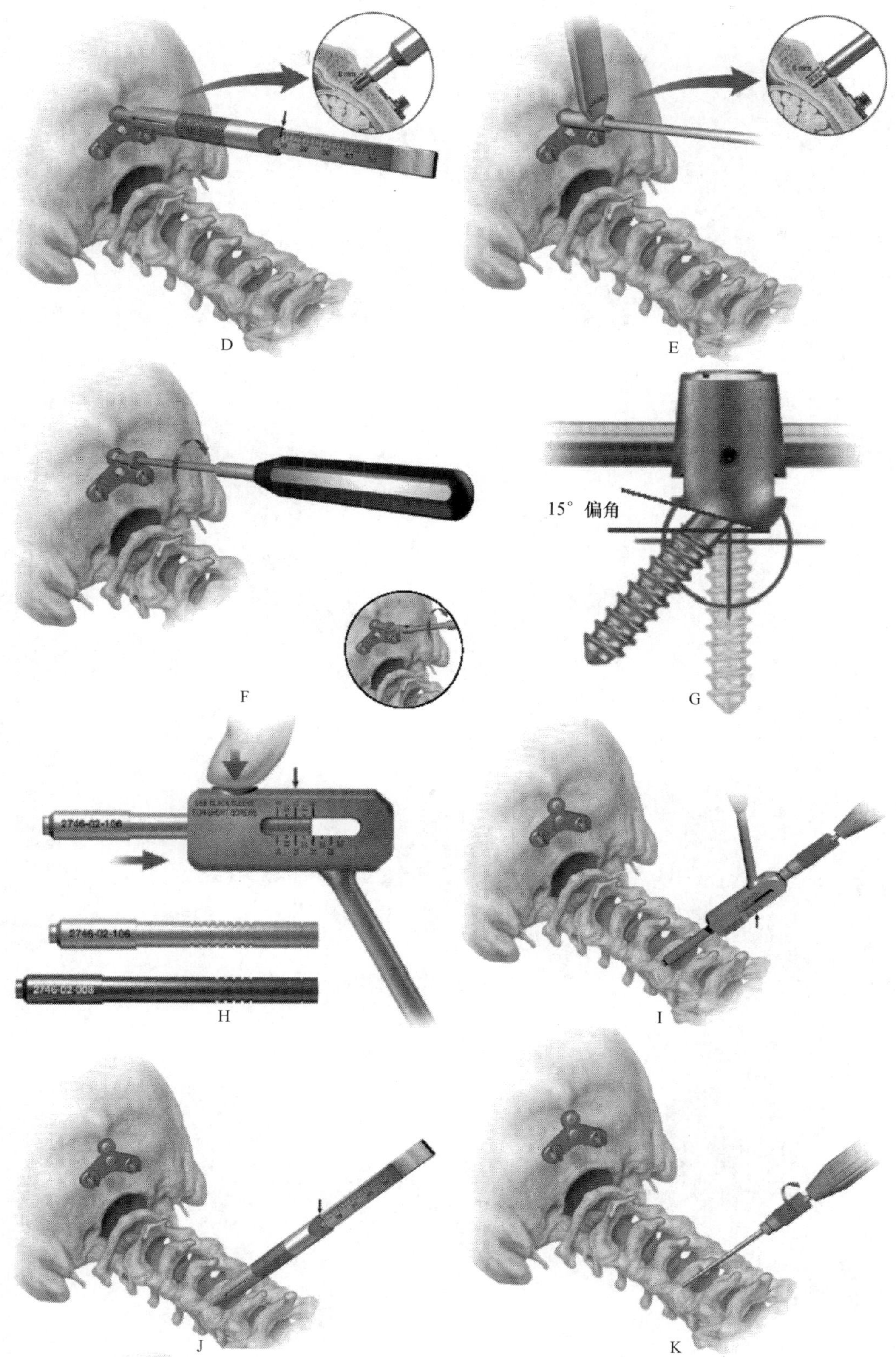

图 10-4-8

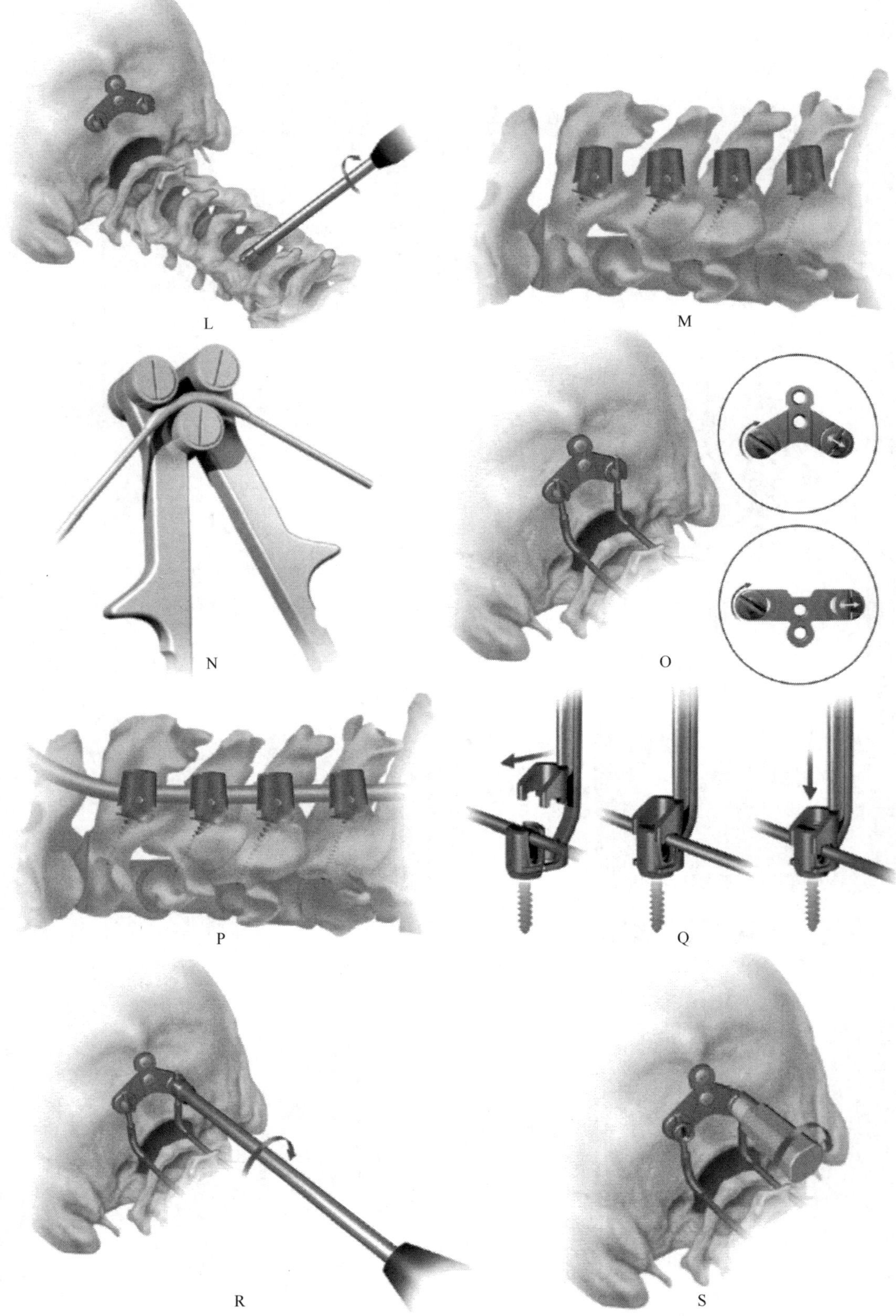

图 10-4-8

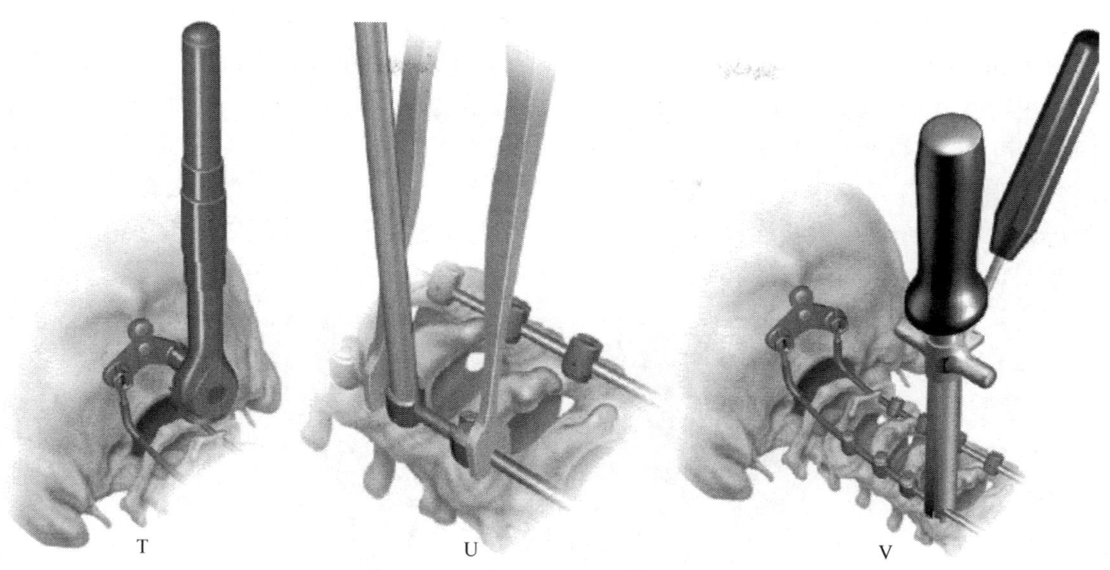

图 10-4-8 Summit SI 枕颈内固定手术操作步骤(续)

A. 枕骨板置于合适位置;B. 8mm 固定长度的直钻钻孔;C. 8mm 固定长度的角度钻钻孔;D. 测深并探查骨道;E. 丝攻;F. 置钉固定;G. 颈椎固定螺钉;H. 调节钻头长度;I. 钻孔;J. 测深及探查;K. 丝攻;L. 置钉;M. 完成颈椎置钉;N. 弯棒;O. 置入连接棒于枕骨板上;P. 置入连接棒于颈椎螺钉螺头内;Q. 借助工具复位;R. 螺母固定;S. 紧固螺母方法一;T. 紧固螺母方法二;U. 必要时颈椎压缩或撑开;V. 抗扭力下紧固颈椎螺母

引自 Depuy Spine.

第五节 临床疗效

尽管一些研究评价了应用现代一些内固定装置进行枕颈融合的临床疗效,但这些研究均存在某些局限,因为枕颈部疾患相对较少见,疾病类型不同引起的局部稳定性差异也较大,手术技术以及内固定方式方面均存在较明显的差异。疾病的严重度、治疗通常处于较紧急状态、非手术治疗或者延误手术常促使疾病恶化等,因此难以进行有关前瞻性、随机的临床研究。

枕颈螺钉固定技术已表明可以有效减轻颈痛,更好地恢复枕颈部的力线,提高融合率(图 10-5-1,图 10-5-2)。大宗临床病例观察表明,钉棒系统或者钉板系统固定的融合率可以达到 94%～97%。超过 85%的脊髓病患者在枕颈减压和融合后改善了神经功能。

Abumi 等报道了利用颈椎椎弓根钉及板-棒系统治疗枕颈部损伤的回顾性研究。该系统的特点在于其颈部固定是通过 C_2 椎弓根螺钉固定,固定强度较其他内固定系统更好。在其报道的 26 例中,除 2 例由于是椎体的转移性肿瘤外,其余病例均获得骨性融合。

Nockels 研究 69 例因不同原因需要枕颈融合的病例,包括创伤、肿瘤、类风湿关节炎等。采用现在技术(板-钉系统或者钉棒系统)的枕颈融合率达到 97%。类风湿关节炎患者的 Ranawat 分级术后总体提高 1 级。非类风湿关节炎的病例中,40 例术前有神经功能损害,87%术后 ASIA 至少提高 1 级,其余 13%无变化,无 1 例出现神经功能恶化。手术过程无血管损伤。无 1 例因治疗相关死亡以及术后出现植入物有关并发症。

Shin(2006 年)观察 23 例枕颈部肿瘤进行枕颈减压及融合的病例。23 例中，有 18 例采用 5.0mm 的 CD 棒枕骨钢丝及椎板下钢丝固定。有不规则面的棒较光滑棒更佳，可以避免圆棒在钛缆内伸缩活动。在这组病例后期，有 2 例采用塑形棒和板系统，枕骨将钢板以钢缆固定，颈椎部分以椎弓根螺钉或者侧块螺钉固定。另 3 例采用枕骨板螺钉固定后，以 3.5mm 棒连接于颈椎侧块螺钉固定。本组骨性融合有 95.6%。仅 1 例未融合，影像学屈伸活动均稳定，但主诉有慢性颈部疼痛。均未出现严重的并发症。术后 1 例出现表浅感染，2 例出现枕颈部慢性疼痛，1 例圆棒钢丝固定患者出现内固定疲劳。

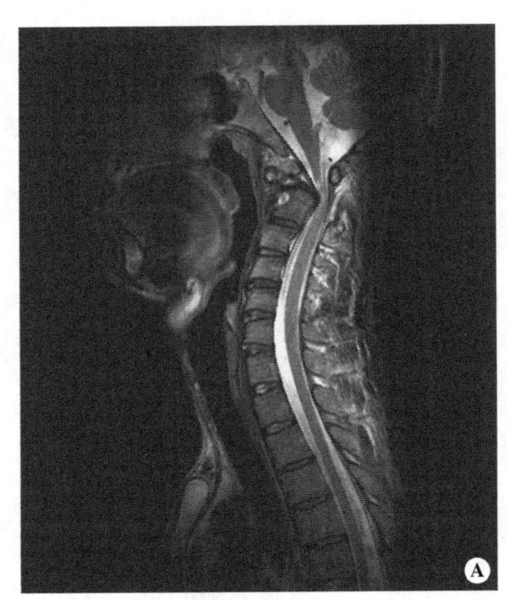

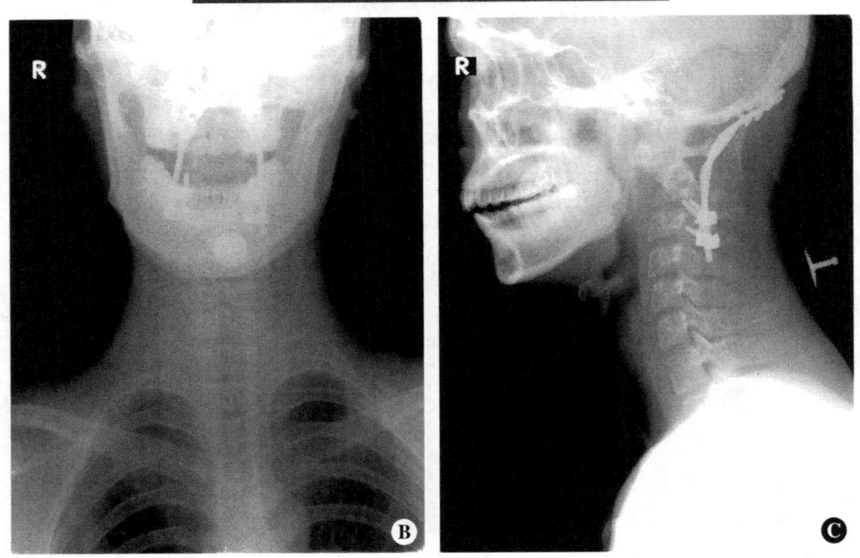

图 10-5-1　枕颈内固定术

A. 术前 MRI 示陈旧性齿突骨折并寰枢椎脱位；B、C. 后路减压枕颈内固定并植骨融合，寰枢椎之间复位不理想，术后神经症状有改善

Lee(2006 年)报告采用枕颈融合治疗枕颈部创伤不稳患者 16 例，采用定型钛合金或者

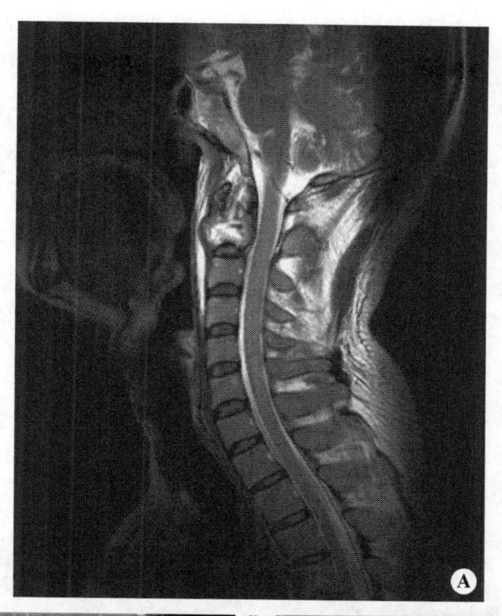

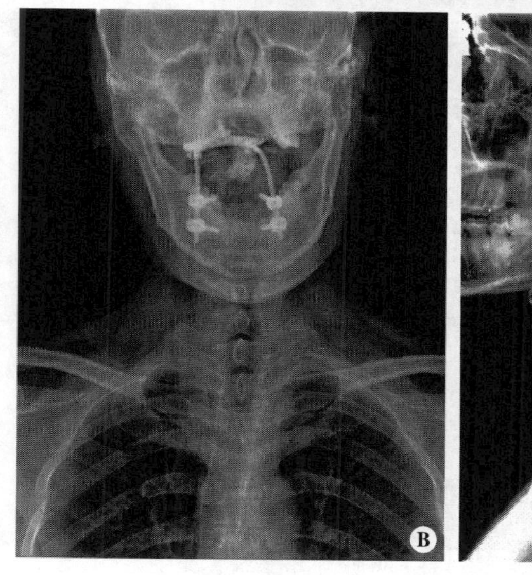

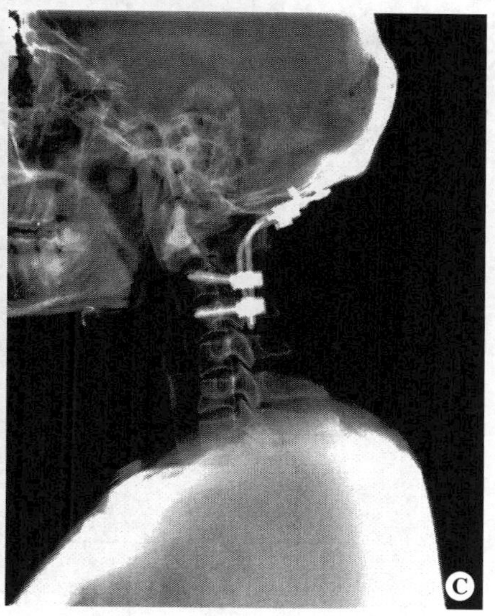

图 10-5-2　枕颈固定术的应用

A. C_2 椎体良性肿瘤；B、C. 后路枕颈固定（独立枕骨板及颈椎椎弓根螺钉固定），前路 C_2 椎体成形

不锈钢枕骨板和螺钉。C_1～C_2 采用经关节螺钉固定，枢下颈椎采用侧块螺钉固定。1 例患者因为感染性休克死亡，该患者在后路枕颈融合前曾接受经口咽齿突切除术。其他病例术后神经功能均无恶化。有脊髓症状的 7 例患者中，3 例改善，其余 4 例无变化。所有患者颈痛症状均改善。所有患者融合良好，日常活动独立。

第六节　并　发　症

枕颈内固定术轻微潜在并发症包括伤口感染、血肿形成、硬膜撕裂及脑脊液漏等。由于枕颈固定后头颈部僵硬，可以限制患者俯视地面以及导致行走困难，同时也会导致患者后仰躯干去看周围世界以及观察与其对话交流的人，这是多数枕颈内固定术后患者经常抱怨的最大不适。较重的潜在并发症包括脊髓损伤、神经根损伤、枕骨螺钉穿破后小脑损伤，后颅窝血肿、脑膜炎、螺钉位置不正导致椎动脉损伤以及需要再次手术的假关节形成。现代枕颈内固定系统的应用，并发症发生率（轻微和较重并发症）在 12%～30%。

早期的枕颈融合方法，由于即时内固定的不牢固，假关节的形成率较高，有报道仅以钢丝固定的枕颈融合术的假关节形成率高达 33%。近年来由于刚性内固定的广泛应用，骨性融合率可达 90%以上，甚至 100%。由于刚性枕颈融合内固定系统应用于临床的时间不长，螺钉松动、断裂的报道不多（图 10-6-1）。Lieberman 在其 13 例利用 AO 侧块钢板行枕颈融合术的病例中有 2 例螺钉松动，1 例螺钉断裂。在 Huckell 报道的 26 例利用板钉系统行枕颈融合的病例中也有 3 例因螺钉松动致阶段性假关节形成。目前临床上所有枕颈融合内固定系统尚无自锁装置，所以螺钉的松动在所难免，相信不久将会如前路钢板一样，枕颈融合内固定系统的螺钉也会带有自锁装置。

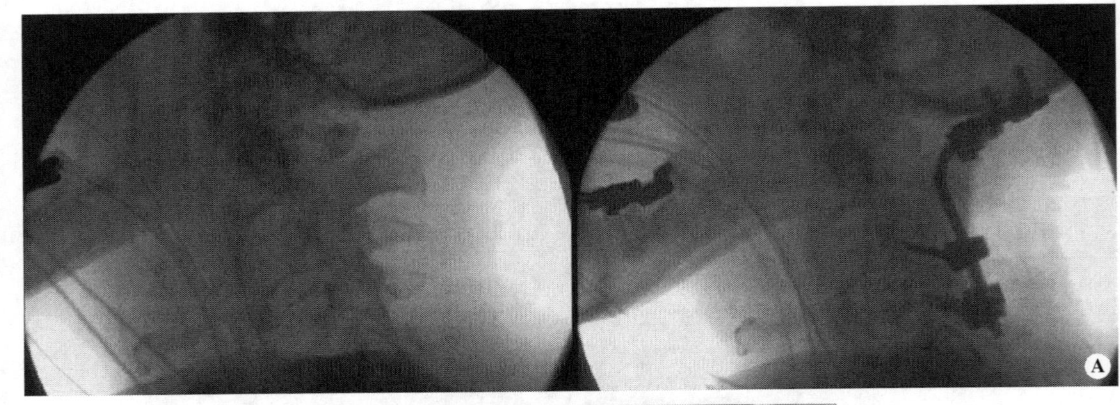

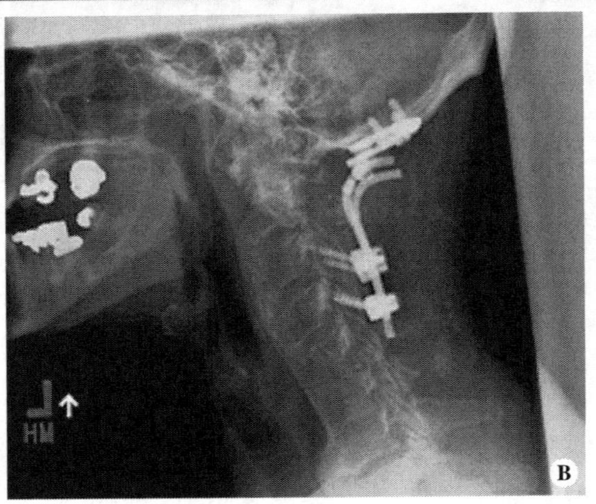

图 10-6-1　枕颈固定植入物断裂

引自 Lall R，et al. Neurosurgery，2010，67(5)：1396-1402.

神经损伤及血管损伤是上颈椎手术最严重的并发症。由于颈部利用侧块螺钉、椎弓根螺钉或 C_1～C_2 经关节螺钉固定，神经及血管损伤可能性增大。脊髓损伤的报道较少。有术中舌下神经损伤、神经根损伤的报道。神经根的损伤多是由于螺钉穿破椎弓根所致。

Abumi 对 669 枚颈椎椎弓根螺钉术后进行 CT 检查，发现有 6.7%（45 枚）的螺钉穿破骨皮质，其中 2 例引起根性神经痛。椎动脉损伤的报道较多。据美国神经外科医师协会所进行的一项调查显示，1318 例患者进行 2492 枚 C_1～C_2 螺钉内固定术，出现 2.4%（31 例）明确的椎动脉损伤，1.7%（23 例）怀疑椎动脉损伤。而这 54 例中只有 2 例出现神经损伤症状，只有 1 例由于双侧椎动脉损伤而死亡。当手术中出现椎动脉损伤时，应根据以下原则处理：①立即予以压迫止血，予以骨蜡封闭骨孔；②如对侧还未行螺钉固定，则应停止继续行内固定，或改变手术方案；③如为螺钉孔内出血，立即将螺钉拧入；④如不能有效止血，则应在临时止血、纠正休克的情况下通过 DSA 予以血管栓塞，这是目前认为较为可行的方法。

手术并发症预防的最主要方法关键在于术前详细评估，尤其是了解预订螺钉固定部位的骨质情况，确定较为适合患者个体情况的手术预案，既有主方案，又有几项备选方法，根据术中变化，适时调整，以获得更好的结果。

结　　语

枕颈交界区由于局部解剖和生物力学的特点，仍然是脊柱外科富有挑战性的区域。一些急性或者慢性损伤和疾患可引起局部不稳。临床治疗目标在于早期发现不稳，有效复位，适时制动以及可靠稳定。骨融合是枕颈重建技术的最终目标。枕颈内固定系统已从钢丝和钛缆固定技术发展到螺钉-棒固定。以独立枕骨板为特点的枕颈内固定技术易于实施，适用性强，生物力学优势明显，疗效肯定，已成为临床良好的选择。术前详细评估、个体化手术方案选择以及导航技术的应用是值得关注的问题。

（瞿东滨　江建明　徐小山）

参考文献

常建军，马迅.2005.后路寰椎侧块螺钉内固定的研究进展[J].实用骨科学杂志，11(4)：333～335.

胡鑫华，徐荣明，马维虎.2005.枕颈后路融合术的解剖与生物力学进展[J].脊柱外科杂志，3(6)：358～361.

金根洋，赵杰.2007.枕颈融合术的应用与进展[J].实用骨科杂志，13(2)：84～86.

李平元，欧军，苏小桃，等.2009.枕骨板障间螺钉联合枢椎椎弓根螺钉固定在枕颈融合术中的初步应用[J].中国骨与关节损伤杂志，24(4)：314～315.

马维虎，徐荣明，孙韶华.2005.枕颈固定技术在上颈椎不稳的应用[J].中华创伤杂志，21(5)：383～385.

倪斌，肖建如，陈德，等.2003.枕颈融合 Cervifix 内固定术[J].中国脊柱脊髓杂志，13(10)：587～589.

彭田红，李严斌，彭珍山，等.2005.带血管蒂枕骨骨膜瓣行枕颈融合的应用解剖[J].南华大学学报·医学版，33 (4)：482～484.

谭明生，张光铂，王慧敏，等.2003.枕骨粗隆部测量及经板障间螺钉固定通道的研究[J].中国脊柱脊髓杂志，13(8)：462～466.

童春民，吴景凯，龚遂良，等.2003.成人颅骨枕骨厚度 CT 测量[J].浙江临床医学，5 (3)：168～169.

王莉，彭田红，王伟，等.2006.枕骨螺钉内固定的应用解剖[J].南华大学学报·医学版，34(2)：172～175.

夏虹，钟世镇，刘景发.2003.枕颈融合术进展[J].中国临床解剖学杂志，21(5)：526～530.

严望军，周许辉，张咏，等.2004.枕寰枢后路经关节螺钉内固定的可行性研究[J].脊柱外科杂志，2(5)：289～293.

章文杰，倪斌，陈海啸，等.2008.枕颈融合术的研究进展[J].浙江医学，30(10)：1156～1158.

Abumi K，Takada T，Shono Y，et al.1999.Posterior occipitocervical reconstruction using cervical pedicle screws and plate-rod systems[J].Spine，24(14)：1425～1434.

Ahmed R, Traynelis VC, Menezes AH. 2008. Fusions at the craniovertebral junction[J]. Childs Nerv Syst, 24: 1209～1224.

Ahn UM,Lemma MA,Ahn NU,et al.2001.Occipitocervical fusion:a review of indications,techniques of internal fixation, and results[J].Neurosurgery Q,11(2):77～85.

Anderson PA,Oza AL,Puschak TJ,et al.2006.Biomechanics of occipitocervical fixation[J].Spine,31(7):755～761.

Choutka O,Suchomel P.2011.Basic principles of reconstruction techniques.In:Suchomel P eds.Reconstruction of Upper Cervical Spine and Craniovertebral Junction[M].Liberec:Springer-Verlag Berlin Heidelberg,55～63.

Crostelli M,Mariani M,Mazza O,et al.2009.Cervical fixation in the pediatric patient:our experience[J].Eur Spine J,18 (Suppl 1):S20～28.

Dormans JP,Ughwanogho E,Ahn J.2011.Pediatric spine trauma.In:Akbarnia BA,et al eds.,The Growing Spine[M]. Liberec:Springer-Verlag Berlin Heidelberg,135～150.

Finn MA,Bishop FS,Dailey AT.2008.Surgical treatment of occipitocervical instability [J].Neurosurgery,63:961～969.

Frush TJ, Fisher TJ, Ensmihger SC, et al. 2009. Biomechanical evaluation of parasagittal occipital plating: screw load sharing analysis.Spine,34(9):877～884.

Jeanneret B,Scharen S.2004.Posterior stabilization of the cervical and upper thoracic spine with the CerviFix[J].Eur J Traum,5:334～349.

Kuang G,Bhatnagar R,Yu W,et al.2008.Stabilization and fusion of the cervicothoracic junction[J].Curr Orthop Practice, 19(4):416～419.

Lall R,Patel NJ,Resnick DK.2010.A Review of Complications associated with craniocervical fusion surgery[J].Neurosurgery,67(5):1396～1402.

Lee SC,Chen JF,Lee ST.2004.Complication of fixation to the occiput:anatomical and design implications[J].Br J Neurosurg,18:590～597.

Lee SC,Chen JF,Lee ST.2006.Clinical experience with rigid occipitocervical fusion in the management of traumatic upper cervical spinal instability[J].J Clin Neurosci,13:193～198.

Lieberman IH,Webb JK.1998.Occipito-cervical fusion using posterior titanium plates[J].Eur Spine J,7:308～312.

Lu DC,Roeser AC,Mummaneni VP,et al.2010.Nuances of occipitocervical fixation[J].Neurosurgery,66:A141～146.

Martin MD,Bruner HJ,Wolfla CE,et al.2010.Biomechanical implications of extending occipitocervical instrumentation to include the subaxial spine[J].Neurosurgery,66:1148～1152.

McCullen GM,Garfin SR.2000.Cervical spine internal fixation using screw and screw-plate constructs[J].Spine,25(5): 643～652.

Menezes AH,Traynelis VC.2008.Anatomy and biomechanics of normal craniovertebral junction (a) and biomechanics of stabilization (b)[J].Childs Nerv Syst,24:1091～1100.

Menezes AH.2008.Craniocervical developmental anatomy and its implications[J].Childs Nerv Syst,24:1109～1122.

Menezes AH.2008.Craniovertebral junction database analysis: incidence, classification, presentation, and treatment algorithms[J].Childs Nerv Syst,24(10):1101～1108.

Moorthy RK,Rajshekhar V.2009.Changes in cervical spine curvature in pediatric patients following occipitocervical fusion [J].Childs Nerv Syst,25(8):961～967.

Neo M,Fujibayashi S,Miyata M,et al.2008.Vertebral artery injury during cervical spine surgery:a survey of more than 5600 operations.Spine,33(7):779～785.

Nockels RP,Shaffrey CI,Kanter AS,et al.2007.Occipitocervical fusion with rigid internal fixation:long-term follow-up data in 69 patients[J].J Neurosurg Spine,7:117～123.

Oda I,Abumi K,Sell LC,et al.1999.Biomechanical evaluation of five different occipito-atlanto-axial fixation techniques[J]. Spine,24(22):2377～2382.

Payer M,Sottas CC.2005.Traumatic atlanto-occipital dislocation:presentation of a new posterior occipitoatlantoaxial fixation technique in an adult survivor:technical case report[J].Neurosurgery,56:ONS203.

Randazzo CG,LeBude B,Ratliff J,et al.2010.Occiput-cervical fixation.In:Patel VV,et al,Spine Trauma[M].Liberec:

Springer-Verlag Berlin Heidelberg,119～127.

Richter M,Wilke HJ,Kluger P,et al.2000.Biomechanical evaluation of a new modular rod-screw implant systemfor posterior instrumentation of the occipito-cervical spine:in-vitro comparison with two established implant systems[J].Eur Spine J,9:417～425.

Shin H,Barrenechea IJ,Lesser J,et al.2006.Occipitocervical fusion after resection of craniovertebral junction tumors[J].J Neurosurg Spine,4:137～144.

Smucker JD,Sasso RC.2006.The evolution of spinal instrumentation for the management of occipital cervical and cervicothoracic junctional injuries[J].Spine,31(11):S44～52.

Suchomel P,Buchvald P,Choutka O.2011.Rheumatoid arthritis.In:Petr Suchomel,Ondřej Choutka eds.Reconstruction of Upper Cervical Spine and Craniovertebral Junction[M].Liberec:Springer-Verlag Berlin Heidelberg,235～246.

Suchomel P,Choutka O.2011.Non specific inflammation.In:Suchomel P,Choutka O.Reconstruction of Upper Cervical Spine and Craniovertebral Junction[M].Liberec:Springer-Verlag Berlin Heidelberg,227～233.

Suchomel P, Choutka O. 2011. Specific reconstruction of upper cervical spine and craniovertebral Junction. In: Petr Suchomel,Ondřej Choutka eds.Reconstruction of upper cervical spine and craniovertebral junction[M].Libarec:Springer-Verlag Berlin Heidelberg,65～124.

Suchomel P,Jurák L.2011.Occipital condyle fractures.In:Suchomel P,Choutka O.Reconstruction of upper cervical spine and craniovertebral junction[M].Liberec:Springer-Verlag Berlin Heidelberg,145～149.

Tan Mingsheng,Wang Huimin,Jiang Xin,et al.2007.Screw fixation via diploic bone paralleling to occiput table:anatomical analysis of a new technique and report of 11 cases[J].Eur Spine J,16:2225～2231.

Uribe JS,Ramos E,Baaj A,et al.2009.Occipital cervical stabilization using occipital condyles for cranial fixation:technical case report[J].Neurosurgery,65:E1216～1217.

Uribe JS,Ramos E,Youssef AS,et al.2010.Craniocervical fixation with occipital condyle screws:biomechanical analysis of a novel technique[J].Spine,35(9):931～938.

Vender JR,Rekito AJ,Harrison SJ,et al.2004.The evolution of posterior cervical and occipitocervical fusion and instrumentation[J].Neurosurg Focus,16:E9.

Winegar CD,Rihn JA,Hong J,et al.2008.Contemporary posterior occipitocervical fixation techniques[J].Curr Orthop Practice,19(4):398～407.

Wolfla CE,Salerno SA,Yoganandan N,et al.2007.Coparison of contemporary occipitocervical instrumentation techniques with and without C1 lateral mass screws[J].Neurosurgery,61(Op Neurosurg 1):ONS87～93.

Yan W,Zhang C,Zhou X,et al.2009.Safe angle scope for posterior atlantoaxial transarticular screw fixation[J].Neurosurgery,56(3):499～504.

Yoshida M,Neo M,Fujibayashi S,et al.2007.Upper-airway obstruction after short posterior occipitocervical fusion in a flexed position[J].Spine,32:E267～270.

第十一章　寰枢椎前路内固定术

第一节　概　　述

寰枢关节是承接头颅与下颈椎的重要结构，解剖复杂、功能重要，是脊柱外科医师公认的高难度、高风险区域。其结构稳定性主要依赖于本身骨性结构的完整性及位于齿突后方横韧带和翼状韧带的连续性。但当骨与韧带结构异常或损伤时可导致寰枢关节失稳，如外伤、炎症、先天性畸形、退行性疾病、肿瘤以及医源性因素等均可引起寰枢椎解剖关系上的紊乱，而导致寰枢椎失稳，若处理不及时，随时可发生压迫脊髓的危险，甚至危及生命。

一、寰枢关节的解剖

（一）骨性结构

寰枢关节由 4 个关节组成。两个是寰椎侧块的下关节面与枢椎的两个上关节面组成，寰椎前弓正中后面有一凹形关节面，与齿突相关节，称为寰齿关节。齿突与寰椎横韧带形成又一关节，也有人称为滑囊。寰枢关节是颈椎旋转的重要关节，其韧带可限制其过度活动，但当骨与韧带结构异常或损伤时可导致寰枢关节失稳。寰枢关节与寰枕关节都共同承受垂直压力，这一点与中位颈椎以下由椎间盘承担部分垂直负荷明显不同。

（二）韧带连结

主要包括寰椎横韧带、翼状韧带、齿突尖韧带、寰椎副韧带、外侧寰枕韧带、寰枕前后膜和寰枕覆膜(图 11-1-1)。其中寰椎横韧带和翼状韧带更加重要，控制着寰枢关节大部分的前后移位和旋转脱位。

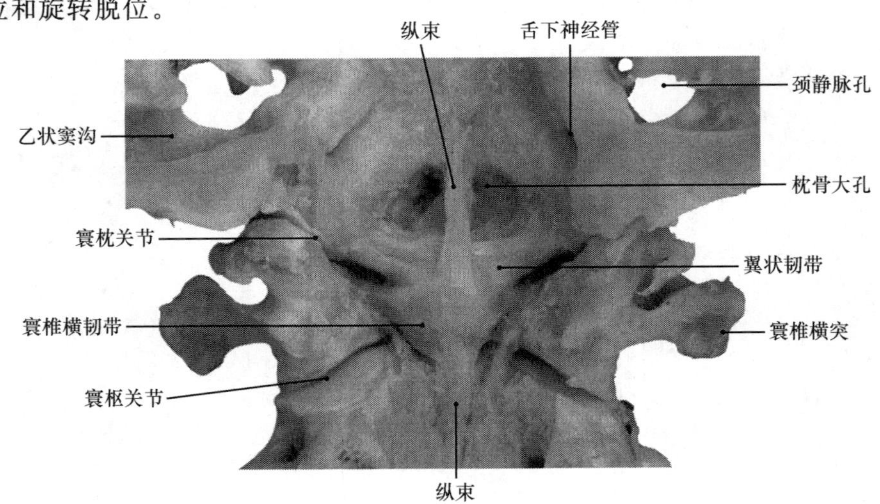

图 11-1-1　寰枢关节的韧带连结

1. 寰椎横韧带　横韧带的中央部比较宽阔，其宽度为7～8mm及以上，而在两侧侧块的附着部则宽度变窄；横韧带的长度在20mm左右，厚度约2mm，其中央部分将枢椎齿状突的大部分覆盖，并分别向上、下方发出纵行纤维束，分别止于枕骨大孔前缘及枢椎椎体后面而呈十字形，故称作寰椎十字韧带。实际上，十字韧带的纵行部分较为菲薄，呈膜状，其功能作用远不及横韧带。寰椎横韧带是寰枢关节最强有力的束状组织。位于椎管前方、齿突后方，连于寰椎左右侧侧块，是一个重要的系带结构，使齿突稳定在寰椎骨环内，对保持寰枢关节的完整性具有十分重要的意义。

2. 翼状韧带　翼状韧带位于寰椎横韧带的前上方，张于齿突与枕骨髁之间，有限制头部过度前俯和旋转运动。平均长度11mm，截面椭圆形，按韧带纤维的分布有五型，即分散型、部分连接型、完全连接并覆盖齿突尖型、完全连接不覆盖型、第一和第三的混合型。按纤维走向可分尾颅型、水平型和颅尾型。寰椎横韧带和翼状韧带又合称为寰枢韧带复合，具有稳定寰枢关节和寰枕关节的作用。寰椎横韧带是主要组成部分，使齿突局限于寰椎前弓后面的关节凹内；翼状韧带是辅助部分，阻止寰椎向前移位和头部的过度旋转运动。组织学特性决定其抗拉性能较小，易于损伤；枕颈部做屈伸运动时遭受轴向旋转暴力作用，翼状韧带最易断裂。

3. 齿突尖韧带　也称为齿突悬韧带，位于寰椎横韧带的深面，两侧翼状韧带上缘之间，连接齿突尖与枕骨大孔前正中缘，并分别与寰枕前膜和寰椎十字韧带相愈合，甚薄，有人认为是脊索的残余。头部后仰时，该韧带紧张；前俯时，则变松弛，其长度21～23mm。

4. 覆膜　为后纵韧带于C_3向上的延续，略呈扇形附着于枢椎椎体后面，上行于寰椎横韧带和枢椎齿突之后，止于枕骨的斜坡。前面同寰椎十字韧带相连，外侧附着于寰枢外侧关节囊。它覆盖齿突其他韧带，广泛而且坚韧，进一步加强寰枢关节的稳定性。

二、寰枢关节的生物力学

枕骨寰枢椎(C_0-C_1-C_2)各椎间的前后屈曲活动范围(range of motion，ROM)平均为20°以上，大于中下颈椎(16°左右)。寰枢椎左右单侧旋转度为40°，加上左右旋转各5°的枕骨/寰椎的ROM，上位颈椎的旋转ROM可占颈椎总体ROM的60%。因此，上颈椎固定将意味着颈椎失去一半以上的固有旋转ROM。

横韧带是寰枢椎间最强有力的韧带，横韧带附着于寰椎两侧块内侧面，将枢椎齿突束缚于寰椎前弓后面，与其形成寰齿关节，限制齿突过度活动。寰枢关节的前屈运动和寰椎向前过度滑移，是维持寰枢椎稳定的主要韧带。实验表明，横韧带断裂后，寰枢关节前屈运动活动范围增加了20.7%，从而发生寰枢前脱位与不稳；后伸活动范围无明显变化。当横韧带覆盖整个齿突的后部时，由于接触面较大，力作用于整个齿突，易造成齿突与椎体交界处的应力集中而产生齿突的Ⅲ型骨折；而横韧带仅覆盖齿突的下部，外力作用时应力集中于齿突的腰部，临床上易产生齿突的Ⅱ型骨折。当横韧带的强度下降超过75%，枕颈部其余韧带不易于抵抗和维持寰枢关节稳定，可引起寰枢关节前脱位，导致寰枢椎不稳。

翼状韧带起于齿突两侧，翼状韧带必须保持完整才能限制轴向旋转，否则导致寰枢关节存在潜在旋转不稳。双侧翼状韧带协同作用方能有效限制寰枢关节的过度轴位旋转；同时，翼状韧带参与旋转寰枕关节和寰枢关节向对侧的侧屈运动，而对寰枢关节屈伸稳定性的影响不大。Dvorak 等研究发现，一侧翼状韧带损伤后，枕颈部对侧轴位旋转范围增加 10.8%，其中寰枢关节旋转增加了 5.8°，而同侧旋转范围无明显改变；但另有实验表明，一侧翼状韧带断裂后寰枢关节双侧运动范围均增加，且双侧间无显著性差异，单侧与双侧断裂时旋转运动也无差异，运动度增加了 22%～26%。

许多学者认为横韧带和翼状韧带是否完整决定了寰椎骨折的稳定程度。虽然目前韧带损伤的诊断还是以寰齿间距(ADI)的变化为主要依据(即正常情况下成人在 3.0mm 以内，儿童在 5.0mm 以内。成人寰齿间距在 3～5mm 提示横韧带断裂，间距在 5～10mm 提示横韧带合并部分辅助韧带断裂，间距在 10～12mm 提示全部韧带断裂)。但 Fielding 根据实验并结合临床提出：寰椎向前移位时屈曲位 X 线片上寰椎前弓和齿状突之间有时表现出一种“V”形间隙，这种“V”形间隙的发生提示横韧带以外的部分韧带撕裂。Delfini 研究也显示，在一些受伤当时或急性期无或仅有轻微的创伤性损害并被认为是颈椎稳定的患者中，以后约 25%的患者出现不稳，这都是因为韧带损伤所引起。

三、寰枢椎前方内固定术的主要类型

寰枢椎内固定技术主要分为前方和后方手术，其中前方内固定技术出现较晚，但发展迅速，涌现出一批崭新的技术和理念。主要内固定技术包括：前路齿突螺钉直接内固定术、寰枢椎前路侧块螺钉固定术、寰枢椎前路钢板内固定术等。人工寰齿关节的研究尽管尚处在实验室阶段，但作为一种动力固定技术的理念，也应获得足够的重视。也有一些少见的内固定形式，如 C_2-C_1-枕骨髁螺钉固定术(图 11-1-2)。

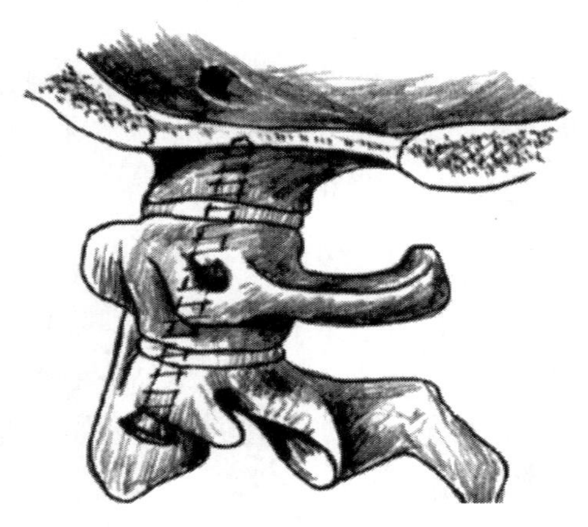

图 11-1-2　C_2-C_1-枕骨髁螺钉固定

一般而言，寰枢椎前路手术的适应证有累及寰枢椎前部骨质、寰枢关节等的损伤和病变且需要进行重建其稳定性的病例。但是，由于上颈椎前路位置深在，显露难度较大，且临床病例均较散在，故多数病例需要根据损伤和病变情况来确定治疗术式，也要考虑到各自单位条件以及个人经验等。

近年来微创内固定技术得到了发展。目前主要有经皮穿刺技术和内镜技术。经皮穿刺内固定技术包括经皮前路齿突螺钉内固定(percutaneous anterior odontoid screw fixation，PAOSF)和经皮前路经关节螺钉内固定(percutaneous anterior transarticular screw fixation，PATSF)。经皮穿刺技术最大的障碍是术中射线辐射暴露量大，这对医务人员的威胁则相对大。而随着影像导航技术的更加完善，两者结合是必然趋势，故技术前景广阔。

无论经前路手术，还是经口咽入路，内镜辅助技术拓展了手术视野，较传统手术具有术野清晰、结构分明、创伤少、出血少、更安全可靠、术后恢复快等优势。目前也被积极应用于上颈椎前路疾患，尤其是肿瘤以及难复性寰枢椎脱位的治疗。随着科技发展和临床实践积累，内镜辅助技术和影像导航技术相结合将会促进寰枢椎前路手术技术日益完善。

第二节　齿突骨折前路螺钉内固定术

一、概　　述

齿突骨折是常见的颈椎骨折类型，占颈椎骨折10%～20%，是一种累及寰枢区稳定性的严重损伤。损伤原因多为头顶部或者前额受到打击。由于 C_1～C_2 关节的力学特性，齿突骨折通常导致寰枢椎不稳，使患者处于急性或者延迟脊髓损伤的高风险境地。

（一）骨折类型

目前临床广泛采用 Anderson-D'Alonzo 分型（图 11-2-1），其根据骨折线的解剖部位，将齿突骨折分为3型：Ⅰ型，齿突尖部撕裂性骨折，为附着在齿突尖部的翼状韧带牵拉所致骨折，临床较少见，伤后一般无严重症状。由于齿突横韧带完整，通常对寰枢关节稳定无明显影响。Ⅱ型：齿突基底部骨折，齿突与枢椎椎体连接部骨折。Ⅱ型骨折骨折面积小，有较高的不稳定性，齿突髓内及上、下行滋养血管损伤，骨折不愈合率达35%～85%。Ⅲ型：通过枢椎椎体的齿突骨折，骨折线波及枢椎椎体的松质骨。对深Ⅲ型齿突骨折，由于骨折部位为面积很大的松质骨，骨折较易愈合。浅Ⅲ型骨折治疗同Ⅱ型骨折。

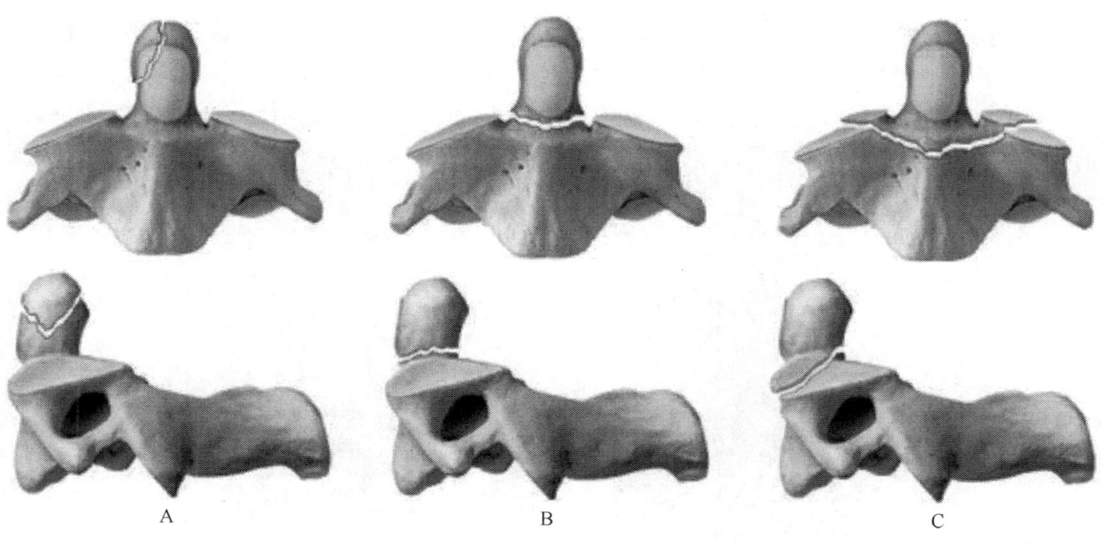

图 11-2-1　齿突骨折 Anderson-D'Alonzo 分型

A. Ⅰ型；B. Ⅱ型；C. Ⅲ型

1988年，Hadley 提出 Anderson-D'Alonzo 齿突骨折分类改良，其描述了Ⅱa型齿突骨折，这种骨折类型在齿突基底前方或者后部有一小骨块，这个分类很重要，因为这个骨折类型极不稳定，无论齿突移位方向和程度，均导致骨不连。这种骨折类型仅占Ⅱ型骨折的5%。

Greene 等报告枢椎骨折340例中，齿突骨折共199例（59%）。Ⅰ型骨折极少见，该组病例中仅占1%；Anderson 在其60例齿突骨折中，Ⅰ型也仅占3%。Ⅱ型骨折是最常见的齿突骨折，Greene 报告病例中有120例占60%，Anderson 病例中占54%；Ⅲ型骨折两组资料报告分别为39%和42%。

（二）治疗选择

齿突骨折治疗的基本目标是：稳定脊柱、保护脊髓、解剖复位、促进愈合。1985年，美国颈椎外科研究协会发表了一份多中心回顾性调查齿突骨折治疗的报告。该报告中有18例Ⅱ型齿突骨折和3例Ⅲ型齿突骨折未接受治疗，无一例获得骨性融合。因此，报告认为，齿突骨折没有接受治疗是个无法接受的治疗选择。

齿突骨折需根据骨折类型、移位程度、损伤时间、患者的年龄、影响骨折愈合因素等进行综合考虑，采取相应的治疗方法。

1. 非手术治疗 保守治疗多用于患儿、Ⅰ型和Ⅲ型骨折。系统而正确的非手术治疗通常能使绝大多数患者获得骨性愈合。其缺点是卧床时间长，部分患者因为骨折不愈合或骨折移位，最终仍需手术治疗。常用的非手术治疗有牵引/颈托制动、头颈胸石膏固定、Halo-Vest支架固定等。

(1) 牵引/颈托制动：Traynelis和Julien等分别综述齿突骨折牵引治疗的文献，牵引4～6周并颈托制动时间长短不同。Julien总结7篇文章，Ⅰ型齿突骨折3例，融合率100%；Ⅱ型骨折融合率为57%(55/97)。Ⅲ型骨折中，骨融合率为88%(57/65)。对于Ⅰ型和Ⅲ型骨折，融合率尚可接受。可是，Ⅱ型骨折采用牵引及颈托制动的临床效果却不理想。

颈托制动也常用于新鲜齿突骨折的制动。对于Ⅰ型齿突骨折，单纯颈托制动就可以满足；尽管可以作为Ⅲ型齿突骨折的治疗方法，但骨不连的发生率较高。

(2) Halo支架外固定：较牢固，既能有效地控制颈椎的屈曲，也能防止其伸展和旋转。通常颈椎伸屈度控制在4°以内，旋转活动度控制在2°以内(图11-2-2)。这种相对稳定状态有利于齿突骨折愈合。

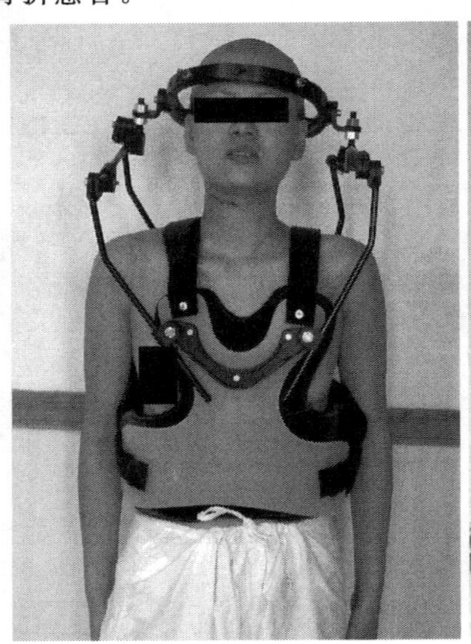

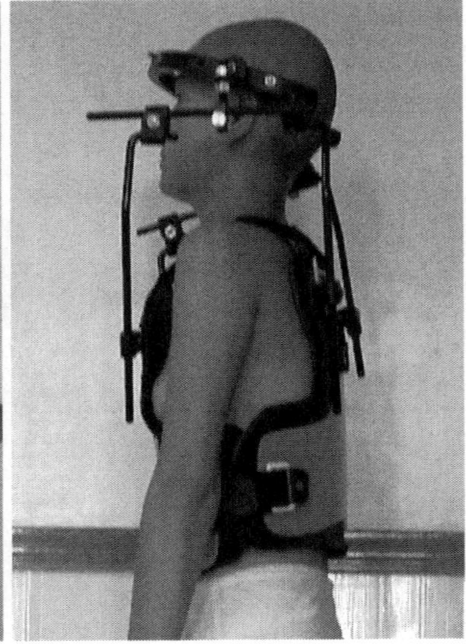

图11-2-2 Halo支架外固定

在Greene等340例枢椎骨折的总结中，69例为Ⅲ型骨折，采用Halo架治疗，除1例外，全部获得骨性融合，即Ⅲ型骨折采用Halo架治疗的骨不连发生率为1.4%。治疗周期

10～20 周，中位数为 12 周。Polin 报告同样结果，Ⅲ型骨折的 Halo 架制动的融合率达 100%(13/13)。这两个报告略比 Julien 结果好，其报告融合率为 84%(67/80)。这些结果表明，Halo 架外固定对于Ⅰ型和Ⅲ型齿突骨折的治疗效果可以肯定。但是该方法治疗Ⅱ型齿突骨折的临床疗效同样不乐观。Greene 报告中，88 例Ⅱ型骨折采用非手术治疗并长期随访，25 例没有达到骨性融合(28.4%)。Julien 报告 169 例Ⅱ型齿突骨折采用 Halo 架治疗，50 例(29.7%)没有获得骨融合。因此，可以认为 Halo 架外固定对于Ⅱ型齿突骨折，接近 30%会出现骨不连。

Halo 支架尽管有穿针处感染、松动、不能准确固定、患者依从性差等问题，但仍然是上颈椎损伤后不稳定进行保守治疗的第一选择。

2. 手术治疗　在过去数十年里，后路颈椎内固定及融合术是手术治疗不稳定齿突骨折的主流和主要手段。早期手术治疗齿突骨折的文献可以追溯到 1910 年，Mixter 和 Osgood 首次报告了外科治疗病例。采用植骨块与钢丝结合。1939 年，Gallie 首次描述了钢丝固定的技术，从那时起，出现了一些植骨＋钢丝以及钢缆等固定技术，均有各自的优点和缺点。尽管这些技术目前已经大大让位于新型内固定技术，但它们仍然是挽救以及辅助固定的极佳内固定装置。

1975 年，Tucker 报告了椎板夹的应用。这种方法吸引了脊柱外科医生一段短暂时间，并没有广泛被接受。1979 年，Magerl 创新了一项新术式，即后路 C_1～C_2 经关节螺钉固定术。1981 年，Bohler 描述了治疗齿突骨折一种独特的方法，其创新点在于采用前路直接齿突螺钉固定，可以提供即刻内固定以及稳定性。1994 年，Goel 等、2001 年，Harm 及 Melcher 分别提出了采用 C_1 侧块以及 C_2 椎弓根螺钉和棒技术稳定寰枢椎关节。2004 年，Wright 报告了采用 C_2 椎板交叉螺钉代替椎弓根螺钉，利用万向螺钉和棒技术固定 C_1～C_2 等。

历史上，在外固定失败后或者不适合使用情况下，后路颈椎融合是最主要的手术治疗方法。不同类型的钢丝固定技术结合植骨，如 Brooks、Gallie，以及以后 Dickman 和 Sonnag 技术等，可获得后路颈椎融合，融合率在 80%～90%范围。以后椎板夹或钩固定、经关节螺钉固定、钉-棒系统固定等技术发展，均可以获得更高的融合率。但寰枢关节的 ROM 在接受此类手术后明显减小，限制颈部的旋转。White 和 Panjibi 指出，后路寰枢椎融合固定后，轴向旋转下降 47°，屈伸下降 10°。尽管后路内固定及融合可以获得节段有效稳定性，但其不会直接帮助骨折本身的复位及愈合。Maiman 和 Larson 发现，C_2 齿突骨折采用后路内固定及融合，齿突骨折本身的融合率仅为 35%。而齿突螺钉固定允许脊柱外科医师直接复位并固定骨折本身，并维持寰枢椎的旋转运动。

采用颈前路螺钉直接内固定治疗齿突Ⅱ型、浅Ⅲ型骨折，不仅可获得较先前方法更高的骨折愈合率，还能最大限度地保留头颈部正常生理活动范围，尤其是旋转运动(图 11-2-3)。该技术在 20 世纪 80 年代首次由两位医师分别独立开展。Nakaishi 在日文文献中于 1980 年首次描述了这种技术。1982 年，Bohler 也独立报告在维也纳开展了此技术。Aebi 以及 Apfelbaum 分别进行了临床应用观察，证实该技术对于一些类型的新鲜齿突骨折是可行的、可用的、有效的。1999 年，金大地等首先在国内报告了该技术的应用，采用单枚 AO 中空螺钉固定治疗齿突骨折 13 例，经平均 13 个月的随访，全部获得骨性愈合，平均愈合时间为 3.5 个月。临床实践已充分证明，该技术疗效肯定，实用性强，且保留寰枢关节运动，应是Ⅱ

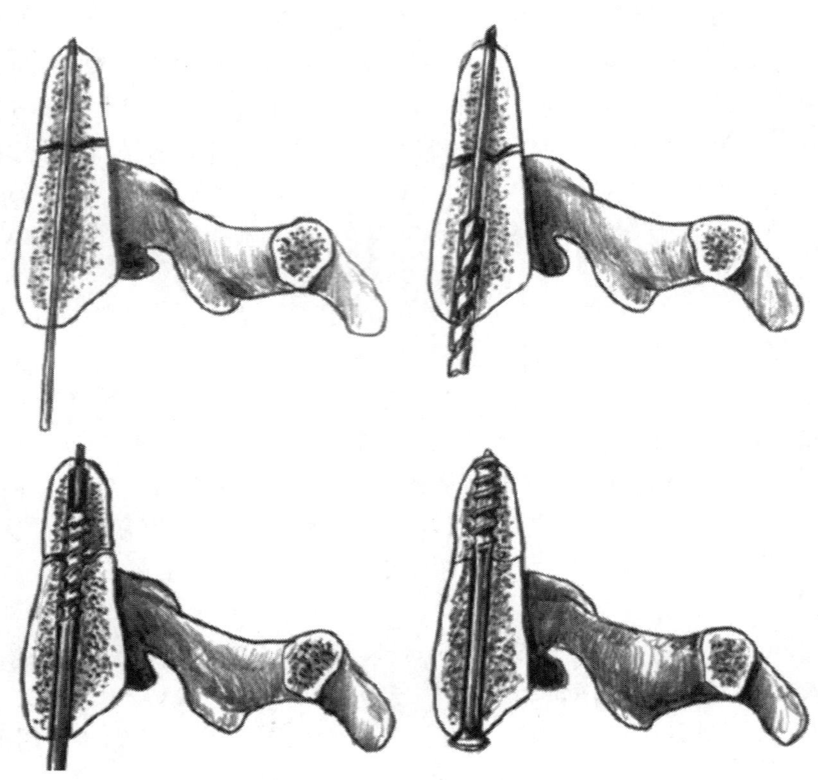

图 11-2-3 前路齿突螺钉内固定术

型、浅Ⅲ型齿突骨折首先考虑选择的方法。

Horgan 等于 1999 年首先提出经皮前路齿突螺钉内固定(percutaneous anterior odontoid screw fixation,PAOSF),将内镜技术引入齿突骨折微创内固定中并获得成功;Kazan 等同年对 8 具尸体进行齿突螺钉内固定的实验,螺钉置入满意且未发现颈部血管、神经、食管以及气管等损伤。内镜技术的应用,扩大了手术视野,所以避免了软、硬腭或下颌骨的切开,减少了手术范围和组织损伤,提高了置钉的安全、可靠性。国内池永龙等自制一套微创设备,C 臂 X 线透视导引下经皮行前路单枚中空螺钉内固定齿突骨折 10 例,取得了满意的临床效果。林斌等采用自行改造设计的椎间盘镜下行中空螺钉内固定治疗齿状突骨折 8 例,切口长度、手术时间、出血量均明显少于开放手术,简化了手术操作,并降低了手术并发症。尽管目前开展尚不普遍,但其优势明显,具有广泛前景。

3. 陈旧性齿突骨折 指骨折时间超过 6 个月,且合并畸形愈合或寰枢椎不稳定,可以导致脊髓腹侧的持续性压迫,导致进行性加重的脊髓损伤。积极的外科手术干预是治疗的主要方式,应遵循个体化原则,应掌握各手术方法的适应证和禁忌证。对于颈椎过屈、过伸位 X 线片发现不能复位的患者先行颅骨牵引,牵引重量根据不同情况在 1~3kg 之间逐渐增减,牵引时间为 1~2 周,复查颈椎侧位 X 线片。能够复位为可复性,不能复位则为难复性。

无论是可复性寰枢椎脱位,还是经口减压松解术后再通过颅骨牵引达到满意复位且神经症状明显缓解或消失的病例,行单纯后路寰枢椎植骨融合内固定术即能达到治疗目的。部分条件适合者也可行前路加压螺钉内固定术,但其融合率较新鲜骨折者低。

二、临床解剖与生物力学

（一）齿突的解剖

枢椎结构较寰椎复杂，是枕寰枢区的运动枢纽，齿突是其主要特征，齿突颈部实为横韧带压迹。齿状突的顶端称为齿状突尖，有齿状突尖韧带附着。齿状突后外侧方有两粗糙骨结节，翼状韧带附着。其基底部较细，骨皮质较薄，松质骨较疏，是齿突的薄弱和易骨折部位（图 11-2-4）。

齿突血液供应和韧带的作用是影响齿突骨折愈合的主要因素。齿突血供较为复杂，较固定的动脉血供由 2 个来源的 3 组动脉组成：前升动脉、后升动脉、裂穿动脉（水平动脉）。前两者来源于椎动脉，后者来源于颈内动脉（图 11-2-5）。前升动脉成对，在 C_2 和 C_3 连接水平起源于自椎动脉的前内面，在 C_2 和 C_3 椎间孔处上行于颈长肌深面，在枢椎椎体前面中点处双侧吻合。后升动脉成对，较前升动脉粗，从椎动脉后内侧面发出，向上行于枢椎关节突与椎体间沟内。裂穿动脉由来源于颈内动脉上段的许多小血管组成。它们行于双侧咽后裂，在枢椎齿突基部的相对水平与前升动脉吻合。上部吻合稀疏，基底部吻合致密。

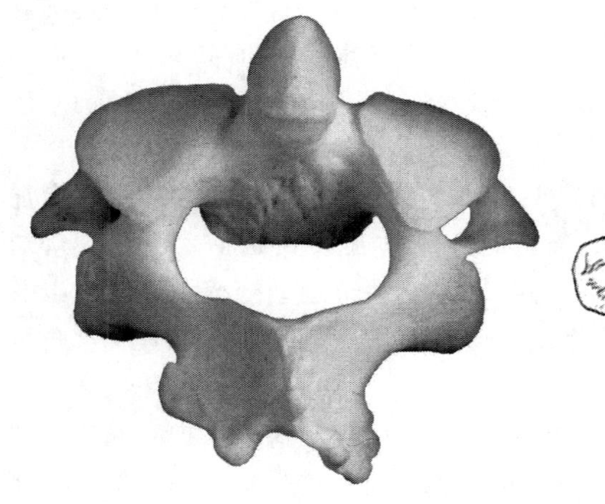

图 11-2-4　枢椎

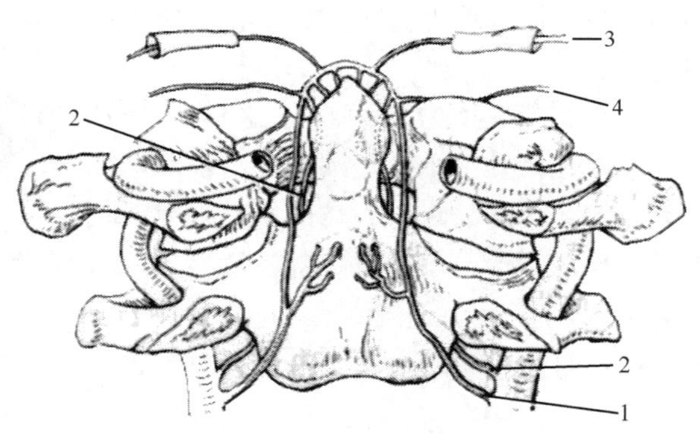

图 11-2-5　齿突的血供

1. 椎动脉→前升动脉；2. 椎动脉→后升动脉；3. 咽升动脉→前水平动脉；4. 咽升动脉→后水平动脉

（二）齿突测量

关于国人齿突的测量结果大同小异。瞿东滨等测量 60 例成人枢椎干燥骨标本结果表明，国人枢椎干骨的枢椎总高度为（36.8±2.4）mm，齿突高度为（14.0±1.2）mm。齿突基底部矢状径稍大于冠状径，截面略呈椭圆形，其中冠状外径为（8.9±1.0）mm，冠状内径为（6.3±0.8）mm。测量合适的进钉角度为 16°±3°（12°～22°）。与国外报告的测量资料相比，枢椎总高度及齿突长度均有明显显著性差异，国人齿突一般较欧美人群短小。

Nacci 认为两枚直径为 3.5cm 的齿突螺钉的置入至少需要 8.0mm 的内径。金大地、瞿东滨等对国人枢椎进行测量后认为，国人枢椎干燥骨齿突基底部的冠状外径为（8.9±1.0）mm，两侧骨皮质总厚度约 3mm。临床上一般采用的齿突螺钉直径为 3.5mm，如果用两枚螺钉固定，其齿突基底部的冠状内径至少需要 9.0mm，相应冠状外径则应达到 12.0mm 以上。据本组 60 具国人齿突标本冠状外径的测量，只有 3%的标本达到上述条件。因此，可以认为绝大多数国人的齿突难以容纳两枚直径 3.5mm 螺钉的直接内固定。目前一般认为，螺钉的直径较采用的螺钉数目更为重要，在齿突螺钉内固定时应避免选择直径较小的螺钉。鉴于枢椎内骨小梁的解剖特点，以选择较大直径的单枚松质骨加压螺钉较合适，螺钉直径选择 35～40mm，螺纹部长度在 12mm 以内。

（三）生物力学

1. 寰枢关节运动与齿突 C_1～C_2 关节是脊柱最复杂的关节之一。其允许产生大范围的运动，却可以保护脊髓。大约 50%的颈椎旋转运动发生在这个关节。旋转运动围绕齿突进行，局部独特的解剖有助于进行这种运动。C_1 和 C_2 侧块的关节面在矢状面上有凸起，从外向内往上倾斜。关节囊韧带较为薄弱。

强大的后方韧带缺如，强大的黄韧带被很薄的寰枢及寰枕覆膜取代，椎间盘以及限制作用的纤维环也完全缺如。当 C_1 在 C_2 上旋转时倾斜关节面允许 C_2 往上抬起。这个允许在连接齿突和枕骨的翼状韧带紧张前有更大弛张，如果关节面是水平方向，则就会限制这个运动。另外重要的适应性发育是脊髓的空间较为宽敞，瞬时旋转轴 IAR 接近脊髓，以及椎动脉在侧方形成弯袢。这些解剖特性就允许旋转而不会出现神经和血管的损害。前后方向的位移理当限制以保护脊髓。这个作用由齿突来实现，齿突被 C_1 前弓和横韧带限制在 C_1 环的前部。

齿突切除后生物力学改变显著，屈曲活动度增加 70.8%，后伸增加 104%，侧屈增加 95%。中性区几乎单独贡献了活动范围增加量。有趣的是，轴向旋转并无显著增加，尽管通常紧邻齿突中心的瞬时旋转中心变得弥漫，这反映齿突切除后关节运动变成了无章的以及高活动性的运动。同时也观察到位移显著增加，平均前后移位、侧方移位以及头尾向移位分别为 12.7mm、6.7mm 和 2.0mm。

横韧带断裂或者齿突骨折都可以导致不稳，患者不具有在生理载荷下保护脊髓免于损伤的能力。即使在 X 线检查屈伸位上未见不稳，则可能其他支持结构保护作用以及应力相对较小，但是这种支持结构并不具备抵抗较大外力的能力，如跌跤或者低速撞击车祸等轻微创伤所经受的外力。如果不稳纯粹因为骨性结构破坏而引起，可以采用外固定达到骨折愈合；如果横韧带断裂，则必须通过内固定及植骨达到骨融合。

齿突骨折的生物力学研究已经证明，解剖复位极其重要，可以在骨折部产生加压作用。测试表明，3.5mm 单枚皮质骨螺钉固定能达到骨折前齿突强度的 50%。因此，大量骨折的稳定性是解剖复位以及骨折端加压后骨折床之间密合增强而达到的。

齿突肩部的骨皮质较厚，而齿突中部及基底部有较多的骨小梁。枢椎的前下缘在前纵韧带连接部也有较厚的骨质及皮质骨。这些解剖特点要求准确置入齿突螺钉，才能获得最大的生物力学固定效果，最大限度减少螺钉切出的风险。在骨质不良的老年患者更是如此。必须选择齿突前路螺钉的入钉点位于 C_2 前下方皮质骨边缘和终板交界部，合适螺钉角度，螺钉尖穿出点在齿突尖的密质骨区。入钉点太高（到 C_2 前皮质）导致风险提高，由于杠杆作用，螺钉易从 C_2 椎体切出。

2. 齿突螺钉固定的生物力学 基本上齿突螺钉有两种类型，部分螺钉和全螺纹（图

11-2-6)。每一类型又包括实心及空心。这两种螺钉的主要差异是获得骨块段骨块加压的方式上。骨折端加压时骨折块之间更佳适配,有助于抵抗变形外力,促进骨愈合,强化内固定的稳定性,降低内固定疲劳或切出的风险。中空螺钉理论上可以降低丝攻及螺钉置入时偏离原先导针道的风险,但在钻孔及丝攻时,要特别注意保证导针不会随之进入,如果未及时发现,有可能进入脑干引起损伤死亡。

部分齿突螺钉有一光滑螺杆,螺钉只有前部有螺纹。在这种情况下,需要在 C_2 椎体近端以及远侧齿突骨折块内钻一孔道,在这个步骤时,需要实时影像学监控观察正确角度以及维持解剖复位。理想状态下钻头要穿透齿突尖的骨皮质,这对于获得更佳的齿突骨折块固定是非常重要的。

要选择合适的螺钉长度。在骨折间隙较大时要考虑在内。螺钉固定使间隙会变小。这个通过导针进行丝攻,然后再置入部分螺纹的螺钉。当螺纹咬合远侧骨皮质时,就会产生加压作用,要预防螺头进入邻近皮质。所有螺纹均需要通过骨折线进入 C_2 近端。否则,无法在骨折端产生加压作用,骨折间隙仍会存在,会导致纤维连接或骨不连。

全螺纹齿突螺钉使用方法类似。这时,2.5mm 导针穿入后留在齿突尖部,邻近 C_2 椎体采用 3.5mm 钻扩孔,不通过骨折线。这个滑动孔要稍大于螺钉直径。再用 3.5mm 丝攻近侧通道及远侧导针孔道。置入全螺纹齿突螺钉,在远侧齿突骨块固定后才可以固定,在最后螺钉拧进时才可以使骨折部骨块加压。

常用于固定齿突骨折的螺钉有两种:3.5mm 或 4.0mm 的 AO 中空松质骨螺钉及 4.5mm 的中空 Herbert 螺钉(图 11-2-7)。AO 中空松质骨螺钉为中央空心的 AO 松质骨螺钉,便于通过导针拧入,加压固定骨折端。中空 Herbert 螺钉沿用了固定舟状骨 Herbert 螺钉的头尾双螺纹的特点,在螺钉的头侧和尾侧均有螺纹存在,但头侧螺纹的螺距长而尾侧螺纹的螺距短,故随着螺钉的拧入,骨折片之间可产生加压作用。

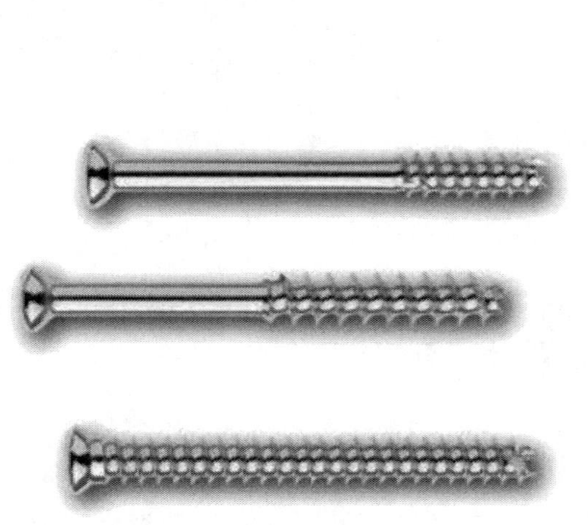

图 11-2-6　全螺纹和部分螺纹螺钉

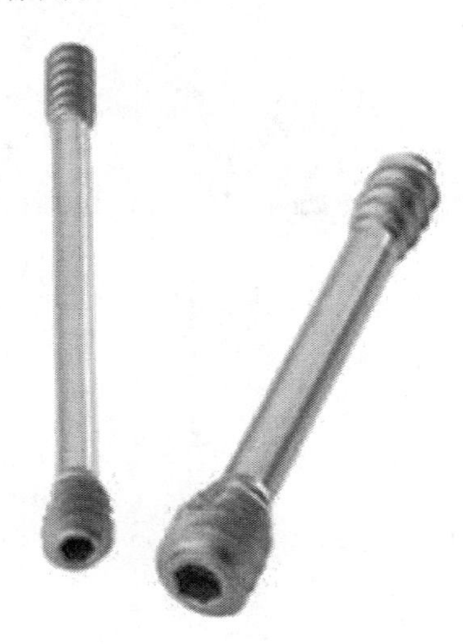

图 11-2-7　Herbert 螺钉

不管采用何种前路齿突螺钉,关键是在螺钉钻孔、丝攻以及最后螺钉置入时要通过 C 臂定时反复了解导针和螺钉进入长度及方向。螺头要沉入于 C_2 终板内。如果螺钉太长,突出 C_2～C_3 椎间盘外,杠杆力的作用会使螺钉逐渐松动。最后拧进时要避免用力太大,防止骨质撕裂而固定无效。

齿突骨折既可使用 1 枚也可使用 2 枚螺钉固定(图 11-2-8)。齿突的外径为 9mm,可以容纳 2 枚 3.5mm 的皮质骨螺钉,2 枚螺钉的优势在于可以更好地抵抗寰椎横韧带引起的旋转剪切力。用 1 枚 4.5mm 的 Herbert 螺钉与用 2 枚 3.5mm 的 AO 螺钉相比提供了更大的扭转刚度,而在剪切刚度上无显著性差异。直接螺钉固定(1 枚或 2 枚)并没有恢复完整标本最初的稳定性,仅能提供完整齿突稳定性的 50%,故术后有效适时的制动,才能维持骨折愈合过程中所必需的稳定性。1 枚或 2 枚螺钉对齿突Ⅱ型骨折来说,稳定程度是一样的,两者没有显著性差异,临床对比也没有显著性差异,更多的医生倾向于使用 1 枚空心螺钉。齿突不连的螺钉固定目前仍很有争议,在大宗病例中,只有少数病例治疗成功。

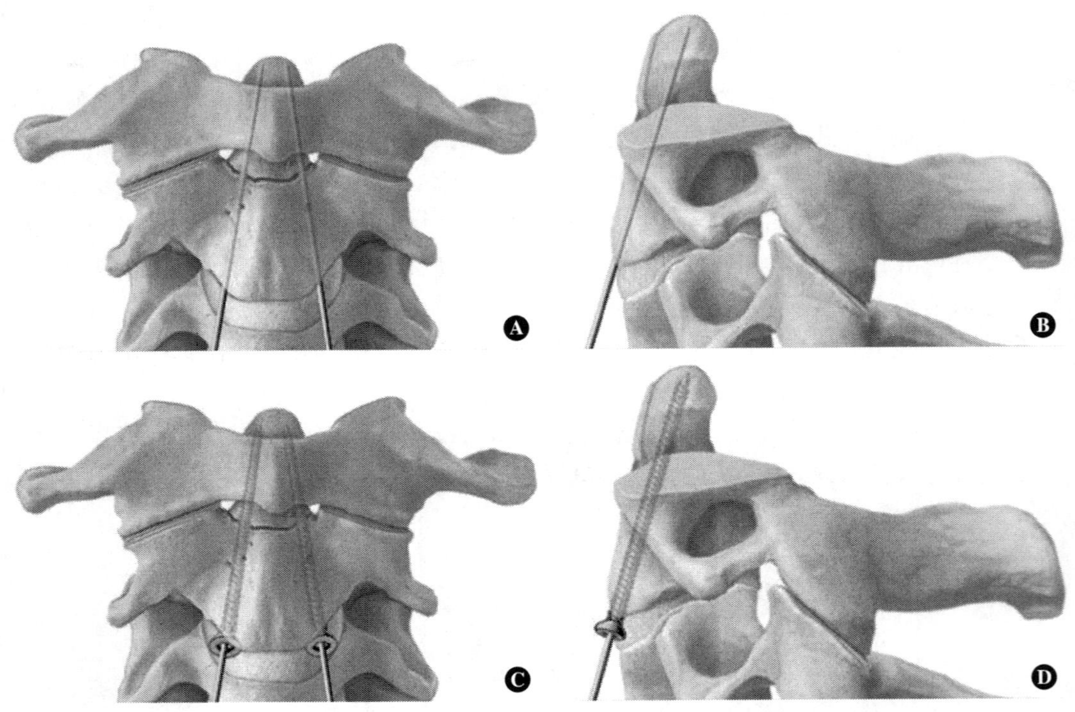

图 11-2-8 齿突骨折双枚螺钉固定术

A. 置入导针;B. 置入导针侧位;C. 顺导针置入中空螺钉;D. 置入中空螺钉侧位

三、手 术 操 作

(一) 病例选择

齿突骨折前路螺钉内固定术的主要适应证是,新鲜Ⅱ型及不稳定浅Ⅲ型齿突骨折。对于陈旧性甚至骨不连的病例是否可应用目前存在争议。禁忌证包括:①年幼及齿突较小或齿突尖部骨折;②横韧带断裂(寰齿间隙在成人>3mm,儿童>5mm);③齿突骨折伴一侧或双侧寰枢关节粉碎性骨折;④前后长斜行骨折(因内固定加压会导致骨折移位而压迫脊髓);⑤骨折波及枢椎前下部(因枢椎无法承受骨折间压力);⑥病理性骨折;⑦严重的骨质疏松;⑧齿突骨折不愈合(相对禁忌证,因骨折端有纤维瘢痕组织形成);⑨合并有不稳定的 Jefferson 骨折；⑩桶状胸、短颈或明显驼背畸形的患者。因此，在临床上还不能完全替代后路寰枢椎融合术。该技术操作要求在 X 线透视监护下完成。

（二）操作步骤（图 11-2-9）

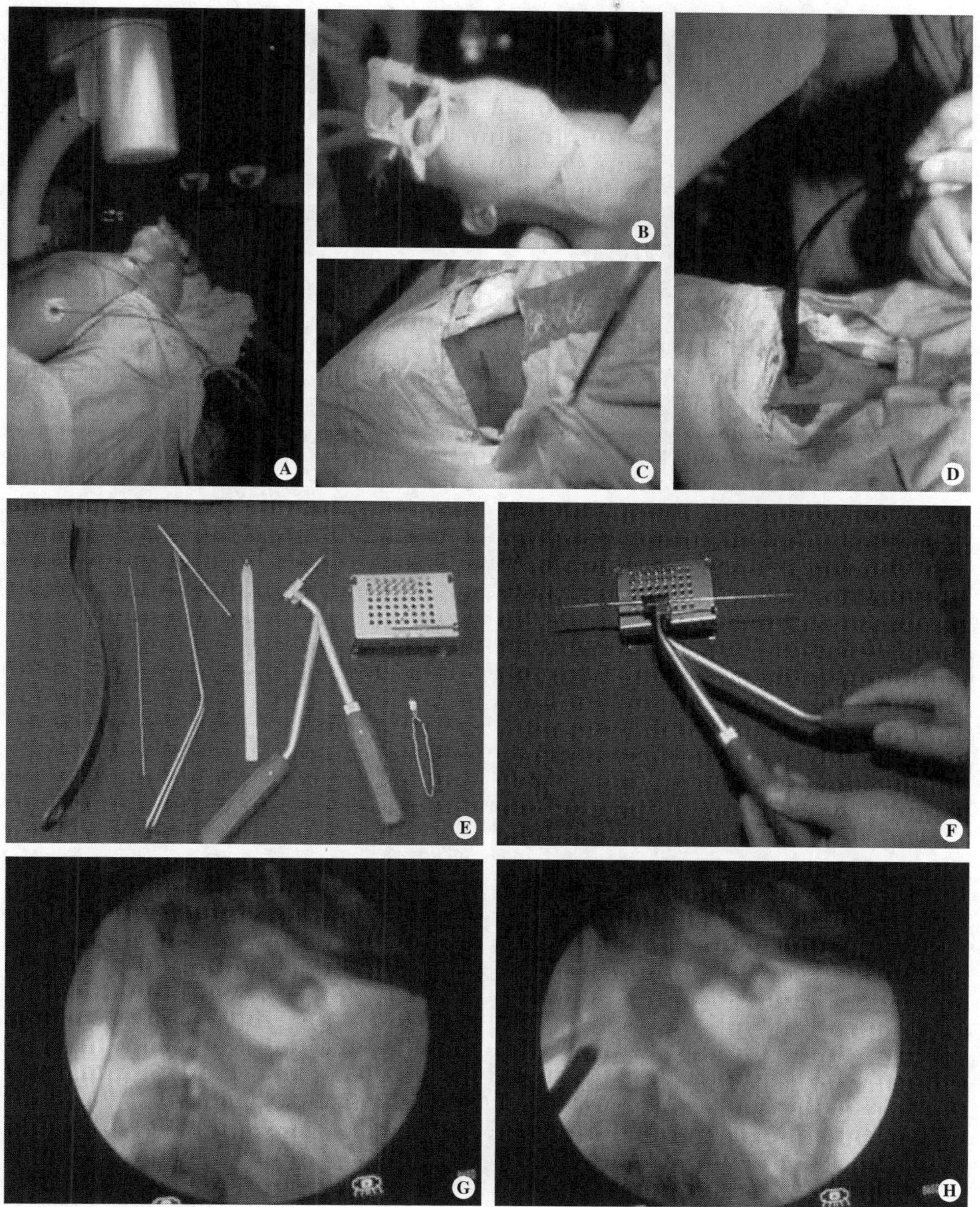

图 11-2-9

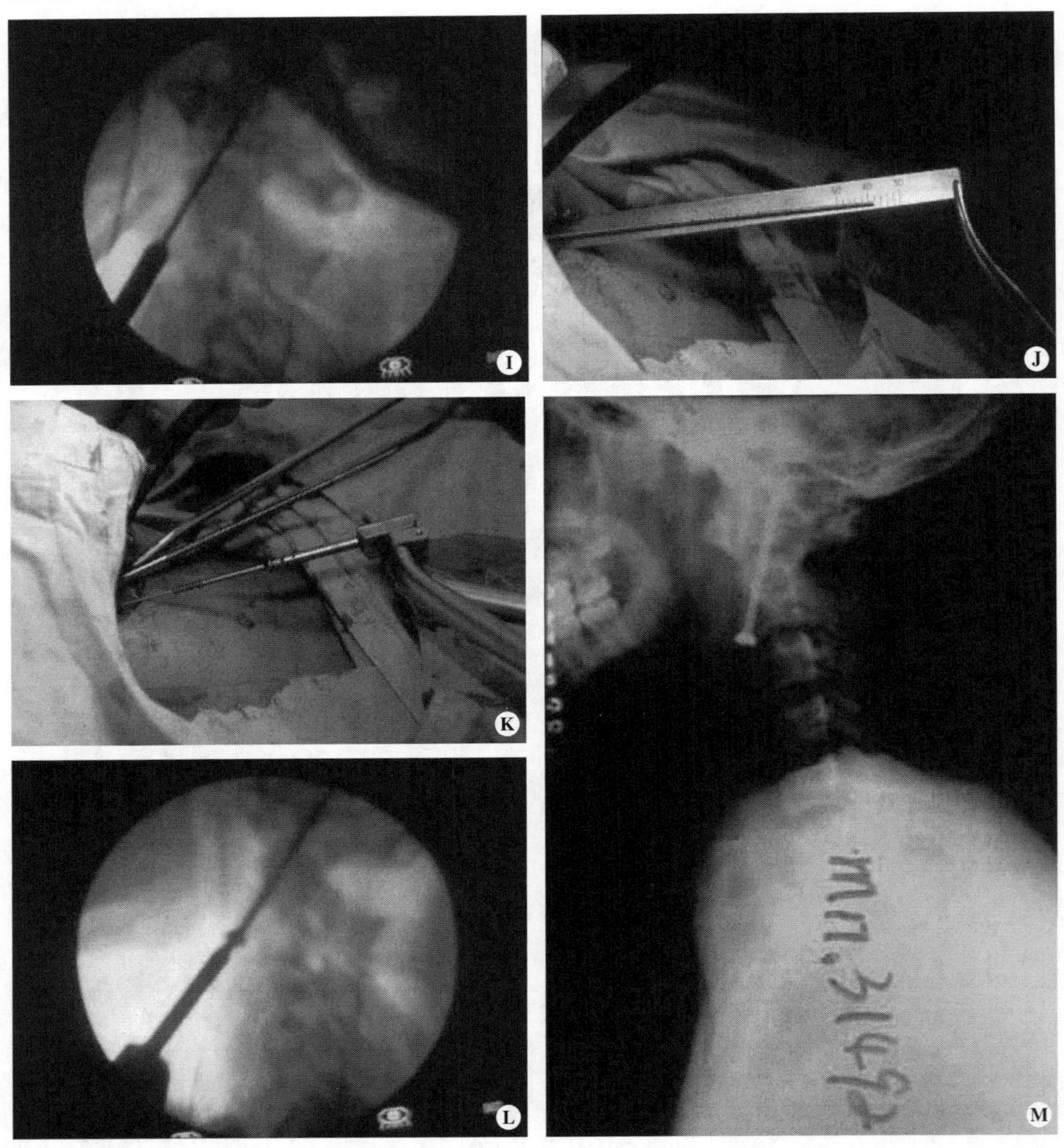

图 11-2-9 齿突骨折前路螺钉固定术(续)

A. C臂X线机监护下进行;B. 经鼻腔插管技术;C. 颈前右侧 C_4～C_5 平面横切口;D. 可透X线碳素牵开器协助显露;E. 主要器械(Synthes);F. 设计独特的角度螺钉起子;G. X线透视监护下复位;H. 入钉点位于 C_2 前下缘,透视下选择合适角度;I. 先置入导针;J. 测深确定螺钉长度;K. 顺导针置入中空螺钉;L. 紧固螺钉固定;M. 术后

四、临床疗效

Julien 等总结齿突螺钉骨性的回顾性文献。在这些病例组中,Ⅱ型骨折的总融合率为 89%(112/126 例),Ⅲ型骨折 20 例,融合率为 100%。Subach 采用齿突螺钉固定治疗 26 例,术后 7 周颈围制动,融合率为 96%(25/26)。Jerkins 等总结齿突螺钉固定治疗Ⅱ型齿突骨折的回顾性、非随机临床资料 42 例,比较单枚与双枚螺钉固定,融合率分别为 81%和 85%。Apfelbaum 等比较在 2 个医疗机构采用前路螺钉固定治疗近期及远期Ⅱ型齿突骨

折。共 147 例，其中 138 例为Ⅱ型齿突骨折，9 例为Ⅲ型齿突骨折。损伤后 6 个月之内手术定义为近期手术(129 例)，而损伤后大于 18 个月定义为远期手术(18 例)。6 个月以内组融合率为 88%，而远期手术组仅 25%。他们的经验表明，前路齿突螺钉固定对于早期损伤，尤其在伤后 6 个月以内是非常有效的。其认为骨不连、纤维愈合或者非解剖愈合在近期手术的发生率较高的原因是前斜行骨折。融合率与在水平面及后斜平面的骨折方向成正相关。

临床上，Etter 等于 1991 报道应用直接螺钉固定治疗齿突骨折 23 例，骨折总愈合率为 92.3%，骨折平均愈合时间为 5.5 个月，并发症发生率为 17%；其中 13 例系采用中空螺钉固定，并发症发生率仅 9%，骨折平均愈合时间为 3.5 个月。Rainov 等采用中空螺钉固定治疗 35 例齿突骨折，其中新鲜骨折的愈合率为 100%。我们在临床上应用单枚 AO 齿突中空螺钉固定治疗 13 例新鲜齿突基底部骨折，无明显的并发症，经平均 13 个月的随访，均获得骨性愈合，说明采用单枚 AO 中空螺钉固定治疗齿突骨折的疗效可以完全肯定(图 11-2-10，图 11-2-11)。由于仅进行单枚螺钉固定，手术操作相对简单，且手术时间明显缩短，一般在 60 分钟左右即可完成。

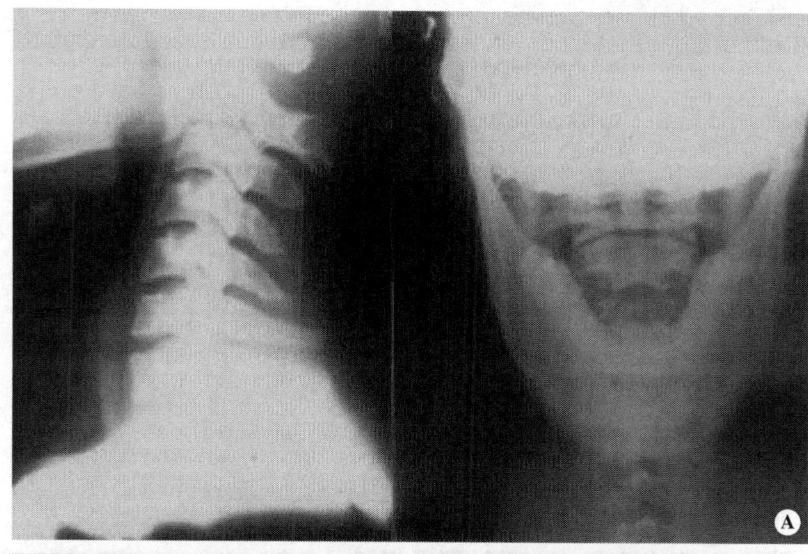

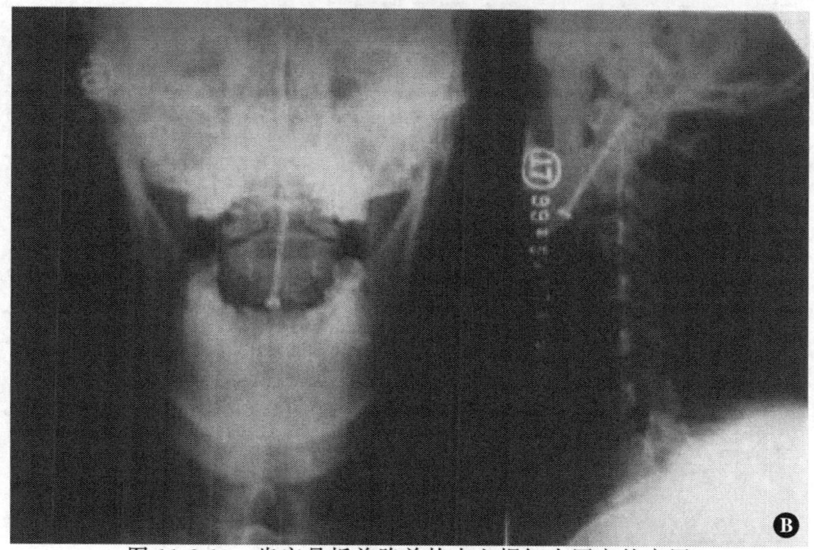

图 11-2-10 齿突骨折前路单枚中空螺钉内固定的应用

A. 术前，齿突骨折并寰枢椎脱位；B. 术后复位良好

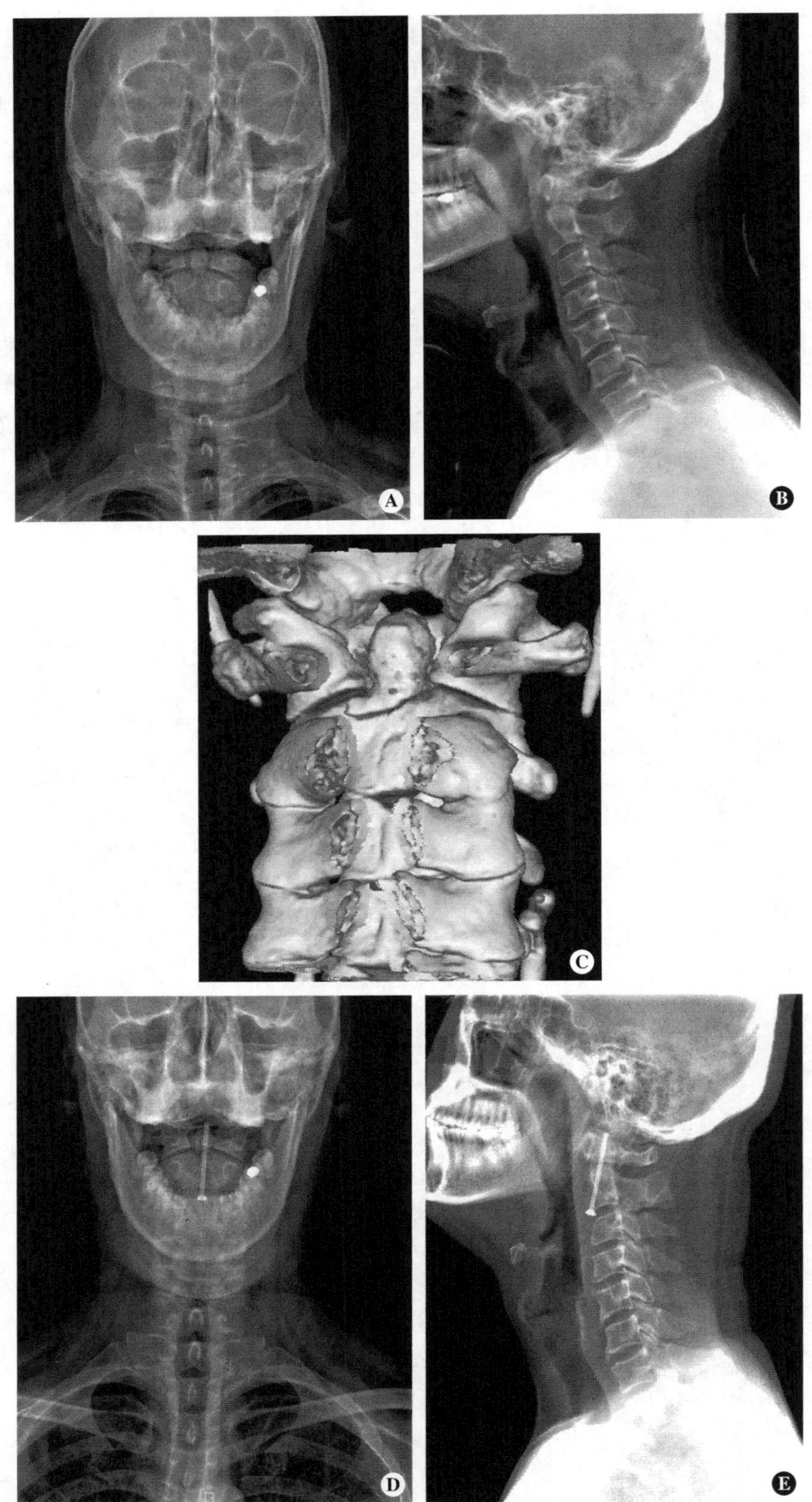

图 11-2-11　前路单枚中空螺钉内固定治疗齿突骨折

A、B. 齿突基底部骨折；C. CT 三维重建证实；D、E. 术后复位良好

近期一些研究文献报告了齿突骨折螺钉固定的愈合率为80%～100%。Morandi等治疗17例,除1例外其余均良好复位及固定。其所有病例均使用单枚螺钉。平均手术时间是40分钟,其中大部分时间是花费在患者体位以及术中透视。ElSaghr和Bohm采用双枚螺钉治疗齿突Ⅱ型骨折30例,均获得良好复位及稳定。8例患者术后取出螺钉,以避免螺头对C_2～C_3椎间盘的力学干扰。在这8例中,1例即使取出螺钉。C_2～C_3还是产生环形融合。Subach等采用单枚螺钉治疗26例,术后均采用外固定制动,以桥接骨形成来判断融合,共25例达到骨融合,1例螺钉位置不良,经Halo外固定后融合,另1例因骨折复位不佳,需要进行后融合。

Jenkins提供临床证据表明,单枚和双枚螺钉固定具有同样的融合率。他们有20例患者采用单枚螺钉固定,22例采用双枚螺钉固定,以齿突与C_2之间活动消失伴有或不伴有骨小梁通过骨折线来判断,融合率分别为81%和85%。

一些作者观察年龄是否影响齿突螺钉固定的疗效。Harrop发现8例均安全实施齿突螺钉固定,且均稳固融合。Borm发现70岁以上与70岁以下患者的融合率相近。可是,并发症在70岁以上组更为多见(20%)。相反,Anderson在11例65岁以上患者中观察到,并发症发生率较高,临床难以接受,建议对老年患者选择进行后路融合。有1组对10年间接受治疗的70岁以上40例患者的分析,融合率与所有病例的总融合率(88%)相似,但老年患者吞咽困难的发生率很高。

对18例慢性、骨不连的齿突骨折患者(损伤后大于18个月)采用齿突螺钉固定的临床疗效并不理想,骨融合率低,且并发症较多。主要并发症有内固定疲劳,没有骨性融合的情况下,没有内固定器械不会出现疲劳。最常见植入物并发症是螺钉断裂(19%)及螺钉拔出(6%)。因此建议这些病例采用后路C_1～C_2固定和融合。

五、并 发 症

虽然前路螺钉内固定治疗齿突骨折的疗效已在临床上得到了肯定,但由于其对设备与经验要求较高,如果操作不熟练,将可能产生严重的并发症。除常规的颈椎前路手术并发症外,还可产生螺钉断裂、滑脱、骨折移位、螺钉攻出齿突而伤及脊髓等。Hacker报道1例齿突Ⅱ型骨折的患者,行前路螺钉内固定后,发生继发性脱位和神经损伤,又行后路减压并经关节突寰枢椎融合术后效果良好。Arand等亦报道在齿突骨折直接螺钉内固定术前、术中及术后可发生一系列的并发症,有的需要行二次手术,甚至危及生命。

一组病例报告133例齿突前路螺钉固定,并发症发生率为14%,其中新鲜骨折117例,并发症发生率为12%,其中1例死亡;陈旧骨折16例,并发症发生率为31%,可见陈旧骨折的并发症发生率大大增加,多见为植入物相关并发症。Aebi等报告为24%,在他们的研究中,螺钉固定后骨折错位19%,进钉失败发生率不高,但假关节发生率为12%。Etter等报道32例齿突骨折行螺钉内固定术病例,其中早期的17例并发症高达24%,而后期的15例却无一例发生并发症,因此,认为手术操作的熟练程度和适应证的选择是影响手术并发症发生的重要因素。

前路螺钉内固定的手术并发症除常规的颈椎前路手术并发症如定位错误、喉上神经损伤外,还可产生螺钉断裂、骨折移位、骨折不愈合或螺钉攻出齿突而伤及脊髓等;其中以骨折移位和不愈合发生率最高(图11-2-12),其原因是固定不确实,包括适应证选择不当、螺钉位于齿突外、螺钉过短,以及术后未佩戴颈围或过早、过度行颈部功能锻炼等。螺钉从C_2椎体前方切出，也是常见并发症，螺钉切出通常发生在合并 C_2 椎体骨折的病例。一些 CT 扫描常低估 C_2 椎体骨折的范围，因此建议将合并 C_2 椎体骨折列为相对禁忌证。

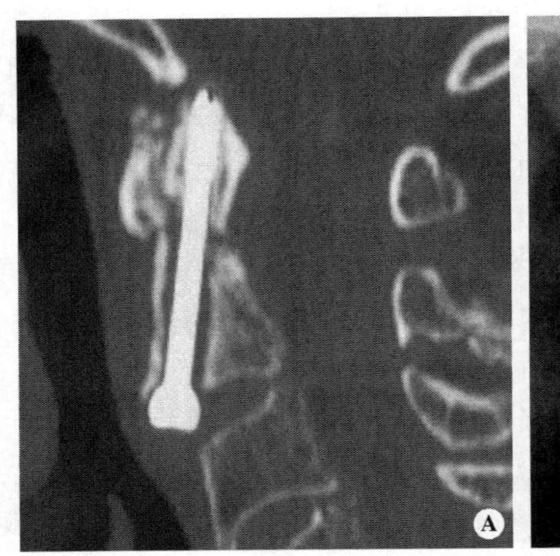

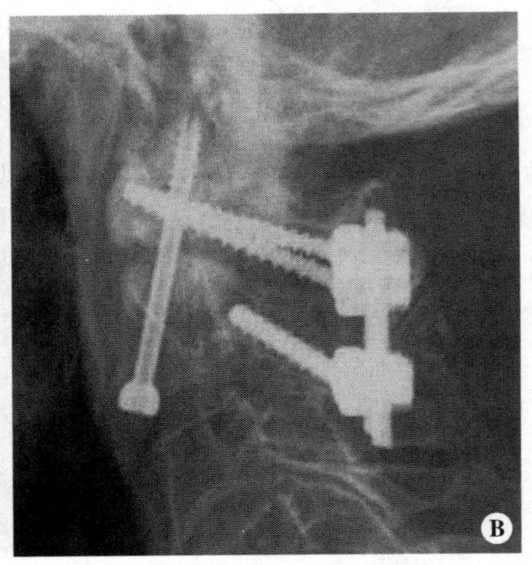

图 11-2-12 前路齿突螺钉固定后松动、骨不连，经后路寰枢椎固定后治愈

引自 Payer M，et al. Acta Neurochir，2009，151：223-229.

脊髓损伤是最严重的并发症，尽管发生率不高，但其主要原因是术中导针误入脊髓，由于邻近延髓部位，如发生损伤，则就导致死亡等严重后果，这个惨重教训在国内曾发生。在术中整复时颈部不过伸，导针或螺钉不过长或角度不过大以及术中密切行正侧位 X 线透视监测。也有报告患者术后 3 周螺钉退出，齿突骨块移位，出现四肢瘫及呼吸衰竭，甚至死亡。

前路螺钉内固定治疗齿突骨折的疗效已在临床上得到了肯定，但要注意选择合适病例，严格掌握适应证，需熟悉上颈椎的解剖和入路，为保证螺钉拧入位置的准确，必须全程在 C 臂 X 线机监视下操作，可以有效避免手术并发症。脊髓神经诱发电位监测能大大提高手术安全性，减少脊髓损伤。微创技术方法的应用将进一步提高前路齿突螺钉内固定的成功率，简化术式，尽量减少对生理功能的破坏，力求使稳定性、功能性和操作的简便性达到统一。

第三节 寰枢椎前路侧块螺钉内固定术

一、概 述

前路经寰枢椎关节螺钉固定术（anterior transarticular screw，ATS）于 1971 年由 Barbour 首先报道，但当时该技术没有被人们予以足够的重视。2006 年，Koller 重温了该技术的有用性以及适用性，该技术被人们重新认识和评价。

该手术根据入钉点不同，有两种基本方法：一种方法入钉点位于枢椎前下缘唇部（Koller 法，图 11-3-1），另一种入钉点位于枢椎侧块关节面下方与枢椎椎体相邻的颈长肌沟部（Lesoin 法，图 11-3-2）。

前路寰枢椎经关节螺钉可以固定限制寰枢椎侧块关节的运动。ATS 稳定性作用与后路经寰枢椎关节螺钉固定术（Magerl 技术）相似。与 Magerl 技术比较，其有若干优势：适合后路螺钉无法实行的病例；前路减压、重建可一次完成，减少手术次数和去除术中翻身造成

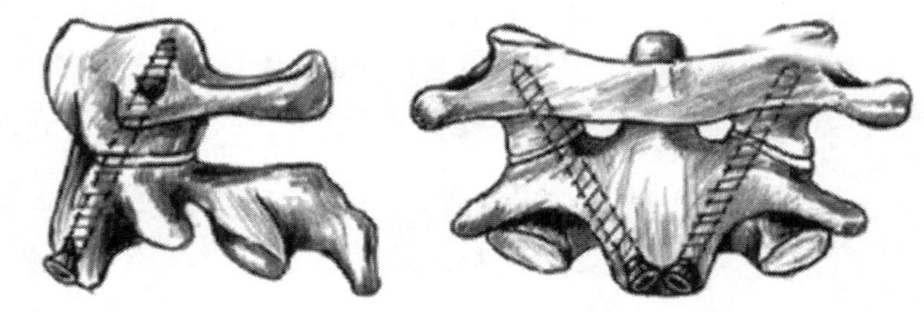

图 11-3-1　前路经寰枢椎关节螺钉固定术(Koller 法)

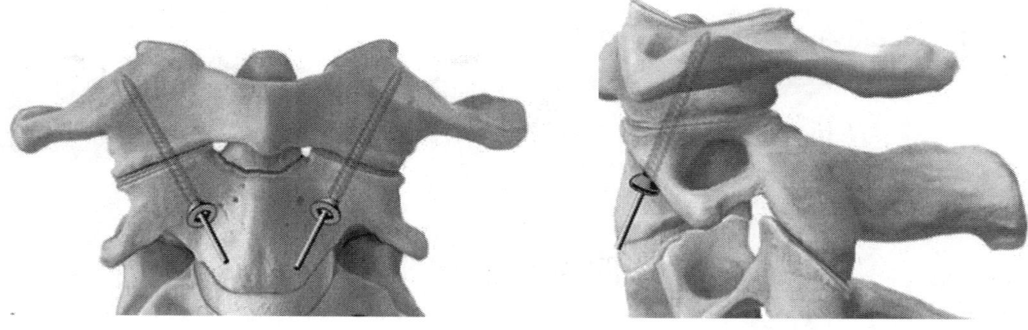

图 11-3-2　前路经寰枢椎关节螺钉固定术(Lesoin 法)

的脊髓损伤可能;对螺钉穿入的位置精度要求不高,操作更加容易;螺钉由内向外走行,既可避免向内穿入椎管损伤脊髓,又与椎动脉距离较远,损伤脊髓或椎动脉的风险较小;前路手术可直接观察寰枢椎的旋转与移位,可减少后路 Magerl 法螺钉"盲置"所致的并发症。但缺点是可能损伤舌下神经,关节间植骨困难,有时尚需再行后路植骨融合术。

更多学者认为,前路经关节寰枢椎螺钉固定术不能作为一种常用的常规技术,只是在后路寰枢椎融合内固定技术无法应用或者失败下进行,如寰枢椎后部结构的破坏。也有学者联合应用齿突螺钉与前路经关节固定术 3 例(图 11-3-3),均取得良好效果,认为该手术适应

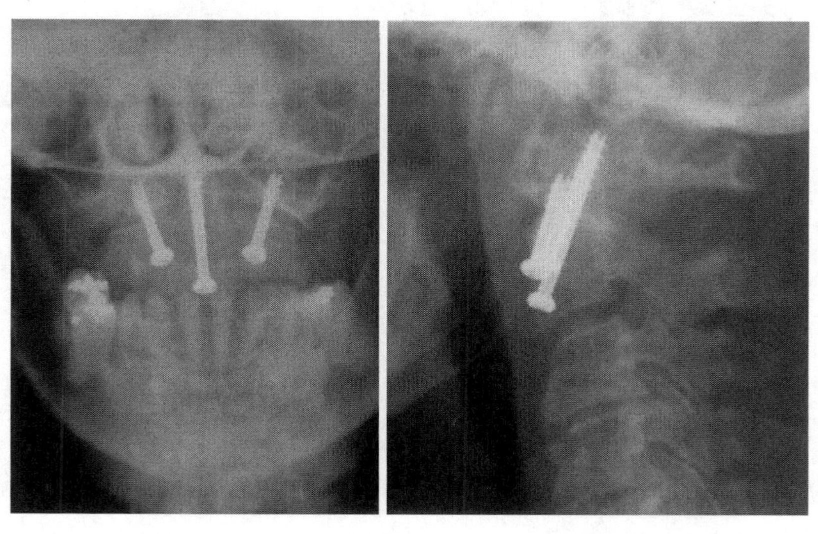

图 11-3-3　齿突螺钉固定术与前路经关节固定术联合应用

引自 Reindl R, et al. Spine, 2003, 28(17): E329-333.

证:寰椎前弓或后弓骨折,前后弓双骨折并齿突尖部骨折寰椎脱位,寰椎横韧带、翼状韧带撕裂,创伤性寰枢椎旋转半脱位,齿突发育不良寰枢椎脱位或半脱位,先天性寰椎后弓缺如。C_1～C_2 固定的替代方法,应用于合并齿突骨折及 C_1 前后弓固定的病例,或者创伤性陈旧齿突骨折并骨不连病例。

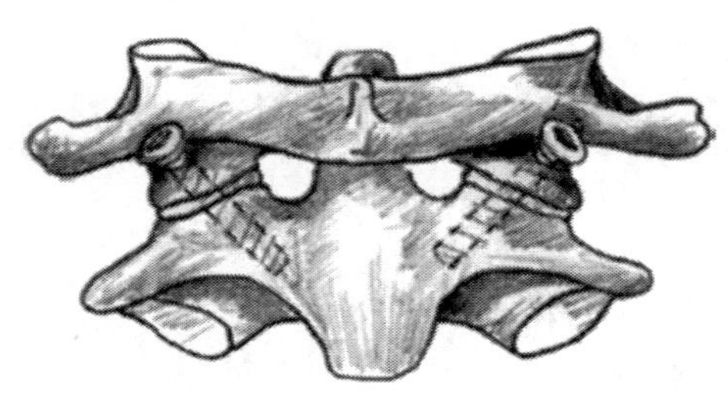

图 11-3-4 下行的经关节寰枢椎前路螺钉固定术

而 Barbour 和 DuToit 还提出了采用上颈椎外侧入路,进行下行的双侧经关节寰枢椎前路螺钉固定(图 11-3-4),但临床报告鲜见。

而经皮前路寰枢椎经关节螺钉固定最早由 Alexander 于 1994 年设计并应用于临床。McGuire 在 Magerl 技术的基础上做了改良。池水龙等以自行设计器械进行经皮齿突螺钉内固定以及 C_1～C_2 前后路螺钉内固定,均获得良好效果。

二、临床解剖与生物力学

该术的螺钉进针点和进针角度是手术关键(图 11-3-5)。枢椎进钉点选择范围较宽,一般可选在枢椎体下缘中点旁开 1～5mm(甚至 1～10mm),但进钉点越偏离中线,其外翻角也应越小。在寰椎侧块外侧部固定较为牢固,但损伤椎动脉的概率亦增加。Vaccaro 等推荐进钉点应在 C_2 椎体上下关节面的中线偏内侧 1/3 的位置,进钉角度大约是矢状面偏外侧 25°,冠状面 0°。Lu 等认为螺钉的进钉点为枢椎侧块向前凸出部分前下缘上 4mm 与枢椎体外侧缘交界处的凹陷处,进钉方向为外偏 5°～25°,后倾 10°～25°。

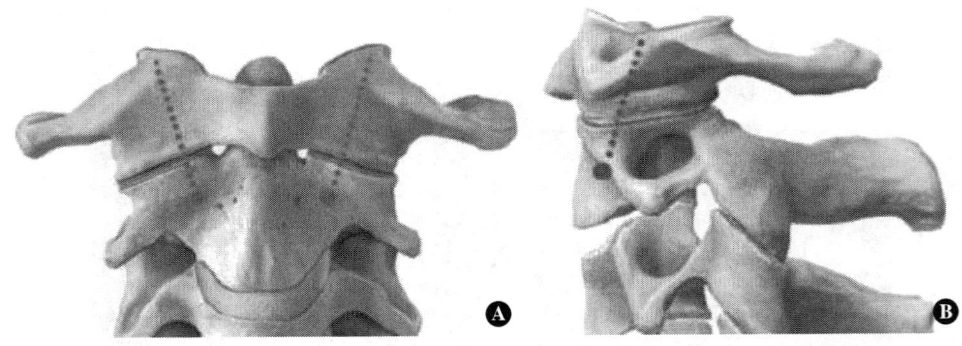

图 11-3-5 前路寰枢椎经关节螺钉固定术(Lesoin 法)

A. 入钉点位于距离齿突基底部外侧边 5mm 处,螺钉指向外侧 25°;B. 入钉点位于 C_2 侧块前唇下方,螺钉指向头侧 C_1～C_2 侧块关节的中点

由于该方法在手术显露上偏向头侧,尤其在直视下操作难度增加,故一些作者倾向于采用 Koller 法,即入钉点选择在枢椎椎体的前下部,手术可在 X 线透视下协助合适角度的选择,在 X 线透视前后位上,螺钉不应超出寰椎上关节面的外侧缘;在 X 线透视侧位上,螺钉指向寰枕关节的中部。

生物力学方面,前路经关节寰枢椎螺钉固定与后路 Magerl 技术相比,在屈曲、后伸、侧屈及旋转等方面具有相同的刚度。尽管 Magerl 技术上额外增加后路钢丝固定可以显著增加屈曲抵抗力，但是没有明显的临床相关性。

三、临床疗效

该技术临床应用不是相当广泛，有关疗效报道资料不多。王超等（1999 年）报告 10 例寰枢椎不稳患者采用前路经关节螺钉固定，其中男 7 例，女 3 例，平均年龄 34.1 岁（15～45 岁）。包括先天性齿突不连、寰椎不稳 7 例，先天性齿突缺如、寰椎不稳 1 例，寰椎横韧带松弛致寰椎前脱位 2 例，其中 1 例为类风湿关节炎。10 例患者中 8 例有高位颈脊髓病的症状和体征。所有病例的移位寰椎均能复位，其中 8 例颈后伸时即能复位，2 例经颅骨牵引而复位。10 例患者都存在下颈椎（C_3 以下）不同程度的前凸，屈颈动作不能使前凸的颈椎变为后凸。平均随访 19 个月（10 个月～2.5 年），10 例中有 7 例螺钉固定位置良好，寰椎在完全复位的位置上获得稳定，行后路植骨融合术后 3 个月时已获得骨性融合。有 3 例螺钉位置不好，寰椎未获充分稳定，术后又加用 Halo-vest 外固定。此 3 例都是由于右侧的螺钉未能进入寰椎侧块而进入了寰椎侧块与齿突间的空隙，未起到固定作用。其中 1 例术中手锥尖损伤脊髓，术后一侧上肢肌力减弱，呼吸功能减退，在行后路融合手术后死于呼吸功能衰竭。其余 2 例加用 Halo-vest 外固定后，后路植骨均获骨性融合。有脊髓病症状的 8 例患者，术后 5 例症状明显改善，四肢功能接近正常；另外 3 例症状有改善。

池永龙等报告经皮前路寰枢椎经关节侧块螺钉固定应用 15 例，均获得良好临床疗效（图 11-3-6），无明显手术并发症。

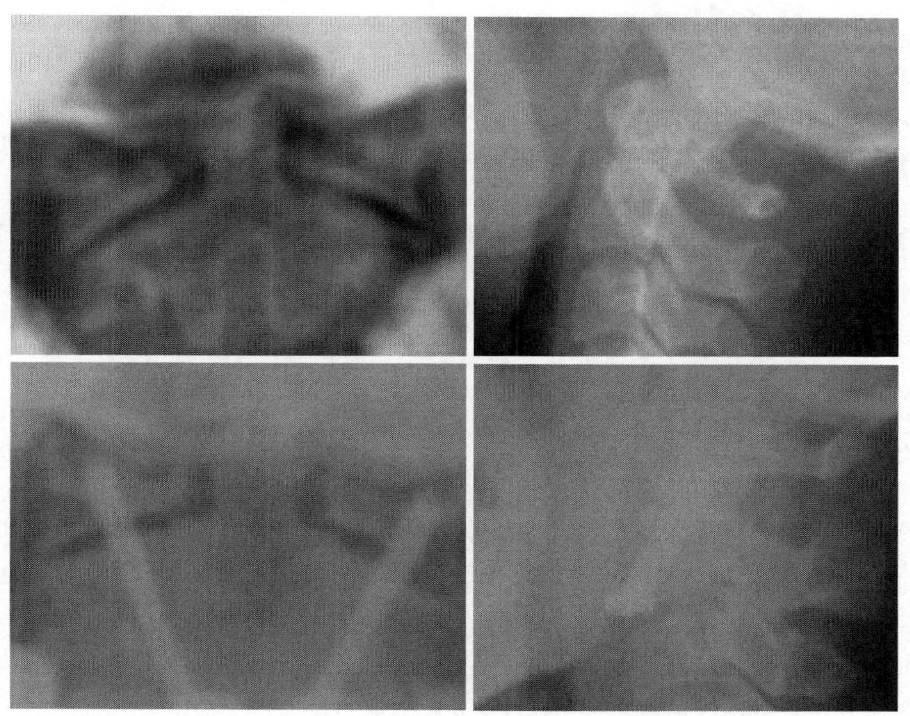

图 11-3-6　前路经寰枢侧块关节螺钉内固定术

该术式的潜在并发症主要是可能损伤舌下神经、关节间植骨困难，有时尚需再行后路植骨融合术。同时，正确的螺钉长度以及螺钉角度对预防寰枕关节损伤是必要的，另外，如果角度等选择不合适，也容易在螺钉置入过程中出现枢椎皮质骨切割等，影响螺钉固定效果。

第四节　寰枢椎前路钢板内固定术

一、技术演变

寰枢椎前路钢板固定技术始于1987年，是一项经口咽上颈椎内固定技术，由德国的Schmelzle和Harms等在第17届SICOT世界大会上首先报道，由于Harms是技术负责人，后该技术被命名为Harms钢板固定（图11-4-1）。1994年开始，Goel等相继报道了经口咽钢板治疗先天性颅底凹陷畸形，其钢板为枕骨斜坡至枢椎（$C_0 \sim C_2$）。德国的Kerschbaumer和Kandziora等于1998年报道了使用经口咽Harms钢板治疗类风湿关节炎所致的难复位的寰枢椎前脱位，以后又报道了使用Harms钢板联合后路Brooks钢丝治疗同类疾病，取得较好的效果。英国Wilson等于1999年报道了1例迟发移位的Hangman骨折使用经口咽$C_2 \sim C_3$带锁钛钢板固定。美国Vender等于2000年通过颈前咽后入路应用$C_1 \sim C_3$的Caspar钢板治疗颅颈交界区的疾患。但是，在该区域进行前路钢板固定主要还是通过经口咽入路。

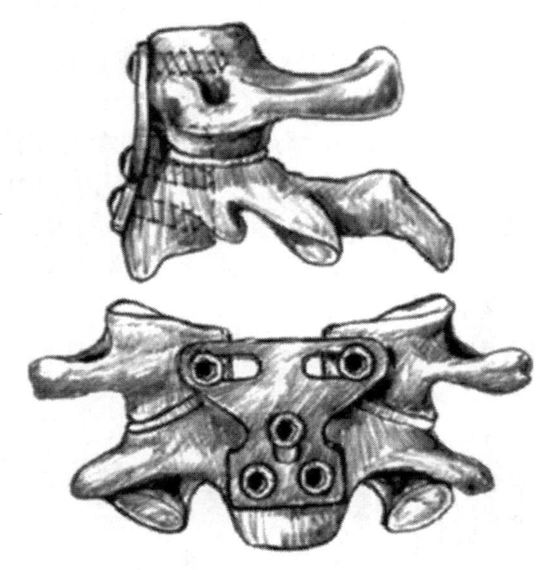

图11-4-1　寰枢椎前路Harms钢板内固定术

Harms钢板使用3.5mm皮质骨螺钉，寰椎两侧钻孔方向为略向上外侧偏，螺钉平均长度为(22.3±1.6)mm(2～24mm)，枢椎钻孔沿中线方向，螺钉平均长度为(12.2±1.5)mm(10～16mm)。但早期Harms钢板有出现螺钉松动的现象。Harms钢板为不带锁钉钢板，需要使用双皮质骨螺钉固定，而双皮质骨螺钉有损伤脊髓神经的可能；螺钉无锁定功能，存在松动和脱钉的并发症，稳定性不够。

因此，德国Kanzdiora等于2001年在Harms钢板基础上研制了前路寰枢椎带锁钢板(anterior atlantoaxial locking plate，AALP)，并将AALP进一步改良为寰枢外侧关节下方进钉的寰枢椎带锁钢板(subarticular anterior atlantoaxial locking plate，SAALP)。此类钢板采用加压锁定螺孔并用自攻、自锁的单皮质骨螺钉与之结合，增加了加压锁定功能、减少了松钉、脱钉的概率，并避免了双皮质骨螺钉造成损伤脊髓的可能，较Harms钢板具有更高的稳定性和固定强度。

针对难复型寰枢椎脱位，国内尹庆水等设计了经口咽寰枢椎复位钢板系统(transoral-transpharyngeal atlantoaxial reduction plate，TARP)，进行了系列的解剖和生物力学等相关基础研究，并成功地应用于临床，取得良好的效果(图11-4-2)。为了解决螺钉松动问题，其改进了枢椎螺钉固定方法，进行逆向经椎弓根固定，可以获得更好的固定效果。同时，研制了前路协助复位器械，促使术中良好复位寰枢椎脱位（图 11-4-3）。TARP 钢板有向下开放滑槽，操作时借助复位器对钢板、C_1 及 C_2 先后施以撑开、旋拧及推进作用，达到即时复位和固定，无需分期二次手术或前、后路一期手术。一般前路 Harms 及 AALP、SAALP 钢板仅适用于经头颅牵引后寰枢椎不能复位但经口咽松解减压后可复位的难复性寰枢椎脱位。而 TARP 钢板较好地解决了复位的问题，适于各种原因引起的寰枢椎前脱位，但前路钢板的治疗前提是寰枢椎前部结构必须满足内固定要求。

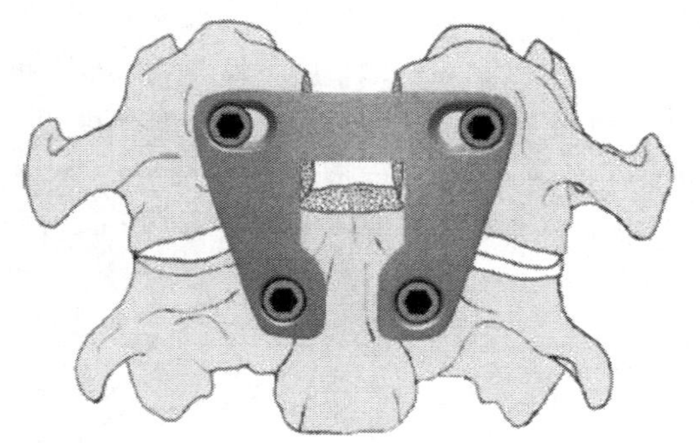

图 11-4-2　TRAP 钢板

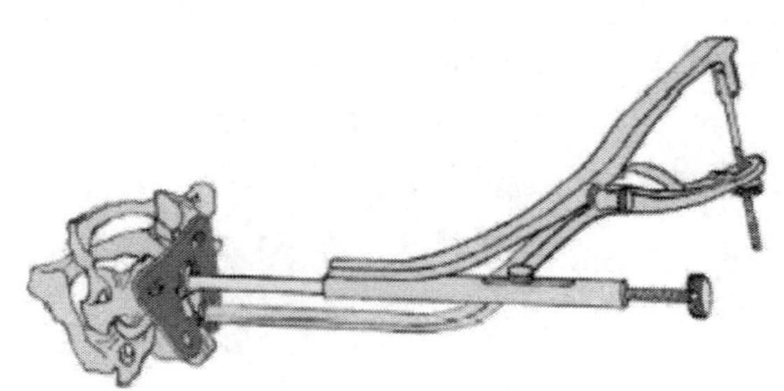

图 11-4-3　寰枢椎前路协助复位器械

二、临床解剖与生物力学

（一）咽后间隙的解剖

咽后间隙内多为疏松结缔组织，走行着一些不规则分布的咽静脉和发自咽升动脉的微小分支。在解剖至该层次时注意止血，保证术野清楚。手术时以圆刀即可切开浅层软组织进入咽后间隙，稍加分离即可获得向两侧满意的牵开，椎前筋膜、椎前肌群与椎体前缘骨质结合较为紧密，应使用电刀进行分离。在手术结束时仔细地分层缝合深浅两层，关闭咽后间隙和椎前间隙，是保证术后愈合满意及减少颅内感染发生率的重要措施。鉴于寰椎前软组织厚度均值为(3.7±1.1)mm，建议钢板厚度不宜超过 2mm，以减少钢板外露和术后咽部异物感的概率。

艾福志等解剖研究表明，在咽后壁软组织被充分切开后，该处可获得一个类似长椭圆形区域，即为可显露范围，暴露从上端的枕骨大孔前缘至下端的 C_3 椎体上缘(52.1±3.5)mm，左右包含双侧寰枢侧块关节的范围(39.4±2.2)mm，该区域的大小足以完成减压、松解手术，如果寰椎钢板宽度大于 42mm，就有放置困难的可能。解剖该段椎动脉，以双侧椎动脉内缘作为安全范围的外边界，可以得到一个底边朝上的梯形区域，C_1 水平该边界距离中线(25.5±4.5)mm，C_2 水平该边界距离中线(20.2±4.9)mm。曹正霖根据 C_1 横突孔间距提出前路手术向外分离显露的范围不要超过 20mm。在寰枢椎横突处，安全边界位于可显露范围之外，所以在一般情况下该区域的操作伤及椎动脉的概率很小。结合寰椎前弓距离为(16.2±1.2)mm，加上螺钉钉孔的直径，故钢板寰椎段宽度设计应介于 20～42mm。值得注意的是，在 C_2～C_3 横突，椎动脉与中线的距离急剧减小，仅为(11.4±1.4)mm，与枢椎体前平面的深度为(9.8±1.5)mm。因此,手术中剥离枢椎体横突水平以下时,务必控制宽度和深度,注意避免椎动脉的损伤。钢板枢椎段钉孔应不低于枢椎横突下缘,宽度不大于 20mm。

(二) 前路钢板螺钉固定的临床解剖

寰椎螺钉(图 11-4-4)理想进钉点设定在寰椎侧块前平台的中点,距离寰椎前结节均值为(15.0±2.0)mm,故生产不同尺寸的钢板时,其上的寰椎钉孔距中线的距离应在 11~21mm。理想进钉角度为向后外侧偏斜(12.5±2.5)°,进钉方向范围在 5.3°~26.8°,理想钉道深度为(20.8±1.5)mm。钉道内界深度均值(18.0±1.2)mm,钉道外界深度均值为(19.1±1.4)mm,螺钉应短于 18mm。由于寰椎后方结构复杂,螺钉不宜穿透对侧骨皮质,为安全起见,可使用单皮质固定加钢板锁定来加强生物力学强度。枢椎处双侧可显露宽度为(20.2±4.9)mm,且枢椎螺钉(图 11-4-5)锚点位于枢椎椎体,故枢椎处的显露范围足够安放钢板。枢椎螺钉长度参考值为 15mm。

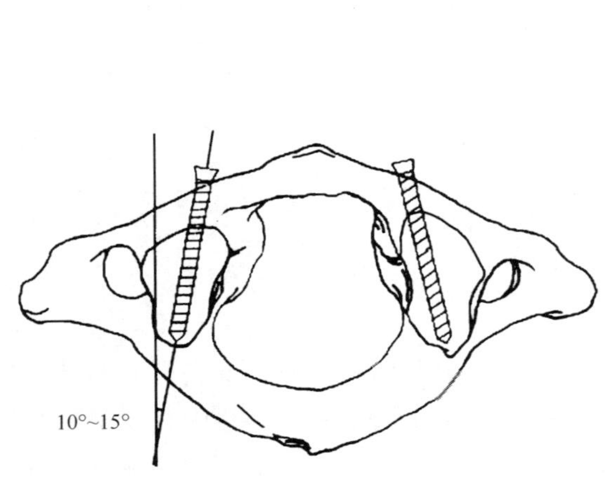

图 11-4-4 寰椎螺钉固定示意

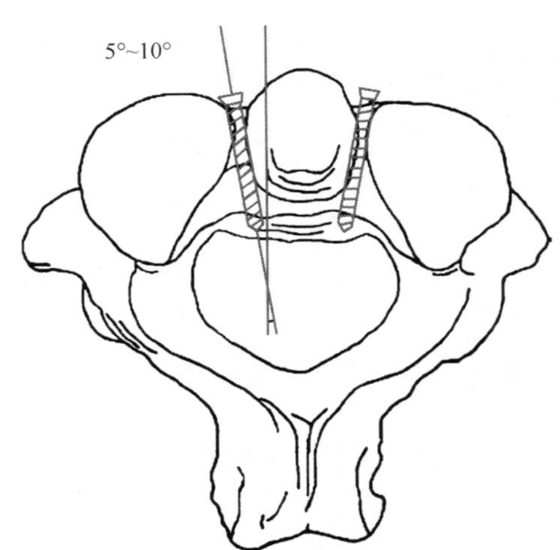

图 11-4-5 枢椎螺钉固定示意

(三) 生物力学

Kandziora 用 8 具颅颈区尸体标本,进行了经口 Harms 寰枢椎钢板、经口 Harms 寰枢椎钢板联合后路 Brooks 钢丝以及 Magerl 经寰枢关节螺钉的生物力学测试(图 11-4-6),结果 Harms-Brooks 和 Magerl 组的成角移位比其他任何组都小,在 0~3.0N·m 负载时的刚度值在任何方向都要大于其他各组,两者的刚度在统计学上有显著性差异,而 Harms-Brooks 组的最大负载高于 Magerl 组。单纯前路 Harms 钢板没有前路钢板联合后路 Brooks 钢丝固定稳定,后者所提供的最大负载和刚度与 Magerl 的经关节螺钉固定等效。

而尹庆水等进行生物力学研究表明,TARP 稳定性良好,与 Magerl+Brooks 在稳定性方面无显著性差异,且优于 Brooks、Magerl 及前路经枢椎体寰椎侧块螺钉固定。

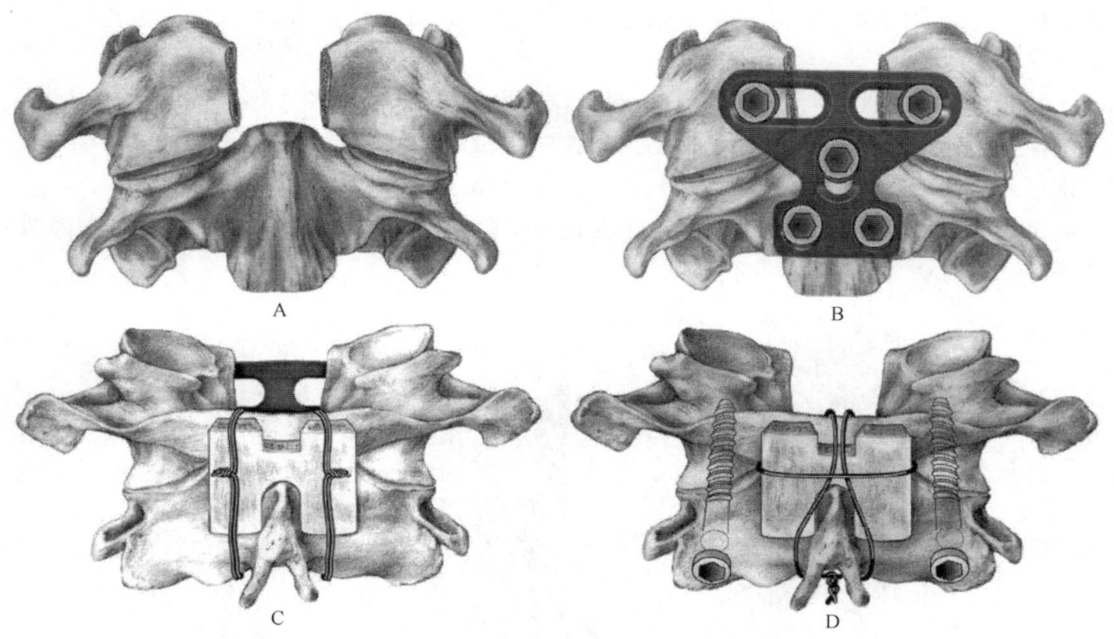

图 11-4-6　Harms 寰枢椎钢板的生物力学实验模型

A. 失稳模型；B. Harms 钢板；C. Harms＋Brooks；D. Brooks＋Magerl

引自 Kandziora F，et al. Spine，2000，25(12)：1555-1561.

三、临床疗效与并发症

自 1917 年以来，经口咽入路作为上颈椎前路术式，为临床提供了一种处理颅颈交界区腹侧直接显露病变的术式，被应用于金属异物摘除、结核病灶清除、寰枢椎先天畸形和陈旧性寰枢椎脱位的减压松解术等。经口咽寰枢椎前路钢板固定术主要用于经头颅牵引后寰枢椎不能复位，但经口咽松解减压后可复位的难复性寰枢椎脱位且脊髓的致压物来自前方而后路无法获得充分减压者；或寰枢椎脱位，尤其是陈旧性齿突骨折移位已畸形愈合在经口松解减压后寰枢椎之间已有松动迹象但尚未获得充分复位者。对于经头颅牵引后可复位的病例，应行后路寰枢椎融合固定术。

经口咽入路感染率较高，有文献报道术后伤口感染率为 50%，脑脊液漏及颅内感染率为 1%～6%，使不少医生望而却步。尹庆水等自 1984 年以来采用改良经口咽入路方法进行寰枢椎手术 58 例，术后伤口感染、脑脊液漏及颅内感染率均为 0。

目前已有不少经口咽前路寰枢椎钢板固定的临床应用报道。Kandziora 等应用的寰枢关节锁定钢板（subarticular atlantoaxiallocking plate，SAALP）固定融合寰枢椎，取得了满意的临床效果。尹庆水报道 TARP 钢板治疗上颈椎疾患 11 例，除 1 例术后不慎跌伤头部致枢椎体螺钉拔出外，其余效果均满意（图 11-4-7）。

前路寰枢椎钢板均经口咽入路，存在经口咽的缺点：切口感染、口咽壁愈合困难、脑脊液漏、脑膜炎甚至脊髓感染等并发症。感染为其最严重的并发症，但随着手术入路的改进、抗生素的应用及其他辅助设施如内镜的发展，感染发生率逐渐减低；术野小，操作复杂，手术较后路难度大；术者必须具有丰富的口咽入路手术经验，设备要求较高，目前只能在部分医院开展。

文献显示，加强了围手术期的处理，术前口腔准备充分，消毒彻底，减少术中操作创伤，仔细保护黏膜边缘，有效地封闭咽后潜在死腔，术后加强口咽护理是经口咽前路寰枢椎钢板固定手术降低感染发生率的基本原则。Crockard 等报告 235 例患者感染率低于 3%。

另一种严重的并发症为脑脊液漏，主要在于术中操作细致，避免损伤硬膜，应用显微外科技术是预防这类并发症发生的关键。

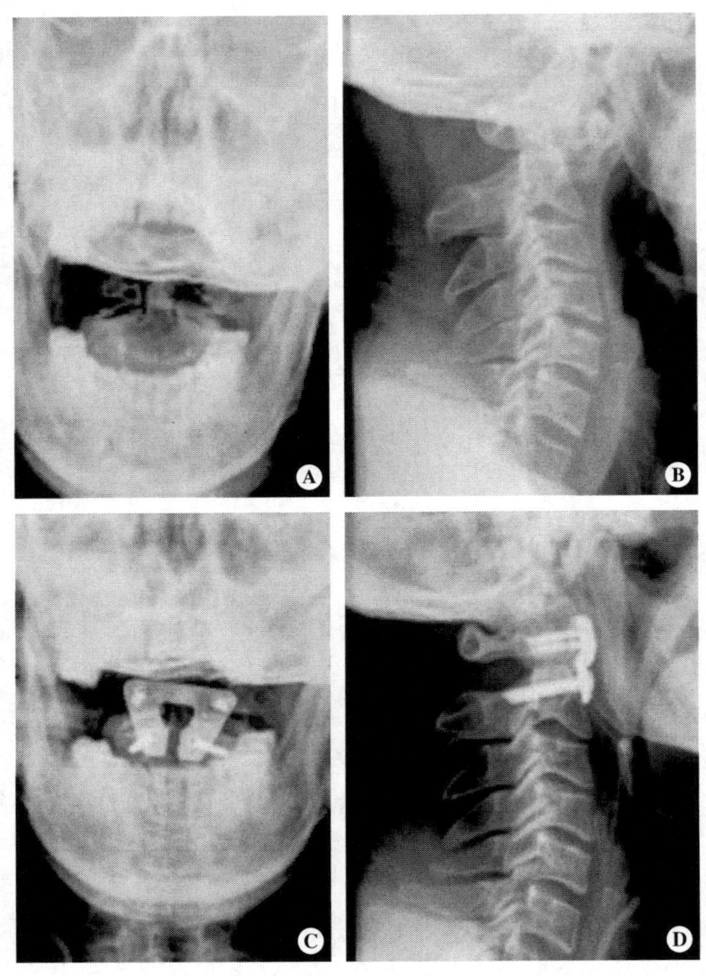

图 11-4-7 寰枢椎前路 TRAP 钢板内固定术

A、B. 术前寰枢椎脱位；C、D. TRAP 术后复位良好

第五节 人工寰齿关节置换术

人工寰齿关节置换术通过采用人工寰枢关节重建，达到局部充分减压，又能重建稳定性与活动性的目的，符合目前有关脊柱运动关节功能重建的基本理念。目前，有少量该领域的基础研究，但尚未临床应用。由于局部解剖的特点，有关人工寰齿关节置换局限于寰椎前弓

切除以及齿突切除后功能重建研究，而没有复杂的寰枢侧块关节假体的研究。

一、人工寰齿关节设计

人工寰齿关节要求组织相容性好、低磨损、置放稳定、操作简便、与原关节生理功能一致、不造成副损伤和不适感等。由于寰枢椎区有脊髓、椎动脉等重要结构，手术暴露范围有限，所以人工寰齿关节设计的解剖学要求精确。

曹正霖等设计的人工寰齿关节由 1 个人工齿状突和 1 个人工寰椎前弓组成(图 11-5-1)。人工齿突分为椎体部和齿突部等连续的两部分；椎体部固定于患者枢椎椎体，为松质骨螺钉粗螺纹设计；齿突部突出枢椎体，表面具有极高光洁度，为人工关节面，与人工寰椎前弓的齿突环部相扣套。人工寰椎前弓左右对称，由 1 块前弓板和 2 枚相同的侧块螺钉组成；前弓板分为两侧的侧块板、连接板和中间的齿突环等连续的三部分；侧块板中央有螺钉孔，可通过侧块螺钉而将前弓板固定于患者寰椎的两侧块；连接板连于侧块板与齿突环之间，可通过折弯、扭转来调整角度关系；齿突环为圆环状，内表面具有极高光洁度，为人工关节面，与人工齿状突的齿突部相关节。

谭明生等设计出带钩状关节面的联体钢板代替寰椎横韧带(图 11-5-2)，其钢板部分固定在寰椎的左侧侧块前方，其钩状关节面部分像寰椎横韧带一样，以半限制性形式安装在齿状突后方的横韧带压迹关节面上，用这种方式重建寰齿后关节的稳定性，既能防止寰椎向前脱位，又能保留寰齿关节的主要活动——旋转功能。半限制型人工寰齿"半关节"能很好地适应这种旋转中心的变化，同时还能保留寰枢椎的伸屈活动，减少钢板以及钢板和骨界面之间的应力，降低假体松动和断裂的发生率。该假体要求齿突结构完整。

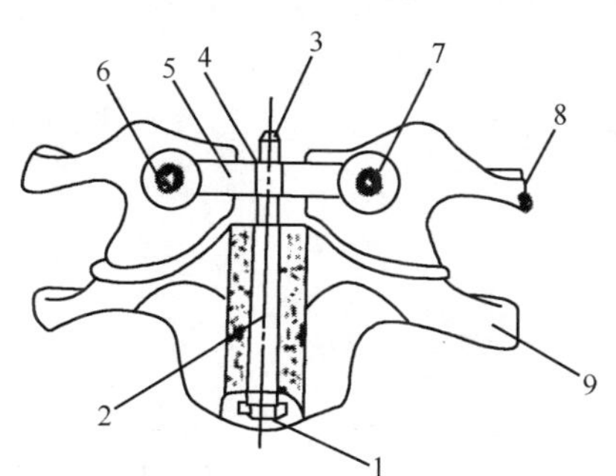

图 11-5-1　人工寰齿关节

引自曹正霖等．中华创伤杂志，2003，19(1)：28-30.

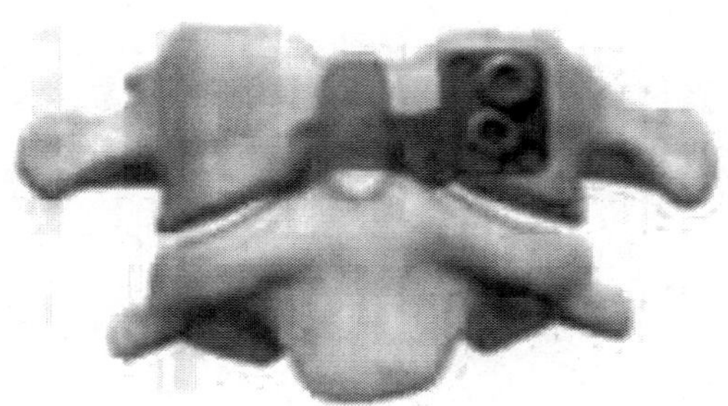

图 11-5-2　钩状钢板设计

引自谭明生等．中国脊柱脊髓杂志，2004，14(10)：601-604.

陈坚设计了具有旋转功能的人工寰枢关节(图 11-5-3)。该关节由寰椎部件、枢椎部件组成，寰椎部分的旋转轴套和枢椎部件的旋转轴相扣套组成人工寰齿关节，并提出寰枢椎部件连接部设计成球槽关节面，使得寰枢椎部件之间进行前屈、后伸、左右侧屈及围绕多个轴心进行运动。

上述均为一些早期的寰齿关节设计，胡勇等设计了仿生人工寰齿关节(图 11-5-4)。

Lu(陆斌)等利用寰枢椎 Harms 钢板设计的固定点，设计了结构上较为简洁的人工寰齿关节(图 11-5-5～图 11-5-7)。

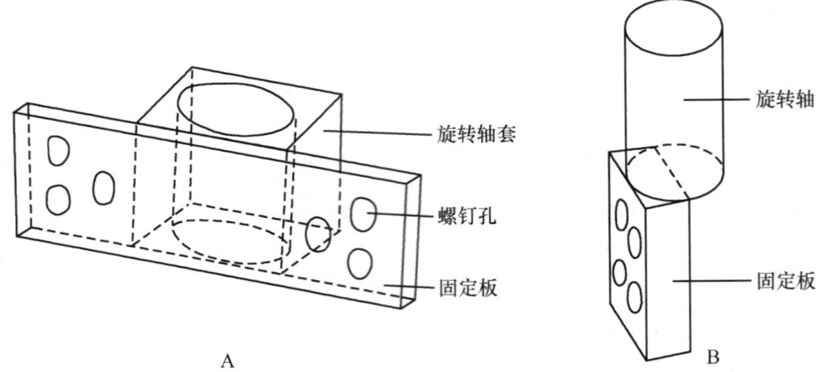

图 11-5-3 人工寰齿关节设计图

A. 寰椎部位；B. 枢椎部件

引自陈坚等．中国临床解剖学杂志，1999，17(2)：150-152.

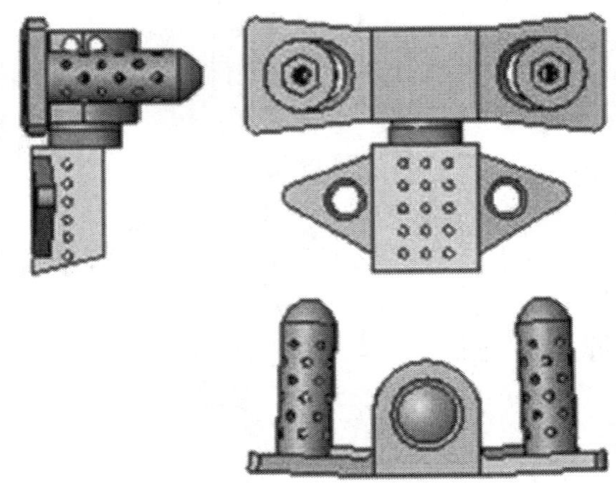

图 11-5-4 仿生人工寰齿关节

引自胡勇等．脊柱外科杂志，2009，7(5)：293-297.

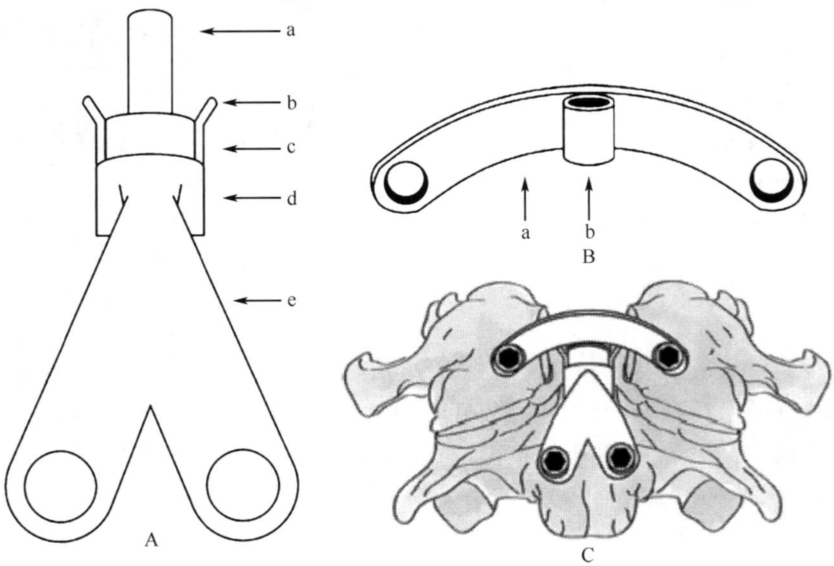

图 11-5-5 人工寰齿关节及重建

A. 枢椎部件：a. 旋转轴；b. 突起；c. 基板；d. 基座；e. 倒 Y 形枢椎固定板；B. 寰椎部件：a. 寰椎固定板；b. 轴套

引自 Lu B，et al. Eur Spine J，2009，18：109-117.

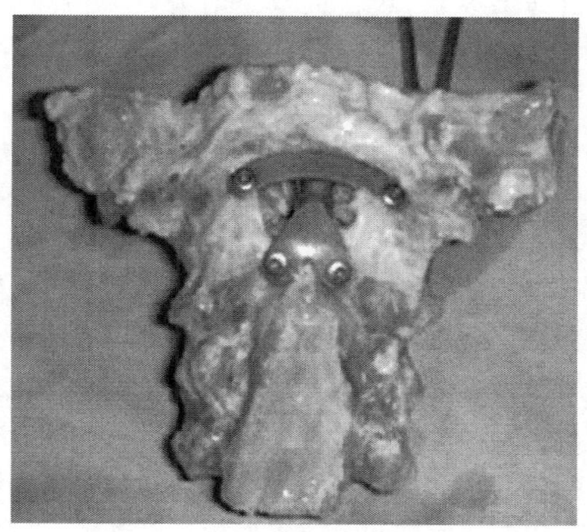

图 11-5-6　模拟手术

引自 Lu B,et al. Eur Spine J,2009,18:109-117.

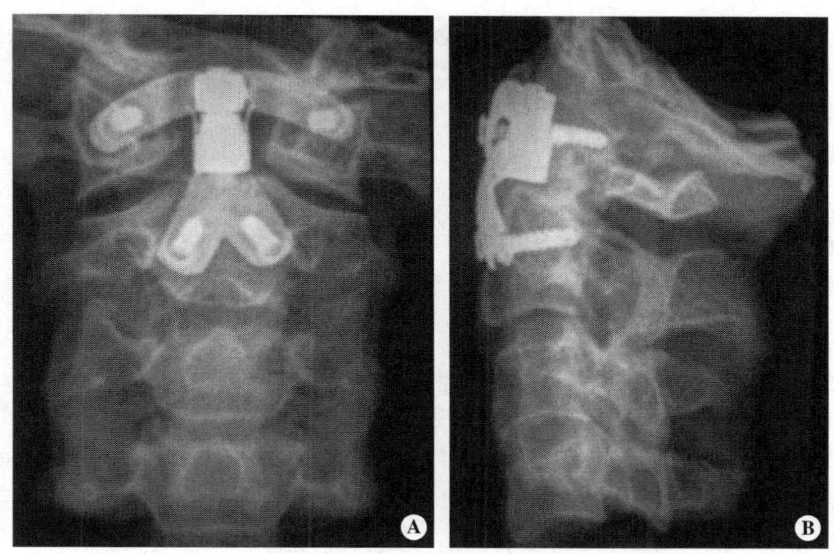

图 11-5-7　模拟人工寰齿关节重建术

引自 Lu B,et al. Eur Spine J,2009,18:109-117.

二、生物力学研究

寰枢关节由两侧的寰枢外侧关节和正中的寰齿关节所组成,寰枢外侧关节近似平面关节,寰齿关节为车轴关节。结构特点允许寰枢关节有较大范围的轴位旋转(约 45°),占整个颈部的 1/2),10°左右的屈伸和少量的侧屈。寰椎前弓后面与枢椎齿状突颈部前方构成寰齿前关节,寰椎横韧带与齿状突后面形成寰齿后关节。寰椎横韧带是寰枢椎稳定的主要韧带,也是枕颈部较大、较厚、较强有力的韧带,它可以防止寰椎过度前移。

谭明生等解剖学测量结果显示，寰枢关节是活动较大的绕中轴旋转关节，但实际上在正常旋转头颈运动时寰齿关节沿不同轴向运动，并非沿一个固定的中轴旋转，而是围绕不断变化的旋转中心或多中心旋转。生物力学实验表明，当横韧带断裂后，寰枢关节的三维运动变化突出表现为前屈运动的范围显著增大，同时还伴有侧屈和轴位旋转运动范围的增大。当齿突骨折时，表现最明显的正是寰枢关节的旋转不稳，这主要是由于齿突的枢轴作用丧失。

曹正霖等实验结果显示，人工寰齿关节置换术后，各运动范围和中性区接近正常状态。这样寰枢关节活动时不致对脊髓、椎动脉等邻近重要结构造成刺激或损伤。出现上述实验结果的原因可能为：保留了接近正常的齿突尖颅底点间距，使枕颈部前屈运动范围接近正常（正常枕颈部前屈受限于齿突尖与颅底点的接触，后伸受限于枕骨底与寰椎后弓的接触及覆膜的牵拉）；重建了寰齿关节的扣锁关系，使各种运动瞬时旋转轴局限于寰齿关节部位，从而使各种运动形式接近正常，残余的韧带和关节囊发挥正常功能；限制了过度的前后和左右滑移，因为正常寰枢关节的各种角度运动需要耦合滑移运动，滑移运动范围的限制从一定程度上也限制了角度运动范围。而前后向剪切、屈伸和旋转刚度明显大于减压术后，剪切和屈伸刚度明显大于正常状态，旋转刚度则明显小于正常状态。

各种刚度测试结果的差异说明人工寰齿关节并未能完全模拟正常寰齿关节。导致人工寰齿关节置换术与正常状态之间刚度差异的原因可能为：由于人工寰齿关节置换术是在前路减压术的基础上进行的，丧失了前纵韧带、翼状韧带、齿突尖韧带和横韧带等的牵拉限制；人工寰齿关节用钛板来代替横韧带，相对坚硬的钛板与具有一定弹性的横韧带在材料力学方面存在较大的差异。人工寰齿关节植入后，旋转刚度的降低说明残余的韧带和关节囊等的总体拉力较正常状态小，有潜在旋转不稳的趋势。人工寰齿关节置换术后，内植物及其与骨接触界面的磨损与疲劳是保证人工寰齿关节能否长期存放和正常活动的关键。

曹正霖等实验还显示，经 1500 次屈伸和旋转疲劳后，三维运动范围和刚度无明显变化，人工寰齿关节面无磨损划痕，人工齿突和侧块螺钉无松动，说明人工寰齿关节具有一定的抗疲劳性能；但由于疲劳次数远远少于正常人体生理需要量，人工寰齿关节在体内的长期稳定性尚不知晓。人工关节置入人体后，各个方向上的剪切刚度和扭转刚度接近正常人体，才能有利于假体与骨接触面之间应力的正确传递，避免发生应力集中和应力遮挡。人工寰齿关节置换术后前后向剪切刚度和屈伸刚度明显增高，说明这些方向上人工寰齿关节间的接触应力过大，易造成磨损，通过传递使假体与骨接触面之间应力过大，易造成假体松动和骨或假体的破坏，从而降低了疲劳强度。如何减少应力集中，增加人工寰齿关节置放的长期稳定性，仍需进一步研究。

目前，人工寰齿关节还未应用到临床，设计不完善、材料上很难模仿在体寰齿关节的结构和功能、临床实用性如何等，仍然需要进一步研究。但是作为一种思路，不妨值得关注。

结　　语

寰枢椎前路内固定技术难度较大，无论经口咽入径，或者颌下咽后入径，由于术野窄小，手术操作复杂，并发症较为常见，而且多数病例由于病变部位、性质等差异较大，甚难有标准术式可以遵循，更需要结合具体实际，进行个体化的治疗选择，以获得满意的疗效。随着内镜技术和影像导航技术的发展，创伤小、疗效佳、功能保留好、康复快的术式将为该领域疾患的治疗开辟新的天地。

（瞿东滨　吴增晖　罗　剑）

参考文献

蔡斌，王文军.2008.寰枢椎前路内固定术的研究进展[J].医学临床研究，25(1)：102～104.

曹正霖，钟世镇，刘景发，等.2003.人工寰齿关节设计的解剖学研究[J].中华创伤杂志，19(1)：28～30.

曹正霖，钟世镇，徐达传.2000.寰枢椎的解剖学测量及其临床意义[J].中国临床解剖学杂志，18(4)：299～301.

陈坚，刘浩，张志明.1999.人工寰枢关节的研制及应用解剖研究[J].中国临床解剖学杂志，17(2)：150～152.

陈昆，林斌.2006.齿状突骨折的手术治疗进展[J].中国骨与关节损伤杂志，21(4)：324～326.

陈晓陇，劳山，詹新立，等.2007.寰枢椎前路手术相关临床解剖进展[J].中国临床解剖学杂志，25(2)：227～229.

池永龙，徐华梓，林炎，等.2004.经皮前路侧块螺钉内固定植骨融合治疗 C_1～C_2 不稳.中华骨科杂志，42(8)：469～473.

方永超，王与荣，赵建宁，等.2003.枢椎齿突骨折的治疗进展[J]医学研究生学报，16(9)：696～698.

郭亮，权正学.2007.寰枢椎不稳和脱位内固定的生物力学研究进展[J].颈腰痛杂志，28(4)：331～334.

郭延杰，林斌，练克俭，等.2004.Ⅱ型齿状突骨折的影像学测量与直接中空螺钉内固定[J].骨与关节损伤杂志，19(3)：151～153.

胡勇，谢辉，杨述华.2007.人工寰齿关节研究进展[J].中国骨伤，20(5)：358～360.

黄卫兵，陈庄洪，黄继锋，等.2006.前路经寰枢关节螺钉内固定术的临床解剖学研究[J].中国临床解剖学杂志，24(4)：364～367.

黄卫兵，陈庄洪，黄继锋，等.2006.前入路空心螺钉内固定治疗齿状突骨折的解剖学测量及临床应用[J].解剖学研究，28(3)：199～202.

金大地，陈建庭，瞿东滨，等.1999.颈前路中空螺钉直接内固定治疗齿突骨折[J].中华骨科杂志，19(8)：453～456.

瞿东滨，金大地，江建明，等.1999.齿突形态的测量及临床意义[J].中国临床解剖学杂志，17(4)：338～339.

李旱雨，王春.2010.寰枢椎不稳后路手术治疗进展[J].医学综述，16(6)：899～901.

李启华，刘仰斌，盛瑶环，等.2003.寰椎的应用解剖学研究[J].赣南医学院学报，23(4)：363～367.

林建金，丁真奇，沙漠.2010.齿状突骨折治疗研究进展[J].九江学院学报(自然科学版)，2：94～97.

陆斌，李广琪，李建武，等.2008.依据寰枢椎解剖学测量设计制造寰椎齿状突人工关节[J].中国组织工程研究与临床康复，12(17)：3237～3240.

陆斌，李广琪，李建武，等.2008.寰椎齿状突人工关节经口咽入路置换的解剖学研究[J].中国骨与关节损伤杂志，23(11)：887～889.

陆斌，李广琪，李建武，等.2010.人工寰齿关节置换与Magerl经关节螺钉固定的生物力学比较[J].中国矫形外科杂志，18(7)：568～572.

谭明生，张光铂，韦竑宇，等.2004.人工寰齿半关节的研制及解剖学研究[J].中国脊柱脊髓杂志，14(10)：601～604.

王超，党耕町，刘忠军.1999.前路经枢椎体寰椎侧块螺钉固定术[J].中华骨科杂志，19(8)：457～459.

王会同，陈振强.2007.齿状突解剖与齿状突骨折手术治疗现状[J].中国骨与关节损伤杂志，22(12)：1054～1056.

王晓东，马迅.2009.颈前路螺钉内固定齿状突骨折的研究进展[J].山西医药杂志，38(4)：353～354.

王智运，尹庆水，艾福志，等.2009.经口前路寰枢椎钢板内固定手术的应用解剖[J].中国临床解剖学杂志，27(3)：237～240.

徐宏伟，刘振华，牛国旗.2010.寰枢椎前路内固定的应用解剖学进展[J].中华全科医学，8(3)：364～366.

许新忠，荆珏华.2009.寰枢关节周围关系的临床解剖学进展[J].安徽医药，13(10)：1284～1286.

杨军，倪斌.2009.陈旧性齿突骨折治疗新进展[J].脊柱外科杂志，7(2)：124～126.

杨双石，刘景发，吴增晖，等.2000.齿状突Ⅱ型骨折加压螺丝钉内固定的实验和临床研究[J].中华创伤杂志，16(1)：

20～22.

张正洪，王军，余明华，等.2003.寰椎的解剖学测量及其临床意义[J].解剖学研究，25(2)：133～134.

Ai FZ, Yin QS, Xu DC, et al.2011.Transoral atlantoaxial reduction plate internal fixation with transoral transpedicular or articular mass screw of C_2 for the treatment of irreducible atlantoaxial dislocation: two case reports[J].Spine, 36(8): E556～62.

Chi Y, Wang X, Xu H, et al.2007.Management of odontoid fractures with percutaneous anterior odontoid screw fixation [J].Eur Spine J, 16: 1157～1164.

Cornelius JF, Kania R, Bostelmann R, et al.2011.Transnasal endoscopic odontoidectomy after occipito-cervical fusion during the same operative setting——technical note[J].Neurosurg Rev, 34: 115～121.

Dailey AT, McCall TD, Apfelbaum RI.2010.Direct anterior screw fixation of odontoid fractures.In: Vikas V.Patel, Evalina Burger, Courtney Brown eds.Spine Trauma: Surgical Techniques[M].New York: Springer, 107～118.

Dormans JP, Ughwanogho E, Ahn J.2010.Pediatric spine trauma.in: Akbarnia, Behrooz A.Yazici, Muharrem.Thompson, George H.The growing spine[M].Heidelberg: Springer Berlin, 135～150.

Garg H, Ramachandran R, Yue J.2010.ProDisc-C[J].Tech Orthop, 25: 118～126.

Gebauer M, Barvencik F, Briem D, et al.2010.Evaluation of anatomic landmarks and safe zones for screw placement in the atlas via the posterior arch[J].Eur Spine J, 19(1): 85～90.

Henry AD, Bohly J, Grosse A.1999.Fixation of odontoid fractures by an anterior screw[J].J Bone Joint Surg [Br], 81B: 472～477.

Jeszenszky D, Fekete TF, Melcher R, et al.2007.C_2 prosthesis: anterior upper cervical fixation device to reconstruct the second cervical vertebra[J].Eur Spine J, 16: 1695～1700.

Kandziora F, Kerschbaumer F, Starker M, et al.2000.Biomechanical assessment of transoral plate fixation for atlantoaxial instability[J] Spine, 25(12): 1555～1561.

Kaptanoglu KTE, Cemil B, Yorubulut M, et al.2009.Anatomical study of axis for odontoid screw thickness, length, and angle[J].Eur Spine J, 18: 271～275.

Knringer P.1992.Internal fixation of dens fractures by double-threaded screws[J].Orthop Traum, 4: 231～245.

Koller H, Kammermeier V, Ulbricht D, et al.2006.Anterior retropharyngeal fixation C_1～C_2 for stabilization of atlantoaxial instabilities: study of feasibility, technical description and preliminary results[J].Eur Spine J, 15: 1326～1338.

Lu B, He X, Zhao C, et al.2009.Biomechanical study of artificial atlanto-odontoid joint[J].Spine, 34(18): 1893～1899.

Magee W, Hettwer W, Badra M, et al.2007.Biomechanical comparison of a fully threaded, variable pitch screw and a partially threaded lag screw for internal fixation of type II dens fractures[J].Spine, 32(17): E475～479.

McCullen GM, Garfin SR.2000.Cervical spine internal fixation using screw and screw-plate constructs[J].Spine, 25(5): 643～652.

Pang D, Li V.2004.Alantoaxial Rotatory fixation: Part 1- biomechanics of normal rotation at the atlantoaxial joint in children[J].Clinical Studies, 55(3): 614～626.

Payer M, Luzi M, Tessitore E.2009.Posterior atlanto-axial fixation with polyaxial C_1 lateral mass screws and C_2 pars screws[J].Acta Neurochir, 2009, 151: 223～229.

Pryputniewicz DM, Hadley MN.2010.Axis fractures[J].Neurosurgery, 66: A68～82.

Qing ShuiYin, FuZhi Ai, Kai Zhang, et al.2005.Irreducible anterior atlantoaxial dislocation[J].Spine, 30(13): E375～381.

Reilly TM, Sasso RC.2003.Anterior odontoid screw techniques[J].Tech Orthop, 17(3): 306～315.

Reindl R, Sen M, Aebi M.2003.Anterior instrumentation for traumatic C_1～C_2 instability[J].Spine, 28(17): E329～333.

Sasso RC.2001.C_2 dens fractures: treatment options[J].J Spinal Disord, 14(5): 455～463.

Schulz R, Macchiavello N, Fernandez E, et al.2011.Harms C_1～C_2 instrumentation technique: anatomo-surgical guide[J].Spine, 36: 945～950.

Sen MK, Steffen T, Beckman L, et al.2005.Atlantoaxial fusion using anterior transarticular screw fixation of C_1～C_2: technical innovation and biomechanical study[J], Eur Spine J, 14: 512～518.

Suchomel P, Buchvald P.2011.Biomechanical remarks.In: Suchomel P eds.Reconstruction of Upper Cervical Spine and

Craniovertebral Junction[M].Liberec:Springer-Verlag Berlin Heidelberg,17～22.

Suchomel P,Fric R.2011.Posttraumatic Deformity.In:Suchomel P ,Choutka O eds.Reconstruction of Upper Cervical Spine and Craniovertebral Junction[M].Liberec:Springer-Verlag Berlin Heidelberg.

Suchomel P,Jurák L.2011.Odontoid process fractures.In:Suchomel P,Choutka O eds.Reconstruction of Upper Cervical Spine and Craniovertebral Junction[M].Berlin:Springer,165～178.

Yanni DS,Perin NI.2010.Fixation of the axis[J].Neurosurgery,66(3 Suppl):147～152.

第十二章　寰枢椎后路内固定术

第一节　发展概况

寰枢椎固定的适应证包括创伤造成的骨折、炎性骨关节病、旋转性不稳、先天畸形、骨萎缩和遗传性疾病造成的寰枢椎不稳。寰枢椎固定可采用前、侧或后路。前路经口入路的技术要求较高且感染的概率较大，侧路方法目前使用较少，后路技术仍是现在应用最多的方法。手术的目的是为了矫正畸形，减缓疼痛，增加稳定性，以减少潜在的神经损伤可能。

寰枢椎后路固定术主要有 4 种类型：①钢丝（或钢缆）固定术，如 Gallie 和 Brooks 技术；②椎板夹技术，如 Halifax、ApoFix 系统；③经关节突螺钉固定术（Magerl 和 Seeman 技术）；④寰枢椎螺钉-板（或棒）固定术。这几种内固定技术在临床上均有应用，对其优缺点的认识更有助于临床合理开展。

一、钢丝（或钢缆）固定

后路钢丝固定技术需要完整的 C_1 和 C_2 后弓，如果存在后部结构骨折如 Hangman 和 Jefferson 骨折及后部结构减压患者均不适用。

1910 年，Mixter 和 Osgood 首先描述了一位从树上坠落损伤导致寰枢椎不稳的 15 岁男孩。该男孩伤后出现齿突骨折合并 C_1/C_2 脱位，但当时未明确诊断，保守治疗 6 个月后不成功，来到麻省总医院进行手术治疗。其仅有颈痛，但没有神经损害表现。在麻醉下进行 X 线摄片，包括开口位投射，发现陈旧性齿突骨折。由 Mixter 医生施行后路正中切口显露。将一截经 Benzoin 浸泡多股银丝环形通过 C_1 后弓以及 C_2 棘突进行固定，但没有辅助植骨。患者存活，且愈合，没有其他并发症。在其报告中，尚可以发现一个事实，他们首先采用“开口”位 X 线摄片观察上颈椎。这是最早的上颈椎后路手术报告，故现在均认定上颈椎外科从此开始。

（一）Gallie 技术

1939 年，一个来自多伦多的医生——W. E. Gallie 发表了有关诊疗步骤，描述了如何治疗颈椎骨折和脱位。其建议颈椎任何部位出现半脱位时，应首先进行头颅牵引，强调脱位复位是迫切需要的。后路手术治疗应用于牵引无法达到脱位关节突复位，或者在外固定下无法维持复位状态，以及非复位愈合不良。其指出：“移位的复发可以采用细钢丝通过椎板或棘突后拧紧将两个椎体固定而预防。后期复发风险可以通过在棘突间或者椎板和关节突部位植骨而降低。”但在其原始论文中并没有提到或者图示典型 H 形植骨。其他作者甚至比

需要翻修的病例，因此也制约了 PMMA 固定的推广。一般认为，PMMA 依然可以作为上颈椎肿瘤手术的一种姑息技术，如确需应用，应辅助其他植骨。

3. 后弓不全情况下钢缆辅助固定　钢丝固定技术一般要求后弓完整，但有些情况下出现后弓缺如、破坏等，由于钢丝固定技术操作简单，且显露范围等与后述一些技术比较也较局限，对植骨块也有良好固定作用，故也有作者试图在此类患者进行钢丝辅助固定。Klimo 介绍了一种钢缆辅助固定技术（图 12-1-5）。

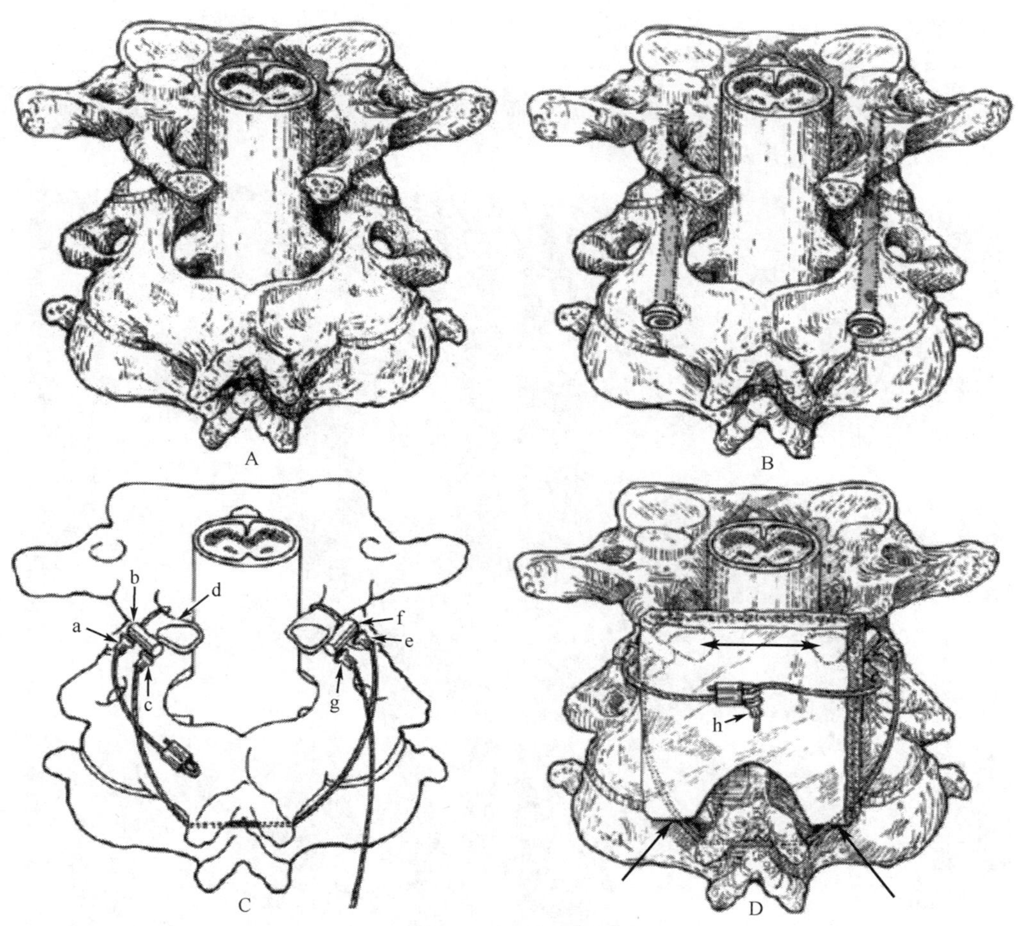

图 12-1-5　后弓不全情况下钢缆辅助固定（Lasso 技术）

A. C_1 后弓缺损；B. C_1～C_2 经关节螺钉固定；C. 钢缆固定残余 C_1 后弓及 C_2 棘突；D. 植骨块固定

引自 Klimo P，et al. Neurosurgery，2007，61：ONS94-99.

（五）生物力学比较

在脊柱固定术中初用单股或双股不锈钢丝。不锈钢丝常用 20 和 18 号直径。18 号钢丝更坚固，但是为了增加其强度必须牺牲其实用性。锐性弯曲、打结、局部切迹和过度缠绕均对钢丝疲劳和断裂有着一定影响。随着时间推移，单股钢丝改进为多股钢丝编织的钢缆。钢缆具有更灵活、坚固、抗旋转和疲劳的优点。但钢缆会通过线锯作用原理切割骨质。因此，要求正常健康椎板钢缆固定不能超过 8～12 磅扭力，骨质疏松骨则不超过 6～8 磅扭力。

Dickman 等研究不同 C_1～C_2 钢缆固定和融合技术的生物力学特点，比较 Sonntag、Brooks-Jenkins 及其他两种 Gallie 方法。他们发现没有一种钢缆技术在各个方向的运动上是牢固的。所有技术均允许相当大的旋转和平移发生而不产生疲劳。然而，Brooks-Jenkins 技术和 Sonntag 技术固定比其他两种 Gallie 技术更好。Brooks-Jenkins 技术和 Sonntag 技术除了侧屈外，其他方向无明显差异。所有的技术施加生理范围内的循环扭转加载后显示都有明显的松动。因此认为，对 C_1～C_2 钢丝固定技术需增加包括坚固的颈托、Halo-Vest 支具或者经关节螺钉固定等。

Gallie 技术较为简单，且费用低廉，仍有临床实用价值（图 12-1-6），但术后需辅助较强外固定。目前临床上应用更多的是钛缆。

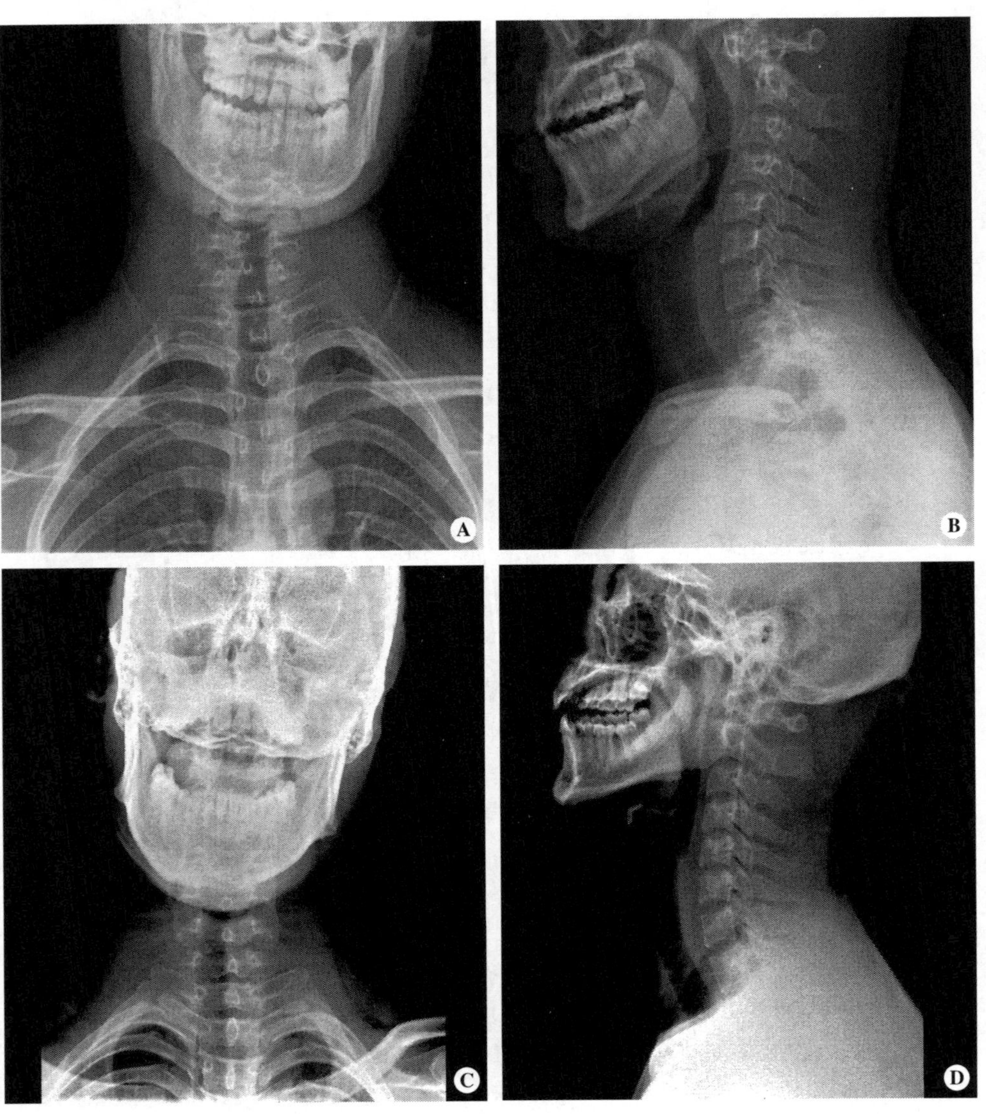

图 12-1-6

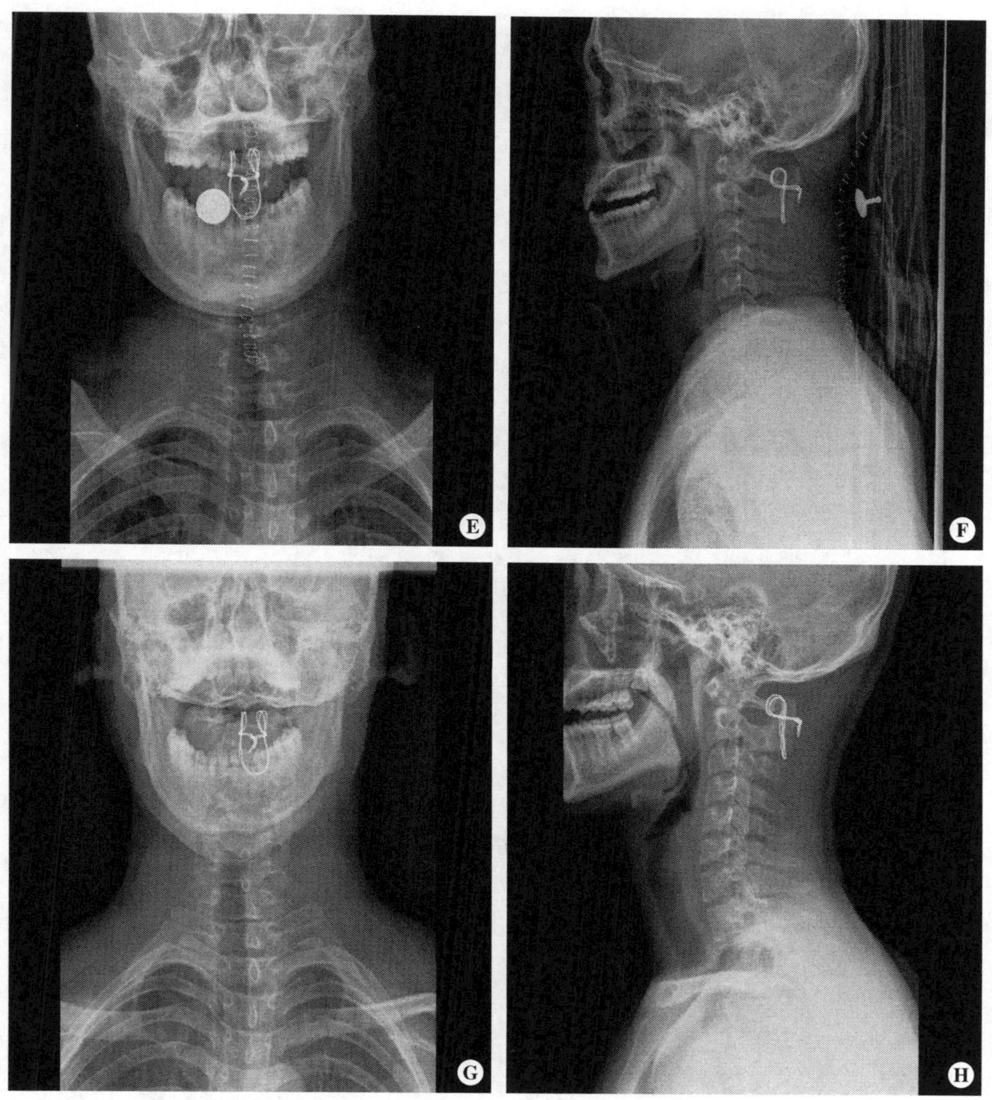

图 12-1-6　Gallie 技术临床应用(续)

A、B. 陈旧性齿突骨折并寰枢椎脱位；C、D. 颅骨牵引 2 周复查 X 线片示复位良好；E、F. 后路 Gallie 技术固定；G、H. 术后 3 个月复查

二、椎板夹固定

椎板夹固定与钛缆固定不同，不需要椎板下通过钢丝，而是在 C_1 后弓上面以及 C_2 椎板下部放置椎板钩，骨块放置于 C_1 后弓与 C_2 椎板间，将上下椎板钩连接，就可以达到固定以及稳定骨块的目的。该技术在减少屈伸活动上有效，但亦不能提供旋转稳定性，且允许矢状面位移变形。一些较早的系统在过伸位上可逐渐松动，且不能应用于后部骨折和需要椎板切除减压的病例。

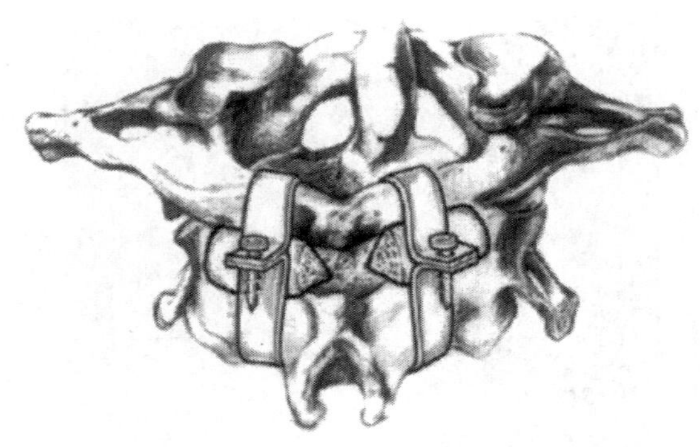

图 12-1-7 Halifax

（一）Halifax

最早出现的 Halifax 椎板夹系统（图 12-1-7）由 Tucher 在 1975 年最先叙述。以后出现了 Apofix 系统。国内也有作者研制寰椎椎板钩系统，主要认为寰椎椎板钩在应用上较为简便，没有寰椎侧块螺钉固定等复杂技术。但是，由于寰椎后弓形态上变化较大，椎板夹或者椎板钩系统均很难与之很好匹配，因此难以获得较为坚固的固定；另一个问题是在收紧椎板夹的时候，齿突可能向背侧成角，导致侵犯腹侧脊髓。同时，尽管无需椎板下通过钢丝，但是椎板夹（或）钩同样造成椎管内占位。

Statham 等报道 45 个使用该装置的病人中有 14 人发生了并发症。10 例螺钉松动，4 例为椎板夹松脱，其中 9 例（20%）需要翻修（再手术）。相反，Huang 和 Chen 报道了一组 32 个用 Halifax 椎板夹处理 C_2 骨折的病人情况，疗效却较为显著。患者均在椎板夹关节融合术后 3 个月采用 Halo-Vest 支具固定。也有报道 Halifax 固定远期出现寰椎后弓骨折的并发症。

（二）Apofix

Apofix 系 Medtronic 研制，由上椎板钩、下椎板钩以及连接管组成（图 12-1-8）。用上、下椎板钩固定 C_1 后弓及 C_2 椎板，通过持钩钳、压紧钳完成复位固定，无需任何锁紧装置如螺母或螺钉（图 12-1-9）。可应用于各种原因所导致的寰枢椎失稳（图 12-1-10）、牵引无效的颈椎序列异常以及各种原因所致的下颈椎失稳。该系统于 1999 年引进国内，但现在已很少应用。

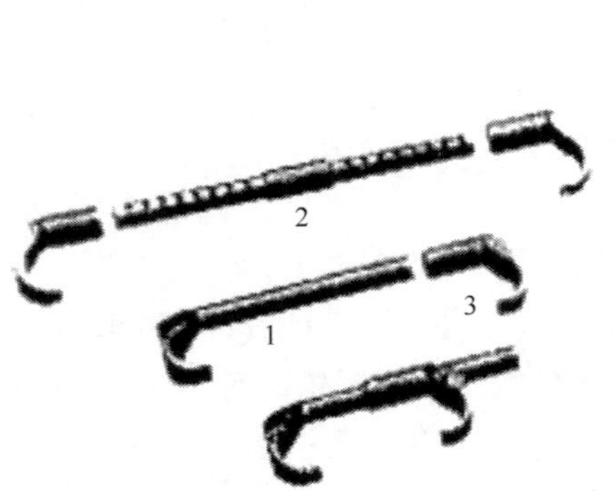

图 12-1-8 Apofix 组成

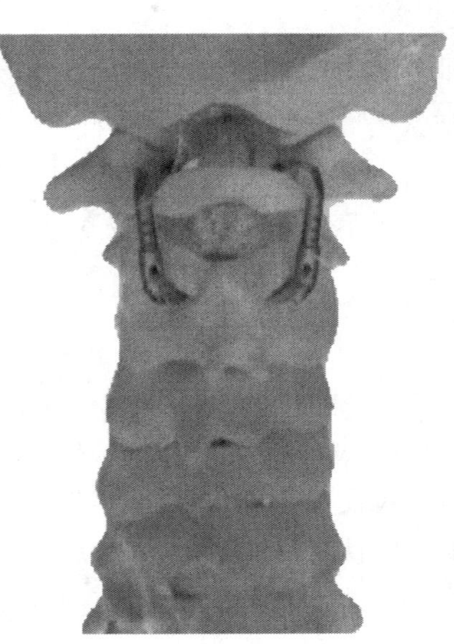

图 12-1-9 Apofix 固定示意图

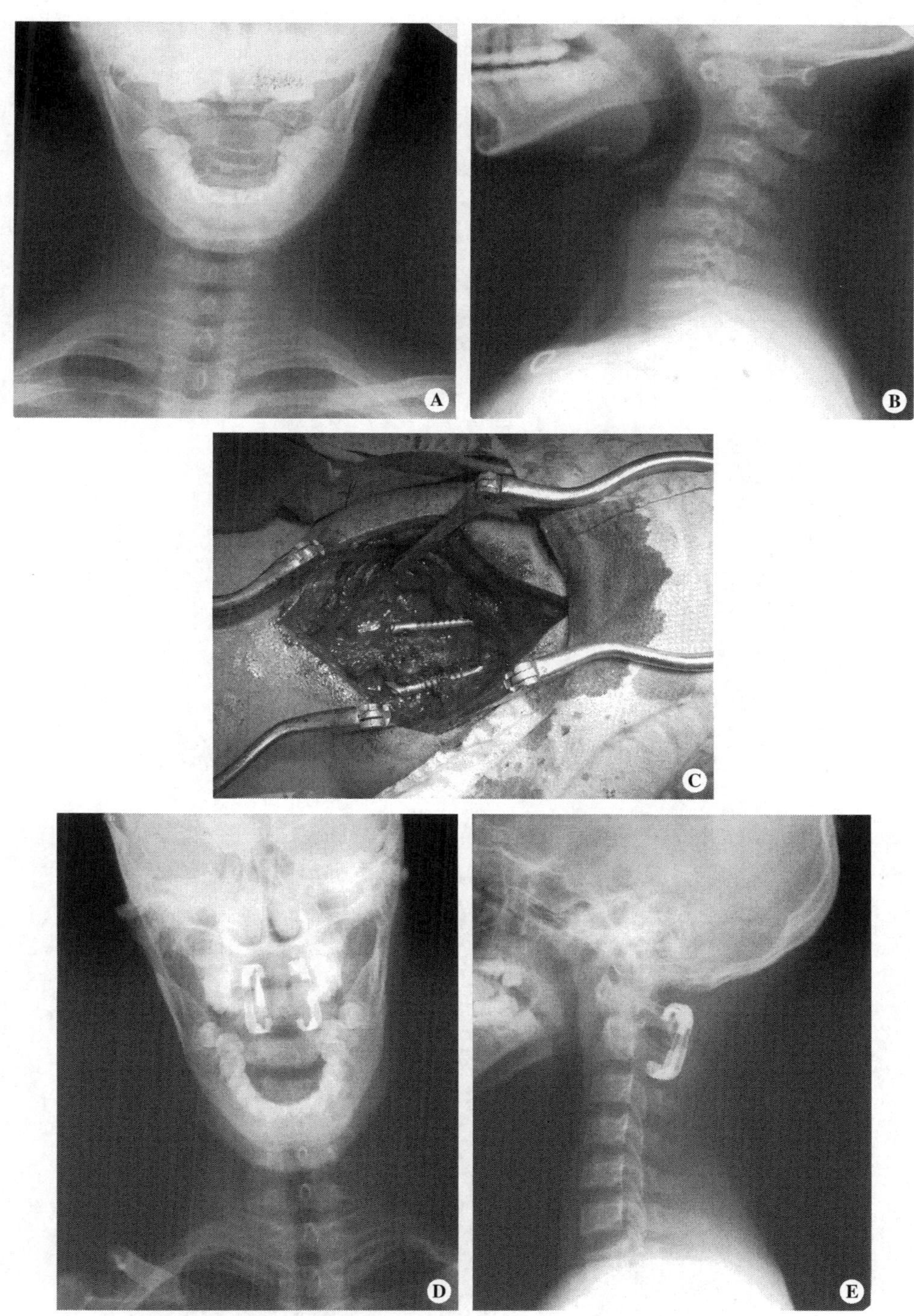

图 12-1-10　Apofix 的临床应用

A、B. 术前，陈旧性齿突骨折并寰枢椎脱位；C. 术中；D、E. 术后复位良好

（三）其他

CCD 等也应用于寰枢椎后路固定（图 12-1-11）。总的来说，由于需要进入椎管内，在

寰枢椎脱位情况下，亦为具有相当风险的操作，目前已逐渐被寰枢椎螺钉固定技术等所取代。

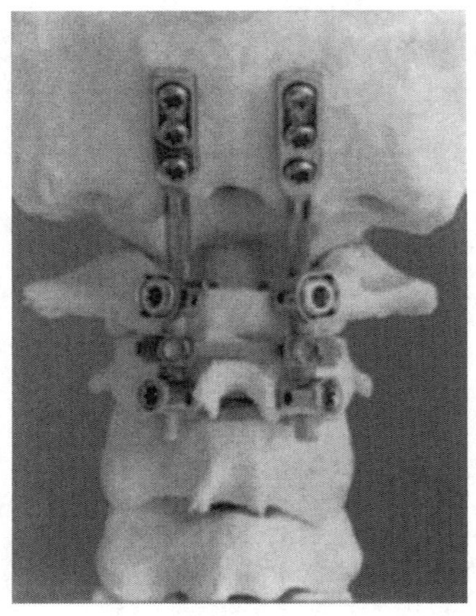

图 12-1-11 CCD

三、寰枢椎后路经关节螺钉固定术

Magerl 和 Seeman 首先报道了后路经关节突螺钉固定技术（图 12-1-12）。该技术可为 C_1、C_2 提供稳定（即使是 C_1 后弓缺如），并不需长时间的外固定。

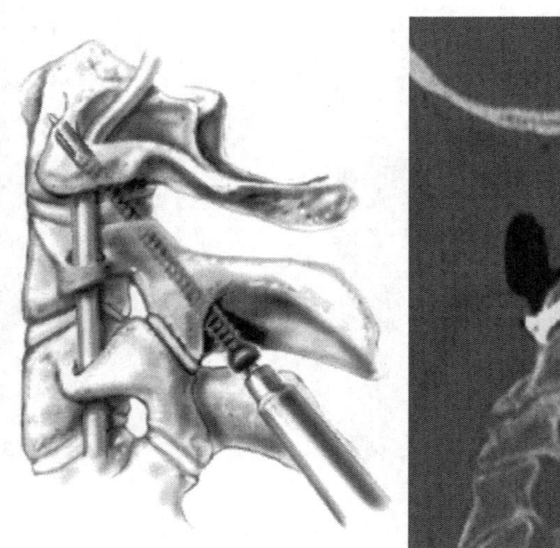

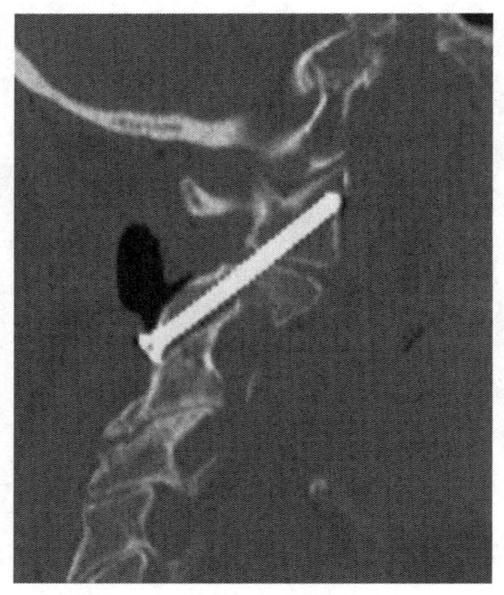

图 12-1-12 寰枢椎后路经关节螺钉固定术（Magerl 技术）

Grob 等总结了 161 例病例后认为，手术应采用后路正中切口，暴露 C_1、C_2 侧块和 C_2 的下关节突。操作需全程术中影像监视。如 C_1 后部结构完整，可使用 Gallie 钢丝来加固。其假关节形成率仅为 0.6%，但螺钉的并发症发生率为 5.9%。

该技术的禁忌证有：难复性寰枢椎脱位、C_2 侧块破坏、因炎性骨关节炎所致的 C_1 半脱位。

在多种后路寰枢椎融合固定技术中，一般认为 Gallie 技术最为简单，但稳定性较差。而 C_1～C_2 经关节突螺钉固定（Magerl）技术对于侧屈和轴向旋转可提供最稳定的结构，是目前寰枢椎后路固定技术的金标准，但风险较大、技术要求高。国外文献中多数将这两项技术联合应用（图 12-1-13）。

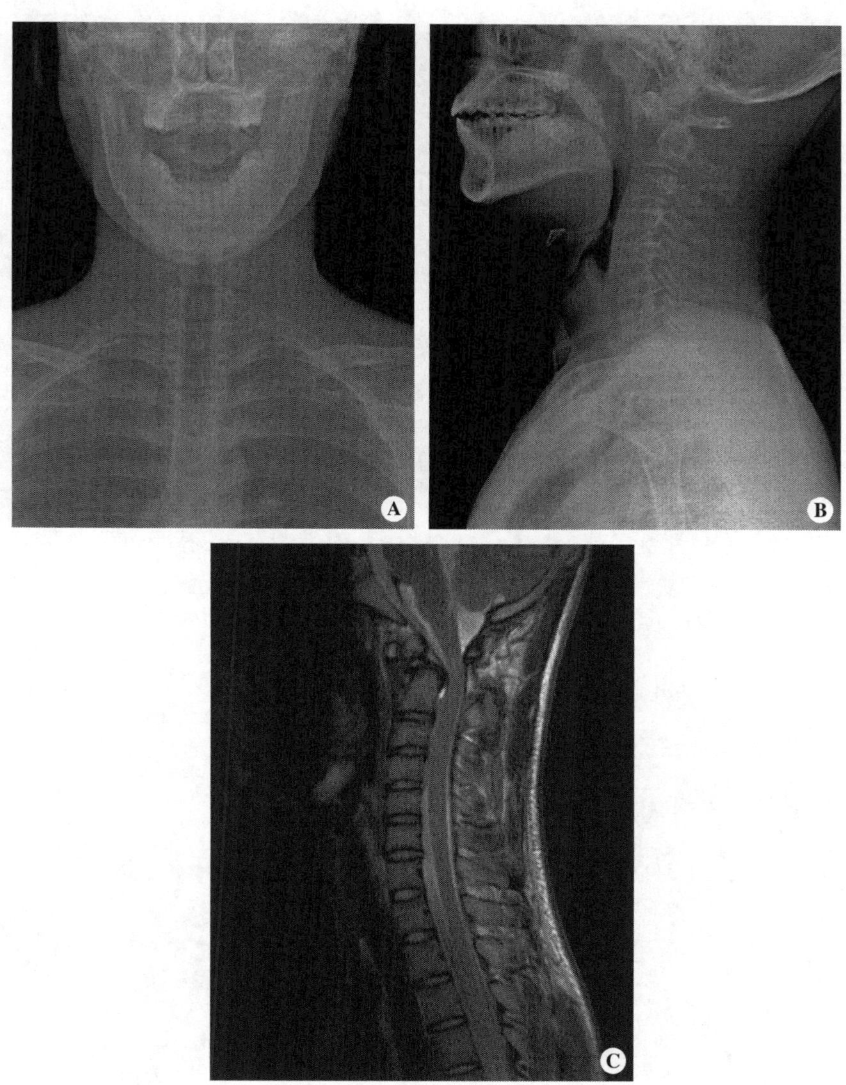

图 12-1-13

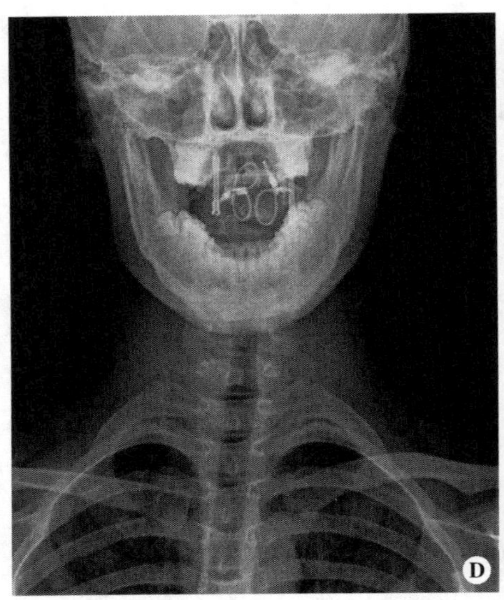

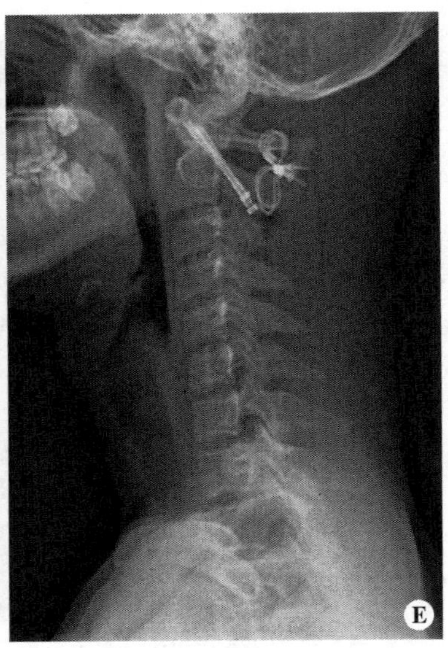

图 12-1-13　Magerl 联合 Brooks 钛缆固定治疗寰枢椎脱位(续)

A、B. 寰枢椎脱位;C. MRI 示陈旧性齿突骨折;D、E. 术后

四、寰枢椎后路螺钉固定技术

1994 年,由 Goel 和 Laheri 率先叙述使用 C_1 侧块螺钉和 C_2 椎弓根螺钉固定,采用钉板系统(图 12-1-14,图 12-1-15)。2001 年,由 Harms 和 Melcher 叙述了多轴钉棒系统进行寰枢椎后路固定,故文献上常将后路 C_1～C_2 钉棒技术称为 Harms 技术(图 12-1-16)。这些螺钉固定技术的出现,具有更为优越的生物力学特性,且对术前是否复位要求并不十分严格,是目前临床上最常应用的后路寰枢椎内固定技术。

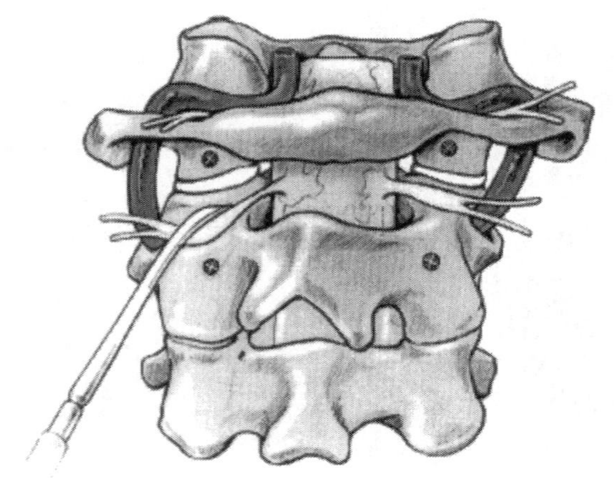

图 12-1-14　C_1～C_2 螺钉入钉点

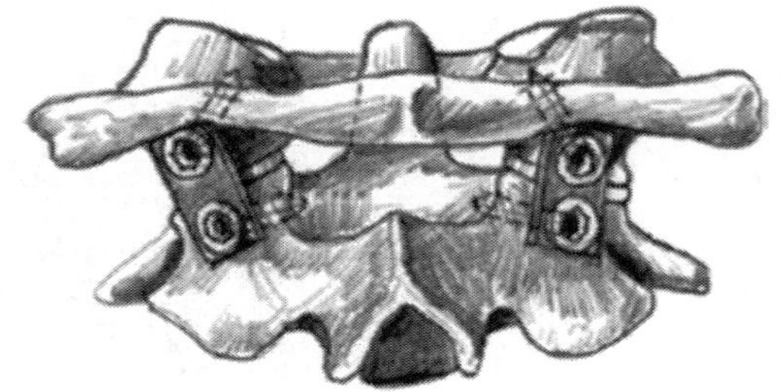

图 12-1-15　Goel 技术

该寰枢椎后路螺钉-棒固定技术有多样形式和构型。在寰椎部,螺钉固定部位为侧块和椎弓根。而在枢椎,螺钉固定部位主要为椎弓根、峡部及椎板(图 12-1-17)。因此,由于固定方法不同,寰枢椎螺钉固定就有多种组合构型(图 12-1-18)。

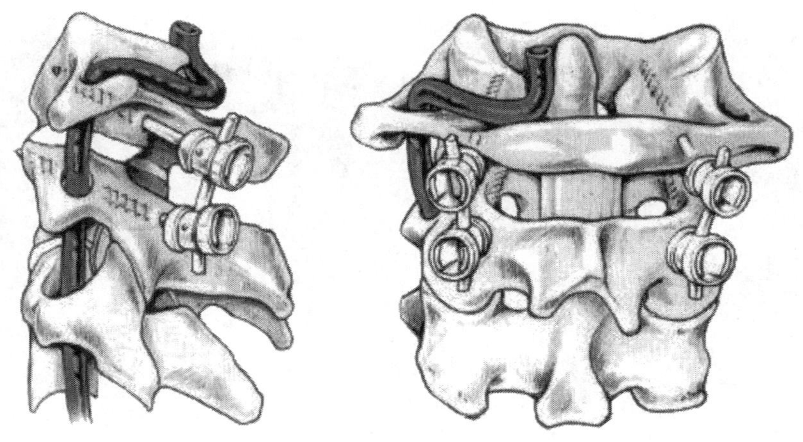

图 12-1-16　Harms 技术

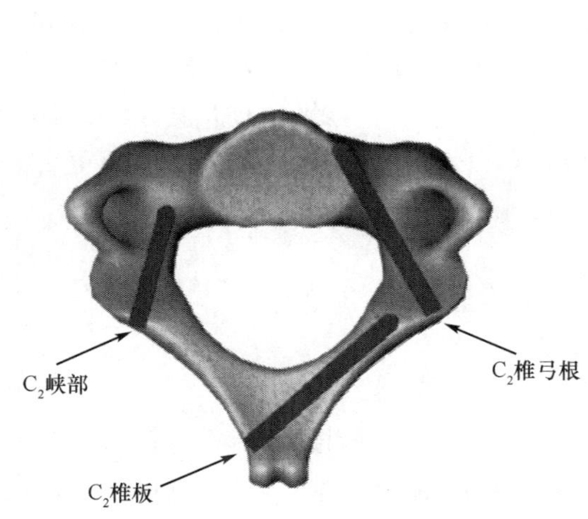

图 12-1-17　枢椎螺钉位置示意

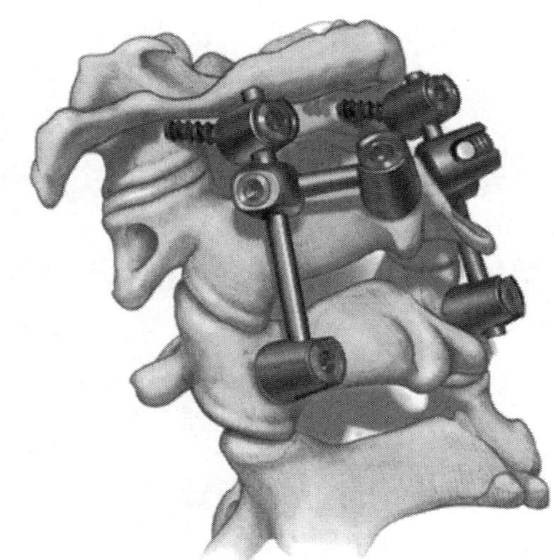

图 12-1-18　寰枢椎后路内固定具有不同组合构型

另外，尚有一些少见固定形式。如 Donnellan 提出寰椎后弓螺钉与 C_2 峡部螺钉固定(图 12-1-19)；倪斌等提出在寰椎后弓采用椎板钩固定与枢椎经关节固定螺钉联合进行寰枢椎后路固定。王文军等提出寰枢椎后路三点固定技术，并从生物力学研究认为该固定方法亦有良好的三维稳定性(图 12-1-20)。但这些技术多为备用技术，而非标准技术。

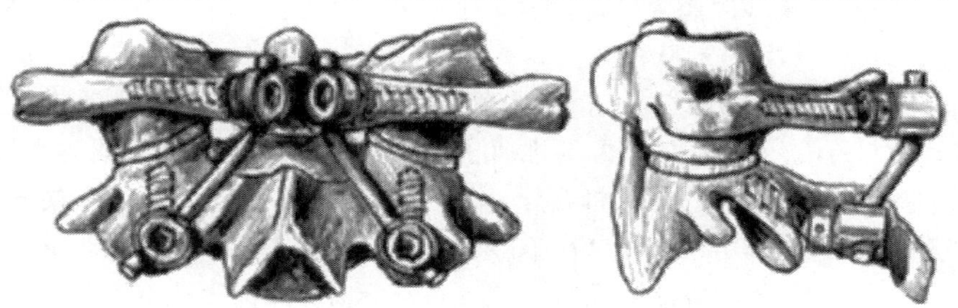

图 12-1-19　Donnellan 技术

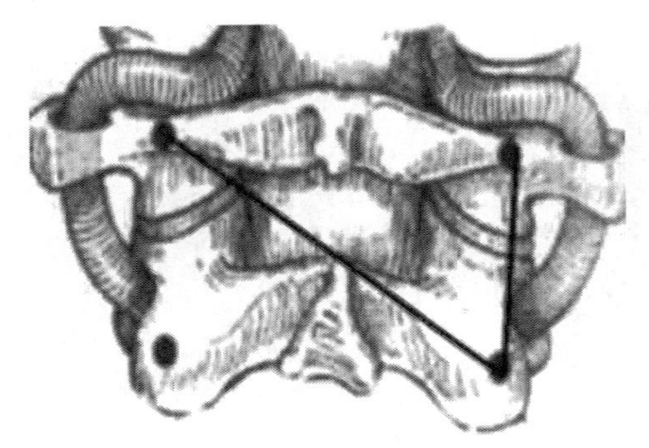
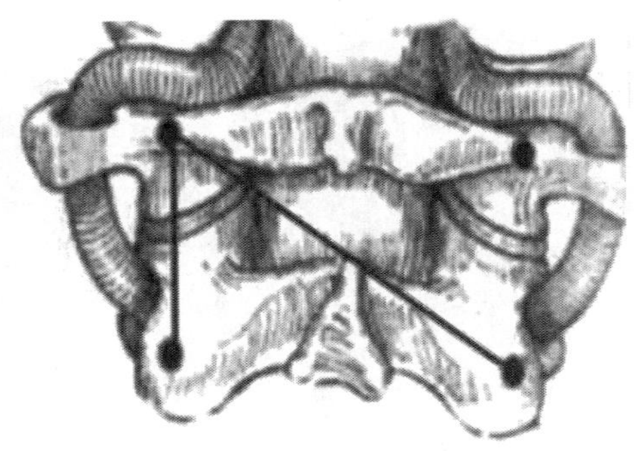

图 12-1-20 寰枢椎后路“三点式”固定法

引自王程等．中国脊柱脊髓杂志，2010，20(10)：860-863.

第二节 寰枢椎后路经关节螺钉固定术

1979 年，Magerl 首先开展了后路经关节突螺钉固定技术治疗齿突骨折。1986 年，Magerl 及 Seeman 对寰枢椎后路经关节螺钉固定（posterior atlantoaxial transarticular screw fixation）进行完整描述。这种方法能提供 C_1 和 C_2 的即刻固定，且不需要完整的 C_1 椎弓。后来各国学者不仅用该技术治疗创伤性寰枢椎不稳，而且用来治疗包括炎症、感染、肿瘤、先天及手术造成的寰枢椎不稳。由于在生物力学上有更好的稳定性，可以获得更高的植骨融合率，所以此方法被视为寰枢椎融合术术式选择的金标准。

一、临床解剖

（一）椎动脉弯曲和变异

一般解剖学教科书将椎动脉（vertebral artery）行程分为四段：第 1 段，椎动脉发出至椎动脉进入 C_6 横突孔；第 2 段，椎动脉走行于上 6 个颈椎横突孔中；第 3 段，椎动脉出寰椎横突孔后走行于寰椎椎动脉沟内；第 4 段，椎动脉通过枕骨大孔，进入硬脊膜后为颅内段。这四段亦可称为椎动脉颈部、椎骨部、枕部和颅内部。

临床影像学上则将椎动脉分为：V1（横突孔段），指椎动脉穿经枢椎横突孔后以前的一段椎动脉，该段呈垂直走行；V2（横段），指椎动脉穿出枢椎横突孔后横行向外侧的一段椎动脉；V3（寰椎段），指从椎动脉 V2 段外侧弯曲向上，再垂直上行至寰椎横突孔的一段椎动脉；V4（枕骨大孔段），指自椎动脉 V3 段上端开始，水平向内行一小段后，再弯向上垂直上行入枕骨大孔的一段椎动脉；V5（颅内段），指椎动脉入枕骨大孔后，斜向中线上行与对侧同名动脉汇合成基底动脉的一段椎动脉。

瞿东滨、钟世镇认为，从形态学、生物力学以及临床实用角度出发，椎动脉可分为四段：①V1，为椎动脉起始段，也称为椎前段，为椎动脉发出至进入 C_6 横突孔，该段容易出现因粥样硬化斑等致狭窄或者闭塞。②V2，为椎动脉进入 C_6 横突孔后上行至进入 C_2 横突孔下口前，为椎动脉下颈椎横突孔段，由于该段为笔直上行且受到横突孔以及一些纤维带的束缚，易受到下颈椎退变等出现骨赘、不稳等影响，颈椎骨折脱位亦容易导致该段椎动脉损伤。③V3，为椎动脉寰枢段，由椎动脉进入 C_2 横突孔下口开始，到椎动脉进入枕骨大孔。该段特点是集中出现数个椎动脉弯曲，以适应上颈椎旋转活动度明显的需要。④V4，为椎动脉颅内段。

椎动脉寰枢段存在典型的椎动脉弯曲，这些弯曲是连续的。第 1 个弯曲在枢椎横突孔内；第 2 个弯曲位于椎动脉出枢椎横突孔上口后上行（图 12-2-1）；第 3 个弯曲在椎动脉出寰椎横突孔后在寰椎横突孔的上方；第 4 个弯曲位于寰椎椎动脉沟内；第 5 个弯曲在椎动脉颅外段变为颅内段交界部。尽管均系明显弯曲，但是其意义却不尽相同，有些弯曲仅在椎动脉供血不足中起到某种牵系作用（tethering mechanism），如椎动脉沟部或者一部分人出现椎动脉沟环等，而有些弯曲则是椎动脉闭塞或者痉挛的好发部位，如第 2 个弯曲，寰枢侧块关节不稳或者增生退变通常会影响此段椎动脉（图 12-2-2）。

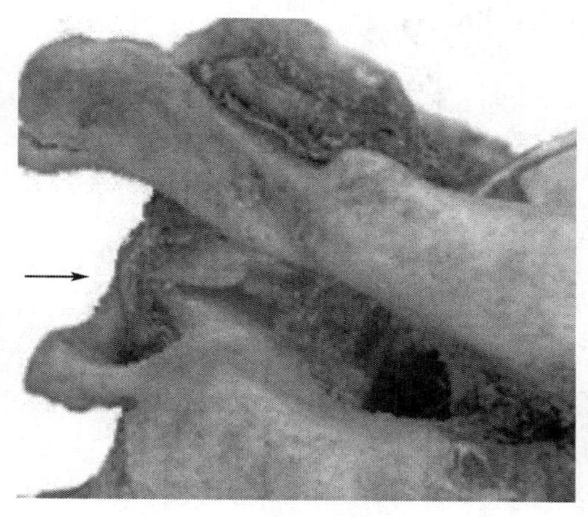

图 12-2-1　椎动脉寰枢部弯曲（箭头示第 2 个弯曲，与侧块关节密切）

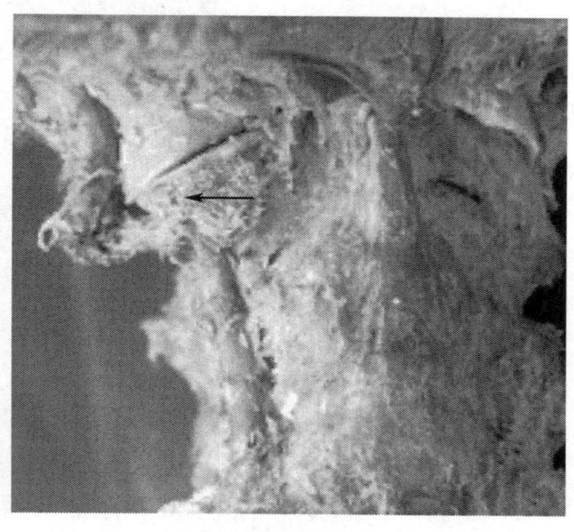

图 12-2-2　寰枢椎侧块关节增生不稳等直接影响到椎动脉

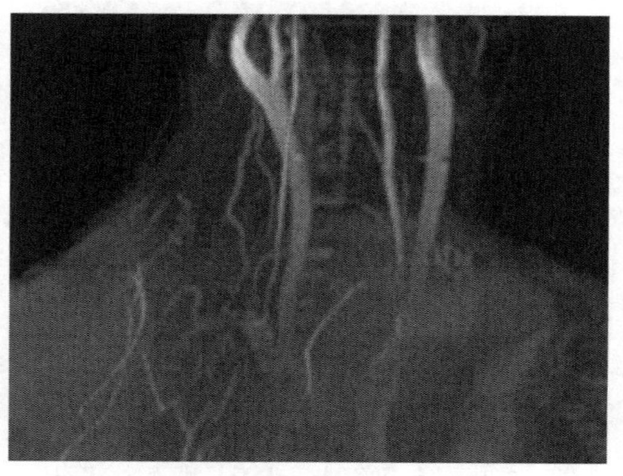

图 12-2-3　MRA 示右侧椎动脉发育纤细

椎动脉这些弯曲在形态学上正常存在，但有些文献将此称为变异、异常甚至畸形，实为不妥。目前有关儿童与成人在椎动脉弯曲方面是否存在显著差异，尚无文献报告。但是在椎动脉寰枢段容易出现一些椎动脉变异，而了解这些变异对于上颈椎后路手术具有非常重要的意义：①椎动脉发育纤细（图 12-2-3），一般左侧椎动脉较粗，为优势动脉；有些人一侧椎动脉发育纤细，仅靠对侧优势椎动脉提供血供。如优势椎动脉损伤，则后果严重。②椎动脉在寰椎后弓下方进入颅内，此变异时椎动脉出枢椎横突孔上口后未进入寰椎横突孔，而在寰枢侧块关节后方横行进入椎管（图 12-2-4）。在进行寰枢椎后路螺钉内固定时，如术中发现存在此类变异，则应放弃或者改变术式。③椎动脉沟段动脉高跨于后弓（图 12-2-5），文献中尚无特别报告此现象。我们在解剖一例老年女性尸体标本时曾发现此类变异，椎动脉在寰椎后弓椎动脉沟部明显凸出，高跨出后弓达 15mm。此类变异时，术中显露就有可能导致难以控制的大出血。

无论上颈椎后方显露以及寰枢椎的内固定手术，均要求对这些椎动脉走行、弯曲和变异有深入认识，才能积极有效地避免医源性椎动脉损伤。

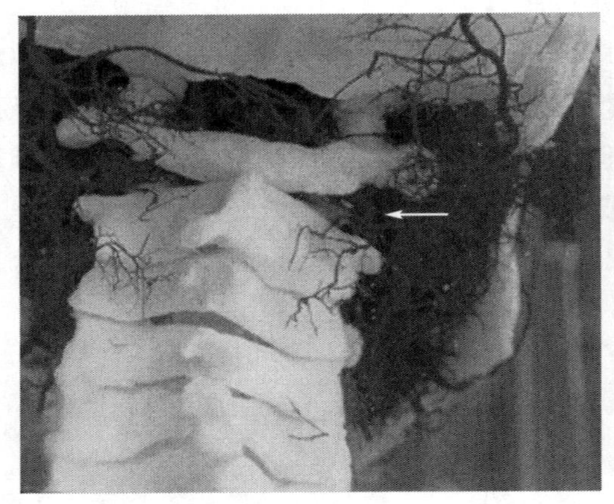

图 12-2-4 椎动脉自寰枢侧块关节后方进入椎孔，注意寰椎椎动脉沟部无椎动脉

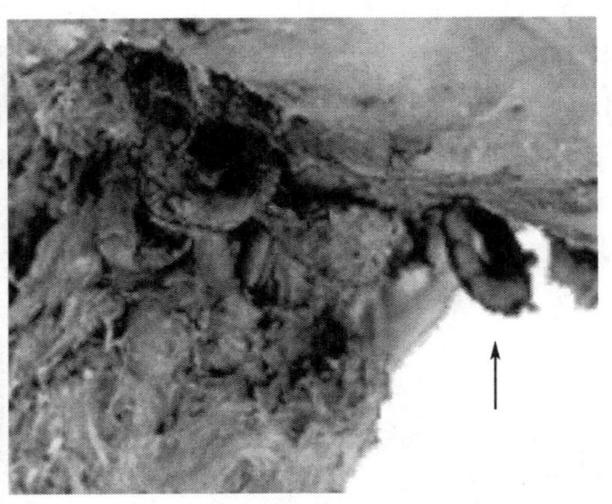

图 12-2-5 寰椎椎动脉沟部椎动脉高跨于后弓

（二）枢椎横突孔

枢椎横突孔内容纳椎动脉第 1 个弯曲，而寰枢椎经关节螺钉固定或者枢椎峡部螺钉、椎弓根螺钉固定涉及的主要结构就是枢椎横突孔以及枢椎椎弓根。枢椎横突孔占据枢椎侧块的大部空间，可分为上口、下口。瞿东滨等观察表明，上口多为椭圆形或者圆形，开口方向常见为后外方(右 84%，左 51%)，余为外侧方(右 13%，左 49%)，尚有部分(3%)开口为后方。横突孔下口与上口之间常形成在冠状面上明显的弯曲角度，位于横突孔内的骨道有些在水平面上形成 C 状或者 L 形的弯曲。横突孔上口的内侧缘为枢椎侧块关节面的外侧缘。100 例枢椎横突孔测量最大径为(6.1±0.7)mm，最小径为(5.4±0.6)mm。枢椎横突孔的上口与下口间有约 127°的成角，此骨性结构决定椎动脉在其中形成明显的成角弯曲，这个弯曲可以是锐角、直角或者钝角。弯曲主要出现在冠状面，有一部分标本甚至在横切面形成一个弯曲，有些标本横突孔内的这些弯曲几乎占据了枢椎侧块的全部，使枢椎侧块呈镂空状(图 12-2-6)。在这些情况下，属于椎弓根部分的骨性结构则存在发育上狭窄，文献中将此现象称为横突孔位置异常，一般认为这种情况占 20%左右，多为单侧出现，少有双侧。为避免椎动脉损伤，术前需要进行薄层 CT 扫描，并进行矢状位和冠状位重建，这允许我们辨别椎动脉异常部位，避免在该侧置钉。

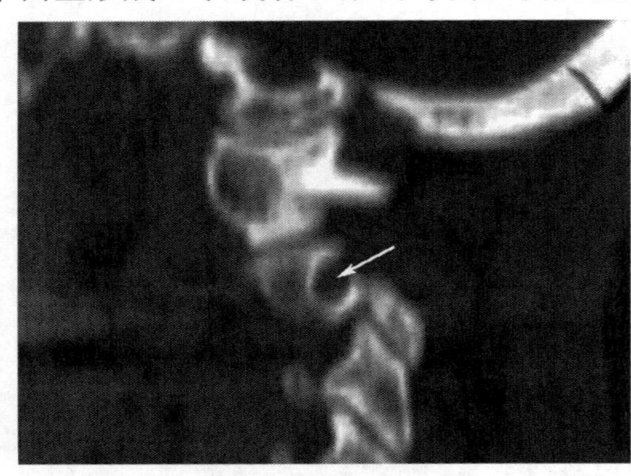

图 12-2-6 枢椎横突孔几乎占据侧块部分

（三）入钉点和上倾角

经关节螺钉固定的入钉点类似于峡部螺钉固定。关于该技术的进钉点及进钉方向有许多不同的提法，虽方法众多，但各种方法确定的进钉点位置比较接近。瞿东滨等将国人的进

钉点确定在枢椎下关节突与椎板的交界部。如选择下关节突下缘与枢椎椎板下缘的延行部，则进钉方向内斜角为10°，上倾角为50°。其实上倾角是一个变化值，由于螺钉的前进方向解剖标志为寰椎前结节，即使同一入钉点，也具有一定上倾角的安全区间(图 12-2-7)，如入钉点选择偏上，则上倾角可以偏小。由于枢椎椎弓根或者峡部的椎动脉占位，尽量保证螺钉在 C_2 上关节面后 1/3 处穿关节，故选择入钉点和上倾角则需要尽量使螺钉在峡部(或椎弓根)上部走形，避免误入横突孔。而手术中要显露枢椎峡部及椎弓根内侧，以此为解剖学标志，选择合适的内倾角度。可以认为，该术式无论入钉点选择，还是内倾角和上倾角，术中均具有明确的解剖学标志协助定位，更符合个体性原则，可以较为精确地完成此操作，而一般文献所提出的所谓角度数据仅供参考。

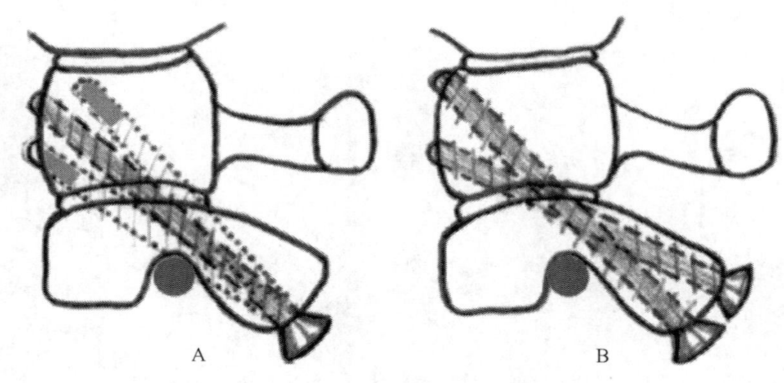

图 12-2-7　入钉点以及倾角均有一定安全区间

二、生 物 力 学

Magerl 经关节螺钉固定的生物力学性能已获得多数研究肯定，可获得良好即刻稳定性，而不需要坚强外固定。Magerl 螺钉联合其他术式稳定性更强。Nichols 等认为单侧 Magerl 螺钉固定的生物力学稳定性只与 Brooks 钢丝技术相当。这种情况可以联合其他术式，Papagelopoulos 等的研究也表明，单侧 Magerl 螺钉加后路钢丝植骨固定稳定性较好，故临床上如遇术中由于解剖变异或者手术操作缘故，无法完成双侧经关节螺钉固定，可以采用单侧经关节螺钉固定，但必须辅助钢丝固定，亦保证局部稳定性要求。

Naderi 等评估了钛缆、植骨和经关节螺钉固定 $C_1 \sim C_2$ 试件不同方法的生物力学特性，包括单纯寰枢椎钛缆-植骨、钛缆-植骨-单侧经关节螺钉、钛缆-植骨-双侧经关节螺钉、经关节螺钉固定。发现钛缆-植骨能较好地限制屈伸的角度运动，但是限制不了旋转和侧弯稳定。双侧经关节螺钉固定技术能提供最好的旋转和侧弯固定，但是并不和屈伸运动的限制相当。最稳定的试件是一个 $C_1 \sim C_2$ 间钛缆-植骨-双侧经关节螺钉固定的三点固定模式。

有学者认为，Magerl 固定虽然是个很好的后路固定方式，但严格来讲只是两点固定，并非是有些作者认为的 3 点固定，需联合其他固定方式才能形成 3 点内固定术。双侧 Magerl 螺钉联合 Brooks 起到了 3 点固定作用。但也有学者认为，双侧螺钉固定后没有必要加用后路钢丝植骨，这样会使损伤硬膜囊及脊髓的并发症增加。瞿东滨等研究表明，经关节螺钉固定的抗扭转效果与 Brooks 固定类似，优于 Gallie 固定，而联合 Gallie 固定并不能提供更高的抗扭转力。但是，临床上常联合 Gallie 技术应用，以协助 $C_1 \sim C_2$ 复位，而且可以协助固定寰枢椎间植骨块。

三、临床疗效

Magerl 技术的适应证是创伤、炎症、感染、肿瘤、先天畸形及手术造成的寰枢椎不稳。禁忌证有：①不可复性寰枢椎脱位；②椎动脉畸形；③C_2 峡部狭小，难以容纳 3.5mm 螺钉；④继发于粉碎性骨折、肿瘤以及进展性颅骨凹陷的 C_1 侧块塌陷；⑤严重骨质疏松。

临床资料充分表明，Magerl 技术具有良好的临床有效性，其骨融合的成功率将近 90%，报道成功率范围为 78%～99%（图 12-2-8，图 12-2-9）。但也报道 Magerl 技术的椎动脉损伤率在 3.7%～8.2%之间。

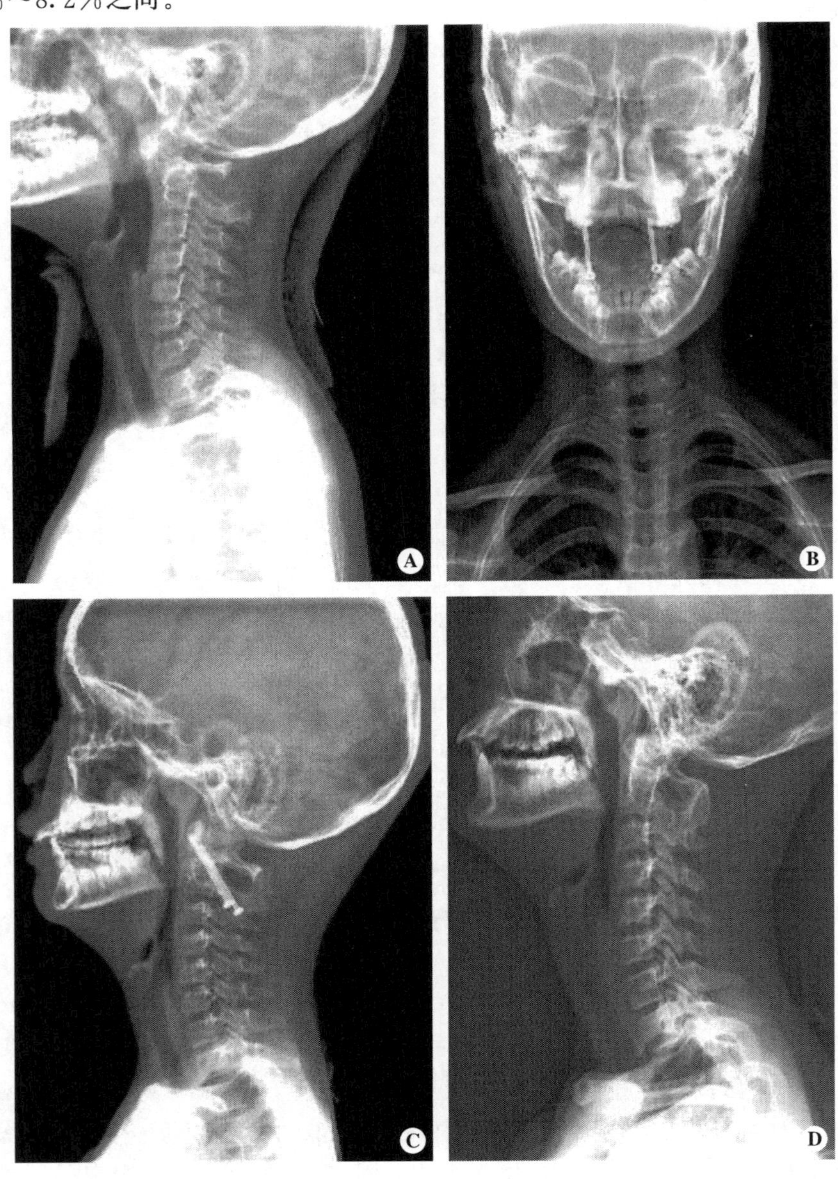

图 12-2-8 Magerl 技术应用

A. 陈旧性齿突骨折伴寰枢椎脱位；B、C. Magerl 术后；D. 术后 1 年取出内固定，植骨融合

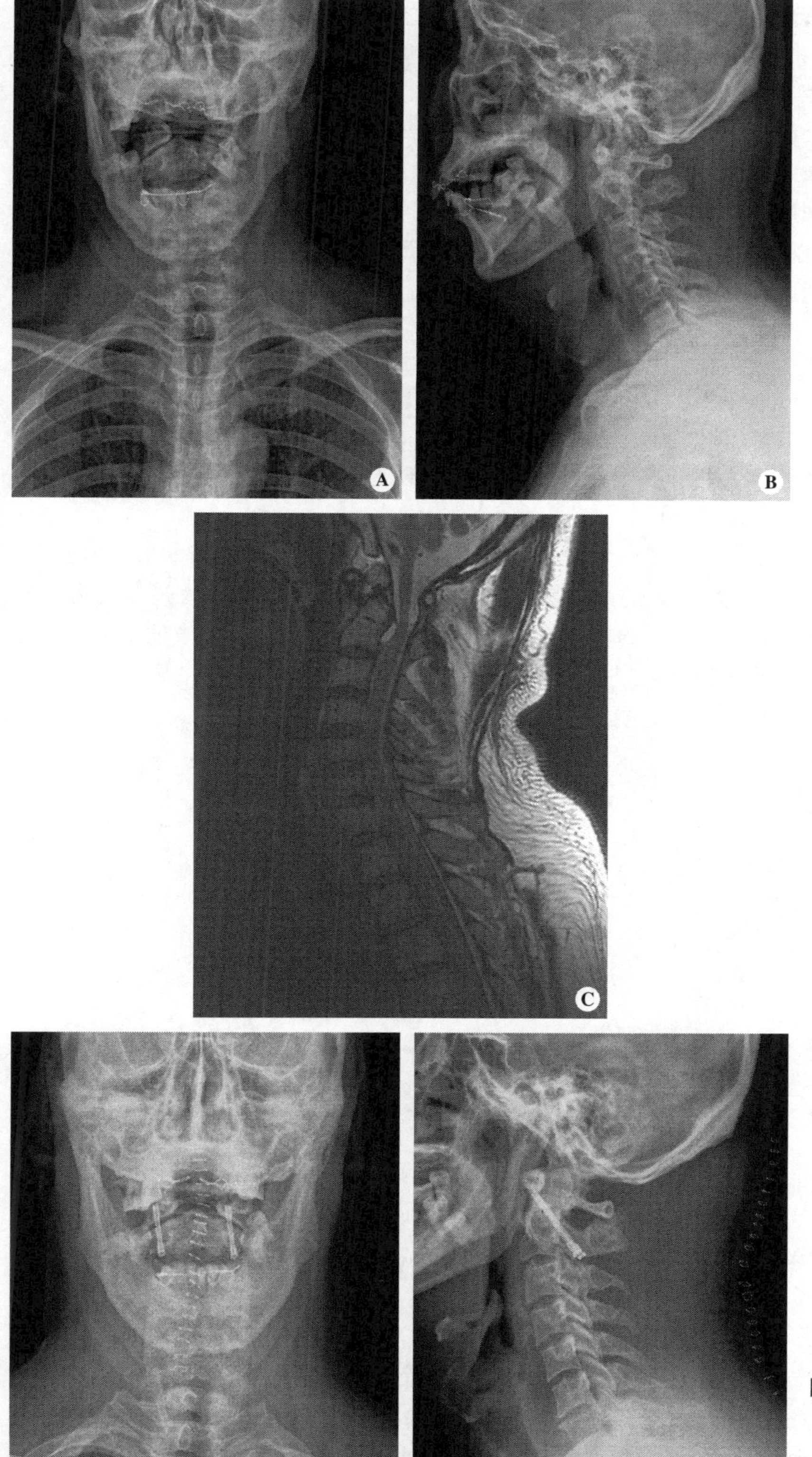

图 12-2-9　Magerl 技术应用

A、B. 陈旧性齿突骨折；C. 寰枢椎不稳，脊髓受压；D、E. 术后复位良好

有研究提示，横突孔的解剖差异使超过 20%的标本不能进行双侧螺钉置入，因为会有椎动脉损伤的风险。由此，有学者进行了单侧固定，Song 等利用单侧 Magerl 螺钉治疗 19 例上颈椎不稳，术后随访发现 18 例获得良好融合。他们认为，在寰枢椎不稳中，当无法行双侧螺钉固定时，采用单侧螺钉加钢丝内固定术可取得良好疗效。Haid 等的临床结果也说明，用后路侧块螺钉加后路钢丝植骨治疗 $C_1 \sim C_2$ 不稳定，无论采用侧块双螺钉加后路钢丝，还是用单侧螺钉加后路钢丝，疗效均良好。Magerl 螺钉技术虽然有很好的临床疗效，但也有它的缺点，该技术操作困难，术者需对解剖非常熟悉，整个操作需要在 C 臂监视下进行，该技术不适用于肥胖和伴有胸椎后凸的患者。另外，Magerl 螺钉技术不能有效地提拉复位，术前必须复位。

四、并　发　症

临床应用 Magerl 技术的并发症主要是由螺钉位置不良导致的神经、椎动脉损伤。其假关节发生率仅为 0.6%，但螺钉的并发症发生率为 5.9%。

Magerl 技术的椎动脉损伤率在 3.7%～8.2%。在一项评价术后经关节螺钉的研究中，通过放射线平片，Grob 等报告 85%的螺钉在理想的位置上，8%偏外，2%太过于偏内。美国神经外科协会（AANS/CNS）最近调查了 1318 位行此手术的患者，其中 4%发生了椎动脉损伤。并发症中，最多的为由椎动脉损伤引起的神经功能障碍，发生率为 0.2%。这种可能性在寰枢椎没有良好复位情况下尤为显著（图 12-2-10）。

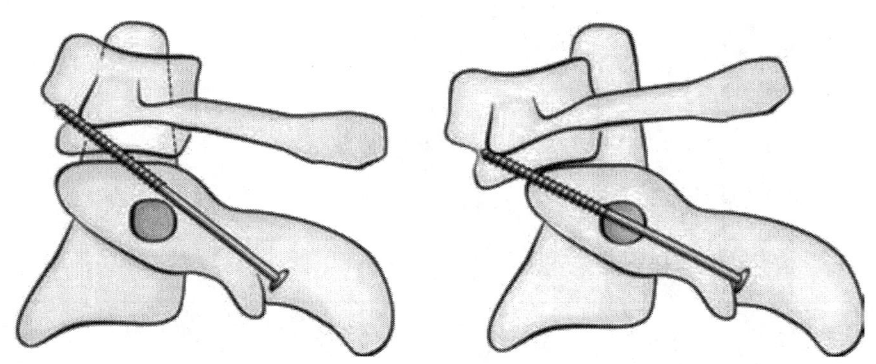

图 12-2-10　寰枢椎没有良好复位时，Magerl 技术易导致椎动脉损伤

由于螺钉过长向前穿至枕骨髁导致单侧舌下神经瘫痪为并发症的第 2 位，不多见，调整螺钉至合适的长度后，局部的神经麻痹就可以恢复。术中在 C 臂 X 线机侧位透视下，螺钉前部应在寰椎前结节之后方，确认螺钉不会穿出寰椎前侧皮质。

第三节　寰枢椎后路螺钉-棒固定技术

寰枢椎后路螺钉-棒固定技术是目前最常用的寰枢椎后路固定技术，且生物力学优势最为明显，除了个别病例寰枢椎结构受到肿瘤破坏或者严重粉碎骨折外，该技术可以应用于几乎所有可以进行寰枢椎后路固定的病例。

寰枢椎后路螺钉-棒固定技术由于螺钉置入位置差异，如 C_1 侧块（椎弓根）螺钉-C_2 椎弓根（峡部、椎板）螺钉固定，有不同的内固定组合构型（图 12-3-1，图 12-3-2）。由于毗邻众多重要结构，无论寰椎或者枢椎螺钉固定均对操作技术要求极高，故对有关技术涉及的临床解剖及生物力学应有更深入的了解。

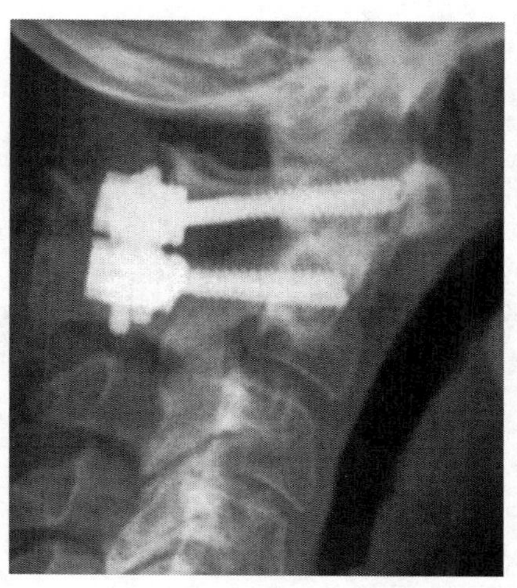

图 12-3-1　寰椎椎弓根螺钉-枢椎椎弓根螺钉固定

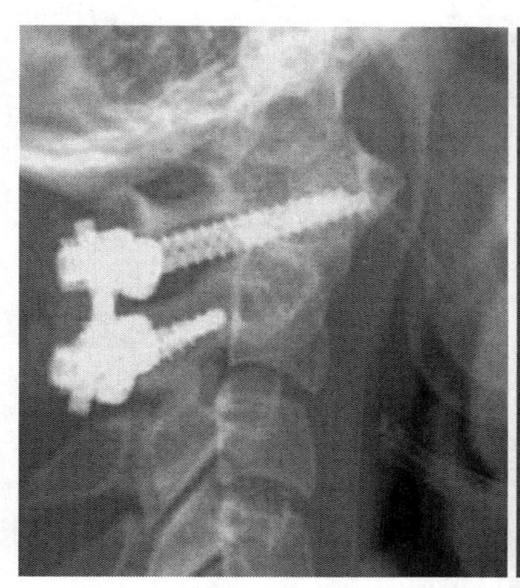

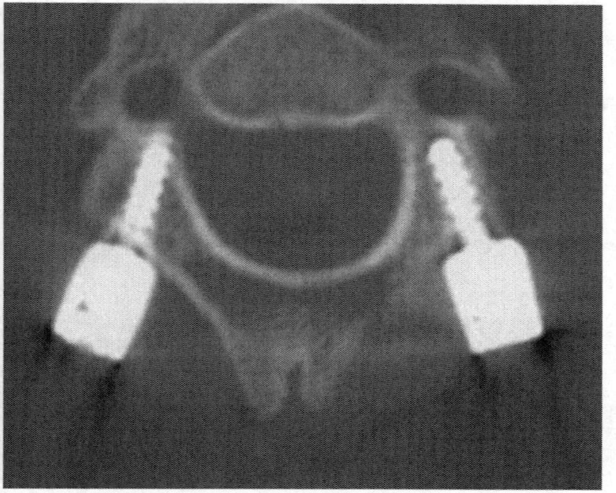

图 12-3-2　寰椎侧块螺钉-枢椎峡部螺钉固定

一、临床解剖

（一）寰椎螺钉固定的应用解剖

1. 寰椎解剖　寰椎上承枕骨，下接枢椎，具有独特的解剖特点，其没有椎体、棘突，而由前弓、后弓和两个侧块（lateral mass）构成。侧块介于两弓的侧方，左右各一。每个侧块的上面皆有一个呈卵圆形的上关节面，上关节面特别大，与枕髁形成寰枕关节。其下面有一呈圆形的下关节面，与第 2 颈椎的上关节面相关节。紧连侧块后方的后弓上面各有一斜行椎动脉沟，骨质最薄，解剖结构非常重要，椎动脉、椎静脉和 C_1 神经通过；C_2 神经节及神经后根在后弓下方绕侧块通过。C_1 后弓与 C_2 椎板间有丰富的椎外静脉丛，而椎管内则为延髓。因此，寰椎螺钉固定技术要求较高。

典型寰椎测量数据见图 12-3-3。

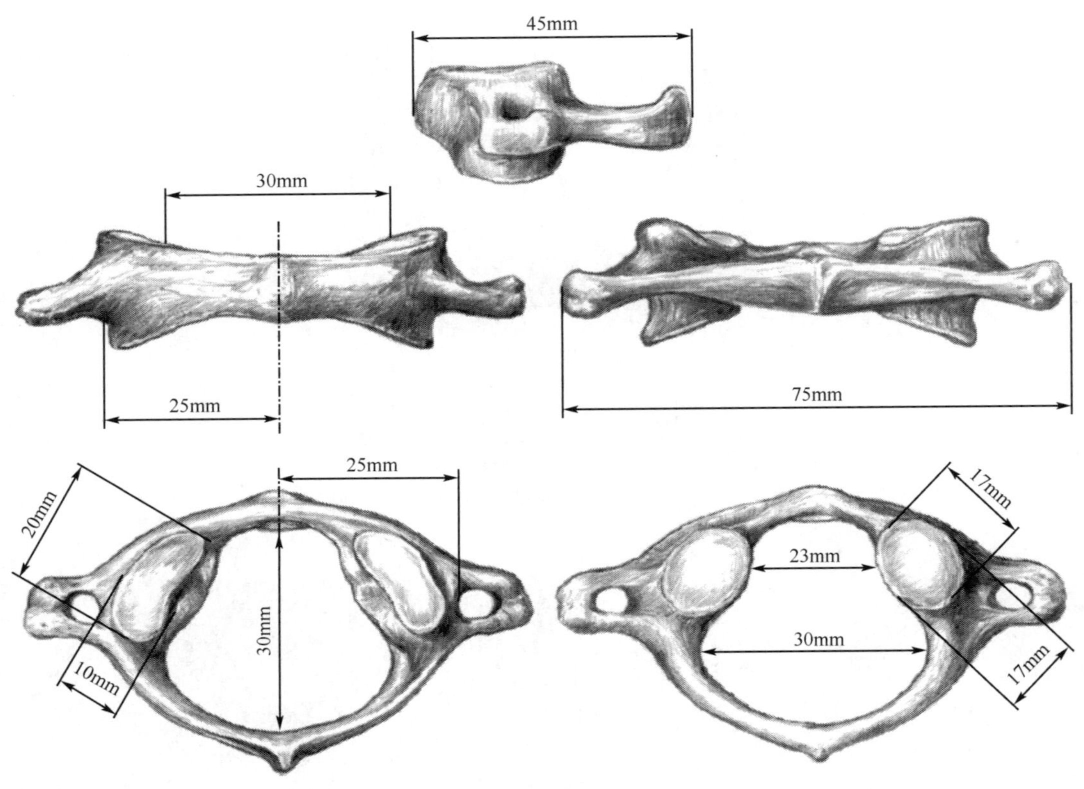

图 12-3-3 典型寰椎测量数据

2. 寰椎椎弓根的概念 寰椎螺钉固定有两个概念，即侧块螺钉固定和经椎弓根螺钉固定，而经椎弓根螺钉固定早期也称为经后弓螺钉固定。因此，在解剖上涉及两个基本概念，寰椎侧块和寰椎椎弓根。

解剖学上，椎弓根是指连接椎体和椎弓的部分。寰椎具有独特的解剖特点：缺乏椎体和椎板及棘突，因此不存在严格意义上的椎弓根。早期寰椎螺钉固定的文献均称为侧块固定。但是，更多学者为了鉴别寰椎螺钉固定不同入点部位及力学特性，更愿意引进寰椎椎弓根的概念。

多数作者将寰椎侧块与后弓连接部，即椎动脉沟处的后弓看做是寰椎的椎弓根，将椎动脉沟处看做在结构上和力学上类似于其他脊椎的椎弓根。亦有将侧块与后弓连接部，也就是与椎动脉沟的连接部叫做椎弓根，但不包括椎动脉沟处。后弓的内缘作为椎弓根的内界，寰椎横突孔的内侧壁作为椎弓根的外界（图 12-3-4，图 12-3-5）。但无论哪种椎弓根的界定，寰椎椎弓根螺钉固定都是特指经由寰椎后弓、椎动脉沟、寰椎后弓狭部到寰椎侧块内的螺钉固定技术。

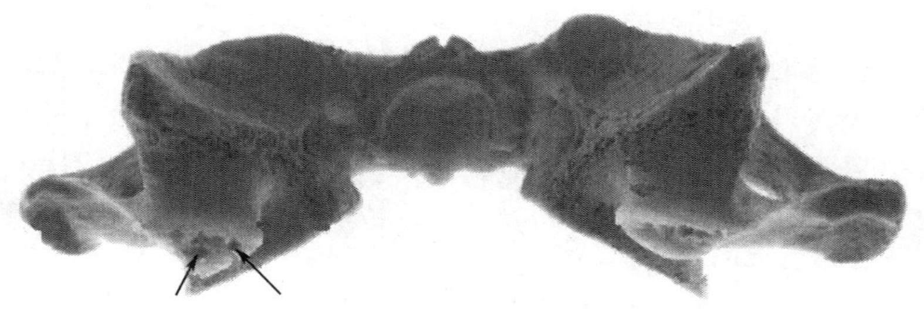

图 12-3-4　经椎动脉沟部切面，可见椎弓根皮质结构

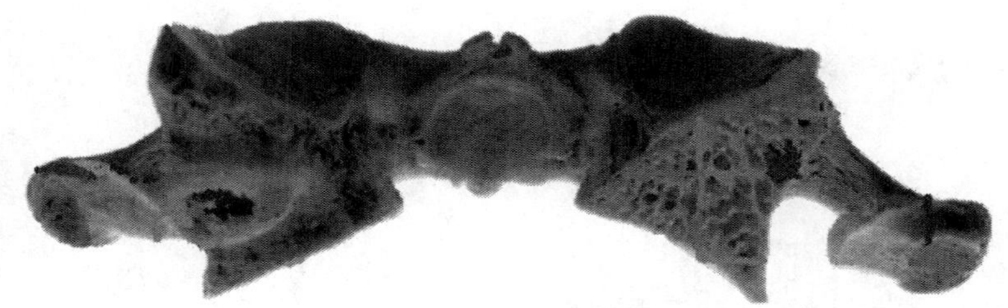

图 12-3-5　经椎弓根切面（左）与经侧块切面（右）骨性结构差异

3. 寰椎侧块的解剖　Xia（夏虹）等测量寰椎干骨侧块中部宽度（11.59±1.39）mm，高度（12.70±1.04）mm，国内还有 Tan（谭明生）和马向阳均测量干骨和夏虹的测量结果基本相近。Yin（尹东）等测量新鲜标本测得侧块宽度（15.47±1.19）mm，高度（14.09±1.92）mm。Currier 等测量了寰椎干骨，测得侧块中部宽度平均 8.68mm（最小 4.22mm），中部高度平均 8.81mm（最小 5.25mm）。以上测量均显示寰椎侧块较宽大，可以容纳 3.5mm 的螺钉。Fiore 等测量结果表明侧块可以容纳直径为 7mm 的螺钉。

Wang 等测量寰椎标本发现后弓以下侧块的平均高度和宽度是 3.9mm 和 7.3mm，宽度足够容纳螺钉，但高度有 65%小于 4mm，41%小于 3.5mm。Fiore 等在给 16 例患者行该手术时发现有 1 例患者 C_2 神经根完全占据了寰椎后弓下方和枢椎峡部上方之间的空间。Xia 等测得后弓下高度为（4.08±0.69）mm。提示在进行侧块螺钉固定时应注意进钉点距下关节面的距离，防止损伤关节。对于高度小于 3.5mm 的应该考虑是否可以应用经椎弓根螺钉固定或其他方法固定。

4. 寰椎椎弓根的解剖　由于有关椎弓根的定义位置不同，没有统一测量方法，故结果等可能差异较大，但基本结论就是寰椎椎弓根的宽度大于厚（高）度。由于该部一般为寰椎后弓最窄处，其厚度是决定寰椎椎弓根螺钉直径大小及手术能否实施的关键。Ebrahim 等研究 50 例椎体发现寰椎椎弓根的厚度男性为（4.1±1.2）mm，女性为（3.5±1.0）mm。Tan（谭明生）等经 CT 测量结果显示椎弓根宽度左侧为（9.68±2.40）mm，右侧为（9.51±2.09）mm，高度左侧为（4.58±0.65）mm，右侧为（4.72±0.68）mm，其中有 8%的椎弓根其高度小于 4.0mm。而内径高左侧为（2.13±0.43）mm，右侧为（2.20±0.46）mm，进钉点与侧块前缘的距离左侧为（30.07±1.66）mm，右侧为（29.52±1.79）mm。其认为能置入长为 24mm、直径为 3mm 左右的螺钉。因此，其建议根据术前测量决定进钉点位置，如 C_1 后弓外侧部分最窄部分厚度＞4mm，则经后弓外侧与侧块固定（椎弓根固定）；若＜4.0mm，则考

虑 C_1 后弓外侧部分不能容纳 3.5mm 螺钉，应直接选择侧块固定。

马向阳等测量 50 例寰椎骨标本的结果显示，椎弓根宽度和高度分别为(8.57±0.65)mm 和(5.83±0.75)mm。内、中、外 1/3 的平均高度分别为 3.88mm、5.88mm 和 4.25mm。因此主要限制因素在椎动脉沟处尤其内侧 1/3 部，但外侧 1/3 部高度平均为 4.25mm，且此处避开了椎动脉压迹最深处，髓腔相对较大，由此放置直径 3.5mm 的螺钉安全性也较大。因此建议进钉点位置应在椎弓根中点偏外。

综合有关解剖学研究，寰椎椎弓根的典型测量值见图 12-3-6、图 12-3-7。

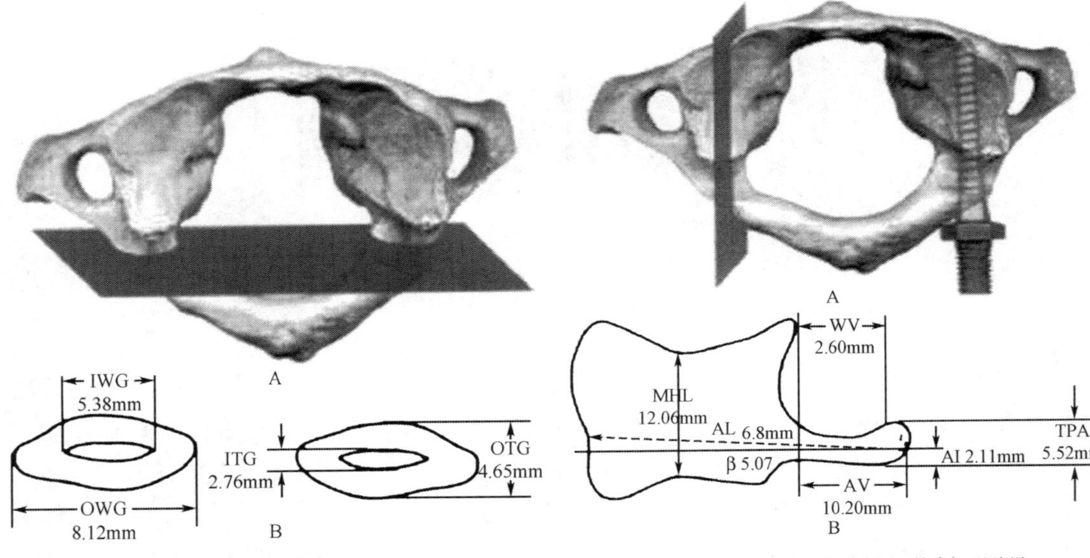

图 12-3-6 寰椎椎弓根典型测量值

A. 切面；B. 测量值

OTG. 厚度-外径；ITG. 厚度-内径；IWG. 宽度-内径；OWG. 宽度-外径

引自 Currier BL, et al. Curr Opin Orthop, 2004, 15: 184-191.

图 12-3-7 寰椎椎弓根矢状剖面测量

A. 切面；B. 测量值

TPA. 入钉部后弓厚度；AI. 入钉点至后弓下缘的距离；AV. 入钉点至椎动脉沟前缘的距离；WV. 椎动脉沟的宽度；MHL. 中点部侧块的高度；AL. 螺钉骨内长度；β. 建议螺钉置入的头倾角度

引自 Currier BL, et al. Curr Opin Orthop, 2004, 15: 184-191.

5. 寰椎螺钉入钉点选择(图 12-3-8)

(1) 侧块螺钉：侧块入钉点，没有更多异议，位于侧块中心点。该部位位于寰椎后弓与侧块连接部的下方，紧贴近后弓。常有 C_2 神经根后支跨越，需将此神经向下方牵开。

Harms 和 Melcher 于 2001 年报道了经后路寰椎侧块和枢椎椎弓根钉棒固定技术，具体的手术方法是：暴露 C_1～C_2 关节，将 C_2 神经节拉向尾端，暴露 C_1 螺钉的进针点。C_1 进针点的位置在后弓根部与侧块连接处下缘的中点，进针方向为水平面上指向 C_1 前弓的根部，矢状面上平行于 C_1 后弓。钻入时需借助术中的解剖标志、术前 CT 扫描及侧位透视。螺钉选择长度适当、直径 3.5mm 的万向螺钉，拧入螺钉至穿过对侧皮质。术中要求 C_1 侧块螺钉暴露 0.8mm 长没有螺纹的尾端，防止挤压 C_2 神经根。

(2) 椎弓根入钉点：在固定 C_1 时，Tan(谭明生)等认为经后弓椎弓根进钉可避免显露

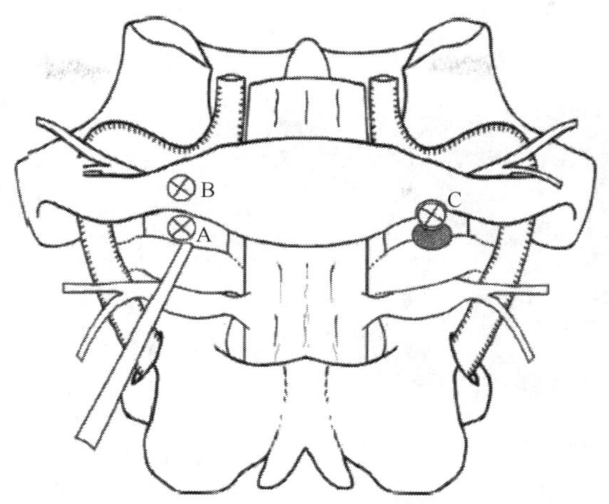

图 12-3-8　寰椎螺钉入钉点选择

A. 侧块螺钉；B. 椎弓根螺钉；C. 改良椎弓根-侧块螺钉

C_2 神经根和损伤其周围静脉丛。由于此处手术重点是保护后弓上方的椎动脉和下方的静脉丛。其认为，经 C_1 后弓椎弓根螺钉固定进钉点在寰椎后结节旁开 18～20mm 与后弓下缘向上 2mm 的交点处，经后弓椎弓根螺钉在水平面上保持与冠状面垂直，矢状面上向头端倾斜 5°进钉（图 12-3-9）。螺钉可以根据情况选择直径为 2.7mm、3.0mm、3.5mm 3 种不同的规格，长度大约为 24mm。

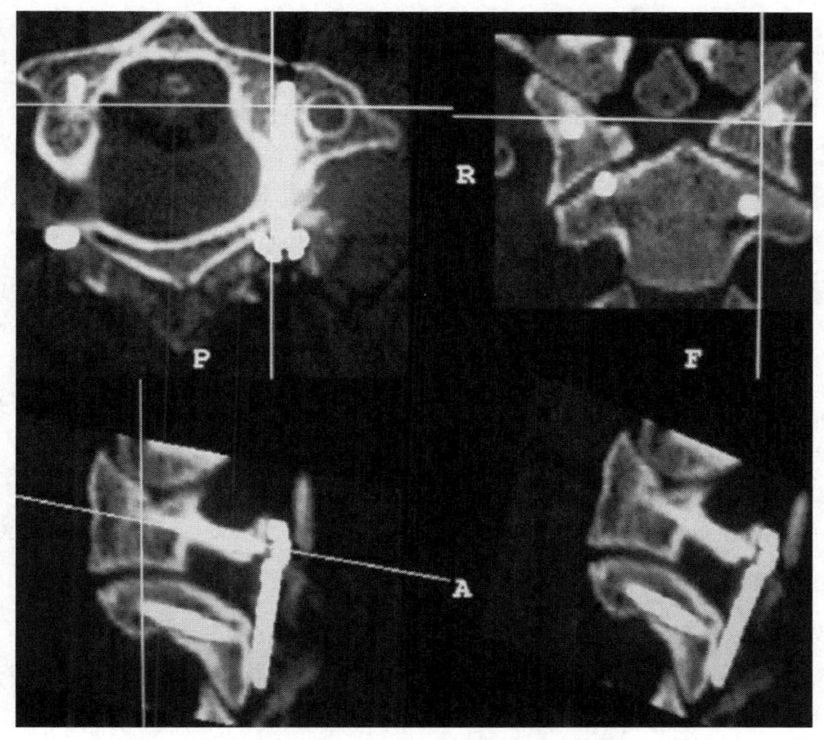

图 12-3-9　寰椎经椎弓根螺钉固定

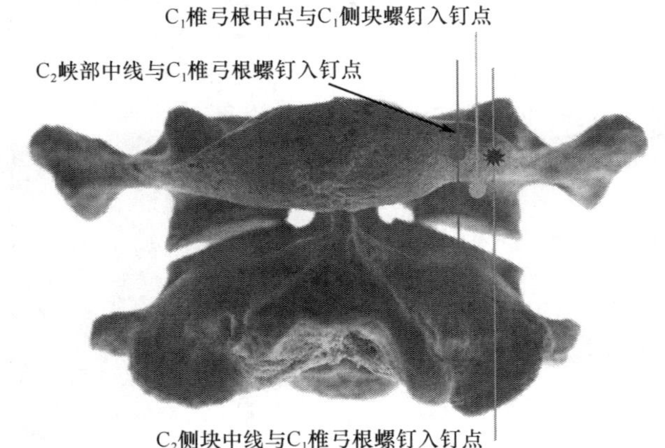

图 12-3-10　寰椎椎弓根入钉点位置

引自 Ma XY(马向阳),et al. Spine,2005,30(13):1519-1523.

Ma(马向扬)等测量结果表明,在寰椎入钉点位置后弓的高度为 4.59mm。椎动脉沟下方后弓的平均高度在内 1/3 为 3.88mm,在外 1/3 为 4.25mm。螺钉通道的最小外径＜4mm 者占 12%。C_1 椎弓根入钉点位置距离 C_1 后结节为 22.15mm,钉道的平均长度为 28.55mm。而其更指出,可以根据 C_2 侧块位置协同确定寰椎的入钉点(图 12-3-10)。

Resnick 等应用外科手术导航系统进行寰枢椎椎弓根螺钉的固定,导航系统确定进钉点,然后用高速钻将进钉点的骨皮质磨除,C_1 的内倾角为 10°。

(3) 改良椎弓根-侧块螺钉:正如前述,单纯侧块螺钉在解剖上存在后弓下高度不足,而且 C_2 神经根以及局部静脉丛也可能影响螺钉置入,而椎弓根螺钉也有相当部分后弓椎弓根部较薄,且可能损伤椎动脉沟中的椎动、静脉。在经椎弓根螺钉固定时,为了避免造成椎动脉的损伤,进钉点与后弓上缘必须留足 3.0mm;对于后弓高度小于 4.0mm 者,放置直径 3.5mm 的螺钉后,会有部分螺纹突破椎弓根下缘的骨皮质,但对螺钉固定强度影响不大,因为在寰椎侧块内的螺钉长度与寰椎侧块螺钉一样,理论上固定强度至少等同于寰椎侧块螺钉。

螺钉固定的生物力学研究表明,其固定强度取决于与皮质骨之间的切合作用,且钉道越长,获得的固定强度亦越大。为此,临床上将此两者技术相互结合,出现了改良椎弓根-侧块螺钉技术(图 12-3-11)。该入钉点则取后弓椎弓根入钉点与侧块入钉点之间,需要先磨去部分后弓的骨皮质,再置入螺钉,则螺钉在后弓部可以切合部分椎弓根下缘,而通过后弓基底部的椎弓根进入侧块,这样可以避免椎弓根螺钉损伤椎动脉可能,且使用尾部光滑杆螺钉可以减少对 C_2 神经根的侵扰(图 12-3-12),在解剖上更趋有利,而且力学上推测其固定效果至少在侧块与椎弓根固定之间,因此是临床上可取方法。

(二) 枢椎螺钉固定的应用解剖

1. 枢椎　枢椎(C_2)亦是特殊颈椎,椎体上齿突,与寰椎前弓后面的齿突凹相关节,称为寰齿关节,齿突两侧各有圆形的上关节面,称为上关节面,与寰椎的下关节面相关节,称为寰枢侧块关节。寰枢关节包括寰枢侧块关节以及寰齿关节。枢椎椎弓根短而粗,下方有下关节突,关节面向前下方,与第 3 颈椎上关节突相关节。而枢椎棘突粗大,末端分叉,为枕下肌群的主要附丽点。

枢椎测量的典型结果见图 12-3-13。

2. 枢椎椎弓根与峡部　关于枢椎椎弓根的界定同样存在着不同的看法。Yarbrough、Benzel、马向阳等认为枢椎上下关节突之间的连接区域是椎弓根,即狭部。Bome 等认为枢椎椎体-齿突复合体与上关节突之间的区域为椎弓根,国内侯黎升等亦持相似观点。

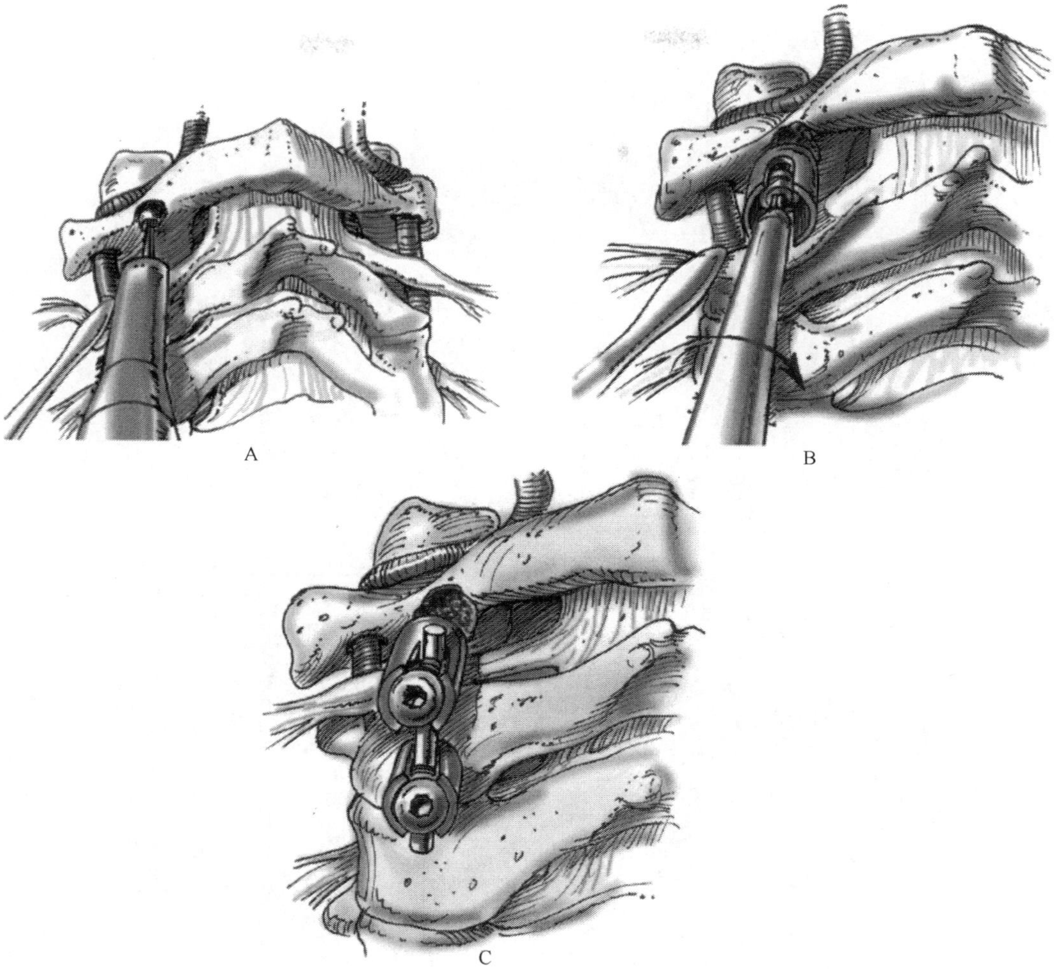

A　　B

C

图 12-3-11　改良椎弓根-侧块螺钉技术

引自 Fiore AJ,et al. Tech Orthop,2003,17(3):272-277.

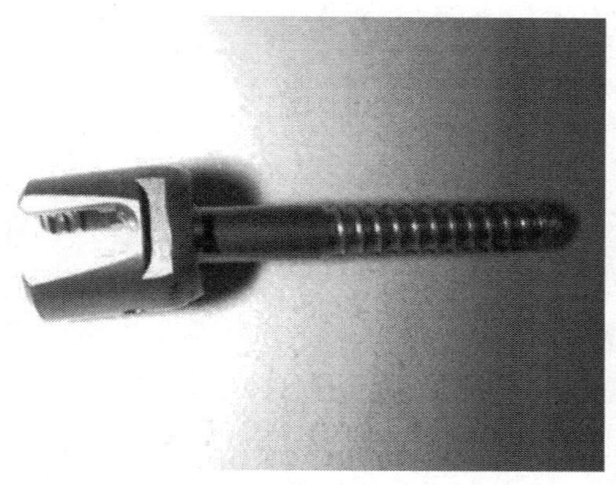

图 12-3-12　尾部为光滑杆的螺钉可以减轻 C_2 神经根激惹

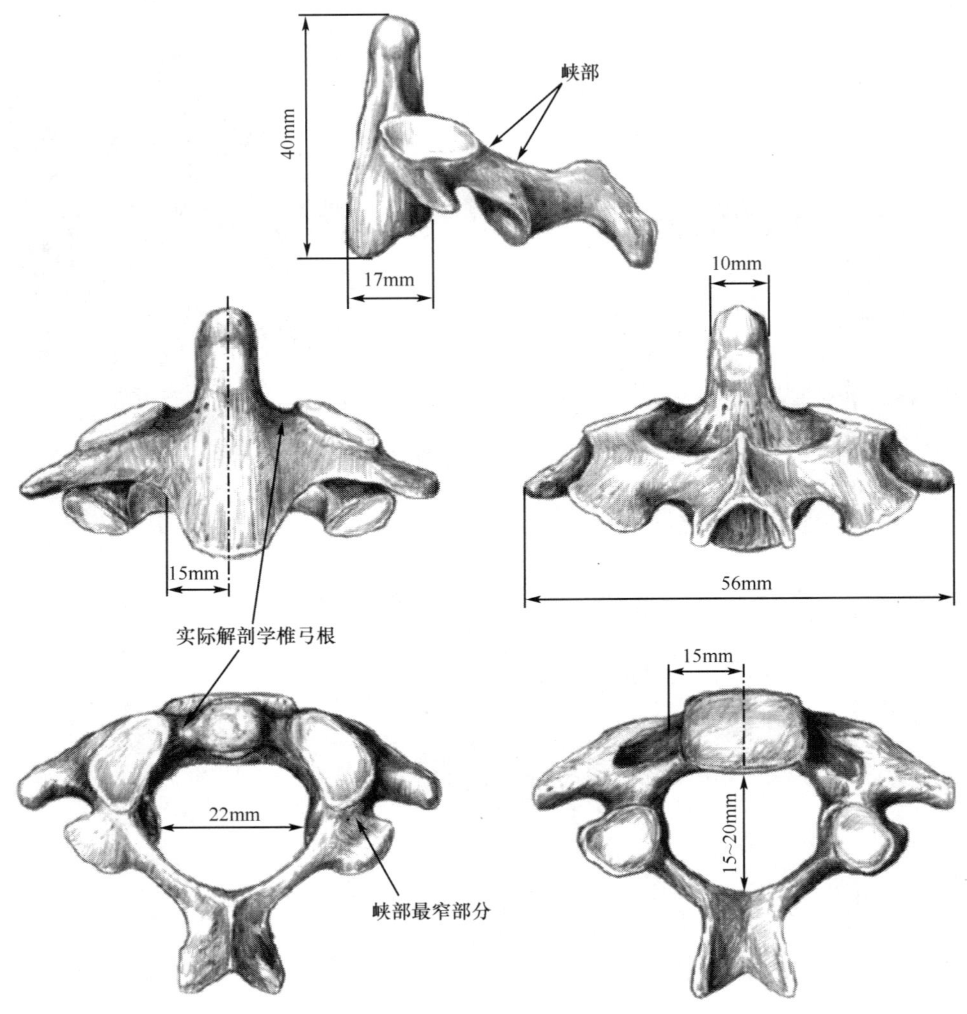

图 12-3-13 枢椎典型测量值

Ebraheim 等对 20 个枢椎干骨标本进行大体观察，对 6 具尸体的枢椎进行三维 CT 扫描得出：枢椎上关节突下方和横突孔前内侧的部分是椎弓根，上下关节突之间的狭窄部分叫狭部（图 12-3-14）。两者之间的骨皮质和骨密度分布没有差异，枢椎椎弓根螺钉的走行是经下关节突、狭部、进入椎弓根，最后固定于椎体上。这种观点得到了很多人的认可。Naderi 等认为枢椎的椎弓根为上下关节突之间的狭部所覆盖，连接椎体与下关节突的部分。袁峰等亦认为上下关节突之间的部分是狭部和椎弓根复合体，复合体上部扁平的部分为狭部，中下部分半管柱状结构（少数为薄壁状）的骨嵴为椎弓根部，其位于狭部的下方，在横突孔的内后侧连接椎体和下关节突。昌耘冰等对 160 个枢椎观测后指出，狭部位于上下关节突之间，覆盖了椎弓根，由于两者在解剖学上的密切关系，建议临床上应称为“椎弓根狭部复合体”。但无论怎样划分，枢椎的狭部和椎弓根关系密切，是椎弓根螺钉固定的必经通道。

3. 椎弓根的临床解剖 由于上述不同的观点导致测量结果存在较大的差异。瞿东滨等对 100 例枢椎椎弓根干骨标本的形态进行观测，椎弓根的上宽平均为(7.9±1.7)mm，中宽(6.0±1.6)mm，下宽(4.1±1.1)mm，高度为(8.3±0.9)mm。可以看出，椎弓根的高度

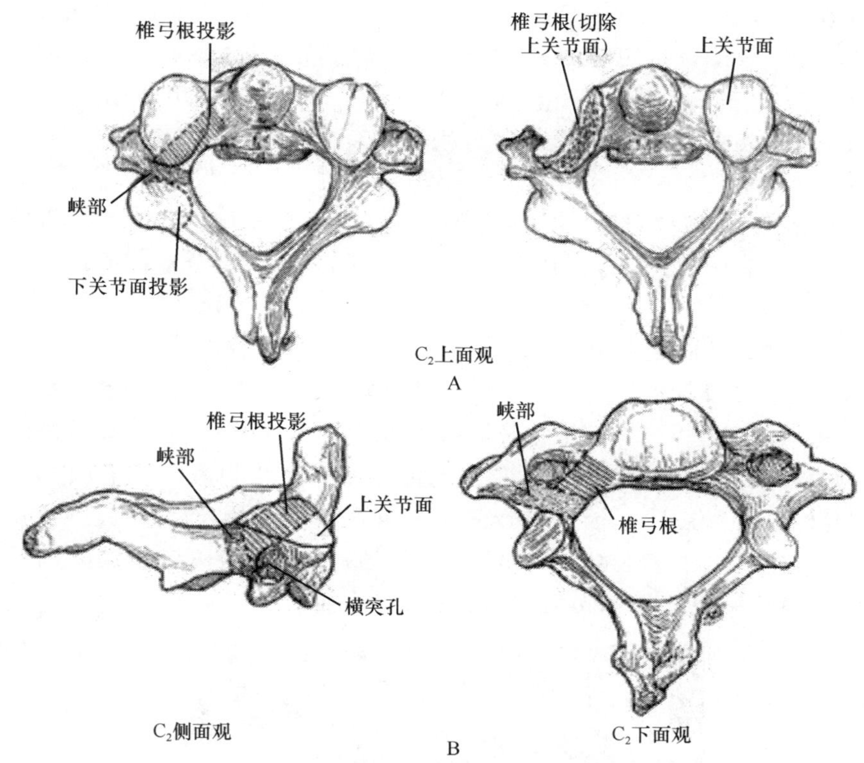

图 12-3-14　枢椎椎弓根和峡部位置

引自 Ebraheim NA，et al. Spine，2001，26(4)：E34-37.

不是置钉的限制因素，主要在椎弓根的宽度上。如果以直径 3.5mm 椎弓根钉进行固定，80%左右的枢椎椎弓根适用于内固定，并提出应以椎弓根的中宽为准，来判断螺钉固定的可行性。

沙勇等对 100 例枢椎骨标本(男 70 例、女 30 例)进行测量，枢椎椎弓根的宽度平均为(7.65±1.79)mm，高度为(9.01±1.26)mm，内倾角为 24.58°±3.05°，上倾角为 27.69°±5.04°，并得出椎弓根的宽度右侧明显大于左侧，男性全部标本椎弓根宽度大于 3.5mm，但小于 4.5mm 的标本有 2 例，女性标本中有 2 例椎弓根宽度小于 3.5mm，但大于 3.5mm、小于 4.5mm 的标本有 3 例。袁峰等从上下两个平面测量了枢椎椎弓根的内倾角，上部的内倾角为 42.6°±4.9°，下部的内倾角为 11.1°±2.4°，与沙勇测量的内倾角有一定差别。尹东等对 55 例成人枢椎标本进行了测量，结果显示椎弓根的宽度、高度及内倾角和上倾角左右侧没有显著性差异，椎弓根的宽度为(8.22±1.48)mm，厚度为(8.42±0.86)mm，内倾角为 36.57°±3.18°，上倾角为 26.79°±2.10°。结果表明，国人的枢椎椎弓根有足够的空间供螺钉固定。

Naderi 等的测量结果是枢椎左侧椎弓根高度为(10.3±1.6)mm，宽度为(7.9±1.7)mm；右侧高度为(9.9±1.5)mm，宽度为(8.5±1.6)mm。左侧椎弓根的上倾角和内倾角分别为 18.8°±1.7°和 28.6°±2.2°；右侧椎弓根的上倾角和内倾角分别为 18.8°±2.1°和 28.4°±2.5°。Mandel 等采用 CT 技术对 205 例枢椎标本(男 103、女 102)进行了测量，测得椎弓根高度男女分别为(8.6±2.0)mm 和(6.9±1.5)mm，椎弓根宽度分别为(8.2±1.5)mm 和(7.2±1.3)mm。作者的结论是，对大多数人来说，置入直径3.5mm的螺钉是安全的，只有10%的人存在风险。Xu等测量的枢椎椎弓根高度男女分别为7.7mm(5～10mm)和6.9mm(4～10mm)，宽度分别为8.6mm(6～12mm)和7.9mm(6～7.9mm)，上倾角分别为20.4°(14°～30°)和20.0°(13°～25°)，内倾角分别为33.3°(26°～40°)和32.7°(28°～41°)。

国内外各家报道的数据有很大差别，主要是由于人种的不同、测量方法、测量标本及各家对解剖位置的理解不同引起的。但都说明了一个道理，即大部分枢椎椎弓根适合应用椎弓根螺钉进行固定。

4. 椎弓根及峡部螺钉置钉技术

(1) 峡部螺钉：峡部螺钉的入钉点类似经关节螺钉固定(Magerl 技术)，按照本章第二节所述，位置可以确定在关节突与椎板延行部，同时结合显露椎弓根内侧缘，选择合适入钉点(图 12-3-15)，由于峡部螺钉不能穿出枢椎上关节面，故其内倾角应平行于椎弓根内侧缘，而上倾角则与椎弓根上缘平行，因此，其入钉点较经关节螺钉的入钉点可以偏上一点，这样可以根据术中解剖定位，而获得合适的角度定位。螺钉长度一般不超过20mm，根据侧位X线片可以确定，螺钉尖部在枢椎椎体后缘，而未进入枢椎椎体。

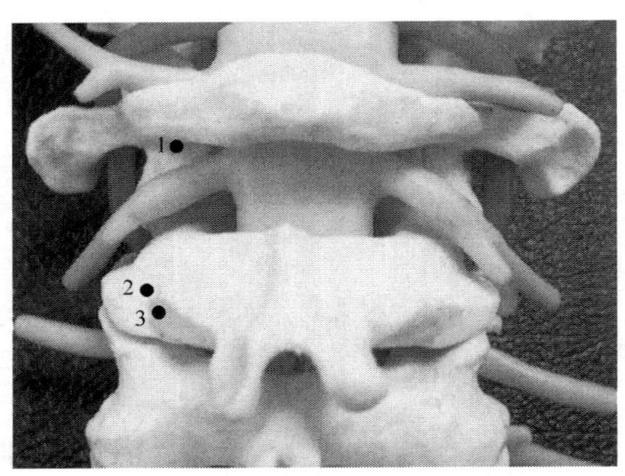

图 12-3-15　螺钉入钉点位置

1. 寰椎侧块螺钉；2. 枢椎椎弓根螺钉；3. 枢椎峡部螺钉

(2) 椎弓根螺钉：Xu(徐荣明)等通过解剖学研究认为，枢椎椎弓根螺钉安全的进钉点位于椎板上缘下5mm和椎管内缘外7mm的交点处，内倾角30°，上倾角20°。随后的研究发现，应用上述方法置钉，16枚钉中有3枚突破横突孔与椎动脉相接触，1枚穿入椎动脉。而采用直视的方法显露椎弓根的上面和内面进行置钉，16枚中有2枚穿破横突孔内壁，但螺钉未与椎动脉相接触，所有突出的椎弓根均由外壁突出，内壁和上壁、下壁均无损伤，他们认为可能与内倾角不够有关。

Howington 等以枢椎棘突中线和下关节突为标志进行定位。以棘突正中垂线外26mm和下关节突最下缘上方9mm的交点为进钉点。他们发现显露椎弓根的上缘和内缘后，按照新的进钉点螺钉内倾35.2°、上倾38.8°。

瞿东滨等通过对100个枢椎标本的椎弓根中部宽度测量后认为对国人以3.5mm螺钉为佳。进钉点一般选择在 C_2 侧块中点或偏外1mm处，进钉角度呈向头侧倾斜20°～30°和向内倾斜 20°～35°。枢椎椎弓根上宽下窄，外侧与椎动、静脉紧邻，内侧与脊髓间有较大缓冲空间，螺钉固定应做到宁上勿下，宁内勿外。椎弓根高度一般大于宽度，因此，椎弓根宽度是衡量是否适合螺钉固定的主要指标。瞿东滨等认为，由于个体差异，解剖测量的参数很不可靠，而应根据具体情况而定。

马向阳等以枢椎下关节突为标志建立了两个进钉点：①位于下关节突中心点的内、上各 2mm 处，螺钉内倾 32.1°，上倾 28.3°，平均最大螺钉长度为 26.89mm。②位于枢椎下关节突内缘的纵垂线与枢椎下关节突中上 1/4 水平线的交点，螺钉内倾 16.5°、上倾 18.6°，平均最大螺钉长度为 25.23mm。两个进钉点均在下关节突的内上象限。

诚如本书在临床解剖描述时特别强调的，枢椎下关节突部侧块较为狭小，所有定位的方法只是偏向于解剖学测量，因此，其可靠性仅供参考，其实，如果在术前可以获得良好的局部影像学资料，可以通过详细测量而确定合适入钉点以及角度。在具体手术时，即使同一入钉点，如内倾角度不妥，亦可能导致重要结构如血管损伤；而不同入钉点选择，只要内倾角度合适，亦可以避开重要结构，比如，如果入点钉选择偏外，如外上象限，就内倾角度可以稍大一些，就可以减少血管损伤可能(图 12-3-16)。

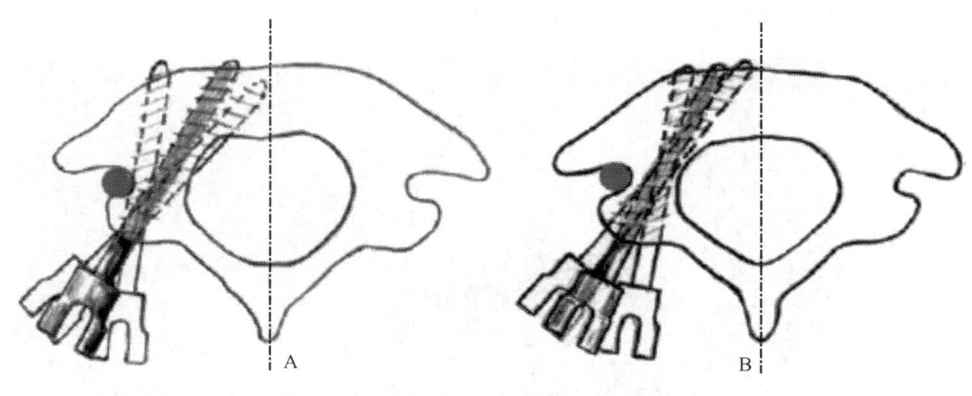

图 12-3-16　入钉点和内倾角不同选择区间

单纯椎弓根螺钉固定可以应用于枢椎椎弓根骨折(Hangman 骨折)的固定。该技术于 1964 年由 Judet 首先报告。其可以缩短固定或者融合节段，可以保持寰枢椎关节以及枢下关节的运动，且促进椎弓根骨折的愈合，但仅可以应用于 Hangman 骨折Ⅰ、Ⅱ型，故其适应证包括：移位＞3mm，成角＞10°者；牵引可复位，但不稳定者；要求 C_2～C_3 椎间盘和韧带基本完整，C_2～C_3 关节突无脱位以及枢椎体骨质良好等。

(3) 椎动脉走行：枢椎横突孔较为特殊，在本章第二节中已进行叙述，由于椎动脉走行在此部位形成第 1 个弯曲，有近 20%人群因此出现枢椎侧块骨质镂空现象，而不适合进行枢椎椎弓根螺钉固定。在一些类风湿关节炎等患者，高达 70%可能出现 C_2 椎弓根单侧或者双侧椎动脉高跨现象。Chen 等在中国人群寰枢椎研究中，在全部 42 例患者中均出现 C_1/C_2 侧块骨性侵蚀，只有 13 例患者(30.9%)适合进行双侧 3.5mm 峡部螺钉固定，9 例患者(21.4%)适合单侧螺钉固定。Miyata 的研究结果类似，60%类风湿关节炎患者椎弓根狭窄。因此建议这类患者需要进行枕颈融合，而且术前应通过 CT 薄层扫描对寰枢椎侧块以及椎弓根的形态进行仔细观察。如存在椎弓根形态异常，则可改以椎板螺钉固定等其他形式(图 12-3-17)。

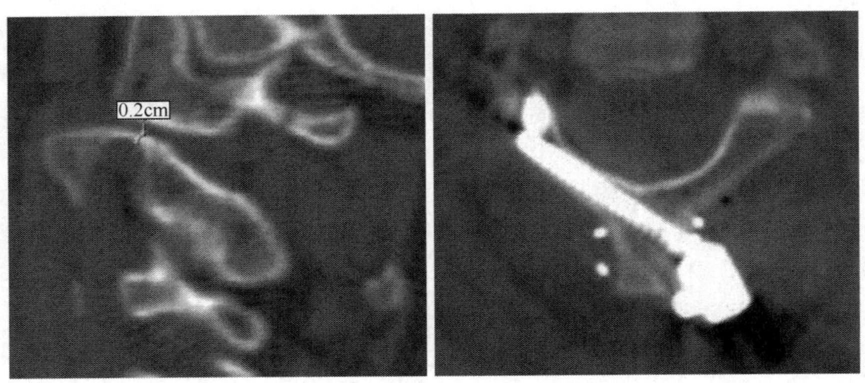

图 12-3-17　由于椎动脉高跨现象，无法进行椎弓根或峡部螺钉固定，改以椎板螺钉固定

5. 枢椎椎板螺钉固定　枢椎具有特殊的解剖结构，其椎板和棘突较为粗大，为交叉椎板螺钉的置入创造了有利条件。Wright 率先将螺钉置入双侧枢椎椎板内进行固定，10 例患者均获得了良好的骨性融合，无椎动脉或脊髓损伤等并发症。随后，其他学者开展了枢椎交叉椎板螺钉技术解剖学研究及临床初步应用(图 12-3-18)。

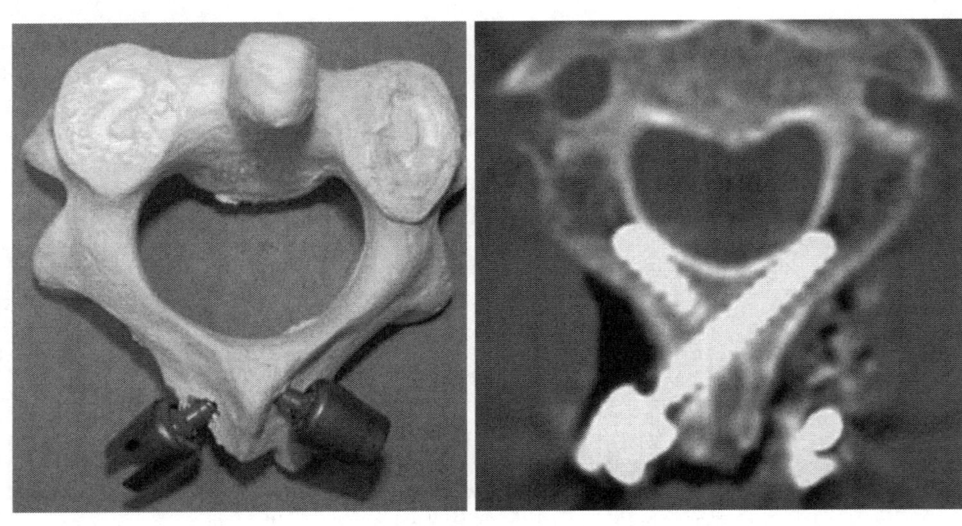

图 12-3-18　枢椎椎板螺钉固定

椎板的厚度是最为关键的指标，干骨测量表明，双侧椎板的厚度平均值均大于 5mm，如果置入螺钉允许 1mm 的误差，那么置入直径 3.5mm 或 4.0mm 的椎板螺钉在解剖上是可行的。然而椎板厚度的个体差异也较大，从 2.8mm 至 8.1mm，85.8%(103/120)的椎板厚度大于或等于 4mm，78.3%(94/120)大于或等于 5mm，仍有部分因直径较小而无法置入。置入交叉椎板螺钉的并发症是螺钉突破椎板内侧皮质进入椎管，造成脊髓压迫。

螺钉钉道的长度也是一个重要的解剖学参数，交叉椎板螺钉的进针点位于椎板与棘突的交界，沿椎板长轴进入，如螺钉太长，进入关节突，虽可增加抗拔出力，但增加损伤邻近结构的风险，黄师等解剖研究测量的双侧椎板钉道长度平均数都大于 25mm，使用 20 或 25mm 长度的螺钉是安全可靠的，在手术操作中，椎板、棘突和侧块关节均可清晰暴露，钉道的长度可以准确测量，只要不超过椎板和关节突交界处，可避免损伤神经根或椎动脉，比经

C_1～C_2 关节螺钉和 C_2 椎弓根钉的操作更加简便、安全。

张丙磊等研究表明，枢椎上部厚度平均 4.34mm，中部厚度平均 6.10mm，下部厚度平均 6.16mm，椎板高度平均 12.30mm，提示 3.5mm 螺钉交叉固定于椎板中部和下部是可行的。双侧螺钉进钉点应分别位于椎板中 1/3 和下 1/3 轴线与棘突根部交点处。椎板中部厚度小于 5mm 者 8 例(16%)，椎板下部厚度小于 5mm 者 9 例(18%)，因同侧中、下部或者双侧中或下部椎板厚度小于 5mm 而不能安全置入螺钉者 6 例，仅占 12%。椎弓根中部宽度小于 5mm 的 11 例中，有 2 例因椎板厚度同时小于 5mm 而不能进行椎板螺钉固定，占 4%。说明椎弓根宽度小的枢椎仅少数同时伴有椎板厚度小，提示枢椎椎弓根宽度不适合螺钉固定时，仍可以考虑进行椎板螺钉固定。

马向阳等认为，将上位螺钉的进钉位置定位于距椎板上缘 5mm 处，下位螺钉定位于距对侧椎板上缘 9mm 处，并各自从其对侧的下关节突中心点出钉，螺钉轨迹走行于解剖结构相对宽大的部分。因此建议将螺钉尖端由对侧的侧块外缘或椎板穿出，这样构成双皮质固定，减小了螺钉前斜角度，避免了螺钉进入椎管的潜在危险，不会造成脊髓和椎动脉损伤，更加安全，同时增强了固定强度。从解剖角度可以认为，枢椎椎板螺钉在国人中广泛适用，具有临床应用的解剖可行性与安全性。

二、生 物 力 学

寰枢椎不稳时，后路寰枢椎经关节螺钉(Magerl)固定术是目前国内外推崇的手术，特别是 Magerl 螺钉联合 Gallie 钢丝构成的三点固定，其生物力学强度明显优于此前的其他内固定方式。Richter 等对 Gallie 法、经关节螺钉固定(Magerl 法)、经关节螺钉固定(Magerl 法)＋Gallie 法、经关节螺钉固定(Magerl 法)＋寰椎钩、枢椎椎弓根螺钉＋寰椎钩、寰椎侧块螺钉＋枢椎椎弓根螺钉等 6 种 C_1～C_2 固定进行生物力学评价，试件在 2.5N·m 纯力偶矩作用下测试。结果显示，寰椎侧块螺钉＋枢椎椎弓根螺钉在限制侧屈及屈伸方面与 Magerl 法无明显差异，在限制轴向旋转方面较 Magerl 法弱。Melcher 和 Puttlitz 等对后路寰椎侧块枢椎椎弓根钉棒系统固定进行了生物力学的研究，在 1.5N·m 纯力偶矩作用下限制侧屈及轴向旋转方面钉棒系统、Magerl 法明显优于钢丝法，钉棒系统与 Magerl 法两者在限制各方向的活动之间无明显差异。

马向阳等曾对 C_1～C_2 椎弓根螺钉钢板、C_1～C_2 椎弓根螺钉钢板＋Brooks 钢丝、Brooks 钢丝、Magerl 螺钉、Magerl 螺钉＋Brooks 钢丝固定等 5 种 C_1～C_2 固定方法进行生物力学评价，结果在 2N·m 纯力偶矩作用下，C_1～C_2 椎弓根螺钉钢板的抗屈伸能力稍弱于 Magerl 螺钉，而与 Brooks 钢丝相当；抗侧屈性能明显优于 Brooks 钢丝，稍弱于 Magerl 螺钉；抗旋转方面与 Magerl 螺钉等效。C_1～C_2 椎弓根螺钉钢板＋Brooks 钢丝和 C_1～C_2 椎弓根螺钉钢板比较，抗屈伸能力前者较强，而在抗旋转方面两者没有差别。

在 C_2 椎板螺钉固定方面，Claybrooks 等人比较了 C_1 侧块螺钉＋C_2 椎板螺钉固定技术、C_1 侧块螺钉＋C_2 椎弓根螺钉固定技术的生物力学特性。结果表明，该两种技术在屈伸和前后位移上是相近的。然而，C_2 椎弓根螺钉固定在侧弯和轴向旋转时更稳定。袁峰、杨惠林等研究认为，Gallie 法明显增强了寰枢椎失稳之后的稳定性，但其固定强度明显小于 Magerl 法、C_1 椎弓根＋C_2 椎板螺钉内固定；C_1 椎弓根＋C_2 椎板螺钉内固定强度大于双侧

Magerl 法，但没有统计学意义。因此认为，C_1 椎弓根＋C_2 交叉椎板螺钉内固定有较高的抗屈曲、伸展，抗纵向压缩及抗侧弯的能力，能为失稳的寰枢关节提供优良的生物力学环境，是一种可靠的内固定方法。马向阳等研究表明，枢椎经椎弓根单皮质螺钉固定螺钉拔出力为(875.3±403.2)N，而改良经椎板双皮质螺钉固定的螺钉拔出力为(679.5±308.2)N，两者差异并无统计学意义，提示枢椎双皮质椎板螺钉的固定强度与单皮质椎弓根螺钉基本相当。无论是枢椎椎板螺钉还是椎弓根螺钉，年龄越大，螺钉抗拔出强度越小，这可能与标本间的骨密度差异有关。因此，枢椎椎板螺钉固定不仅解剖上可行，而且具有可靠的力学固定强度，可作为枢椎椎弓根螺钉的补充固定技术。

按照生物力学观点，在正常骨密度情况下，螺钉在骨质中长度越长，则可获得相应的力学强度也越大。寰椎椎弓根螺钉的长度大于侧块螺钉的长度，理论上可能具有更大的力学强度。从这个意义上讲，在后路寰枢椎螺钉-棒系统固定选择上，可以认为，寰椎椎弓根螺钉固定以及枢椎椎弓根固定组合应该具有最佳的固定效果，包括复位以及稳定的效果。研究表明，此种固定组合即后路 Harms 技术在力学稳定性方面基本类似于经关节螺钉固定技术(Magerl 技术)，但是并没有研究针对两者固定技术的疲劳强度等进行比较。

而对于枢椎螺钉固定，临床应用时如何选择，除了考虑满足生物力学要求外，还应根据内固定治疗目标以及枢椎螺钉参与构成的固定系统具体区分，尽量缩短融合和固定的节段。①当进行枕-寰-枢或寰-枢固定时，优先选用枢椎椎弓根螺钉和 Magerl 螺钉，其次选枢椎峡部螺钉或枢椎椎板螺钉，最后才选择 C_2～C_3 经关节螺钉；②当枢椎螺钉单纯与中下颈椎构成固定系统时，首选枢椎椎弓根螺钉，次选枢椎椎板螺钉，再次为枢椎峡部螺钉或 C_2～C_3 经关节螺钉，Magerl 螺钉宜作为最后选择；③当枢椎螺钉同时与枕骨螺钉、寰椎螺钉以及中下颈椎螺钉构成固定系统时，首选枢椎椎弓根螺钉，次选枢椎峡部螺钉，再次 Magerl 螺钉和 C_2～C_3 经关节螺钉，最后才选择椎板螺钉，因椎板螺钉位置在棘突附近，较偏内以及偏后，与枕骨以及中下颈椎螺钉固定在连接上较为困难。术前的 X 线、薄层 CT 扫描重建以及 MRI 评价是螺钉固定方式选择的重要依据，同时还必须考虑到术者对上述枢椎后路螺钉固定技术的熟练情况。

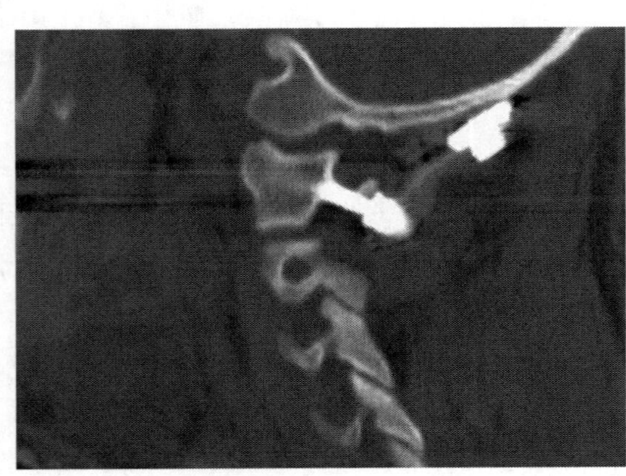

图 12-3-19　枕颈固定术，枢椎采用峡部螺钉固定，未进行枢下椎体固定保护

临床上采用枢椎峡部螺钉固定时，由于螺钉偏短，也有在 C_3 进行螺钉固定予以保护，但固定节段需相应延长。尽管生物力学研究表明，在枕颈固定或者寰枢椎后路固定时，采用枢下椎体固定没有更大必要，并不会提高枢椎螺钉的保护作用(图 12-3-19)。但是对于严重的枕颈畸形或者寰枢椎脱位，由于杠杆作用原理，如 C_2 作为最下固定节段，则其受力是极为集中部位，如不能确实有效固定，则必要延长固定节段实施合理保护，这也是一个可以考虑的选择。

三、手 术 操 作

（一）病例选择

后路寰枢椎螺钉-棒系统内固定的适应证类似后路经关节螺钉固定，但对复位的要求没有后者严格，主要包括：①Ⅱ型齿突骨折伴寰枢椎脱位；横韧带损伤伴寰枢椎脱位；陈旧性寰枢椎脱位伴寰枢椎不稳；类风湿关节炎所致寰枢椎不稳；齿突发育不全伴寰枢椎半脱位；有鹅颈畸形的寰枢椎不稳；寰椎后弓缺如时重建寰枢椎稳定性；寰枢椎后路椎板减压后椎板缺如时行固定。②Ⅰ型和Ⅱ型 Hangman 骨折，不伴有椎体骨折。此类型骨折可以采取单纯枢椎经椎弓根螺钉固定。

禁忌证：①外伤性寰枢椎脱位伴有寰椎侧块或枢椎椎体骨折；②寰枢椎不稳同时伴有枕颈或 C_2～C_3 不稳者；此类型需要延长固定节段。③寰枢椎椎弓根直径小不适合螺钉固定及椎动脉变异有损伤椎动脉的风险。

（二）操作步骤（图 12-3-20）

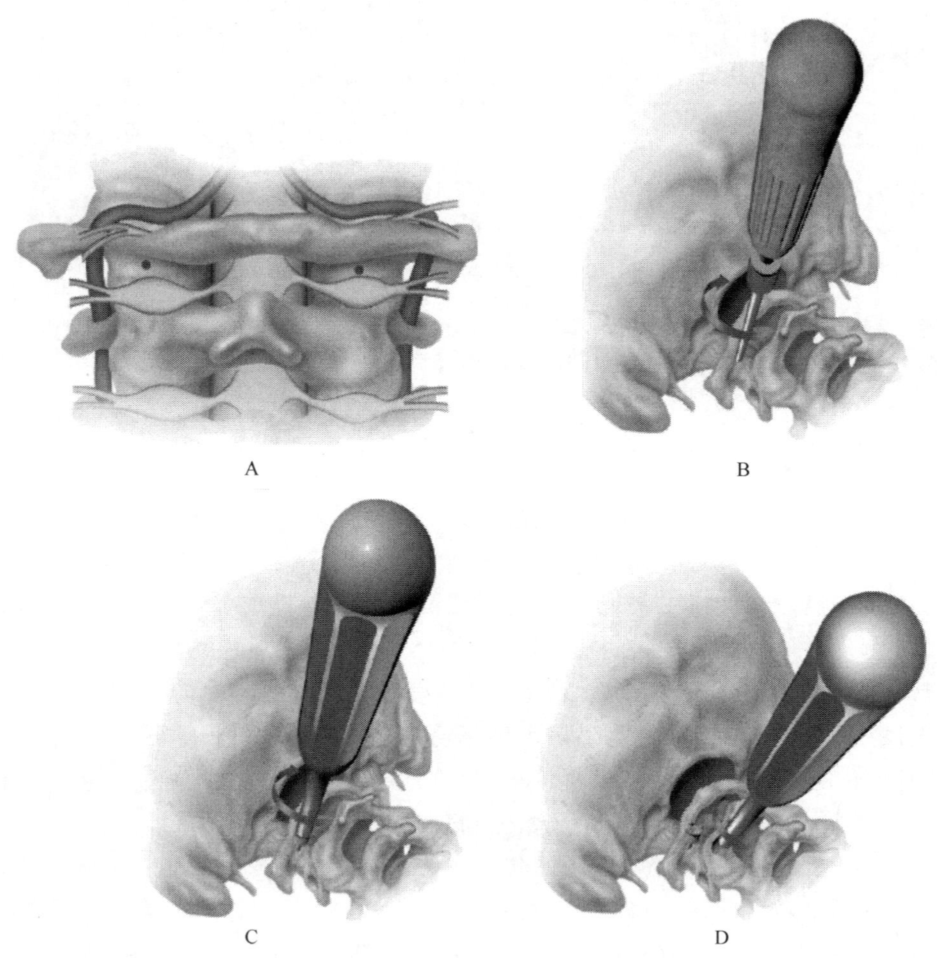

图 12-3-20

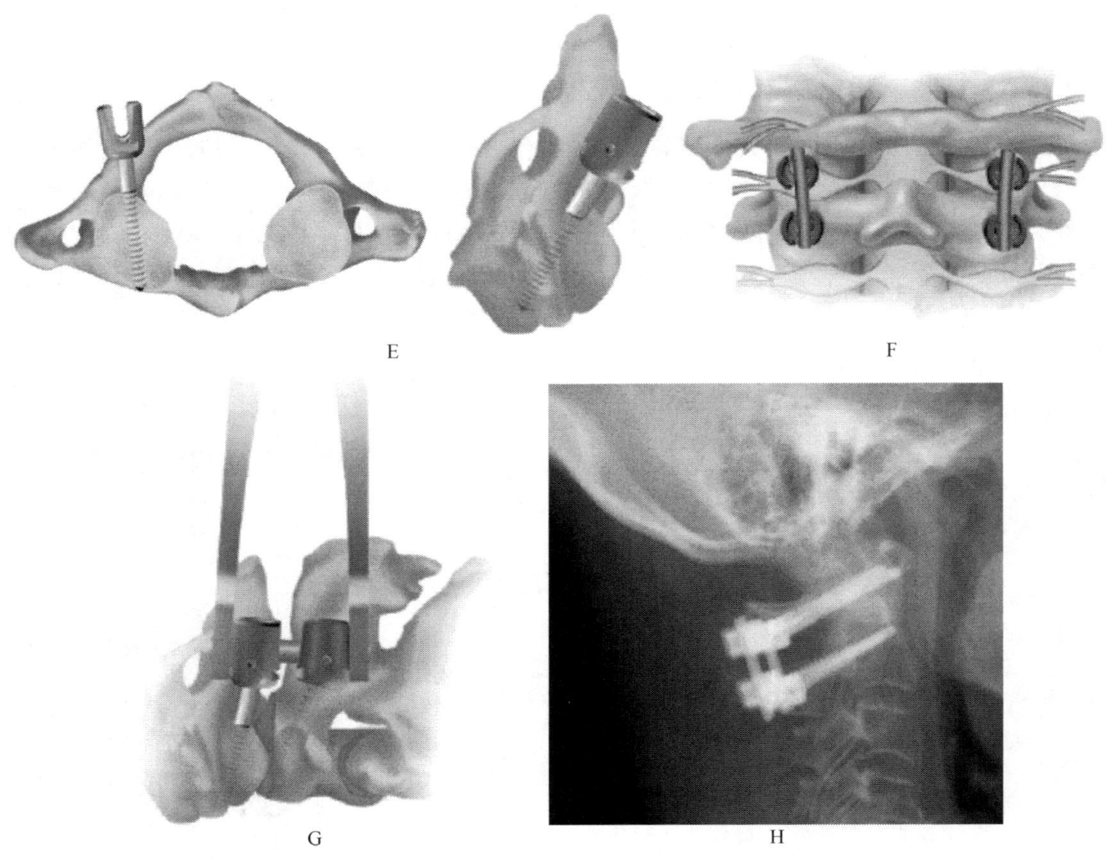

图 12-3-20 寰枢后路钉棒固定术(续)

A. C_1 侧块入钉点;B. 预备钉道,需丝攻;C. 置入螺钉;D. C_2 螺钉置入;E. 寰椎螺钉位置;F. 置入圆棒;G. 复位后螺母固定;H. 术后改变

引自 Depuy Spine.

四、临床应用

Goel 报道经寰椎侧块枢椎椎弓根钉板固定治疗了 160 例患者(132 例先天性畸形,28 例外伤),3 例死亡外(均不是由手术引起),其余 157 例患者术后神经功能有不同程度的恢复。术后颈椎动力侧位片示,C_1～C_2 之间制动良好,骨融合率为 100%(由于内固定的材料术后没有进行 CT 检查来确定是否确切达到骨性融合)。1 枚螺钉于术后第 18 个月发生断裂,但此时已获得骨性融合,无 1 例患者发生神经、血管及感染等并发症。党耕町等经寰椎侧块枢椎椎弓根钉板固定治疗了 10 例患者并随访 15～24 个月(平均 19.4 个月)。1 例术后出现了明显的颈交感神经刺激症状,影像检查见寰椎处于旋转状态,于术后第 7 天再次手术去除固定板及寰椎侧块的固定螺钉,改用枕骨接骨板与枢椎螺钉固定,恢复了寰椎的正确位置,症状随即消失。其余病例均获得了骨性融合,脊髓功能明显改善 6 例,略有改善 3 例,无变化 1 例。未发生脊髓和椎动脉损伤。1 例在术后 8 个月一侧连接板断裂,由于植骨已

经融合，未出现症状复发。

目前钉板系统已少用，主要是钉棒系统。寰枢椎后路钉棒系统内固定适合于较广泛的寰枢椎重建病例(图 12-3-21)。Harms 和 Melcher 经寰椎侧块枢椎椎弓根钉棒系统固定治疗了 37 例患者(其中 1 例 82 岁患者术后 5 个月死于肺炎，2 例没有进行植骨融合)，包括骨折、类风湿关节炎、旋转性半脱位、骨关节炎等，植入物的位置及复位均满意，术中没有发生硬脊膜及椎动脉损伤。术后随访没有发现因手术引起的神经损伤。1 例发生切口深部感染，经清创及静脉抗感染治疗治愈。术后影像学检查示：进行融合的患者均达到骨性融合。1 例旋转性半脱位的患者取出内固定物后颈部活动度得到恢复。

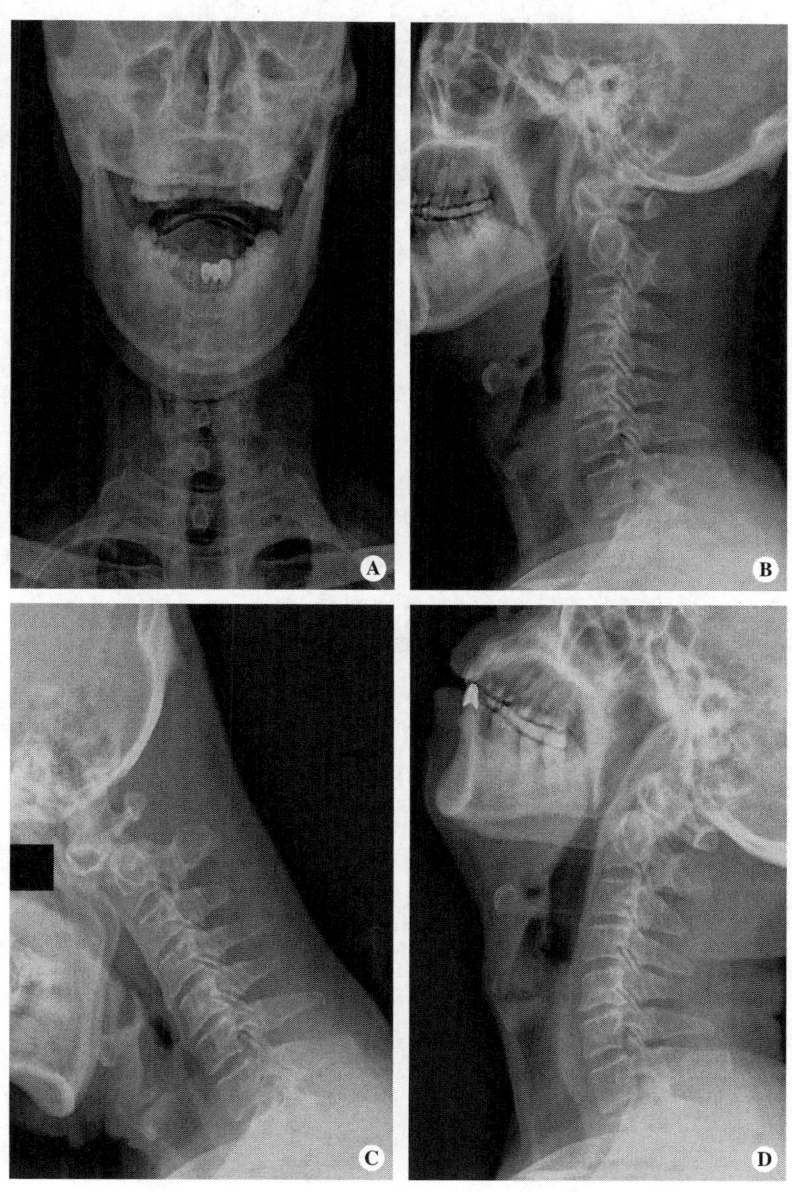

图 12-3-21

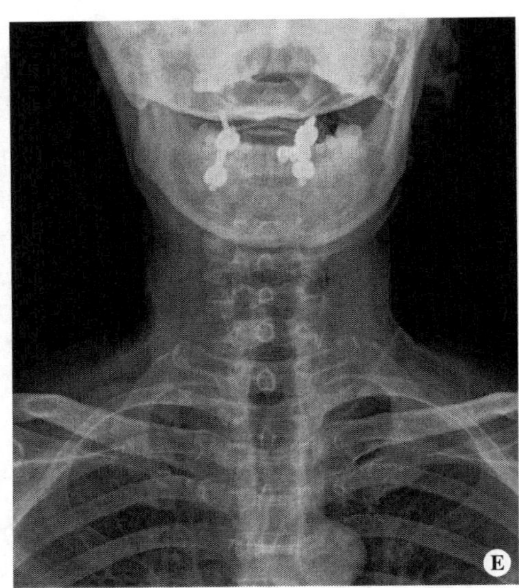

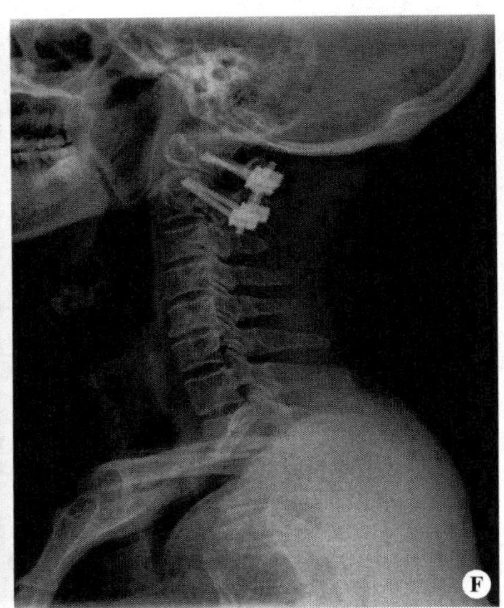

图 12-3-21　寰枢椎后路椎弓根螺钉内固定术(续)

A、B. 陈旧性齿突骨折,寰枢椎脱位;C、D. 屈曲位见寰椎前滑移加重,但后伸位可以复位;
E、F. 寰枢椎经椎弓根螺钉固定,术后复位良好

Resnick 最初应用寰枢椎椎弓根螺钉治疗 1 例 54 岁的女患者,Ⅱ型齿状突骨折不愈合移位,由于患者高大、肥胖,不适合齿状突螺钉及 Magerl 螺钉和 Halo-vest 架固定。给患者实施了寰枢椎椎弓根螺钉固定。6 个月后患者神经症状消失,骨折愈合良好。并得出结论:对于不适合 Magerl 螺钉和有胸椎后凸畸形者可以使用寰枢椎椎弓根螺钉进行固定。

Aryan 等治疗了 102 例 C_1～C_2 不稳的病人,主要为慢性Ⅱ型齿突骨折(48 例)、类风湿关节炎(21 例)、先天性齿突分离(12 例)、亚急性损伤(7 例)和其他疾病(14 例)。除了 2 例外,所有人都有融合影像学证据。作者在 39 例中通过在 C_1 和 C_2 螺钉间撑开、C_1～C_2 侧块关节去皮质及植骨的办法来改良了 Harms 和 Melcher 技术。

Tan(谭明生)等亦经上述途径钉板固定治疗 5 例寰枢椎不稳患者,手术中没有血管及 C_1、C_2 神经的损伤,随访 6～18 个月,但没有详细说明随访结果。

枢椎后路螺钉固定技术中,经椎板螺钉固定的优势则较为明显。Wang 报告 35 例上颈椎不稳患者采用 C_2 椎板螺钉固定代替 C_2 椎弓根固定,共置入 68 枚 C_2 螺钉,其中 2 例采用 C_2 峡部螺钉联合 C_2 经椎板螺钉固定方式,未出现术中并发症,无神经损害加重及血管损伤。10 例 CT 检查显示有部分外板穿透,但无 1 例内板穿透。术后均获得良好稳定,无植入物松动、断裂等。表明 C_2 椎板螺钉固定是 C_2 椎弓根螺钉固定技术的一种良好的替代方法。

五、并　发　症

(一) 血管损伤

1. 椎动脉损伤　关于椎动脉损伤,发生率约为 2.4%。双侧椎动脉损伤,严重者可造成脑干缺血死亡、偏瘫等严重并发症。在解剖显露 C_1～C_2 关节突外侧缘时,由于椎动脉走行紧邻枢椎椎弓与寰椎侧块，易造成损伤。因此有学者认为术中只要复位满意，不需暴露此处，以避免解剖时损伤椎动脉。

2. 颈动脉 正常时，颈动脉位于寰椎侧块前方的外侧，但是颈动脉出现扭曲时，则可以出现在寰椎侧块的正前方，如螺钉过长，则有可能伤及颈动脉。Murakami 利用 CT 血管造影(CTA)三维重建技术，考察寰椎螺钉固定与颈动脉的关系，证实存在这种损伤的可能性(图 12-3-22，图 12-3-23)，故临床上应予以注意，术前测量确定螺钉长度。

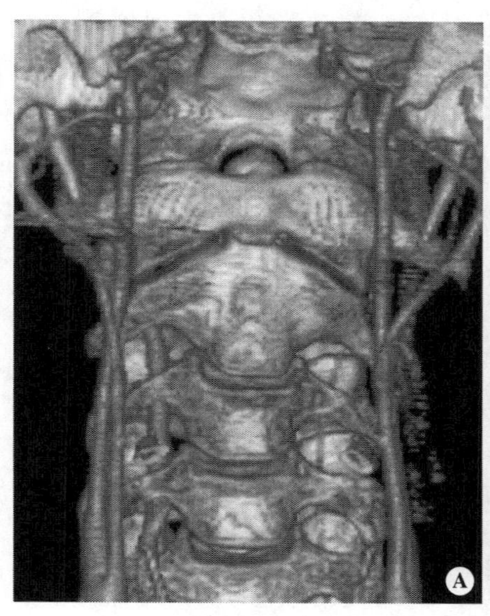

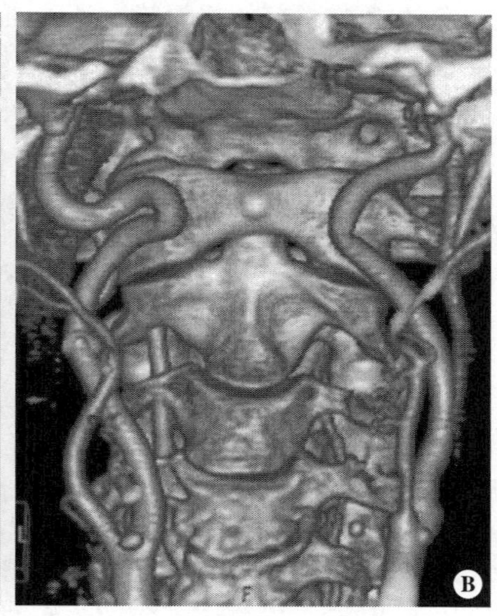

图 12-3-22 CTA 显示双侧颈动脉正常位置以及左侧椎动脉发育纤细(A)，颈动脉可扭曲至寰椎侧块前方(B)

引自 Murakami S, et al. Spine, 2008, 33(24): 2581-2585.

(二) 神经损伤

寰椎螺钉过长突破前方皮质，也有可能伤及舌神经，但较为少见。也可以引起 C_2 神经根损伤，出现枕大神经损伤。

(三) 术后颈椎曲线变化

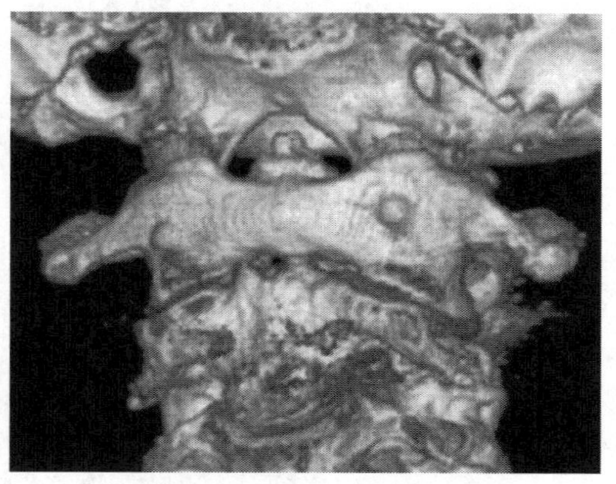

图 12-3-23 3D-CT 显示寰椎侧块螺钉穿透前方皮质

引自 Murakami S, et al. Spine, 2008, 33(24): 2581-2585.

对后路寰枢椎固定术后的儿童(平均 9.8 岁)随访发现，有 33%的病例出现下颈椎的后凸或鹅颈畸形，寰枢椎均固定于过伸位。Yoshimoto等对 76 例后路寰枢椎融合患者随访 6.7 年，发现 $C_1 \sim C_2$、$C_2 \sim C_7$ 角度术前分别为 18.4°和 14.5°，手术后分别为 26.0°和 5.5°，手术前后差异有显著性，因此提出：在行颈椎融合术时，$C_1 \sim C_2$ 固定于较大的前凸/过伸位时，将可能导致枢椎以下的颈椎节段出现后凸畸形或生理曲度减小。即当 $C_0 \sim C_2$ 后伸角度固定于 30°以上时，80%病例出现颈椎后凸或鹅颈畸形；寰枢椎融合手术时，当寰枢椎固定于过伸位时，下颈椎将出现后凸畸形。

结　　语

合适寰枢椎后路内固定技术的选择取决于局部解剖、病理、对脊柱稳定性认识以及对技术的熟悉程度。所有的后路内固定技术会限制或者丧失颈椎的旋转运动。钢丝固定技术尤其 Gallie 技术，尽管在抗旋转方面较为薄弱，但术式简单，临床仍有应用价值。经关节螺钉固定技术(Magerl 技术)具有优良生物力学性能，但要求寰枢关节良好复位。国外学者更多倾向于经关节螺钉固定与 Gallie 技术联合应用。寰枢椎螺钉-棒系统内固定即 Harms 技术已被广泛接受，临床适应证更广，疗效确定。Magerl 技术和后路 Harms 技术是目前后路寰枢椎内固定最常用技术。局部骨性及椎动脉解剖变异是术前需要评估的内容，以保证手术的安全性。

（瞿东滨　林　斌）

参 考 文 献

曹正霖，钟世镇，徐达传.2000.寰枢椎的解剖学测量及其临床意义[J].中国临床解剖学杂志，18(4)：299～301.

常建军，马迅.2005.后路寰椎侧块螺钉内固定的研究进展[J].实用骨科杂志，11(4)：333～335.

陈昌富，李传夫，胡振民.1981.200 例我国成人第二颈椎(枢椎)临床解剖和线片测量[J].解剖学通报，4(4)：332～337.

陈前芬，金大地，肖增明，等.2009.寰枢椎椎弓根螺钉技术的应用解剖研究[J].广西医科大学学报，26(3)365～368.

陈前芬，肖增明，张忠民，等.2009.寰椎椎弓根螺钉技术的剖面解剖和三维应用研究[J].中国临床解剖学杂志，27(2)：166～169.

陈世忠，吴增晖，马向阳.2003.寰椎椎弓根解剖和 CT 测量在椎弓根螺钉固定中的意义[J].中国临床解剖学杂志，21(5)：470～471.

陈晓陇，蓝常贡，肖增明，等.2007.上颈椎后路手术相关临床解剖进展[J].右江民族医学院学报，29(5)：827～829.

陈庄洪，蔡贤华，黄继锋，等.2005.寰枢椎后方经关节螺钉内固定的应用解剖与临床研究[J].中华实验外科杂志，22(2)：159～160.

陈庄洪，余伦红，黄继锋，等.2005.寰枢椎后路经关节螺钉固定新定位标志透视参数的解剖研究[J].中国临床解剖学杂志，23(5)：463～466.

豆贲，刘晓岚.2010.上颈椎不稳的手术治疗进展[J].海南医学院学报，16(3)，394～395.

郭新军，王衡，朱卉敏.2008.上颈椎内固定技术的研究进展[J].颈腰痛杂志，29(4)：363～368.

何帆，尹庆水，马向阳.2006.寰椎后弓形态分类与椎弓螺钉固定的解剖学研究[J].中国临床解剖学杂志，24(3)：275～278.

侯黎升，贾连顺，谭军，等.2004.枢椎椎弓根的解剖部位[J].解剖学杂志，27(4)：417～421.

胡勇，徐荣明，马维虎，等.2008.枢椎后路椎板螺钉固定技术的可行性研究[J].中国骨伤，21(8)：581～584.

胡勇，杨述华，杨操，等.2007.枢椎后路三种螺钉固定技术的定量解剖[J].解剖学杂志，30(1)：73～76.

郇颜强，武瑞星.2010.寰枢椎椎弓根螺钉固定技术的研究进展[J].内蒙古医学杂志，42(5)：571～574.

黄师，赵鑫，侯铁胜，等.2009.枢椎交叉椎板螺钉置钉的应用解剖[J].解剖学杂志，32(1)：110～111.

瞿东滨，金大地，朱志红，等.2000.国人寰枢椎经关节螺钉固定术的解剖学研究[J].中国矫形外科杂志，7(11)：1117～1119.

瞿东滨，钟世镇，李忠华.1999.枢椎横突孔观测及其临床意义[J].解剖学杂志，22(2)：163～165.

瞿东滨，钟世镇，徐达传.1999.枢椎椎弓根及其内固定的临床应用解剖[J].中国临床解剖学杂志，17(2)：153～154.

瞿东滨，钟世镇.1999.椎动脉分段的临床解剖学观点[J].中国局解手术学杂志，8(1)：33～34.

李启华，刘仰斌，罗滨.2002.寰椎椎弓的解剖学测量及其临床意义[J].赣南医学院学报，22(2)：109～111.

李野，刘景臣，李刚，等.2007.枢椎椎弓根的解剖观测及临床意义[J].解剖与临床，12(6)：371～374.

李野，刘景臣.2008.寰枢椎椎弓根螺钉固定的研究进展[J].中国脊柱脊髓杂志，18(2)：149～152.

林达强，曾昭明，胡定祥，等.2009.枢椎椎弓根关节突复合体的解剖认识及其临床意义[J].华西医学，24(3)，605～607.

林锋，池永，许崇永，等.2004.国人寰枢椎影像解剖测量及其临床意义[J].温州医学院学报，34(8)：304～305.

刘海兵，王文军.2009.寰枢椎后路内固定术的研究进展[J].中国现代医药杂志，11(4)：128～131.

刘仰斌，李启华.2003.寰椎椎动脉沟的解剖学测量及其临床意义[J].赣南医学院学报，23(1)：17～19.

马泉，孔祥玉，杨印智，等.2004.寰枢椎侧方结构的测量及临床意义[J].承德医学院学报，21(3)：193～195.

马维虎，胡勇，孙绍华，等.2009.枢椎椎板螺钉治疗上颈椎不稳的临床研究[J].中国骨与关节外科，2(6)：459～464.

马向阳，吴增晖，钟世镇，等.2003.寰椎椎弓根螺钉置钉的解剖与临床研究[J].中国矫形外科杂志，11(18)：1238～1240.

马向阳，尹庆水，刘景发，等.2005.寰椎侧块螺钉与寰椎椎弓根螺钉的解剖与生物力学对比研究[J].中国骨与关节损伤杂志，20(6)：361～363.

马向阳，尹庆水，吴增晖，等.2006.枢椎椎板螺钉固定的解剖可行性研究[J].中国脊柱脊髓杂志，16(1)：48～53.

马向阳，尹庆水，吴增晖，等.2006.枢椎椎弓根螺钉进钉点的解剖定位研究[J].中华外科杂志，44(8)：562～564.

马向阳，尹庆水，吴增晖，等.2007.枢椎椎板螺钉与椎弓根螺钉抗拔出强度的比较[J]中国脊柱脊髓杂志，17(2)：137～139.

马向阳，尹庆水，夏虹，等.2004.枢椎后路侧块螺钉固定的解剖研究[J].中国脊柱脊髓杂志，14(7)：417～420.

马向阳，钟世镇，刘景发，等.2003.寰椎后路椎弓根螺钉固定的解剖可行性研究[J].中国临床解剖学杂志，21(6)：2003～2004.

马向阳，钟世镇.2003.枢椎椎弓根螺钉固定的应用解剖学[J].中华创伤杂志，19(5)：274～276.

马迅，董志勇，冯皓宇.2010.寰枢椎损伤内固定术[J].山东医药，50(28)：33～34.

倪斌，陈华江，郭翔，等.2005.双侧寰椎椎板挂钩及经寰枢椎关节间隙螺钉固定术[J].中华外科杂志，43(20)：1358～1359.

沙勇，张绍祥，刘正津，等.2002.后路经寰枢关节螺钉内固定的枢椎解剖学测量[J].中国临床解剖学杂志，20(3)：172～175.

谭明生，王慧敏，张光铂，等.2003.寰椎经后弓侧块螺钉固定通道的CT测量[J].中国脊柱脊髓杂志，13(1)：28～31.

谭明生，张光铂，李子荣，等.2002.寰椎测量及其经后弓侧块螺钉固定通道的研究[J].中国脊柱脊髓杂志，12(1)：5～8.

王爽，王欢.2011.寰椎后路螺钉内固定技术的研究进展[J].医学综述，17(12)：1811～1814.

王建华，尹庆水，夏虹，等.2006.枢椎椎动脉孔解剖分型与椎弓根置钉关系的研究[J].中国脊柱脊髓杂志，16(9)：677～680.

兀飞，马迅，2009.上颈椎内固定的现状与进展[J].山西医药杂志，38(3)：243～245.

夏虹，钟世镇，刘景发，等.2002.寰推侧块后路螺钉固定的应用解剖学[J].中国临床解剖学杂志，2(2)：83～85.

徐瑞生，王立邦，王刊石，等.2005.寰椎椎弓和枢椎椎板的应用解剖[J].解剖学杂志，28(1)：65～66.

袁峰，杨惠林，郭开今，等.2008.经枢椎椎板交叉螺钉技术解剖学研[J].徐州医学院学报，28(6)：384～387.

袁峰，杨惠林，张志明，等.2006.枢椎交叉椎板螺钉新技术治疗寰枢椎不稳的生物力学比较[J].徐州医学院学报，26(3)：200～205.

张丙磊，张强，余枫，等.2006.枢椎椎板螺钉固定的解剖学研究[J].中国脊柱脊髓杂志，16(1)：45～47.

张昊，白净，谭明生，等.2008.寰椎后路椎弓根螺钉及侧块螺钉的生物力学分析[J].清华大学学报(自然科学版)，48(3)：419～422.

张华，甘子明，盛伟斌，等.2007.寰椎椎弓根骨性标志的应用解剖学研究[J].新疆医科大学学报，30(2)，115～118.

张正洪，王军，余明华，等.2003.寰椎的解剖学测量及其临床意义[J].解剖学研究，25(2)：133～134.

赵轶波，马迅，赵斌.2009.枢椎齿状突骨折的生物力学研究进展[J].中国药物与临床，9(8)：727～729.

朱海波，贾连顺，寇庚，等.1997.枢椎解剖学测量及临床意义枢椎椎板螺钉固定的解剖可行性研究[J].解剖学杂志，20(4)：305～309.

Bahadur R，Goyal T，Dhatt SS，et al.2010.Transarticular screw fixation for atlantoaxial instability-modified Magerl's technique in 38 patients[J].J Orthop Surg Res，5(87)：1～8.

Bajammal S, Hurlbert RJ.2010.C_1～C_2 fixation: transarticular screws.In: Patel VVeds.Spine Trauma[M].Makkah: Springer-Verlag Berlin Heidelberg, 129～143.

Bristol R, Henn JS, Dickman CA. 2005. Pars screw fixation of a Hangman's fracture: technical case report [J]. Neurosurgery, 56: E204.

Currier BL, Yaszemski MJ.2004. The use of C_1 lateral mass fixation in the cervical spine[J]. Curr Opin Orthop, 15: 184～191.

De Iure F, Donthineni R, Boriani S.2009. Outcomes of C_1 and C_2 posterior screw fixation for upper cervical spine fusion[J]. Eur Spine J, 18 (Suppl 1): S2～S6.

Dmitriev AE, Lehman RA, Helgeson MD, et al.2009. Acute and long-term stability of atlantoaxial fixation methods[J]. Spine, 34(4): 365～370.

Dormans JP, Ughwanogho E, Ahn J.2010. Pediatric spine trauma. In: Akbarnia, Behrooz A. Yazici, Muharrem. Thompson, George H. The Growing Spine[M]. Heidelberg: Springer Berlin Heidelberg-Berlin, 135～150.

Dorward IG, Wright NM.2011. Seven years of experience with C_2 translaminar screw fixation—clinical series and review of the literature[J]. Neurosurgery, [Epub Ahead of Print].

Ebraheim NA, Fow J, Xu R, et al.2001. The location of the pedicle and pars interarticularis in the axis[J]. Spine, 26(4): E34～37.

Finn MA, Apfelbaum RI.2010. Atlantoaxial transarticular screw fixation: update on technique and outcomes in 269 patients [J]. Neurosurgery, 66(3 Suppl): 184～192.

Fiore AJ, Mummaneni PV, Haid RW, et al. 2002. C_1 lateral mass screws: surgical nuances[J]. Tech Orthop, 17(3): 272～277.

Fountas KN, Kapsalaki EZ, Karampelas I, et al.2004. C_1～C_2 transarticular screw fixation for atlantoaxial Instability[J]. Southern Med J, 97(11): 1042～1048.

Gorek J, Acaroglu E, Berven S, et al.2005. Constructs incorporating intralaminar C_2 screws provide rigid stability for atlantoaxial fixation[J]. Spine, 30(13): 1513～1518.

Gunnarsson T, Massicotte EM, Govender PV, et al.2007. The use of C_1 lateral mass screws in complex cervical spine surgery: indications, techniques, and outcome in a prospective consecutive series of 25 cases[J]. J Spinal Disord Tech, 20 (4): 308～316.

Haid RW.2001. C_1～C_2 transarticular screw fixation: technical aspects[J]. Neurosurgery, 49(1): 71～74.

Harms J, Melcher RP.2001. Posterior C_1～C_2 fusion with polyaxial screw and rod fixation[J]. Spine, 26(22): 2467～2471.

Kabir SM, Casey AT.2009. Modification of Wright's technique for C_2 translaminar screw fixation: technical note[J]. Acta Neurochir, 151: 1543～1547.

Klimo P, Binning M, Brockmeyer DL, et al.2007. The Lasso technique for posterior C_1～C_2 fusion[J]. Neurosurgery, 61: ONS94～99.

Lapsiwala SB, Anderson PA, Oza A, et al. 2006. Biomechanical comparison of four C_1 to C_2 rigid fixative techniques: anterior transarticular, posterior transarticular, C_1 to C_2 pedicle, and C_1 to C_2 interlaminar screws[J]. Neurosurgery, 58: 516～521.

Ma W, Feng L, Xu R, et al.2010. Clinical application of C_2 laminar screw technique[J]. Eur Spine J, 19: 1312～1317.

Ma XY, Yin QS, Wu ZH, et al.2005. Anatomic considerations for the pedicle screw placement in the first cervical vertebra [J]. Spine, 30(13): 1519～1523.

McCullen GM, Garfin SR.2000. Cervical spine internal fixation using screw and screw-plate constructs[J]. Spine, 25(5): 643～652.

Melcher RP, Puttlitz CM, Kleinstueck FS, et al.2002. Biomechanical testing of posterior atlantoaxial fixation techniques[J]. Spine, 7(22): 2435～2440.

Menendez JA, Wright NM.2007. Techniques of posterior C_1～C_2 stabilization[J]. Neurosurgery, 60(Suppl 1): S103～111.

Mueller CA, Roesseler L, Podlogar M, et al.2010. Accuracy and complications of transpedicular C_2 screw placement without the use of spinal navigation[J]. Eur Spine J, 19: 809～814.

Mummaneni PV, Lu DC, Dhall SS, et al. 2010. C_1 lateral mass fixation: a comparison of constructs[J]. Neurosurgery, 66(3 Suppl): 153～160.

Murakami S, Mizutani J, Fukuoka M, et al. 2008. Relationship between screw trajectory of C_1 lateral mass screw and internal carotid artery[J]. Spine, 33(24): 2581～2585.

Nottmeier EW, Foy AB. 2008. Placement of C_2 laminar screws using three-dimensional fiuoroscopy-based image guidance [J]. Eur Spine J, 17: 610～615.

Pan J, Li L, Qian L, et al. 2010. C_1 lateral mass screw insertion with protection of C_1～C_2 venous sinus: technical note and review of the literature[J]. Spine, 35(21): E1133～1136.

Pang D, Li V. 2004. Atlantoaxial rotatory fixation: part 1-biomechanics of normal rotation at the atlantoaxial joint in children[J]. Neurosurgery, 55: 614～626.

Papagelopoulos PJ, Currier BL, Hokari Y, et al. 2007. Biomechanical comparison of C_1～C_2 posterior arthrodesis techniques [J]. Spine, 32(13): E363～370.

Payer M, Luzi M, Tessitore E. 2009. Posterior atlantoaxial fixation with polyaxial C_1 lateral mass screws and C_2 pars screws [J]. Acta Neurochir, 151: 223～229.

Puschak TJ, Anderson PA. 2003. Posterior C_1～C_2 transarticular screws[J]. Tech Orthop, 17(3): 296～305.

Reilly TM, Sasso RC, Hall PV. 2003. Atlantoaxial stabilization: clinical comparison of posterior cervical wiring technique with transarticular screw fixation[J]. J Spinal Disord Tech, 16(3): 248～253.

Resnick DK, Lapsiwala S, Trost GR. 2002. Anatomic suitability of the C_1～C_2 complex for pedicle screw fixation[J]. Spine, 27(14): 1494～1498.

Sanan A, Rengachary SS. 1996. The history of spinal biomechanics[J]. Neurosurgery, 39(4): 657～668, 668～669.

Schulz R, Macchiavello N, Fernandez E, et al. 2011. Harms C_1～C_2 instrumentation technique: anatomo-surgical guide[J]. Spine, 36: 945～950.

Seal C, Zarro C, Gelb D, et al. 2009. C_1 Lateral Mass Anatomy Proper Placement of Lateral Mass Screws[J]. J spinal disord tech, 22(7): 516～523.

Stulik J, Vyskocil T, Sebesta P, et al. 2007. Atlantoaxial fixation using the polyaxial screw-rod system[J]. Eur Spine J, 16: 479～484.

Suchomel P, Fric R. 2011. Acute traumatic atlantoaxial dislocation (AAD) in adults. In: Suchomel P, Choutka O eds. Reconstruction of Upper Cervical Spine and Craniovertebral Junction[M]. Springer-Verlag Berlin Heidelberg, 215～218.

Tokuhashi Y, Matsuzaki H, Shirasaki Y, et al. 2000. C_1～C_2 intraarticular screw fixation for atlantoaxial posterior stabilization[J]. Spine, 25(3): 337～341.

Wang MY. 2006. C_2 crossing laminar screws: cadaveric morphometric analysis[J]. Neurosurgery, 59(1 Suppl 1): ONS84～88; discussion ONS84～88.

Wright NM. 2004. Posterior C_2 fixation using bilateral, crossing C_2 laminar screws-case series and technical note[J]. J Spinal Disord Tech, 17: 158～162.

Xia Hong, Yin Dong, Chang Yunbing, et al. 2004. Posterior screw placement on the lateral mass of atlas-anatomic study[J]. Spine, 29(5): 500～503.

Yue B, Kwak DS, Kim MK, et al. 2010. Morphometric trajectory analysis for the C_2 crossing laminar screw technique[J]. Eur Spine J, 19: 828～832.

第十三章　下颈椎前路内固定术

第一节　颈椎前路手术

下颈椎疾病的外科治疗目的可归结为：①恢复颈椎的解剖序列；②有效进行神经根或脊髓减压；重建颈椎稳定性。下颈椎内固定从总体上可分为前路固定和后路固定，或前后路联合固定，在具体选择上主要取决于对临床不稳定的判断。对颈椎损伤而言，内固定入路取决于损伤局部的生物力学特性，常常是手术入路与损伤部位相一致，即颈椎前部损伤采用前入路，后部损伤行后入路，前后联合损伤采用前后路联合固定。

1952 年，Albott 首先提出了颈椎的前入路；1958 年，Robinson 和 Smith 发展了这一技术，首创了颈前路椎间盘切除减压椎间植骨融合术（anterior cervical discectomy and fusion，ACDF），应用自体骨移植以促进融合率和保持椎间孔高度。国内颈前路手术于 20 世纪 60 年代由屠开元、杨克勤、吴祖尧等先后开展。

ACDF 是前路治疗颈椎退变、创伤、肿瘤、炎症等疾病的有效手段。手术直接去除致压物，恢复有效椎管容量，重建颈椎生理曲度和椎间高度。前路减压包括经间隙椎间盘切除和椎体次全切除减压，切除范围包括椎间盘、椎体后缘骨赘、钩突以及后纵韧带等所有脊髓、颈神经的致压物，减压后必须重建颈椎的稳定性和椎间高度。因此，颈椎前路手术主要包括两个方面：①彻底减压；②有效重建。

颈椎前路的重建术式发展经历了三个阶段：①单纯植骨融合；②植骨融合并内固定；③人工颈椎间盘技术。其中前两者解决颈椎融合问题，而人工颈椎间盘技术则是采用非融合技术达到保留颈椎运动功能的目的。

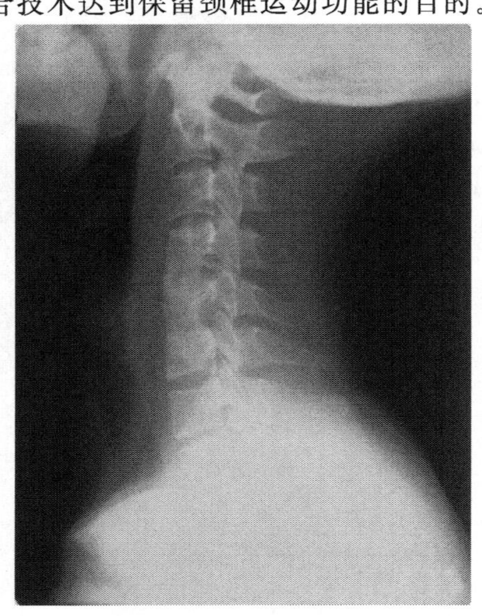

图 13-1-1　颈椎前路植骨融合术后

一、植骨融合

颈前路减压后，一般取带三面皮质的髂骨或腓骨、肋骨，植入骨缺损处，术后辅助外固定（图 13-1-1）。手术疗效与椎间高度及融合率相关。部分患者因植骨块压缩吸收致椎间塌陷，融合率随融合节段增多而降低。Varuch 等报道随访 3 年的 51 例单纯植骨的椎间塌陷 1.5mm。对于两个节段以上同时受累者，在行椎体开槽扩大减压后，植骨块的稳定性较差。如发生植骨块向后滑移，可压迫脊髓，导致截瘫，甚至危及生命；如向前滑移则可造成食管、血管、神经损伤。此外，因植骨块与上下椎体接触面之间存在微动，可导致植骨融合失败，假关节形成而影响手术疗效。异体骨可作替代来源，但有免疫排斥和潜在传播疾病的风险,多数学者认为异体骨融合率低且塌陷率较高。

二、内　固　定

(一) 钢板

颈椎内固定的目的是提供颈椎的即时稳定性,控制不稳定节段,提高骨性融合,纠正脊柱畸形。1964 年,Bohler 尝试着应用内固定治疗外伤引起的脊柱损伤。临床上最初应用的颈前路钢板是普通的 AO 小型不锈钢板。直到 20 世纪 70～80 年代,才开始研发出了专门应用于颈椎前路手术的内固定系统。随着颈前路内固定系统的不断改进,颈前路减压植骨并钢板系统内固定已成为一种基本术式(图 13-1-2)。大量的实验研究和临床应用研究证

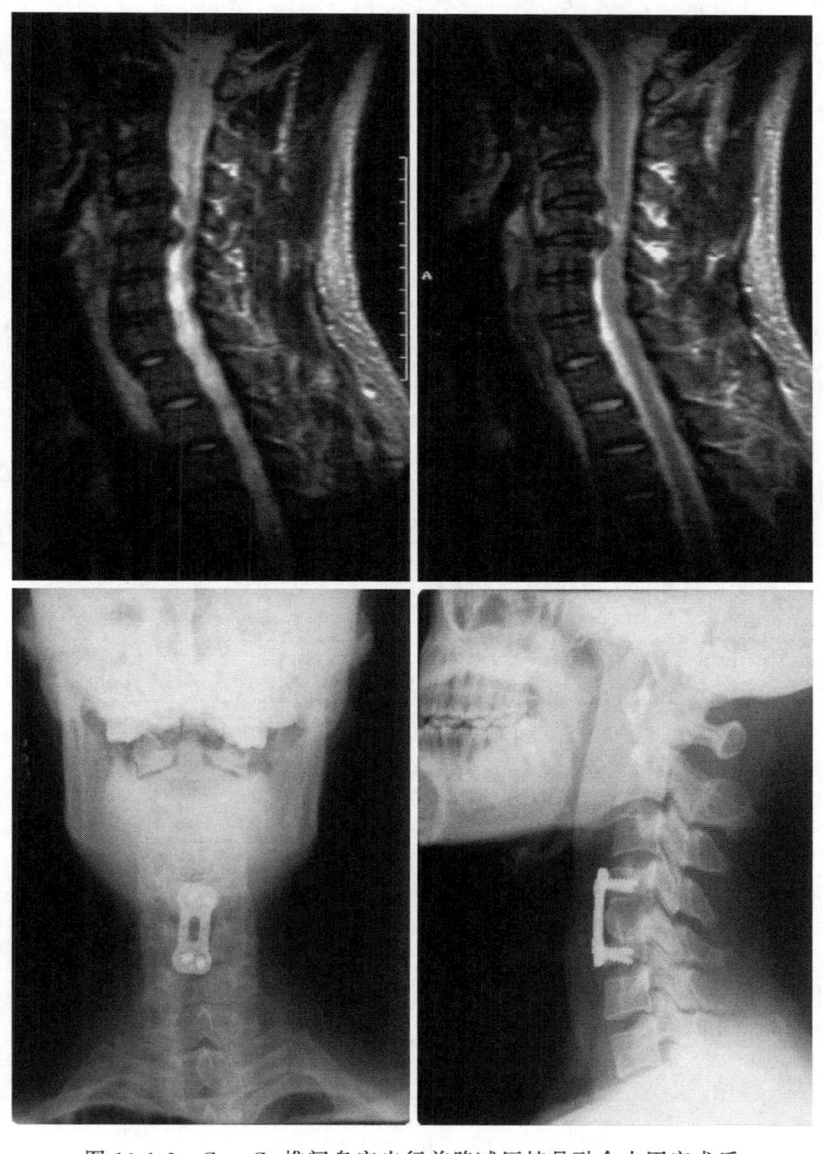

图 13-1-2　C_4～C_5 椎间盘突出行前路减压植骨融合内固定术后

实，颈前路内固定系统具有显著的优越性，它能提供即刻颈椎稳定，牢固固定植骨块，促进植骨融合，并可达到更彻底的手术减压，减少再次手术，可使患者术后早期活动，缩短住院时间。但与其有关的并发症不容忽视，如血管、神经损伤，钢板移位，螺钉松动、断裂等。现在多采用颈椎前路钛板系统。

（二）椎间融合器

在颈椎应用的第一代椎间融合器（Cage），其材料有不锈钢和钛合金两种，为表面螺纹的圆柱形椎间融合器，代表产品有 BAK、InterFix、TFC 等（图 13-1-3），系在颈椎前路固定中单独应用。因采用环锯减压破坏终板，在时间不长的术后随访中出现较高的术后沉降发生率。目前临床上多用解剖型的高分子有机生物材料椎间融合器，与颈椎终板形态相适配，可以防止椎间融合器下沉。除部分病例外，多数均联合前路钛板内固定。该部分内容详见第二十一章。

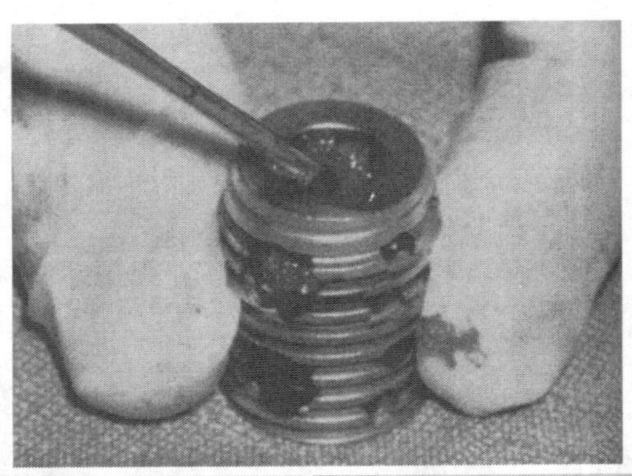

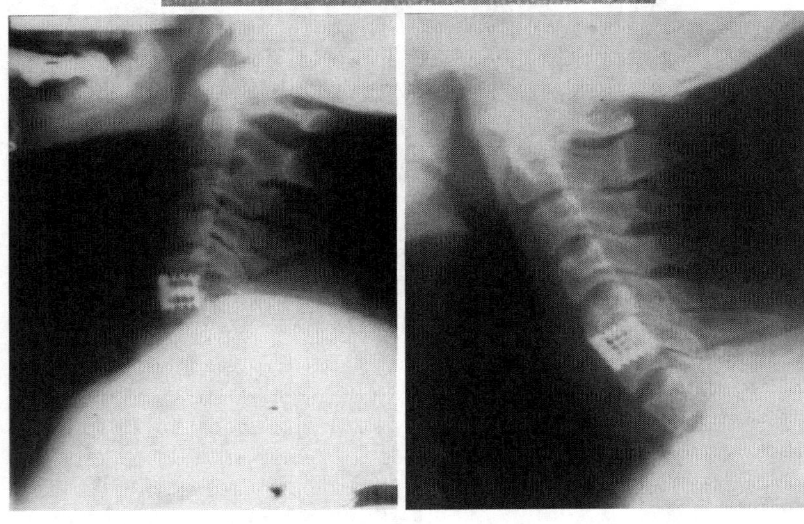

图 13-1-3 TFC 临床应用

（三）钛网＋钛板

多应用于椎体次全切除后重建，可以避免自体髂骨取骨（图 13-1-4）。钛网具有很好的纵向载荷承载能力，其内填充骨块颗粒，融合后新生成骨可爬行替代长于钛网内和网孔内。

钛网植骨颈前钛板内固定利于植骨融合重建颈椎稳定性。钛网的长短可根据实际需要截取。但长节段不利于植骨融合。

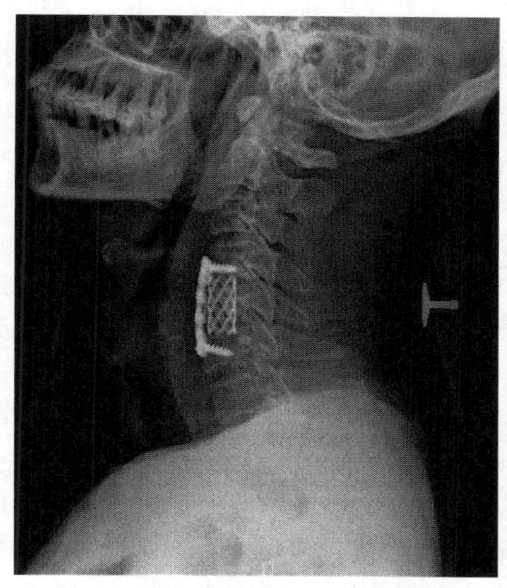

图 13-1-4　C_5 椎体次全切除钛网植骨及前路钛板内固定

三、颈人工椎间盘置换技术

该技术应用于退行性颈椎疾患，如颈椎间盘突出病、颈椎病等，颈椎间盘切除减压后，采用颈人工椎间盘假体进行置换重建（图 13-1-5），以保留运动节段，避免融合术的相关并发症。

该内容参见本书第二十七章。

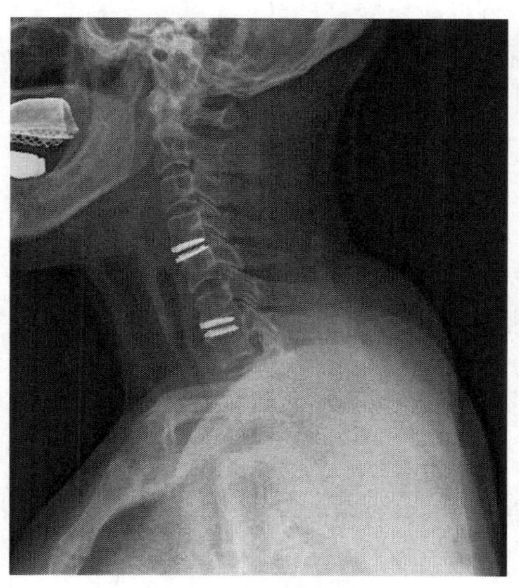

图 13-1-5　颈人工椎间盘置换术

第二节 颈椎前路钢板系统的发展及类型

第一代颈椎前路钢板的代表是Caspar钢板和Orozco钢板。Caspar钢板由不锈钢材料制成,呈梯形,无锁定螺钉,植骨固定螺钉位置可适当调整。钢板上设计有椭圆形的槽,使用时在选择固定螺钉的起始位置时有较大的自由度,而不再被钢板的螺钉孔所限制。采用双皮质螺钉固定,两端的固定螺钉与椎体垂直,并穿透椎体后皮质,在手术过程中常需通过透视控制螺钉的进入深度。

第二代颈椎前路钢板,其代表是CSLP、Orion钢板。这些钢板通常为钛质材料制成,具有更为牢固合理的螺钉-钢板界面,而且采用松质骨螺钉固定,无须穿透对侧皮质骨面。AO/ASIF系统采用了中空自锁螺钉,而Danek公司设计的Orion钢板在固定螺丝之间加上了一枚锁定螺钉,将固定螺钉锁在钢板上。体外生物力学测试结果显示,第二代自锁钢板螺钉系统比第一代钢板螺钉具有更强的抗破坏强度和抗疲劳强度。

目前,进入临床应用的颈椎前路钢板繁杂多样,其共同特点如下:①一般由钛合金材料制成,生物相容性好,可进行MRI检查,有利于术后了解病变节段减压是否彻底和术后脊髓本身性质有无变化。②采用单皮质螺钉固定,不穿透椎体后缘骨皮质,减少了损伤脊髓的可能。③螺钉与椎体成一定角度固定,通过成角的张力带来增加钢板固定的稳定性,使钢板与椎体前缘、植骨块一起紧密贴合。④锁定装置可阻止螺钉的松动脱出,使钢板、螺钉及椎体、植骨块牢固地连成一体。⑤钢板具有一定弧度,与椎体表面弧度相适配。

从钢板的演变及其生物力学机制,可分为静力型钢板和动力型钢板。

一、静力型钢板

第二代的颈椎固定系统以固定钢板或者锁定钢板为代表,包括CSLP、ORION钢板。由于采用锁定装置,可以防止螺钉的外移,钢板与固定螺钉构成一整体,直接应力从脊柱转移到钢板,产生应力遮挡作用,使植骨块受力减少,出现不利于骨愈合的环境(图13-2-1)。Wolff定律表明,骨在有应力存在的部位生长,在缺少应力的部位重吸收。确保骨质在施加应力的部位最强壮是机体的自然规律。由于椎间移植物负荷存在应力保护,可以推测,应用静力型固定钢板,可能导致植骨界面的骨吸收,出现高度丢失甚至假关节形成。

Paramore等研究认为,颈椎前路Caspar钢板的坚强固定可能会引起植骨块的应力遮挡,不利于植骨区快速愈合。Brodke等也认为静力型钢板(CSLP和Orion钢板)可能会阻止由于植骨块下沉或接触性骨质溶解的间隙闭合。为了解决因过度坚强内固定而引发的植骨块延迟愈合的问题,有学者开始研究通过椎体固定螺钉与钢板之间角度的改变或位置的移动达到对植骨块动力加压的效果。由此临床上出现了变角半限制式、滑移半限制式以及两者组合式型钢板,即动力型钢板,如Codman钢板、Peak多轴向自锁钢板等。

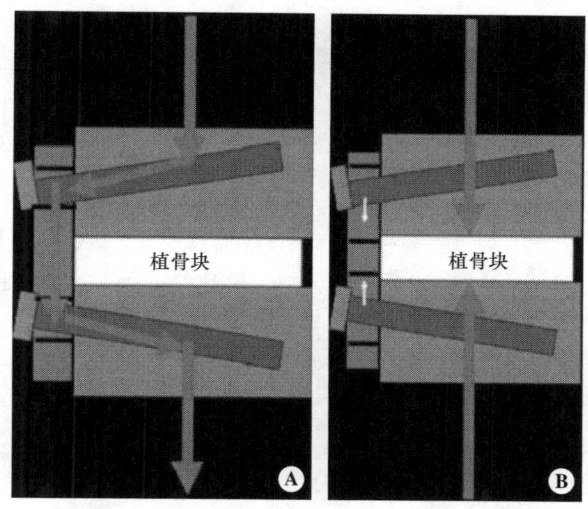

图 13-2-1　颈椎前路钢板固定的载荷分享

A. 静力型钢板；B. 动力钢板

二、动力型钢板

动力型钢板通过螺钉的变角或者滑移，使椎间隙的移植物承载更多的应力载荷(图 13-2-2)。椎间移植物即使在下沉的情况下，仍然可以起到负荷共享的作用。临床较常见的动力型钢板 DOC 钢板(图 13-2-3)、ABC 钢板(图 13-2-4)、Premier(图 13-2-5)、Codman 钢板等，一般兼有滑移半限制式钢板和变角半限制式钢板的特点，当植骨吸收或下沉时，椎体固定螺钉先沿钢板的滑槽滑移，当其达到滑槽最大滑移处时，此时螺钉可以进行一定角度的旋转，以进一步适应植骨块的吸收或下沉。这些钢板实现其动力作用，一般采用各有独特的锁紧设计。ABC 钢板的锁紧机制是在椎体固定螺钉的头端放置 1 枚锁钉来使螺钉准确地与滑槽相对应，使其既能沿钢板的滑槽移动，又不削弱钢板固定后颈椎的稳定性。Premier 钢板系统的锁紧机制是在滑槽之间放置锁固片，通过锁定椎体固定螺钉的边缘以达到锁紧的目的。

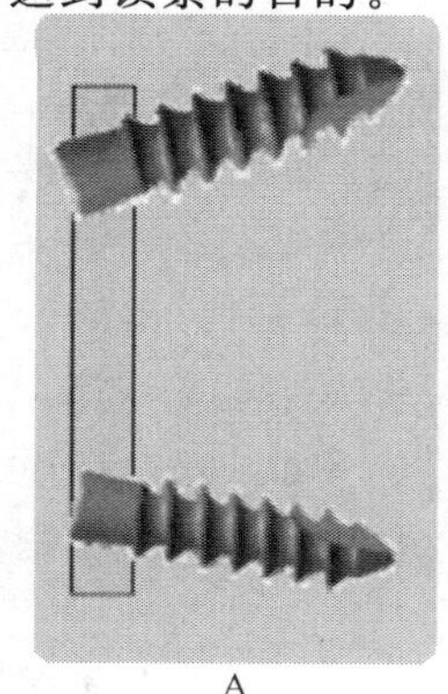
A

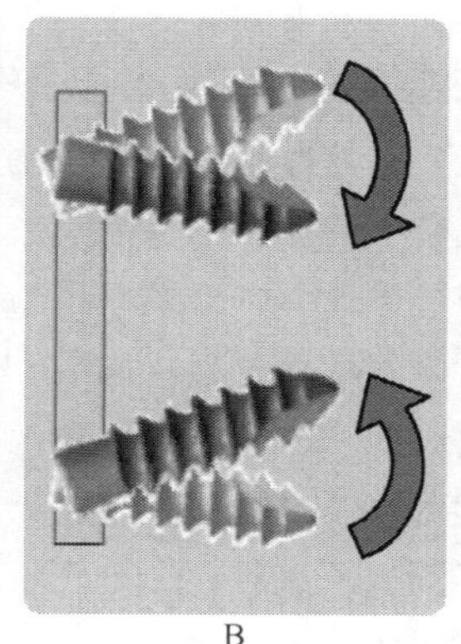
B

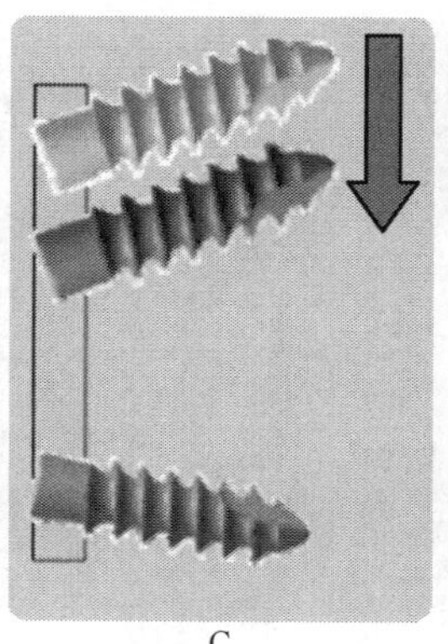
C

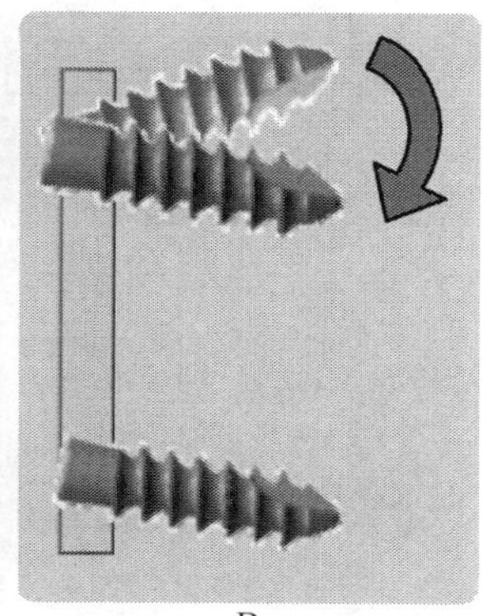
D

图 13-2-2　动力型钢板设计原理

A. 静力型；B. 变角式；C. 滑移式；D. 组合式

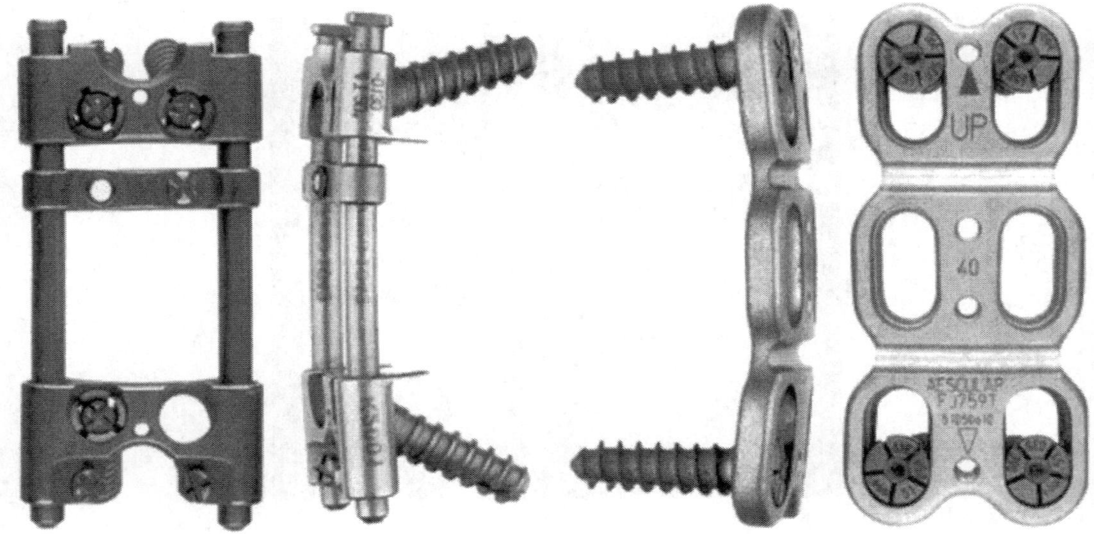

图 13-2-3 DOC　　图 13-2-4 ABC

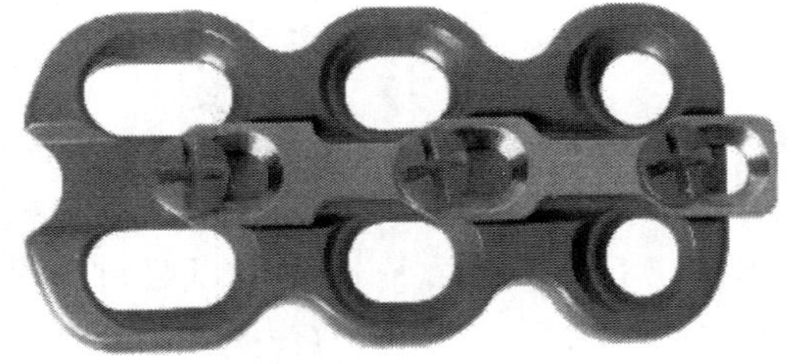

图 13-2-5 Premier

第三节　常见颈椎前路内固定钢板系统介绍

一、Caspar

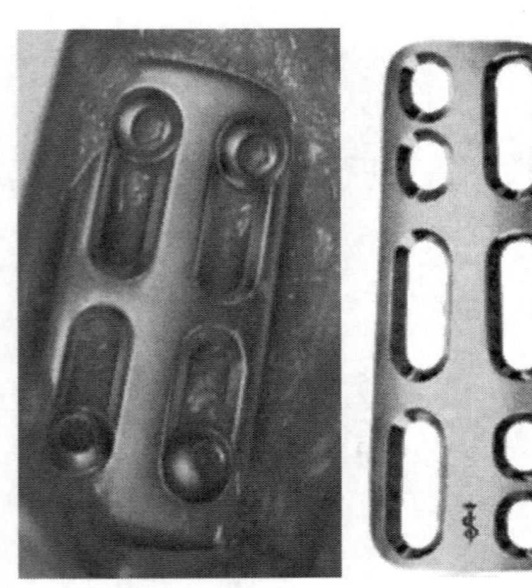

图 13-3-1 早期 Caspar

Caspar 系统(图 13-3-1)以设计者 Caspar 命名,呈梯形,略带弧度,上有两列孔及槽,中间螺钉位置可适当调整,两端的固定螺钉与椎体垂直并穿透椎体后皮质。但 Caspar 钢板采用双皮质螺钉,有损伤脊髓和神经根的可能性,同时钢板采用的螺钉缺乏锁定装置,存在螺钉松动、脱出的可能性,会导致椎前器官、血管、神经束的损伤。这种早期设计的 Caspar 钢板已经淘汰。

现代 Caspar 系统(图 13-3-2)主要增加了防螺钉松脱的设计,并采用钛合金材料。钛板长度 24～90mm。螺钉分为单皮质螺钉(直径

4.0mm，长度14～19mm）和双皮质螺钉（直径3.5mm，长度10～28mm），还设计了挽救螺钉（直径4.5mm，长度17～28mm）。其螺钉近端设计为不带螺纹的光滑面，防止螺钉脱出。自攻型螺钉表面粗糙，锥形杆芯，确保螺钉的固定效果。螺钉有多种放置角度可供选择（35°）。从直径和高度减少螺钉尾部面积，降低植入物切迹。

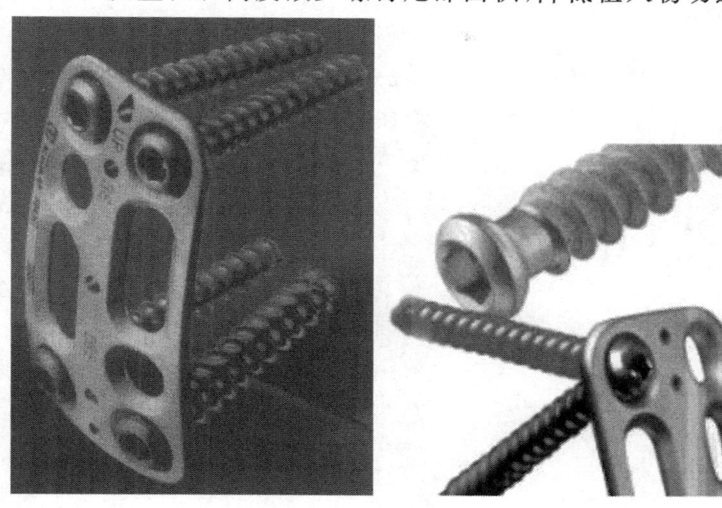

图 13-3-2 现代 Caspar

二、CSLP

CSLP 为 cervical spine locking plate 缩写（图 13-3-3），系 Synthes 公司产品，钛板长为24～63mm，成一系列，宽为20.65mm，厚为2.0mm，螺钉孔直径4.5mm，上下两对螺孔用于固定钛板，中间有一螺孔以便在必要时固定植骨块，防止骨块向内脱出。钛板的冠状面呈轻度弧形弯曲，两端凹陷，以适应颈椎生理弧度及减少对组织的损伤。锁定螺钉长5mm，直径1.8mm。固定螺钉直径4.0mm，长为14mm，手术中不必穿透椎体后缘皮质，避免了螺钉损伤脊髓的危险。固定螺钉的尾部分为四瓣，当锁定螺钉拧入后，固定螺钉尾端的金属瓣便张开，与钛板牢固地锁成一体。钛板表面带有指示箭头，便于确认钛板的放置方向。在箭头端的螺钉孔呈12°向上，10°内聚，其余螺钉孔仅呈内聚10°，通过内聚的角度来增加钛板固定的稳定性，中间螺孔在矢、冠状面上均垂直于钛板表面。

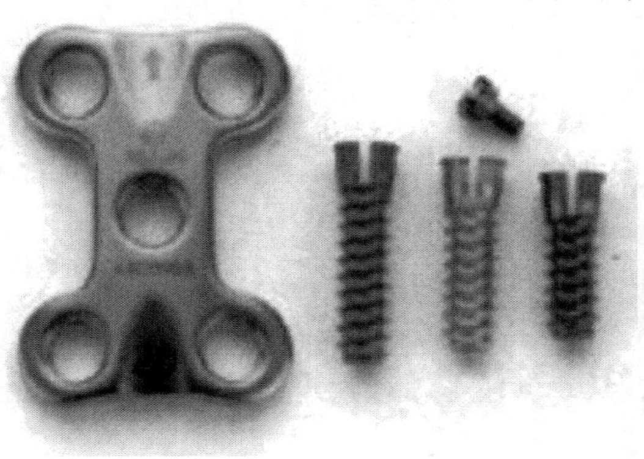

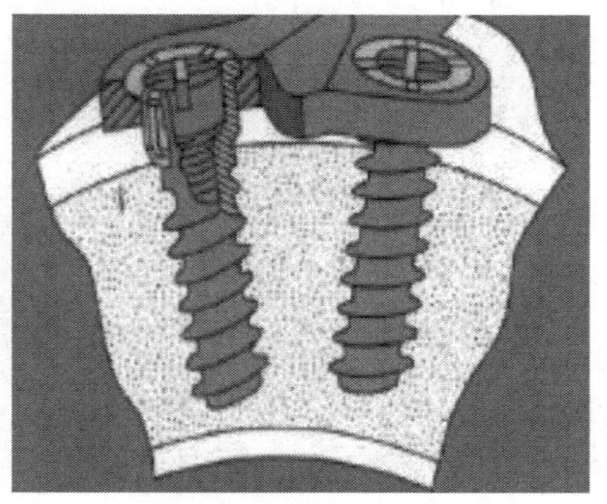

图 13-3-3 CSLP

CSLP 特点是切迹低，采用膨胀螺钉内锁定。但缺点也很突出，由于固定螺钉轨迹，螺钉方向不可调节，如螺钉方向偏移，螺钉膨胀锁紧可能失效，则螺钉突出钢板表面，且尾部膨胀后叶齿可能刺激食管。

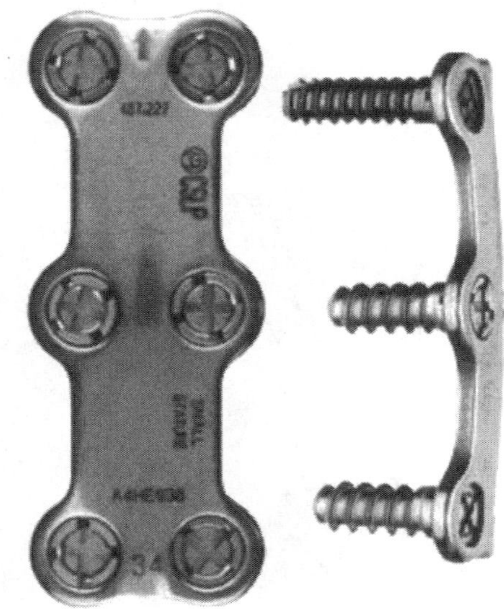

图 13-3-4 CSLP SS

此后尚推出了 CSLP-SS（Small Stature）钢板以及 CSLP VA 颈椎前路多轴锁定钢板。CSLP-SS 钢板（图 13-3-4）亦采用纯钛，厚 2.1mm、宽 16.4mm。自攻螺钉，直径 4.0/4.35mm，长度 12/14/16mm。固定螺钉轨迹：头侧螺钉——6°头倾/7°内倾，尾侧螺钉——垂直于钛板。适用于 1～3 个运动节段。锁定机制同样采用膨胀锁定螺钉。

CSLP-VA 颈椎前路多轴锁定钢板（图 13-3-5）亦采用纯钛，适用于 C_2 ～ T_2，钛板厚 2.5mm、宽 18mm。锁定机制亦采用膨胀锁定螺钉。螺钉分自攻/自钻螺钉以及单/双皮质，膨胀头螺钉在任何方向有 20°的变轴能力。另外，Synthes 公司新推出的 Vectra 系统（图 13-3-6）在结构上与其相似，但属于动力型钢板。

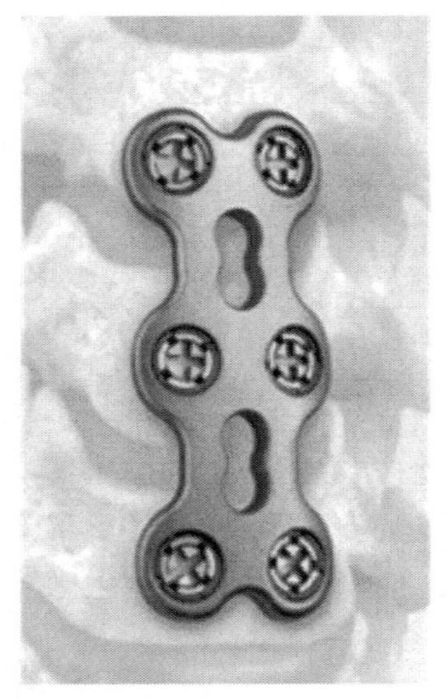

图 13-3-5 CVSLP-VA

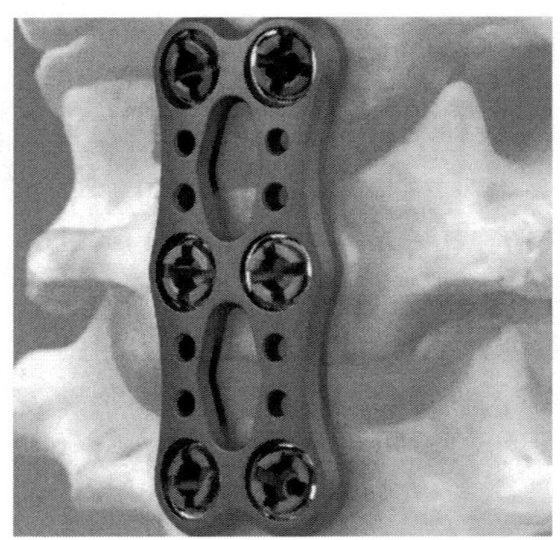

图 13-3-6 Vectra

三、Secuplate

Secuplate 系 Scient'X 公司产品（图 13-3-7），包括钛板、螺钉和钛板自锁装置。有单节段（21～26mm）和双节段（34～44mm）两种型号，外形短而薄，有一个前凸角度，其前侧面呈半环形的轮廓，以适合颈椎的曲度，并可保证植入物与颈椎之间的紧密连接。钛板的厚度为 1.2mm，使植入容易，减少对周围软组织的损害。固定螺钉有几种不同的长度（13～22mm）和两种不同的直径（4.0mm 和 4.5mm），并且螺钉有一个固定的头侧 6°和尾侧 7.5°倾斜角，在矢状面上有一个 5°的内聚角，冠状面上有一个 5.2°或 3.7°的角度。自锁装置操作简单，只要将锁定翼逆时针旋转 45°至最终固定位置即可保证将所有螺钉被锁定。

四、Window

Window 系 AST 公司出品(图 13-3-8)，属于动力型钢板。钛板厚 1.8mm、宽 16mm，长度为 26～70mm，其间以 2～4mm 递增。螺钉为直径 4.0～4.3mm 的松质骨螺钉，长度 12～16mm，其间以 2mm 递增。钛板按颈椎生理弧度进行了预弯，中央有间断长方形窗式槽，以供螺钉置于任何符合颈椎生理弯曲和角度的合适位置。钛板在螺钉拧入以后，螺钉和螺钉孔之间具有动力加压功能，有利于植骨融合。螺钉为自攻螺钉，且必须从钛板的螺钉孔中旋转拧入，使钛板和螺钉之间，螺钉和植骨之间均具锁定功能，将三者联成一个整体，可防螺钉松动及脱出。

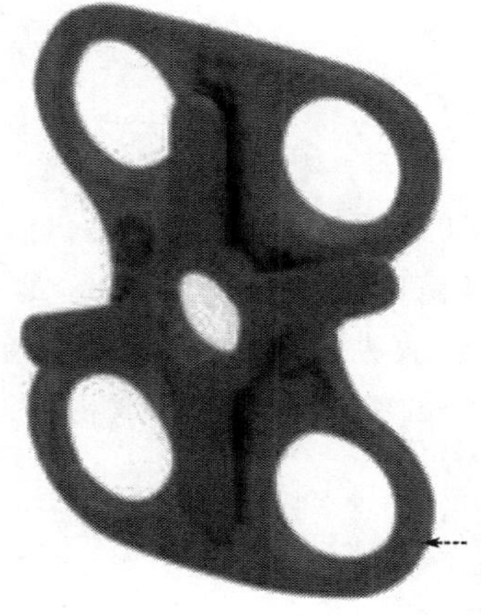

图 13-3-7　Secuplate

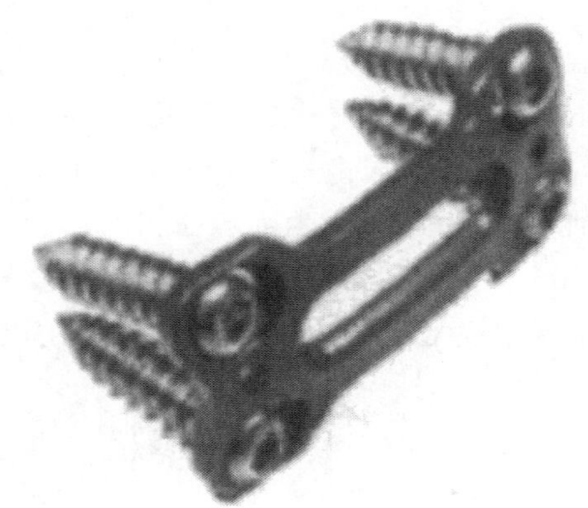

图 13-3-8　Window

五、Orion

Orion 系 Medtronic 公司早期产品(图 13-3-9)，由钛板、固定螺钉和锁定螺钉组成。钛板长度为 25～90mm，其间以每 2.5mm 递增，钛板宽 18mm、厚为 2mm，螺钉有松质骨固定螺钉、中间皮质骨固定螺钉和锁定螺钉三种。松质骨固定螺钉直径 4mm，长度为 10～24mm，其间以 1.0mm 递增，中间皮质骨固定螺钉及锁定螺钉长 2mm，锁定螺钉位于两固定螺钉之间，用一枚锁定螺钉就能将一对固定螺钉锁住。中间皮质骨固定螺钉与椎体垂直，位置可调整。钢板螺孔有 6°内倾角和 10°外倾角两类，这两类钢板上下端的螺孔各向头尾端成 15°角，通过成角的张力带来增加钛板固定的稳定性。钛板的冠状面与矢状面有一定弧度，以适应椎体的生理曲度，从而使钛板紧贴椎体。钛板表面设计有间断呈 45°角相对骨槽，以供螺钉置入任何合适位置，同时便于在手术过程中通过该槽对某个需固定的骨块进行观察。Orion 系统设计有单、双皮质骨两种螺钉，扩大了使用范围，在处理复杂的内固定过程中较为方便。

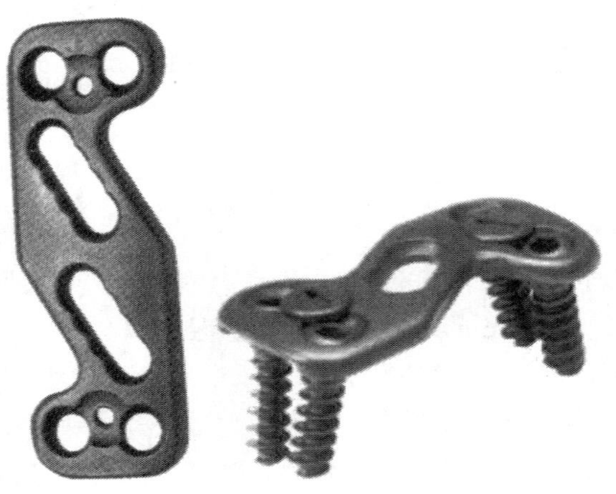

图 13-3-9 Orion

六、Zephir

Zephir 系 Medtronic 公司产品(图 13-3-10),钛板有 13 种规格,低切迹,厚度 1.6mm,最大宽度 15mm,可最大限度地减少钛板对食管可能引起的刺激。钛板在纵向和横向上均有预定的弯曲,可精确与颈椎生理弯曲相吻合。钛板长度范围从 22.5～70mm。螺钉直径有两种:3.5mm 螺钉按其长度配以不同的颜色,易于辨认;直径 4.0mm 的螺钉为金色,可作为修正螺钉或作为植骨块固定螺钉于钛板的中孔。钛板的锁定装置设计成止动片,保证螺

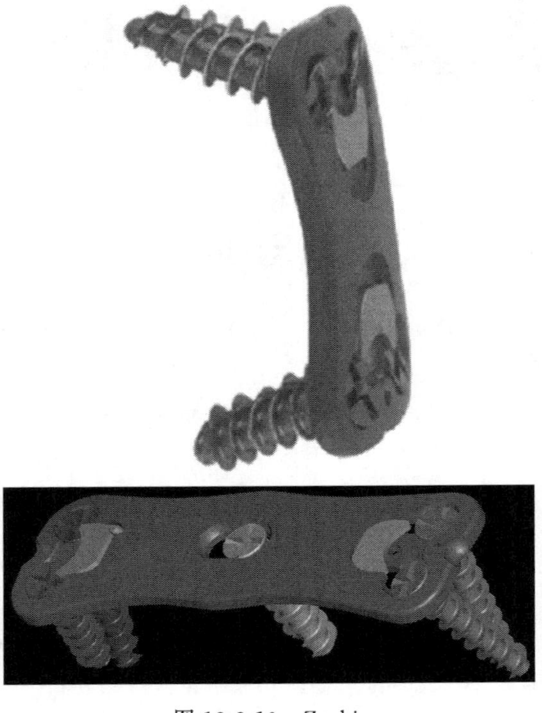

图 13-3-10 Zephir

钉与钛板平齐，能够有效地防止椎体螺钉的松脱，极大地提高内固定的稳定性，而且便利的锁紧机构还能节省手术时间。椎体螺钉为自攻螺钉，可以直接旋入而不需要预先攻丝，一方面节省手术时间，另一方面螺钉的定位准确并且具有良好的稳定性。固定植骨块螺钉孔通过偏心螺钉孔道，使得螺钉植入时与钢板之间产生相对运动达到对植骨块加压，便于骨融合。螺钉与钛板之间能够提供6°～16°范围内的可调角度固定，便于不同病例的需要。

七、Atlantis

Atlantis系Medtronic公司产品(图13-3-11)，钛板长度范围为19～110mm，其中当长度为19～25mm时，其长度以2mm递增；当长度介于25～90mm时，其长度以2.5mm递增；当长度介于90～110mm时，其长度以5mm递增。钛板宽17mm、厚为2.5mm。固定螺钉有两种不同的直径(4mm和4.5mm)，直径为4mm的固定螺钉长度为10～20mm，其间以1.0mm递增，直径为4.5mm的固定螺钉长度为13～17mm，其间以2.0mm递增。

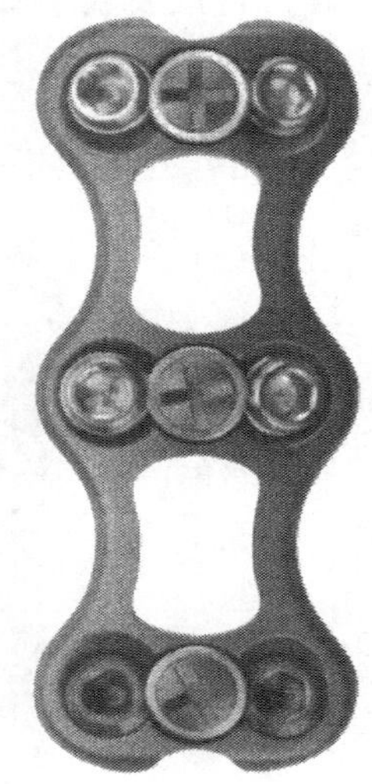
图13-3-11　Atlantis

钛板上的螺孔设计成可以放置一个浮动垫圈，使得固定螺钉拧入后可以是固定角度或变角度，螺钉拧入后所成的固定角度为12°或24°(直径为4mm的固定螺钉)以及12°或17°(直钉为4.5mm的固定螺钉)，通过成角的张力带来增加钢板固定的稳定性。用一枚加压锁定螺钉将一对固定螺钉和钢板锁为一体。

其独特之处在于其椎体固定螺钉有不同的组合方式以适应临床的应用。当钛板两端的椎体固定螺钉均为固定角度时，则为具有类似于CSLP和Orion功能的静力型钢板，两端椎体固定螺钉分别与椎体平面呈12°角，且有6°内倾角；当钛板头端椎体固定螺钉可以旋转而尾端椎体固定螺钉成固定角度时，钛板为组合型钢板(hybrid Atlantis plate)，头端椎体固定螺钉在垂直方向可旋转角度为24°(以椎体固定螺钉与钢板垂直为0°，22°～2°)，内倾角最大可达17°，外倾角最大可达14°，尾端椎体固定螺钉与椎体平面成固定的12°角，内聚角为6°；当钛板两端的椎体固定螺钉均可以旋转一定角度时，则为具有类似于Codman钢板功能的动力型钢板，两端椎体固定螺钉在垂直方向可旋转角度均为24°(22°～2°)，内倾角最大可达17°，外倾角最大可达4°。

八、Trinica

Trinica系Centerpulse Spine-Tech公司研制(图13-3-12)，钛板长度为24～92mm，宽为19mm，厚为2.5mm。固定螺钉有几种不同的长度(12mm、14mm、16mm、18mm)和两种不同的直径(4.2mm、4.6mm)。螺钉为自攻螺钉，可以直接旋入而不需要预先攻丝，钛板上的螺孔设计成固定螺钉拧入后可以是固定角度或变角度，螺钉拧入后所成的固定角度为9°内倾角。锁定装置设计成帽状，当固定螺钉拧紧后，使用六角头起子将锁定装置旋转一定角度，使其套于固定螺钉尾部便可将固定螺钉和钛板锁为一体。独特的设计，使得锁定装置一次可以锁紧3枚固定螺钉。

九、Codman

Codman系Codman & Shurtleff公司研制（图13-3-13），以后为Depuy Spine品牌。低切迹，钢板长度为24～110mm，根据颈椎的生理弧度进行了预弯。Codman钛板设计有单、双皮质骨螺钉和自攻螺钉。螺钉直径为4.5mm，单、双皮质骨螺钉的长度范围为10～26mm，其中长度为12mm的螺钉标以蓝色，长度15mm的螺钉标以金色。自攻螺钉长度为12～16mm，其头部标以紫色。螺钉可以被固定成固定角度或变角度，螺钉角度范围广，适应性强。自锁装置预装在钛板上，将自锁螺母转动240°～270°的角度，便可将固定螺钉和钛板锁为一体。

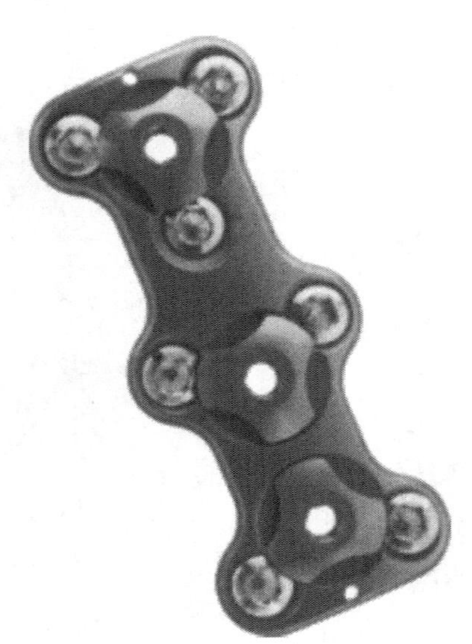

图13-3-12　Trinica

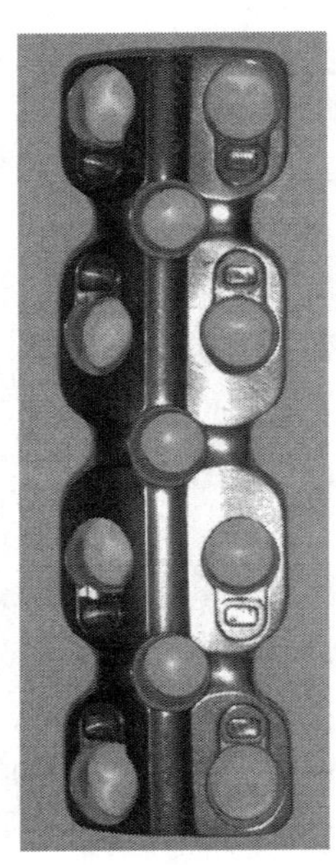

图13-3-13　Codman

十、BLackstone

BLackstone（图13-3-14），钛板厚2.1mm、宽18.1mm/17.4mm，长度22～90mm。螺钉直径4.4/4.75mm，长度10～18mm；螺钉角度20°头尾倾/6°内倾。采用顶端锁定钢板。动力顶端锁定钢板——覆盖整个螺钉，防止螺钉后退，用于半限制结构；顺应性钢板——保持活动的同时对螺钉有轻度阻力，防止螺钉后退，钢板蓝色部分有1mm的移动，用于非限制结构。垫圈固定——垫圈置入钢板的蓝色部分为限制性钢板系统，螺钉固定于0°，用于限制性结构，属于组合型。

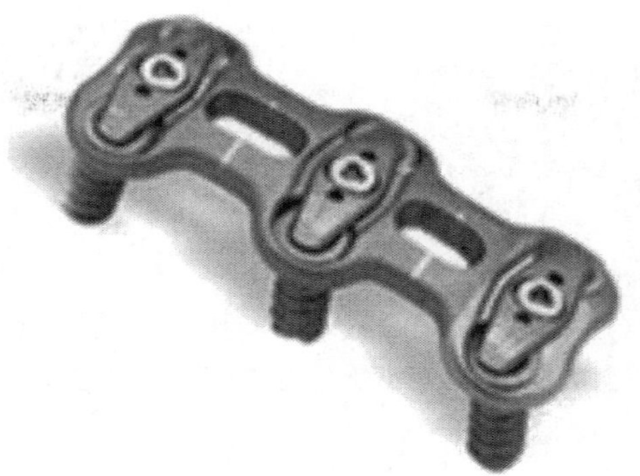

图 13-3-14　BLackstone

十一、国产蝶形钢板系统

1999 年由原第一军医大学(现南方医科大学)南方医院金大地等研制,属于国内最早研制的产品(图 13-3-15)。采用钛合金,钛板外观呈蝶形,冠状面和矢状面都根据颈椎的生理弧度进行了预弯,以适应椎体的曲度,可紧贴椎体固定。宽 17mm,厚 2.5mm,长度为 25~70mm,其间以 2.5mm 递增,共 19 种规格。螺钉包括固定螺钉、锁定螺钉和植骨固定螺钉。固定螺钉和植骨固定螺钉直径为 4mm,长为 12.8mm,锁定螺钉长为 2.0mm,一枚锁定螺钉可锁紧一对固定螺钉,以防止固定螺钉松动及滑出。钛板的中间螺钉槽与钛板纵径平行,以便术中观察和固定植骨块。此外,在钛板上、下两端的背侧各设计了一个倒钉,使钛板与骨质之间实现点接触,避免椎体骨质吸收及促进植骨融合。

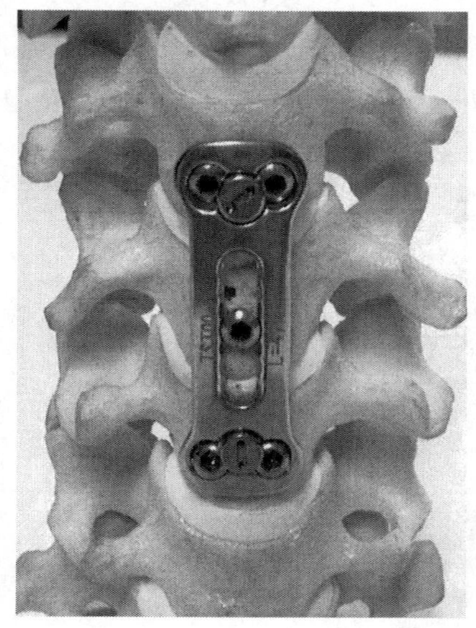

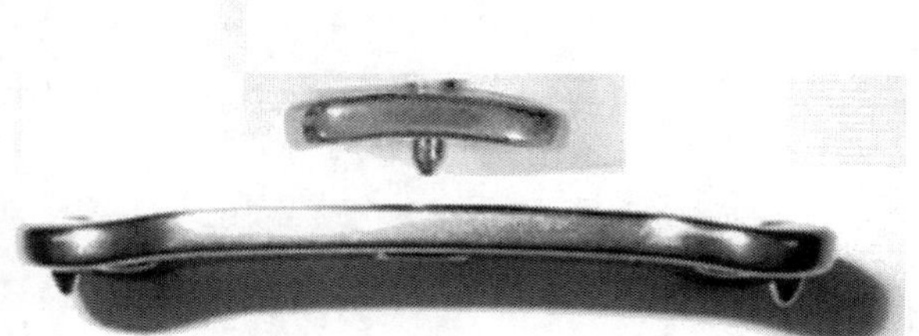

图 13-3-15　颈椎前路蝶形钢板系统

十二、Reflex

Reflex 系 Stryker 公司产品(图 13-3-16),采用 TMZF 钛钼锆铁合金,钛板厚 2.5mm,

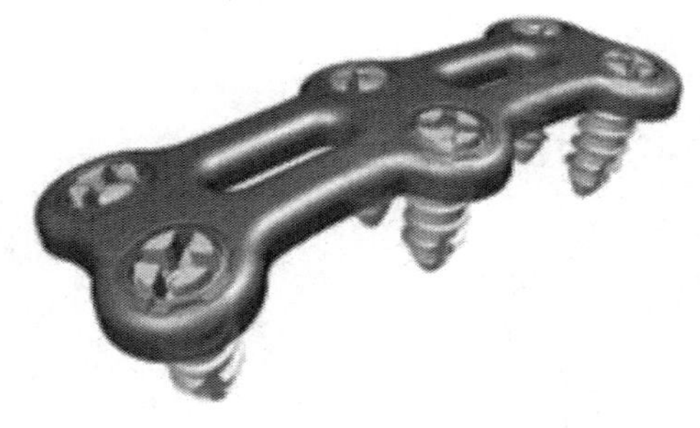

图 13-3-16 Reflex

宽 18.1mm；螺钉直径 4.0/4.5mm，方向可调 0°～10°，内倾角 6°。采用膨胀环锁定。主要特点是：螺钉方向可调，单/双皮质；且材料改良 TMZF，其抗拉强度、抗疲劳强度及柔韧性优于钛合金。

Reflex 的改进型为 Reflex Hybrid（图 13-3-17），材质为钛合金 Ti-6Al-4V，厚度均匀，为 2.10mm，具有一步锁紧装置。宽大的植骨融合窗口，可清晰地直视椎体终板，便于确认植骨块和钛板的位置，允许固定角度和可调角度螺钉同时存在。同样采用膨胀内环锁定设计（图 13-3-18），无需二次锁紧，使手术过程更简便。平滑的钛板外观，使其对软组织的刺激降到最低。

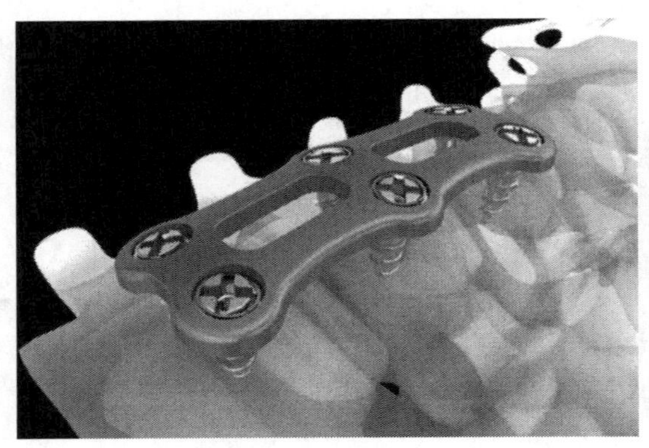

图 13-3-17 Reflex Hybrid

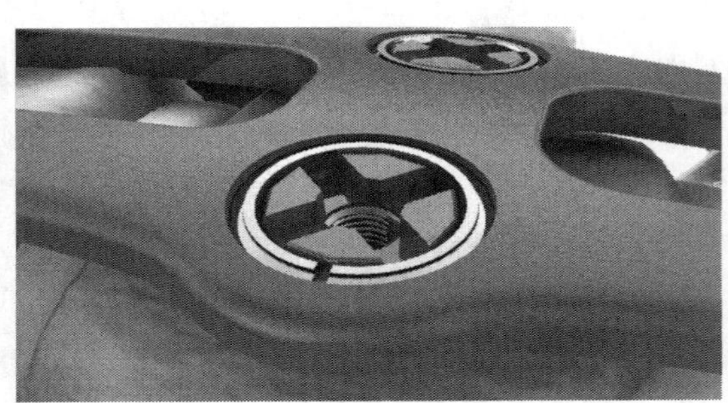

图 13-3-18 膨胀内环锁定设计

Reflex Hybrid 系统螺钉分为固定角度螺钉和可调角度螺钉，每种螺钉又分为自攻型螺钉和自钻型螺钉（图 13-3-19）。自攻螺钉可分为标准螺钉 4.0mm 和修复螺钉 4.5mm。固

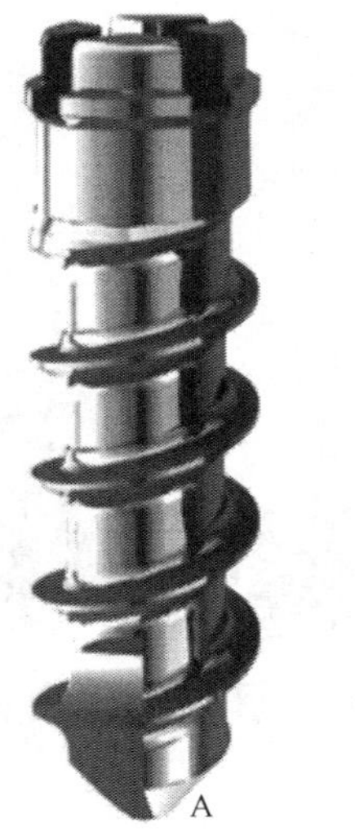

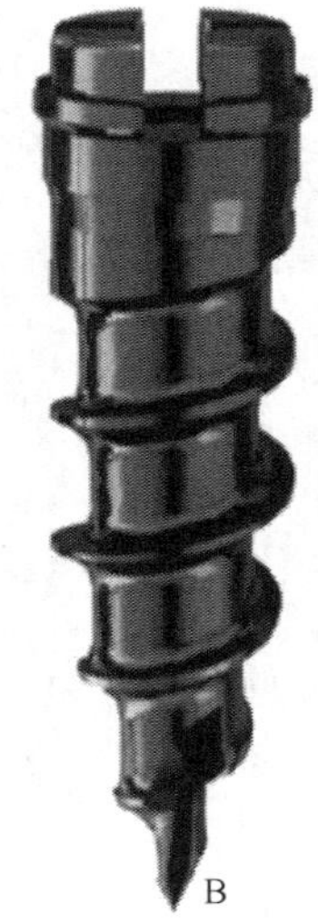

图 13-3-19 Reflex Hybrid 系统螺钉

A. 自攻型螺钉；B. 自钻型螺钉

定角度螺钉，螺钉头的直径较大，可与螺钉孔紧密配合，斜切面与钛板紧密结合。而可调角度螺钉，螺钉头的直径稍小，可形成角度，圆形边缘与钢板相匹配。固定螺钉角度头尾 8°，中间为 0°，可调螺钉头尾 2°～14°，中间为 6°，螺钉内倾角为 8°（图 13-3-20）。根据植入钉不同（固定/可调/混合螺钉）分为不同结构（全限制型/半限制型/组合型）。属于混搭型固定方式。该系统主要特点是：低切迹钛板，钛板预弯符合解剖生理结构，可达到一步锁定。

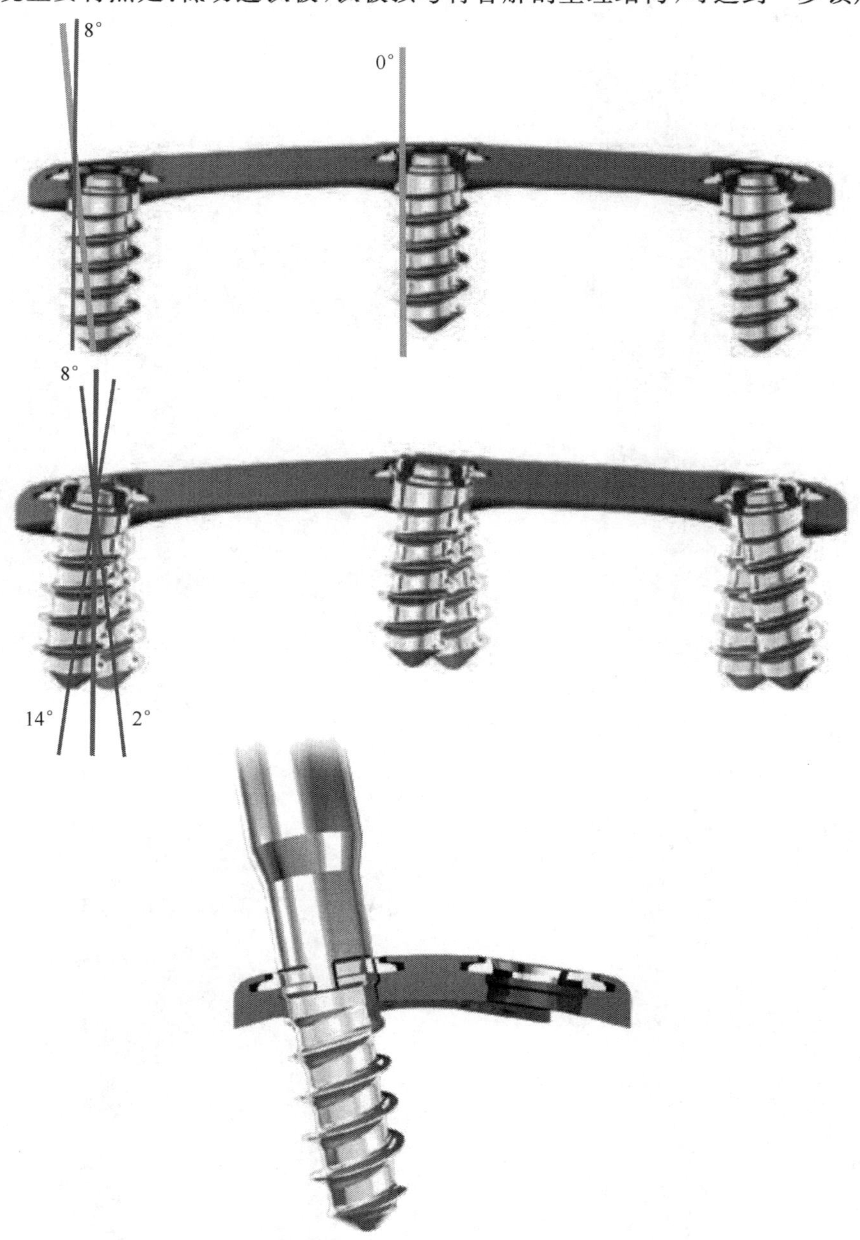

图 13-3-20　Reflex Hybrid 固定螺钉角度设计

十三、Slim-Loc

Slim-Loc 系 Depuy Spine 公司产品（图 13-3-21）。以 Codman ACP 为基础，采用生物力

学固定理念。钛板厚 2.1mm,宽 16mm,低切迹,具有临时定位针孔,术中可以临时固定钛板,透视下确定钛板位置合适。钛板接骨面具有防滑槽设计,主要也是采用点接触理论,避免钛板下骨质吸收(图 13-3-22)。固定螺钉方向可调(头尾侧各 7.5°,范围达 15°,图 13-3-23),采用弧形轮廓凸轮锁定装置,可以分别锁定固定螺钉(图 13-3-24)。

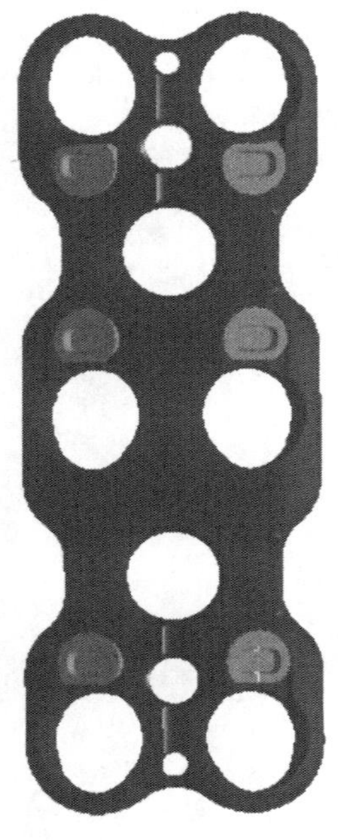

图 13-3-21　Slim-Loc

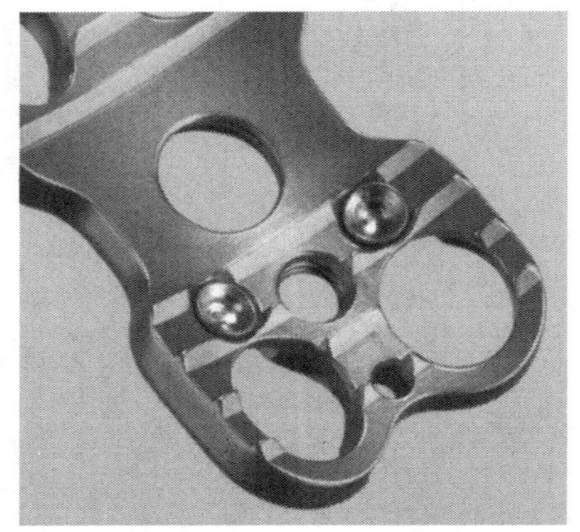

图 13-3-22　钛板具有防滑槽设计

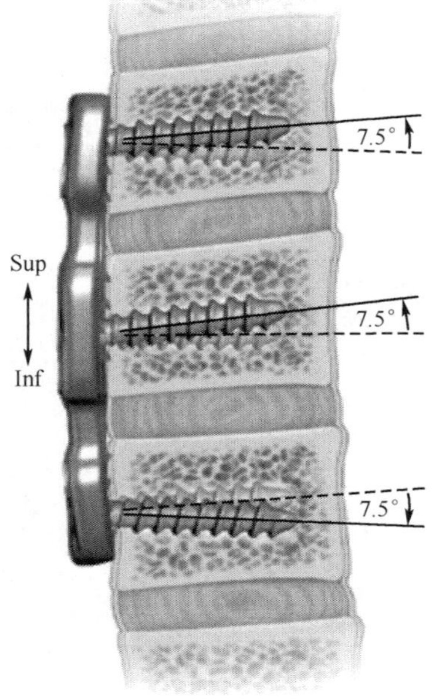

图 13-3-23　螺钉角度可调

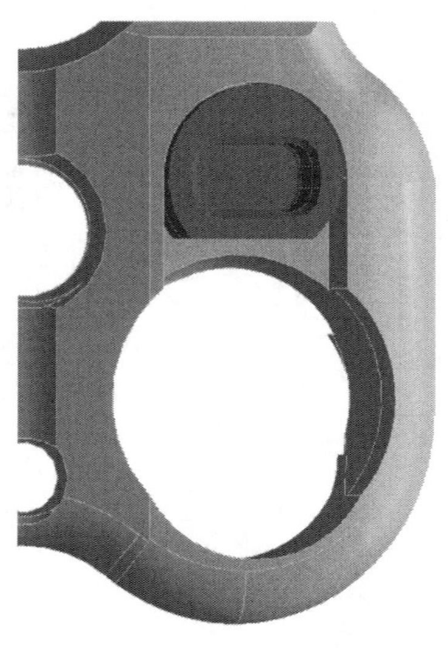

图 13-3-24　独特凸轮设计,用于锁定固定螺钉

十四、Stella

Stella 系 Scient'X 公司产品(图 13-3-25)。采用钛合金材料,属于半限制性动力固定系统,钛板为超低简捷光滑轮廓,预弯解剖形钢板,适应患者的解剖形态。宽度 16mm,厚度 1.95mm,额状半径 200mm,矢状半径 30mm。钛板两端有定位孔,便于术中临时固定,确认钛板合适长度(图 13-2-26)。长度从 21～121mm,21～61mm 是 2.5mm 递增,61～121mm 是 5mm 递增,共 29 种规格。中央大开槽植骨钉孔视野宽阔,有利于固定与观察植骨块,控制钛板对线。螺钉分自攻常规、翻修螺钉,直径为 4mm、4.5mm,长度 12mm、14mm、16mm(图 13-3-27)。预定螺钉植入角度范围,螺钉置入角度头尾向 12.9°,便于操作与对植骨块的动力加压,促进融合。一体化卡片旋锁装置低于钢板平面,不影响钢板轮廓,锁紧可靠,操作简单,节省手术时间(图 13-3-28)。

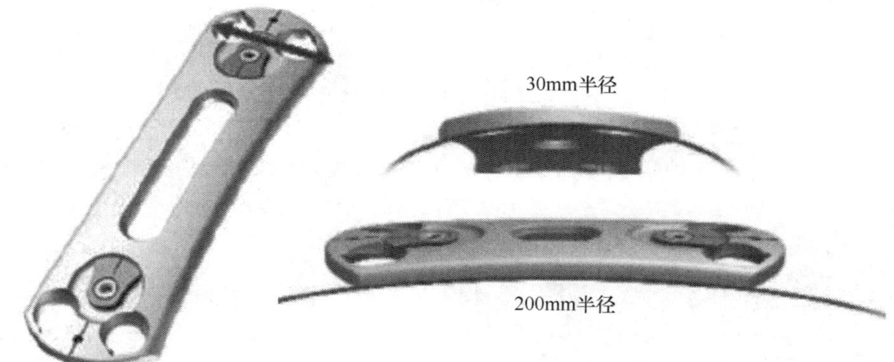

图 13-3-25　Stella

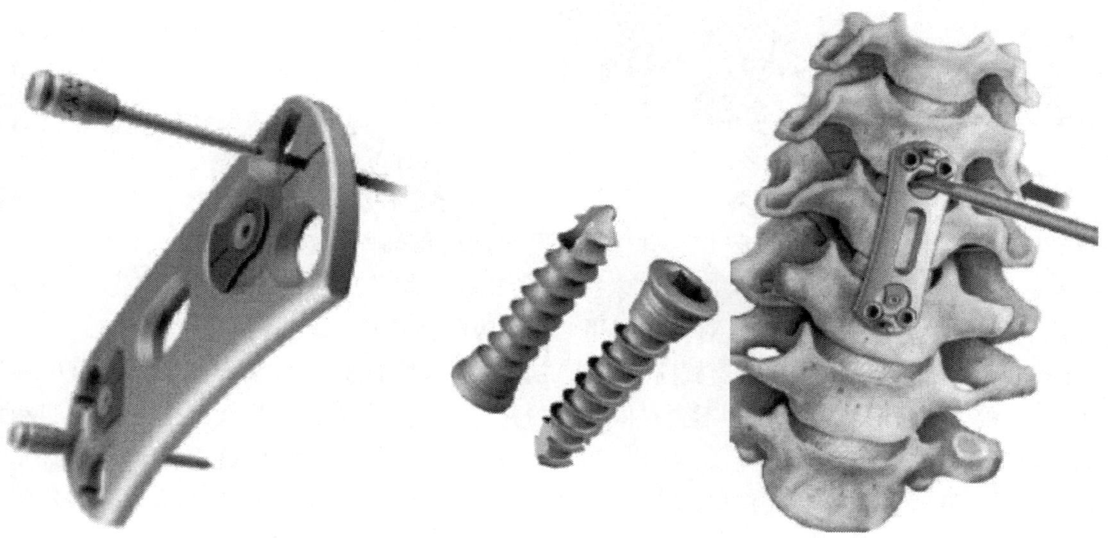

图 13-3-26　临时定位

图 13-3-27　Stella 固定螺钉

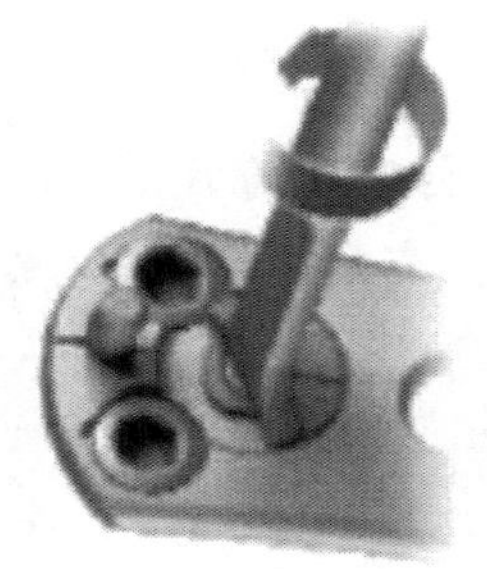
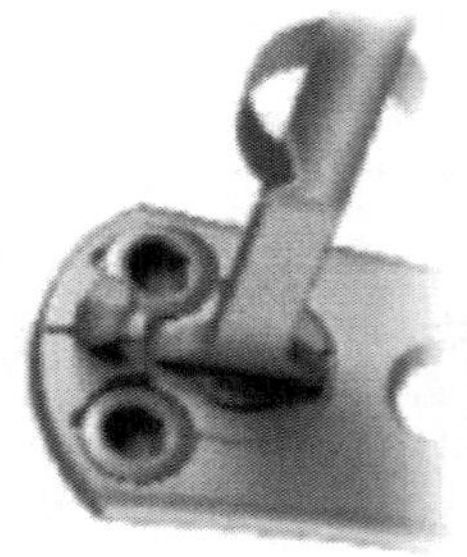
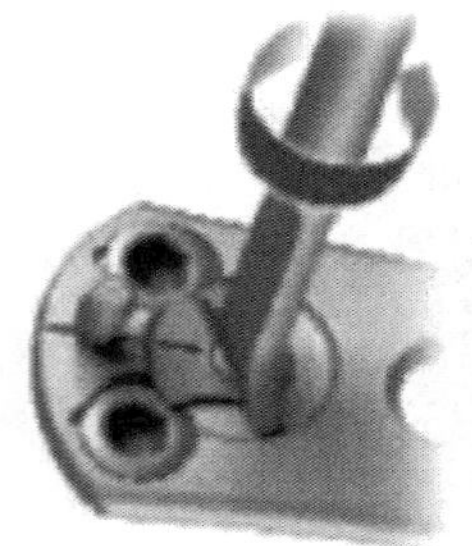
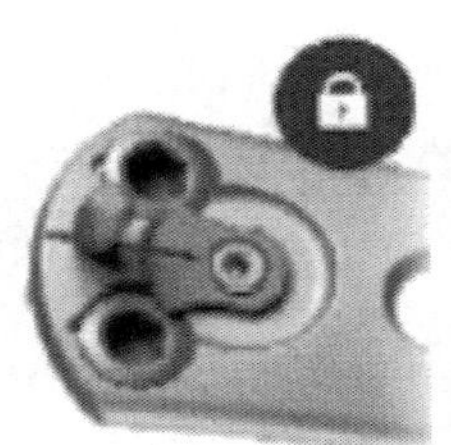

图 13-3-28 Stella 锁定机制

第四节 新型颈椎前路钉板内固定系统

一、生物可吸收钉板系统

生物可吸收材料在体内可以降解，优势较为明显，故也应用于颈椎前路内固定系统的研究，目前生物可吸收钉板系统已经进入市场（图 13-4-1）。Mystique 生物可吸收钉板系统（Medtronic），由 70∶30（L-lactide-co-D，L-lactide）共聚物组成。板厚 1.5mm，宽 17mm；长度有 5 种规格，分别为 19mm、21mm、23mm、25mm、27.5mm。螺钉直径 3.0/3.5mm，长度为 11mm、13mm、15mm。板上下有钡标记，螺钉头尾有钡标记。完全吸收 18 个月，适用于单节段固定。

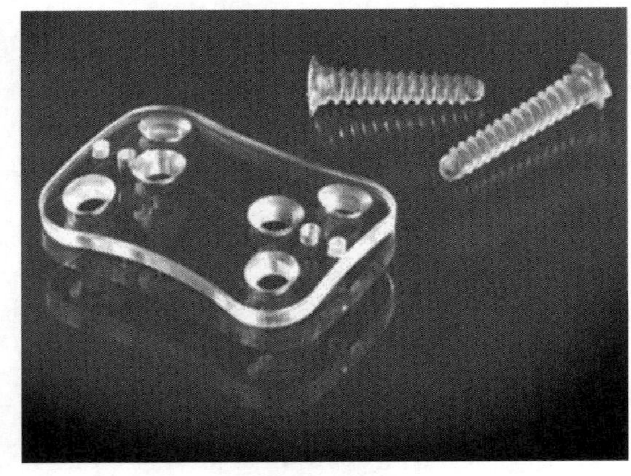

图 13-4-1 生物可吸收钉板系统

Freeman 对比了生物可吸收接骨板与完全固定钛板的生物学特性。生物可吸收接骨板限制了屈伸和侧弯的活动度，但是并不会增加任何轴向扭转的稳定性。生物可吸收接骨板与完全固定钛板相比，可以更好地控制，使载荷分享传递通过椎间隙移植物。Ames 进行了另外一项生物力学研究，对比了应用生物可吸收接骨板[70∶30poly（L-lactide-co-D，L-lactide）]单节段 ACDF 和非器械固定 ACDF 的刚度。他们发现，与非器械固定 ACDF 相比，单节段生物可吸收接骨板并不会提供更多的稳定性；但同时也发现，生物可吸收接骨板可以减少移植物移位现象发生。Vaccaro 对 5 位患者术后 30～34 个月进行 MRI 扫描，评估了生物可吸收接骨板周围的软组织情况。他们在生物可吸收接骨板周围并没有发现提示慢性感染存在的软组织肿胀。

二、扩 展 钢 板

扩展钢板，即一种连接到先前存在的延长钢板，可应用于相邻节段的手术。E 钢板（图 13-4-2）是一种连接到 ABC 钢板（Aesculap）上的扩展钢板，具有减少手术时间的潜在优势，在相邻节段手术中减少现存钢板的取出而减少并发症的发生。生物力学研究也表明，当这种钢板连接到已存在钢板上时，其稳定邻近节段的能力就得以很好体现，不过目前仍缺乏相关临床研究资料。

三、单排螺钉钢板

Depuy Spine 公司出品的另一种新型钢板，叫做 Uniplate（图 13-4-3），即单排螺钉固定钢板。这种新型钢板已经进入市场，特点是每节椎体只需要一枚螺钉固定，而不是传统颈椎前路钢板设计上两枚螺钉固定。钢板与螺钉接触允许旋转运动，因此，这种钢板也被归为半刚性固定钢板。由于减少了植入钢板的步骤，所以这种钢板存在减少手术时间以及手术并发症的优势。Brodke、Clark、Bachus 等对此种钢板进行了生物力学研究，结果显示，与传统的半刚性固定双排螺钉钢板相比，这种钢板在各个方面均有类似的刚度。

我们在临床上开展 Uniplate 的初步应用，初步研究表明，该钢板操作简便（图 13-4-4），较为适合单节段的颈椎退变性疾患以及操作较为困难的 $C_2 \sim C_3$ 部位（图 13-4-5）。

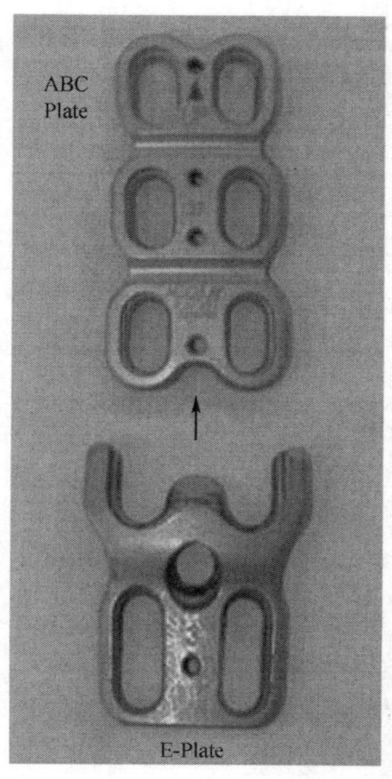

图 13-4-2　颈椎扩展钢板 E-Plate（Aesculap）

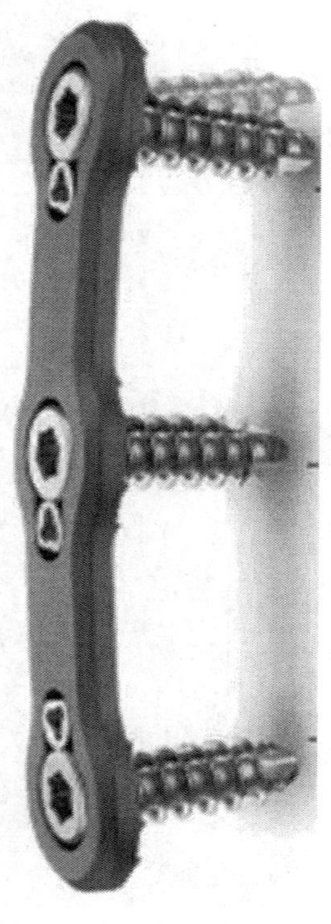

图 13-4-3　Uniplate（Depuy Spine）

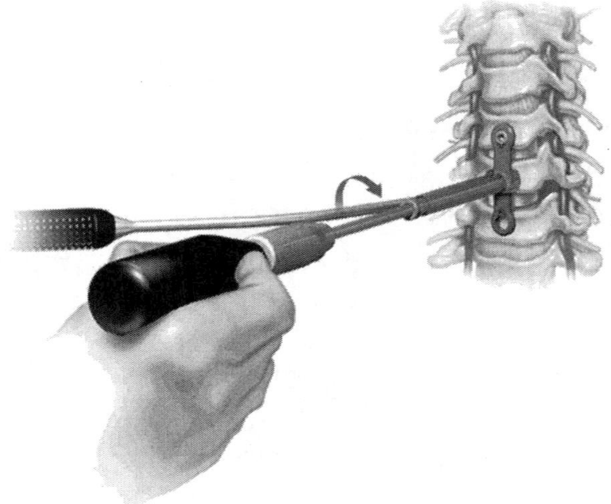

图 13-4-4　Uniplate 操作示意

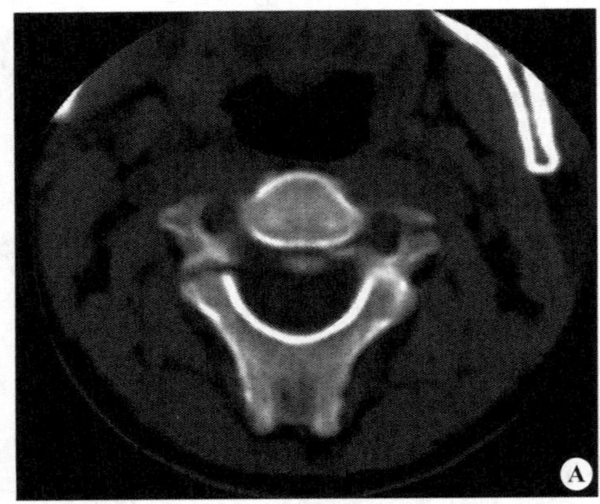

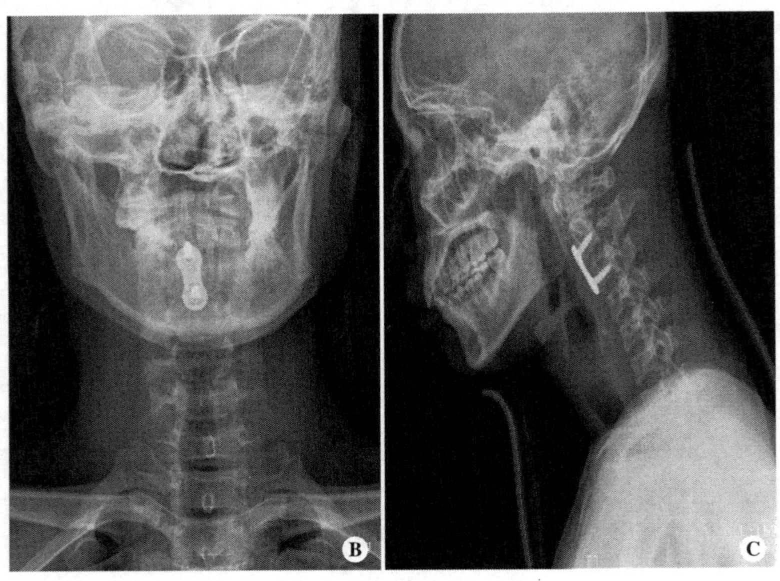

图 13-4-5　Uniplate 临床应用

A. Hangman 骨折；B、C. 前路 C_2～C_3 椎间植骨，Uniplate 内固定

四、一体化颈椎椎间融合器-钢板

该型颈椎前路内固定系统早期设计纯粹采用融合器与钢板的结合(图 13-4-6)，故临床应用报道较少(图 13-4-7)。

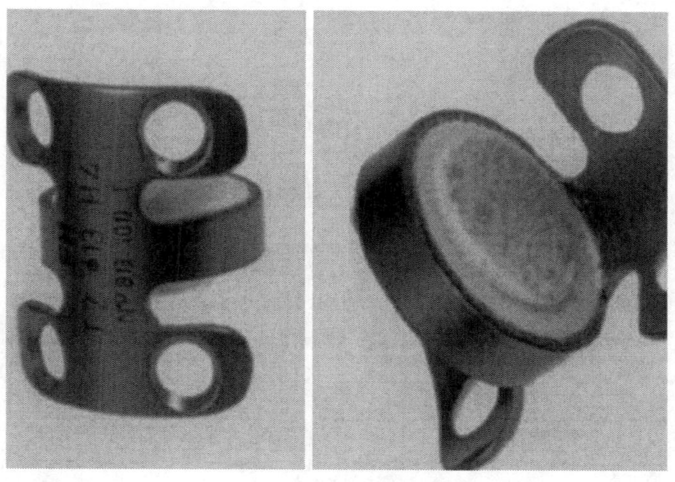

图 13-4-6　一体化融合器-钢板的早期设计

引自 Kehr P，et al. Eur J Orthop Surg Traumatol，1997，7：7-11.

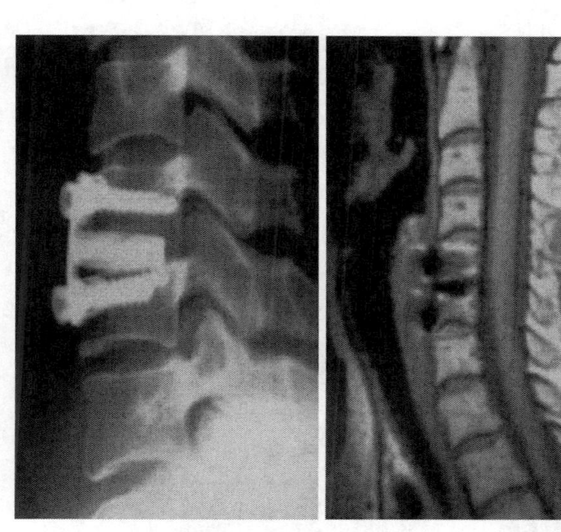

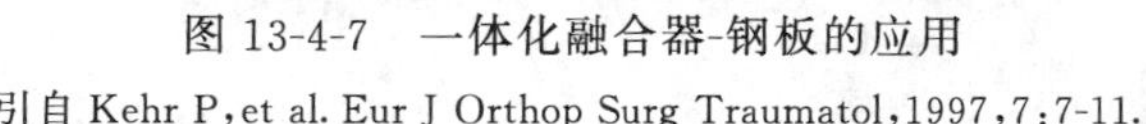

图 13-4-7　一体化融合器-钢板的应用

引自 Kehr P，et al. Eur J Orthop Surg Traumatol，1997，7：7-11.

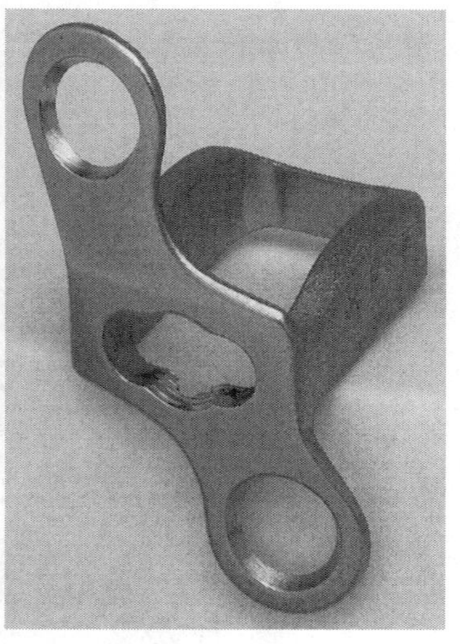

图 13-4-8　PCB

Scient’X 公司改进并推出的 PCB 产品具有应用简便的特点，其 Cage 前缘向上、下伸展并带孔以利螺钉固定于椎体上，令 Cage 与钛板合二为一(图 13-4-8)。其操作过程较为简便(图 13-4-9)，较适合间隙无明显狭窄的退变性颈椎疾患(图 13-4-10，图 13-4-11)。

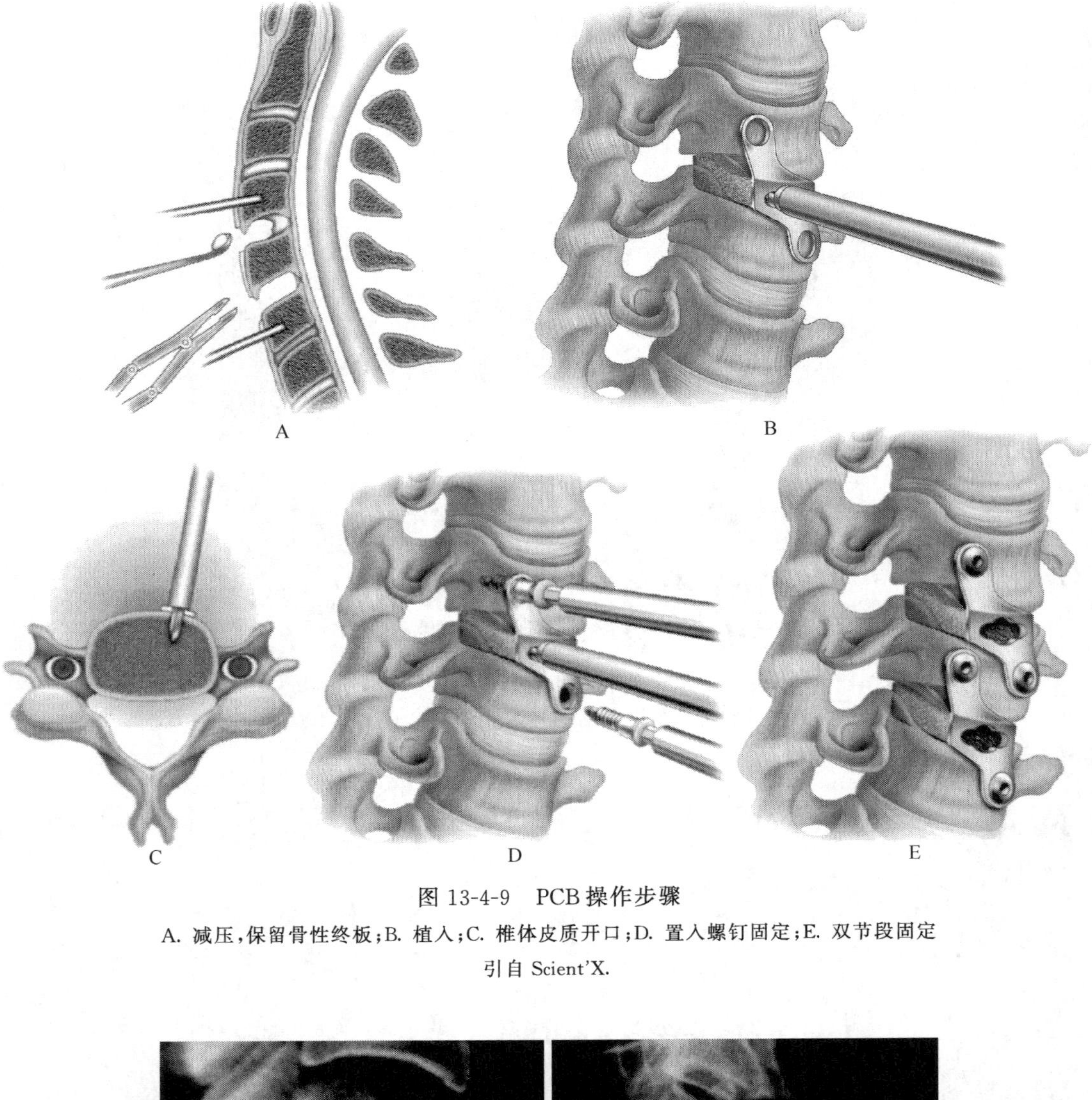

A B

C D E

图 13-4-9 PCB 操作步骤

A. 减压，保留骨性终板；B. 植入；C. 椎体皮质开口；D. 置入螺钉固定；E. 双节段固定

引自 Scient'X.

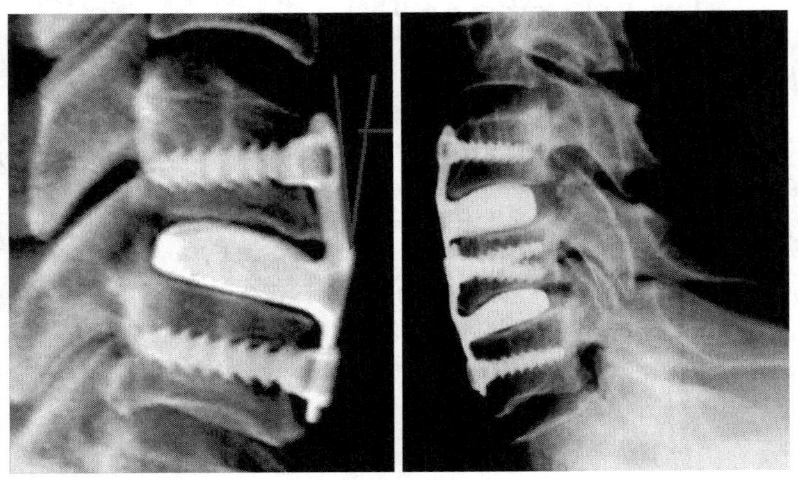

图 13-4-10 PCB 术后

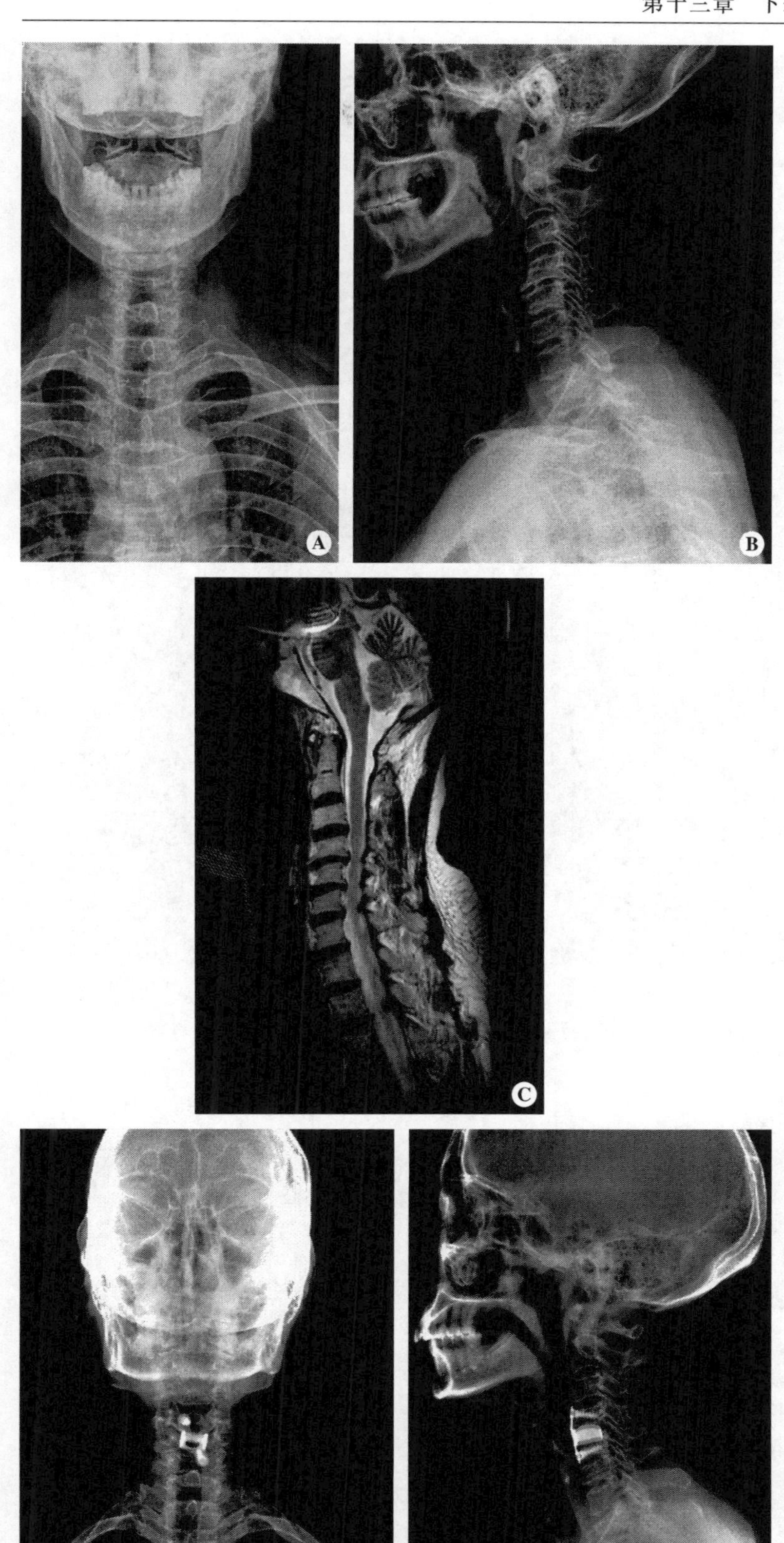

图 13-4-11　PCB 临床应用
A、B. 术前；C. MRI 示 $C_4 \sim C_5$、$C_5 \sim C_6$ 椎间盘突出、骨赘增生；D、E. 术后

第五节 颈椎前路钢板内固定术

一、临床解剖

（一）颈椎体径线测量

Kwon 通过对男女各 50 例成人颈椎的 CT 测量（图 13-5-1）显示，椎体宽度在男女性分别为(24.6±2.4)mm 和(23.0±2.4)mm，最小值分别为 17mm 和 14mm。椎体的正中矢状径平均值在男性为 17～18mm，最小为 13mm，女性为 15～16mm，最小为 10mm。

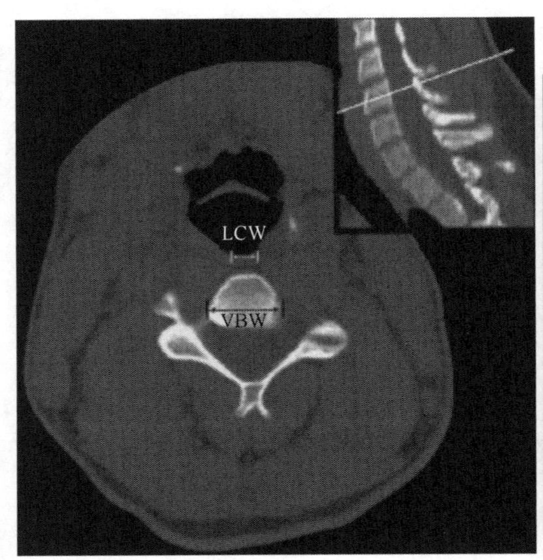

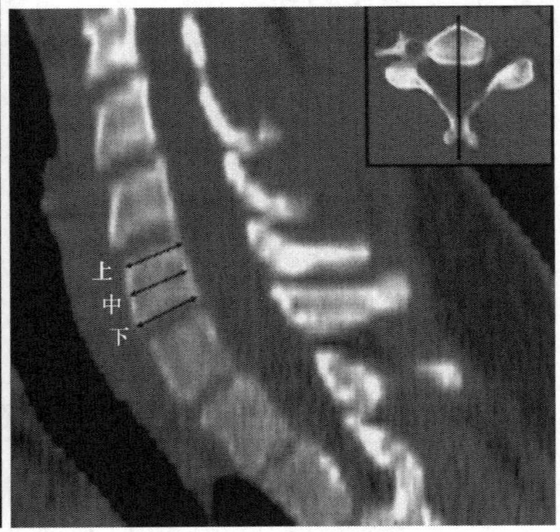

图 13-5-1 颈椎测量

LCW. 颈长肌内侧缘宽度；VBW. 椎体宽度

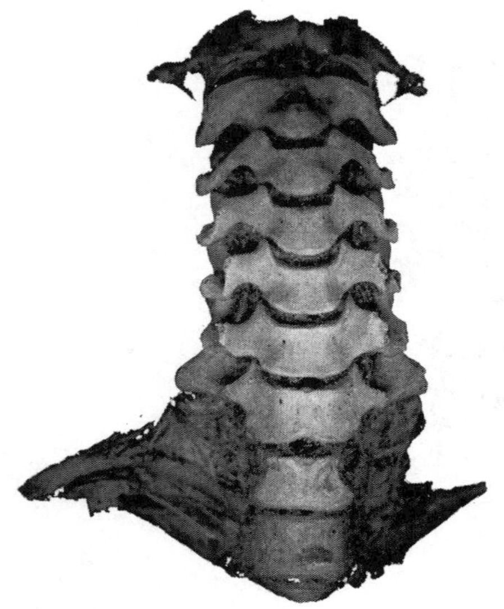

图 13-5-2 钩椎解剖图

Kantelhardt 测量 50 例成人颈椎的 MRI，结果显示，C_3～C_7 平均总高度为(85.3±6.7)mm(71～101mm)，女性为 82mm，男性为 88.6mm。其中 C_3 高度为(17.8±2.0)mm，C_4 为(16.9±1.7)mm，C_5 为(16.0±1.9)mm，C_6 为(16.2±1.6)mm，C_7 为(18.3±1.9)mm。椎体冠状径在 C_3 平均为(24.2±2.1)mm，C_5 为(25.5±2.2)mm，C_7 为(31.9±3.9)mm。椎体矢状径在 C_3 为 16.9mm，C_5 为 17.4mm，C_7 为 18.4mm。

（二）颈椎前路钢板设计的参数选择

我们根据解剖学研究结果，采用钩突前脚间距(图 13-5-2)作为确定颈椎前路内固定钢板宽度的参考安全值，而螺钉长度可根据不同患者的椎体矢状径值进行选择。中国人的颈椎钩突前脚之间的间距在 C_3 平均为 15.4mm，C_4 为 16.9mm，C_5 为 18mm，C_6 为 20.2mm。因此，比较适合中国人使用的钢板宽度应选择 16～17mm。颈椎的椎体矢状径最小为 12mm 左右，最大仅为 18mm，由于颈椎螺钉在植入过程中常与椎体平面呈 15°或 12°角，因此，螺钉长度采用 13～17mm（增量为 1.0mm）对大多数患者比较合适。

二、生物力学

（一）前路钢板固定对节段稳定性影响

早期的生物力学研究显示，与后路固定装置相比，颈前路钢板虽然能够增加损伤颈椎的稳定性，但达不到正常颈椎的稳定性，这在一定程度上限制了颈椎前路钢板的早期临床应用。Sutterlin 等用牛颈椎损伤模型研究前路和后路固定方法的稳定性，发现前路双皮质螺钉 Caspar 钢板固定，在前屈时仅能恢复正常颈椎稳定性的 1/2，而后路固定可基本恢复正常颈椎的稳定性。Coe 等应用人颈椎屈曲-牵张性损伤模型测试了 7 种前后路内固定技术，包括无内固定、椎板下钢丝技术、Roger 钢丝技术、Bohlman 钢丝技术、Roy-Camille 后路钢板固定、AO 后路钩板固定、Caspar 前路双皮质螺钉钢板固定以及 AO 后路钩板固定结合前路 Caspar 钢板固定，测试结果表明所有后路固定都比前路钢板固定更稳定。Montesano 等应用屈曲-牵张损伤模型，比较了后路棘突钢丝和前路双皮质螺钉钢板，发现后路钢丝比前路钢板固定更稳定。

20 世纪 90 年代后，有许多学者研究认为应用颈前路钢板也能使失稳颈椎的稳定性达到甚至超过正常颈椎的稳定性，这些研究结果促进了颈椎前路钢板在临床上的应用。Schulte 等研究人颈椎（C_5～C_6）椎间盘切除后不植骨、植骨、植骨后再行前路钢板固定 3 种术式对颈椎稳定性的影响，得出植骨较不植骨能显著增加颈椎稳定性，颈前路钢板固定后颈椎稳定性进一步增加。Traynelis 等在人颈椎不稳模型的研究中证实，在 6 个自由度上，钢板固定的颈椎均比正常颈椎稳定。Adams 等用人颈椎粉碎性骨折模型研究颈前路钢板的稳定性，结果显示，在各个运动方向上，与正常颈椎相比，颈前路钢板系统均能有效地维持颈椎稳定性。Kim 等在 10 例人颈椎双侧小关节脱位模型中证实，与正常颈椎相比，颈前路钢板在各个运动方向上均能提供损伤节段足够的稳定性。

不同颈前路钢板系统的生物力学性能差异已成为许多学者所关心的问题。Grubb 等比较 Caspar 钢板和 CSLP 系统对颈椎损伤节段的固定效果，研究得出植骨后这两种钢板均能提供近似或强于正常颈椎的稳定性，CSLP 在前屈型损伤中优于 Caspar 钢板。Dvorak 等在人颈椎单个节段的屈曲-牵张性损伤模型中比较了动力型 ABC 钢板和静力型 CSLP，认为这两种钢板都能获得有效的稳定性，在伸展位时，ABC 钢板显示出比 CSLP 更好的稳定性；在去除椎体终板时，ABC 钢板能够增加颈椎稳定性，而 CSLP 则不能。

颈椎前路钢板固定的临床应用已充分表明，颈椎前路钢板固定具有明显的生物力学优势，有助于重建脊柱稳定性，促进植骨融合。当然，脊柱固定融合毕竟不是生理性的，对局部生物力学改变的影响可以导致邻近节段退变，这也是需要考虑的问题。

无论如何，颈椎前路植骨并钢板固定仅是椎体前部的重建，对于合并后部结构破坏的颈椎骨折脱位如屈曲型损伤（伴后路韧带破坏）等，单纯前路单节段固定的稳定性并不足够，需要补充后路固定或者坚强外固定，否则需要延长固定节段，以满足节段稳定的生物力学要求。

(二) 静力型钢板与动力型钢板的比较

应用静力型钢板和动力型钢板的植骨块应力负荷分布不同，当植骨块下沉时，动力型钢板植骨块分担的应力负荷较静力型钢板的高。Brodke 等用超高分子聚乙烯(UHMWPE)模块模拟椎体次全切除术比较了静力型钢板(Orion 钢板和 CSLP)和动力型钢板(ABC 钢板和 DOC 钢板)。结果显示，所有钢板都能有效地维持初始植骨块的应力负荷分担，在模仿植骨块下沉 10%的测试中，ABC 钢板、DOC 钢板比 Orion 钢板、CSLP 钢板能更有效地分担应力负荷。Reidy 等在人颈椎(C_3～C_7)标本上行 C_5 椎体次全切除术后比较静力型 Premier 钢板和动力型 Premier 钢板。结果表明，术后即刻和出现植骨块吸收塌陷时，动力型 Premier 钢板植骨块分担的应力负荷均比静力型 Premier 钢板的高。

Brodke 等在一项生物力学研究中，应用单节段椎体切除尸体模型对比了坚强钢板、半坚强钢板和动力钢板，包括 10%的椎间隙下沉。应用坚强钢板后，由于椎间隙变小，其分担的负荷会显著降低，但是在旋转动力钢板和动力钢板负荷得到了很好的保持。在椎间隙变小以后，固定钢板比其他两种动力钢板有更好的屈伸运动能力。

Singh 等对比了几种固定方式的生物学性能，包括颈椎前路半固定旋转钢板、后路侧块螺钉固定、两节段颈椎椎体切除实体模型前后路联合手术。后路侧块螺钉固定比前路固定更大程度上减少了运动范围，单纯后路器械固定与前后路联合固定并没有实质性的区别。这项研究表明，在多层次椎体次全切手术中，当单纯前路器械固定的稳定性不满意时，可以考虑使用后路器械固定术。在前后路联合手术时，前路的钢板并不能提供更多的稳定性，但可能会限制移植物的外移。

在颈椎外伤的区域，Johnson 随访了 87 位接受单节段 ACDF 治疗单侧或双侧小关节脱位的病人。其报道说，13%的病人失去了正常序列曲度(成角大于 11°或者半脱位大于 4mm)，但并没有发现其与使用钢板类型之前的联系。最近一些生物力学实验也对颈椎钢板在颈椎外伤的应用进行了研究。Lehmann 等进行了一个颈椎外伤的生物力学研究，100%均有至少一段韧带断裂，与正常脊柱活动度相比，锁定钢板减少了所有节段的脊柱活动度。Bozkus 等在一个多发损伤模型中对比了前路锁定钢板、后路器械固定、前后路联合器械固定。他们发现，前路固定钢板以及后路器械固定均降低了运动幅度，然而，前后路联合固定，降低运动幅度最明显。

Dvorak 等在一个屈伸损伤模型上对比了静力钢板和水平动力钢板。他们报道说，运动幅度方面在两种钢板中没有明显差别，仅在动力钢板需要减少运动幅度的位置有相应减少。Fassett 等进行了一项近似研究，应用连续的去稳定作用在一个单节段 ACDF 尸体外伤模型对比了静力钢板和动力钢板。切除后张力韧带和后纵韧带，水平动力钢板出现大幅度的屈伸运动，并且其植入物疲劳现象也比静力钢板更常见。因此认为，单独动力钢板在固定颈椎损伤时不值得推荐。

三、手术操作

(一) 病例选择

适用范围为 C_2～C_7。其临床适应证包括：①创伤引起的颈椎不稳；②颈椎前后凸畸形矫正所致的颈椎不稳；③颈椎融合手术失败后假关节形成所致的颈椎不稳；④颈椎原发性或转移性恶性肿瘤时巨大的重建手术所致的颈椎不稳；⑤进行性、退行性颈椎间盘疾病、颈椎管狭窄及颈脊髓压迫症行单椎体或多椎体切除后所致的颈椎不稳；⑥颈椎结核等病灶清除术后重建等。

（二）显露与减压（图 13-5-3）

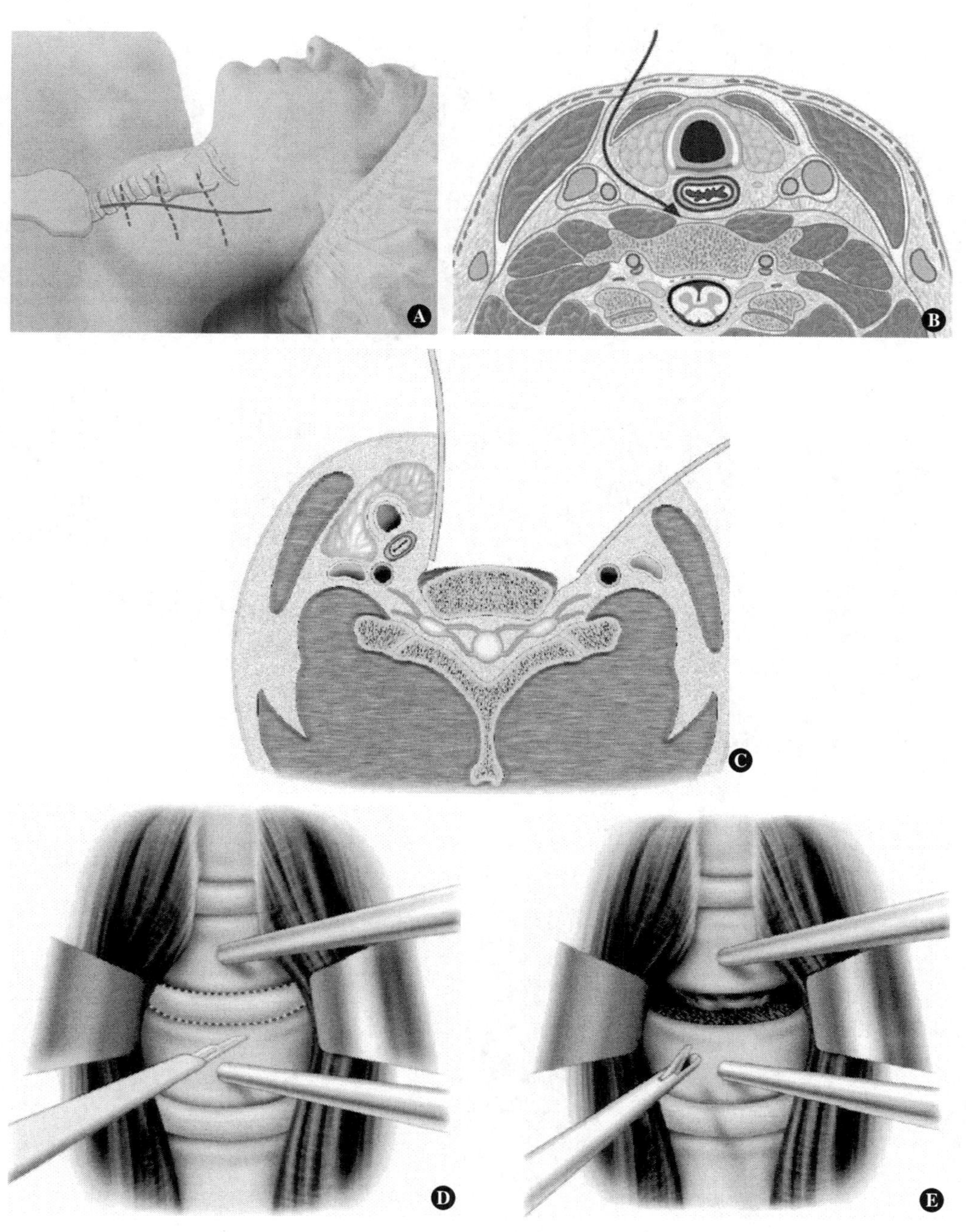

图 13-5-3　显露与减压

A. 切口；B. 肌间隙入路；C. 显露椎体前部；D. 切除椎间盘；E. 完成减压及植骨

（三）钛板固定（图 13-5-4）

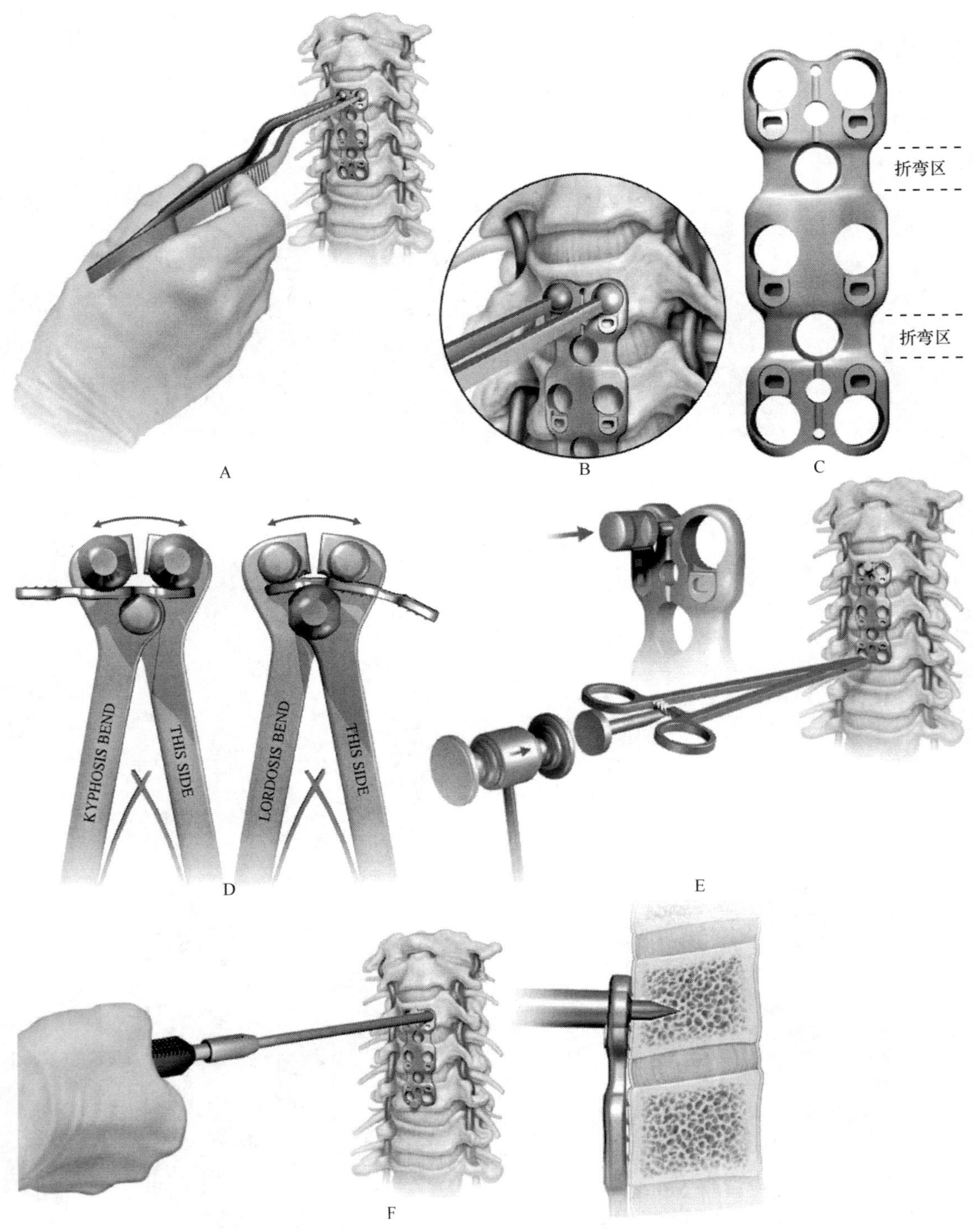

图 13-5-4

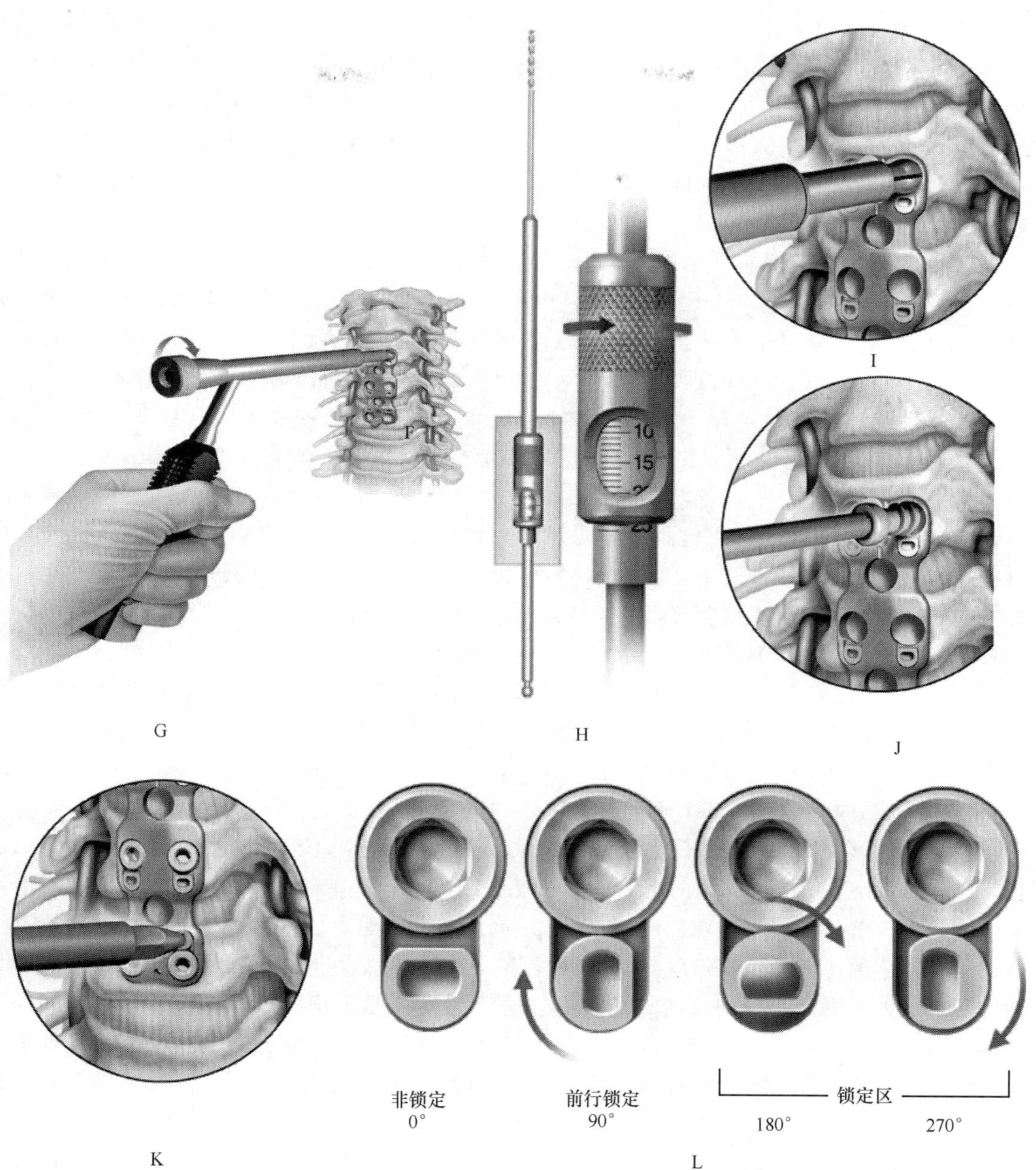

图 13-5-4　Slim-Loc 固定术操作步骤(续)

A. 取钛板置于椎前,确定合适长度钛板;B. 钛板长度不能超出固定椎体的上终板;C. 钛板弯曲区;D. 调整钛板弯曲度;E. 临时固定,透视下确认钛板位置良好;F. 椎体皮质开口;G. 使用导向器钉孔;H. 钻头长度可调;I. 合适螺钉置入角度为内倾 5°～10°,头尾倾 7.5°;J. 置入螺钉;K. 凸轮锁紧装置及最终锁紧(CAM-LOC);L. 凸轮 270°转向锁紧

引自 Depuy Spine.

四、临床疗效

早期颈前路钢板内固定术多用于治疗颈椎创伤性疾病。Caspar 等应用 Caspar 钢板治

疗 60 例颈椎外伤患者,随访至少 1 年,均获稳定融合。Randle 等应用 Caspar 钢板治疗 54 例颈椎外伤患者,平均随访 6 个月,也都获得稳定融合。Ripa 等应用 AO 前路锁定钢板治疗 92 例急性下颈椎损伤患者,平均随访 19.3 个月,有 91 例患者获得稳定融合(98.9%)。Aebi 等认为,在颈椎后部不稳为主的情况下,前路钢板同样有效,其应用 AO 锁定钢板治疗 86 例颈椎外伤患者,其中 64 例以后部损伤为主,术后平均随访 40 个月,全部患者均获融合。

随着时间的推移,颈前路钢板逐渐用于治疗颈椎非创伤性疾病,并取得了较好的临床效果。Bose 等应用 Caspar 钢板治疗了 97 例患者(退行性变 85 例,外伤 8 例,肿瘤 5 例),平均随访 9 个月,95 例获得稳定融合(97.91%);7 例患者发生螺钉断裂(7.2%),10 例患者螺钉脱出(10.3%),5 例患者出现暂时性的吞咽困难(5.2%)。Eleraky 等对 185 例患者(退行性变 81 例,后纵韧带骨化 16 例,术后后凸畸形 31 例,创伤 39 例,肿瘤 10 例,感染 8 例)行颈椎椎体次全切除术,其中有 179 例应用颈前路钢板固定(Caspar 钢板 42 例,Synthes 钢板 59 例,Orion 钢板 5 例,Codman 钢板 58 例,Atlantis 钢板 15 例),平均随访 36 个月,术后稳定融合率为 98.8%,4 例患者螺钉脱出(2.2%),3 例患者钢板螺钉系统移位(1.7%),2 例患者钢板螺钉固定失败(1.1%),有 14 例患者发生暂时性的吞咽困难(7.6%),3 例患者发生食管损伤(1.6%),8 例患者发生术后切口感染(4.3%)。Epstein 对 8 例颈椎前路单节段椎体次全切除,自体髂骨移植,应用杂交型 Atlantis 钢板进行内固定的患者进行了研究,平均随访 9 个月,在术后 4 个月时,有 7 例患者获得稳定融合,研究认为应用 Atlantis 钢板能够使颈椎前路单节段椎体次全切除术的患者获得较好的融合。在术后 4.5 个月的时候,有 1 例患者有假关节形成,没有发现钢板螺钉的并发症。

Mayr 等回顾性分析了 261 例(退行性变 197 例,椎板切除后畸形 27 例,急性骨折 25 例,后纵韧带骨化 12 例)应用颈前路钢板(Caspar 钢板 35 例,CSLP78 例,Orion 钢板 101 例,Codman 钢板 47 例)治疗的患者,平均随访 25.7 个月,有 226 例患者获得稳定融合(86.6%),有 12 例患者发生螺钉断裂:Caspar 钢板 7 例,CSLP3 例,Codman 钢板 2 例,有 2 例应用 CSLP 的患者发生螺钉脱出,钢板螺钉植入失败的总发生率为 5.4%;35 例患者术后发生暂时性的吞咽困难(13%),有 7 例患者为永久性的吞咽困难(3%);35 例患者发生暂时性的声音嘶哑(13%),有 2 例患者为永久性的声音嘶哑(0.7%)。Apfelbaum 等对两个研究中心的 486 例患者(颈椎间盘突出症 175 例,退行性变 218 例,创伤 68 例,融合失败需再次手术 10 例,颈椎畸形、肿瘤、后纵韧带骨化各 5 例)应用前路 ABC 钢板进行了研究,平均随访 3.5 年,在术后 3 个月、6 个月、12 个月、24 个月时,分别有 67%、81%、93%、100%的融合节段获得稳定融合;没有钢板螺钉相关并发症的发生。Hassan 应用颈前路 H 形钢板治疗 16 例下颈椎结核患者,平均随访 38 个月,均获得稳定融合。Epstein 对 42 例患者行颈椎前路椎体次全切除融合术后应用 ABC 钢板内固定进行了研究,平均随访 34 个月,有 90.5% 的患者获得稳定融合,有 1 例患者钢板植骨块脱出,有 2 例患者出现假关节,有 1 例患者有自体移植髂骨骨折。Ozger 等对 72 例(退行性变 26 例,创伤 24 例,肿瘤 11 例,感染 10 例,后纵韧带骨化 7 例)应用前路钢板(Synthes 钢板 32 例,Codman 钢板 24 例,Caspar 钢板 11 例,Orion 钢板 5 例)内固定的患者进行了平均 23.4 个月的随访,在术后存活的 70 例患者中,有 65 例获得稳定融合(92.9%),有 6 例患者发生螺钉脱出(8.3%),有 1 例患者发生钢板螺钉松动(1.4%),有 5 例患者发生暂时性的吞咽困难(9.1%),有 1 例患者发生术后感染。

大量临床观察已经证实，对于单节段的颈椎前路融合，应用钢板固定与否对融合率影响无明显差异。Kaiser 等对 540 例患者进行了回顾性调查研究，结果显示，单节段和双节段应用颈前路钢板固定的融合率分别是 96%和 91%，未应用颈椎前路钢板的 ACDF 融合率分别是 90%和 72%，两者在统计学上有显著差异。Geiser 等比较了 365 例颈椎退行性疾病 1～2 个节段前路减压植骨手术后应用钢板(147 例)和未应用钢板(218 例)的两组病例，平均随访 3.8 年，应用钢板组的融合率为 98.64%，而未应用钢板组的融合率为 90.83%，两者间有显著差异。上述研究结果表明，应用颈前路钢板能够明显增加植骨融合率。但 Savolainen 等认为颈前路单节段椎间盘切除后应用前路钢板并不能明显增加植骨融合率，其随访了 91 例颈前路单节段椎间盘切除术后未植骨、植骨和植骨后前路钢板固定的患者，全部病例均获得骨性愈合，临床结果也没有差异，这项研究认为在颈前路单节段椎间盘切除融合术中不需要加用前路钢板固定。Samartzis 等回顾性比较了 69 例患者行颈椎前路单节段椎间盘切除后不应用钢板固定(31 例)和应用前路钢板固定(38 例)的疗效，平均随访 14 个月，结果未应用钢板组获得了全部融合，而应用钢板组有 90.3%的患者达到融合，两者无明显差异。正因为如此，临床上对于非骨折脱位的病例，如单节段退变性疾病，可以单纯采用颈椎融合器，如 Solis 融合器进行固定，可以不辅助钢板固定。

颈椎前路钢板固定的优势主要体现在颈椎骨折脱位、多节段的颈椎前路减压重建(图 13-5-5～图 13-5-7)、颈椎结核病灶清除术后和肿瘤切除术后重建(图 13-5-8)。在颈椎前路多节段减压融合术后，Bose 研究认为应用颈前路钢板能够获得较好的稳定性，他回顾性分析了 106 例颈前路多节段(2 节段 37 例，3 节段 60 例，4 节段 9 例，平均 2.74 个)减压融合后应用钢板内固定的患者，随访至少 1 年，有 103 例患者获得稳定融合(97.17%)。而 Bolesta 等研究认为颈椎前路钢板不能增加颈椎前路 3 节段或以上椎间盘切除融合术的植骨融合

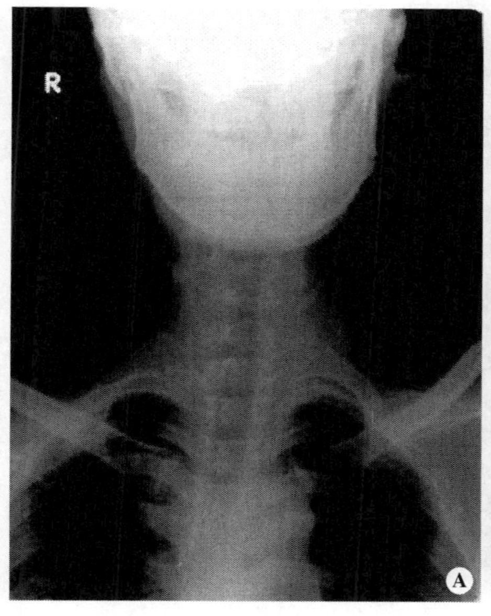

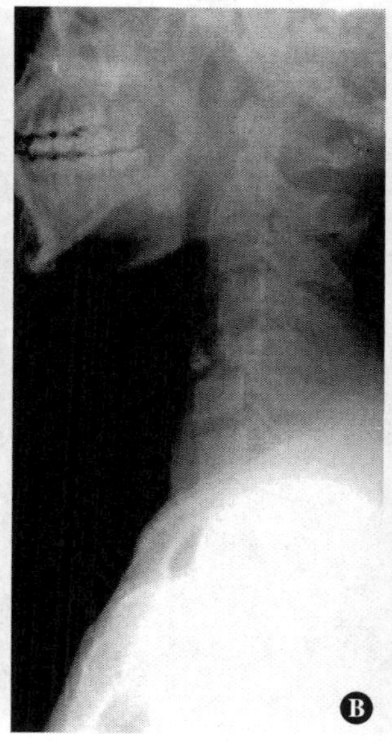

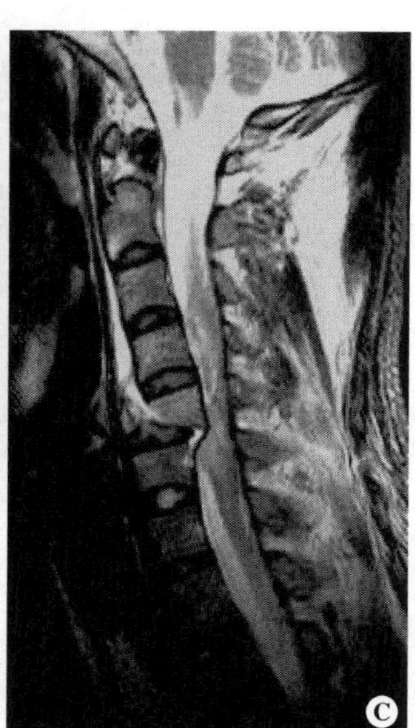

图 13-5-5

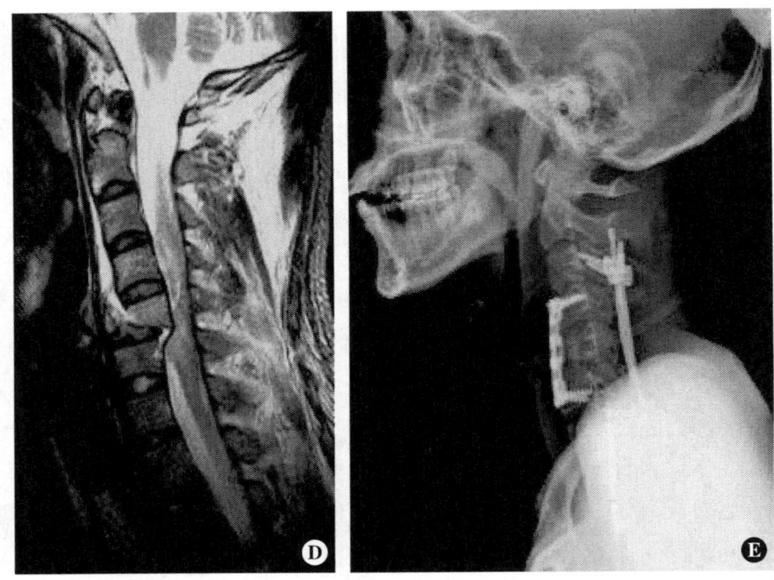

图 13-5-5 颈椎前路内固定术应用于颈椎骨折治疗(续)

A、B. C_5 骨折脱位;C. MRI 示 C_5 骨折脱位,脊髓内出血灶;D、E. 一期前后路减压内固定术

率,他们研究了颈椎前路 3 节段和 4 节段椎间盘切除自体骨植入后 CSLP 固定的效果,平均随访 42 个月,仅有 7 例患者获得稳定融合。在颈前路椎间盘切除融合术的患者中,如果术后出现假关节,可再次应用前路钢板进行固定,仍可获得较好的临床效果。Tribus 等通过研究认为前路去除假关节,自体骨植入后,颈前路钢板能使患者的症状得到改善,使得患者能够再次回到工作岗位,且有的患者达到骨性愈合。

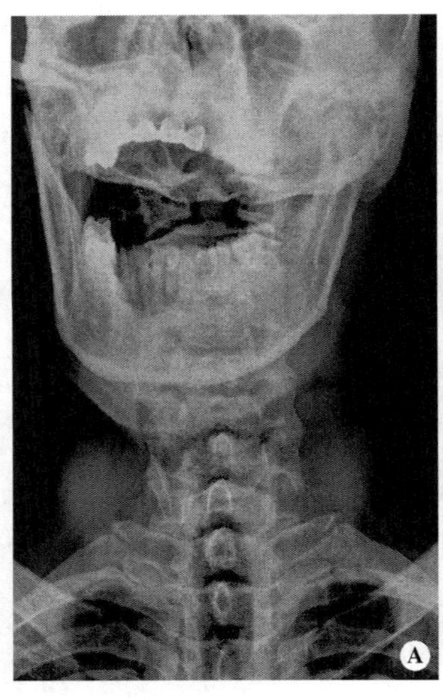

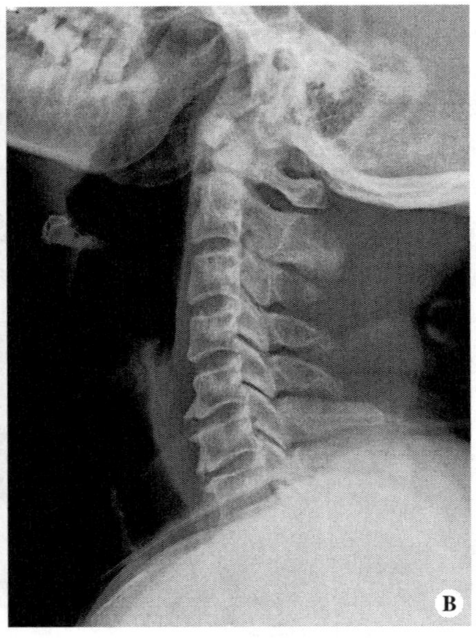

图 13-5-6

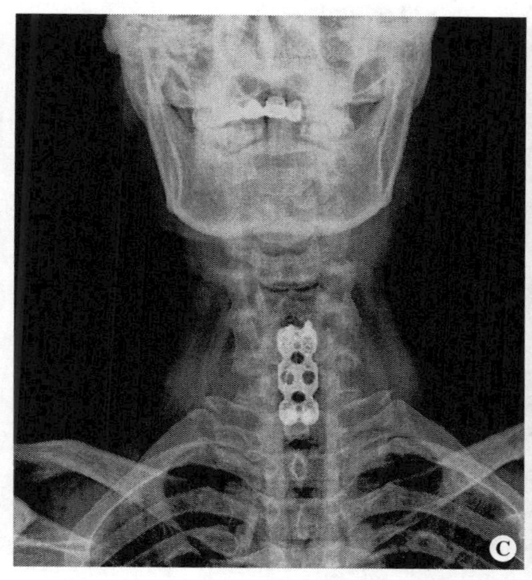
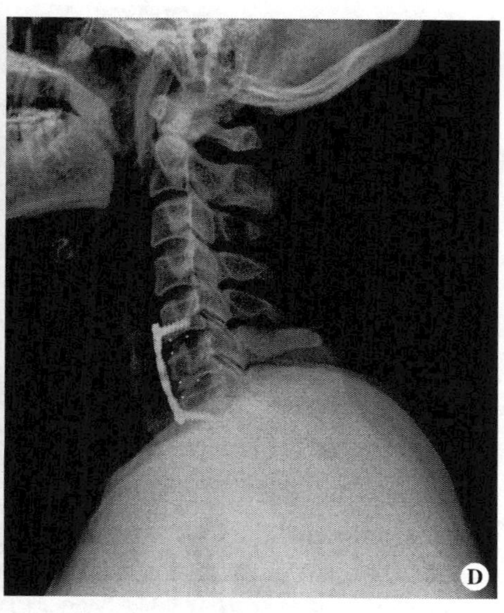

图 13-5-6　颈椎前路内固定术应用于颈椎病治疗(续)
A、B. 术前骨赘增生,间隙变窄;C、D. 前路减压椎间融合器植入钛板内固定术后

Ashkenazi 等回顾性研究了一组同时接受椎间盘切除和椎体次全切的病人。他们推测,椎间盘切除联合椎体次全切比单一长椎体切除重建有更好的稳定性。在某些节段进行椎间盘切除手术而不进行椎体次全切,椎体会处于结构的中间位置,螺钉固定的位置也可以相应确定。作者认为,有了这个额外的固定点,可以获得更好的固定效果。在他们的 25 例研究病例中,除了一例由于融合程度不确定外,其他均良好融合。

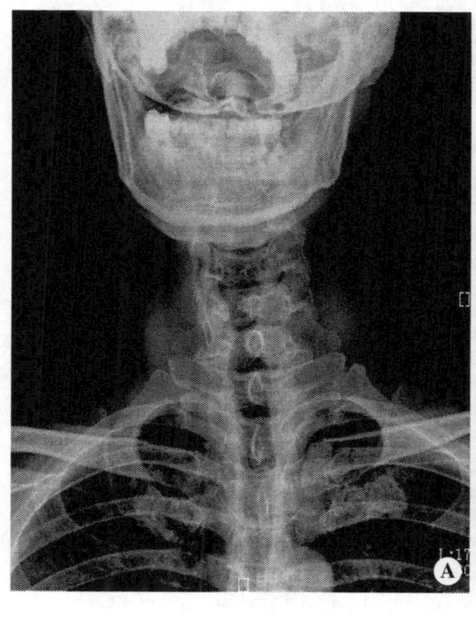
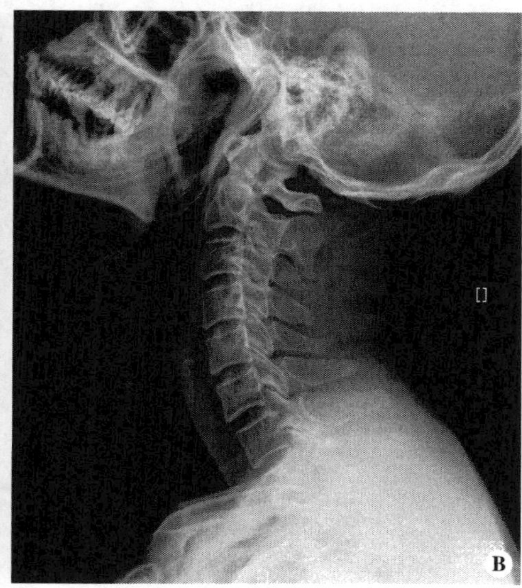

图 13-5-7

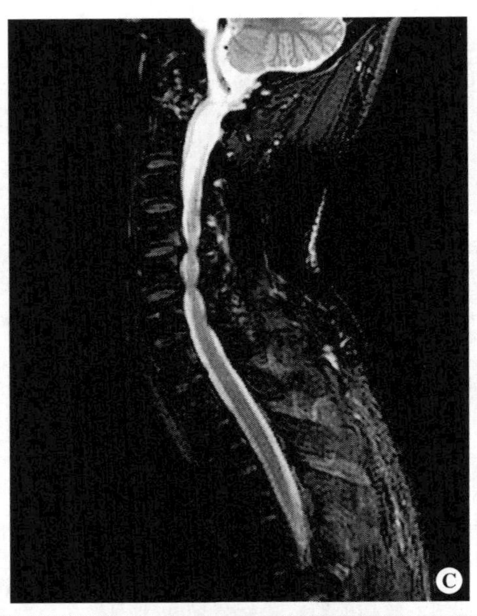

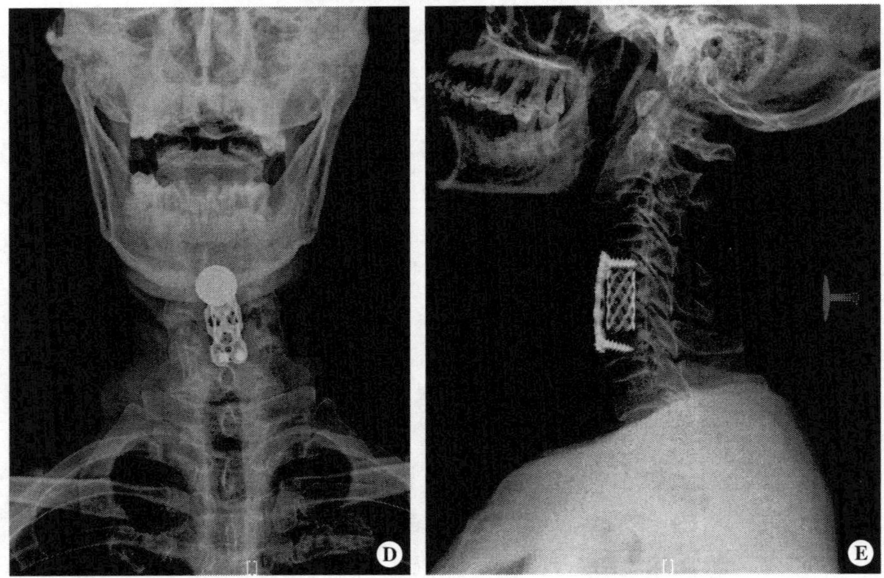

图 13-5-7 颈椎前路内固定应用于颈椎病治疗(续)

A、B. 术前 X 线片;C. MRI 示 $C_4 \sim C_5$、$C_5 \sim C_6$ 椎间盘突出,压迫脊髓;D、E. 前路 C_5 椎体次全切除钛网植骨重建钛板内固定术后

五、并 发 症

颈前入路是颈椎疾患外科治疗最常用的术式,也是最经典的术式,颈前路钛板内固定的作用已得到充分肯定,但由于该入路的应用解剖比较复杂,涉及诸多重要结构;同时颈椎疾患患者病情错综复杂,影响因素较多,术中、术后各种并发症常会出现。据文献报道,颈椎前路手术并发症总发生率一般为 8.2%～23.9%,暂时性并发症发生率为 12.8%～23.4%,永

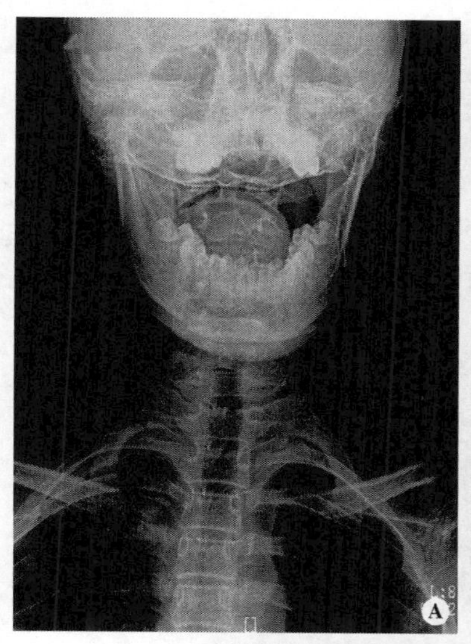

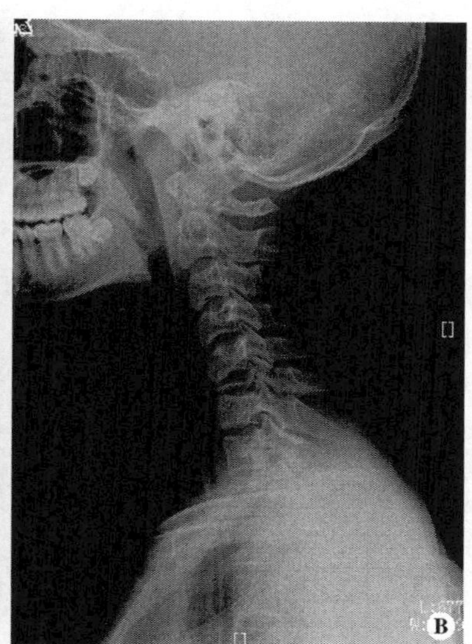

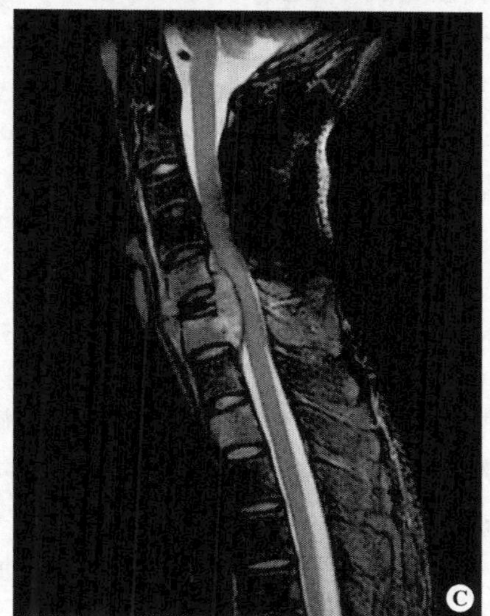

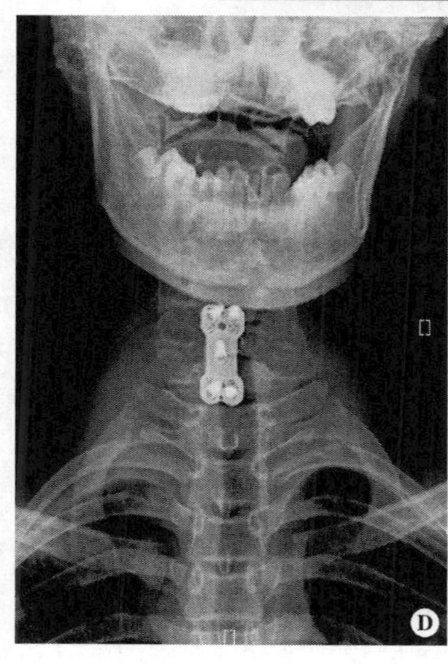

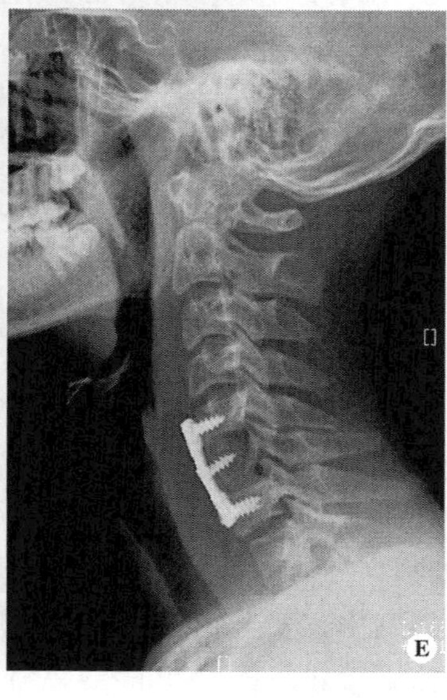

图 13-5-8　颈椎前路内固定术应用于颈椎结核治疗

A、B. C_6 椎体破坏；C. MRI 示 C_6 椎体破坏，脓肿压迫脊髓；D、E. 前路病灶清除取自体髂骨植骨钛板内固定术后

久性并发症发生率为0.2%～0.5%。陈雄生、贾连顺等(2003年)总结自1995～2002年共行颈椎前路手术3163例,术后出现各种手术并发症646例,发生率为20.4%。其中喉返神经或喉上神经损伤26例;颈脊髓或神经根刺激、损伤13例;脑脊液漏11例;切口感染8例;食管瘘2例;植骨块移位8例;植骨不愈合假关节形成17例;相邻节段退变35例,6例再次手术;髂骨供区并发症342例;植入物相关并发症19例,包括BAK下沉10例,钢板断裂1例,钢板螺钉脱落1例,钛网下沉7例;颈部轴性疼痛216例。

与手术直接相关的失误一般可以根据手术的步骤分为四类。①前入路相关性并发症:周围神经损伤(喉上神经、喉返神经、舌下神经、交感神经等),血管损伤(椎动脉、甲状腺上动脉、甲状腺下动脉等),食管和气管损伤,甲状腺损伤,颈部切口感染及血肿等;②前路减压相关性并发症:脊髓损伤加重,神经根损伤,硬脊膜撕裂等;③前路椎体间植骨融合相关性并发症:植骨块移位,植骨块塌陷、吸收、假关节形成,邻近节段退变,供骨区血肿、感染及慢性疼痛,皮神经损伤等;④前路内固定相关性并发症:钢板、螺钉松动、断裂,螺钉位置不当等。

下面介绍几种较为常见或者较为严重的并发症及防治。

(一) 吞咽困难

吞咽困难是颈椎前路手术后最常见的并发症之一,其发生率为2%～50%。多数学者认为,颈椎前路术后吞咽困难与患者自身因素、植入物因素、手术椎体节段数、术中拉钩、气管插管以及局部损伤等多方面因素有关。

1. 患者自身因素 许多学者认为,颈椎前路术后吞咽困难的发生可能与患者性别、年龄、术前颈椎状况、基础疾病等多方面因素有关。Bazaz等对249例颈前路手术患者术后随访中发现,在术后第6个月时,女性患者吞咽困难的发生率(24.7%)明显高于男性(14.7%)。Smith-Hammond等通过对38例接受颈椎前路手术患者的前瞻性研究发现,高龄组(年龄>60岁)患者术后吞咽困难的发生率(32%)明显增高。王岩等在对168例颈椎前路手术患者术后资料的回顾性研究中发现,年龄增大出现手术并发症的概率增加,特别是61岁以上的老年患者,术后声音嘶哑和吞咽困难的发生率较低龄组明显增加,可能因病情严重,身体状况下降,手术难度增加,最终将增加手术时间。因此,对高龄患者应尽量采用简单有效的手术方式,缩短手术时间。

2. 植入物因素 Hacker等发现,在三组使用不同颈椎前路手术方式的患者中,使用钛板内固定者术后吞咽困难发生率最高(20.4%),椎间Cage置入者发生率较低(11.8%),而单纯椎间植骨及人工椎间盘置换术后患者中未出现此并发症,由此推测固定于颈椎椎体前方的钛板占据了一定的空间,可能会对吞咽功能造成直接的影响。董胜利等对89例椎前筋膜缝合和87例椎前筋膜未缝合的颈椎前路手术患者在术后3周、3个月和12个月时进行了随访,3周时两组吞咽困难的发生率无统计学意义,在3个月和12个月时缝合组术后吞咽困难发生率(9.0%,5.6%)均优于未缝合组(20%,14.9%),说明缝合椎前筋膜能有效预防颈椎前路内固定术后吞咽困难的发生。

Anderson等对463例颈椎前路手术患者进行了24个月的随访,由于人工颈椎间盘置入后不需要再置入传统融合组所需要置入的椎体前缘的钛板,椎体前方和食管后方之间的空间仍然予以保留,患者术后吞咽困难发生率明显低于传统融合组患者的发生率。

3. 椎前组织水肿和(或)血肿 Frempong-Boadu等对23例颈椎前路手术患者术后行

X线吞咽功能检查、钡餐吞咽试验以及颈椎CT检查，发现48%的吞咽检查阳性患者在CT检查中均显示有明显的椎前组织水肿。Netterville等对289例颈椎前路手术患者分析后认为，颈椎前路手术中对软组织的牵拉、喉部周围组织的损伤以及术后出现的组织水肿和血肿是吞咽困难发生的主要原因。骨形态发生蛋白-2(BMP-2)作为一种诱导骨形成蛋白，已在促进腰椎植骨融合方面取得了显著效果。Shields等对151例颈椎前路手术时使用BMP-2的患者进行了回顾性分析，发现应用高剂量的BMP-2(2.1mg/每节段)后容易产生椎体前缘肿胀，从而导致吞咽困难。Smucker等通过对234例接受颈椎前路手术患者的回顾性研究发现，在使用BMP-2的69例患者中，有27.5%的患者术后出现了椎体前缘肿胀，并出现吞咽困难，而未使用BMP-2的患者中，吞咽困难的发生率仅为3.6%。说明颈椎前路手术中使用BMP-2会增加患者术后吞咽困难的发生率，可能与局部无菌性炎症反应有关。

4. 术中牵拉　Mendoza-Lattes等研究了食管表面拉钩压力、食管表面血流量与术后吞咽困难发生率的关系，他们发现，在颈椎前路手术后，17例入选病例中，9例出现吞咽困难症状的患者术中平均食管表面压力(60.8mmHg)明显高于无症状者(54.4mmHg)，平均食管表面血流量明显低于无症状者($P<0.0001$)。他们还发现6例使用自动拉钩的手术患者术后有5例出现吞咽困难表现，与11例使用传统的人工拉钩组出现4例术后吞咽困难患者相比，人工拉钩可以降低术后吞咽困难的发生率。

Heese等也发现，术中拉钩强度高于食管表面动脉压力时，吞咽困难的发生率明显升高。Spanu等通过观察也发现，术中体位严格摆放以及手术的轻柔操作，可以明显减少术后吞咽困难的发生率。

5. 手术椎体节段数　Riley等通过对454例颈椎前路手术患者术后随访发现，术后3个月时，单节段、两节段、三个及三个以上节段手术的患者吞咽困难的发生率分别为19.8%、33.3%和39.1%，说明随着手术椎体节段数的增加，在一定时间内，术后吞咽困难的发生率也呈现出上升趋势。Bazaz等的研究分别统计了颈椎前路术后1、2和6个月时吞咽困难的发生率，他们将患者分为单节段、两节段、三个及三个以上节段组，结果发现，术后1个月时2个和3个及3个以上节段手术的患者吞咽困难发生率(55.8%、59.5%)明显高于单节段手术患者(34.8%)，2个月后，两节段手术患者吞咽困难发生率(36.8%)与单节段手术患者(20.8%)无统计学差异，但3个及3个以上节段手术患者的吞咽困难发生率(38.8%)仍与单节段手术患者发生率(20.8%)有统计学差异，说明随着手术椎体节段数目的增加，术后吞咽困难的发生率也随之升高。

6. 气管插管　由于气管插管可导致气管水肿，从而向后压迫食管，造成吞咽困难的发生。Smith-Hammond等为了研究气管插管对颈椎前路术后吞咽困难的影响，对三组手术患者进行了观察，其中38例为接受颈椎前路手术患者，19例为接受颈椎后路手术患者，26例为接受腰椎后路手术患者，术后通过X线吞咽功能检查以及吞咽困难的调查问卷评分，颈椎前路组术后吞咽困难的发生率最高(47%)，颈椎后路手术组发生率(21%)较低($P<0.01$)，腰椎手术组无吞咽困难发生，发生率均低于颈椎前路手术组近50%，说明气管插管并不是造成颈椎前路手术后吞咽困难的独立危险因素，但是吞咽困难发生的一个危险因素。

因此，可以认为颈椎前路手术后吞咽困难的发生原因较为复杂，很大程度上与患者的基础疾病以及椎前筋膜的局部手术创伤有关。病变节段长，手术显露范围广，对椎前筋膜的损伤较严重，则术后创伤反应必然较重。因此要求手术定位明确，尽量减少手术显露范围，椎前筋膜要锐性切开，满足减压以及重建的要求即可。术中尽量人工协助牵拉，减少使用自动拉钩。一般对椎前筋膜进行缝合意义不大。术后予以流质或半流质饮食2～3日，并雾化吸入等，减少局部刺激和反应。

（二）神经损伤

1. 喉上神经、喉返神经损伤 喉上神经损伤的发生率为1.02%～3%，喉返神经损伤的发生率为1.33%～1.5%，总的发生率为2.66%～3.06%。上颈椎手术易损伤喉上神经，该神经分内、外支，喉内支与甲状腺上动脉的喉上动脉伴行，穿甲状舌骨膜入喉，司声门以上喉黏膜的感觉，损伤后引起术后进食尤其是食用流质食物或饮水时出现呛咳；外支在距甲状腺上极约1cm处，弯向内侧发支支配环甲肌及咽下缩肌，损伤后可致环甲肌功能障碍，声带松弛，声调变低。下颈椎手术易损伤喉返神经，左、右喉返神经的运动支支配环甲肌以外的诸喉肌，感觉支分布于声门裂以下的喉黏膜，损伤后导致声带麻痹、发音障碍、声音嘶哑等，但多数仅有轻微症状如声带易疲劳等，多为暂时性的，需1～3个月逐渐恢复，如喉返神经完全切断或严重挫灭伤，则遗留永久性声音麻痹症状。

喉上、喉返神经损伤的主要原因有两点：①永久性损伤。对前入路的解剖不熟悉，操作粗暴，多见刚开展颈椎前路手术时，常见的失误有神经切断、神经缝扎等；错误钳夹神经，可出现在钳夹止血时；术中电灼止血时误伤神经。②暂时性损伤。过度牵拉或牵拉时间太长，造成神经缺血、水肿；钳夹止血时若止血钳钳夹力度不大时所造成的损伤也可以是暂时性的。

主要预防措施包括：

(1) 要熟悉喉上、喉返神经的解剖位置，并注意有无变异的可能，只有将解剖关系熟记于心，方可减少误伤的可能；双侧喉返神经分布路线不同，尤其需要注意，左侧喉返神经勾绕主动脉弓，经气管食管沟内垂直上行，行程较长，多行于甲状腺下动脉的后方。右侧喉返神经则勾绕右锁骨下动脉，经气管食管沟的前方，并向上内方斜行，行程较短，多行于甲状腺下动脉的前方。

(2) 在需要结扎甲状腺的动脉时须掌握结扎技巧。结扎甲状腺上动脉时，尽量完全分离动脉，并在靠近甲状腺上极部予以结扎切断动脉；结扎甲状腺下动脉时，需靠近甲状颈干进行，防止误切喉返神经。一般在进行颈椎前路手术时，尽量避免结扎处理血管。

(3) 不管是在上颈椎手术还是在下颈椎手术，不要为了保护神经而刻意去分离，建议在直视下分离，避免盲目用食指钝性分离，造成组织撕裂损伤。

(4) 术中仔细操作，保护软组织，在视野不清晰时不随意钳夹或切断组织，止血时尽量不使用电刀而用钳夹止血，准确止血，不钳夹过多组织；若进行电灼止血，最好采用尖镊将出血点夹起止血，避免直接烧灼出血部。

(5) 牵拉的力度不宜过大，术中牵拉时，注意轻柔，时间也不宜过久。尤其在手术显露侧向外牵拉更应注意避免盲目用力，因为相对而言手术显露侧神经向外牵拉活动度较为局限。

2. 舌下神经损伤 多见于上颈椎手术（图13-5-9），可以发生在前路手术，也可以出现在后路手术时螺钉突破寰椎前皮质等引起，尽管并不十分常见，也应予以重视。尤其在目前后路寰枢椎螺钉内固定较为普遍开展的情况下，要注意螺钉长度选择。

（三）术后血肿

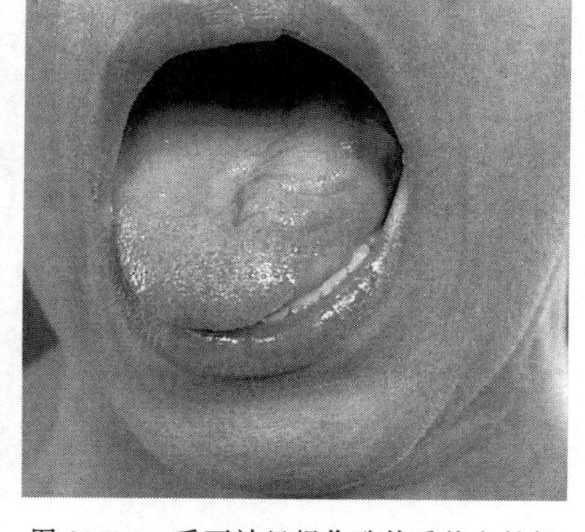

图 13-5-9　舌下神经损伤致伸舌偏向健侧

1. 切口血肿　颈椎前路手术后切口血肿指浅部软组织内血肿，包括肌肉、椎前小血管等出血，而不包括下述的硬膜外血肿。切口血肿不少见，其发生主要有两个方面因素：①局部止血不彻底。如术中切断小血管时，血管回缩，由于手术控制性低血压，未引起注意，而术后血压恢复正常后则出现血管出血。②引流不畅。多数为引流管（片）未放置到位，或在缝合过程中外滑；也可能缝合太密、太紧，造成引流管（片）无明显间隙引流。

术后急性血肿多在术后数小时内出现，表现为术后切口渗血量大，且为新鲜血液；或者局部肿胀加剧，皮肤张力大，切口敷料无渗血或无明显引流量，甚至出现气管推移，颜面部出现上腔静脉受压综合征，呼吸困难等，一般需要再次进手术室进行血肿清除以及止血处理，止血时主要寻找活跃出血点并彻底止血，对于出现严重气管推移或者上腔静脉受压综合征者，考虑有气管水肿，应采用呼吸机辅助呼吸 1～2 日，术后强化激素应用。如有凝血机制障碍，则需要补充凝血因子。

慢性血肿一般出现在术后数日，为切口局部出现较大的硬结或硬块，多数不需要手术清除血肿，可予以保持局部清洁、延长抗生素应用时间、局部物理治疗等。

2. 硬膜外血肿　发生的原因很多，包括凝血障碍、外伤、血管病变和自发性等，但医源性占据较大比例。术后血肿发生率较低，Scavarda 等和 Lawton 等均报道为 0.1%，Uribe 等报道为 0.22%，Yi 等报道为 0.24%，王少波等报道颈椎管扩大术后血肿发生率为 0.64%，刘铁龙等报道胸腰椎内固定术后血肿发生率为 0.54%。张宏其等报告 1821 例颈椎前路手术，10 例（0.55%）发生硬膜外血肿。

尽管硬膜外血肿发生率低，如不及时采取措施，其产生的后果却很严重（图 13-5-10）。多于手术后 1～23 小时内开始出现症状、体征，表现为术后存在一个正常反应窗口，在此窗口患者神经脊髓功能均与术前无差异甚至优于术前（该窗口是鉴别术中损伤和术后血肿压迫的主要依据），随后逐渐出现四肢麻木加重、活动无力甚至明显瘫痪表现，而切口局部肿胀（甚至压迫气管食管）、渗血增多、引流量少等，应高度怀疑术后硬膜外血肿压迫颈脊髓的可能。

MRI 检查是确诊硬膜外血肿首选的影像学检查方法。如有怀疑，应急诊行 MRI 检查。但如果病情发展迅速，则不应强求 MRI 检查，而应选择手术探查清除血肿，以争取宝贵时间。文献资料表明，硬膜外血肿越早诊断、越早进行手术清除血肿，其预后越好。

手术时应去除内固定植入物及植骨块等，清除凝血块，用冰盐水反复冲洗骨窗，必要时需要扩大骨窗，仔细寻找出血部位，多数为硬膜外静脉丛出血或者截骨面出血，可采用骨蜡封闭、含凝血成分的明胶以及生物蛋白胶等局部应用，确实发现无活动性出血后，重新进行植骨内固定。必须对全部累及节段进行紧急手术才是有效的方法，需取出固定的钛板、钛网、骨块等，应避免被污染，并用修正螺钉固定，避免内固定物松动。切口要加强引流，且深筋膜层不能缝合太紧，必要时可采用负压引流。对于存在凝血障碍者则需要补充新鲜血浆

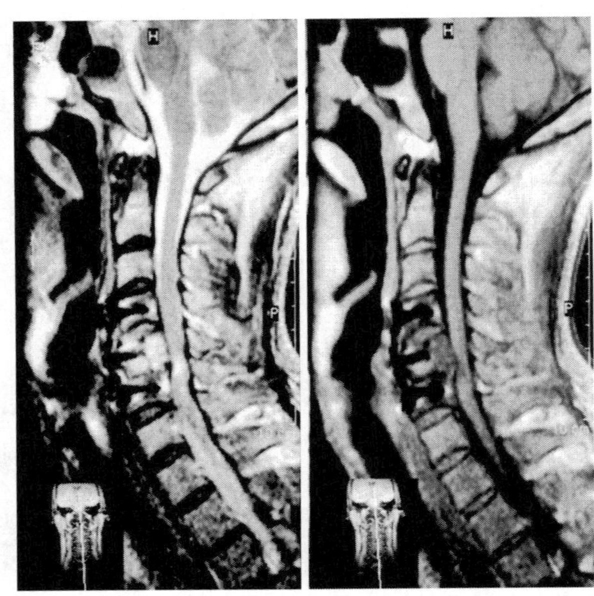

图 13-5-10　颈椎前路术后硬膜外血肿

或者冷凝素等。

主要预防措施包括：①术前检查凝血功能、肝功能、血小板等，如有异常应先进行内科治疗，待凝血功能正常后再考虑手术治疗。②颈椎前路手术中不宜过度暴露硬膜外间隙，避免板内静脉丛隐匿性出血增多；术中严密止血，尤其曾有凝血功能障碍病例更应完全止血，咬除椎体后骨面出血应使用骨蜡封闭；静脉丛出血用止血纱布压迫止血，植骨前应该取出成团止血纱布；手术完成时如渗血明显，可用明胶海绵片状覆盖。③颈椎前路前方椎体切除后用钛网或骨块植骨，应保证渗血可以从硬膜外间隙流至椎前间隙放置的引流管处，故颈椎前路手术时应检查钛网或骨块旁有无空隙以利于血渗出，如无空隙应将手术涉及的椎间盘往左右侧稍多咬除部分以形成引流通道。④正确放置引流管，避免弯折，保持其通畅。深筋膜层疏松缝合，不能太紧。⑤术后严密观察患者神经系统症状，如有变化，应考虑所有可能导致脊髓损伤原因：如植骨压迫、内固定物损伤、椎体间过度撑开、血管损伤、术中低血压和硬膜外血肿，并行 MRI 检查以明确诊断，做到早发现早诊断。⑥一旦发现颈椎术后硬膜外血肿，应紧急行血肿清除、脊髓减压术。

（四）食管瘘

食管瘘是颈前路手术中非常严重的并发症之一（图 13-5-11）。食管瘘的临床表现与瘘口的大小有关，小的瘘口可以无任何症状，严重的食管瘘往往合并周围组织和器官的感染、营养不良和其他多种全身并发症。此种并发症虽然不多见，发生率仅为 0.04％～0.25％，但早期报告死亡率可达 9％～45％，必须提高警惕。

术后食管瘘早期发生的原因主要为手术操作因素，极个别如强直性脊柱炎颈椎骨折后损伤食管引起，后期食管瘘主要为螺钉、钢板或者钛网松动等引起。因此，其发生原因可能有：①显露椎体时用力牵拉，尤其将食管直接卡压在椎体外侧；②手术器械伤及食管，如边缘锐利的拉钩；③电凝止血误碰拉钩致伤；④同颈椎前路内固定器械不断摩擦，如早期 CSLP

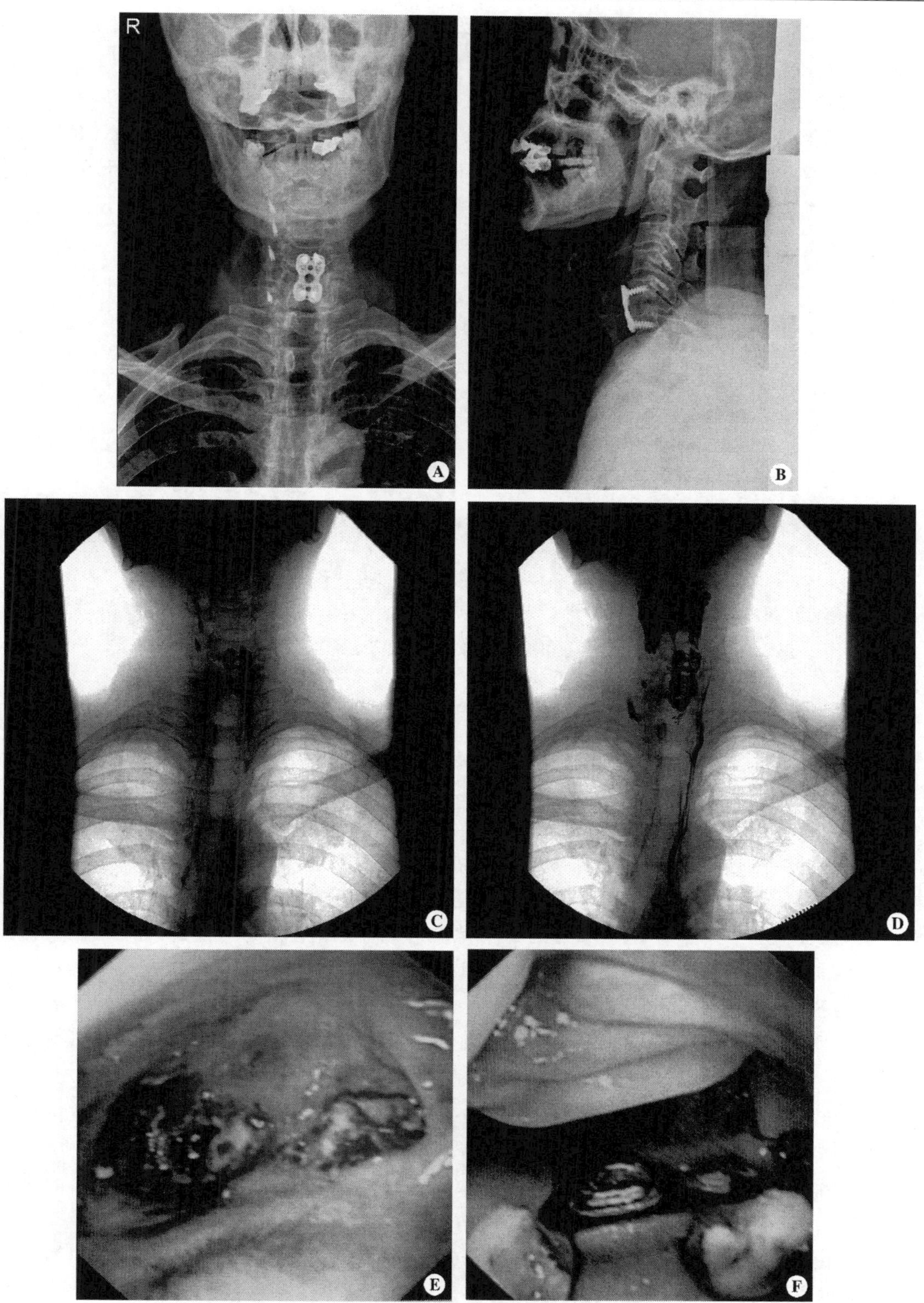

图 13-5-11　颈椎前路内固定术后食管瘘

A、B. 颈椎病，分期先行后路单开门椎管扩大椎板成形术，再行前路 $C_5 \sim C_6$ 减压植骨融合钛板内固定术，术后出现食管瘘，侧位 X 线片可见椎前软组织阴影明显增宽；C. 食管造影前；D. 食管造影时可以出现造影剂溢出食管；E、F. 术后 10 个月，内镜下见食管糜烂，钛板外露

钢板固定螺钉松动时，由于锁定螺钉的膨胀作用，固定螺钉头部出现锯齿状张开，对食管可造成损伤(图 13-5-12)；⑤植入骨块、钛网或钢板固定时连同食管外膜一起嵌入其内；⑥内植物滑脱或植骨块脱出压迫食管，造成食管缺血坏死；⑦术中有食管壁挫伤，尤其一些翻修手术，由于局部粘连，容易出现食管壁损伤，但术后未采用禁食等措施而发生食管瘘；⑧颈部手术感染时，手术牵拉受损的食管，抗感染能力下降，易发生炎症水肿；⑨少见原因，如食管瘢痕、采用颈前路手术方法后放射治疗；⑩手术牵拉时间过长、高龄、全身情况差、颈部软组织瘢痕、前路 C_3～C_4 及 C_7～T_1 减压内固定是高危因素。

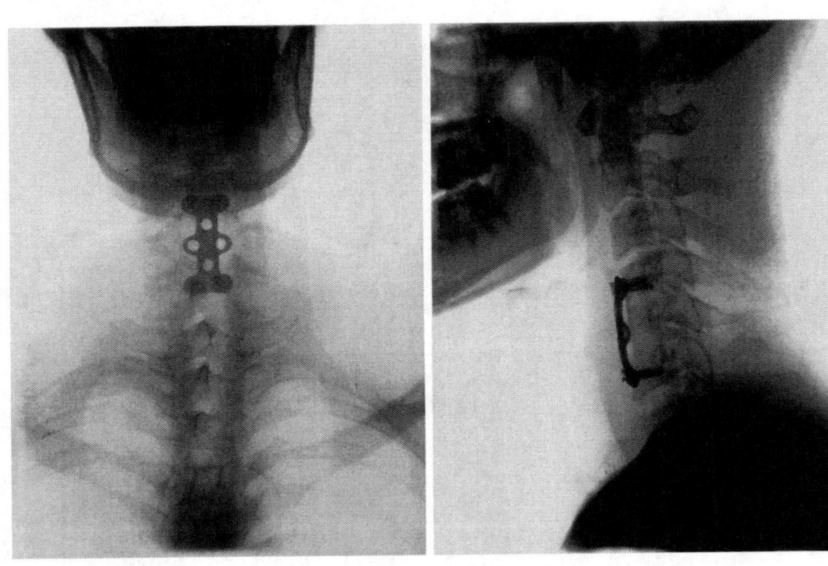

图 13-5-12　早期 CSLP 固定术后螺钉未沉入钛板，钉尾呈锯齿状张开

食管瘘一般在术中难以发现，绝大多数病例为术后出现。主要表现为切口部感染不愈，甚至出现食糜等。需要进行食管造影检查和内镜检查发现病灶部位予以确诊。怀疑食管损伤的病人，术后给予禁食，鼻饲，深静脉营养，静脉滴注抗生素，注意水、电解质平衡。食管瘘诊断后，一般需要手术治疗。手术目的是清除脓肿，并取出松动的内固定，予以通畅引流。同时进行食管壁修补。多数病例通过积极治疗，效果均满意。

主要预防措施包括：

(1) 颈椎手术前应进行气管、食管推移训练，每次持续 10～30 分钟，气管须过中线，如此训练 3～5 天，使食管、气管松弛，防止气管、食管牵拉伤。

(2) 避免使用锐利牵开器，显露椎体时助手牵拉轻柔，并注意有无食管卡压在拉钩下。

(3) 在牵拉食管和气管时，不宜时间过久，应给予食管松弛的间隔时间。

(4) 椎间植入植骨块、钛网及植入物固定时需显露清楚，确实无食管外膜嵌入时方可进行。

(5) 电凝止血时应十分小心，避免触及食管拉钩。

(6) 内固定确实，固定螺钉以及锁定装置均不能超出钢板轮廓。

(7) 围手术期积极预防感染，并避免颈椎过伸等易使食管缺血的情况发生。

(8) 若术后患者咽痛和吞咽痛较为明显，则需谨慎小心，可适当延长禁食水的时间。

（五）脊髓损伤

脊髓损害加重是颈椎前路手术中常见的并发症之一，发生率为5.3%～12.9%，可以出现在前路减压的环节，也可以出现在前路内固定的环节，有时属于不可逆性损伤，对患者的影响最为严重。产生脊髓损伤的失误主要与以下方面有关：

1. 基础病情特点

（1）对于颈椎骨折患者来说，脊髓损伤本身在72小时内仍有病情变化，因此，急诊手术后脊髓损伤平面上升同其疾病本身的演变规律不无关系。

（2）对于脊髓型颈椎病，其患者中约有10%可无明显诱因出现症状进行性加重，称之为颈椎病急性期，也是脊髓症状加重的可能因素之一，手术是否能够诱发急性期发作尚不明确。

（3）颈椎管狭窄且椎管横断面狭窄率＞40%、椎管前方突出物与硬膜粘连严重等情况都属于脊髓损伤加重的危险因素。

2. 减压后再灌注损伤　脊髓长期处于受压状态，血供差，经充分减压后，短时间内血供恢复，可造成脊髓水肿加剧，病理生理上表现为神经细胞能量代谢障碍、钙超载、大量自由基产生，周围组织中炎症细胞增多等，从而导致脊髓功能进一步下降（图13-5-13）。

3. 操作失误与器械的刺激损伤

（1）环锯进入太深，进入椎管，伤及脊髓。初学者因手感较差，容易出现此问题。即使有经验的医师，若思想麻痹，亦可马失前蹄。

（2）Kerrison钳在椎体后缘减压时，冲击脊髓，或失手直接撞击脊髓。

（3）骨刀行椎体后部减压时，骨刀滑入椎管，或骨块移入椎管。

（4）在颈椎不稳或椎管狭窄显著的患者，如颈椎过伸，或太大力敲击环锯的内芯，也可出现脊髓损伤。

（5）植骨时，植骨块太小，但敲击力量太大，骨块突然陷入椎管。

（6）术中出血，盲目或者慌张进行压迫止血，直接压迫脊髓。

（7）脊柱结核等椎体破坏严重时，由于骨性标志不明显，且骨质破坏严重，在病灶清除时，由于用力过猛，刮匙等进入椎管，损伤脊髓。

（8）其他少见的原因有吸引器头、镊子掉进减压骨窗内直接损伤脊髓。

4. 术中止血不彻底，造成术后血肿压迫　颈椎前路术后脊髓损伤加重是个严重的并发症，需要引起重视。手术结束、麻醉清醒后，应立即检查患者的肢体活动情况。如麻醉完全苏醒后，患者肢体活动情况较术前明显恶化，且原有病理反射、肌张力等消失，应怀疑脊髓损伤可能，并结合术中操作过程，判断该可能性，并确定后续处理。如条件许可，可行急诊MRI检查，判断脊髓是否存在新的受压以及脊髓信号情况。如情况较紧急，则重新麻醉后进行探查，并大剂量泼尼松龙冲击治疗。术后采用高压氧、神经营养药物等治疗。

主要预防措施包括：

（1）要从思想上要高度重视。脊髓损伤是脊柱外科中最严重的并发症之一，任何失误都可能造成患者残障，为患者及其家庭带来极大痛苦，因此必须树立预防第一的观念。

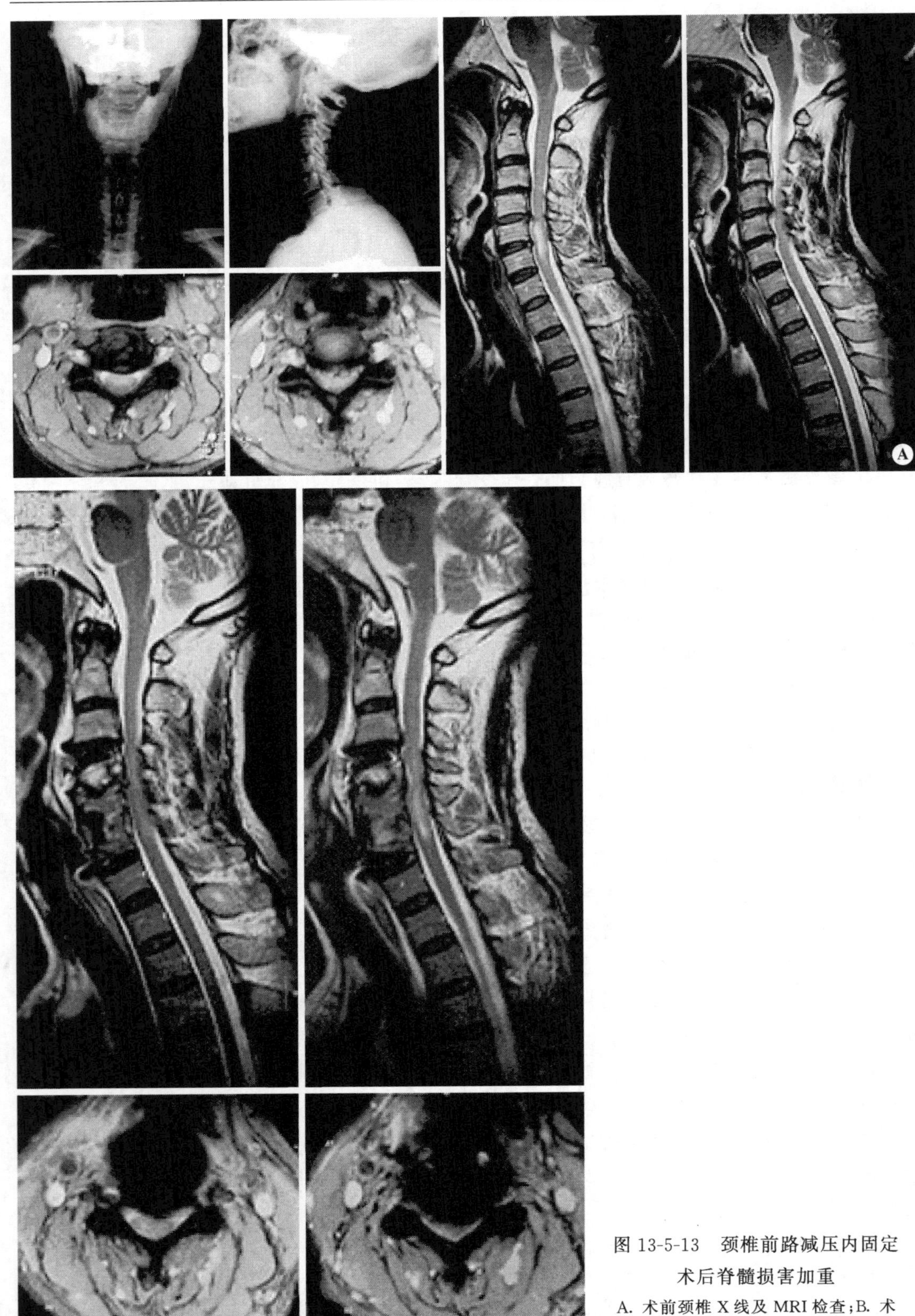

图 13-5-13　颈椎前路减压内固定术后脊髓损害加重

A. 术前颈椎 X 线及 MRI 检查；B. 术后当日急诊 MRI 检查及术中所见

(2) 术前要对患者的病情有一个全面的评估。对急性期的患者特别是X线片显示颈椎管狭窄，MRI显示压迫最明显处脊髓横断面面积小于30mm^2，且T_2加权像脊髓髓内有一高信号，占脊髓横断面积的50%以上，说明脊髓受压明显，脊髓损伤局部有水肿，脊髓功能处于高危的临界状态，可以称之为脊髓型颈椎病危象，处理时应加以注意和重视。

(3) 手术操作要规范。手术视野显露要清晰，任何操作都须在直视下进行；术中止血应彻底，宁可放慢手术速度，也要在保持术野清晰的情况下进行下一步操作。

(4) 器械操作要轻柔，不能操作粗暴，要准、稳，要熟练，不能失手，尽量减少器械对脊髓及神经根的直接接触。减压应在直视下进行，以前较为流行的环锯减压术应尽量少使用。对于椎体后缘增生骨赘等，最好先用高速磨钻磨削变薄后，再用薄枪钳切除，避免局部冲击。

(5) 对脊髓压迫较严重的病例，减压时要适当扩大减压范围，采用先周围减压、再解决中心压迫的策略。术中减压时，可以采用大剂量泼尼松龙冲击，以保护脊髓功能。

(6) 术中止血要彻底，局部应用的止血纱布、生物蛋白胶等在局部出血控制后均应取出，减压局部骨窗内至多放置薄层明胶海面。

(7) 植骨块或者钛网、融合器等应大小合适，其与硬膜之间应保证一定空隙，且与两侧骨质保证一定间隙，以保证局部引流。

(8) 对于一些较为重危的病例，必要时可以借助术中神经监护设备，对脊髓功能进行检测。尽管可能意义不大，但可以提醒手术医师注意脊髓损伤可能。

（六）内固定不良

内固定不良早期表现为螺钉位置不正及松动，如进入椎间盘间隙、植骨交界部等，没有达到内固定目的(图13-5-14，图13-5-15)。螺钉位置不正是以后出现螺钉松动、螺钉移位、钢板滑移以及植骨块移位等主要原因(图13-5-16，图13-5-17)。而后期内固定不良主要表现为钢板断裂等，其主要原因是植骨不融合、假关节形成(图13-5-18，图13-5-19)。

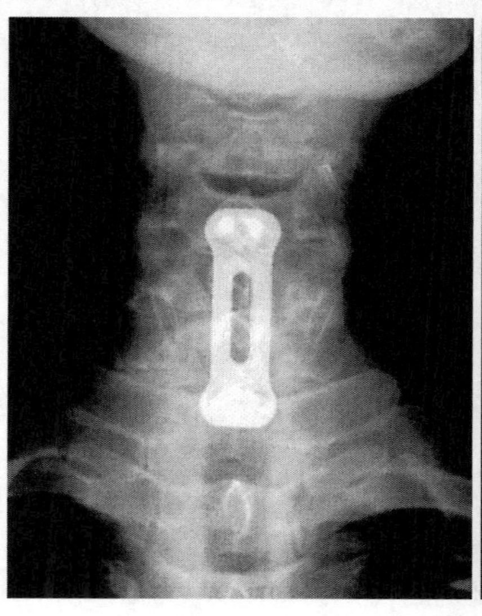
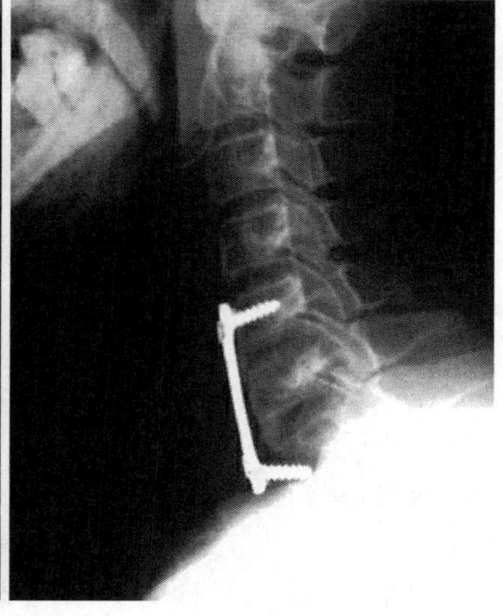

图13-5-14　植骨块未到位，钛板下端翘起螺钉位置

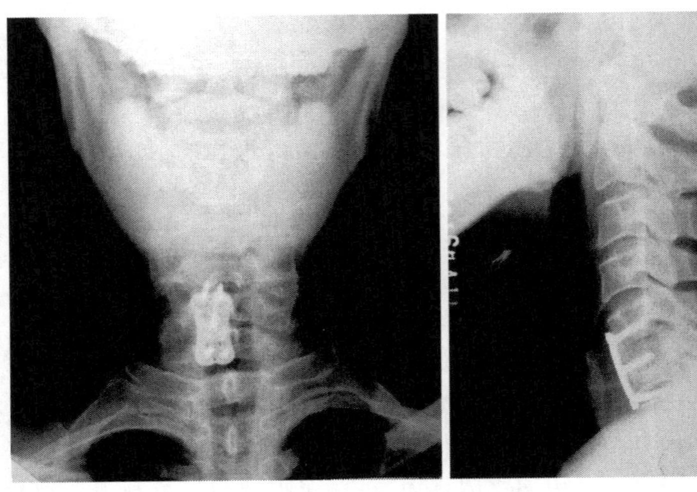

图 13-5-15 螺钉进入椎间隙，无效固定

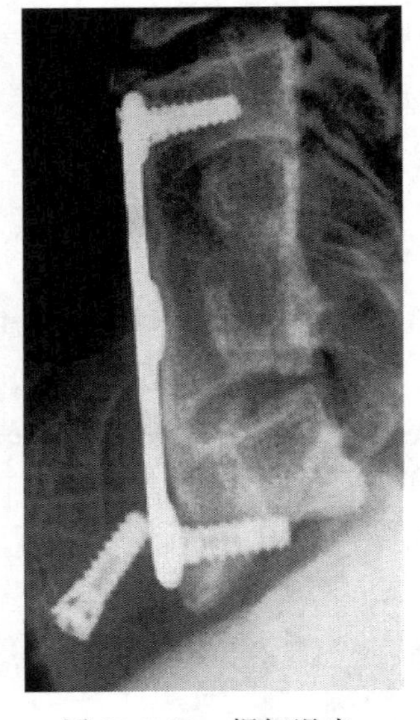

图 13-5-16 螺钉退出，多与锁定装置不良有关

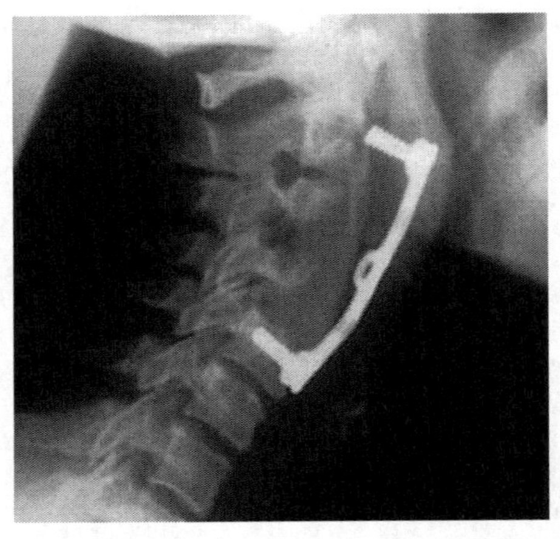

图 13-5-17 钢板松动脱出，多与长节段固定以及钢板曲度不匹配导致螺钉部应力集中有关，锁定装置仍发挥作用

前路螺钉-钢板的松动和固定失败会危及颈前的软组织结构，包括气管、食管和大血管。Lowery 和 McDonough 对 109 例患者进行研究发现，有 35%发生了螺钉-钢板固定失败，但仍没有发生气管、食管侵害或神经血管损伤。这可能主要由于软组织瘢痕常会盖住螺钉钢板，从而起到保护颈前组织的作用。临床上，螺钉-钢板突出 5mm 一般不会出现症状。

Shapiro 等对 195 例患者进行了分析，有 3 例患者钢板螺钉发生脱出，有 1 例患者的钢板发生断裂。Epstein 对 35 例颈椎前路椎体次全切除术后应用钢板的患者进行了研究，平均随访 21 个月，有 1 例应用钢板固定的患者发生钢板的脱出，有 3 例患者出现假关节。在

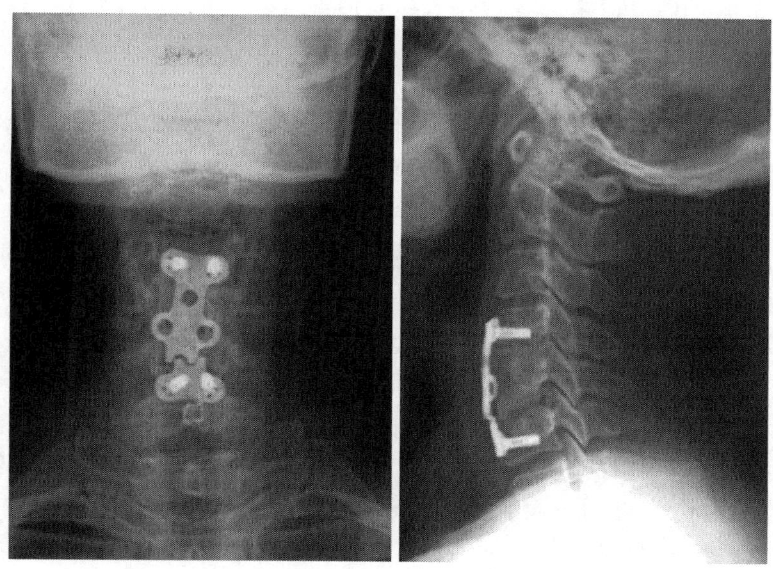

图 13-5-18　钛板断裂，植骨部融合，假关节形成

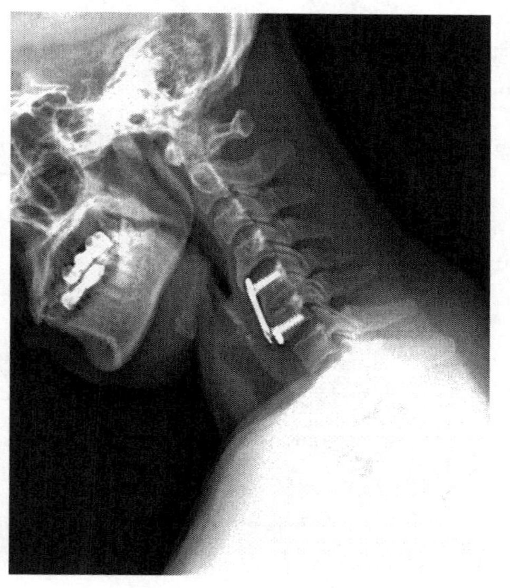

图 13-5-19　颈椎前路钛板断裂

随后的研究中，Epstein 认为应用动力型钢板能够明显降低并发症的发生，其在颈椎前路多节段椎间盘切除融合术中，应用静力型钢板(36 例)和动力型钢板(28 例)进行内固定，分别随访 5.4 年、2.7 年，在应用静力型钢板的患者中有 5 例患者发生钢板螺钉植入失败(13%)，而应用动力型钢板的患者只有 1 例术后出现假关节(3.6%)。Epstein 对 86 例颈椎前路单节段椎体次全切除术或 2 个节段椎间盘切除术中应用动力型 ABC 钢板的患者的并发症进行了深入研究，平均随访 3.5 年，有 2 例患者出现假关节(2.3%)，有 2 例患者出现移植骨骨折(2.3%)，有 1 例患者发生钢板植骨块脱出(1.1%)。Yue 等回顾性调查了 72 例颈椎前路椎间盘切除同种异体骨植入钢板内固定的患者，平均随访 7.2 年，有 1 例应用的患者发生钢板断裂(1.4%)，有 6 例患者发生螺钉松动(8.1%)，有 52 例患者(73.2%)发生相邻节段退行性变，且其中有 12 例(16.7%)需再次手术治疗，有 34 例患者发生植骨区塌陷，没有患者发生植骨块的脱出和移位。Lee 等报道应用 Atlantis 钢板和 Zephir 钢板后，患者术后 6 个月内吞咽困难的发生率较高。与 Lee 等的报道不同，Yue 等的研究结果认为，在术后较长的时间内患者仍有持续性的吞咽困难和发声困难，其对 74 例患者进行了平均 7.2 年的研究，发现有 26 例患者有持续性的吞咽困难(35.1%)，有 14 例患者有持续性的发声困难(18.9%)。此外，有关颈椎前路钢板的罕见的并发症也有作者进行了报道。Smith 等曾报道过由颈前路钢板引起的食管穿孔。Fujibayashi 等报道 1 例 67 岁男性患者应用 Orion 钢板固定 4 个月后发现钢板螺钉系统消失。Geyer 等报道了 1 例 71 岁的女性患者应用 CALP 进行融合固定 5 年后，患者从口中吐出 1 枚椎体固定螺钉。甚至有病例报告螺钉竟然移位到下腹部。

螺钉位置不当主要与术者的操作经验和技术有关：①螺钉固定角度不正确可使其位置不良；②螺钉长度选择不当，为了达到有效的加压固定效果，适当调整角度致使位置不良；③钢板长度选择不当，致使螺钉位置随之改变；④适应证选择不当。

钢板、螺钉松动与以下多因素有关：①植入物设计上的缺陷，早期的内固定系统往往没有防止固定螺钉松动、旋出的技术；②若患者年龄较大，骨质疏松严重，螺钉把持力不够，易造成螺钉松动；③术中反复调整螺钉方向，使攻丝后骨螺纹消失；④手术操作不当，导致螺钉位置不良，如进入了椎间隙或者植骨界面，当然起不到牢固固定钢板的作用；⑤骨质有破坏，螺钉位于破坏骨质内，如颈椎结核、颈椎肿瘤时；⑥术后辅助外固定不足、术后颈部外伤；⑦其他危险因素有年龄、同种异体骨植骨、多节段长钢板、术前颈椎不稳定及损伤的机制不明确等。在一些新型钛合金材料的颈椎前路内固定植入物出现以后疲劳、断裂现象不多见。

对于螺钉位置不良，术后要严格颈椎制动保护，如采用颈围、支具等，并密切随访观察，待植骨融合后将内固定取出。对于内固定松动，根据术后影像学复查结果决定，若螺钉或者钢板松动、滑移，或者断裂，则可能对周围组织、器官造成威胁，且不能真正起到内固定作用时，应当及时取出内固定，如合并有症状性假关节形成，可同时行后路融合固定。

主要预防措施包括：

(1) 前路钢板螺钉内固定的适应证，对于适应证不明确的患者尽量避免使用内固定，以减少术后并发症的概率；对于长节段固定，除确认螺钉固定良好外，建议采用多节段螺钉固定，以分享载荷，避免应力集中。

(2) 在 C 臂 X 线机监视下进行内固定的植入，术中确定其位置并做出相应调整。

(3) 螺钉固定应一次成功，避免反复调整；确保螺钉位于正常骨质内，固定前可以定位针探查钢板螺孔下位置是否正确，并行 X 线透视协助确定合适钢板长度以及螺钉长度。

(4) 钢板与椎体前骨质要服帖、匹配，故要将椎体前缘骨赘切除平整，同时根据颈椎的弧形对钢板进行适当塑形。

(5) 要按照钢板设计的要求，切实按照制造厂家提供的有关操作手册进行操作，尤其要切实完成螺钉锁定。

(6) 骨质疏松患者使用内固定时应谨慎处理，术前做好骨质疏松的应急处理，为内固定的植入尽量创造条件。

(7) 术后应严格制动，必须辅助外固定支具。

(七) 邻近节段退变

颈椎前路融合内固定术后可出现邻近节段退变(图 13-5-20)，具体见第二十二章。

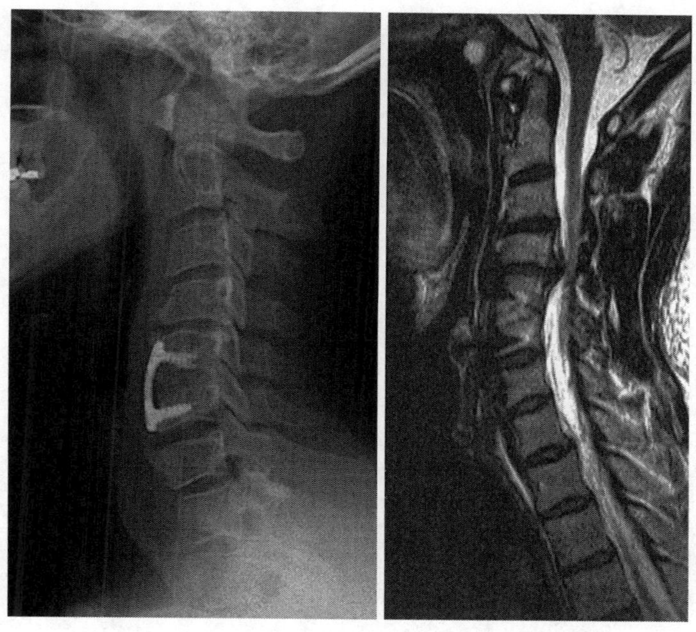

图 13-5-20　颈椎前路内固定术后邻近节段退变

第六节　颈椎前路经椎弓根螺钉技术

上述颈椎前路钢板系统系采用固定螺钉将钢板固定于椎体骨质，该类型固定对于损伤造成的多节段下颈椎三柱不稳、骨质疏松患者，其稳定性常难以满足临床的要求，往往需要联合后路固定。能否结合前路手术减压彻底的优点以及经椎弓根螺钉固定的生物力学优势，进行经前路逆向椎弓根螺钉手术呢？Heiko Koller 等进行富有创造性的有益尝试，提出对前路经椎弓根螺钉固定(anterior transpedicular screw，ATPS)的概念。

其对颈椎前路椎弓根螺钉技术的解剖形态学进行了研究，对形态学的可行性、适应证、生物力学和手术需求进行了讨论，认为前路椎弓根螺钉技术可能会降低颈椎多节段重建和三柱不稳定固定的失败率，避免了前路手术后需要再进行后路手术加强固定。对前路置钉准确性的研究以及前路椎弓根螺钉与椎体螺钉(vertebral body screws，VBS)生物力学拔出试验(pull-out strength，POS)的结果显示，该技术有较高的置钉准确率和较好的生物力学特性(图 13-6-1)。

在此基础上，Heiko 提出了颈椎前路经椎弓根螺钉固定的钢板设计(图 13-6-2)，采用上下非对称螺钉设计，经椎弓根固定与椎体固定相结合，以达到有效稳固固定的目的(图 13-6-3)。

Aramomi 等介绍了下颈椎前路椎弓根螺钉技术在多节段颈椎切除和融合中的临床应用。在进行颈椎椎体切除后，先插入导针，再反向打入进行植骨的腓骨中，最后拧入空心螺钉(图 13-6-4)。他们对 9 名脊髓型颈椎病患者的 22 个椎弓根进行了固定(图 13-6-5，图 13-6-6)，没有出现神经血管并发症。术后第 2 天，患者可以在不佩戴头颈支架情况下下床活动，所有患者移植的腓骨都没有出现移位，神经症状均得到改善。他们认为，下颈椎前路椎弓根螺钉技术安全可行，在前路手术中能够提供坚强的内固定，在颈椎多节段切除融合手术中是一个有吸引力的选择(图 13-6-7)。

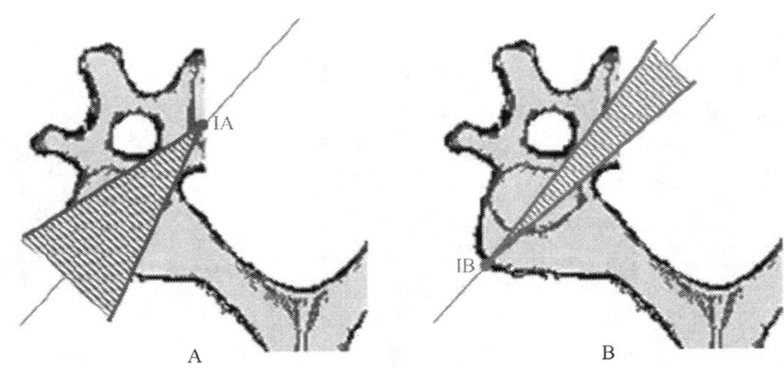

图 13-6-1 颈椎前路与后路经椎弓根螺钉固定的安全区

A. 前路经椎弓根螺钉固定；B. 后路经椎弓根螺钉固定；

IA. 前路入钉点；IB. 后路经椎弓根螺钉固定入钉点

引自 Aramomi M, et al. Acta Neurochir(Wien), 2008, 150(6): 575-582.

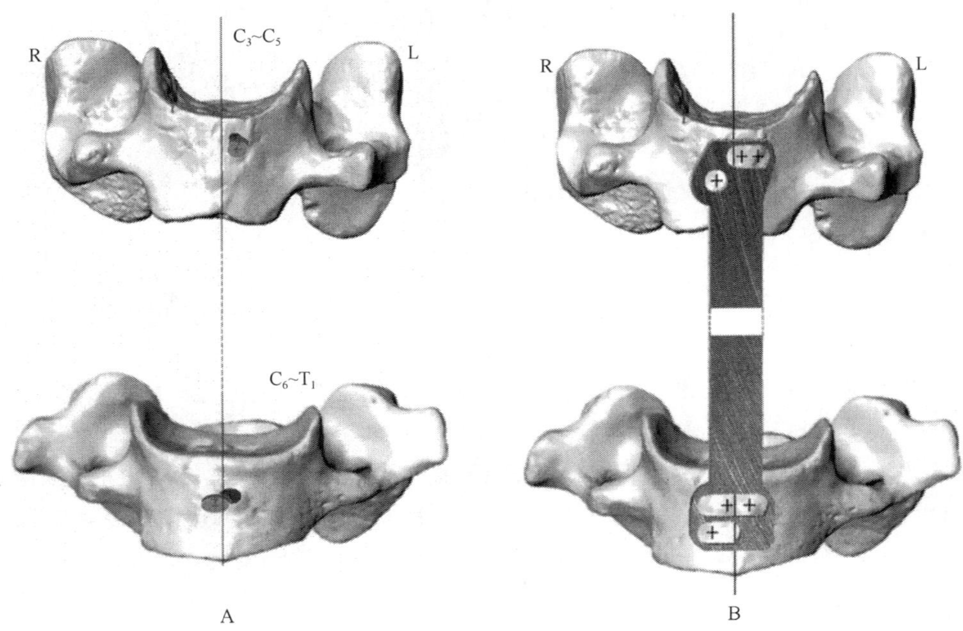

图 13-6-2 颈椎前路经椎弓根螺钉钛板固定系统的设计

A. 经椎弓根螺钉入钉点计算机模拟；B. 入钉点以及钛板设计

引自，Koller H, et al. IEur Spine J, 2009, 18(9): 1300-1313.

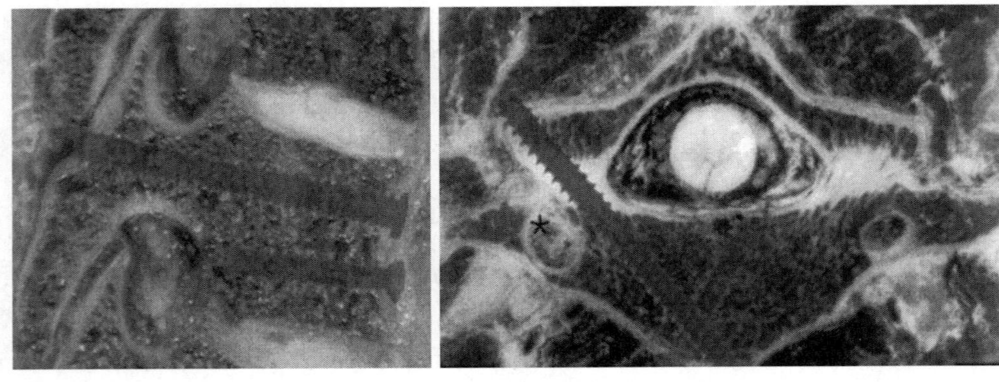

图 13-6-3 经椎弓根螺钉与椎体螺钉固定结合应用

引自，Koller H, et al. IEur Spine J, 2009, 18(9): 1300-1313.

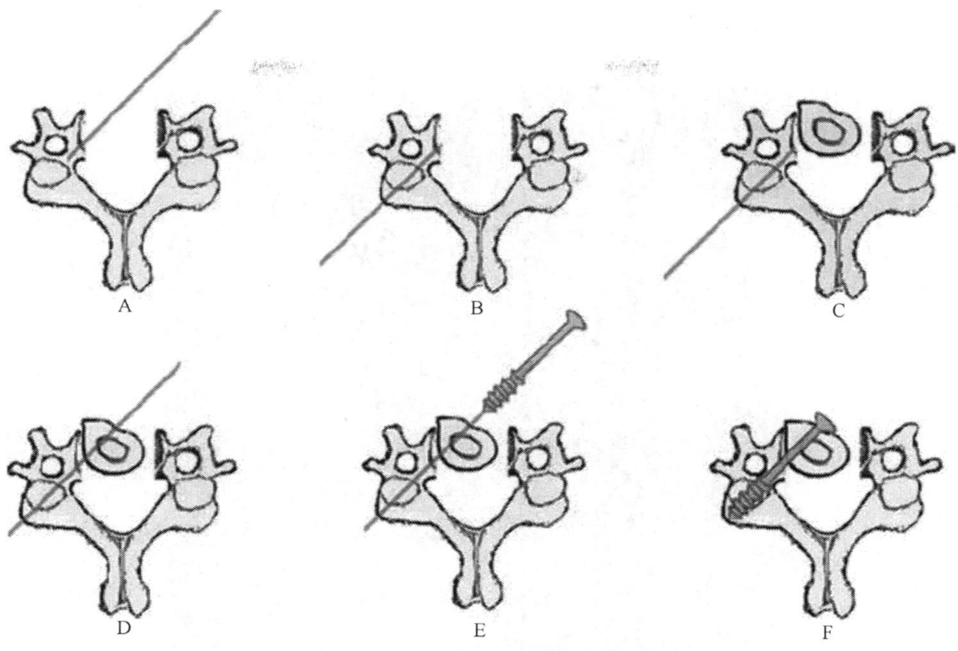

图 13-6-4　前路减压后腓骨支撑并以拉力螺钉进行经椎弓根固定

引自 Aramomi M, et al. Acta Neurochir (Wien), 2008, 150(6): 575-582.

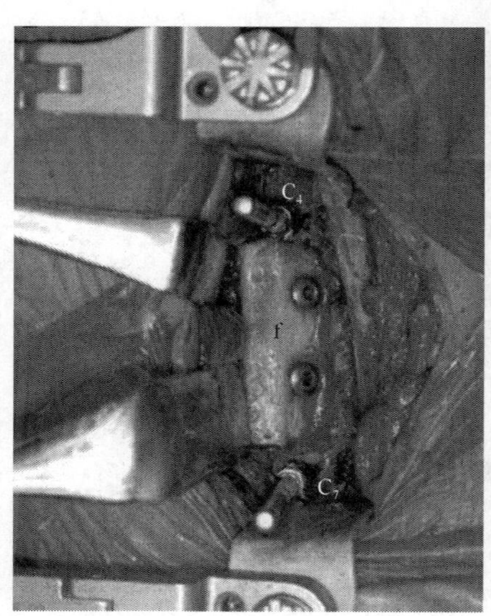

图 13-6-5　颈椎前路经椎弓根螺钉固定术中

引自 Aramomi M, et al. Acta Neurochir (Wien), 2008, 150(6): 575-582.

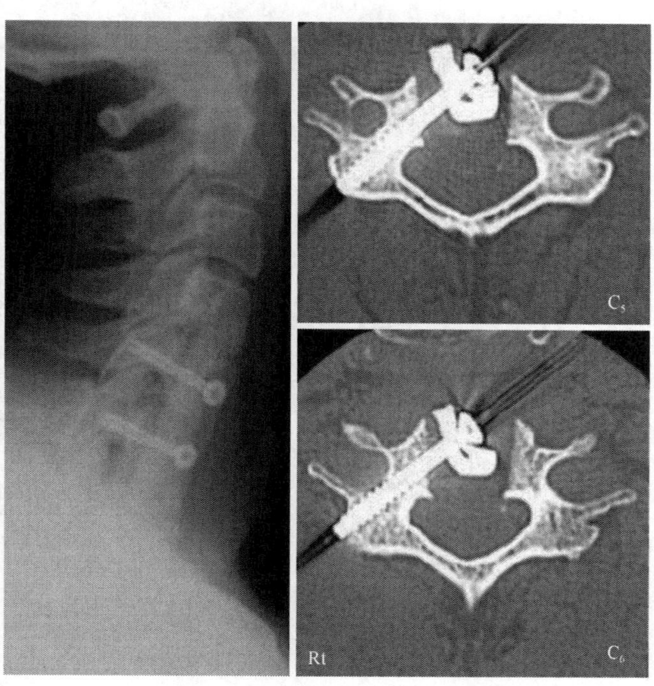

图 13-6-6　术后 X 线片及 CT 扫描

引自 Aramomi M, et al. Acta Neurochir (Wien), 2008, 150(6): 575-582.

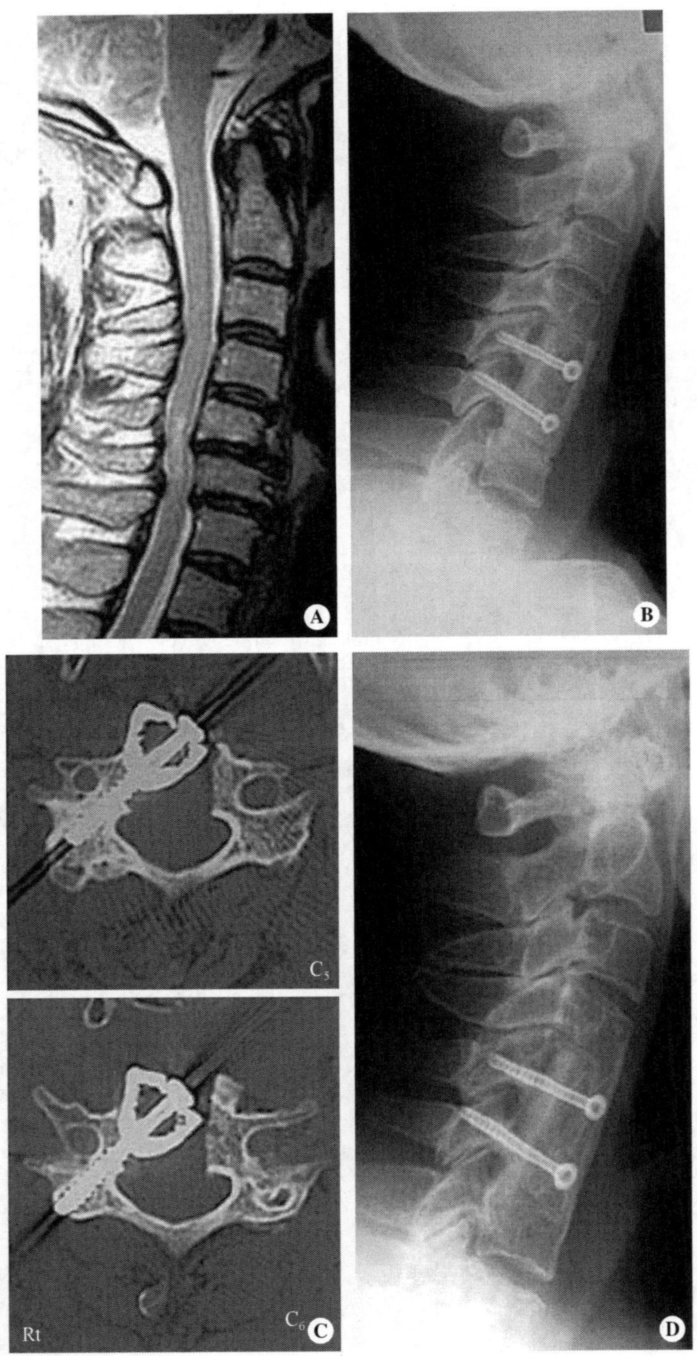

图 13-6-7 颈椎前路经椎弓根螺钉固定术

A. 术前 MRI;B. 术后 X 线片;C. 术后 CT 扫描;D. 术后 3 个月,植骨融合

引自 Aramomi M,et al. Acta Neurochir (Wien),2008,150(6):575-582.

Yasutsugu Yukawa 采用重建钢板进行颈椎前路经椎弓根螺钉固定 6 例。其在 C 臂 X 线机透视下(图 13-6-8),获得颈椎椎弓根清晰椎弓根轴位图,逆向置入定位导针,确认正确后经导针置入中空螺钉(图 13-6-9,图 13-6-10)。其采用中空螺钉直径 4mm,长度为 30～34mm。6 例患者共置入 17 枚螺钉,均获得成功,除 2 例术后出现吞咽困难外,无其他并发症(图 13-6-9)。

国内徐荣明等亦在此领域开展了有益的探索。随着导航技术的发展,此手术的风险性可以得到有效控制。

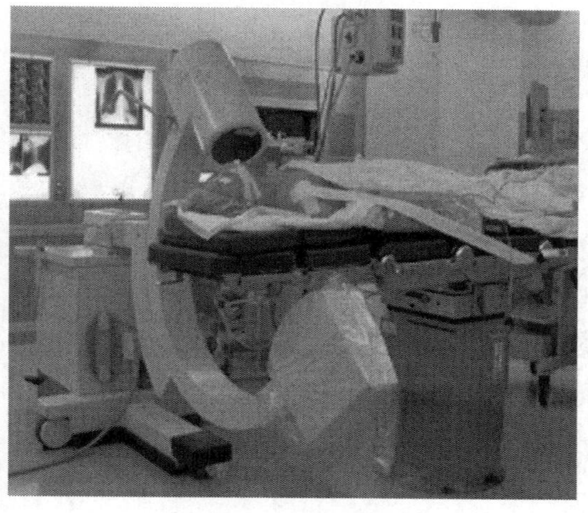

图 13-6-8　C 臂 X 线机透视,注意 C 臂角度

引自 Yukawa Y, et al.Eur Spine J,2009 ,18(6):911-916.

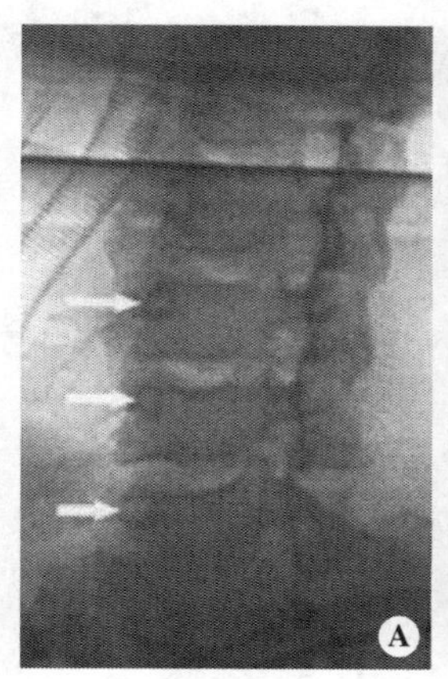

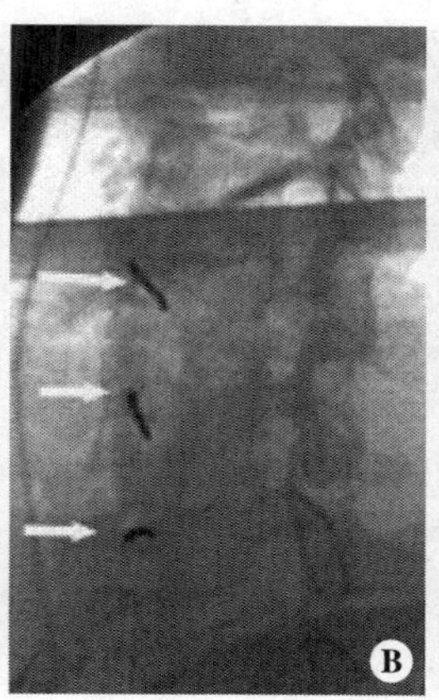

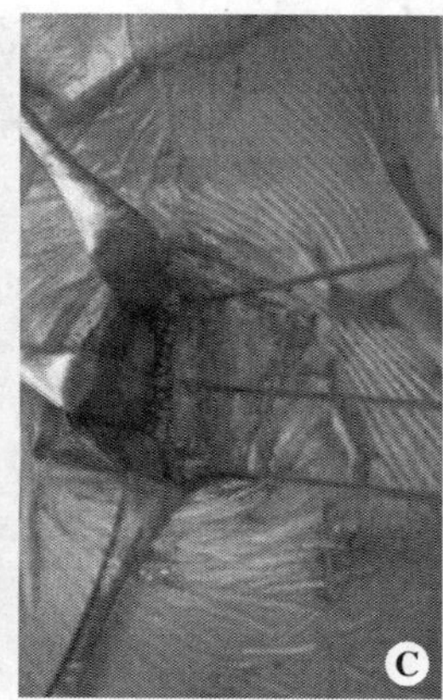

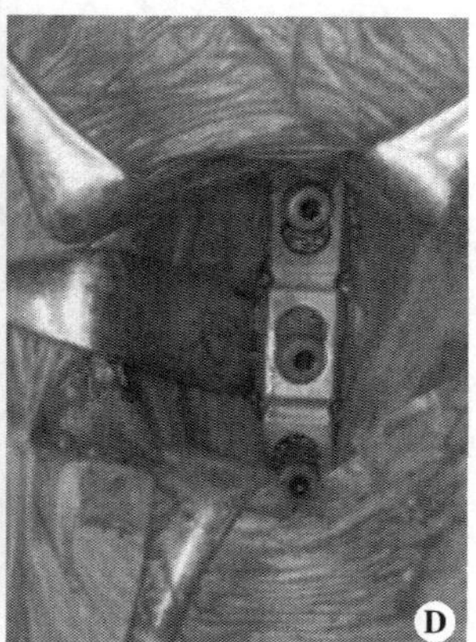

图 13-6-9　术中获得清晰椎弓根轴位片(A),逆行置入定位导针(B、C),再经导针置入重建钢板及中空螺钉(D)

引自 Yukawa Y, et al.Eur Spine J,2009 ,18(6):911-916.

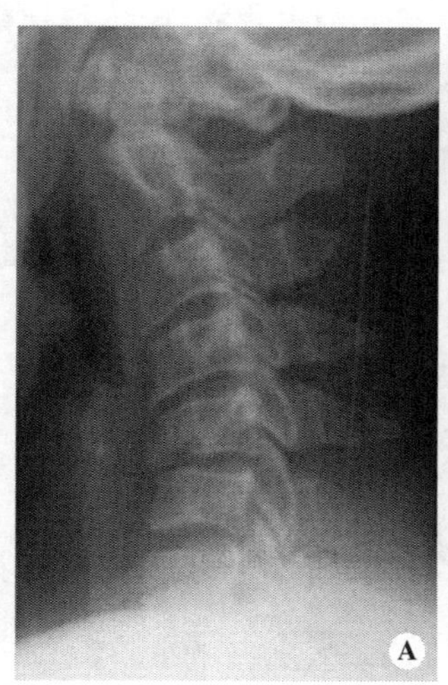

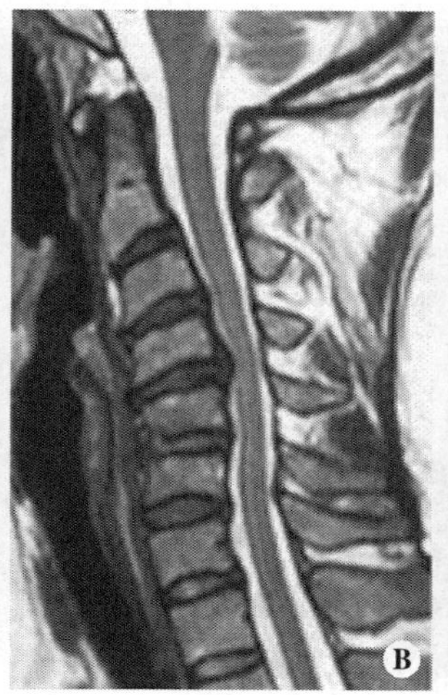

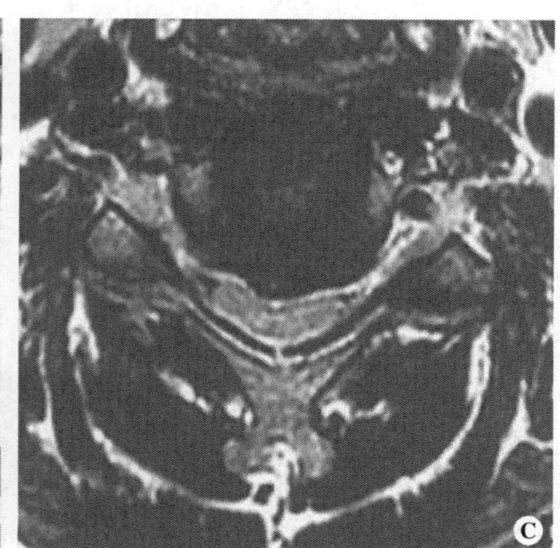

图 13-6-10

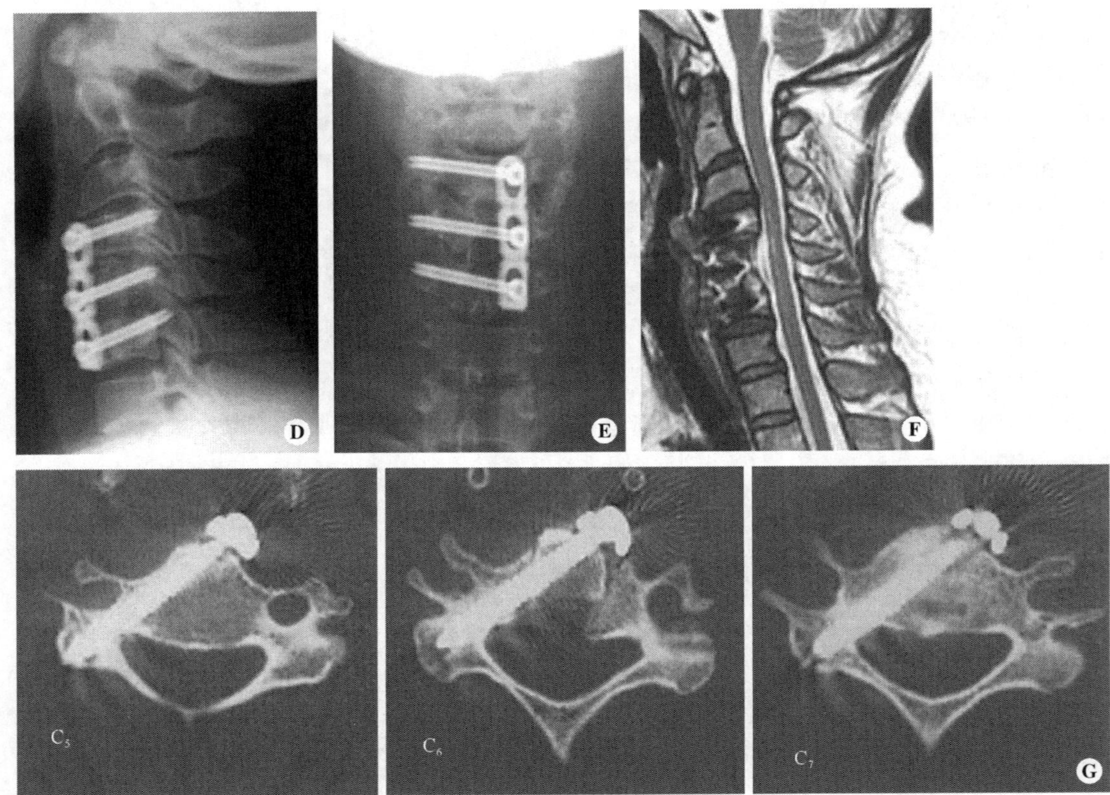

图 13-6-10　颈椎前路经椎弓根螺钉固定术的应用(续)
引自 Yukawa Y, et al.Eur Spine J,2009 ,18(6):911-916.

结　　语

颈椎前路内固定术已成为一种常规手术,其可以提高融合率、保持前凸、减少使用术后外固定、利于早日恢复正常工作和活动。随着颈椎前路钛板螺钉设计更趋于合理,临床选择的余地更大,但任何技术的应用效果最终还是取决于执行者本身。因此要求脊柱外科医师不但要熟悉解剖以及生物力学,具备精确的手术操作技术,还应熟悉钛板螺钉设计原理和特性,为患者选择合适的内固定系统,以获得最佳的临床效果,减少相关并发症的发生。而前路经椎弓根螺钉固定技术作为创新术式,力学优势较为明显,尚需进一步临床验证。

(瞿东滨　万　勇　王　健)

参考文献

陈涛,刘伟强,史长虹,等.2004.颈椎前路内固定钢板系统的结构分析与应用[J].中国医疗器械杂志,28(2):128～132.

陈智,沈洪兴.2010.颈椎前路手术后吞咽困难的危险因素[J].中国脊柱脊髓杂志,20(3):243～245.

初国良,彭映基,冯正巩,等.2001.颈椎钩突形态特点及其在前外侧入路减压术中的意义[J].中国临床解剖学杂志,19(1):25～26.

邓斌，袁峰，郭开今，等.2010.下颈椎颈前路反向椎弓根螺钉内固定的解剖学研究[J].徐州医学院学报，30(8)：520～523.

樊健，赵剑，邵菁菁，等.2007.颈椎前路静力性与动力性钉板系统在三柱不稳定损伤中生物力学性能的比较[J].中国骨与关节损伤杂志，22(4)：265～267.

韩秀鑫，朱悦.2006.颈椎前路钢板的研究进展[J].脊柱外科杂志，4(5)：300～305.

侯铁胜.2009.颈椎前路钢板内固定的价值[J].中国脊柱脊髓杂志，19(7)：485.

黄平，陈德玉.2009.颈前路减压术后颈椎重建的研究进展[J].中国矫形外科杂志，17(11)：841～842.

蒋富贵，瞿东滨，朱志刚，等.2000.颈椎前路减压及内固定的解剖学问题[J].中国临床解剖学杂志，18(4)：314～315.

金大地，朱青安，瞿东滨，等.2001.颈椎前路蝶形钢板内固定系统的研制及临床应用[J].中华骨科杂志，21(4)：205～208.

瞿东滨，金大地，钟世镇.2002.颈椎钩突的解剖学观察及其临床意义[J].中国矫形外科杂志，9(1)：49～51.

瞿东滨，金大地.2003.前路减压合并自行设计的蝶形钢板内固定治疗颈椎间盘突出症[J].第一军医大学学报，23(3)：254～256.

李超，阮狄克.2005.颈椎前路非限制性钢板的应用进展[J].中国脊柱脊髓杂志，15(10)：631～633.

李明豹，许江虹，卢旭华，等.2010.颈椎前路术后早期硬膜外血肿成因和防治[J].实用骨科杂志，16(10)：773～775.

李新锋，戴力扬.2004.颈椎损伤生物力学研究进展[J].中华创伤骨科杂志，6(8)：920～923.

刘锦波，唐天驷，杨惠林，等.2001.中下颈椎体应用解剖测量及临床意义[J].中国临床解剖学杂志，19(1)：23～24.

刘世敬，袁国栋，张景僚，等.2009.颈椎前路减压术中椎体切除安全边界确定的研究[J].中国矫形外科杂志，17(3)：210～212.

陆雨，姜长明，周建平，等.1995.中、下颈段测量及其临床意义[J].中国脊柱脊髓杂志，5(1)：20～22.

吕宏，李家顺，贾连顺，等.2000.颈椎椎间盘与椎体高度比值的测量及其临床意义[J].第二军医大学学报(9)：873～883.

孟德强，张继东.2007.限制性内固定系统与半限制性内固定系统在脊柱融合中的应用比较[J].上海医学，30(5)：375～377.

滕红林，杨胜武，肖建如，等.2005.颈胸段脊柱前方手术入路时颈长肌和颈交感干的相关解剖[J].临床骨科杂志，8(2)：169～171.

王东来，唐天驷，黄士中，等.1999.五种颈椎内固定方法的稳定性生物力学评价[J].中华外科杂志，37(5)：301～303.

王健，瞿东滨，梁芳果，等.2005.颈椎前路手术早期并发症相关因素分析[J].中国脊柱脊髓杂志，15(2)：77～79.

王晓慧，刘宇，廉小伟.2008.颈前路钩椎关节切除术的应用解剖[J].解剖学研究，30(4)：276～278.

谢兴国，许仕全，代小思，等.2000.颈椎间隙的应用解剖学研究[J].四川解剖学杂志，8(4)：203～205.

尹庆水，艾福志.2003.颈椎的内固定手术与生物力学进展[J].脊柱外科杂志，1(1)：47～50.

张功林，章鸣.2006.颈椎前路钢板在下颈椎损伤的应用进展[J].中国骨伤，19(11)：700～702.

赵建华，刘鹏.2010.下颈椎前路手术的解剖与临床[J].局解手术学杂志，19(5)：353～355.

种涛，张继东，金鸿宾，等.2010.颈椎前路手术 480 例并发症及原因分析[J].中国误诊学杂志，10(7)：1649～1650.

Ames CP，Crawford NR，Chamberlain RH，et al.2005.Biomechanical analysis of a resorbable anterior cervical graft containment plate[J].Spine，30(9)：1031～1038.

Aramomi M，Masaki Y，Koshizuka S，et al.2008.Anterior pedicle screw fixation for multilevel cervical corpectomy and spinal fusion[J].Acta Neurochir (Wien)，150(6)：575～582.

Ardon H，Van Calenbergh F，Van Raemdonck D，et al.2009.Oesophageal perforation after anterior cervical surgery：management in four patients[J].Acta Neurochir，151：297～302.

Aydin MV，Sen O，Erdogan B，et al.2004.Anterior cervical fusion with the PCB™ cage-plate system[J].Adv Therapy，21(1)：21～26.

Campbell MJ，Carreon LY，Traynelis V，et al.2009.Use of cervical collar after single-level anterior cervical fusion with plate：is it necessary? [J].Spine，34(1)：43～48.

Cheng BC，Burns P，Pirris S，et al.2009.Load sharing and stabilization effects of anterior cervical devices[J].J Spinal Disord Tech，22(8)：571～577.

Cooper PR.2001.Anterior cervical vertebrectomy：tips and traps[J].Neurosurgery，49(5)：1129～1132.

Defino HL, Neri OJ, Shimano AC. 2006. Anterior C_2～C_3 fixation with screws: proposal of a new technique and comparative mechanical assays[J]. Eur Spine J, 15(7): 1159～1164.

Denaro L, D'Avella D, Longo UG, et al. 2010. Complications related to anterior approaches. In: L. Luca Denaro, Domenico D'Avella, Vincenzo Denaro eds. Pitfalls in cervical spine surgery[M]. New York: Springer, 81～90.

Denaro V, Denaro L, Di Martino A, et al. 2009. Degenerative disk disease. In: Luca Denaro, Vincenzo Denaro, Domenico D'Avella. Pitfalls in cervical spine surgery: avoidance and management of complications[M]. NewYork: Springer, 121～163.

DiPaola CP, Jacobson JA, Awad H, et al. 2007. Screw pull-out force is dependent on screw orientation in an anterior cervical plate construct[J]. J Spinal Disord Tech, 20(5): 369～373.

Do KY, Lim TH, Won YJ, et al. 2001. A biomechanical comparison of modern anterior and posterior plate fixation of the cervical spine[J]. Spine, 26(1): 15～21.

Dvorak MF, Pitzen T, Zhu Q, et al. 2005. Anterior cervical plate fixation: a biomechanical study to evaluate the effects of plate design, endplate preparation, and bone mineral density[J]. Spine, 30(3): 294～301.

Ebraheim NA, Lu J, Haman SP, et al. 1998. Anatomic basis of the anterior surgery on the cervical spine: relationships between uncus-artery-root complex and vertebral artery injury[J]. Surg Radiol Anat, 20(6): 389～392.

Epstein NE. 2002. Anterior dynamic plates in complex cervical reconstructive surgeries[J]. J Spinal Disord Tech, 15(3): 221～227.

Fassett DR, Csaszar DJ, Albert TJ. 2007. Anterior cervical plating update[J]. Curr Opin Orthop, 18(3): 282～288.

Fekete TF, Porchet F. 2010. Overview of disc arthroplasty-past, present and future[J]. Acta Neurochir, 152: 393～404.

Fernandez-Fairen M, Sala P, Dufoo MJ, et al. 2008. Anterior cervical fusion with tantalum implant: a prospective randomized controlled study[J]. Spine, 33(5): 465～472.

Gazzeri R, Tamorri M, Faiola A, et al. 2008. Delayed migration of a screw into the gastrointestinal tract after anterior cervical spine plating[J]. Spine, 33(8): E268～271.

Hans P, Delleuze PP, Born JD, et al. 2003. Epidural hematoma after cervical spine surgery[J]. J Neurosurg Anesthesiol, 15(3): 282～285.

Hashimoto M, Mochizuki M, Aiba A, et al. 2010. C_5 palsy following anterior decompression and spinal fusion for cervical degenerative diseases[J]. Eur Spine J, 19: 1702～1710.

Hedequist D, Hresko T, Proctor M. 2008. Modern cervical spine instrumentation in children[J]. Spine, 33(4): 379～383.

Hitchon PW, Brenton MD, Coppes JK, et al. 2003. Factors affecting the pullout strength of self-drilling and self-tapping anterior cervical screws[J]. Spine, 28(1): 9～13.

Kantelhardt S, Oberle J, Derakhshani S, et al. 2005. The cervical spine and its relation to anterior plate-screw fixation: a quantitative study[J]. Neurosurgical Rev, 28(4): 308～312.

Karasick D. 1993. Anterior cervical spine fusion: struts, plugs, and plates[J]. Skeletal Radiol, 22(2): 85～94.

Kehr P, Gosset F, Graftiaux A, et al. 1997. Cervical interbody fusion implant[J]. Eur J Orthop Surg Traumatol, 7: 7～11.

Klaiber RD, von Ammon K, Sarioglu AC. 1992. Anterior microsurgical approach for degenerative cervical disc disease[J]. Acta Neurochir (Wien), 114(1～2): 36～42.

Kočiš J, Wendsche P, Vesel R, et al. 2008. Complications during and after surgery of the lower cervical spine by isolated anterior approach with CSLP implant[J]. Acta Neurochirurgica, 150(10): 1067～1071.

Koller H, Acosta F, Tauber M, et al. 2008. Cervical anterior transpedicular screw fixation (ATPS)-part Ⅱ. Accuracy of manual insertion and pull-out strength of ATPS[J]. Eur Spine J, 7(4): 539～555.

Koller H, Hempfing A, Acosta F, et al. 2008. Cervical anterior transpedicular screw fixation. Part Ⅰ: Study on morphological feasibility, indications, and technical prerequisites[J]. Eur Spine J, 17(4): 523～538.

Koller H, Hitzl W, Acosta F, et al. 2009. In vitro study of accuracy of cervical pedicle screw insertion using an electronic conductivity device (ATPS part Ⅲ)[J]. Eur Spine J, 18(9): 1300～1313.

Koller H, Reynolds J, Zenner J, et al. 2009. Mid-to long-term outcome of instrumented anterior cervical fusion for subaxial injuries[J]. Eur Spine J, 18: 630～653.

Koller H, Schmidt R, Mayer M, et al. 2010. The stabilizing potential of anterior, posterior and combined techniques for the reconstruction of a 2-level cervical corpectomy model: biomechanical study and first results of ATPS prototyping[J]. Eur Spine J, 19(12): 2137～2148.

Kuo YC, Levine MS. 2010. Erosion of anterior cervical plate into pharynx with pharyngotracheal fistula[J]. Dysphagia, 25 (4): 334～337.

Kwon BK, Song F, Morrison WB, et al. 2004. Morphologic evaluation of cervical spine anatomy with computed tomography: anterior cervical plate fixation considerations[J]. J Spinal Disord Tech, 17(2): 102～107.

Lehmann W, Briem D, Blauth M, et al. 2005. Biomechanical comparison of anterior cervical spine locked and unlocked plate-fixation systems[J]. Eur Spine J, 14: 243～249.

Lu J, Ebraheim NA, Yang H, et al. 1999. Anatomic bases for anterior spinal surgery: surgical anatomy of the cervical vertebral body and disc space[J]. Surg Radiol Anat, 21(4): 235～239.

Marawar S, Girardi F P, Sama AA, et al. 2010. National trends in anterior cervical fusion procedures[J]. Spine, 35(15): 1454～1459.

Matge G. 2002. Cervical cage fusion with 5 different implants: 250 Cases[J]. Acta Neurochir, 144: 539～550.

McCullen GM, Garfin SR. 2000. Spine update: cervical spine internal fixation using screw and screw-plate constructs[J]. Spine, 25(5): 643～652.

Meyer B. 2010. Surgery for cervical disc disease. Why go for the worst solution? [J]. Acta Neurochirm, 152: 1153～1154.

Mohr RA, Brodke DS. 2005. Fixed versus dynamic cervical plates: how to choose the proper plate[J]. Curr Opin Orthop, 16 (3): 194～199.

Murakami H, Horton WC, Kawahara N, et al. 2001. Anterior lumbar interbody fusion using two standard cylindrical threaded cages, a single mega-cage, or dual nested cages: a biomechanical comparison[J]. J Orthop Sci, 6(4): 343～348.

Nabhan A, Ishak B, Steimer O, et al. 2009. Comparison of bioresorbable and titanium plates in cervical spinal fusion: early radiologic and clinical results[J]. J Spinal Disord Tech, 22(3): 155～161.

Pavlov PW. 2003. Anterior decompression for cervical spondylotic myelopathy[J]. Eur Spine J, 12 (Suppl 2): S188～194.

Rapoff AJ, Conrad BP, Johnson WM, et al. 2003. Load sharing in Premier and Zephir anterior cervical plates[J]. Spine, 28 (24): 2648～2650.

Steinmetz MP, Benzel EC, Apfelbaum RI. 2006. Axially dynamic implants for stabilization of the cervical spine[J]. Neurosurgery, 59(4 Suppl 2): S378～388.

Stoll T, Morscher E. 1995. Anterior interbody fusion using the cervical spine locking plate[J]. Orthop Traumatol, 4(2): 71～83.

Uribe JS, Sangala JR, Duckworth EA, et al. 2009. Comparison between anterior cervical discectomy fusion and cervical corpectomy fusion using titanium cages for reconstruction: analysis of outcome and long-term follow-up[J]. Eur Spine J, 18: 654～662.

Welch WC, Ong JG, Gerszten PC, et al. 2007. In vivo evaluation of biomechanical anterior cervical plate failure[J]. Adv Ther, 24(2): 415～426.

Xie N, Khoo LT, Yuan W, et al. 2010. Combined anterior C_2～C_3 fusion and C_2 pedicle screw fixation for the treatment of unstable Hangman's fracture: a contrast to anterior approach only[J]. Spine, [Epub ahead of print].

Yukawa Y, Kato F, Ito K, et al. 2009. Anterior cervical pedicle screw and plate fixation using fluoroscope-assisted pedicle axis view imaging: a preliminary report of a new cervical reconstruction technique[J]. Eur Spine J, 18(6): 911～916.

Zhao LJ, Xu RM, Jiang WY, et al. 2011. A new technique for anterior cervical pedicle screw implantation[J]. Orthop Surg, 3 (3): 193～198.

第十四章　下颈椎后路内固定术

第一节　下颈椎后路手术

一、发展概况

从颈椎外科发展历程看，有一个显著的特点，就是后入路手术早于前入路手术开展，后路内固定早于前路内固定，其主要原因就是在解剖上，颈椎棘突位置表浅、易于扪及，故易于显露和定位。颈椎前路手术的出现初始也并不是为了处理脊柱疾患，而是为了处理喉部肿瘤或者结核。颈椎后路内固定技术也开辟了脊柱内固定的先河。1890 年 12 月，Hadra 采用银丝棘突固定治疗一位因颈椎骨折脱位导致局部不稳的 30 岁男性患者，并于 1892 年报告了该个案，之后其将该技术扩大到脊柱结核的治疗。

20 世纪初，Lange 采用棘突固定方式治疗脊柱结核。其采用 4mm 钢丝固定棘突，并捆绑在放置棘突双侧的钢质圆棒上，治疗结核引起的进行性脊柱后凸。但术后出现明显的炎症以及感染，其认为钢丝可能有害，促使其寻找新的材料。1908 年，其采用钢丝外面镀锡并制成钝头柄，且辅助银丝缝合，可有助于提高稳定作用。1910 年，Mixer 和 Osgood 描述了采用钢丝固定治疗寰枢椎的方法，将钢丝通过寰椎后弓后固定在枢椎棘突上。1939 年，Gallie 详细介绍了后路寰枢椎钢丝固定的方法，该方法在 20 世纪 80 年代前未被超越，至今临床上仍有应用。

而棘突作为最早选用融合部位也成为脊柱融合术的开山之作，尽管其首先开始于腰椎棘突。20 世纪初，Hibbs 和 Albee 首先应用开展了脊柱融合术，Hibbs 技术包括融合棘突和椎间小关节。棘突在其根部部分切断，并将其翻下，切除椎间关节软骨，并用于原位植骨。Albee 在 1909 年采用其融合技术治疗脊柱结核，其将棘突劈成两瓣，并将胫骨皮质骨块植入其内。而颈椎后路融合术系 De Quervain 和 Hoessly 在 1911 年 12 月开展，其将肩胛骨的突起一部分作为植骨材料进行颈椎后路融合，并于 1917 年报告了该病例。

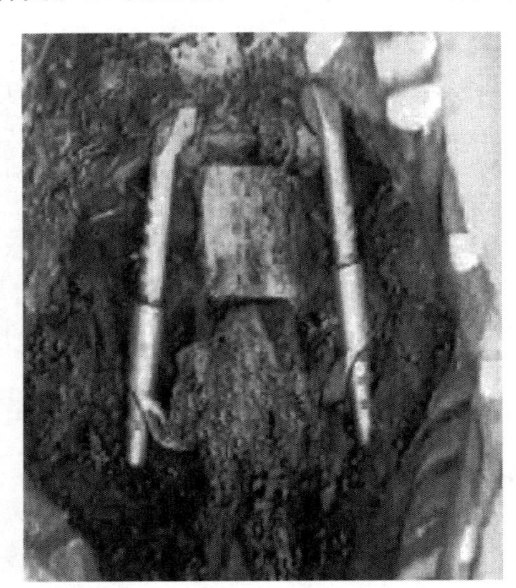

图 14-1-1　Apofix

下颈椎内固定技术始于后路棘突内固定，现已形成系列方法，包括棘突钢丝固定、椎板夹固定、钩板固定以及螺钉固定等。尽管在生物力学上优势越来越显著，但是技术的复杂性也明显增加。类似 Halifax、Apofix 系统曾经一时应用于下颈椎，但椎板下钩占位较钢丝严重，可能加重损伤，以后应用渐少（图 14-1-1，图 14-1-2）。但钩的应用仍然具有前景，对于儿童颈椎、骨质疏松以及长节段固定的末端固定保护等，钩的优势更加明显，因此，目前临床上常见颈椎后路内固定系统中多数含有颈椎椎板钩的部件。

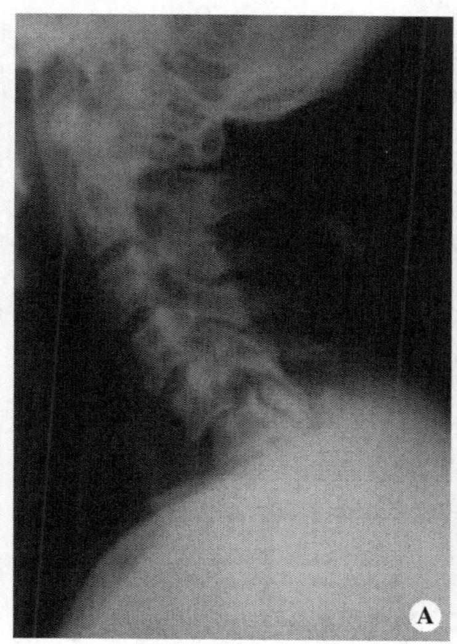

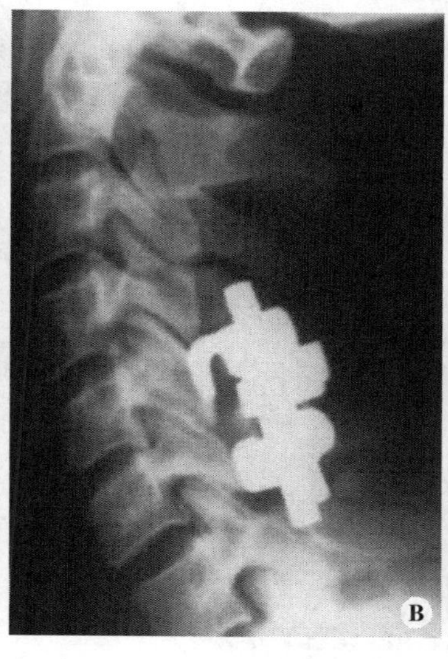

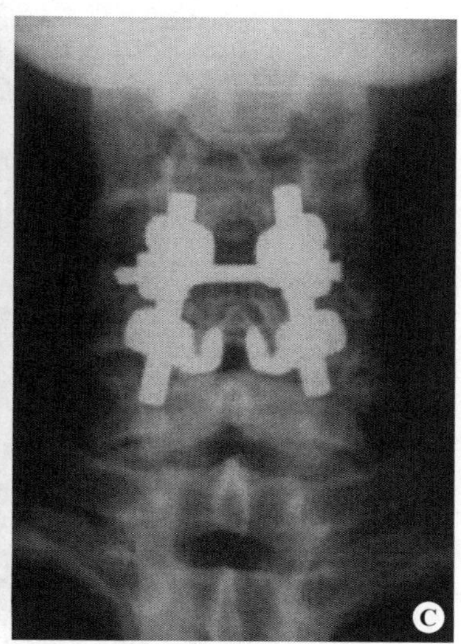

图 14-1-2　CCD 椎板钩固定

现代颈椎后路内固定技术始于 Roy-Camilla 应用钢板及侧块螺钉固定治疗颈椎不稳，主要技术特征是后路螺钉固定技术。早期也出现类似椎板钩板-螺钉设计（图 14-1-3），该技术于 1979 年由 Magerl 介绍。在颈椎复位后，钩板的下缘用钩插入下位椎板的下缘，钩板的上缘用螺钉固定于上位椎板的下缘，钩板的上缘用螺钉固定于上位椎体的侧块。螺钉进入点稍偏向侧块后中心的内侧和头侧。螺钉进入方向为向外 20°～30°，向上和邻近小关节面平行。在固定钩板螺钉之前，钩板应适当弯曲以配合椎板后面的形状，防止钩滑脱。一块“H”形的植骨块放在棘突两侧并拧紧螺钉。术后戴颈围 6～8 周。尽管目前很少应用类似椎板钩板-螺钉设计的植入物，但 Magerl 提出了另一种侧块螺钉固定方法目前仍受临床重视。

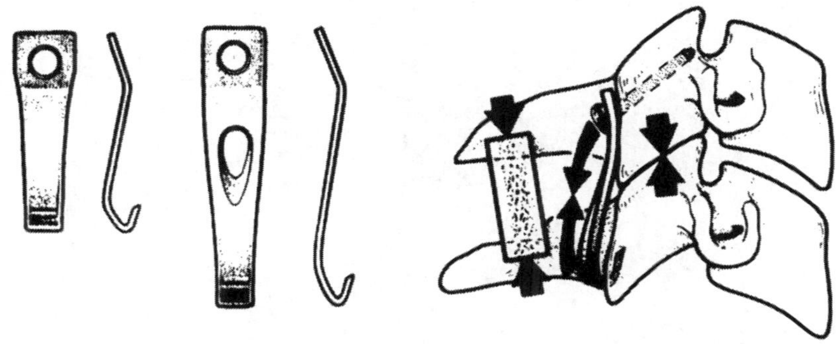

图 14-1-3　颈椎后路椎板钩板-螺钉固定

颈椎后路螺钉内固定技术主要包含侧块螺钉固定、椎弓根螺钉固定以及经关节螺钉固定，连接部件在早期多为钢（钛）板，现多采用钛合金圆棒，原先的单向螺钉也被适用性更强的万向螺钉所代替，而性能优良、操作简便的内固定系统发展，为后路固定技术不断成熟提供有力的支持，已广泛用于治疗由各种原因引起的下颈椎不稳。

二、后路钢丝固定技术

在侧块螺钉钢板固定技术出现之前,颈椎后路内固定主要是钢丝固定为主。以后钛缆逐渐代替钢丝,多股钛缆在力学方面明显优于钢丝固定。尽管在生物力学方面,钢丝/钛缆固定在强度上略逊,但手术技术较为简单,因此作为一种辅助固定技术尚存在其价值。

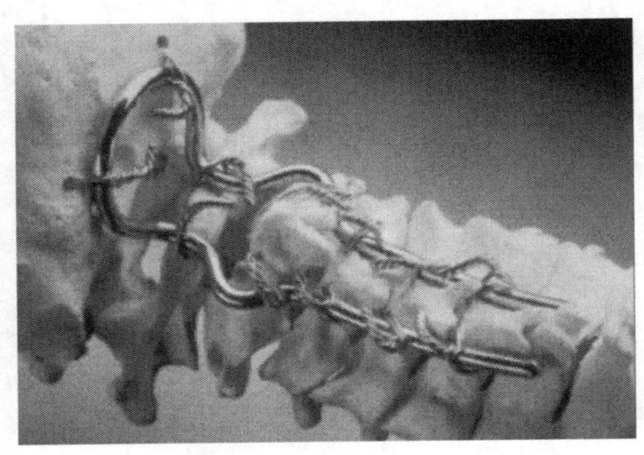

图 14-1-4 Ransford 环及椎板下钢丝固定

根据固定部位,钢丝固定技术可以分为:椎板下钢丝、棘突钢丝以及关节突钢丝固定。椎板下钢丝固定由于在颈椎区域极为危险,且生物力学强度并不优于其他棘突固定,基本已被摒弃(图 14-1-4)。关节突钢丝固定在操作上也复杂,且在生物力学以及临床疗效方面也不十分优越,临床上不常用。

真正的下颈椎棘突钢丝固定技术是 Rogers 首先描述(图 14-1-5)。1942 年,Rogers 将植骨块固定于损伤节段椎板并棘突钢丝固定。该技术相对安全、简便、低廉以及较好耐受。临床合适应用,也可以起到良好的稳定以及融合效果。

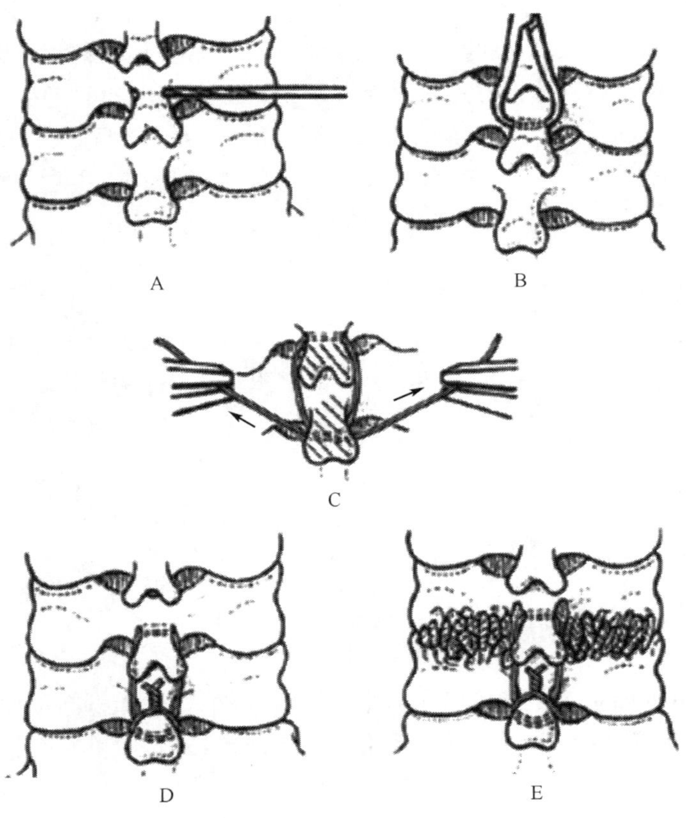

图 14-1-5 Rogers 钢丝固定技术

以后，Robinson 和 Southwick、Bohlman 等分别表述了后路钢丝固定融合技术。Robinson 和 Southwick 技术中，采用关节突融合技术进行后路椎板切除减压术后颈椎的稳定。该技术可以一期完成后路减压和固定，因此可以应用于先前椎板切除术后稳定以及棘突发育不全时颈椎稳定。Bohlman 三股钢丝技术是 Rogers 技术的改进，可以用于单节段和多节段颈椎不稳的固定。该技术钢丝固定技术需在棘突根部钻孔，然后穿过钢丝固定棘突，而另两股钢丝同样穿过棘突骨孔后再穿髂骨骨板，然后收紧钢丝将植骨块固定于双侧去皮质棘突及椎板上(图 14-1-6)。1977 年，Callahan 等介绍了关节突钻孔进行关节突钢丝固定，将植骨块固定于关节突部，可以应用于椎板切除术后的稳定(图 14-1-7)。该技术初期，植骨块的头尾两端也固定残留棘突部；以后技术有改进，采用了来源于 Harrington 内固定系统的塑形螺纹压缩棒进行固定，提高了固定的强度。

生物力学上，Rogers 钢丝固定技术可以恢复后路颈部张力带结构，可以防止节段屈曲活动。尽管其可以提高部分节段旋转稳定，但单独应用并不能完全恢复。对于旋转不稳定性畸形，Rogers 钢丝固定方法就不适用，而应考虑 Bohman 三股钢丝固定或者侧方钢丝固定以及侧块钢板固定等。在钢丝固定与侧块钢板固定之间生物力学差异，结果不尽一致，一般认为侧块钢板固定在稳定性维持方面优于棘突钢丝固定，但是这些技术均在临床上采用并取得较好的临床效果。

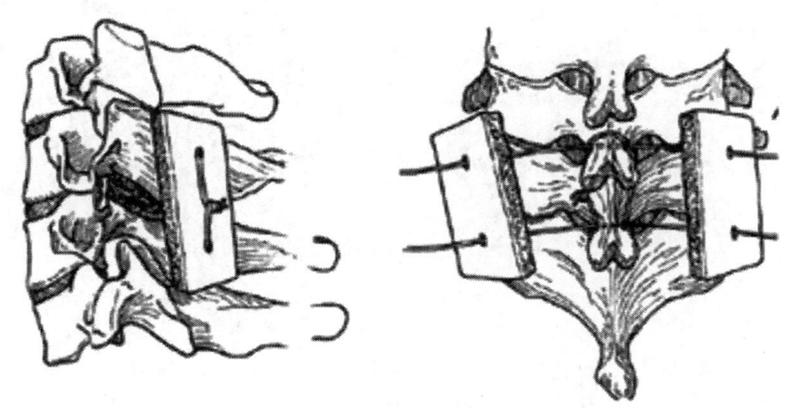

图 14-1-6　Bohlman 钢丝固定技术

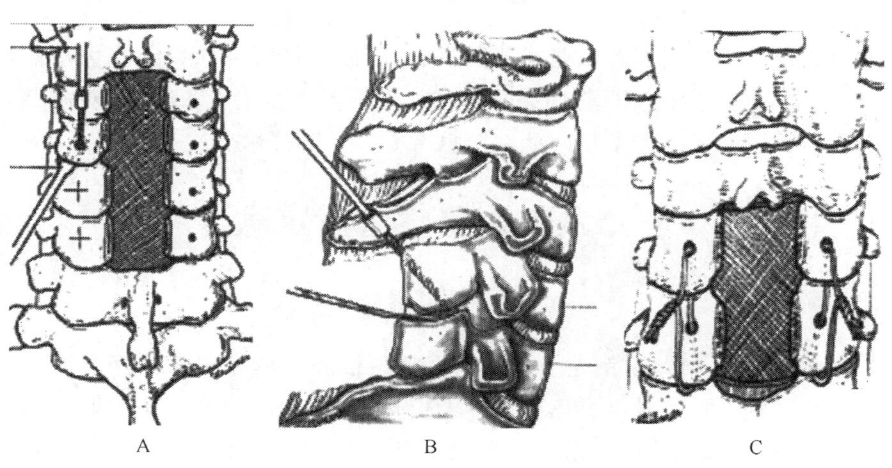

图 14-1-7

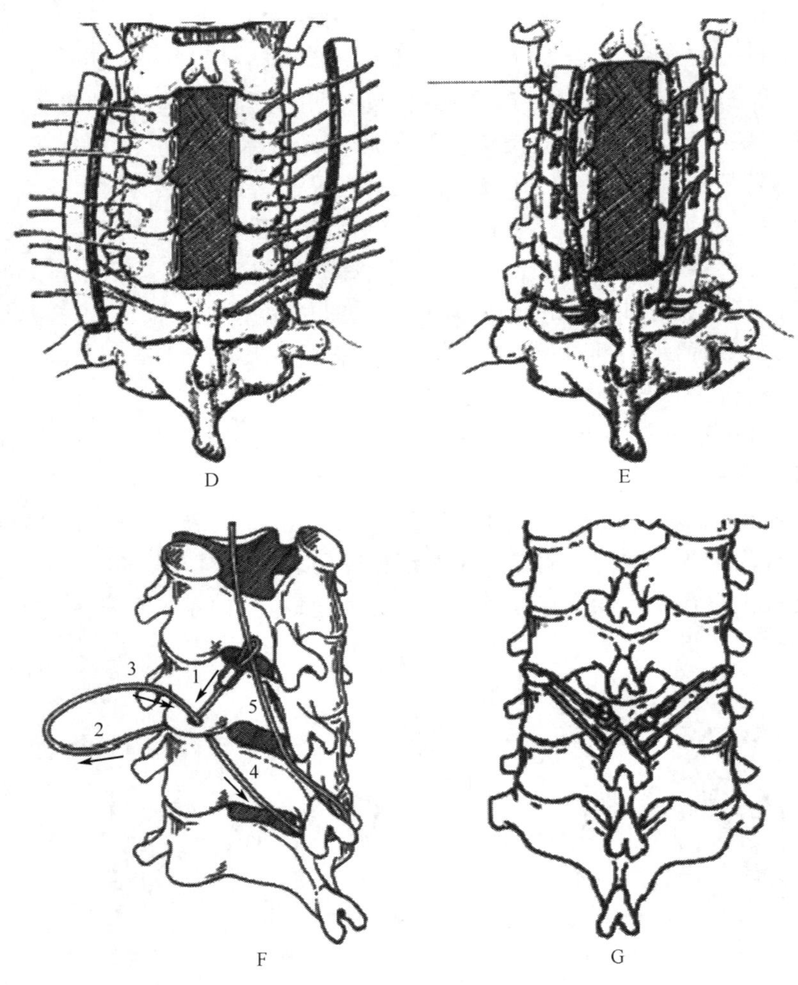

图 14-1-7 关节突钢丝固定技术(续)

A. 取侧块中心点钻孔;B. 钻头垂直于关节面,进入关节间隙;C. 相邻节段关节突钢丝固定方法;D. 多节段关节突钢丝节段固定方法;E. 多节段关节突钢丝节段固定长条植骨块后;F. 关节突-棘突钛缆固定方法;G. 双侧关节突-棘突钛缆固定后

钢丝固定适应证是单侧或者双侧关节突脱位、屈曲型韧带损伤以及作为前路固定后辅助固定。其不足之处在于钢丝固定对于过伸轴向载荷损伤类型无效,以及对多节段颈椎骨折或不稳患者不适用。另一个不足之处在于患者需要长时间术后支具固定。

三、颈椎后路螺钉固定术

(一) 侧块螺钉

自从 1964 年 Roy-Camille 首先采用螺钉固定颈椎侧块的方式来治疗不稳定的颈椎以来,螺钉、钢板固定颈椎加植骨融合已被广泛地应用于治疗各种病因引起的下颈椎不稳定。临床研究表明,后路颈椎侧块内固定能提高植骨融合率。它主要的优点是比前路内固定或棘突间钢板内固定具有相同或更大的生物机械稳定性,并且它对于需做广泛椎板切除的患者或棘突、椎板损伤或缺损的病人是一种优越的方法(图 14-1-8)。

Roy-Camille 通过生物力学实验证明,侧块螺钉钢板内固定使颈椎在屈曲位上的节段稳定性增加 92%,伸直位上增加了 60%,而棘突钢丝内固定在屈曲位上的稳定性只增加 33%,在伸直位上则完全无效。Coe 等也证实了侧块螺钉能够提供多平面的稳定作用。正是由于侧块螺钉钢板内固定较牢固,因此植骨融合率高,多数学者报道的植骨融合率为 93%～100%。

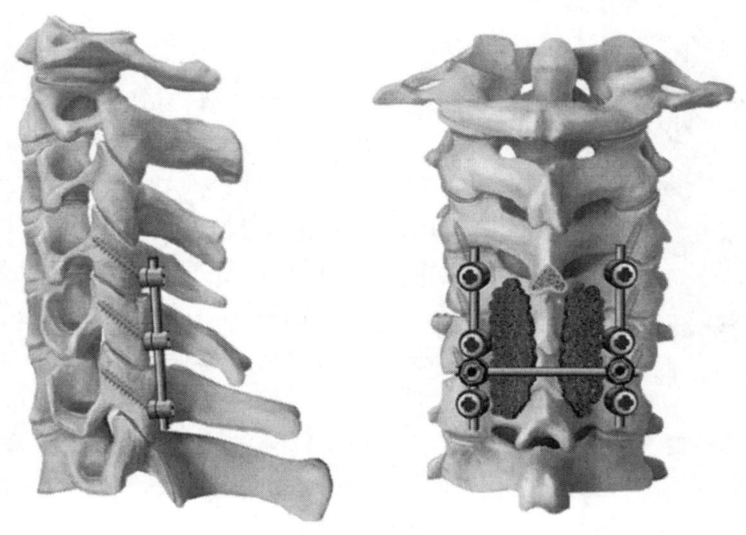

图 14-1-8　颈椎后路侧块螺钉固定术

（二）椎弓根螺钉

1994 年,日本学者 Abumi 首先提出下颈椎椎弓根钉内固定技术(图 14-1-9)。国内学者王东来等于 1998 年开始对这一技术作相应报道。因下颈椎椎弓根螺钉固定具有良好生物力学性能,因此这一技术近年来得到飞速的发展。但是,由于下颈椎椎弓根细小,个体变异性大,椎弓根的解剖结构与毗邻关系复杂,内邻脊髓,外邻椎动脉,上下有神经根跨过,椎弓根钉置入时易误伤脊髓、椎动脉及神经根。因此,下颈椎椎弓根内固定手术风险较大。但随着影像技术以及计算机导航技术的发展,该技术的安全性也显著提高。

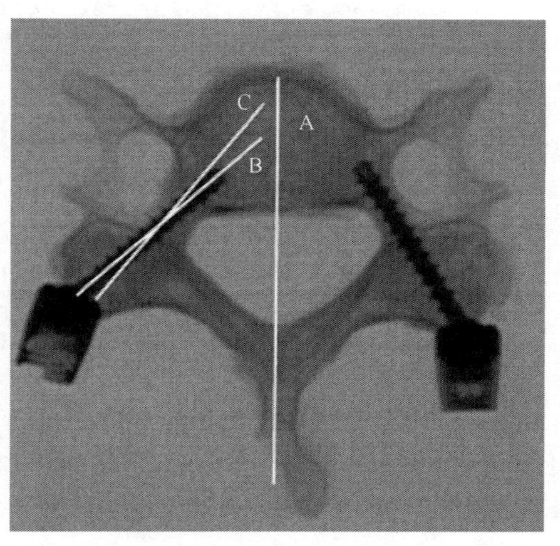

图 14-1-9　颈椎经椎弓根螺钉固定

（三）经关节螺钉

1972 年,Roy-Camille 等首次报道了应用经关节突关节螺钉固定治疗下颈椎侧块骨折(图 14-1-10),其进钉点与 Roy-Camille 侧块螺钉技术一致,但采用了与侧块螺钉不同的钉道。尽管存在明显的优点,但未能得到广泛的应用。Klekamp 等比较了颈椎侧块螺钉与经关节突关节螺钉的抗拔出强度,结果显示,在每个节段经关节螺钉固定比侧块螺钉固定具有

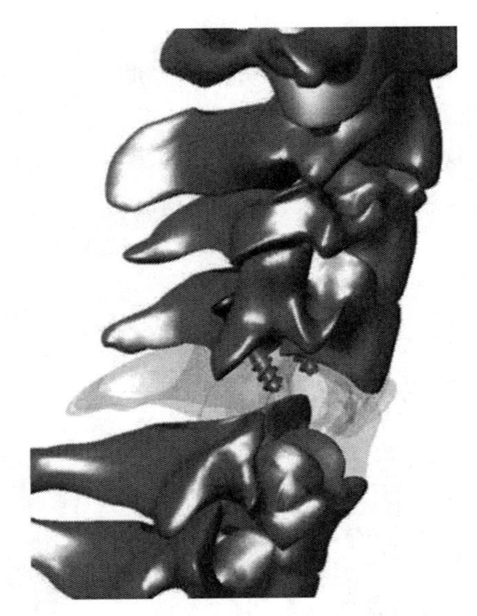

图 14-1-10 颈椎后路经关节螺钉固定

更大的拔出强度。2003 年，Takayasu 等报告了应用经关节螺钉固定治疗 25 例各种原因引起的颈椎不稳患者，没有出现任何并发症。Dalcanto 等进一步研究发现，在颈椎两个节段固定中，单独经关节螺钉固定与侧块螺钉钢板固定具有同等的生物力学稳定性。

（四）经 C_7 椎板螺钉

由于 C_7 侧块较薄，有通过解剖学研究认为可以采用类似 C_2 椎板螺钉固定方法进行 C_7 经椎板螺钉固定。Cardoso 等收集 9 具尸体 C_7 标本，探讨椎板螺钉固定的解剖可行性及抗拔出力。测得椎板平均宽度为（5.1 ± 0.8）mm，椎板最薄处厚度在 3.8～6.8mm。首先在椎体右侧置入椎弓根螺钉，测出拔出力，然后从右侧向左侧椎板植入椎板螺钉，测出拔出力。结果显示，椎弓根螺钉的平均拔出力为（805.3±261.7）N，椎板螺钉的平均拔出力为（778.9±161.4）N（P = 0.796）。作者指出，在 C_7 部位的椎板螺钉和椎弓根螺钉固定的抗拔出强度无明显差别，椎板解剖结构也很理想，可以用 3.5mm 螺钉进行颈椎融合；但是，椎板螺钉的平均旋入扭矩峰值明显小于椎弓根螺钉（P = 0.012）。经椎板螺钉固定可成为生物力学上可行的补救技术。

然而，由于下颈椎周围解剖结构复杂，操作危险性高，故选择内固定时应综合考虑，在结合下颈椎解剖结构、安全性和易操作性等因素外，也应考虑到其内固定的生物力学稳定性，从而选择恰当的螺钉固定方式。下颈椎后路侧块钢板螺钉内固定系统是在颈椎后路手术中常用的技术，它比后路钢丝内固定系统具有更佳的生物力学稳定性。但是，在骨质疏松和需要多节段固定的患者中，后路侧块钢板螺钉内固定有可能出现螺钉松动、内固定失败的情况。下颈椎椎弓根螺钉内固定，在其适应证范围之内较下颈椎后路侧块钢板螺钉内固定系统效果更好。而下颈椎经关节螺钉固定也成为后路螺钉固定的一种选择。

第二节　常见后路颈椎螺钉内固定系统

早期设计多采用螺钉-钢板（钉板系统），由于适用性较差，目前少有应用，而更广泛是螺钉-棒系统（钉棒系统）。初期设计螺钉为单向螺钉，万向螺钉的出现，使颈椎后路固定则选择性更强。下面简要介绍回顾几种颈椎后路钉板内固定系统，重点介绍临床常用的钉棒系统，这些内固定系统一般均可以延伸到上颈椎或者枕颈固定，也可以通过连接块向下延伸到上胸椎固定。

一、Roy-Camille

Roy-Camille 于 1986 年首先设计了枕颈固定钢板（图 14-2-1），钢板全长 9.5cm，为了增加抗弯强度，中间 5.2cm 长一段钢板增厚为 7mm，并有 105°弯曲，以适应正常的枕颈弧度，两端长度分别为 2.6cm，厚度各为 3.5mm。枕颈端分别有 3 个螺孔，通过螺钉将钢板固定于枕骨及 C_2～C_3 关节突上。但由于钢板的尺度及螺钉孔的位置固定，手术时有一定的难度（图 14-2-2）。

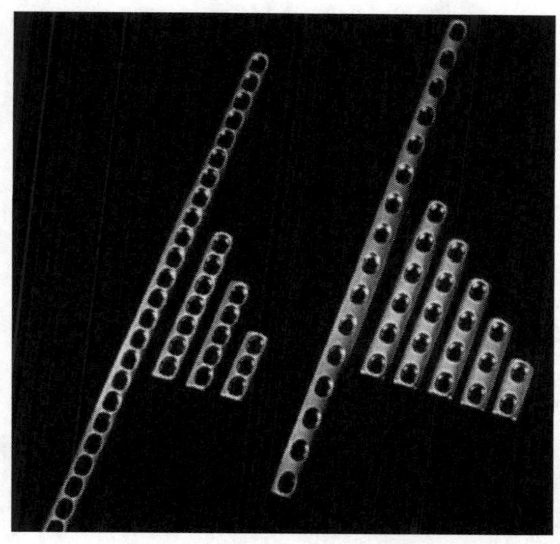

图 14-2-1　Roy-Camille 钢板

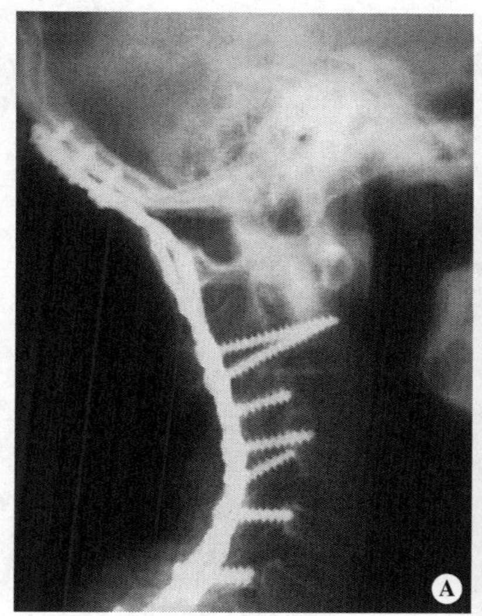

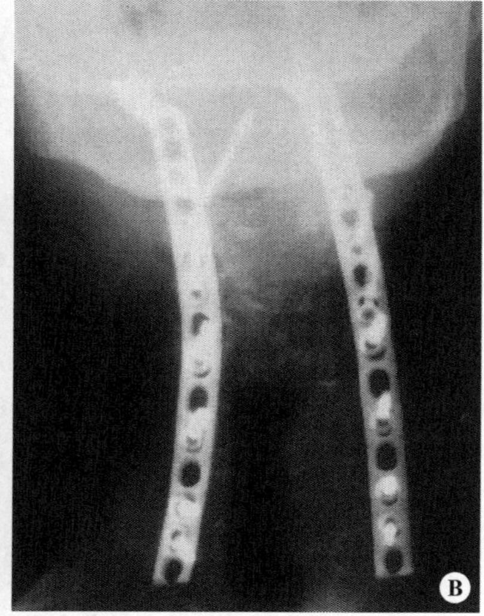

图 14-2-2　Roy-Camille 钢板应用

二、Axis

Axis 系 Medtronic 公司产品，也是较早进入国内应用的颈椎后路侧块螺钉钛板固定系统（图 14-2-3）。采用钛合金材料，设计上直接脱胎于 Roy-Camille 钢板，显著特点是邻近螺孔中心间距为 13mm，同时采用骨盆重建钛板设计，可以弯曲塑形（图 14-2-4），螺孔内具有一定的螺钉调整角度（图 14-2-5）。Axis 操作较为简单，固定可靠（图 14-2-6）。

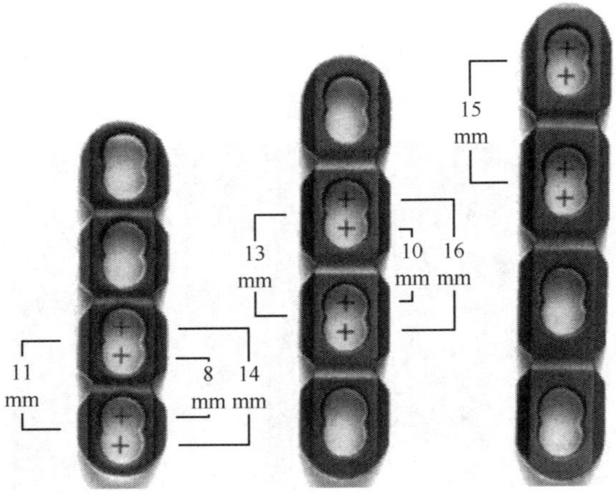

图 14-2-3 Axis

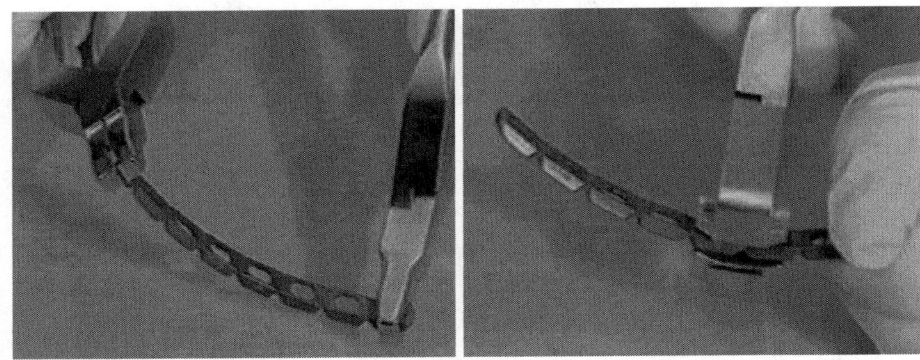

图 14-2-4 钢板可以弯曲塑形

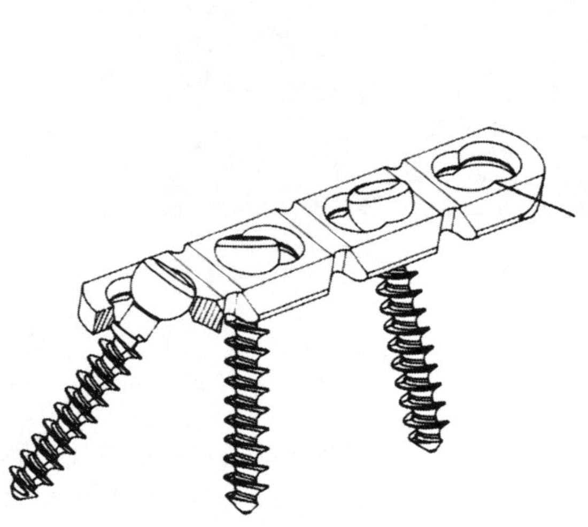

图 14-2-5 螺钉角度可调

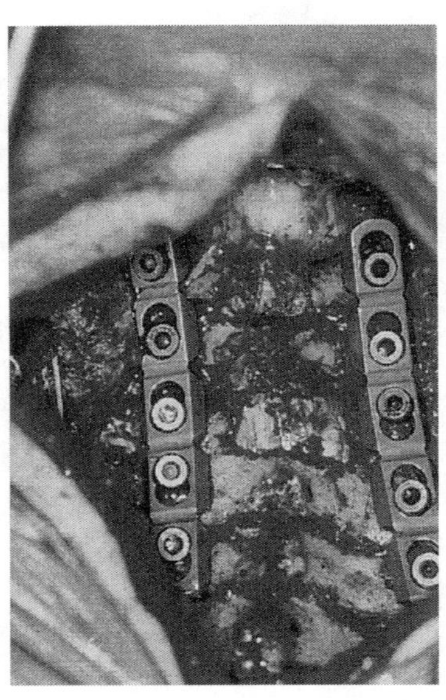

图 14-2-6 Axis 临床应用

三、Peak

Peak 系 Depuy Spine 公司产品(图 14-2-7),类似于 Axis 钛板设计,但更薄,而且螺孔扩大(图 14-2-8),可以更好适应螺钉位置,同时为了螺钉固定于钛板,采用不同类型垫片设计,以适应不同螺钉角度的要求(图 14-2-9)。

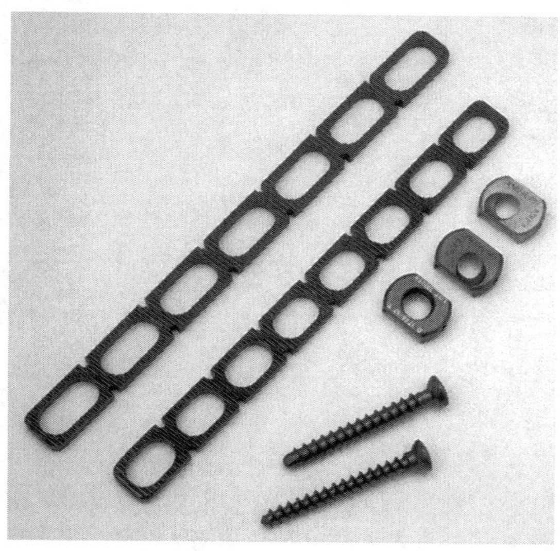

图 14-2-7　Peak

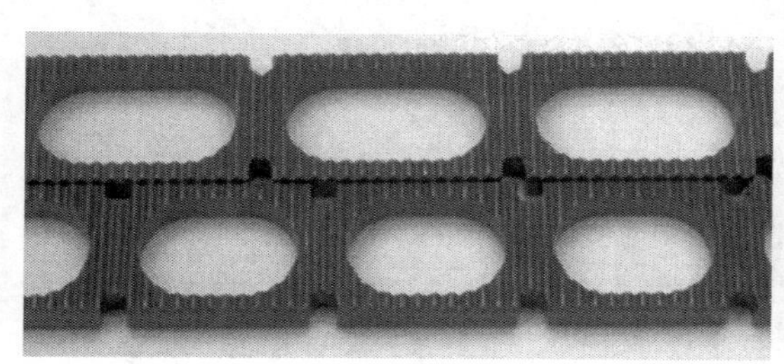

图 14-2-8　Peak 钛板

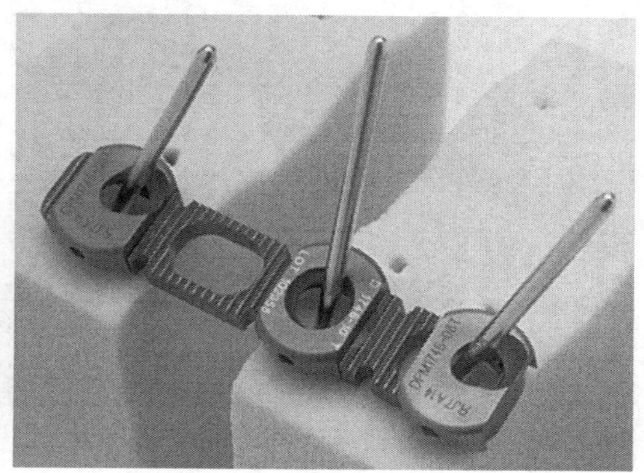

图 14-2-9　垫片设计不同角度

四、Summit

Summit 系 Depuy Spine 公司产品(图 14-2-10),其与侧块钛板系统明显不同就是采用螺钉-棒结构,属于较为早期的钉棒设计,由于万向螺钉设计未出现,因此为了更好顺应各水平单向固定螺钉的连接,多采用额外侧向连接片(块)设计(图 14-2-11),这在早期 Cervifix 设计上亦可见到。

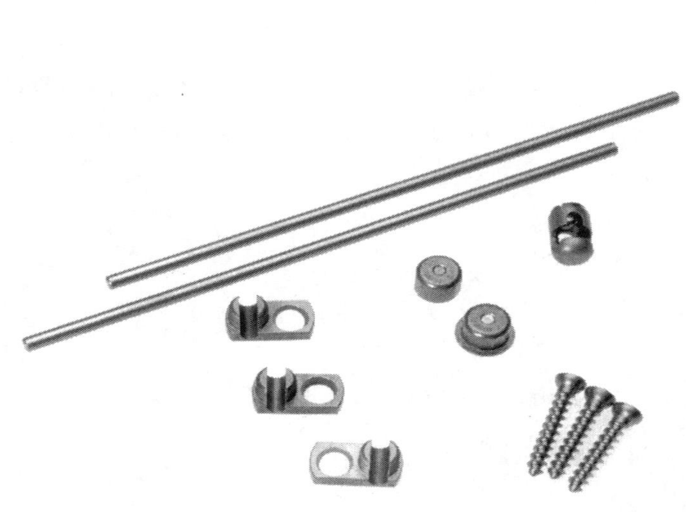

图 14-2-10　Summit

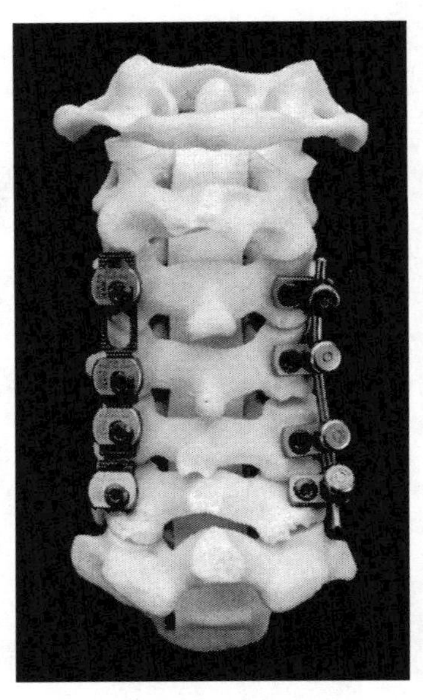

图 14-2-11　颈椎后路固定系统
左侧 . Peak；右侧 . Summit
引自 Depuy Spine.

该系统主要包括 3mm 圆棒、连接块（分左、右及中立位三种）、螺塞（螺母）以及横向连接器等，由于部件较多，故操作上较为繁杂（图 14-2-12）。

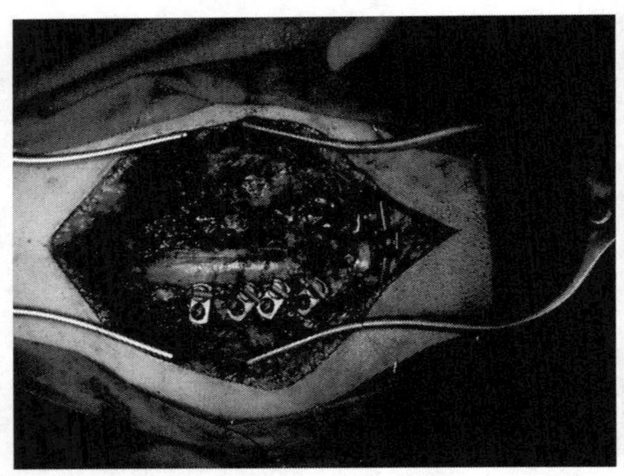

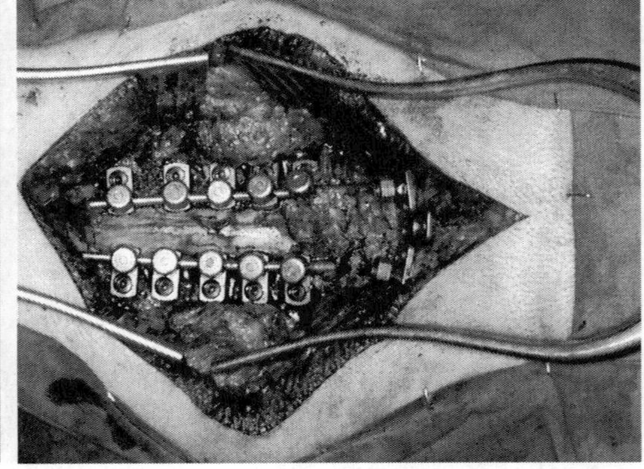

图 14-2-12　Summit 术中

随着万向螺钉设计（图 14-2-13）的出现，允许该系统不断升级，部件更加简化，适应性更强（图 14-2-14），尤其万向螺钉从外螺母锁定到采用内螺母设计，操作更简便，而且固定效果亦明显增强，而且可以通过侧向连接块进行颈胸长节段固定。即形成目前临床常用的 Summit SI 系统（图 14-2-15）。

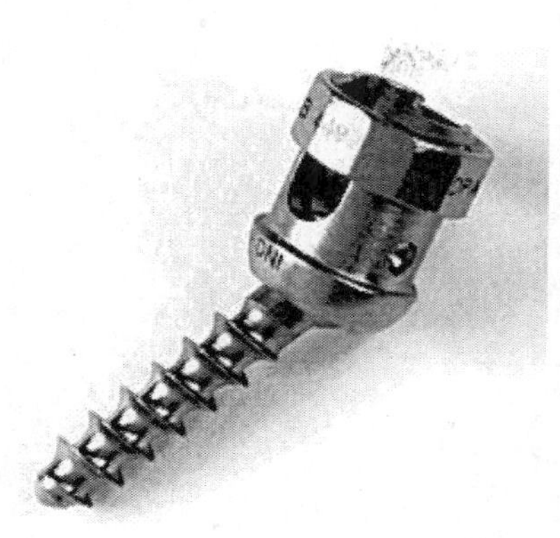

图 14-2-13　万向螺钉,外螺母设计

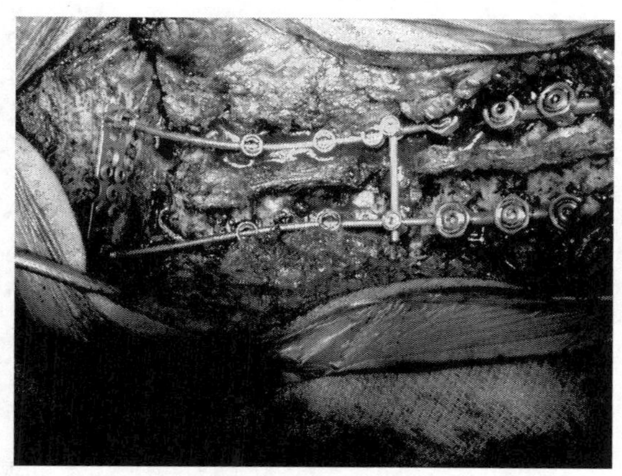

图 14-2-14　采用万向螺钉的 Summit

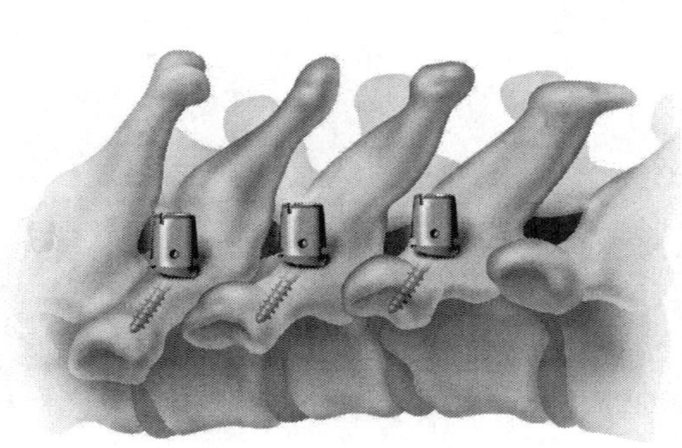

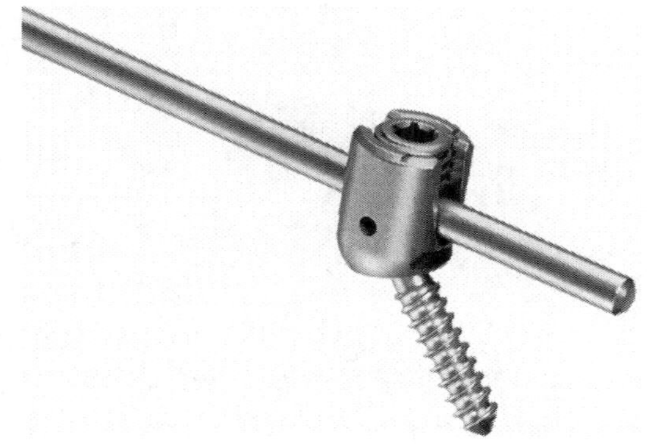

图 14-2-15　Summit SI,内螺母设计

引自 Depuy Spine.

五、Cervifix

Cervifix 系 Synthes 公司产品(图 14-2-16),主要由棒、固定螺钉、连接块、椎板钩以及横向连接器等构成,圆棒可穿过连接块并以锁定螺丝固定,除了圆棒、横向连接器外,连接块以及椎板钩均分左右侧。该系统主要为枕颈固定而设计(图 14-2-17),但也可以扩展至颈胸段。但组成部件较多,操作自然繁琐。该系统改进型为 Axon,参见第十章。

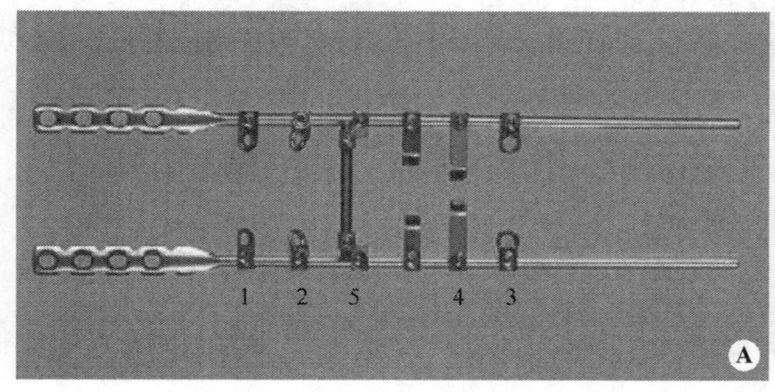

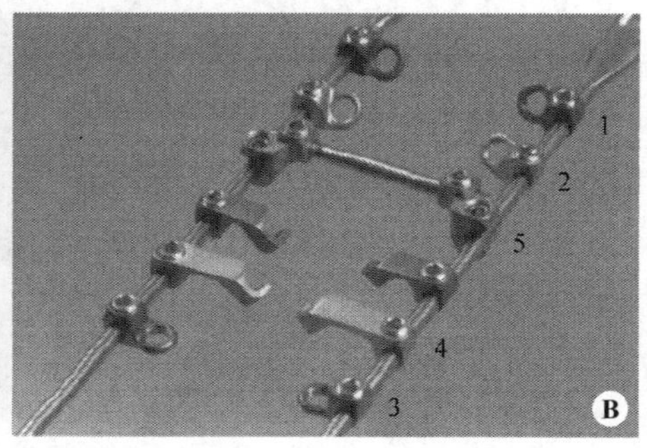

图 14-2-16　Cervifix

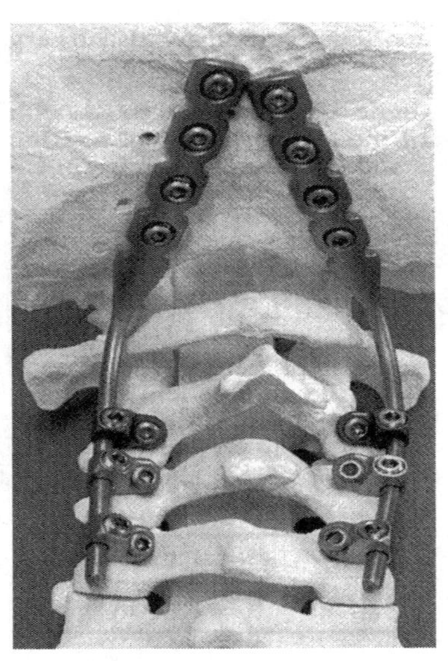

图 14-2-17　Cervifix 枕颈固定

六、OASYS

OASYS 系 Stryker 公司产品(图 14-2-18),标准的 OASYS 系统包括骨钩、万向螺钉、棒、骨钉以及枕骨板和多种连接头,系多功能内固定系统,可以用于治疗寰枕关节、颈椎后柱以及上胸椎的疾病。

颈椎部螺钉采用多轴螺钉(亦称万向螺钉),采用内锁紧装置,螺母为偏梯形螺纹,螺钉直径分为 3.5 和 4.0mm,均为皮质骨螺纹设计(图 14-2-19),螺牙长度为 1.1mm,具有较强抗拔出力。

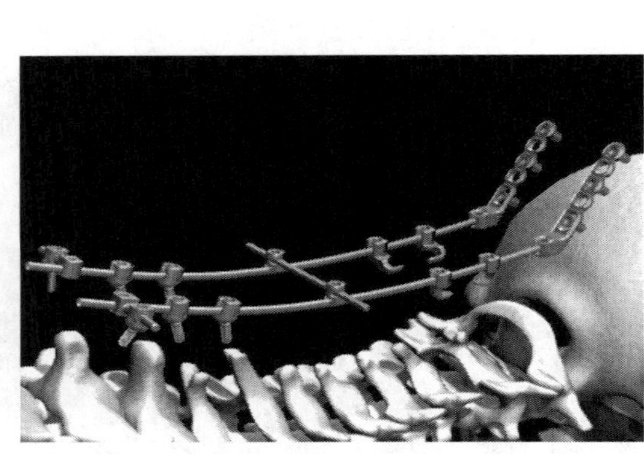

图 14-2-18　OASYS

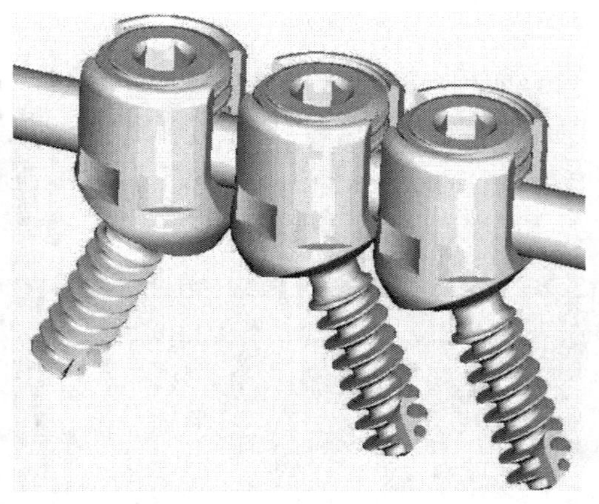

图 14-2-19　OASYS 多轴螺钉

多轴螺钉单侧偏体角度最大可达 55°,两螺钉间的偏角锥度可达 110°(图 14-2-20),使螺钉的植入最适合人体解剖位置,螺钉头易于排列成线,减少对棒的塑形。

该系统尚有椎板钩设计，钩槽高度为5mm和8mm，与人的解剖尺寸相匹配，偏体椎板钩偏离为45°，分为左右侧(图14-2-21)。

而侧向连接块主要应用于当螺钉的植入不在一条直线上时，可通过侧向连接头来提供额外的中线偏差补偿，侧向连接杆有20mm长，能够弥补轴线间10～20mm的偏差(图14-2-22)，这对于合并其他颈椎畸形时更为有利。

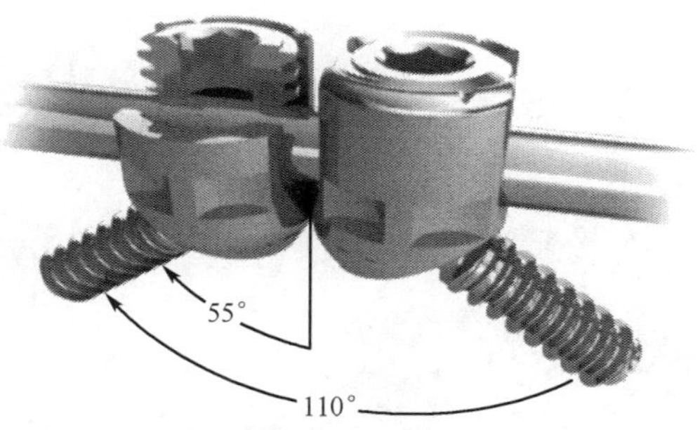

图14-2-20　偏角锥度可达110°

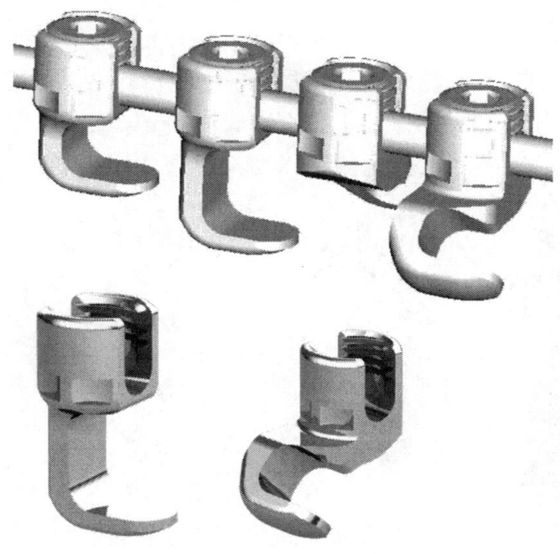

图14-2-21　OASYS椎板钩

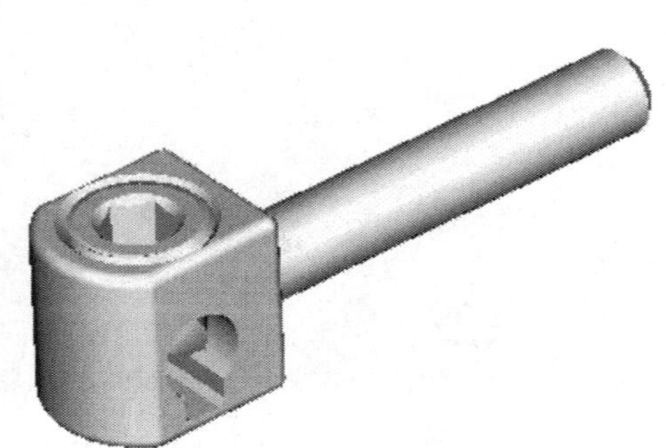

图14-2-22　侧向连接块

同时该系统为了便于与胸椎粗棒连接，也专门设计了棒与棒连接块，也称为纵向连接块，可将该系统颈椎部3.5mm棒与胸椎6.0mm直径系统相连接(图14-2-23)。横向连接器(图14-2-24)在长节段固定时需要应用，但单纯下颈椎后路固定时，可不用横向连接器。

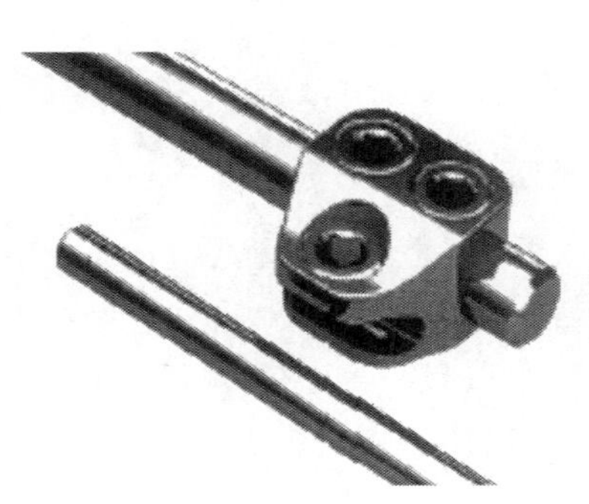

图14-2-23　纵向连接块

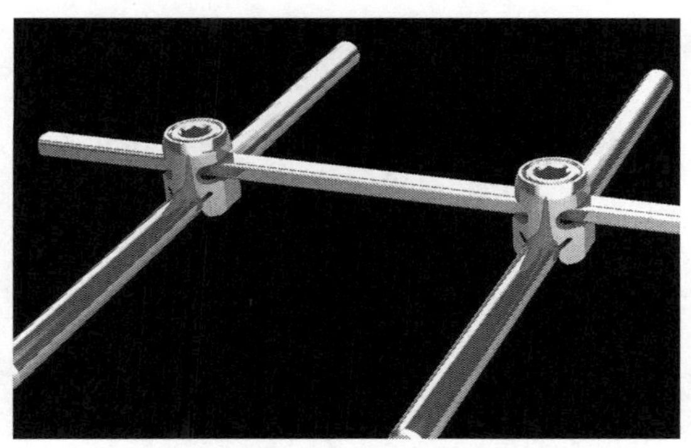

图14-2-24　横向连接器

七、Vertex

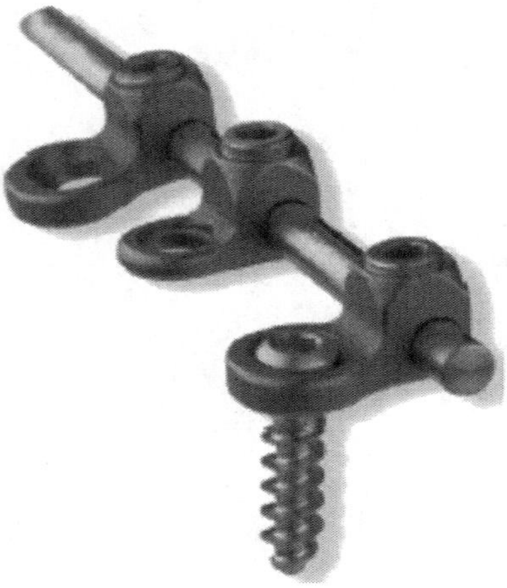

图 14-2-25 Vertex 早期设计

Vertex 系 Medtronic 公司产品，早期也是采用连接块设计将固定螺钉与圆棒进行连接（图 14-2-25），现亦采用多轴螺钉设计以及内锁定设计（图 14-2-26），该系统同样包括多轴螺钉（图 14-2-27）、椎板钩（图 14-2-28）、圆棒、横向连接块、棒与棒连接块、横向连接杆等，同时亦含有独立枕骨板，故可固定枕颈、颈椎及颈胸交界部等。

该系统的多轴螺钉（M6）具有 60°锥形角度（图 14-4-29），即任意方向具有 30°活动度，螺钉包括 3.5mm 和 4.0mm 的松质骨螺钉，长度 10～24mm，以及直径 4.0mm 的皮质骨螺钉，长度 26～52mm，长度均以 2mm 递增，故可以满足侧块以及椎弓根固定的需要。

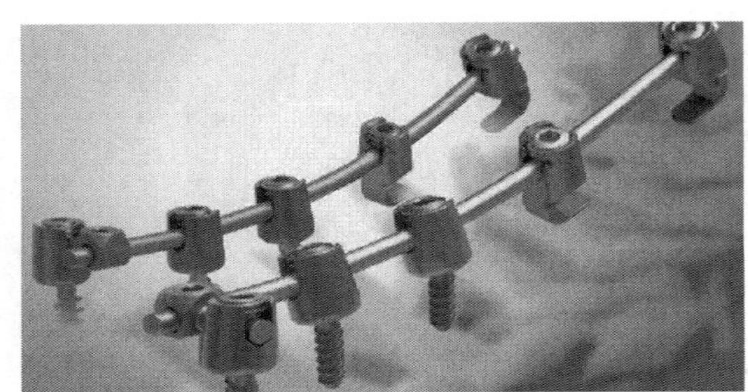

图 14-2-26 Vertex

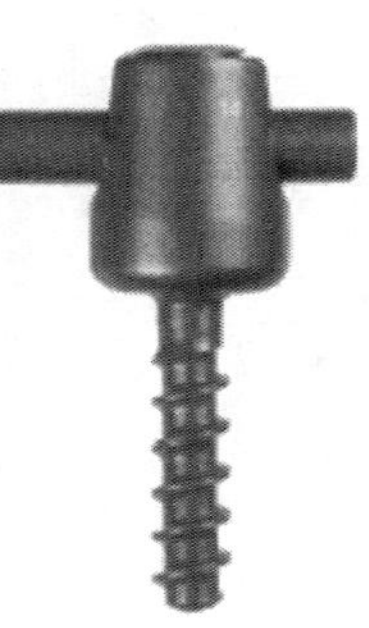

图 14-2-27 多轴螺钉和横向连接块

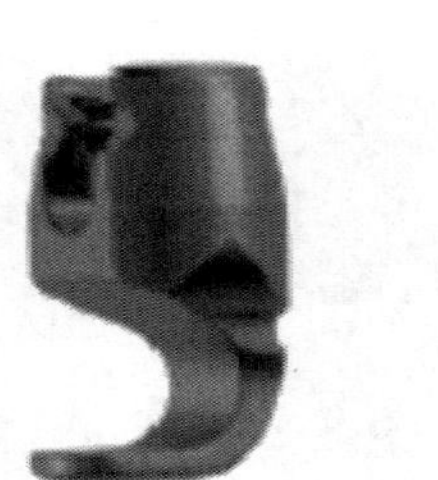

图 14-2-28 椎板钩

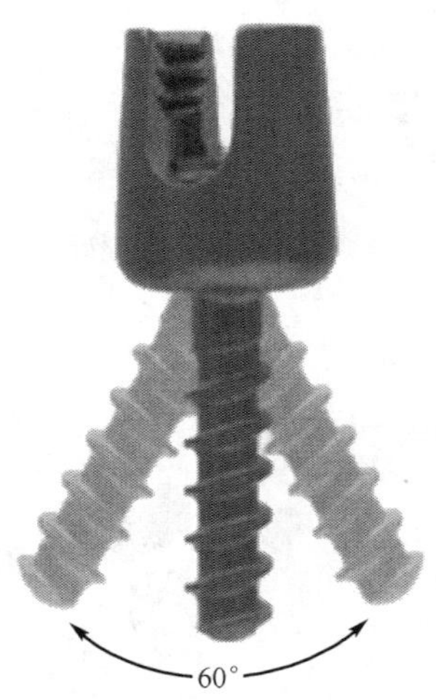

图 14-2-29 多轴螺钉具有 60°锥形角度

第三节　临 床 解 剖

一、椎弓根螺钉固定

（一）椎弓根测量

下颈椎又称低位颈椎，是指第3～7颈椎。从解剖结构来看，椎弓根是连接椎骨前、后两部分的结构，呈管状，中间围有少量松质骨，是椎骨中最坚固的部位。这种结构有利于螺钉坚强、稳定的固定。颈椎椎弓根内部椎动脉，上下有神经根跨越，椎弓根螺钉内固定可能发生脊髓、椎动脉或神经根的损伤等严重并发症。颈椎椎弓根常用的测量指标有如下几种：①椎弓根高度（PH）；②椎弓根宽度（PW）；③椎弓根松质骨高度（PSH）；④椎弓根松质骨宽度（PSW）；⑤椎弓根轴线全长（La）；⑥关节突椎弓根长度（Lb）；⑦椎弓根横断面角（PTA）；⑧椎弓根矢状面角（PSA）。测量工作常用X线、CT、测径器、游标卡尺和三维形态测量仪等。

王东来等用X线和游标卡尺对54具成人干燥脊柱骨标本，测量 C_3～C_7 共270块椎骨，C_3～C_7 PH平均值6.41～7.06mm，PW平均值4.52～6.23mm，PSH平均值3.95～4.74mm，PSW平均值2.71～4.69mm；La平均值29.08～30.87mm，Lb平均值16.65～14.01mm；PSA平均值30°～45°，PTA平均值<5°。闫德强等用游标卡尺、角度计和标本涂钡X线片对40具成人颈椎干燥标本进行解剖学观测。结果显示，颈椎弓根完全可以接受直径3.5mm、长28mm的螺钉内固定；椎弓根在椎体平面上的外展角 C_3～C_5 为45°～47°，C_6、C_7 为40°。

Ebraheim和Xu等对干燥 C_3～C_6 及 C_7 标本进行测量的结果显示，椎弓根宽度由 C_3～C_7 逐渐增大，C_3PW平均值(4.7±0.9)mm，C_7PW(6.2±0.7)mm，同水平椎弓根高度大于宽度，C_7PH平均值(7.0±0.7)mm。谭明生等用成人颈椎（C_3～C_7）干燥骨标本42套共210块椎骨在实体及CT测量法下进行测量结果显示：椎弓根高度（PH）平均值6.28～7.52mm，宽度（PW）平均值4.80～6.64mm，高度大于宽度，截面近似椭圆形，其中 C_3 椎弓根最细。椎弓根轴线全长28～32mm，进针点至椎弓根管终点14～16mm，进针点至椎弓根管起点的距离约8mm，椎弓根管部长度5.51～6.55mm。临床上国人常用椎弓根螺钉长度为25mm，直径3.0～4.5mm。

颈椎椎弓根内邻脊髓，外邻椎动脉，上下有神经根跨越，因此最常见的并发症就是脊髓、神经根、椎动脉的损伤。Xu对20具尸体颈椎椎弓根与神经和硬膜位置关系进行了解剖测量，C_3～C_7 椎弓根与硬膜和上位神经根无间隙存在，与下位神经根间隙仅在1.4～1.6mm范围内。由此结构可知，椎弓根钉从椎弓根上方和内侧穿出比从下方穿出更易损伤神经。

（二）椎弓根入钉点

颈椎椎弓根形态学变异较大，任何一个测量数据在椎弓根钉置钉时只能作为参考。其他学者对椎弓根的测量数据因人种、标本情况、测量方法不同而各有一定的差异性。男女性之间亦不同，即使同一人左右侧也不尽相同，故螺钉植入前对 CT 影像学测量十分重要，可以了解椎弓根的个体发育情况。

颈椎椎弓根螺钉的入钉点及内倾角见图 14-3-1。无论颈椎或者胸腰椎，椎弓根螺钉的入钉点虽然定位方法各异，但有一个基本点就是，入钉点均系上关节突的基底部，而有些作者提出一些如棘突、椎板或者其他解剖部位等定位方法均不可靠，只能作为辅助的参考方法。椎弓根螺钉的内倾角较大，C_3～C_5 为 45°左右，C_6～C_7 略小。需要重视的是，入钉点与倾角的关系是相互的，不同入钉点选择的倾角不同，可以获得同样的固定；而倾角相同，但入钉点不同，则可能导致偏差奇大(图 14-3-2)。

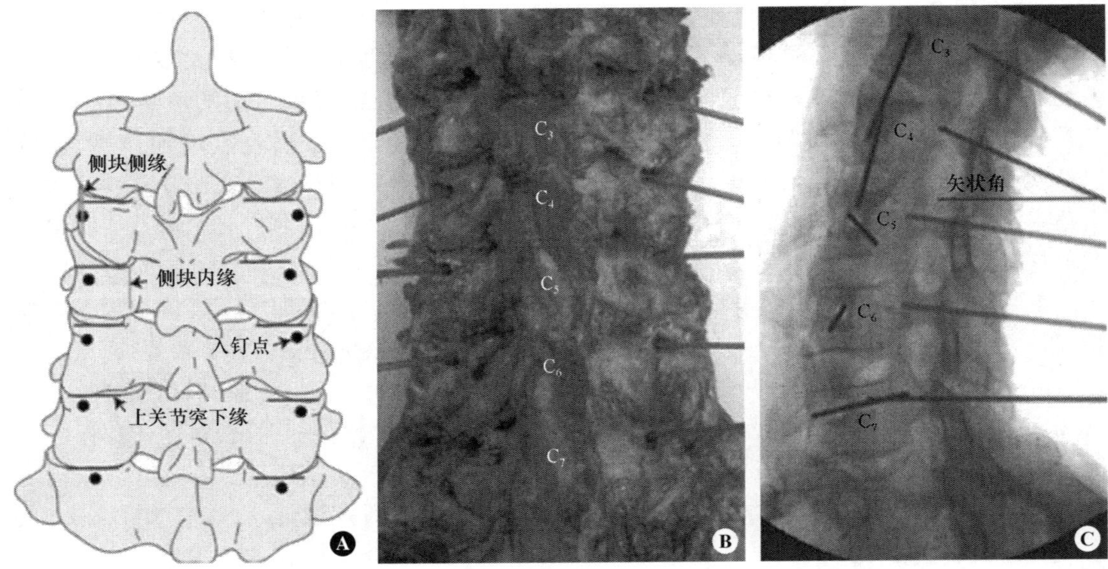

图 14-3-1 C_3～C_7 椎弓根入钉点(A)、内倾角(B)及斜位透视(C)

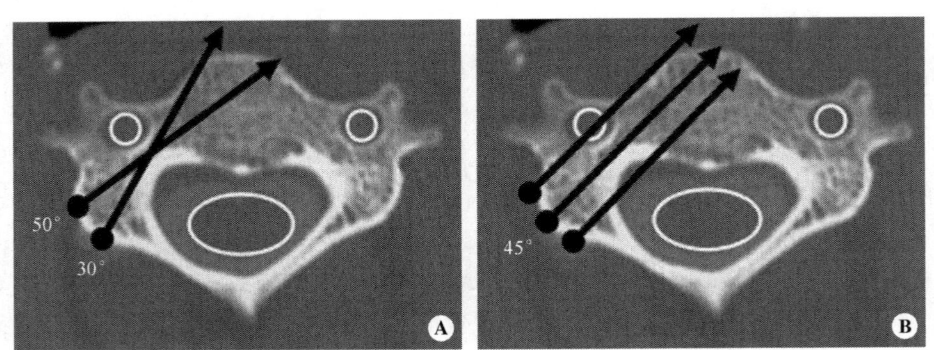

图 14-3-2 入钉点与倾角关系

A. 不同入钉点不同倾角则效果一致；B. 一样倾角不同入钉点则大相径庭

螺钉置入要在 C 臂 X 线机透视下进行，有学者研究强烈支持在左右斜位透视椎弓根轴位可以达到更好的定位作用(图 14-3-3)，而正侧位 X 线透视则意义相对弱些。

（三）置钉技术

1. Abumi 法　Abumi 椎弓根螺钉入点的定位为关节突中线略外侧与上一颈椎的下关节突下边缘邻近。进钉点确定后，通过切除侧块后方皮质及松质骨，用高速磨钻磨除进钉点骨皮质，显露椎弓根的入口，制造一大小适当的圆孔，孔的直径刚好与螺钉颈部一致，目的是能直视椎弓根管的入口。再用一小的探针，缓缓钻入椎弓根。向内倾斜的角度根据术前 CT 片测量确定，术中用侧位或斜位 X 线监测，证实探针位于椎弓根内，然后沿探针钻入的位置及方向攻丝，再拧入螺钉，进行直视下或在 X 线透视下置钉。

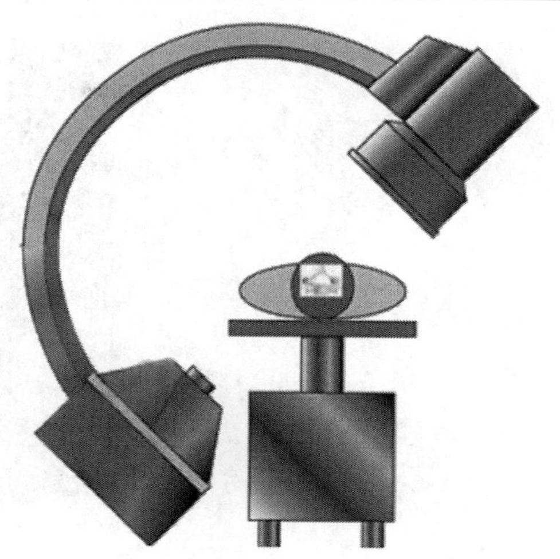

图 14-3-3　C 臂 X 线机获取标准斜位片

2. 开窗法　该法最早由 Ebraheim 等人于 1996 年提出。他们将要固定节段的椎板部分切除直接探查到椎弓根的位置或显露出椎弓根，在直视下安全地植入椎弓根螺钉。Abumi 对部分椎板切除直视下椎弓根穿刺的做法提出了反对意见。他认为，虽然部分椎板切除有助于确定椎弓根的位置，但是部分椎板切除后脊髓直接暴露在外，一旦器械失手将会损伤脊髓，从而造成无可挽回的并发症。另外，部分椎板切除术后会造成椎弓根内侧壁结构薄弱，植入螺钉时会造成椎弓根内侧壁骨折。因此他建议，如果需要椎板切除减压，应在椎弓根螺钉植入以后进行。

Richard 使用 8 具尸体共 40 个椎骨，做 C_3～C_7 椎弓根螺钉置入。分为“盲打”法组和“开窗”法组。开窗法组即椎板部分切除后探查椎弓根，在直视下植入椎弓根螺钉。盲打法组 38 个椎弓根；开窗法组 40 个椎弓根。置钉后通过影像学和解剖标本验证，结果显示，盲打法组钉穿出率为 47.37%，开窗法组为 25%。表明即使直视下行椎弓根钉植入也有相当高的失败率，因此认为颈椎椎弓根钉的置入是困难的。

3. 漏斗法　该法最早由 Karaikovic 等人于 2001 年描述（图 14-3-4）。具体方法是：用咬骨钳或磨钻去除侧块骨皮质，用直径小刮匙顺着椎弓根轴线方向，以旋转方式刮除骨松质，显露喇叭口状的椎弓根管口。再用小刮匙紧贴椎弓根入口内侧壁旋转刮除椎弓根管内的骨松质，直视下显露椎弓根管约 3～5mm。若遇阻力可稍调整方向旋入。如仍不能旋入，应放弃该处置钉。Eldin 用管道疏通法对 10 具冷冻尸体的 120 个椎弓根置入椎弓根螺钉进行观察，结果显示，7 个椎弓根（5.8%）因管腔狭小或管腔封闭无法通过管道疏通法置钉。94 枚（83.2%）椎弓根螺钉正确置入，11 枚（9.7%）螺钉轻微穿透椎弓根皮质骨，8 枚（7.1%）螺钉严重穿透椎弓根皮质骨，可能造成血管神经损伤。骨皮质穿透最容易发生在 C_3、C_4 节段。国内谭明生等人将其应用于临床，治疗了 32 例颈椎失稳症患者，随访的 96 枚椎弓根螺钉中有 5 枚螺钉穿破椎弓根，成功率为 94.8%，其中 4 枚穿破骨皮质在 1.0mm 以内，未造成周围组织损伤，1 枚螺钉穿破椎弓根内侧皮质大于 1.5mm，出现一过性神经根刺激症状。

4. 三维导航法　该系统通过 C 臂 X 线机扫描，经计算机处理而建立三维动态影像，为椎弓根螺钉置入导航，提高椎弓根螺钉置入的安全性。Ludwig 等通过 1 尸体颈椎标本研

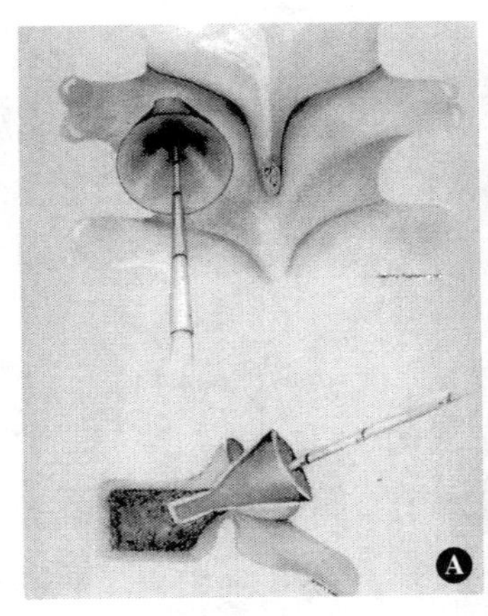

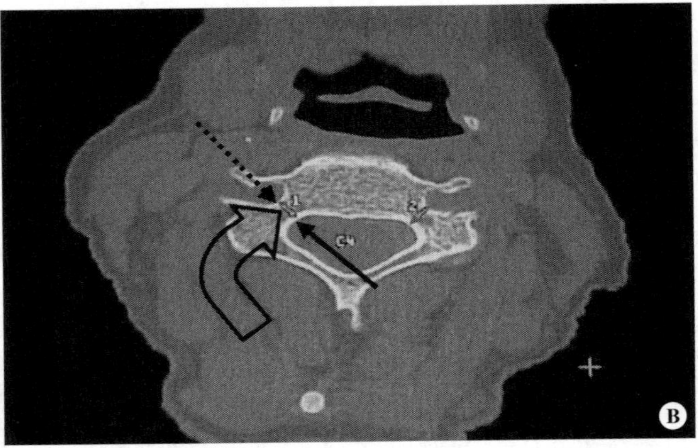

图 14-3-4　漏斗法

引自 Karaikovic EE，et al. Spine，2001，26：2456-2462.

究，对比了 Abumi 法、开窗和三维导航法三种手术方法置钉的准确性，表明三维导航法椎弓根置钉成功率显著提高，但是仍有 10%的患者可能穿破椎弓根的骨皮质。

二、侧块螺钉固定

（一）侧块解剖

颈椎侧块的上下界为关节突的上下关节面，内侧与椎板相连。直径从 C_3 的 1.1cm 到 C_7 的 1.5cm。侧块的前后径（从侧块后面的中心点测量到侧块前面的距离）从上到下递减，并且最薄的侧块是 C_6 和 C_7（表 14-3-1）。

表 14-3-1　颈椎侧块解剖测量

指标	性别	C_3	C_4	C_5	C_6	C_7
高度	男	11.9	11.2	11.3	12.9	14.8
	女	10.8	10.2	10.7	1.2	13.7
宽度	男	13.2	13.0	13.2	13.0	13.4
	女	12.2	12.1	12.4	12.2	12.9
厚度	男	9.5	9.4	9.1	8.5	8.6
	女	9.6	9.3	9.2	8.5	8.7

侧块的前面与椎弓根、横突孔相衔接。颈神经沟与额状面成约 50°～57°角度侧向经过。颈神经沟中，颈神经位于上关节突与钩状突之间。侧块后面中心到颈神经上下平均垂直距离分别为 5.7mm 和 5.5mm。每根颈神经与侧块后面中心点上下垂直距离至少有 3mm 或更远的间隙。

横突孔实际上代表了椎动脉在矢状面和横向面的位置。横突孔位于侧块前面并正好在颈神经前方。横突孔与侧块后中心的解剖关系随着不同节段有所变化。C_3～C_5 横突孔位于侧块后中心点前内侧。C_6 横突孔位于侧块后中心点正前方。这就决定了在螺钉固定侧块时,在 $C_3 \sim C_5$ 水平螺钉与侧块后中心成直角或在 C_6 螺钉方向外侧与矢状面呈 10°可免除损伤椎动脉的危险性。

（二）置钉技术

侧块螺钉固定方法首先由 Roy-Camille 提出,螺钉入钉点在侧块中心点。用锥子在皮质开口后,用 2mm 直径的钻头以垂直方向,并与矢状面偏向外侧 10°的方向钻入,然后用 3.5mm 直径螺钉固定(图 14-3-5)。

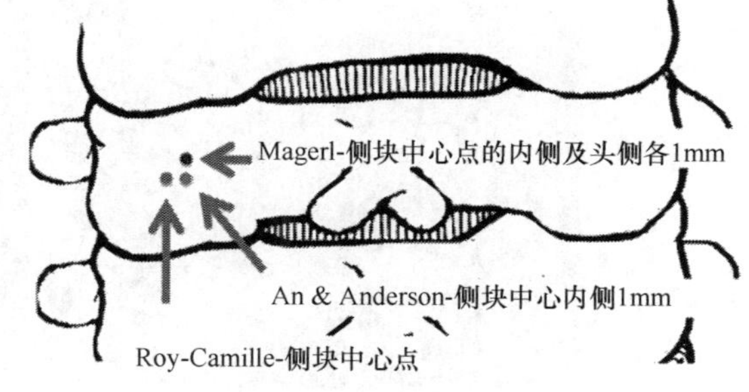

图 14-3-5　侧块螺钉入钉点

1979 年,Magerl 介绍了应用钩板和螺钉作为后路固定颈椎的器械。钩板的上缘用螺钉固定于上位椎体的侧块。螺钉入钉点位于侧块中心点的内侧及头侧各 1mm,螺钉方向为向外 20°～30°,向上和邻近小关节面平行(图 14-3-6)。Magerl 方法螺钉在侧块内长度比 Roy-Camille 方法长(图 14-3-7),且不容易引起神经根损伤。

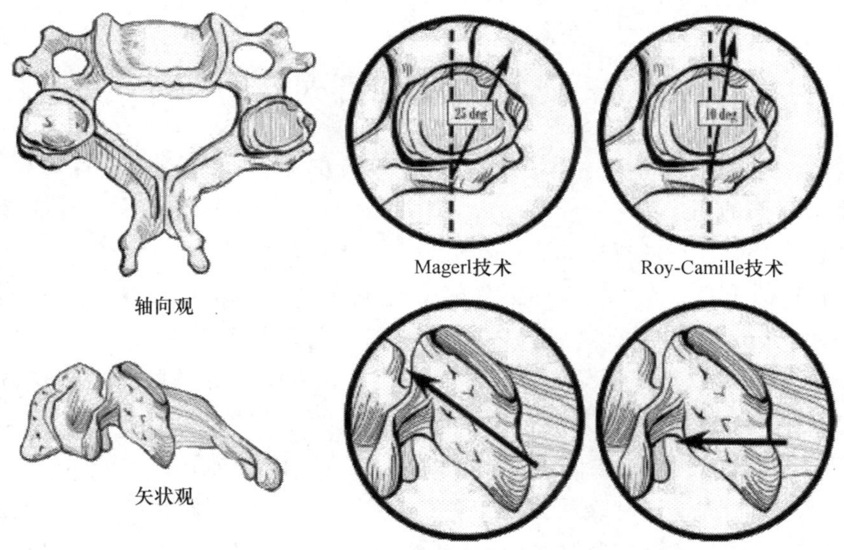

图 14-3-6　Roy-Camille 和 Magerl 侧块螺钉固定方法

1991 年,Anderson 等改进了 Magerl 技术。他建议螺钉入钉点位于侧块中心内侧 1mm,螺钉方向向头侧(平行于椎间关节)30°～40°,向外侧 10°。同年,在解剖研究基础上,An 等建议螺钉入钉点位于 $C_3 \sim C_6$ 侧块中心内侧 1mm,方向为向外 30°,向头侧 15°。

从我们的经验来看,由于在体时侧块还是较为狭小,而且表面较平坦,实际操作时,由于棘突的阻挡,在预备钉道时容易出现骨质切割移位,而有关解剖测量值均不能提供较准确的钉道方向,故建议采用如下方法:入钉点采用类似 An 和 Anderson 方法,即侧块中心点偏内 1mm,或者直接采用内下象限部,螺钉上倾方向类似 Magerl,平行于关节突关节面,这在操作时可以用神经剥离子明确;外倾方向则为关节突关节的外侧缘,以此解剖定位方法较标准手术类似角度更为实用。

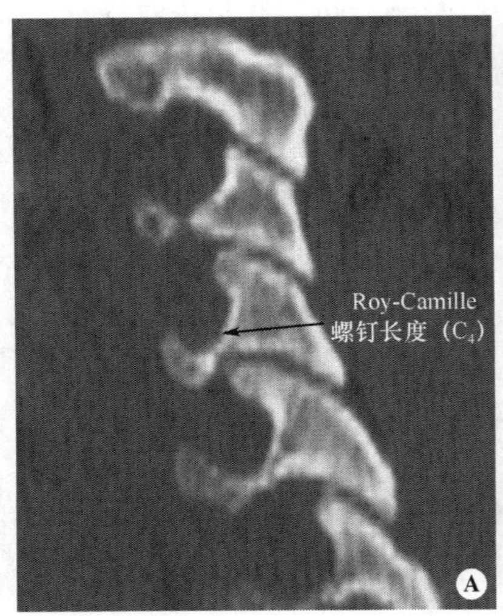

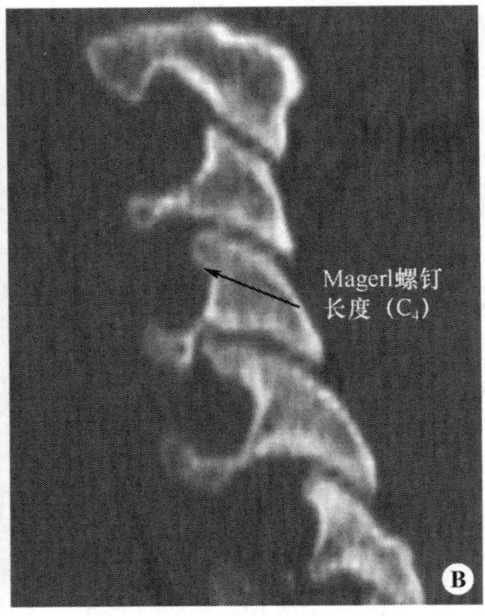

图 14-3-7　侧块螺钉长度比较

A. Roy-Camille；B. Magerl

引自 Stemper BD，et al. Spine，2008，33(8)：893-897.

三、经关节螺钉固定

刘观燚、徐荣明等报告，C_3～C_7 上关节面的高度为 8.3～10.3mm，宽度为 10.5～12.6mm；下关节面的高度为 8.9～9.6mm，宽度为 10.8～12.5mm，可见颈椎关节突关节复合体有着足够的皮质骨提供直径 3.5mm 的螺钉行跨关节固定。

从侧块后方的中心点到下关节面下界的垂直距离为 6～7mm，下关节面在侧块后方投影的高度为 8～9mm，所以侧块后方中心点约在下关节面侧块后方投影的上界下方约 2mm。由以上数据可以得出下关节面的中心点在侧块中心点下方约 2mm，这对实际置钉时进钉点的选择具有重要的参考价值。

C_6 和 C_7 是颈椎向胸椎过渡的椎骨，其形态学特点明显不同于 C_3～C_5，C_6 和 C_7 的侧块相对更薄更长。生物力学研究表明，在 C_6 和 C_7（特别是 C_7）使用侧块螺钉固定稳定性较差，特别是有骨质疏松的患者，颈部屈曲运动易使侧块钉板的尾部螺钉松动和拔出。临床上在 C_7 一般不用侧块螺钉固定，而经关节螺钉固定相对容易。Klekamp 等研究发现，下颈椎经关节螺钉在每个节段都显示出比侧块螺钉更大的拔出强度，其中差别最大的表现在 C_7～T_1 节段。在 C_6 和 C_7 节段选择经关节突关节螺钉也许能较侧块螺钉起到更好的固定作用，从而解决颈胸段颈椎固定问题。

根据 Dalcanto 技术对 30 具颈椎标本行经关节突关节螺钉固定，以侧块中心点下 2mm 为进钉点，在矢状面上尾倾 40°、在冠状面上外倾 20°置入螺钉，测量螺钉的长度，观察螺钉位置。结果表明，C_3～C_7 下关节面在侧块后方投影的高度为 7.4～9.0mm，侧块的中心点约在下关节面后方投影的上界下方 2mm。C_6 和 C_7 上、下关节面的倾斜角度相对更大，侧块厚度相对较薄。采用 Dalcanto 技术经关节突关节螺钉固定，螺钉长度从 C_3～C_4 向 C_7～T_1 呈下降趋势，由 16.9mm 降至 15.7mm，其中在 C_7～T_1 水平螺钉最短。螺钉由头侧向尾侧经关节突关节复合体，大体上从关节面的中心点穿过；在矢状面上几乎与关节面垂直；无一例损伤到横突孔，螺钉从下位椎体的上关节突基底部的侧前方穿出，钉道指向侧前下方。因此，其结论认为，下颈椎关节突关节复合体可为经此关节螺钉固定提供足够的皮质骨。Dalcanto 技术经关节突关节螺钉不仅具有可行性，而且可以避开横突孔，钉道方向几乎与横突沟平行，安全空间较大。由于 C_6、C_7 侧块的厚度较薄，在 $C_6 \sim C_7$ 和 $C_7 \sim T_1$ 行经关节固定时不宜使用 16mm 以上长度的螺钉。

第四节　生物力学

一、侧块螺钉固定

对于颈椎骨折模型，后路侧块螺钉内固定明显优于前路钢板固定，可以提供更可靠的稳定性。Lim 用 10 例颈椎新鲜标本对屈曲-分离损伤（单节段三柱损伤）和爆裂骨折（中柱前方损伤）分别行单纯前路 PMMA（聚甲基丙烯酸甲酯）块＋前路内固定、单纯后路侧块钢板螺钉固定、PMMA 块前路融合＋后路内固定、PMMA 块前路融合＋前、后路固定。结果表明，后路侧块螺钉-钢板内固定系统比前路螺钉-钢板内固定系统生物力学性能强。三柱损伤模型中，单纯前路螺钉-钢板内固定系统不能产生足够的稳定性；而在前后路联合内固定强于单纯前路或后路内固定。

临床上应用最多的侧块螺钉固定方法是 Roy-Camille 法和 Magerl 法。Barrey 和 Mertens 等采用大样本人尸体（$C_3 \sim C_6$）标本，比较了 Roy-Camille 法和 Magerl 法的拔出力。结果显示，Roy-Camille 法的平均抗拔出力为（266±124）N，Magerl 法的平均抗拔出力为（231±94）N，（$P<0.025$）。其中在 $C_3 \sim C_4$ 节段差别最大：Roy-Camille 法和 Magerl 法的抗拔出力分别为（299±114）N 和（242±97）N。作者指出，在 $C_3 \sim C_4$ 节段进行侧块螺钉固定时，Roy-Camille 法的抗拔出力比 Magerl 法提高了 23%，而在 $C_5 \sim C_6$ 节段两法差别不明显。接着，Barrey 和 Mertens 等研究发现，在 $C_3 \sim C_4$ 节段，Roy-Camille 法的安全性也优于 Magerl 法。

由于置钉方法的不同，各学者建议使用的螺钉特点也不相同。Heller 等比较了不同种类螺钉的抗拔出强度，发现双皮质螺钉固定的抗拔出强度最高，尤其是在 C_4 水平。并指出，骨矿物质密度（BMD）对抗拔出力没有显著影响。Muffoletto 等发现，在椎板没有减压的情况下，长单皮质螺钉能提供与双皮质螺钉固定相当的结构稳定性；当椎板减压时，前者在侧弯上的固定强度低于后者。

尽管使用双皮螺钉会增加 28% 的抗螺钉拔出强度，但双皮质单枚螺钉的神经根症状发生率为 0.6%～1.8%。使用单皮质螺钉则会减少神经根和椎动脉损伤危险。自攻螺钉（3.5mm）的拔出阻力最小，锥形螺钉并不能改变拔出阻力，因为拔出阻力是由螺钉的表面积决定的。

下颈椎的主要功能为前屈、后伸及侧弯功能，而不在其旋转功能。侧块螺钉固定提供了较强的生物力学稳定性，可以满足一般的临床需要。然而，该固定远离前中柱，对椎间隙动度控制不直接，前屈稳定性尚不能达到正常状态。

二、椎弓根螺钉固定

Kothe 等应用 8 具尸体颈椎（C_2～C_7）建立颈椎多节段间盘韧带失稳模型，对侧块和椎弓根螺钉固定的稳定性和施加周期性负荷后的稳定性进行了比较。结果显示，椎弓根螺钉和侧块螺钉在侧向弯曲的活动范围分别为（0.86±0.31）°和（1.43±0.62）°。表明椎弓根螺钉固定在侧向弯曲上的稳定性明显好于侧块螺钉固定；在施加周期性负荷后，椎弓根螺钉固定在所有负荷方向上稳定性的降低也小于侧块螺钉固定。此外，作者还指出，患者的骨质量对椎弓根螺钉固定的生物力学也有影响，在下颈椎需要多节段固定。

Johnson 等利用 20 具尸体颈椎（C_3～C_7）标本，随机置入 3.5mm 的椎弓根螺钉和侧块螺钉。测得椎弓根螺钉的平均抗拔出力为 1214N，侧块螺钉的平均抗拔出力则为 332N；在施加周期性负荷后，侧块螺钉的松弛率较大，而椎弓根螺钉相对恒定。作者指出，椎弓根螺钉与侧块螺钉的抗拔出力存在明显差异；经疲劳试验显示，椎弓根螺钉固定强度也高于侧块螺钉；椎弓根螺钉的抗拔出力与插入扭矩、骨矿物质密度（BMD）存在相关性。

李瑞青等用 6 具新鲜颈椎尸体标本（C_3～C_7），分别用椎弓根螺钉（TPS）、侧块螺钉 Roy-Camille 法（LMS）及经关节螺钉植入法（TAS）拧入螺钉，就三种方法的抗拔出强度进行比较。结果显示，TPS 最大拔出力为（502±42）N，最大拔出能量为（7.18±0.67）J；LMS 最大拔出力为（426±38）N，最大拔出能量为（5.26±0.39）J；TAS 最大拔出力为（482±40）N，最大拔出能量为（6.68±0.47）J。可见，椎弓根螺钉的抗拔出力强度明显高于其他两组。

Kotani 用牛颈椎做了椎弓根螺钉固定与其他前、后路钢板、钢丝固定及前后路联合内固定的比较实验，结果显示，颈椎椎弓根螺钉固定获得的稳定性优于其他固定系统，甚至在前、中柱受损时给脊柱提供的稳定性和前路钢板联合后路钢丝固定相同。Joness 使用 56 个新鲜 C_2～C_7 椎骨，随机分配左与右对照，用 3.5mm 皮质骨螺钉，做椎弓根螺钉和侧块螺钉把持力测定。结果证明，椎弓根钉拔出力为 677N，侧块钉拔出力为 355N。显示出颈椎椎弓根螺钉比侧块螺钉把持力更强。

而 Rhee 等比较 C_7 侧块螺钉与椎弓根螺钉的固定强度。在后伸时，C_7 节段置入侧块螺钉的稳定性与椎弓根螺钉无明显差异；在屈曲、侧弯、旋转时，C_6～C_7 两节段用侧块螺钉固定后，显示出与单独 C_7 椎弓根螺钉固定近似的稳定性。作者指出，如果 C_7 椎弓根螺钉固定不理想时，可以在 C_6～C_7 两水平进行侧块螺钉固定，从而达到相当单一 C_7 椎弓根螺钉的固定效果。这一点，在颈胸交界部后路内固定节段选择时具有参考价值。

三、经关节螺钉固定

Klekamp 等收集 10 具新鲜颈椎标本，在颈椎一侧分别对 C_3～C_4、C_5～C_6 和 C_7～T_1 节段使用经关节螺钉，另一侧在 C_3、C_5 和 C_7 节段分别植入侧块螺钉，植入螺钉均采用 3.5mm 皮质骨螺钉，固定后进行抗拔出力测试。结果显示，在每个水平，经关节螺钉都显示出比侧块螺钉更大的拔出强度，其中经关节螺钉的平均抗拔出力为 467N（192～1176N），而侧块螺钉的平均抗拔出力为 360N（194～750N），两者差别有显著意义；其中差别最大的是 C_7～T_1 节段，侧块螺钉的抗拔出力为 373N，而经关节螺钉为 539N。下颈椎经关节螺钉显示出比侧块螺钉更大的拔出强度。Liu 等通过经关节螺钉固定和椎弓根螺钉固定的抗拔出力比较，结果显示，经关节螺钉的平均拔出力为 694N，而椎弓根螺钉的平均拔出力为 670N，其中差别最大的是 $C_5 \sim C_6$ 节段，达到 38N。经关节螺钉显示出比椎弓根螺钉更大的拔出强度。这是由于经关节螺钉固定系四面皮质螺钉固定，故从抗拔出力方面考察，其优于侧块螺钉或者椎弓根螺钉固定。

Miyanji(2008 年)在人颈椎标本上比较经关节螺钉固定与侧块螺钉固定的三维稳定性差异(图 14-4-1)。结果表明，在旋转稳定性方面，经关节螺钉＋钉棒系统固定的刚度值为(1420.3±599.9)Nmm/1°，而侧块螺钉固定为(838.2±344.4)Nmm/1°，差异具有统计学显著性($P<0.015$)。

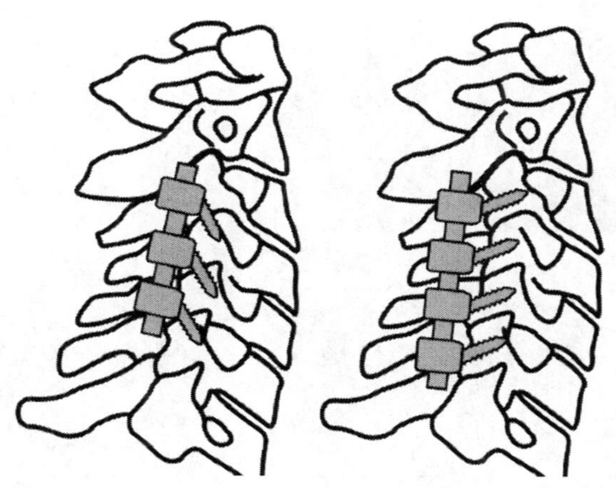

图 14-4-1　经关节螺钉固定与侧块螺钉固定的比较

引自 Miyanji F，et al. Spine，2008，33：E865-869.

徐荣明等通过比较下颈椎三柱损伤后单独经关节螺钉固定(TAS)、经关节钉棒系统固定(TRS)和侧块螺钉钉棒系统固定(LRS)的三维稳定性，实验结果显示，TAS、TRS 在各个方向稳定性明显优于 LRS 组($P<0.05$)。同时，作者还发现：TRS 组较 TAS 组能明显增强颈椎失稳节段的稳定性。其中在后伸、侧弯和旋转三个方向运动中，TRS 的运动范围(ROM)和中性区(NZ)与 TAS 组比较均显著减小，其中在轴向旋转运动中差异最为明显；在前屈运动中，两组差异并不显著。这可能是由于棒连接上下节段的螺钉使之成为一个整体，可以更好地控制颈椎旋转活动。因此，作者建议，如果在下颈椎选择经关节固定时，以钉棒系统固定。既可以满足对置钉角度的需要，又可以获得足够的固定稳定性。

第五节　手术操作

一、病例选择

手术适应证：①创伤性颈椎骨折脱位，尤其适用于严重的三柱不稳的颈椎骨折、脱位。②颈椎病等退行性病变；③肿瘤、肿瘤切除后的后路稳定重建；④类风湿关节炎引起的颈椎不稳；⑤需枕颈固定疾病；⑥颈椎畸形的矫形。

二、操 作 步 骤

（一）切口显露（图 14-5-1）

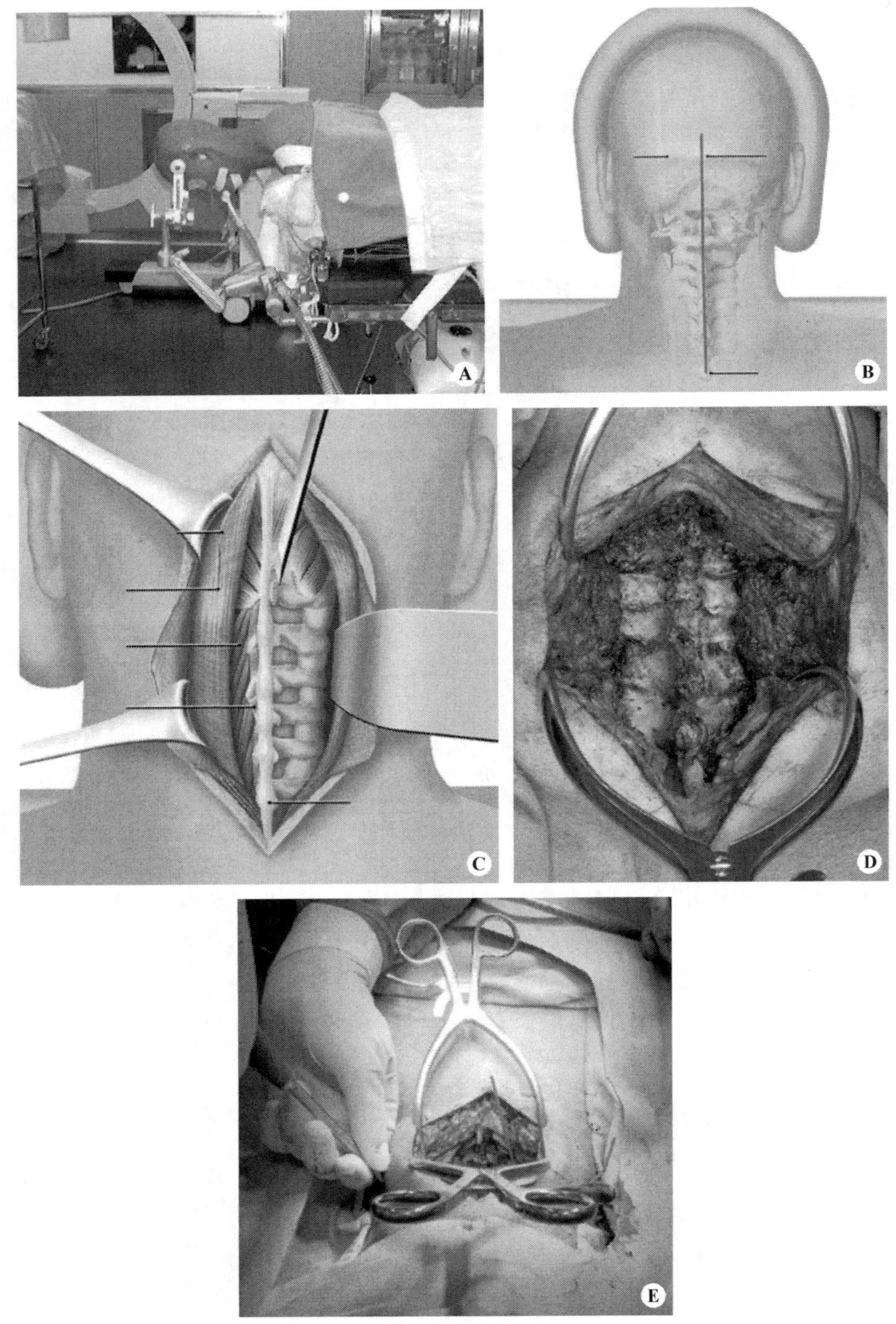

图 14-5-1 颈椎后路显露

A. 体位；B. 颈后正中切口；C. 显露至关节突外侧；D. 双侧块完全显露；E. 椎弓根螺钉倾角大时也需要辅助切口

(二) 入钉示意(图 14-5-2,图 14-5-3)

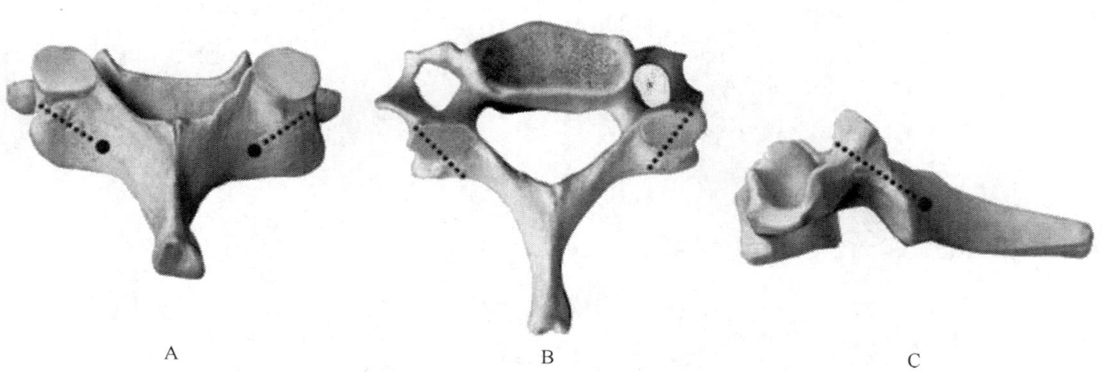

图 14-5-2　颈椎后路侧块螺钉固定示意

A. 入钉点;B. 外倾(展)角;C. 上倾角

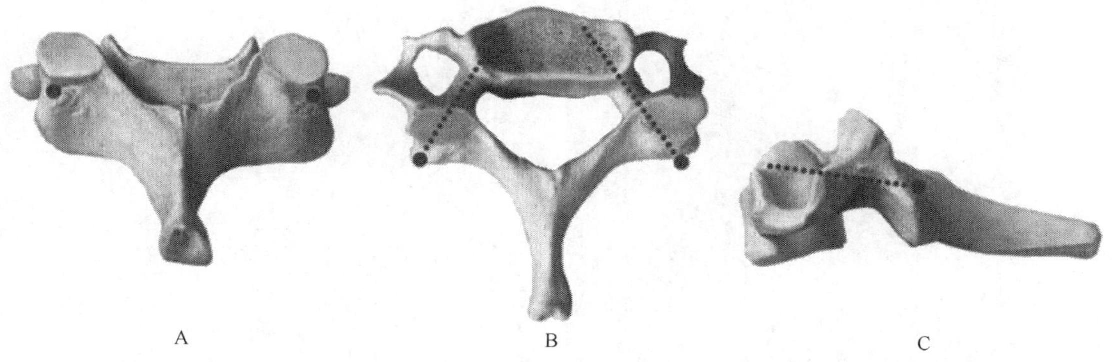

图 14-5-3　颈椎后路椎弓根螺钉固定示意

A. 入钉点;B. 内倾角;C. 上倾角

(三) 操作步骤(图 14-5-4)

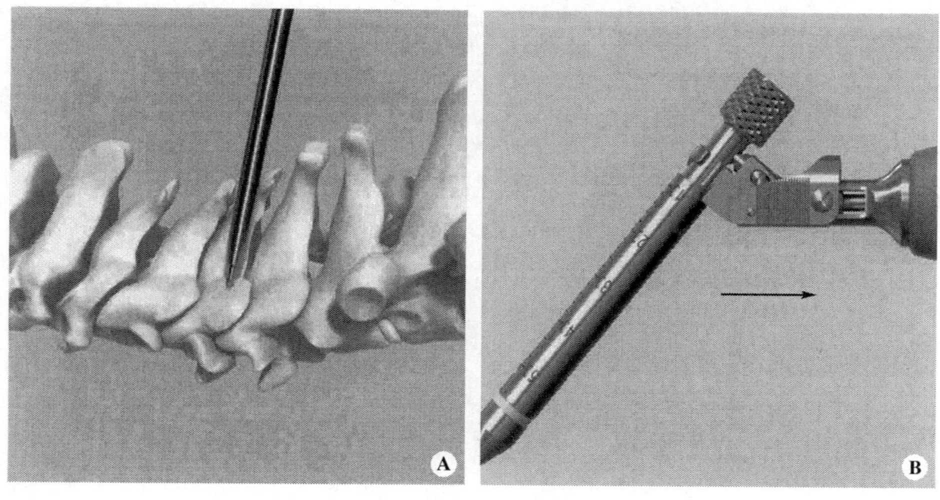

图 14-5-4

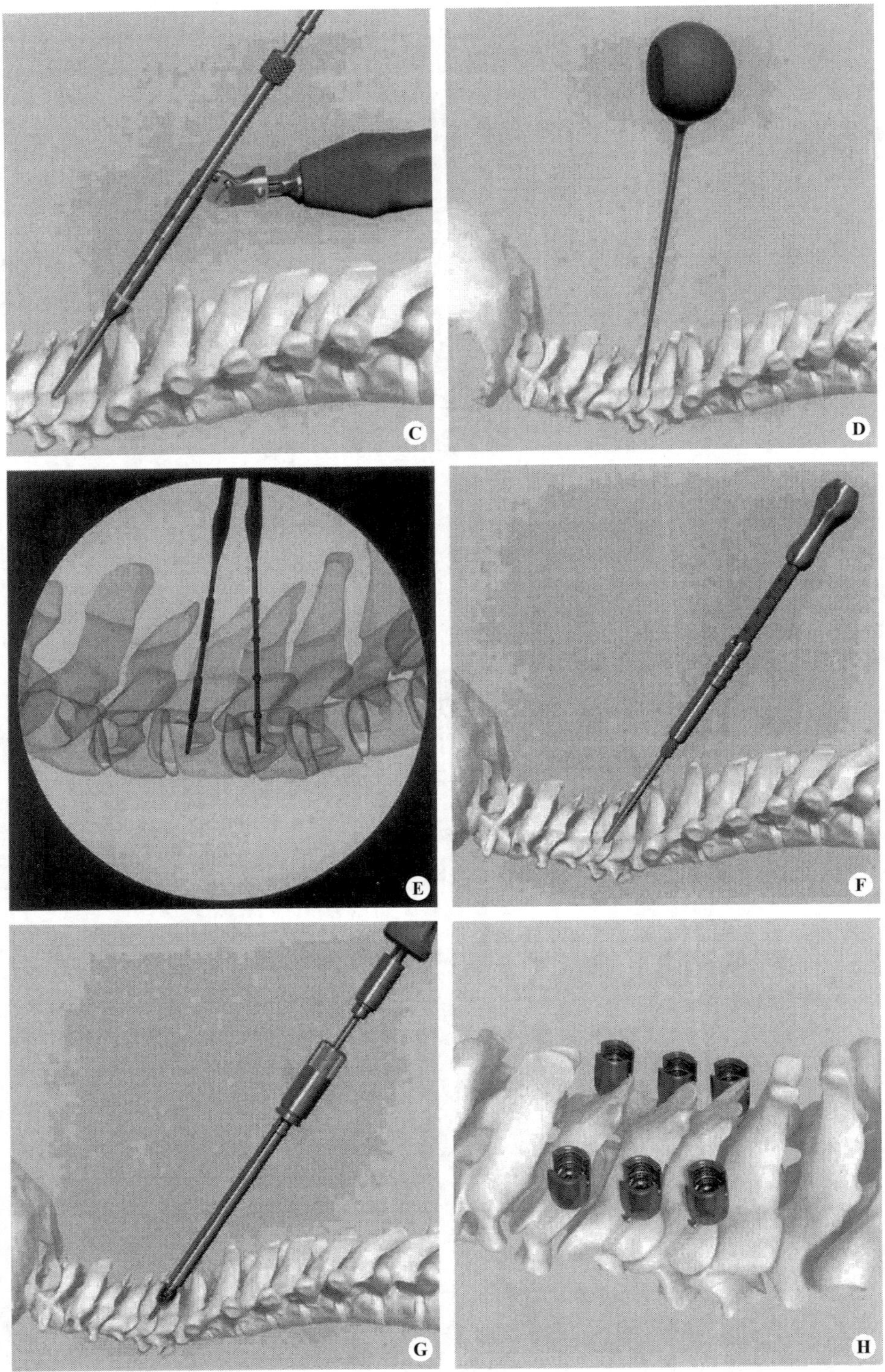

图 14-5-4

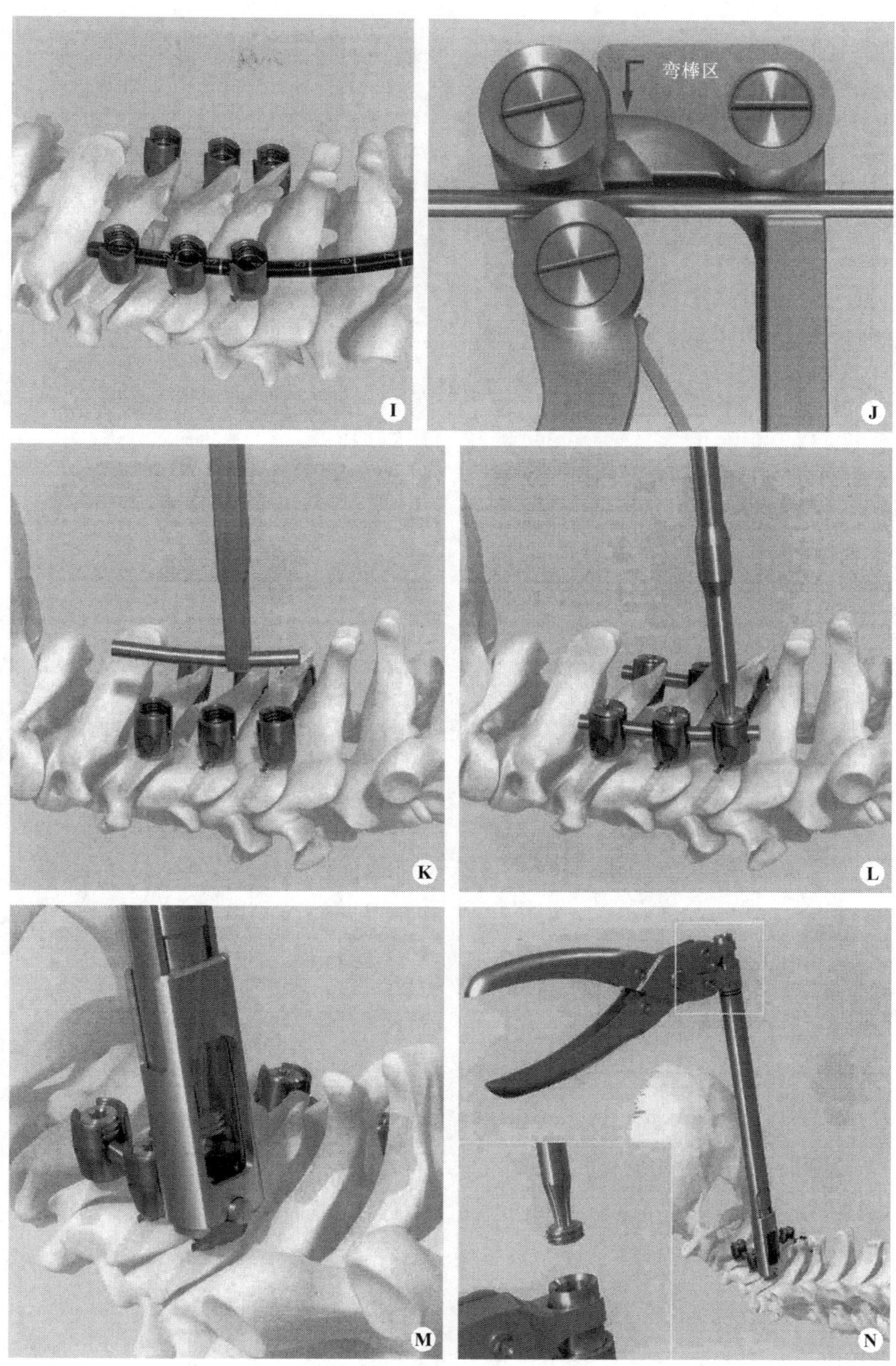

图 14-5-4

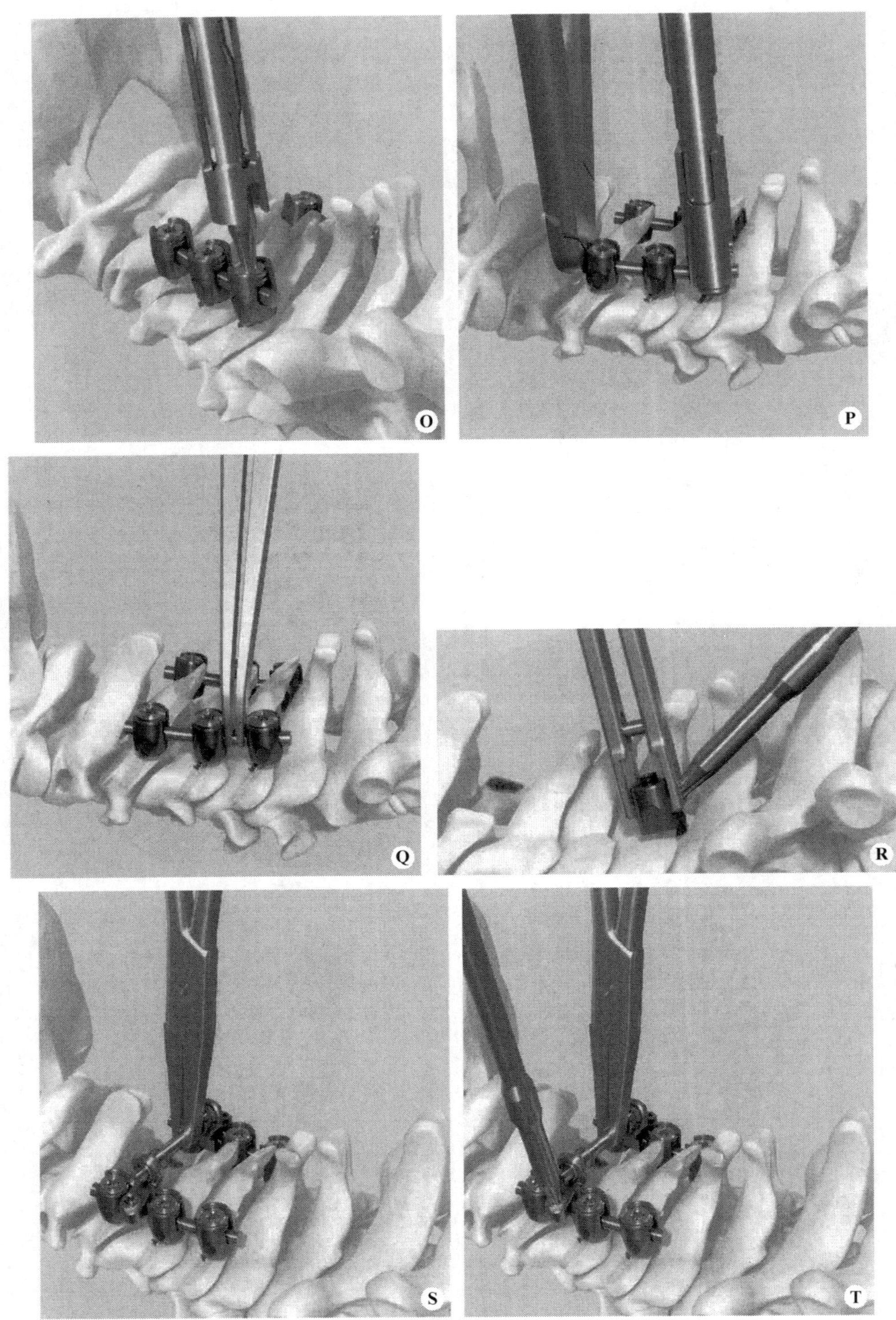

图 14-5-4

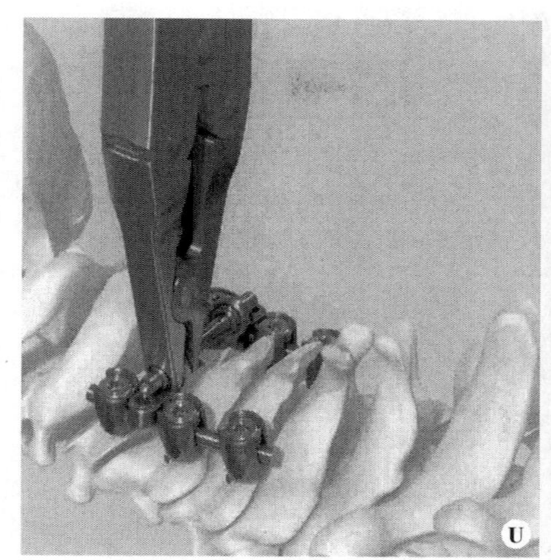
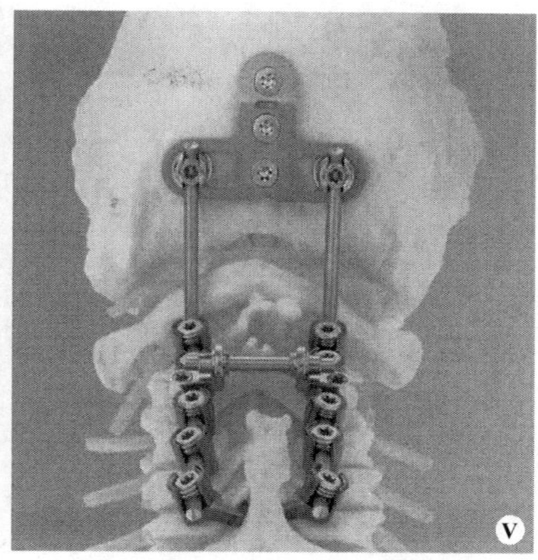

图 14-5-4　Synapse 颈椎后路侧块螺钉固定操作步骤(续)

A. 皮质开口;B. 钻头深度调整;C. 钻套保护下钻骨道;D. 丝攻;E. 透视定位;F. 测深及骨道探查;G. 置入螺钉;H. 螺钉置入;I. 模棒量取长度及曲度;J. 弯棒;K. 置入圆棒;L. 内螺母固定;M. 必要时借助复位钳;N. 螺母自复位钳套筒内置入;O. 抗扭力下紧固螺母;P. 也可以持棒钳协助螺母紧固;Q. 必要时纵向撑开复位;R. 如需要可置入椎板钩;S. 横连器置入;T. 固定横连器;U. 双侧轻微压缩,构成植入物整体;V. 亦可扩展枕颈固定或颈胸固定

引自 Synthes.

第六节　临床疗效

由于颈椎后路侧块螺钉内固定术较椎弓根螺钉固定术操作相对简单,且安全性良好,所以在后路颈椎内固定技术中属于较为常用的术式,尤其对于一些局部稳定性破坏不甚严重的病例,更有一定优势(图 14-6-1)。椎弓根螺钉固定力学优势明显,较多应用于颈椎骨折以及其他重建病例(图 14-6-2)。经关节螺钉固定尚不盛行(图 14-6-3)。

在侧块螺钉固定时,无论 Roy-Camille 方法还是 Magerl 方法,均未见脊髓和椎动脉损伤的报道。Roy-Camille 后路钢板的侧块骨折发生率为 6%,Magerl 螺钉为 7%。在 Graham 等的一项临床研究中,6%的螺钉位置不当或太长。双皮质螺钉单颗螺钉的神经根症状发生率为 0.6%～1.8%。

经椎弓根螺钉固定最早于 1994 年由日本学者 Abumi 和瑞士学者 Jeanneret 报道应用于颈椎创伤。1997 年,Abumi 报道用椎弓根螺钉治疗颈椎非外伤性失稳 45 例,其中 5 例上颈椎行枕颈固定,1 例行枕颈+颈胸固定,其余 39 例行颈椎固定或颈胸固定。其中 26 人同时行椎板切除或椎板成形术,15 人同时行前路手术。结果表明,除去 8 例椎体转移性肿瘤患者未行骨移植外全部获得牢固骨融合。1999 年又报道应用椎弓根钉-棒系统治疗寰枢椎半脱位并颅底凹陷症患者 19 例全部获得牢固骨融合,延髓受压得到改善。1999 年还报道对 30 例颈椎后凸患者行椎弓根螺钉系统矫形、固定和融合术。其中 17 例柔软性后凸行后路椎弓根螺钉固定;13 例僵硬性后凸行前路截骨,后路椎弓根螺钉矫形固定。结果显示患者平均术前后凸角 29.4°,术后改善到 2.3°,最后随访为 2.8°,所有病人得到牢固骨融合。

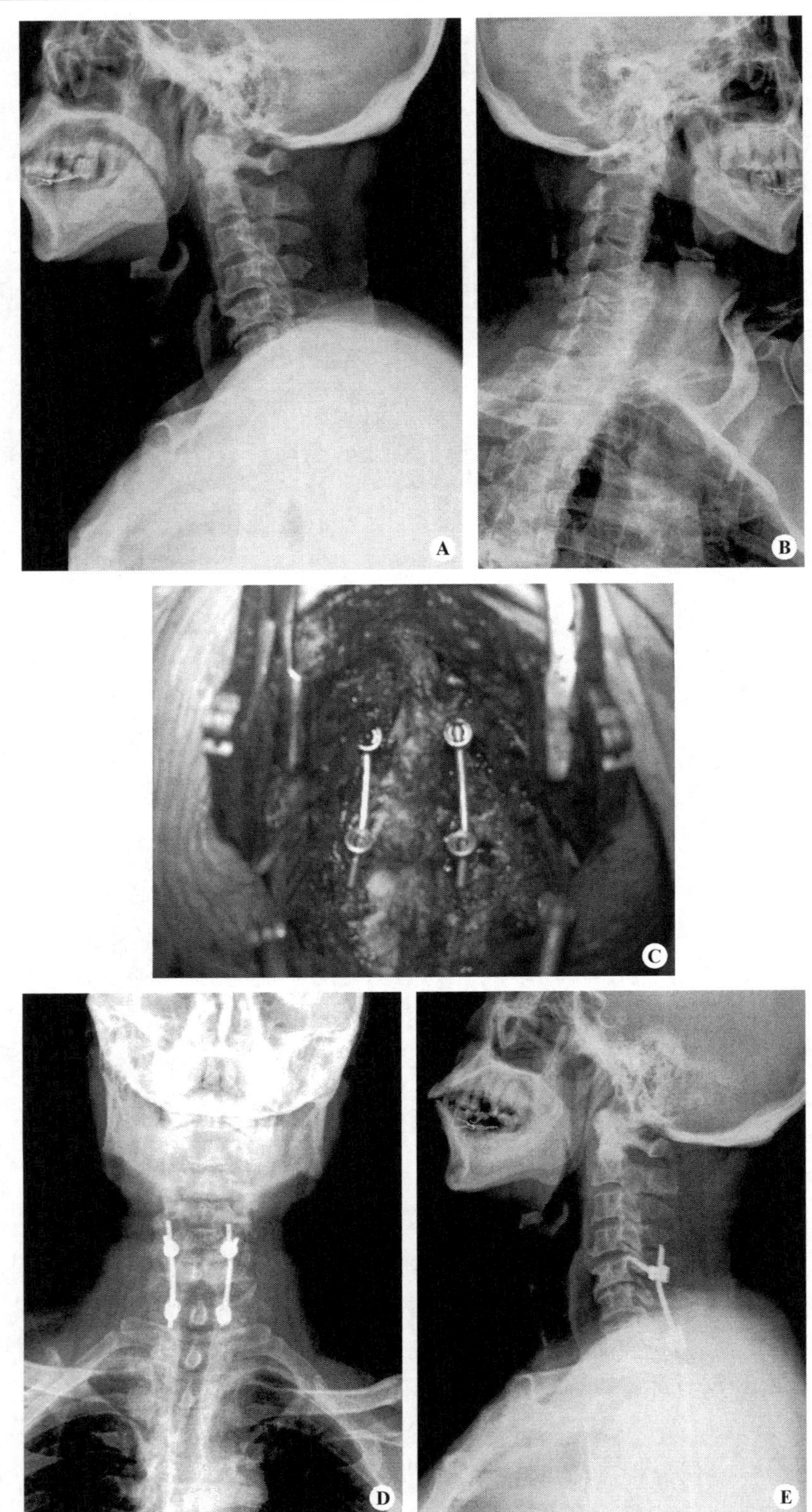

图 14-6-1 颈椎后路侧块螺钉固定术

A、B. 神经根型颈椎病，钩椎增生导致椎间孔狭窄；C. 行后路椎间孔减压扩大并侧块螺钉内固定术；D、E. 术后症状消失，内固定位置良好

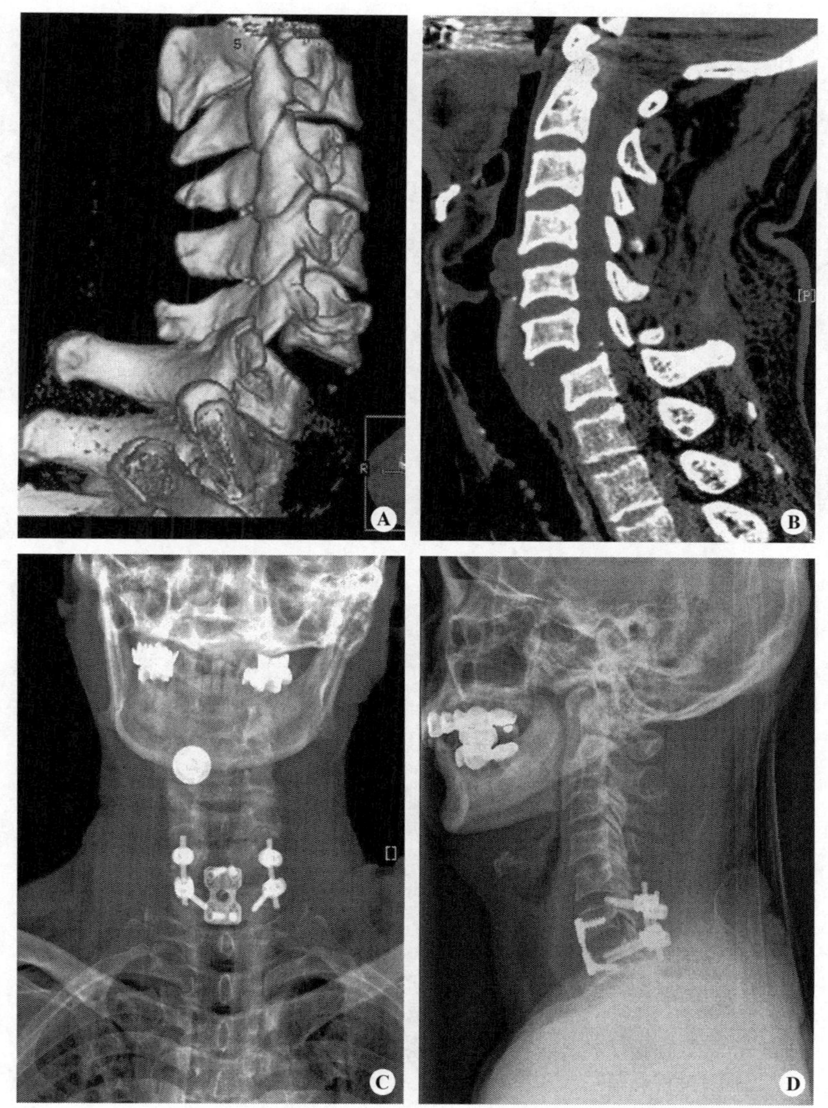

图 14-6-2　颈椎后路经椎弓根螺钉固定术

A、B. C_6～C_7 骨折脱位；C、D. 一期前后路减压植骨融合内固定，后路 C_6 为侧块螺钉，C_7 为椎弓根螺钉

Takayasu 等在 25 例中应用下颈椎（包括 C_2、C_3）经关节螺钉固定术治疗各种原因引起的颈椎不稳，共置入 81 枚螺钉，包括各种年龄段的患者。其中 19 例经关节螺钉作为锚钉结合颈椎后路固定器械使用，1 例以钉板形式，18 例以钉棒形式；另 6 例则单独应用经关节螺钉固定。术中置钉都取得成功，没有出现任何并发症。经过 3 个月～5 年不等的术后随访，影像学上未发现螺钉松动和脱出，而且均获骨性融合。作者认为由于下颈椎经关节螺钉为多皮质固定，螺钉握持侧块背侧皮质骨、上下关节突的软骨下骨及尾侧侧块的腹侧壁，具有良好的生物力学稳定性，而且在侧方透视下置钉相对安全、容易，值得临床推广。

谢宁等报道了应用经关节螺钉治疗下颈椎脱位 54 例，其中单纯脱位 19 例，椎体骨折伴脱位 35 例，均为新鲜创伤，共置入 108 枚螺钉。后路采用单纯经关节螺钉固定，前路采用减

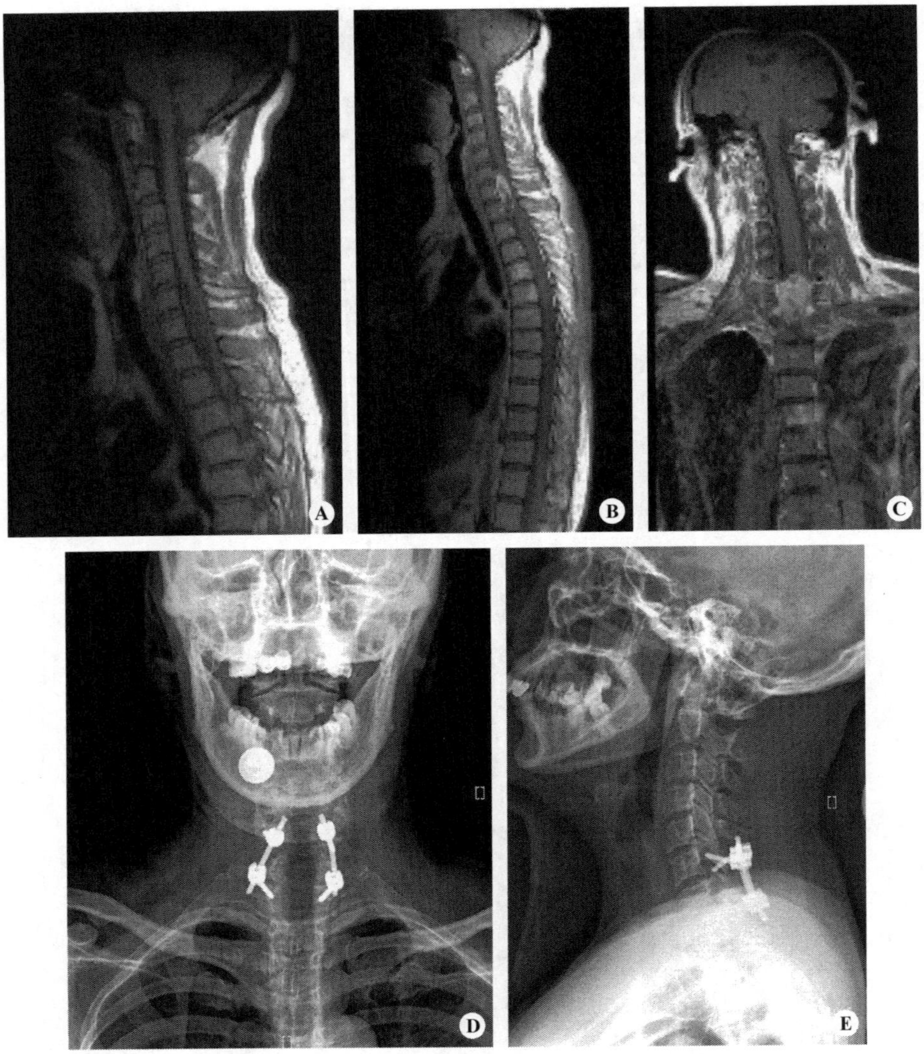

图 14-6-3　颈椎后路经关节螺钉固定术

A～C. 颈胸交界区椎管内肿瘤（神经鞘膜瘤）；D、E. 肿瘤切除术后内固定，C_6 一侧侧块螺钉，另一侧经关节螺钉固定

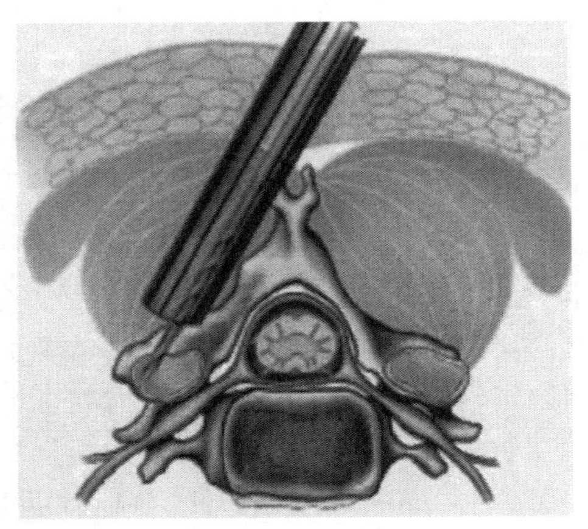

图 14-6-4　微创经关节螺钉固定术

压植骨钢板固定。螺钉平均长度为 16～20mm。同时对小关节间进行植骨融合。经 14～24 个月随访，颈椎弧度无丢失，无螺钉松动及神经血管并发症，而且小关节间植骨全部愈合。结果显示下颈椎经关节螺钉安全性好、螺钉抗拔出强度佳、固定确实、固定节段少、植骨融合率高、应用范围广泛，可用于 C_6、C_7 节段。但建议结合前路钢板使用，小关节间隙必须植骨。经关节螺钉固定具有经皮固定可能性。这在微创脊柱外科迅猛发展的今天，其优势需要得到重视（图 14-6-4）。

第七节　并发症

颈椎后路螺钉固定的潜在风险在于毗邻重要结构可能损伤，包括椎动脉、脊髓和神经根，值得庆幸的是，由于临床实际工作上极为重视椎动脉和脊髓损伤的危险，颈椎后路螺钉固定导致这两种严重并发症及其后果的报道并不多。但是，由于解剖上的变异，每个人颈椎解剖结构均存在一些差异，单纯依靠常规解剖学测量数据进行手术操作，则可能会导致严重后果，如椎动脉发育异常、扭曲等，可引起椎动脉周围骨质的侵蚀，椎弓根以及侧块等均可出现解剖上异常，如术前没有良好的 X 线片及轴向 CT 资料，则必然会导致严重后果(图 14-7-1)。

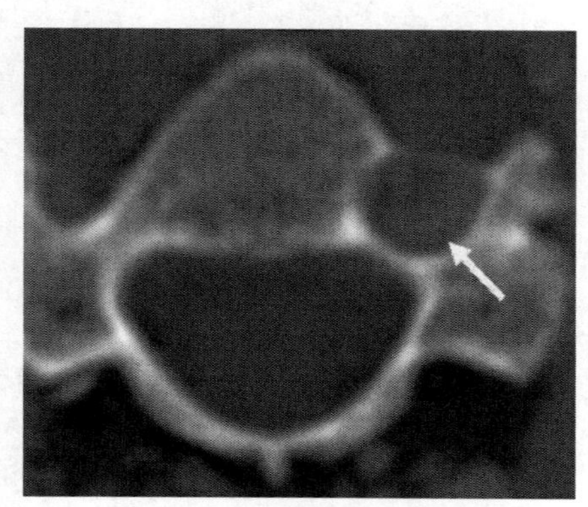

图 14-7-1　椎动脉扭曲等引起骨质侵蚀

较为常见的并发症主要在螺钉位置不当引起的神经损害症状，多数为神经激惹表现，经保守治疗可以改善，极个别需要翻修。文献报道 28.6%的患者因使用侧块螺钉而出现颈神经根刺激症状；其松动率约为 10%。Sekhon 等回顾性分析 143 例患者 1026 枚侧块螺钉固定的疗效，认为该技术为安全有效的稳定技术，对于广泛的颈椎疾患均有明显的疗效。多数患者采用 3.5mm 直径、14mm 长度的螺钉。其中并发症情况见表 14-7-1，总并发症发生率<3%。死亡 4 例中，2 例与基础疾病恶性肿瘤有关，1 例为颈椎损伤致双侧关节突骨折脱位引起双侧椎动脉闭塞；另 1 例术后出现广泛肺栓塞。而远期的螺钉松动主要与骨质疏松、植骨融合不良有关(图 14-7-2)。

表 14-7-1　颈椎后路侧块螺钉固定的并发症

并发症	n	%(n/143)	并发症	n	%(n/143)
神经根损伤	0	0	螺钉拔出(/1026 枚)	6	0.6
椎动脉损伤	0	0	螺钉断裂(/1026 枚)	4	0.4
硬膜撕裂	3	2.1	钢板/棒断裂(/143 例)	1	0.7
输血	8	5.6	死亡	4	2.8
浅表感染	4	2.8	邻近节段退变需手术	1	0.7
深部感染	1	0.7	血肿形成需引流	1	0.7

注：引自 Sekhon LH. J Spinal Disord Tech，2005，18(4)：297-303.

经关节螺钉固定临床应用病例不多，由于其置钉走向前外下方，因此，理论上可以避免损伤椎动脉和脊髓的可能，但如果螺钉长度不合适，也可能引起神经根损伤。

经椎弓根螺钉固定的风险明显甚于侧块螺钉或者经关节螺钉固定，由于椎弓根内侧为脊髓和神经根，而外侧为横突孔(其内容纳椎动脉和椎静脉)，而椎弓根上方即为神经根沟，故螺钉置入时突破骨质，均可能导致这些重要结构的损伤(图 14-7-3)。Abumi 对 180 例患者实施颈椎弓根钉置入术，共置钉 669 枚，术后 CT 显示有 45 枚螺钉(6.7%)穿透椎弓根，其中 1 例损伤了椎动脉，2 例引起神经症状。其中 1 例是在向骨折的椎弓根攻丝时发生椎

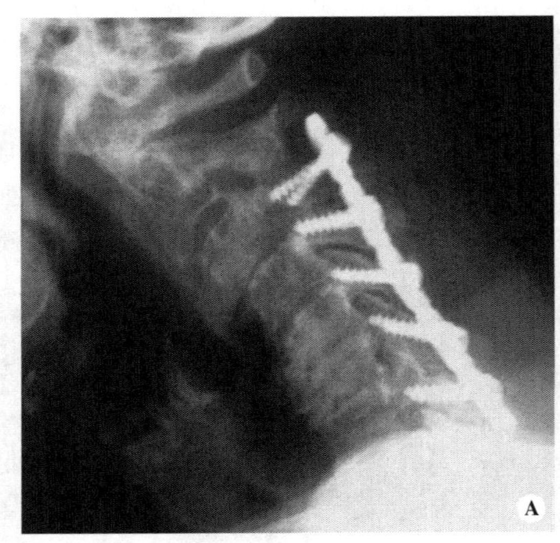

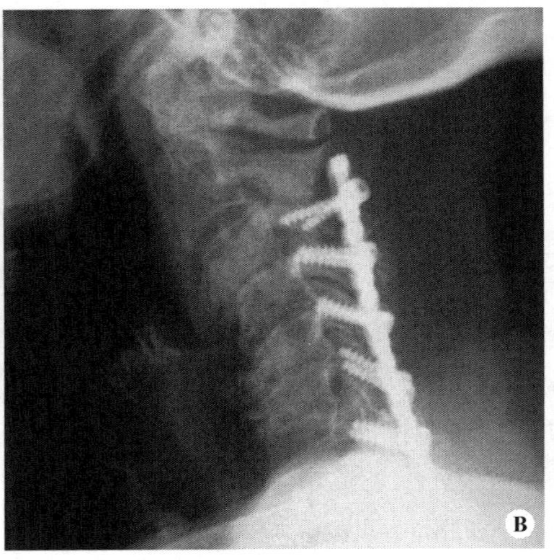

图 14-7-2　侧块螺钉固定术后最头侧节段前滑移，与骨质疏松有关

A. 前屈位；B. 后伸位

引自 Sekhon LH. J Spinal Disord Tech，2005，18(4)：297-303.

动脉损伤，出血经向钉孔内填塞骨蜡得到控制，最后采用单侧固定。术后未观察到神经并发症和脑缺血症状，椎动脉造影显示损伤侧椎动脉通畅，最终植骨融合牢固。2 例术后发生各由 1 枚螺钉穿破椎弓根引起的神经刺激症状，去除螺钉后神经症状消失。

尽管有作者推荐椎板开窗、漏斗法等，也难以避免螺钉突破骨质。某些病例中，标准的技术并非绝对安全。实验表明，尽管椎板切除直接可以看到椎弓根的上、内和下缘，螺钉刺破椎弓根的比例仍很高。仅仅使用局部解剖标志定位并应用向内偏 30°、向上偏 20°是一项盲目的技术，其失误率为 25%，大部分螺钉穿破椎弓根内侧。导航技术尽管提高了椎弓根置钉的安全性，但也不完全杜绝螺钉穿破骨质可能。Karaikovic 等发现在没有计算机导航的帮助下，有 17%椎弓根固定失败率。Ludwig 等报道了在计算机导航下，失败率甚至高达 24%。所以，即使在计算机导航下，椎弓根螺钉仍存在很高的置钉失败。为了提高置钉的成功率，术前应详细了解椎弓根的三维结构，要解剖、术中精心操作以及良好影像监护结合起来，尤其术中斜位 C 臂透视，甚至有条件可在术中 CT 扫描监护指导下进行手术可以避免这些并发症的发生。

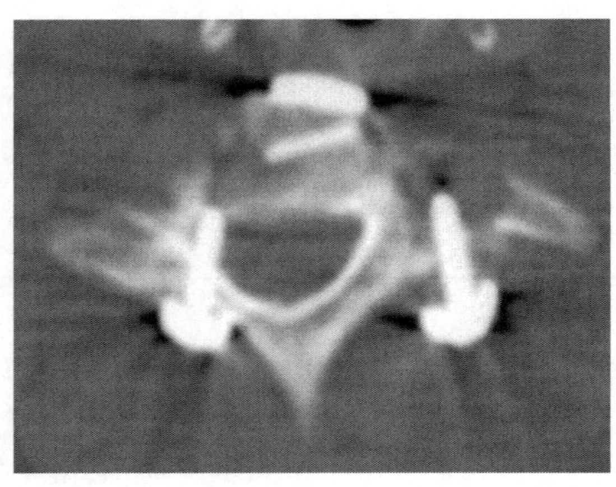

图 14-7-3　螺钉位置不良，分别进入椎管和横突孔

由于 C_2、C_7 的椎弓根是颈椎中最为宽大的，如 C_7 椎弓根内外径 6.9mm，上下径 7.5mm，且 C_7 椎弓根周围无椎动脉之虞，这两个颈椎较多采用经椎弓根螺钉固定，而 C_3～C_6 可采用侧块螺钉固定，如颈椎明显不稳，若骨折脱位，则经椎弓根固定的优势更加明显。而经关节螺钉固定则在必要时采用，目前更多在侧块螺钉固定失败时应用。

结　　语

下颈椎后路内固定较常采用的是螺钉固定技术，主要是侧块螺钉固定和椎弓根螺钉固定。螺钉固定技术要根据患者病情，详细的影像学评估以及术者经验等进行选择，以能够满足治疗需要又尽量减少手术风险性为前提。尽管导航技术等已经引入到椎弓根螺钉固定，但在相当范围内仍不能普及，因此，大部分手术需要依靠解剖学、影像学以及手术操作技巧等。经关节螺钉技术不复杂，风险性有降低，在微创领域具有良好的应用前景。

（瞿东滨　鲁凯伍　徐　准）

参考文献

曹进，李明，徐荣明.2005.下颈椎椎弓根螺钉内固定技术的相关研究进展[J].广州医药，36(6)：4～5.

陈鸿儒，杨克勤，张潭澄，等.1982.颈椎骨测量在临床上的应用[J].解剖学报，13(2)：141～147.

范炜，李青，何飞.2008.下颈椎经椎弓根置钉的应用解剖研究[J].昆明医学院学报，29(4)：61～64.

傅一山，陈正形.2003.个体化颈椎弓根钉置钉技术的实验研究[J].中国矫形外科杂志，3(4)：223～225.

侯黎升，王亦舟，阮狄克，等.2010.下颈椎椎弓根螺钉固定[J].脊柱外科杂志，8(4)：242～244.

侯铁胜，傅强.2000.颈椎后路内固定技术及其进展[J].中国脊柱脊髓杂志，10(6)：376～378.

黄志明，李高舜，欧阳桂林，等.2010.下颈椎经椎弓根螺钉内固定研究进展[J].中医正骨，22(11)：67～69.

吉立新，陈仲强，范明富，等.2008.下颈椎侧块安全置钉内固定的解剖学测量[J].中国脊柱脊髓杂志，18(4)：286～289.

孔抗美，齐伟力，王卫东，等.1997.颈神经根管切开减压术的应用解剖研究[J].中华骨科杂志，17(8)：479～481.

李必文，谭文甫，何彬，等.2006.手持式颈椎椎弓根螺钉置钉瞄准器的研制及意义[J].中国脊柱脊髓杂志，4：287～290.

李青.2008.下颈椎椎弓根螺钉内固定的治疗现状[J].昆明医学院学报，29(2B)：251～254.

李瑞青，荆鑫，董献成，等.2009.下颈椎后路 3 种固定技术的拔出强度研究[J].临床骨科杂志，12(5)：559～561.

林华杰，徐荣明，刘观燚.2011.下颈椎后路螺钉固定的生物力学研究进展[J].中国骨伤，24(6)：530～533.

刘观燚，徐荣明，马维虎，等.2007.两种下颈椎经关节固定技术的静力学比较[J].中华医学杂志，87(23)：1599～1602.

刘观燚，徐荣明，马维虎，等.2007.下颈椎关节突关节的解剖学测量与经关节螺钉固定的关系[J].中国脊柱脊髓杂志，17(2)：140～144.

刘观燚，徐荣明，马维虎，等.2007.下颈椎经关节突关节椎弓根螺钉固定的可行性[J].中国脊柱脊髓杂志，17(7)：539～542.

刘观燚，徐荣明.2006.下颈椎经关节螺钉固定临床应用的最新进展[J].中国骨与关节损伤杂志，21(11)：940～942.

刘景堂，唐天驷，刘兴炎，等.2005.两种长度的颈椎椎弓根螺钉和侧块螺钉钢板系统的稳定性比较[J].中华创伤骨科杂志，7(4)：349～352.

刘景堂，唐天驷，刘兴炎，等.2005.两种长度的颈椎椎弓根螺钉与侧块螺钉拔出试验比较[J].中国脊柱脊髓杂志，15(3)：177～179.

马向阳，尹庆水，吴增晖，等.2005.中上颈椎侧块与寰椎椎弓根位置关系的解剖研究[J].中华外科杂志，43(12)：774～776.

毛广平，赵建宁，王与荣，等.2002.颈椎椎弓根螺钉内固定现状[J].颈腰痛杂志，23(2)：161～164.

芮炳峰，安淑芬，夏风歧，等.2008.颈神经及相关结构的应用解剖学观察[J].第三军医大学学报，30(24)：2296～2298.

盛建明，徐荣明.2001.颈椎侧块螺钉固定进展[J].骨与关节损伤杂志，16(1)：74～76.

孙宇，王志国，党耕町，等.1993.颈椎椎弓根的观测及其临床意义[J].北京医科大学学报，25(4)：279～280.

谭明生，张光铂，移平，等.2002.管道疏通法行颈椎弓根螺钉置入的研究[J].中国脊柱脊髓杂志，6：405～410.

田伟，刘亚军，刘波，等.2006.计算机导航系统和 C 臂 X 线机透视引导颈椎椎弓根钉内固定技术的临床对比研究[J].中华外科杂志，20：1399～1402.

王东来,唐天驷,黄士中,等.1998.下颈椎椎弓根内固定的解剖学研究与临床应用[J].中华骨科杂志,18(11):659～662.

魏亦兵,顾玉东,周建伟,等.2003.下颈椎侧块螺钉固定与椎动脉、神经根的解剖关系及评价[J].中华外科杂志,41(8):586～590

魏亦兵,周建伟,张志玉,等.2005.下颈椎后路侧块螺钉固定的"两点法"应用解剖研究[J].复旦学报(医学版),32(4):423～426.

吴强,李康华.2006.下颈椎关节突关节解剖及生物力学研究进展[J].中国脊柱脊髓杂志,16(9):715～718.

吴战勇,孙先泽,孔建军,等.2000.颈椎椎弓根螺钉系统在颈椎的应用[J].中国矫形外科杂志,10:960～961.

徐峰,周跃,陈庄洪.2008.后路经关节螺钉内固定相关解剖的螺旋 CT 多平面重建测量[J].中国临床神经外科杂志,13(11):651～654.

徐耿填,杜世新.2008.颈椎椎弓根钉置钉方法的研究现状[J].中国矫形外科杂志,16(22):1711～1713.

徐荣明,刘观燚,马维虎,等.2007.下颈椎经关节螺钉钉棒系统固定的生物力学研究[J].中国脊柱脊髓杂志,17(12):924～927.

徐荣明,校佰平,冯建翔,等.2003.颈椎椎弓根螺钉内固定技术有关问题探讨[J].脊柱外科杂志,1(1):19～22.

闫德强,谢志军,于有德,等.2002.颈椎弓根螺钉内固定的解剖学研究[J].中华骨科杂志,22(11):657～661.

邑晓东,马忠泰,张瑜.2001.颈椎斜位 X 线片在颈椎椎弓根钉固定中应用的研究[J].中华外科杂志,39(5):385～387.

邑晓东,张瑜.2000.颈椎经椎弓根螺钉固定的研究现状及临床应用[J].中国脊柱脊髓杂志,10(6):362～364.

张峰,王春.2006.下颈椎椎弓根螺钉固定的研究进展[J].临床和实验医学杂志,5(9):1435～1437.

张慧,蔡文丽.2005.颈椎的解剖结构及变异[J].四川解剖学杂志,13(3):17～18.

章庆峻,罗卓荆,李明全.2003.颈椎侧块的应用解剖及其在后路钢板螺钉内固定术中的意义[J].中国临床解剖学杂志,21(1):19～21.

朱彦昭,徐荣明,吴建民.2010.下颈椎椎弓根螺钉内固定的研究进展[J].中医正骨,22(8):62～65.

Abumi K,Itoh H,traneichi H,et al.1994.Tanspedicular screw fixation for trauma tire lesions of the middle and lower cervical spine:description of the preliminary report[J]. J Spinal Disord,1:19～28.

An HS, Gordin R, Renner K. 1991. Anatomic considerations for plate screw fixation of the cervical[J]. Spine, 16: 548～551.

Anderson PA,Henley MB,Grady MS.1991.Posterior cervical arthrodesis with AO reconstruction plates and bone graft [J]..Spine,16:72～79.

Barrey C, Mertens P, Jund J, et al. 2005. Quantitative anatomic evaluation of cervical lateral mass fixation with a comparison of the Roy-Camille and the Magerl screw techniques[J]. Spine,30(6):E140～147.

Barrey C,Mertens P,Rumelhart C,et al.2004.Biomechanical evaluation of cervical lateral mass fixation:a comparison of the Roy-Camille and Magerl screw techniques[J]. J Neurosurg,100(3 Suppl Spine):268～276.

Borne GM,Bedou GL,Pindaudeau M.1984.Treatment of the pedicular fractures of the axis:a clinical study and screw fixation technique [J]. J Neurosurgery,60:88～93.

Bozkus H,Ames CP,Chamberlain RH,et al.2005.Biomechanical analysis of rigid stabilization techniques for three-column injury in the lower cervical spine[J]. Spine,30:915～922.

Cardoso MJ,Dmitriev AE,Helgeson MD,et al.2009.Using lamina screws as a salvage technique at C_7: computed tomography and biomechanical analysis using cadaveric vertebrae.Laboratory investigation[J]. J Neurosurg Spine,11(1):28～33.

Conrad BP,Cordista AG,Horodyski M,et al.2005.Biomechanical Evaluation of the Pullout Strength of Cervical Screws [J]. J Spinal Disord Tech,18:506～510.

DalCanto RA,Lieberman I,Inceoglu S,et al.2005.Biomechanical comparison of transarticular facet screws to lateral mass plates in two-level instrumentations of the cervical spine[J]. Spine,30(8):897～902.

Denaro L,D'Avella D,Denaro V.2010.Complications related to posterior approach.In:L.Luca Denaro,Domenico D'Avella, Vincenzo Denaro (Eds.),Pitfalls in cervical spine surgery[M].New York,Springer,109～117.

Ebraheim NA,Xu R,Knight T,et al.1997.Morphometric evaluation of lower cervical pedicle and its projection[J]. Spine, 1:1～6.

Haberlang N, Ebmeier K, Hliscs R, et al. 1999. Intraoperative CT in image guided surgery of the spine[J]. MedicaMundi, 43:24～31.

Hasegawa K, Hirano T, Shimoda H, et al. 2008. Indications for cervical pedicle screw instrumentation in nontraumatic lesions[J]. Spine, 33(21):2284～2289.

Hedequist D, Proctor M, Hresko T. 2010. Lateral mass screw fixation in children[J]. J Child Orthop, 4:197～201.

Heller JG, Estes BT, Zaouali M, et al. 1996. Biomechanical study of screws in the lateral masses: variables affecting pull-out resistance[J]. J Bone Joint Surg Am, 78(9):1315～1321.

Holly LT, Foley KT. 2006. Percutaneous placement of posterior cervical screws using three-dimensional fluoroscopy[J]. Spine, 5:536～540.

Horn EM, Reyes PM, Baek S, et al. 2009. Biomechanics of C_7 transfacet screw fixation[J]. J Neurosurg Spine, 11(3): 338～343.

Horn EM, Theodore N, Crawford NR, et al. 2008. Transfacet screw placement for posterior fixation of C_7. Journal of Neurosurgery: Spine, 9(2):200～206.

Jeanneret B, Gebhard JS, Magerl F. 1994. Tanspedicular screw fixation for articular mass fracture-separetion: results of an anatomical study and operative technique[J]. J Spinal Disord, 3:222～229.

Jeanneret B, Schären S. 2004. Posterior stabilization of the cervical and upper thoracic spine with the cerviFix[J]. Eur J Traum, 30:334～349.

Jeanneret B. 1996. Posterior rod system of the cervical spine: a new implant allowing optimal screw insertion[J]. Eur Spine J, 5:350～356.

Johnston TL, Karaikovic EE, Lautenschlager EP, et al. 2006. Cervical pedicle screws vs. lateral mass screws: uniplanar fatigue analysis and residual pullout strength[J]. SpineJ, 6(6):667～672.

Karaikovic EE, Yingsakmongkol W, Jr Gaines RW. 2001. Accuracy of cervical pedicle screw placement using the funnel technique[J]. Spine, 26:2456～2462.

Kast E, Mohr K, Richter HP, et al. 2006. Complications of transpedicular screw fixation in the cervical spine[J]. Eur Spine J, 15:327～334.

Kato Y, Itoh T, Kanaya K, et al. 2006. Relation between atlantoaxial (C_1/C_2) and cervical alignment (C_2～C_7) angles with Magerl and Brooks techniques for atlantoaxial subluxation in rheumatoid arthritis[J]. J Orthop Sci, 11:347～352.

Katonis P, Papadakis SA, Galanakos S, et al. 2011. Lateral mass screw complications: analysis of 1662 screws[J]. J Spinal Disord Tech, 24(7):415～420.

Klekamp JW, Ugbo JL, Heller JG, et al. 2000. Cervical transfacet versus lateral mass screws: a biomechanical comparison [J]. J Spinal Disord Tech, 13:515～518.

Kotani Y, Abumi K, Ito M, et al. 2003. Improved accuracy of computer-assisted cervical pedicle screw insertion [J]. J Neurosurg, 3:257～263.

Kothe R, Ruther W, Schneider E, et al. 2004. Biomechanical analysis of transpedicular screw fixation in the subaxial cervical spine[J]. Spine, 29:1869～1875.

Liu GY, Xu RM, Ma WH, et al. 2008. Biomechanical comparison of cervical transfacet pedicle screws versus pedicle screws [J]. Chin Med J (Engl), 121(15):1390～1393.

Ludwig SC, Kramer DL, Vaccaro AR, et al. 1999. Transpedicle screw fixation of the cervical spine[J]. Clin Orthop Relat Res, (359):77～88.

Mihara H, Cheng BC, David SM, et al. 2001. Biomechanical comparison of posterior cervical fixation[J]. Spine, 26(15): 1662～1667.

Miyanji F, Mahar A, Oka R, et al. 2008. Biomechanical differences between transfacet and lateral mass screw-rod constructs for multilevel posterior cervical spine stabilization[J]. Spine, 33:E865～869

Muffoletto AJ, Yang J, Vadhva M, et al. 2003. Cervical stability with lateral mass plating: unicortical versus bicortical screw purchase[J]. Spine, 28(8):778～781.

Ortmaier T, Weisis H, Dobele S, et al. 2006. Experiments on robot-assisted navigated drilling and milling of bones for pedicle screw placement [J]. Int J Med Rot,4:350～363.

Pitzen TR,Zenner S,Barbier D,et al.2004.Factors affecting the interface of cervical spine facet screws placed in the technique by Roy-Camille et al.[J]. Eur Spine J,13:524～529.

Ralph K,Wolfgang R,Erich S.2004.Biomechanical analysis of transpedicular screw fixation in the subaxial cervical spine [J]. Spine,29(17):1869～1875.

Reinhold M,Magerl F,Rieger M,et al.2007.Cervical pedicle screw placement:feasibility and accuracy of two new insertion techniques based on morphometric data[J]. Eur Spine J,1:47～56.

Rhee JM,Kraiwattanapong C,Hutton WC.2005.A comparison of pedicle and lateral mass screw construct stiffnesses at the cervicothoracic junction:a biomechanical study[J]. Spine,30(21):E636～640.

Richter M, Cakir B′ Schmidt R. 2005. Cervical pedicle screws: conventional versus computer-assisted placement of cannulated screws[J]. Spine,20:72280～72287.

Riew KD,Cheng I,Pimenta L,et al.2007.Posterior cervical spine surgery for radiculopathy[J]. Neurosurgery,60:S57～63.

Romero-Ganuza J,Gambarrutta C,Merlo-Gonzalez VE,et al.2011.Complications of tracheostomy after anterior cervical spine fixation surgery[J]. Am J Otolaryngol,32:408～411.

Roy-Camille R,Saillant G,Mazel C.1989.Internal fixation of the unstable cervical spine by a posterior osteosynthesis with plate and screw.In:Cervial Spine Research Society ed.The Cervical Spine[M].2nd ed.Philadelphia:Lippincott,390～403.

Ryken TC,Owen BD,Christensen GE,et al.2009.Image-based drill templates for cervical pedicle screw placemen[J].J Neurosurg Spine,10:21～26.

Sekhon LH.2005.Posterior cervical lateral mass screw fixation:analysis of 1026 consecutive screws in 143 patients[J].J Spinal Disord Tech,18(4):297～303.

Shin EK,Panjabi MM,Chen NC,et al.2000.The anatomic variability of human cervical pedicles:considerations for transpedicular screw fixation in the middle and lower cervical spine[J]. Eur Spine J,9:61～66.

Smith M, Anderson P, Grady MS. 1993. Occipitocervical arthrodesis using contoured plate fixation [J]. Spine, 18: 1984～1990.

Stemper BD,Marawar SV,Yoganandan N,et al.2008.Quantitative anatomy of subaxial cervical lateral mass:analysis of safe screw lengths for Roy-Camille and Magerl techniques[J].Spine,33(8):893～897.

Takahashi J,Shono Y,Nakamura I,et al.2007.Computer-assisted screw insertion for cervical disorders in rheumatoid arthritis[J]. Eur Spine J,4:485～494.

Takayasu M,Hara M,Yamauchi K,et al.2003.Transarticular screw fixation in the middle and lower cervical spine.Technical note[J].J Neurosurg Spine,99:132～136.

Tanaka N,Fujimoto Y,An HS,et al.2000.The anatomic relation among the nerve roots,intervertebral foramina,and intervertebral discs of the cervical spine[J]. Spine;25:286～291.

Tankson C,Chutkan NB.2006.Posterior cervical instrumentation[J]. Orthopedics,29:695～700.

Van de Kraats EB,vanWalsum T,Verlaan JJ,et al.2004.Noninvasive magnetic resonance to there-dimensionel rotational X-ray registration of vertebral bodies for image-guided spine surgery[J]. Spine,29:293～297.

Xu R,Nadaud MC,Ebraheim NA,et al.1995.Morphology of the second cervical vertebra and the posterior projection of the C_2 pedicle axis [J]. Spine,20:259.

Yukawa Y,Kato F,Ito K,et al.2009.Placement and complications of cervical pedicle screws in 144 cervical trauma patients using pedicle axis view techniques by fluoroscope[J]. Eur Spine J,18:1293～1999.

第十五章　颈椎管扩大椎板成形术

第一节　概　　述

一、技术出现

1892年10月24日，Horsely对一个20岁建筑工人的第6颈椎椎板进行减压手术，这是世界上公认的首例颈椎椎板切除术，奠定了脊柱外科的手术治疗基础。

在Robinson & Smith、Cloward设计颈椎前路术式之间，椎板切除术是治疗颈椎病、OPLL等唯一术式，但是，并没有获得如期的效果。主要存在问题：①术中或术后即刻出现脊髓损伤，由于需要Kerrison枪式咬骨钳或刮匙进入椎管内进行操作，切除椎板时，可能冲击脊髓，引起脊髓损伤。②椎板切除后颈椎失稳或连续性中断(malalignment)是个棘手问题，颈椎后部结构切除导致脊髓保护缺失，常令术后脊髓神经症状恶化。切除后局部形成的瘢痕，偶尔见于术后血肿，也会使后凸畸形致脊髓压迫加重。③有限椎板切除减压由于无法产生足够的脊髓后移而常常达不到效果。

鉴于此，众多医生就开始尝试从后路转移到前路手术，产生了前路椎间盘减压、椎体次全切除等术式。同时也有医生试图克服椎板切除术的缺点。1968年，日本Kirita设计了一种复杂的术式，用高速磨钻将椎板磨薄，并从中间剖开，然后再切除椎板，以达到脊髓减压。该操作明显提高了手术效果，减少了手术后并发症。但是椎板切除术的一些并发症依然存在，如术后后凸畸形、易出现脊髓损伤、术后瘢痕引起狭窄等。1973年，Hottori及其同事设计了Z形椎板成形术，依靠保留已切薄椎板进行椎管重建，其意图以此方法阻止局部瘢痕组织长入椎管，并有助于保护颈椎的功能。高速气动磨钻的出现，有助于该术式的成功出现。但是，此方法较为繁琐，故没有普及。

受Kirita术式启发，1977年，Hirabayashi发明了椎板整块切除术(en bloc laminectomy)，其用高速磨钻先在椎板与关节突交界部位制成骨槽，然后将椎板整块切除。之后，其将一侧骨槽(沟，gutter)的椎板内侧皮质保留作为铰链侧，而将令一侧椎板掀起，类似开门状，成为“单开门扩大椎板成形术”(expansive open-door laminoplasty)。该技术操作简单，更加安全，获得较好的推广应用。

在Hirabiyashi椎板扩大成形术概念的影响下，一些改良术式也不断涌现。主要是国内俗称的“双开门扩大椎板成形术”。其实，该术式有两种类型，即经典双开门法(French door laminoplasty)及棘突纵劈开门法(spinous process spliting lamino-plasty)(图15-1-1)。双开门法是以双侧关节突与椎板交界处开槽作为铰链，将椎板由正中切开翻向两侧，或者保留棘突将棘突及椎板由正中切开，翻向两侧，翻开椎板之间以人工骨椎板或自体骨支撑固定。French door法切除棘突，而棘突纵行劈开门法则保留棘突。1982年，Kurokawa创造了棘突纵劈椎板成形术，将植入骨块植入棘突之间，较好地保持了颈椎的稳定性，也受到广泛的欢迎。以后，发明了T-线锯法，使该技术更加快捷、安全。

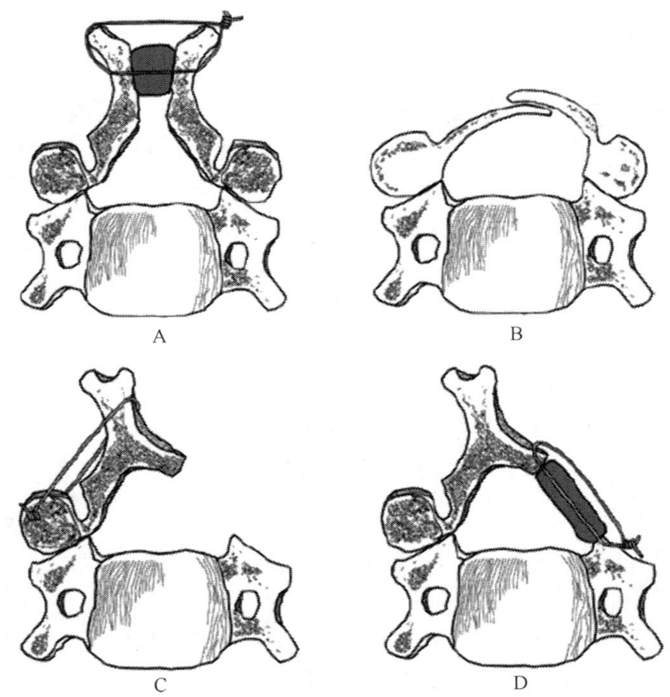

图 15-1-1　颈椎管扩大椎板成形术

A. Kurokawa；B. Hattori；C. Hirabayashi；D. Itoh & Tsuji

引自 Yonenobu K，et al. Euro Spine J，2003，12(Suppl 2)：S195-S201.

2001 年，日本再次推出选择性单开门颈椎管成形术，进一步降低了手术创伤。目前上述单开门扩大椎板成形术及双开门扩大椎板成形术均是临床上最常见的后路颈椎手术技术。

二、技 术 改 良

影响颈椎后开门椎管扩大椎板成形术临床疗效的主要因素是："关门"现象以及轴性症状。"关门"现象多见于单开门法，由于初期手术操作多采用缝线固定棘突于铰链侧的椎旁肌肉、关节囊等，即采用悬吊方式，早期缝线松脱等均可以导致悬吊作用丧失，翻开的椎板回落。而术后轴性疼痛症状与局部不稳、神经刺激以及悬吊部位关节囊无菌性炎症等有关。为了防止"关门"现象，人们主要从以下 4 个方面进行技术改良：

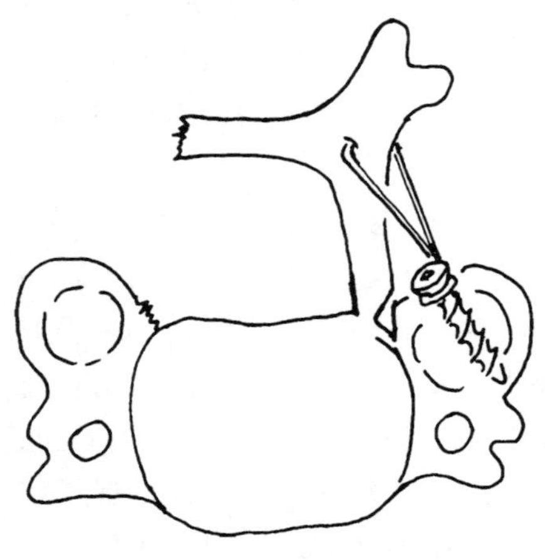

图 15-1-2　椎板悬吊锚定示意

（一）加强悬吊

由于原先缝线均是固定于软组织上，这是棘突硬组织与软组织之间的固定，容易松脱或者松弛，而失去初期固定张力，故在铰链侧颈椎侧块上先置入螺钉，再将缝线固定于螺钉上，这样棘突与螺钉两者硬组织之间固定，就可以加强悬吊的效果，也有称之为"锚定法"(图 15-1-2，图 15-1-3)。该方法最早由韩国学者报道，采用骨固定螺钉而实现，如 C_3～C_7 椎板成形术，一般固定于 C_3、C_5、C_7(图 15-1-4)。如 C_3～C_6，则固定 C_3、C_5、C_6。

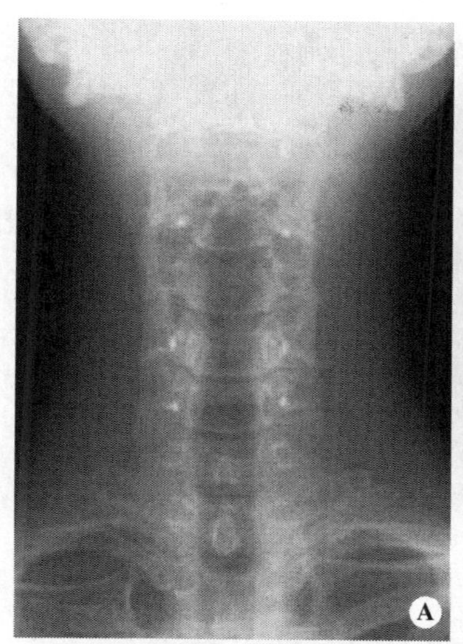

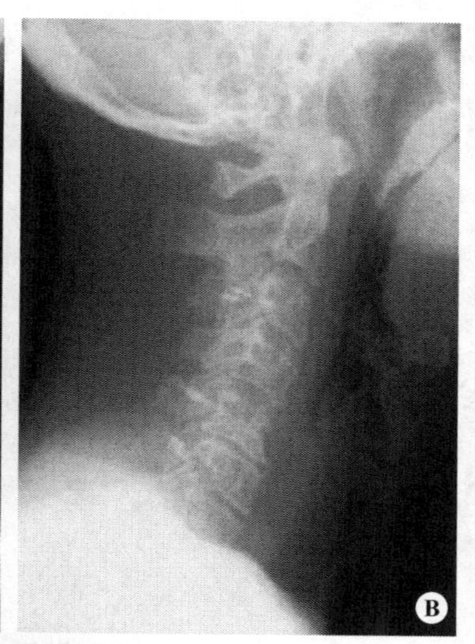

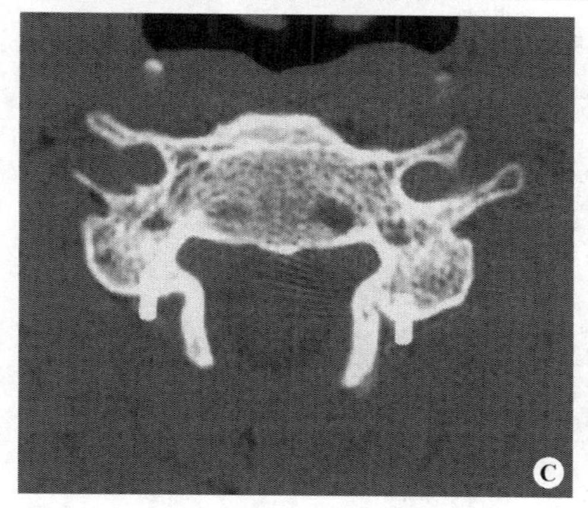

图 15-1-3　双开门术后椎板悬吊锚定

引自 Miyata M. J Spinal Disord Tech，2008，21(8)：575-578.

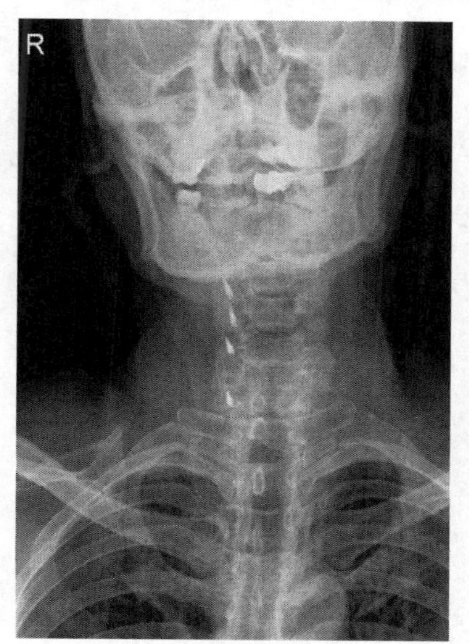

图 15-1-4　单开门术后椎板悬吊锚定

（二）人工椎板、钛网重建

无论如何悬吊，由于铰链侧椎板内侧骨板保留完整，其自然产生"关门"的回弹力，因此就开始探讨如何重建椎板，以支撑椎板的开门侧，防止其回复。

首先，Itoh（伊藤）采用自体棘突方法，将椎板掀起后利用切除的 C_7 或 T_1 棘突骨质支撑在翻开的椎板与关节突之间，以缝线缝合固定。这样操作设计棘突的修整，较为繁琐。因此，更简便的方式就是采用钛网重建，直接将钛网齿插入椎板内外板间松质骨内，另一侧固定于侧块内侧（图 15-1-5）。

目前更为流行的是采用羟基磷灰石（HA）的人工椎板（spacer），可以预制成不同的规格（图 15-1-6），单开门后将其植入开门侧椎板骨缺损部，于椎板及侧块上钻细孔，并以缝线固定（图 15-1-7～图 15-1-9）。从理论上分析，该方法具有重建了椎板结构，符合力学要求，可以避免或者减轻硬膜外瘢痕形成等优点。而 Hirabayashi 将 HA 人工椎板重建方式也称为张力带固定。

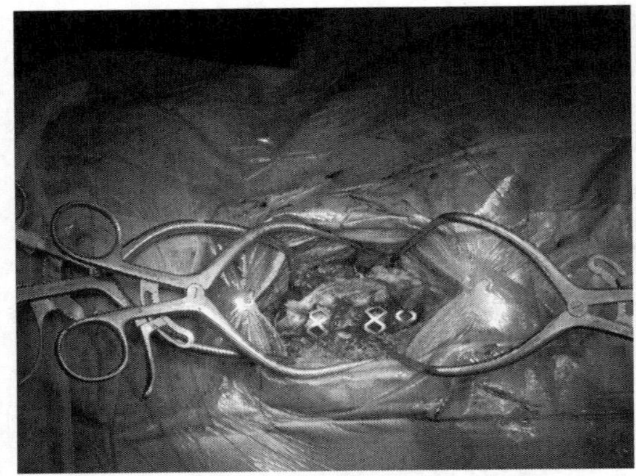
图 15-1-5 钛网椎板重建

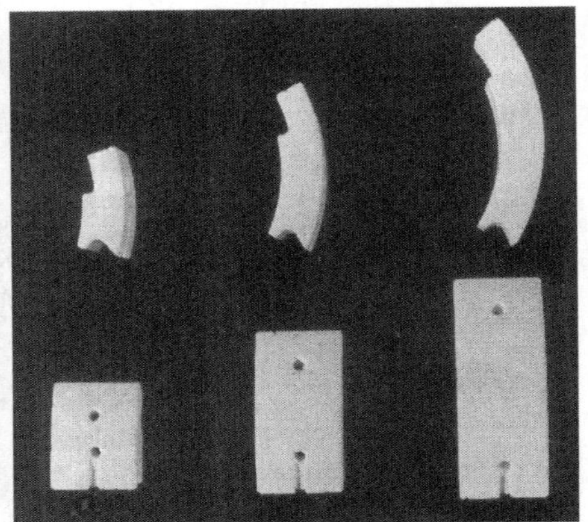
图 15-1-6 HA 人工椎板

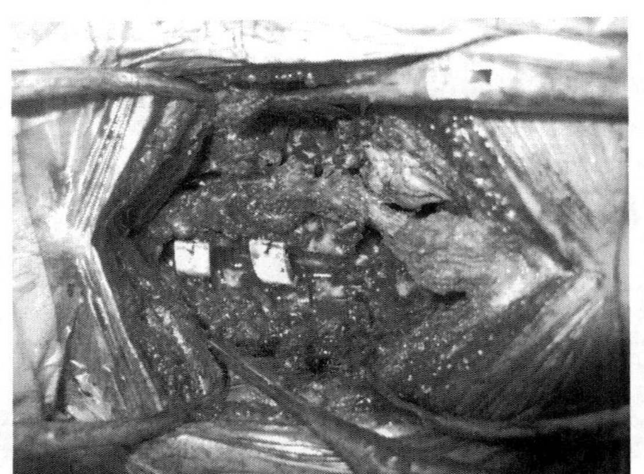
图 15-1-7 HA 人工椎板重建

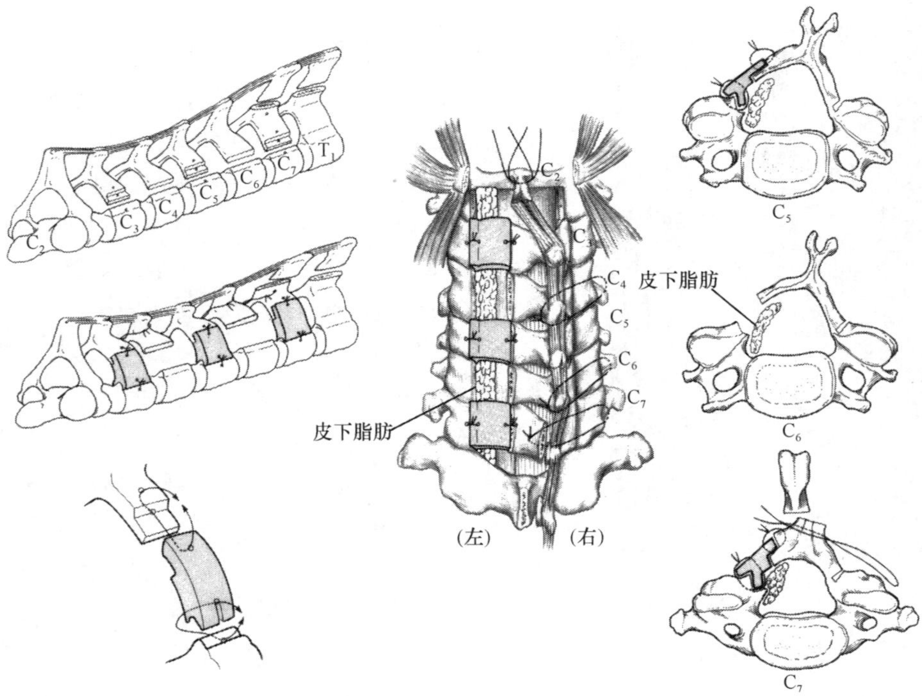

图 15-1-8 HA 人工椎板的固定

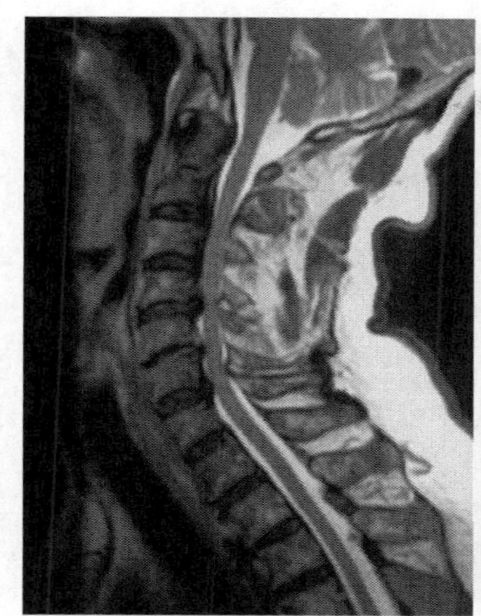
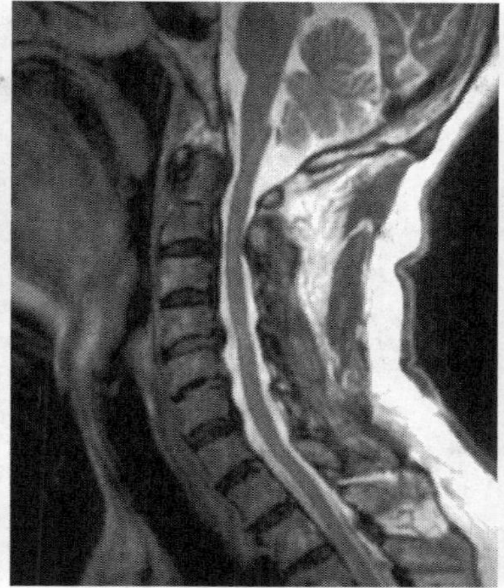
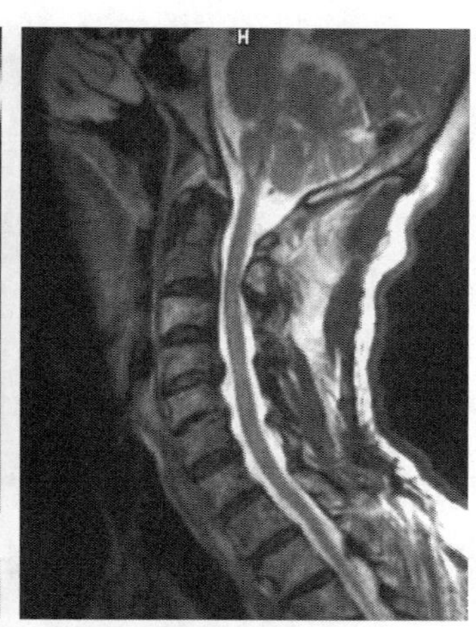
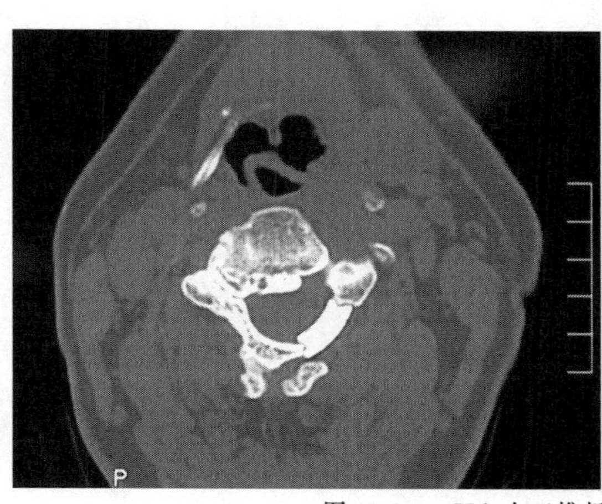
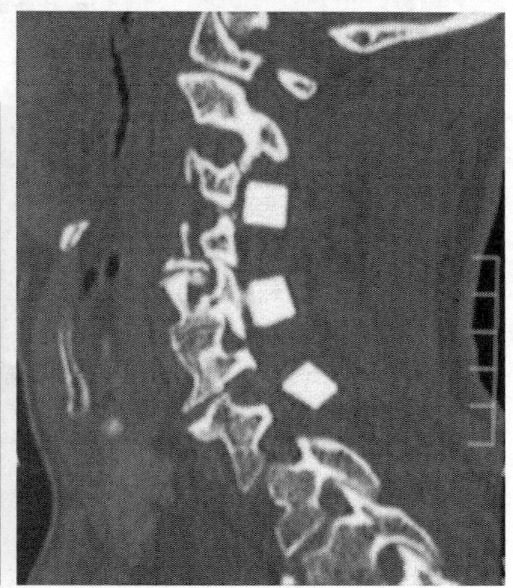

图 15-1-9　HA 人工椎板重建术后改变

由 Kazuhiko Satomi 提供

（三）门形钉固定

门形钉(staple)系骑缝钉(图 15-1-10～图 15-1-13)，主要用于双开门椎管扩大成形术，直接固定双侧椎板，维持开门状态。Orabi(2008)较为详细地介绍了该技术操作(图 15-1-11～图 15-1-13)，在临床上应用 22 例，经平均 21.1 个月随访，临床及影像学效果明显，故认为该技术较为简单易行，可以有效减少医源性损伤风险。

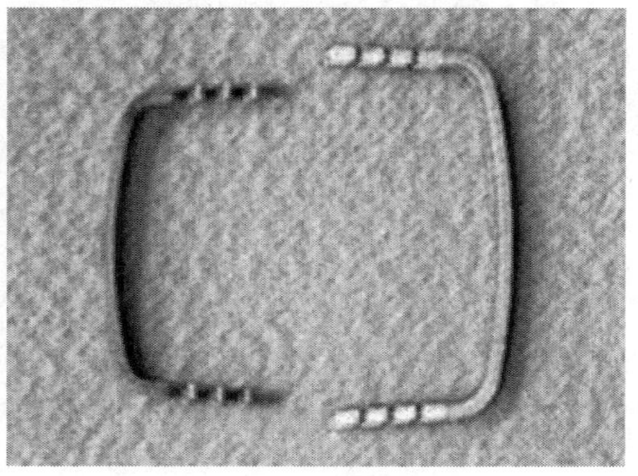

图 15-1-10　门形钉

（四）微型钛板固定

采用微型钛板及螺钉，采用“跨梁”桥接方式，将掀起的椎板直接固定于侧块上，可获得即时的稳定性。该方法初始采用普通的四肢指骨微型钢板，现多家公司均专门为此设计了

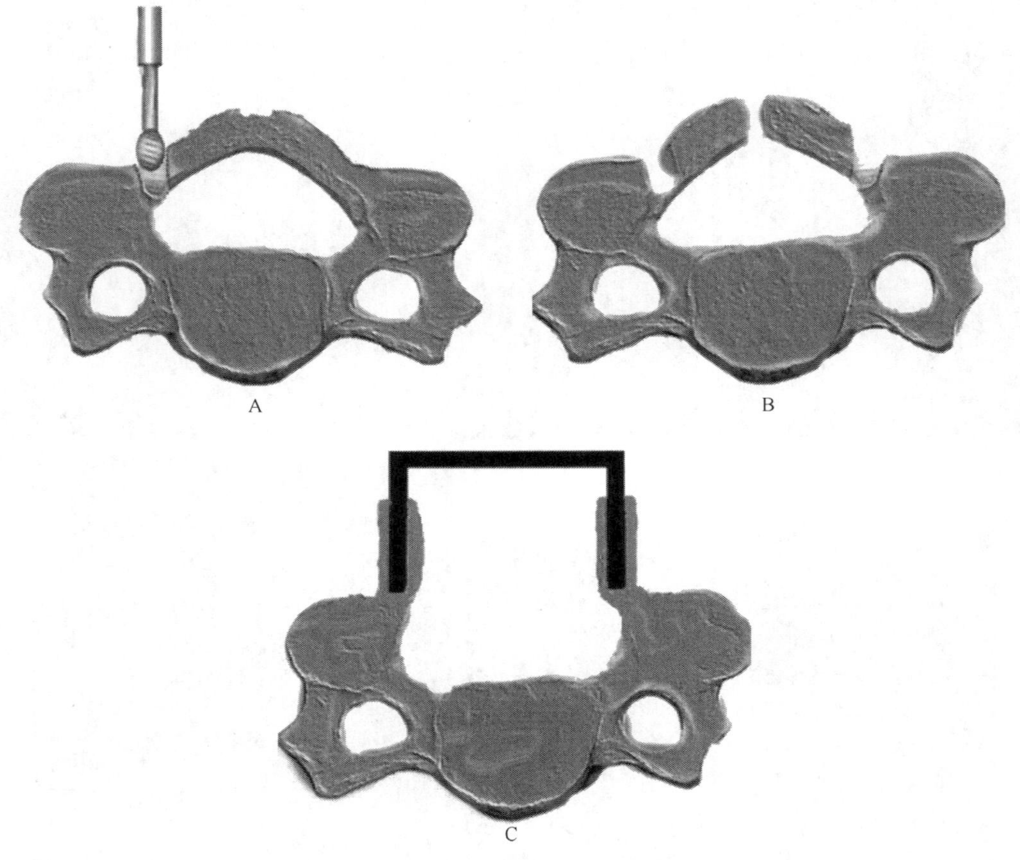

图 15-1-11 门形钉固定示意

引自 Orabi M, et al. Neurosurg Rev, 2008; 31(1): 101-110.

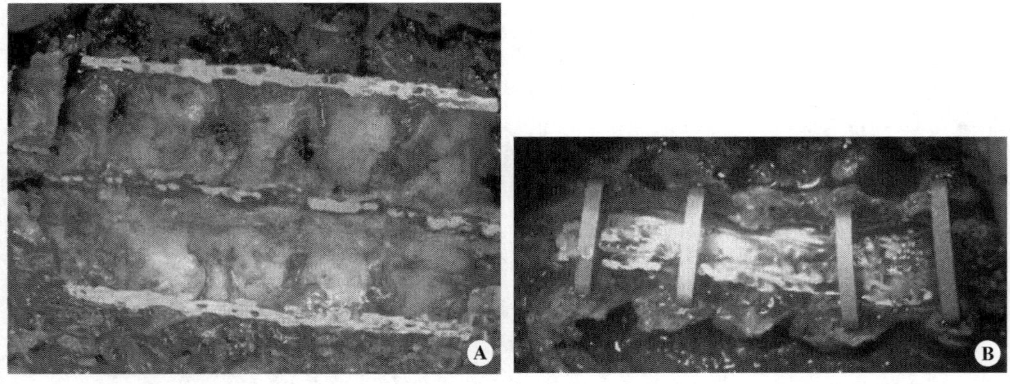

图 15-1-12 门形钉固定术中

引自 Orabi M, et al. Neurosurg Rev, 2008; 31(1): 101-110.

适合椎板重建的微型钛板，如 Medtronic 公司的 Centerpiece 钛板(图15-1-14，图 15-1-15)、Synthes 公司的 Arch 钛板(图 15-1-16)、Depuy Spine 的 Mountaneer 钛板(图 15-1-17)等，均已进入临床，并可以与 HA 人工椎板结合应用，其稳定性及 HA 人工椎板骨整合的优点较为突出。

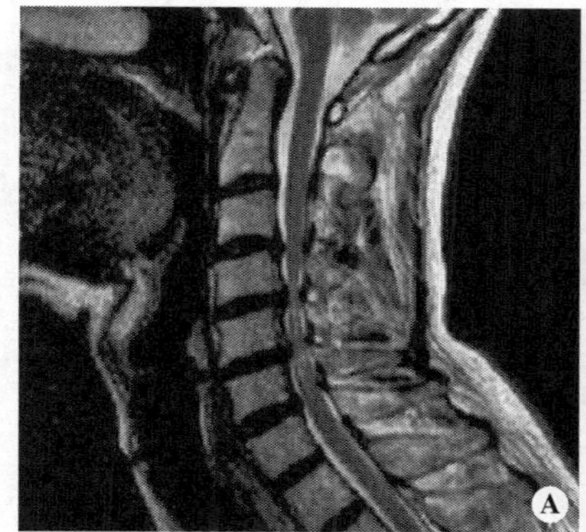
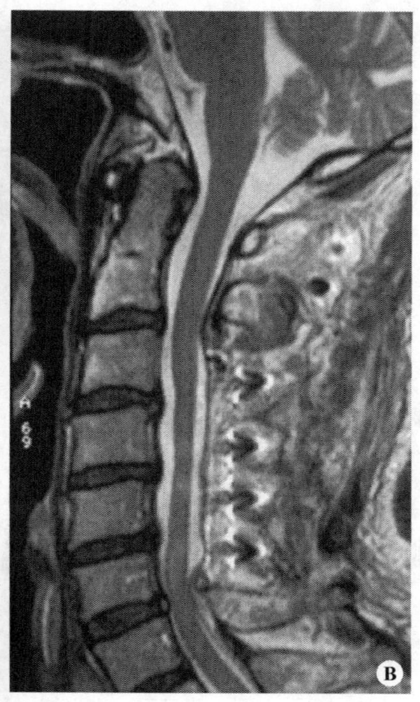
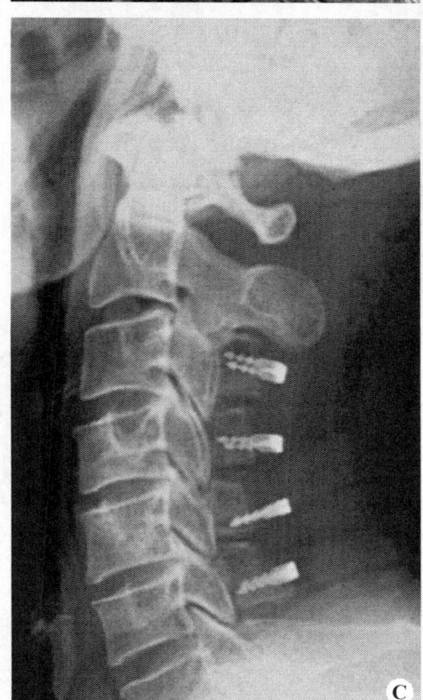

图 15-1-13　门形钉固定术后改变

引自 Orabi M,et al. Neurosurg Rev,2008;31(1):101-110.

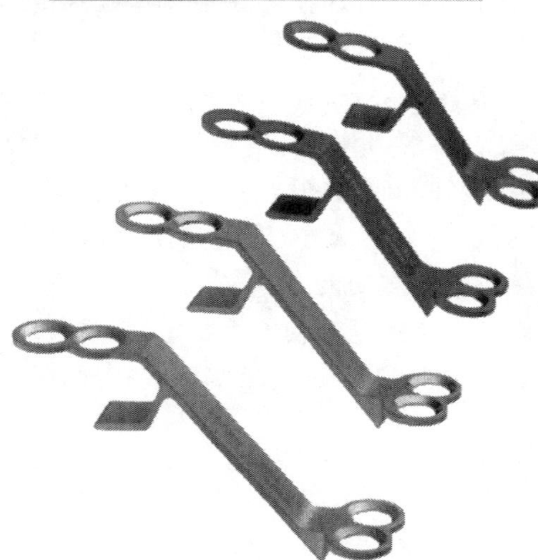

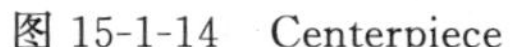
图 15-1-14　Centerpiece

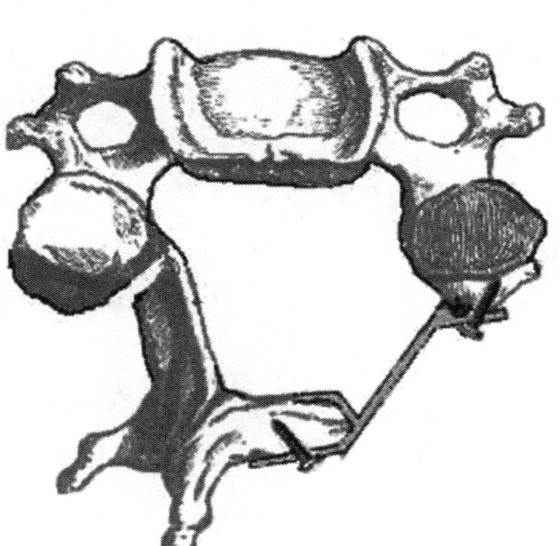

图 15-1-15　Centerpiece 钛板固定

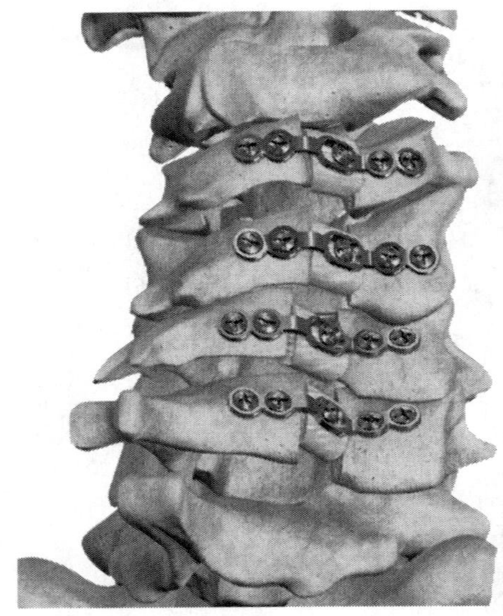

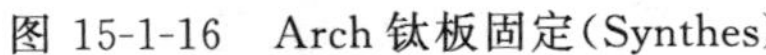

图 15-1-16 Arch 钛板固定(Synthes)

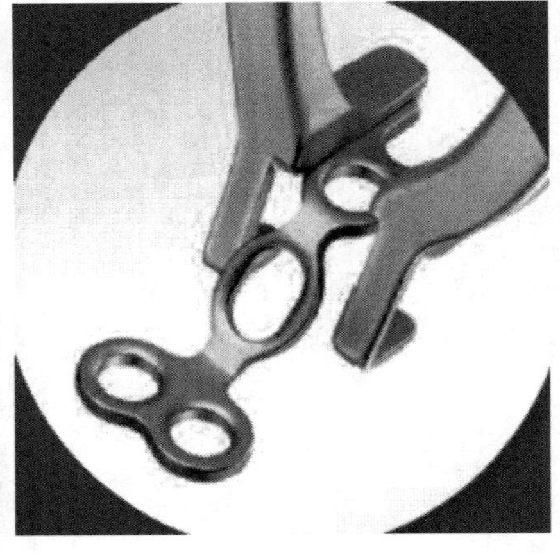

图 15-1-17 Mountaneer(Depuy Spine)

第二节 临床解剖

一、颈后肌群

项肌及韧带是稳定颈椎生理前凸必不可少的结构,事实上,项肌在颈椎椎板切除术时,外侧及前侧广泛剥离项肌后出现颈椎后凸畸形,就说明了这些肌肉和韧带在颈椎稳定中的重要作用。

单开门椎板成形时,重建包括在 C_2 棘突的附丽,以及大直肌、下斜肌、颈半棘肌在 C_2 棘突上附丽,将这些止点连同棘突上小骨片从附丽部切下(图 15-2-1),将颈半棘肌牵向外侧,显露 C_3 椎板和关节突。椎板成形后(图 15-2-2),用缝线将骨片置于原位,重建肌肉附丽(图 15-2-3)。其他项肌也要复位并相互缝合,以利于形成悬吊性项韧带。

如进行 C_3～C_7 范围的双开门椎板成形术,一般需要切开、分离颈半棘肌(semispinalis cervicis,SSC)在 C_2 棘突上的附着,关闭切口再缝合重建,但是研究发现术后 18%重建不良,部分病人术后出现颈肩痛、肩关节僵硬等不适,即轴性症状,影响了手术效果。

解剖学研究发现,SSC 在 C_2 棘突上的附着部位因棘突大小、开口角度不同有较大差异,缝合重建难以达到其确切解剖学位置,从而影响其力学功能,这可能是部分病例术后修复不良的一个原因。另外,生物力学研究证实,SSC 是维持颈椎动力性稳定、完成颈部后伸活动的重要肌肉,颈椎后路手术后 SSC 修复不良引起的生物力学功能障碍往往导致颈椎曲度的改变甚至后凸,而这无疑会影响手术效果。

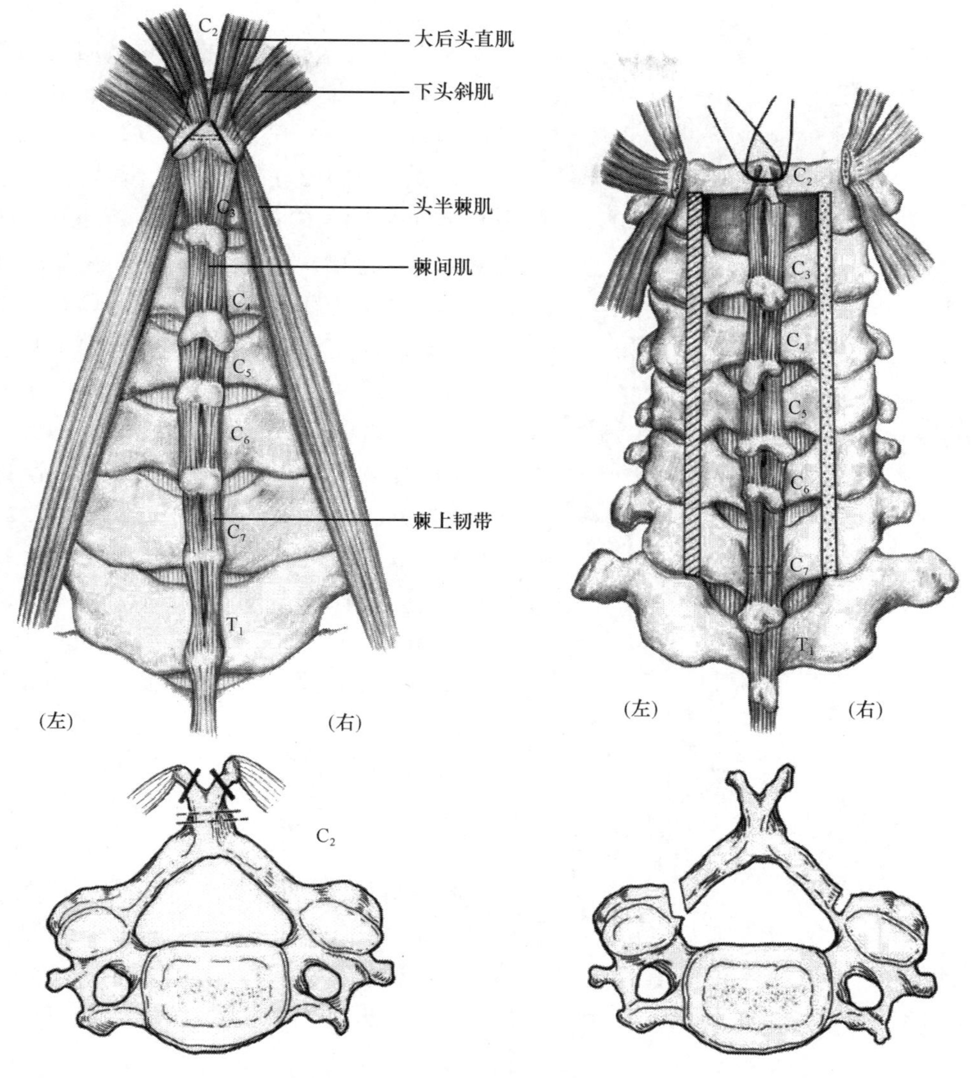

图 15-2-1 在 C_2 棘突上将附丽及骨质一起切断　　图 15-2-2 完成单开门式纵行椎板开槽

二、颈椎椎板测量

李志军等(1999 年)对 100 例原配完整的脊柱骨标本椎板厚度进行了形态学测量。结果显示,颈椎板(C_1 除外)C_4、C_5 最薄,为(3.0±0.7)mm,C_2 最厚,为(6.4±1.2)mm,呈明显中部薄两端厚的趋势;胸椎板 T_6 最薄,为(6.5±0.9)mm,T_{12}最厚,为(7.6±1.1)mm,厚度变化不明显,平均值(6.8±1.0)mm;腰椎板 L_5 最薄,为(6.0±1.1)mm,L_1、L_2 最厚,为(7.7±1.1)mm,L_1～L_5 呈明显由厚变薄趋势,L_5 大于 S_1 椎管后壁厚度。椎板厚度左右侧差异无显著性($P>0.05$),性别间差异 C_7～L_3 有显著性($P<0.05$),同序数椎板厚度男性均大于女性。表明脊柱椎板厚度有明显的规律性,C_3～C_6 为最薄段,C_4、C_5 最薄,T_{12}～L_3 为最厚段,L_1、L_2 最厚;而胸椎板厚度(T_1～T_{11})介于颈、腰椎之间。这些测量结果对于术中椎板开槽截骨等有一定参考意义。

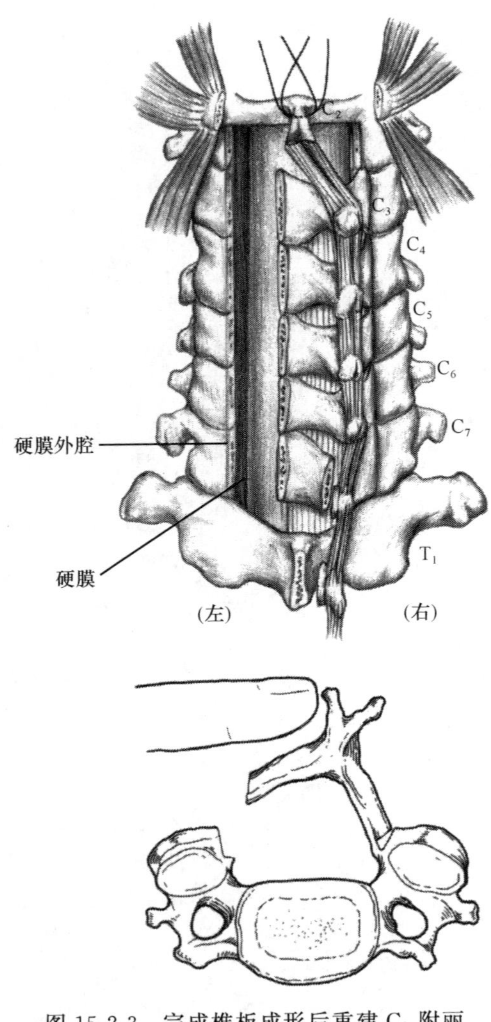

图 15-2-3 完成椎板成形后重建 C_2 附丽

孙进等(2011 年)用 50 套正常成人干燥颈椎骨标本测量 C_3～C_7 的椎板钢板固定相关参数。结果显示,侧块宽度 C_3(9.89±0.97)mm,C_7(12.09±0.93)mm、高度 C_4(11.44±2.09)mm,C7(13.56±2.17)mm,逐渐增大;侧块厚度 C_3(9.03±1.46)mm,C_7(6.66±0.78)mm,逐渐减小。自侧块外缘至棘突基底部上 5mm 之间的长度 C_3(25.21±2.08)mm,C_6(27.09±1.80)mm,C_7 与 C_4 接近。椎板外侧端、中间的高度分别为 C_3(11.54±1.66)mm、C_7(16.83±1.77)mm;C_3(10.91±1.58)mm,C_7(14.86±1.48)mm,逐渐增大。椎板外侧端、中间的厚度分别为 C_5(4.44±0.81)mm、C_7(5.28±0.76)mm;C_4(3.00±0.86)mm,C_7(4.92±0.96)mm。棘突基底部的高度 C_4(9.33±1.67)mm,C_7(11.34±1.57)mm;基底部上 5mm 平面的高度 C_4(7.10±1.76)mm,C_7(9.82±1.46)mm,C_3 与 C_5 接近。棘突基底部的宽度 C_5(8.59±1.81)mm,C_7(11.13±1.76)mm;上 5mm 平面的宽度 C_5(6.66±1.86)mm,C_7(8.50±1.58)mm,C_5 最小,C_7 最大。根据测量结果,认为颈椎单开门椎管扩大成形椎板重建(钛板)固定时:①棘突侧螺钉,棘突基底部骨质明显比椎板厚,棘突基底部固定螺钉长度可选取为 5～12mm。②侧块侧螺钉,根据侧块厚度为 C_3(9.03±1.46)mm,C_7(6.66±0.78)mm,侧块端固定螺钉长度选取为 6～12mm 是安全的。③棘突基底部及侧块上固定螺钉的直径可选取为 3.5mm。

三、颈椎管测量

(一) 正常颈椎管

正常颈椎管有足够的空间容纳颈髓、脑脊液、韧带及硬膜外脂肪。国人正常 C_3～C_7 的椎管矢状径男性为 16～17mm,女性为 15～16mm。颈椎管的功能是保护椎管内容物,主要是脊髓。颈脊髓的特点是前后径小而横径大,成扁圆形。而颈椎管前后径相对较小,因此易受压而成为颈椎病好发的解剖因素之一。Okada 认为正常人的椎管从 C_4～C_7 逐渐递增。颈膨大位于 C_4～T_1 节段(相当于 C_4～C_5 处),其体积较腰膨大更大。而该水平椎管截面积为几个节段中最小,这种颈椎结构的特点,与临床 C_4～C_5 节段脊髓型颈椎病高发是一致的。

（二）继发性椎管矢状径和有效颈椎管率的测量

Torg 和 Pavlov 通过研究认为，颈椎管率可作为颈椎管真实直径的可靠评估依据。但有学者认为椎体中矢径不会随年龄增长而变大，不能很好地反映椎体退变情况。李杰、胡有谷将颈椎椎体上缘或下缘增生最严重点与对应椎板棘突连线作为退变椎管矢状径，与退变椎体矢状径相比，提出了“有效颈椎管率”的概念。认为有效椎管率较椎管率能更好地反映颈椎退变情况，是颈脊髓在颈椎管内实际占有空间的反映。

蒋振松等研究认为继发性椎管矢状径、有效椎管率与 JOA 评分密切相关，说明狭窄程度越重，脊髓所受的压迫越重，临床症状越严重。而其中有效椎管率与 JOA 评分的相关程度要高于继发性椎管矢状径，分析其原因可能与脊髓前后径的个体差异有关。谭军等对成人颈段脊髓的 MRI 测量研究发现，颈髓前后径存在较大的个体差异，以 C_3 平面为例，平均值为 7.6mm，最大值为 11mm，最小值为 5.5mm。脊髓前后径较大而椎管较狭窄者，容易出现脊髓压迫症状，且程度较重，预后较差。有效椎管率在一定程度上消除了颈髓前后径个体差异的影响，故与 JOA 评分相关性较继发性椎管矢状径好。

（三）椎管截面积的测量

实际上，颈椎椎管形态多有变异，而且一些常见的导致椎管狭窄的退变因素（如小关节增生内聚和黄韧带肥厚等）多发生在偏离椎管中线之处，这意味着当椎管容积变小时，并不一定伴有椎管矢径的缩短。因此，径线及椎管率（包括有效椎管率）的测量常常不能真实地反映出颈脊髓受压的情况。韩孝亮等研究认为在腰椎管狭窄中椎管面积测量的诊断符合率明显高于径线测量方法。Prasad 等应用 MRI 测量颈椎脊髓和脑脊液柱的轴面面积，并且与相应水平的椎管率做相关分析发现，在 C_7 节段，通常由于椎体较宽大，导致椎管率变小，同时发现 C_7 节段脑脊液柱与脊髓（面积）的比值却为 C_4～C_7 中最大的，这说明脊髓在这一区域的可容纳空间较大，与临床上该节段颈椎病发病率低的现象是吻合的。可见，在颈椎病的病理过程中，脊髓在椎管中可以容纳空间的大小是较为重要的因素。

第三节　生物力学

一、颈椎管的屈伸动态测量

屈伸是颈椎最基本的活动之一。颈椎的屈伸运动将会引起椎管内解剖结构、椎管矢径和截面积发生变化，其椎管容积亦随之变化。

(1) 脊髓伸屈运动时，由于神经根及齿状韧带的固定作用，脊髓也发生变化。前屈时，以 C_4～C_5 椎间盘水平为中心，上方脊髓及下方脊髓被向两侧拉长，绷紧、变细，紧贴于椎管前壁；后伸时脊髓变粗形成皱褶。Adams 等在尸解中也观察到，颈后伸时脊髓短缩变粗。Breig 研究也发现，过伸时颈椎管变窄变短，而脊髓的截面积增大。Waltz 认为，后伸时颈髓的截面积增加 9%～17%。

(2) 黄韧带中立位及前屈位时黄韧带被拉长伸展、变薄，与椎板形成光滑的椎管后壁。颈后伸时黄韧带长度变短，厚度增加，受椎板挤压而折叠向内突入椎管，与前方后突的纤维环相对,对脊髓形成“钳夹”。

(3) 硬膜前屈时,硬膜后部绷紧;后伸时向椎管内形成皱褶,皱褶水平与黄韧带水平一致。Breig 通过椎管造影认为颈后伸时出现的造影剂压迹是由于硬膜后壁折叠内突,而非黄韧带突出所致。Waltz 也认为椎管有效容积的减小因素中有硬膜后壁折叠的成分。

(4) 纤维环于中立位时略膨出,此处构成椎管最狭窄处。当颈后伸时膨出加大。但 Payne 认为,如果椎间盘正常,无论颈前屈或后伸,椎管前壁光滑无突出,但当椎间盘有退变时,则于颈后伸时有纤维环突出。

(5) 髓核前屈时向中线侧突出的髓核变小,后伸时增大。宋兴华和宋沛松通过动态 MRI 测量 CSM 患者的椎管后也证实:过伸位时,椎间盘膨出增大,黄韧带折叠内陷,硬膜囊、脊髓前后受压呈串珠状;过屈位时,黄韧带内陷消失,脊髓的后方压迫缓解;后纵韧带牵张,椎间盘部分还纳。并通过动态测量认为在三体位的变化下,突出的椎间盘大小存在显著性差异,伸位>中立位>屈位。过屈位时椎管拉长,膨出或突出椎间盘部分回纳,加上折叠内陷黄韧带绷紧,颈椎管储备空间相对增大,有学者据此推测颈椎病患者颈椎生理曲度变直或反曲可能是机体的代偿机制之一。

二、颈椎板成形术对颈椎稳定性影响

离体的颈椎生物力学实验,由于韧带以及肌肉的内在稳定性丧失,可能意义不是很大。卢万发等在 7 具新鲜尸体的颈椎上定量地研究了正常结构和单开门椎管扩大术式后的中、下部颈椎各节段(C_3～C_6)的前屈、后伸、左/右侧弯运动。所施加的最大力矩为 1.5N·m,摄影记录椎骨的运动,计算得到中性区(NZ)和运动范围(ROM)。结果表明,在 C_3～C_5 处行单开门椎管扩大术式后,各节段的前屈和侧弯运动均有所增加,而后伸运动则有增有减。C_5～C_6 节段的运动增加最大,其前屈、后伸和侧弯运动分别增加 1.8°、0.6°、0.8°,所增度数分别占完整颈椎前屈、后伸和侧弯运动的 39%、24%和 30%。为此,建议术后应在 C_3～C_5 处行固定术,以防该节段失稳。

而颈后部复合体保持对颈椎稳定性有一定作用。任龙喜采用体外尸体研究表明,重建棘突以及棘上韧带等,对于颈椎后单开门术后的稳定性有一定作用。尽管颈椎椎管扩大椎板成形术在临床观察上并无明显的颈椎不稳现象发生,相反,颈椎管扩大成形术后颈椎活动范围(ROM)通常下降,下降的范围达到 30%～70%。椎板成形术的类型、显露的范围,切开椎板位置,使用植骨块,以及术后康复计划,包括颈部制动时间长短等诸多因素都影响 ROM 下降程度。许多外科医生认为,ROM 减少通过对脊柱的部分稳定作用,对神经功能改善是有益的,极少患者因为颈部 ROM 下降而抱怨不适,而这种不适常发生在多节段颈椎融合术后。因此,椎板成形术后 ROM 下降的患者抱怨主要来自颈部僵硬和不适。从这里,也充分说明肌肉以及韧带等内源性稳定在脊柱稳定性中发挥重要作用。

第四节　手术操作

一、病例选择

颈椎管扩大椎板成形术最初是用于治疗由于发育性和继发性椎管狭窄引起的脊髓型颈

椎病，如颈椎后纵韧带骨化症(OPLL)等。随着它的广泛应用和经验的不断总结，适应证也不断扩大。现在，主要适应证为：①多节段椎管狭窄(椎管前后径小于 13mm)导致的脊髓型颈椎病，颈椎管成形术作为首选治疗方法；②OPLL；③两个间隙以上的颈椎间盘突出症合并或不合并椎管狭窄；④脊髓肿瘤切除术；⑤风湿病等引起的颈椎不稳定及脊髓压迫，在行颈椎管扩大椎板成形术的同时，进行植骨融合术。颈椎板成形术适应证的扩大主要表现在 OPLL 和两个间隙以上的颈椎间盘突出症合并或不合并椎管狭窄两个方面。前路手术治疗 OPLL 由于术中去除骨块困难，常常造成硬膜囊或脊髓及神经根的损伤，多节段骨化的后纵韧带切除后，大块的椎体间植骨材料势必造成供骨区扩大损伤及并发症发生率的增加，与颈椎管成形术相比有很多不足，因此，前路手术治疗 OPLL 仅适用于局限型 OPLL。而在多节段椎间盘突出及退变性颈椎病的手术方法选择上，由于前路手术与颈椎管成形术对比存在着手术时间长、出血多、并发症多等不足，报道上倾向于选择颈椎管扩大椎板成形术。Hirabayashi 等认为，除非患者合并有颈椎后凸畸形，颈椎管扩大椎板成形术适用于所有多节段颈椎脊髓病或神经根病。颈椎管狭窄合并颈椎不稳者需要附加后路内固定。

二、操作步骤

(一) Centerpiece 钛板固定

1. 体位　患者取俯卧位，头部支架固定，头部轻微屈曲(图 15-4-1)。颈部的适度屈曲能减少关节突关节和椎板的重叠，使椎板成形更方便，同时有助于减少硬膜外和椎体周围静脉的出血。

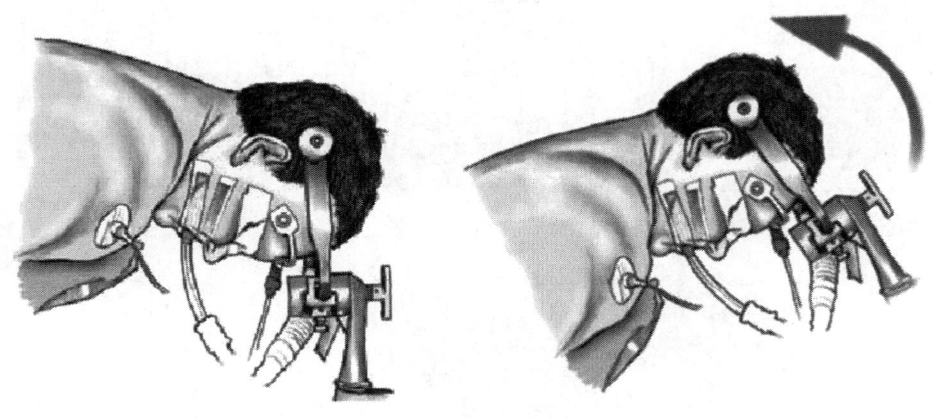

图 15-4-1　体位，颈部轻度屈曲

2. 显露　取后路正中切口，暴露 C_2 上缘至 T_1 下缘(图 15-4-2，图 15-4-3)，做侧面骨膜下剥离至椎体侧块中部。与椎体成形术和融合不同的是，附着于侧块中外侧的肌肉组织不需要剥离。只要少许分离 C_2 椎板下缘的伸肌附着点，暴露 C_2～C_3 椎板间隙。在各节段做减压的时候确认椎板外侧和侧块内侧的结合部。在这一步，结合局部表面解剖和术前冠状位片很有帮助。

采取后正中切口，仔细避免半棘肌从 C_2 棘突上剥离，以保护伸肌的附着。C_2 椎板的最下缘需要显露，以便于处理 C_2～C_3 椎板间隙。这样显露可以维持有效的伸肌作用，有助于

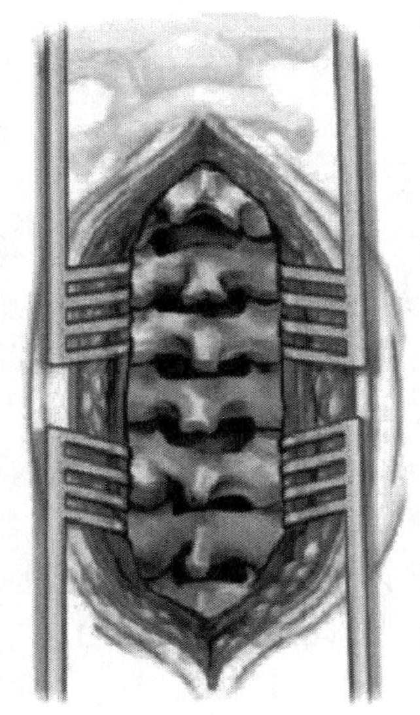

图 15-4-2 后正中切口，显露

稳定脊柱连结或轴线。骨膜下剥离至侧块的中部(图 15-4-2)，骨槽开在侧块的内 1/3。注意与后路颈椎融合的显露不同，组织剥离不要达到侧块边缘，这样多数肌肉的起止点可以保护。同时小心避免过度损伤关节囊，这有助于提高术后活动。

需减压至 C_2 节段时，保留 C_2 后弓的完整和其上面的大部分肌肉附着点同样可以完成减压。用枪钳和磨钻去除 C_2 椎板下缘，使椎板穹顶样成形(图 15-4-3)。

3. 开门侧骨槽准备 使用 3.0mm 或 4.0mm 的球形磨钻在开门侧椎板与侧块联合处磨出纵行骨槽。依次磨去外层皮质骨、部分松质骨和内层皮质骨(图 15-4-4)。骨面上的出血可以用长条骨蜡涂抹止血或用明胶海绵和凝血酶。最后用 1.0mm 的枪钳咬除残余的内板骨质完成开门。这一步的目的就是保证骨槽的形成，才能评估铰链的坚硬程度。如需要同时做椎间孔切开术的，应该在同侧进行。如果患者的脊髓压迫呈不对称性，一般选择减压受累较多的一侧。

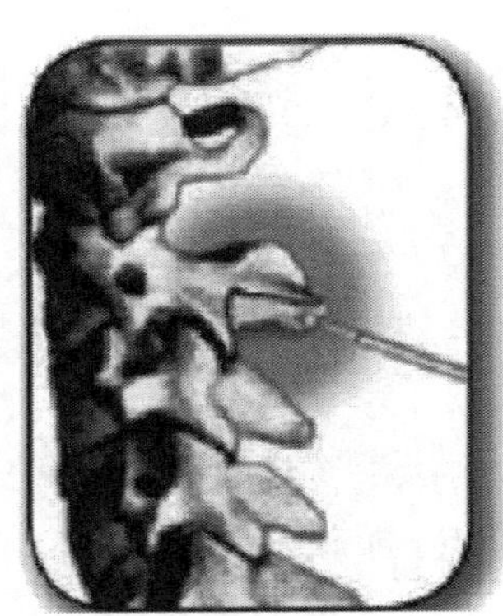

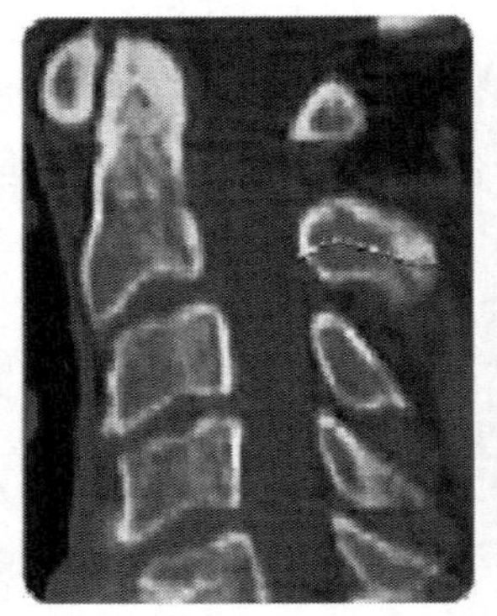

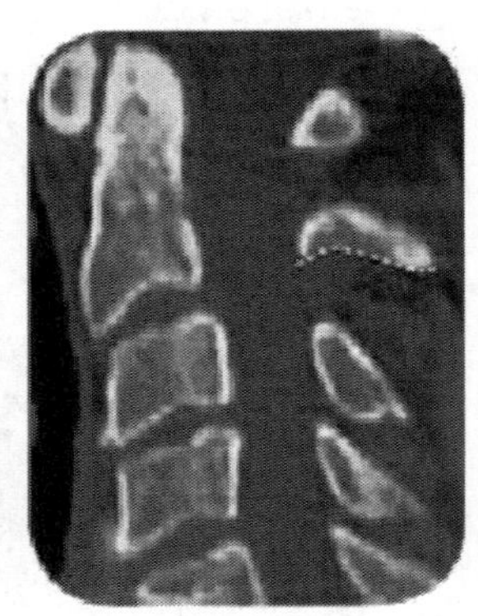

图 15-4-3 C_2 椎板下缘的处理

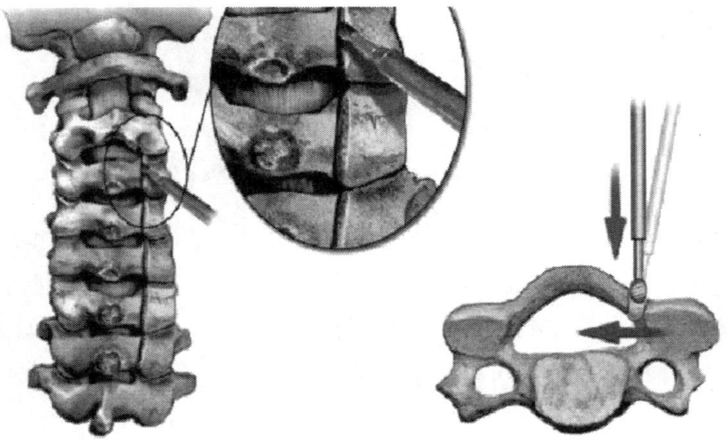

图 15-4-4 开门侧椎板开槽

4. 铰链侧骨槽准备　选用合适球形磨钻在另一侧开槽(图 15-4-5)。在每个节段,去除外层皮质骨和中间松质骨后,就应该检查铰链的坚硬度。椎板的铰链应当在适度屈曲力量下轻微弯曲。要切除铰链侧开槽时,应该适当地多保留一些骨质,以便后面的调整。如果椎板铰链在骨质充分去除的情况下仍不能弯曲,注意检查开门侧骨槽是否完全分离以及是否完全切除最上、下椎板节段的黄韧带(图 15-4-6)。最后,自开门侧向铰链侧掀起椎板,完成开门(图 15-4-7)。

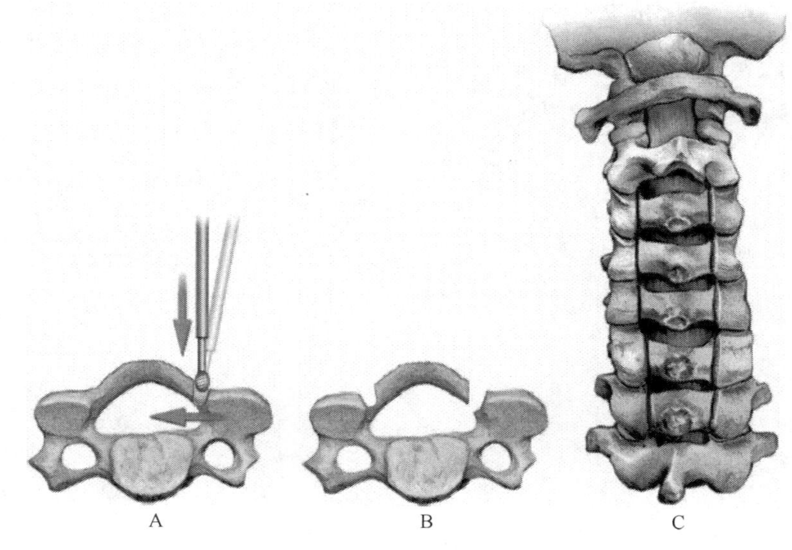

图 15-4-5　铰链侧椎板开槽

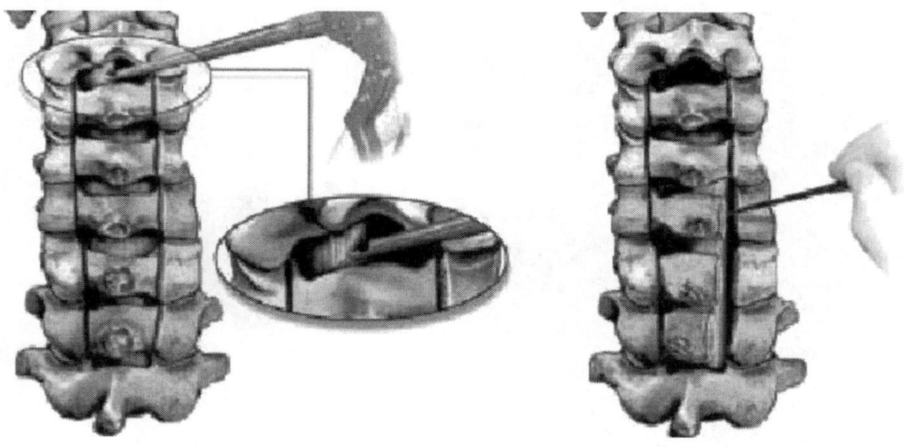

图 15-4-6　切除横韧带及探查开门侧骨质分离

5. 固定(维持开门)

(1) 使用开门侧钛板:钢板的定位利用试模确定每个节段所需钢板的尺寸(图 15-4-8)。用持板钳把钢板的椎板架固定在椎板侧,再把钢板的外侧固定在侧块上(图 15-4-9)。钢板下面的叉口固定在侧块边缘。这有助于固定时稳定钢板的位置,同时也能减少外侧固定螺丝上的垂直负荷。

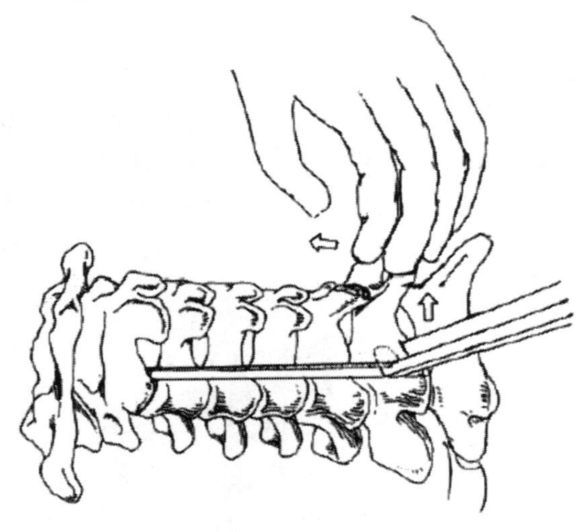

图 15-4-7　向铰链侧掀起椎板，完成开门

(2) 钻孔和螺钉植入：侧块上的螺孔用 1.9mm×5.5mm 的固定深度钻。钻头可以使用通用手柄手动钻。使用可夹持螺钉起子，植入自攻螺钉，使钢板固定在侧块上(图 15-4-10)。可选择性使用螺钉起子的提取套筒，用于在植入螺丝过程中使螺钉固定于螺钉起子。

(3) 使用植骨钛板：选择植骨钛板可以在开门侧植骨。在椎板打开后，用骨试模选择适合大小的植骨块。先用 2.6mm×5mm 螺钉把植骨块固定在植骨钛板中央(图 15-4-1)，钢板中央螺孔呈椭圆形，这允许钛板与骨块做细微的调节。然后把钛板/植骨块复合体植入切开的椎板和侧块之间，固定钛板(图 15-4-12)。

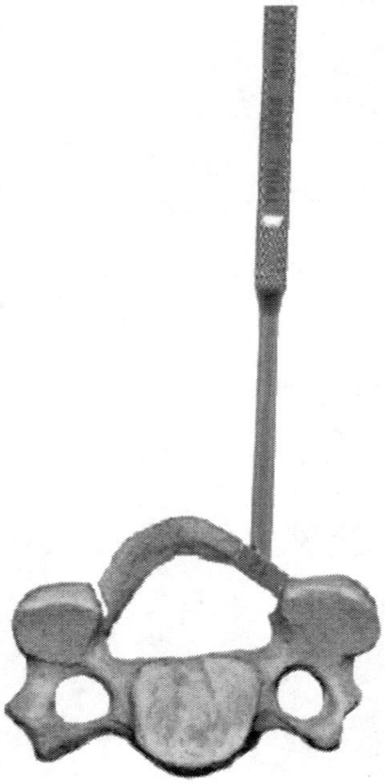

图 15-4-8　试模

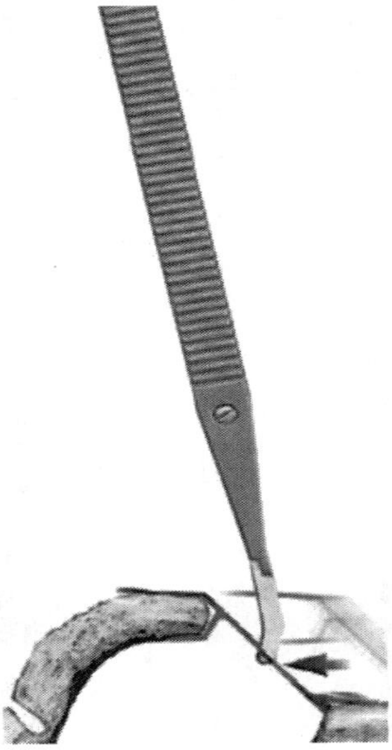

图 15-4-9　选取合适钛板

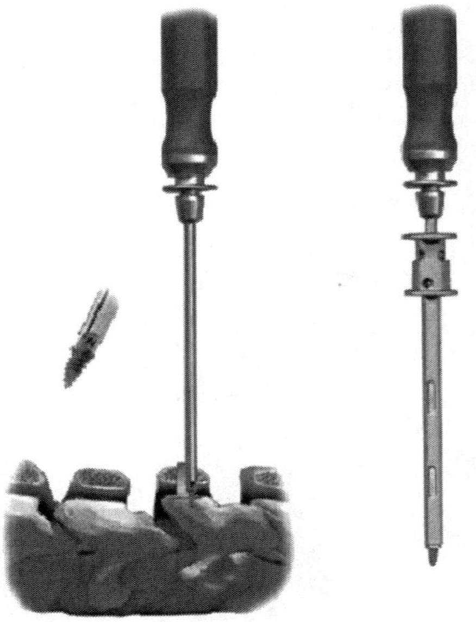

图 15-4-10　置入侧块螺钉固定

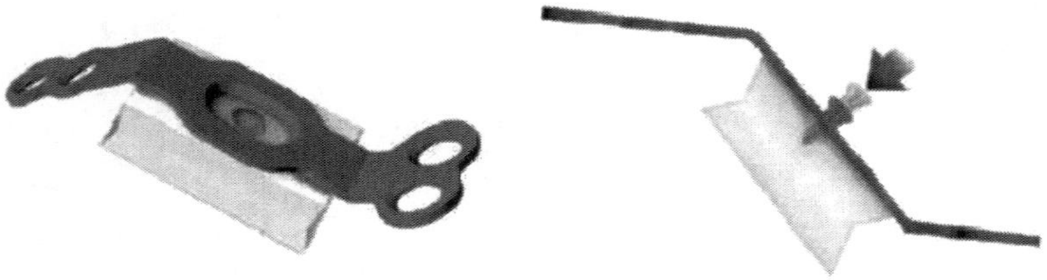

图 15-4-11　植骨钛板与植骨块固定

Centerpiece 系统尚设计了侧孔钛板(侧块上的两枚固定螺钉是与钛板长轴相平行，图 15-4-13)、广口钛板(适用于厚椎板，图 15-4-14)等，以满足不同解剖状况下应用。

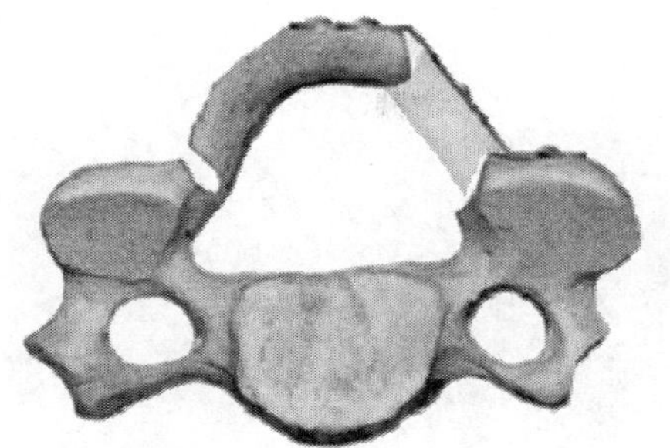
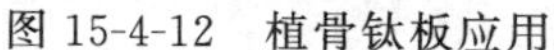
图 15-4-12　植骨钛板应用

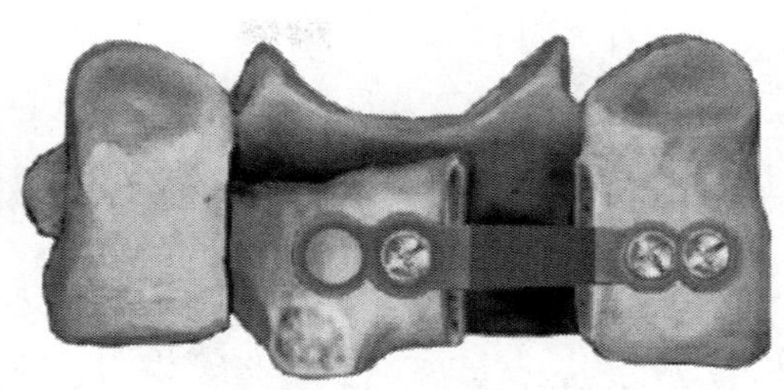
图 15-4-13　侧孔钛板

(4) 铰链钛板：用于铰链塌陷或位置错误，可能损伤神经根或硬脑膜的情况(图 15-4-15)。在确定要使用铰链钛板情况时，应该在椎板打开之前固定。用合适的夹钳(如黄韧带夹钳)抓住并稳定松弛的椎板，并用 1.9mm×5.5mm 钻在椎板上钻孔，钻孔的时候必须牢靠地固定住椎板。然后用两枚螺钉把铰链钛板固定在椎板上，再打开椎板。最后钻侧块上两螺孔，植入螺钉固定铰链。

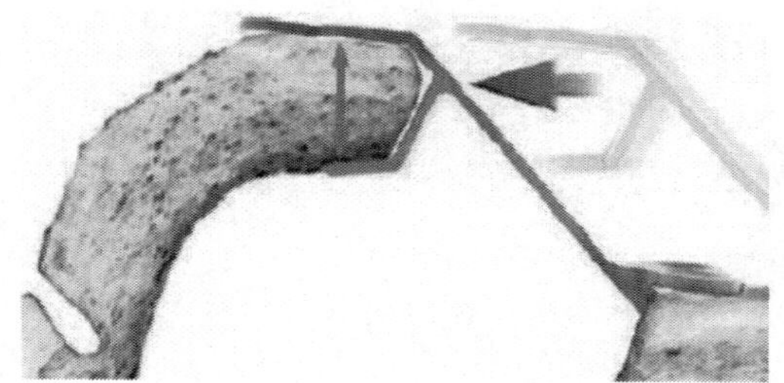
图 15-4-14　广口钛板

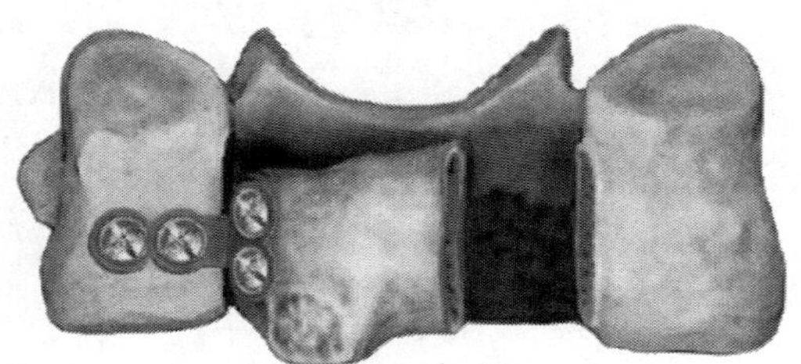
图 15-4-15　铰链钛板

6. 完成手术(图 15-4-16，图 15-4-17)

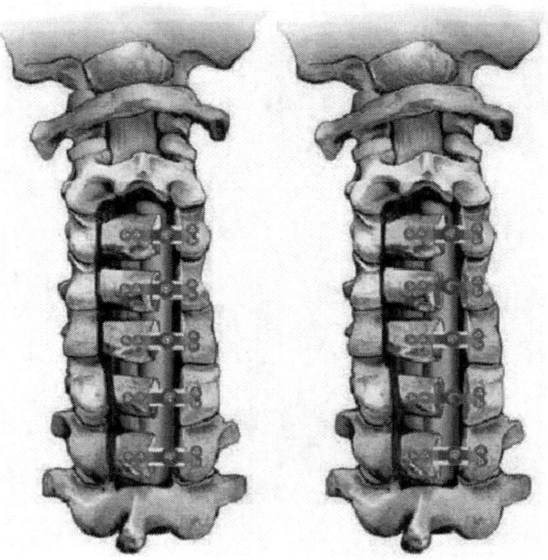
图 15-4-16　椎板成形钛板固定术

引自 Medtronic.

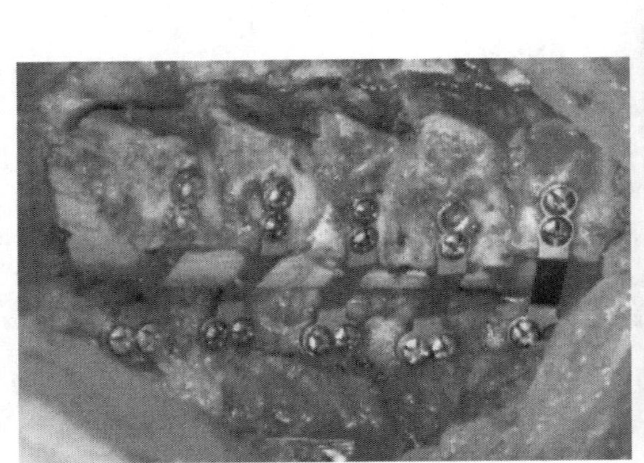
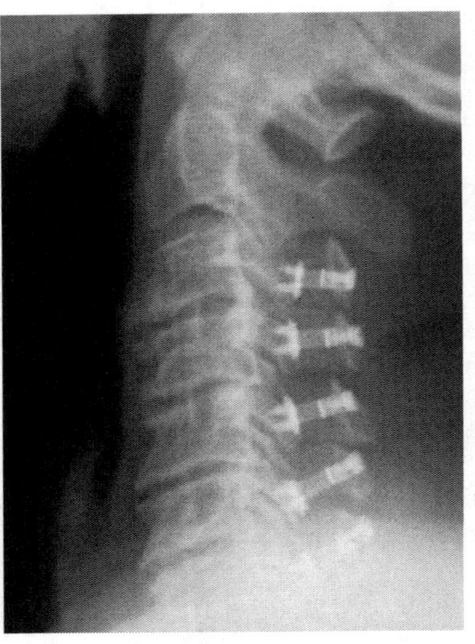

图 15-4-17　颈椎后路椎板成形钛板固定术(术中及术后)

引自 Park AE, et al. J Spinal Disord Tech, 2004, 17: 265-271.

(二) Mountaineer 钛板固定

1. 常规操作(图 15-4-18)

2. 椎板螺钉先置技术　可避免开门后椎板浮动(图 15-4-19)。

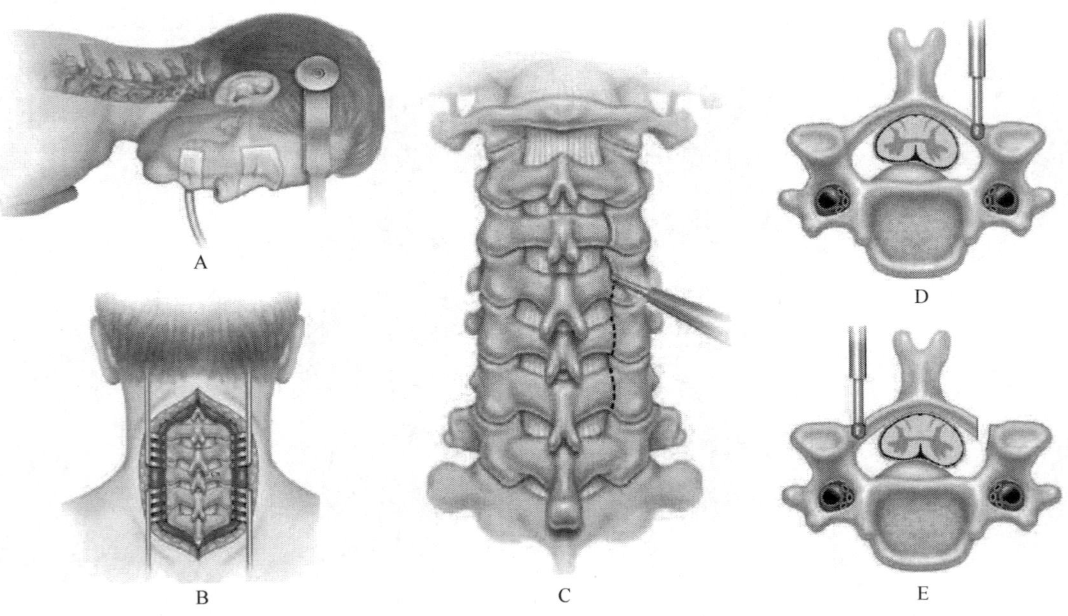

图 15-4-18

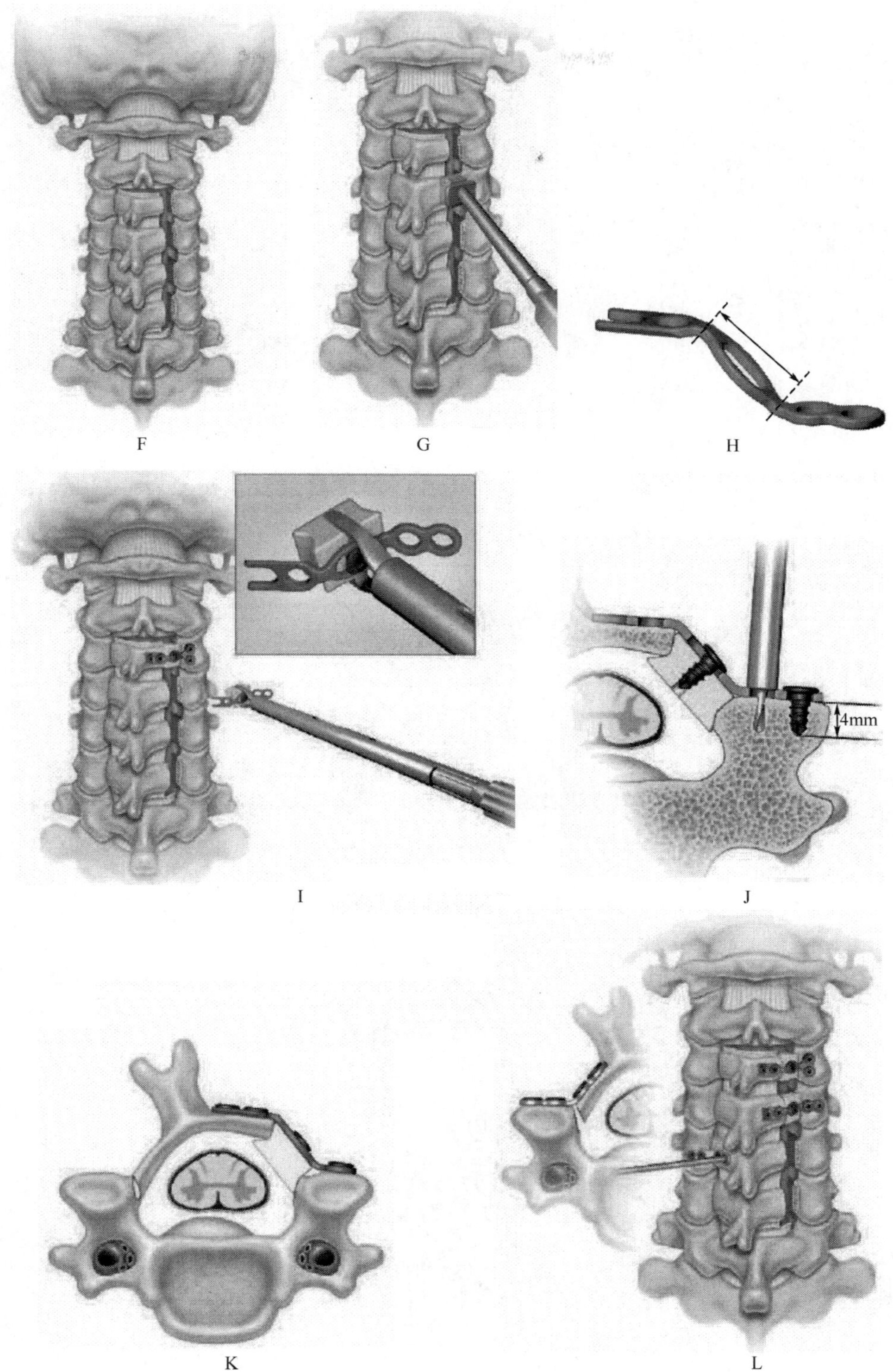

图 15-4-18　Mountaineer 钛板固定(常规操作)(续)

A. 体位;B. 后正中入路显露;C. 开门侧椎板开槽截骨;D. 开槽部位于椎板与侧块结合部;E. 铰链侧开槽,保留椎板内侧骨皮质;F. 切除黄韧带后,完成开门;G. 测量开门侧间距;H. 选取合适钛板;I. 可结合人工椎板进行重建;J. 选择螺钉直径 2.3/2.6mm、长度 4～12mm;K. 完成钛板固定;L. 铰链侧如完全断裂,可采用钛板固定

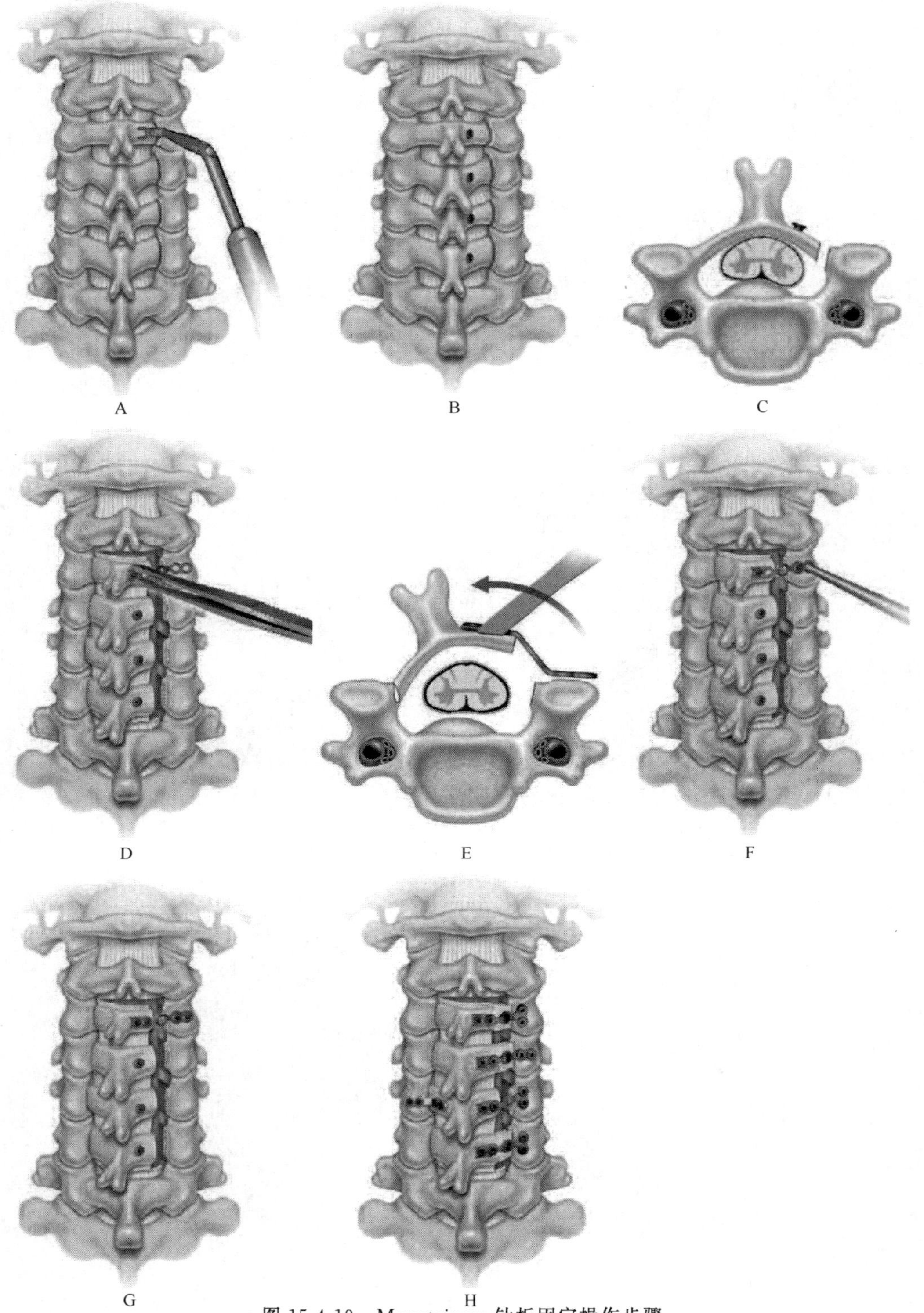

图 15-4-19　Mountaineer 钛板固定操作步骤

A. 开门侧开槽后，椎板置钉定向器；B. 先于开门侧椎板置钉；C. 螺钉勿进入椎管；D. 铰链侧开槽后，放置侧开口钛板；E. 黄韧带处理后，利用钛板协助椎板掀起；F. 螺钉固定钛板于侧块；G. 逐步完成其余节段钛板固定；H. 多节段钛板固定

引自 Depuy Spine.

第五节　临床疗效

根据文献报道,没有哪一种方法在疗效上很明显地优于其他方法,只是术者根据习惯及条件来选择。由于单开门方法可以在开门侧同时行关节突切除及神经根减压,因此,在需要神经根减压时,应选单开门方法。单开门方法术中操作主要在脊髓的侧方,而双开门方法是在脊髓的后方,前者相对安全性更好。在手术的操作上,强调尽量避免术中对椎管内的侵袭性操作,如椎板咬骨钳的应用等,以减少椎管内出血及神经损伤,有条件时高速磨钻是必备器械。

一、神经学疗效

颈椎管扩大椎板成形术对于多节段脊髓病、OPLL具有较为确切的临床疗效,有效率在53%～86%,中位数是65%。而微型钛板应用对整体疗效估计影响不大(图15-5-1,图15-5-2)。

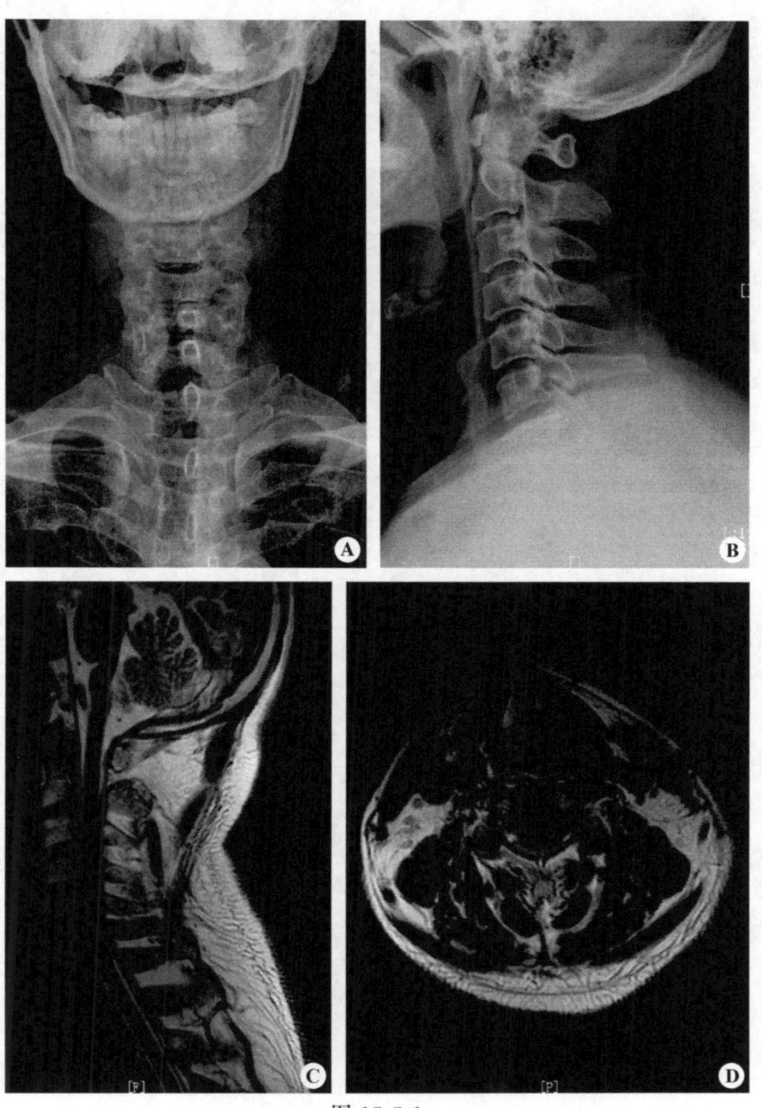

图 15-5-1

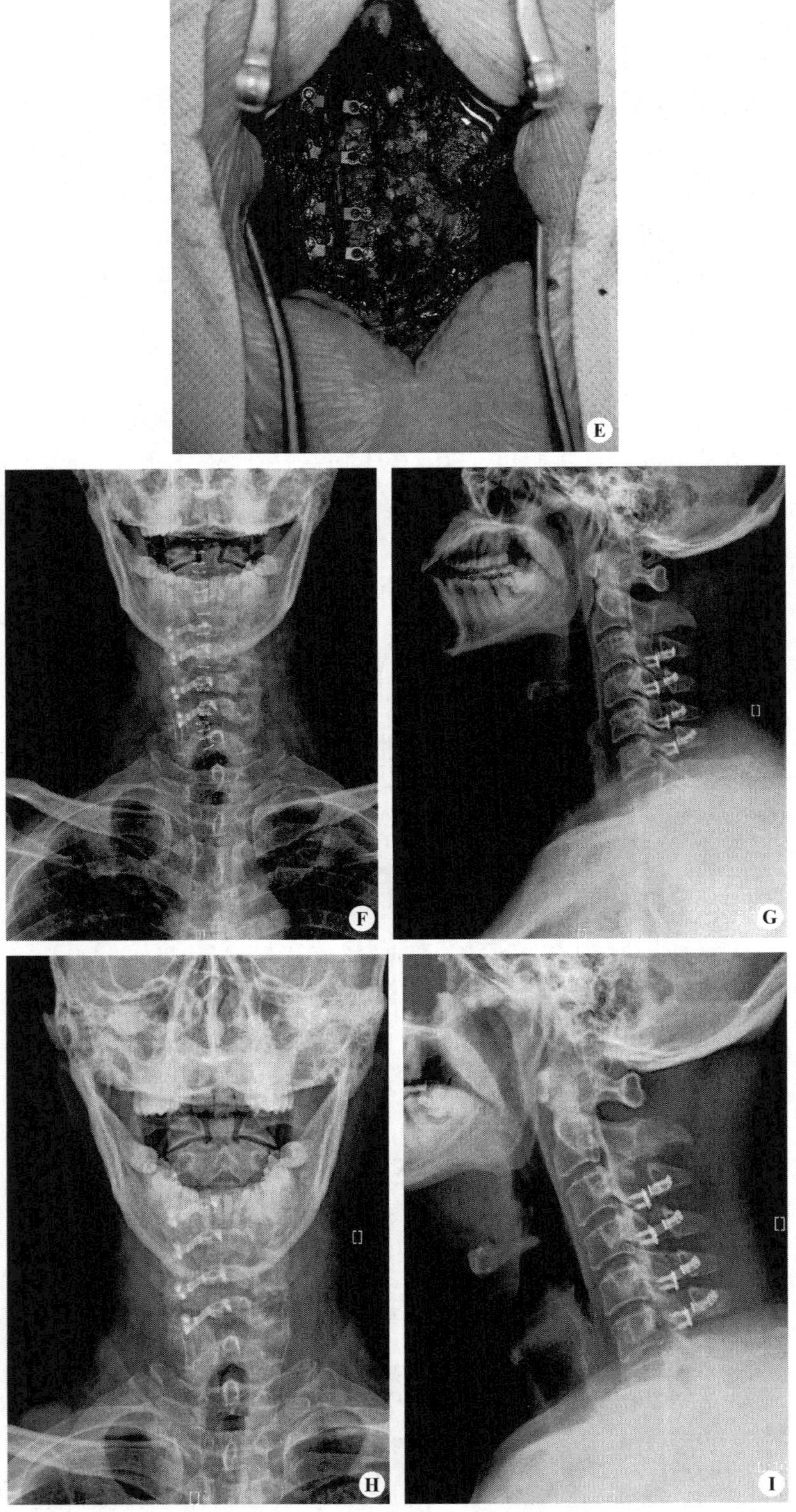

图 15-5-1　Centerpiece 临床应用(续)

A、B. 术前;C、D. MRI 示多节段椎管狭窄,OPLL;E. 单开门椎管扩大椎板成形、Centerpiece 钛板固定;F、G. 术后改变;H、I. 术后 3 个月复查

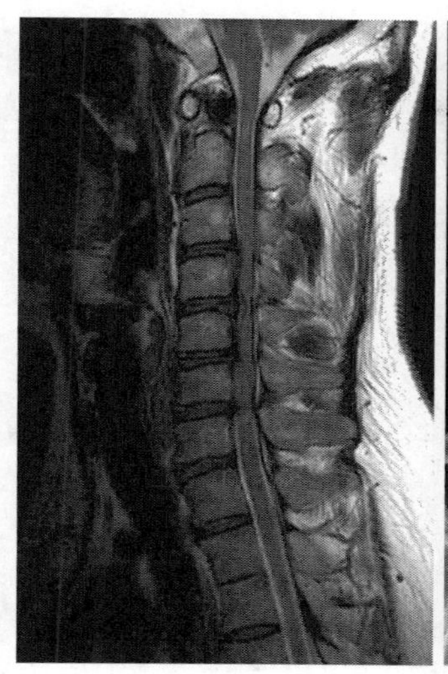

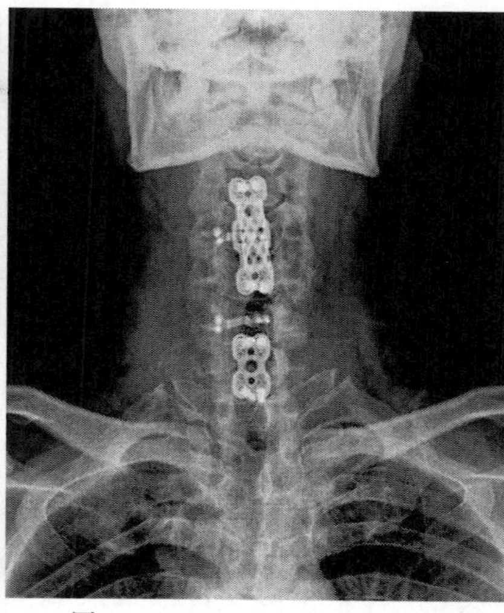

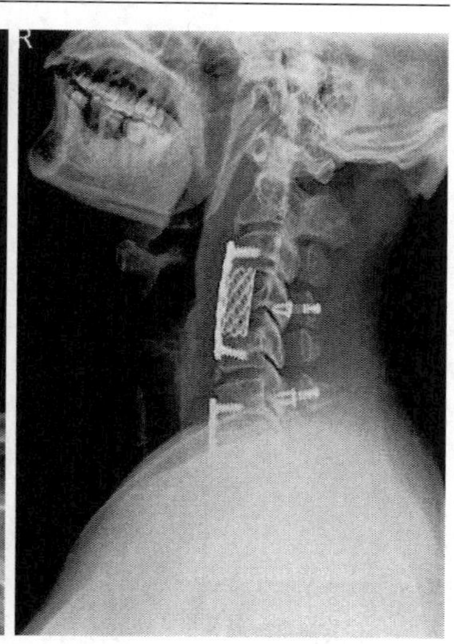

图 15-5-2 Centerpiece 钛板应用

一些比较研究开展前路手术和后路手术的比较。可是，没有得出两者之间具有统计学显著性差异的结论。对于椎板成形术本身，没有一项操作被证明在神经学及影像学结果方面，明显优于其他几项手术操作。但不同疾病可能影响治疗效果，Miyazaki 发现采用广泛性椎板切除治疗，86.8%OPLL 患者显示有功能改善，而同样术式治疗脊髓病，仅有 75.5%患者有改善。同时他们也报告椎板切除术后颈椎不稳度增加影响了手术效果，因此建议进行后外侧融合，当后外侧融合进行时，效果就改善并优于 OPLL 组。Kawai 分析了 Z 形椎管扩大椎板成形术的效果，报告对于脊髓型颈椎病的效果优于 OPLL。因此，在脊髓型颈椎病患者，如椎板成形术合适进行，可以获得预期的效果。当然，脊髓病的严重程度无疑对手术结果有影响。

神经根的减压在双开门椎板成形术时不能进行，而单开门时，开门侧椎间孔扩大术或者关节突切除术可以进行。Herkowitz 比较前路颈椎融合术、椎板切除术、椎板成形术在多节段神经根型颈椎病的应用，结论是尽管前路颈椎融合术结果最佳，椎板成形术是前路融合的有效替代方法，椎体成形术患者允许早期主动性运动，而 ACDF 则不行。独立临床评估双开门椎体成形术表明，所有患者脊髓病进展中止，大多数患者客观症状均得到改善，其中包括步态(67%)、肌力(78%)、手灵巧(67%)、麻木(83%)和疼痛(83%)。44%患者术前需要麻醉药物镇痛，术后最近随访无 1 例需要应用。活动有关的轴性疼痛及颈部疲劳是患者主要的不适(38%)。

椎板成形术出现于 20 世纪 70 年代后期，不同的改良类型是 80 年代初期出现。因此，只有一些超过 10 年的随访研究报告。Miyazaki 开展了一项长达平均 12 年零 11 个月的随访研究，报告术后改善率可以良好维持，Kawai 报告 Z 形椎板成形术后平均 10 年的随访，报告脊髓型颈椎病结果较 OPLL 结果稳定。但其并无详细描述这种差异的原因。可是 OPLL 患者常有糖尿病以及胸椎、腰椎部位的韧带骨化，这些常会引起脊髓病。这些因素可能会不同程度影响到手术的长期疗效。

二、影像学结果

椎板切除术后颈椎后凸畸形是个很糟糕的问题，尤其这类手术在年轻患者开展时。在脊髓病、发育性颈椎管狭窄及 OPLL，椎板切除术后后凸畸形的发生率低于原先看法。Mikawa

报告颈椎病多节段椎板切除后无畸形发生，而在 OPLL 常发生畸形。也有报告 21%椎板切除术后患者神经症状出现恶化，主要原因是颈椎不稳，其中一半患者在术前颈椎曲度变直。

术前存在节段后凸的患者在椎板成形术后曲度会恶化。而术前前凸曲度良好的患者尽管在术后会出现前凸曲度有所减少，但没有一例患者会出现后凸畸形。在棘突纵劈椎板成形中，26.9%患者出现颈椎曲度恶化。Hirabayashi 没有发现扩大椎板成形术后颈椎曲度存在不良等情况。这些术式之间的差异并不清楚。

OPLL 颈椎有趋于后凸形成倾向，其中机制并不清楚。但极少患者因为椎板成形术后后凸畸形而出现加重。人工椎板的应用可以防止瘢痕组织进入椎管，并为脊髓提高有效的空间。Hirabayashi 报告了椎板切除术后 OPLL 进展，建议在这类患者采用椎板成形重建术。尽管 OPLL 进展(定义为宽度或长度 2mm 及以上生长)也可见于大约 60%的椎板成形术患者，但没有患者出现继发于此的神经症状加重。

术后颈椎的活动度(ROM)通常下降，下降的范围达到 30%～70%。椎板成形术的类型、显露的范围、开门位置、使用植骨块，以及术后康复计划，包括颈部制动时间长短等诸多因素都影响 ROM 下降程度。许多外科医生认为，ROM 减少对脊柱具有部分稳定作用，对神经功能改善是有益的，极少患者因为颈部 ROM 下降而抱怨不适，但这种不适常发生在多节段颈椎融合术后。

颈椎管扩大椎板成形术对脊髓移位的影响也是临床关注的问题。由于椎管扩大，脊髓向后移位(图 15-5-3)，可以减轻脊髓压迫。Yusof 等(2011 年)采用 MRI 测量表明，颈椎管扩大椎板成形术后颈椎管扩大与节段有关，在 C_3～C_4、C_4～C_5、C_5～C_6、C_6～C_7 节段椎管扩大达到 48.8%、71.9%、84%、86.5%。术后平均椎管径 16.7mm，增加值为 3.5～5.6mm，术后脊髓前间隙提高至 8.6～10.9mm。Shiozaki 等(2009 年)测量 19 例颈椎管扩大术后 24 小时脊髓移位情况，发现脊髓后移位平均 2.8mm，移位最大为 C_5 水平，这点容易理解，因为对于 C_3～C_7 的椎管扩大，C_5 位于最中间位置，且为颈椎前凸的顶点，自然移位幅度较大。有作者认为此可能与术后 C_5 神经根麻痹有关。但也有观察表明，这种移位与颈椎曲度有关，术后远期由于曲度变直，这种脊髓移位会缩小(图 15-5-4)。也有作者认为这种脊髓移位与术后疗效之间无显著相关。

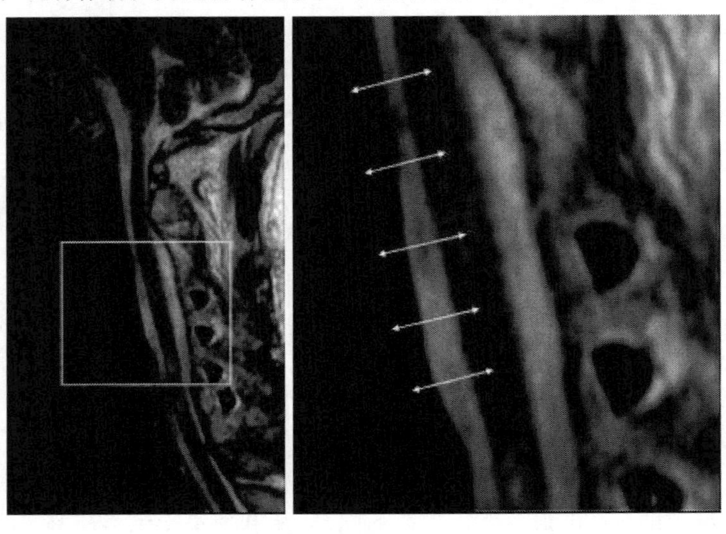

图 15-5-3　颈椎管扩大椎管成形术后脊髓向后移位

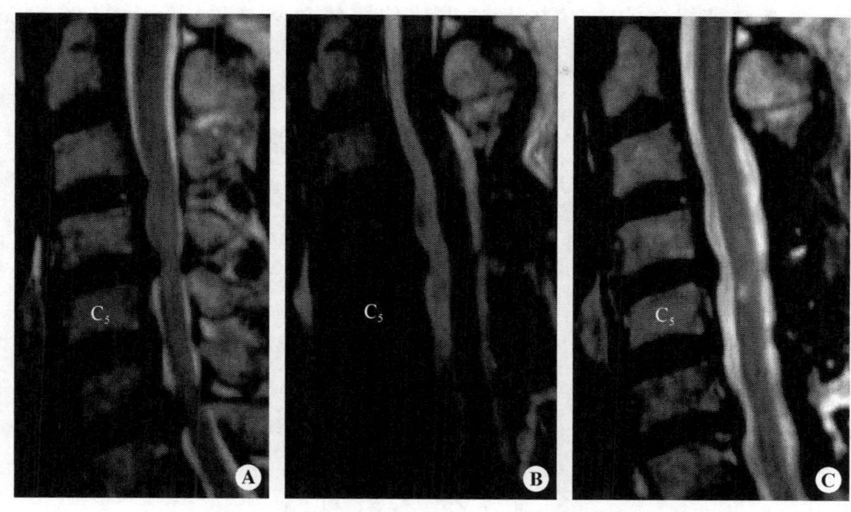

图 15-5-4　术后颈椎曲度变化与脊髓移位幅度相关

A. 术前；B. 术后早期；C. 术后 6 个月

第六节　并　发　症

颈椎管扩大椎板成形术并发症的总发生率为 7%，而前路椎体切除术的并发症可高达 29%。

一、轴 性 症 状

颈椎后路手术术后常常遗留或发生颈肩背部疼痛、僵硬及颈项活动受限等症状，1999 年，Kawaguchi 等将这组症状定义为颈椎轴性症状(axial syndrome，AS)。椎板成形术后 AS 发生率达 45%～80%，持续时间可长达十余年，常常成为影响患者术后生活质量的主要问题。Yonenobu (2003 年)报告 59.7%患者术后 1 年存在不同程度的轴性症状，而椎板切除患者仅有 27.2%，椎体次全切除并融合患者仅 19.2%。Hosono 等对前路手术与椎板成形术进行对比研究，发现前路减压植骨术后有轴向症状者为 19%，椎板成形术后为 60%。颈和肩部症状持续超过 1 年的病例中，75%术前就有该区域严重的疼痛。Kawaguchi 等报道，术前有轴性痛症状者为 35%，术后增至 68%。

轴性症状的出现与颈后韧带复合体受到破坏、颈椎的节段性不稳、术后颈椎总活动度减少、颈椎周围软组织受到刺激、术后佩戴围领时间过长等原因有关。常规单开门手术取颈后正中入路，使后方韧带复合体的主要组成部分项韧带受到严重破坏，剥离了双侧椎旁肌，切除了部分棘突及韧带，影响了颈椎后方结构的稳定性。特别是术中切断了 C_2～C_3 和 C_6～C_7 之间的棘上和棘间韧带，使手术后肌肉韧带复合体出现两个薄弱区，从而引起椎间过度运动，导致椎间不稳而出现轴性症状。另外，术后长时间颈部制动会导致 C_3～C_6 运动减少，颈椎活动度下降，造成 C_2～C_3 和 C_6～C_7 节段运动代偿性增加而引起轴性症状。

Takeuchi 等的研究认为，通过改良术式将 C_3 椎板切除、C_4～C_7 椎板成形、颈半棘肌固定于 C_2 棘突，减少了对颈后伸机制的破坏，降低了颈椎轴性症状的发生率。通过改良术式保护颈椎后方肌肉韧带复合体的功能，尽量重建伸肌的自然结构，缩短颈部制动时间，加强早期功能锻炼等措施可以减少轴性症状的发生。

Hosono 等采用 $C_3 \sim C_6$ 单开门椎管扩大成形术代替 $C_3 \sim C_7$ 单开门椎管扩大成形术，保留了 C_7 棘突及斜方肌、小菱形肌，减少手术时间及术中损伤。磁共振成像证实硬膜膨胀及椎管扩大均满意，两组神经恢复无显著差异，但术后 AS 显著减少。Higashino 等对 47 例保留 C_7 棘突 $C_3 \sim C_6$ 单开门椎管扩大成形术患者进行研究，术后磁共振成像进行测量无一例椎管有压迫。JOA 评分由术前的 9.4 分恢复到术后 12.0 分，证实了 $C_3 \sim C_6$ 开门的可行性。

锚定法(anchor system)固定开门后的椎板，主要目的在于防止开门后再关门。而微型钛板进行椎板成形也是此目的。其有利于颈椎早期功能锻炼，有利于保护颈椎活动功能、减少术后颈部僵硬，但对于 AS 发生的影响尚有待观察。

二、C_5 神经根麻痹

常见症状是肩部或上臂的剧痛，进而是三角肌和肱二头肌的轻瘫或瘫痪，多在术后 1 周内出现，少数术后 2～4 周内出现。Sakaura 等复习文献发现，颈椎病术后 C_5 神经根麻痹的发生率平均为 4.6%，其中前路减压融合术平均为 4.3%，在后路椎板成形术则为 4.7%，两者在统计学上无显著性差异。其可能的病理机制包括机械性损伤、神经根栓系效应和脊髓灰质病变等。Satomi 等认为，C_5 神经根麻痹是后路椎板成形术时神经根的直接损伤所致，多数 C_5 神经根麻痹发生在椎板成形术的开门侧，术中手术器械可能会直接损伤神经组织。多数学者认为脊髓减压术后脊髓向后方漂移，同时神经根靠在小关节的边缘或上关节面，导致神经根的栓系，而引起 C_5 神经根麻痹。Yamashita 等比较患者手术前后的 MRI 检查结果发现，神经根麻痹患者 $C_4 \sim C_5$ 水平脊髓向后漂移平均达 5mm，而非麻痹患者脊髓向后漂移范围通常在 1～3mm。Uematsu 等发现，单开门手术中椎板掀开角度不小于 60°时，神经根麻痹的发生率明显提高，还得出在靠近椎板侧开槽做门轴时，术后神经根症状的发生率明显降低的结论。Chiba 等则认为颈椎术后的上肢麻痹可能与脊髓灰质的病变有关。总的来说，C_5 神经根麻痹可能是多种因素引起的，除了神经根的损伤外，脊髓灰质的病变也可能是一个重要因素。

颈椎术后 C_5 神经根麻痹采用神经营养以及物理康复等治疗，严重的肌肉运动瘫痪者恢复时间较长，一般在 6～12 个月，肌肉功能训练结合电磁等物理治疗有助于获得早期康复。采取下列措施可能会减少该并发症的发生：①后路开门时注意避免器械损伤神经根(最好用磨钻，避免用椎板咬骨钳)，减压时立即快速静脉滴注甘露醇及甲泼尼龙以减轻脊髓的水肿反应；②为避免术后神经根后移牵拉过大，开门应靠近椎板侧，椎板掀开角度应小于 60°；③对椎间孔明显狭窄的患者，术中可酌情行椎间孔切开术。

三、脊 髓 损 伤

脊髓损伤是颈椎手术中最严重的并发症，术中体位、减压过程中的震动、手术器械对脊髓的直接刺激、减压后脊髓的缺血再灌注损伤等，都可能加重脊髓损伤。另外，颈椎病患者的脊髓长期处于受压状态，血供差，经彻底减压后，短时间内血供恢复可造成脊髓水肿加剧，即缺血再灌注损伤，从而导致脊髓功能进一步下降。如果患者脊髓术前压迫较重，术中减压非常彻底，同时排除操作、机械、血肿等直接压迫的原因，那么损伤很可能是脊髓缺血再灌注损伤所造成的。研究证明，大剂量甲泼尼龙具有抑制脂质过氧化的作用，有助于维持组织血流，维持需氧的能量代谢，抑制细胞内钙离子蓄积，减少神经丝退化，预防神经纤维变性，增强神经的兴奋性和突触传递，促进新陈代谢，有效防止损伤后脊髓缺血的进一步加重。估计对脊髓骚扰较大的患者术中适当使用地塞米松或甲泼尼龙可减轻脊髓的水肿反应。术中或术后一旦出现脊髓功能恶化，应按脊髓损伤的急救原则处理，必要时再次手术探查。另外，全麻患者术中要密切检测脊髓功能，尽量使用术中唤醒试验和神经电生理监测，以便术中随时了解脊髓功能情况，进行紧急处置。沈宁江等通过对 71 例颈椎手术患者进行术中皮质体感诱发电位监护的临床研究后认为，通过监护能有效地预防医源性脊髓损伤。

铰链侧骨折，椎板或人工椎板进入椎管，可以引起神经或脊髓瘫，CT 检查可以明确（图 15-6-1，图 15-6-2）。需要再次手术切除椎板。如果挽救措施及时，预后尚好。预防铰链侧骨折，铰链侧椎板的内侧板需要逐渐磨薄，不时检查其活动性，直到术者对这个操作非常熟悉。而微型钛板应用可以有效预防椎板骨折或者人工椎板移位。

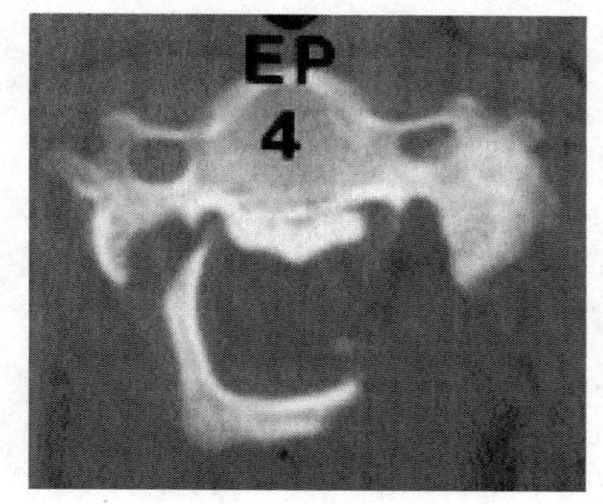

图 15-6-1　开门过大，铰链侧骨折

引自 Gill SS，Heller JG. Tech Orthop，2002，17(3)：324-335.

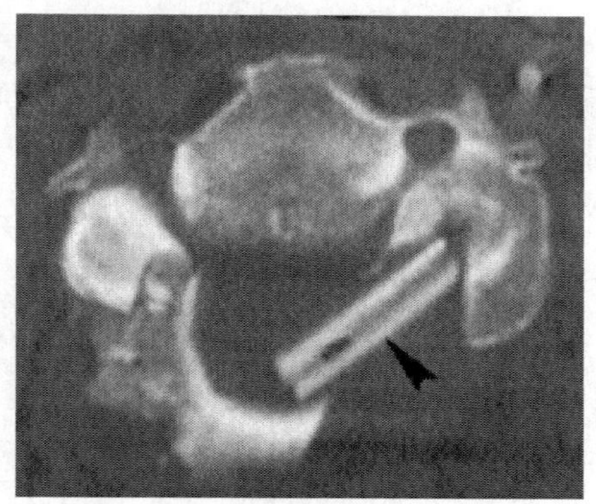

图 15-6-2　人工椎板植骨块滑入椎管内

引自 Gill SS，Heller JG. Tech Orthop，2002，17(3)：324-335.

四、脑 脊 液 漏

硬脊膜损伤是术后脑脊液漏的直接原因，尽管大多数硬脊膜损伤可以自行愈合，但硬脊膜大块缺损、局部缺少软组织覆盖及脑脊液压力过高等均可造成硬脊膜损伤不愈合，导致脑脊液漏形成（图 15-6-3）。脑脊液漏处理不当不但影响手术效果，严重者可引起化脓性脑膜炎，甚至危及患者生命。术中保持硬脊膜完整，仔细修补硬脊膜损伤是预防术后脑脊液漏发生的关键。

术中发生脑脊液漏原因及防治：在咬骨钳咬除开门侧内、外椎板时，向下用力过大，而损伤硬脊膜，切除黄韧带时未保护好硬脊膜，刀尖损伤硬脊膜，其韧带与硬脊膜粘连，切除黄韧带时撕裂硬脊膜，术中出血较多，术野不清，误伤硬脊膜。要防止脑脊液漏的发生，主要靠术中认真细致，操作轻柔，尖嘴咬骨钳咬断开门处内外椎板时，不可向下用力过猛，有落空感即停止操作，切除黄韧带时，术野一定要清楚，不可盲目操作，若黄韧带与硬脊膜有粘连时，要轻柔剥离，不可强行撕裂。

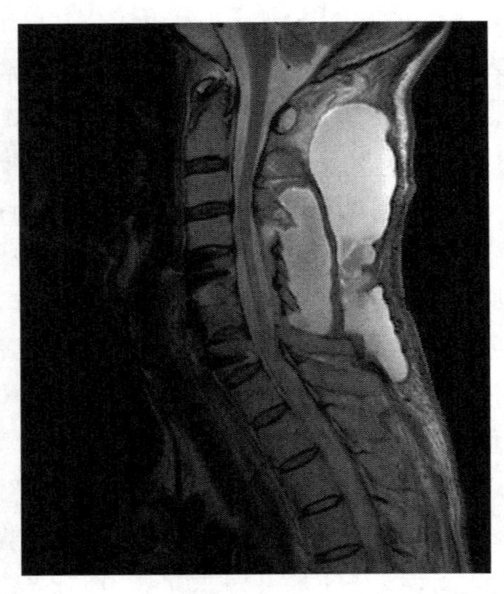

图 15-6-3 颈椎后路椎管扩大术后脑脊液漏,需再次手术修补硬脊膜

脑脊液漏口多位于开门处,故术野较清楚,一旦损伤,裂口较大,可用小针线修补裂口。若损伤处裂口小或较隐蔽,不可强行修补,若强行修补势必扩大术野,易致颈椎不稳,而手术失败。可用明胶海绵填压裂口,严密缝合椎旁肌肉、筋膜、皮下及皮肤,不放引流,术后俯卧位,创口用厚纱布加压包扎 1 周,可自行愈合。

要防止脑脊液漏的发生,术后体位较重要,一般多采用半卧位或俯卧位,颈部制动,一旦出现脑脊液漏,在无菌操作下拔引流管,缝合引流口 2～3 针,局部厚纱布加压包扎固定 1 周,脑脊液漏多可自行停止。术后形成脑脊液囊肿,需手术切除,修补硬脊膜裂口。

目前,关于硬脊膜损伤的修补方法有多种,但尚无一种被普遍接受的标准手术程序。术中损伤硬脊膜,若创口较小且无明显硬脊膜缺损,多采用直接缝合修补法;当损伤较大或伴有硬脊膜缺损时,单纯的缝合难以达到修补目的,可用人工硬脊膜修补,注意光滑面需要朝向脊髓。有学者采用自体脂肪、肌肉和筋膜等组织来修补硬脊膜,并在表面喷洒生物蛋白胶取得了良好的效果。但需注意的是生物蛋白胶不能直接喷覆在硬膜裂口,防止其渗入脊髓并发化学性脊髓炎。无论哪一种修补方法均需达到严密的防水性,能足够耐受脑脊液的压力,且能尽量地减少炎症、粘连及感染。颈后方肌肉多而丰厚,又无重要脏器,严密缝合各层组织,有利于漏口的闭合。

腰池穿刺引流,对于术后仍有脑脊液渗出者,可给予卧床,颈部适度加压,避免咳嗽及用力排便等增加腹内压的动作,保持切口干燥,一般都能逐步愈合。经上述保守治疗无效者,则需要行再次手术修补硬脊膜,并严密缝合切口。

五、血 肿 形 成

术后血肿形成虽不多见,但发现或处理不及时将会导致严重后果。多发生在手术后1～23 小时,平均 6.47 小时。肝功能异常、高血压、糖尿病是其危险因素,形成的主要原因包括凝血功能不良、术中止血不彻底、引流管引流不畅等。主要表现为:①部胀痛、皮肤张力高;② 呼吸困难甚至窒息;③ 从下肢开始感觉运动障碍,逐渐向上肢发展,随后出现呼吸功能障碍。充分术前准备、术中彻底止血和术后引流通畅是预防术后血肿形成的重要措施。

椎板成形开门侧硬膜外静脉外侧支损伤可引起大出血。椎管狭窄可引起椎管内相对压力增高。有实用的建议是患者体位选择合适、采用双极电凝、粉状止血明胶及凝血酶,以及仔细开槽等。一般开门后,止血多数较为容易处理,因为椎管内压力降低,且可以直视下处理静脉。应注意在足够显露脊髓及神经根前避免过度控制出血企图,否则易引起神经根或脊髓损伤。骨面渗血要高度重视,应用骨蜡止血;去除肌肉拉钩后彻底冲洗术野并观察数分钟,确实没有明显出血点才可以关闭切口;缝合过程中应时刻注意引流管位置是否合适、引流是否通畅；术后仔细观察引流情况，发现问题及时处理。

发生血肿后，不能等待观察，要及时进入手术室止血，清除血肿。

六、术后关门

单开门椎板成形术中门轴侧骨折或由于掀起椎板固定不良可导致开门再闭而失去减压作用，甚至椎板进入椎管导致神经根或脊髓损伤。如果门轴侧椎板上缘重叠处未做骨槽或骨槽未成“V”形而为平行的沟状，开门时有阻力，开门后有关门的倾向；掀起的椎板、棘突悬吊固定在椎旁肌上，也易造成关门。为避免术后关门，需注意门轴侧整个骨槽的制作，同时将棘突悬吊缝合在门轴侧相应的较为坚韧的关节囊上。出院前摄片了解开门情况，如有关门表现，经 CT 证实后需重新开门。微型钛板的应用可以有效防止术后关门。

七、颈椎不稳

手术操作对颈椎稳定结构破坏过多时容易导致术后颈椎不稳。颈椎后部主要的静态稳定因素是颈后方韧带结构，而主要的动力稳定因素则是颈后伸肌群。颈后路单开门术式的要求破坏了其原有的维持生物力学的基本结构，对颈椎三维活动及刚性产生负面作用，从而影响了颈椎的稳定性。特别是术中切断了 $C_2\sim C_3$ 之间的棘上和棘间韧带，切除了 $C_6\sim C_7$ 棘上韧带和部分棘突，使手术后肌肉韧带复合体出现两个薄弱区，引起椎间的过度运动，而导致椎间不稳。研究证实，保留颈椎后方韧带复合体的颈椎管扩大成形术的生物力学稳定性明显优于传统术式，提示重建颈后韧带和伸肌的改良术式可以减少术后颈椎不稳的发生。

结　语

颈椎管扩大椎板成形术是治疗多节段颈椎管脊髓压迫的良好选择，近期和远期随访结果都已经证实该术式在解除脊髓的压迫、改善神经系统功能、保留运动节段，允许颈椎早期主动性运动度等方面具有确切、持久的疗效。椎体成形术方法的选择，无论单开门或者双开门，并无显著差异，但单开门操作可能更为简单。而微型钛板的应用对于减少术后一些并发症如轴性症状、椎板骨折、椎板关门等具有良好作用，无疑会成为单开门颈椎管扩大成形术中一项常规的操作步骤。

（瞿东滨　张海强）

参考文献

柏蕙英，陈文英，戴棣华，等．1980．国人椎管的矢径及横径[J]．解剖学报，11(3)：261～272.

董福龙，申才良，江曙．2008．颈椎椎管测量的相关研究进展[J]．颈腰痛杂志，29(4)：372～375.

韩孝亮，闫凤萍．2003．计算机图像分析系统在腰椎管狭窄症诊断上的应用探讨[J]．颈腰痛杂志，24(3)：145～147.

胡孔和，靳安民，吴强，等．2009．颈椎单开门 OsteoMed M3 钉板内固定椎管扩大成形术的临床应用[J]．南方医科大学学报，29(3)：491～493.

蒋振松，张佐伦，刘立成，等．2003．脊髓型颈椎病患者的颈椎 CT 测量及其临床意义[J]．中国脊柱脊髓杂志，13(4)：220～223.

李程，张立．2005．颈椎旁正中切口棘突重建椎管扩大成形术[J]．医师进修杂志，28(8)：42～43.

李福春,孙国民.2007.单开门颈椎管扩大成形术并发脑脊液漏的防治[J].中国煤炭工业医学杂志,10(7):835～836.

李杰,胡有谷,刘宗礼,等.2002.颈椎侧位X线片测量评估退行性颈椎管狭窄[J].中华骨科杂志,22(3):145～149.

李平元,苏小桃,欧军,等.2008.改良单开门微型钛钉-钛板内固定在颈椎管扩大成形术中的应用[J].中国现代医学杂志,18(14):2059～2061.

李新奎,王全平.2001.颈椎管成形术在颈椎疾病手术治疗中的进展[J].第四军医大学学报,22(17):1537～1539.

刘洪,Ishihara HH,张腾云.2006.伊藤法"单开门"颈椎椎管扩大椎板成形术的并发症及其原因分析[J].中国脊柱脊髓杂志,16(5): 332～335.

刘剑峰,李鹏飞,王文筠,等.2009.带线锁定螺钉在颈后路单开门椎板成形术中的应用[J].内蒙古医学杂志,41(6):735～736.

龙厚清,Ueyama Kazumasa,刘少喻,等.2006.保留 C_2 棘突半棘肌附着的颈椎管扩大椎板成形术[J].中国临床解剖学杂志,24(5):493～497.

陆雨,姜长明,周建平,等.1995.中、下颈段测量及其临床意义[J].中国脊柱脊髓杂志,5(1):20～22.

吕成昱,胡有谷,冯卫华.2004.颈椎管狭窄症纤维性椎管MRI测定的意义[J].医师进修杂志(外科版),27(6):12～ 13.

马若凡,顾洪生,肖建德,等.2003.下腰椎椎管容积螺旋CT与铸型测量及其临床意义[J].中国临床解剖学杂志,21(5):464～466.

潘胜发,孙宇,朱振军,等.2003.单开门颈椎管扩大椎板成形术后轴性症状与颈椎稳定性的相关观察[J].中国脊柱脊髓杂志,13(10): 604～607.

宋沛松,韩伟,崔华中,等.2004.动态MRI评估过伸性颈椎损伤发生过程中椎管内容、椎体及椎间盘相关变化的意义[J].中国临床康复,8(26):5561～5563.

宋兴华,欧阳甲,王宏伟,等.1999.颈椎间盘突出的动态MRI测量及意义[J].中国脊柱脊髓杂志,9(2):77～ 80.

孙宇,张凤山,潘胜发,等.2004."锚定法"改良"单开门"椎管成形术及其临床应用[J].中国脊柱脊髓杂志,14(9):517～519.

王东来,唐天驷,黄士中,等.1999.五种颈椎内固定方法的稳定性生物力学评价[J].中华外科杂志,37(5):301～303.

王向阳,池永龙,徐华梓,等.2002.颈椎单开门两种固定方法的固定效果之生物力学研究[J].中国矫形外科杂志,9(1):14～16.

吴增晖,朱青安,钟世镇,等.1995.颈椎后部结构对颈脊柱运动稳定性影响的实验研究[J].中华骨科杂志,15(10):689～690.

武刚,申勇,王林峰,等.2009.颈椎后路单开门椎管成形术的并发症[J].实用骨科杂志,15(12):914～916.

肖学红,唐玉德,李晓群,等.2004.颈椎病的屈伸位MRI研究[J].生物医学工程与临床,8(4):212～214.

许春雷.2009.颈椎后路椎管扩大成形术后轴性症状的研究进展[J].医学综述,15(20):3128～3131.

余进伟,陈长青,邵艳,等.2008.颈椎后路固定钛板在颈椎管单开门扩大成形术的临床应用[J].颈腰痛杂志,29(5):433～435.

张大勇,任龙喜,王小萍.2006.颈椎单开门后方韧带复合体重建的临床观察[J].中国脊柱脊髓杂志,16(2): 118～120.

张为,董玉昌,中勇,等.2006.保留颈半棘肌肌止的椎板成形术的临床应用[J].中国矫形外科杂志,14(13): 980～982.

朱杏莉,全显跃,黄凡衡,等.2006.颈椎病屈伸位动态MRI检查评价椎管的变化[J].广东医学,27(3):368～369.

祝建光,汪波,常时新,等.2006.颈椎脊髓脑脊液柱椎管面积的MRI测量及其意义[J].脊柱外科杂志,4(2):87～ 90.

Baba H,Furusawa N,Imura S,et al. 1993. Late radiographic findings after anterior cervical fusion for spondylotic myeloradiculopathy[J]. Spine,18:2167～2173.

Baba H,Uchida K,Maezawa Y,et al. 1997. Three dimensional computed tomography for evaluation of cervical spinal canal enlargement after en bloc open-door laminoplasty [J]. Spinal Cord,35(10):674～679.

Blackley HR,Plank LD,Robertson PA. 1999. Determining the sagittal dimensions of the canal of the cervical spine. The reliability of ratios of anatomical measurements [J]. J Bone Joint Surg(Br),81(1):110～112.

Chen CJ,Hsu HL,Niu CC,et al. 2003. Cervical degenerative disease at flexion-extension MR imaging:prediction criteria [J]. Radiology,227(1):136～142.

Chen HC,Chang MC,Yu MK,et al. 2008. Lateral mass anchoring screws for cervical laminoplasty:preliminary report of a novel technique[J]. J Spinal Disord Tech,21(6):387～392.

Cho CB,Chough CK,Oh JY,et al. 2010. Axial neck pain after cervical laminoplasty[J]. J Korean Neurosurg Soc,47(2):107～111.

Chung SS,Lee CS,Chung KH. 2002. Factors affecting the surgical results of expansive laminoplasty for cervical spondylotic myelopathy[J]. Int Orthop,26(6):334～338.

Deutsch H, Mummaneni PV, Rodts GE, et al. 2004. Posterior cervical laminoplasty using a new plating system: technical note[J]. J Spinal Disord Tech, 17(4): 317～320.

Gill SS, Heller JG. 2002. Cervical Laminoplasty. Tech Orthop, 17(3): 324～335.

Hamburger C. 1995. T-laminoplasty: a surgical approach for cervical spondylotic myelopathy[J]. Acta Neurochirurgica, 132(1): 131～133.

Hase H, Watanabe T, Hirasawa Y, et al. 1991. Bilateral open laminoplasty ceramic laminas for cervical myelopathy [J]. Spine, 16: 1269～1276.

Higashino K, Katoh S, Sairyo K, et al. 2006. Preservation of C_7 spinous process does not influence the long-term outcome after laminoplasty for cervical spondylotic myelopathy[J]. Int Orthop, 30(5): 362～365.

Hirabayashi K, Bohlman HH. 1995. Controversy: multilevel cervical spondylosis: laminoplasty versus anterior decompression[J]. Spine, 20: 1732～1734.

Hirabayashi S, Koshizuka Y. 1999. New method for measuring area of spinal canal after double-door laminoplasty[J]. J Orthop Sci, 4(2): 78～82.

Hirabayashi S, Kumano K. 1999. Contact of hydroxyapatite spacers with split spinous processes in double-door laminoplasty for cervical myelopathy[J]. J Orthop Sci, 4(4): 264～268.

Hirabayashi S, Yamada H, Motosuneya T, et al. 2010. Comparison of enlargement of the spinal canal after cervical laminoplasty: open-door type and double-door type[J]. Eur Spine J, 19(10): 1690～1694.

Holmes A, Han ZH, Dang GT, et al. 1996. Changes in cervical canal spinal volume during in vitro flexion-extension [J]. Spine, 21(11): 1313～1319.

Hong JT, Sung JH, Son BC, et al. 2008. Significance of laminar screw fixation in the subaxial cervical spine[J]. Spine(Phila Pa 1976), 33(16): 1739～1743.

Hosono N, Sakaura H, Mukai Y, et al. 2006. C_3～C_6 laminoplasty takes over C_3～C_7 laminoplasty with significantly lower incidence of axial neck pain[J]. Eur Spine J, 15(9): 1375～1379.

Hosono N, Yonenobu K, Ono K, et al. 1996. Neck and shoulder pain after laminoplasty[J]. Spine, 21(17): 1969～1973.

Hyun SJ, Rhim SC, Roh SW, et al. 2009. The time course of range of motion loss after cervical laminoplasty: a prospective study with minimum two-year follow-up[J]. Spine, 34(11): 1134～1139.

Iizuka H, Shimizu T, Tateno K, et al. 2001. Extensor musculature of the cervical spine after laminoplasty: morphologic evaluation by coronal view of the magnetic resonance image [J]. Spine, 26(20): 2220～2226.

Imagama S, Matsuyama Y, Yukawa Y, et al. 2010. C_5 palsy after cervical laminoplasty: a multicentre study[J]. J Bone Joint Surg, 92B(3): 393～400.

Inufusa A, An HS, Lim TH, et al. 1996. Anatomic changes of the spinal canal and intervertebral foramen associated with flexion-extension movement[J]. Spine, 21(21): 2412～2420.

Iwasaki M, Ebara S, Miyamoto S, et al. 1996. Expansive laminoplasty for cervical radiculomyelopathy due to soft disc herniation: a comparative study of laminoplasty and anterior arthrodesis[J]. Spine, 21: 32～38.

Iwasaki M, Okuda S, Miyauchi A, et al. 2007. Surgical strategy for cervical myelopathy due to ossification of the posterior longitudinal ligament: Part 1: clinical results and limitations of laminoplasty[J]. Spine, 32(6): 647～653.

Kaiser JA, Holland BA. 1998. Imaging of the cervical spine [J]. Spine, 23(24): 2701～2712.

Kawaguchi Y, Matsui H, Ishihara H, et al. 1999. Axial symptoms after en bloc cervical laminoplasty [J]. Spinal Disord, 12(5): 392～395.

Kotani Y, Abumi K, Ito M, et al. 2009. Minimum 2-year outcome of cervical laminoplasty with deep extensor muscle-preserving approach: impact on cervical spine function and quality of life[J]. Eur Spine J, 18(5): 663～671.

Lu JJ. 2007. Cervical laminectomy: technique[J]. Neurosurgery, 60(1 Suppl 1): S149～153.

Maeda T, Arizono T, Saito T, et al. 2002. Cervical aligment, range of motion and instability after laminoplasty [J]. Clin Orthop Relat Res, 8(401): 132～138.

Matz PG, Anderson PA, Groff MW, et al. 2009. Cervical laminoplasty for the treatment of cervical degenerative myelopathy[J]. J Neurosurg Spine, 11(2): 157～169.

Miyata M, Neo M, Fujibayashi S, et al. 2008. Double-door cervical laminoplasty with the use of suture anchors: technical note[J]. J Spinal Disorde Tech, 21(8): 575～578.

Miyata M, Takemoto M. 2008. Double-door cervical laminoplasty with the use of suture anchors[J]. J Spinal Disord Tech, 21:575～578.

Morimoto T, Yamada T, Okumura Y, et al. 1996. Expanding laminoplasty for cervical myelopathy-spinous process roofing technique[J]. Acta Neurochir(Wien), 138(6):720～725.

Muhle C, Weinert D, Falliner A, et al. 1998. Dynamic changes of the spinal canal in patients with cervical spondylosis at flexion and extension using magnetic resonance imaging[J]. Invest Radiol, 33(8):444～449.

Mummaneni PV, Kaiser MG, Matz PG, et al. 2009. Cervical surgical techniques for the treatment of cervical spondylotic myelopathy[J]. J Neurosurg Spine, 11(2):130～141.

Munehito Y, Tetsuya T, Mamoru K, et al. 2002. Does reconstruction of posterior ligamentous complex with extensor musculature decrease axial syndromes after cervical laminoplasty? [J]. Spine, 27(13): 1414～1418.

Okada Y, Ikata T, Katoh S, et al. 1994. Morphologic analysis of the cervical spinal cord, dural tube, and spinal canal by magnetic resonance imaging in normal adults and patients with cervical spondylotic myelopathy [J]. Spine, 19(20):2331～2335.

Orabi M, Chibbaro S, Makiese O, et al. 2008. Double-door laminoplasty in managing multilevel myelopathy: technique description and literature review[J]. Neurosurg Rev, 31(1):101～110.

Park AE, Heller JG. 2004. Cervical Laminoplasty: Use of a novel titanium plate to maintain canal expansion-surgical technique[J]. J Spinal Disorde Tech, 17(4):265-271.

Prasad SS, O'Malley M, Caplan M, et al. 2003. MRI measurements of the cervical spine and their correlation to Pavlov's ratio [J]. Spine, 28(12):1263～1268.

Puttlitz CM, Deviren V, Smith JA, et al. 2004. Biomechanics of cervical laminoplasty: kinetic studies comparing different surgical techniques, temporal effects and the degree of level involvement[J]. Eur Spine J, 13(3):213～221.

Ryken TC, Heary RF, Matz PG, et al. 2009. Cervical laminectomy for the treatment of cervical degenerative myelopathy [J].J Neurosurg Spine, 11(2):142～149.

Sakai K, Okawa A, Takahashi M, et al. 2011. 5-year follow-up evaluation of surgical treatment for cervical myelopathy caused by ossification of the posterior longitudinal ligament: a prospective comparative study of anterior decompression and fusion with floating method versus laminoplasty[J]. Spine, [Epub ahead of print].

Shiozaki T, Otsuka H, Nakata Y, et al. 2009. Spinal cord shift on magnetic resonance imaging at 24 hours after cervical laminoplasty[J]. Spine, 34(3):274～279.

Shiraishi T. 2002. A new technique for exposure of the cervical spine laminae. Technical note[J]. J Neurosurg, 96(1 Supp 1): 122～126.

Shoda E, Sumi M, Kataoka O, et al. 1999. Developmental and dynamic canal stenosis as radiologic factors affecting surgical results of anterior cervical fusion for myelopathy[J]. Spine, 24:1421～1424.

Stafira JS, Sonnad JR, Yuh WT, et al. 2003. Qualitative assessment of cervical spinal stenosis: observer variability on CT and MR images[J]. AJNR Am J Neuroradiol, 24(4):766～769.

Takeuchi T, Shono Y. 2007. Importance of preserving the C_7 spinous process and attached nuchal ligament in French-door laminoplasty to reduce postoperative axial symptoms[J]. Eur Spine J, 16(9):1417～1422.

Tanaka N, Nakanishi K, Fujimoto Y, et al. 2008. Expansive laminoplasty for cervical myelopathy with interconnected porous calcium hydroxyapatite ceramic spacers: comparison with autogenous bone spacers[J]. J Spinal Disorde Tech, 21 (8): 547～552.

Tani S, Suetsua F, Mizuno J, et al. 2010. New titanium spacer for cervical laminoplasty: initial clinical experience. Technical note[J]. Neurol Med Chir(Tokyo), 50(12):1132～1136.

Ueyama K. 2007. Does laminectomy still hold a place in the treatment of cervical stenosis? When is it necessary to add a fixation after and or laminoplasty? [J]. ArgoSpine, 15(1):35～36.

Ulrich C, Arand M, Nothwang J. 2001. Internal fixation on the lower cervical spine--biomechanics and clinical practice of procedures and implants[J]. Eur Spine J, 10(2):88～100.

Wada E, Suzuki S, Kanagawa A, et al. 2001. Subtotal corpectomy versus laminoplasty for multilevel cervical spondylotic myelopathy [J]. Spine, 26(13): 1443～1448.

Wheeldon J, Khouphongsy P, Kumaresan S, et al. 2000. Finite element model of human cervical spinal column [J]. Biomed Sci Instrum, 36: 337～342.

Yonenobu K, Hosono N, Iwasaki M, et al. 1991. Neurologic complication of surgery for cervical compression myelopathy[J]. Spine, 16: 1277～1282.

Yonenobu K, Hosono N, Iwasaki M, et al. 1992. Laminoplasty versus subtotal corpectomy[J]. Spine, 17: 1281～1284.

Yonenobu K, Oda T. 2003. Posterior approach to the degenerative cervical spine[J]. Eur Spine J, 12(Suppl 2): S195～201.

Yonenobu K, Yamamoto T, Ono K. 1998. Laminoplasty for myelopathy. In: Clark CR. The Cervical Spine. 3th ed[M]. Philadelphia: Lippincott-Raven Publishers, 849～864.

Yoshida M, Tamaki T, Kawakami M, et al. 1998. Indicaion and clinical results of laminoplasty for cervical myelopathy caused by disc herniation with developmental canal stenosis [J]. Spine, 23: 2391～2399.

Yusof MI, Hassan E, Abdullah S. 2011. Predicted cervical canal enlargement and effective cord decompression following expansive laminoplasty using cervical magnetic resonance imaging[J]. Surg Radiol Anat, 33(2): 109～115.

Zeidman SM, Ducker TB, Raycroft J. 1997. Trend and complication in cervical spine surgery: 1989-1993[J]. J Spinal Disord, 10: 523～526.

第十六章　颈胸交界区内固定术

第一节　概　　述

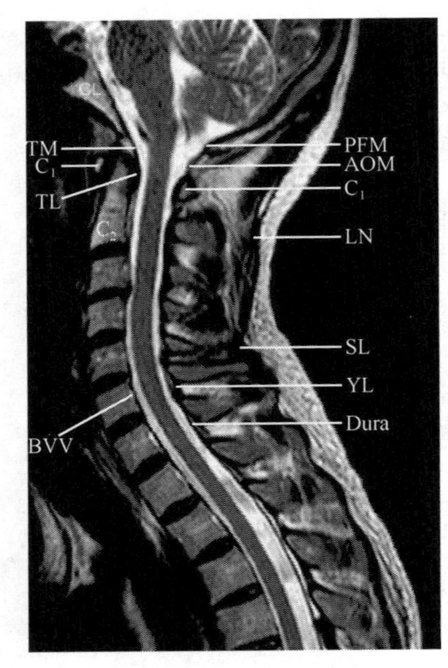

图 16-1-1　颈胸交界区

颈胸交界区指 $C_7 \sim T_1$ 部，也泛指 $C_6 \sim T_4$ 区域，由于前方解剖结构复杂、位置深在，对脊柱外科医师来说，仍是个富有挑战的区域(图 16-1-1)。作为一个移行区，颈胸交界区从活动性颈椎移行到上胸椎，上胸椎由于胸廓的固定相对不活动，比较而言是个刚体，因此，这区域的生物力学性能独特，目前仍没有很好地阐明。这些独特的生物力学特性对于区域功能的稳定有着重要的作用。固定方式的选择，包括前路或后路，或者前后联合入路，但是理想的内固定期或者手术入路仍没有共识。

颈胸交界区创伤包括骨折和脱位，或者同时存在。创伤发生率在脊柱损伤中所占比例可高达 9%，颈胸交界三柱损伤的总发生率占颈椎损伤的 2%～9%，但延误诊断占 11%～67%。颈胸交界损伤常后果严重，不幸的是，由于在 X 线平片上无法清晰显示，在初次诊治时常被漏诊，在 Amin 和 Saifuddin 对颈胸交界区畸形骨折和脱位患者的调查中，42%的患者于初诊时被漏诊；同研究中，42%的患者伤后完全性瘫痪。

颈胸交界区肿瘤多数来源于肺，局部转移或者环形破坏。Le 等发现，68%颈胸交界肿瘤为转移性，最常见的原发肿瘤是肺肿瘤。椎体原发肿瘤仅占 32%，但肉瘤则极罕见。相反，Mazel 等报告 32 例采用后路手术的颈胸交界区肿瘤，19 例为环形肿瘤，11 例为转移瘤，仅 2 例为骨肿瘤。其他研究也报告颈胸交界的原发肿瘤，包括动脉瘤样骨囊肿、骨母细胞瘤、低分化神经鞘膜瘤以及釉质上皮瘤等。影响颈胸交界的先天性疾患包括形成障碍、分节不良、混合存在。C_7 先天性脊柱病也有报告。骨发育不良也可影响到此部位。感染性疾患主要多见结核，椎体结核破坏椎体，形成后凸畸形，一般行单纯前路手术。还需知道，一些后路广泛减压会造成医源性不稳。

一、手 术 入 路

颈胸交界区外科入路分为前路、后路、侧前方及后外侧入路等，外科入路的选择以病变的部位、性质和范围以及外科医师对入路的熟悉程度为依据。总的原则，椎体或椎间盘损害是前路手术稳定的指征，而后部结构损害则适合后路稳定。

后路手术如椎板切除通常被采用，但前部结构会受到局限。当提供有价值的稳定性选择方法，这个入路本身也损害了脊柱稳定性。众所周知，椎板切除后综合征或其他轻微类型，随着时间推移，并不受人欣赏。因而，这些局限也促使人们去探讨颈胸交界区不同的入路。尤其是，以颈胸部后外侧入路为Pott病患者行肋横突切除术。Larson以后改良为侧方胸腔外入路，增加手术显露，降低并发症。其他基础侧后方入路的改良类型包括侧方肩胛旁胸膜外入路，有助于提高上胸椎区的显露。

颈胸交界的前入路开始于没有切除锁骨和胸骨的锁骨上入路。但是由于没有切除骨结构，上胸椎的显露受到明显限制，尤其是短颈或宽肩患者限制更大。此后，前入路改进采用锁骨上入路和胸骨劈开的联合入路，该入路主要问题是与外科手术风险有关，第3肋切除侧前方开胸被认为可以代替胸骨劈开手术的风险。鉴于此，一些改良术式不断出现，以降低围手术期并发症。包括Sundaresan提出的经胸骨柄及锁骨入路，Nazzaro提出的翻瓣开门技术等。总之，要增加胸骨劈开、胸骨柄切断或锁骨截骨等，或者颈椎入路和开胸手术联合，以提高颈胸交界的手术显露视野。当然，胸骨劈开或者其他方法可以改进达到病变部位，但是创伤较小的锁骨上入路依然是首先考虑的入路，其可以减少手术显露时对侧结构的损害。Fraser建议术前进行MRI扫描，测量胸骨柄胸腔的距离，以决定是否行胸骨劈开。无论哪种前入路，显露的最远范围视乎局限于T_3，因为有纵隔的大血管阻挡，而显露的角度由胸骨柄决定。

新型的脊柱植入物系统、技术以及材料有助于显露颈胸交界区方法的改进。但是任何手术计划中，医生的习惯、舒适程度通常决定了手术入路的倾向性。

二、重建方法

目前有多种方法应用于颈胸交界的稳定和重建。如何进行前柱重建，则需要考虑原发疾病类型。如果预期寿命较短(如恶性肿瘤)，植骨融合则无必要，采用简单的PMMA和Steinmann针进行简单的重建就可以达到足够的短期稳定性。如果预期寿命较长，如创伤或非恶性肿瘤，则有多种形式可供选择来进行前柱支撑，包括自体髂骨、异体腓骨、钛网、碳素植入物、可降解植入物及人工椎体等。椎体间支撑并以前路钢板固定通常可以提供足够的稳定，促进骨融合。

尽管后路内固定在尸体研究中常被认为刚度更大，但是其他对单纯前路钢板固定的测试表明，其可以提供足够的即时稳定性，并恢复刚度到完整脊柱的水平。

后路内固定最为常用，因为这些固定方法为脊柱外科医生所熟悉，包括后路钢丝、Harrington/Luque棒及椎板下钢丝，侧块钢板、钩以及椎弓根螺钉固定等。尸体研究也表明，后路固定可以明显提高刚度。有研究比较了前路钢板、后路钢板以及后路钩棒固定，结果表明，前路钢板固定可以提供类似完整脊柱的刚度，同时钩棒系统可提供6倍的刚度。椎弓根固定可以提供最大的稳定性，但椎弓根螺钉置入的相应风险也应衡量。

对颈胸交界区解剖的深入认识对于理解植入物的局限性是非常必要的。钩棒系统通常对于狭窄椎管是可行的，但颈椎椎板薄且弱限制了钩的应用。另外，侧块螺钉需要考虑与脊神经、更重要的而是与椎动脉的关系。同时，C_7侧块螺钉经常难以置入。

在下颈椎这些螺钉过偏于尾侧，可引起神经根损伤；而螺钉置入如过偏头侧，就可能损伤椎动脉；另外，畸形等可导致解剖关系发生改变，最后从C_5～T_3侧块大小逐渐减小，移行为胸椎的横突。侧块在下颈椎不倾向于作为固定选择，却可以作为一种新的选择。侧块螺钉装置可以采用钩固定进行增强，可以在颈胸交界提供有效的稳定。

颈胸交界区内固定的另一种选择是椎弓根螺钉固定。椎弓根宽度在颈胸开始增宽，T_5水平降低。C_5 椎弓根宽度是 5.2mm，T_1 是 7.8mm，T_5 仅 4.4mm。在颈胸部相对宽大的椎弓根允许进行螺钉固定，应尽量考虑纳进可能选用的内固定装置中。椎弓根螺钉固定较侧块螺钉固定有更强的拔出抵抗力，实体研究表明，椎弓根螺钉平均疲劳载荷为 677N，而侧块螺钉仅为 355N，其他研究也证实了这一点。椎弓根螺钉对于三柱、两个水平复合不稳类型尤其具有生物力学优势，换句话说，越不稳定的损伤，颈椎椎弓根螺钉提供的生物力学优势就越明显。但是，椎弓根在所有水平均存在组成或者形状变异现象，外侧皮质较内侧皮质薄。因此，术前要进行包括 CT 等检查以评估横突孔的位置、椎弓根的角度。

从钢丝演变为棒，到侧块螺钉，再到椎弓根螺钉，促进了颈胸交界区稳定技术的选择。椎弓根螺钉固定已经成为颈胸交界内固定的理想方式。随着万向螺钉、双直径棒以及互锁装置的应用，固定技术的操作简便程度得到提高。但颈胸交界处理的目标依然如此：减压、恢复稳定性、维持复位、早期活动及功能康复等。问题依然存在，那就是需要回答外科手术计划是否要跨越颈胸交界区。

椎板切除或者多节段颈椎融合时要止于 C_7，不扩展到胸椎，使患者易于在颈胸交界区形成后凸畸形。有报道指出，颈胸交界区椎板切除引起脊柱畸形。脊柱融合最远侧在 C_7 也被认为是医源性不稳的一种因素，其发生率目前仍不知。有作者建议，如果内固定远端固定在 C_7 上，则扩展跨越颈胸交界（$C_7 \sim T_1$）。Ames 支持这个观点，其证实当内固定装置扩展到 T_1、T_2 包括 C_7，可以提高稳定性。是否需要扩展到 T_1 或者 T_2 仍然是医生倾向问题，要根据螺钉在远端获得的固定效果。如从非胸骨劈开入路，解剖学可行，但需要提供前路支撑。三柱支持固定比单纯前路或者单纯后路固定可提供更显著的生物力学优势。颈胸交界容易出现不稳的区域，因此也对应用于该部位的植入物提出更高的要求。鉴于此，一个总的概念是长节段固定可以提供较多固定点，对于极不稳定的疾患或者手术操作是必需的。

三、内固定选择

颈胸交界区前路内固定采用 Southwick 和 Robinson 法（即低位颈前路）显露较为困难，因为该显露技术只能达到 T_1、T_2。经胸骨或胸骨柄入路可以显露 T_3 以下，但手术风险较大。如 T_4 以下需要显露，则可以采用开胸方法。颈胸交界后路手术可以采用标准的后正中入路。该入路较前入路简单，允许远近端延长。经椎弓根技术可以达到前方椎体。同时，也可采用经肋椎途径。

对于颈胸交界区内固定装置，在前路钢板固定方面，没有专门设计的钢板，一般选择颈椎前路钢板，预弯后使用，以适应局部特殊的曲度。除非采用劈开胸骨等较大显露，前路钢板在操作方面如螺钉固定及锁定方面均存在一些困难。

颈胸交界区后路内固定同样从钢丝、钩、板系统发展到螺钉-棒系统。颈椎后路内固定系统可以扩展到应用于颈胸交界区。传统的颈椎植入物如螺钉和棒直径较细，而胸椎固定则要求螺钉和棒直径较粗，以满足不同节段固定的力学要求。如颈椎椎弓根螺钉（如 C_7）直径为 3.5～4mm，可以很安全地应用于 T_1、T_2，但 T_1、T_2 平均的椎弓根直径为 7mm 和 10mm。因此，4.2mm 或 5.0mm 的螺钉及稍粗的圆棒（如 6.0mm，而不是颈椎 3.5mm 的圆棒)可以固定这些区域。这就促使研发了双(不同)直径圆棒系统。

颈胸交界区内固定技术发展与枕颈交界区技术发展相平行。许多应用于枢下颈椎的技术经过改良后也应用于颈胸交界。改良的棒-钢丝技术是这些早期技术的基础,以后出现了棒-钩或者棒-螺钉技术。对肿瘤患者所选择的技术应明确术后的预期效果以及单纯前路和前后路联合技术相对已存在的传统后路肿瘤稳定技术而言优势在哪里等。

随着椎弓根螺钉技术的安全性不断增加,脊柱外科医师有能力创造一个坚强、稳固的内固定系统,满足从颈椎显著活动到上胸椎相对不动的这个特殊移行区域。现代颈胸螺钉内固定系统均为组合式设计,与颈椎以及枕颈交界内固定要求疗效相似,这些系统应用于矫正畸形,获得即时坚固内固定并有高融合率。棒可以塑形进行颈椎及胸椎多点固定,包括颈椎侧块螺钉、椎弓根螺钉、胸椎椎弓根螺钉、胸椎钩等。

跨越颈胸交界区内固定存在的问题是如何将纵向连接部件(棒或板)与连续的 C_7 侧块螺钉和 T_1 椎弓根螺钉连接。侧块螺钉角度偏上及偏外,螺头偏向下方及内侧,而椎弓根螺钉角度偏内,螺头偏向外侧。因此,在这个非常短的纵向距离内,却有非常明显的螺头侧方偏离。现在有万向螺钉-棒系统采用的内固定螺钉(限制在棒上滑动)以及侧方连接块(图 16-1-2),这个困难可以得到解决。这些内固定系统尚利用双直径棒(图 16-1-3)、棒-棒连接块(图 16-1-4,图 16-1-5)、较小的胸椎椎弓根螺钉,允许小直径颈椎棒连续延伸到胸椎,或者通过连接块,将不同直径棒在颈胸交界区连接。这样就可以充分满足节段重建的要求。

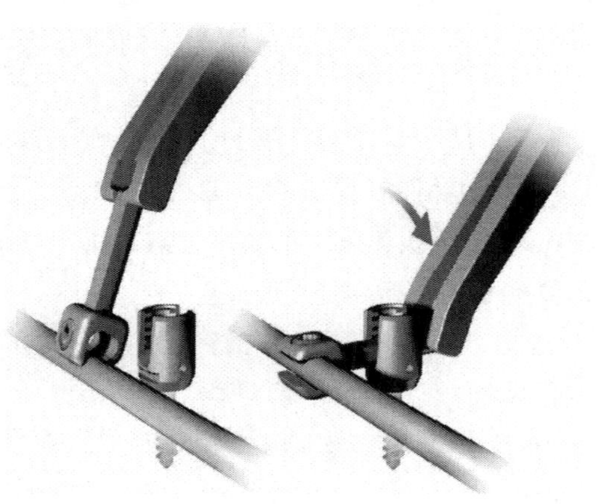

图 16-1-2　螺钉-棒侧向连接块(Summit SI)

引自 Depuy Spine.

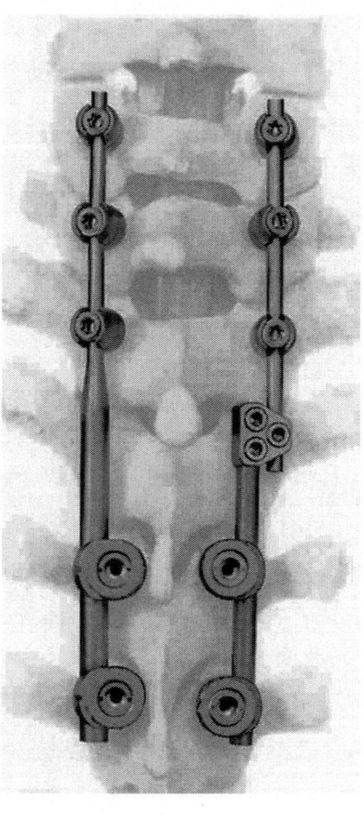

图 16-1-3　Axon

左. 双直径棒;右. 颈胸棒-棒连接块

引自 Synthes.

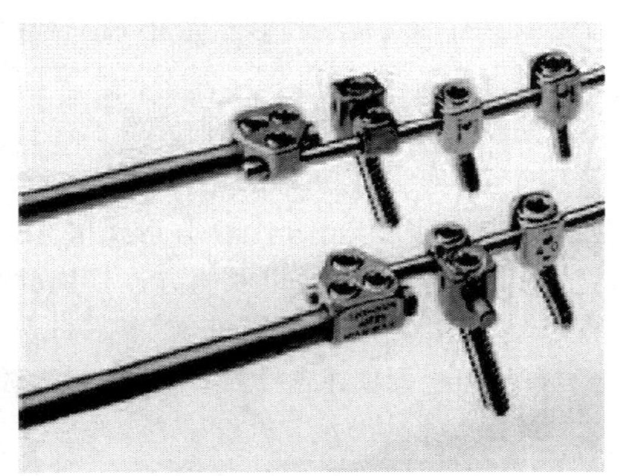

图 16-1-4　颈胸棒-棒侧向连接块(Cervifix)
引自 Synthes.

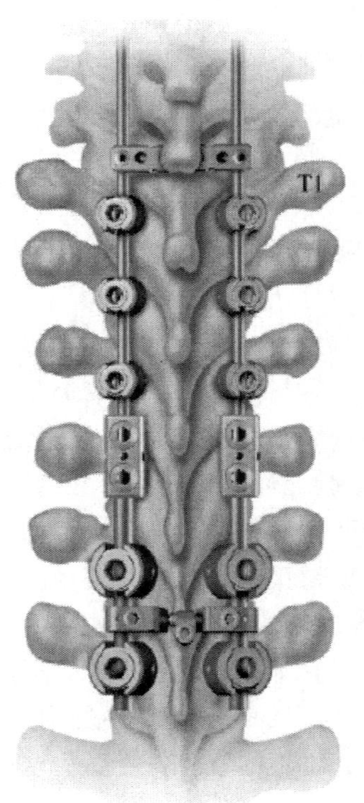

图 16-1-5　颈胸棒-棒纵向连接块(Summt SI)
引自 Depuy Spine.

第二节　临床解剖

颈胸交界的解剖与脊柱上其他地方的移行点不同。其从一个活动颈椎移行到相对刚性的上胸椎,与此相关,从前凸改变为后凸,使我们对该区域的解剖和生物力学完全了解相当困难。T_1 椎体在头侧与 C_7 相关节,C_7 侧块是交界部的移行点,C_7 椎体具有颈椎和胸椎共有的一些特征。临床应用于颈椎或者胸椎的内固定系统,必须适合交界部位的曲度及柔韧性。

以往一些作者发表了这个区域一些特殊的解剖学问题,通常关注骨性连接及血管。结构上,侧块的厚度从 C_2～C_7 逐渐减小,这与椎弓根大小正相反,其从 C_2～C_7 逐渐增大。平均椎弓根横径从 C_3 的 5.1mm 增加到 C_7 的 6.6mm。结果认为,C_7 在侧块上缺乏可靠的骨质固定,而其直径偏大且无椎动脉伴行,则成为合适椎弓根固定的选择。

从血管结构角度看,C_7 具有独特的解剖结构,多数缺乏发育完全的横突孔,大约仅 5% 的 C_7 横突孔有椎动脉通过。因此,许多专家推荐在任何内固定手术前,或者至少在椎弓根固定前,需要进行影像学检查。颈胸交界的前路手术受到胸骨的阻挡,且需要处理大血管。有关颈胸交界部前入路的临床解剖见本书第九章。

颈胸交界是脊柱从刚性及矢状位平面几何形状移行的区域。颈椎大约有平均 40° 的前凸,相对具有柔韧性。而颈椎活动范围是屈曲 35°～65°,后伸 55°～85°,随年龄不同差异较大。大约 50%的运动发生在寰枢椎关节。而胸椎后凸,平均为 10°～40°,依年龄和性别不同。胸椎后凸在女性较大，随年龄增大而增大。由于胸骨以及胸廓的固定作用，胸椎相对较为僵硬。平均屈曲 25°～45°，平均每个节段 2°～4°，后伸范围 15°～20°。

颈胸交界部的移行特性以及独特的形态结构使该部成为应力容易集中的部位。从活动的、前凸的颈椎移行到相对不动的、后凸的上胸椎，使颈胸交界趋于不稳定。从生物力学角度讲，从相对小的、无保护的颈椎移行到相对大的、有保护的胸椎，就存在谜团和困惑。同样重要的，活动的颈椎连接人体另一端——头部，这样，任何颈椎向前角度位移或者前凸角度丢失，均引起后方张力带的应力集中，因为头部不在胸部的轴线上。遗憾的是，这个区域的复杂性使生物力学测试极为困难，因此，目前较为缺乏该区域的生物力学资料。

尽管如此，从解剖学角度分析，该区域的生物力学主要有两个方面重点，要引起重视。

1. C_7～T_1 椎间盘角度　与我们较多认识胸腰椎交界部的生物力学相似，尽管颈胸交界部含有一个脊柱矢状位上中立椎，但该区域易于出现畸形。角度（成角畸形）位移通常发生在椎间盘的位置，因为站立位时，颈胸交界部的椎间盘与水平面不相平行，形成一个角度，具体数据尚缺乏，大约为 35°。由于这个角度存在，在 C_7 就导致一个向前下方的力。成角就可以导致这个区域产生位移和角度的应力。在受到轴向压缩载荷时，C_7 骨折脱位将出现向前下方移位，与此解剖特点有关系。

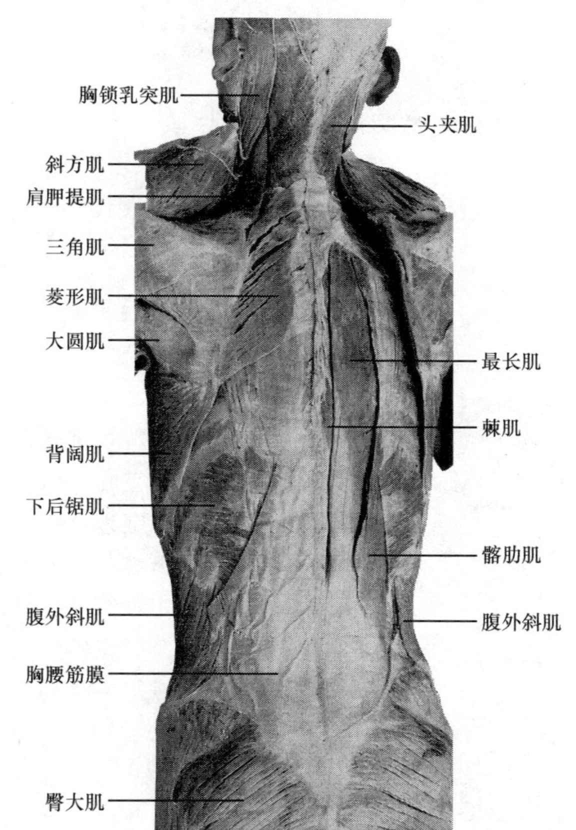

图 16-2-1　颈胸交界区后部浅层肌肉

2. 杠杆作用　颈胸交界部前方缺乏较强的拮抗肌，其稳定的动力装置主要依靠后方的肌群和韧带。肌群包括浅层的斜方肌、菱形肌（图 16-2-1），深层有半棘肌以及回旋肌等，韧带主要是强大的项韧带（图 16-2-2）。上胸椎由于胸廓的固定相对是一个刚性结构，而颈椎却是一个活动性大的结构，由于上胸椎已经移行为后凸，这个区域的稳定性主要依靠颈后部肌肉以及韧带，故类似形成一个杠杆作用体，其支点在胸椎，另一端在颈椎，而后部肌肉及韧带提供动力，类似悬臂梁的杠杆作用（图 16-2-3）。同时，其张力带位于后部。所以，当该部位出现前后部结构均明显破坏时，如颈胸交界部骨折脱位，单纯前路手术不足以恢复此杠杆作用的支点，并不牢靠，需要联合后路内固定。

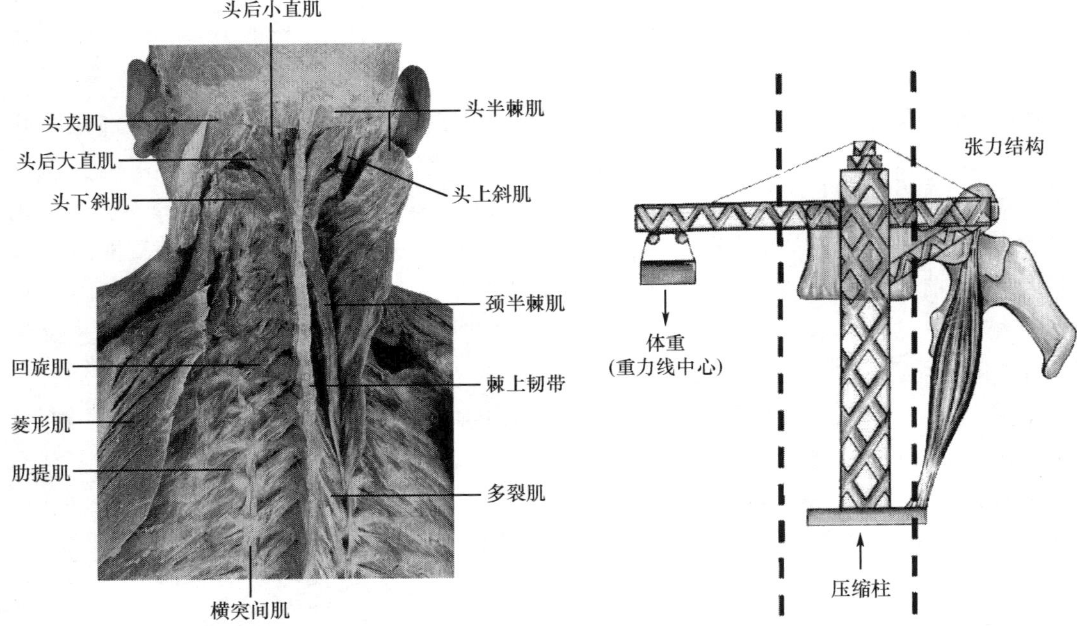

图 16-2-2　颈胸交界区后部深层肌肉

图 16-2-3　颈胸交界区力学上类似悬臂梁支点

第三节　生 物 力 学

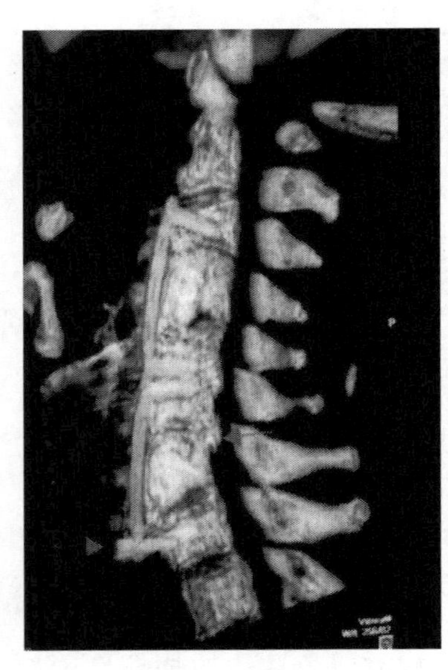

图 16-3-1　颈胸交界区属于应力集中移行部，内固定易失败

颈胸交界区局部解剖使损伤后固定成为艰巨的任务。颈椎是前凸、活动的，对于安全内固定，具有有限固定空间。C_6 及以上的侧块螺钉固定强度较椎弓根螺钉固定差，例如，C_7 单侧椎弓根螺钉固定提供的强度相当于 C_6、C_7 双侧侧块螺钉固定。相比较而言，胸椎是后凸、相对僵硬(刚性)，提供更强的固定点。肋廓以及胸骨增强了胸椎的结构稳定性。因此，颈胸交界区由于脊柱刚性及矢状面几何形态改变，是应力集中的移行区域(图 16-3-1)。这部分的治疗需要关注这些生物力学特点。

对于颈胸交界获得坚强、稳固内固定的最有挑战性问题之一是 C_7 的骨形态学，其侧块通常较小，比其头侧颈椎侧块偏外侧，故常无法进行连续性侧块螺钉固定。因此，多数医生在这个节段采用 C_7 椎弓根螺钉固定。但更多生物力学研究关注 C_7 固定在整个颈胸交界后路内固定力学效应中的作用。

2002 年，Kreshak 等报告了生物力学研究结果，建议采用前后路内固定治疗三柱椎间盘韧带损伤。认为单纯后路内固定并不足以提供颈胸交界三柱损伤的稳定效果，表现为后伸方向上显著不稳定。但其采用内固定包括 C_5 和 C_6 侧块螺钉固定以及 T_1 和 T_2 椎弓根螺钉固定，所有螺钉均是万向螺钉，且没有进行 C_7 椎弓根螺钉固定。

在颈胸交界内固定时，C_7 椎弓根螺钉固定的重要性在 Rhee(2005 年)研究中得到充分表明。他们模拟了屈曲-牵张性损伤的三柱椎间盘韧带损伤模型，采用 3.5mm 直径圆棒。他们发现，C_7 椎弓根螺钉固定比 C_7 侧块螺钉固定可以提供更显著的结构刚度。在 C_7 椎弓根难以完成时，C_6、C_7 侧块螺钉固定可以达到类似效果，但轴向压缩刚度达不到。因此，作者的结论为，C_7 椎弓根螺钉相当于两个节段的侧块螺钉。

Prybis 也认为后路节段内固定不足以稳定颈胸交界的三柱损伤。其采用万向螺钉以及双直径圆棒，但没有报告颈胸交界单纯后路内固定的稳定性。颈椎应用侧块螺钉固定，胸椎应用万向螺钉椎弓根固定，其也没有进行 C_7 固定。

与此研究相反，O'Brien 研究结果表明，单纯后路对颈胸交界区三柱损伤具有稳定作用。其模拟三个水平的 C_7～T_1 椎间盘韧带损伤，没有椎体损伤。与前述研究不同，他们采用 C_7 椎弓根螺钉固定于未损伤的椎体节段，并跨越损伤节段各上下两个节段内固定，发现可以使 C_7～T_1 部活动降低到损伤前 18%水平。另外，单向螺钉在胸椎应用，并采用双直径圆棒(3.5mm 和 6.0mm)，该器械在以前生物力学研究中从未采用。O'Brien 将后路固定经椎间盘型三柱损伤的稳定效应归功于三个关键技术：在胸椎采用单向螺钉，双直径圆棒以及 C_7 椎弓根螺钉固定。

对于三柱不稳定损伤，Maze 报告了临床应用单纯后路内固定治疗颈胸交界部脊柱肿瘤的临床效果。32 例中，有 13 例采用单纯后路治疗；联合前后路应用于治疗部分或者完全椎体切除，尽管有 1 例部分切除也采取单纯后路治疗方式。因此，临床实践也表明，在没有大块椎体骨缺损情况下，单纯后路内固定对于颈胸交界部不稳具有足够的稳定作用。

第四节　临床疗效与并发症

颈胸交界部的病变以结核、肿瘤和创伤多见，治疗依然是个挑战，减压和重建脊柱稳定性是脊柱外科医师手术的目的所在。但临床缺乏较为大宗病例，多数临床报告多为经验总结(图 16-4-1，图 16-4-2)。

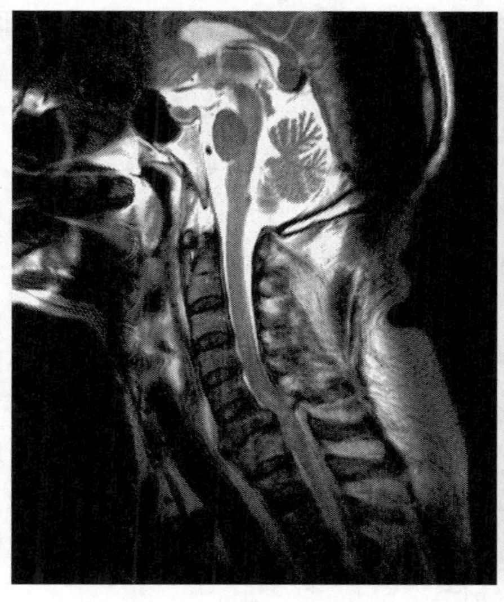

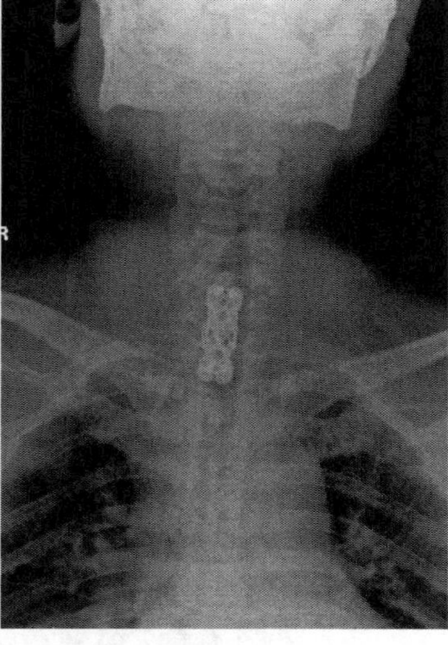

图 16-4-1　C_6～C_7 结核前路病灶清除取自体髂骨植骨并钢板内固定

前路手术具有显著的优点：直接显露病变部位，减压彻底；前路椎间植骨重建可以维持高度、提供良好的载荷传递。但是前路手术局限性也明显：前路钢板固定的稳定性不够，对于长节段病变减压后的重建，单纯颈前路钢板活动即刻稳定性不足，容易在植骨融合前出现植入物失败。因此，对于长节段或者存在颈胸交界后凸的患者，采用前后路联合的术式获得脊柱三柱的稳定是必要的。

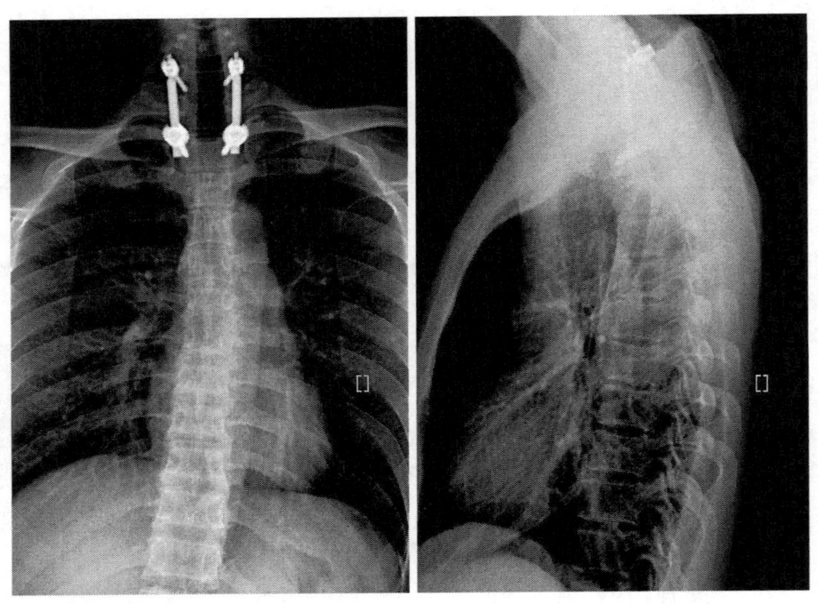

图 16-4-2 后路 T_1 椎管内肿瘤切除，C_7～T_2 椎弓根螺钉内固定术

周新建、马华松等报告 22 例颈前路手术治疗颈胸交界区疾患，全部患者采取前路病灶清除、彻底减压、植骨融合或骨水泥填充、钢板内固定，其中 11 例多节段病变(大于 3 个节段)或者有后凸的病人需要行前后路联合的内固定治疗，均获得良好疗效。

由于颈胸交界部位疾患主要是严重创伤、肿瘤及结核等，基础疾病多较严重，故容易出现并发症，尤其在采用前路手术治疗时，并发症更为多见。在 36 例因不同经胸进行不同颈胸稳定手术的研究中，An 等报告并发症包括 C_7～T_2 融合后 C_6～C_7 半脱位、假性脊膜膨出、Vocal 脊髓瘫、吞咽困难、Horner 综合征。其他并发症包括切口感染、尿路感染、压疮、深静脉栓塞、肺炎以及肿瘤复发。有 3 例术后死亡(2 例胸骨切开，1 例 C_7 前路椎体切除)。他们认为，颈胸交界外科手术的并发症多见，术前仔细评估和计划，以及精细外科操作技术和精心术后护理均是防止这些并发症的重要措施。

而颈胸交界后路内固定术的有关并发症没有更多资料，可能与涉及该术式的应用并不广泛有关。从理论上分析，潜在并发症还是与局部力学稳定性以及螺钉植入固定等相关。对颈胸交界部成功手术干预的最大障碍是术中影像检查。当然，对该区域解剖以及病例解剖的深入了解是矫正畸形和骨折复位以及正确植入内固定系统的关键。仔细术前影像检查以及术前计划是成功手术结果的关键。影像导航技术的进展为脊柱外科医师提供额外的术中反馈，便于在枕颈以及颈胸交界等复杂解剖关系部位进行精细操作。

第五节　上胸椎后路椎弓根外螺钉固定术

正如前述，椎弓根固定具有明显的生物力学优势。人们越来越产生兴趣在选择合适病例进行上、中胸椎的椎弓根螺钉固定，如畸形（侧凸、后凸）、创伤、感染、退变及肿瘤等。Suk 比较节段椎弓根螺钉与其他固定方法矫正特发性脊柱侧凸的效果，结论是有明显证据表明椎弓根螺钉技术在获得矫正度数方面更加有效。可是，胸椎常规椎弓根螺钉也有争议，且技术要求较高。

形态学研究证明，在中、上胸椎的椎弓根较小，椎弓根的三维构型也十分复杂，且具有较大的变异。胸椎椎弓根（$T_4 \sim T_9$）很窄，有 35% 的胸椎椎弓根横径小于 5mm，从 $T_4 \sim T_8$ 48% 的椎弓根横径小于 5mm，68% 的 T_6 椎弓根横径小于 5mm，并且椎弓根角度差别很大，螺钉固定容易损伤周围结构。Misenhimer 认为置入螺钉超过外部直径的 80%，如置入直径 4.5～5.0mm 螺钉，将发生椎弓根膨胀、变形或骨折，大大降低了固定强度。

为了避免常规椎弓根螺钉固定的内在风险，Dvorak 进行胸椎椎弓根外螺钉固定的评估。生物力学分析该技术拔出强度显著高于椎弓根内螺钉固定，因为额外增加了皮质骨固定位置以及增加了螺钉长度（图 16-5-1）。该技术的主要优势是由于提高了离椎管的距离，螺钉位置可变性大，因此损伤神经结构的可能性减少。但是，在结论中他们指出，后部结构多变异，以致不允许进行标准螺钉置入技术，方考虑采用该技术。

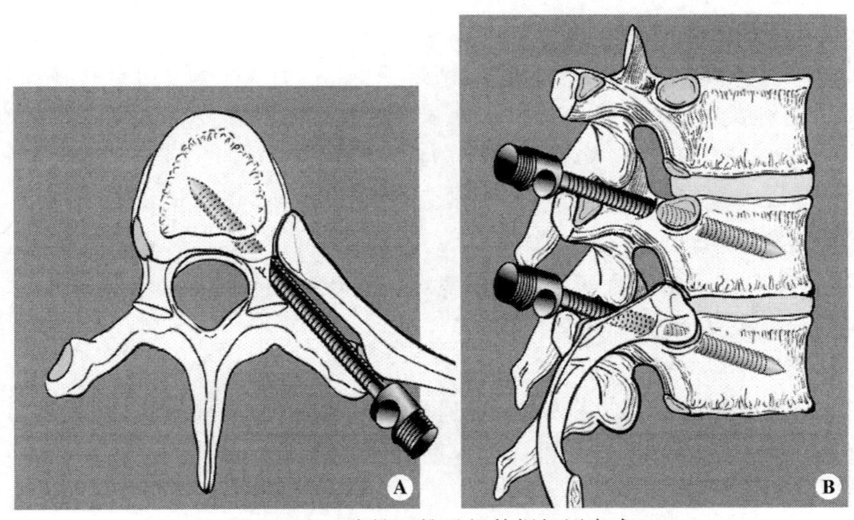

图 16-5-1　胸椎经椎弓根外螺钉固定术

引自 Husted DS, et al. Spine, 2003, 28(20): 2324-2330.

椎弓根外螺钉固定技术包括两种类型：①经横突-肋骨-椎体（肋椎关节）固定；②经横突-肋骨（肋横关节）固定。

一、经横突-肋骨-椎体（肋椎关节）固定

（一）临床解剖

鉴于上胸椎椎弓根螺钉潜在的较高危险性，Dvorak 等提出了胸椎椎弓根外螺钉固定法。其后，Husted、Morgenstern 等学者又对该胸椎螺钉技术做了进一步的研究，证明其是

一种安全有效的胸椎固定技术。

上中胸椎椎弓根-肋单位由胸椎弓根、横突和肋结节至肋骨头部分肋骨组成。肋骨和横突之间形成肋横突关节，肋骨头与同节段和上一节段椎体形成肋椎关节（T_1 除外），横突前和肋颈之间有肋颈韧带，横突尖和肋结节间有肋结节韧带，其周围的重要解剖结构主要有胸椎弓根内侧的胸椎管和与肋骨相邻的胸膜，另外还有位于肋骨下方从椎间孔穿出的肋间神经，胸椎弓根外螺钉如果严格走行在肋骨和椎弓根之间，其内侧有胸椎弓根保护椎管，外侧有肋骨保护胸膜，胸神经及其后支（肋间神经）与胸椎弓根和肋骨下缘均有一定间隙，只要螺钉进入椎体后不突破椎体前缘，不会损及任何重要结构，理论上较胸椎弓根螺钉安全。

严军等选择 20 例胸椎 CT 扫描图像，对 T_1～T_8 测量下列解剖指标：椎弓根横径、椎弓根钉道长度、椎弓根-肋单位横径、椎弓根外螺钉钉道长度以及椎弓根外螺钉内倾角、椎弓根外螺钉最大内倾角、椎弓根外螺钉最小内倾角等。结果表明，胸椎弓根-肋单位横径（12.97～18.88mm）明显大于胸椎弓根横径（5.03～8.67mm），胸椎弓根外螺钉钉道长度（46.05～61.47mm）明显长于胸椎弓根螺钉钉道长度（36.92～41.74mm）。胸椎弓根外螺钉的最大内倾角和最小内倾角呈递减趋势，T_1 的最大内倾角约 65°，最小内倾角 38°；T_2 的最大内倾角为 49°，最小内倾角为 24°；T_3～T_7 的最大内倾角在 40°～44°，最小内倾角在 18°～20°；T_8 的最大内倾角为 37°，最小的内倾角为 15°。椎弓根外螺钉的内倾角均有一个相对安全的误差区间，除 T_1 和 T_2 外，T_3～T_8 的螺钉内倾角恒定在 30°左右是安全的，说明椎弓根外螺钉技术在水平面上置钉的安全性要高于胸椎弓根螺钉。

欧阳林志等也进行了 CT 的测量研究，结果表明，对于 T_1～T_{10} 所有椎体而言，肋横结合区入路安全进钉长度（59.05±0.83）mm、宽度（15.03±0.73）mm、高度（10.36±1.28）mm、内倾角度（34.53±0.21）°及下倾角度（12.95±1.58）°，均大于椎弓根入路安全长度（45.51±0.56）mm、宽度（5.98±0.78）mm、高度（5.35±0.61）mm、内倾角度（12.31±2.05）°及下倾角度（2.85±1.07）°。作者也认为，胸椎肋横突结合区螺钉内固定，在解剖学上是可行的，尤其对椎弓根发育畸形和狭窄者，具有安全、可靠、容易定位等优点，为胸椎后路螺钉固定的选位提供参考。

该术式临床解剖学要点可以归结为：

（1）其入钉点较椎弓根固定靠外，入径通过横突、穿透横突前方皮质，顺椎弓根外侧皮质、肋骨后部内侧的皮质间隙，进入椎体到达肋骨头关节面内侧。入路内侧是椎弓根，外侧有肋骨头及软组织保护，因此较椎弓根固定安全。

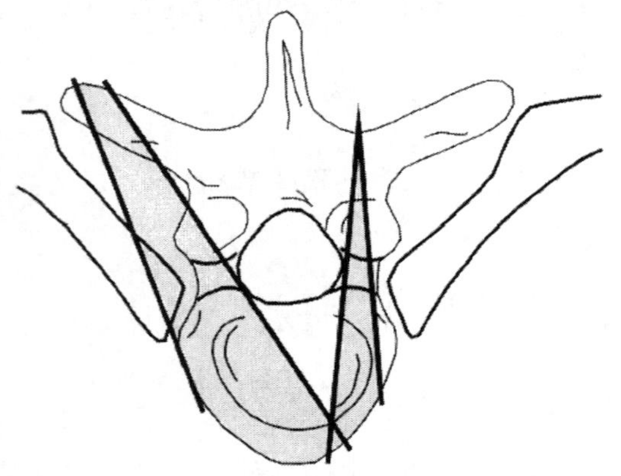

图 16-5-2　椎弓根外固定比椎弓根固定具有更大空间

（2）横突-肋-椎体与椎弓根在解剖结构上是非常紧密。在临床实际操作中，为了防止螺钉偏内误入椎管，造成脊髓损伤，椎弓根螺钉角度稍靠外，或者外倾角稍小（偏于垂直角度进钉），则也可以进入椎弓根间隙，成为椎弓根外固定。因此，与其认为椎弓根外固定是项技术，不如认为，由于椎弓根外固定技术的存在，为椎弓根固定提供了一个更为安全的区域或者更大的空间（图 16-5-2）。

（二）生物力学

胸椎弓根螺钉相较传统的钢丝、钩等固定方式其最大的优势在于固定强度，而椎弓根螺钉在破壁后其力学强度将受到影响。Panjabi 等发现，椎弓根完整性受损后，中胸椎的轴向旋转和侧屈活动度将显著增加，George 等指出外源性椎弓根骨折将使螺钉抗拔出力减弱 11%。由于椎弓根外螺钉固定 3～4 处骨皮质，包括横突、肋骨皮质、椎体，理论上有很好的生物力学效果。Davorak 等进行螺钉抗拔出试验显示，胸椎弓根外螺钉的抗拔力明显强于胸椎弓根螺钉。Morgenstern 等对这两种胸椎置钉方式做了更全面的生物力学研究，两种置钉技术在限制胸椎的屈伸、轴向旋转和侧屈的活动范围（ROM）上无统计学差异，两者在疲劳试验中都未显示出固定强度降低，但椎弓根外螺钉由于着力于多层皮质骨，其抵抗螺钉的切割能力更强，另外，由于胸椎弓根外螺钉技术可使用较粗的螺钉，其断钉可能也小于椎弓根螺钉技术，说明胸椎弓根外螺钉技术在生物力学上具有与胸椎弓根螺钉技术同样的强度优势。

但是，White（2006 年）等通过力学实验比较拔出方向对疲劳载荷的影响（图 16-5-3），结果表明，轴向疲劳载荷在椎弓根固定为（826±255）N，椎弓根外固定为（584±200）N，两者有统计学显著性差异。在垂直向拔出时，两者疲劳载荷之间无明显差异。因此，其认为这表明上位胸椎经椎弓根内固定的生物力学优于椎弓根外入路，但两者相差不大，可以作为备用的手术技术。最近，Furderer（2010 年）在人尸体标本上比较椎弓根固定、椎弓根外固定（包括经横突上方、经横突）的螺钉拔出力（图 16-5-4），并充分考虑骨密度的影响，结果显示，经椎弓根固定的螺钉拔出力平均为 400N，而椎弓根外固定的螺钉拔出力也达到 370N，两者无显著性差异，而椎弓根外固定不同形式之间也无差异。因此可以认为，生物力学研究结果已充分表明，在中上胸椎，椎弓根螺钉固定与椎弓根外螺钉固定之间无明显生物力学差异。

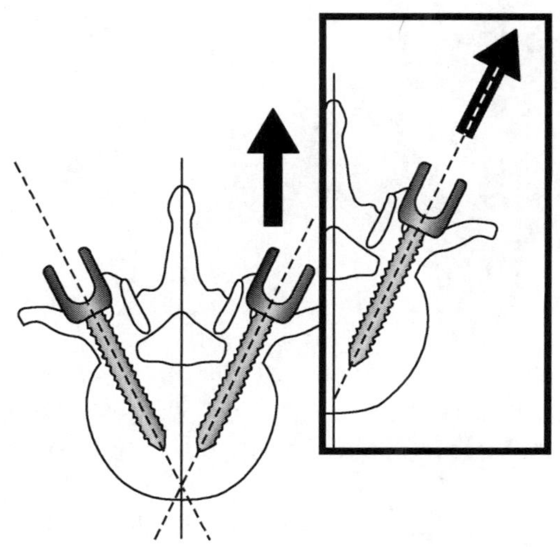

图 16-5-3　螺钉垂直拔出方向上椎弓根固定与根外固定之间存在差异

左．垂直方向；右．椎弓根轴向

引自 White KK，et al. Spine，2006，31(12)：E355-358.

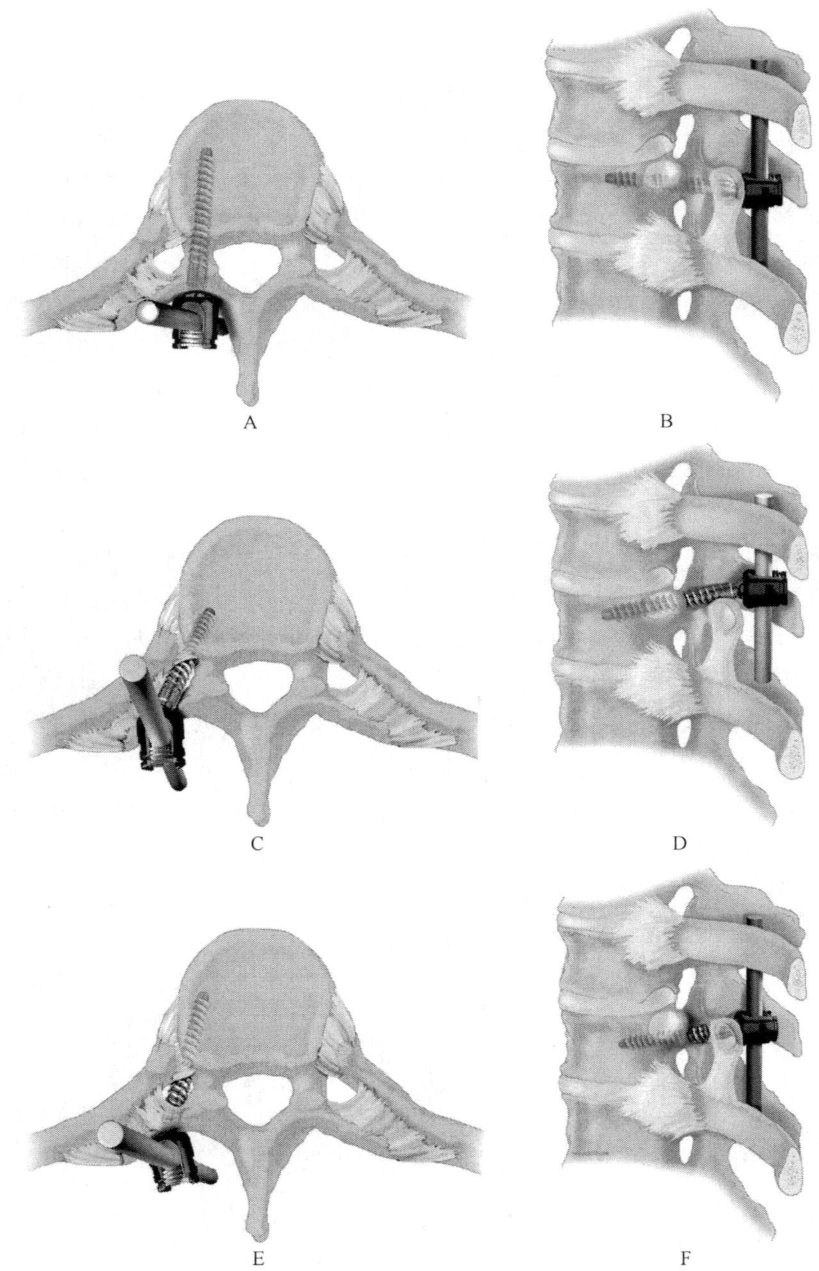

图 16-5-4 Furderer 生物力学试验模型

A、B. 椎弓根固定；C、D. 椎弓根外(横突上)固定；E、F. 椎弓根外(经横突)固定

引自 Fürderer S，et al. J Spinal Disord Tech，2011，24(1)：E6-10.

上中胸椎椎弓根外螺钉技术具有置钉安全性高、生物力学强度好的优点，但也有一些潜在缺点，该置钉技术将损伤肋横突关节和肋椎关节，对胸廓运动及肺功能有否影响，尚待研究。胸椎弓根外螺钉技术可以看做胸椎弓根螺钉技术的一项备选技术，运用于胸椎弓根过于狭小或胸椎弓根螺钉植入失败的患者。

二、经横突-肋骨(肋横关节)固定

经横突-肋骨(肋横关节)固定则是另外一种形式的椎弓根外固定。其特点是螺钉仅固定肋横关节,而未进入肋椎关节或椎体(图 16-5-5)。该技术由 Heller 于 1999 年提出,其进行解剖学测量(图 16-5-6)及螺钉拔出力试验。解剖测量结果见表 16-5-1。

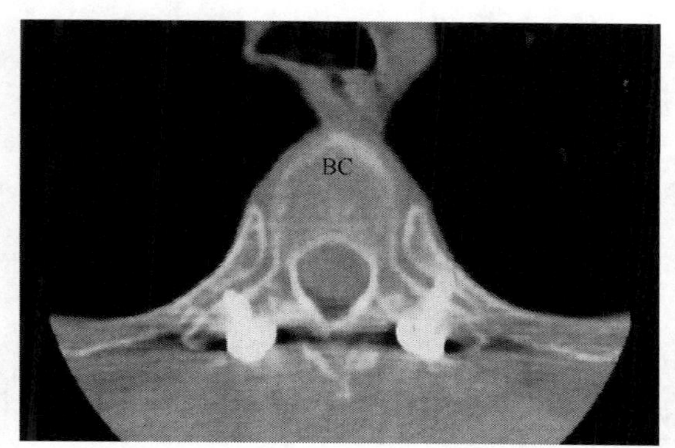

图 16-5-5　经横突-肋骨(肋横关节)固定

注:引自 Heller JG,et al. Spine,1999,24(7):654-658.

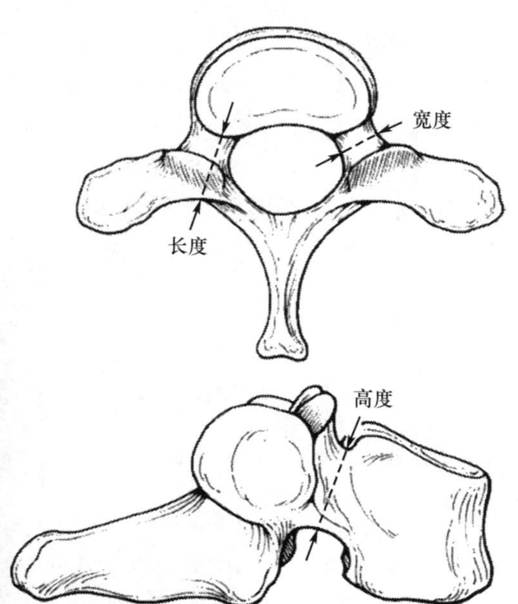

图 16-5-6　上胸椎测量示意

引自 Heller JG,et al. Spine,1999,24(7):654-658.

表 16-5-1　上胸椎有关解剖参数

参数	T_1	T_2	T_3	T_4
椎弓根高	9.4(7～12)	10.8(8～13)	11.8(10～13)	11.5(10～13)
椎弓根宽	8.0(6～9)	7.0(6～8)	6.4(5～9)	6.4(6～8)
椎弓根长	14.5(12～16)	16.2(13～18)	17.0(15～21)	18.4(15～21)
横突宽	12.0(6～16)	10.6(6～14)	9.7(4～12)	9.8(5～13)

注:引自 Heller JG,et al. Spine,1999,24(7):654-658.

生物力学结果表明,T_1～T_4 椎弓根螺钉固定的最大疲劳载荷平均为 658N,大于横突螺钉固定的 361N,两者之间有显著性差异。T_1 椎弓根螺钉固定具有最大的疲劳载荷(775N)。在 T_1 椎弓根和横突螺钉(疲劳载荷为 563N)固定之间,疲劳载荷无显著性差异。胸椎越往下,则两种固定的疲劳载荷呈下降趋势。椎弓根形态以及螺钉长度与疲劳载荷之间无明显相关。

Little(2010 年)比较横突固定螺钉与椎弓根固定螺钉之间的生物力学差异,结果表明,在所有载荷方向上,椎弓根固定以及横突螺钉固定均可以提供良好的稳定性作用。与失稳状态比较,两种固定后,T_3～T_4 的中性区及活动范围均有显著性降低。所有载荷模式,除侧屈外，椎弓根螺钉固定允许更小的节段活动范围，椎弓根螺钉固定提供轴向抗拔出力比横突螺钉固定大约62%。因此，Little不主张将横突螺钉固定作为上胸椎固定的一种常规技术，而是建议作为一种挽救性措施，在上胸椎椎弓根固定失败时应用。

结　　语

颈胸交界区解剖复杂，该部位复杂独特的生物力学性能没有完全阐明，对于脊柱外科医师来讲，手术入路以及内固定技术均很富有挑战性。但主要目标是一致的：彻底清除病灶及减压，恢复可接受的解剖位置结构（植骨融合及载荷传递），提供足够局部稳定性。基础疾病、并发因素、损伤平面、前柱破坏程度等均影响单纯后路以及联合前后路治疗选择。在颈胸交界椎体破坏或切除情况下，仍然需要联合前后路重建。而椎弓根外螺钉固定可以作为一种替代性手术方法，也应予以重视。

（瞿东滨　夏　磊）

参考文献

崔新刚，孙建民，蒋振松，等．2008. 胸椎椎弓根根外内固定三维稳定性生物力学实验研究[J]. 中国临床解剖学杂志，26(5)：551～553.

崔新刚，张佐伦，陈海松，等．2005. 胸椎椎弓根根外内固定的应用解剖学研究及其意义[J]. 中华创伤杂志，21(10)：768～772.

崔新刚，张佐伦，孙建民，等．2007. 胸椎椎弓根根外固定螺钉拔出力的实验研究[J]. 中国脊柱脊髓杂志，17(7)：535～538.

董献成，荆鑫，张明建，等．2008. 胸椎椎弓根螺钉固定失败经椎弓根外入路补救的力学测试[J]. 临床骨科杂志，11(6)：564～566.

付长峰，刘一，张绍昆，等．2006. 胸椎旁路法植入椎弓根螺钉的力学实验研究[J]. 吉林大学学报(医学版)，32(2)：275～277.

黄义星，金联洲，池永龙，等．2009. 上胸椎前方入路重要解剖结构的三维重建与可视化研究[J]. 中国骨伤，22(12)：927～929.

李义凯，钟世镇，李忠华．1997. 肋椎关节的观察及其临床意义[J]. 颈腰痛杂志，18(1)：13～14.

李志军，李筱贺，蔡永强，等．2006. 椎骨横突肋凹的解剖学及其临床意义[J]. 解剖学杂志，29(3)：355～356.

李志军，李筱贺，蔡永强，等．2006. 椎骨肋头关节肋凹的解剖学及其临床意义[J]. 解剖学杂志，29(3)：351～354.

林学堂 肖增明．2009. 上胸椎手术前方入路的研究进展[J]. 中外医疗，(12)：180～182.

刘虎诚，宗世璋，徐屹，等．2009. 经中上胸椎肋椎关节内固定的解剖学研究[J]. 江西医学院学报，49(6)：7～10.

欧阳林志，钱久荣，徐厚高，等．2009. 经胸椎肋横突结合区椎弓根外螺钉固定的解剖学研究[J]. 中国临床解剖学杂志，27(4)：397～400.

孙建民，崔新刚，蒋振松，等．2006. 脊柱侧凸患者椎弓根形态变化与椎弓根外固定术的应用[J]. 中国临床解剖学杂志，24(5)：584～586.

王清，谭美云，冯大雄，等．2007. 胸骨柄开窗前方显露上胸椎的解剖学及临床可行性观察[J]. 中国脊柱脊髓杂志，17(3)：165～168

吴锐辉，尹庆水，刘丰，等．2008. 改良肩胛深层入路显露上胸椎的应用解剖．中国临床解剖学杂志，26(3)：265～268.

肖建如，贾连顺，袁文，等．2001. 颈胸段脊柱肿瘤的前路手术治疗[J]. 中国矫形外科杂志，8(8)：743～745.

肖建如，贾连顺，袁文，等．2001. 上胸椎肿瘤的手术途径及术式探讨[J]. 中华外科杂志，39(5)：352～355.

肖增明，宫德峰，詹新立，等．2006. 上胸椎前方手术入路的解剖及其临床意义[J]. 中华骨科杂志，26(3)：183～186.

肖增明，詹新立．宫德峰等．2006. 经改良的胸骨柄入路治疗上胸椎肿瘤[J]. 中华外科杂志，44(12)：12.

严军，宦坚，郑祖根，等．2007. 上中胸椎椎弓根—肋单位的CT测量及临床意义[J]. 中国临床解剖学杂志，25(6)：636～639.

叶晓健，贾连顺，袁文．2004. 改Sundaresan法治疗上胸椎肿瘤[J]. 中华骨科杂志，24(8)：488～490.

殷渠东，郑祖根，蔡建平．2005. 置入胸椎“椎弓根—肋骨”单元螺钉的应用解剖和力学测试[J]. 中国临床解剖学杂志，23

(5):538～539.

郑阳民,谢明忠,王清.2010. 颈胸椎结合部手术路径研究进展[J]. 泸州医学院学报,33(3):325～327.

周建伟,马华松,邹德威,等.2011. 颈胸交界处病变的颈前路手术治疗 [J]. 中国矫形外科杂志,19(7):545～548.

朱海涛,张烽,蒋剑锋,等.2009. 正常人胸导管在脊柱 T_4～T_{12}节段的应用解剖及临床意义[J]. 江苏医药,35(2):185～186.

Cho W, Buchowski JM, Park Y, et al. 2011. Surgical approach to the cervicothoracic junction: can a standard Smith-Robinson approach be utilized? [J]. J Spinal Disord Tech, [Epub ahead of print].

Deviren V, Scheer JK, Ames CP. 2011. Technique of cervicothoracic junction pedicle subtraction osteotomy for cervical sagittal imbalance: report of 11 cases[J]. J Neurosurg Spine, 15(2):174～181.

Eleraky M, Setzer M, Baaj AA, et al. 2010. Biomechanical comparison of posterior cervicothoracic instrumentation techniques after one-level laminectomy and facetectomy[J]. J Neurosurg Spine, 13(5):622～629.

Fü rderer S, Scholten N, Coenen O, et al. 2011. In-vitro comparison of the pullout strength of 3 different thoracic screw fixation techniques[J]. J Spinal Disord Tech, 24(1):E6～10.

Falavigna A, Righesso O, Teles AR. 2011. Anterior approach to the cervicothoracic junction: proposed indication for manubriotomy based on preoperative computed tomography findings[J]. J Neurosurg Spine, 15(1):38～47.

Fuentes S, Malikov S, Blondel B, et al. 2010. Cervicosternotomy as an anterior approach to the upper thoracic and cervicothoracic spinal junction[J]. J Neurosurg Spine, 12(2):160～164.

Heller JG, Shuster JK, Hutton WC. 1999. Pedicle and transverse process screws of the upper thoracic spine. Biomechanical comparison of loads to failure[J]. Spine, 24(7):654～658.

Huang YX, Ni WF, Wang S, et al. 2010. Anterior approaches to the cervicothoracic junction: a study on the surgical accessibility of three different corridors based on the CT images[J]. Eur Spine J, 19(11):1936～1941.

Husted DS, Yue JJ, Fairchild TA, et al. 2003. An extrapedicular approach to the placement of screws in the thoracic spine: an anatomic and radiographic assessment[J]. Spine, 28(20):2324～2330.

Jang SH, Hong JT, Kim IS, et al. 2010. C_7 posterior fixation using intralaminar screws : early clinical and radiographic outcome[J]. J Korean Neurosurg Soc, 48(2):129～133.

Karikari IO, Powers CJ, Isaacs RE. 2009. Simple method for determining the need for sternotomy/manubriotomy with the anterior approach to the cervicothoracic junction[J]. Neurosurgery, 65(6 Suppl):E165～166.

Knöller SM, Brethner L. 2002. Surgical treatment of the spine at the cervicothoracic junction: an illustrated review of a modified sternotomy approach with the description of tricks and pitfalls[J]. Arch Orthop Trauma Surg, 122 :365～368.

Korovessis P, Katonis P, Aligizakis A, et al. 2001. Posterior compact Cotrel-Dubousset instrumentation for occipitocervical, cervical and cervicothoracic fusion[J]. Eur Spine J, 10:385～394.

Kretzer RM, Hu N, Kikkawa J, et al. 2010. Surgical management of two- versus three-column injuries of the cervicothoracic junction: biomechanical comparison of translaminar screw and pedicle screw fixation using a cadaveric model [J]. Spine, 35(19):E948～954.

Kretzer RM, Hu N, Umekoji H, et al. 2010. The effect of spinal instrumentation on kinematics at the cervicothoracic junction: emphasis on soft-tissue response in an in vitro human cadaveric model[J]. J Neurosurg Spine, 13(4):435～442.

Little AS, Brasiliense LB, Lazaro BC, et al. 2010. Biomechanical comparison of costotransverse process screw fixation and pedicle screw fixation of the upper thoracic spine[J]. Neurosurgery, 66(3 Suppl Operative):178～82; discussion 182.

Liu YL, Hao YJ, Li T, et al. 2009. Trans-upper-sternal approach to the cervicothoracic junction[J]. Clin Orthop Relat Res, 467(8):2018～2024.

McGirt MJ, Sutter EG, Xu R, et al. 2009. Biomechanical comparison of translaminar versus pedicle screws at T_1 and T_2 in long subaxial cervical constructs[J]. Neurosurgery, 65(6 Suppl):167～172.

Mihir B, Vinod L, Umesh M, et al. 2006. Anterior instrumentation of the cervicothoracic vertebrae: approach based on clinical and radiologic criteria[J]. Spine, 31(9):E244～249.

Misenhimer GR, Peek RD, Wiltse LL, et al. 1989. Anatomic analysis of pedicle cortical and cancellous diameter as related to screw size[J]. Spine, 14(4):367～372.

Morgenstern W, Ferguson SJ, Berey S, et al. 2003. Posterior thoracic extrapedicular fixation: a biomechanical study [J].

Spine,28(16):1829～1835.

Pelton MA,Schwartz J,Singh K. 2012. Subaxial cervical and cervicothoracic fixation techniques-indications, techniques, and outcomes[J]. Orthop Clin North Am,43(1):19～28.

Ramieri A,Domenicucci M,Ciappetta P,et al. 2011. Spine surgery in neurological lesions of the cervicothoracic junction: multicentric experience on 33 consecutive cases[J]. Eur Spine J,20(Suppl 1):S13～19.

Samudrala S,Vaynman S,Thiayananthan T,et al. 2010. Cervicothoracic junction kyphosis: surgical reconstruction with pedicle subtraction osteotomy and Smith-Petersen osteotomy[J]. Neurosurg Spine,13(6):695～706.

Sapkas G,Papadakis S,Katonis P,et al. 1999. Operative treatment of unstable injuries of the cervicothoracic junction[J]. Eur Spine J,8 :279～283.

Scheer JK,Tang JA,Deviren V,et al. 2011. Biomechanical analysis of cervicothoracic junction osteotomy in cadaveric model of ankylosing spondylitis: effect of rod material and diameter[J]. J Neurosurg Spine,14(3):330～335.

Singh H,Meyer SA,Hecht AC,et al. 2009. Novel fluoroscopic technique for localization at cervicothoracic levels[J]. J Spinal Disord Tech,22(8):615～618.

Smucker JD,Sasso RC. 2006. The Evolution of Spinal Instrumentation for the Management of Occipital Cervical and Cervicothoracic Junctional Injuries[J]. Spine,31(11S):S44～52.

Sugimoto Y,Ito Y,Tomioka M,et al. 2010. Clinical accuracy of three-dimensional fluoroscopy(IsoC-3D)-assisted upper thoracic pedicle screw insertion[J]. Acta Med Okayama,64(3):209～212.

White KK,Oka R,Mahar AT,et al. 2006. Pullout strength of thoracic pedicle screw instrumentation: comparison of the transpedicular and extrapedicular techniques[J]. Spine,31(12):E355～358.

Zhao LJ,Xu RM,Ma WH,et al. 2010. Evaluation of the value of pedicle screws for cervicothoracic fracture-dislocation [J]. Orthop Surg,2(1):27～31.

第十七章 胸腰椎前路内固定术

第一节 概 述

一、发展概况

现代胸腰椎前路手术由日本Ito等于1932年首先开展。1956年,Hodgson发表了胸腰椎前路脊柱结核根治性病灶清除及融合手术以后,胸腰椎前路手术才逐渐盛行,以后也广泛应用于胸腰椎疾患的治疗,并促进了胸腰椎前路内固定植入物的研制和发展。

1953年,Wenger首次对脊柱侧弯运用前方入路进行器械固定。1959年,Humphries在腰椎前路融合术时加用钢板固定获得成功。1964年,Dwyer首先研制了前路螺钉及钢缆固定系统,即Dwyer器械,通过缩短脊柱,可以应用于胸腰椎前路凸侧的矫形。1969年其发表6例初步应用报告。后路Harrington系统在1960年以后已经广泛应用,其通过后路撑开棒的作用,实现侧凸凹侧的撑开及脊柱延长。

尽管Dwyer可以实现良好的矫形以及减少融合节段,但同样导致腰椎前凸变平以及假关节形成。Dwyer系统更适合于类似瘫痪性侧凸等复杂畸形后路矫形及稳定后前路辅助手术的方式,而不是作为治疗特发性脊柱侧凸的一项主要技术。1976年,Zielke描述了其对Dwyer系统的改良,其腹侧去旋转系统(ventral derotation system,VDS)采用螺纹棒代替Dwyer的钢缆,使之具有成为抗压缩和去旋转方面的更刚性固定,可以保留腰椎的前凸。Moe及其助手于1977年在北美开展了首例Zielke系统的临床应用。并在1983年报告了应用结果,认为该系统提高了去旋转性能,可以在较短融合区内获得较大的矫正角度。但是,由于采用棒较细,故仍然担心出现后凸可能。

而新的研制应用于后路内固定系统,如TSRH、ISOLA、Moss-Miami等,也类似Zielke系统一样应用于治疗脊柱侧凸,这些系统具有更刚性作用,更少后凸畸形顾虑,可以减少术后使用石膏或者支具固定。

脊柱创伤内固定的先驱是Dickson和Harrington,其在1977年采用Harrington撑开棒进行长节段后路融合固定。后路内固定系统的改良包括棒、钩、椎板下钢丝塑形棒以及椎弓根螺钉等,可以提高复位技术。可是,生物力学仍然关注后路内固定在稳定、复位、椎管减压在某些类型如胸腰椎爆裂性骨折等效果。

对于爆裂性骨折的神经减压,促使人们探讨前路脊柱椎管减压,尤其在爆裂性骨折成为最常见的骨折类型,通过前路减压,可以更有效地清除前方的骨折块。将具有三面骨皮质的支撑骨块植入,可以增加局部的稳定性。但是采用这种方法治疗新鲜腰椎爆裂骨折容易失败,因为单纯植骨块难以承受在该区域的压缩载荷。

1984年,Dunn介绍了前路撑开及压缩治疗胸腰椎骨折的装置,由连接螺钉以及垫片的2个棒组成,可以放置在骨折椎体的侧方。该装置与椎管减压和支撑植骨融合结合,可以达到脊柱稳定、神经功能减压以及保留运动节段的目的。可是，由于该装置突起明显，并邻近大血管，有报告出现主动脉损伤，以后就不在临床使用了，但其设计原理为以后的器械所引用。此后，其他较 Dunn 风险更小的前路内固定系统陆续面世，1984 年，金田清志研制出 Kaneda 装置，经历了时间和疗效的检验，应该说它是至今为止使用最为广泛的代表产品。其他（如 University plate、Z plate）适应证较广、低切迹、多孔/锁定钢板系统等，目前多在临床应用。

随着生物力学和材料力学的发展，不断有许多新型的胸腰椎前路内固定器问世。前路内固定沿两条主线发展，一是治疗侧凸，另一是治疗不稳定脊柱骨折。今天，前路内固定系统具有更广泛的适应证，包括特发性脊柱侧凸、先天性侧凸、瘫痪性侧凸、创伤后后凸、Scheuermann 后凸、脊柱肿瘤、脊柱创伤、退变性椎间盘疾患及假关节形成等。因此，总体上可将其分为短节段和长节段两大类，前者固定范围为伤椎相邻上下各一个椎体，为 2～3 个椎体的固定，主要用于创伤、肿瘤和结核等疾病；后者固定范围扩大到 4 个椎体以上，主要用于脊柱畸形的矫正。

二、胸腰椎前路内固定术的优势

（一）符合力学要求

直立时，脊椎的前、中柱负载 80%～90%的轴向压力，后柱仅为 10%～20%。因此，对于前中柱的损伤、破坏，其结构重建，恢复承载能力及稳定性至关重要。目前的临床研究表明，不管使用何种经椎弓根后路内固定胸腰椎骨折，术后远期矫正度丢失为一较难预防的并发症。前路手术可以进行椎管减压、去除病灶、复位、植骨重建前中柱结构及内固定一次完成。

无论是后路器械还是前路器械，钉棒系统还是钉板系统，在受力时它的最坚强之处在棒或钢板的立向轴线上，而随着走向螺钉尖端对椎体的固定作用减弱。爆裂骨折，前、中柱最薄弱，最需要加强，如果使用后路内固定器械，恰恰是用器械的最薄弱之处来固定受损脊柱最需要加强的部位，且后路内固定在受损部位植骨困难，前、中柱损伤结构得不到重建，易引起远期效果的丢失。相比之下，前路内固定器械离前中柱负荷应力轴线近，又可通过植骨分担器械受力，比后路内固定器械符合生物力学要求。

（二）前路植骨利于融合

脊椎压应力区主要位于前、中柱，张应力区位于后柱。前路植骨于前、中柱，位于压力侧，而后路植骨位于张力侧。根据 Wolff 定律，新生骨的内部结构将按照所受应力而重塑，所以处在压应力下的植骨变得更加坚固，易于融合。Ray 比较了椎体间植骨融合与横突间植骨融合的优点，表明椎间植骨能提供最好的应力条件，血运较后方丰富，需要植骨量小。因此，脊柱所受应力分布特点就决定了植骨应安放在前中柱位置最合乎生物力学要求。

（三）前方融合退变率低

脊柱在功能活动中，应力是多椎节分布的，当某些节段被固定，失去活动能力后其应力分布状态将发生改变，被固定邻近节段运动负荷增加，应力集中，该处易发生退变。Lee 报告过 18 例腰骶椎融合术后邻近节段退变、产生腰痛的远期随访情况，他认为前路融合对邻近间盘和小关节产生的压应力与剪切应力较后路融合小。Lehmann 对后路融合的 33 例病人进行 CT 检查，发现融合上方阶段狭窄的发生率为 42%。如果在这里活用一下 Dennis 三柱理论，前、中柱的两柱融合应该比后柱的单柱融合稳定性好，不稳定的融合将产生微动而刺激周围骨质增生、小关节内聚、黄韧带肥厚等引起椎管狭窄。

（四）前路减压利于神经恢复

前路手术在直视下安全彻底清除椎管内致压物，术中不需要牵动硬脊膜，并能保证减压的彻底性，恢复原有容积，极少残留椎管狭窄，最大限度地解除压迫，利于神经功能的恢复。Bradford 和 McBride 比较了前后路减压固定的 2 组患者，表明前路手术患者神经恢复为 88%，后路为 64%，术后 CT 显示椎管内残留骨块少于后路手术 25%。在不完全截瘫患者能获得很高的(80%～100%)神经功能改善率，包括曾行后路减压内固定术者，对于脊髓圆锥损伤者有半数恢复大小便控制能力，晚期手术亦常有效。

（五）前路固定短而有效

内固定的原则应该是在能解除病变的前提下尽可能最大地保留脊柱的活动功能，使固定节段达到最短。当前的前、后路内固定器械常固定到病椎的上下健椎上，节段短而稳定性好。Gurr 用小牛脊柱做前、后路固定的生物力学对照实验。结果表明，后路椎弓根内固定 5 个节段与 3 个节段的前路 Kaneda 系统力学强度相当。Gurwitz 的研究也证明 Kaneda 前路装置比后路装置具有更好的扭转和轴向稳定性。

（六）器械与植骨的关系

前路器械大都安装在脊柱侧方，钢板、棒位于脊柱轴向力线外，处于偏心位置，脊柱上下传来的力量并不沿钢板或钢棍轴线传递，而是直接作用在螺钉或螺栓上，对钢板或棒产生弯曲力，其结果螺钉和钢板、棒连接处应力最集中，易发生疲劳断裂。所以，器械使用的同时植骨是必要的，植骨块直接承受上下椎体传来的压力，分担螺钉、螺栓的大部分承载力量。器械与植骨的关系是相辅相成、互为依赖、缺一不可的，植骨块的融合需要器械提供稳定环境，器械固定依赖于植骨分担负载而避免断裂和失效。

三、胸腰椎前路内固定系统的设计演变

而胸腰椎前路内固定植入物包括钉-板、钉-棒系统。材料主要为钛合金和不锈钢，强度和生物相容性比较好，钛合金还可以行磁共振检查，这点对术后复查确认减压彻底程度以及脊髓信号等尤为重要，故目前应用钛合金材料。

器械对脊柱的稳定性能除与材料强度有关外，其合理结构十分重要。双棒结构强度大于单棒结构，有横连的比无横连的稳定性更好。钢板带有机械螺纹，螺钉与钢板方向固定者稳定脊柱效果更佳。钉棒类自身可对固定节段加压，增加稳定、融合效果，但占有空间较大。钉板类切迹低，但自身常无加压功能。内固定器械的强度可以分为独立强度和结合强度。前者是指器械单独的抗外力强度，后者指器械与骨组织结合后的整体强度。结合强度才真正具有临床意义，其强弱与螺钉的螺距大小、螺纹深浅、螺钉长度、直径、两钉间的夹角等有关。

下面将就早期一些胸腰椎前路内固定装置的主要设计进行简要介绍。

(一) Dunn

Dunn 由 Dunn 设计，于 1981 年报道，分 Ⅰ、Ⅱ、Ⅲ型(图 17-1-1)，Ⅲ型应用最广，由 2 个厚 8mm 的弧形钢板和 2 根加压、撑开的螺棒组成。Dunn 应用于 48 例胸腰椎骨折患者，45 例骨融合良好。该器械复位能力强，对脊柱屈伸稳定性好，但抗扭转力低于完整标本，有血管并发症的报道。

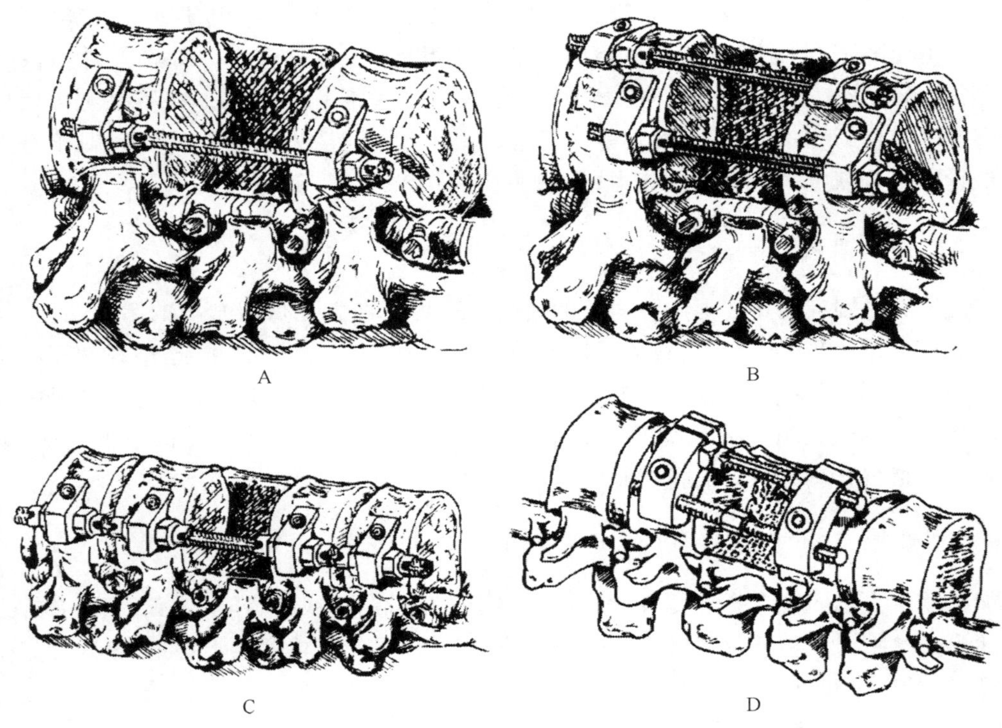

图 17-1-1 Dunn

A、B. Dunn Ⅰ；C. Dunn Ⅱ；D. Dunn Ⅲ

引自 Dunn HK. Clin Orthop Relat Res，1984，189：116-124.

(二) Kostuik-Harrington

Kostuik-Harrington 由 Kostuik 改装 Harrington 而成。由椎体钉、哈氏棒、Dwyer 椎体钉和螺棒组成(图 17-1-2)。无横连，抗扭转力较弱，性能低于 Kaneda。Kostuik 应用于 80 例病人，断钉 13 例，断棒 2 例，骨折不愈合 2 例，无早晚期血管神经并发症。

(三) Kaneda

Kaneda 由日本 Kaneda 研制，于 1984 年报道临床应用(图 17-1-3)。器械包括 4 根椎体钉，2 枚 4 齿椎体板，2 根螺纹棒及 8 枚螺母，2 个横连接。对椎体可加压、撑开，固定牢固，性能优良，评价较好。

其固定在椎体的侧方，避免了器械与腹主动脉的磨损，使用比较安全，配合椎体间大块

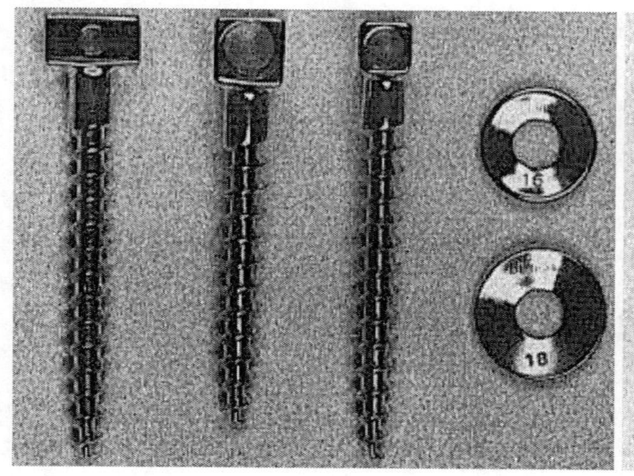

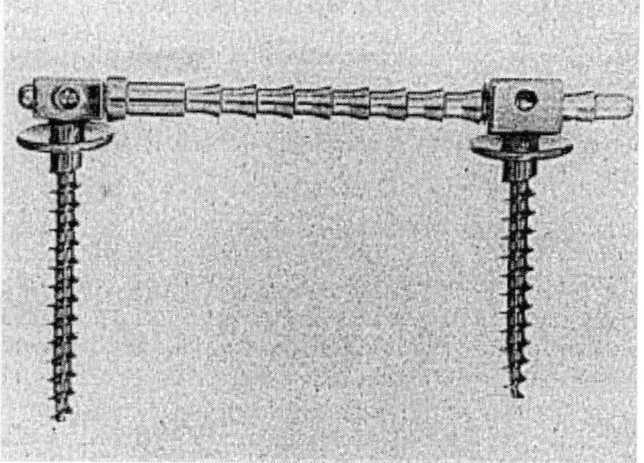

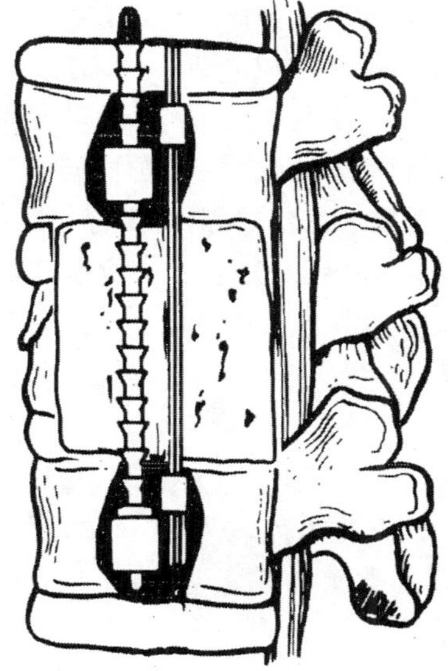

图 17-1-2　Kostuik-Harrington

引自 Kostuik JP. Spine,1990,15(3):169-180.

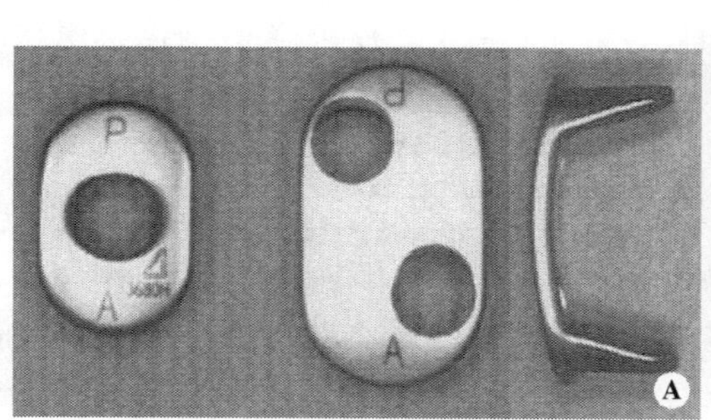

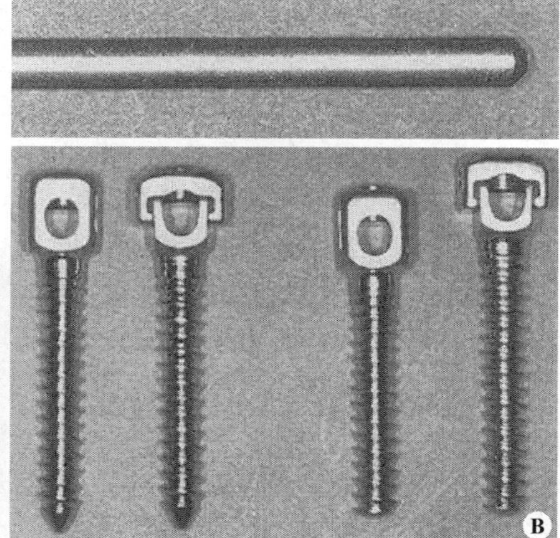

图 17-1-3　Kaneda

植骨可重建脊柱的稳定性。通过椎体前缘的螺棒内螺帽向两端拧紧则可向相反方向撑开上下椎体,可较好地纠正角状畸形,恢复脊柱高度相当满意。但该器械对胸腰椎骨折复位能力差,难以完全恢复伤椎椎体高度和脊柱的生理弯曲,部分患者出现侧弯畸形,由于该系统操作中撑开和加压均通过不断拧动螺帽来完成,前路手术部位深在,术野有限,加之椎体的各种解剖突起、膈肌阻挡等因素,往往使手术操作困难。Kaneda 等对 150 例行 Kaneda 固定患者平均随访 8 年,发现 140 例发生融合(融合率为 93%),10 例出现假关节;142 例神经功能至少有 1 级的提高;78 例术前膀胱瘫痪或有神经症状的患者中 56 例(72%)完全恢复。

(四) 椎体钉

1986 年,原华西医科大学的饶书诚研制出椎体钉,用不锈钢制成,分Ⅰ、Ⅱ、Ⅲ型。Ⅰ、Ⅱ型无撑、压功能,安装时直接打入椎体,Ⅲ型为钉棒结构,有撑开、加压作用。其整体结构类似骑缝钉形状,由垂直柄连接上下两个水平叶构成。两叶用来插入伤椎上下位的正常椎体做短节段固定,垂直柄起支撑负载作用。钉的横截面为 U 形,两叶是带有倒刺 U 形双刃。它是一个整体,不存在固定器各组成部分之间的松动问题,且操作简便,但椎体钉打入后就难以拔出,若强力拔出必然导致椎体内松质骨结构的广泛破坏,再次打入容易造成松动,因此要求安装时进钉方向正确,做到一次成功。并且其撑开效果欠佳,难以完全恢复脊柱高度。它对植骨块加压作用差,不利于植骨融合。饶书诚报道 27 例行椎体钉固定,25 例获得骨性融合,2 例出现椎体钉断裂。

(五) Bolt-plate

Ryan 于 1986 年报道使用。2 枚螺栓,钢板一端为方孔光面,另一端为长方孔横纹面,螺栓可上下滑动,调整钉距,2 枚方孔垫片,1 枚有横纹,压在钢板长方孔上用螺母锁定。该器械应用报道较少,Ryan 使用的数例患者情况良好。

(六) Black-plate

Black 于 1988 年介绍用于临床。钢板有 18、17、11 孔 3 种,多孔性便于选择固定位置,钢板与螺钉为界面接触,角度不能固定,椎体上 3 枚螺钉拧入,植骨块与钢板固定。性能低于 Kaneda。Black 应用于 28 例患者,但未见远期随访结果。

(七) Ⅰ-plate

Yuan 于 1988 年研制用于临床。钢板厚 3.5mm,长 70、80、90mm 3 种,螺钉与钢板是界面接触,病椎上下各 2 枚 6.5mm 直径松质骨螺钉固定,两钉在同一水平面上呈一定夹角拧入椎体防止退出。Bayler 于 1991 年报道 34 例骨折和肿瘤患者使用情况,骨融合率高。

(八) Z-plate

Z-plate 是在 Amstrong 钢板基础上发展起来的,1994 年由 Zedblick 设计并使用。钛金属材料,由滑槽钢板、螺栓、螺钉和垫圈组成。滑槽钢板为不规则"I"型,下端有 2 个圆形螺孔,上端有 2 排滑槽孔,该槽孔可使螺栓安放在最佳位置。后方 1 枚为螺栓,与钢板方向固定;前方 1 枚螺钉与钢板为界面接触。钢板表面光滑,边缘呈圆形,形态预制成椎体的形状,放置于椎体侧方,不会损伤腹腔大血管。与配套的器械一起可撑开椎体,矫正后凸畸形,并可对植骨块进行加压；垫圈的精巧设计使螺栓与钢板不必垂直连接、螺栓与钢板贴合更好，防止钢板与螺钉之间松动；螺钉为低切迹设计，其头部可埋入钢板中。同一椎体上的 2 枚螺钉呈三角形结构，抗拔出力强。该器械为低切迹，安装简单。钢板有胸段和胸腰段 2 种。系最先在国内应用的胸腰椎前路内固定装置(图 17-1-4)。

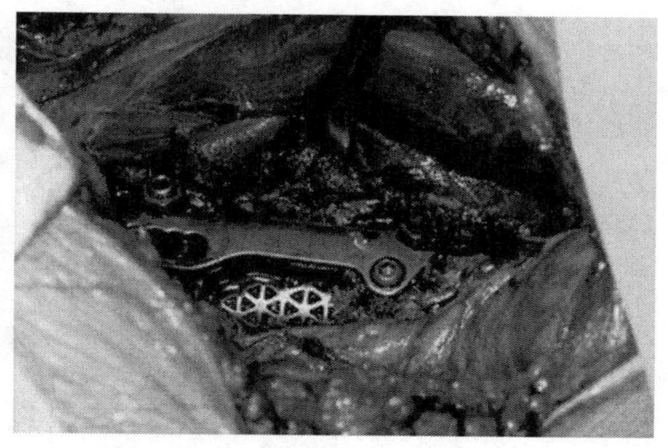

图 17-1-4　Z-plate

Aydin 等对 34 例胸腰椎骨折行 Z-plate 固定，术前后凸畸形角度平均为 20.9°，术后平均为 8.0°，植骨融合率为 100%，随访未发现矫正角度的丢失。Ghanayem 等使用 Z-plate 治疗了 12 例胸腰段爆裂性骨折，术后患者神经功能恢复较好，融合率为 95%，没发现器械断裂。但是，随访时发现有 2 例后凸畸形超过 50°者复位角度丢失 10°和 20°。国内金大地等应用也认为该器械在操作上较为简便，且具有良好的生物力学性能。

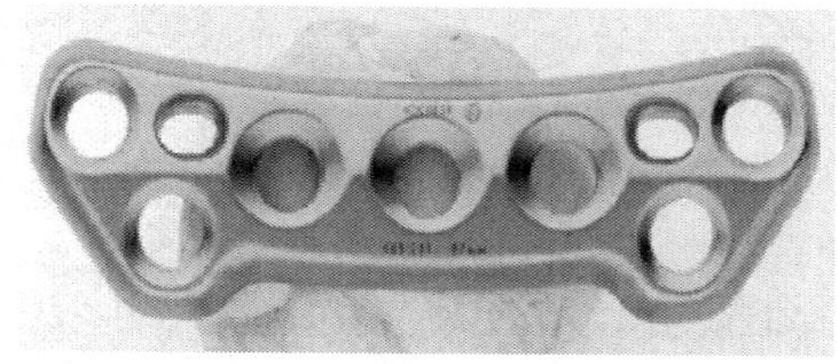

图 17-1-5　ATLP

（九）ATLP

ATLP 由 Thalgott 研制，于 1997 年报道临床应用(图 17-1-5)。钛金属材料，ATLP 的钢板两端各有 3 个孔，其中 2 个为圆形孔，1 个为动态加压孔。钢板圆钝，表面光滑，螺钉埋头于钢板内，外形经过预制，以适应脊柱的形状；这些设计有助于减小钢板对周围组织的损伤。螺钉的自锁机制，可以防止钢板与螺钉之间的松动；同一椎体上的 2 枚螺钉呈三角形结构，抗拔出力强；但螺钉进入椎体的位置固定，方向不允许偏差，不能用于 $T_8 \sim T_{10}$ 以上的节段。Thalgott 等对 25 名胸腰段爆裂性骨折、转移性肿瘤和脊髓的变性疾病患者行 APLT 固定，平均随访 38 个月，临床疗效满意。有 3 例共 5 枚螺钉的断裂和 2 枚螺钉的位置错误。限定螺钉方向的钢板设计虽然在力学强度上可能优势较为明显，但是螺钉方向无法调整，容易出现偏差。

（十）University-plate

该系统由钢板、后方垂直于钢板的螺栓和前方控制旋转的螺钉组成(图 17-1-6)。钛合金材料，低切迹。钢板上的 3 对槽孔可提供较大范围的螺栓和螺钉安放空间。螺栓置于钢板的后排槽孔，螺钉置于前排槽孔。后方 1 枚为垂直于钢板的 7mm 螺栓，前方 1 枚为 6.25mm 螺钉，螺栓和螺钉之间呈 8°～15°夹角，力学性能较好。钢板后侧的螺栓与螺帽匹配良好，保证螺帽拧紧时螺栓与钢板之间的对线关系不发生改变。Howard 使用 20 例胸腰椎骨折患者，随访 18 个月，均获得骨融合，植骨块无移位，后凸无进展，器械无断裂，神经功能改善 1.5 级(Frankel 分级)。

（十一）Ventro-fix

Ventro-fix 由 Synthes 公司产品，钛合金材料，由 Ventro-fix 单棒或双棒固定卡、USS 圆棒、带锁螺钉组成(图 17-1-7)。2 枚螺钉含有松质骨螺纹和机械螺纹，呈一定夹角固定椎体，与侧

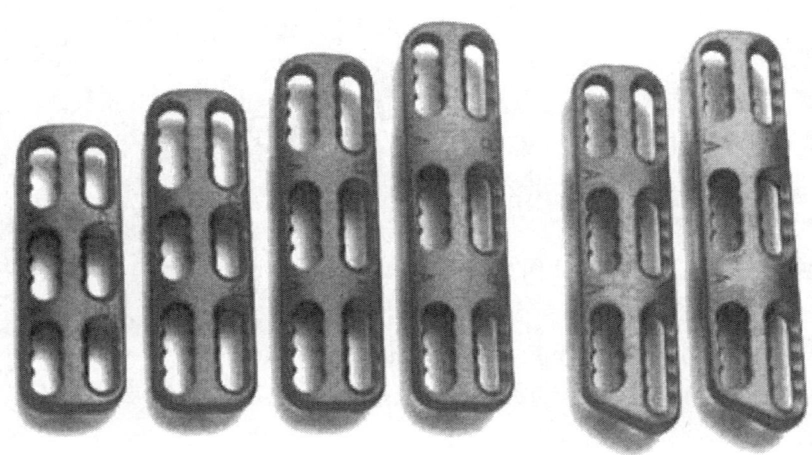

图 17-1-6 University-plate

块方向固定,2 根光棒由侧块螺钉锁固。该器械可允许病损区的撑开,利于矫正后凸畸形和恢复脊柱矢状顺序排列,对植骨块具有加压作用,可提供足够的力学强度,满足临床需要;且设计简单,组合及安装方便,有利于缩短手术时间,减少出血量。不足在于螺钉方向受到严格的限制。

(十二) TSRH

该系统是在 Zielke 系统的基础上发展起来的一种新型三维矫形器械(图 17-1-8),最初设计是长节段固定器,用来矫正脊柱畸形。1991 年,Benzel 首次报道应用 TSRH 治疗 28 例胸腰椎骨折。用于前路短节段固定时,系统由棒、椎体螺钉、U 形垫片组成。椎体螺钉通过简单、牢靠的眼螺钉锁紧机制与棒连接锁紧。眼螺钉在预紧状态下,一方面能够允许棒旋转,另一方面同时又能保持螺钉在棒上的轴向位置不变。

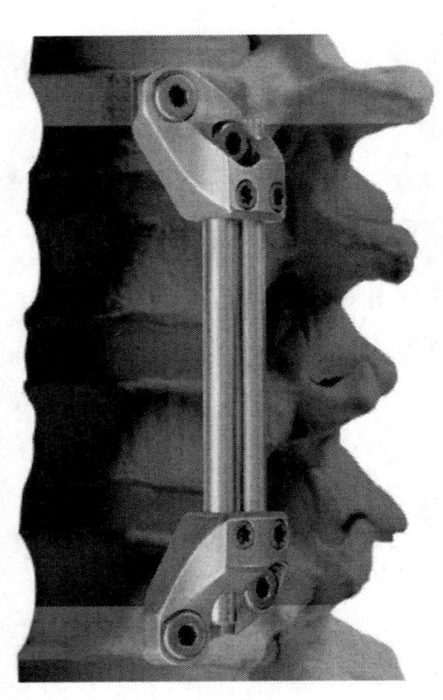

图 17-1-7 Ventro-fix

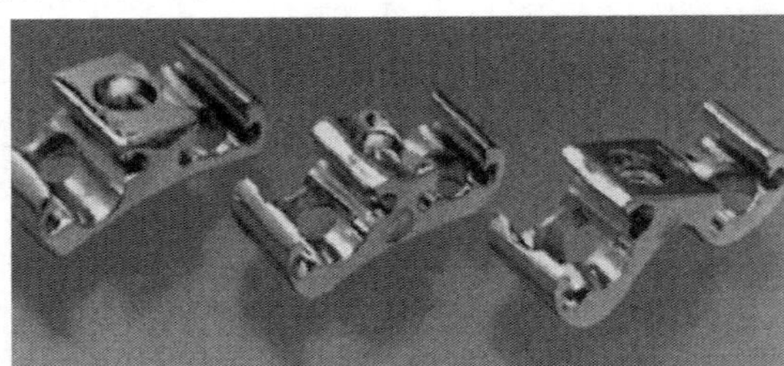

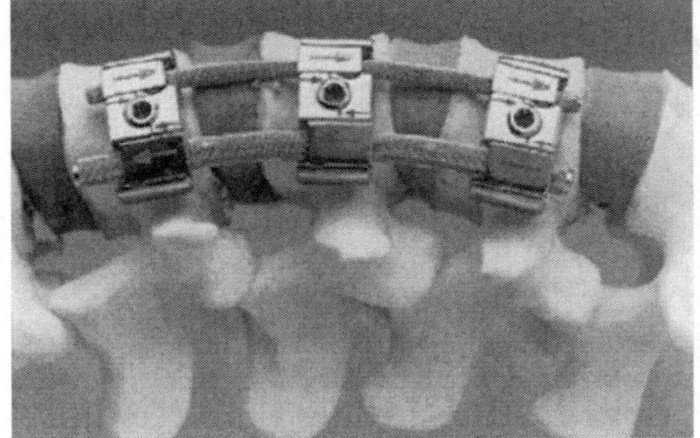

图 17-1-8 TSRH

（十三）Kaneda SR

该 Kaneda SR™(smooth rod)系统为 Depuy 公司产品，为 Kaneda 系统的升级产品。材质采用 Ti6Al4V 钛合金，包括 4 齿椎体板、闭合螺钉、圆棒以及横向偶联器组成，允许多样操作组装、不复杂性压缩或撑开，生物结合性良好。

1. 4 齿椎体板　弧形 4 齿椎体板设计用于协助内固定抵抗轴向载荷，并导引螺钉方向。椎体板有 3 种规格(图 17-1-9)，依据椎体侧方的大小选择合适的椎体板，椎体板的 4 齿要最大限度地覆盖椎体侧方骨质，而不能进入椎间盘。选择合适椎体板，放置椎体侧方，并将 4 齿敲入椎体内。

4 齿椎体板作为植入螺钉的模板，可以防止螺钉在轴向载荷下切割椎体移位。为避免造成平行四边形结构，椎体板均成对设计，分为头、尾侧部件，并标识前(anterior，A)、后(posterior，P)，以及头(rostral，R)、尾(caudal，C)侧，不能错误放置。

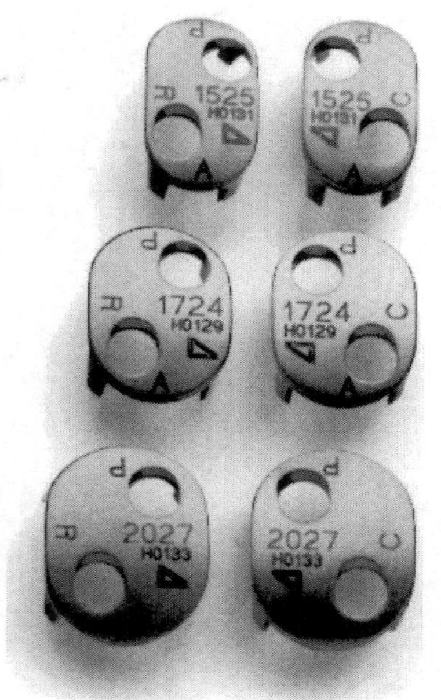

图 17-1-9　椎体板

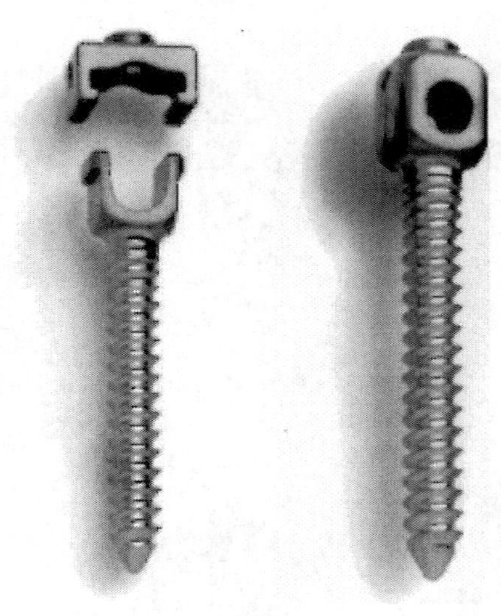

图 17-1-10　开口螺钉和闭口螺钉

2. 前路固定螺钉　长度 30～60mm，以 5mm 递增。直径 6.25mm，为松质骨螺钉。分闭口和开口螺钉(图 17-1-10)。开口螺钉采用 ISOLA 开口螺钉设计，便于多节段固定时圆棒放置。但是同一椎体板上不能同时应用 2 枚开口螺钉。螺钉长度确定可以有以下几种方式：术前影像学资料测量、椎体切除后直接测量，或者采用测量仪测量健康椎体。

3. 纵向连接圆棒　Kaneda SR 系统采用 6.35mm(1/4")直径光滑圆棒，与 Isola 系统相似。有 18" 长度圆棒，可以截取合适长度。同时系统也预先准备 45～150mm 长度圆棒，便于选用，头端弧形设计，可以防止损伤周围软组织。

正确放置椎体板，椎体前方圆棒的长度要长于椎体后部圆棒。

4. 横连器　横连装置有助于增加稳定性，提高内固定系统抵抗扭转载荷能力。桥接宽度为 13～16mm，1mm 递增，建议同时采用 2 枚横连器(图 17-1-11)。

在此基础上，Depuy Spine 推出了 Expedium 前路内固定系统(图 17-1-12)。

目前进入临床的胸腰椎前路内固定系统产品较为丰富，但主要设计类型还是钉板系统和钉棒系统，多数产品经过改良，在设计上已更趋合理(板薄、切迹低、锁定可靠等)，性能上更加优越，且内固定部件少，安装操作更加简便(图 17-1-13～图 17-1-15)。

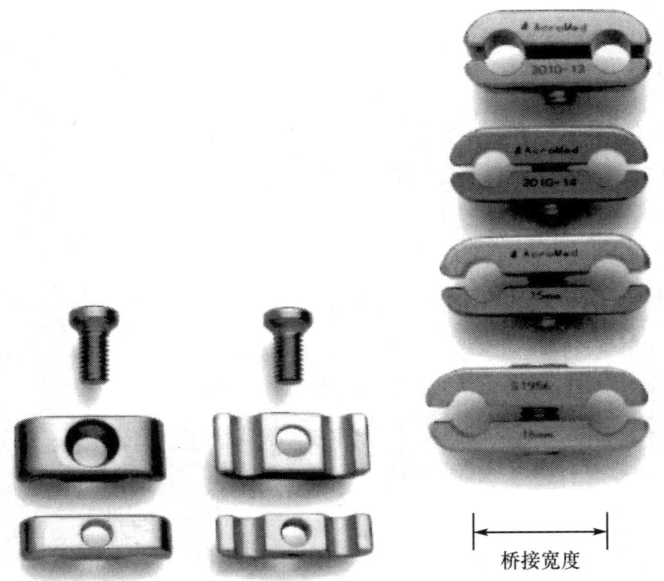

图 17-1-11　横连器

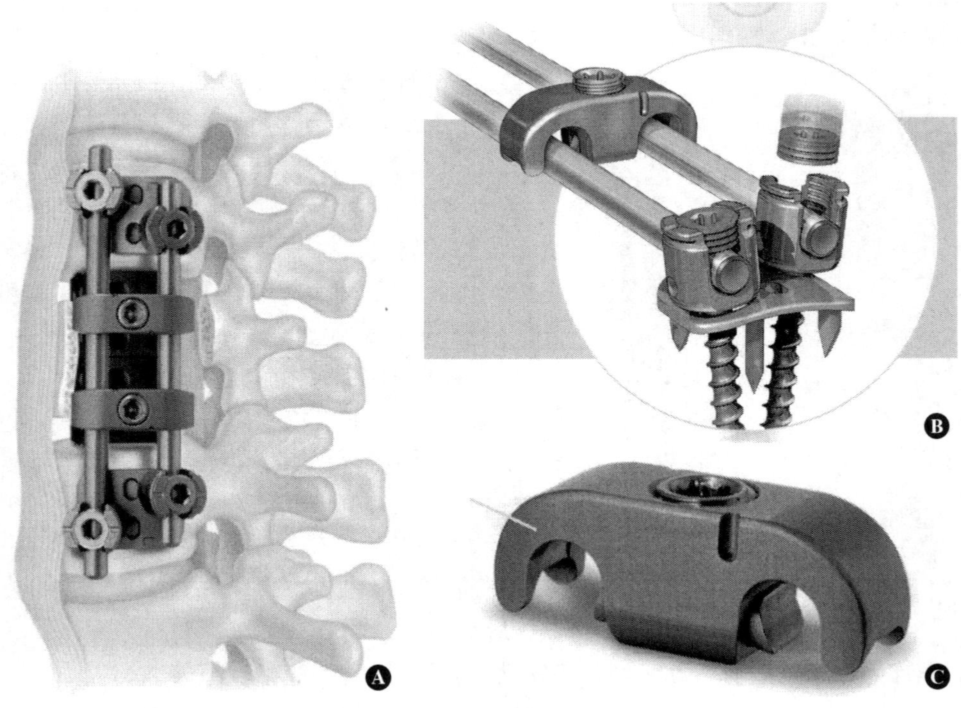

图 17-1-12　Expedium 胸腰椎前路内固定系统

A. Expedium 构型外观;B. Expedium 主要部件;C. 横连器

引自 Depuy Spine.

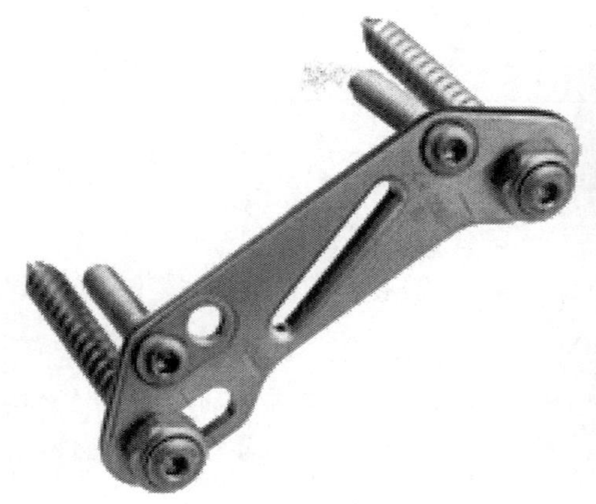
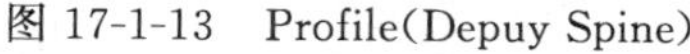

图 17-1-13　Profile(Depuy Spine)

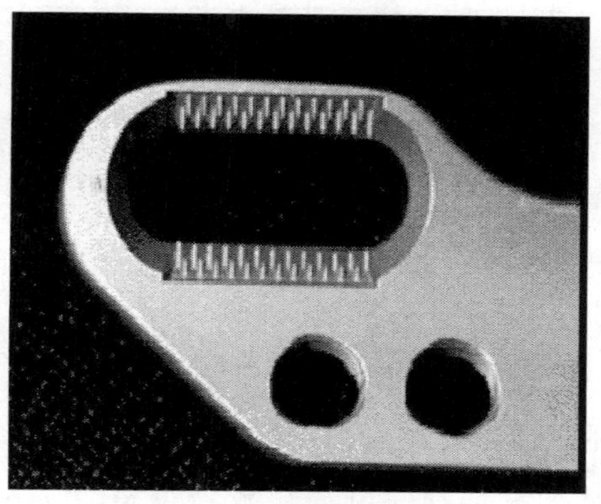

图 17-1-14　Profile 钛板螺孔设计

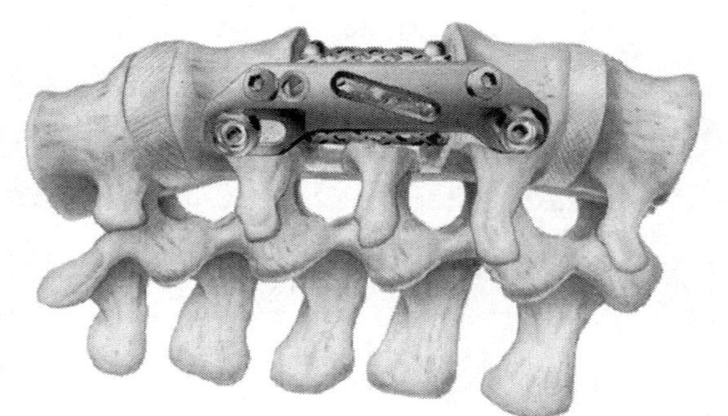

图 17-1-15　Profile 固定示意
引自 Depuy Spine.

第二节　临床解剖

一、椎体测量

胸椎共 12 个，构造相同，与肋骨及胸骨共同构成胸廓，活动性小。胸椎及其连结构成脊柱胸段的后凸。一般将胸椎分为上胸椎($T_1 \sim T_4$)、中胸椎($T_5 \sim T_{10}$)和胸腰段胸椎(T_{11}、T_{12})。胸椎椎体呈心形圆柱，矢径较横径略小，后缘高于前缘，全体椎体形成一个向后凸的曲度。范力军等对正常人胸部侧位片胸椎后凸角的 X 线测量，得出代表胸椎后凸程度的上、下部胸椎后凸角值，各组值分别是：儿童组为 7.96°±1.36°，4.98°±0.67°；青年组 10.73°±2.28°，5.23°±1.82°；中年组 12.64°±1.31°，6.49°±1.28°；老年组 17.88°±1.34°，9.84°±0.98°。胸椎后凸角值随着年龄增大而增大，符合生理改变。

胸腰椎测量数据较多、繁杂，从胸腰椎前路内固定角度，主要考虑参数是椎体横径，与合适螺钉长度选择有关。李伟等测量 125 例成人干骨，有关椎体径线测量数值见表 17-2-1。

表 17-2-1　胸腰椎体干骨横径测量数值(单位:mm)

椎骨	上横径		中横径		下横径	
	男	女	男	女	男	女
T_1	29.85±3. 01	26.43±3.29	24.52±2.83	22.02±2.82	31.79±2.27	28.65±2.27
T_2	27.23±2.36	24.70±2.75	25.41±2.42	23.36±2.73	31.38±2.36	28.36±2.22
T_3	26.82±2. 28	23.83±2.58	23.35±2.22	20.82±1.98	30.46±2.57	26.93±2.10
T_4	27.03±2.03	24.33±1.99	22.13±1.83	20.54±1.87	30.24±2.31	27.34±1.98
T_5	27.38±2.12	24.36±2.14	22.89±1.76	21.13±2.02	31.02±2.15	27.71±2.00
T_6	28.48±1.89	25.77±2.16	24.67±2.24	22.57±2.14	32.69±2.73	29.39±2.25
T_7	28.20±2.09	25.57±1.93	26.26±2.09	23.99±1.98	29.92±2.54	27.14±2.28
T_8	29.80±2.33	26.77±1.86	27.69±2.11	25.12±1.99	31.49±2.49	28.59±2.17
T_9	31.09±2.49	27.60±2.23	29.00±2.30	26.26±2.23	33.22±2.66	30.27±2.52
T_{10}	32.62±2.29	29.49±2.39	30.95±2.44	27.80±2.59	35.95±2.57	32.82±2.68
T_{11}	35.75±2.51	32.32±2.39	33.15±2.36	30.41±2.08	39.25±2.71	35.54±2.30
T_{12}	38.80±2.94	35.24±2.39	35.29±2.25	32.30±2.36	40.97±2.88	37.58±2.70
L_1	41.51±3.05	38.03±3.28	35.98±3.32	33.14±2.90	44.26±3.23	40.59±3.43
L_2	43.43±3.67	39.47±3.22	37.02±3.05	34.40±3.35	45.98±3.59	42.46±3. 35
L_3	45.65±3.23	42.09±3.22	39.31±2.96	36.46±2.93	48.84±3.69	45.27±3. 52
L_4	47.85±3.44	44.13±3.79	41.67±2.77	38.61±3.07	50.74±3.51	47.23±3. 26
L_5	50.16±4.13	46.78±3.53	43.65±4.36	41.15±3.43	49.60±3.59	46.79±3.50

注:男=70 例,女=55 例。引自李伟,等. 河南医学研究,1999,8(2):109-112.

姚仁康等测量 220 例成人腰椎尸骨标本,结果见表 17-2-2。

表 17-2-2　220 例腰椎横径均数值(mm)

腰椎	男			女		
	上	中	下	上	中	下
L_1	43.34	38.67	46.78	38.36	35.30	42.03
L_2	45.28	39.82	48.54	40.99	36.08	44.11
L_3	47.51	41.91	51.49	43.68	38.49	47.25
L_4	50.14	43.75	53.39	46.02	40.38	48.99
L_5	51.80	45.98	52.10	48.04	42.74	48.89

引自姚仁康,等. 解剖学杂志,1989,12(3):231-232.

Tan 等测量了新加坡华人的椎体数据,结果见表 17-2-3,其中 EPWU 为上终板宽度,相当于椎体上横径,EPWI 为下终板宽度,相当于椎体下横径,EPDU 为上终板深度,相当于椎体上矢径,EPDI 为下终板深度,相当于椎体下矢径。

表 17-2-3 胸腰椎线性测量值

	T_1	T_2	T_3	T_4	T_5	T_6	T_7	T_8	T_9
上终板宽度(EPWu)	24.7±0.2	23.6±0.2	23.3±0.4	22.5±0.3	23.3±0.3	23.7±0.3	24.6±0.3	25.9±0.5	27.0±0.3
下终板宽度(EPWl)	27.1±0.4	25.3±0.4	24.4±0.4	25.0±0.4	23.8±0.1	24.8±0.5	26.8±0.3	27.9±0.4	29.2±0.4
上终板深度(EPDu)	14.9±0.3	16.3±0.2	18.0±0.2	18.9±0.3	20.5±0.2	21.8±0.2	22.7±0.3	23.3±0.3	24.4±0.4
下终板深度(EPDu)	15.8±0.2	17.7±0.3	19.0±0.2	20.0±0.3	21.6±0.3	23.0±0.2	23.5±0.3	24.7±0.4	25.5±0.4
椎体前方高度(VBHa)	12.8±0.1	14.2±0.2	14.5±0.3	14.7±0.1	15.2±0.2	15.5±0.2	15.1±0.2	16.1±0.3	16.5±0.2
椎体后方高度(VBHp)	14.0±0.2	15.2±0.2	15.3±0.2	15.8±0.2	16.4±0.2	17.0±0.3	17.4±0.3	17.8±0.3	18.0±0.3

	T_{10}	T_{11}	T_{12}	L_1	L_2	L_3	L_4	L_5
上终板宽度(EPWu)	28.8±0.4	31.6±0.3	34.5±0.3	36.3±0.4	38.2±0.4	39.9±0.3	42.0±0.2	41.6±0.3
下终板宽度(EPWl)	31.9±0.2	35.3±0.2	36.4±0.4	39.2±0.5	41.4±0.3	43.5±0.3	45.3±0.5	43.7±0.4
上终板深度(EPDu)	25.4±0.4	25.4±0.3	26.7±0.3	27.5±0.4	28.3±0.5	29.9±0.3	30.8±0.2	30.4±0.5
下终板深度(EPDu)	26.2±0.3	26.9±0.2	27.7±0.3	28.5±0.5	29.2±0.5	30.2±0.4	30.3±0.6	28.7±0.4
椎体前方高度(VBHa)	17.5±0.3	17.5±0.2	18.7±0.4	20.2±0.7	20.8±0.5	21.4±0.5	21.6±0.6	22.0±0.6
椎体后方高度(VBHp)	19.1±0.2	20.4±0.2	21.5±0.2	22.4±0.4	23.1±0.3	22.1±0.4	21.6±0.3	20.0±0.6

引自 Tan SH,et al.Eur Spine J,2004, 13 : 137～146.

上述测量结果相差较大,说明多数解剖测量数值只能提供参考。根据国人胸腰椎体横径测量,前路椎体固定螺钉选择在上胸椎部以 2.0～2.5cm、中胸椎以 2.5～3.0cm、下胸椎以 3.0～3.5cm 为合适,而腰椎部螺钉以 40～45mm 合适。

二、胸腰椎的血供

(一) 胸椎

胸椎的血供除直接或间接受相邻肋间动脉供应外,上两胸椎尚接受甲状腺下动脉、锁骨下动脉、肋颈干或椎动脉发出的降支血供,其中尤以来自甲状腺下动脉者最多。不同节段血管在相应椎体前、后面和椎弓根内、外面分为升、降支,供应相邻椎骨,每侧相邻升、降支相连呈纵吻合,左右同名支相连成横吻合(图 17-2-1)。

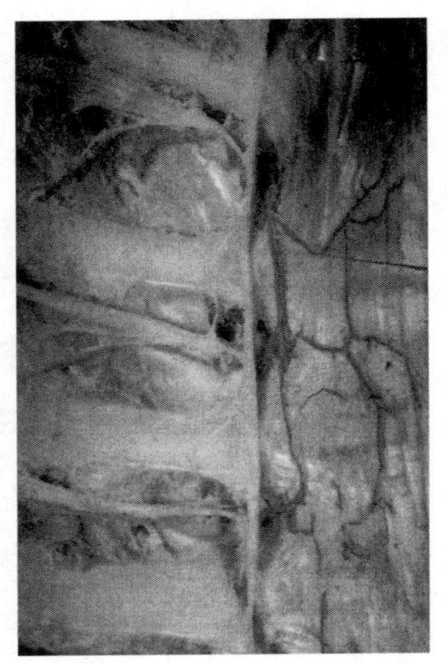

图 17-2-1 胸椎血供

每个胸椎椎体的滋养动脉共分三群:两群分别由椎体左右前外侧面进入,一群由椎体后面中央进入。在 4 个月胎儿,椎体每侧有 5～6 支滋养动脉,1～3 岁幼儿减为 3 支。在上 10 个胸椎,由椎体后面进入的滋养动脉常为 2 支;下 2 个胸椎常为 3～4 支。三群动脉在椎体内呈放射状排列,并在松质骨内互相吻合。终动脉只在椎体发育中的软骨出现,以后随椎骨骨化,动脉支在松质骨内形成吻合,终动脉也随之消失。

(二) 腰椎

供应腰椎的动脉主要来自起于腹主动脉的 4 对腰动脉和来自骶中动脉的第 5 腰动脉。腰动脉发出后沿椎体的中部向后外侧走行,在椎体前方发出中心支,进而分为升支和降支,形成网状,在接近骺板处穿入椎体内,营养椎体。腰动脉行至椎间孔前缘分为前支、后支和中间支。

1. 前支 分为升支和降支,其分支处的吻合支与其在上、下的小分支构成纵行弓形网。每个弓形吻合支的尖部与对侧的相交通。此支尚发出 1～2 支营养动脉,在椎体背面的中央向前进入椎体,从后侧纵行血管吻合支至少发出 1 支骨内营养动脉。在椎体的前面有 1 支正中前动脉向后与后侧营养动脉吻合,形成垂直走行的纵轴动脉。

2. 后支 在硬脊膜后外方供应硬脊膜外组织,其分支尚供应椎弓根、椎板及关节突。

3. 中间支 供应神经根,并穿过硬脊膜沿膜内神经根供应脊髓。

上述 3 个分支形成椎管外、内血管网。椎管外血管网以横突为界分为:①椎管外血管网前组:由横突前支(横突前动脉)形成。此支比较粗大,沿途在横突前方尚发出肌支,另有许多交通支与相邻横突前动脉吻合。此动脉位置深在,损伤可致巨大腹膜后血肿。②椎管外血管网后组:由背侧支的关节间动脉及上、下关节动脉组成。关节间动脉绕过椎弓根峡部向后延伸,走行于椎板与肌筋膜之间,然后向中线走行,沿途发出肌支,最后分布于黄韧带和棘突。椎管内血管网包括脊前、后支(椎间孔前、后动脉)。脊前支先分出小分支供应神经根,然后经椎间孔前缘进入椎管内，旋即分为升支、降支，升支再分出横支，在中线汇合。经椎体后面的静脉窦孔进入椎体，相邻节段脊前支的升支、降支彼此吻合，形成纵行血管网。脊后支较细，呈网状分布于椎板和黄韧带内侧，然后穿过椎板，以细小分支在硬脊膜外脂肪中走形，与硬脊膜动脉丛相连。

在腰椎前路手术时，处理节段血管勿过于靠近椎间孔处，不但易引起神经根损伤，可能会由于腰动脉分支损伤而导致神经根或者脊髓血供障碍。

三、入 钉 点

正常椎体的应力集中部位有小关节、椎弓根、上下终板中部及椎体侧后壁下缘的骨松质，椎体中部略偏后和上下终板附近应力水平较高。椎弓根为明显应力集中部位，其中应力水平在直立、前屈、后伸时明显高于整个后部结构的平均应力水平。Hogo 等则通过对生物力学试验证实椎弓根基底部为应力集中区域。戴力扬等提出，脊柱内固定的生物力学原则：①载荷分享原则；②支撑原则；③中和原则；④张力带原则；⑤桥固定原则。所以理想的胸腰椎侧前方内固定的入钉点应具备以下条件：①符合脊柱内固定的生物力学原则；②脊柱内固定应位于应力集中的部位；③符合安全原则，螺钉方向应平行于终板及椎体后缘。避免进入椎管和椎间隙，避免损伤脊髓和神经根。

John 等指出，每一个螺钉都要放置在椎体相同的解剖部位，进针点位于椎弓根基底部前方，椎体中心点。准确确定进针点，保证螺钉位于椎体中央。Ghenagem 等提出胸腰段侧前方螺钉内固定是，近端螺钉应位于近侧终板以下，远侧螺钉应位于远侧终板以上，并平行于椎体终板，螺钉方向应远离椎管，螺钉的入钉点在终板下 8～10mm 平行线与椎体后缘 8～10mm 平行线交叉处，认为这个可以借助坚强的终板来分享应力。金大地在 Ghcnagem 的观点基础上提出胸椎椎体钉应位于椎体后缘 4～5mm 平行线与椎体上下缘 4～5mm 平行线交点。

Ghenagem 及 John 等入钉点定位方法是以椎体后缘的切线和终板上下缘切线交点作为入钉点。白靖平等认为肋凹作为下胸椎较为恒定、有形的解剖标志，具有易识别、位置相对恒定、形态明显、位于椎弓根附近等优点。虽然肋凹本身存在一定程度的变异，以肋凹作为参照物，确定入钉点位置，不仅可用于术前估计、术中定位，对术后判断也有意义。

其实在解剖上，肋凹与椎弓根定位是一致的。在胸椎，由于肋椎关节比较明显，肋凹较为恒定，可以应用入钉点定位；而在腰椎，则主要根据椎弓根来定位。主入钉点（指固定螺栓）必须位于椎弓根的延长线上，上位椎体入钉点应位于椎弓根上缘延长线，而下位椎体入钉点则位于椎弓根下缘延长线，离椎体后缘距离则选择在 8～10mm 较为合适（前侧内固定距椎体前缘尚需 10mm），允许有一定的安全冗余（图 17-2-2）。

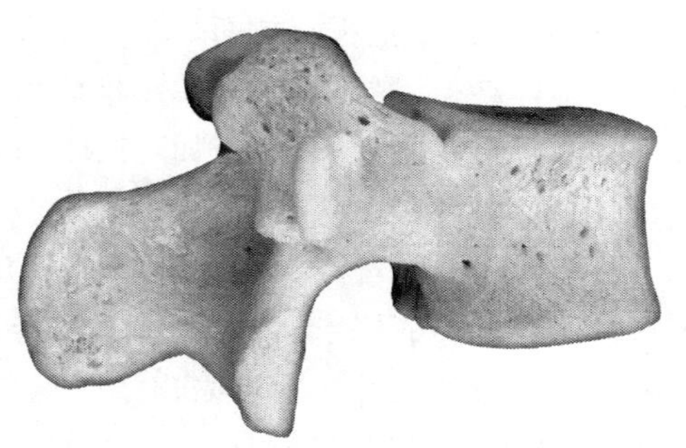

图 17-2-2 在椎弓根延长线上选择入钉点

第三节 生物力学

当脊柱骨韧带结构可以成功抵抗施加的生理性外力以及进一步预防不合适的疼痛、畸形和神经损害时,就保持了其脊柱稳定性。Denis 提出了三柱理论对于脊柱不稳的现代概念有积极的意义。可是,是否整个后柱或者中柱是抵抗脊柱变形外力的最重要因素,目前尚有争议。

应用于脊柱不稳或者脊柱畸形的前路或者后路固定的内固定器械必须能提高即时的稳定性。后期尚可以抵抗变形外力,直至骨融合发生。长节段固定并融合更为稳定,但是缺点是失去数个运动节段,可能引起腰椎前凸角度的显著丢失。McLain 研究表明,短节段椎弓根螺钉固定(伤椎上下各一个层面)治疗不稳定胸腰椎骨折时,术后 6 个月内失败率很高,表现为后凸角度加大,螺钉弯曲或者断裂。本组研究中多数骨折类型为爆裂性骨折,而这个效应是由于没有前柱重建情况下,悬臂梁弯曲力作用于螺钉而引起的。其他研究也表明,单纯短节段后路内固定治疗不稳定爆裂性骨折时,不能恢复完整脊柱的必需刚度,因此建议联合前路植骨融合。

Gurr 等在小牛脊柱椎体切除模型上比较不同前路内固定与后路内固定装置。所有内固定装置除了前路 Harrington+骨水泥外,均采用前路髂骨植骨支撑。结果表明,抗扭转刚度最大是前路 Kaneda 和后路 CD 及 Steffee 经椎弓根内固定组。最小是前路单纯植骨支撑以及后路 Harrington 棒和 Luque 直角组。该体外试验仅评价短节段固定的初始效应。因为长节段圆柱形加载在这个模型难以测量。Shono 在人尸体标本胸腰椎爆裂性骨折模型上研究发现,Kaneda 在抗轴向压缩和扭转方面具有更大刚性,可以恢复到正常脊柱的稳定性,并优于后路 Harrington 及 AO 内固定。固定强度方面也优于其他类型的前路内固定系统,如 Armstrong、Kostuik-Harrington 以及 Zielke 钢板。由 Armstrong 研制的塑形前路钢板(contoured anterior spinal plate,CASP)尽管没有 Kaneda 的刚性,但在轴向压缩及扭转方面也优于其他前路内固定装置,且切迹较低。其他几种类似的前路钢板系统,如 Z-plate、University plate 同样允许撑开及压缩作用。

这些前路内固定系统提供的脊柱稳定性依赖于每个椎体至少 2 点的双皮质固定,并有双棒如 Kaneda,或者椎体侧方放置宽钢板(如 Z-plate)进行连接。Kaneda 尚有 2 个横行棒与棒之间的连接器。撑开力可以直接施加在内固定装置以矫正畸形,植骨块置入,然后进行压缩,锁定植骨块,促进植骨融合。

每个椎体单螺钉固定,然后由一块钢板或者棒连接,刚度稍低,允许椎体围绕螺钉旋转。因此,类似 Zielke 钢板在抗扭转方面不够刚性,不能单独应用于治疗创伤或者肿瘤引起的不稳定椎体缺损。但是,这种单点椎体固定可以有效地应用于去旋转,可以治疗胸腰椎或者腰椎侧凸畸形。刚性棒系统,如 TSRH、ISOLA、Moss-Miami、Kaneda 等应用与钢板系统相似,但生物力学刚度性能优于钢板固定。

当治疗合并有神经损害的爆裂性骨折时,生物力学上需要考虑的另一点就是椎管神经足够减压的椎管通畅率。椎管通畅,椎管复位可以通过后路撑开以及韧带紧张进行非直接,或者通过后方经椎弓根直接减压或者侧后方以及前路直接减压。Edwards 和 Levine 报告损伤后 48 小时内采用 Harrington 后路撑开,可以额外获得 32%的通畅率,超过这个时限,则获得椎管通畅率明显减低。Esses 报告应用 AO 内固定后,椎管占位从 44%下降到 16%。Shono 报告 Harrington 及 AO 内固定只能改善椎管占位仅分别为 12%、18%。他们认为,间接减压依赖于韧带的完整性、骨块突出的大小、骨块的位移,但是这些问题术前均难以判断。Hashinomo 认为,T_{12}椎管通畅率小于 65%,L_1 小于 55%,L_2 小于 45%就可能出现神经功能损害。因此,有明显神经损害以及椎管占位的患者,联合应用前路减压。支撑植骨融合以及内固定可以更可靠地维持椎管通畅,生物力学方面优于后路间接减压及内固定。

An 等对 Kaneda、TSRH、Z-plate 和 University-plate 进行测试,发现椎间植骨时,4 种内固定器均能使脊柱各个方向的稳定性得到恢复;如无椎间植骨,Kaneda 系统限制脊柱各方向运动的能力最好;University-plate 可限制前屈、后伸、侧屈方向的运动;TSRH 可限制前屈、侧屈运动;Z-plate 仅限制侧屈运动;同时提示椎体间植骨可以增加脊柱的稳定性。

Dick 等在椎体切除、无骨移植物的情况下,对 4 种前路内固定进行测试,测试结果表明:ATLP 在轴向加载、侧屈和扭转时最坚固;TSRH 在屈伸时强度最差,ATLP、Kaneda、Z-plate 之间无显著性差异;疲劳期限:ATLP 超过 80 000 转,Z-plate 为 26 472 转,TSRH 为 6915 转,Kaneda 为 4419 转,提示 ATLP 和 Z-plate 发生器械失败的概率较 Kaneda 和 TSRH 小。

但也有不同的研究结果,Hitchon 等用人 $T_9 \sim L_3$ 的尸体脊柱作标本,在完整脊柱和 L_1 椎体被切除条件下分别测试 ATLP、Kaneda、Z-plate 的生物力学性能。在完整脊柱上,Kaneda 和 Z-plate 在各个方向上的稳定性均无明显差别,在伸展测试中,角旋转 Kaneda 为 $4.7° \pm 3.2°$,Z-plate 为 $3.3° \pm 2.3°$,ATLP 为 $9° \pm 4.8°$;在疲劳实验后的屈曲和伸展实验测试中,只有 Kaneda 的稳定性比 ATLP 好。在椎体切除后的测试中 3 种内固定均不稳定,但稳定性 Kaneda > Z-plate > ATLP。

Kotani 等在人工合成的脊柱模型上对 5 种钉-板和 7 种-钉棒系统进行了生物力学测试,比较它们的刚度、弯曲强度和疲劳寿命。实验参数显示两种系统之间有显著性差异。钉- 板系统稳定性较钉- 棒系统弱,疲劳断裂分析发现钉-板系统往往是螺栓或钢板断裂;而钉- 棒系统往往是螺棒断裂。

Van-Loon 等对 Slot-Zielke 器械单棒和双棒系统之间比较发现:单棒组矫正角度丢失平均为 5.64°,双棒组平均为 1.60°。Shimamoto 等进行模拟循环加载实验,单棒系统在骨-螺钉界面发生螺钉的松动,这种松动可能是单棒系统矫正角度丢失大的原因。

Oda 等比较直径为 4.75mm 和直径为 6.35mm 的单棒系统的生物力学强度,结果显示:6.35mm 仅在抗扭转方面强于 4.75mm。而 4.75mm 的双棒系统除了在压应力外均较两种单棒系统的强度大;在两种单棒系统中椎体螺钉所受的张力无显著差异,而双棒系统螺钉所受的张力较单棒系统小。由此可见,单棒系统通过增加棒的直径不能明显增强力学强度,也不能减少螺钉所受的张力;而双棒系统有更好的力学强度,能减少螺钉所受的张力。

Breeze 对前路器械螺钉的强度以及是否穿过椎体对侧皮质进行研究发现:螺钉拔出的强度与椎体骨质的强度有关,骨质的强度好,抗拔出的强度高,否则较差。若穿过椎体对侧皮质,拔出的强度将增加 25%～44%,但也要权衡增加血管损伤的危险性。

第四节　手术操作

一、病例选择

前路内固定系统主要应用于治疗胸腰椎骨折引起胸腰椎不稳及脊髓压迫等,也应用于脊柱结核、椎体肿瘤及侧凸等病例。根据内固定系统设计的目的各异，应用适应证有差异。当椎体切除、减压以及植骨等应用治疗脊柱不稳时，前路内固定系统只是作为脊柱融合的辅助固定方式。多数系统钉板或者钉棒设计应用于 T_{10}～L_3 节段，最大跨度 4 个运动节段。而一些单棒设计的前路内固定系统可以应用于中胸椎。应用于侧凸矫形设计的前路内固定系统则适用节段更长，多采用单棒。

前路内固定系统不能应用于骨质质量很差的病例，如椎体感染、严重骨质疏松，或者邻近椎体广泛播散性转移癌等。

所有内固定系统部件放置需距离大血管结构至少 10mm。

二、操 作 步 骤

以 Kaneda SR 为例介绍胸腰椎前路内固定术的操作过程（图 17-4-1）。

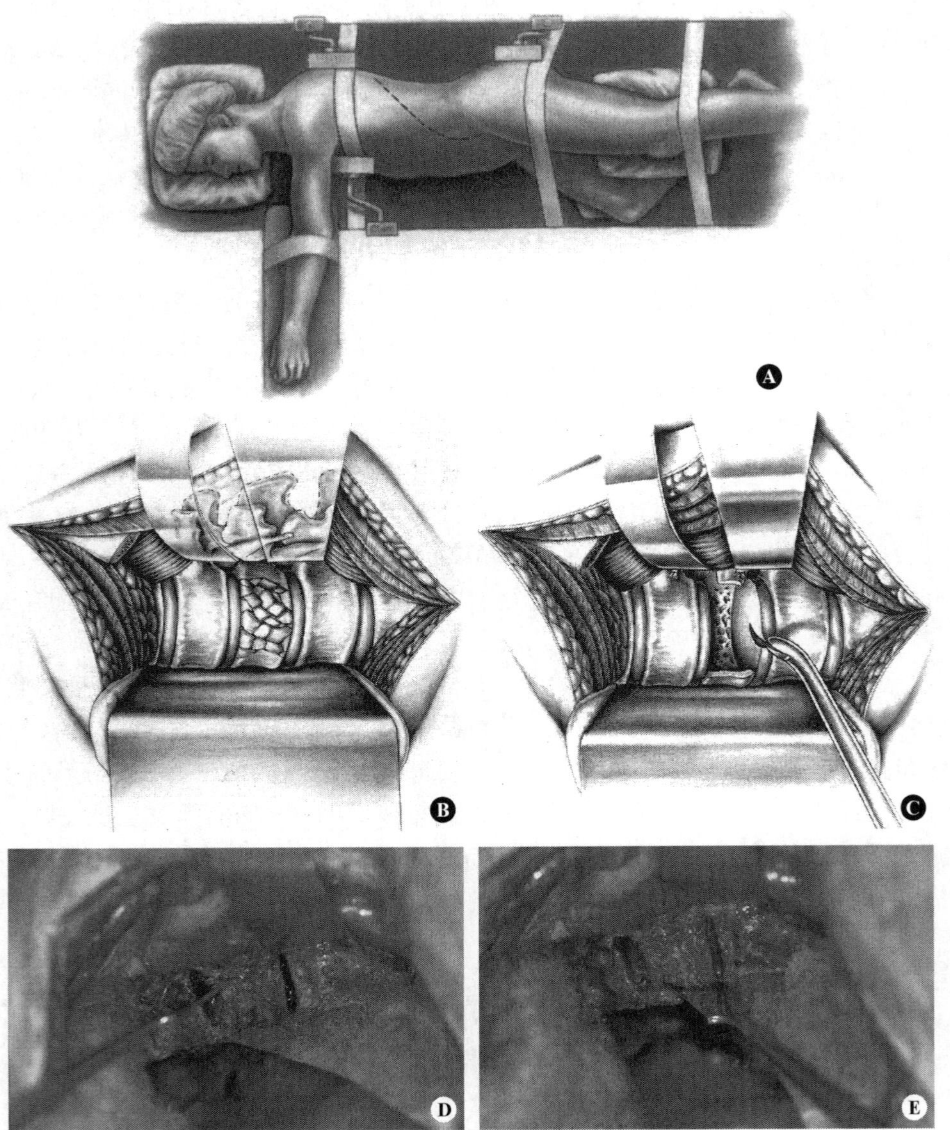

图 17-4-1

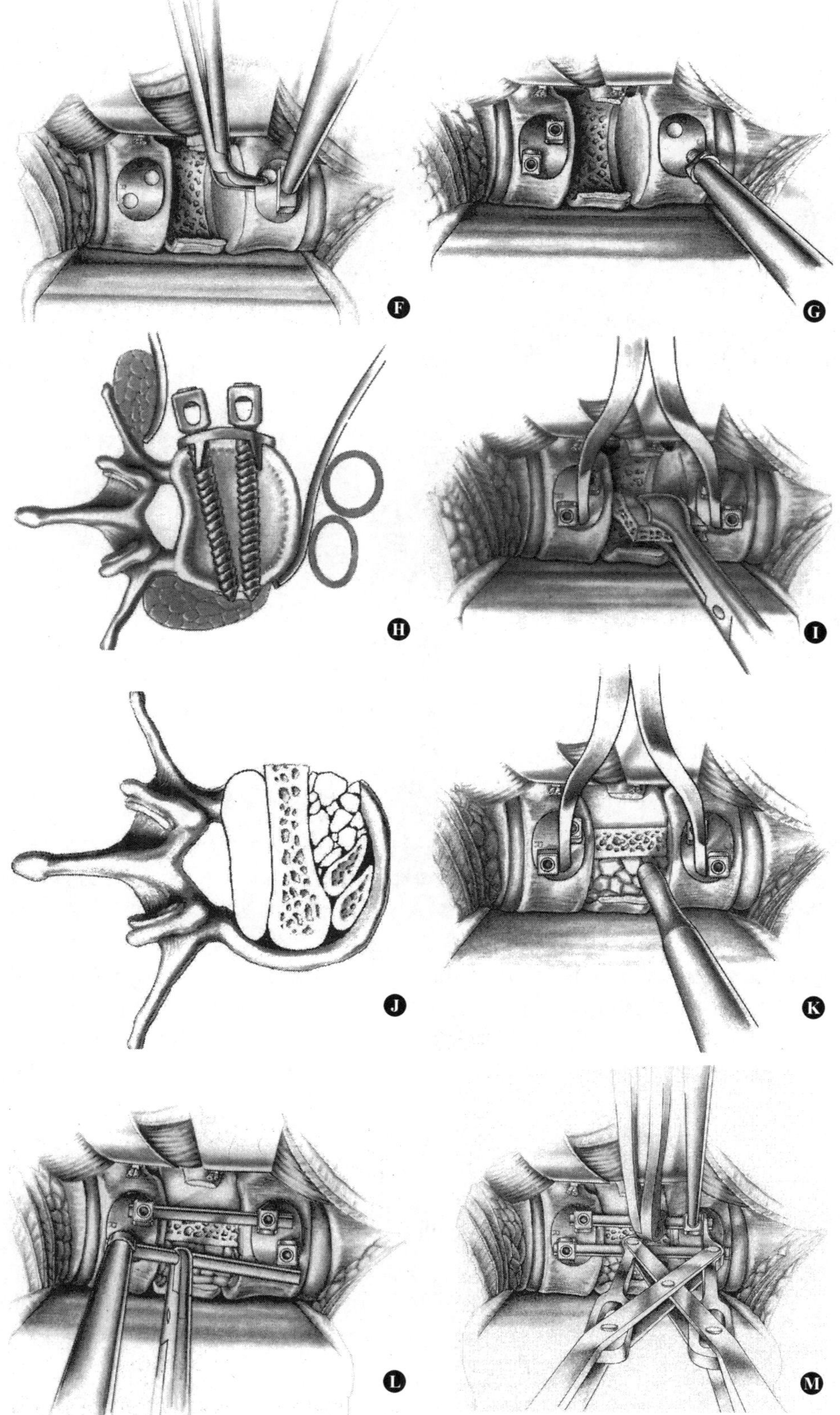

图 17-4-1

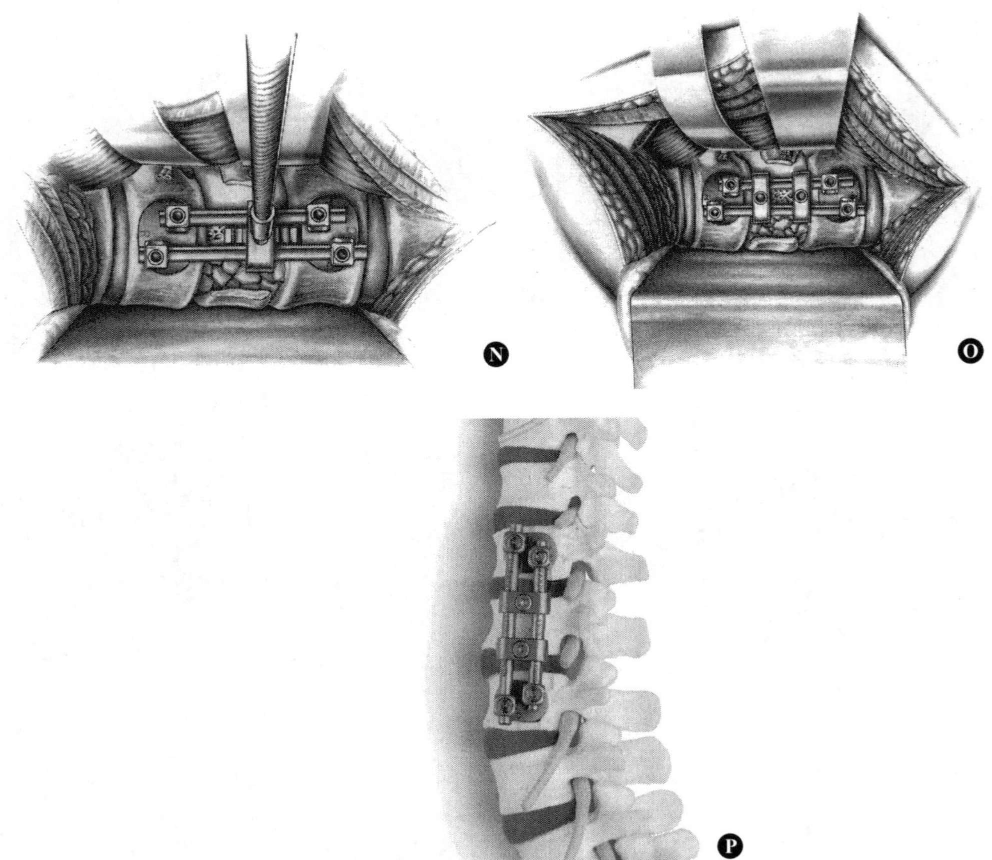

图 17-4-1 胸腰椎前路 Kaneda SR 内固定术操作(续)

A. 患者右侧卧位,左侧在上,术部腰桥升起;B. 显露病变椎体以及上下各一个节段;C. 切除病变椎体上下方的椎间盘及软骨终板;D. 行病变椎体切除;E. 保留椎体皮质壳前侧及对侧完整;F. 置入椎体板;G. 置入螺钉,后方螺钉放置要平行于终板,与椎体后壁呈大约 10°,前方螺钉保持与终板平行,并平行于椎体后壁,螺钉头要沉入椎体板内;H. 钝头螺钉允许穿透对侧皮质大约 2mm,以达到双皮质螺钉固定;I. 撑开后测量骨缺损间隙,取髂骨部合适长度三皮质植骨块植入;J. 保护椎管前壁,肋骨等放置于骨缺损的前部,去除撑开器;K. 植骨块前方填塞碎骨块;L. 放置圆棒,圆棒要超出头、尾侧后方螺钉之间距离各 2mm,再将合适前方圆棒置入;M. 压缩、锁紧;N. 安放横连器;O. 紧固螺钉,扭力均需要达到至少 60 英磅;P. 固定后外观图

引自 Depuy Spine.

第五节 临床疗效

胸腰椎前路内固定技术主要应用于脊柱肿瘤、结核、骨折等治疗,尤其是脊髓前方压迫的病例,临床疗效均满意(图 17-5-1,图 17-5-2)。而对于陈旧性胸腰椎骨折,尤其在胸腰段以上,前路减压内固定具有明显优势(图 17-5-3,图 17-5-4)。

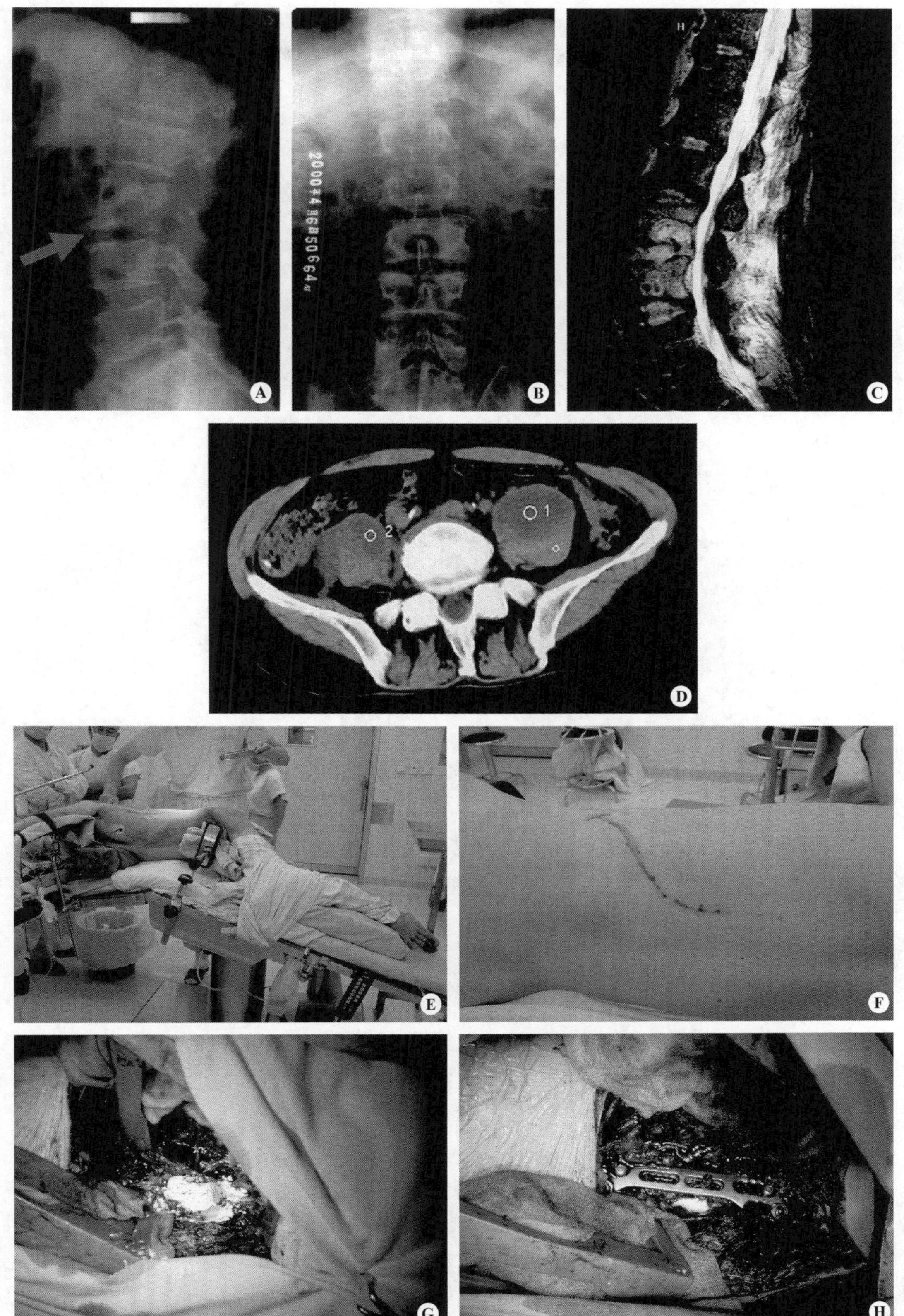

图 17-5-1

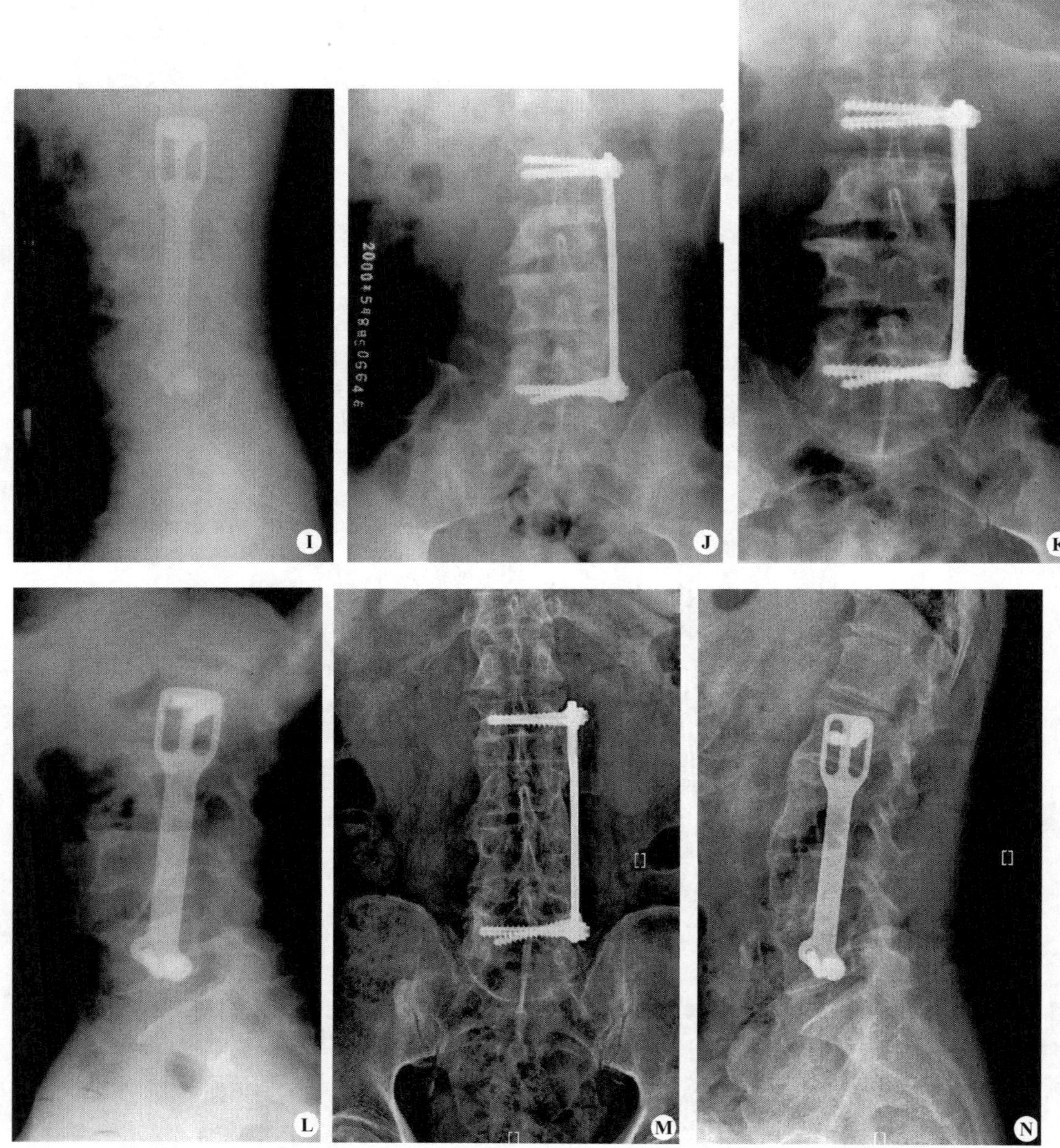

图 17-5-1 一期前路手术治疗腰椎结核(术中图片非同一例患者)(续)

A～C. L_3～L_4 结核;D. 腰大肌脓肿;E. 术中——体位;F. 术中——切口选择;G. 术中——病灶清除后植骨,局部放置链霉素粉;H. 术中——前路钛板内固定;I、J. 一期前路病灶清除、自体髂骨植骨、Z-plate 内固定术后 1 周;K、L. 术后 6 个月,植骨融合;M、N. 术后 10 年

Esses 等对胸腰椎爆裂性骨折伴不全神经损伤的患者,进行前路减压器械固定和后路器械固定,术后行随意分组研究发现,神经恢复、复位的维持以及固定失败率等方面没有明显的不同。在前路减压固定组,术前椎管阻塞程度明显高,这表明在治疗前,在本组的神经损伤程度重,残存椎管狭窄的发生率在前路减压组中明显低。但前路手术组术中出血量明显多于后路手术组。Esses 等对比性地回顾了 60 例患者的神经恢复情况发现,不论是采用

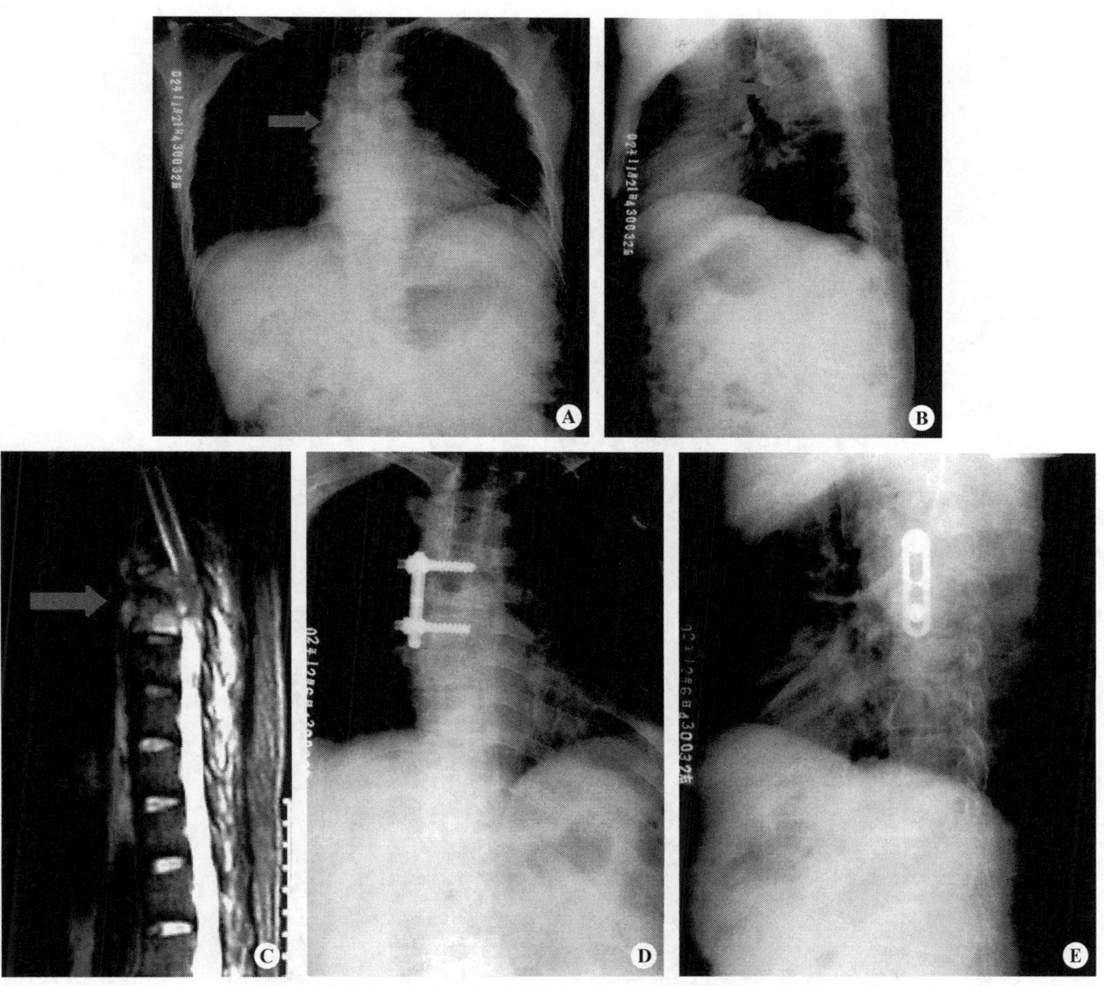

图 17-5-2　一期前路手术治疗胸椎结核

A、B. T_5 椎体结核；C. MRI 显示结核病灶压迫脊髓；D、E. 经胸腔一期病灶清除、植骨融合并内固定

后路手术还是联合前路手术，均没有明显的区别。

Wood 等采用前瞻性随机研究，对稳定性胸腰椎爆裂性骨折（T_{10}～T_{12}）且无神经功能损害患者采用后路内固定融合或者前路重建植骨并内固定，共 43 例患者入选，评估影像学、临床以及功能疗效的差异。其中 38 例完成至少 2 年的随访（平均 43 个月，范围 24～108 个月）。18 例患者接受后路手术，另外 20 例患者接受前路手术。在后路手术 18 例中有 17 次出现“并发症”，包括因疼痛需要去除内固定，而前路手术仅 3 例出现 3 次轻微并发症。2 组患者相关的功能改善情况类似。作者认为，尽管患者的功能改善相似，前路融合内固定对于胸腰椎爆裂骨折治疗具有较少并发症以及不需要额外手术。因此，采用微创方法可以显著减少手术入路的损伤，可以适当扩大前路在稳定性胸腰椎骨折的适应证。

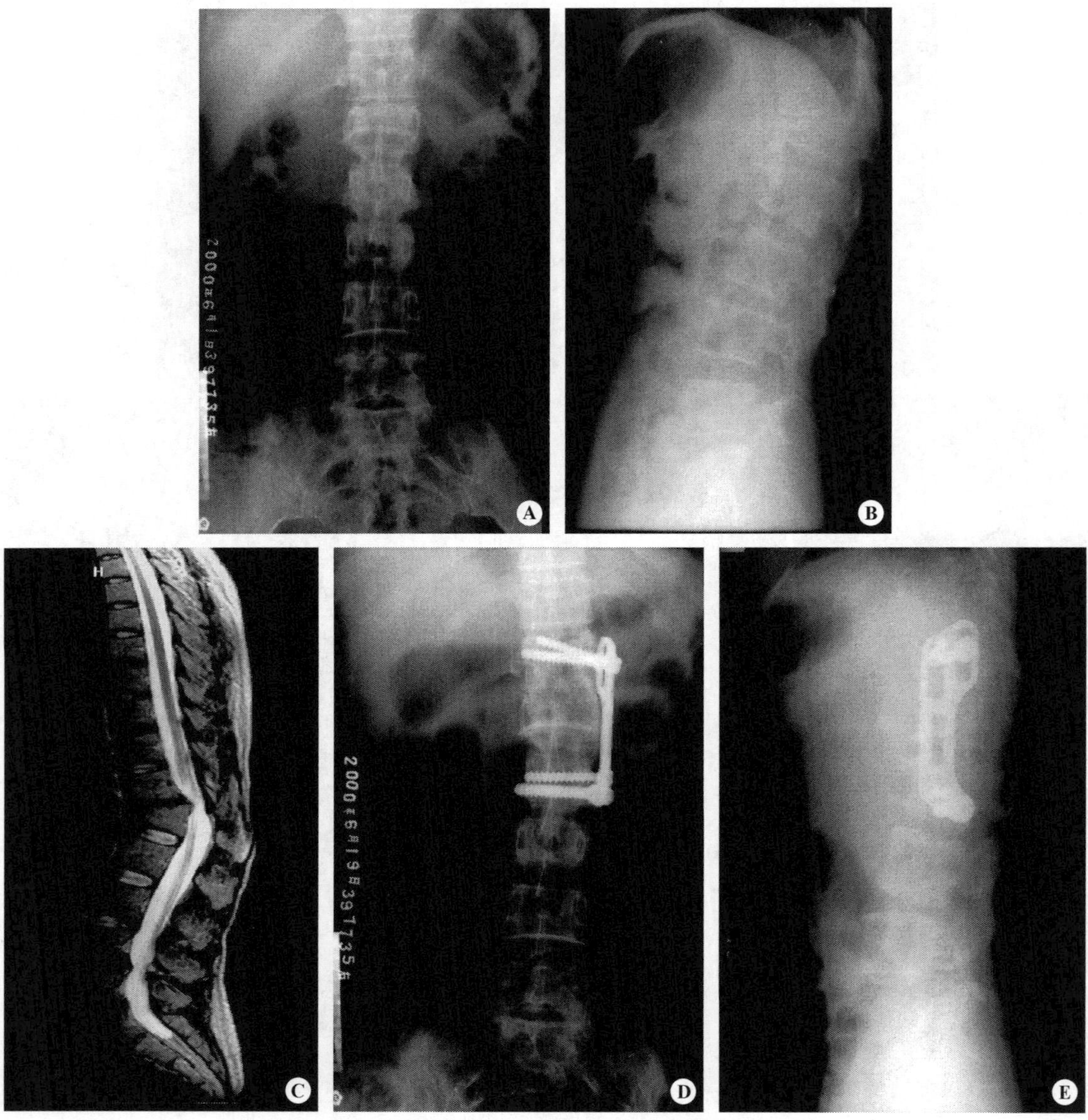

图 17-5-3 前路减压植骨内固定治疗陈旧性胸腰椎骨折

A、B. L_1 陈旧性骨折并后凸畸形；C. MRI 显示椎管狭窄，脊髓受压；D、E. 前路减压内固定术后

Sasso 等回顾性分析在 1992～1998 年治疗 40 例不稳定性胸腰椎骨折病例。比较单纯前柱减压以及前路脊柱固定术重建治疗不稳定三柱胸腰椎损伤等。根据 AO 骨折分类，24 例(60%)为 B1.2，10 例(25%)为 B2.3 型，5 例(12.5%)为 C1.3 型，1 例(2.5%)为 C2.1 型损伤。因技术失误，早期内固定失败 1 例。其余 37 例均获得良好融合固定。作者认为，前路内固定术及重建技术可以保证某些不稳定三柱胸腰椎损伤病例单独采用前路手术进行治疗，其可以直接减压解除神经压迫，改善节段成角，不需要辅助后路内固定亦可以获得可接受的融合率。

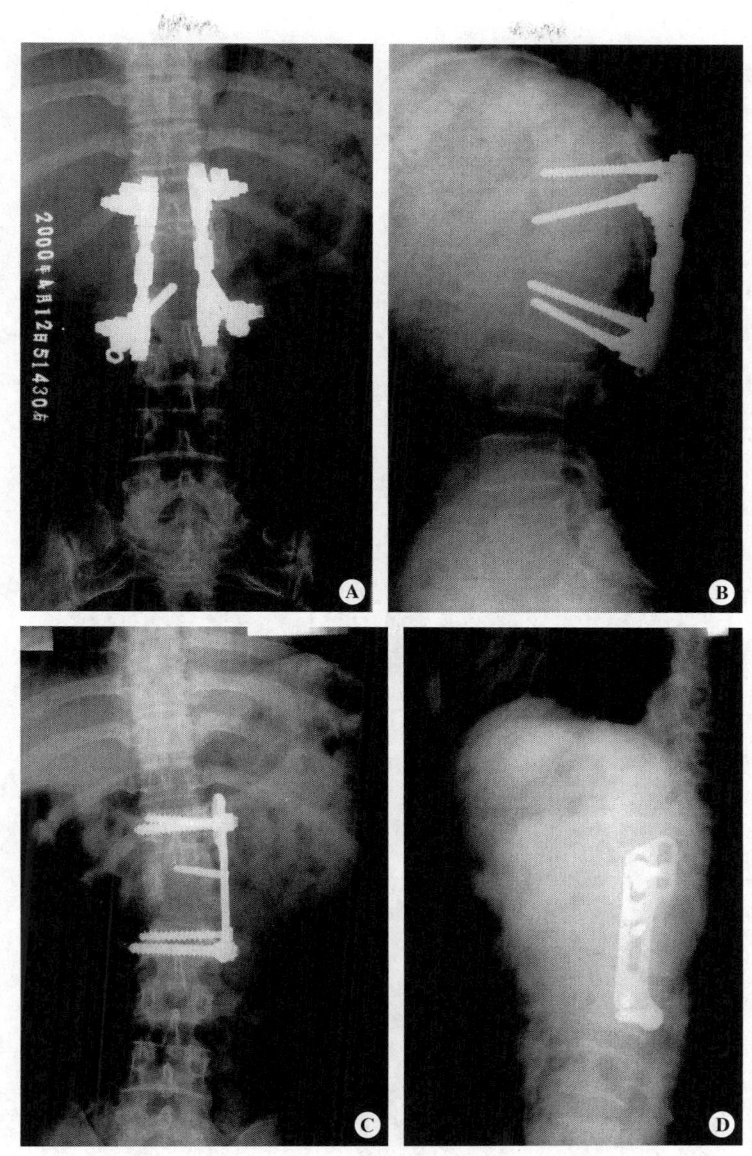

图 17-5-4　后路手术失败，则前路手术就是一个选择
A、B. 无效后路内固定导致失败；C、D. 前路减压内固定术后

对于不稳定性脊柱骨折，前路减压内固定手术的优势除了直视下减压彻底外，主要是能够良好重建脊柱前柱，恢复前柱载荷传递的作用。Parker 等报告，对胸腰椎损伤单纯行后路固定，如无前柱的支撑固定，内固定器械的失败率达 9%～54%，缺乏前柱的支撑是单纯后路手术失败的主要因素。而采用单纯前路手术内固定治疗，失败率仅为 6%。

但是任何手术适应证选择都是一个关键，如适应证选择不当，则手术效果必然不佳(图 17-5-5)。

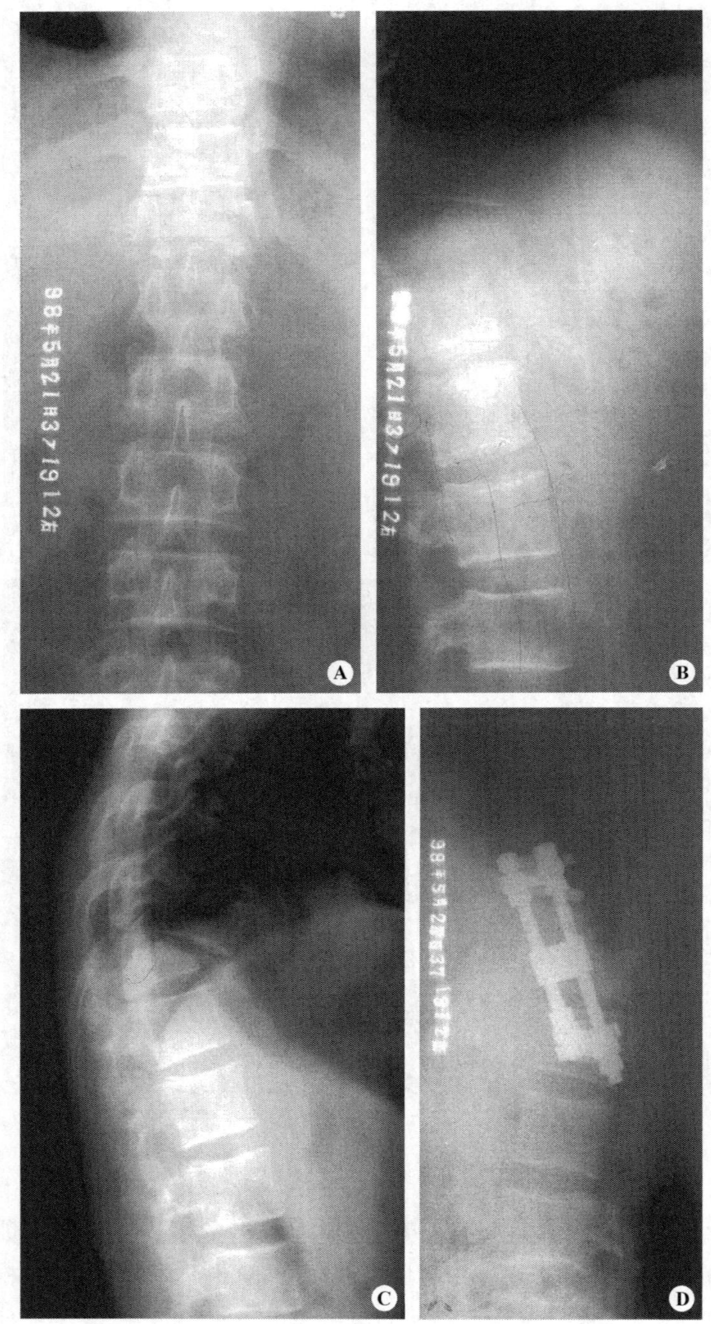

图 17-5-5　对于骨折脱位的极不稳定骨折，前路内固定无法达到稳定作用
A、B. 胸腰椎骨折脱位，成角畸形；C. 侧位显示脱位以及后凸畸形；D. 前路术后改变，脱位未复位，后凸畸形未矫正

第六节　并　发　症

胸腰椎前入路是广泛显露,并有大量相关并发症的一个手术入路。具备较坚实的解剖学知识以及软组织仔细分离、准确置入前路内固定系统绝对对减少手术并发症以及死亡率均是非常必要的。

前路内固定的并发症可分为器械本身的并发症和使用器械时手术操作造成的并发症。器械相关并发症:包括螺钉、螺棒、钢板松动、断裂;植骨不融合、假关节形成;术后畸形矫正的丢失。短节段内固定,螺钉所承受的力大,尤其需要复位的椎体骨折,力矩较大,易造成螺钉疲劳损伤、松动、断裂,而致内固定失败。Kaneda 等报道 150 例经前路 Kaneda 固定 9 例出现内固定断裂;Thalgott 等对 25 名患者行 ATLP 固定,共发现 3 例共 5 枚螺钉的断裂。McAfee 对 185 例使用胸腰椎前路内固定的病人进行最少 1 年以上的随访,发现最多的并发症是 13 例术后出现 20°的后凸畸形。手术操作相关的并发症:主要有气胸及胸膜损伤、膈肌裂孔疝、肺部感染、肺不张、尿路损伤、脑脊液漏、胸导管损伤、脊髓损伤、生殖股神经损伤、交感神经损伤、术后深静脉血栓形成等。

Kirkpatrick 等报道 20 例经前路减压,1 例因交感神经损伤而产生下肢症状,1 例胸导管破裂;Kaneda 等报告 150 例行 Kaneda 固定中有 9 例出现医源性神经损伤,多为损伤局部神经根,产生腰椎神经丛功能性麻痹。

McAfee 观察了 185 例行前路内固定的病人,1 例术后出现气胸,1 例术中输尿管损伤,2 例对侧肺不张,产生术后肺炎。

陈前芬等报告 255 例患者中,36 例出现 9 种 37 例次(1 例 L_4 非霍奇金淋巴瘤出现神经根损伤和定位、置钉失误)术中、术后并发症。术中大出血 2 例,血、气胸 5 例,脊髓损伤 1 例,神经根损伤 3 例,输尿管损伤 1 例,定位、置钉失误 6 例,骨折复位不良 1 例,植骨不愈合 2 例,交感神经损伤 15 例,均经积极有效处理后恢复满意。

一、血 管 损 伤

胸腰椎前路重建手术有潜在血管损伤的并发症,它包括血管的直接损伤及静脉血栓的形成。Oskouian 等回顾了 1992～1999 年行前路胸腰椎重建的 207 名病人,有 12 人(5.8%)发生血管并发症,死亡 2 人(1%),7 人(3.4%)是血管直接损伤造成的,其中 1 人死亡。5 人(2.4%)发生深静脉血栓,1 人死于肺栓塞。John 等 和 Singh 等均观察到胸腰椎前路手术后出现深静脉血栓和肺栓塞的并发症。Ohnishi 等报道 1 例应用 Kaneda 术后 20 个月出现迟发性假性动脉瘤。我们在一期手术治疗胸腰椎结核 120 例中,也出现 1 例髂静脉损伤、1 例下肢深静脉栓塞。

原因主要有:①局部解剖不熟,误伤大血管。②术野显露不清,伤及大血管。③椎体破坏、病变等浸润或者侵犯血管,使血管脆性增加,易于损伤。如腰椎结核并腰大肌脓肿,术中容易损伤髂静脉。而腰椎肿瘤较大,广泛侵犯周围组织,术中椎体、腰横血管暴露不清,结扎困难,损伤后血管回缩出血所致。

预防的关键是熟悉胸腰椎的解剖特点,术中暴露清楚,首先结扎节段血管。对髂静脉损伤出血，当即用手压或血垫压迫止血后，逐步暴露直至血管破裂口并用细针细线缝扎静脉壁止血，万一血管断裂，则需两端阻断后缝合血管止血。对腰横血管损伤出血，最好先用钳夹后结扎或缝扎止血，若不能止血，可用大量的明胶海绵或可吸收止血纱布填塞止血，同时，根据出血量进行输血。

二、血、气胸

血胸原因有：①手术创面过大，渗血较多；②节段血管脱落出血；③固定钉过长刺伤对侧血管，导致对侧胸腔积血；④引流不充分，导致积血残留；⑤胸膜破裂而术者未进行处理。

气胸的原因有：①粘连严重，分离损伤肺泡、细支气管；②未鼓肺排气；③引流不充分，导致积气残留；④ 胸膜破裂而术者未进行处理。

预防的关键是止血要充分，尤其节段血管处理，有时单纯采用断端电凝止血并不可靠，需要结扎血管。螺钉长度选择合适，及时修补胸膜，留置胸腔引流，尤其注意引流管不能扭曲、折弯；注意鼓肺，观察是否有无肺部损伤。处理方法是术后密切观察，及时诊断并安放闭式胸腔引流，若为活动性血、气胸，则需开胸探查处理。

三、脊 髓 损 伤

脊髓损伤是一种严重的并发症，其原因主要有：① 脊髓受压；②脊髓受牵拉；③脊髓血供受破坏。

减压时，应避免骨块等突入椎管压迫脊髓致脊髓损伤。螺钉置入要平行于后纵韧带，并指向后前方，以避免进入椎管。避免在邻近椎间孔时结扎节段血管，尤其是 T_5～T_9，会中断脊髓的侧支循环。短暂闭塞节段血管，观察 SSEP 变化，对保护脊髓血供的关键动脉是有用的。

四、神 经 损 伤

神经根损伤的原因主要有：①误伤神经根；②神经根过度牵拉；③植入物切迹高导致神经根激惹或者损伤。交感神经损伤的原因是交感神经紧贴椎体侧前方，而前路手术需剥离显露椎体侧前方，因而损伤一侧交感神经链几乎难以避免。

预防关键是熟练局部解剖，尤其对神经根走行以及与髂腰肌等关系需要熟记在心，显露时要保护神经根；撑开要适度，固定植骨块，安装内固定时要考虑螺钉突起对神经根走行的影响，必要时需要分离肌肉条予以间隔，以保护神经根。

对有明显压迫的，应及时手术调整后加强脱水、营养神经治疗；对无明显压迫的，应及时加强脱水、营养神经治疗，必要时行探查手术。

五、定位、置钉失误

定位、置钉失误（图 17-6-1）的主要原因有：①术野暴露不清；②过于自信，未及时定位；③对器械认识不足。

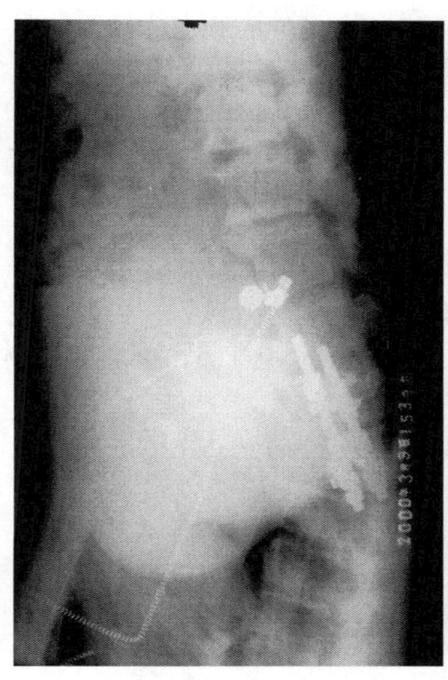
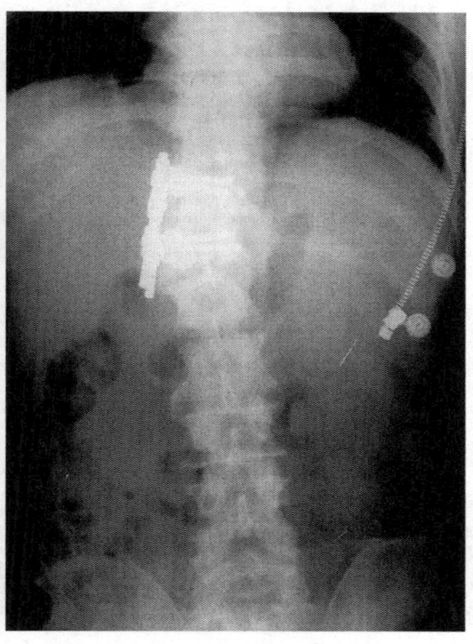

图 17-6-1　定位错误，置钉于伤椎上

预防的关键是熟练技术操作，不能过于自信；术中充分暴露，注意正确定位，如局部病理解剖等特征不典型，则需要借助术中C臂X线透视进行定位；充分了解器械设计特点，如有些钢板与螺钉之间有锁定装置，则要求螺钉角度较固定，如不注意，则容易偏离预定方向。

对定位失误，必须及时重新切除病椎，更换调整相应的内固定系统；对置钉失误，可延长支具外固定时间，若出现螺钉、内固定系统松脱，影响脊柱稳定或其他组织功能，应及时调整。

结　　语

胸腰椎前路内固定手术在其适应证范围内有其优越性。前路短节段植入物设计在结构上已日趋合理，应用较为简便，发展较为成熟，基本能满足脊柱前中柱重建的需要。使用器械前要求了解正常和病理状态下的胸腰椎生物力学原理，熟悉每一种器械系统或固定原理，将有助于获得最大的成功，并将并发症的潜在危险减少到最低程度。以胸腔镜、腹腔镜辅助下前路内固定技术已获得极大成功，与此技术相适应，胸腰椎前路内固定植入物发展将以钉棒系统为主，并将进一步完善。

（瞿东滨　李春青）

参 考 文 献

白靖平，江仁兵，锡林宝勒日，等. 2004. 下胸椎侧前方内固定进针点相关问题研究[J]. 中国矫形外科杂志，12(16)：1255～1258.

陈前芬，肖增明，李世德，等. 2009. 胸腰椎前路手术并发症分析和对策[J]. 中国矫形外科杂志，17(7)：546～548.

陈文英，陶鄂，柏蕙英，等. 1985. 国人椎体的测量与观察[J]. 解剖学杂志，8(2)：149～151.

丁兆习，毕玉顺，吴琦. 1998. 奇静脉的应用解剖学观察[J]. 四川解剖学杂志，6(1)：23～25.

巩腾，杨慧，李云生，等. 2008. 胸腰段脊柱结构走行过程的断层观察[J]. 中国临床解剖学杂志，26(5)：472～476.

江仁兵，白靖平. 2005. 胸腰椎侧前方内固定研究新进展[J]. 新疆医科大学学报，28(11)：1117～1119.

瞿东滨,金大地,陈建庭,等.2005. 脊柱结核外科治疗的术式选择[J]. 中华骨科杂志,25(2):74～78.

瞿东滨,金大地,陈建庭,等.2007. 脊柱结核一期手术治疗的围手术期并发症分析[J]. 中华外科杂志,45(18):1230～1232.

瞿东滨,金大地.2003. 陈旧性胸腰椎骨折的前路手术治疗. 中华创伤杂志,19(4):246～247.

瞿东滨.2007. 脊柱结核病灶清除后骨缺损的修复和重建[J]. 中国脊柱脊髓杂志,17(10):794～796.

李伟,张毅,高予中,等.1999. 国人椎体的测量与分析. 河南医学研究,8(2):109～112.

梁涛,刘浩.2008. 腰骶段脊柱内固定技术的研究进展[J]. 生物骨科材料与临床研究,5(1):25～28.

唐杰,王汉琴,陈家强,等.2002. 脊柱椎体高度的观测[J]. 中国临床解剖学杂志,20(5):400.

姚仁康,赵文潭,魏锡云,等.1989. 腰椎的观察及测量[J]. 解剖学杂志,12(3):231～232.

张烽,王素春,段广超,等.2007. 颈胸段脊柱椎体周围重要脉管结构的应用解剖[J]. 中国临床解剖学杂志,25(3):236～238,242.

张功林,章鸣.2005. 胸腰椎骨折前路治疗进展[J]. 中国骨伤,18(5):318～320.

Akcali O,Kiray A,Ergur I,et al. 2006. Thoracic duct variations may complicate the anterior spine procedures[J]. Eur Spine J,15: 1347～1351.

Bence T,Schreiber U,Grupp T,et al. 2007. Two column lesions in the thoracolumbar junction: anterior,posterior or combined approach? A comparative biomechanical in vitro investigation[J]. Eur Spine J,16(6):813～820.

Bensch FV,Koivikko MP,Kiuru MJ,et al. 2006. The incidence and distribution of burst fractures[J]. Emerg Radiol,12(3):124～129.

Betz RR, Asghar J, Samdani AF. 2011. Non-fusion anterior stapling. In: Akbarnia, Behrooz A. Yazici, Muharrem. Thompson,George H. The Growing Spine[M]. Heidelberg:Springer Berlin,569～577.

Brodke DS,Gollogly S,Bachus KN,et al. 2003. Anterior thoracolumbar instrumentation: stiffness and load sharing characteristics of plate and rod systems[J]. Spine,28(16):1794～1801.

Cloutier LP,Aubin CE,Grimard G. 2007. Biomechanical study of anterior spinal instrumentation confi gurations[J]. Eur Spine J,16:1039～1045.

Dai LY,Jiang LS,Jiang SD. 2009. Anterior-only stabilization using plating with bone structural autograft versus titanium mesh cages for two- or three-column thoracolumbar burst fractures: a prospective randomized study[J]. Spine,34(14): 1429～1435.

Dunn HK. 1984. Anterior stabilization of thoracolurnbar injuries[J]. Clin Orthop Relat Res,189:116～124.

Haas N, Blauth M,Tscherne H. 1991. Anterior plating in thoracolumbar spine injuries. Indication,technique,and results [J]. Spine,16(3 Suppl):S100～111.

Holt RT,Majd ME,Vadhva M,et al. 2003. The efficacy of anterior spine exposure by an orthopedic surgeon[J]. J Spinal Disord Tech,16(5): 477～486.

Kostuik JP. 1990. Anterior Kostui-Harrington distraction systems for the treatment of kyphotic deformities[J]. Spine,15(3):169～180.

McAfee PC. 1994. Complications of anterior approaches to the thoracolumbar spine. Emphasis on Kaneda instrumentation [J]. Clin Orthop Relat Res,306: 110～119.

Mirovsky Y,Hod-Feins R,Agar G,et al. 2007. Avoiding neurologic complications following ligation of the segmental vessels during anterior instrumentation of the thoracolumbar spine[J]. Spine,32(2):275～280.

Oda I,Cunningham BW,Lee GA,et al. 2000. Biomechanical properties of anterior thoracolumbar multisegmental fixation: an analysis of construct stiffness and screw-rod strain[J]. Spine,25(18): 2303～2311.

Park W,Park Y,Kim K,et al. 2009. Biomechanical comparison of instrumentation techniques in treatment of thoracolumbar burst fractures: a finite element analysis[J]. J Orthop Sci,14(4):443～449.

Sasso RC,Best NM,Reilly TM,et al. 2005. Anterior-only stabilization of three-column thoracolumbar injuries[J]. J Spinal Disord Tech,(18 Suppl): S7～14.

Schreiber U,Bence T,Grupp T,et al. 2005. Is a single anterolateral screw-plate fixation sufficient for the treatment of spinal fractures in the thoracolumbar junction? A biomechanical in vitro investigation[J]. Eur Spine J,14(2):197～204.

Seller K,Wahl D,Wild A,et al. 2007. Pullout strength of anterior spinal instrumentation: a product comparison of seven screws in calf vertebral bodies[J]. Eur Spine J,16(7):1047～1054.

Shi R,Liu H,Zhao X,et al. 2011. Anterior single segmental decompression and fixation for Denis B type thoracolumbar burst fracture with neurological deficiency. Thirty-four cases with average twenty-six month follow-up[J]. Spine,36(9):E598～605.

Tan SH,Teo EC,Chua HC. 2004. Quantitative three-dimensional anatomy of cervical,thoracic and lumbar vertebrae of Chinese Singaporeans[J]. Eur Spine J,13 : 137～146.

Xu JD,Zeng BF, Zhou W,et al. 2011. Anterior z-plate and titanic mesh fixation for acute burst thoracolumbar fracture[J]. Spine,36(7):495～504.

Yu B,Zhang JG,Qiu GX,et al. 2010. Selective anterior thoracolumbar/lumbar fusion and instrumentation in adolescent idiopathic scoliosis patients[J]. Chin Med J(Engl),123(21):3003～3008.

第十八章　胸腰椎后路内固定术

第一节　概　　述

作为人体躯干部的支柱，胸腰椎脊柱在数目上居多，而且作为主要的负重脊柱，使其在创伤和疾病上均为好发位置，脊柱骨折、畸形、感染、肿瘤以及退变性疾患均在胸腰椎多见。因此，人类认识脊柱疾病和治疗脊柱伤病的历史也是从胸腰椎开始的。

文献记载，Hadra 在 1891 年应用银丝进行棘突固定治疗 $C_7 \sim T_1$ 骨折开始了脊柱内固定治疗的先河，但一般认为现代脊柱内固定的时代由 Harrington 开创。其采用著名的 Harrington 器械治疗胸腰椎侧凸畸形，1977 年 Luque 采用椎板下钢丝进行节段固定治疗脊柱畸形，而 Cotrel 等 1988 年报告了 CD 技术的应用，这些内固定的成果首先均在胸腰椎畸形矫治上得到成功应用。内固定术早期应该是满足临床骨折固定的需要，但是由于胸腰椎骨折等可以采用保守治疗以及石膏、支具外固定等获得愈合。因此，内固定技术的发展或成熟更多是为了满足脊柱畸形的矫形，而非骨折的治疗，更非现在广泛应用的脊柱退变性疾患的治疗。

胸腰椎均具有类似的解剖结构，除前部椎体和椎间盘外，后部结构主要包括椎弓根、椎板、关节突、棘突和横突。胸腰椎后路内固定的固定点囊括上述所有后部结构。

从固定部位考察，最早的内固定技术应用于棘突，其次是椎板以及关节突，再次是椎弓根、横突等。从固定技术看，最开始应用的技术是钢丝固定（图 18-1-1），以后出现纽扣钢丝

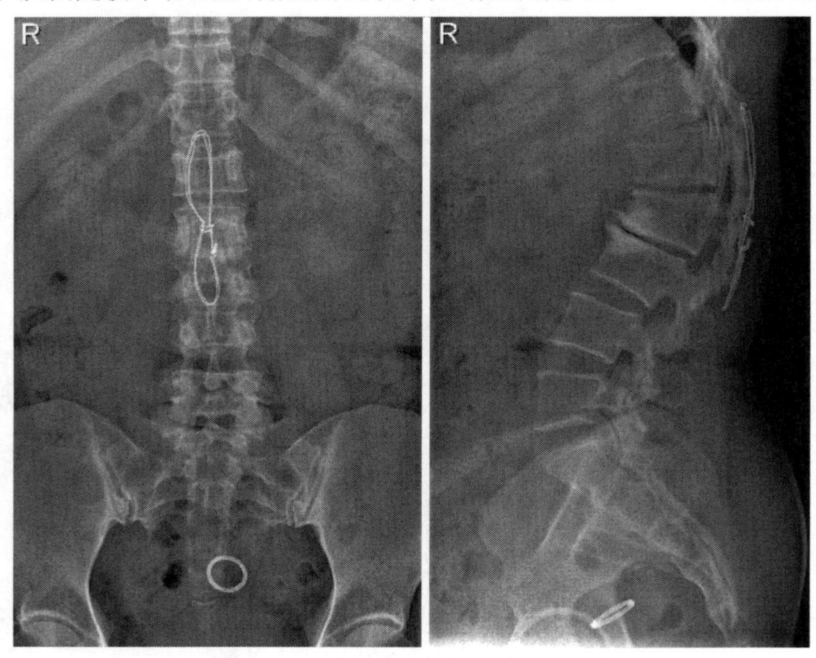

图 18-1-1　胸腰椎骨折行后路钢丝固定

此例发生在 20 世纪 90 年代后期，亦说明我国脊柱外科地区发展不平衡

固定，目前钛缆已逐渐取代钢丝；接着是棘突钢板固定（图 18-1-2），这是从四肢钢板移植过来的，这种固定技术目前已被淘汰。Harrington 技术（图 18-1-3）中钩固定出现以及撑开技术的应用，以及 CD/TSRH 技术中多种类型固定钩的出现，使固定更具备可靠的稳定性需要，最后出现的是螺钉技术，包括椎板螺钉、椎弓根螺钉固定等，尤其是椎弓根螺钉固定技术的出现应该说是脊柱内固定技术具有里程碑意义的贡献。

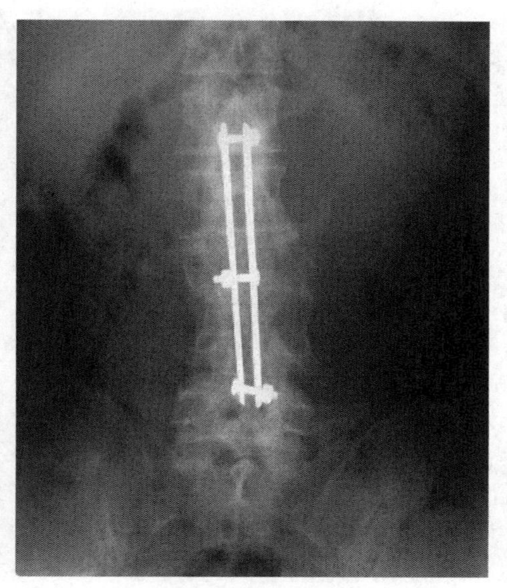

图 18-1-2　棘突钢板治疗胸腰椎骨折

在历史长河中，一项技术的出现并非是偶然的，其不但与临床的需要有关，更是与当时的科技发展水平密不可分，技术本身就带有时代的烙印。Harrington 技术在广泛临床应用过程中，出现“平背”等常见并发症（图 18-1-4），目前该技术已淡出临床的舞台，但是钩固定技术以及撑开固定原理依然在当今内固定技术中具有相当重要的位置。当今天我们审视这些在历史长河中出现的点点滴滴，即使已经消失的，也需要对历史怀着敬畏之心，从那里汲取闪光的理念，在先辈的肩膀上去创造更新、更好的技术，这才是无愧于我们所生活时代。

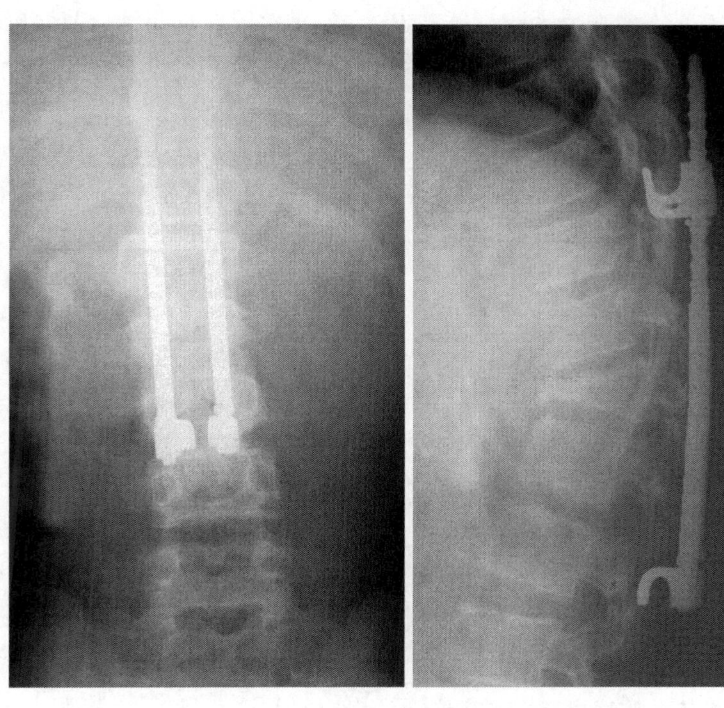

图 18-1-3　Harrington 固定治疗胸腰椎骨折，术后脱钩

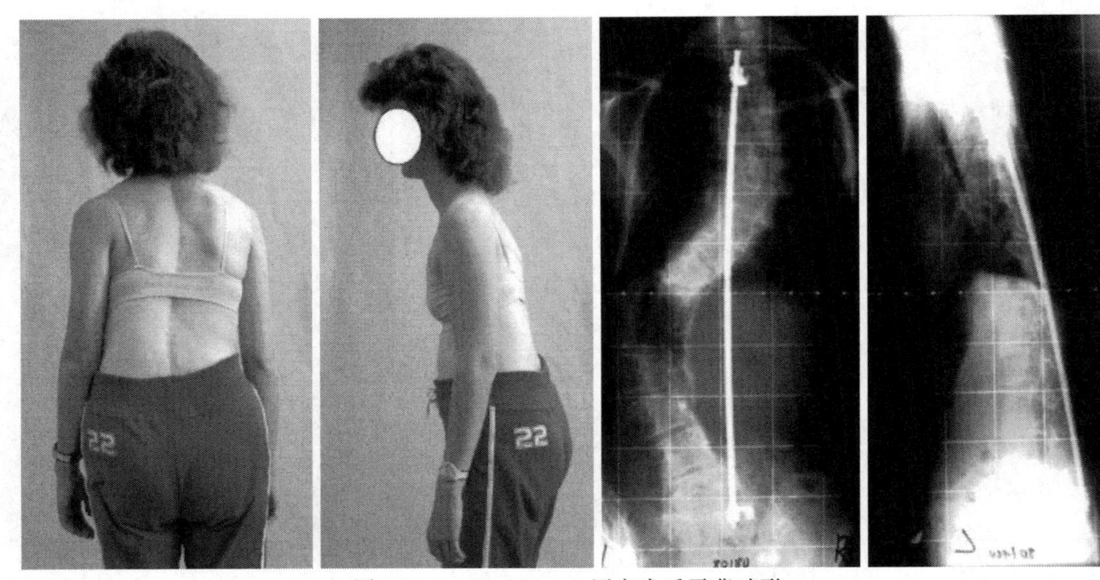

图 18-1-4 Harrington 固定术后平背畸形

引自 Weiss HR,et al. Scoliosis,2008,3:9.

一、钢丝/钛缆固定

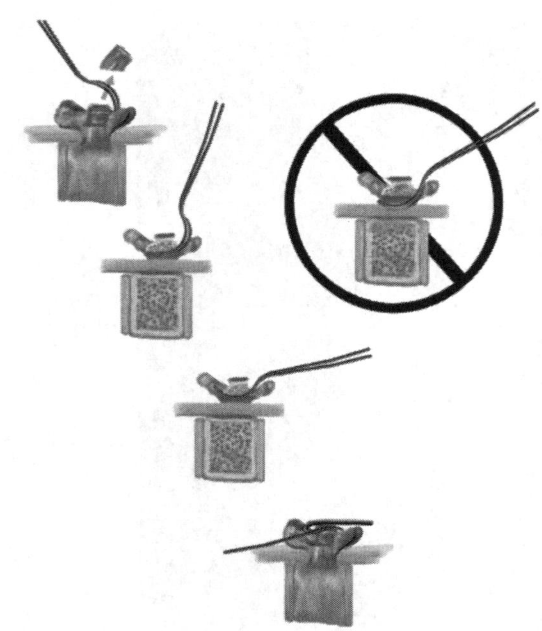

图 18-1-5 椎板下通过钢丝技术,注意钢丝需要紧贴椎板面通过

钢丝曾经首先且目前尚应用于多节段固定脊柱圆棒系统的固定。钢丝固定技术操作较简便,经典是结合 Harrington 和 Luque 技术应用,钢丝通过椎板下,并捆绑圆棒,即椎板下钢丝技术(图 18-1-5)。另一种钢丝固定技术目前仍在一定范围内应用,就是通过棘突基底部进行纽扣-钢丝固定。现在一般采用钛缆(图 18-1-6)取代钢丝固定,但是由于经济条件限制,医用钢丝固定仍有应用。钢丝固定的优势是可以多节段固定脊柱,分散应力,可以提供良好的矫正脊柱畸形的能力,提供良好的内固定稳定性。另外,比较类似 Harrington 的撑开棒,节段钢丝固定具备矫正胸椎后凸不足的问题。其不利之处是椎板下钢丝固定有导致脊髓神经损伤的风险。在椎板缺如或者椎板裂情况时不能应用钢丝固定。

老年骨质疏松患者,采用椎弓根螺钉固定存在松动问题,而椎板下钢丝固定则是一个较好的选择。

为椎板下钛缆固定技术,在胸椎需要切除棘突的上 1/3,并切开黄韧带,见到硬膜囊,在椎管中央部棘突与硬膜囊间隙,在导丝引导下钛缆通过椎板下间隙,最后固定纵向连接圆棒。

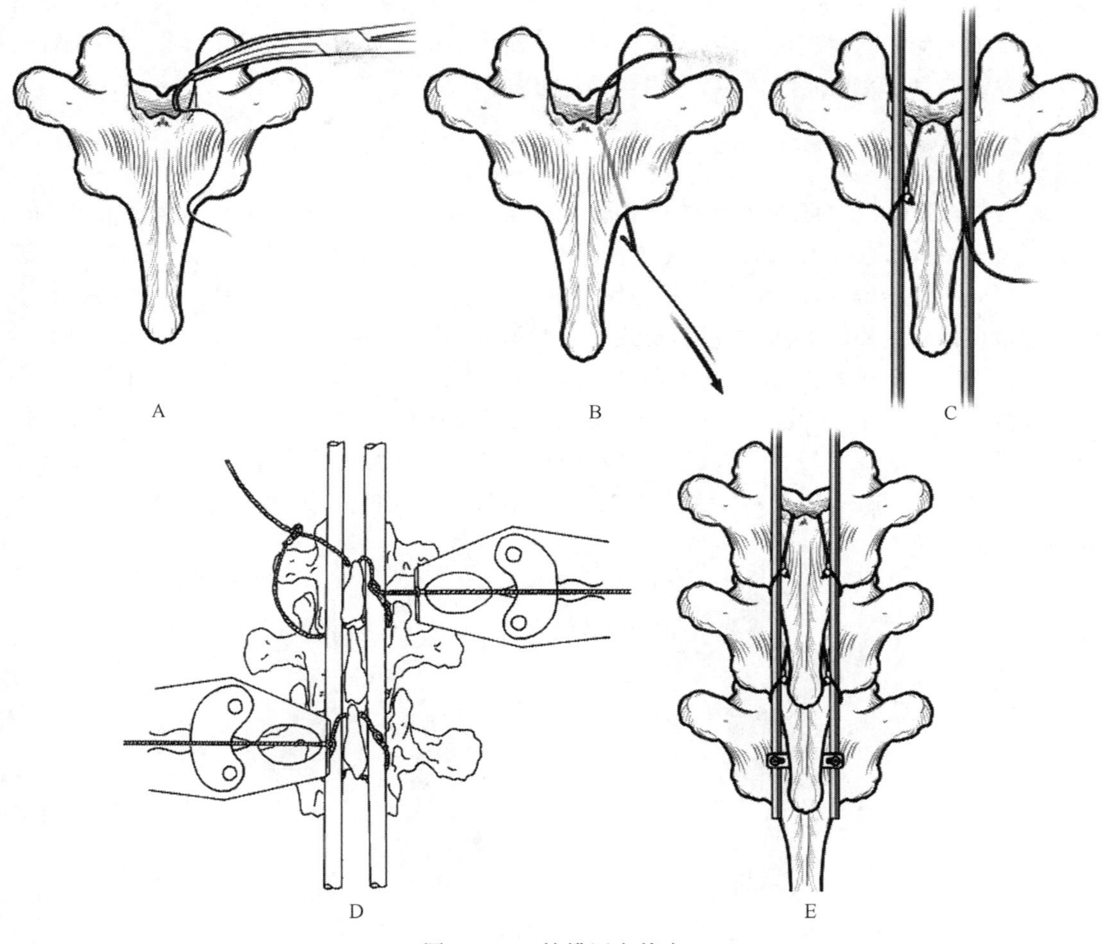

图 18-1-6　钛缆固定技术

A. 椎板下通过导丝；B. 引导钛缆通过；C. 连接固定圆棒；D. 锁定钛缆；E. 完成固定

尽管存在一些不足，钢丝/钛缆系统在多节段固定时仍是极为有用的技术，其可以应用于钩、螺钉固定系统中不合适使用钩、螺钉固定的部位。再者，其可以发挥“将脊柱拉向植入物(pull the spine to the implant)”的作用，用于矫正顶椎线性位移和胸椎后凸不足问题。因此，钢丝/钛缆固定在临床上单独应用已日趋减少，而与其他钩棒系统或者椎弓根螺钉系统的联合应用仍有其独特的地位。

二、钩　系　统

Cotrel-Dubousset(CD)技术在脊柱内固定发展史上地位也相当重要，这种技术可以达到冠状面和矢状面的作用力，与以前的内固定装置不同，该技术在同一固定装置上允许提供多种力的作用，比如，在同一侧棒，可以在中部进行撑开，而在两端进行压缩。再者可以恢复顶椎的位移和胸椎的后凸，使胸椎后凸不良可以得到矫正，同时保持腰椎的前凸。

在节段胸腰椎固定中，设计了一系列的钩，适用于不同的部位以及固定与矫形需要，如椎弓根钩、椎板钩、横突钩等，钩有可以分为闭口钩和开口钩，一般闭口钩应用于内固定两端，而开口钩应用于内固定的中份，但现在设计的内固定系统主要由开口钩组成，可以应用于脊柱颈胸腰段任何层面的固定，因为开口钩在装棒固定等更加安全、易于操作。由于解剖形态各异，钩一般设计成左、右侧，方向各异，应用时要注意。

（一）椎板钩

椎板钩（图 18-1-7）可以放置在上椎板（supralaminar hook，图 18-1-8）或者下椎板（infralaminar hook），选择何种椎板钩要依据采用钩固定的原因。传统上，上椎板钩是用于进行压缩，如应用于弯曲的凸侧，而下椎板钩则应用于需要撑开时，如在凹侧。上椎板钩和下椎板钩也可以在内固定的两端应用，形成爪状抱钩（claw），固定更为稳固。

椎板钩由于要进入椎管，因此选择合适椎板钩尤为重要。目前，在椎板钩设计上，有不同钩板宽度（blade diameter）、钩深度（throat depth）以及钩高度等系列产品。钩放置后，钩板要与椎板的内表面平行，而钩深度与椎板间要匹配。选择太小型号钩，则钩板会切割到椎板内表面，固定效果不佳，在矫形时则会失败；钩型号太大，在与棒连接或者矫形时就会出现神经脊髓的压迫。

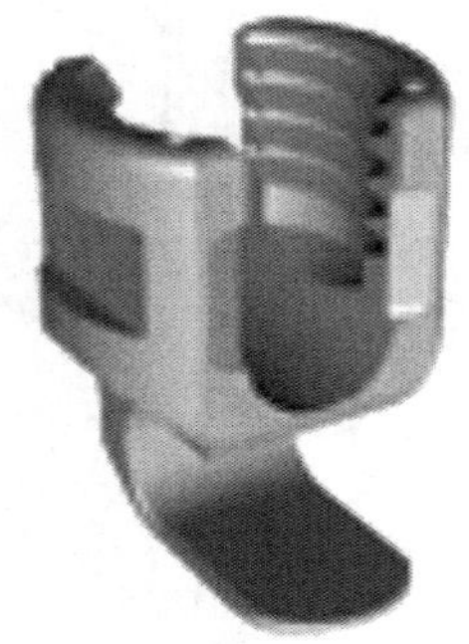

图 18-1-7　椎板钩

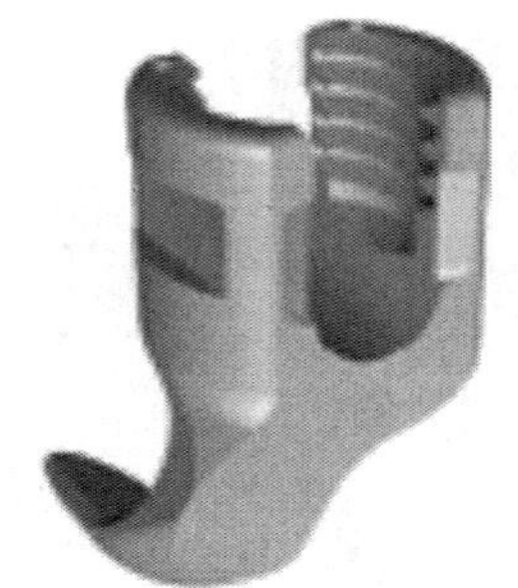

图 18-1-8　胸椎上椎板钩（左侧）

（二）椎弓根钩

椎弓根钩（图 18-1-9）的特点是分叉，可应用于 $T_1 \sim T_{10}$。完全显露胸椎关节突关节后，需要切除下关节突的下部，但要避免损伤上关节突，要用椎弓根试模插入后，选择合适椎弓根钩，恰好可以固定椎弓根，而不会出现左右晃动。

（三）横突钩

横突钩（图 18-1-10）通常应用在下行的固定，即用在横突的上方，一般在中、上胸椎应用，因为下胸椎的横突较为松软，不能进行钩固定。

（四）节段固定

在侧凸矫形时，需要一系列类型的钩联合应用，以提供脊柱的多节段固定。钩可以联合应用，如在腰椎行椎弓根螺钉固定，而在胸椎行钩固定。抱爪结构（图 18-1-11）系采用两钩相向固定，通常应用于内固定两端。钩可以间隔一个或者两个层面。在内固定头侧，一个椎弓根钩和一个下行的横突钩可以组成一个很好的抱爪结构（图 18-1-12）；而在尾侧，一个上

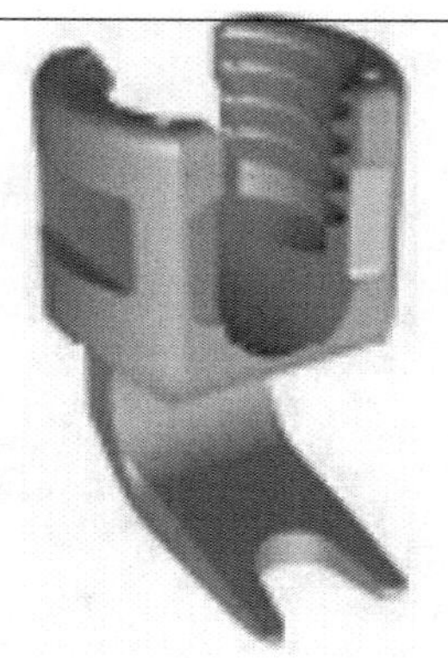

图 18-1-9　椎弓根钩

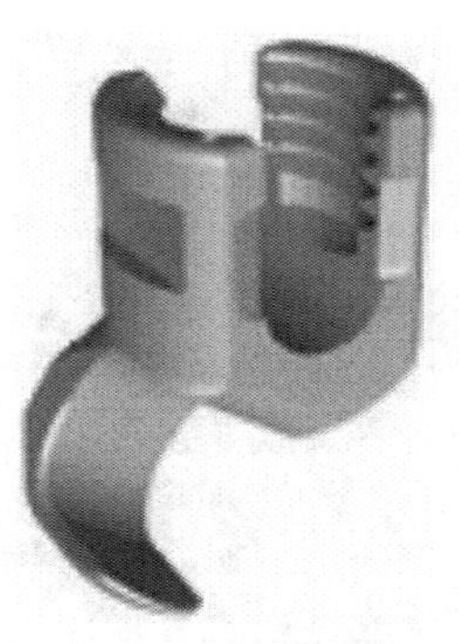

图 18-1-10　横突钩

椎板钩和一个下椎板钩也可以间隔两个层面组成一个稳定的构型。抱爪结构可以预防矫形过程中钩移位。再者,该构型的拔出力比单一钩单独应用明显增强。在生物力学上,抱爪结构在拔出力方面还是稍逊于椎弓根螺钉。Larr 研究表明,抱爪结构的平均拔出力为 236N,而椎弓根螺钉固定为 1047N。应注意这些尸体研究结果是在相同 BMD 脊柱进行的,而较多研究已经表明,椎弓根螺钉的拔出力与骨密度密切相关。与椎弓根螺钉固定相比,抱爪钩型在骨质疏松患者的应用更具优势。

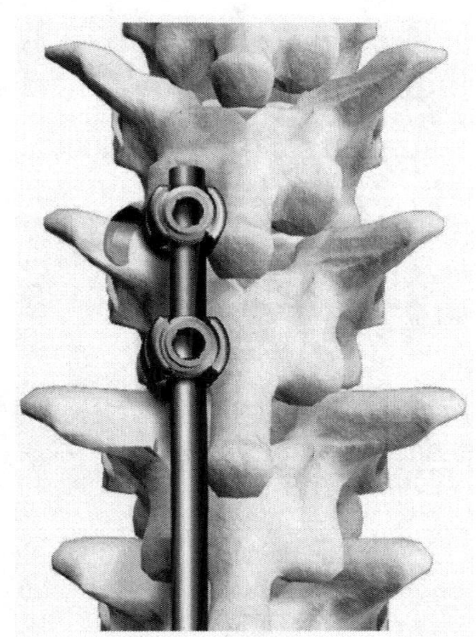

图 18-1-11　抱爪结构

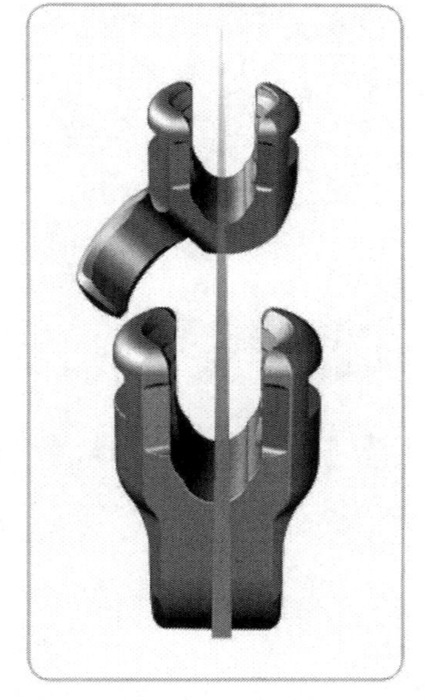

图 18-1-12　横突钩与椎板钩可构成抱爪,但需要保持同一轴线

目前,在临床上钩的应用较为灵活,图 18-1-13 系后路胸腰椎钩固定基本方法。与椎弓根螺钉固定相比,椎弓根螺钉获得的固定效益系通过螺钉与骨的界面固定,而无论椎弓根钩还是椎板钩,其固定更多依靠抱爪形式或者撑开作用实现,钩与骨面之间存在一定缝隙,因此,会存在局部的微动,而并非达到椎弓根固定那样的坚固固定。因此,有作者也认为钩棒固定属于半坚固的固定形式。

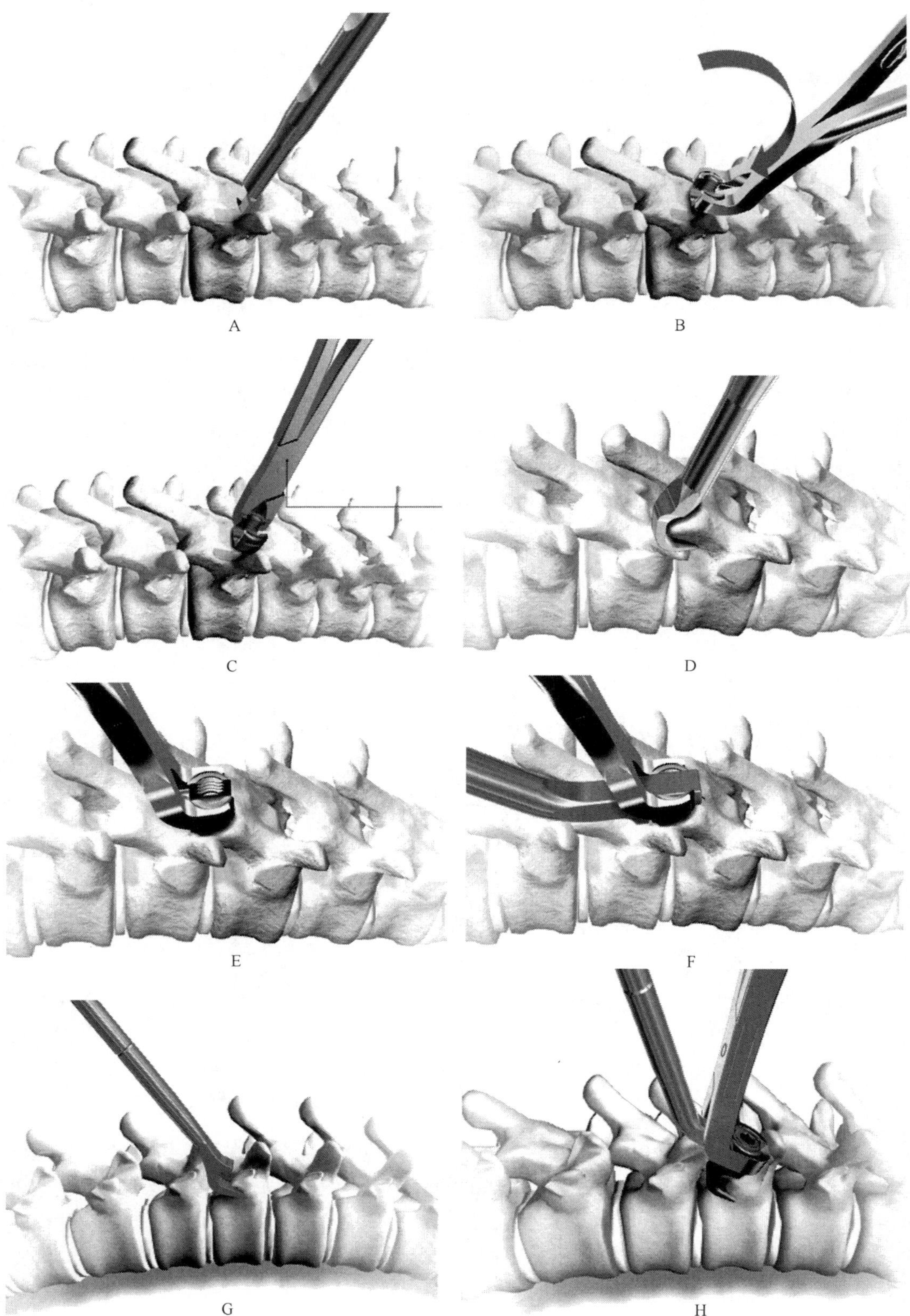

图 18-1-13

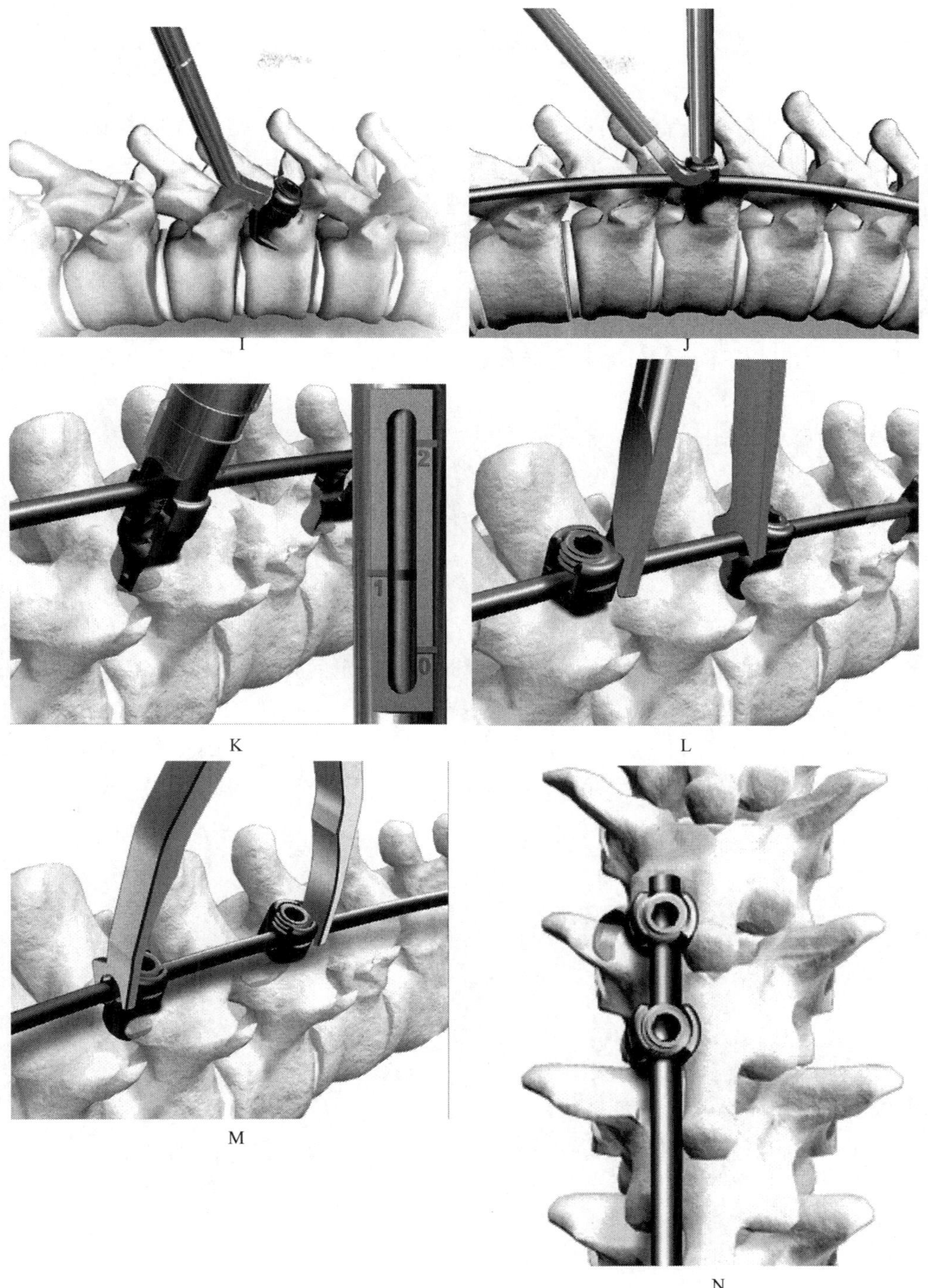

图 18-1-13 后路胸腰椎钩棒系统(XIA4.5 系统)操作方法(续)

A. 椎板上缘部分截骨;B. 置入合适椎板上钩;C. 调整椎板上钩位置;D. 椎板与黄韧带之间分离准备椎板下钩位置;E. 持钩钳置入椎板下钩;F. 调整椎板下钩位置;G. 椎弓根钩置入时需切除部分下关节突骨质;H. 持钩钳置入椎弓根钩;I. 钩分叉部与椎弓根密切嵌合,此时钩不会晃动;J. 保持钩位置,与棒连接锁定;K. 也可应用复位器协助棒到位固定;L. 反向钩之间可以实施撑开;M. 相向钩之间可以实施压缩;N. 横突钩需与椎弓根钩形成抱爪结构

引自 Stryker.

三、椎弓根螺钉

椎弓根螺钉的出现使脊柱内固定技术前进一大步。与钩、钢丝固定相比，其生物力学优势就是可以提供三柱固定。因此，在骨折复位以及矫形中可以提供强大的力学作用力，同时没有椎板下钢丝以及椎板钩等需要进入椎管的操作，相应会减低神经损伤的风险。Roy-Camille等首先研制了经椎弓根螺钉固定的脊柱内固定系统，以后椎弓根螺钉固定系统不断改进和创新，刚开始时应用于腰椎，以后也称为胸椎固定的常规技术，现在更应用到颈椎。尽管椎弓根螺钉固定尚存在各种并发症可能，但随着技术的进步以及对解剖学、影像学认识的不断深入，尤其是导航技术的开展，椎弓根螺钉固定的安全性已经大大提高。

胸腰椎后路椎弓根螺钉内固定术的具体内容见本章第二节。

四、经椎板关节突螺钉

经椎板关节突螺钉固定出现于1948年，由King首先开展，为经关节突螺钉固定，螺钉直接由上关节突置入，垂直于关节突表面，固定关节突关节。以后Boucher改良了该技术，将经关节突固定螺钉延伸到椎弓根内固定，可以增加固定的强度。1984年，Magerl提出了经椎板关节突螺钉固定技术，螺钉由对侧棘突基底部置入，斜行穿过椎板的内外板之间，再通过关节突进行固定(图18-1-14)。由于穿行骨道延长，可以获得更多骨界面固定，因此，比单纯经关节螺钉固定在生物力学方面更具优势。

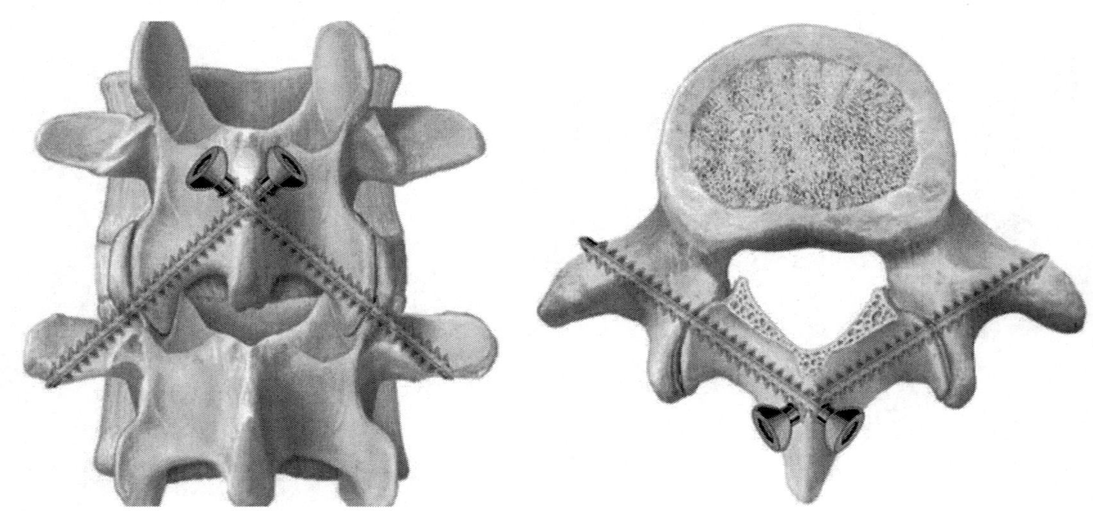

图18-1-14 经椎板关节突螺钉固定术

该技术主要应用于下腰椎，因为L_4、L_5等椎板较为宽厚，实施技术难度不大，本书在第十九章腰骶内固定术中具体介绍该技术。

（瞿东滨 蒋 晖）

第二节　胸腰椎椎弓根螺钉固定术

一、概　　述

1949年，Michele和Krueger报道了椎弓根的解剖特点，认为螺钉可从后路通过椎弓根进入椎体。1959年，Boucher改进了经关节突螺钉固定技术，在螺钉穿透关节突关节后，将螺钉尖部进入椎弓根内，以加强固定效果，因此，严格意义上讲，不能将其技术认为是一种椎弓根螺钉固定技术。一般认为，椎弓根技术由法国医生Roy-Camille首先开展。1963年，Roy-Camille首先应用椎弓根螺钉-钢板固定治疗胸腰椎骨折，脊柱内固定技术开始进入了椎弓根固定的时代。随着在宽大腰椎应用椎弓根螺钉经验的积累，逐渐在退变和创伤的患者中应用于胸腰段、下胸椎和中、上胸椎。最后在成人和青少年胸椎脊柱畸形中矫正的应用中也证明是安全和有效的。目前经椎弓根螺钉内固定已经成为胸腰椎后路内固定技术中最主要形式，广泛应用于创伤、退变、肿瘤、畸形以及感染等一系列脊柱伤病的治疗，其生物力学方面的优势以及临床应用的有效性已经得到充分证明。

但是经椎弓根螺钉固定的风险仍然不能低估，甚至可以引起神经血管损伤的灾难性后果，这就要求在临床实际工作中要正确应用，既要了解椎弓根的解剖和毗邻关系，也要掌握椎弓根固定的生物力学特性，更要充分评估病理状态下椎弓根的改变，对技术方法等有全面的了解。

（一）胸腰椎椎弓根内固定系统的发展

早期一些胸腰椎后路椎弓根内固定系统在设计上不尽完善，由于材料学更多考虑其机械设计以及单一力学要求，因此设计上较为繁琐，组成部件多，出现了垫片、内外螺母、防滑棒等设计，目前临床上也难觅其踪影。随着生物力学研究不断深入，胸腰椎后路经椎弓根内固定系统也不断发展，设计更加优化，功能更加完善，操作更加简便，性能更加优越。相应手术操作辅助工具也日渐成熟，更具人性化。

1. 钉板系统　由椎弓根螺钉与不锈钢板或者钛合金板构成的内固定系统(图18-2-1)。早期主要有Roy-Cammile、Steffee系统、Dynalok等。此类系统主要应用于短节段固定，在操作上较为简便，但是无论扁形钢板或者钛板，其力学性能上逊于圆形棒，因此复位及固定作用均较差，且在长节段固定时适应性差，目前临床上已少见。

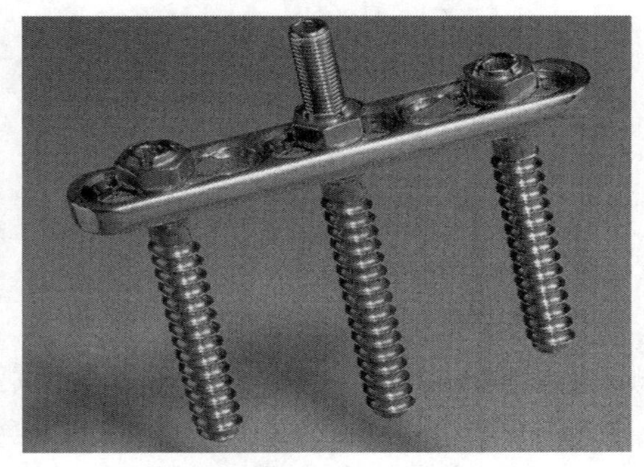

图18-2-1　胸腰椎后路钉板系统(STB)

2. 钉棒系统　由椎弓根螺钉与不锈钢棒或者钛合金棒构成的内固定系统。早期主要有Dick(图18-2-2)、CD、RF等。此类系统既可以应用短节段固定，也可以应用于长节段固定，具有较好的生物力学性能，且适应性佳，目前临床上应用均为钉棒系统。

早期椎弓根螺钉均为单向螺钉。RF系统设计时，为了提高复位作用，将单向螺钉设计

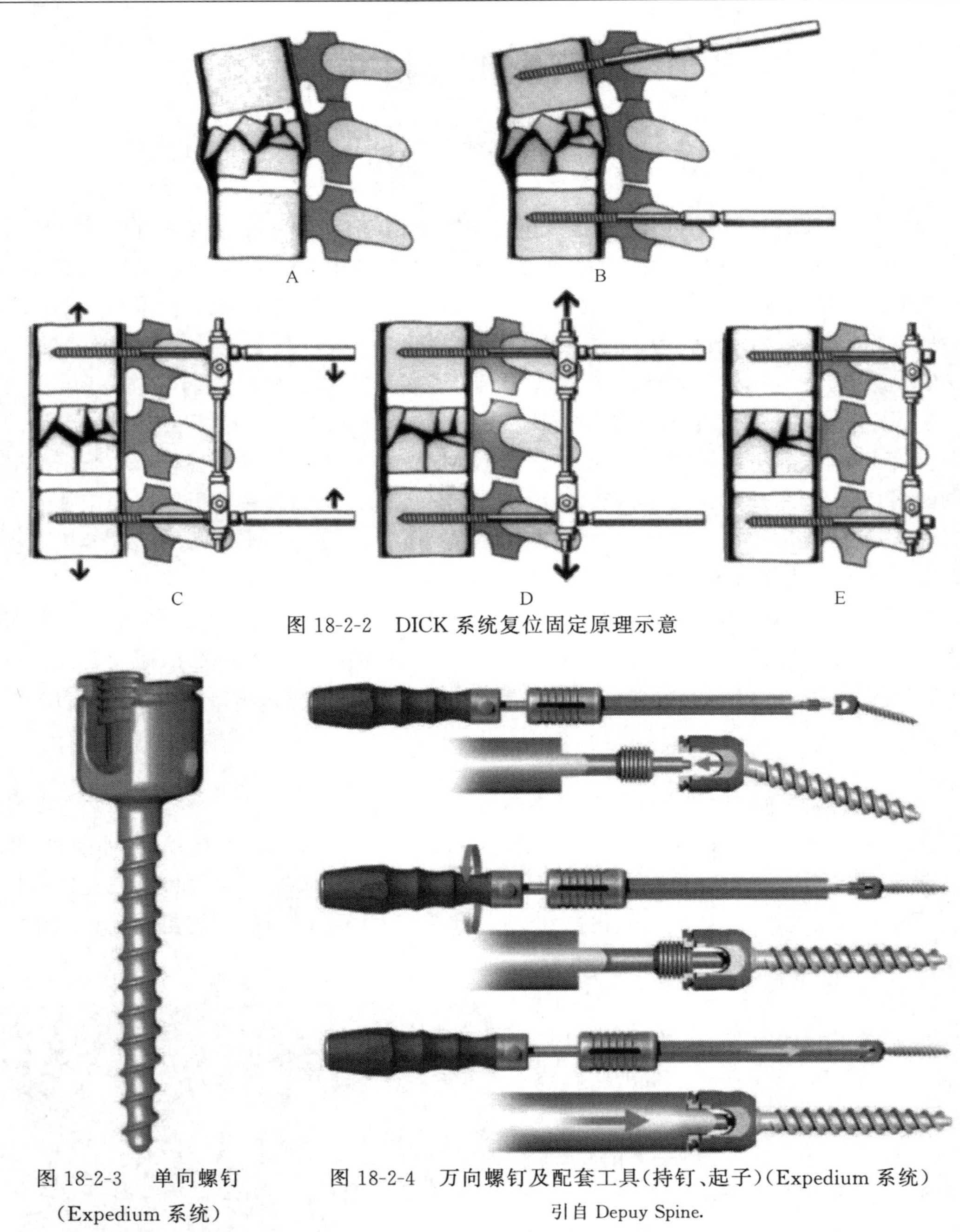

图 18-2-2 DICK 系统复位固定原理示意

图 18-2-3 单向螺钉（Expedium 系统）

引自 Depuy Spine.

图 18-2-4 万向螺钉及配套工具（持钉、起子）（Expedium 系统）

引自 Depuy Spine.

为角度螺钉，但容易应力集中而出现螺钉断裂等，故现在已少用。Depuy 首先研发了万向螺钉（multi-axial screw），既可以满足生物力学的要求，又具备更好的操作适应性，更加适合临床应用。尽管生物力学研究表明，万向螺钉与单向螺钉无明显差异，但是在骨折复位、畸形矫正上，为提高复位和矫形效果，一般还是建议多采用单向螺钉。目前椎弓根螺钉内固定系统中，一般均包括单向（图 18-2-3）和万向螺钉（图 18-2-4）设计，且为了满足复位和矫形需要，其螺头部还有复位和提拉功能的长尾状设计。

（二）胸腰椎椎弓根螺钉固定的技术方法

胸腰椎椎弓根螺钉置钉技术逐渐成熟，依据不同考察角度，归纳起来，有以下几种方法：

1. 螺钉置入角度　依据螺钉与矢状位以及轴位上椎弓根中轴线的关系来确定。

矢状位上，分为直向技术(straight-forward trajectory)和解剖倾角(anatomical trajectory)技术(图 18-2-5)。这一技术主要体现左胸椎椎弓根螺钉固定上。解剖倾角技术就是螺钉与椎弓根的解剖轴线角度一致，而直向技术就是螺钉通过椎弓根且平行于椎体终板。从生物力学研究角度，直向置钉技术在拔出力方面优于解剖倾角技术。Lehman 研究发现采用直向螺钉技术的 MIT(最大置入扭力)为 2.58 英磅，显著大于解剖倾角置入技术(平均 1.86 英磅)。一个可能的原因是这种倾角可以获得椎体与椎弓根交界部位更多的骨咬合。另外，直向螺钉技术可以在骨内获得更大的骨固定，而解剖倾角技术则是螺钉在椎弓根内通过松质骨。无论何种固定技术，均与骨密度有显著性相关。

轴位上，也可以分为直向以及解剖倾角螺钉技术(图 18-2-6)。这一点主要体现在腰椎椎弓根固定技术上，Magerl 和 Roy-Camille 置钉技术(图 18-2-7)。Roy-Camille 置钉为直向

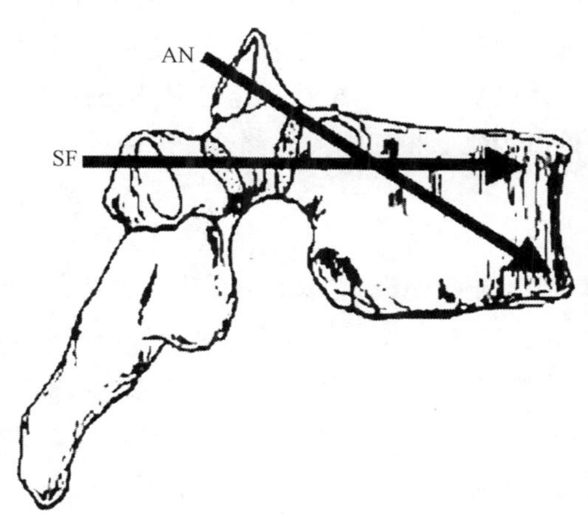

图 18-2-5　矢状位上分为直向技术(SF)和解剖倾角(AN)技术

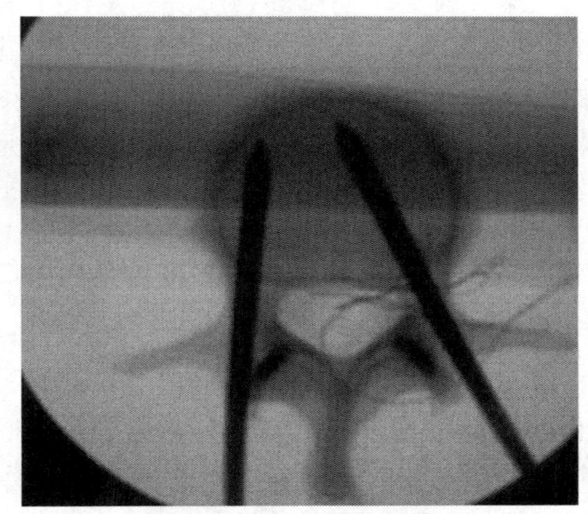

图 18-2-6　轴位上直向以及解剖倾角技术

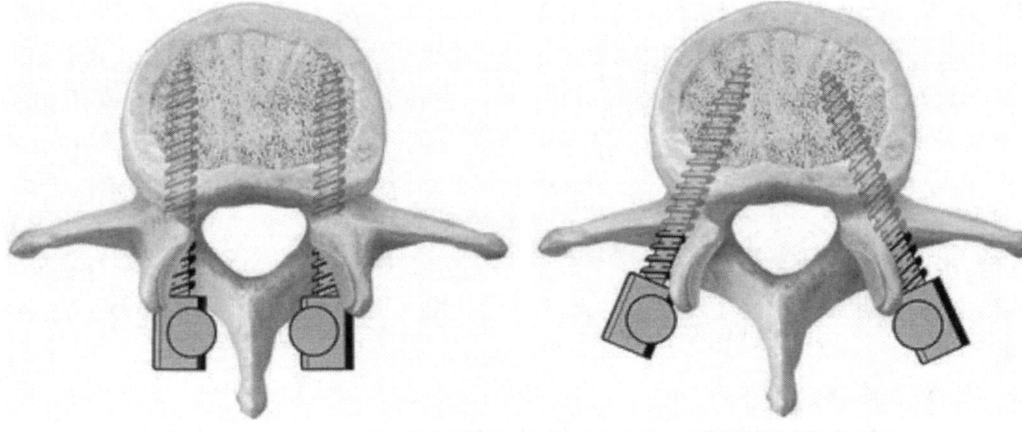

图 18-2-7　Roy-Camille 直向置钉技术(左)和 Magerl 解剖置钉技术(右)

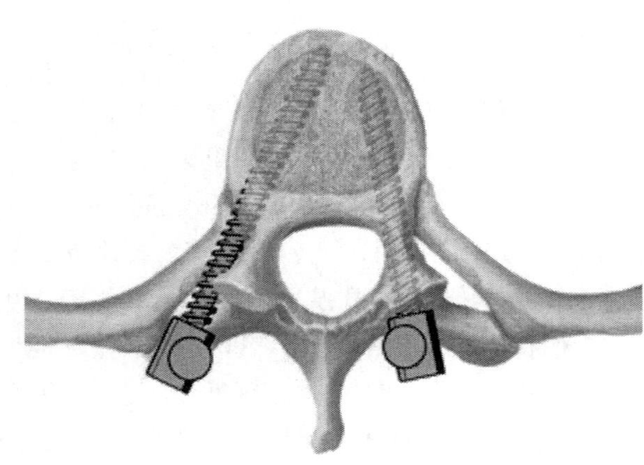

图 18-2-8 椎弓根外置钉技术(左)和椎弓根固定技术(右)

置钉技术,而 Magerl 置钉技术在入钉点选择上偏外,螺钉顺椎弓根轴线进入椎体,因此,螺钉长度可以长于直向技术。在生物力学研究方面,观点有分歧。

2. 螺钉与椎弓根关系 严格上讲,经椎弓根螺钉固定技术螺钉必须完全位于椎弓根内,但是,由于胸椎椎弓根在解剖上差异,为了手术安全性,也出现了根外固定技术。因此,在胸椎椎弓根螺钉固定技术上,根据螺钉与椎弓根关系,可以分为:①经椎弓根螺钉固定,包括经横突-椎弓根-椎体固定以及经横突上-椎弓根-椎体固定,前者较为常用;②经椎弓根外固定,经横突-肋椎关节-椎体固定(图 18-2-8)。

Dvorak 等在 1993 年初次报道胸椎椎弓根根外固定技术(in-out-in),其进钉点位于横突末端头侧 1/3,钉道经过肋横突关节和肋椎关节至椎体,内倾角 30°～45°,由于钉道外侧有肋骨的保护,未发现有神经血管损伤,作者认为此路径较经椎弓根路径安全,是中、上胸椎后路内固定的一种良好选择,其为临床胸椎椎弓根手术的贡献在于:椎弓根穿钉时不必一定要求椎弓根钉在椎弓根内,椎弓根和肋骨这一单元结构可为椎弓根钉提供足够的安全路径。

(三) 置钉技术

1. 徒手置钉技术 徒手技术(free hand)是胸腰椎椎弓根螺钉置入技术的主要方法,原指在手术中,不借助任何其他特殊的设备,如 X 线成像、导航仪等,将螺钉置入胸腰椎的一种方法。

Kim 等对近 10 年间的 394 例患者共 3204 枚螺钉的位置进行了回顾性分析,采用徒手置钉技术,失败率为 6.2%,指出胸椎椎弓根的理想置入位点随胸椎节段而变动,使得置钉较为困难。Modi 等同样采用徒手置钉技术,通过术后薄层 CT 扫描分析 43 例脊柱侧凸患者的螺钉位置,示置钉失败率高达 31.3%(269/854)。

鉴于此,Xu(徐荣明)等提出了部分椎板切除直视下置钉的方法,并与 Roy-Camille 法在 10 具尸体 $T_1 \sim T_{10}$ 的标本上行模拟螺钉置入的对比研究,发现前者的椎弓根穿破率(15.9%)显著低于后者(54.7%),因此建议在胸椎椎弓根螺钉置入时应用此法。但是,该操作增加椎板开窗环节,反而增加手术时间、出血以及损伤可能,因此不作为常规操作应用,仅在个别确实置钉困难情况下应用。

但是,即使是有丰富经验的脊柱外科医师,在完全不借助 X 线透视等方法情况下也很难达到百分百置钉成功。尤其对于骨折、退行性变、侧凸等情况,进钉点及角度存在偏差,螺钉长度也难以准确评估。单纯讲究"徒手",而不充分利用现有 C 臂 X 线机监视等手段,很容易导致一些本可以避免的并发症。因此,目前徒手技术更多是与常规的 C 臂 X 线透视相结合的一项置钉技术。

2."漏斗"技术(funnel technique) Karaikovic 等提出一种通过磨钻或咬骨钳咬除入钉点部的皮质骨,并用刮匙刮除松质骨,到达椎弓根后部开口处,形成一个"漏斗"样结构,从而暴露椎弓根入口的置钉方法,置钉失败率仅为 6%(13/216),认为该法具有简单、实用、安全等特点。由于可以显著减少X线的辐射暴露，该技术目前备受一些临床脊柱外科医师的推崇，已广泛应用于胸椎椎弓根以及下颈椎椎弓根置钉，尤其对侧凸等局部解剖结构改变比较明显的更为适宜。

3. 辅助置钉技术　由于胸腰椎椎弓根形态学的复杂性，且毗邻重要血管神经结构，单纯徒手置钉技术很难获得满意置钉效果，需要借助有关影像引导以及神经监测方法，以保证置钉的安全性。

(1) 影像技术：目前临床上常用的主要有C臂X线监视、CT引导、计算机导航技术。

术中X线监视置钉技术最为常用，而术中CT扫描在极少单位才能开展。Carbone等回顾性分析了41例外伤性脊柱脊髓损伤患者，术后CT检查发现，在置入的126个胸椎椎弓根螺钉中，共有12.7%(16/126)的椎弓根螺钉穿破椎弓根皮质，其中仅2.4%(3/126)穿破内侧皮质，故认为在胸椎椎弓根螺钉置入中应用X线多角度透视是安全有效的。Mirza等报道了术中X线透视和CT辅助技术下的胸椎椎弓根螺钉置入，失败率分别为14%(10/70)和13%(10/74)，均未见椎弓根内侧壁穿破，同样证实了这点。

计算机导航技术是近年研究热点。其原理是首先将患者术前CT三维重建影像存入计算机，术中根据三维数据和脊柱结构做多点匹配，创造出三维虚拟环境引导术者置入内固定。Kothe等采用计算机导航在4具尸体T_2～T_8椎体置入54枚椎弓根螺钉，全部位于椎弓根内，未见到椎弓根内侧壁和外侧壁穿透。Laine等则将传统徒手置钉技术和计算机辅助导航技术各应用于50例患者，进行随机对照研究显示，计算机辅助导航技术的置钉失败率4.6%(10/219)要远低于传统徒手置钉技术13.4%(37/277)。然而，持续影像学监测会带给患者和术者射线损害，而肋骨、肩胛骨及较多软组织会给透视效果及计算机导航带来不利影响，另外，上述技术具有操作费时和设备昂贵的特点，限制了其进一步推广。

(2) 神经检测技术：肌电图监测意义不大，目前多采用神经诱发电位监测，尤其对于脊柱侧凸患者，其临床意义已受到肯定。

本章节重点在于胸腰椎后路椎弓根螺钉固定术的临床解剖和生物力学研究。

二、临床解剖

随着脊柱后路内固定技术的发展，椎弓根螺钉技术已广泛应用于胸椎骨折、肿瘤、退行性变和畸形等疾病的治疗，有关椎弓根的应用解剖日益受到重视。其研究内容主要包括以下几方面。①椎弓根的形态学测量：主要研究目的在于为椎弓根螺钉的粗细、长短及进钉角度提供参考。具体包括：a. 椎弓根的宽度(横径)及高度(纵径)的测量：生物力学研究证明螺钉直径越粗拔出强度越大，但过粗胀破椎弓根皮质反而使螺钉固定强度下降。测量椎弓根宽度及高度可以为选择合适直径的螺钉提供参考。胸椎椎弓根为椭圆形结构，其横径决定了置入螺钉的直径。b. 椎弓根后缘至椎体前缘长度的测量：生物力学研究表明，椎弓根螺钉越长，固定强度越大，但随着螺钉的增长，穿破椎体损伤血管及脏器的危险性增大，而过短又使固定不够坚强。因此，选择合适的螺钉强度也很重要。临床实践中，椎弓根螺钉的深度一般以钉尖到达椎前皮质后方的5～8mm为宜。c. 椎弓根轴线与冠、矢状面的夹角：决定着椎弓根螺钉的进针方向。角度不恰当，可使螺钉穿破椎弓根或椎体损伤脊髓神经、内脏器官或进入椎间盘。②椎弓根毗邻结构的解剖学研究：与腰椎的椎弓根相比，胸椎椎弓根外形小，而且与之相邻的解剖结构复杂，与此有关的研究有助于避免椎弓根螺钉内固定时发生神经根硬膜囊等损伤的并发症。③椎弓根螺钉进钉点的解剖学研究：螺钉进钉点的准确定位是经椎弓根内固定手术成败的关键，因此，寻找椎弓根中心轴在椎后投影点的解剖学标志，以确定螺钉的进钉点极为重要。目前，椎弓根螺钉进钉点的定位方法较多，临床上比较常用的方法是以横突及关节突或仅以横突根部为螺钉进钉点的解剖定位标志。此外，还有报道以乳突、副突或其骨嵴以及棘突和关节突为参照定位穿钉。总之，没有一种方法适用于所有情况，脊柱外科医生应该掌握多种定位方法，以便术中灵活运用。

（一）椎弓根的径线、角度测量

椎弓根是连接椎体与椎板之间的短的圆形或椭圆形管状结构，外为皮质骨，内为松质骨，是椎骨最坚强部分。腰椎椎弓根较宽大，而胸椎椎弓根较狭小，在椎弓根最窄处作横断面，其横断面均上宽下窄。一般椎弓根横径（宽度）较纵径（高度）小，故多呈椭圆形。

描述椎弓根形态的常用测量指标有椎弓根横径、纵径、内径和内倾角（e 角）、下倾角（f 角）等，其测量方法如图 18-2-9 所示。

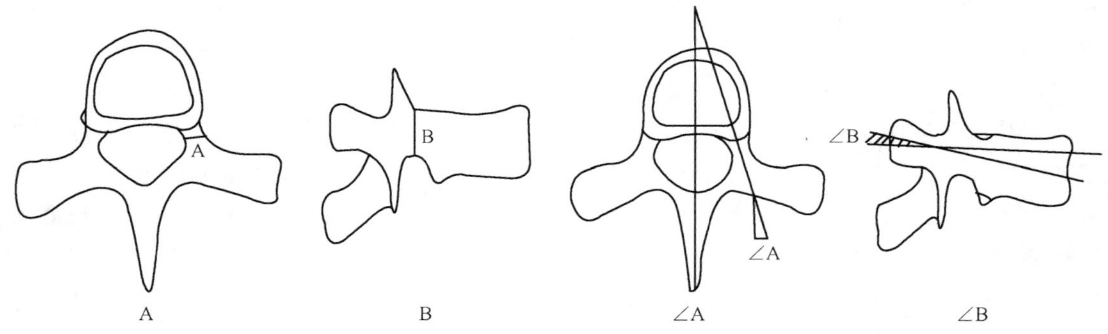

图 18-2-9 椎弓根测量示意图

A. 横径；B. 纵径；∠A. e 角；∠B. f 角

1. 椎弓根横径（宽度）**和纵径**（高度） 较多研究表明，椎弓根轴位宽度是影响椎弓根螺钉置入的最关键解剖学参数，3.6～8.7mm 之间，最狭窄部位在 T_4～T_6。Zindrick 等（1989 年）的一组大样本研究表明，最窄椎弓根在 T_4 和 T_5，分别为 4.7mm 和 4.5mm。Cinotti 等的研究发现，椎弓根最窄在 T_5，为 4.2mm。Ebraheim 等的研究发现，最窄的椎弓根在 T_4，为 3.8mm，其次是 T_5 和 T_6，为 4mm。Vaccaro 等的研究发现，T_4～T_8 节段椎弓根平均宽度＜5mm，最窄在 T_5，为 4.4mm。国内，乔栓杰等（1996 年）通过干燥成人胸椎椎骨标本测量发现，椎弓根横径最宽者是 T_1，为 12.0mm（平均为 8.1mm），最窄者是 T_4，为 3.0mm（平均为 4.2mm），胸椎椎弓根的平均横径为 5.9mm。并且 T_1、T_2 和 T_9～T_{12} 都大于 T_3～T_8。T_1～T_2 和 T_9～T_{12} 椎弓根横径的平均值为 7.2mm，而 T_3～T_8 的平均值为 4.7mm。Kim 等对朝鲜人 73 例干燥脊柱标本胸腰椎椎弓根的形态进行了研究，椎弓根横径最宽处为 L_5（18.4mm），最窄处为 T_4（4.1mm），T_1 为 8.1mm，T_2～T_9 约为 4～5mm。T_{11}、T_{12} 比 L_1、L_2 宽。

椎弓根高度，即矢状面上椎弓根峡部上下径，T_{12} 最大，为 12.0～20.0mm（平均 15.8mm），T_1 最小，为 7.0～14.5mm（平均 9.9mm）。在腰椎，L_1 最大（15.4mm），L_4 最小

(13.7mm)。

Amonoo-Kuofi 对 540 例 10～65 岁正常人的腰椎正位片椎弓根纵径和横径进行了测量，发现男女之间差别有很显著的统计学意义。女性椎弓根横径 7.4～13.6mm，男性 7.5～14.2mm。女性椎弓根纵径 14.2～18.2mm，男性 14.8～20.7mm。自头侧向尾侧，数值逐渐增大。各径线的年龄差异亦有统计学意义。这种变化在实际应用时应加以考虑。

一般下腰椎椎弓根螺钉直径可选择 6.5mm，而中上胸椎椎弓根螺钉直径为 4.0～4.5mm，胸腰椎交界部 5.0～6.0mm。因此，理论上需要关注椎弓根螺钉的直径以及置入角度对椎弓根结构以及邻近神经结构的影响。但这种关注在下胸椎(T_{10}～T_{12})就少一些，因为平均椎弓根宽度为 6.3～7.8mm，通常还大于 L_1、L_2 的平均椎弓根宽度。

椎弓根间距即椎管宽度，通常在下胸椎最宽大，在上行过程中区域变小，在 T_4 水平处最小。因此，T_4 是椎弓根螺钉最为困难置入的一个位置，由于空间局限以及椎弓根宽度等问题，最不能容忍螺钉失误的平面。

2. 椎弓根长度与核心长度　椎弓根长度相对恒定。Vaccaro 报告 T_4 平均长度为(16.1±3.0)mm，到 T_9 稍提高到(19.1±3.0)mm，T_{10}～T_{12}长度相似，其主要临床意义在于螺钉拔出力主要依赖于螺钉在椎弓根内的骨咬合作用。但更为重要的是核心长度，即螺钉入钉点或者后皮质到椎体前皮质的长度，这是一项非常重要的指标，考虑到生物力学固定强度与螺钉穿出侧方皮质或者前皮质之间风险的衡量，在侧块 X 线片上螺钉占据整个 50%～80%是合适选择，由于胸椎椎体较腰椎更接近于三角状，螺钉进入椎体超过 80%有可能穿破皮质，损伤血管和胸膜。沿椎弓根轴线至椎体前皮质的长度，T_1 最短，为 36.9mm(26～52.0mm)，T_9 为(43.0±3.0)mm，L_2 和 L_3 分别为 51.9mm(45～58mm)和(54.9±3.3)mm(42～62mm)。L_4 为(53.2±3.6)mm，L_5 为(51.4±4.1)mm。因此，在腰椎可使用 4.5cm 长螺钉，T_9～T_{12}使用长 4cm 的螺钉。

Zindrick 报告了从三个博物馆收集非成年以及成年骨骼进行解剖学比较研究，发现在年轻人椎体前后径显著减小，提示螺钉容易穿透前皮质可能。3 岁以后椎管的前后径以及横径随生长变化很小，提示椎弓根生长主要往外侧进行。了解这些解剖学特点对于在非成熟脊柱进行内固定时避免并发症发生至关重要。

3. 倾角　在水平面上，椎弓根纵轴延长线与椎体正中矢状面之间的夹角称为 e 角，此即螺钉尖端指向的内倾角。而在矢状面上，椎弓根纵轴延长线与椎体水平面之间的夹角称为 f 角，此即螺钉头尾向倾角。这两个倾角决定置钉的方向。

梁道臣等通过测量 10 具干燥胸椎标本，发现男性 e 角由 T_1 到 T_7 逐渐减小，T_7 的 e 角最小，由 T_7 至 T_{12}又渐增大，T_{12}的 e 角最大，女性 e 角由 T_1 到 T_6 逐渐减小，由 T_6 至 T_{12}渐增大，T_{12}的 e 角最大，T_6 的 e 角最小；f 角于男性在 20°～25°之间变化，女性则于 19°～26°之间变化。男性与女性左右侧对比皆无显著性差异，男性与女性相比无显著性差异。李志军等在 100 具脊柱标本上测得的 e 角在 T_9～T_{12}逐渐减小，T_9～T_{11}均< 5°，其中 T_{12}几乎 100%为负值(−6.2±2.1)°，L_1～L_5 则又逐渐地增大(6.8±3.2～29.9±4.7)°。e 角侧别间及性别间均无显著性差异($P > 0.05$)。f 角胸椎大于腰椎，T_9～L_5 逐渐减小(21.0±2.1～4.4±1.8)°，侧别间无显著性差异($P > 0.05$)。但性别间差异在 T_9～T_{12}有极显著性($P < 0.01$)，而 L_1～L_5 则无显著性差异($P > 0.05$)。熊传芝等 CT 扫描测得 736 个椎体 e 角的变化趋势与李志军结果相似，且侧别间与性别间亦无显著性差异($P > 0.05$)，与身高、体重无显著相关性，节段间差异有非常显著性意义($P < 0.01$)，但 e 角

在 T_{12} 为正值(3.2±2.6)°。殷渠东等测得 e 角仅在 T_{11} 略为负值,L_1～L_2 较小,向两端逐渐增大(L_5 最大,26.5°)。f 角相对较恒定,胸椎为 12°～14°,腰椎为 8.5°～11.2°。e、f 角各节段差异有非常显著性意义($P<0.01$)。以上数据各有不同,可能与测量方法有关,但总的趋势是 f 角胸椎大于腰椎,e 角腰椎大于胸椎(T_{11}～T_{12} 最小,可能为负角)。

e 角和 f 角决定椎弓根螺钉的进钉方向。不恰当的 e 角、f 角都会使螺钉穿破椎弓根或椎体损伤脊髓神经、内脏器官或进入椎间盘,因此,进钉方向对置入螺钉非常重要。其中,e 角在决定进钉方向时临床意义相对较大,下胸椎固定时螺钉内倾角不宜过大,否则易进入椎管,而下腰椎固定内倾角不宜过小,否则易穿破椎弓根外侧皮质或椎体侧方,引起并发症。

(二) 椎弓根内部空间结构

有关椎弓根的形态学研究多着重于椎弓根的宽、厚、长度、角度的测量,而对于椎弓根形态学复杂多样性却注意得较少。Panjabi 等对脊椎进行了一系列的三维解剖学研究,得到了详细资料(图 18-2-10～图 18-2-12)。结果发现,椎弓根的断面并非椭圆形而是呈泪滴形或肾形。更重要的是,胸椎椎弓根的松质骨区 2 倍于皮质层横面积,约占 65.6%～78.6%的椎弓根高度,以及 61.3%～71.6%椎弓根宽度。Kothe 研究发现,在整个胸椎椎弓根截面上,椎弓根内侧壁比外侧壁厚 2～3 倍,有些作者认为这可能是胸椎椎弓根螺钉易于穿透外侧壁的原因。由于椎弓根不同穿透位置可能导致的风险不易,手术医师更倾向于避免椎弓根内侧壁的穿透,而对外侧壁穿透则有些"忽视"。Carbone 最近研究也发现临床存在这种趋势,其报告 126 例螺钉置入,有 2.4%穿透内侧皮质,而 10.3%穿透外侧皮质。

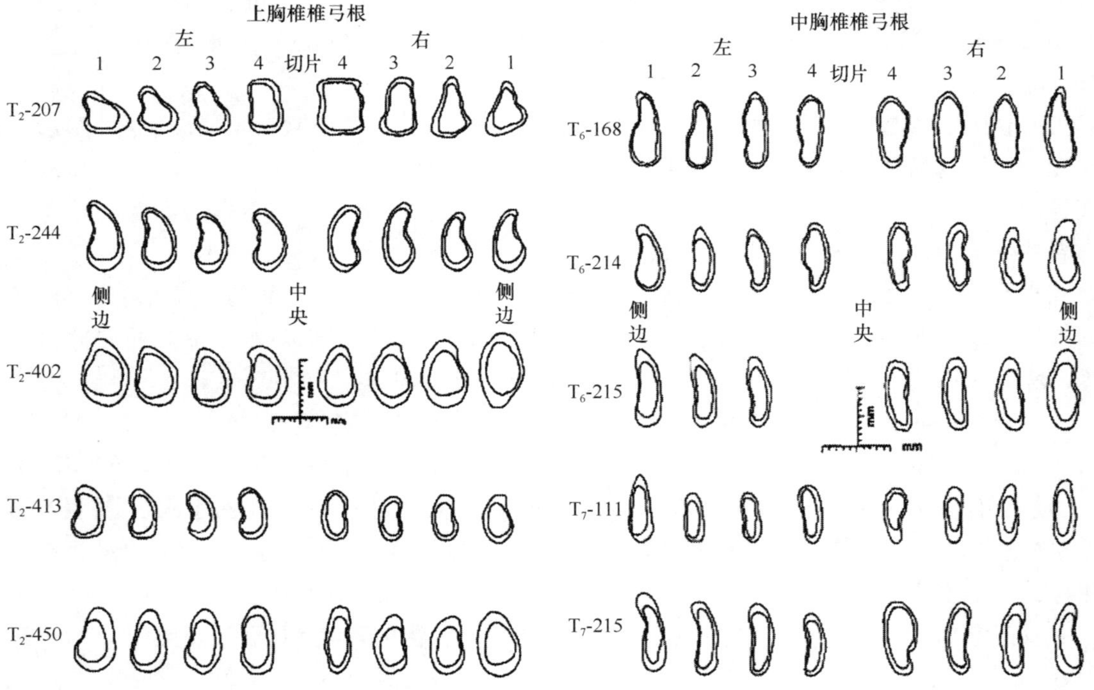

图 18-2-10 上胸椎椎弓根截面形态

引自 Panjabi MM, et al. Spine, 1992, 17(3): 299-306.

图 18-2-11 中胸椎椎弓根截面形态

引自 Panjabi MM, et al. Spine, 1992, 17(3): 299-306.

解剖学上，椎弓根螺钉外径增加是增加螺钉拔出力以及弯曲强度的重要变量，因此，需要获得最大螺钉大小的平衡，以避免椎弓根骨折。另外，在螺钉置入时，椎弓根可出现塑形变形。尸体CT测量表明，在椎弓根螺钉置入前后，如果螺钉外径大于皮质内径或者在皮质外径的80%，就可以发现这种椎弓根塑形变形，而这种塑形变形通常在椎弓根骨折前发生，这些发现在临床上具有重要意义，且椎弓根的外上部通常远离神经根出孔，可以作为椎弓根螺钉入钉的理想位置。

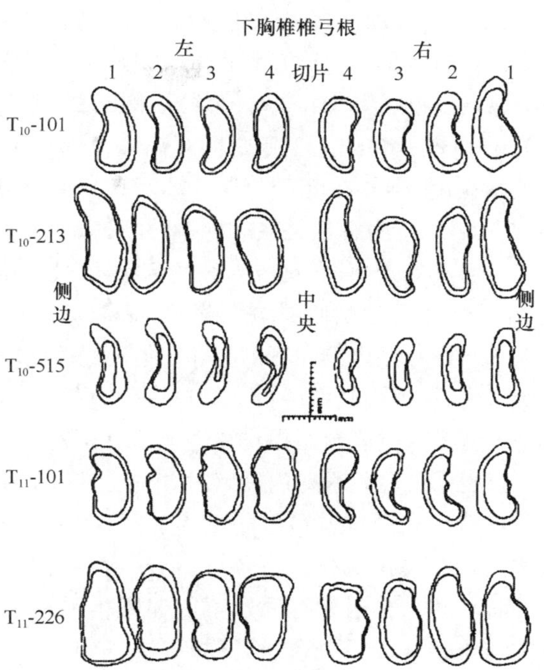

图 18-2-12　下胸椎椎弓根截面形态

引自 Panjabi MM，et al. Spine，1992，17(3)：299-306.

杜心如等也发现，T_{11}～L_3 椎弓根部分呈肾形或泪滴形，其纵径大于横径，且椎弓根四周骨皮质的厚度为下侧＞上侧＞内侧＞外侧（图 18-2-13）。其通过对 50 具 T_{11}～L_5 脊柱标本进行测量，结果发现椎弓根内横径胸椎小于腰椎为（5.4±0.9～13.0±2.4）mm，内纵径胸椎大于腰椎为（12.3±1.3～9.4±1.6）mm；2.6%～30%的 T_{11}～L_4 椎弓根内横径＜4mm，认为不宜行椎弓根螺钉内固定。其认为，由于年龄、性别、种族及个体的差异，椎弓根内径的差异较大，所以用均值的方法选择合适粗细的螺钉不可取，应采取逐个椎弓根测量的方法。螺钉直径应是最小宽度减去两侧的骨皮质厚度。

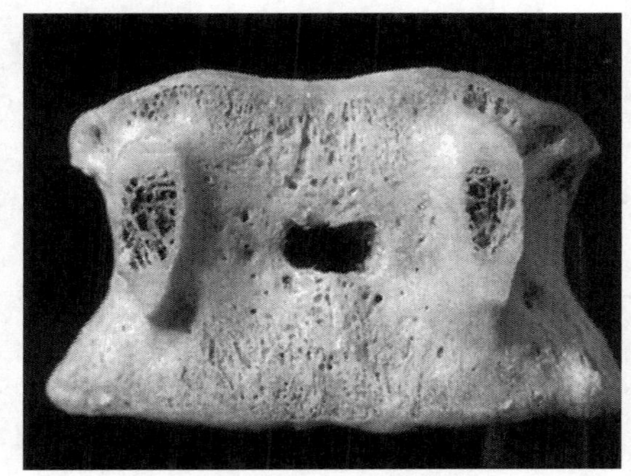

图 18-2-13　腰椎椎弓根中部冠状截面可见皮质厚度差异

（三）椎弓根毗邻结构

正如前述，影响胸椎弓根钉广泛应用的最大障碍是潜在的神经损伤风险。胸椎椎弓根的毗邻结构复杂，重要组织器官多，一旦损伤，后果严重。文献报告，椎弓根的内侧与脊髓相邻，两者借脑脊液和脑脊髓被膜相邻，其间距为0.2～0.3cm。王欢喜等观察10例成人尸体，发现硬脊膜与椎弓根内侧壁紧密相贴，没有间隙存在。神经根到椎弓根上缘距离（DI）从 T_1～T_{12}（1.8～3.8mm）逐渐增加；神经根到椎弓根下缘距离（DS），在 T_7～T_9（3.5mm）最大，T_1（1.6mm）最小，椎弓根到其上下的神经根均有一定距离，最小为1.2mm。同时，神经根上下方向直径，冠状面上神经根轴线与中线所成的夹角测量表明，神经根直径从 T_1 2.8mm 到 T_{11} 4.5mm 逐渐增大。神经根冠状面上与中线所成的夹角从 T_1 119.5°到 T_{12} 60.2°逐渐减少，越是上位胸椎，神经根越呈水平状行走。

Ebraheim 报告在 15 例新鲜尸体上发现椎弓根与硬膜囊之间不存在硬膜外空间。Ugur 等在解剖学研究中也确认在胸椎椎弓根内侧与硬膜囊之间仅有微小距离。Liljenqvist 根据青少年特发性脊柱侧凸的 MRI 研究，认为椎弓根内侧与脊髓的间距小于 1.0mm。椎弓根的上下壁之间距离以及邻近神经根在整个胸椎变化极少，主要依赖于椎弓根矢状高度、椎体高度、椎间盘(椎间孔高度)，以及神经根出孔角度，胸椎神经根出孔角度在 60°～104°。这些解剖关系表明，胸椎硬膜囊在螺钉偏内侧置入时极有可能损伤。

杜心如等观察 50 具成人脊柱标本，发现腰椎椎弓根内侧与硬膜相贴、下侧与神经根相邻。在 L_1～L_5 椎弓根的四周均有椎管内静脉丛紧紧贴附，以上下及内侧最为明显。神经根的前、后根均与椎弓根内侧和下侧相邻。他还观察到不同节段椎弓根的形态各异，如 L_5 椎弓根从上面观宽大，从下面观椎弓根下切迹深大，形成侧隐窝。因此，L_5 椎弓根螺钉进钉点应略偏上，以免螺钉进入侧隐窝而损伤神经根。上述研究表明，椎弓根的上方及外侧无重要结构，较为安全。这也是椎弓根螺钉内固定时“宁上勿下，宁外勿内”的理由所在，但也是相对而言。

结合前述颈椎椎弓根的毗邻解剖，我们可以清晰地看出，在人体，椎弓根以及神经根出孔之间存在一定规律。在颈椎，由于存在神经根沟，那么神经根是位于椎弓根上方出椎间孔，因此，在颈椎时螺钉固定不能偏于椎弓根上方，即“宁下勿上”。当然，C_2 由于椎弓根与横突孔椎动脉关系紧密，螺钉却应该“宁上勿下”而偏上。而下行至胸腰、腰椎，随着椎体逐渐宽大，神经根逐渐勾绕椎弓根下方出神经孔，因此，在胸椎、腰椎，螺钉置入要稍偏椎弓根上方，即“宁上勿下”，以避免神经根损伤或刺激。

另外，Polly 等提出了所谓“容积侵占”的概念。指由于各种椎板钩进入椎管或椎弓根螺钉突破内壁引起的椎管容积的侵占。作者认为，螺钉突破椎弓根内侧> 1.5mm 时与小型椎板钩侵占椎管容积相等，突破超过 3mm 时才会比最大椎板钩侵占椎管容积更大。这些观点与别的学者提出椎弓根内侧壁突破 2mm 是可以接受的位置和内侧有 2～4mm 安全区的观点是一致的。

（四）入钉点选择

胸腰椎经椎弓根螺钉固定的入钉点有较多的研究，提出多种的定位方法。由于节段解剖的差异，在胸椎、胸腰椎以及腰椎段，入钉点的定位也略有差异。但有一个共同的解剖特点，根据椎弓根与上关节突的解剖关系，入钉点一般位于上关节突的基底部。另外，在确定入钉点定位时，也有一个共同要求，即需要依据较为恒定的骨性解剖标志进行定位。因此，尽管目前有较多有关这方面的基础研究，但真正临床应用较少。

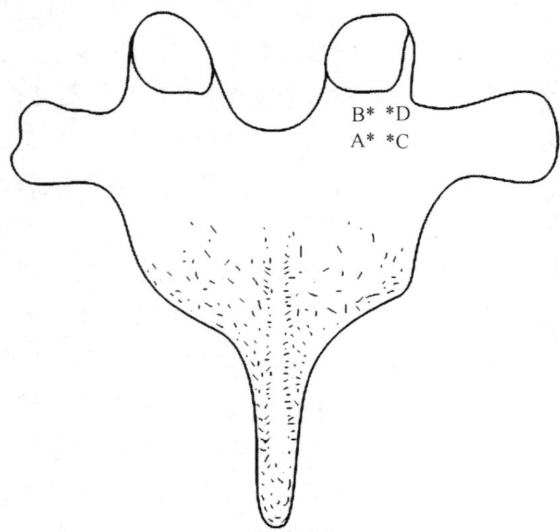

图 18-2-14 胸椎椎弓根螺钉入钉点
A. Roy-Camille；B. Vaccaro；C. Magerl；D. Cinotti

1. 胸椎 国外主要采用定位方法有：①Roy-Camille，上关节突中线与横突的平分线交点；② Vaccaro，上关节突的中线与横突上缘的交点；③Magerl，上关节突的外侧与横突的平分线交点；④Cinotti，上关节突的外 1/3 与横突上缘的交点(图 18-2-14)。

由于胸椎椎管容纳脊髓，且胸椎椎弓根外有肋椎关节存在，在临床实际应用时，一般选取的定位点位于上关节突外侧与横突上缘的交点，也就是选择入钉点稍偏外一点，以保证较为安全。其实这些定位方法均集中在一个更加狭小的区域，在临床上很难分辨为何者的定位点。因此，我们更愿意认为是一个“入钉点区”，而非单纯“入钉点”。

2. 腰椎　国外文献中报道了以下几种定位方法：①Roy-Camille 提出以下述两条线的交点为进针点：垂直线为关节突关节的延长线，水平线为横突中轴线。②Magerl 采用的进钉标志为沿固定椎体上关节突外缘的垂线与横突中轴线交点。③Krag 对 Magerl 方法进行了改进，进钉点较 Magerl 方法更靠外，其水平线为横突上 2/3 与下 1/3 的交界线。④“AO”推荐的腰椎椎弓根定位点为上关节突外缘的切线与横突中轴线的交点，该交点位于上关节突与横突基底之间的交角处。⑤Weinstein 建议定位点应避免损伤关节突关节，以免影响非固定节段的运动，他推荐的进钉点为上关节突的外下角，称其为“上关节突的项部”。

然而，Ebraheim 等通过对干燥骨标本研究却发现，腰椎椎弓根的中心点并不在腰椎横突的中轴线上，L_1、L_2、L_3 的椎弓根中心点分别位于横突中轴线上方 3.9mm、2.8mm 和 1.4mm 处。只有 L_4 椎弓根中心点接近中轴线，位于横突中轴线下 0.5mm 处。L_5 椎弓根中心点则位于横突中轴线下方 1.5mm 处。而且术中需要显露横突根部，增加出血，故临床上并不适用。因此，国内杜心如等提出的“人字嵴顶点”定位法，即在上关节突基底部，由腰椎板外侧缘延续的骨嵴与来自副突骨嵴汇合呈“人”，取该“人”顶点作为入钉点。该“人字嵴”较为恒定，尤其在 L_2～L_4 均较为典型。临床应用表明，该定位方法较为适合中国人群。

胸腰椎几个典型椎体为 T_6、T_{12}、L_4，其入钉点选择见图 18-2-15。其实，所有入钉点均位于上关节突的基底部，但由于各段椎体的局部骨性解剖有所差异，故在描述上有所不同。

三、生物力学

（一）钩与螺钉的生物力学比较

O'Brien 进行 4 种内固定装置的生物力学比较，比较钉与钩固定的差异，包括椎弓根螺钉、椎弓根外螺钉、椎板下钩以及横突椎弓根抱钩等四种，均采用横连接。该研究发现，椎弓根螺钉固定至少在拔出试验中要强于椎弓根外固定，但没有统计学差异。该研究尚表明，可能因螺钉直径和长度不同，在内固定几何构型一致的情况下，根外固定也可以获得同椎弓根固定一样的疲劳强度。在长节段固定时，整个内固定的几何构型较个别局部结构以及螺钉方向等更加重要。但作者指出螺钉固定总体上在生物力学方面优于钩固定装置。

同样，Hackenberg 等生物力学研究胸椎椎弓根螺钉固定强度优于钩固定。显著性差异存在于椎弓根螺钉固定与椎弓根钩和椎板上钩之间。无论椎弓根螺钉固定，还是椎弓根钩固定，均与骨密度显著相关。可是作者认为当骨密度小于 100mg 羟基磷灰石/ml 时，不同固定技术之间没有显著性差异。尽管由于螺钉内固定装置更为强大，钩固定也可以获得将近 50%的椎弓根螺钉固定的强度，且临床效果亦相当满意。

阻碍胸椎椎弓根螺钉固定广泛开展的主要因素是顾虑神经损伤的重大并发症风险，Polly 采用计算机辅助设计分析技术，介绍了一个“容量占位”(volumetric instrusion)的概念，比较由于胸椎钩不同印足置入以及椎弓根螺钉内侧穿透引起的椎板占位问题，作者认为，椎弓根内侧穿透超过 1.5mm，才会出现如同最小椎板钩进入类似的容积占位，内侧穿透

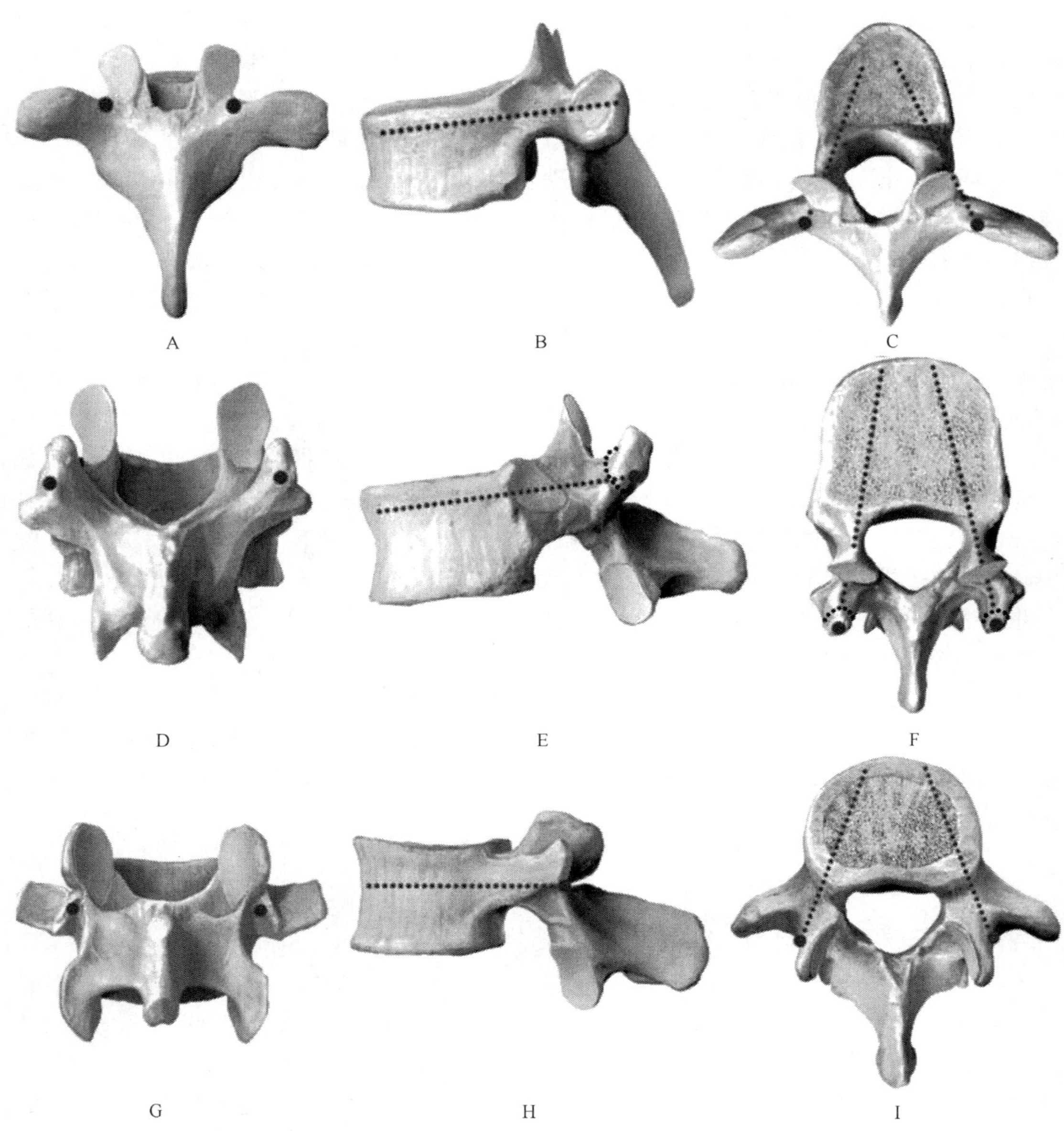

图 18-2-15　典型椎体的入钉点选择

A～C. T_6；D～F. T_{12}；G～I. L_4

超过 3mm，才会大于最大的钩置入。这些发现与一些作者认为椎弓根内侧穿透 2mm 为“接受位置”，以及 2～4mm 为相对安全区的看法相一致。

（二）螺钉设计

螺钉设计参数包括螺距、螺杆、螺钉外径和内径、螺头大小、螺钉置入长度或深度以及材料特性等。就螺距而言，Asnis 研究认为，采用螺距逐步变小（每英寸螺纹更多），逐步螺纹体设计，可以提高螺钉拔出力。

1. 螺钉直径　Decoster 等明确证实，螺钉外径是其拔出强度的最重要决定因素，而内/

外径比值意义较小，但对拔出强度也有明显影响。在骨质疏松患者，增加螺钉外径的作用并不明显。通过年轻人标本研究发现，椎弓根螺钉匹配和脊柱内植入物稳定之间有显著相关性。置入螺钉扭矩在螺钉试验孔是否丝攻以及螺钉直径选择基础上有不同，螺钉直径小，在椎弓根内遇到更多的为松质骨，因此需要的螺钉置入扭矩就小一些；而大直径螺钉正相反，咬合更多的松质骨-皮质骨的界面，就需要更大的置入螺钉扭矩，而扭力大小与螺钉拔出力之间正相关。螺钉置入过程中更多切割到皮质骨，就可以获得更大的拔出力，已有众多研究证实这一点。

2. 螺钉尺寸　Brantley 报告对于骨质良好者，螺钉尺寸对固定刚度有显著正面效应，但在骨质疏松患者这种作用就不明显，这些发现与螺钉直径研究一致，意味着在良好骨质情况下，存在最适宜的结构硬度和固定强度，应尽可能使用最大尺寸的螺钉，包括长度和宽度，在骨质疏松情况下，这些螺钉尺寸意义不大，需要考虑辅助固定和避免内固定的骨性并发症，如骨折。

3. 置入深度　螺钉深入骨质的长度，更准确的，螺钉固定长度与椎体-椎弓根复合体前后径的比值，对固定强度也有重要影响。关于这个变量作用研究不一致，Krag 报告螺钉置入深度 80%获得的固定强度明显大于 50%固定。相反，Zindrick 认为螺钉置入 50%～100%之间在拔出强度上没有显著性差异。双侧皮质固定对于最大化固定强度是有益的，可是许多组织耦合认为螺钉穿透前皮质的风险甚于可能获得的效益。

对于骨质正常的人群，椎弓根内充填的比例对固定刚度的作用更大，但其作用主要依赖于螺钉置入深度，反之亦然。在正常骨时，采用更长螺钉只有在螺钉椎弓根内占据 70%以上时，才会显著增加固定刚度。相似的，螺钉直径越大，只有在置入深度超 80%以上时，才会提高固定刚度。正如前面所指出的，改变螺钉尺寸和直径等在骨质疏松情况下作用减低。

（三）置钉技术

1. 双侧螺钉成角　在临床上应用多种置钉技术以提高螺钉固定效果。Barber 研究腰椎椎弓根螺钉置入的角度，证实双侧螺钉呈 30°对向角度置入在最大拔出载荷上，优于双侧 0°对向置入，但这种差异无统计学显著性。另外或者更为重要的，同一个研究尚发现 30°对向螺钉置入在临床松动载荷阈值上显著增高。对于对向置入螺钉或者平行置入螺钉，最大疲劳发生在螺钉与骨质之间挤压，因此，与骨质的抗粉碎强度有关。

2. 单侧螺钉倾角　另一个螺钉置入技术受到关注是螺钉置入的倾角，比较直向螺钉倾角与解剖螺钉倾角之间对 MIT 的影响。这些技术在入钉点位置以及螺钉通过椎弓根的倾角不同。Lehman 研究发现采用直向螺钉技术的 MIT 为 2.58 英寸磅，显著大于解剖倾角置入技术（平均 1.86 英寸磅）。一个可能的原因是这种倾角可以获得椎体与椎弓根交界部位更多的骨咬合。另外，直向螺钉技术可以在骨内获得更大的骨固定，而解剖倾角技术则是螺钉在椎弓根内通过松质骨。无论何种固定技术，均与骨密度有显著性相关。

3. 椎弓根外置钉　另外一个置入技术就是内-外-内技术，由于持续关注胸椎椎弓根螺钉的安全性，一些作者建议采用这种技术作为胸椎椎弓根内固定的替代技术。O'Brien 等研究表明，这种技术具有相对的生物力学优势，可以采用更外侧的入钉点和更大的倾角。他们研究表明椎弓根-肋骨螺钉固定可仅提供 64%的标准椎弓根螺钉固定的强度，但指出这种固定强度依然大于椎板钩的固定。韦兴等亦发现经“椎弓根-肋骨”置钉抗拔出力[（423.1

±198.7)N]显著小于经椎弓根置钉[(783.3±199.5)N],因此认为经"椎弓根-肋骨间"置钉只能作为经椎弓根置钉的一种补充。尽管存在强度不足,由于严重解剖的限制,为手术安全需要采用更外侧的入钉点,或者作为一种挽救技术,应用于最大生物力学稳定强度不需要或者不可能时(即无法完成椎弓根内固定时)。有学者指出,经椎弓根旁固定具有较长的路径,且肋骨与横突间具有极大的间隙,如加大螺钉的长度与直径,理论上将获得比经椎弓根固定技术更高的生物力学强度,但数据有待进一步深入研究。

4. 丝攻的影响 在椎弓根螺钉置入时采用攻丝技术对骨-螺钉界面的强度有影响。椎弓根螺钉置入前攻丝可去除骨质,因此扩大螺孔体积达27%。另外,一定程度的攻丝在螺钉置入前需要进行,以预防椎弓根骨折以及防止螺钉置入时切割,同时允许探查钉道,检查椎弓根穿透与否。椎弓根探查是项与经验相关的技术,在有经验者中具有很高的可靠性。

在一项生物力学研究中,Kuklo、Lehman 证实,细丝攻(undertapped)比匹配攻丝(line-to-line)明显增加最大置入扭力(maximal insertional torque,MIT),更为特殊的是,作者发现如丝攻减少1mm比丝攻减少0.5mm可以提高MIT达47%,丝攻减少1mm与匹配攻丝比较,MIT提高93%。另外,骨密度与丝攻减少1mm有显著相关,而在骨密度与丝攻减少0.5mm之间有正效应,但无相关显著性。

(四) 固定疲劳的生物力学

Polly 等研究显示,同一螺钉只是在第一次置入时才有最大稳定性,若旋出后再旋入,扭矩较初次下降34%;螺钉旋出后再旋入直径增加1mm螺钉,螺钉扭矩较初次时增加很少,若再旋入直径增加2mm螺钉,旋入扭矩较初次时增加8.4%;螺钉直径与长度有相互协同作用,当直径增加1mm,长度增加5mm时,扭矩明显增加。

影响椎弓根螺钉的常见问题是螺钉弯曲、断裂、松动以及其他疲劳问题。在短节段治疗胸腰椎骨折进行椎弓根螺钉固定治疗时,内固定疲劳包括两种主要原因:植入物疲劳以及骨疲劳。疲劳的最终机制是由于骨的疲劳而致松动、螺钉拔出等,这可发生在内固定的早期或者晚期,在骨质薄弱或者骨质疏松的老年患者中尤为多见。

至于内固定系统与其对抗结构疲劳特性之间的差异,Fogel 比较了9种内固定系统万向螺钉的疲劳强度,发现疲劳强度范围很大,但是他们的研究缺乏足够的一致性,因为螺钉尺寸不一,以及标本例数不足。但重要的是,他们发现万向螺钉的耦合部位是疲劳位置,因此,作者结论认为万向螺钉耦合有一种保护效应,可以防止螺钉拔出,这在他们先前临床观察中已经发现。

(五) 胸椎螺钉固定的辅助固定

最可行的椎弓根螺钉固定在胸椎进行,一旦在严重畸形、骨质不良或者出现妨碍节段理想固定而出现失败时,尚需要考虑进一步强化或者辅助固定装置。Chiba 等发现在短节段椎弓根固定时,增加椎板下钩可以显著降低内固定的弯曲力矩达50%,另外,钩固定可以作为短节段螺钉固定时一种很好的挽救方法,在因解剖限制以及出现椎弓根骨折而无法进行椎弓根螺钉固定时应用。

要获得更好固定的另一个考虑就是添加横连器。Dick 认为采用横连器可以提高椎弓根螺钉以及钩固定的抗扭转刚度,他们的研究表明,采用2个横连器,可以提高平均44%的扭转刚度，而1个横连器仅提高26%(图18-2-16)。另外，他们表示，具有横连结构的扭转刚度与横连的截面积呈正比，但是横连接并不能在侧屈模式提高固定结构的刚度，但后者这个结论目前有质疑，横连器显然有助于提高椎弓根螺钉固定的侧向稳定性。

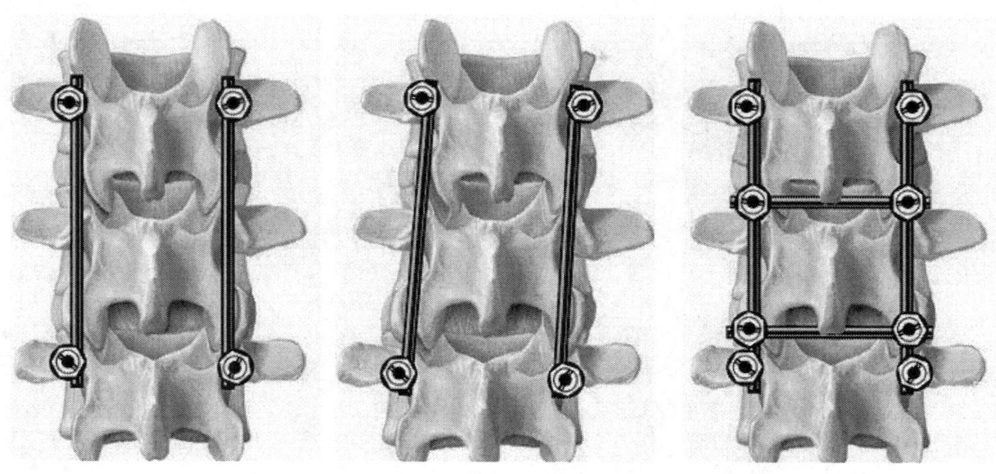

图 18-2-16　横连器的力学性能

四、手术操作

(一) 病例选择

经椎弓根螺钉固定可以应用于胸腰椎任何疾患，但不适合于椎弓根发育不全、缺如，或椎弓根粉碎骨折或完全破坏等。因此，术前需要详细评估椎弓根解剖形态。

(二) 配套工具(图 18-2-17)

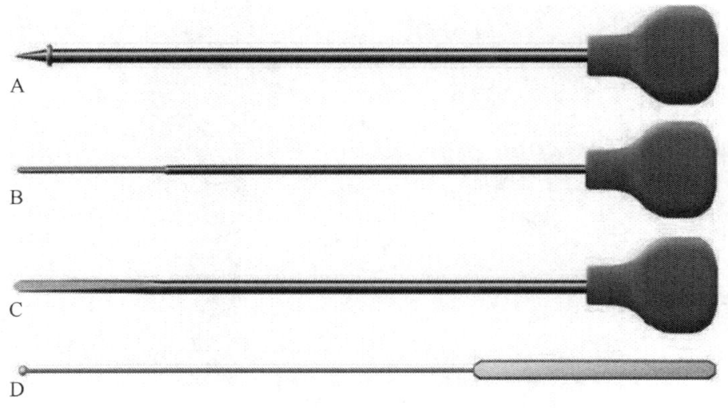

图 18-2-17　椎弓根螺钉通道工具

A. 开口锥(awl)；B. 细椎弓根探子(pedicle finder)；C. 粗椎弓根探子；D. 椎弓根探针(pedicle feeler)

(三) 操作步骤

1. Stryker 公司 XIA 4.5 系统的操作　见图 18-2-18。

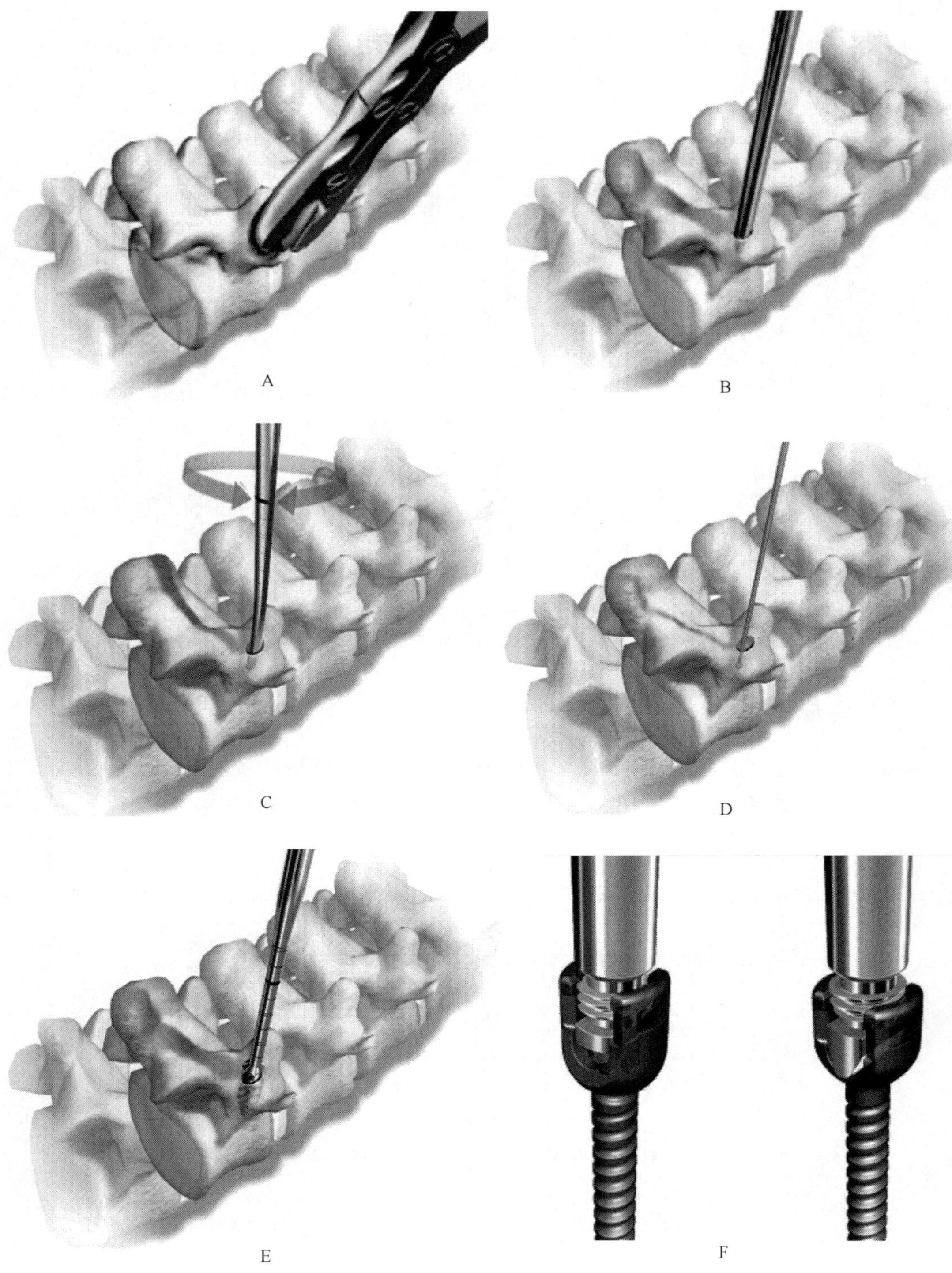

图 18-2-18

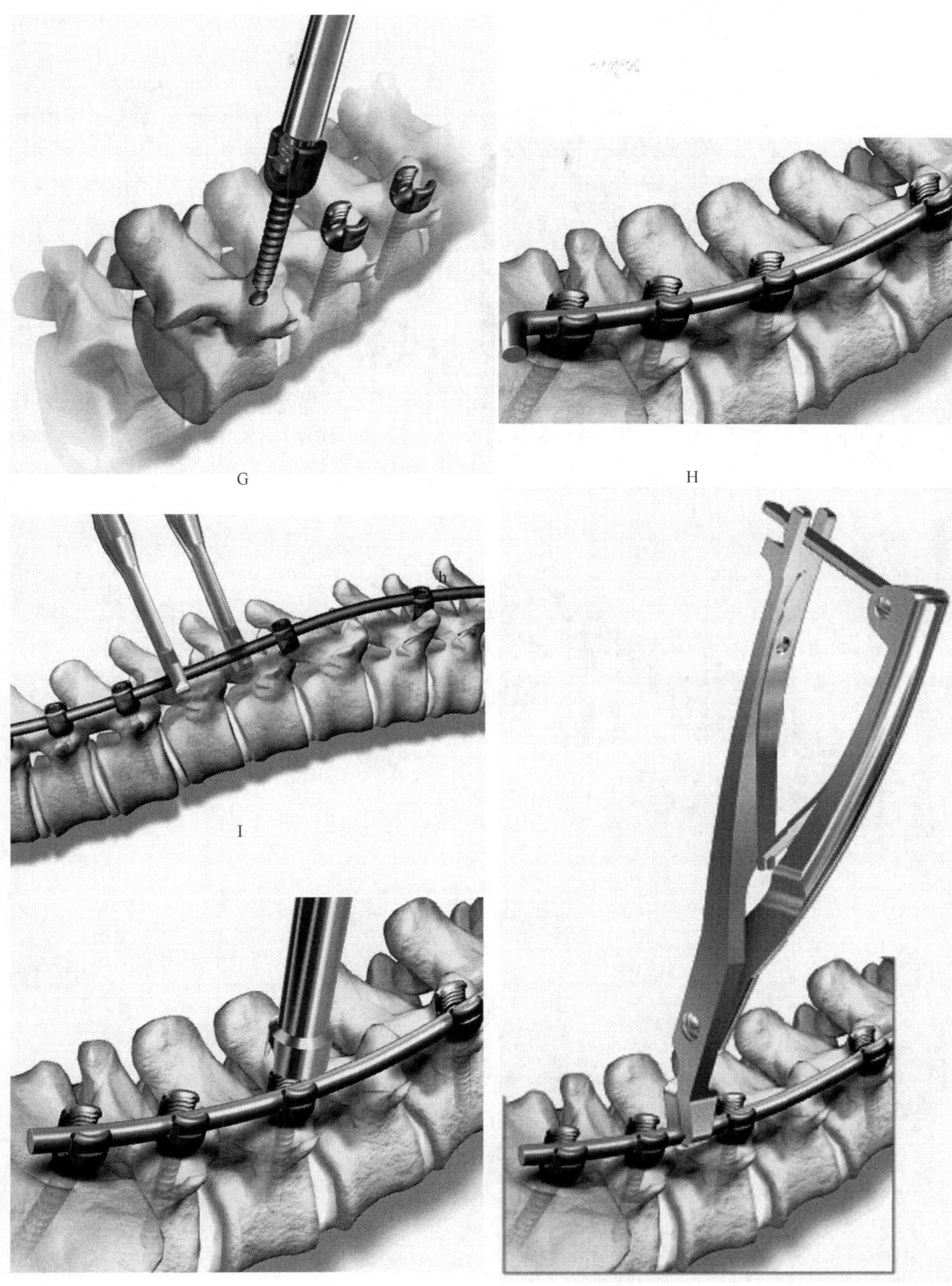

图 18-2-18

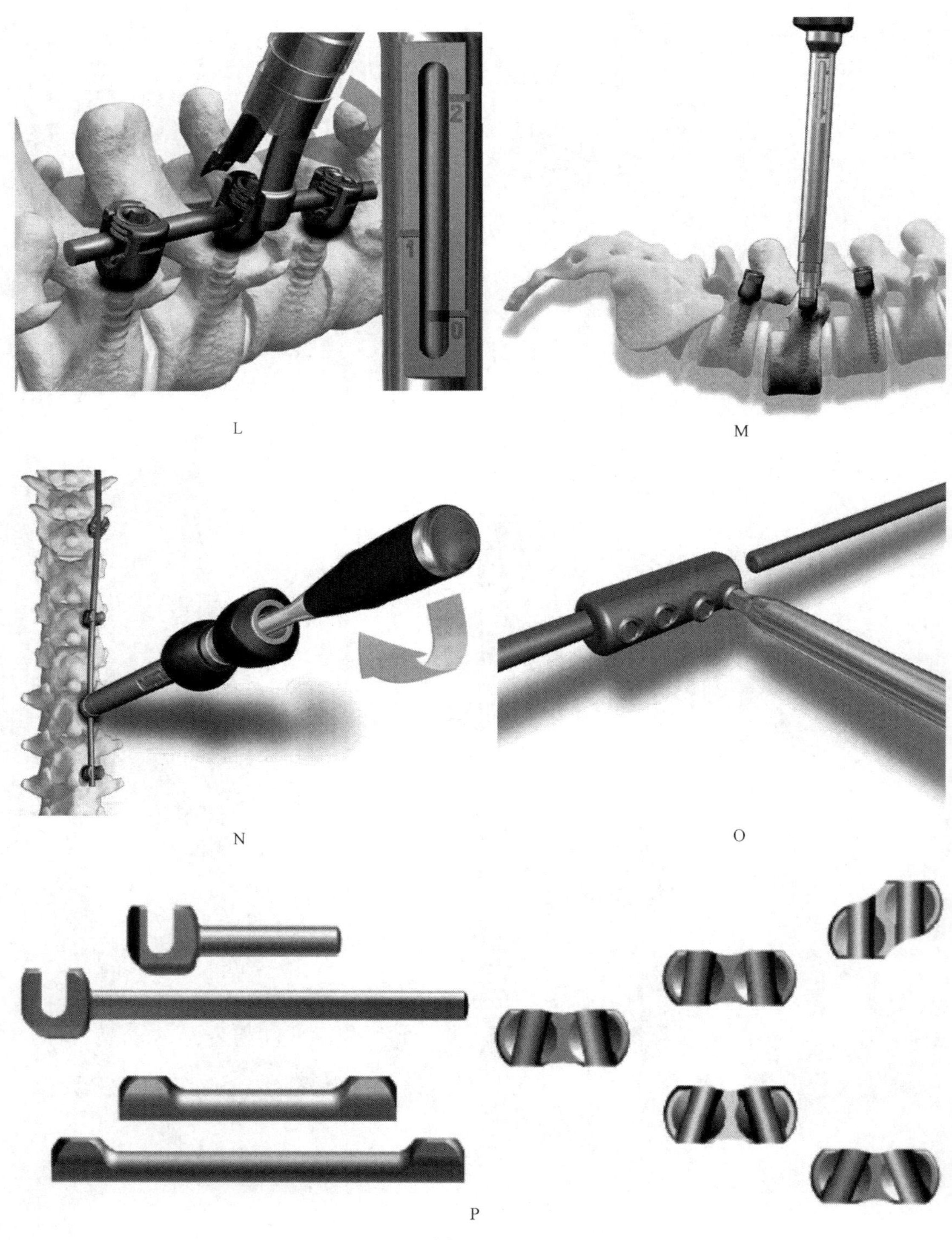

L M N O P

图 18-2-18

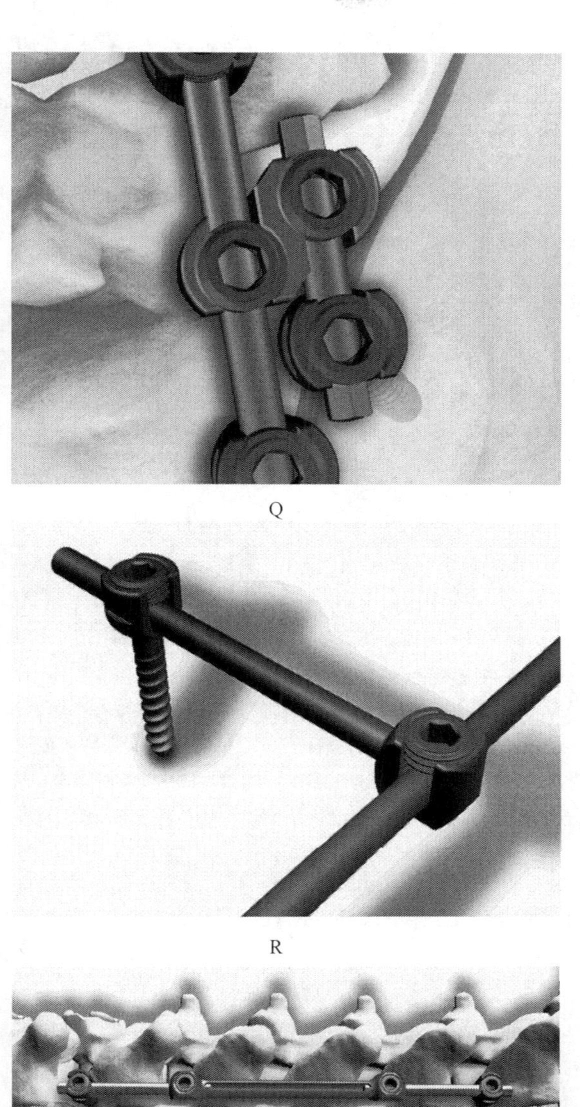

Q

R

S

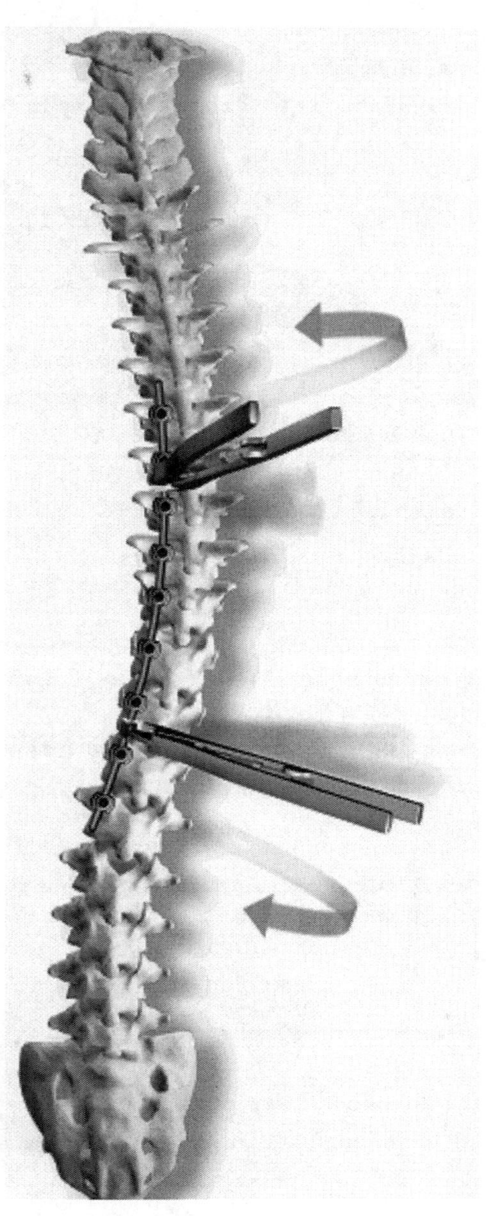

T

图 18-2-18

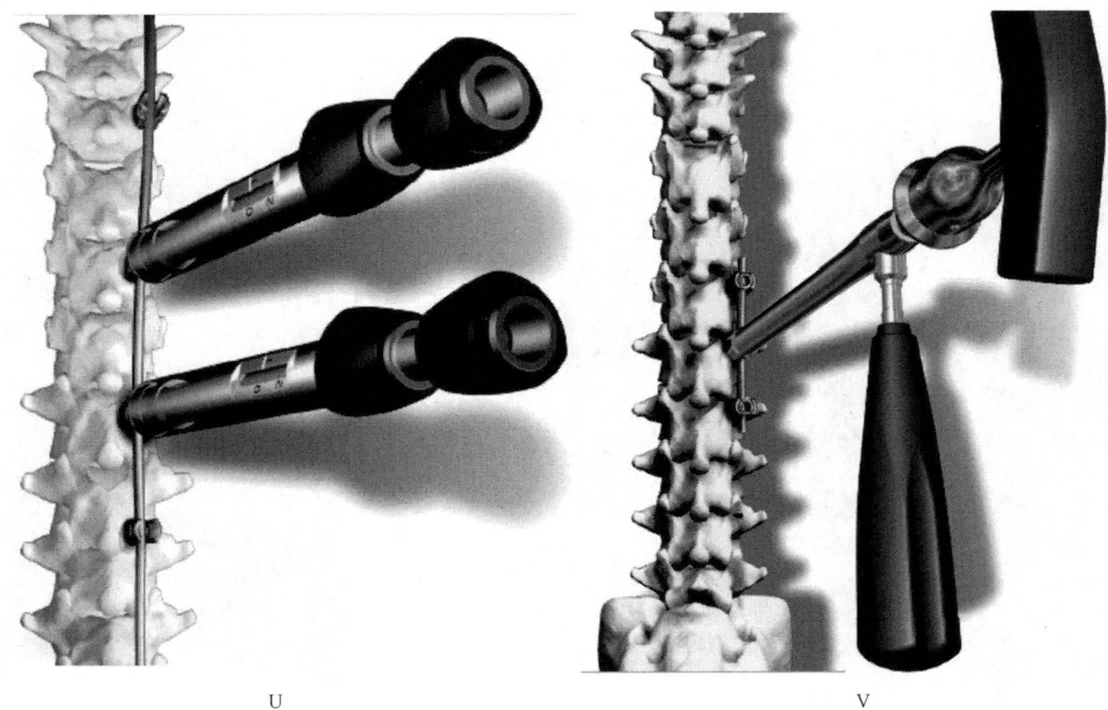

图 18-2-18 胸腰椎后路 XIA4.5 内固定系统操作(续)

A. 咬除入钉点皮质;B. 开口锥开口;C. 椎弓根探子旋转深入;D. 探针检查骨道;E. 必要时进行丝攻;F. 选取合适螺钉;G. 置入螺钉;H. 以模棒确定棒合适长度和曲度;I. 侧凸矫正时体内弯棒;J. 体内旋转棒;K. 置入锁紧螺母;L. 必要时使用提拉复位器;M. 提拉复位操作;N. 螺钉紧固;O. 连接块纵向延长圆棒;P. 侧向连接块;Q. 侧向连接块应用于邻近固定;R. 侧向连接块应用于扩展固定;S. 纵向连接块(生长阀)应用于棒延长;T. 侧凸时矫形操作;U. 侧凸时旋转矫形;V. 紧固螺母

引自 Stryker.

2. Depuy Spine 公司的 Expedium 后路内固定系统的操作 见图 18-2-19。

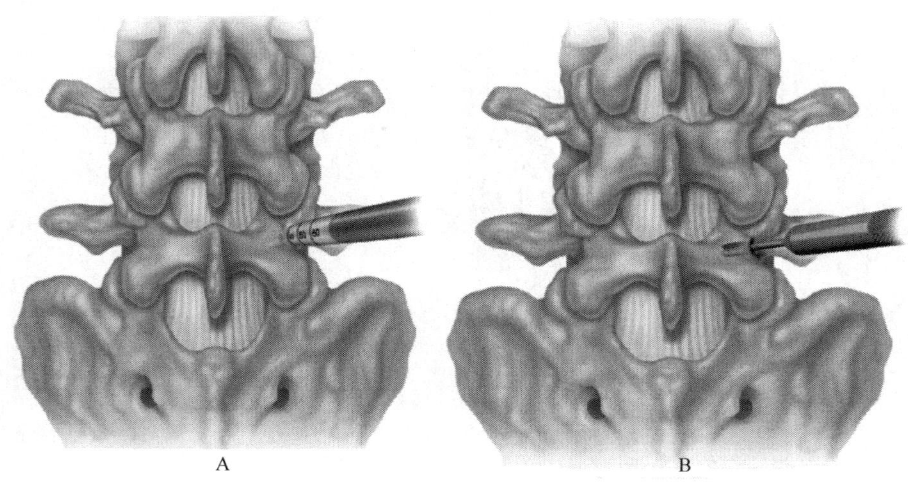

图 18-2-19

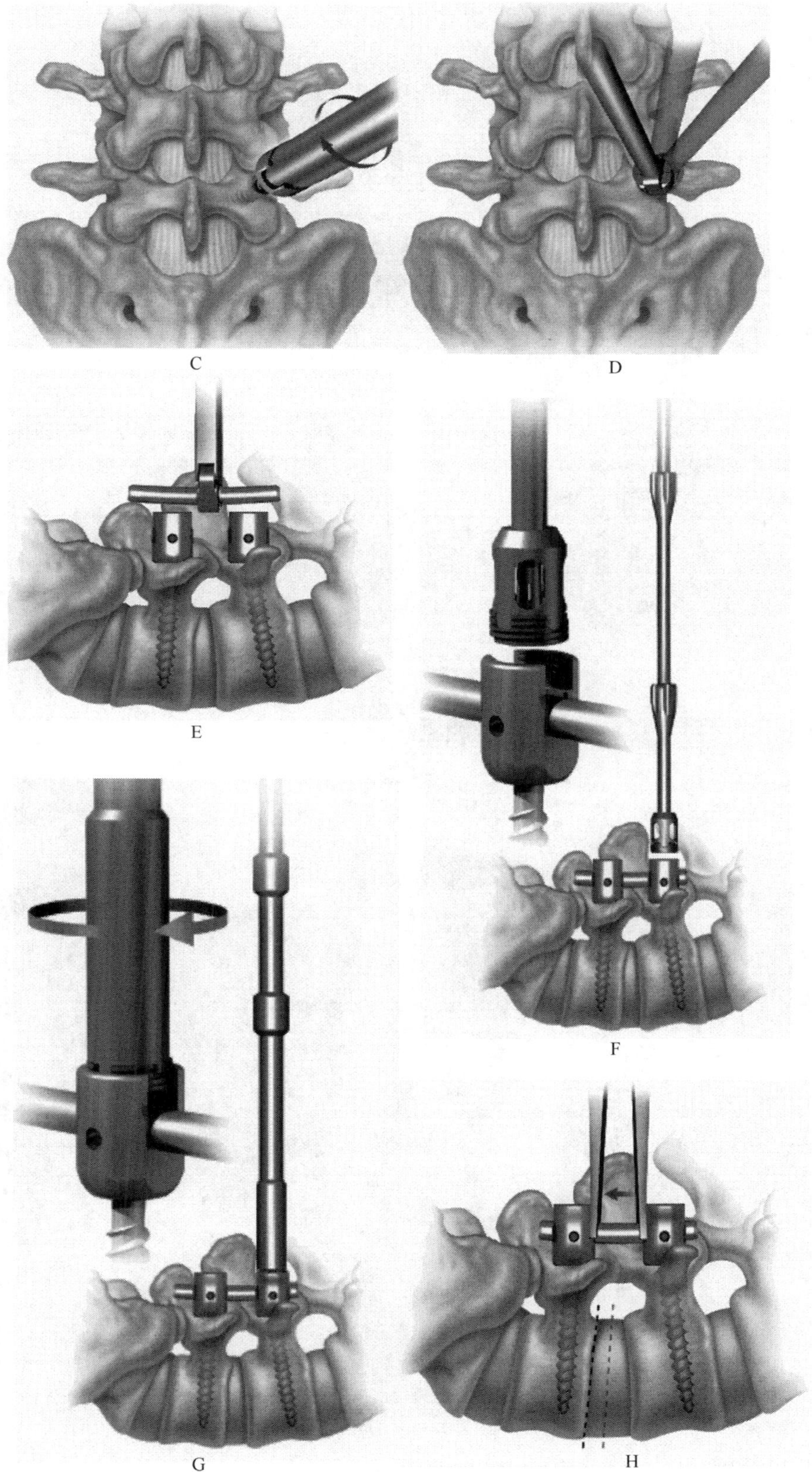

图 18-2-19

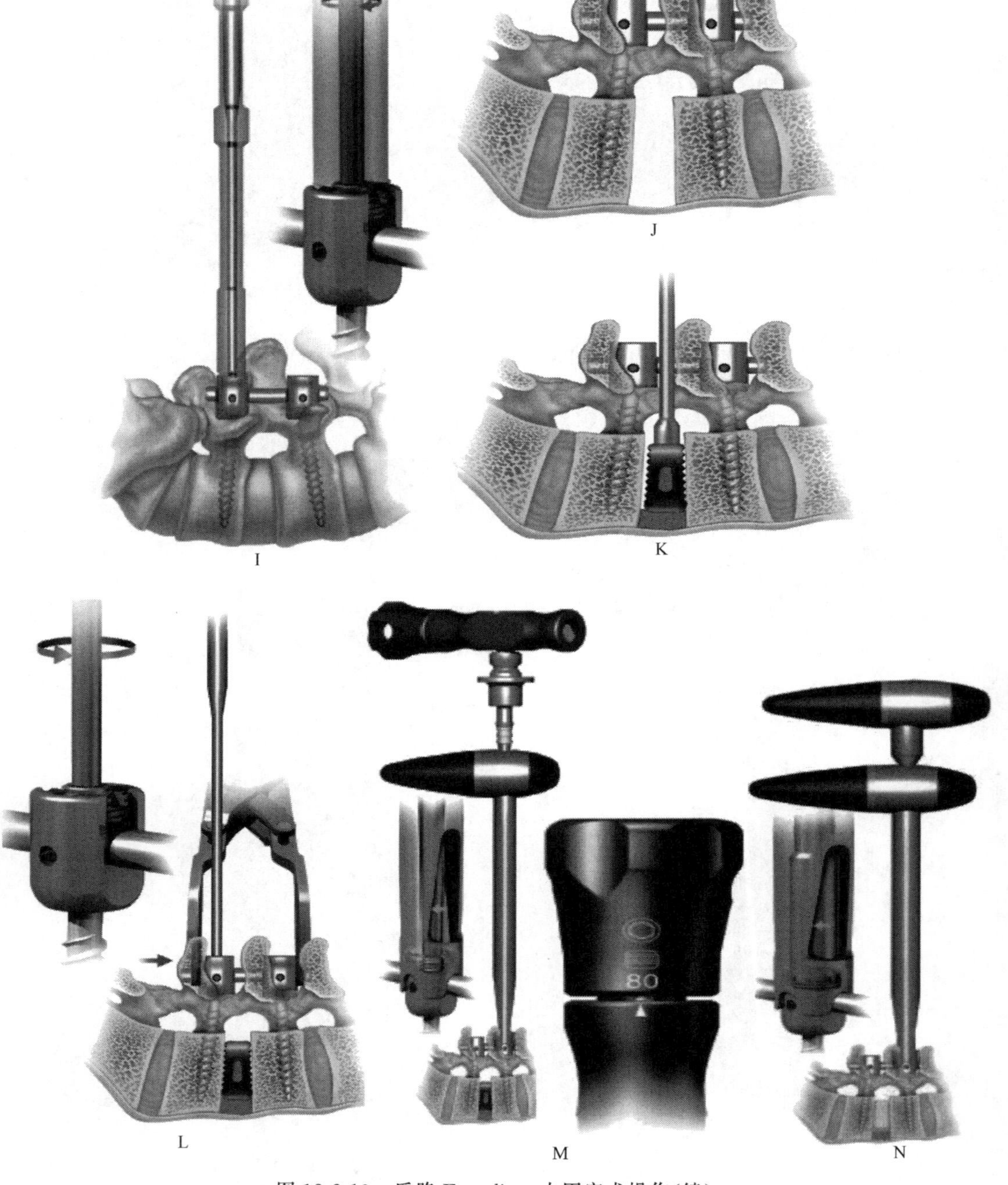

图 18-2-19　后路 Expedium 内固定术操作(续)

A. 建立椎弓根骨道;B. 丝攻(可省);C. 置入螺钉;D. 调整螺头位置;E. 置入合适长度圆棒;F. 置入螺母;G. 螺母顺螺纹槽置入;H. 撑开螺钉,扩大椎间隙;I. 临时锁定;J. 完成椎间盘切除减压;K. 植入椎间融合器;L. 抱紧螺钉,融合器加压;M. 抗扭力下紧固螺母,扭矩为 80 英寸磅;N. 抗扭力下紧固螺母

引自 Depuy Spine.

（四）注意事项

由于人体解剖上差异，依靠文献解剖学测量值作为手术操作标准是极不可靠的，应注意个体化原则，即使进行徒手置钉，也要按照以下步骤进行规范操作，确保螺钉位置正确。

1. 术前评估　术前必须获得完整的X线片、CT等资料，甚至CT三维重建资料，并进行测量，以获得适宜螺钉直径、长度及入钉点、置钉角度等参数。

2. 入钉点选择　有两点：①按照解剖骨性标志，多数骨性标志较为恒定。一般均位于上关节突的基底部。②根据术前影像学观察及测量，依据有关椎弓根、椎板、横突、关节突以及棘突等骨性标志的相互关系，确定入钉点。从解剖上讲，入钉点应该在椎板外缘延续线的外侧，如入钉点在此延续线内侧，则稍有一些内倾角，就容易进入椎管。

3. 椎弓根开口　一般用咬骨钳咬除预备入钉点部分骨皮质，见到松质骨，再用开口锥钻入；如采用漏斗技术，则直接刮除骨松质，显露椎弓根的外口皮质。

4. 准备钉道　用椎弓根探子（或者开路锥）准备椎弓根钉道，依据术前评估并结合术中体位选择合适角度，单纯用手腕力平稳前行，并以手感判断是否落空。一旦探针有落空感，说明探子（开路锥）突破皮质骨进入了软组织，需要马上退出并改变方向。

5. 透视验证　在椎弓根探子（开路锥）进入10mm时（相当于在椎弓根位置），进行正侧位X线透视，确定探子（开路锥）方向、角度无误。再将探子（开路锥）前置到位，再次透视确定位置。X线透视合适位置：侧位见探子（开路锥）尖端位于椎体前后径80%；正位见探子（开路锥）尖端位于椎弓根内侧与棘突根部间距中分线的外1/2。并确定合适螺钉长度。

6. 钉道探查　取出探子后，要确认从钉道内缓慢地流出血液而非脑脊液。用椎弓根探针触探椎弓根的五个壁：前部、内侧、外侧、上壁和下壁，需要特别关注钉道10～15mm处的内侧壁和上壁的连接处，因为此处是椎弓根和椎管之间的峡部。仔细感觉管道壁是否为骨性，如需要可以调整钉道的方向，以挽回椎弓根。

7. 植入螺钉　丝攻步骤一般可省略。确定螺钉与起子在同一轴线，避免旋入过程出现偏心运动。将螺钉缓慢旋入，避免摇晃，可以感受螺钉受到一定的握持力，如较松，或者螺钉进入1cm后仍有晃动，则可能偏离方向、穿透椎弓根皮质；到最后螺纹时，可以稍用力提取螺钉，可感受具有一定提拉力。

8. 再次透视确认螺钉位置　总之，椎弓根螺钉置入时，要注意结合术前评估、骨性解剖定位、手感、钉道探查以及影像学确认等步骤，一定要按照规范操作步骤进行，而不要忽略多数操作步骤，尤其是透视验证步骤，否则容易出现问题。

五、临床疗效

胸腰椎后路经椎弓根螺钉内固定技术是脊柱外科中应用最为广泛的一项内固定技术。其生物力学优势明显，而技术本身已经相当成熟，且已经广泛推广应用，临床应用疗效确定。除了椎弓根发育不良、破坏等无法施行椎弓根螺钉固定外，几乎所有胸腰椎疾患均可以采用该技术。但临床施行时，需要明确手术目的、了解局部解剖特点、确定固定节段、选择合适置钉技术等，在必要影像及神经监测技术辅助下进行，以保证良好的临床疗效，避免可能出现的并发症。

尽管椎弓根紧邻许多重要结构，且具有较高穿透率，但临床上因为胸椎椎弓根螺钉固定出现显著临床意义的并发症发生率则较低。Faraj 和 Webb 报告 91 例患者 648 枚螺钉置入，包括 140 枚胸椎螺钉、508 枚腰椎螺钉，仅 8 枚螺钉置入出现术中并发症。Liljenqvist 评估 32 例特发性脊柱侧凸 120 枚胸椎椎弓根螺钉，采用术后立即 CT 扫描方法，发现 25%有螺钉位置不良，但无一例出现神经并发症。Halm 报告 12 例胸腰椎侧凸病例，共置入 104 枚螺钉，尽管 19 枚椎弓根螺钉穿透，但无明显神经损伤并发症。Belmont 回顾性复习 279 枚椎弓根螺钉位置，采用术后 CT 检查方法，发现有 43%存在位置不良。尽管位置不良发生率如此之高，但是没有神经或者血管损伤并发症。Suk 报告了胸椎椎弓根螺钉置入的安全性，在其团队设计研究中，共 462 例患者，计有 4604 枚胸椎椎弓根螺钉置入，仅有 4 例出现神经损伤，其中 1 例为短暂性下肢轻瘫，3 例硬脊膜撕裂，其他并发症包括 1 例气胸，11 例术中发生椎弓根骨折。

Kim 等采用徒手置钉技术，对近 10 年间的 394 例患者共 3204 枚螺钉的位置进行了回顾性分析，失败率为 6.2%，指出胸椎椎弓根的理想置入位点随胸椎节段而变动，使得置钉较为困难。Modi 等同样采用徒手置钉技术，通过术后薄层 CT 扫描分析 43 例脊柱侧凸患者的螺钉位置，示置钉失败率高达 31.3%(269/854)。

Lotfinia(2010 年)等采用 CT 扫描 53 例 247 枚术后腰椎椎弓根螺钉的位置，发现螺钉偏外侧有 59 枚(23.9%)，椎弓根内侧壁穿透 28 枚(11.3%)。在 87 枚螺钉位置不良中，41 枚皮质穿透为轻度(≤ 2mm)，41 枚为中度(2.1～4mm)，5 枚为重度(＞ 4mm)。因螺钉位置不良出现根性神经痛及神经功能不全的神经根损害共 8 例(15.1%)。

经椎弓根螺钉内固定术广泛应用于胸腰椎退变性疾患、脊柱侧凸及后凸畸形、骨折和肿瘤等治疗，临床疗效已经得到充分肯定(图 18-2-20～图 18-2-23)。翁习生等(2001 年)回顾分析 475 例各种脊柱疾患经椎弓根内固定手术，其中 428 例(占 90.1%)获(6.0±3.7)年随访。退变性腰椎滑脱、峡部裂性腰椎滑脱、腰椎管狭窄、退变性腰椎不稳及胸腰椎骨折患者术后的神经功能改善率分别为 79.9%、87.9%、77.0%、89.3%和 62.7%；脊柱活动改善率分别为 90.5%、90.9%、83.6%、92.9%和 52.5%；腰背痛改善率分别为 89.9%、87.9%、85.2%、89.3%和 84.8%；下肢疼痛改善率分别为 93.9%、90.9%、93.4%、92.9%和 79.7%。退变性腰椎滑脱、峡部裂性腰椎滑脱及胸腰椎骨折的椎体复位满意率分别为 90.5%、87.9%和 91.5%。邱贵兴等(2007 年)对 40 例特发性脊柱侧凸患者进行回顾性对照研究，其中全节段椎弓根螺钉组 20 例，钩钉联合器械组 20 例。结果表明，平均冠状面矫形率：全节段椎弓根螺钉组 82.4%，钩钉联合器械组 71.8%($P<0.01$)；术后 1～3 年平均冠状面矫形率：全节段椎弓根螺钉组 77.0%，钩钉联合器械组 62.5%($P<0.01$)；平均顶椎旋转矫正率：全节段椎弓根螺钉组 63%，钩钉联合器械组 32%($P<0.01$)。而矢状面矫形效果、下固定椎倾斜度改善率、躯干偏移、手术时间、失血量方面，两组无明显差别($P>0.05$)。认为全椎弓根螺钉较钩钉联合系统具有更好的矫形效果，胸椎椎弓根螺钉置入安全可靠。李明等(2005 年)临床研究也表明，全椎弓根螺钉技术与椎弓根螺钉-椎板钩结合技术相比，术后矫正率与自发矫正率分别为 71.2%与 65.4%，优于对照组的 59.6%与 60.2%，术后矢状面矫正与对照组相比无明显差异，随访中矫正度丢失平均 1.9°，亦优于对照组的 3.3°。且远端融合节段比对照组平均节约 1.2 个。这些研究结果均表明，椎弓根螺钉内固定技术在胸腰椎疾患治疗中具有明确的有效性及安全性。

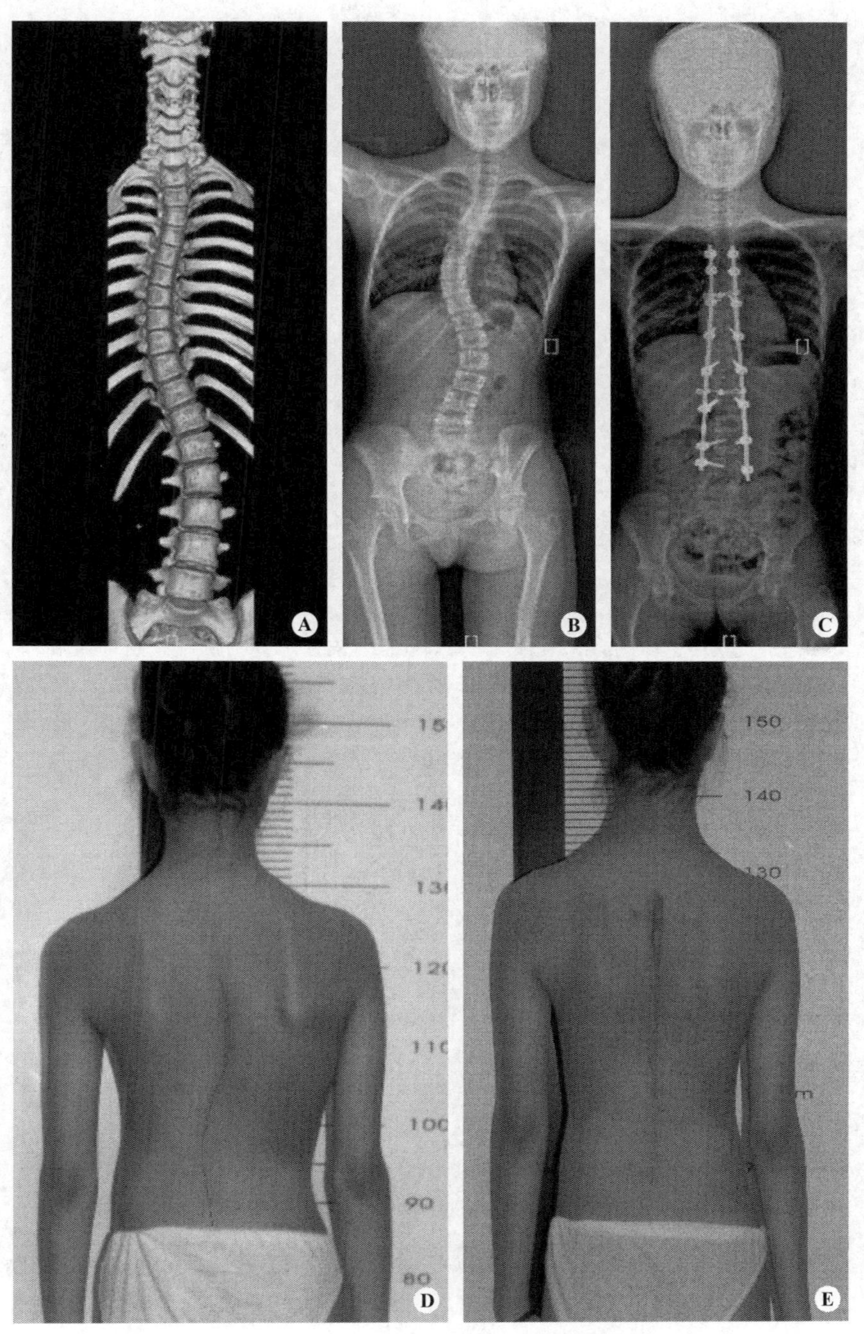

图 18-2-20　特发性脊柱侧凸的矫形

A～C. 后路全椎弓根螺钉内固定矫治脊柱侧凸术前、后；D、E. 术后外观改善明显

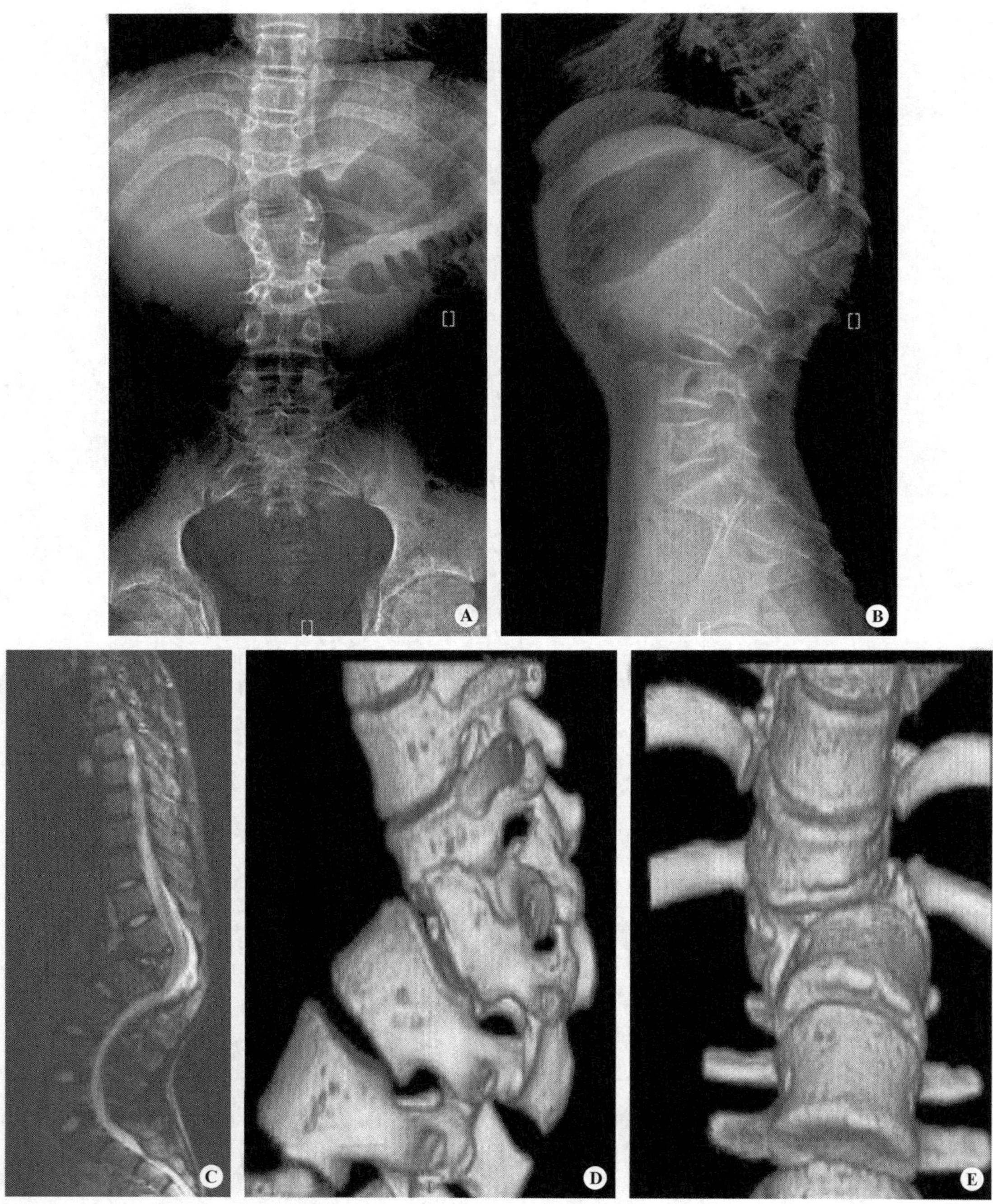

图 18-2-21

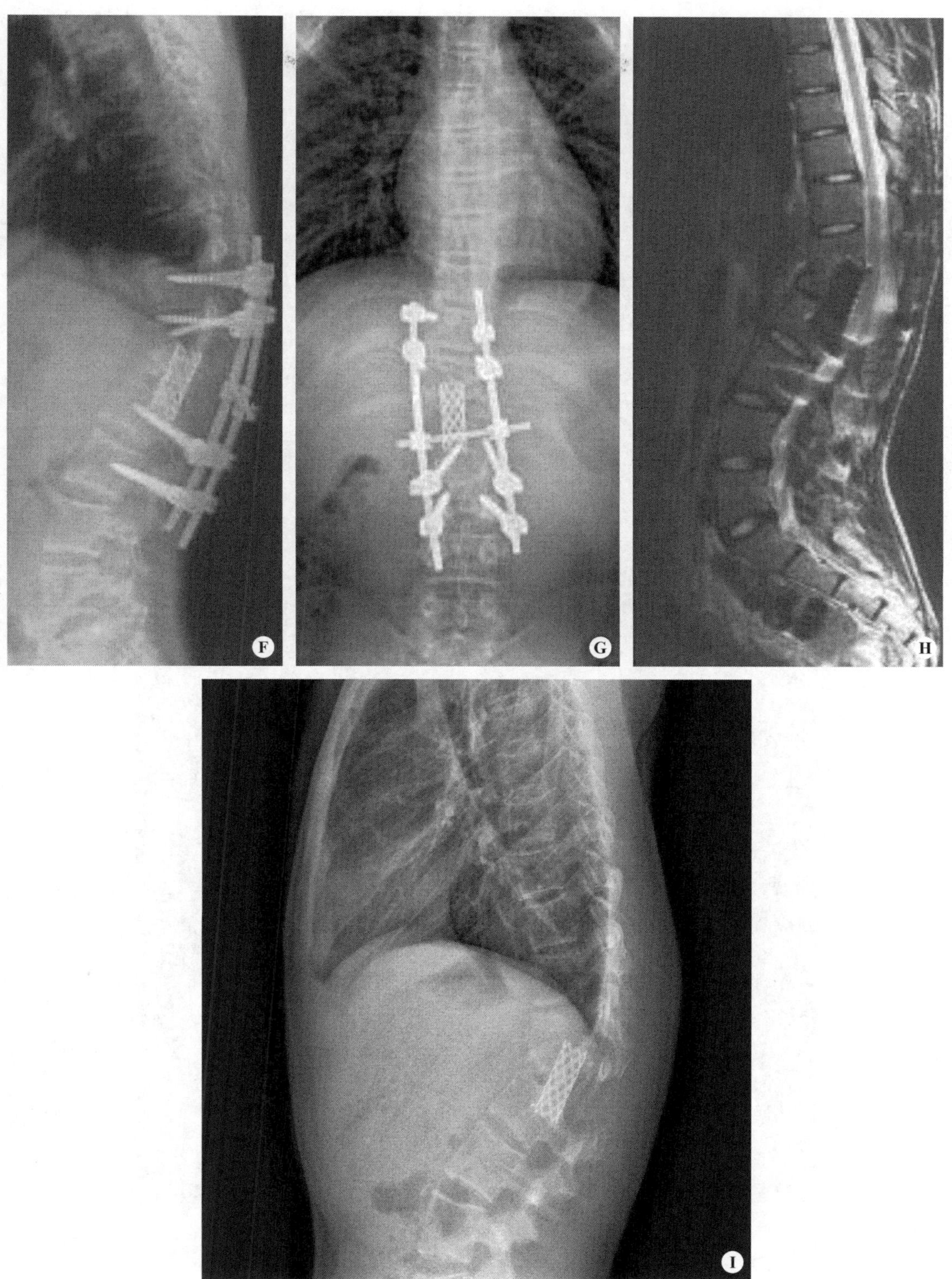

图 18-2-21　先天性脊柱畸形的矫形(续)

A、B. 先天性脊柱畸形-半椎体及分节不良；C～E. MRI 与三维 CT 重建所见；F～H. 一期前路松解，后路截骨矫形并椎弓根螺钉内固定术后；I. 术后 3 年取出后路内固定

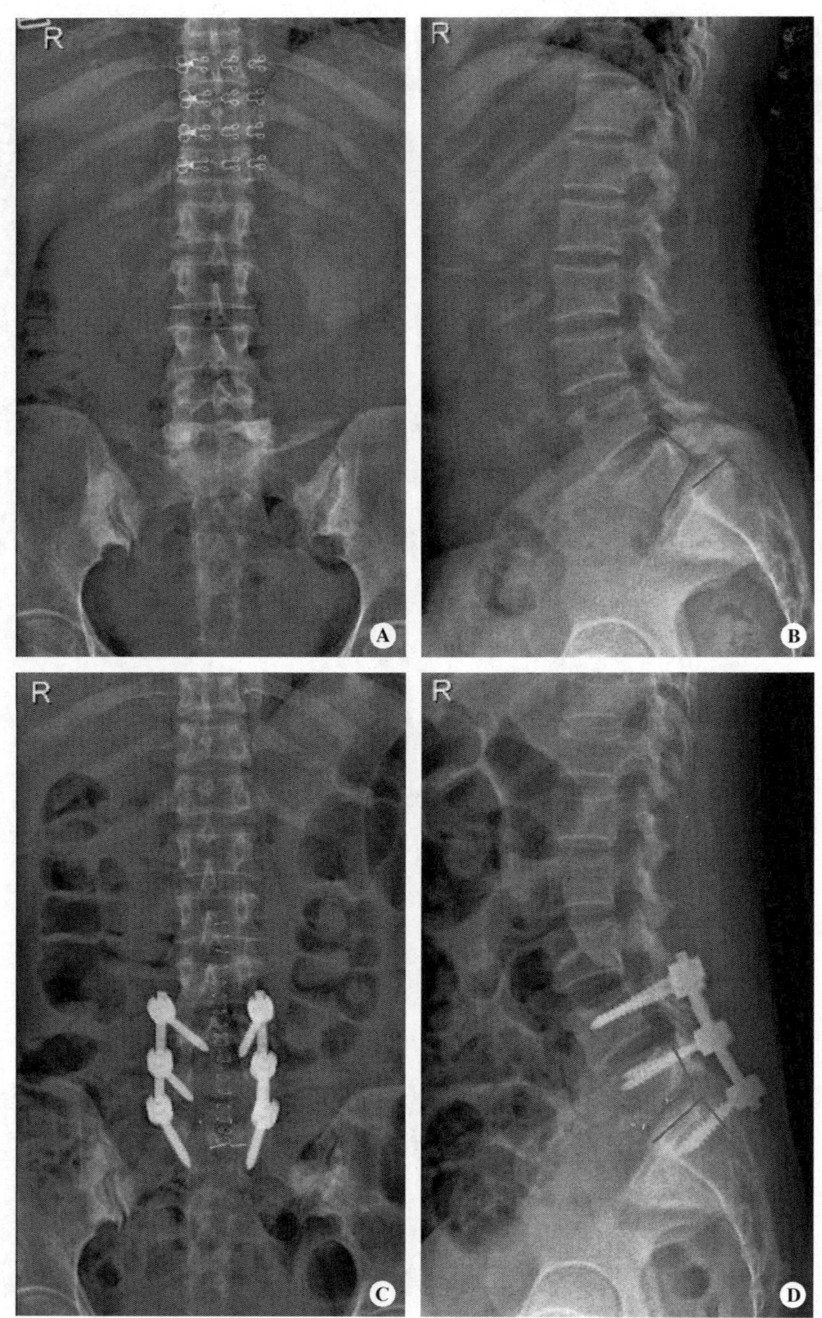

图 18-2-22 腰椎滑脱的治疗

A、B. 术前 L_5～S_1 2°滑脱；C、D. 后路复位，椎间融合，椎弓根螺钉内固定术后

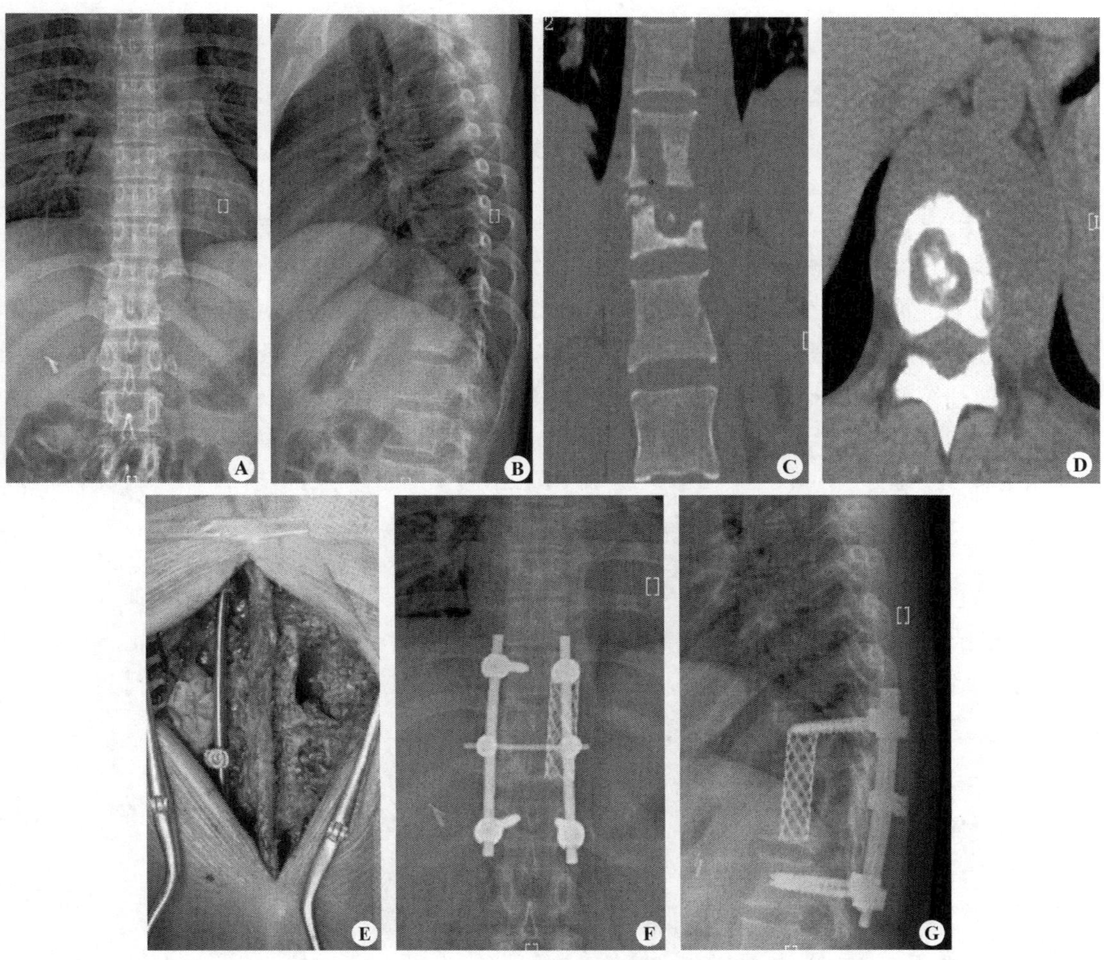

图 18-2-23　一期后入路治疗胸腰椎结核

A、B. 术前 X 线片示 T_{10}～T_{11} 椎体破坏，椎旁脓肿形成；C、D. 术前 CT 示 T_{10}～T_{11} 椎体破坏，死骨形成；E. 术中在一侧固定棒保护下，经椎弓根及肋椎关节行病灶清除、钛网重建；F、G. 术后改变

六、并　发　症

Nohara(2004 年)报告日本 2001 年 196 个医疗结构开展的 16 157 例脊柱手术，其中 5497 例进行脊柱内固定手术(34.0%)，而椎弓根螺钉固定占脊柱内固定手术的 54.6%。有 1383 例患者报告出现手术相关并发症(8.6%)，其中脊柱内固定病例的并发症发生率为 12.1%，几乎为非内固定手术并发症的 2 倍。因此认为，作为脊柱外科最常用的胸腰椎经椎弓根螺钉内固定技术，其相关并发症需要得到充分重视。

尽管腰椎椎弓根较为宽大，而胸椎椎弓根狭小，但两者经椎弓根螺钉内固定均可能出现并发症，由于邻近周围重要血管神经结构，有些并发症可能较为严重，甚至导致灾难性后果。胸腰椎后路经椎弓根螺钉内固定的并发症可以分为两部分：①与置钉技术直接相关；②与植入物相关；③全身并发症，如深静脉血栓形成等。主要介绍与置钉技术以及植入物相关的并发症。

(一）与置钉技术相关

该并发症发生与术中椎弓根螺钉置入技术直接相关，主要原因系螺钉位置不良(malposition)(图 18-2-24，图 18-2-25)。有些作者将脊柱外科并发症分为术中和术后并发症两类，尽管与置钉有关并发症也可以表现为迟发性假性动脉瘤形成等，但应均属于术中并发症。根据其导致的后果，可以分为：①骨性并发症：椎弓根骨折最为常见，系由于椎弓根与螺钉选择不相匹配。椎弓根骨折导致内固定失效，或者神经根损伤，常需要取出骨折块，以及更改其他内固定方式或者更换内固定节段。②神经并发症：是由于螺钉偏内侧或者偏上下方置入，包括硬膜撕裂(脑脊液漏)、神经根损伤以及脊髓损伤。③软组织并发症：软组织并发症系由于螺钉穿透侧方或者椎体前方，损伤一些重要结构。Vaccaro 等指出，根据螺钉穿出的节段层面以及左右侧部位，椎体前穿透可以损伤肋上血管、食管、奇静脉、下腔静脉、胸导管、胸腹主动脉以及髂动静脉。椎体侧方皮质穿透系由于椎弓根螺钉偏向外侧，可导致胸膜、肺、节段血管及交感神经链的损伤。

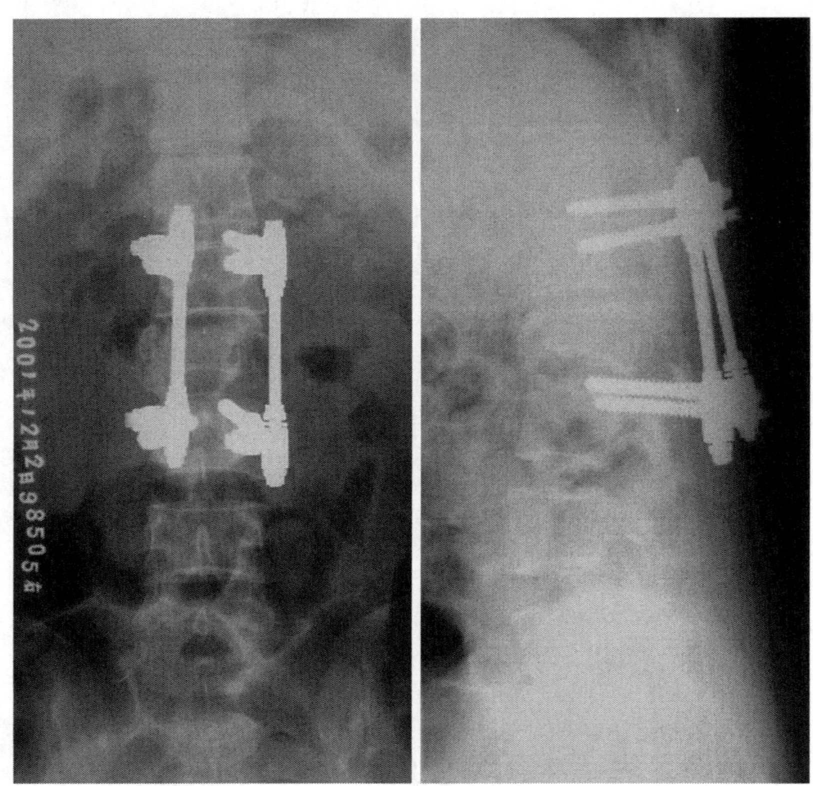

图 18-2-24　内固定失败，椎弓根螺钉位置严重偏差

Hicks 等(2010 年)文献系统复习考察青少年侧凸矫形手术经胸腰椎椎弓根螺钉固定的并发症，共 21 篇研究论文，1666 例患者共置入 4570 枚椎弓根螺钉，患者年龄 17.6 岁，女性 812 例，男性 252 例，5 个研究中未涉及性别报告。共报告 512 枚螺钉位置不良(4.2%)。可是如果采用术后 CT 扫描分析，则螺钉位置不良的发生率高达 15.7%。而依病例数统计，则大约 11%患者会出现螺钉位置不良。11 例患者需要进行翻修手术，而其他并发症包括矫正角度丢失、术中椎弓根骨折以及螺钉松动、硬膜撕裂、深部感染、假关节形成及一过性

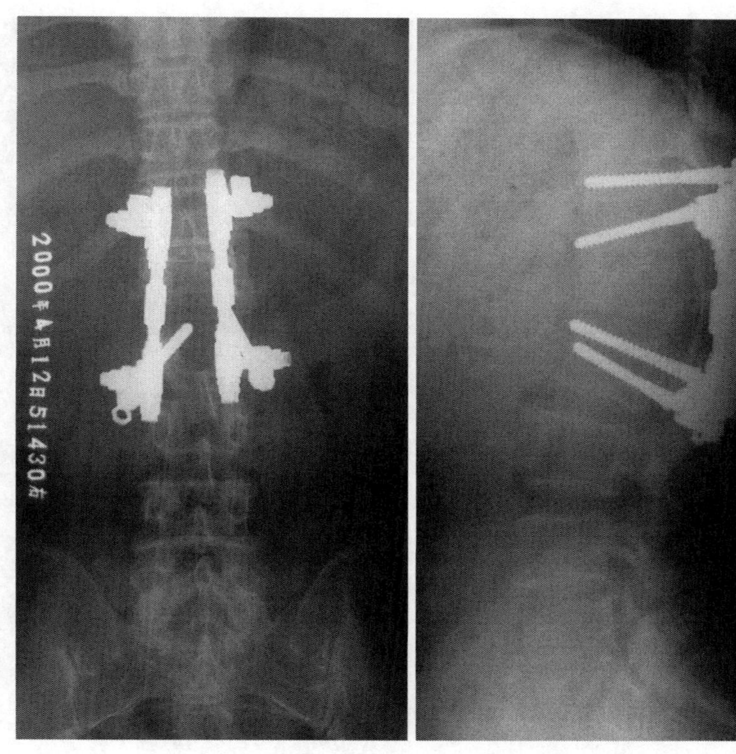

图 18-2-25　内固定失败,椎弓根螺钉位置偏差

神经损伤等。21 篇研究中未报告大血管损伤。作者认为,胸腰椎椎弓根螺钉固定最常见的并发症是螺钉位置不良,发生率可高达 15.7%。但罕有发生严重并发症,故认为该固定技术还是较为安全可靠。

1. 椎弓根骨折　尽管多数作者推荐腰椎采用经椎弓根固定,而在胸椎部,可以采用经肋椎关节固定,可以提供更大的安全区域。但是椎弓根螺钉位置不良的发生率较高,而其最常见的骨性破坏就是穿透椎弓根壁或者直接导致椎弓根骨折(图 18-2-26)。出现该情况的原因有:①螺钉置入初始方向偏差;②螺钉置入时局部出现偏心运动,没有保持轴向前行;③螺钉选择与椎弓根不匹配;④骨质疏松;⑤反复穿刺破坏椎弓根完整性。螺钉位置不良不仅可能产生神经损伤等并发症,而且也无法满足内固定的力学要求,故在置钉时如透视等发现位置不良或者明显螺钉松动等,就需要进行翻修置钉(图 18-2-27)。

翻修主要有三种方法:①更换直径更大的椎弓根钉;②更换固定位置;③应用骨水泥填充钉道。Polly 等发现原先螺钉失败后置入相同尺寸椎弓根螺钉,置入扭力会减少 34%。尽管这种固定程度在挽救情况下依然足够,但通常在椎弓根螺钉挽救中不可行。另外的选择是通过更换更大直径螺钉、更长螺钉或者直径及长度均更大的螺钉,或者有可能的话,改变螺钉的通路。解剖倾角螺钉固定可以提供 62%的原有 MIT,用在直向螺钉固定穿透椎弓根内侧的翻修。

不同作者也建议采用 PMMA、HA、CP 等对失败椎弓根螺钉进行强化,可是这些强化物质并非没有风险,包括通过骨折部渗漏、热损伤、感染时难以取出和移位,以及潜在神经损

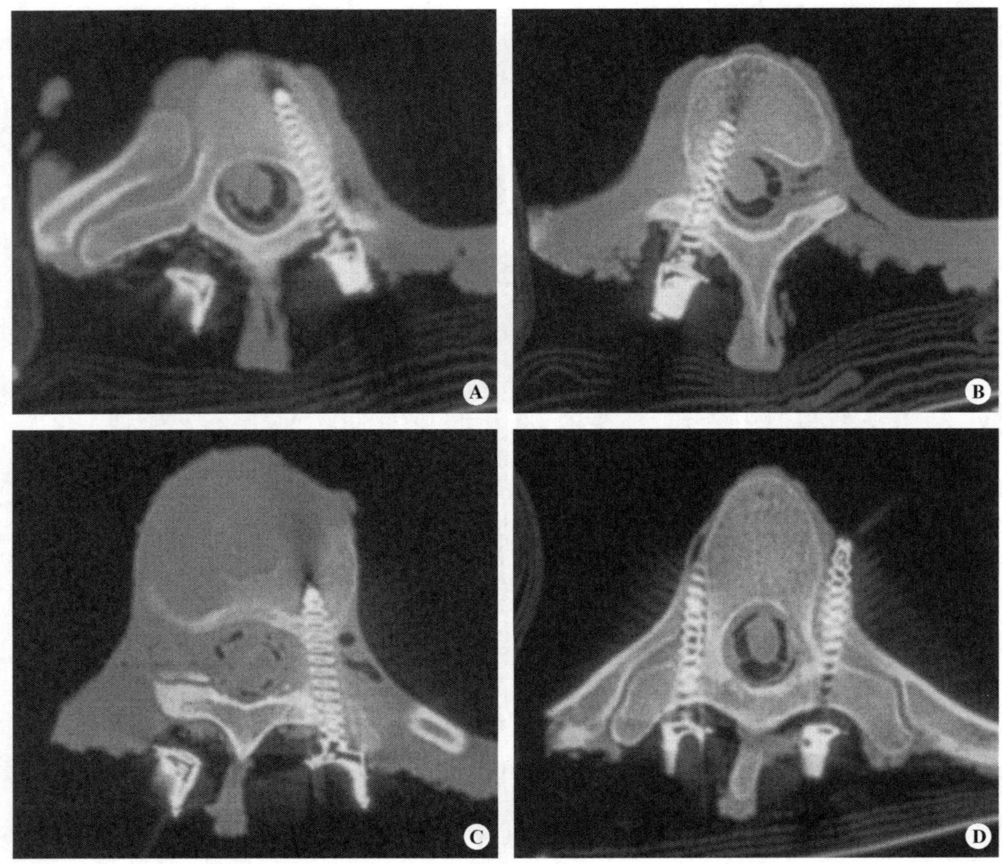

图 18-2-26　螺钉固定术后椎弓根穿透

A. 位置良好；B. 椎弓根内侧穿透；C. 椎弓根下侧穿透；D. 椎弓根外侧穿透

引自 Fayyazi AH, et al. Curr Opin Orthop, 2002, 13: 200-206.

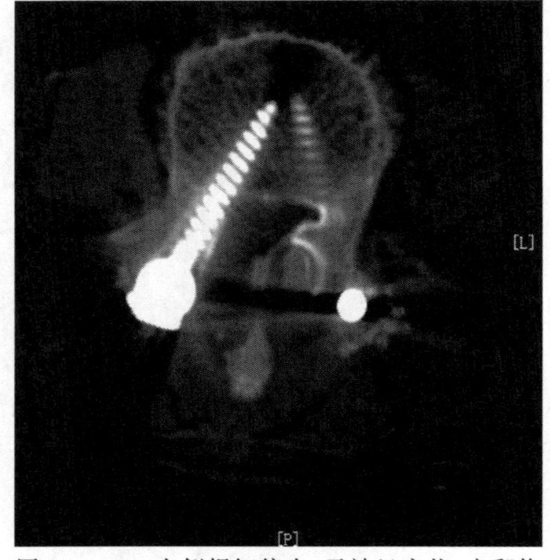

图 18-2-27　右侧螺钉偏内，无神经症状，未翻修

害可能。Moore 研究原位自固化 CP 骨水泥，发现在机械强度方面，CP 骨水泥在强化椎弓根螺钉中可媲美传统 PMMA。同样 Yerby 等证实 HA 骨水泥应用可以增强在 6.0mm 螺钉失败以及 7.0mm 螺钉翻修后增强 7.0mm 螺钉的拔出力。

2. 神经损伤　在临床解剖章节中，已经讨论胸腰椎椎弓根与硬膜囊及神经根关系密切，椎弓根螺钉位置不正将可能导致神经损伤或者脊髓损伤。从临床实践而言，胸椎椎弓根螺钉固定导致脊髓损伤的发生率极低，其主要原因是脊柱外科医师在思想上已经高度重视胸椎椎弓根螺钉固定的风险。在胸椎无畸形情况下，通过 X 线透视监视等，可以有效地了解螺钉位置；而在胸椎存在后凸或者侧凸畸形时，多数会借助神经功能检测等手段，或者进行术中唤醒试验，了解脊髓或神经根的功能状态，因此可以有效减少脊髓损伤的风险。但是在胸腰椎后路椎弓根螺钉内固定时，由于螺钉突破椎弓根骨质，造成神经损伤或者激惹等情况，却并不鲜见(图18-2-28)。

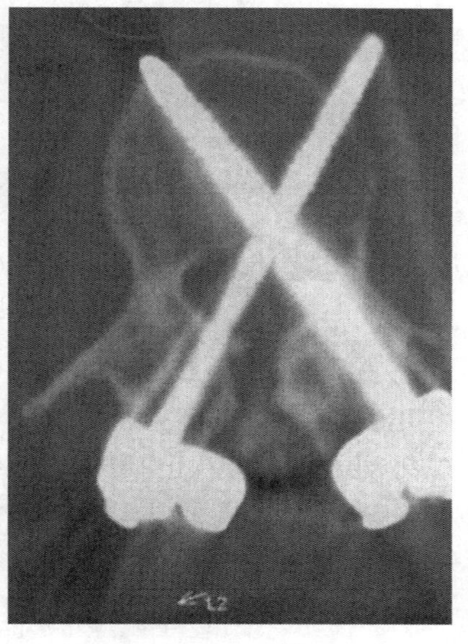

图 18-2-28　螺钉完全进入椎管内，且穿至椎前，极为危险

引自 Antonietti P. ArgoSpine，2008，(17)：10-16.

术中要透视确认螺钉位置正常，如存有疑问，则可退出螺钉探查钉道，或者直接椎板开窗探查椎弓根内侧及下壁。如未穿破椎弓根壁，则更换较粗直径螺钉置入。术后如出现明确根性刺激症状，则需要薄层CT扫描，确定螺钉位置；如螺钉穿透椎弓根内壁较为明显，且保守治疗效果不明显，则需要手术翻修(图18-2-29)。

3. 血管损伤　是内固定技术最严重的并发症。其主要原因就是术中直接损伤血管。其可以损伤动脉，也可以出现静脉损伤，可以表现为术中急性出血，也可以表现为慢性的血管损伤病变，故血管损伤病理改变有：直接损伤大出血、假性动脉瘤、动静脉瘘。这些血管损伤病理改变与椎间盘髓核摘除减压导致血管损伤相似。但是椎弓根螺钉直接损伤引起大血管出血，由于螺钉较粗，一般出血凶猛，很难挽救，仅有个别病例报告。而慢性假性动脉瘤等损伤一般术后经CT或MRI检查可以确诊，需要与血管外科医生协作，进行翻修手术并血管重建(图18-2-30)。

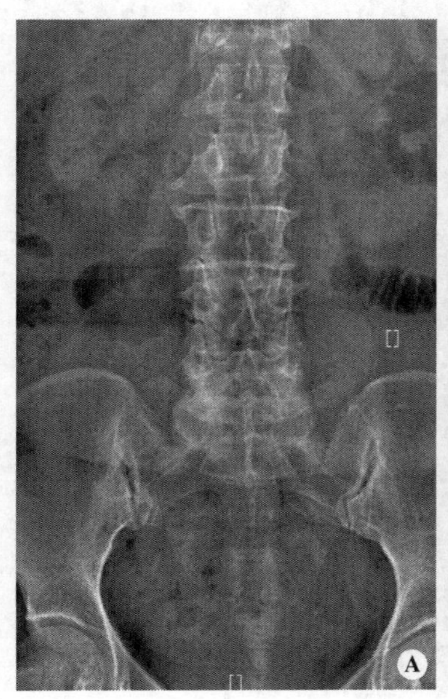

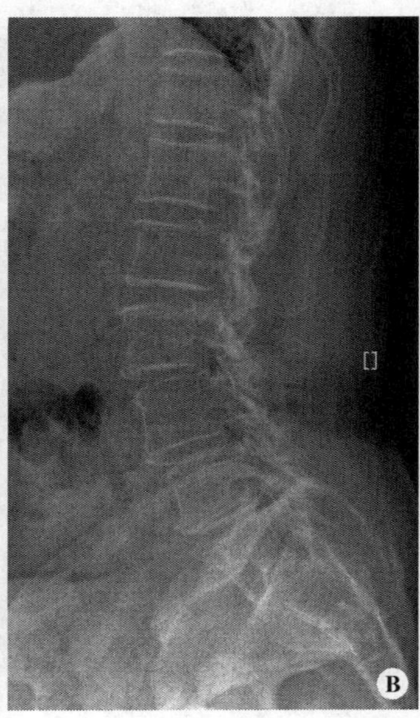

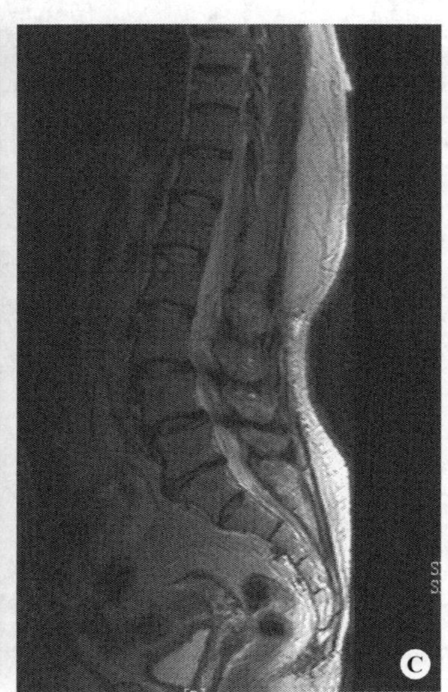

图 18-2-29

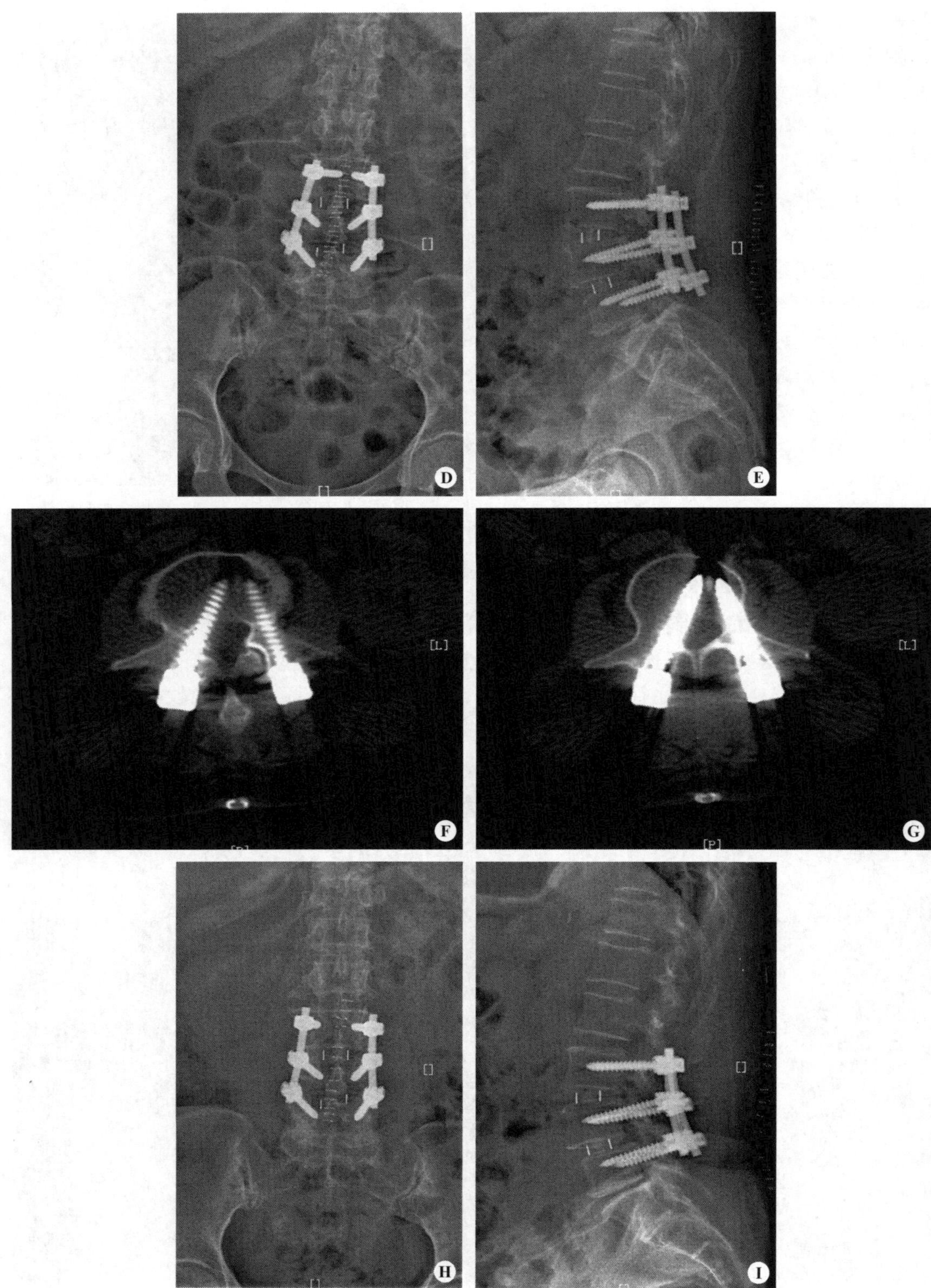

图 18-2-29　螺钉位置不良进行翻修(续)

A、B. 腰椎退变性不稳；C. MRI 提示 L_3～L_4、L_4～L_5 椎管狭窄；D、E. 后路减压椎间融合内固定术后出现股神经刺激症状；F、G. CT 扫描证实 L_3 右侧螺钉偏内，进入椎管；H、I. 再次手术调整螺钉位置后神经症状消失

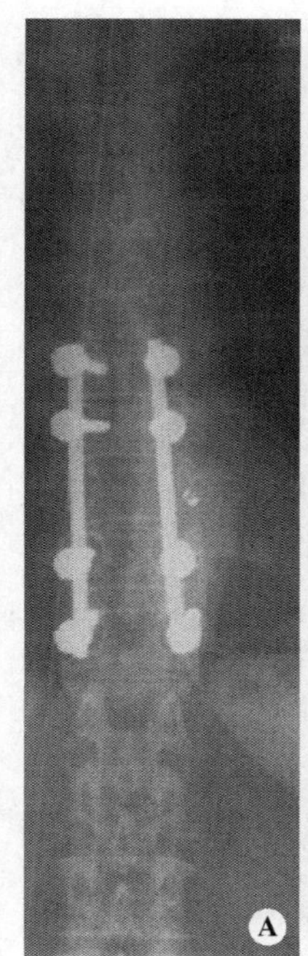
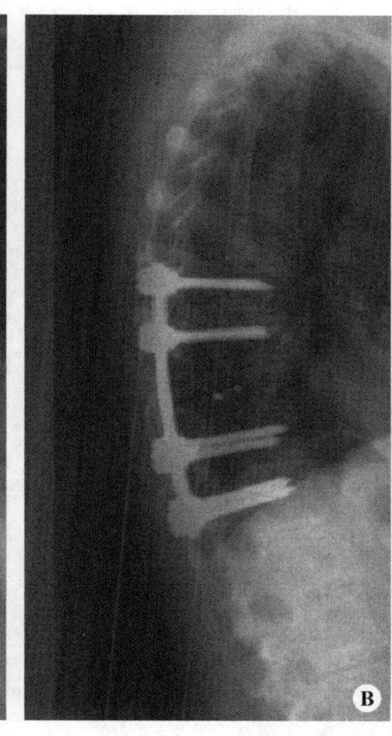
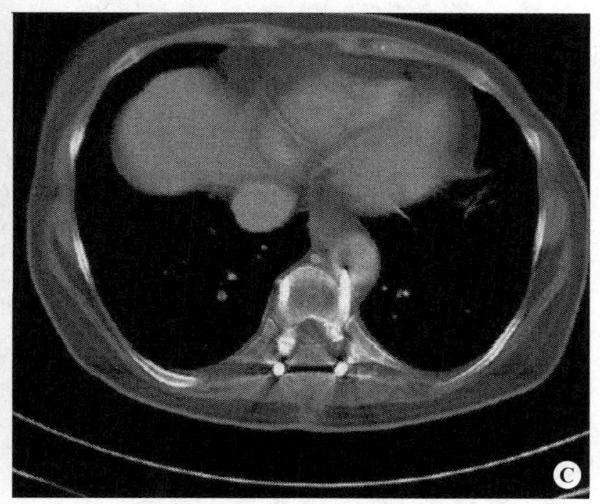

图 18-2-30 胸椎后路椎弓根内固定术后假性动脉瘤

A、B. 术后 X 线片；C. CT 扫描示 T_{11}层面，椎弓根螺钉穿透胸主动脉

引自 Kakkos SK，et al. J Vas Surg，2008，47(5)：1074-1082.

（二）与植入物相关

1. 术后感染、迟发性感染 椎弓根内固定后出现感染是较为严重的并发症。术后感染可以分为早期感染和迟发性感染。如何划分早期感染和迟发性感染尚无统一定义。Wimmer 等将术后 20 周以内发生的感染称为早期感染，将术后 20 周以后的称之为迟发感染。而更多的作者定义为内固定术后 9 个月后出现的脊柱感染。Viola 认为，迟发性感染为在脊柱内固定手术恢复正常后数月至数年内出现的脊柱区感染。在 Clark 等的研究中，迟发性感染通常在术后 1 年后出现。Richards 等报道 146 例采用 TSRH 内固定的患者中，10 例在术后平均 25 个月时出现迟发性感染。由于定义的不一致以及病例数量的差别，文献报道脊柱侧凸术后迟发性感染的发生率从 1%～7%不等。

(1) 早期感染：术后早期感染的原因为多方面，主要有：①医源性因素相关，包括：器械灭菌不严格；术中无菌操作不规范；术后引流不畅；引流管留置时间过长等。手术时间延长，切口暴露久。手术创伤大；术中牵拉严重，局部组织缺血等。都是感染的危险因素。②患者相关因素，如椎旁软组织条件相对较差，患者合并低蛋白血症、糖尿病等，或者截瘫卧床时间长，以及合并其他部位感染，如泌尿系感染等。

根据患者局部症状及体征，以及检查检验指标（体温、血象、血沉及 C 反应蛋白等），穿刺液性状观察、培养等能够及时做出诊断。脊柱后路内固定手术感染多为椎旁软组织感染，并未累及骨组织（图 18-2-31），故早期感染处理主要包括：

1) 对感染伤口要在手术室无菌条件下按照无菌原则对伤口进行处理，拆除缝线后要逐层分离探查，清理脓性分泌物，以及周围坏死组织，直至伤口表面露出新鲜组织并留取标本进行检验。术中彻底清除坏死组织，并用过氧化氢溶液（双氧水）、苯扎溴铵（新洁尔灭）溶液及生理盐水反复冲洗。众多文献报道术后对伤口置管冲洗引流能够加速伤口的愈合。伤口局部冲洗可降低局部细菌浓度和毒素浓度，减少细菌和毒素对机体的影响。

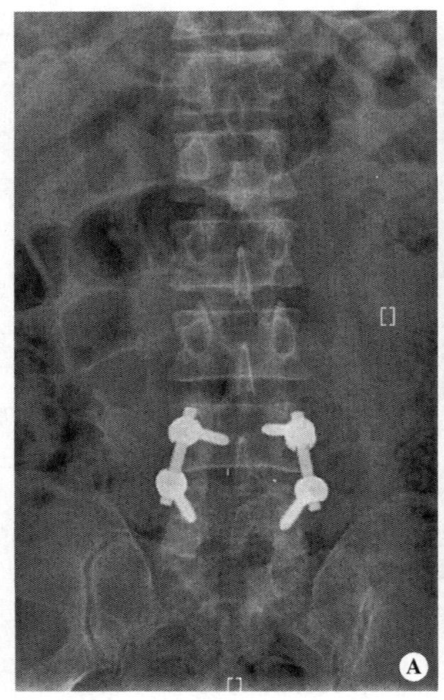
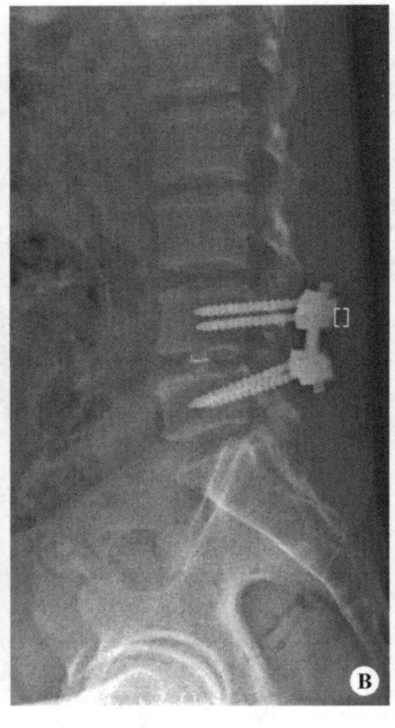
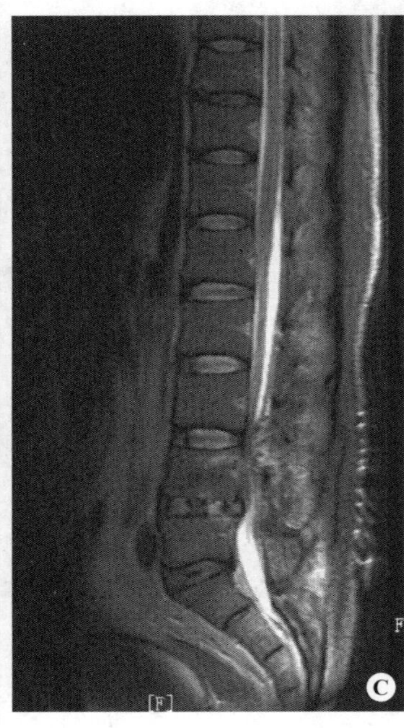

图 18-2-31 胸腰椎后路术后早期感染

A、B. L_4～L_5 减压椎间融合内固定术后感染；C. MRI 显示椎管内后方软组织影，骨椎体信号正常

2）术后感染应用抗生素至关重要，一旦发现即可应用广谱抗生素。早期感染可调整抗生素用量或类别，待药敏结果回报后再根据结果选择敏感抗生素。于清创术后采取全身联合应用抗生素，感染得到控制。早期联合应用抗生素可以缩短抗生素应用时间，减少抗生素用量，降低治疗费用。

3）加强全身支持治疗。对于感染患者应给予高营养支持，鼓励其多进食高蛋白食物，增加机体抵抗力。对于低蛋白血症则需要有效矫正，并积极控制糖尿病等。

4）一般早期感染不需要去除内固定物；多数学者认为通过清创，伤口引流，结合全身和局部应用抗生素，感染得到控制。如果术后反复出现窦道，且细菌培养为耐药菌，没有敏感抗生素可以采用，则需要去除内植入物。

（2）迟发性感染：原因较复杂。Shufflebarger 等报道 4 例迟发性感染患者，手术取出内固定旁组织行细菌培养均为阴性。Hatch 等术中发现，迟发性感染患者的椎旁肌通过炎性反应附着在内固定物上，且在内固定物旁有脓性液体聚集，但内固定旁组织行细菌培养为阴性。Dubousset 等报道的 18 例迟发性感染患者中，16 例组织细菌培养阴性，认为这些患者可能是由内固定器械松动磨损引起，而不是真正的感染。Soltanis 报道 5 例迟发性感染患者均存在不同程度的内固定松动，其中 2 例出现断棒，内固定松动中最常见的是横向连接下方的区域出现磨损。内固定表面的内源性蛋白质的变性所引起的对金属物的免疫或过敏反应也可能在迟发性感染中起重要作用。Gaine 等认为可能是连接处金属磨损及腐蚀产物可以提供给微生物良好的体内环境，组织学检查可以见到异物反应，和钛合金内置物相比，不锈钢内置物和迟发性感染关系更明确。因此，这些作者认为，临床上常见的脊柱内固定术后的迟发性感染，其本质可能是内固定后的排异反应，而不是真正的细菌性炎症。

Richards 等认为，血肿形成、机体对内固定物的反应以及内固定物磨损颗粒可能会促进细菌生长，即使内固定旁组织细菌培养为阴性，那些迟发性感染患者也很可能是细菌感染引起。Heggeness 等首次报道了血源性种植是脊柱内固定术后迟发性感染的可能原因。他们报道了 6 例脊柱内固定术后 10 个月以上发生的迟发性脊柱感染，其中有 5 例患者在出现脊柱感染症状前均存在身体其他部位的感染灶。Dietz 等发现在那些未出现感染的骨科患者中，将内固定取出手术时取出的深部组织进行细菌培养，其中 58%为阳性。在这些阳性患者中，58%的菌群为凝固酶阴性葡萄球菌，24%为短小棒状杆菌。这些皮肤正常菌群可能是第一次手术时就进入伤口。

Muschik 等对 937 例脊柱侧凸术后的患者平均随访 3.5 年，5%的患者出现迟发性感染。在 45 例迟发性感染患者中，37 例内固定旁组织细菌培养阴性。Lukaniec 等报道 667 例使用 CD 内固定器械的患者中，34 例(5%)发生迟发性感染，其中 81%的患者内固定旁组织细菌培养 3 天时为阴性，但在培养超过 7 天以后，皮肤低毒性细菌的检出率超过 90%。这些研究证实低毒性细菌是迟发性感染的主要感染源。Soultanis 等报道在 60 例脊柱侧凸术后的患者中，5 例出现了迟发性感染，但内固定旁组织培养并未发现短小棒状杆菌，3 例培养出凝固酶阴性的葡萄球菌，1 例为鲍曼不动杆菌，1 例为消化链球菌，提示各种低毒性病菌均可能成为致病原。其中 2 例患者的感染组织在初次细菌培养时为阴性结果。因此，反复培养或延长培养时间是有必要的。短小棒状杆菌可能需要培养 10～14 天才能得出阳性结果。

多数学者认为，迟发性感染可能与下列因素有关：①手术创伤大，过多软组织剥离造成创面大，出血多，同时过度组织撑开造成肌肉软组织缺血坏死。②手术时间长，术后引流不充分，切口缝合时留有死腔。③未严格无菌操作。④内固定松动也可能是发生迟发性感染的原因。⑤病人免疫力低下，长期使用激素或免疫抑制剂等。

迟发性感染的临床表现多样，主要是局部表现，而全身症状较轻。多数出现背痛不适、切口部位肿胀或渗出。局部红肿通常位于瘢痕的中间或远端，并最终可能引起局部破溃、窦道形成。脓肿或窦道常邻近于内固定以及融合块，渗出是最常见的表现，发热并不常见。脊柱内固定术后远期出现不断加重或者无法解释的疼痛时，要高度怀疑迟发性感染的存在。影像学检查对确定是否存在感染很有帮助，通常表现为内固定松动，如椎弓根钉附近的骨吸收等。Robertson 等对 1 例迟发性感染患者进行 X 线平片、CT、锝扫描以及镓扫描检查后发现，镓扫描为阳性。而 Heggeness 等对 1 例脊柱术后 1 年背部疼痛以及发热的患者行 CT 检查，提示存在邻近内固定物的脓肿。MRI 平扫以及增强扫描可以清楚地判断是否存在硬膜外包块，同时还可以判断坏死组织的范围。虽然增强的 MRI 以及 CT 在判断感染方面有 91%的敏感性，但要确诊仍然存在很多困难。实验室检查中，血沉以及白细胞可能升高，也可能正常。

单纯抗生素治疗、不取出内固定物的局部清创极少能完全控制这种慢性感染。对于迟发性感染，最常用的治疗方法包括去除内固定、切口冲洗、清创以及抗生素治疗(图 18-2-32)。尽管目前对是否保留内固定及一期或二期伤口闭合等方面均存在争议，但绝大多数作者认为取出内固定后一期闭合切口完全可行。Clark 等对 22 例后路内固定术后迟发性感染的患者，采用去除内固定、一期闭合伤口以及短期抗生素治疗，治愈了所有患者。

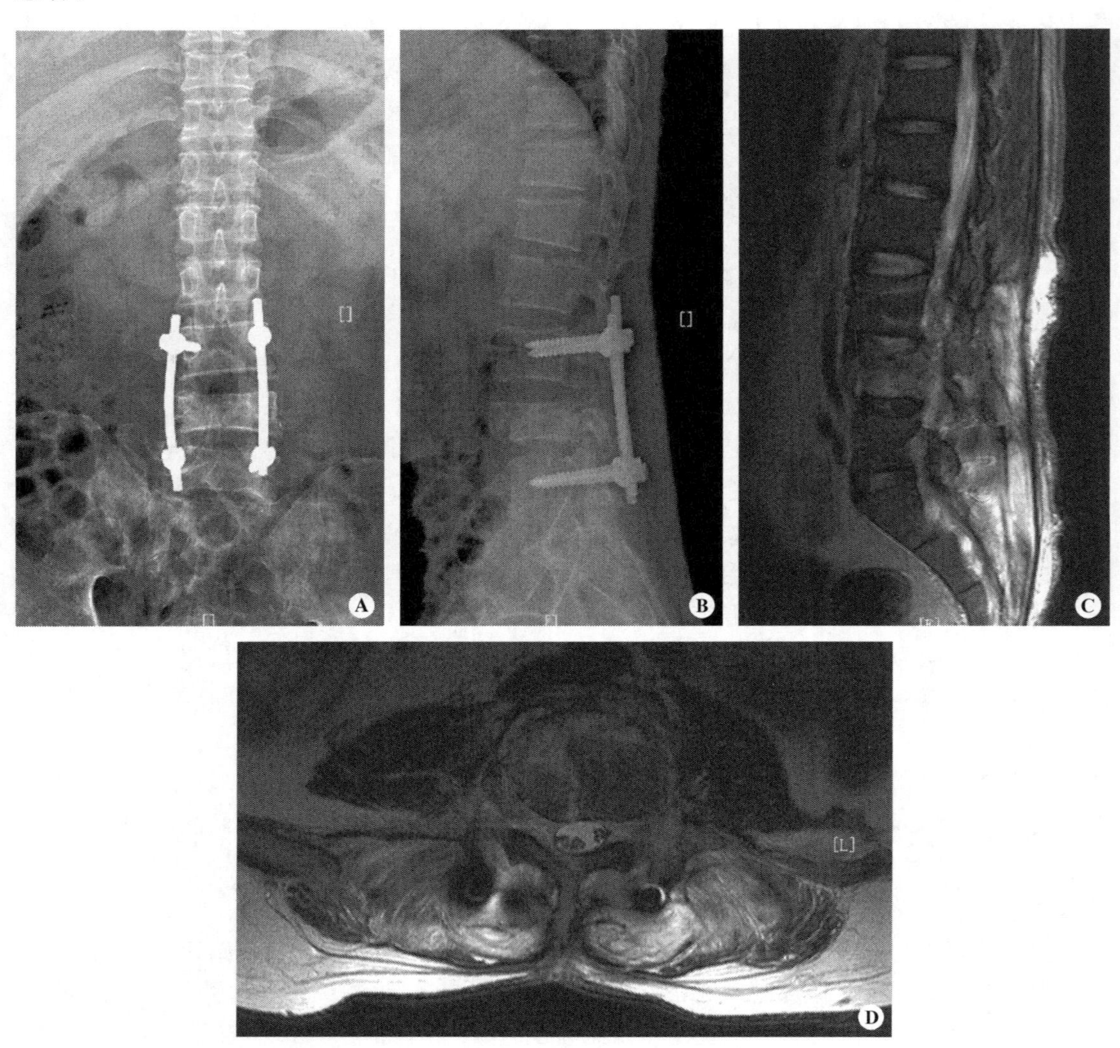

图 18-2-32　内固定术后慢性感染，需要取出内固定

A、B. L_4 椎体骨折术后半年出现局部窦道流脓；C、D. MRI 提示椎旁软组织内炎症明显

2. 植入物疲劳　包括两个方面：①植入物本身疲劳，如棒、螺钉的断裂（图 18-2-33）；②植入物与骨界面的疲劳，表现为螺钉松动，以及由此出现的骨不融合、假关节形成等（图 18-2-34）。植入物疲劳是最常见的植入物不良反应。

植入物疲劳的主要原因在本书第七章已有详尽介绍，总结起来有以下几个方面：没有良好植骨或者植骨不融合；椎体前柱支撑差，后部椎弓根螺钉受力集中（图 18-2-35）；固定节段不足，内固定受力过大；术后保护不足或者患者术后没有遵医嘱限制某些活动；植入物质量问题，包括设计缺陷以及材料质量缺陷；医生没有很好地理解植入物设计原理及有效实施植入操作。其中植骨不融合，以及没有良好实现载荷共享，是造成植入物疲劳的重要原因。

出现植入物疲劳(如断钉、断棒或螺钉松动),如骨融合已经完成,或者内固定的原有目的已经实现,可以再次手术取出内固定植入物。如骨不融合以及假关节形成,且临床有相关症状,则需要进行翻修手术,更换内固定植入物,并加强植骨,术后强化支具等保护。

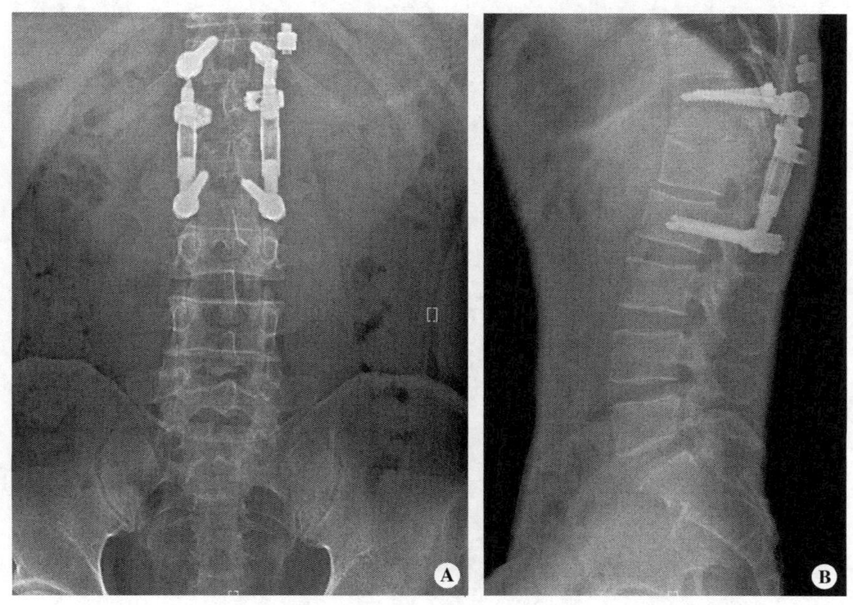

图 18-2-33　胸腰椎骨折内固定术后断钉

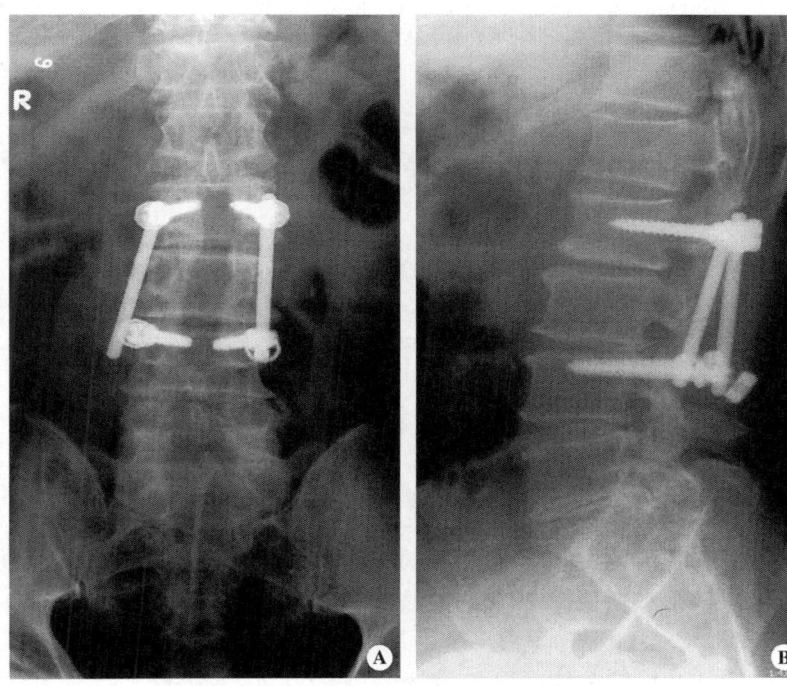

图 18-2-34　术后松动,螺母脱出

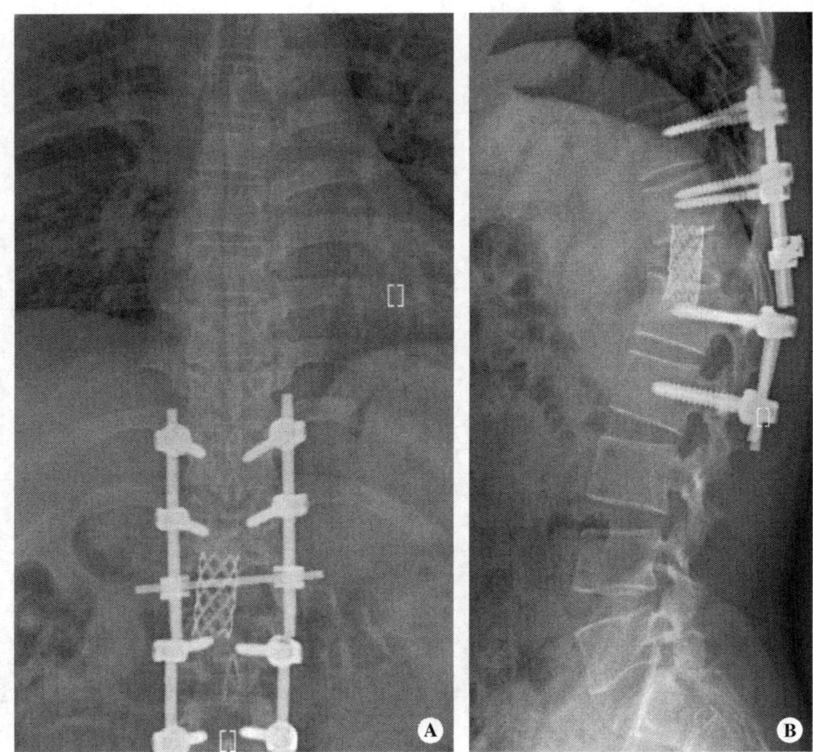

图 18-2-35　T_{12}椎体肿瘤切除术后采用椎体间钛网支撑、后路椎弓根螺钉内固定。因钛网下沉，后方应力集中，导致断棒

（瞿东滨　王吉兴）

第三节　胸腰椎骨折后路内固定的节段选择

一、胸腰椎骨折分类系统发展概况

Bohler 最早开始采用 5 种损伤类型尝试进行胸腰椎骨折的分类。其结合解剖形态以及损伤机制，在其分类方案中包括压缩骨折、屈曲-牵张损伤、后伸骨折、剪切骨折、旋转骨折等类型。可是，Bohler 并没有根据损伤的解剖形态确定脊柱不稳问题。

Watson-Jones 认为，“不稳”概念是建立胸腰椎损伤治疗流程的关键因素。其将韧带完整性作为不同损伤亚型的关键决定因素之一。Nicoll 在其 152 例矿工脊柱损伤的研究中，提出了设计任何损伤类型的四种解剖结构（椎体、关节突关节、后部韧带、椎间盘）。其与 Watson-Jones 一样强调，如果忽视脊柱失稳，则就有进行性神经损害的危险。

Holdsworth 在其经典的损伤类型分类中，引入了脊柱稳定性“柱”的概念。其将脊柱分为二柱：前柱包括椎体和椎间盘，后柱包括关节突及后部韧带复合体。其认为后柱的完整性对保证胸腰椎稳定性是必需的。其分类方案，包括前柱压缩骨折，骨折-脱位、旋转骨折-脱位，后伸损伤，爆裂骨折以及剪切性损伤，这种分类对现代分类具有重大影响。此分类系统最主要的缺陷是过于简化胸腰椎骨折损伤的生物力学。比如，不稳定性爆裂骨折基于其自然病史，被错误认为是“稳定”的，其实多数此类骨折将会进展出现后凸并提高神经缺陷的可能。

CT 的出现为胸腰椎骨折分类系统提供新的评估手段。CT 扫描可以发现脊柱损伤的具体细节，包括椎管周围骨性解剖的概况。采用此技术，Denis 提出了脊柱三柱理论以及胸腰椎骨折分类系统。与 Holdsworth 系统不同，Denis 定义前柱为椎体的前 2/3，中柱为椎体后 1/3，包括纤维环及后纵韧带，而后柱则包括后纵韧带后的所有后部结构。Denis 确定 4 种独立的骨折类型：压缩骨折、爆裂骨折、骨折脱位以及安全带损伤。同时，Denis 认为力学不稳定以及进行性神经恶化可以同时发生，也可以分别出现。力学不稳定可以导致进行性后凸畸形，且无神经性不稳定，神经功能恶化可以出现在没有明显影像学不稳情况下，如爆裂性骨折时。多数不稳定骨折，如与关节突脱位或者椎间盘间隙相关的骨折，通常合并有神经功能恶化。Denis 将独立力学不稳定称为Ⅰ°损伤，神经功能恶化为Ⅱ°损伤，而同时合并力学不稳定及神经功能损害为Ⅲ°损伤。此分类系统至今仍广泛应用，主要由于其较为简便。Denis 将脊柱解剖分为三柱，可以根据 CT 扫描所见，其原先不稳的改变可以简化表述为，任何脊柱二柱的破坏就出现脊柱不稳。可是这种简单化却丢失了 Denis 原先强调的区分力学不稳和神经不稳的概念。

Denis 分类也不能提供较为清晰有用的治疗不稳定损伤的治疗流程。由于分类系统最为简化，故被广泛接受，当出现三柱中二柱损伤，就需要进行手术稳定，以获得满意的疗效。可是有些研究表明二柱损伤的非手术治疗也可以获得满意的疗效。而且，Denis 分类系统在如何发现韧带损伤方面仍不清楚，而韧带损伤可以导致隐匿性、进行性不稳。因此，这些需要手术干预以预防疼痛性畸形或者进行性神经缺陷的患者可能被遗漏。随着 MRI 的广泛应用，这样隐匿的韧带损伤可以很容易发现。

现代胸腰椎骨折分类系统因此需要充实目前有关胸腰椎损伤生物力学研究的最新成果以及不同现代影像学技术方法，必须充分借助现代麻醉技术以及内固定技术的进展，达到允许患者早期制动以及康复的目的。而且分类系统还要相对简单，在不同应用者间或者同一应用者不同时段间有较高的可靠性和一致性。另外，基于目前对胸腰椎骨折自然病史的认识，其对于骨折治疗要提供总的指导原则。

二、AO 骨折分类系统

AO 胸腰椎骨折分类系统由 Magerl 等于 1994 年根据 1445 例临床病例总结提出，已经成为目前国际上较多采用的胸腰椎骨折分类系统，尤其在欧洲地区，但是该分类似乎在美国等地并不那么受到欢迎。

该系统基于 Holdsworth 及 Kelly、Whitesides 等提出的“双柱”理论，其认为脊柱包括两个功能独立的支持性前、后柱。前柱由椎体、椎间盘组成，具有在压缩时承载作用；后柱由椎弓根、椎板、关节突以及后部韧带复合体等组成，具有在张力时承载作用。根据统一 AO 分类系统，胸腰椎骨折随损伤严重程度提高分为下列三种类型(图 18-3-1)：①A 类，压缩损伤：该型损伤系轴向载荷压缩作用下结果，如压缩骨折、爆裂性骨折。②B 类，牵张损伤：该型损伤是屈曲-牵张损伤或者过伸性损伤，涉及前、后柱。前、后结构将出现断裂。③C 类，旋转损伤：该型损伤是压缩或者屈曲/牵张暴力与水平面上旋转暴力共同作用的结果，如伴有结构旋转的骨折脱位。而每一骨折类型又分为 3 组(group),其严重程度逐步提高,且可以进一步分型(subgroup)。该分类系统包括 3 类 9 组 27 型,共 55 种(图 18-3-2)。

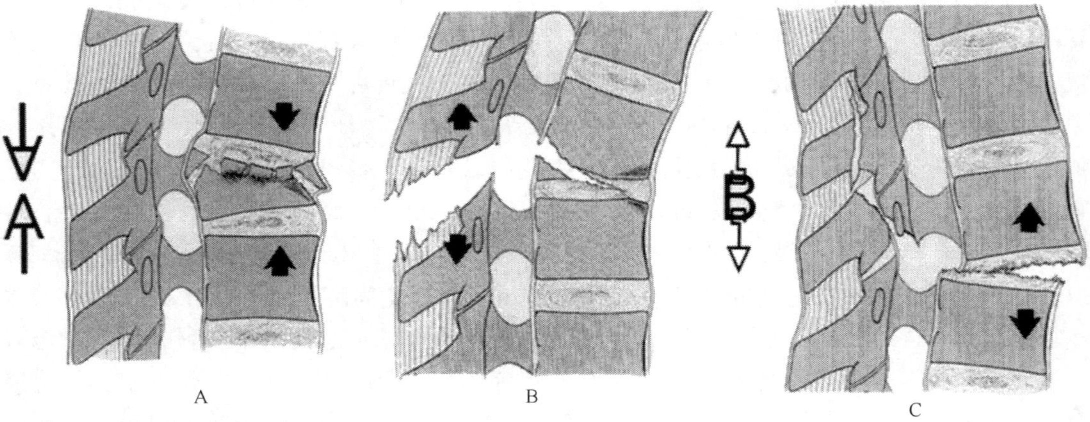

A B C

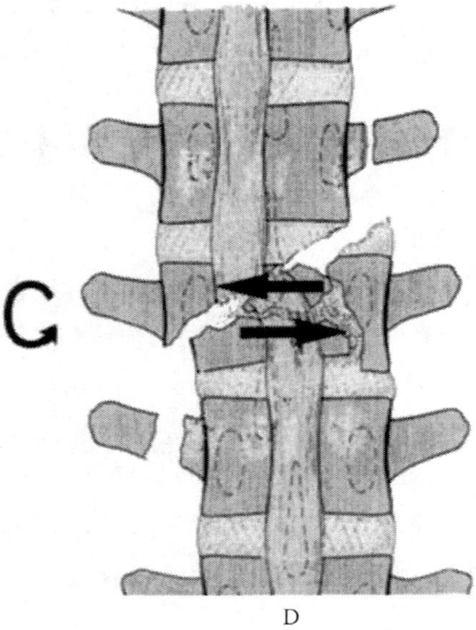

D

图 18-3-1 等提出的 AO 胸腰椎骨折分类系统

A 类,前柱压缩骨折(A、B);B 类,双柱骨折,伴有前部或者后部横向断裂(C);C 类,双柱骨折,伴有旋转(D)

引自 Magerl F,et al. Eur Spine J,1994,3:184-201.

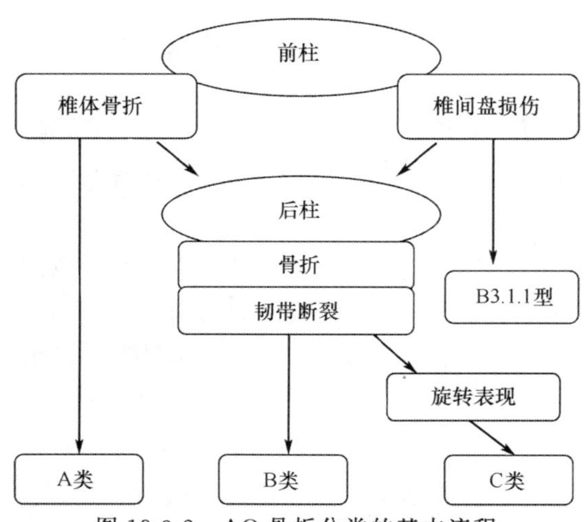

图 18-3-2 AO 骨折分类的基本流程

因此,AO胸腰椎骨折分类系统较为复杂,详细见表18-3-1。具体影像学表现见图18-3-3～图18-3-25。

表18-3-1　AO胸腰椎骨折分类系统

AO骨折分类		
A类:椎体压缩	B类:前后柱牵张损伤	C类:前后柱旋转损伤
A1. 挤压性骨折	B1. 后柱韧带损伤(屈曲-牵张损伤)	C1.伴旋转的A类损伤
A1.1.终板挤压	B1.1.经椎间盘横切性损伤	C1.1.旋转楔形骨折
	B1.1.1. 屈曲-半脱位	
	B1.1.2. 前脱位	
	B1.1.3. 屈曲-半脱位/伴关节突骨折的前脱位	
A1.2.楔形挤压骨折	B1.2.伴椎体A型骨折	C1.2. 旋转劈裂骨折
A1.2.1. 上方楔形挤压骨折	B1.2.1. 屈曲-半脱位＋A型骨折	C1.2.1.矢状旋转劈裂骨折
A1.2.2. 侧方楔形挤压骨折	B1.2.2. 前脱位＋A型骨折	C1.2.2.冠状旋转劈裂骨折
A1.2.3. 下方楔形挤压骨折	B1.2.3. 屈曲-半脱位/伴关节突骨折的前脱位＋A型骨折	C1.2.3.钳形劈裂骨折
		C1.2.4. 椎体分离
A1.3.椎体塌陷		C1.3. 旋转爆裂骨折
		C1.3.1. 不完全旋转爆裂骨折
		C1.3.2. 旋转爆裂-劈裂骨折
		C1.3.3. 完全旋转爆裂骨折
A2. 劈裂骨折	B2.骨性损伤为主的后柱损伤(屈曲-牵张损伤)	C2.伴旋转的B类损伤
A2.1. 矢状劈裂骨折	B2.1. 横切性双柱骨折	C2.1. 伴旋转的B1损伤(伴旋转的屈曲-牵张损伤)
		C2.1.1. 旋转屈曲半脱位
		C2.1.2. 伴有单侧关节突骨折的旋转屈曲半脱位
		C2.1.3 单侧脱位
		C2.1.4. 伴/不伴关节突骨折的旋转前脱位
		C2.1.5. 伴/不伴关节突骨折的旋转屈曲半脱位＋A型骨折
		C2.1.6. 单侧脱位＋A型骨折
		C2.1.7. 伴/不伴关节突骨折的旋转前脱位＋A型骨折
A2.2. 冠状劈裂骨折	B2.2.伴有经椎间盘的横切损伤	C2.2.伴旋转的B2损伤(伴旋转的屈曲-牵张损伤)
	B2.2.1. 经椎弓根和椎间盘的损伤	C2.2.1.旋转横切性双柱骨折
	B2.2.2. 经峡部和椎间盘损伤(屈曲-峡部裂)	C2.2.2. 伴椎间盘损伤的屈曲峡部裂

续表

AO骨折分类		
A类:椎体压缩	B类:前后柱牵张损伤	C类:前后柱旋转损伤
A2.2. 冠状劈裂骨折		C2.2.3. 单侧屈曲峡部裂＋A型骨折
A2.3. 钳形骨折	B2.3. 伴椎体A型骨折	C2.3. 伴旋转的B3损伤(伴旋转的过伸性剪切损伤)
	B2.3.1. 经椎弓根骨折＋A型骨折	C2.3.1. 伴/不伴后柱骨折的旋转过伸性半脱位
	B2.3.2. 经峡部骨折(屈曲-峡部裂)＋A型骨折	C2.3.2. 单侧过伸性峡部裂
		C2.3.3. 伴旋转的后脱位
A3. 爆裂性骨折	B3. 通过椎间盘的前柱损伤(过伸性剪切损伤)	C3. 旋转剪切损伤
A3.1. 不完全爆裂性骨折	B3.1. 过伸性半脱位	C3.1. 切片性骨折
A3.1.1. 上方不完全爆裂性骨折	B3.1.1. 不伴后柱损伤	
A3.1.2. 侧方不完全爆裂性骨折	B3.1.2. 伴后柱损伤	
A3.1.3. 下方不完全爆裂性骨折		
A3.2. 爆裂-劈裂性骨折	B3.2. 过伸性峡部裂	C3.2. 斜行骨折
A3.2.1. 上方爆裂-劈裂性骨折		
A3.2.2. 侧方爆裂-劈裂性骨折		
A3.2.3. 下方爆裂-劈裂性骨折		
A3.3. 完全性爆裂骨折	B3.3. 后脱位	
A3.3.1. 钳形爆裂性骨折		
A3.3.2. 完全性屈曲-爆裂骨折		
A3.3.3. 完全轴向爆裂骨折		

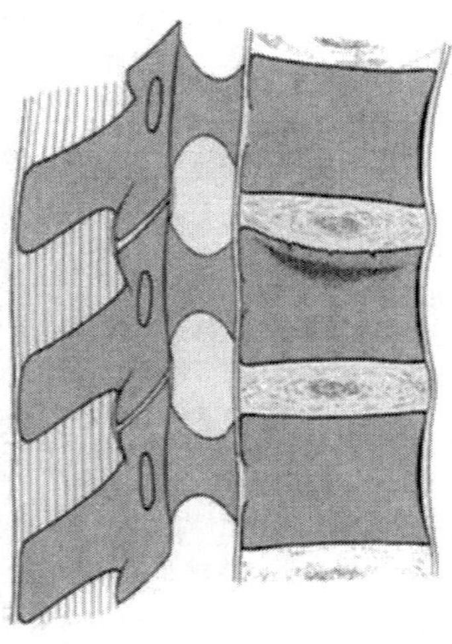
图 18-3-3　终板挤压(A1.1)

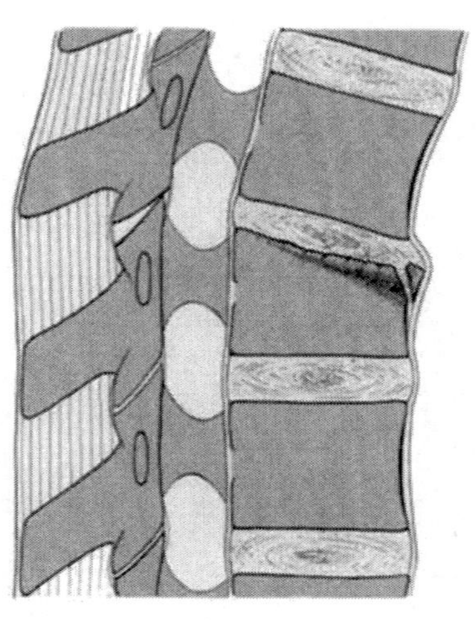
图 18-3-4　上方楔形骨折(A1.2.1)

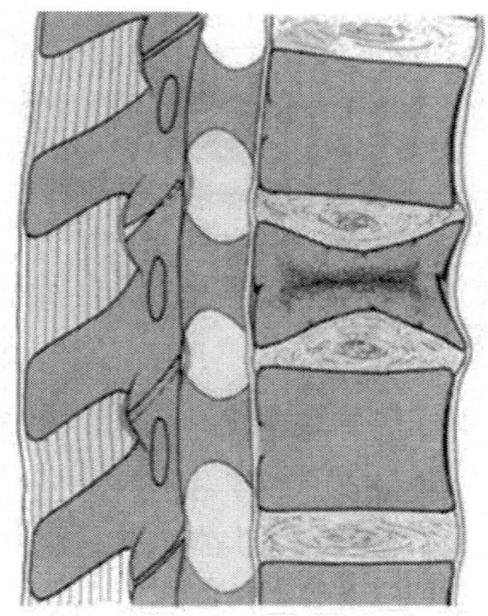

图 18-3-5　椎体塌陷(A1.3)

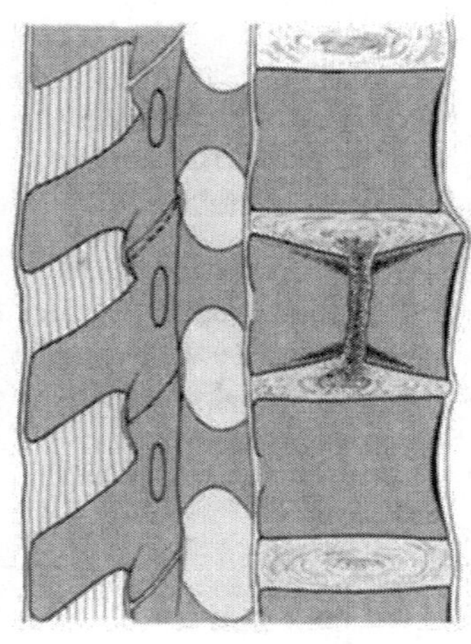

图 18-3-6　冠状劈裂骨折(A 2.2)

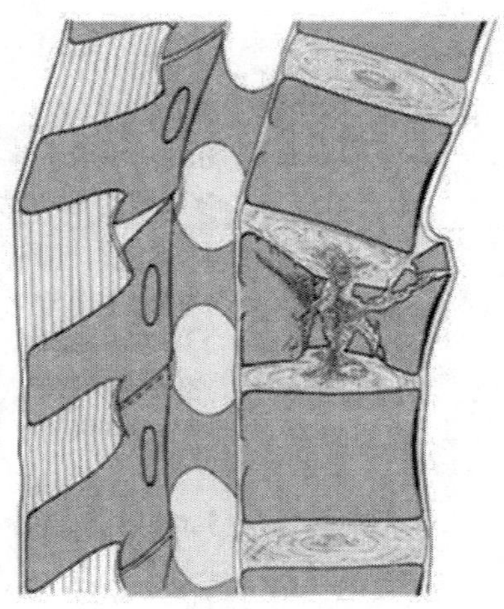

图 18-3-7　钳形骨折(A 2.3)

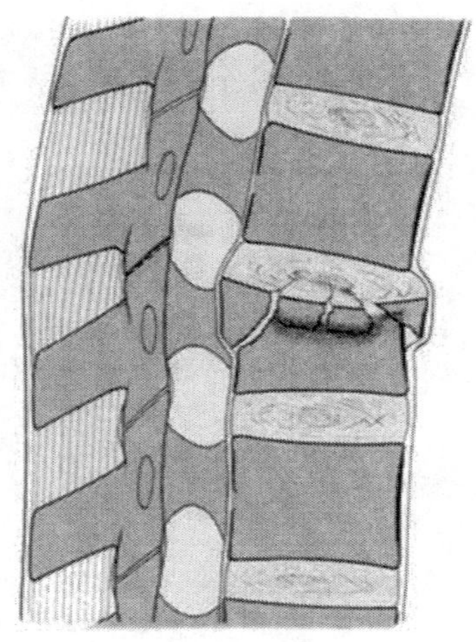

图 18-3-8　上方不完全爆裂骨折(A3.1.1)

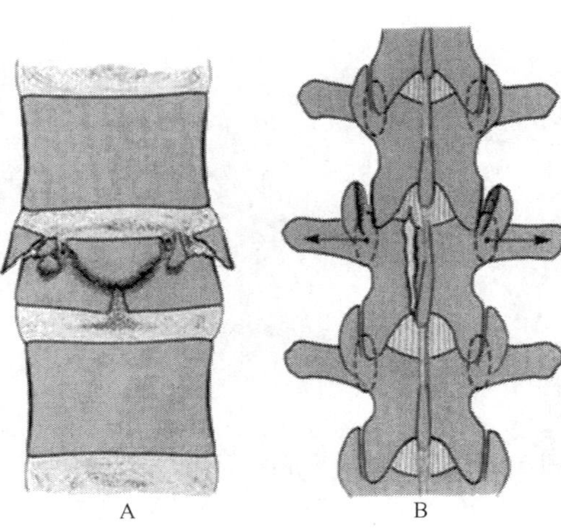

A　　B

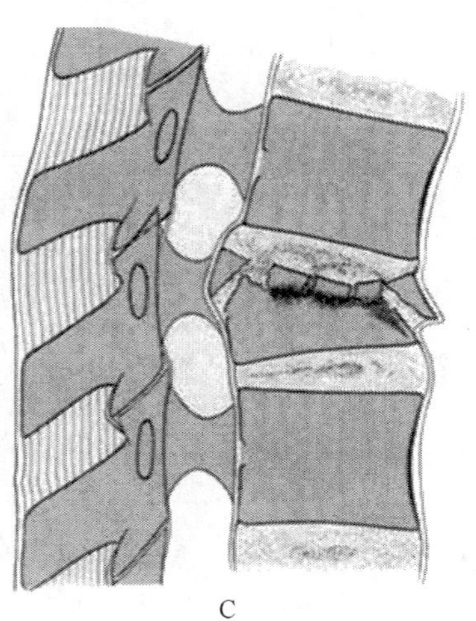

C

图 18-3-9

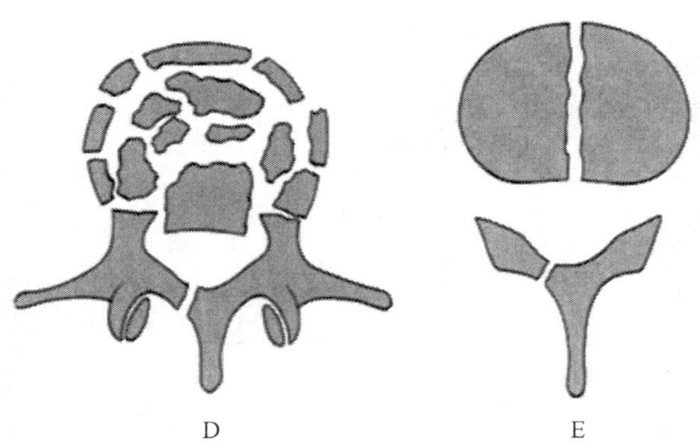

图 18-3-9　上方爆裂-劈裂性骨折(A3.2.1)(续)

A～C. 标准 X 线表现,注意 B 中可见椎弓根间距增宽;D、E. 椎体上、下部 CT 扫描

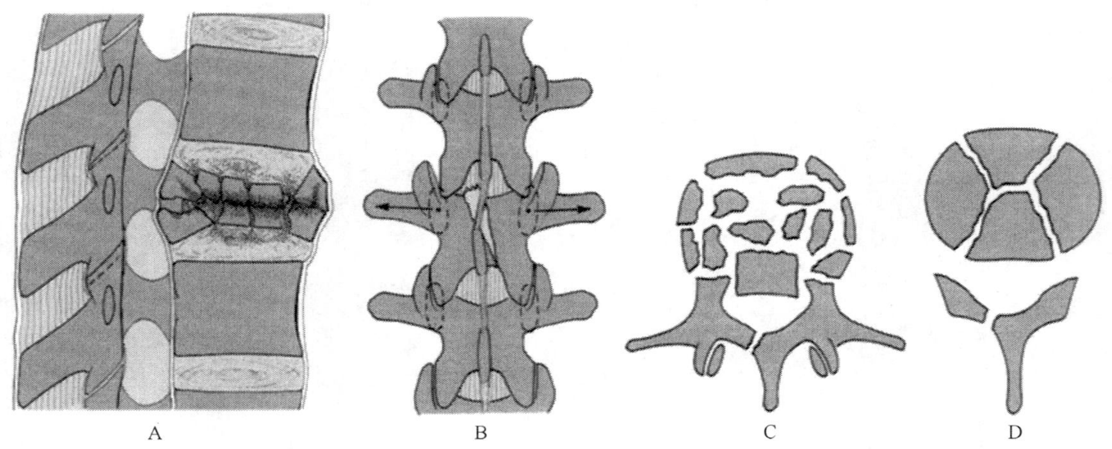

图 18-3-10　完全轴向爆裂骨折(A3.3.3)

A、B. 标准 X 线表现,注意椎弓根间距增宽;C、D. 椎体上、下部 CT 扫描

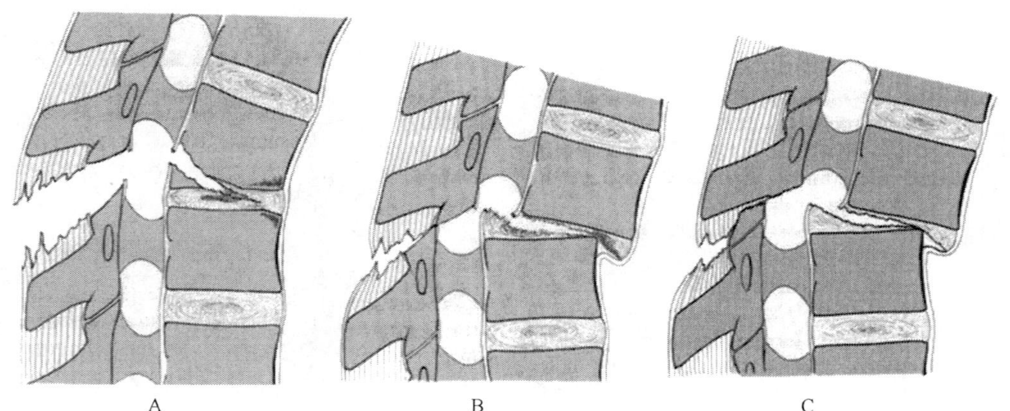

图 18-3-11　后部断裂(主要为韧带)伴有通过椎间盘的前柱损伤(B 1.1)

A. 屈曲半脱位(B1.1.1); B. 前脱位(B1.1.2); C. 伴有关节突骨折的前脱位(B 1.1.3)

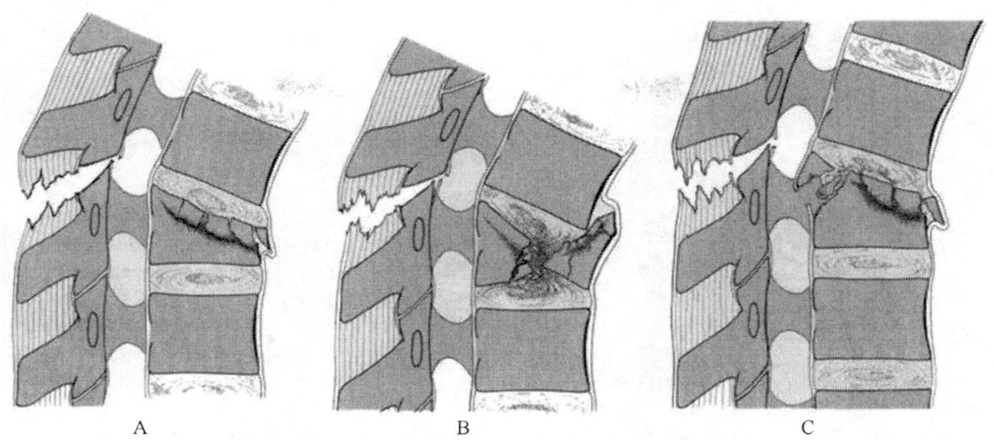

图 18-3-12　后部断裂，主要为韧带断裂，伴有关节突半脱位合并 A 型椎体骨折(B1. 2. 1)

A. 屈曲半脱位伴有上方楔形骨折(B1. 2. 1＋ A 1. 2)；B. 屈曲半脱位伴有钳形骨折(B1. 2. 1＋A2. 3)；C. 屈曲半脱位伴有上方不完全爆裂骨折(B1. 2. 1＋A3. 1. 1)

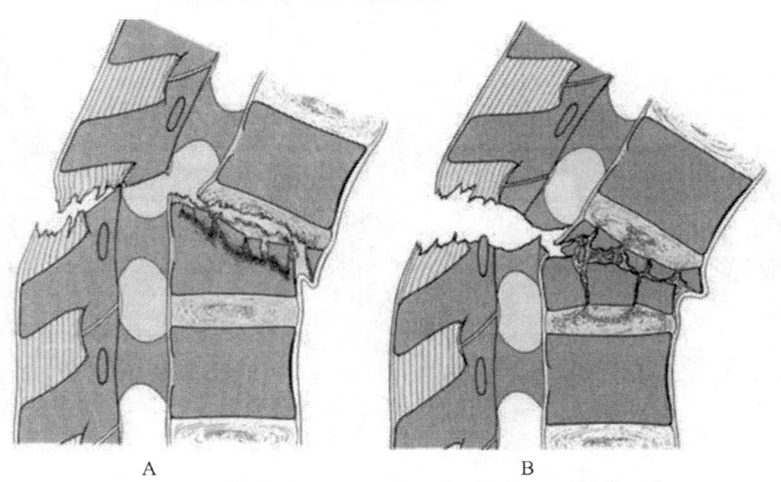

图 18-3-13　后部断裂，主要为韧带，伴有 A 型椎体骨折

A. 前脱位伴有上方楔形骨折(B1. 2. 2＋A1. 2. 1)；B. 前半脱位伴有关节突骨折合并完全爆裂骨折(B1. 2. 3＋A3. 3)

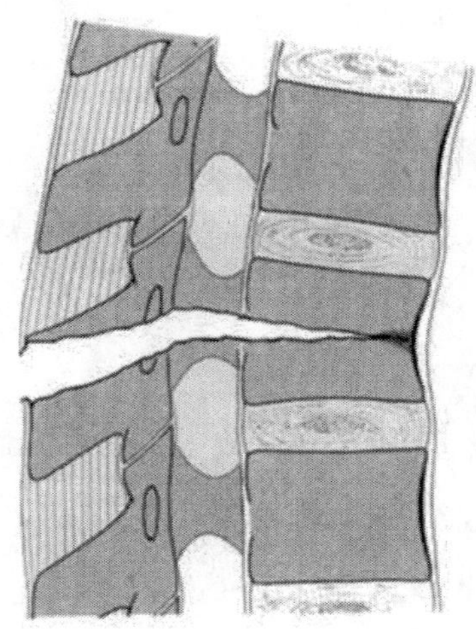

图 18-3-14　横切性双柱骨折(B2. 1)

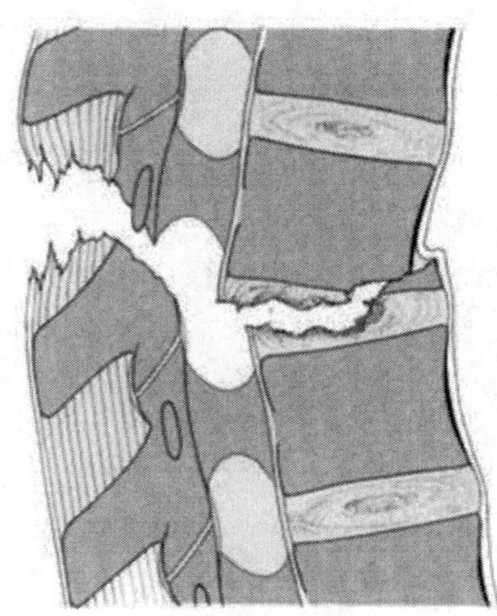

图 18-3-15　后部断裂，主要为骨性，伴有通过椎间盘的前柱损伤：屈曲椎体前滑移(B2. 2. 2)

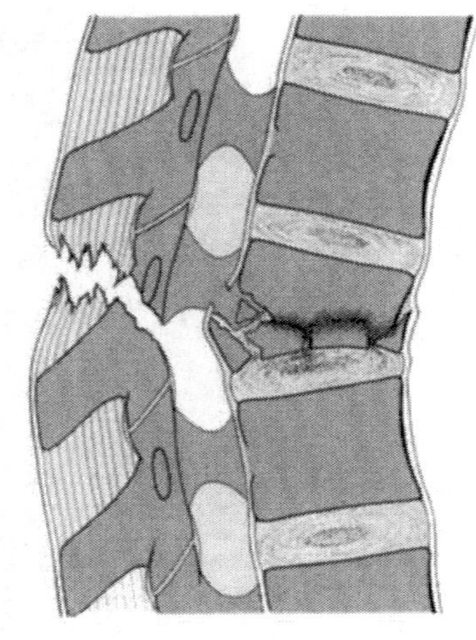

图 18-3-16 后部断裂，主要是骨性，伴有A型椎体骨折：屈曲性脊椎前滑移伴有下部不完全爆裂性骨折(B2.3.2＋A3.1.3)

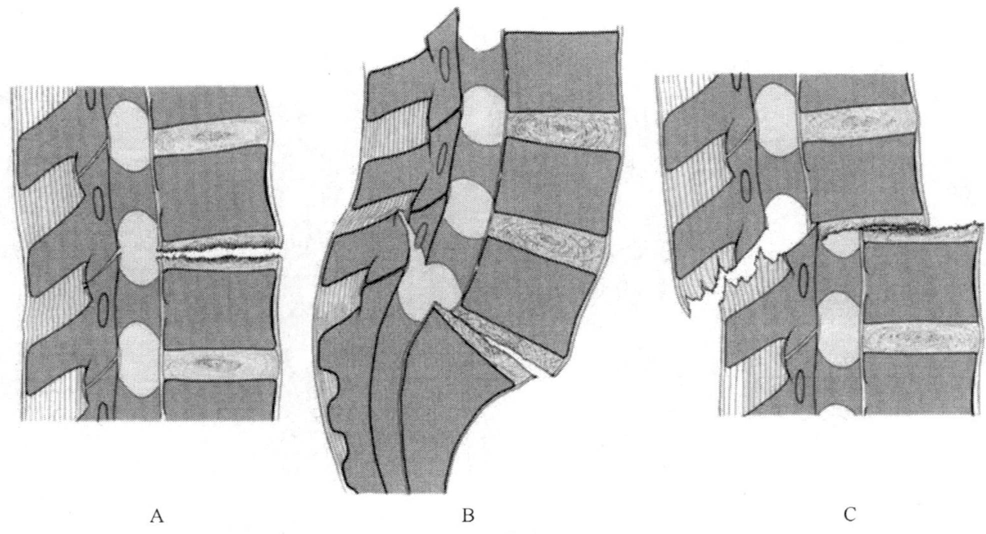

A B C

图 18-3-17 通过椎间盘的前部断裂(过伸性剪切损伤)

A. 过伸-半脱位，不伴有椎骨后部结构的骨折(B3.1.1)；B. 下腰椎的过伸-脊椎前滑移(B3.2)；C. 后脱位(B3.3)

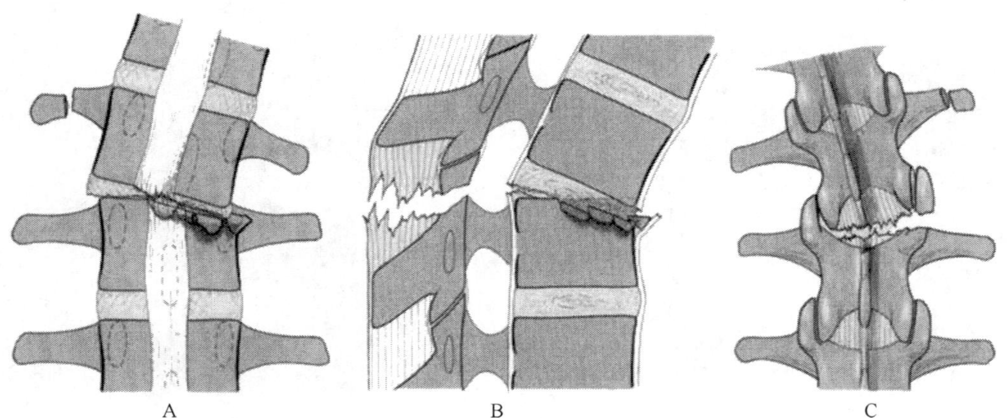

A B C

图 18-3-18 A类骨折伴有旋转：旋转性楔形骨折(C1.1)

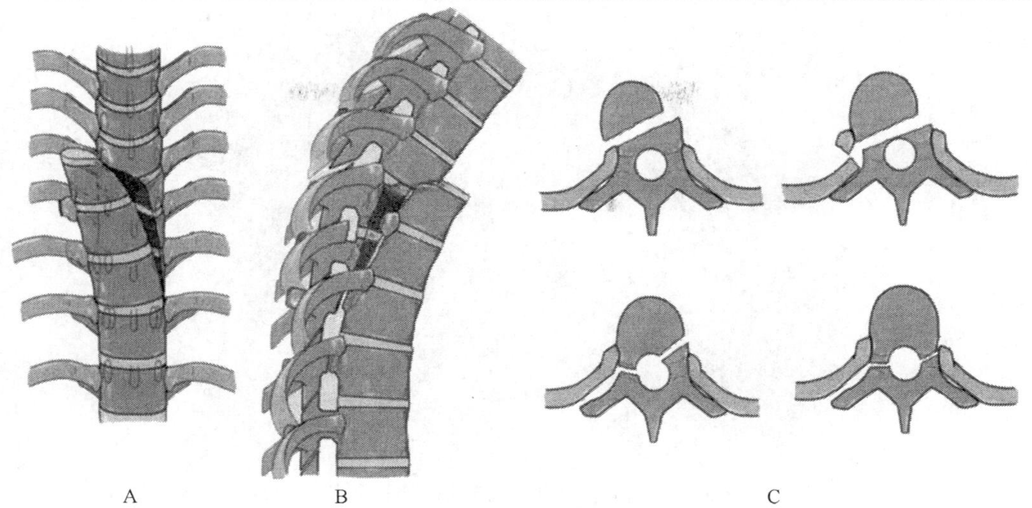

图 18-3-19　椎体分离(C1.2.4)

A、B. 标准 X 线表现;C. 骨折椎骨的 CT 扫描

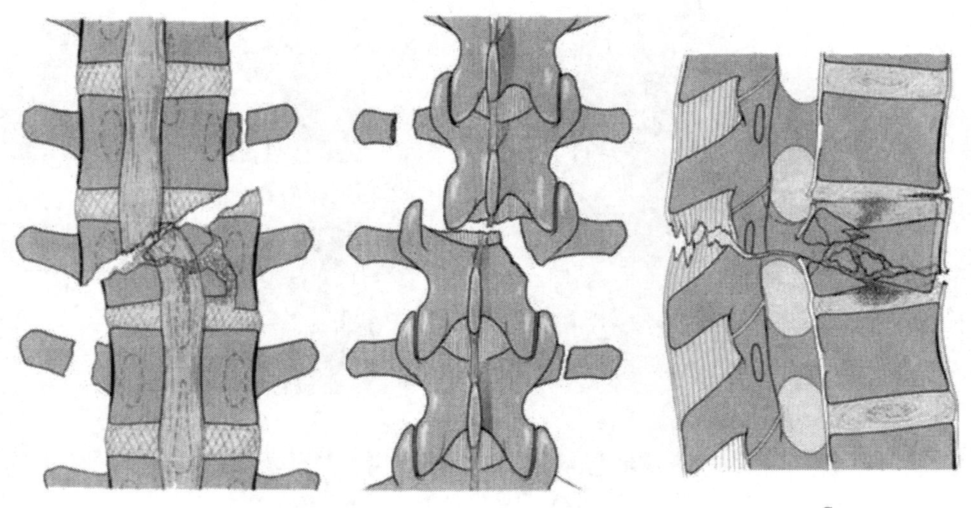

图 18-3-20　A 类骨折伴有旋转:完全爆裂骨折伴有旋转(C1.3.3)

A. 椎体;B. 后部;C. 侧位观

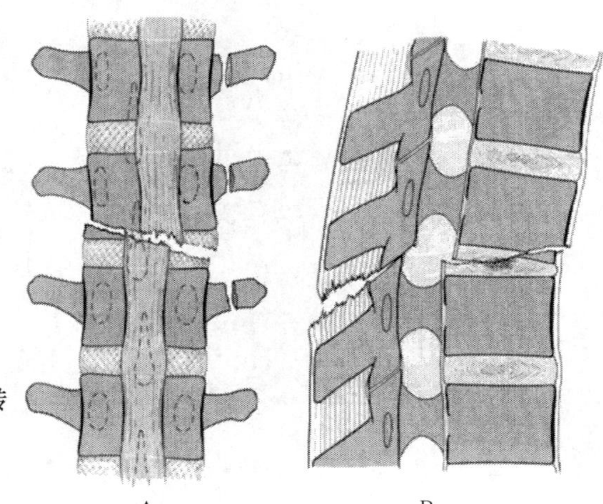

图 18-3-21　B 类骨折伴有旋转:旋转性屈曲型半脱位(C2.1.1)

A. 椎体;B. 侧位

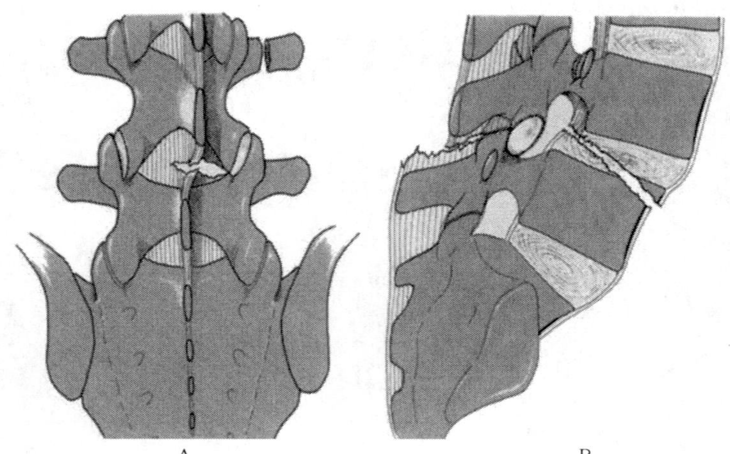

图 18-3-22 B类骨折伴有旋转:单侧脱位(C2.1.3)

A. 后部;B. 侧面观

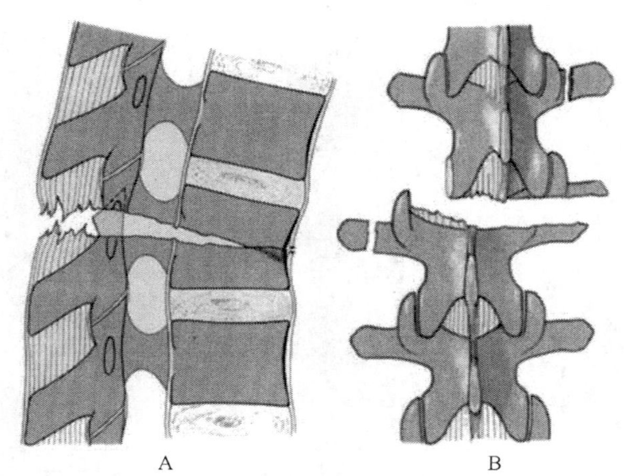

图 18-3-23 B类骨折伴有旋转:横切性双柱骨折伴有旋转(C2.2.1)

A. 侧位;B. 后部

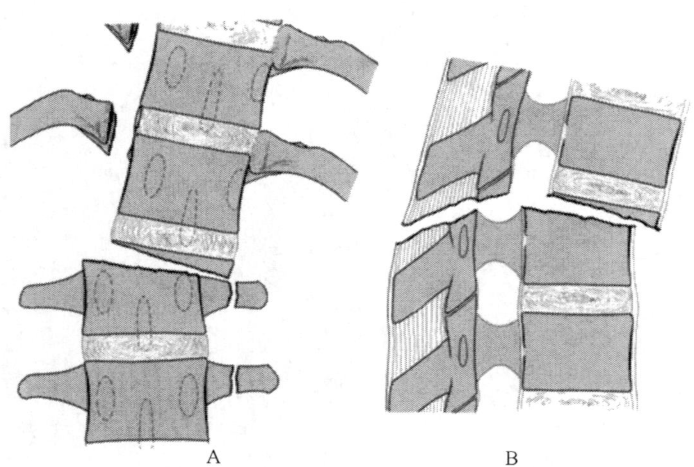

图 18-3-24 旋转性剪切损伤:Holdsworth 切片骨折(C3.1)

A. 前面观;B. 侧位观

Magerl 等在其早期 1445 例胸腰椎骨折患者的总结中，损伤节段最常见为胸腰椎交界部，其中 A 类占 66.16%、B 类占 14.46%、C 类占 19.38%。而在 1212 例损伤中，合并脊髓功能损伤占 22%，其中 C 类最多见，占 55%，B 类次之，占 32%，A 类仅占 13%。

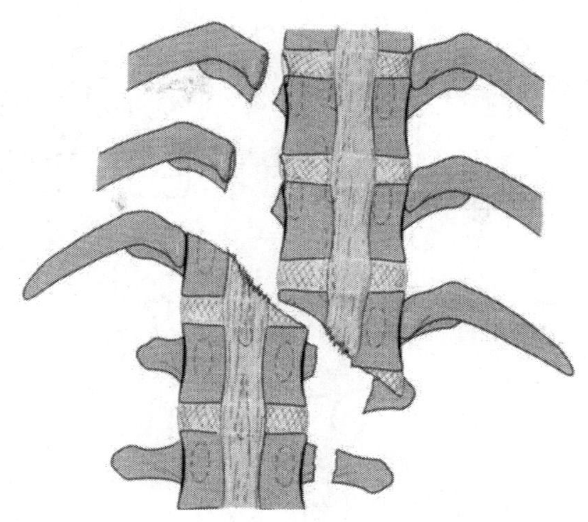

图 18-3-25 旋转性剪切损伤：椎骨斜行骨折(C3.2)

图 18-3-3～图 18-3-25 引自 Magerl F, et al. Eur Spine J, 1994, 3:184-201.

作为一个胸腰椎骨折分类系统，该分类很好地解决了骨折的形态学问题，但较为复杂。诚然，一个分类系统如果过于复杂，则组间或者组内的可靠性和一致性就较差。AO 胸腰椎骨折分类包括 50 种骨折类型，其组间或者组内的可靠性就受到质疑。Blauth 等将 14 份胸腰椎骨折的 X 线平片提供给 22 家机构进行分类，以验证 AO 骨折分类系统的组间可靠性，其结论为 AO 骨折分类系统的组间可靠性 κ 值仅为 0.33。

三、载荷共享分类系统

McCormack(1994 年)提出了载荷共享分类系统，其根据术前平片、X 线断层、矢状和轴向 CT 扫描所见，分为 3 个项目考察胸腰椎骨折部的骨折特征：①骨折部的矢状 CT 重建确定损伤引起椎体骨折的粉碎性程度；②骨折部的轴向 CT 扫描层判断骨折块的移位情况；③测量术前和术后 X 线平片，判断后凸畸形矫正量。每个项目依据损伤程度分为轻、中、重度，并赋值，轻度为 1 分，中度为 2 分，重度为 3 分(图 18-3-26)。

评估骨折粉碎程度，矢状 CT 重建上显示椎体粉碎骨折 30%及以下，评为 1 分；粉碎骨折达 30%～60%则评 2 分；粉碎骨折超 60%则评为 3 分。

评估骨折移位程度，CT 横断面显示骨折块移位 0～1mm，评为 1 分；小于 50%横断层面显示至少 2mm 移位，则评为 2 分；超过 50%横断层面显示移位 2mm 或以上，则评为 3 分。

评估后凸畸形矫正度，矫正 3°及以下，评为 1 分；4°～9°，评为 2 分；10°或以上矫正度，则评为 3 分。

因此，McCormack 提出的载荷共享分类系统，评分最低为 3 分，最高为 9 分。其发现评分≤6 分者，单纯后路短节段椎弓根螺钉固定均未出现螺钉断裂，而螺钉断裂多发生于评分>6 分者，故其认为评分>6 者应考虑良好的前路支撑重建。

该系统很好地引进了 CT 扫描检查结果，而且侧重椎体粉碎骨折程度，主要可以应用于考察是否需要前部结构支撑或者重建，以及评估短节段固定的风险。但毕竟侧重点不同，该分类对后部韧带复合体损伤等并无涉及。

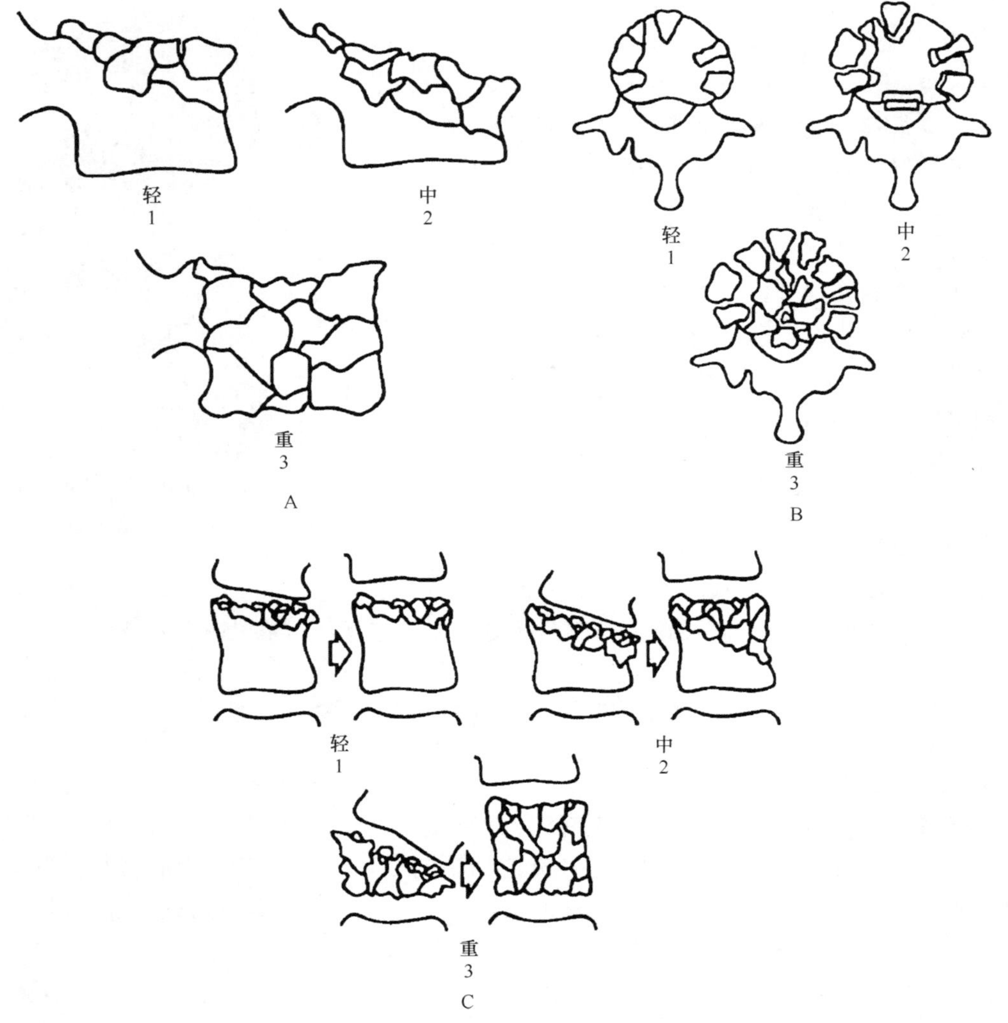

图 18-3-26 胸腰椎骨折的载荷共享分类系统

A. 椎体骨折粉碎程度；B. 骨折块移位程度；C. 椎体高度恢复程度（图中数字为赋值）

引自 McCormack T，et al. Spine，1994，19：1741-1744.

四、胸腰椎损伤分类及严重度评分

世界脊柱创伤领域专家组成的脊柱创伤小组（Spine Trauma Study Group）开展了调查性研究，提出了胸腰椎损伤分类及严重度评分（thoracolumbar injury classification and severity score，TLICS）系统（表 18-3-2）。该研究目的是确定常见胸腰椎损伤治疗方案的一致性以及确定损伤的特性，此对于决策过程具有关键作用，在此基础上，创新性提出了新的分类系统以及治疗规范。

该分类系统基于 3 个主要类别：①损伤形态学；②后部韧带复合体的完整性；③患者神经功能状态。为了分类损伤，临床医师首先需要描述损伤形态，然后描述后部韧带复合体的完整性状态，最后提供患者神经学检查结构。例如，一位患者出现 T_7 屈曲压缩爆裂性骨折，合并后部韧带复合体断裂，神经学检查为完全脊髓损伤。损伤形态学以及后部韧带复合体的完整性两者需要通过影像学研究确定。根据这些损伤类别的严重性，分别予以不同的严重度评分，而所有得分将决定可能的治疗选择。得分越高，说明损伤越重，根据脊柱创伤研究小组的建议，这些损伤更能从手术干预中获益。

1. 损伤形态　第一步就是利用获得的影像学研究确定损伤形态。有 3 种主要形态学亚类：压缩损伤；位移/旋转损伤；牵张损伤（图 18-3-27）。这些形态分类分配 1～4 分，骨性和韧带损伤越严重，得分越高。如果有多水平损伤，则仅计算最严重的损伤形态。如果在同一水平出现多种原发损伤，则仅计算最严重情况。比如，患者在同一层面同时具有压缩和牵张损伤，只能接受一组牵张损伤的评分。同样，一个患者具有不同水平的压缩和牵张损伤，也仅接受较高总分水平的分数。

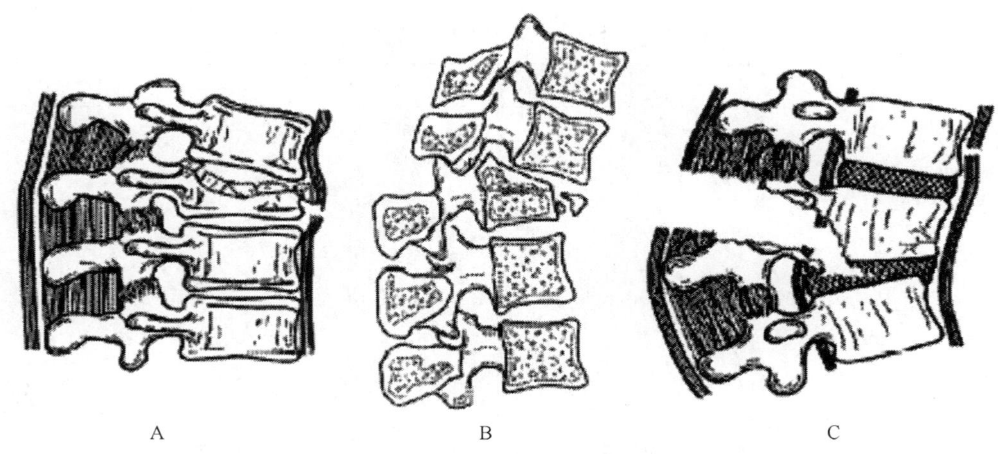

图 18-3-27　TLICS 骨折形态分型

A. 压缩和爆裂；B. 旋转、移位；C. 牵张

压缩损伤是胸腰椎骨折最常见的类型。该类型损伤系脊柱轴向载荷作用的结果。该损伤的一种类型是压缩骨折，系轴向载荷传递到椎体前部的结果。椎体前部压缩变形为楔形，引起不同程度的后凸畸形，而椎体后部保持完整。该类型损伤的另一种类型是爆裂性骨折，系轴向载荷同时传递椎体前部和后部，在此情况下，椎体前部和后部皮质不同程度断裂，骨折块可以突入椎管内。胸腰椎骨折损伤严重度评分分配 1 分给压缩骨折，如果出现爆裂性骨折则增加 1 分。

位移/旋转损伤（translation/rotational injury）系严重扭转、剪切或者两者导致的显著损伤。此类损伤通常引起显著的韧带和骨性破坏导致脊柱不稳。由于其严重性，此分类系统分配该损伤类型 3 分。

牵张损伤用于描述脊柱的张力性断裂。牵张可以引起骨性、韧带或者脊柱合并损伤，通常导致环形不稳。该类型损伤在 TLICS 规范中分配 4 分。临床上如进行牵张损伤形态学评分，则一定要有确定的诊断。例如，如果后部韧带复合体损伤不能确定，则在屈曲压缩损伤中就不能认为为牵张损伤类型。

2. 神经损伤　将神经损伤分类 5 种类别：完整、神经根损伤、完全脊髓损伤、不完全脊髓损伤，以及马尾神经综合征。患者具有完整的神经状态，则评为 0 分，如为神经根损伤或者完全脊髓损伤，则定为2分。如患者具有不完全脊髓损伤或者马尾神经综合征，由于此类患者进行外科减压手术的价值相对较高，分配3分。

3. 后部韧带复合体 该系统采用3种描述性类别评估后部韧带复合体的完整性。完整后部韧带复合体可以通过棘突间无可触及的间隙，X线平片或者CT影像无间隙扩大，MRI T_2 抑脂像没有后部韧带的高信号。如后部韧带复合体完整，则评为0分。后部韧带复合体不确定断裂则评2分，确定断裂则予3分。

4. 总分 将所有类别的评分相加即为总分。确定总分的目的是帮助外科医生以及非外科医生评估损伤的严重程度，指导手术或者非手术治疗的决策。患者≤3分，可采用非手术治疗，而患者≥5分则列为手术候选(表18-3-2，表18-3-3)。患者如评分为4分，则列为单独类型，可考虑非手术治疗或者手术治疗。

表 18-3-2 TLICS 评分系统

参数	评分	参数	评分
骨折形态		脊髓/圆锥损伤	
压缩骨折	1	不完全	3
爆裂骨折	2	完全	2
位移/旋转	3	马尾神经损伤	3
牵张	4	后部韧带复合体	
神经损伤		完整	0
正常	0	怀疑/不确定损伤	2
神经根损伤	2	损伤	3

表 18-3-3 TLICS 评分与治疗选择

总分	治疗
0～3	非手术
4	非手术或者手术
≥5	手术

上述治疗规范代表一个决定胸腰椎骨折患者治疗的客观途径。尽管该系统是决定损伤严重程度的总体途径，TLICS评分并不能提供主观标准，这在决策中相当关键。这些因素包括合并其他医学疾病，不仅局限脊柱的多发性创伤(如多发肢体骨折、闭合性头颅损伤、内脏器损伤等)，预计手术部位的撕裂以及过度后凸等。其他原先已经存在的骨性疾患，如强直性脊柱炎、弥漫性特发性骨硬化，或者骨质疏松同样也影响到治疗决策。这些因素均未考虑进TLICS系统，主要为了保持该规范单纯为客观性指标以及尽可能简单。TLICS评分设计仅作为外科医生或非外科医生的指引，协助确定可能的治疗选择，但并不意味着是进行决策的绝对依据。因此将最终选择手术或者非手术治疗时，有必要考虑到那些主观性因素。

该分类又引入了MRI检查所见，尤其侧重后部韧带结构的完整性、脊柱稳定性改变，以及脊髓损伤情况，较为简便，且可以指导有关治疗选择，但是对于骨折形态学分类描述则较为简单。

五、胸腰椎骨折后路内固定术类型

（一）胸腰椎骨折手术指征

胸腰椎骨折手术治疗的指征见表 18-3-4。

表 18-3-4 胸腰椎骨折手术指征

绝对指征	相对指征
不完全性下肢瘫	单纯骨性损伤
进行性神经损害	需要早期恢复日常活动
脊髓压迫和(或)神经损害	避免继发性后凸
骨折脱位	合并胸、腹、脑损伤
严重节段后凸＞30°	便于截瘫患者护理
显著韧带损伤	

如果需要选择手术治疗，则需要确定手术入路的选择。同样对于治疗决策非手术治疗或者手术治疗，至今仍然缺乏科学证据证实一种手术方法优于其他方法。尤其对于最为常见的爆裂性骨折，可以采用一系列的手术技术。最后也依赖于手术医师的外科技能，以及他们倾向选择的术式，故很难在文献中找到有关根据疗效而提出治疗推荐。

从生物力学观点来看，显然损伤脊柱治疗需要依据其损伤机制以及损伤部位进行。在屈曲损伤（如 Chance 骨折）出现椎弓根和椎体骨折，通过后路进行稳定就可以恢复张力带，直至出现骨性愈合。同样在椎体爆裂性骨折时需要考虑前柱的生物力学。在完整脊柱大约 80％的轴向载荷通过前柱承受。当前柱严重破坏时，前柱的支撑作用显著减少到大约 10％，其余 90％的载荷需要依靠内固定以及后部结构来分担。这些一般生物力学认识支持应用前柱载荷分享性支撑（如采用三面皮质植骨块或者椎间融合器支撑）。

尽管对于胸腰椎爆裂性骨折，前路减压手术更为彻底，这对于不完全性神经功能损害的治疗优势更加明显，但前路手术相对于后路手术，也存在创伤较大等问题，对于多数急性创伤患者，临床上更倾向于选择后路手术。而随着手术技术的发展，也有作者试图在后路经椎弓根固定基础上，从后路进行环形椎体减压以及前柱支撑，以达到载荷分享的目的，实现后路良好稳定性以及前柱有效支撑与融合。尽管有些研究认为疗效值得肯定，但是有关术式之间如单一后路、单一前路，以及前后联合手术等在临床疗效等随机前瞻性对照研究尚需要进行。

（二）后路手术

1. 后路单节段复位及固定 Gotzen 等首先报告他们采用单节段复位及固定手术治疗的结果。在他们最早的研究中，14 例不稳定压缩骨折Ⅱ°采用后路单节段内固定（9 例采用钢板和 Cerclage 钢丝固定，5 例为内固定器）。结果与 11 例同样的骨折类型非手术组进行比较。作者结论认为后路单节段固定和融合值得推荐。在其第 2 篇论文中，Junge 描述了改良技术，通常包括后路异体骨植骨以及某种程度经椎弓根植骨。2 年随访 39 例患者表明，17 例（43％）完全无疼痛症状，17 例仅存在天气变化出现不适以及剧烈运动时轻微疼痛。

可是 5 例(13%)患者在轻度挥动或者休息时仍有疼痛。但没有一例患者出现植入物疲劳。

Wawro 等也报告了一组 14 例患者,另外他们采用单节段后侧固定骨折是可行的,并且描述了与多节段内固定稍有不同的手术技术。例如,椎体的残余部分已有破坏,而无法提供良好稳定,则椎弓根螺钉就需要置入到极接近终板部位。单节段后路固定的禁忌证是椎弓根骨折以及椎体完全爆裂骨折。只有不完全爆裂性骨折且椎弓根以及下终板完整者(如 A1 型和 A3.1 型)方考虑进行后路单节段复位及固定。或许单节段后路固定的最合适病理生理适应证是仅有后部韧带损伤的 B 型骨折以及 A1 和 A3.1 型椎体骨折且终板椎弓根完整病例,由于后侧固定可以恢复韧带断裂的张力带作用。刘少喻等认为,根据 AO 分类,其适用于治疗 A1.2、A2.2、A3.1、B1.1、B1.2、B2.2、B3.1 型骨折。Defino 等认为,根据 Magerl 分类,其适用于治疗 B 类和 C 类骨折。

Defino 在类似病例数较少一组(18 例)单节段后侧固定病例中,经 2～12 年(平均 6.6 年)影像学和临床随访,认为单节段后侧固定在胸腰椎骨折的特殊病例是一种充分和满意的手术方法。临床评估表明,残留疼痛率低以及患者对最终结果的满意度较高。功能评估显示,95.5%的患者恢复全日制工作以及低残障率。影像学评估也表明,在术后晚期固定节段的后凸会增加,发现椎间盘高度会下降。没有出现植入物疲劳,也没有发现假关节形成病例。Junge 等在 1991～1995 年间对 57 例胸、腰椎不稳定型骨折患者(平均年龄为 41 岁)施行了单节段椎弓根钉内固定并同种异体骨植骨融合术。Cobb 角平均值由术前 15.1° 矫正为术后 5.2°,术后随访观察 27 个月,Cobb 角仅丧失 2.9°,无内固定折损病例,且患者脊柱运动功能正常。Finkelstein 等对 22 例胸、腰椎屈曲 -牵拉型骨折患者施行了单节段椎弓根钉内固定手术,Cobb 角从术前平均 10.1° 矫正至术后 0.9°,随访观察 20 个月,未发生矫正丢失,其证实单节段椎弓根钉内固定术治疗屈曲 -牵拉性骨折取得了理想效果。

后路单节段椎弓根钉固定术优点是:①缩小固定融合的节段,减少脊柱运动节段的丢失,减少相邻节段椎体退变及椎体不稳发生率;②纵向连接棒(板)缩短,后柱力矩减小,可降低钉 -棒应力负荷过重所致的内固定疲劳折断概率,进而减少术后矫正丢失;③把螺钉拧入伤椎,将其纵向撑开,即时纠正伤椎本身的畸形,纠正伤椎高度,恢复伤椎的正常应力,防止内固定术后矫正丢失;④多数情况下不需髂骨取骨,避免供区疼痛,减少手术创伤。但必须严格把握其临床适应证才能取得较好疗效。

国内刘少喻等也进行了有关生物力学以及临床应用的研究观察,认为对于特殊类型的胸腰椎骨折,单节段后路经椎弓根固定可以满足临床要求,效果可以肯定(图 18-3-28)。

2. 后路双节段复位及固定 双节段或者双水平后路内固定(通常被认为是短节段固定)是一种常用的后路固定技术,其可以通过伤椎上一个以及下一个椎弓根螺钉(即跨节段)进行固定。采用此技术,可以达到可靠的复位以及稳定固定(图 18-3-29)。

Fredrickson 等研究韧带整复机制对爆裂骨折椎管内骨块的复位作用。微薄切片的解剖研究表明,达到骨块复位的纤维来源于上位椎体中份终板的纤维环,并止于椎管内骨块的两侧。MRI 研究确认这些斜行的纤维对于骨块非直接复位具有作用(图 18-3-30)。进一步研究表明,后纵韧带比起后部纤维环仅提供很少的促进椎管内骨块复位的作用。

Harrington 等研究椎体骨折骨块突入椎管间接复位的生物力学,得出几个临床相关性的结果。在椎管阻塞少于 35%时,后纵韧带不可能产生向前的直接复位力,这部分由于后纵韧带位于椎体中部的两侧。不管相对矢状面成角,牵引是主要的后纵韧带产生力的因素。

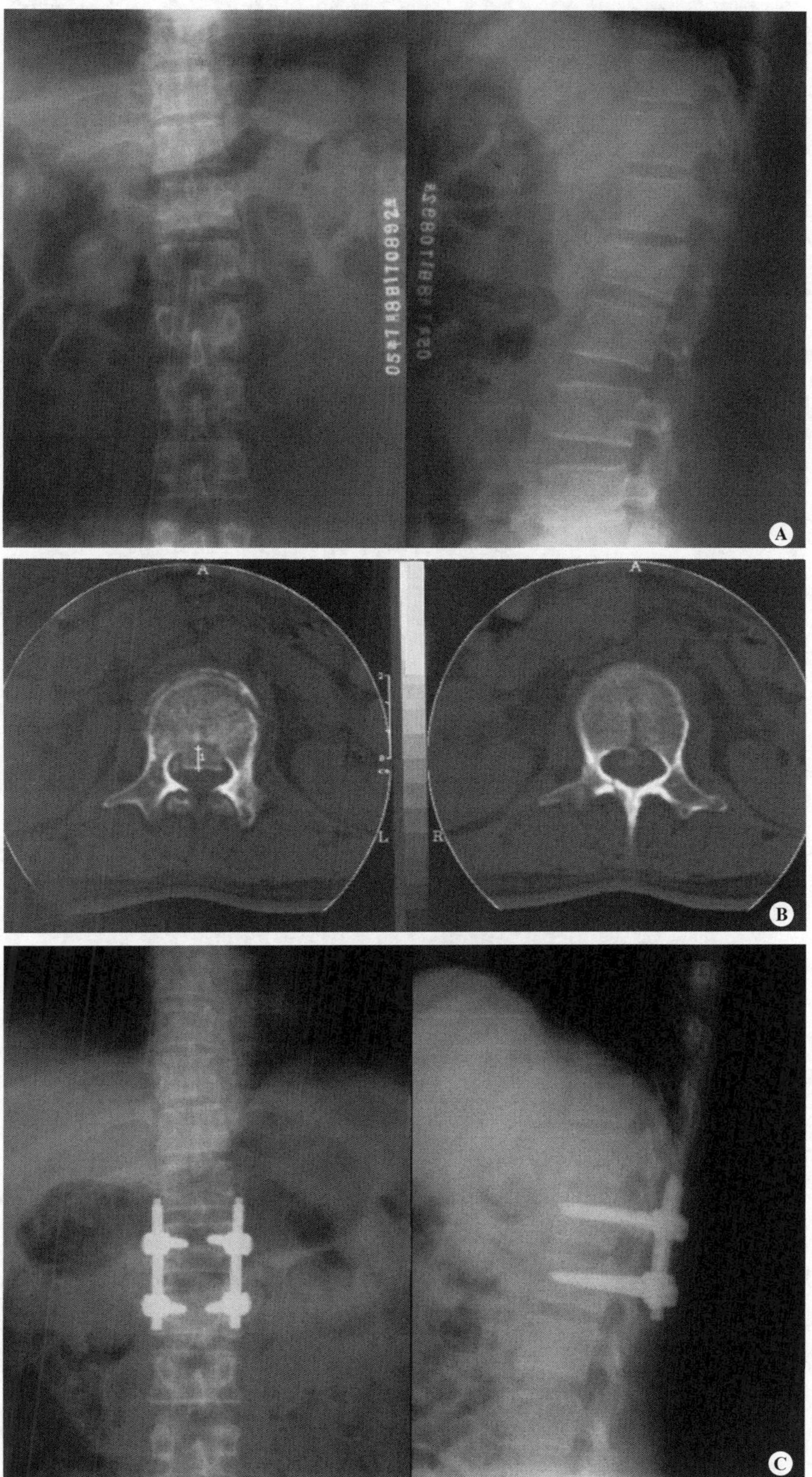

图 18-3-28

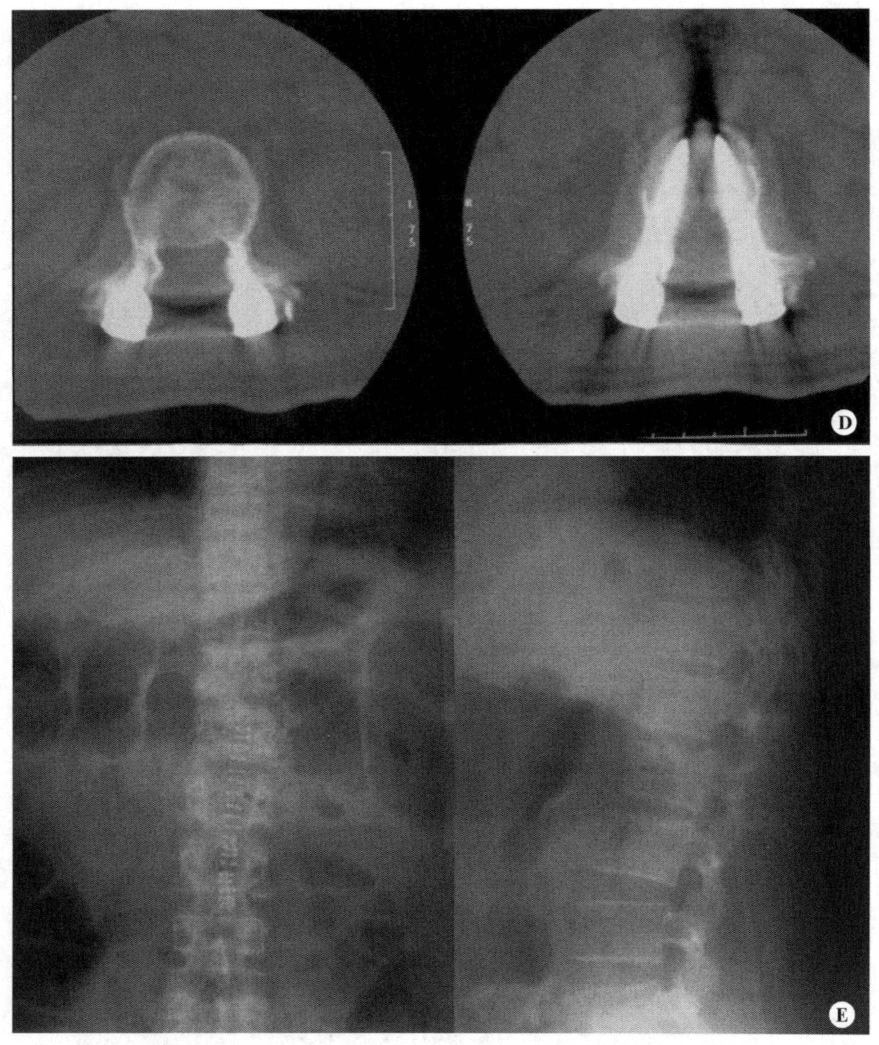

图 18-3-28 后路单节段固定治疗胸腰椎骨折(续)

A. 女性,37 岁,高处坠落伤,L_1 爆裂性骨折;B. 术前 CT 显示骨折碎片突入椎管;C. 行经伤椎单节段椎弓根钉固定术后 14 个月,无明显矫正丢失;D. 术后 CT 显示骨折碎片复位;E. 术后 22 个月,拆除内固定,无明显矫正丢失

由于牵引前椎体前凸的位置,后纵韧带松弛,建议牵引应用在成角前位置。可是,这种操作可能导致过度牵引导致脊髓加重损伤的危险。

根据椎体骨折的粉碎程度,额外前柱载荷分享性支撑是需要的。McLain 等报告短节段椎弓根内固定胸腰椎骨折早期失败。19 例不稳定性胸腰椎骨折患者中,10 例出现内固定早期失败:进行性后凸畸形,骨性塌陷,椎体移位,螺钉断裂或松动。这些结果提示需要足够的前柱支撑以及适宜的前后柱载荷共享的力学环境。

如果没有前柱稳定,后外侧融合是必需的。另外,经椎弓根植骨在破裂椎间盘也是一个治疗选择。可是经椎弓根植骨不能预防取出内固定后出现后凸畸形。Knop 等研究 56 例内固定取出患者,得出结论认为,由于结果并不令人满意,他们并不建议采用经椎弓根松质骨植骨作为后路内固定后椎体间植骨融合的替代方法,尤其是椎体出现完全或者不完全爆裂性骨折时。同样，Alaney 等结论认为，胸腰椎爆裂性骨折的短节段固定与高失败率密切相关，且无法通过额外经椎弓根椎体间植骨而降低这种失败率。这可能与多数胸腰椎爆裂骨折通常合并严重椎间盘损伤有关。

3. 后路复位及多节段固定　多节段固定适用于非常不稳的胸腰椎脱位型骨折（C 类损伤），这种骨折类型通常无法精确复位以及通过短双节段固定而获得稳定。通常情况下，需要进行骨折部上方以及下部 2～3 个节段的固定，方能获得良好稳定（图 18-3-31）。不稳定胸腰椎骨折需要进行稳定的，常合并有明显的胸腔创伤或者多发创伤。这些患者，早期后路稳定以及植骨可以：①稳定脊柱，有助于恢复后侧张力带功能；②可以早期以及无支具情况下活动以及后期的康复；③有助于骨融合。

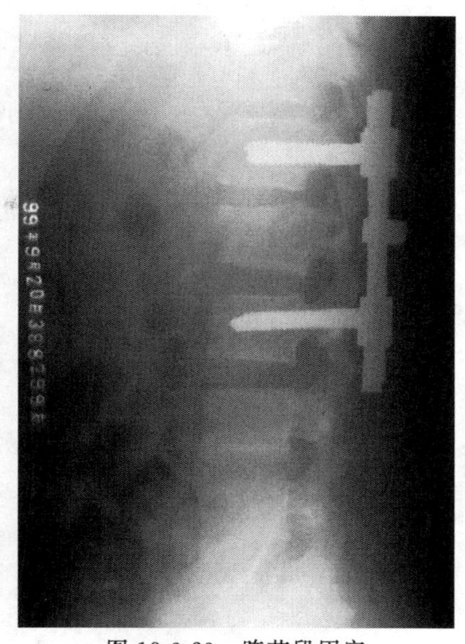

图 18-3-29　跨节段固定

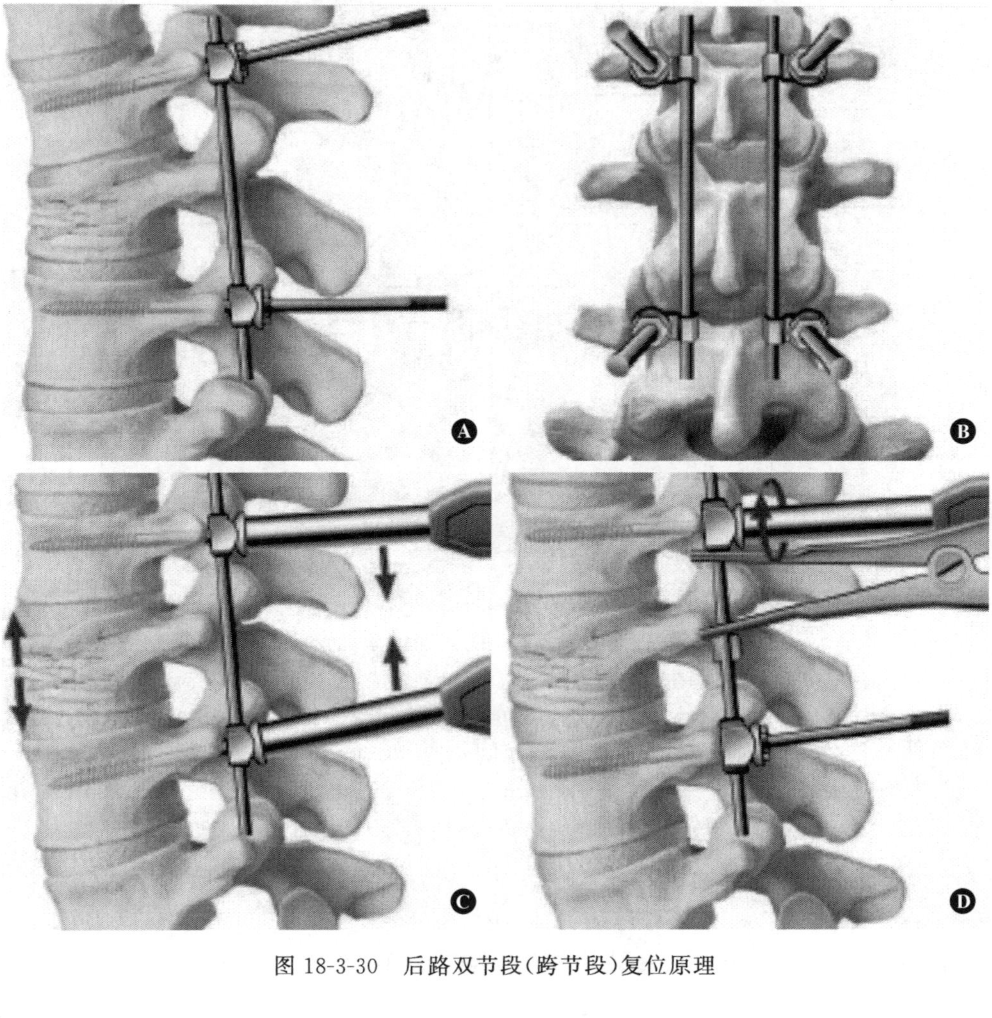

图 18-3-30　后路双节段（跨节段）复位原理

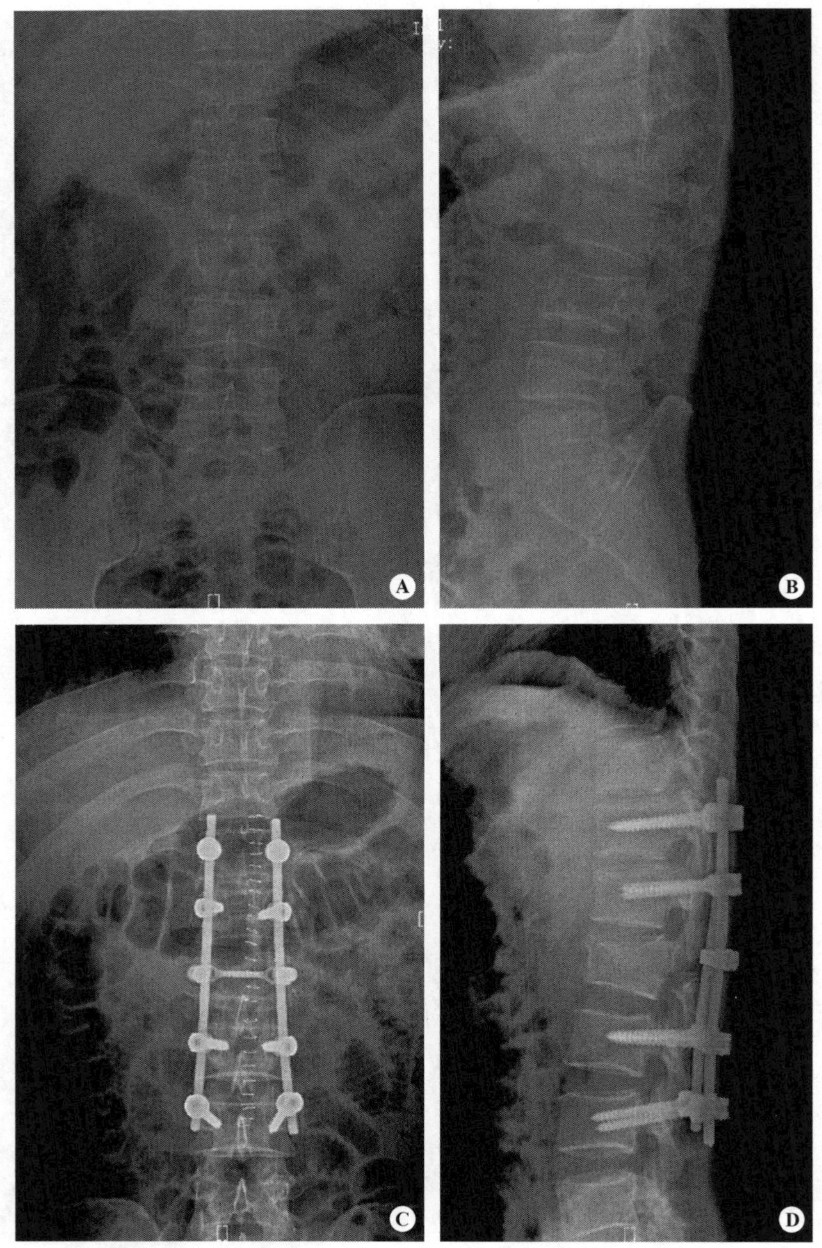

图 18-3-31　后路复位及多节段固定

A、B. 术前提示 L_1 严重压缩爆裂骨折、脱位并后方结构断裂；C、D. 术后椎体高度恢复、后凸矫正

4. 经伤椎内固定　系在短(双)节段螺钉固定基础上，增加经骨折椎体的螺钉固定，临床上也有称为三水平固定(three-level fixation)或者六钉固定等(图 18-3-32)，该固定方法没有增加固定节段(依然双节段)，但在生物力学方面，较传统双节段固定优势较为明显。

Dick 等报道，在牛腰椎模型上行六钉固定(经伤椎短节段固定)和四钉固定(短节段固定)生物力学实验比较，发现六钉固定具有明显优势：轴向承载能力增加 160%，抗屈能力增加 48%，抗扭转能力增加 38%，此实验说明在骨折椎置入螺钉至少有增加抗应力作用。吕夫新等通过生物力学测试指出，六钉固定对失稳脊柱的各向稳定性的加强程度均显著高于四钉固定形式。范志丹等也通过动物实验证实六钉固定较传统的四钉固定可增加脊柱生物力学稳定性，有助于椎体高度恢复的保持和复位。Anekstein 等通过动物的生物力学实验证实伤椎固定能够明显增加椎弓根螺钉固定的强度。Mahar 等在尸体上进行生物力学测试，证实伤椎内固定较传统后路短节段内固定能增加脊柱的生物力学稳定性、固定骨折复位及成角畸形的矫正。总体上看来，应用三椎体六钉内固定术较传统四钉内固定术能够明显增强脊柱的稳定性，利于后凸畸形的矫正和维持矫正效果。

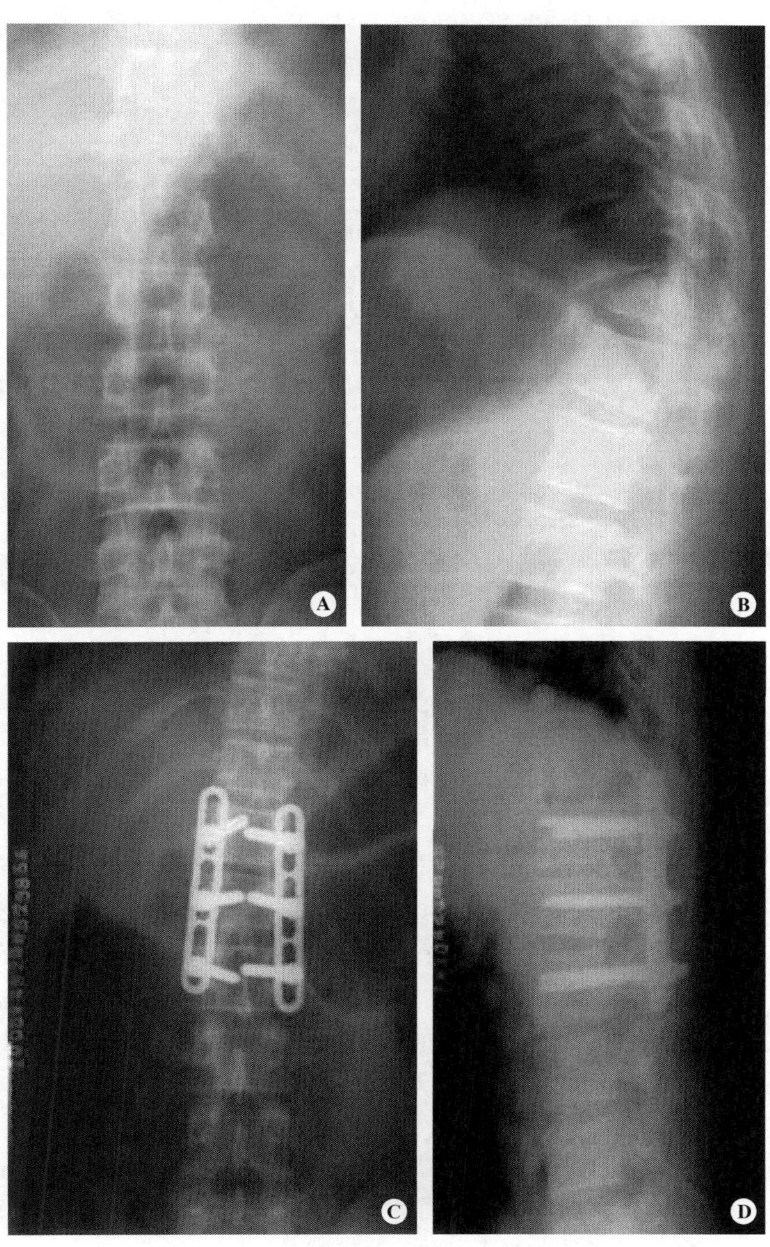

图 18-3-32　经伤椎内固定

A、B. 术前；C、D. 术后

经伤椎固定优势在于：①短节段四钉内固定的原理在于纵向撑开，使骨折椎体韧带紧张而达到复位作用；由于这种撑开复位作用可以肯定，那么经伤椎六钉固定则可以强化这种作用，更有助于骨折复位。②从稳定性讲，通过伤椎置钉可以将伤椎与上下椎体相连，避免了传统四钉固定的“平行四边形效应”及“悬挂效应”，增加稳定性，减少后凸形成。③避免了内固定器的应力集中，降低钉-棒应力负荷，使内固定失败率降低，进而减少术后后凸矫正率的丢失。

2001年，沈文哲等报道了应用伤椎置钉治疗胸腰段骨折33例。大多数学者认同伤椎置钉有助于骨折椎的复位和骨折节段后凸畸形的矫正，也能很好地纠正骨折椎上位椎体的前脱位和骨折椎的侧方移位。吕夫新等对48例胸腰椎爆裂性骨折给予伤椎及上下邻椎椎弓根固定治疗，术后随访6～25个月，椎体压缩百分比由术前平均55.9%矫正至术后2.5%，随访期间丢失2.4%。Cobb角亦由术前平均28.3°矫正至术后4.4°，随访期间丢失3.3°。所有患者未出现继发性神经根及脊髓损伤，无内固定物松动、断裂现象，29例马尾神经损伤患者的神经功能都较术前有不同程度的恢复。Mahar等通过对12例腰椎爆裂性骨折行伤椎固定病例随访1～11个月(平均4.4个月)，后凸畸形由术前后凸9°矫正了15°，随访期间有5°的矫正度丢失。椎体前缘高度百分比由术前平均58%矫正至术后89%，随访期间矫正度平均为78%。

近来有学者指出，传统后路短节段矫正度丢失首先发生于椎间隙的塌陷，并指出在行后路短节段内固定术时注意纠正伤椎本身成角畸形比纠正区域成角畸形要重要。因此，术中不仅要纠正脊柱后凸成角畸形，更要注意纠正伤椎本身的畸形，纠正伤椎高度，恢复伤椎的正常应力，必要时行椎体成形术以减轻内固定取出后的矫正度丢失。

同时，大多数学者在随访中也发现伤椎置钉不能完全阻止胸腰椎骨折术后椎体高度及后凸矫正的丢失。尽管伤椎置钉治疗胸腰段骨折在临床上初步体现出一定的优势，但目前尚无相关的随机对照临床实验研究，其应用指征、安全性、技术规范等亦无定论。

六、后路内固定节段的选择

(一) 生物力学研究基础

据生物力学观点，胸腰椎爆裂性骨折脱位等内固定手术需要考虑到两个方面问题：①脊柱稳定性的要求。脊柱稳定性要求内固定手术要达到脊柱序列恢复以及矢状位、冠状位平衡，达到局部良好稳定性，以满足患者早期活动和康复(图18-3-33，图18-3-34)。②载荷共享的要求。由于脊柱最重要的力学功能就是力的传递，且这部分作用主要依靠椎体，因此要重视脊柱前柱的支撑作用(图18-3-35)。同时为了满足脊柱稳定性要求，减少椎弓根螺钉的应力集中，则需要考虑有效分散螺钉应力，避免早期螺钉疲劳。这两点在选择施行内固定手术时应认真考虑。

前文已提及，在胸腰椎后路手术中，存在单节段固定、短节段固定、经伤椎短节段固定、多节段固定等不同术式，那么如何根据不同骨折类型以及稳定性破坏情况，对后路椎弓根内固定节段进行合理选择，以满足脊柱稳定性的要求呢？

我们从脊柱稳定性角度，对不同损伤模型的固定节段选择进行了生物力学研究。选取新鲜家猪(约90kg)脊柱标本(T_{13}～L_5节段)8例，复制二柱损伤和三柱损伤模型，分别进行正常组、二柱损伤组、二柱损伤跨伤椎短节段固定组、三柱损伤跨伤椎短节段固定组、三柱损伤经伤椎短节段固定组、三柱损伤经伤椎的长节段固定组、三柱损伤跨伤椎长节段固定组等三维稳定性测试及刚度测试。

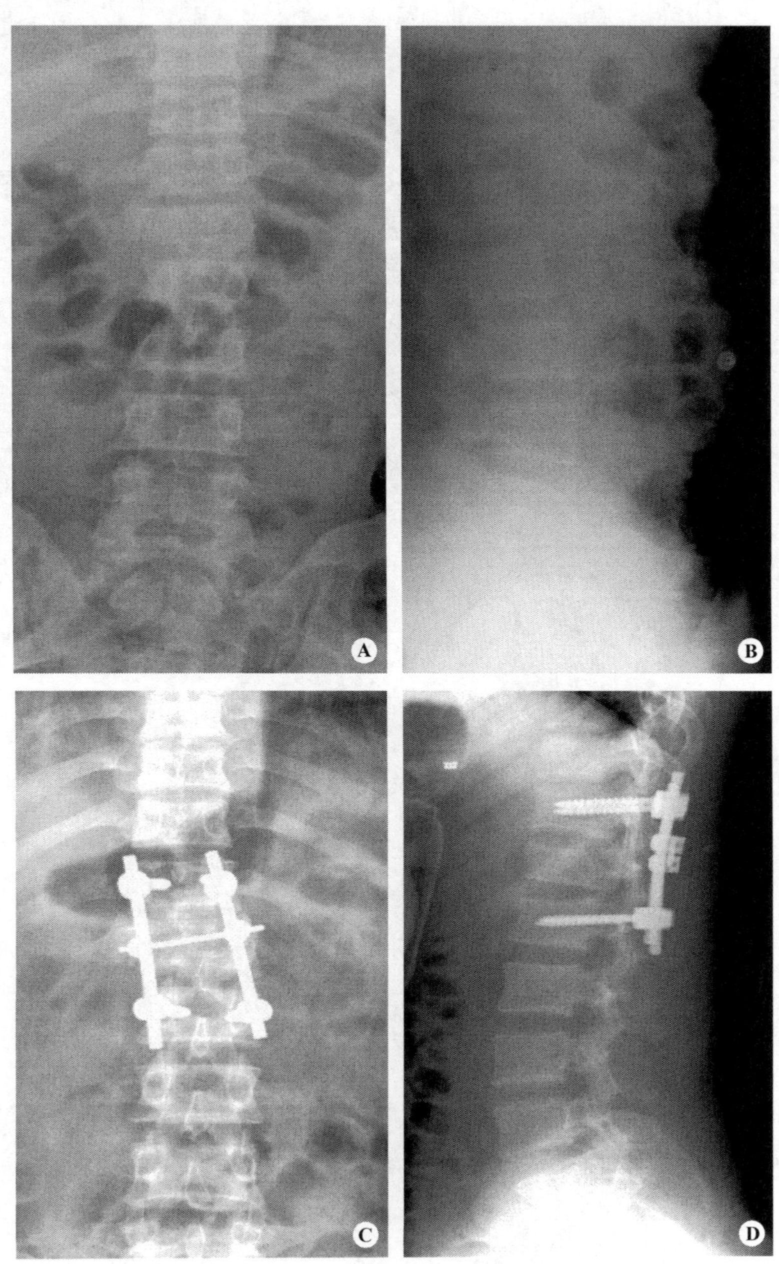

图 18-3-33　内固定节段不足，节段稳定性差

A、B. T_{12}爆裂性骨折，局部后凸明显（后部韧带损伤）；C、D. 跨节段固定术后，侧位 X 线片见复位良好，但正位 X 线片提示冠状位不稳

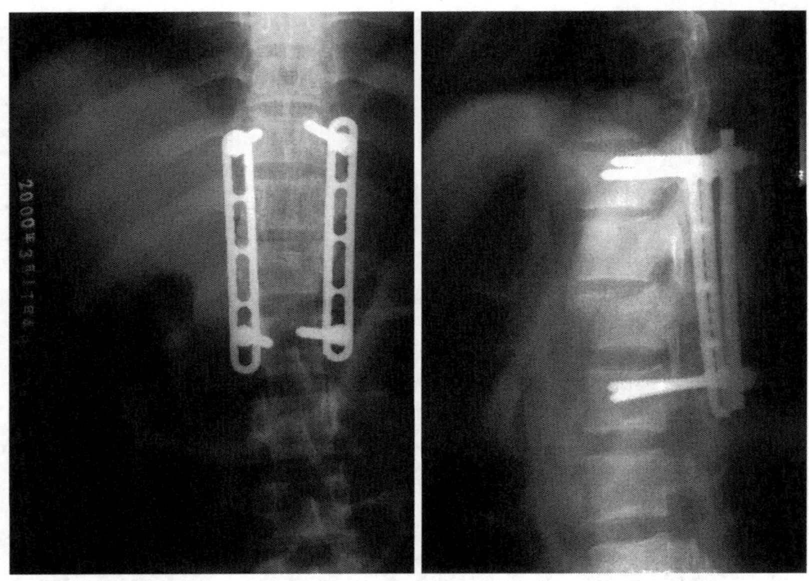

图 18-3-34　后路内固定术后力线未恢复

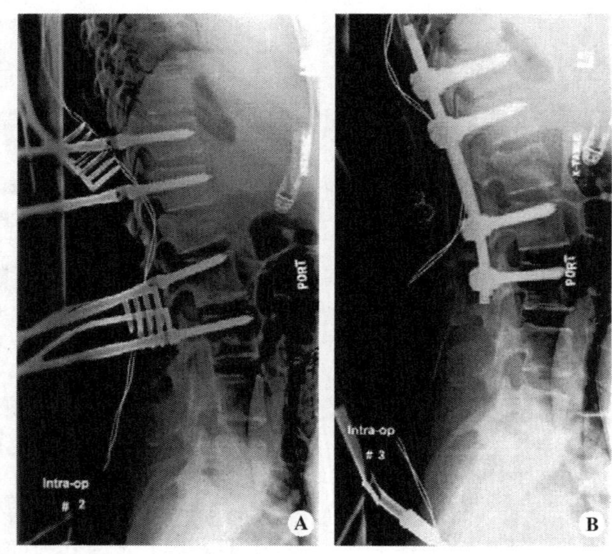

图 18-3-35　多节段复位固定术后椎体高度恢复，但椎体内空虚，失去载荷共享作用

引自 Patel，et al. Spine Trauma，2010. 271-282.

结果表明，二柱损伤跨伤椎固定组的 ROM 在各运动方向上均明显低于二柱损伤组（$P<0.05$）；三柱损伤跨伤椎固定组在后伸、侧屈、旋转方向上的 ROM 值均明显高于二柱损伤跨伤椎固定组，这说明三柱损伤采用短节段固定在稳定性方面存在不足；而三柱损伤短节段固定增加伤椎置钉后各方向稳定性明显提高（前屈稳定性提高 25%，后伸提高 52%，侧屈提高 37%，旋转提高 46%）。三柱损伤经伤椎长节段固定与跨伤椎长节段固定各方向 ROM 无显著差异（$P>0.05$）。

刚度测试亦表明，二柱损伤组和三柱损伤跨伤椎短节段固定组相比压缩刚度无差异($P>0.05$)。三柱损伤跨伤椎短节段固定组的压缩刚度比二柱损伤跨伤椎短节段固定组下降了26%，说明三柱损伤采用跨伤椎短节段固定的抗压强度不足。与三柱损伤跨伤椎短节段固定组比较，随着固定节段的增加，压缩刚度也相应增加，经伤椎短节段固定组提高38%，经伤椎长节段固定组提高82%，跨伤椎长节段固定组提高123%。而二柱损伤跨伤椎短节段固定组与正常组之间无统计学差异，说明二柱损伤采用跨伤椎短节段固定的抗压强度能达到正常组水平。

吕夫新等研究表明，后路3种螺钉固定（八钉固定、六钉固定、四钉固定）方式，均能提高骨折失稳后脊柱的各向稳定性。六钉固定（伤椎固定）与八钉固定对失稳脊柱的各向稳定性的加强程度较为接近($P>0.05$)，且均高于四钉固定形式($P<0.05$)。

因此，可以认为，对于不同程度损伤，由于对脊柱稳定性破坏程度不一，在固定节段选择上则应考虑到节段稳定性的要求，否则无法达到生物力学的要求，也就失去了内固定的作用。

（二）不稳定椎与稳定区的概念

结合相关生物力学研究结果，我们提出了胸腰椎骨折不稳定椎以及稳定区的概念。

1. 不稳定椎　指脊椎结构（包括骨性、椎间盘以及韧带结构）或力学性能受到破坏，生物力学性能部分或者全部丧失的椎体，主要指：①骨折椎体为不稳定椎（图18-3-36）；②合并脱位，则上下椎体均为不稳定椎（图18-3-37）；③爆裂性骨折椎体如完全丧失其力学稳定性，则该部位视为骨折脱位，其上下位椎体为不稳定椎（图18-3-38，图18-3-39）。

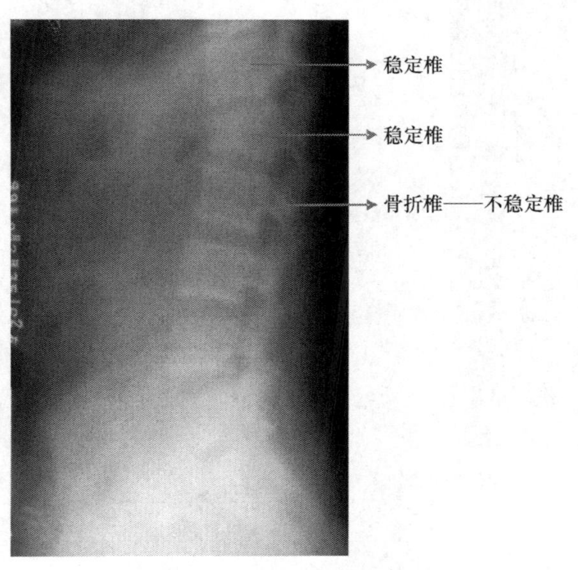

图18-3-36　单纯椎体压缩骨折或稳定性爆裂骨折

2. 稳定椎　指脊椎结构（包括骨性、椎间盘以及韧带结构）或力学性能完整性尚保持良好，生物力学性能正常或接近正常，主要指不稳定椎邻近的上、下正常椎体。

3. 稳定区　后路固定节段的选择强调进行稳定椎之间的固定，而不能是不稳定椎之间的固定，才能满足力学稳定性的要求。如损伤严重，就首先需要对构成骨折上下部稳定区进行有效固定。稳定区是由至少一个稳定椎参与的两个或以上椎体的固定区域。稳定区组成可以是稳定椎＋稳定椎，或者稳定椎＋不稳定椎。如可以应用伤椎（不稳定椎）固定，其实也是不稳定椎＋稳定椎，则可以相对缩短固定节段。

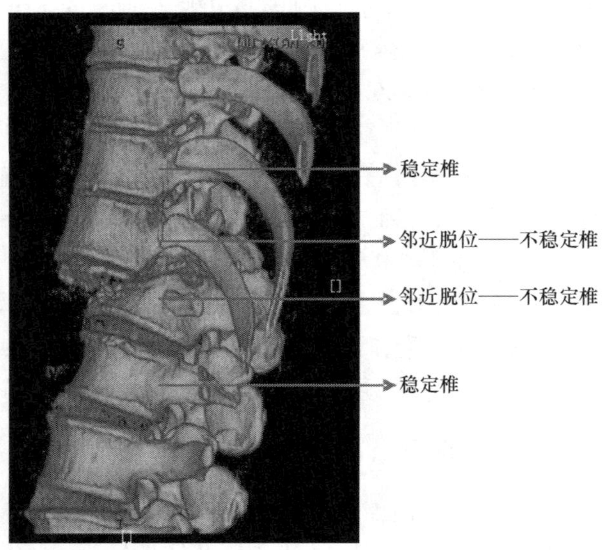

图 18-3-37 胸腰椎骨折脱位

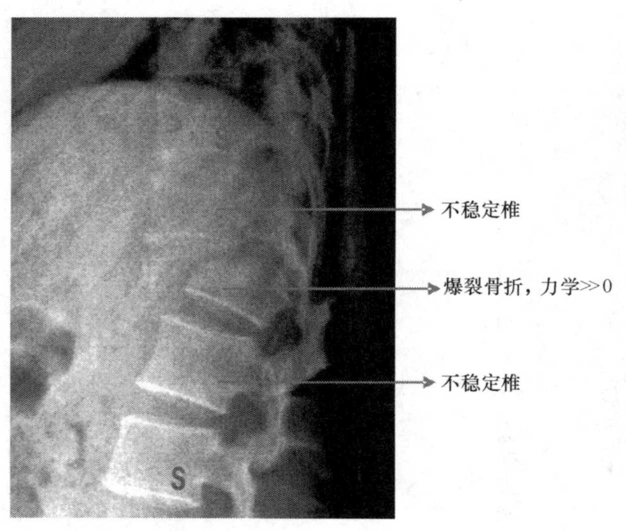

图 18-3-38 严重爆裂骨折脱位

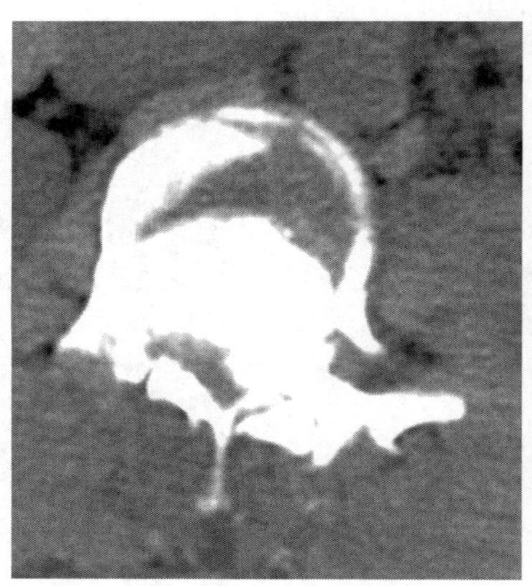

图 18-3-39 爆裂骨折椎体 CT 扫描（与图 18-3-15 为同一病例）

（三）固定节段选择

根据上述稳定椎及稳定区的理论，从节段稳定性重建角度，胸腰椎骨折后路经椎弓根内固定的节段选择有下列几种形式：

1. 上位稳定椎＋下位稳定椎 适用于单纯骨折或者二柱损伤类型，损伤节段稳定性破坏不甚重（图 18-3-40）。

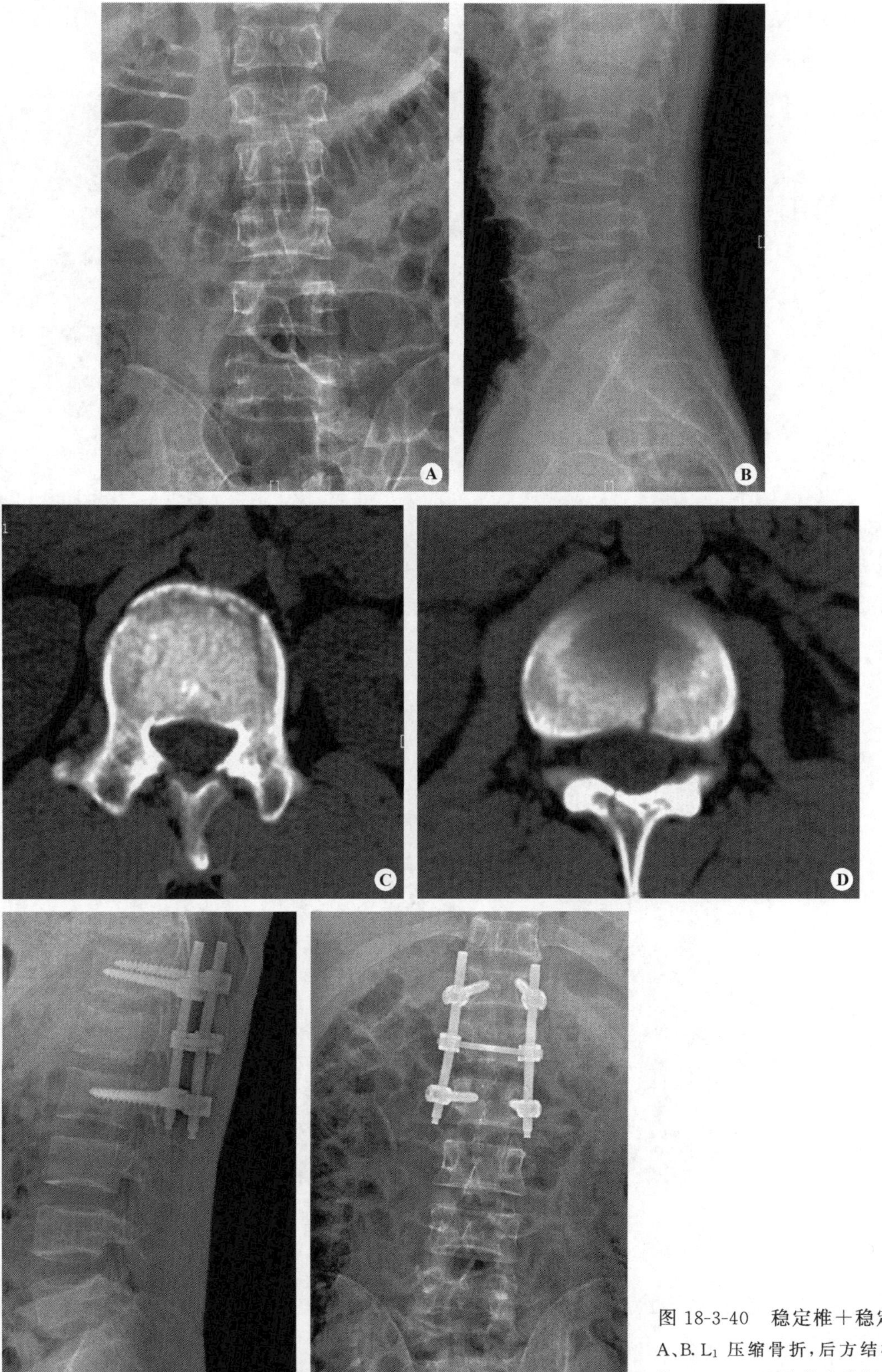

图 18-3-40 稳定椎+稳定椎
A、B. L_1 压缩骨折，后方结构完整；C、D. CT 显示骨质破坏不严重；E、F. 跨伤椎短节段固定

2. 上位稳定区＋下位稳定区 适用于骨折脱位、损伤节段稳定性破坏严重的病例(图 18-3-41,图 18-3-42)。

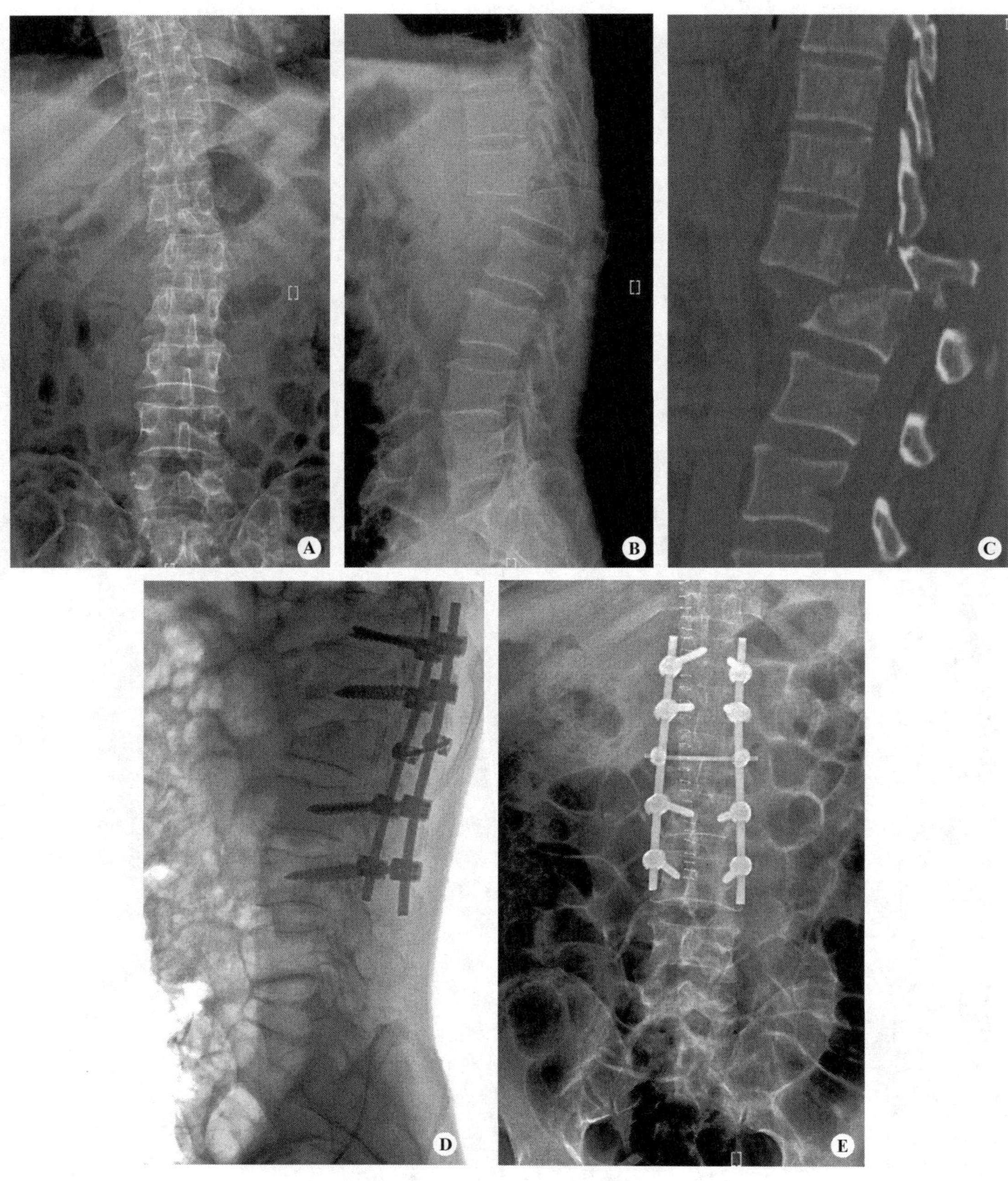

图 18-3-41 下位稳定区＋上位稳定区

A、B. T_{12}～L_1 骨折脱位;C. CT 显示完全脱位;D、E. 术后

3. 上位不稳定椎＋下位稳定区(伤椎＋稳定椎) 适用于三柱损伤病例,但后方结构破坏不甚严重(图 18-3-43)。

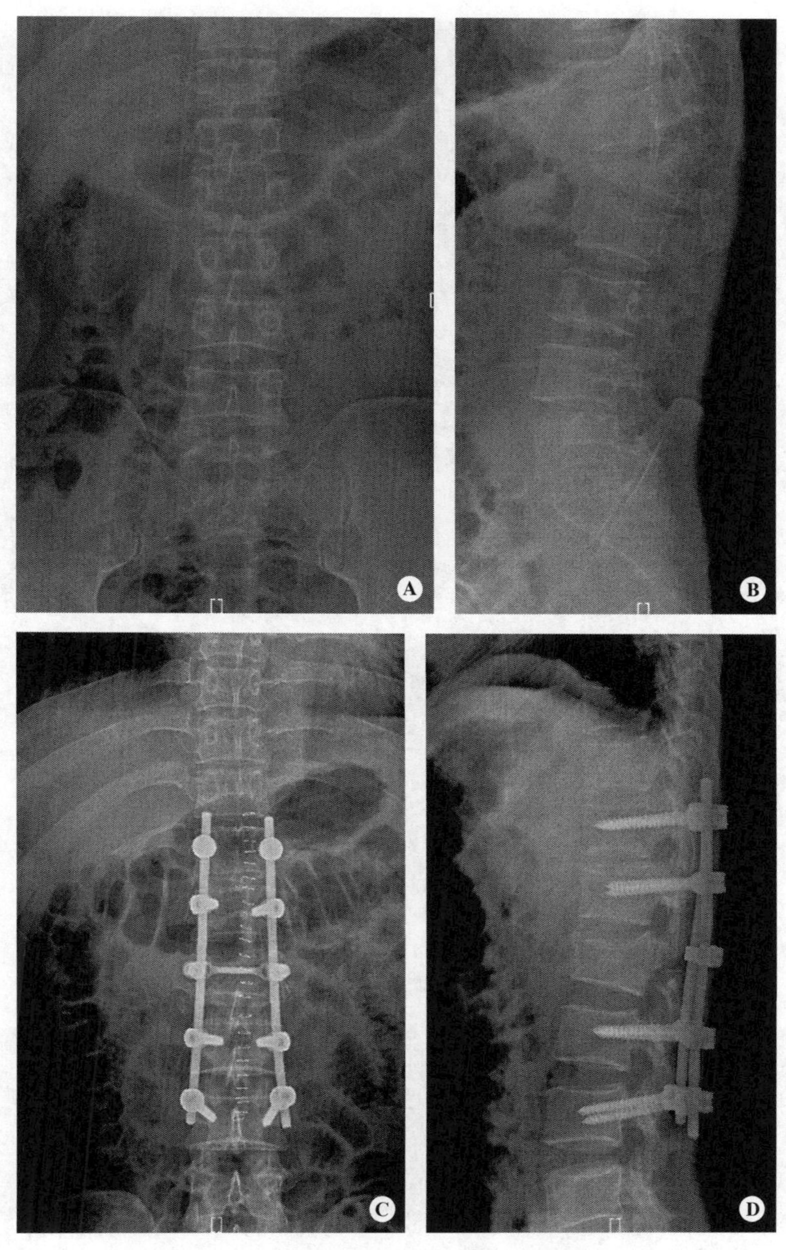

图 18-3-42　上位稳定区＋下位稳定区

A、B. 术前；C、D. 术后

4. 上位不稳定椎＋下位稳定区（不稳定椎＋稳定椎）　在无法完成稳定区＋稳定区固定时（即上述②），至少要达到的固定节段（图 18-3-44）。

上述仅是从骨折部稳定性角度初步提出后路内固定节段选择的一些理论，在具体工作中，尚需要结合载荷共享分类系统，尤其在椎体损伤严重情况下，更不能忽视进行前柱支撑、重建。目前一些椎体内植骨方法，如经椎弓根或者根外途径进行椎体植骨、成形及重建，也有考虑应用人工椎体等，都可以提供良好的前柱重建。同时，也不能忽视在胸腰椎骨折时椎间盘损伤问题，如椎间盘损伤严重，则单纯椎体内植骨重建也是难以满足前柱载荷传递的要

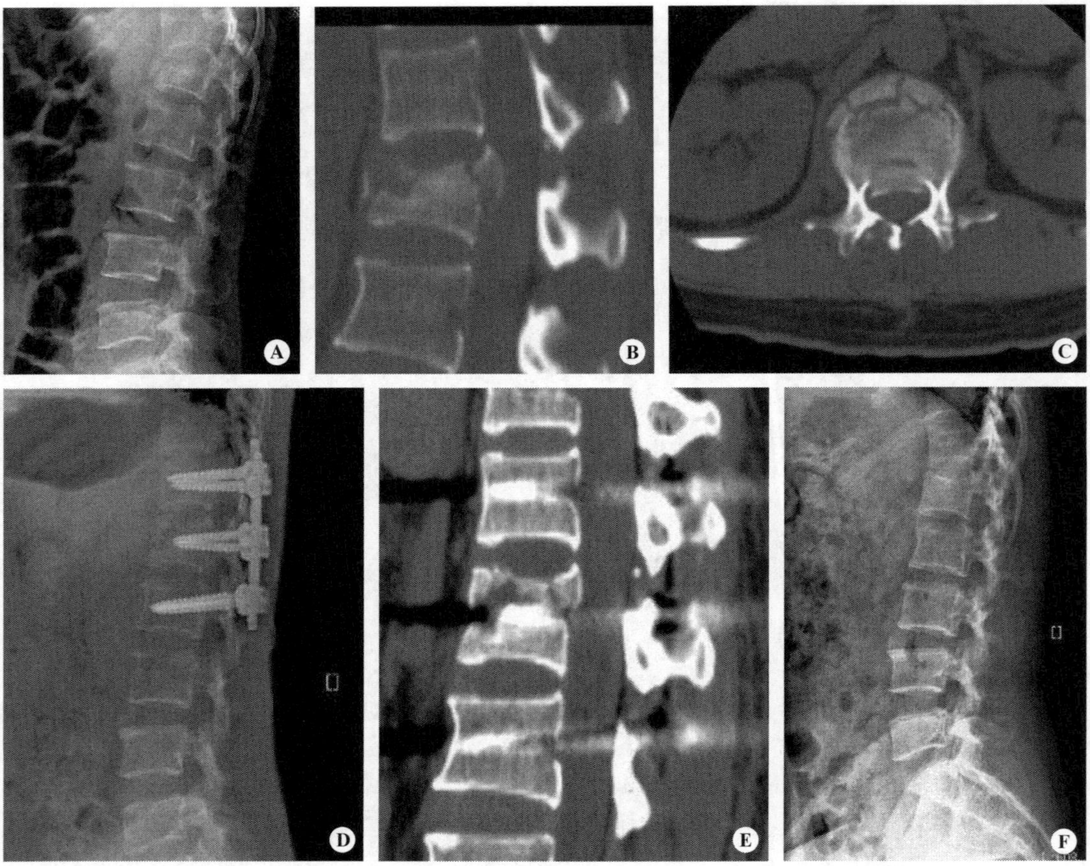

图 18-3-43　上位不稳定椎＋下位稳定区(伤椎＋稳定椎)

A～C. L_1 爆裂性骨折，骨块突入椎管；D、E. 后路减压经伤椎内固定术后，高度恢复，椎管占位不明显；F. 术后 18 个月，取出内固定

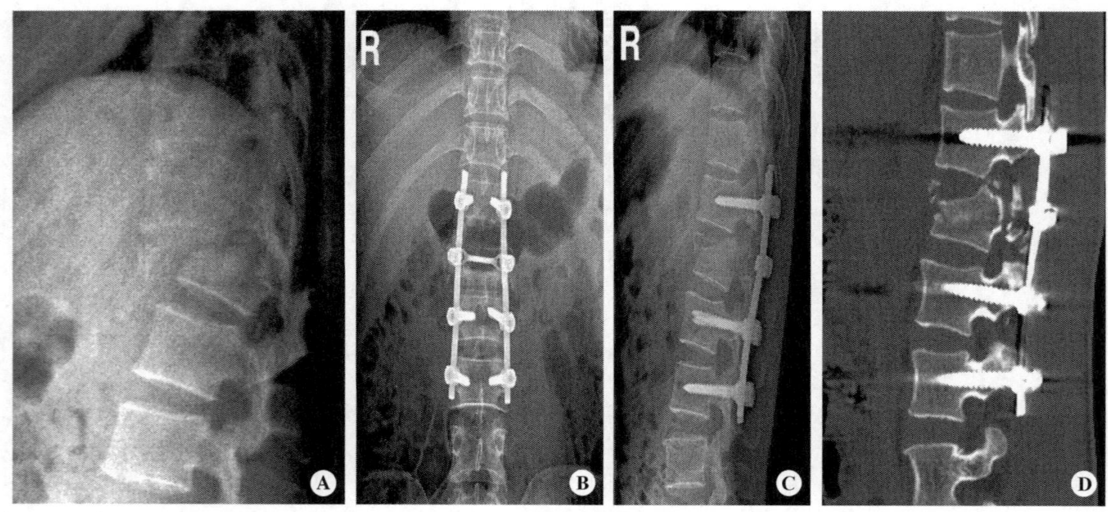

图 18-3-44　上位不稳定椎＋下位稳定区

A. L_1 爆裂骨折脱位；B、C. 术后；D. CT 示力线基本恢复

求，此时需要进行包括切除椎间盘后椎体间重建。总之，在胸腰椎骨折治疗时以及其他胸腰椎后路重建手术时，既需要考虑到节段稳定性要求，又充分满足载荷共享的要求，才可以达到局部生物力学的完整重建。

（瞿东滨 杨 勇 魏富鑫）

结 语

由于胸腰椎退变性疾患、畸形及创伤是临床最常见疾患，经椎弓根螺钉固定技术生物力学优势明显，临床疗效确切，已经成为现代脊柱内固定技术中最核心技术。但其潜在并发症也成为关注焦点，应合理选择。为提高螺钉置入的精确性与安全性，多种螺钉置入方法应运而生。在临床工作中，要充分借助影像辅助设备，还应根据不同个体、不同年龄、病理解剖、术前影像学特征以及个人经验与工作条件等，对各种置钉技术进行合理应用。对于胸腰椎骨折的后路内固定手术，既要满足节段稳定性的要求，还要考虑载荷共享问题。

（瞿东滨）

参考文献

陈家强，周立兵，余明华，等．2004．胸腰椎椎弓根的解剖学测量及其临床意义[J]．解剖学研究，26(1)：63～65．

崔新刚，张佐伦，丁自海，等．2006．胸椎上关节突基底外1/3点为椎弓根进钉点的应用解剖[J]．中国临床解剖学杂志，24(1)：32～35．

杜心如，张一模，赵玲秀，等．2000．腰椎椎弓根螺钉人字嵴顶点进钉方法的放射解剖学研究[J]．骨与关节损伤杂志，15(3)：206～208．

杜心如，赵玲秀，石继川，等．2007．经伤椎椎弓根螺钉复位治疗胸腰椎爆裂骨折的临床解剖学研究[J]．中国临床解剖学杂志，25(3)：239～242．

杜心如，赵玲秀，张一模，等．2001．胸腰椎椎弓根内径的测量及其临床意义[J]．中国脊柱脊髓杂志，11(3)：162～164．

韩新明，徐培章，王旭明，等．2010．脊柱内固定术后感染诊断和治疗的研究进展[J]．生物骨科材料与临床研究，7(3)：30～31．

胡有谷．2007．应防范椎弓根螺钉置入错误[J]．中国脊柱脊髓杂志，17(8)：565～566．

孔翔飞，吴小涛，茅祖斌，等．2007．椎弓根螺钉固定、椎体间融合术常见的技术错误及应对措施[J]．脊柱外科杂志，5(1)：25～28．

李超，阮狄克，丁宇石，等．2005．椎弓根螺钉螺杆形状对其生物力学性能影响的研究[J]．医用生物力学，20(2)：105～108．

李晶，吕国华，王冰，等．2005．胸腰椎骨折脱位伤椎固定的可行性研究[J]．中华骨科杂志，25(5)：293～296．

李琦，杨惠林．2003．椎弓根螺钉生物力学研究新进展[J]．国外医学·骨科学分册，24(5)：292～294．

李卫国，邱勇．2008．脊柱侧凸术后迟发性感染[J]．中国脊柱脊髓杂志，18(3)：233～236．

李严兵，王爱平，彭田红，等．2007．腰椎椎弓根通道不同外偏角方向变化规律的数字解剖学研究[J]．中国临床解剖学杂志，25(2)：113～117．

李志军，刘智君，高尚，等．2002．椎弓根螺钉内固定术有关角度测量及其临床意义[J]．内蒙古医学院学报，24(1)：16～19．

林炎生，周庭永，韩景茹，等．2002．下位腰椎椎弓根内固定术的断层解剖与CT[J]．中国临床解剖学杂志，20(3)：194～197．

刘良乐，汤呈宣，杨国敬．2011．胸椎椎弓根螺钉置入技术的研究现状与展望[J]．中国脊柱脊髓杂志，21(2)：148～150．

吕夫新，黄勇，张强，等．2008．胸腰椎骨折伤椎椎弓根内固定生物力学研究与临床应用[J]．脊柱外科杂志，6(4)：229～233．

马岩，李岩，马威，等．2009．中国北方地区成人椎弓根形态的测量及其临床意义[J]．中国临床解剖学杂志，27(3)：295～298．

欧阳晓，王景荣，王培先，等．2008．腰椎椎弓根与其毗邻神经关系的临床解剖观察[J]．实用骨科杂志，14(3)：152～155．

沈炳华，刘建青，吕世桥，等．2002．椎弓根e角和椎弓钉道水平偏角对比的临床意义[J]．山东医药，42(18)：19～20．

石锐，刘浩，袁元，等．2005. 不同节段椎弓根内部结构的测量和比较[J]. 中国临床解剖学杂志，23(5)：458～462.

史可强，雷云霞，王海奎，等．2009. 不同矢状角度置入椎弓根螺钉的拔钉生物力学研究[J]. 中国骨与关节损伤杂志，24(4)：311～313.

宋元进，朱晓东，李明．2006. 胸椎椎弓根的应用解剖及椎弓根钉的生物力学研究进展[J]. 脊柱外科杂志，4(4)：243～246.

王广积，林明侠，沈宁江，等．2008. 影响椎弓根螺钉拔出力的相关因素[J]. 中国组织工程研究与临床康复，12(35)：6919～6922.

王欢喜，邓展生，向铁城，等．2005. 胸椎弓根与其周围神经解剖关系的研究[J]. 湘南学院学报，7(4)：8～9.

王善琛，王建华，夏虹．2008. 经椎板关节突螺钉固定术的研究进展[J]. 实用医学杂志，24(10)：1833～1837.

王振锋，王海涛，李志军．2009. 脊柱椎弓根影像学进展[J]. 中国临床解剖学杂志，27(2)：234～235.

翁习生，邱贵兴，张嘉，等．2001. 椎弓根内固定技术的远期疗效评价[J]. 中华骨科杂志，21(11)：662～665.

吴超，谭伦．2007. X线片上胸腰椎椎板外侧缘及上缘与椎弓根关系研究及应用[J]. 中国矫形外科杂志，15(20)：1559～1561.

吴子祥，雷伟，孙明林，等．2004. 膨胀式椎弓根螺钉脊柱后路内固定的生物力学测试[J]. 医用生物力学，19(2)：98～102.

夏天，董双海，田纪伟．2009. 应用伤椎置钉治疗胸腰段骨折进展[J]. 脊柱外科杂志，7(3)：180～183.

许明，李明．2006. 徒手胸椎椎弓根螺钉置入技术的应用研究[J]. 中国矫形外科杂志，14(10)：781～783.

杨非，徐启武．2008. 胸椎相关骨性结构的外科解剖学观察[J]. 安徽医学，29(4)：401～404.

殷渠东，郑祖根，董启榕．2002. 椎弓根投影与椎后解剖标志的关系[J]. 中华创伤杂志，18(4)：252～253.

殷渠东，郑祖根．2003. 胸腰椎椎弓根螺钉固定技术的研究进展[J]. 中国脊柱脊髓杂志，(8)：505～507.

张余，郑小飞，李鉴轶．2007. 儿童脊柱椎弓根测量及其意义[J]. 南方医科大学学报，27(8)：1196～1198.

赵洪，曹晓建．2010. 胸椎椎弓根置钉技术研究进展[J]. 国际骨科学杂志，31(2)：89～91.

赵建华，刘鹏．2008. 胸椎椎弓根解剖与临床[J]. 局解手术学杂志，17(5)：297～299.

周云．2004. 胸腰椎椎弓根螺钉植入技术的研究进展[J]. 中华创伤骨科杂志，6(1)：118～120.

Adamo MA，Deshaies EM，German JW，et al. 2006. Management of thoracic spine injuries part Ⅱ：thoracic spinal fractures—early management and biomechanical concepts[J]. Contemporary Neurosurgery，28(21)：1～8.

Afzal S，Akbar S，Dhar SA. 2008. Short segment pedicle screw instrumentation and augmentation vertebroplasty in lumbar burst fractures：an experience[J]. Eur Spine J，17(3)：336～341.

Akbay A，Inceoglu S，Milks R，et al. 2005. Thoracic transfacet pedicle screw fixation：a new instrumentation technique [J]. J Neurosurg Spine，3(3)：224～229.

Altay M，Ozkurt B，Aktekin CN，et al. 2007. Treatment of unstable thoracolumbar junction burst fractures with short- or long-segment posterior fixation in Magerl type A fractures[J]. Eur Spine J，16(8)：1145～1155.

Antonietti P. 2008. A brief survey of the complications of spinal surgery[J]. ArgoSpine，(17)：10～16.

Baron EM，Zeiller SC，Vaccaro AR，et al. 2006. Surgical management of thoracolumbar fractures[J]. Contemporary Spine Surgery，7(1)：1～8.

Bastian L，Lange U，Oeser M. 2002. Complications in surgical treatment of thoracolumbar injuries[J]. Eur Spine J，11(3)：214～226.

Becker S，Chavanne A，Spitaler R，et al. 2008. Assessment of different screw augmentation techniques and screw designs in osteoporotic spines[J]. Eur Spine J，17(11)：1462～1469.

Bence T，Schreiber U，Grupp T，et al. 2007. Two column lesions in the thoracolumbar junction：anterior，posterior or combined approach? A comparative biomechanical in vitro investigation[J]. Eur Spine J，16(6)：813～820.

Bensch FV，Koivikko MP，Kiuru MJ，et al. 2006. The incidence and distribution of burst fractures[J]. Emerg Radiol，12(3)：124～129.

Betz R，Bolger C，George K. 2010. PediGuard：for safer pedicle screw placement[J]. News from the industry，22：149～152.

Butt MF，Farooq M，Mir B，et al. 2007. Management of unstable thoracolumbar spinal injuries by posterior short segment spinal fixation[J]. Int Orthop，31：259～264.

Chan CY，Kwan MK，Saw LB. 2010. Safety of thoracic pedicle screw application using the funnel technique in Asians：a cadaveric evaluation [J]. Eur Spine J，19(1)：78～84.

Chatzistergos P，Magnissalis E，Kourkoulis SK. 2007. The influence of the insertion torque on the pullout force of pedicle screws. In：Gdoutos EE ed. Experimental Analysis of Nano and Engineering Materials and Structures[M]，Netherland：

Springer,483～484.

Croce MA,Bee TK,Pritchard E,et al. 2001. Does optimal timing for spine fracture fixation exist? [J]. Ann Surg,233(6):851～858.

Deviren V, Acaroglu E,Lee J,et al. 2005. Pedicle screw fixation of the thoracic spine: an in vitro biomechanical study on different Configurations[J]. Spine,30:2530～2537.

DiPaola CP,Kwon BK. 2010. Posterior instrumentation for thoracolumbar and lumbar fracture dislocation. In: Patel VV, et al eds. Spine Trauma[M]. Berlin Heidelberg:Springer-Verlag. 271～282.

Fayyazi AH,Gelb DE,Ludwig SC. 2002. Thoracic pedicle screw instrumentation[J]. Curr Opin Orthop,13:200～206.

Gayet LE, Pries P, Duport G, et al. 1998. Comparison of transverse process and laminar resistance in thoracic spinal fixation [J]. Eur J Orthop Surg Traumatol,8:125～131.

Gazzeri R,Faiola A,Galarza M,et al. 2009. Universal clamp system in thoracolumbar spinal fixation: technical note [J]. Acta Neurochir(Wien),151(12):1673～1680.

Hart R,Hettwer W,Liu Q,et al. 2006. Mechanical stiffness of segmental versus nonsegmental pedicle screw constructs: the effect of cross-links[J]. Spine,31(2): E35～38.

Heller KD,Prescher A,Schneider T,et al. 1998. Stability of different wiring techniques in segmental spinal instrumentation. An experimental study[J]. Arch Orthop Trauma Surg,117(1～2):96～99.

Hicks JM, Singla A, Shen FH, et al. 2010. Complications of pedicle screw fixation in scoliosis surgery: a systematic review. [J] Spine,35(11):E465～470.

Hongo M,Ilharreborde B,Gay RE,et al. 2009. Biomechanical evaluation of a new fixation device for the thoracic spine [J]. Eur Spine J,18(8):1213～1219.

Kakkos SK,Shepard AD. 2008. Delayed presentation of aortic injury by pedicle screws: Report of two cases and review of the literature[J]. J Vas Surg,47(5):1074～1082.

Karapinar L,Erel N,Ozturk H,et al. 2008. Pedicle screw placement with a free hand technique in thoracolumbar spine: is it safe? [J]. J Spinal Disord Tech,21:63～67.

Kim YM,Kim DS,Choi ES,et al. 2011. Non fusion method in thoracolumbar and lumbar spinal fractures[J]. Spine,36:170～176.

Knop C,Kranabetter T,Reinhold M,et al. 2009. Combined posterior-anterior stabilisation of thoracolumbar injuries utilising a vertebral body replacing implant[J]. Eur Spine J,18(7):949～963.

Lee JY,Vaccaro AR,Lim MR,et al. 2005. Thoracolumbar injury classification and severity score: a new paradigm for the treatment of thoracolumbar spine trauma[J]. J Orthop Sci,10(6):671～675.

Lehman RA,Kuklo TR. 2003. Use of the anatomic trajectory for thoracic pedicle screw salvage after failure/violation using the straight-forward technique: a biomechanical analysis [J]. Spine,28(18):2072～2077.

Lehman RJ,Polly DJ,Kuklo TR,et al. 2003. Straight-forward versus anatomic trajectory technique of thoracic pedicle screw fixation:a biomechanical analysis[J]. Spine,28(18):2058～2065.

Li G,Lv G,Passias P,et al. 2010. Complications associated with thoracic pedicle screws in spinal deformity[J]. J Spinal Disord Tech,19(9):1576～1584.

Liao JC,Fan KF,Chen WJ,et al. 2009. Posterior instrumentation with transpedicular calcium sulphate graft for thoracolumbar burst fracture[J]. Int Orthop,33(6):1669～1675.

Lotfinia I,Sayahmelli S,Gavami M. 2010. Postoperative computed tomography assessment of pedicle screw placement accuracy[J]. Turk Neurosurg,20(4):500～507.

Luque ER. 1986. Interpeduncular Segmental Fixation[J]. Clin Orthop Relat Res,203:54～57.

Magerl F,Aebi M,Gertzbein SD,et al. 1994. A comprehensive classification of thoracic and lumbar injuries. Eur Spine J,3:184～201.

McCormack T,Karaikovic E,Gaines R. 1994. The load sharing classification of spine fractures. Spine,19:1741～1744.

McLain RF. 2006. The biomechanics of long versus short fixation for thoracolumbar spine fractures [J]. Spine,31:S70～79.

Modi HN,Chung KJ,Seo IW,et al. 2009. Two levels above and one level below pedicle screw fixation for the treatment of unstable thoracolumbar fracture with partial or intact neurology[J]. J Orthop Surg Res,4:28.

Morgenstern W,Ferguson SJ,Berey S,et al. 2003. Posterior thoracic extrapedicular fixation: a biomechanical study[J]. Spine,28(16):1829～1835.

Oner FC. 2010. Posterior decompression technique for thoracolumbar burst fracture. In:Patel VV,et al eds. Spine Trauma [M]. Berlin Heidelberg:Springer-Verlag,283～289.

Ono A,Brown MD,Latta LL,et al. 2001. Triangulated pedicle screw construct technique and pull-out strength of conical and cylindrical screws[J]. J Spinal Disord,14(4):323～329.

Panjabi MM,Goel V,Oxland T,et al. 1992. Human lumbar vertebrae. Quantitative three-dimensional anatomy[J]. Spine, 17(3):299～306.

Panjabi MM,Oda T,Wang JL. 2000. The effects of pedicle screw adjustments on neural spaces in burst fracture surgery [J].Spine,25(13):1637～1643.

Park W,Park Y,Kim K,et al. 2009. Biomechanical comparison of instrumentation techniques in treatment of thoracolumbar burst fractures: a finite element analysis[J]. J Orthop Sci,14(4):443～449.

Potter BK,Lehman RA,Kuklo TR. 2004. Anatomy and biomechanics of thoracic pedicle screw instrumentation [J]. Curr Opin Orthop,15:133～141.

Rene S,Dietmar K,Peter S,et al. 2010. PLIF in thoracolumbar trauma: technique and radiological results[J]. Eur Spine J, 19:1079～1086.

Sandri A,Regis D,Marino MA,et al. 2011. Lumbar artery injury following posterior spinal instrumentation for scoliosis [J]. Orthopedics,34(4). doi:317～321.

Sasani M,Ozer AF. 2009. Single-stage posterior corpectomy and expandable cage placement for treatment of thoracic or lumbar burst fractures[J]. Spine,34(1): E33～40.

Sasso RC,Renkens K,Hanson D,et al. 2006. Unstable thoracolumbar burst fractures anterior-only versus short-segment posterior fixation[J]. J Spinal Disord Tech,19:242～248.

Serin E,Karakurt L, Yilmaz E, et al. 2004. Effects of two-levels, four-levels, and four-levels plus offset-hook posterior fixation techniques on protecting the surgical correction of unstable thoracolumbar vertebral fractures: a clinical study [J]. Eur J Orthop Surg Traumatol,14: 1～6.

Singh K,Heller JG. 2005. Postoperative spinal infections [J]. Contemporary Spine Surgery,6(9):61～68.

Steib JP,Charles YP, Aoui M. 2010. In situ contouring technique in the treatment of thoracolumbar fractures[J]. Eur Spine J,19(Suppl 1):S66～68.

Steinmetz MP. 2008. Segmental spinal instrumentation in the management of scoliosis[J]. Neurosurgery,63:A131～A138.

Sterba W,Kim DG,Fyhrie DP,et al. 2007. Biomechanical analysis of differing pedicle screw insertion angles[J]. Clin Biomech(Bristol,Avon),22(4):385～391.

Suezawa Y,Jacob HA. 1986. Lumbar and thoracic spinal fusion with transpedicular fixation(including a novel distraction and compression device). A preliminary report[J]. Arch Orthop Trauma Surg,105(2):126～129.

Tezer M,Ozturk C,Aydogan M,et al. 2005. Surgical outcome of thoracolumbar burst fractures with flexion distraction injury of the posterior elements[J]. Int Orthop,29: 347～350.

Weiss HR,Goodall D. 2008. Rate of complication in scoliosis surgery- a systematic review of the Pub Med literature[J]. Scoliosis,3:9.

White KK,Oka R,Mahar AT,et al. 2006. Pullout strength of thoracic pedicle screw instrumentation: comparison of the transpedicular and extrapedicular techniques[J]. Spine,31(12):E355～358.

Yalniz E,Ciftdemir M, Eskin D, et al. 2009. The safety of pedicle screw fixation in the thoracic spine[J]. Acta Orthop Traumatol Turc,43(6):522～527.

Yang H, Gu R,Deng S,et al. 2010. Three-column reconstruction through single posterior approach for the treatment of unstable thoracolumbar fracture[J]. Spine,35: E295～302.

Yngve DA,Burke SW,Price CT,et al. 1986. Sublaminar wiring[J]. J Pediatr Orthop,6(5):605～608.

第十九章　腰骶内固定术

第一节　概　　述

腰骶段是腰椎向骶椎移行的区域，严格意义上特指L_5～S_1节段，也有作者将L_4归入腰骶段。由于腰骶椎是负重以及运动的主要区域，腰骶椎间盘退变性疾患以及感染等均非常多见，相当部分患者需要进行手术减压及融合内固定。

正如枕颈交界部、颈胸交界部及胸腰交界部一样，作为腰骶交界部的腰骶段也是脊柱外科中富有挑战性的一个区域。局部复杂的解剖、独特的生物力学特性以及骶椎较差的骨质质量都是腰骶段脊柱难以融合固定的原因。

腰骶段融合的适应证包括腰骶段脊柱不稳、腰椎滑脱、复发的椎间盘突出、椎间盘退变病、脊柱侧凸、融合后相邻病和假关节的翻修手术，以及骨盆倾斜导致的脊柱不平衡、肿瘤、外伤和感染等。

腰骶段固定易出现假关节的并发症，尤其长节段固定。文献报道，使用 Harrington 器械假关节率接近 39%，失去脊柱前凸超过 49%。在现代长节段固定中因为矫正丢失和内置物失败而导致假关节发生也较为常见。Camp 等采用 CD 器械骶骨螺钉的疲劳达到 44%。有资料显示，7%～14%使用坚强固定的病人发生假关节。出现较高发生率的腰骶段假关节形成的重要因素有几个方面。首先，腰骶关节突关节位于冠状位方向上，比其他腰椎关节允许更多的旋转运动，而旋转应力对于多数固定和融合均是不良作用应力。其次，骶骨没有具有其他腰椎或者胸椎类似的典型椎弓根结构，螺钉置入后无法获得良好的骨性固定。最后，长节段的脊柱融合将产生类似杠杆的作用，植入物的尾端会在骶骨螺钉处产生过大的应力。因此，在任何时候做跨腰骶关节的脊柱重建选择固定节段、内固定形式、融合方式等需要慎重考虑。

本章节将主要讨论腰骶部短节段内固定，而涉及腰骶髂固定的内容在下一章介绍。

一、腰骶段解剖与生物力学特点

（一）腰骶段的解剖特点

腰骶段由L_5椎体与骶骨通过L_5/S_1椎间盘以及关节突关节相互连结，腰骶段是活动腰椎向不活动骶椎移行的区域，是从腰椎前凸转向骶骨后凸的移行部位（图 19-1-1）。

骶椎作为连接两个半骨盆的组织，由 5 块融合的椎体组成且横突融合成一块厚的连续的侧块。它的前后径在女性中迅速地从S_1的 47mm 减少到S_2的 28mm，而在男性中从 50mm 减少到 31mm。骶椎绝大部分是网状的骨质结构，但是在骶骨翼（特别是骶骨岬）骨质密度有所增强。骶髂关节是中轴骨中最大的关节，它的功能是把中轴骨的负荷转移到每个半骨盆。

腰骶段脊柱有髂内动脉和静脉，骶正中动脉和静脉，交感神经干，腰骶干和乙状结肠等重

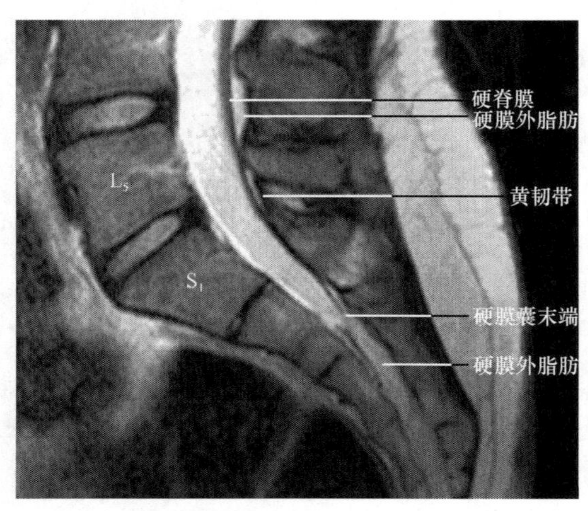

图 19-1-1 腰骶部结构

要结构，所有的这些结构都紧邻骶椎走行，腰骶段手术时应警惕这些重要结构的损伤。

（二）腰骶段的生物力学

人体中，$L_4\sim L_5$、$L_5\sim S_1$ 椎间盘是受力最大的区域，也是活动度最大的脊柱椎间关节，椎间盘突出、腰椎峡部裂等最易发生在此部位。

$L_5\sim S_1$ 椎间盘并非平行于水平面，而是与水平面之间存在一个角度，这个角度就是骶骨倾斜角。由于骶骨倾斜角的存在，作用于 $L_5\sim S_1$ 椎间盘的轴向载荷可以分解为两个分力，一是通过骶骨翼传导到骨盆至髋关节，另一分力却是导致 L_5 向前滑移的力，正常情况下这部分力有助于保持腰椎前凸，并由后方的关节突关节以及韧带结构平衡并向下传导至骨盆。临床常应用的骨盆测量参数见图 19-1-2。

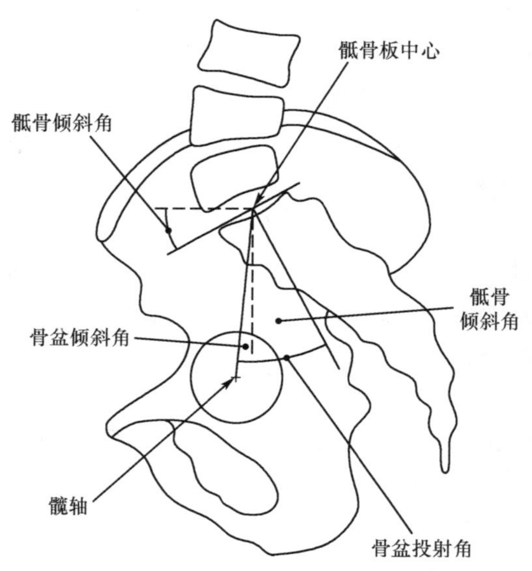

图 19-1-2 骨盆参数

骨盆的有关参数有助于了解腰骶局部解剖以及曲线的变化，也是临床施行腰骶内固定时必须考虑的指标。骨盆投射角（pelvic incidence，PI）用来描述骨盆的解剖形态，不受摄片时个体体位和姿势的影响；骨盆倾斜角（pelvic tilt，PT）和骶骨倾斜角（sacral slope，SS）用来描述骨盆的空间方位，受个体体位和姿势的影响。Imgaye 等率先提出 PI 概念。PI 的定义是垂直穿过骶骨终板中点的直线与骶骨终板中点和双侧股骨头中点的连线之间的夹角。PI 被视为真实反映骨盆解剖形态的参数，在个体间存在一定差异，但在同一个体的测量值则较恒定，不随体位变化而变化，且自骨骼生长停止后保持恒定。Ferguson 提出 SS 参数，其定义为骶骨终板平面与水平线之间的夹角。SS 是体位相关参数，受体位的影响。SS 被公认为腰椎前凸角（lumbar lordosis，LL）的重要决定因素。PT 的定义为骶骨终板中点和双侧股骨头中点的连线与重力线之间的夹角。PT 也是体位相关性参数，是反映骨盆前倾或后倾角度的指标。各参数之间关系：PI＝PT＋SS。

（三）腰骶重建的生物力学

腰骶前后方关节可以看做类似杠杆结构，其支点大约位于中柱的骨-韧带-纤维环部位（图 19-1-3）。因此，在椎间植骨重建时，植骨位置应远离这个杠杆支点，有利于提高局部刚度。研究表明，后路椎弓根内固定术，如椎骨部位位于椎体前 1/3，则压缩刚度可提高 18 倍，如在中 1/3，则提高 12 倍，但在后 1/3 则仅提高 6 倍（图 19-1-4）。

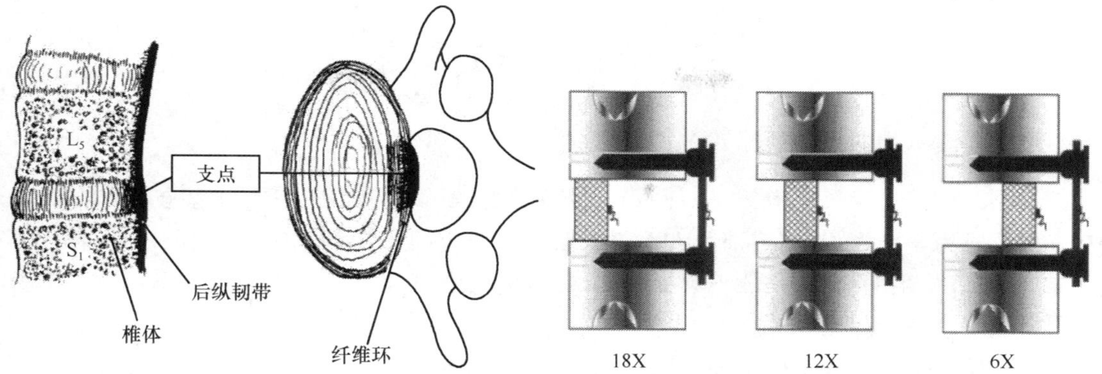

图 19-1-3　腰骶区类似杠杆结构，支点位于中柱　　图 19-1-4　前柱支撑位置对腰骶压缩刚度影响

由于腰骶椎的生物力学特点，选择腰骶内固定以及融合时应充分考虑到这个特点。已有大量研究表明，采用前路椎间植骨支撑、前路内固定、增加骶骨固定辅助点以及扩展到髂骨固定等均可以有效改善腰骶段固定的稳定性。在腰骶段，良好的前柱支撑作用明显，其不但有效传递轴向载荷，减少后路固定螺钉的应力集中，降低后路固定的植入物疲劳，而且具备更加可靠的植骨床，有利于椎体间的植骨融合。在腰骶段，采用类似碎骨植骨方式不能达到有效椎体间支撑作用，较易出现植入物疲劳(图 19-1-5)。内固定方式不同影响也较大，Mark 等在新鲜尸体不稳定 L_5～S_1 节段标本上对单独椎间融合器固定、椎间融合器＋前路钢板固定、椎间融合器＋后路椎弓根钉棒固定进行生物力学比较，认为融合器＋前路钢板固定、融合器＋后路椎弓根钉棒固定比单独融合器固定可以增加节段稳定性，而融合器＋前路钢板固定与融合器＋后路椎弓根钉棒固定在屈伸、轴向旋转上无明显不同，但后者在侧弯时更稳定。在体外研究显示，经椎板的小关节螺钉可以作为 ALIF 附加一种损伤较小的固定手术选择，然而，有资料表明，ALIF 联合小关节螺钉使用时假关节形成率为 44%/节段，而联合椎弓根螺钉时则为 13%/节段。

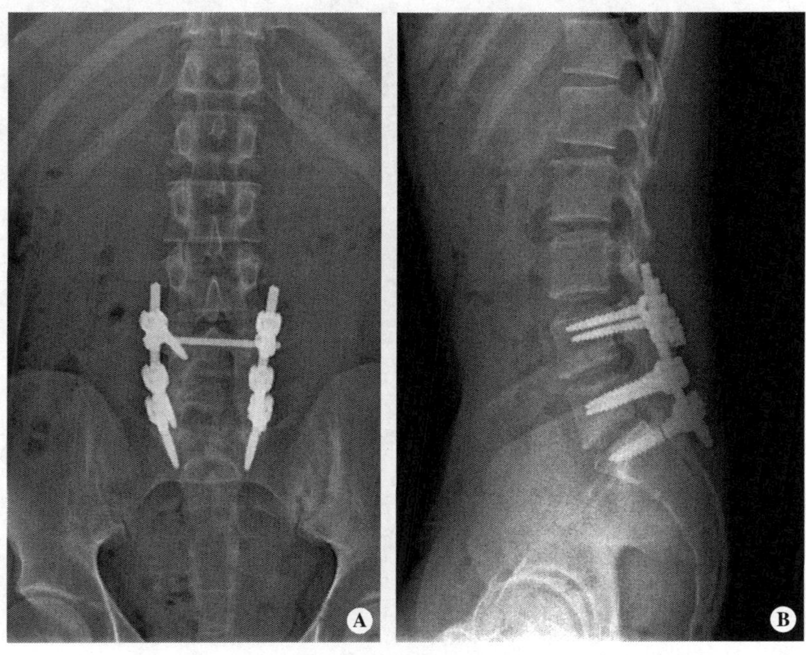

图 19-1-5　L_5～S_1 椎间植骨内固定术后 9 个月，S_1 螺钉疲劳断裂

二、腰骶内固定方法

（一）后路内固定术

后路内固定技术最先应用 Harrington 骶骨钩、Luque 钢丝固定等，这些技术本身缺乏良好的生物力学强度，且固定部位方面位于 L_5～S_1 旋转轴的后部，因此拔出强度低、固定不可靠，假关节发生率高，现一般不单独应用，偶与扩展到髂骨固定的技术如 Galveston 技术、髂骨钉固定等联合应用，如应用于先前已行融合手术或缺乏解剖标志等。

目前临床上应用较多的主要有以下几种类型：

1. 骶骨椎弓根螺钉固定术 是临床上最为常用的技术，通过腰椎螺钉固定与骶骨螺钉固定或者髂骨螺钉固定以钛合金圆棒相连接，实现局部固定的要求。根据固定部位不同，可以分为长节段固定和短节段固定；也可以分为腰骶固定或者腰骶髂固定（脊柱骨盆固定）。骶骨螺钉固定一般在 S_1 或 S_2 进行，但 S_2 螺钉固定不单独应用。

2. 椎板关节突螺钉固定术 有两种形式：①经关节螺钉固定；②经椎板关节突螺钉固定。该技术较颈椎经关节突固定还古老一些，操作方法简单，且费用较低，但由于腰骶椎负重大，局部应力或负荷大，因此也容易引起疲劳。经关节螺钉固定较少作为一种独立应用的固定形式，多是辅助前路 360°融合应用（图 19-1-6）。

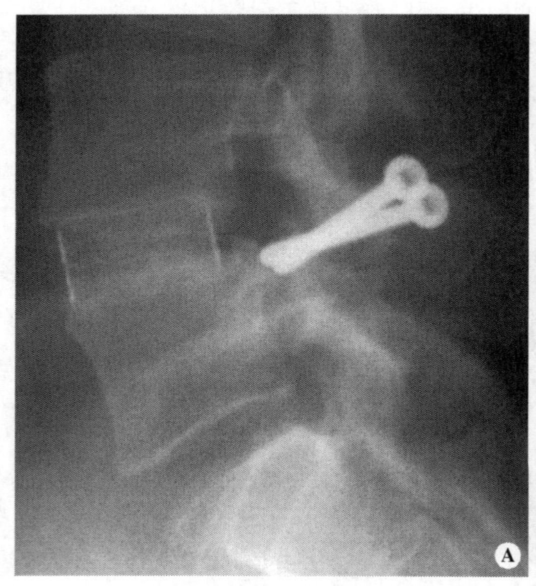

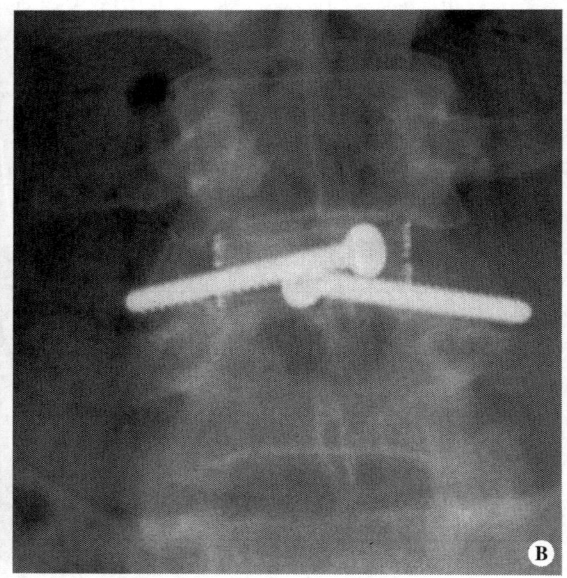

图 19-1-6 经椎板关节螺钉固定术

3. 经椎间盘固定［transpedicular-transdiscal-transcorporal (TPDC) fixation］ 该固定方式也可以分为单纯经 L_5～S_1 椎间盘螺钉固定（图 19-1-7），也可以采用椎弓根螺钉钉棒方式进行固定，称为 Delta 固定（三角固定，图 19-1-8）。

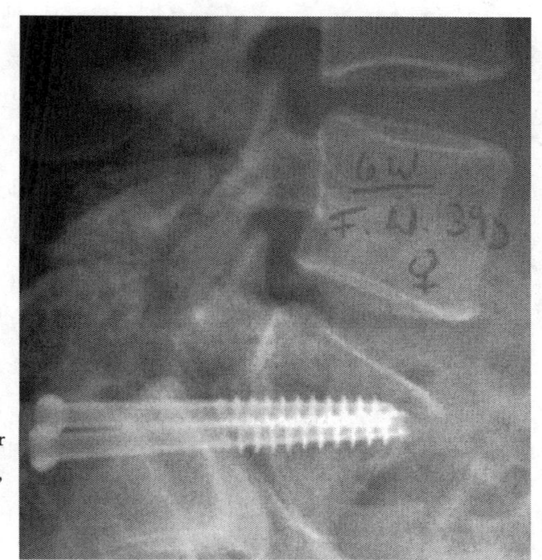

图 19-1-7　经椎间盘螺钉固定术

引自 Aebi M. In：Szpalski M，et al(eds). Surgery for Low Back Pain. Springer-Verlag Berlin Heidelberg，2010. 147-154.

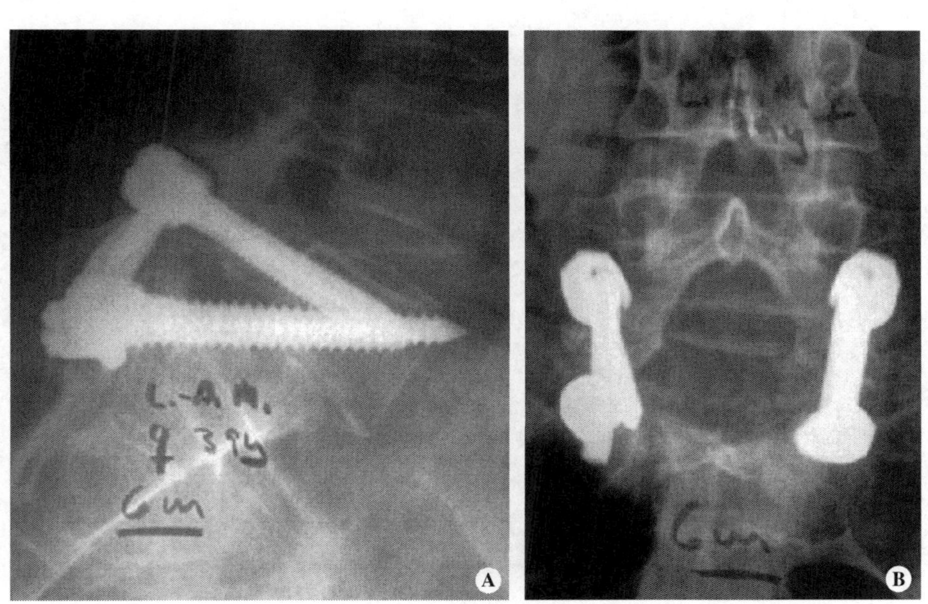

图 19-1-8　Delta 固定术

引自 Szpalski M，et al. Surgery for Low Back Pain，2010. 147-154.

（二）前路内固定术

1. 前路经椎间盘腰骶螺钉固定　经前路腰骶椎体间固定是一项较为古老的技术，可以通过前路进行腓骨支撑固定或者直接螺钉固定（图 19-1-9）。法国 Rene Louis 及意大利 Marchetti 采用该技术进行 L_5～S_1 滑脱的治疗。无论通过单纯后路手术或前路手术，他们对滑脱进行复位后，采用一枚或者双枚螺钉进行腰骶椎固定，在人体中线部位，从 L_5 的前上缘斜行向下，穿过 L_5 椎体及 L_5～S_1 椎间盘，到达 S_1 椎体，进行螺钉固定，L_5～S_1 椎间盘采

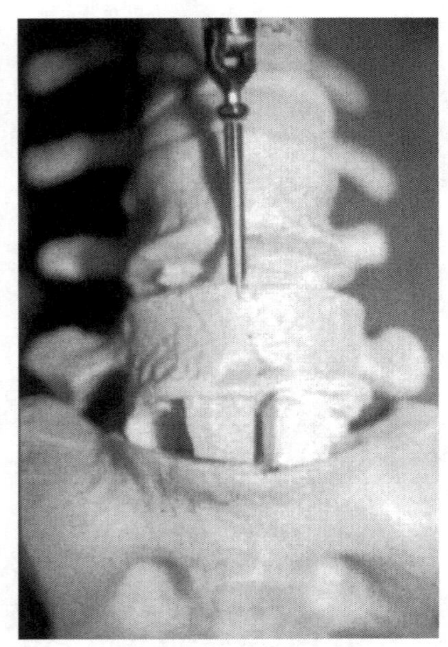

图 19-1-9 前路腰骶经椎间盘螺钉固定术
引自 Szpalski M, et al. Surgery for Low Back Pain, 2010. 147-154.

用三面皮质植骨块进行融合。作为该技术的改良，也可以采用腓骨条固定。将克氏针按照上述螺钉入径置入，然后采用中空钻进行钻孔，再通过该钻孔置入腓骨条。但是未见较多该技术临床应用报道。

2. 单纯融合器应用 在腰骶椎手术早期有采用单纯椎间融合器如 TFC 通过后路或者前路途径进行椎体间重建，由于融合器多没有良好固定，目前很少单独应用，一般需要辅助后路。Synthes 公司设计的融合器上带有固定装置，可以在没有其他辅助后路或者前路钢板固定下实现局部稳定效果（图 19-1-10）。

3. 融合器＋前路钛板固定 腰骶部前方解剖研究表明，其适合应用角度钛板固定，且可以满足局部力学稳定的要求。Depuy Spine 设计了腰椎前路融合器以及腰骶固定钛板，可以用于腰骶部的前路融合固定（图 19-1-11～图 19-1-13）。

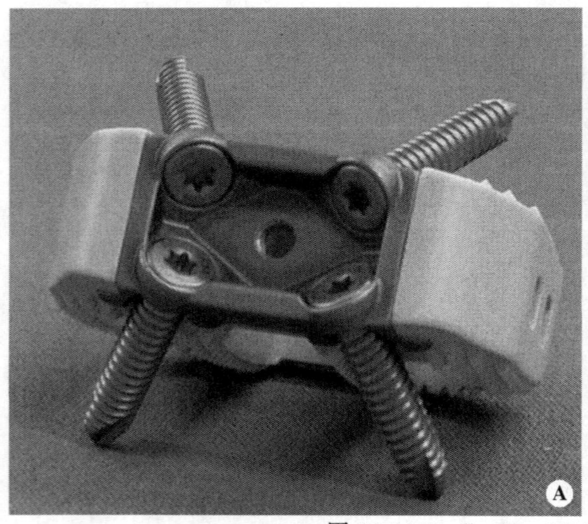

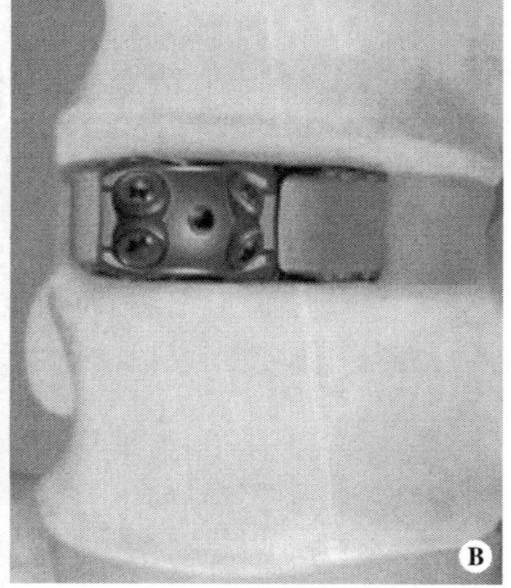

图 19-1-10 SynFix-LR(Synthes)

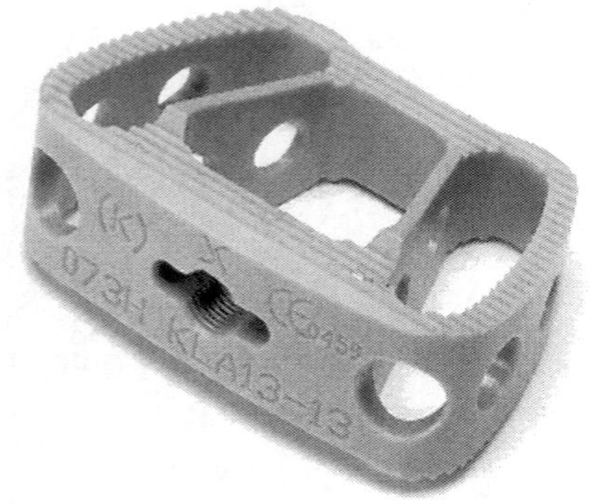

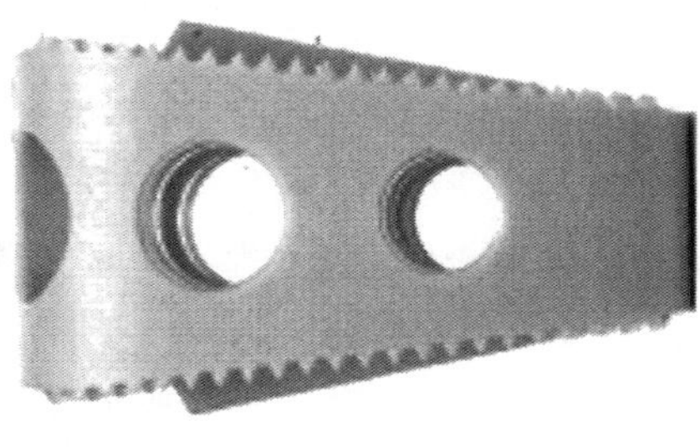

图 19-1-11 KLA 前路腰骶融合器(Depuy Spine)

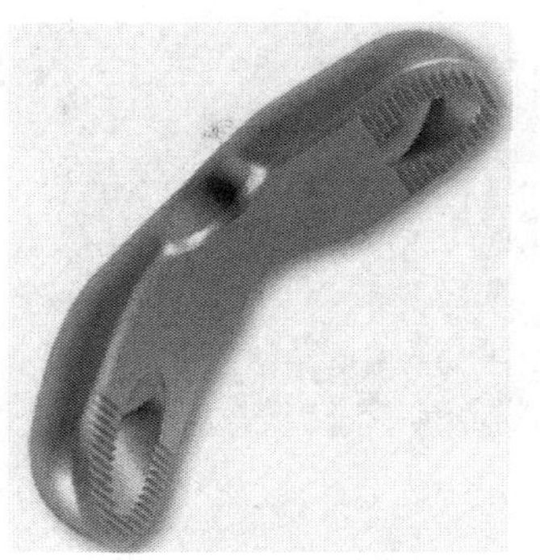

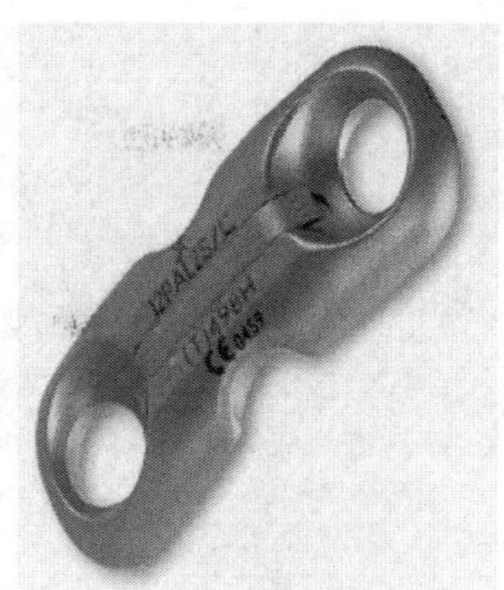

图 19-1-12　PACH 腰骶前路自锁钛板(Depuy Spine)

其手术操作同其他腰骶部前路融合手术(图19-1-14)。

4. 骶前轴向融合术　2004 年,Cragg 等首次报道经皮前路腰骶椎间轴向融合术(percutaneous axial lumbosacral interbody fusion, AxiaLIF),该技术通过尾骨旁切口,钝性分离骶前间隙,透视导引下经皮入径从骶骨到 L_5 或 L_4,行腰骶固定。该入径避免了对纤维环及脊柱后方肌肉、韧带及周围组织的破坏,国外近年临床应用初步结果显示腰骶椎得到有效融合。

本章主要介绍骶骨螺钉固定技术、椎板关节突螺钉固定技术、经椎弓根-椎间盘-椎体螺钉固定术以及轴向腰骶固定术。

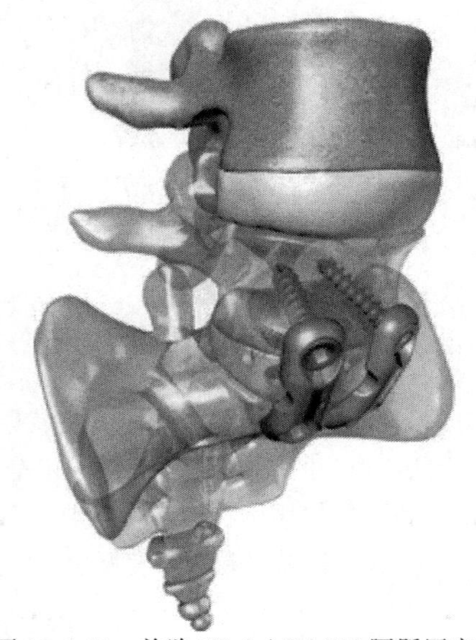

图 19-1-13　前路 KLA＋PACH 腰骶固定术

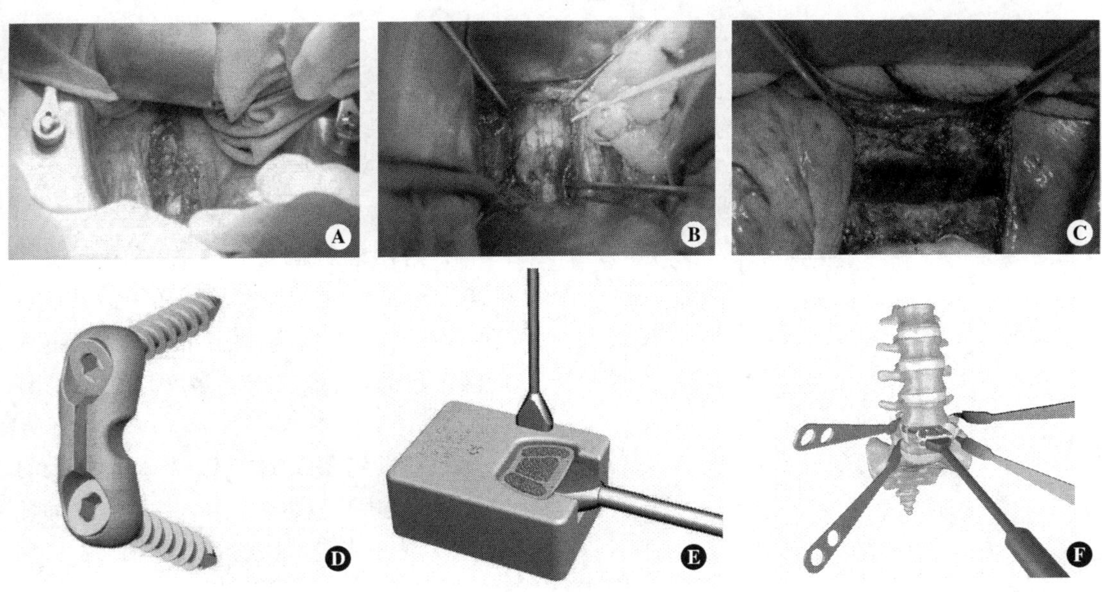

图 19-1-14

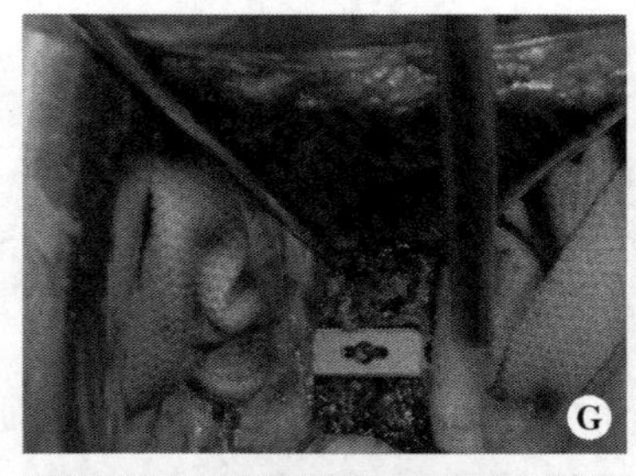
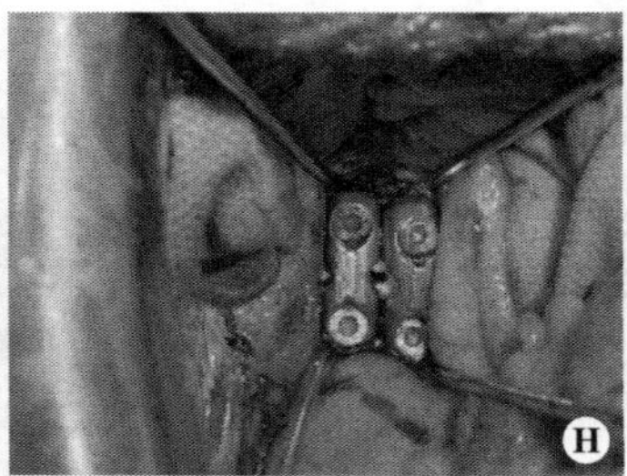
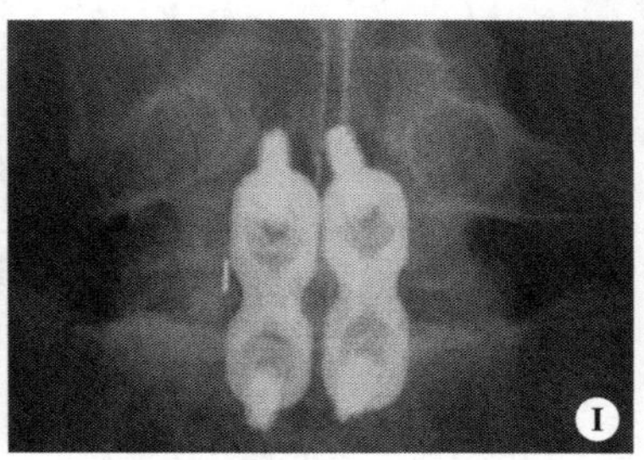
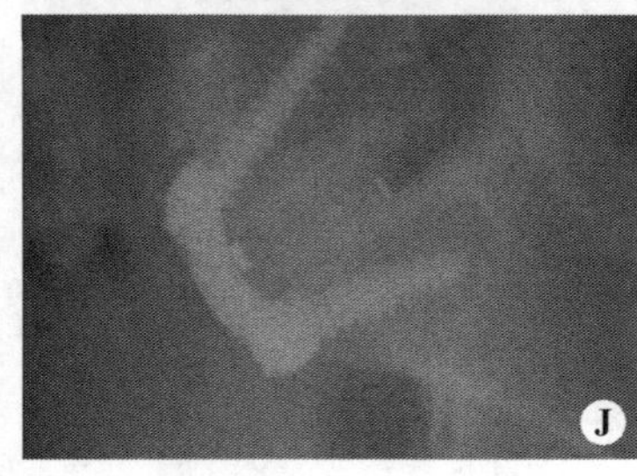

图 19-1-14 前路腰骶融合器植入及钛板固定术(续)
A. 腹膜外入路显露腰骶部;B. 保护周围结构;C. 椎间盘切除减压;D、E. KLA 充填植骨材料;F. 融合器置入腰骶间隙;G. 融合器植入后,选择合适前路 PACH 钛板固定;H. 前路钛板固定后;I、J. 术后改变
引自 Depuy Spine.

(瞿东滨 张海兵)

第二节 骶骨螺钉固定术

腰骶内固定术中,后路钉棒系统是最常用的内固定器械,其核心就是可靠的椎弓根螺钉固定。无论长短节段固定,骶骨螺钉固定是最基本、最常用的方法。骶骨螺钉固定一般仅在 S_1、S_2 进行,S_3 以下螺钉固定在腰骶固定中没有实用价值。但由于骶骨结构特殊,缺乏类似胸腰椎的椎弓根典型结构,且局部毗邻结构复杂,骶骨螺钉的置入在安全性、可靠性方面均有较高要求。

一、基本类型

(一)横切面

骶骨没有典型的椎弓根结构,也无法分出侧块,因此,习惯上都笼统称为骶骨螺钉固定。根据螺钉进入的部位及角度,在横切面上,其可以分为以下几种方法(图 19-2-1):

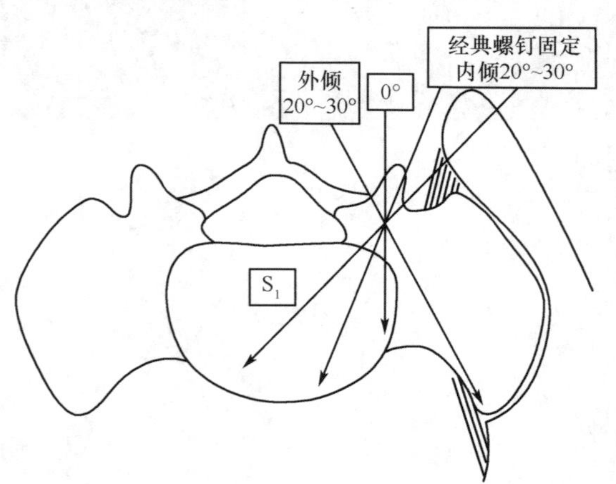

图 19-2-1 骶骨螺钉固定方法

1. 内侧螺钉固定或者内侧固定法 螺钉从位于 S_1 上关节突基底部的入钉点,以内倾 20°~30°角度,通过椎弓根部,进入 S_1 椎体前部,这是临床上最常应用的一种方法。

2. 直进钉法 螺钉以 0°垂直从入钉点进入,通过椎弓根后,进入 S_1 椎体外侧部,该方法螺钉通道最短,但不适用于 S_2 螺钉固定。

3. 前外侧或者外侧螺钉固定法 一

般选择螺钉入钉点较前内侧方法偏内，以外倾 20°～30°角度，通过椎弓根，进入骶骨翼区，故也称为骶骨翼螺钉固定。外侧角变化很大，在 25°～45°，通常为 30°。倾角偏向头侧指向 S_1 终板。轴位的入钉点如偏内侧或下方，则角度要更大一点。置入骶骨翼螺钉时，一般螺钉尖部要穿透骶骨前皮质，以获得双皮质固定，提高螺钉拔出强度。

4. 经骶髂关节法　入钉点选择在髂骨外板部，以内倾 45°角度将螺钉通过髂骨内外板、骶髂关节、S_1 椎弓根，进入 S_1 椎体前部。

临床上短节段腰骶固定时最常用就是前内侧骶骨螺钉固定，个别情况下应用前外侧或者骶骨翼螺钉固定。经骶髂关节螺钉固定仅应用于神经肌肉性脊柱侧凸矫形等长节段固定融合。

（二）矢状面

即从螺钉固定骶骨的矢状剖面分析，根据螺钉与骶骨前皮质以及 S_1 终板的关系，骶骨螺钉固定又可以分为以下几种方法或类型（图 19-2-2）：

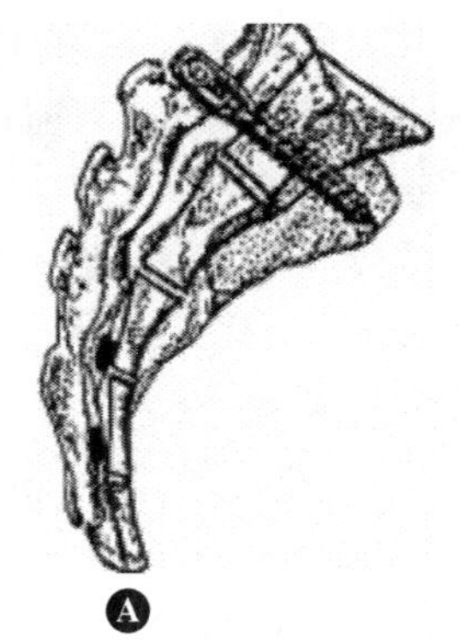

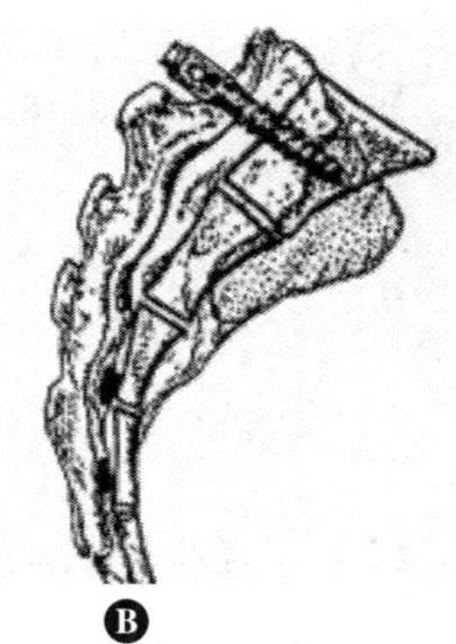

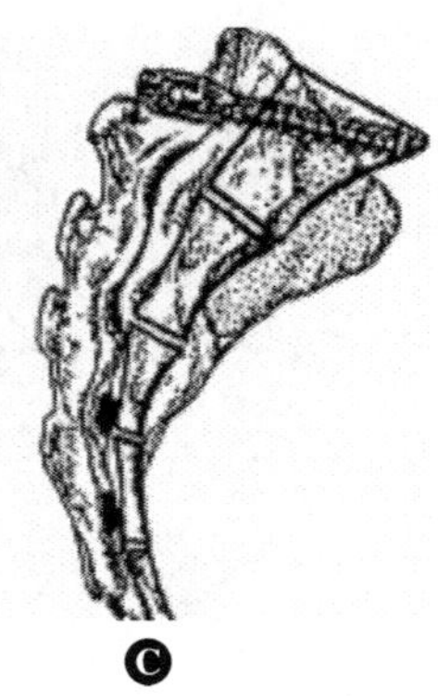

图 19-2-2　矢状面上螺钉固定类型
A. 双皮质固定；B. 单皮质固定；C. 骶骨岬固定

1. 单皮质固定　是骶骨螺钉固定的标准方式，即螺钉平行于 S_1 终板进入，终止于前皮质后方，没有穿透前皮质。

2. 双皮质固定　鉴于双皮质螺钉固定较单皮质螺钉固定稳固，螺钉继续前行，穿透骶骨前皮质，称为双皮质固定，可以获得更好的固定强度。但存在损伤骶骨前结构的潜在风险，因此，Luk（陆飚骥）提出将螺钉与 S_1 终板成角置入，经 S_1 椎弓根，穿 S_1 上终板，进入 L_5～S_1 椎间盘内，也形成双皮质固定，该方法不但可以避免骶骨前双皮质螺钉固定的风险，而且可以获得更佳的生物力学固定效果。该技术方法的体外平均拔出力以及循环载荷均较平行于 S_1 终板固定的标准方法有显著性提高。

3. 三皮质固定　Lehman 等提出在矢状位上倾角指向骶骨岬，以获得三皮质螺钉固定。骶骨岬部骨质坚硬，将螺钉指向骶骨岬，螺钉前部可以接受骶骨岬部 S_1 上终板与 S_1 前皮质的双重固定，力学强度更佳。该方法可在置入扭力上增加 99%。

4. 经腰骶椎间盘固定　螺钉通过 S_1 椎弓根，穿 S_1 上终板，经椎间盘后，螺钉前部进入 L_5 椎体内达到固定效果，但并不穿透 L_5 前缘的皮质。也有称为经椎弓根-经椎间盘-经椎体螺钉固定，具体见本章第三节。

上述水平面与矢状面固定方法的不同组合，构成骶骨螺钉固定的繁杂形式。这要求我们在临床实际工作中，不但要熟悉各种固定形式，更要了解其不同的解剖、生物力学特点，根据病人不同情况，加以选择。同时，也使我们在讨论下述骶骨固定的临床解剖时有一个基本印象，不同的螺钉固定方法对入钉点选择、螺钉长短选择以及角度选择等均不同。

二、临床解剖

（一）骶骨形态

骶骨由5块椎骨合成一块凸向后的三角形结构（图19-2-3）。骶骨底与L_5以椎间盘相连，骶骨上关节突与L_5下关节突组成关节突关节，两者构成腰骶关节。骶骨底的两侧平滑呈扇形，为骶骨翼。骶骨两侧上部由2～3个骶椎横突相愈合成耳状面，与髂骨相应的关节面形成骶髂关节。骶骨的前面有4对骶前孔，同序数的骶神经前支由此进入盆腔，组成骶丛。骶骨的后面粗糙不平，有4对骶后孔，骶神经后支及伴行小血管由此孔穿出。骶后孔较骶前孔小，第1对骶后孔与骶骨螺钉入钉点选择有密切关系。

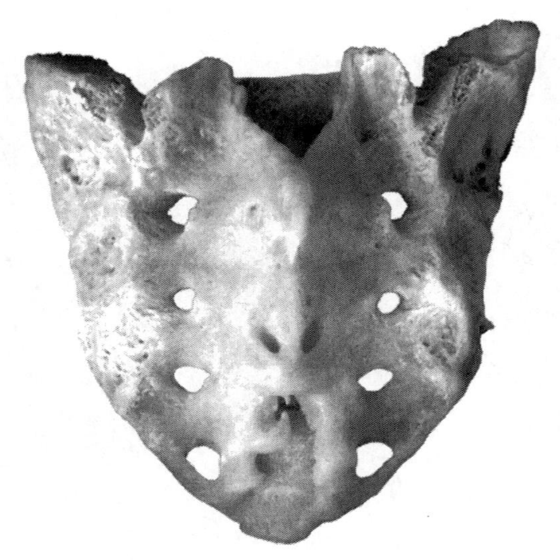

图19-2-3 骶骨后部

S_1的结构存在性别间差异，椎体最大宽度男性（45.4±0.6）mm，女性（41.7±0.7）mm（$P<0.05$），最大矢状径男性（30.5±2.9）mm，女性（29.3±0.5）mm（$P<0.05$）。椎管的最大宽度男性（27.5±3.1）mm，女性（26.4±1.7）mm（$P<0.05$）；最大矢状径男性（12.3±1.7）mm，女性（12.2±2.0）mm（$P<0.05$）。

S_1椎弓根不具备类似胸腰椎典型的椎弓根结构，而呈不规则四边形，内侧界为椎管或者L_5～S_1关节突关节内侧与第1骶后孔的连线；外侧界为骶髂关节；上界为骶骨翼，下界为第1骶孔。S_1椎弓根是所有椎骨中最宽大的，水平位其从骶髂关节内侧至骶管的宽度约20mm，矢状位上平均椎弓根高度为25～30mm。S_1椎弓根螺钉角度变化较大，可以从0°垂直置入，到几乎60°从髂骨翼向前内侧置入骶髂螺钉。多数经典骶骨螺钉，由于髂嵴的阻挡，骶骨螺钉的内侧角度仅为20～30°。相反，骶骨翼螺钉外侧角度可以达30～45°。S_1椎弓根宽大，故允许骶骨螺钉固定向内侧指向骶骨岬，也可以向外侧进入骶骨翼。

（二）骶骨内部结构

对骶骨椎弓根内部骨性结构、骨小梁以及骨密度等已进行广泛研究。皮质骨厚度个体之间有差异，但S_1、S_2水平几乎一致，除位于骶前孔上方的骶骨体与骶骨翼间的前皮质为致密区外，厚度在0.5～2.5mm，且不随性别及年龄改变。在骶骨岬水平，皮质厚度也相同。可是骶骨岬特殊的几何形态使S_1皮质骨螺钉在此位置可获得骶骨上皮质以及前皮质的双重固定，固定效果明显增强。

S_1 体的骨小梁在横断面上是交叉结构，S_1 椎体以及终板下较致密，而在椎弓根部就比较稀疏。在骶骨翼部，骨小梁极少，随着老龄化，会出现空白区。骶骨骨密度在 S_1 椎体及终板附近最高，老龄后骶骨 BMD 显著下降，仅为青年成人的 40%。BMD 差异是老年患者内固定早期松动的主要原因。

骨质量是获得强大螺钉固定的关键因素之一，骶骨的 BMD 与螺钉扭力正相关，BMD 值高，骶骨螺钉的最大载荷承载也增加。骨密度与螺钉拔出力之间存在正相关关系，骨密度值越大，螺钉的拔出力就越大。新鲜腰段脊柱标本正常组平均骨密度为（1.02±0.12）g/cm²，骨质疏松组为（0.71±0.16）g/cm²，前者最大轴向拔出力和弯矩分别为（1026.8±72.2）N 和 2.6N·m，后者为（232±92.4）N 和 0.94N·m。旋入螺钉时的最大扭力矩与轴向拔出力密切相关（$r=0.894$），螺钉在椎体内摆动 5°时正常组承受的最大弯矩为 2.6N·m，骨质疏松组为 0.49N·m。拔出力与骨密度两者之间存在着明显的正相关关系（$r=0.907$），Okuyama 应用 QCT 测量标本的骨密度，研究其与拔出力的关系，认为骨密度每降低 10mg/cm³，其拔出力大约减小 60N。因此，骨密度对椎弓螺钉的稳定性有重要影响，是预测螺钉牢固程度的重要指标，术前应常规测试脊柱骶骨的骨密度，对于老年人尤其重要。

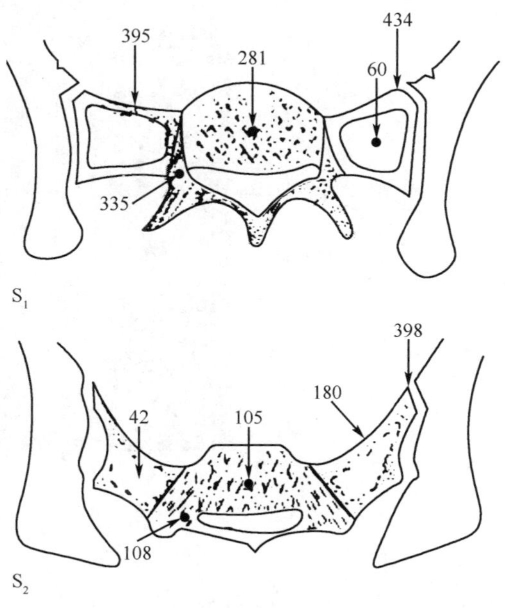

图 19-2-4　骶骨各部位骨密度

同一个体，骶骨各部的骨密度相差也很大。一些作者研究骶骨各部的 BMD，一致发现骶骨翼的骨密度均较骶骨其他部位降低。S_1、S_2 各部位骨密度测量见图 19-2-4。在骶骨 CT 以及显微组织学观察中，Peretz 等发现，在终板附近的板层骨最紧密，而在骶骨翼部缺乏，并称之为“骶骨翼空白区”。Zheng 等亦发现 QCT 测量年轻人群（平均 31 岁）骶骨的平均 BMD 在骶骨体为 382mg/cm³，比骶骨翼高 32%。骶骨上终板的 BMD 最大，Smith 测量老年人员（平均 74 岁）的骶骨中部 BMD 为 130mg/cm³，比骶骨翼高 60%。可见，老年人群的 BMD 有明显下降。

（三）骶前结构

1. 骶前结构　有许多重要的腹盆腔结构位于 L_5、S_1 椎体前缘。这些结构包括髂总动脉、髂内动脉和静脉、腰骶干、闭孔神经以及直肠和乙状结肠（图 19-2-5）。髂内动脉为髂总动脉的内侧终支，起点多平 L_5 或 L_5～S_1 椎间盘水平（约占 80.94%）。多数是右侧高于左侧，下行经骶髂关节之前。髂内静脉贴骨盆侧壁在髂内动脉后内侧上升，在骶髂关节前方与髂外静脉汇合成髂总静脉。有学者认为髂内静脉位于骶骨翼表面的前外侧与骶髂关节内侧之间。Esses 的研究发现，所有髂内静脉皆走行于骶髂关节内侧，而髂内动脉位于骶骨前外侧。腰骶干（由 L_4 神经根前支和 L_5 神经根合成）通常位于髂内静脉外侧，沿腰大肌内侧进

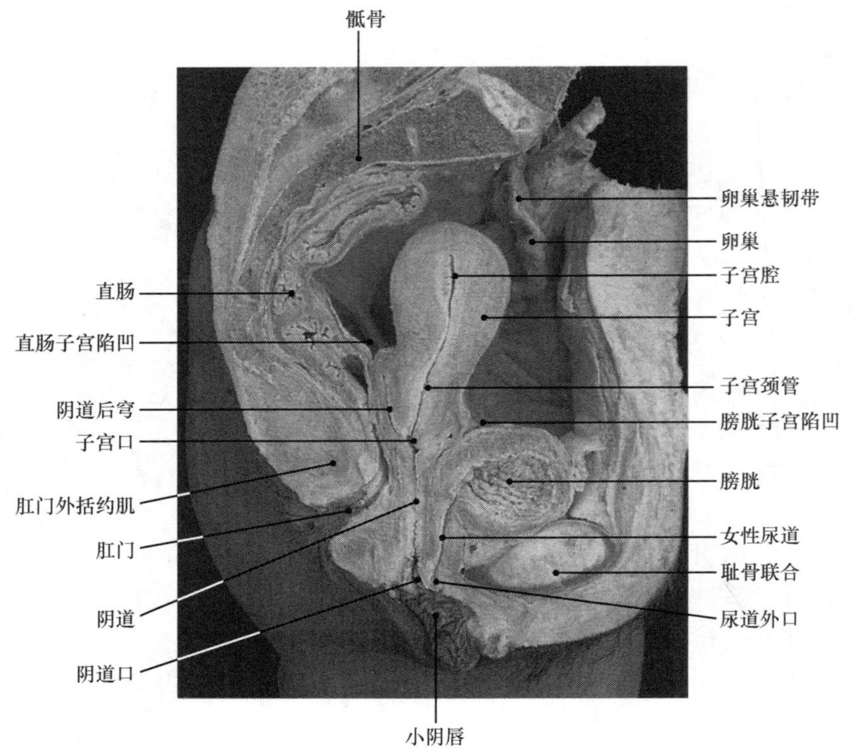

图 19-2-5 骶前重要结构

入盆腔。腰骶干在骶骨翼前方沿髂骨弓状线延伸段走行至骶髂关节与 S_1 神经根前支汇合而成骶丛。Esses 发现，构成腰骶干的 L_5 神经根走行有较大的变异，部分 L_5 神经根位置偏向内侧。

S_1 螺钉的穿出对 L_5 神经根有潜在危险性。闭孔神经由 L_2～L_4 神经构成，沿腰大肌内侧向下走行至骶髂关节转向侧方进入骨盆上口。闭孔神经在走行过程中并不与骶骨紧密接触。骶骨前缘的血管神经结构在髂骨弓状线延伸段的水平非常贴紧近骶骨，因此，在此水平椎弓根螺钉的穿出非常容易损伤血管、神经。但骶骨前缘的结构与骶骨的空间距离并不完全一致。其中髂内静脉在弓状线水平距离骶骨前缘 2.2mm(0～4mm)，腰骶干的距离为 0.1mm(0～2mm)。可以看出两者在弓状线水平几乎紧贴骶骨前缘。而且两者联合直径为 1.9cm，在骶骨中轴线至骶髂关节内侧区域占有相当大的比例。因此，骶骨螺钉的穿出对髂内静脉、腰骶干具有极大的潜在危险性。而髂内动脉及闭孔神经距骶骨前缘的距离分别为 9.4mm(6～15mm)、9.7mm(6～15mm)。中等度的螺钉穿出对两者损伤的可能性较小。

2. 安全区域 根据骶骨前缘的毗邻结构，Mirkovic 等认为骶骨前缘有两个相对安全区域，即内侧区域和外侧区域。内侧区域位于髂内静脉至骶骨岬之间，平均宽度为 24.5mm (22～27mm)，上缘位于弓状线延长段上方 15mm(12～18mm)，下缘位于其下方 15mm (12～18mm)。侧方区域位于腰骶干与骶髂关节之间，上缘位于弓状线延长段上方 2cm，其宽度为 16.5mm(14～17mm)，下缘即弓状线延长段，其宽度为 5.0mm(3～8mm)。解剖结构上，螺钉进入内侧区域具有较大的安全性。因此，前内侧螺钉固定方法较为安全。

尽管在骶骨腹侧存在安全区，但是双皮质固定仍然具有一定风险。研究表明，采用双皮质前内侧螺钉固定极有可能损伤骶中动脉和静脉、交感干以及髂总静脉。前外侧螺钉置入则有损伤腰骶干以及髂内静脉的危险。平行于 S_1 终板以及 30°外倾角的前外侧双皮质固定螺钉有 53%的概率不会接触到骶骨腹侧的重要结构，外倾 45°仅 27%可避免接触。因此，尽管外倾角度大可以选择较长螺钉，但螺钉穿透前皮质的风险同样增加。S_2 椎弓根螺钉同样也可能损伤神经血管结构，包括骶正中动脉和静脉、骶交感干以及骶外侧动脉（图 19-2-6）。

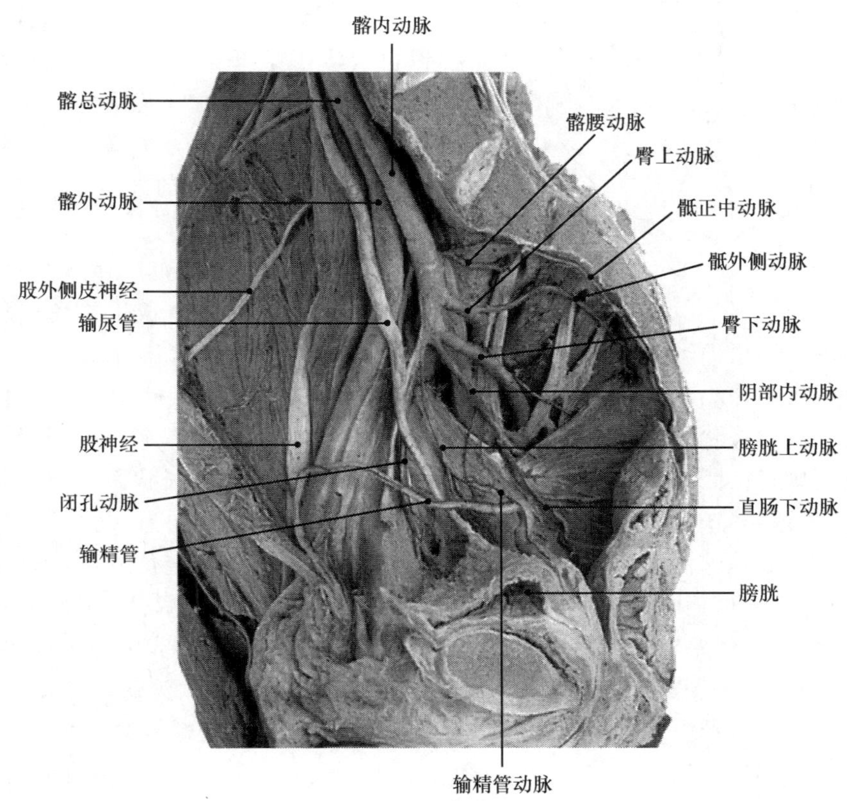

图 19-2-6　骶前重要血管

（四）S_1 固定

临床上用到的方法是 S_1 前内侧螺钉固定以及前外侧固定（骶骨翼固定），其中最常用是前内侧 S_1 螺钉固定，其相关解剖学研究主要包括入钉点、螺钉置入角度以及螺钉长度选择等。

1. 入钉点　目前，文献中有许多种后路确定骶骨螺钉进钉定位点的方法：①Edwards 以第 5 腰椎第 1 骶椎关节突关节的下缘作为进钉点，方向以第 5 腰椎棘突为准。②Roy-Camille 没有提出一个准确的骶骨进钉点。③Cotrel 提出以第 5 腰椎第 1 骶椎关节突与第 1 骶后孔的中点作为进钉点。④Guyer 将第 1 骶椎上关节突的外下缘作为骶骨进钉点。⑤Krag提出选择骶骨进钉点应根据 X 线片来判断，以第 1 骶椎椎弓根的中轴线作为进钉点。⑥Louis则以第 5 腰椎第 1 骶椎关节突和第 1 骶后孔的外侧作为进钉点。⑦Steffee 提出进钉点在第 1 骶椎上关节突的下缘。

从上述研究可以看出，入钉点选择由于参照物不同，在描述上似乎差异较大。对此，我们应该了解临床解剖学研究的局限性。解剖学研究存在很大程度的不一致性，标本、研究方法选择、研究角度差异等，有时很难完全重复同一结果。在临床具体应用时，尤其在入钉点

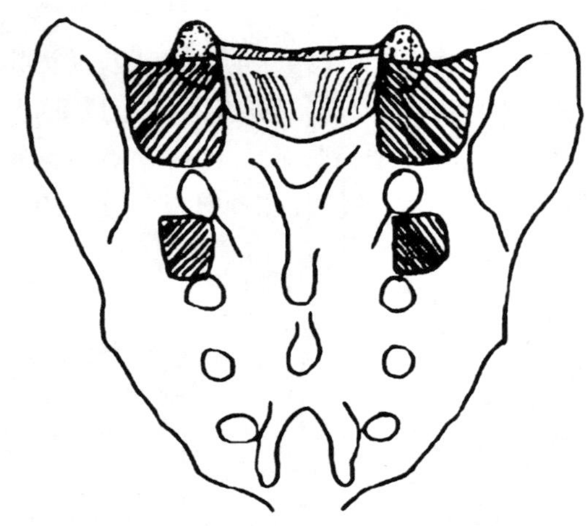

图 19-2-7 S_1、S_2 入钉点区域

选择问题上，需要强调的是，应该理解为局限的入钉点区域(insertion zone)(图 19-2-7)，而不是一个精确的单纯的入钉点(insertion point)，不同入钉点选择，可以通过不同入钉角度调整，而达到一致固定的目的，这一点我们在介绍颈椎后路椎弓根螺钉固定时已经予以讨论，同样道理也存在于胸腰椎后路内固定方面。当然，作为临床实用性指导，患者个体的解剖特点，可以通过骶骨 CT 等测量，制定符合个体化置钉要求的方案，应该成为我们临床工作的一个基本原则。

2. 进钉角度和深度 由于各家推荐的进钉点定位方法不同，造成进钉角度、深度也不相同。Edwards 提出进钉在水平面上指向第 5 腰椎棘突的方向；Cotrel、Roy-Camille 则提出钉端向外侧倾斜 30°；Harrington 以内偏 35°，尾偏 20°置入；Guyer 则提出向内侧成 25°，这些研究均没有对矢状面角度进行要求。Krag 则提出在横断面上螺钉指向骶骨中线，在矢状面上的角度则指向骶骨岬。Louis 则提出向外侧呈 35°～45°，在矢状面上向尾侧呈 35°～45°，钉端指向骶髂关节。Steffee 提出在横断面和矢状面上的角度均为 0°。

文献中有关骶骨进钉深度的报道相差甚远，这是因为不同的定位方法，不同的进钉角度，骶骨螺钉穿经部位不同所造成的。虽然国内外资料对进钉深度提供了详细数据，但由于种族、性别、年龄、个体差异等因素，使这些数据均有不同程度的偏差，影响了这些资料的临床应用。Xu(徐荣明)提出螺钉长度不应超过 40mm。有些学者认为螺钉深度可根据术中克氏针引导至椎体前骨皮质直接测定的深度为准，许多学者建议螺钉穿出骶前骨皮质 1～2mm，以增加螺钉抗拔除力。双边骨皮质固定优于单边骨皮质固定，因为有生物力学测试表明穿透骶骨前侧皮质可以增加 60%的抗拔除力，因此，在骶骨可获得最理想的固定力量。

S_1 螺钉固定的入钉点已有较多研究。如果椎管已经打开(椎板切除或者黄韧带切除)，S_1 椎弓根内侧通常在牵开 S_1 神经根后用弧度探子确定。这种开放技术在进行骶髂螺钉置入时尤为有用。如果椎管没有开放，根据不同的入钉角度，螺钉置入入钉点有差异。如果想类似 Jackson 技术那样螺钉向上 10°～20°，则入钉点可以较低一点；如进行骶骨翼螺钉固定，入钉点就需要偏内侧一些；而进行骶髂螺钉固定则入钉点就在髂骨翼部。

螺钉的方向和角度不同，螺钉的最大长度也各异。S_1 椎弓根垂直法置钉时，螺钉长度可短至 30mm，而前内侧向上置钉到骶骨岬，螺钉长度可长到 45～50mm。如应用于重度滑脱的经椎弓根-椎间盘-椎体固定，螺钉长度长达 70mm。向外 30°～45°的前外侧螺钉长度在 35～40mm。

传统骶骨螺钉固定技术要求骶骨螺钉与 S_1 上终板平行，由于在俯卧位手术时，存在明显腰骶角，螺钉需要以一定角度向尾侧(前下方)置入，为 20°～30°。

(五) 骶骨翼螺钉

骶骨翼螺钉安放在骶骨侧方的皮质骨并向侧面 30°～45°方向，30°侧偏角时螺钉长度平均 38mm，而 45°侧偏角时螺钉长度约 44mm(图 19-2-8)。它有一个狭窄而安全的区域，避开了腰骶干、髂内静脉和骶髂关节面。侧面 45°方向的骶骨翼螺钉有最高的拉出力，但是中间方向的螺钉较坚强。其主要缺点是可能损伤前面关键性的结构和骶髂关节。研究表明外侧 45°螺钉置入对腰骶干的潜在危险达 55%，髂内静脉的潜在危险达 8%，而骶髂关节的损伤率达 10%。外侧 30°螺钉置入与髂内静脉的直接接触率为 32%，靠近腰骶干率为 15%。当这些螺钉被用在骶骨长节段融合时有较差的临床结果和高的假关节率。

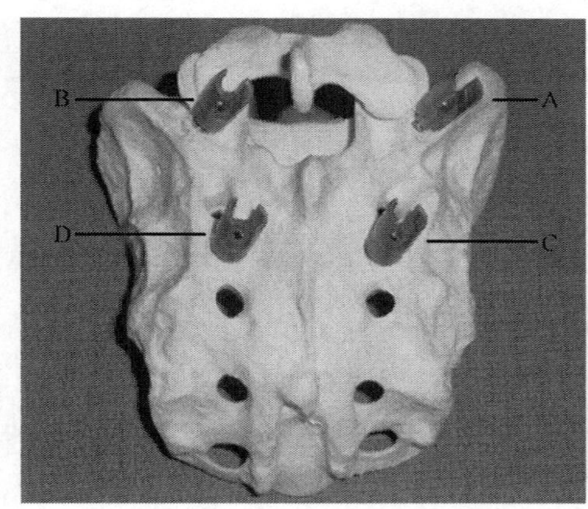

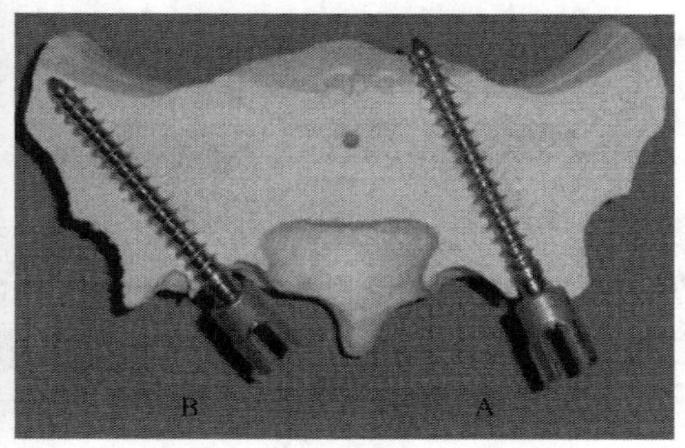

图 19-2-8　骶骨螺钉固定

A. S_1 前内侧固定；B. S_1 骶骨翼固定；C. S_2 前内侧固定；D. S_2 骶骨翼固定

引自 Patel，et al. Spine Trauma，2010. 335-340.

（六）S_2 螺钉固定

S_2 螺钉置入的入钉点位于第 1、2 骶后孔之间，中点或者略偏尾侧，经椎弓根途径可以简单采用螺钉置入角度垂直于骶骨后表面，或者螺钉偏向内侧不超过 30°，在此情况下，螺钉长度平均为 25.2mm。骶骨翼方向螺钉的外倾角度为 22°，允许螺钉长度不超 32.8mm(图 19-2-9)。由于 S_2 椎体的变异较大，术前需要测量合适的螺钉长度。因为 S_2 螺钉固定的长度相对较短，拔出强度较低，单独适用 S_2 螺钉固定是不适宜的。

孙贺等观察表明，向内侧进钉角度为 40°左右，螺钉长度可达 35mm，向外侧进钉角度为 30°左右，螺钉长度可达 40mm。

三、生物力学

骶骨螺钉固定常用于退变性疾患、外伤、肿瘤和炎症等腰骶部融合，以获得即刻稳定，促进骨性融合和术后早期康复。但是，作为脊柱的尾端锚定，由于骨密度、局部解剖和生物力学等诸多因素的影响，骶骨钉具有较高的失败率。骶骨钉断裂或松动可导致局部疼痛、矫正位置丢失和融合失败，因此，如何提高骶骨螺钉的固定强度、预防和修复骶骨钉失败具有重要的临床意义。研究表明，骶骨螺钉固定强度与螺钉植入部位(解剖学因素)和材料设计、骨质状况、手术设计等诸多因素有关。因此，坚强固定、降低骶骨钉应力和早期实现局部的骨性融合热仍然是预防和修复骶骨钉失败的关键。

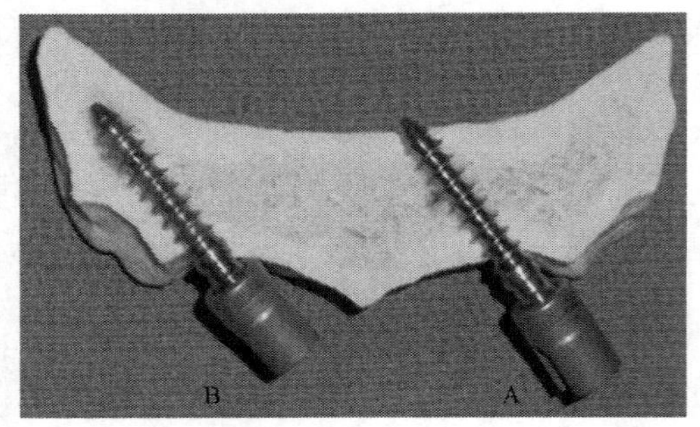

图 19-2-9 S_2 螺钉固定

A. 前内侧;B. 骶骨翼

引自 Patel,et al. Spine Trauma,2010. 335-340.

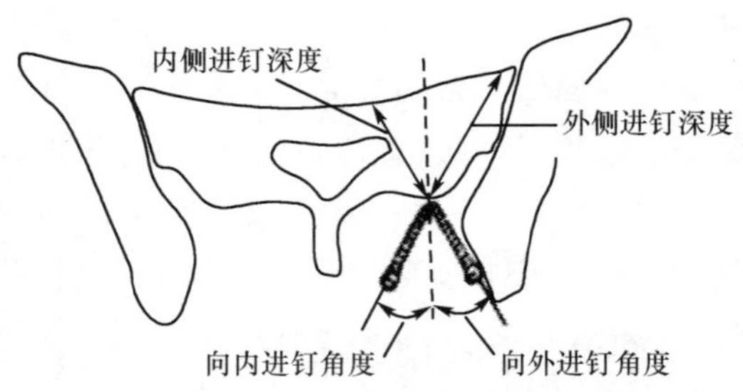

图 19-2-10 进针角度、深度示意图

引自孙贺,等. 中国临床解剖学杂志,2002.

(一) 骶骨钉植入的解剖与生物力学

骶骨的解剖与胸椎和腰椎明显不同。骶骨的椎体相对较小而侧翼较大,从椎体到侧翼区域富含皮质骨。在颈、胸、腰椎,椎弓根是连接脊柱前后方结构的纽带,其周围均被坚韧的皮质骨包绕,因此椎弓根又被称作"力核"。而在骶骨却不存在明显的椎弓根,因此,骶骨椎弓根钉的拔出力通常低于腰椎椎弓根钉。基于骶骨椎弓根钉的周围是松质骨,近年来对如何提高螺钉-骨界面强度开展了广泛研究。

1. 骶骨内侧钉和外侧钉 根据植入方向,可将骶骨钉分为内侧钉和外侧钉,它们的进钉点均位于骶骨上关节突基底部外侧 5mm。由于内侧钉植入骶骨椎体而外侧钉植入骶骨侧翼,因此内、外侧钉通常又被称作椎弓根钉和侧翼钉。解剖学研究表明骶骨钉大致存在三个部位的植入,即 S_1 椎弓根钉、S_1 侧翼钉和 S_2 椎弓根钉。von Strempel 对此三种固定技术的轴向最大拔出力进行了比较。在使用直径 6mm 螺钉时,双皮质 S_1 椎弓根钉、单皮质 S_1 椎弓根钉、双皮质 S_2 椎弓根钉、单皮质 S_2 椎弓根钉和单皮质侧翼钉的最大拔出力分别为 2392N、1657N、537N、297N 和 495N,两种 S_1 椎弓根钉的固定强度显著高于 S_2 椎弓根钉和侧翼钉,并且双皮质骶骨椎弓根钉的锚定强度显著高于单皮质固定。因此,临床选择骶骨固定时通常采用 S_1 椎弓根钉固定,以获得较高的固定强度(图 19-2-11)。对于骨质疏松或长

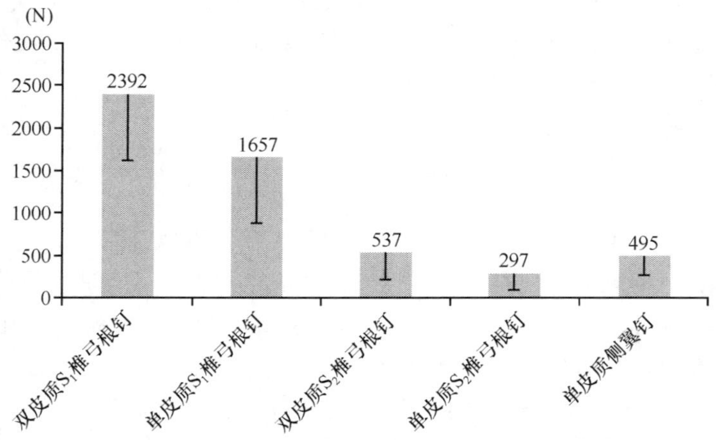

图 19-2-11 骶骨椎弓根钉和侧翼钉最大拔出力的比较

引自 von Strempel,et al.Eur Spine J,1998.

节段融合患者，选择 S_1 双皮质椎弓根钉固定。但是，当骶骨椎体存在肿瘤或炎症破坏，或椎弓根钉反复植入失败时，作为补救措施可选用侧翼钉或 S_2 椎弓根钉固定。

2. 穿透骶骨前方皮质固定　骶骨前方密布重要的血管、神经，螺钉穿透骶骨前方皮质有损伤这些结构的潜在危险。Mirkovic 等和 Ergur 等的解剖学研究证实，S_1 椎体前方从骶中正向两侧 22mm 区域无重要的神经、血管通过；除骶正中血管外，其他重要的血管结构均距离骶前椎体 5mm 以上的距离。因此，螺钉穿透骶骨前方皮质 2mm 不会损伤上述组织。骶骨椎弓根钉进一步穿透骶骨前方皮质则形成锚定前后方皮质的双皮质固定。如果椎弓根钉穿透骶骨岬，则在双皮质固定基础上又获得了上终板区域皮质骨的锚定，即三皮质固定。Lehman 等在 10 具新鲜骶骨尸体标本比较了三皮质和双皮质骶骨椎弓根钉的旋入扭矩，结果显示双皮质和三皮质骶骨钉的旋入扭矩分别为(5.22±0.83)inch-pounds 和(10.34±1.94)inch-pounds，两者间的差异具有显著意义。Yu 等采用 11 具新鲜尸体标本进一步评价了两种固定技术 2000 次疲劳载荷后的下沉位移(图 19-2-12)，结果揭示三皮质骶骨钉技术的下沉位移显著低于双皮质骶骨椎弓根钉。这些生物力学研究结果说明三皮质椎弓根钉可比双皮质固定获得更高的锚定强度。由于骶骨椎体上方大下方小，三皮质椎弓根钉不仅较双皮质椎弓根钉具有更大的植入长度，而且增加了向内侧的倾斜角，从而增强了两侧椎弓根钉的三角锥固定模式，该结构具有更高的结构稳定性。另外，在临床实践中，由于骶骨存在较大的骶倾角，三皮质椎弓根钉减少了螺钉的向尾侧摆角，进而减少了 L_5 与 S_1 椎弓根钉间的夹角，便于上下螺钉间连接棒的安装。

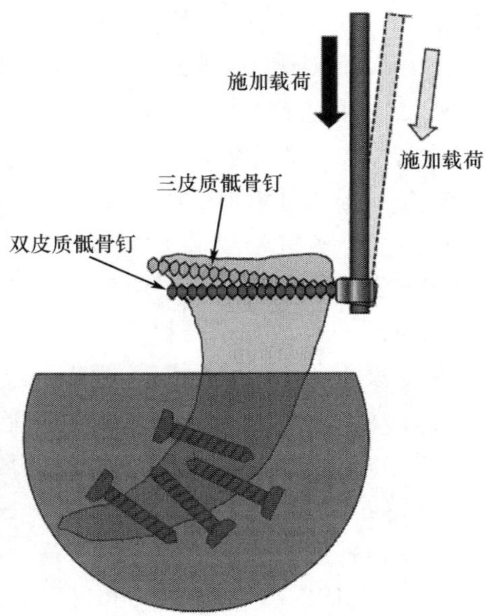

图 19-2-12　双皮质和三皮质骶骨椎弓根钉比较示意图

引自 Yu, et al. J Spinal Disord Tech, 2010.

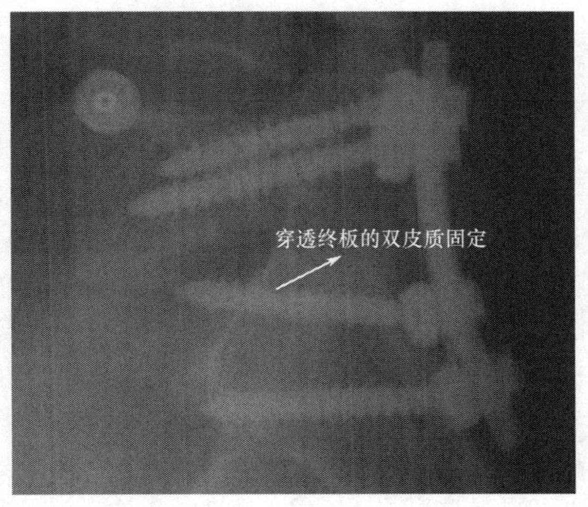

图 19-2-13　穿透 S_1 上终板的双皮质骶骨椎弓根钉

引自 Luk, et al. Spine, 2005.

3. 穿透 S_1 上终板双皮质固定　虽然三皮质固定可获得最坚强的锚定，但是骶骨钉准确地从骶骨岬穿出需要术中透视；而平行于终板的双皮质固定仍然存在损伤椎前神经和血管组织的风险，并且 S_1 上终板处的骨密度显著高于 S_1 椎体。基于上述理由，Luk 等在临床上成功应用了螺钉贯穿 S_1 上终板的双皮质 S_1 椎弓根钉技术(图 19-2-13)，并且通过生物力学试验评价了传统双皮质和经上终板双皮质骶骨钉的旋入扭矩和 20 000 次疲劳载荷后的最大拔出力。结果显示，穿透前皮质钉和上终板钉的旋入扭矩分别为(1.98±0.76)N·m 和(3.18±0.49)N·m，最大拔出力分别为(1122±364)N和(1457±276)N,经上终板的双皮质钉的固定强度显著高于传统双皮质钉。但是,贯穿上终板双皮质螺钉技术的前端置入 L_5～S_1 椎间隙,不利于椎体间植骨;向上摆角大,通常需使用万向钉,因此,此项技术尚未在临床上得到广泛应用。

(二) 骶骨钉的不同设计

1. 增加螺钉的直径和长度 增加螺钉的长度和直径是提高椎弓根螺钉固定强度的首选因素。Krag等发现椎弓根螺钉在腰椎椎体内每增加5mm长度可显著提高固定强度。在胸椎和腰椎,椎弓根可为椎弓根钉提供60%固定强度,螺钉达到椎体中央固定强度进一步增加15%～20%,至前方骨皮质但又未穿透时又增加16%,穿破前方骨皮质则增加20%～25%。由此可以预测增加螺钉长度可提高骶骨椎弓根钉的固定强度。但是,骶骨椎弓根钉植入松质骨内,且螺钉长度增加的余地有限,真正起到提高固定效果的是获得骶骨前方皮质的把持力。这一机制在骶骨钉翻修时尤为重要。

Mclain等通过增加椎弓根螺钉直径来翻修失败病例,他们分别使用直径7.0和8.0mm的等长椎弓根螺钉修复直径6.0mm失败的椎弓根螺钉,结果发现直径8.0mm比直径7.0mm的椎弓根螺钉可获得更高的固定强度。国内一些学者的研究表明螺钉的直径增加1.5mm以上可有效地翻修松动的椎弓根钉。目前,骶骨钉直径通常选择6.5～7.5mm,直径过大容易导致螺纹切入椎管,损伤神经;另外,螺钉一旦位置不佳,较粗的钉道将给翻修带来困难。因此,增加螺钉直径的方法只能用于修复钉道缺损较少的松动螺钉,而且植入大于钉道直径1.5mm以上的螺钉方可获得理想的固定效果,有时需要通过增加长度和直径方可获得满意的修复效果。

2. 螺钉的形状与抗拔出力的关系

(1) 不同的螺纹设计:椎弓根螺钉的螺纹形状主要有4种:外锥螺纹、内锥螺纹、皮质骨螺纹和松质骨螺纹螺钉。具有上述螺纹特征的分别是Diapason(Stryker产品)、AF、Dick和CCD。螺钉的形状主要有柱形和锥形两种。目前,尚且没有研究证实这些产品间在抗疲劳和抗拔出上的优劣。根据物理学原理,单位面积上的压力越大其压强也越大,螺钉的螺纹与骨的接触面越大,相应的压强就越小,因此,增大螺纹宽度从理论上讲可提高骨-螺钉界面强度。

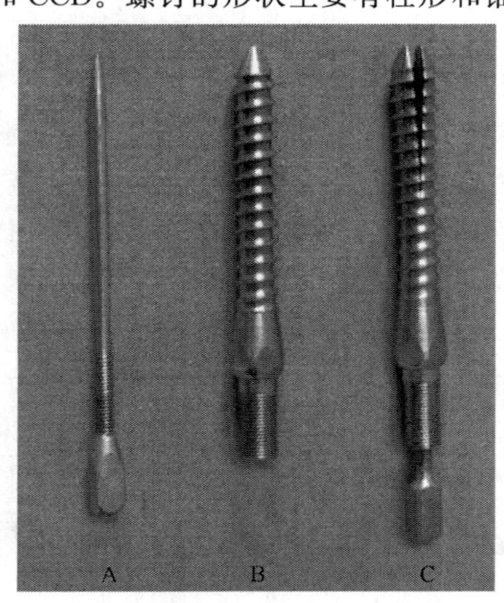

图 19-2-14 膨胀螺钉

A. 膨胀芯;B. 膨胀螺钉;C. 正在膨胀螺钉

引自 Lei W, et al. Eur Spine J, 2006.

(2) 膨胀螺钉:为提高椎弓根钉钉-骨界面强度,一种在椎体内可膨胀的脊柱固定螺钉已用于临床。其优点是无需增加螺钉的长度和植入时的直径,其前端可在松质骨的椎体内膨胀,增加了在松质骨内的把持力。该设计螺钉还可用于脊柱固定螺钉松动后的补救。Cook等对膨胀螺钉进行了生物力学测试以及2年以上的临床观察。结果发现,在正常骨密度下膨胀螺钉可提高30%,骨质疏松的椎体内可提高50%左右的固定强度;并且临床观察亦获得良好的稳定效果。Lei和Wu对自行设计的膨胀螺钉(图19-2-14)与其他椎弓根螺钉进行了生物力学比较研究。他们在新鲜的人尸体标本上比较了膨胀螺钉、CD Horizon(CDH)、Universal Spine System pedicle screw(USS)和Tenor(Medtronic)的固定强度。结果显示膨胀螺钉无论在初期植入和作为其他三种技术的补救手段,其最大拔出力均显著高于其他技术。

(三)骨质疏松与骶骨钉固定

1. 骨质疏松程度对骶骨钉骨钉强度的影响　对于正常骨密度的骶骨,即便使用单皮质椎弓根钉也能获得较高的锚定强度,因此,聚甲基丙烯酸甲酯(Polymethylmethacrylate,PMMA)强化技术多用于骨质疏松患者,或螺钉松动的补救技术。目前,PMMA钉道强化技术多用于腰椎椎弓根钉固定,骶椎却较少应用。虽然骶骨富含松质骨且椎弓根粗大的解剖学特点适合于PMMA强化技术,但是PMMA强化技术增加了医疗成本和风险。因此,PMMA强化技术应用的时机尚需加以明确。

双皮质骶骨椎弓根钉和单皮质PMMA强化骶骨椎弓根钉是骨质疏松患者常用的强化固定技术。两者在不同骨质疏松程度下的固定强度尚未明确。因此,Zhuang等通过体外生物力学试验,对两种固定技术在不同骨质疏松程度的骶骨标本上的固定强度进行了比较(图19-2-15),结果发现,当BMD大于0.70g/cm^{2}时,双皮质和PMMA强化的骶骨椎弓根钉可获得同等的锚定强度;当BMD值为0.6～0.69g/cm^{2}时,PMMA强化单皮质骶骨椎弓根钉的锚定强度显著高于双皮质固定;当BMD值低于0.6g/cm^{2}时,两种锚定方式均容易导致早期松动。因此,术前腰椎BMD的评价是正确选择骶骨螺钉固定方式的关键。

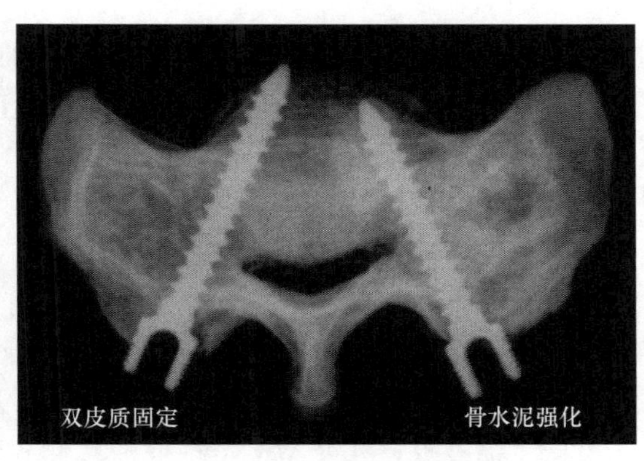

图19-2-15　双皮质与骨水泥强化骶骨钉固定

引自Zhuang, et al. Spine,2010.

2. 何种骶骨钉技术可在骨质疏松骶骨上获得更加坚强的锚定　直至目前,仅少数研究报道了PMMA强化技术在骶骨钉翻修的应用,但是,对骨质疏松患者,PMMA强化用于骶骨钉固定初期的生物力学效应以及何种固定技术可以获得最坚强的锚定尚未清楚。因此,Yu等对双皮质和三皮质骶骨钉及其PMMA强化技术的固定强度在骨质疏松状态下进行生物力学比较。结果表明,11具标本的骨密度为0.65～0.78g/cm^2,平均0.71g/cm^2。三皮质和标准PMMA强化椎弓根钉间的固定强度无显著差异,这两种固定技术的固定强度显著低于双皮质固定(图19-2-16)。终板下PMMA强化椎弓根钉的锚定强度显著低于其他固定技术。总之,在骨质疏松状态下,PMMA强化可显著提高骶骨钉与骨的界面强度。在上述四种骶骨固定技术中,终板下PMMA强化椎弓根钉可获得最坚强的锚定。因此,对于骨质疏松患者,使用三皮质固定可获得更坚强的锚定。

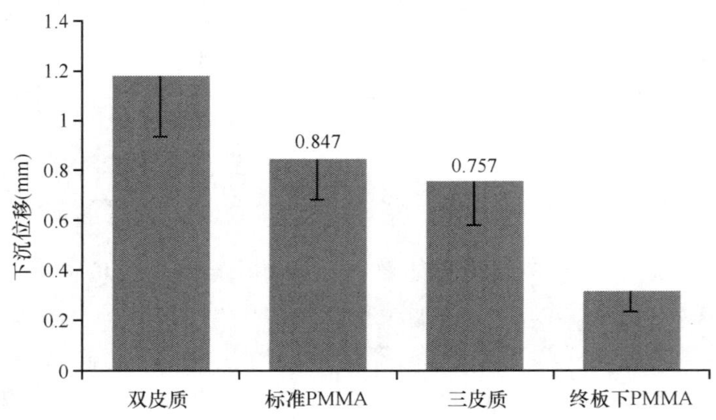

图 19-2-16　四种骶骨钉 2000 次疲劳载荷后的下沉位移

引自 Yu, et al. J Spinal Disord Tech, 2010.

3. 骶骨钉松动后的补救　目前增加螺钉的直径和长度是提高螺钉固定强度的有效方法。当钉道骨质缺损较少时，可通过植入较大直径的螺钉解决。当钉道缺损严重，可采用多种材料对钉道进行填充，再植入螺钉。填充包括皮质松质骨、医用 PMMA、磷酸钙、条状松质骨和羟基磷灰石颗粒。其中，PMMA 强化技术以其操作简单，即刻稳定效果良好而成为骨质疏松患者内固定的一项常用补救技术。

针对骶骨椎弓根钉一旦发生松动需采用何种 PMMA 强化技术，我们开展了生物力学测试。该研究采用平均 BMD 为(0.71±0.08)g/cm² 新鲜骨质疏松骶骨标本。首先对单皮质椎弓根钉和双皮质椎弓根钉进行拔出力测试后，分别建立三种补救技术：①PMMA 钉道强化单皮质椎弓根钉；②PMMA 钉道强化侧翼钉；③后凸成形技术支持下的 PMMA 强化侧翼钉(图 19-2-17)。并进行拔出力测试。记录各种骶骨钉技术的最大拔出力并作出比较。结果显示，单皮质骶骨椎弓根钉与 PMMA 强化侧翼钉的螺钉拔出力无显著差异；然而，这两种固定的拔出力均显著低于双皮质骶骨椎弓根钉、后凸成形技术 PMMA 强化侧翼钉和 PMMA 钉道强化单皮质椎弓根钉。双皮质骶骨椎弓根钉的拔出力与后凸成形 PMMA 强化侧翼钉无显著差异，但是，两者的拔出力均显著低于传统 PMMA 强化骶骨椎弓根钉(图 19-2-18)。综合上述结果可以明确，在骨质疏松患者的骶骨固定中，双皮质骶骨椎弓根钉较单皮质具有更高的锚定强度。骶骨椎弓根钉一旦发生松动，PMMA 钉道强化和后凸成形技术支持下的 PMMA 强化侧翼钉均可成为理想的补救手段。

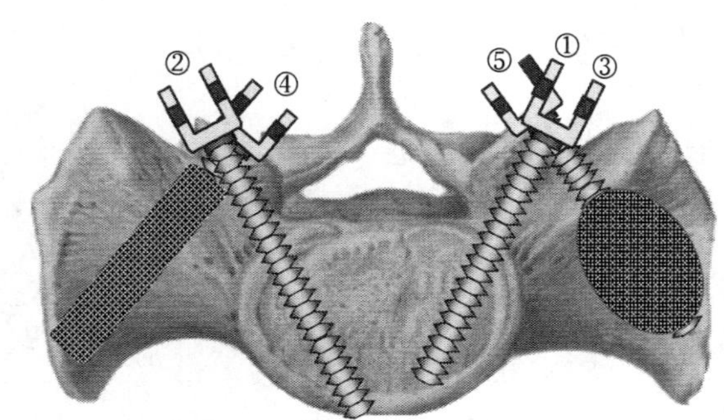

图 19-2-17　两种骶骨椎弓根钉固定技术和三种 PMMA 补救技术的示意图

①单皮质椎弓根钉；②双皮质椎弓根钉；③PMMA 钉道强化椎弓根钉；④PMMA 钉道强化侧翼钉；⑤后凸成形侧翼钉

引自于滨生，等. 中国脊柱脊髓杂志，2009.

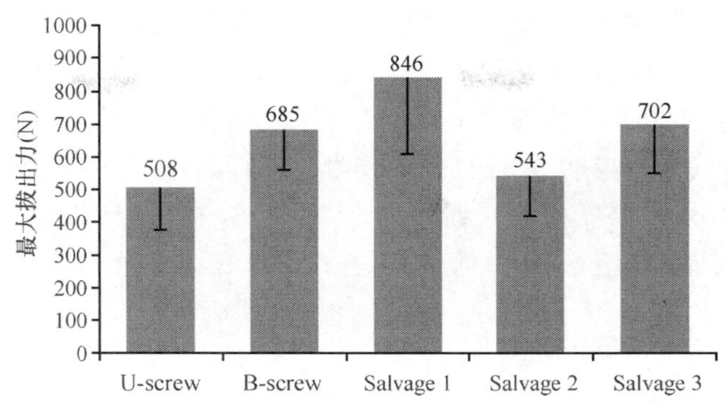

图 19-2-18　两种骶骨椎弓根钉固定技术和三种 PMMA 补救技术的示意图

U-screw. 单皮质椎弓根钉；B-screw. 双皮质椎弓根钉；Salvage 1. PMMA 钉道强化椎弓根钉；Salvage 2. PMMA 钉道强化侧翼钉；Salvage 3. 后凸成形侧翼钉

引自于滨生，等. 中国脊柱脊髓杂志，2009.

（四）降低骶骨钉的应力

骶骨钉承受过大的负荷是导致其松动和断裂的重要原因。目前，为降低骶骨钉的应力，可采取 L_5～S_1 椎体间融合、追加 S_2 螺钉或髂骨钉固定技术。Cunningham 等在狗脊柱上评价了 4 种腰-骶固定结构的稳定性。这四种结构分别为：①L_7～S_1 单纯椎弓根钉固定；②L_7～S_1椎弓根钉固定＋椎体间融合器；③L_7～S_1 椎弓根钉固定＋髂骨钉；④L_7～S_1 椎弓根钉骨钉＋椎体间融合器＋髂骨钉。结果显示椎体间融合器植入和追加髂骨钉均可显著提高腰骶椎间稳定性，其中追加髂骨钉骨钉可获得最显著的效果。Pashman 等评价了 4 种 S_1 椎弓根钉的保护技术对 S_1 椎弓根钉的应力和腰骶固定结构稳定性的影响。他们的体外力学实验共分 5 组：①单纯 S_1 螺钉；②S_1 螺钉＋S_2 上螺钉；③S_1 螺钉＋S_2 下螺钉；④S_1 螺钉＋骶骨棒(Jackson 技术)；⑤S_1 螺钉＋髂骨钉。结果发现，4 种 S_1 螺钉的保护技术均可显著减低 S_1 螺钉的应力；其中，髂骨钉技术在降低 S_1 螺钉应力方面效果最显著。在固定结构破坏实验方面，追加 S_2 螺钉不能显著提高结构强度。虽然 Jackson 技术可提高结构强度，但是其效果显著低于髂骨钉技术。综上所述，在保护 S_1 螺钉和提高长节段腰骶融合方面，使用髂骨钉技术具有重要意义。

总之，内固定的目的在于获得初期(或即刻)稳定，矫正畸形，并为椎间生物性融合的实现提供稳定的生物力学环境。如果没有生物性融合的实现，任何刚性内固定及其翻修技术将再次失败。

四、骶骨螺钉固定的选择

S_1 前内侧螺钉固定由于相对容易、安全以及具有生物力学优越性，一般作为骶骨固定的首先选择，为多数脊柱外科医师所采用。但是，在某些临床情况下，脊柱外科医师仍然需要进行前外侧骶骨翼螺钉进行骶骨固定。这些病例状况包括椎间盘炎、转移肿瘤等可能侵犯骶骨岬或者骶骨前部中央，无法进行前内侧螺钉固定。在这些情况下，骶骨翼螺钉固定就是一个较好的选择。

骨质量、皮质固定、螺钉长度等均影响内固定的强度。双皮质固定可以增强内固定的效果，但神经血管损伤的风险同样增加，则需要进行个体分析。如果患者是骨质不良或者进行长节段固定，即时存在风险，也需要考虑进行双皮质固定。

S_2 螺钉固定一般不作为可以替代 S_1 螺钉固定的独立应用技术，由于螺钉较短且生物力学强度较低，但可以作为辅助 S_1 螺钉固定技术。尽管联合 S_1 和 S_2 椎弓根螺钉比单独的 S_1 螺钉更坚强，但对整个腰骶椎固定器械而言，辅助 S_2 椎弓根螺钉并没有增加很多的强度，其作用主要在于可以分散 S_1 螺钉的载荷，达到保护 S_1 螺钉的作用。

（瞿东滨　于滨生）

第三节　经椎弓根-椎间盘-椎体螺钉固定术

经骶骨行椎体间固定是一项较为古老的技术，可以通过前路进行腓骨支撑固定或者直接螺钉固定。Henry Bohlman 采用后路技术进行腰骶部固定，其在骶骨椎管的中线钻一孔，自 S_1 椎体通过 L_5～S_1 椎间盘达到 L_5 椎体，然后再植入腓骨条。显然，该技术的主要风险是置入腓骨条可能后退，导致骶骨部硬膜囊受压。Grob 报告一些病例采用经 S_1 椎弓根、椎间盘、L_5 椎体直接螺钉固定治疗腰椎滑脱以及椎弓崩裂。Bradford Bartoluzzi 等采用这种经椎弓根-经椎间盘-经椎体固定技术，在腰骶疾患进行椎弓根螺钉固定，包括腰椎畸形。

椎弓根已被作为通往前部椎体的通道，可以置入螺钉固定，也可以进行经椎弓根活检、感染时引流或者灌注，经椎弓根植骨，以及更常见的经椎弓根椎体成形。椎弓根螺钉置入在水平位上可以略有变化，可以偏内或者偏外，也可以在矢状位上有变化，亦即螺钉方向可以偏上或者偏下。特别是，当螺钉在矢状位上斜行向上，尤其在相对于下位椎体，上位椎体出现前滑移时，可以很容易跨越椎间盘，对上位椎体进行良好固定，以此提供腰骶原位的有效固定。当然，这种技术多数也可以应用于 L_4 或者 L_3 的退变性滑脱。

Aebi 等自 20 世纪 90 年代中期应用 TPDC 技术于腰骶结合部。开始时，结合 L_5～S_1 或者 L_4～S_1 的椎弓根螺钉固定。这些病例，在 L_5 或者 L_4 进行常规的经椎弓根螺钉固定，而在 S_1 进行经椎弓根椎间盘椎体的螺钉固定。因此也被称为 Delta 固定，即三角固定。后来，就单独采用经椎弓根椎体椎间盘的螺钉固定，而没有采用螺钉-棒固定，应用于腰椎滑脱的原位固定，尤其是椎间盘间隙明显变窄的病例。

该技术在多数情况下可以提供足够的固定促进腰椎滑脱的原位融合，而且比常规的椎弓根钉棒系统可以显著降低费用支出。

一、病例选择

经椎弓根-经椎间盘-经椎体螺钉固定（TPDC）的最合适适应证是至少 1°的腰骶滑脱，尤其出现 L_5～S_1 椎间盘明显塌陷的病例。也可以用于 L_4～L_5、L_3～L_4 退变性滑脱的病例。TPDC 主要目的是进行原位固定，滑脱复位不是其目的。如果滑脱度数小于 1°，经椎体固定螺钉部位的通路就太短，固定效果不理想。在大多数成年患者，长期滑脱以及继发的椎间盘退变，复位并非必需。TPDC 技术就是替代其他复杂创伤较大以及昂贵的手术，后者往往需要进行后路经椎弓根系统予以复位，并椎间融合器进行椎间盘高度的恢复和维持。尽管如此可以恢复腰骶部的解剖曲线，但是，有证据认为其临床疗效并不比原位融合的效果优越。采用双枚经椎间盘螺钉固定作为辅助的较为简便的技术有助于原位融合。

二、手术操作

TPDC 操作可以采用微创方式，包括相应节段的神经减压，尤其是椎弓崩裂滑脱时，尤其注意继发性骨不连增生以及关节囊对 L_5～S_1 神经根出口的神经卡压。该固定类似于"环形固定"方式，因为经椎间盘椎体螺钉固定于椎体前柱，螺钉通过后部结构，并辅助后外侧融合。固定节段如显著不稳，尤其进行复位，则需要进行经椎弓螺钉-棒框架固定。

如果椎间隙完全消失，椎体基本骑坐在骶骨上，期间没有明显的椎间盘组织，甚至出现椎板损害，则螺钉可以作为加压螺钉，但应注意加压后不能造成神经孔的卡压，因为加压可以造成短缩，出现椎间孔直径的减少。

TPDC 主要包括两种方法：

1. 单纯螺钉固定　可以应用单枚或者双枚螺钉，甚至三枚螺钉。双枚螺钉固定是纯粹的经椎弓根固定(图 19-3-1)，先通过 S_1 椎弓根置入克氏针，略向上倾斜，指向中线，然后再沿克氏针置入中空螺钉。在腰骶滑脱时，或者通常腰前凸变小的体位下，螺钉垂直于手术床置入，在斜行穿过椎间盘后停止。如果患者采用俯卧位，且腰椎前凸曲线基本存在，则 L_5～S_1、L_4～L_5 椎间盘通常于手术床的垂直线存在方向偏移。此意味，螺钉可以垂直或者略偏头侧置入，就可以斜行穿过椎间盘。

在此基础上，也可以添加第三枚螺钉，通过 S_1 椎体中线斜行向上。需要暴露 S_1 的硬膜囊，并保护，确认中线后，在骶骨上钻孔，并置入螺钉，增加腰骶结合部的稳定。

2."三角固定"　是将 S_1 螺钉固定作为经椎弓根固定系统的一部分，将其与上部 L_5 或者 L_4 椎弓根螺钉固定通过棒相连，构成固定整体(图 19-3-2)。

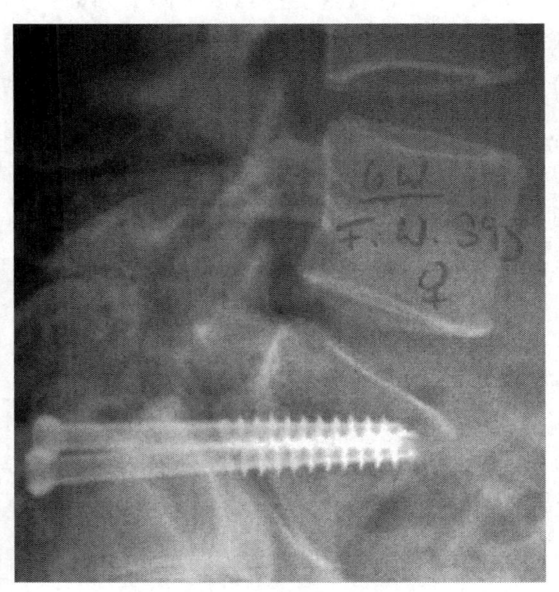

图 19-3-1　经 L_5～S_1 椎间盘固定

引自 Szpalski M,et al. Surgery for Low Back Pain, 2010. 147-154.

实验室生物力学研究表明，该固定方式是极为强大的内固定方法。研究表明，螺钉简单固定对于腰骶不稳节段是足够的。对于单纯螺钉固定，Aebi 建议采用 7.3mm 的中空 AO 松质骨螺钉，可以通过预置的克氏针，这些螺钉具有自钻性，如遇到终板软骨硬化，则需要带保护套的钻进行钻孔。如果螺钉将上位椎体顶起，这种作用不是需要的，因为可以造成螺钉应力集中。理想状态下就是进行原位融合。

克氏针适用存在一定风险。可能穿透椎体前方，损伤大血管。穿透可发生在将克氏针钻进 L_5 椎体或者顺克氏针拧入螺钉时，可以将克氏针推向前。因此需要在侧位 X 线监视下置入克氏针。当然还有

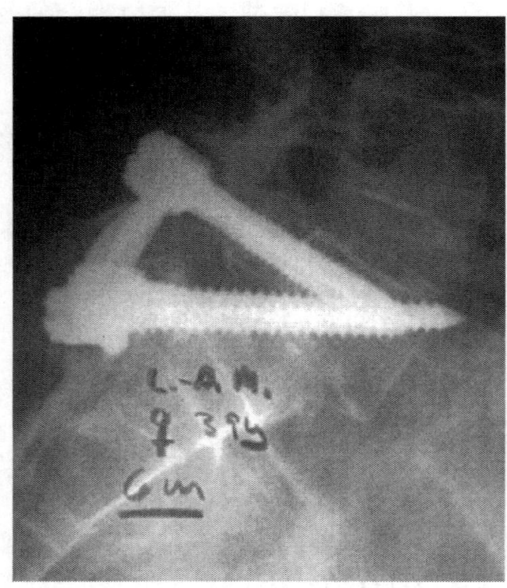

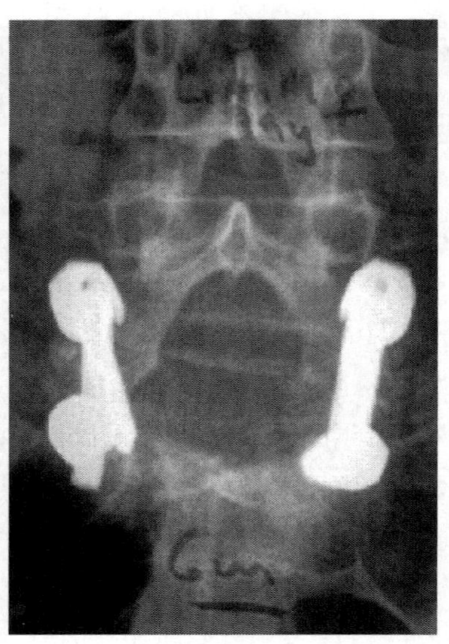

图 19-3-2 Delta 固定

引自 Szpalski M,et al. Surgery for Low Back Pain,2010. 147-154.

一些方法准确控制克氏针以及相应螺钉的方向。在椎管减压时,可以观察到椎弓根的内侧壁以及上壁,可以直到克氏针或者螺钉置入,在影像学效果不佳、难以判断时,该直视下技术较为可靠。

一旦完成螺钉置入,则进行 L_5～S_1 的常规后外侧融合,或者其他相应节段固定。可以采用术中减压的碎骨或者与其他人工骨混合后进行植骨。

开展 TPDC 技术要注意以下四个方面:①克氏针使用的风险不言而喻,尽量不采用克氏针作为导针。②影像监视下置入螺钉,注意椎弓根内壁不穿透。③螺钉可能断裂,特别在椎间隙较宽,螺钉存在剪切应力作用时,螺钉通常断于螺纹移行部位。通常采用 7mm 全螺纹椎弓根螺钉,避免两个椎体之间加压。④采用松质骨螺钉进行椎体之间加压固定时,应注意神经根管以及椎间孔出口的狭窄,在 L_5～S_1 固定时,可以引起 L_5 神经根的激惹。完成螺钉固定后,要探查椎间孔,确认神经根无卡压。

三、临床疗效

Aebi 报告其临床应用疗效,直到 2005 年底,完成超过 36 例,其中 24 例单纯进行螺钉固定,3 例采用三枚螺钉固定;12 例采用三角固定方式。L_5～S_1 固定 29 例,L_4～L_5 固定 5 例,L_3～L_4 固定 2 例。平均年龄 44 岁(13～67 岁),男 21 例,女 15 例。总有效率大于 80%,28 例患者重返原有工作或上学。术后 VAS 评分均有明显改善。

四、并发症

Aebi 在其 36 例临床应用报告中,主要并发症与螺钉置入、克氏针置入及全身并发症有关。1 例患者出现股深静脉血栓形成。1 例患者早期感染。1 例患者由于影像学监视设备

其更早 2 年也描述了后路植骨和钢丝技术。Fried 在寰枢椎关节刮削后采用“Gallie”C_1～C_2 钢丝固定及植骨方法，但失败率达 80%。而最早描述将 H 形植骨块放置于 C_1 表面和 C_2 棘突的是 Mcgraw 和 Rusch。

Gallie 技术将钢丝通过 C_1 椎板下，并在 C_2 棘突上勾绕成袢，并将单块 H 形植骨骨置于 C_1 和 C_2 之间(图 12-1-1)。Gallie 融合术可以提供屈伸方向良好的稳定性，但在控制旋转稳定以及矢状平面位移上较差。如果单独应用，高达 80%可出现融合失败，包括假关节、钢丝断裂以及松动。辅助进行 Halo 支具固定可以提高融合率，仍然有 25%的失败病例。但是该技术最为简单，临床上至今仍有应用。

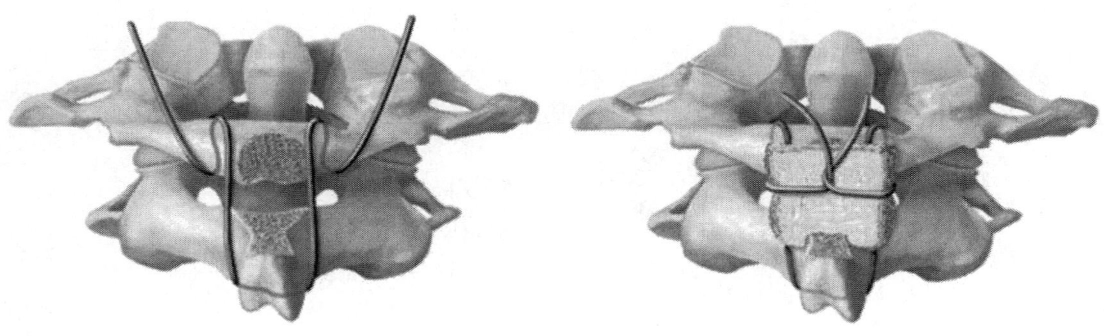

图 12-1-1　Gallie 技术

(二) Brooks-Jenkins 技术

Brooks 和 Jenkins 在 1978 年叙述了他们的 C_1～C_2 关节融合术的改良方法，以克服 Gallie 技术再旋转方面的缺点。为了提高后路钢丝固定的稳定性和植骨融合，Brooks 和 Jenkins 提出通过楔形压迫方法，将两个植骨块放置于 C_1 和 C_2 椎板的两侧，有斜面植骨块取自自体髂骨。双侧的椎板下钢丝从 C_1 和 C_2 椎板下方穿行，确保各个楔形骨放置于双侧的 C_1 椎弓和 C_2 椎板之间。Brooks 和 Jenkins 在每侧只用单股钢丝(图 12-1-2)，系 Grisword 等人改进使用每侧双股进行椎板下钢丝固定，现一般采用双股 20 号不锈钢钢丝进行椎板下钢丝固定(图 12-1-3)，此即目前经典的 Brooks-Jenkins 技术。

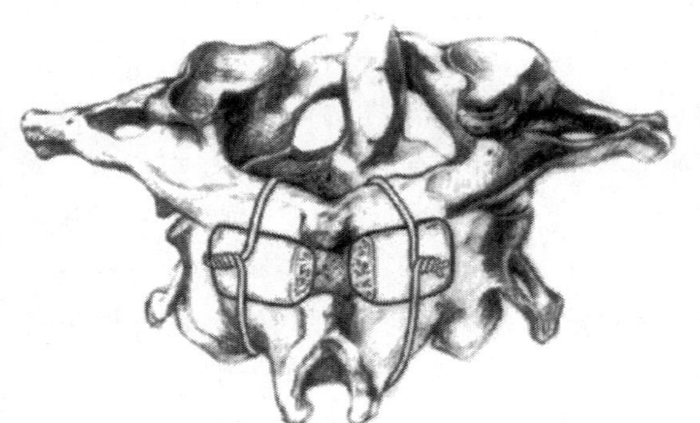

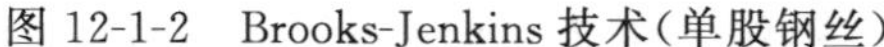

图 12-1-2　Brooks-Jenkins 技术(单股钢丝)

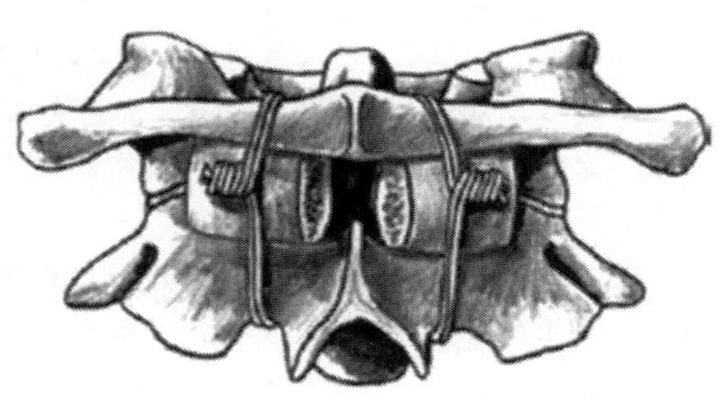

图 12-1-3　Brooks-Jenkins 技术(双股钢丝)

该方法较 Gallie 技术在旋转稳定性方面更好，可获得更好的融合率。缺点是椎板下钢

丝在穿过 C_1 和 C_2 时增加了神经损伤的危险性。Brooks-Jenkins 成功治疗 15 例患者，最终融合率为 93%，但术后均适用 Minerva 或 SOMI 支具辅助外固定。亦有大宗病例报告采用 Brooks-Jenkins 方法进行 C_1～C_2 固定，失败率可高达 30%。

（三）Sonnag 技术

20 世纪 90 年代初期，Dickman 描述了 Sonntag 改良 Gallie 技术，无需采用 C_2 椎板下钢丝方式，可以进一步提高旋转稳定性，如同 Brooks-Jenkins 技术一样。

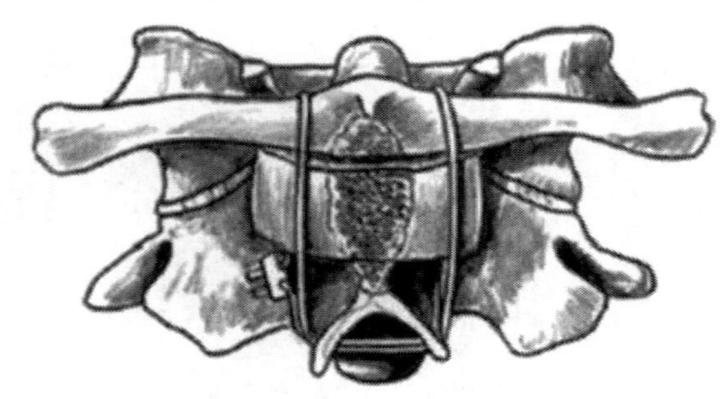

图 12-1-4 Sonnag 技术

该技术（图 12-1-4）在 C_1 后弓椎板下从尾侧向头侧通过钛（钢）缆，将 H 形髂骨块置于 C_1 后弓下部与 C_2 棘突上部之间，钛（钢）缆的袢需跨植骨块表面，勾绕 C_2 棘突，钛（钢）缆两端通过植骨块深面，可防止植骨块陷入椎管，钛（钢）缆绕 C_2 棘突后拧紧，在 C_2 棘突基底部固定。

这种方法比起原始的 Gallie 技术有很多优点。首先，垂直方向的移植骨起到支撑物的作用，且能为成功进行钢丝固定的寰枢椎复合体提供即刻的节段固定。其次，C_1～C_2 椎板准备好的松质骨边缘直接与移植骨的松质骨边缘接触，创造了一个极好的融合面。最后，当在 C_1～C_2 间嵌入移植骨时钢丝或钛缆与移植骨有一个四点接触。这样就使结构在前后位、上下位和旋转位方向上得到稳定。

单纯采用该钛（钢）缆固定技术，术后均需要 Halo 架固定 3 个月，然后硬颈围保护 3 个月。Dickman 等报告采用该技术治疗 36 例，获得 97% 的融合率。现在，Sonntag 改良 Gallie 技术多用作螺钉固定技术的辅助固定，可以提供寰枢椎不稳的三点固定。采用多股钛（钢）缆可以减少椎板下钢丝的相关并发症，而单纯 C_1～C_2 不稳的钛（钢）缆固定则少有使用。

（四）其他类型

1. Luque 棒或环固定 Itoh 于 1988 年报道了采用 Luque 棒加节段性椎板下钢丝固定技术治疗类风湿病人。术后用 Halo 环制动平均 4.2 个月，100%获得骨融合。这种方法的固定强度大于单纯钢丝法，但对 Luque 棒的塑形要求较高，且有潜在的危险性。当然，目前技术的改良与发展，在寰枢椎固定方面已有多种选择，该技术少有应用。但该技术提出了采用刚性棒进行节段支撑或者固定的技术，为以后的钉板或者钉棒系统的发展提供了基本思路。

2. C_1～C_2 骨水泥融合 PMMA 覆盖寰枢椎固定过去曾作为一种创伤性寰枢椎不稳外科固定的快速选择。Kelly 成功采用该方法将 C_1～C_3 进行骨水泥和钢丝固定，治疗 7 例创伤性寰枢椎不稳，获得成功。作者报告在术后 8～9 年随访中，所有病例均“融合固定”在“满意”位置，其他研究也报告了长期疗效良好。有一些作者建议先用螺钉固定后再用骨水泥固定，可以提高长期稳定性。可是反对应用骨水泥的人认为，骨水泥聚合过程中会产热，而且骨水泥不能与骨结合。另外，也会出现由于感染、骨水泥松动、脊柱连续难以维持等而

故障，在固定 L_3～L_4 退变性滑脱时，没有发现克氏针穿透 L_3 椎体的前壁，损伤腔静脉，导致快速难以控制的大出血，患者死亡。此例教训极为深刻，在脊柱外科中，类似通过导针引导的操作不少，如齿突前路螺钉固定、经皮穿刺椎体后凸成形等，均可能出现操作过程中导针前行损伤脊髓或椎前大血管。

发生断钉 2 例。1 例断钉，因为没有融合；另 1 例断钉无症状。3 例出现神经症状。1 例出现 L_4 神经根无力，但与术中置入克氏针或者螺钉直接损伤无关，而与采用松质骨螺钉固定后神经根变窄关系密切。S_1 神经根感觉障碍 1 例，系采用骶骨第 3 枚螺钉固定，取出该螺钉后，感觉障碍完全恢复。另 1 例患者出现 L_5 感觉过敏，螺钉穿透 L_5 椎弓根内壁，但 CT 见螺钉与神经根之间没有直接接触。予以重新置钉后，L_5 神经根障碍逐渐改善。

总之，TPDC 技术可以作为至少 1°滑脱单节段融合的替代固定技术，其目的是原位融合，但也可以与其他单节段或者长节段椎弓根螺钉-棒固定相结合。尽管滑脱时椎体向前移位，但螺钉从下位椎体通过椎间盘的途径相应延长，因此可以允许螺钉在上位及下位椎体足够的固定作用。与滑脱的前方螺钉固定或者腓骨条固定不同，螺钉固定部分位于椎弓根，此处是螺钉固定最佳的部位，无疑有助于增强稳定性。这种固定技术不适宜于极度不稳的腰椎滑脱，而适合于原位固定促进融合的病例，多用于一些老年患者。在多数不稳病例，建议采用经典的椎弓根螺钉固定技术或者两者相互结合。

（瞿东滨　林可新）

第四节　腰椎(经椎板)关节突螺钉固定术

一、概　　述

腰椎经关节突螺钉固定术由 King 于 1944 年首先报道，其使用短螺钉通过关节面固定腰椎关节突关节(图 19-4-1)，术后没有辅助长期外固定，可获得 91%融合率。1959 年 Boucher 报告一种改良方法，采用较长螺钉进行固定，将螺钉尖部穿入同侧椎弓根内，以获得更加牢固的固定(图 19-4-2，图 19-4-3)，其报告单节段融合率可达到 100%，但螺钉尖部进入椎弓根存在的潜在风险是进入椎间孔甚至损伤神经根。1984 年。Magerl 描述了一种以长螺钉通过对侧棘突基底部、穿过同侧椎板、关节突关节，到达横突基底部进行固定的方法，称为经椎板关节突螺钉固定(图 19-4-4)。上述两种方法构成经关节突螺钉固定的基本形式：①单纯经关节突固定；②经椎板关节突固定。

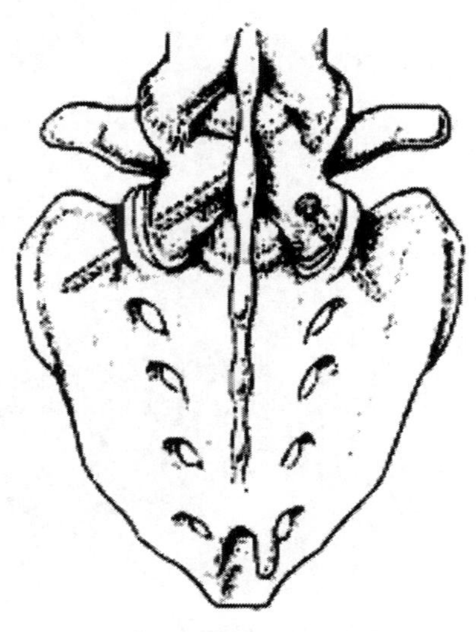

图 19-4-1　经关节突螺钉固定示意图
左．经椎板关节突固定；右．经关节突固定

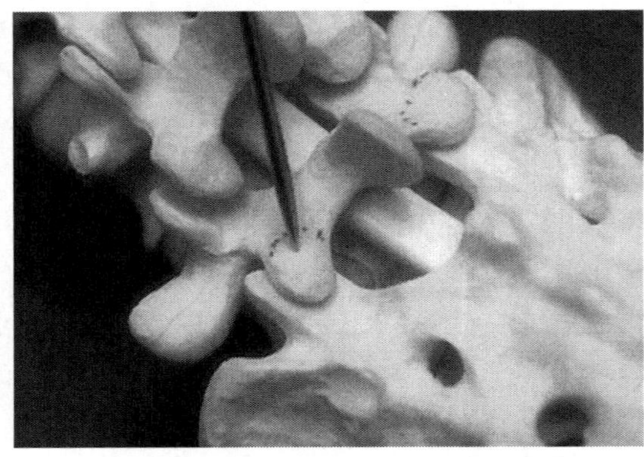
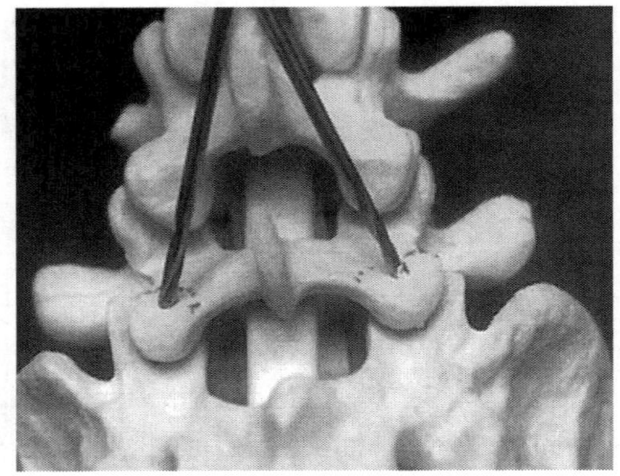

图 19-4-2 经关节突螺钉固定术(Boucher 法)

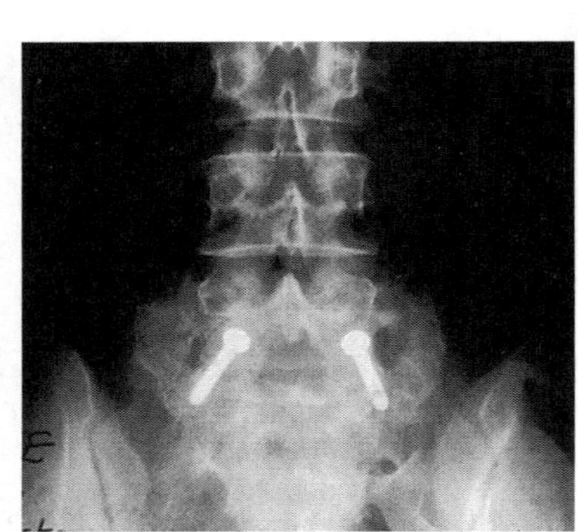
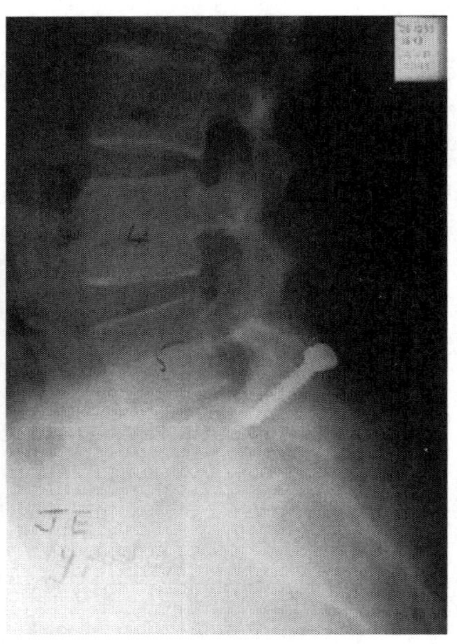

图 19-4-3 经关节突螺钉固定术(Boucher 法)

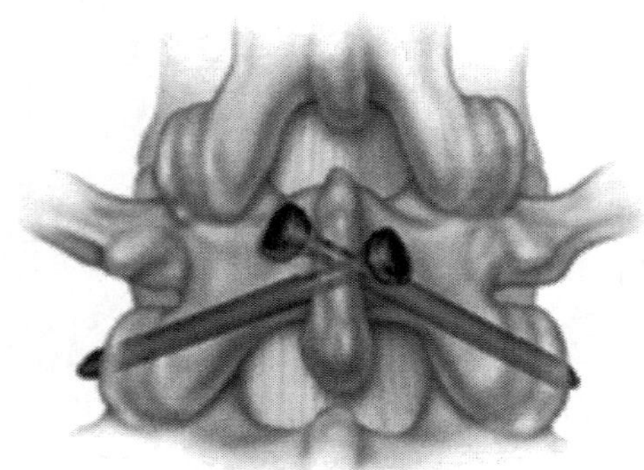

图 19-4-4 经椎板关节突螺钉固定术(Magerl 法)

1989 年,Maikwalder 等又报道了两种改良的经椎板关节突螺钉固定术,用于不稳定的腰椎和腰骶节段:①用植骨块将关节突关节撑开,以扩大狭窄的神经孔使神经减压(图 19-4-5)。②通过半椎板的切除和关节突的削薄再行半椎板的重建修复,既可直接对神经孔内侧的病变进行处理,又可以重建椎管(图 19-4-6)。

经关节突螺钉固定术可以在开放手术进行,也可以微创下进行,或者两者结合,以满足不同的临床需求(图 19-4-7)。2003 年,Jang 等设计出了经皮行椎板关节突螺钉固定导航系统装置,并在导航帮助下对 18 例患者行经椎板关节突螺钉固定术,术后 CT 显示没有一枚螺钉侵犯椎管或者损伤神经。

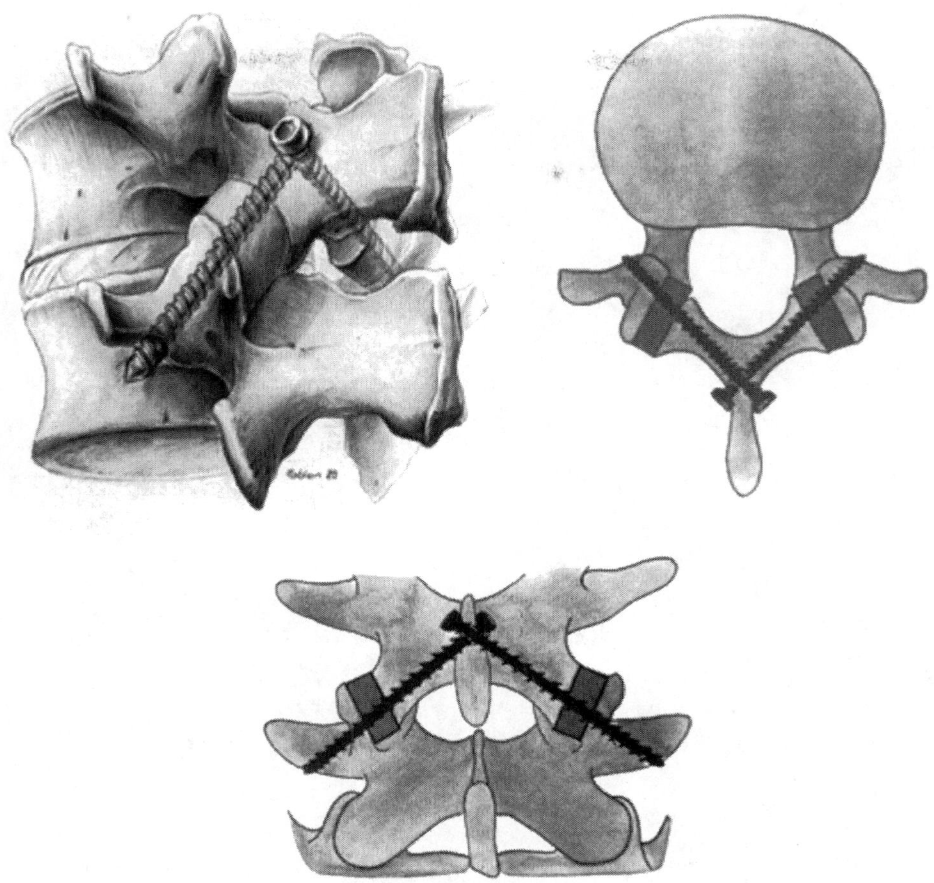

图 19-4-5　改良的经椎板关节突螺钉固定术(关节突间植骨)

引自 Markwalder TM, et al. Acta Neurochir(Wien), 1989, 99: 58-60.

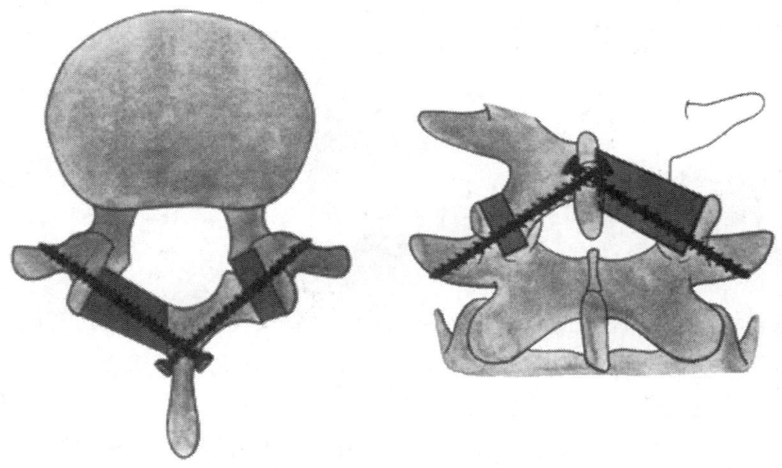

图 19-4-6　改良经椎板关节突螺钉固定术(关节突间植骨及半椎板重建)

引自 Markwalder TM, et al. Acta Neurochir(Wien), 1989, 99: 58-60.

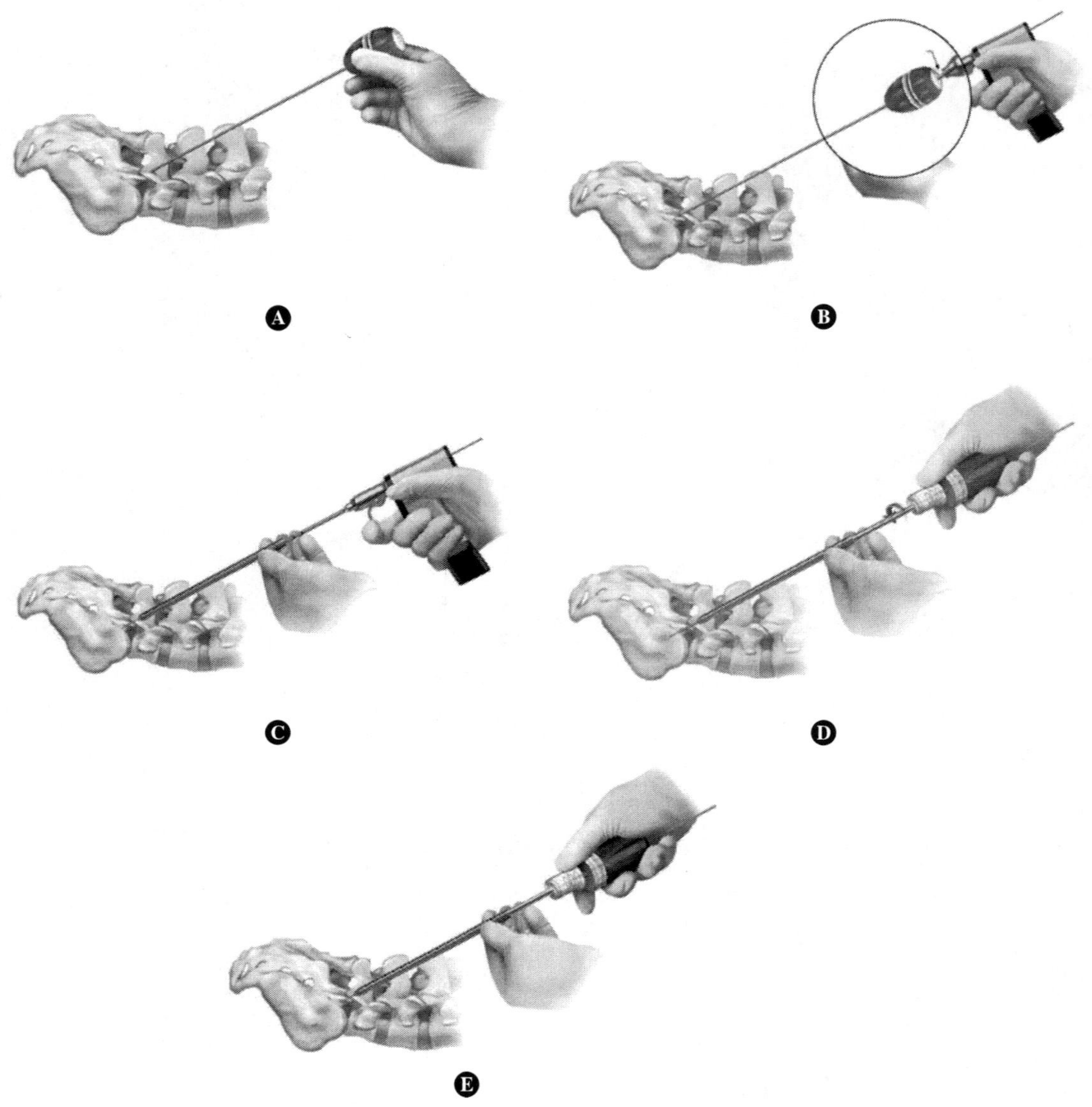

图 19-4-7 经皮关节突螺钉固定术

A. 在 L_3 棘突部平面行一小切口，以导针钻入 L_5 上关节突；B. 根据导针进入的深度，选择合适螺钉长度；C. 导钻沿导针扩大螺孔，至合适螺钉长度，不能越过导针；D. 沿导针以顺时针方向进行丝攻；E. 将螺钉置入，确实固定关节突关节

引自 TranS1.

经关节突螺钉固定的优越性在于植入部件少(一般双枚螺钉)、费用较低，手术操作相对简便，术中无需广泛剥离椎旁肌，对邻近节段影响较少等。尤其随着微创技术发展，该技术的应用在辅助前路融合等方面更受青睐。

Masry 等认为经椎板关节突螺钉应用于 $L_5 \sim S_1$ 具有独特的优势，因为 S_1 的椎弓根粗大，如要用椎弓根螺钉固定需攻穿骶骨前方的骨皮质才能获得有效的把持力，但是这样会增加骶骨前方血管神经损伤的风险性，而应用关节突关节螺钉则可避免此类并发症。关节突螺钉固定最初也是应用于腰骶关节融合的固定，并取得了良好的临床效果。

二、临床解剖

腰椎关节突基本呈矢状位，略向上、向外，螺钉宜向下、向外、向前倾斜以便垂直穿过关节突关节。马尾神经仅占腰椎管面积的1/3，椎板内侧面距硬脊膜囊尚有3mm间隙，即使螺钉少许穿破椎板仍相对较安全。Steven等建议使用直径4.5mm，长度在腰段为50mm，腰骶部54mm皮质骨螺钉。国内也有学者经解剖学研究认为，腰椎椎板上缘厚2.3～3.5mm，椎板下缘厚5.4～6.5mm；椎板宽度14～19mm，建议使用直径3.5mm、长度35～45mm骨螺钉作为经椎板关节突螺钉。因此认为国人腰骶部适合应用4.5mm直径螺钉，长度40～50mm。

三、生物力学

关节突关节承受轴向载荷力仅为总量的10%～20%，主要起抗旋转和剪力作用。目前较少研究比较经关节突螺钉固定与经椎板螺钉固定之间的生物力学差异，但由于经椎板关节突螺钉置于骨质内的隧道长且垂直关节面中心，使经椎板关节螺钉具有良好的把持力，也显著地增加了固定强度。

Kornblatt等首次评价经椎板关节突螺钉固定术，此后，Heggeness等在他的基础上改进了方法，选用更符合生物力学的反复屈曲载荷试验，试验结果表明，尸体脊柱经椎板关节突螺钉后较非固定组在屈曲载荷增加9倍时才引起恒定的移位，在5000次(4秒/次)屈曲载荷的重复作用后固定节段的强度只有轻度减少。Ferrara等比较了椎弓根螺钉和经椎板关节突螺钉在短期和长期重复循环压载试验中，发现两者都能显著地增加完整节段的强度和减少固定节段的活动范围，除了在屈曲负荷时经椎板关节突螺钉较椎弓根螺钉固定具有明显的抗屈曲力外，两者无明显差异性，且这些生物力学的优势并不因重复循环而减弱。Phillips等报道了在8具腰椎尸体标本上行L_5～S_1螺纹圆形的BAK融合器前路椎体间融合＋经椎板关节突螺钉固定，发现单纯性前路融合器融合在屈伸运动中提供的稳定性很少，但是辅助的关节突螺钉固定能够显著增强其稳定力。

Harris等对比了经椎间孔椎体固定术入路中未完全切除的关节突用Margel螺钉固定与单侧椎弓根螺钉固定对比示稳定性较椎弓根螺钉差。为了避免经椎板关节突螺钉不具有椎体前柱的撑开压缩能力的限制，同时又减少手术的创伤和费用，Slucky等比较了双侧椎弓根螺钉固定、单侧椎弓根固定和单侧椎弓根螺钉＋对侧经椎板关节突螺钉固定三组固定方式经椎间孔腰椎体间融合术后对腰椎活动幅度的影响，结果认为双侧椎弓根螺钉固定和单侧椎弓根螺钉固定＋经椎板关节突螺钉固定组对屈伸、侧屈和旋转运动中的腰椎节段的刚度和运动幅度无明显差异性，认为可以提供足够的稳定性，促进骨融合。而单侧椎弓根螺钉固定组的固定强度却只及上述两组一半，且抗旋转力差。Eskander等比较了经椎板关节突螺钉与椎弓根螺钉在多节段椎体间融合尸体标本2节段模型中，固定强度与椎弓根螺钉相似，无明显差异性。

四、手 术 操 作

(一) 病例选择

Grob 总结该技术的特点,提出主要的手术适应证:

1. 经椎板关节突螺钉固定作为主要固定方式 包括节段性失稳(图 19-4-8),椎管狭窄,椎间盘突出合并关节突退变、椎间盘突出术后翻修等。

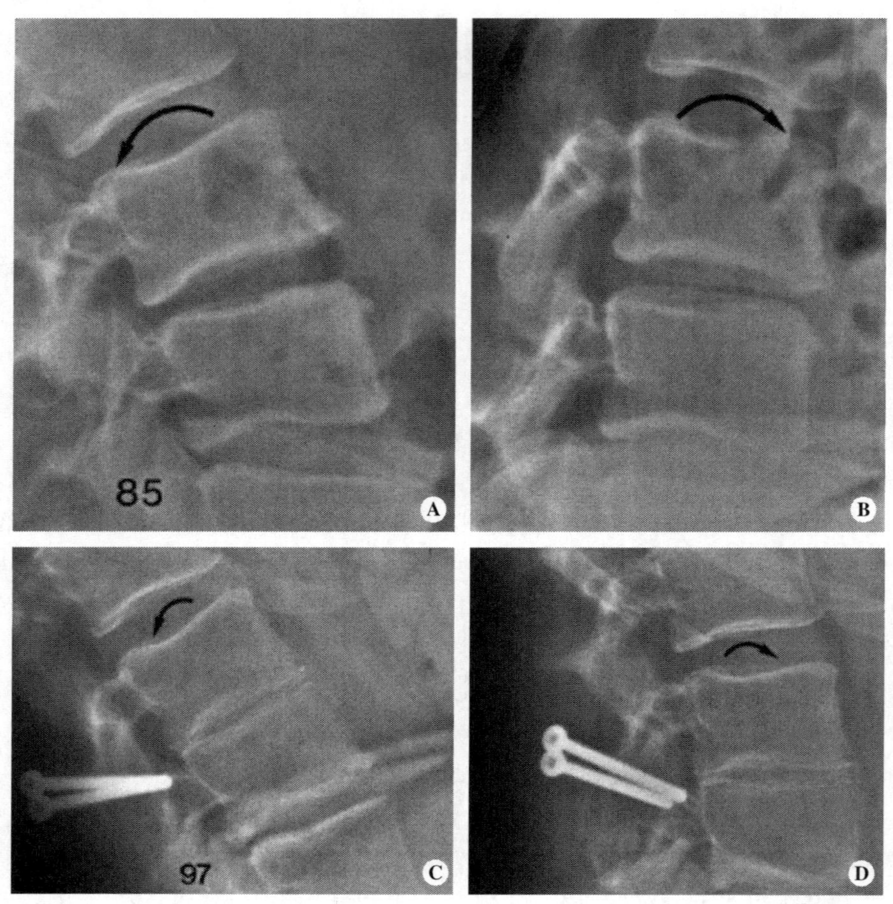

图 19-4-8 $L_4 \sim L_5$ 节段不稳采用经椎板螺钉固定,术后 12 年随访提示节段融合良好

引自 Grob D,et al. Eur Spine J,1998,7(3):178-186.

2. 经椎板关节突螺钉固定作为辅助固定方式 包括前路融合的辅助固定(图 19-4-9);椎弓根固定的辅助固定,畸形矫形的辅助固定以及前路融合假关节形成的后路翻修手术。

使用经椎板关节突关节螺钉原则上要求保持后柱骨性结构(主要是椎板和关节突关节)的完整性。若手术中必须行椎板切除减压,则应保留大部分椎板才能使用该方法。两侧峡部不连和椎板、棘突松弛的腰椎滑脱不宜选用该方法。也不能应用于后路手术的翻修,前柱失稳的患者亦不适合应用,且不适合应用于腰椎 3 个节段以上固定。

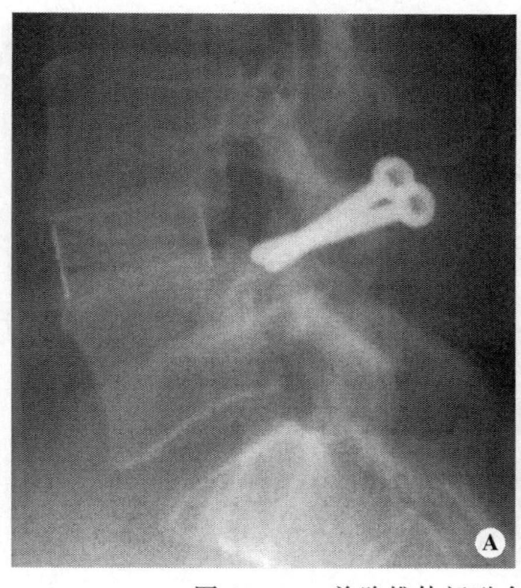

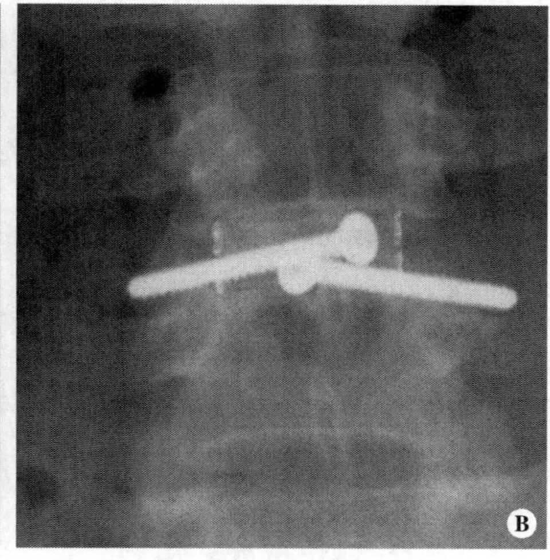

图 19-4-9 前路椎体间融合辅助后路经关节突螺钉固定术

(二) 手术步骤

该技术操作较为简单。

(1) 常规后正中入路。显露棘突、椎板、关节突关节以及外侧的横突。切除关节囊,显露关节突关节(图 19-4-10)。

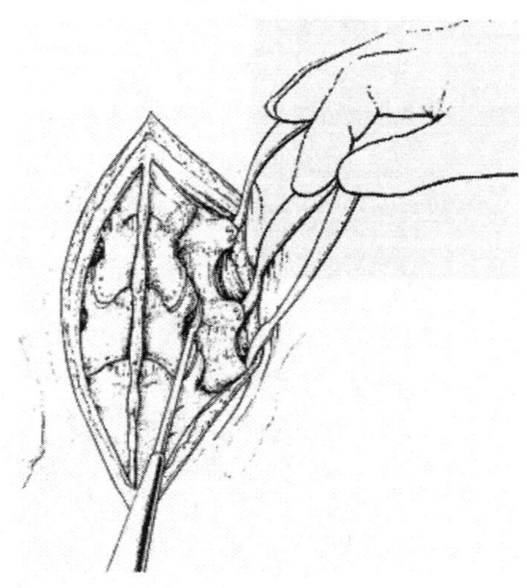

图 19-4-10 显露后部结构

(2) 去皮质,切除关节突关节的软骨,注意保留坚硬软骨下骨,以保证螺钉固定。

(3) 采用 4.5mm 直径的 AO 皮质骨螺钉,长度 40～50mm。通常以 3.2mm 在棘突对侧基底部钻孔并进入同侧椎板内,通过关节突关节的中部,进入横突基底部,螺钉方向通常垂直于关节面。可以在导向器下进行(图 19-4-11)。固定时,可先撑开棘突,避免椎间孔狭窄以及过度前凸(图 19-4-12)。肥胖患者可以结合经皮穿刺进行。

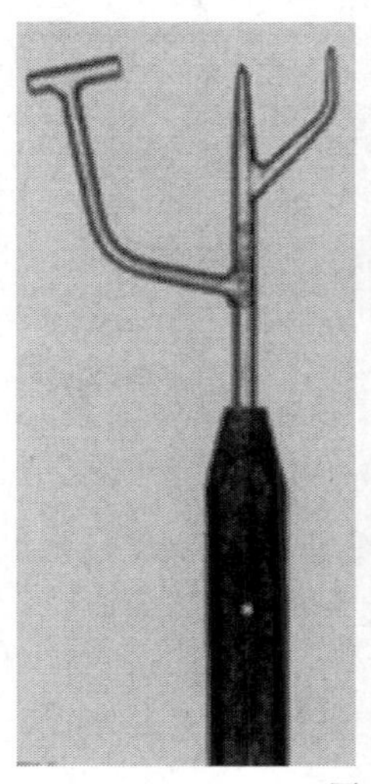

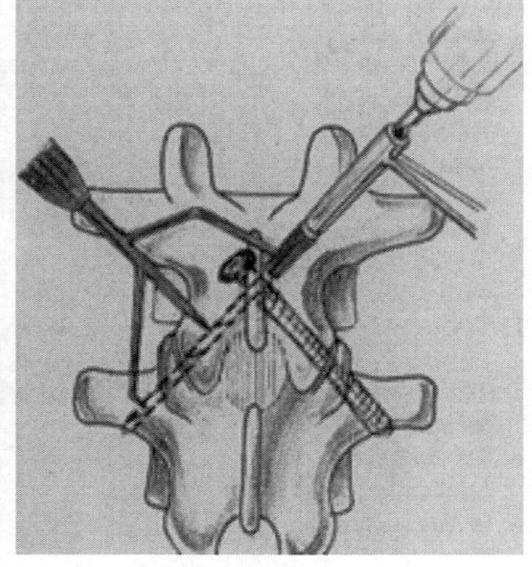

图 19-4-11 导向器及应用

(4) 也可以剥离黄韧带与椎板附丽部，钻孔过程中可以直视下探查，避免钻入椎管(图 19-4-13)。

(5) 应设计双侧螺钉位置。必要时行后方或者后外侧植骨融合(图 19-4-14)。

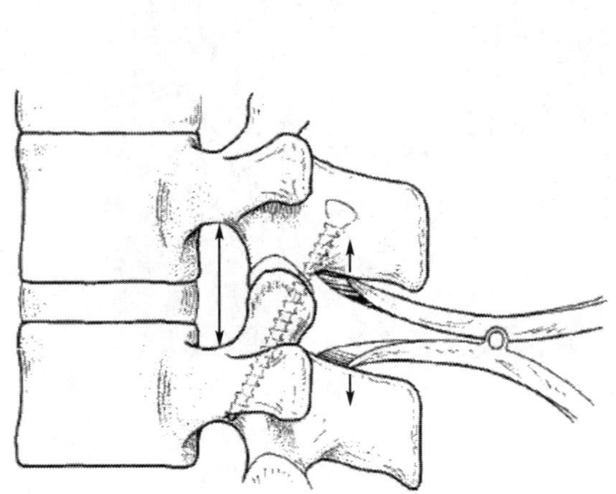

图 19-4-12 螺钉置入时，可以先棘突间撑开，避免椎间孔狭窄

引自 Grob D,et al. Int Orthop,1992,16:223-226.

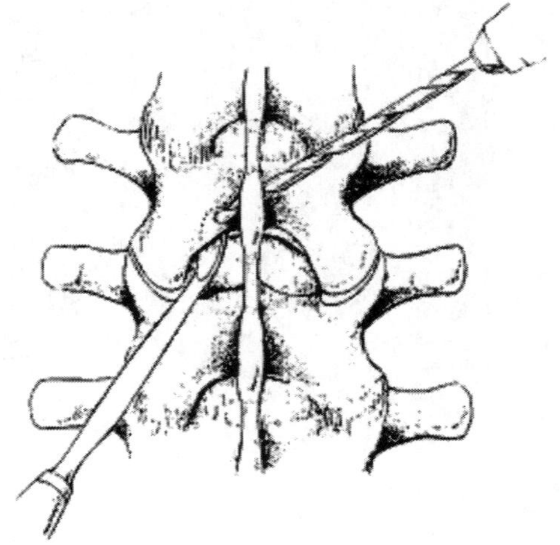

图 19-4-13 分离黄韧带，直视下引导螺钉置入

引自 Jeanneret B,et al. Orthop.Traumatol,1995,4(1):37-53.

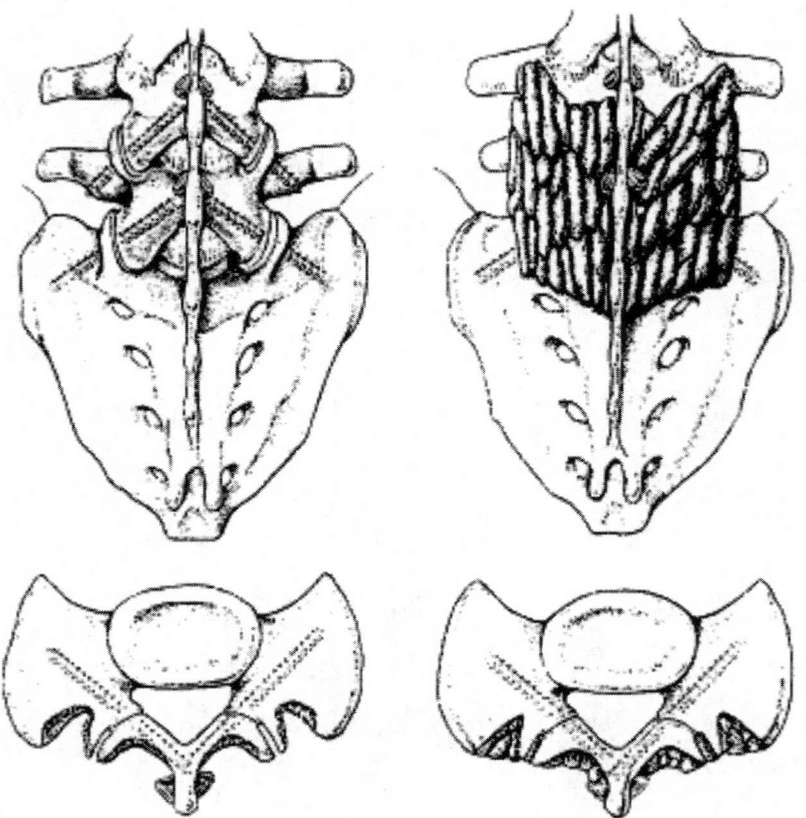

图 19-4-14 行后方或者后外侧植骨融合

引自 Jeanneret B,et al. Orthop Traumatol,1995,4(1):37-53.

2004 年，Phillips 等在 3 具尸体标本上于 L_3～S_1 置入 18 枚固定螺钉，并提出了术中透视监视螺钉置入位置的影像标准：正位片上螺钉走形应在棘突椎板结合点的中下 1/3 进针，并指向关节突关节；侧位片上螺钉顶端则应终止于椎弓根的后方，接近横突基底部；出口位上则应在椎板皮质层内和椎管外；斜位片则应靠近“狗颈”下方的“狗肚”，穿过关节突关节中央。

五、临床应用

1989 年，Jacobs 等报道了 43 例平均随访 16 个月经椎板关节突螺钉固定术及后外侧融合术的随访结果，满意率为 93％，6 个月内影像学融合率为 91％，相对于以前没有内固定辅助的腰椎融合率，经椎板关节突螺钉术的应用显著地提高了临床效果，缩短了融合时间，且并没明显增加手术风险性。Reich 等于 1993 年回顾性评价了 61 例平均随访 24 个月用经椎板关节突螺钉固定增强后外侧脊柱融合稳定性的临床结果和融合率（图 19-4-15）。5 个月内融合率 98.4％，优良率 93.4％。Grob 等在 1998 年报道一组 173 例患者，疾病种类包括退变性疾患、腰椎失败综合征、节段性不稳。单节段固定为 99 例，双节段 70 例，三节段 4 例。平均随访 5 年，融合率为 94％。临床疗效优 108 例，良 54 例，差 21 例。

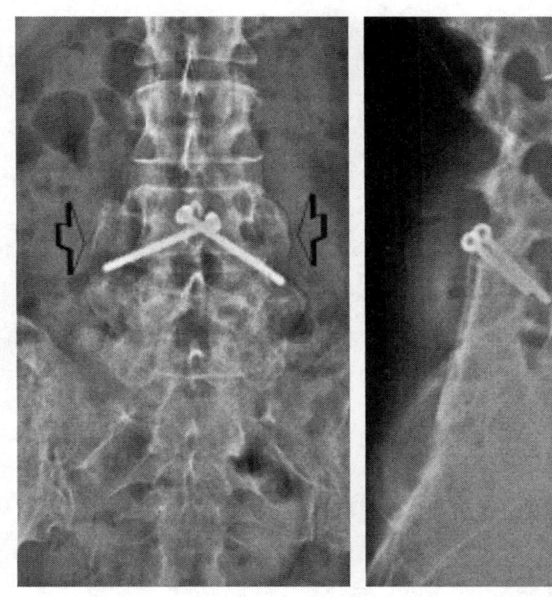
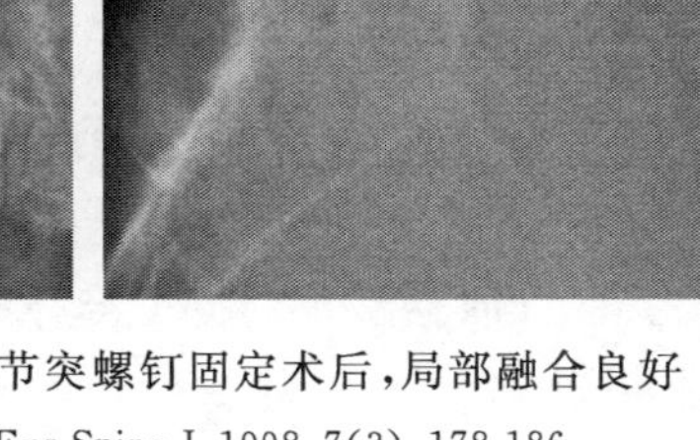

图 19-4-15　经椎板关节突螺钉固定术后，局部融合良好

引自 Grob D，et al. Eur Spine J，1998，7(3)：178-186.

Jeanneret 报告 93 例临床应用，72 例获得随访，随访时间平均 6.6 年，临床效果优良率 93％，螺钉进入椎管损伤硬膜囊 4 例，假关节形成 3 例。

Tuli 等对 37 例行椎弓根螺钉固定和 40 例行椎板关节突螺钉固定治疗退行性腰骶疾患的前瞻性研究，发现椎弓根组有 10 例需要再手术（27％），经椎板关节突螺钉固定组有 13 例（32.5％），总平均术后再手术时间为 4.05 年，经椎板关节突螺钉固定组为 2.94 年，而椎弓根组为 4.35 年（P＝0.34）；术后植骨不融合：经椎板螺钉组 7 例，椎弓根组 1 例，不融合患者平均再次手术间隔时间：经椎板关节突螺钉固定组 3.46 年，椎弓根组 6.27 年（P＝

0.04)；术后融合再手术者：经椎板组 2 例，椎弓根组 5 例($P=0.43$)；内固定物取出：经椎板组 2 例，椎弓根组 4 例。经多变量分析显示经椎板关节螺钉固定和经椎弓根螺钉固定在不融合再手术时间间隔上有明显差异，危害比为 0.097(95%可信区间 0.01～0.98)。因此认为经椎板关节突螺钉固定与经椎弓根螺钉固定相比有较高的术后植骨不融合再手术风险率。

Rick 等对 24 例椎弓根螺钉固定术和 43 例经椎板关节突螺钉固定术至少 2 年随访，发现术后再治疗率，椎弓根组为 37.5%(9 例)，经椎板关节突螺钉固定组 4.7%(2 例)，两者具有显著差异，认为经椎板关节突螺钉固定较椎弓根螺钉能减少术中失血量及降低术后疼痛分值。

Aepli(2009 年)报告了 643 例经椎板关节突成形术，有 476 例获得平均 10 年(2～20 年)的随访，其中 74%认为术后疗效良好，手术可以接受；26%认为术后效果不佳。其进一步分析表明，术前椎间盘高度<80%者与术后疗效良好密切相关。因此其认为，经椎板关节突螺钉固定是腰椎短节段融合一项有效的技术，对于严格选择的腰椎滑脱病例，如术前椎板及关节突完整，且椎间隙明显变窄者，该技术可以获得良好的疗效。

六、并　发　症

(一) 假关节

King 报告经关节螺钉固定的假关节发生率为 9.1%，Boucher 报告为 7%，而 Jeanneret (1995 年)报告经椎板螺钉固定仅为 1.4%。

Grob 总结 173 例临床应用经椎板螺钉固定，不融合 10 例(6%)，其中 4 例为双节段固定，6 例为单节段固定。因疼痛性假关节形成需要翻修手术 8 例(5%)，取出固定螺钉，改以经椎弓根螺钉固定及加强植骨，其中 7 例获得坚固融合，另 1 例需要再次翻修。一过性疼痛性神经激惹 3 例(2%)，无需取出固定螺钉。

(二) 神经损伤

在开放手术时，一般在显露椎管情况下进行经椎板关节突螺钉固定，结合术中透视，少有出现进入椎板或者椎间孔而损伤神经的情况。经皮经椎板关节突螺钉固定时则有神经损伤可能。Shim 等报道了在行前路腰椎体间融合术后，后路透视下经皮椎板关节突螺钉固定技术。在 20 例患者的 65 枚螺钉中，7 枚螺钉(10.8%)突破椎板壁，但是无一例损伤或者压迫神经组织。1 例患者因反复的钻孔导致上关节突骨折块压迫 L_5 神经根并发持久的神经疼痛，将螺钉及骨折块取出，改椎弓根螺钉固定。

(三) 植入物疲劳

由于系经腰椎关节固定，在融合不良情况下，局部的剪切应力也容易导致断钉(图 19-4-16)。断钉常与假关节形成一起出现，因此需要很好地完成植骨融合环节。前路椎间融合情况下，经椎板关节突螺钉固定的假关节及植入物疲劳的发生率尚需要进一步随访。

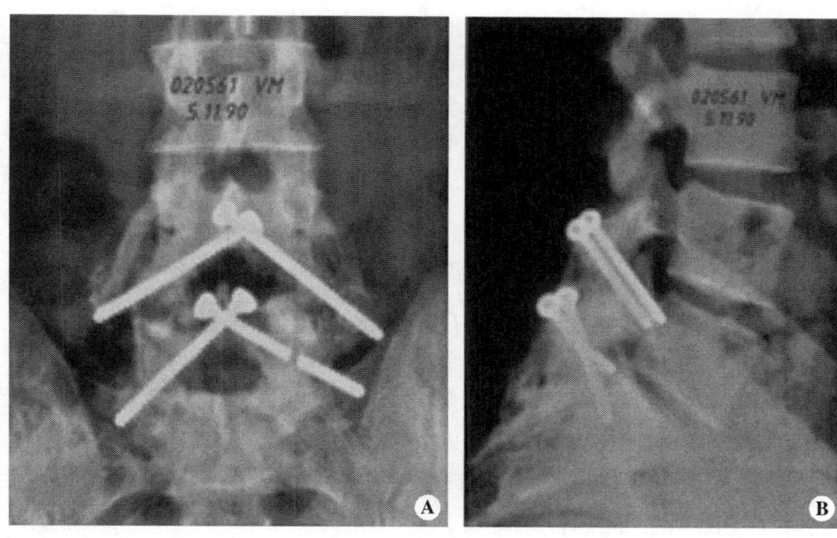

图 19-4-16　术后 2 年随访发现断钉，但后外侧融合良好

引自 Marchesi DG，et al. Eur Spine J，1992，1：125-130.

（四）术后前滑移

Plotz(1998 年)报告 5 例经椎板关节突螺钉固定术后出现椎体前滑移的病例(图 19-4-17)，认为经关节螺钉固定仅具有轻度的后牵引能力，因此经椎板关节突螺钉固定应避免应用于椎体有前滑脱的病例，更适合于腰椎后移的病例(图 19-4-18)。

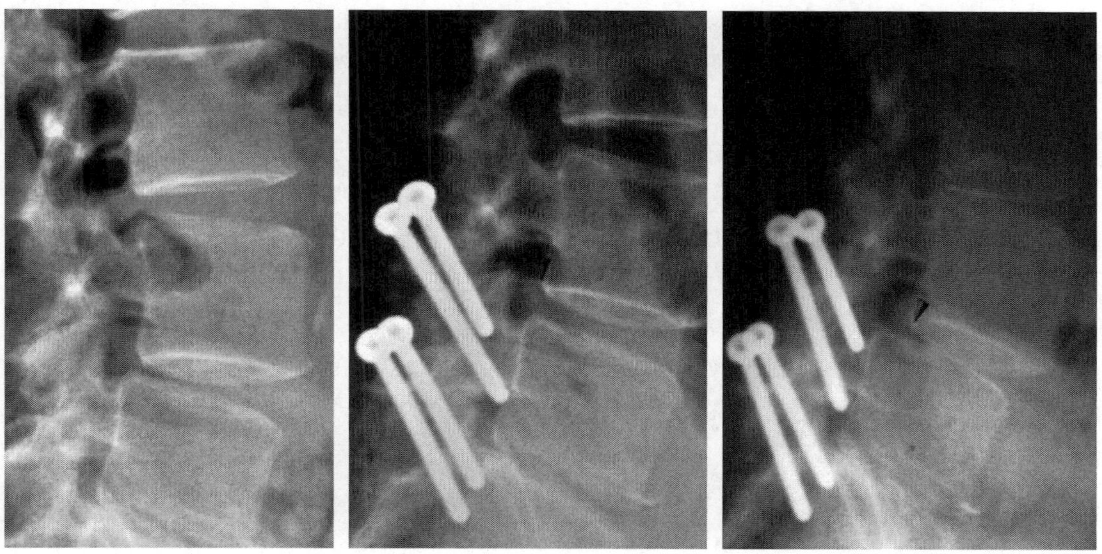

图 19-4-17　经椎板螺钉固定术后椎体前滑脱

引自 Plotz GM，et al. Int Orthop，1998，22(2)：77-81.

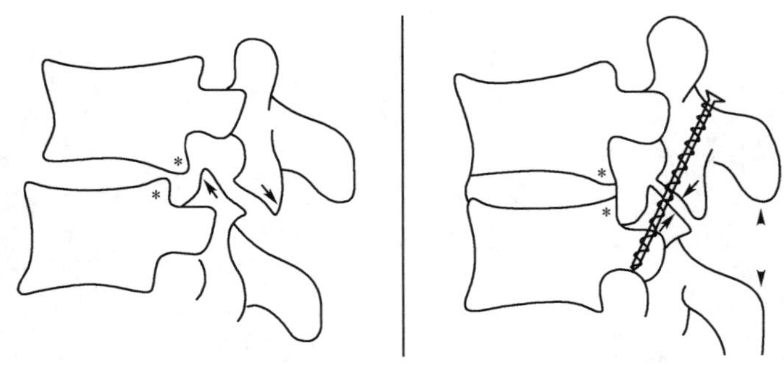

图 19-4-18 经关节突螺钉固定更适合于椎体后滑移病例

总之，与椎弓根螺钉相比，经椎板关节突关节螺钉手术操作简便，术中对脊柱后方结构破坏少，创伤小、手术时间短、出血少、费用低；螺钉方向基本平行神经根，神经损伤的风险少，特别在腰骶关节，经椎板关节螺钉应用具有独特的优势。即使需要翻修也相对容易。但是毕竟属于一种简单的固定方式，其不能应用于严重腰椎不稳的病例。经椎板关节突螺钉固定是除了椎弓根螺钉固定外一种有价值的选择，尤其作为一种辅助的内固定方式，在微创脊柱手术等具有广阔的前景。

（瞿东滨 蒋国强）

第五节 经皮骶前腰骶椎轴向融合术

腰骶椎的前路轴向固定手术出现较早，主要应用于治疗腰椎滑脱，采用 L_5 椎体前部斜行向下，开凿骨道，然后植入腓骨条进行固定。随着微创脊柱外科的开展，2004 年，Cragg 等首次报道经皮前路腰骶椎间轴向融合术（percutaneous axial lumbosacral interbody fusion，AxiaLIF），该技术通过尾骨旁切口，钝性分离骶前间隙，透视导引下经皮入径从骶骨到 L_5，行腰骶固定。该入径避免了对纤维环及脊柱后方肌肉、韧带及周围组织的破坏，具有较强的生物力学优势，国外近年临床应用初步结果显示腰骶椎得到有效融合。

Cragg 首先在 15 具尸体上优化入路技术以及必要的操作工具。这些工具包括分离器、工作通道、导钻、椎间盘工具、植骨工具以及轴向棒植入工具等。该操作在通过 2cm 尾骨旁单切口后完全经皮透视导引下操作得到验证。然后，Cragg 等在 6 头猪上评估该入路操作的安全性，未发现其他副效应。在动物上施行腰骶入路的操作通过透视下轴向椎间盘造影确认。在临床前期研究成功后，Gutternan 在 3 例患者对腰骶椎间盘以及椎体区可疑病变进行活检，均未出现严重问题。在 X 线监视及持续神经监测下经直肠后间隙行 L_5～S_1 椎间盘活检，术中操作顺利，无血管、神经及直肠损伤，所有患者术后第 1、4 个月行 MRI 检查及临床观察，未发现明显异常。随后，Marota 等于 2006 年报告对 AxiaLIF 技术更详细操作过程的描述，并附有 2 例临床报告，早期疗效满意。在该技术发展基础上专门成立了 TranS1 公司，专注该技术及其相关领域的开发和推广。

AxiaLIF 技术可以进行 L_5～S_1 融合固定，也可以进行 L_4～L_5、L_5～S_1 双节段固定（图 19-5-1），一般附加后路经椎弓根或者经关节突螺钉固定，也有称之为经皮 360°AxiaLIF 技术。

一、临床解剖

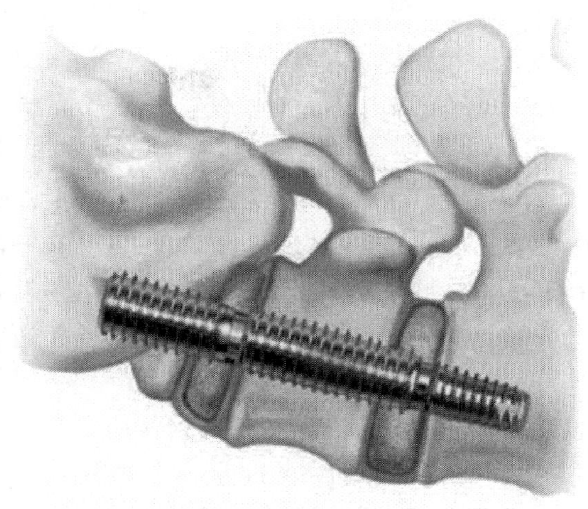

图 19-5-1　AxiaLIF（双节段融合固定）

1. 骶前直肠后间隙　腰骶椎交界经尾骨旁骶前入路主要通过很明确的解剖潜在间隙，位于骶骨前面与直肠和乙状结肠后面之间的间隙。这个骶前间隙在前与乙状结肠和直肠交界，在后与骶骨前面交界。该间隙内充填空泡样组织和脂肪。骶前直肠后间隙前界为直肠筋膜鞘，后界为骶前筋膜，两侧借直肠侧韧带与直肠旁间隙分开，上界为盆腹筋膜在骶骨前面的反折部，下界为盆膈上筋膜，其周围毗邻重要的结构，直肠后间隙在直肠癌根治术中应用较广泛。由于乙状结肠和直肠在骶前间隙中没有任何结构牵系，因此很容易采用钝性或分离器推开。当骶神经根出孔时，其向外下方下行，离开骶前正中线。由于该间隙没有重要的血管以及神经，因此建立该入路的走廊没有障碍。

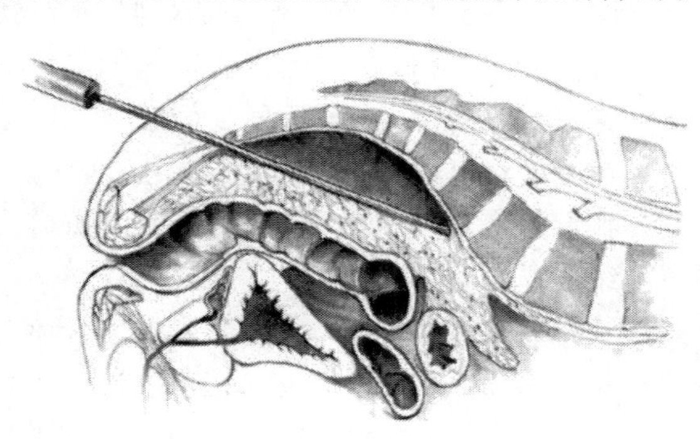

图 19-5-2　骶前解剖

Yuan 等对经骶前间隙轴向融合技术进行临床解剖研究，定义了骶前间隙操作的安全区域，为经皮骶前间隙轴向融合技术提供解剖学依据（图 19-5-2）。Yuan 等研究该间隙的解剖关系，其报告在腰骶椎交界部，髂血管和伴行下腹交感神经向外侧跨越骶骨岬。在腰骶椎交界的正中线上方，骶正中动脉和静脉中线发出后走形变异，通常终止于纤细网状。其根据 CT 和 MRI 测量，将男女 S_1～S_2 间隙 6cm 宽的区域定义为冠状位安全区——“冠状位安全操作空间”。CT 及 MRI 上测量的距离分别为 6.0cm 和 6.9cm。国内经尸体 MRI 测量，男性为 5.8cm，女性为 6.3cm。存在性别差异，可能与女性骨盆较宽有关，认为术中导针穿刺沿着骶骨中线轨道前进，在此范围内不会损伤其血管。术中最可能损伤骶正中动静脉和骶前静脉丛。

直肠和乙状结肠位于骶骨前方。庞彬等经 MRI 测量 120 例国人腰骶椎正中矢状面前后径最短距离，男性中位数为 1.0cm（0.3～2.3cm），女性为 0.6cm（0.3～1.8cm），故认为术中不会损伤肠道结构。Yuan 等经 MRI、CT 测量 S_3～S_4 间隙水平至肠道距离，分别为 1.2cm、1.3cm，与 Guvencer 等研究结果相似。Oto 等采用 MRI 测量 193 例患者 S_1、S_2、S_3 水平骶前间隙的前后径，男性分别为 16.2mm、14.9mm、13.0mm，女性分别为 11.9mm、11.2mm、10.6mm，差别有统计学显著性。男性骶前间隙明显宽于女性，总体上，骶前间隙至少 1cm 见于 60%以上男性和 40%女性。

2. 骶正中血管　骶正中动脉绝大部分从腹主动脉分叉上方后壁发出。庞彬等研究表明，骶正中动脉位置有变异，$S_1 \sim S_2$ 间隙水平线位于中线左侧或者右侧 0～0.9cm，包括 0cm 者 2 例(10%)，<0.3cm 者 2 例(10%)，0.3～0.6cm 者 8 例(40%)，>0.6cm 者 8 例(40%)，因此认为导针穿刺时有 90%不会触及骶正中动脉，直肠系膜厚度为 0.4cm(0.3～0.5cm)，可起重要保护作用。Guvencer 等解剖研究 33 具尸体，结果显示骶正中动脉位于右侧占 55.0%，左侧占 31.7%，正中占 13.3%，S_1 与尾骨各椎间隙的骶正中动脉至骶正中线的距离分别为 8.0mm、9.0mm、8.7mm、8.6mm、4.7mm。$S_1 \sim S_2$ 间隙平均直径为 2.6mm。即使术中损伤，也不会引起过量出血。骶前区静脉丛位于骶骨骶前纵韧带前方，直肠后筋膜后方。该静脉丛包括横干、骶中静脉、骶椎旁静脉、尾椎静脉、骶椎体前穿通支静脉、骶前孔脊支静脉以及骶外侧静脉干，而与本手术术式有关的主要为骶中静脉和横干。骶正中静脉大致与骶正中动脉伴行，骶中静脉位置变异较多，故钝性导针对其损伤的可能性很小。Marota 等认为，扩张工作通道过程中将局部软组织和血管向两侧推开，可使血管损伤的可能性降低至最小程度。术前辅以血管造影检查，明确骶中动脉、骶中静脉变异情况，对减少术中血管损伤有一定指导意义。

3. 腹下神经和交感干 男性腹下神经和交感干损伤可导致逆行性射精。腹下神经在骶骨岬中线外侧 1cm 处向两侧发出分支，与髂动脉伴行。陆声等观察 10 具尸体 $L_5 \sim S_1$ 椎前相关自主神经的解剖，发现自主神经丛位于一层连续独立于腹膜后的筋膜层中，认为存在自主神经筋膜层；上腹下丛主干位于左右髂总动脉形成的三角内，大于骶岬水平，在尾端分为左、右腹下神经，向两侧进入小骨盆，10 具尸体的上腹下丛最宽处位于腰骶岬偏左位，骶交感干由腰交感干延续而来，沿骶前孔内侧下降，有 3～4 对骶交感节至尾骨前方，两侧骶交感干互相联合，形成单一的奇神经节。Guvencer 等在 $S_1 \sim S_2$ 间隙水平测量交感干至骶正中线距离，左侧为 21.1mm，右侧为 22.4mm。S_1 前孔外缘至骶骨中线距离为男 32.61mm，女 29.83mm。S_1 前孔神经根出骶前孔后并非按骶骨外侧凹面角度走行，而是偏向前内喜爱。因此，手术在透视引导下，确保导针沿骶正中线位置前进是安全的。

直肠和乙状结肠位于骶骨前方。庞彬等经 MRI 测量 120 例国人腰骶椎正中矢状面前后径最短距离，男性中位数为 1.0cm(0.3～2.3)，女性为 0.6cm(0.3～1.8cm)，故认为术中不会损伤肠道结构。Yuan 等经 MRI、CT 测量 $S_3 \sim S_4$ 间隙水平至肠道距离，分别为 1.2cm、1.3cm，与 Guvencer 等研究结果相似。Oto 等采用 MRI 测量 193 例患者 S_1、S_2、S_3 水平骶前间隙的前后径，男性分别为 16.2mm、14.9mm、13.0mm，女性分别为 11.9mm、11.2mm、10.6mm，差别有统计学显著性。男性骶前间隙明显宽于女性，总体上，骶前间隙至少 1cm 见于 60%以上男性和 40%女性。

二、生物力学

腰椎约有 80%的轴向负荷集中于前柱，因而前柱对于稳定腰椎运动节段起着重要作用。ALIF 在手术过程中需切除前纵韧带和部分纤维环组织，由于张力带丢失，单纯性 ALIF和 PLIF 会导致脊柱不稳，椎间融合率不高，若辅以内固定，可避免损伤小关节，这在腰椎轴向旋转运动中具有重要作用。

Gerber 对 7 具尸体的生物力学研究表明，与单纯 ALIF 相比，辅以前路钢板或者后路椎弓根螺钉固定均可明显减少运动范围，可增加刚度。Ploumis 研究结果显示，前纵韧带切除后运动范围增加 59%，轴向旋转和屈伸运动增加 142%，而 TLIF 可明显减少运动范围，但

ALIF 和 PLIF 辅以后路内固定后则可增加脊柱的稳定性。Ledet 等早期在 24 具小牛腰骶椎标本对 AxiaLIF 进行相关生物力学研究测试，结果显示腰骶轴向融合固定可增加脊柱刚性，减少运动范围，认为 $L_5 \sim S_1$ 节段的轴向融合固定比传统融合术更具有优势，轴向融合固定可减少 $L_5 \sim S_1$ 的异常运动，因而更有利于促进椎间融合。

Erken 等报告对 6 具尸体腰骶椎标本进行 $L_4 \sim S_1$ 两节段轴向融合生物力学研究，测量单纯轴向融合、辅以关节突螺钉固定和辅以后路椎弓根固定等 3 种手术方法的稳定性（图 19-5-3），在 $L_4 \sim L_5$ 节段融合中 3 种固定方法在旋转和屈伸位上无明显差异，后路椎弓根螺钉固定在侧屈方向上稳定性高。$L_5 \sim S_1$ 节段融合中，旋转和侧屈的差异无统计学显著性，单纯轴向融合固定的屈伸运动范围较大，辅以关节突螺钉或后路椎弓根固定可增加刚性。

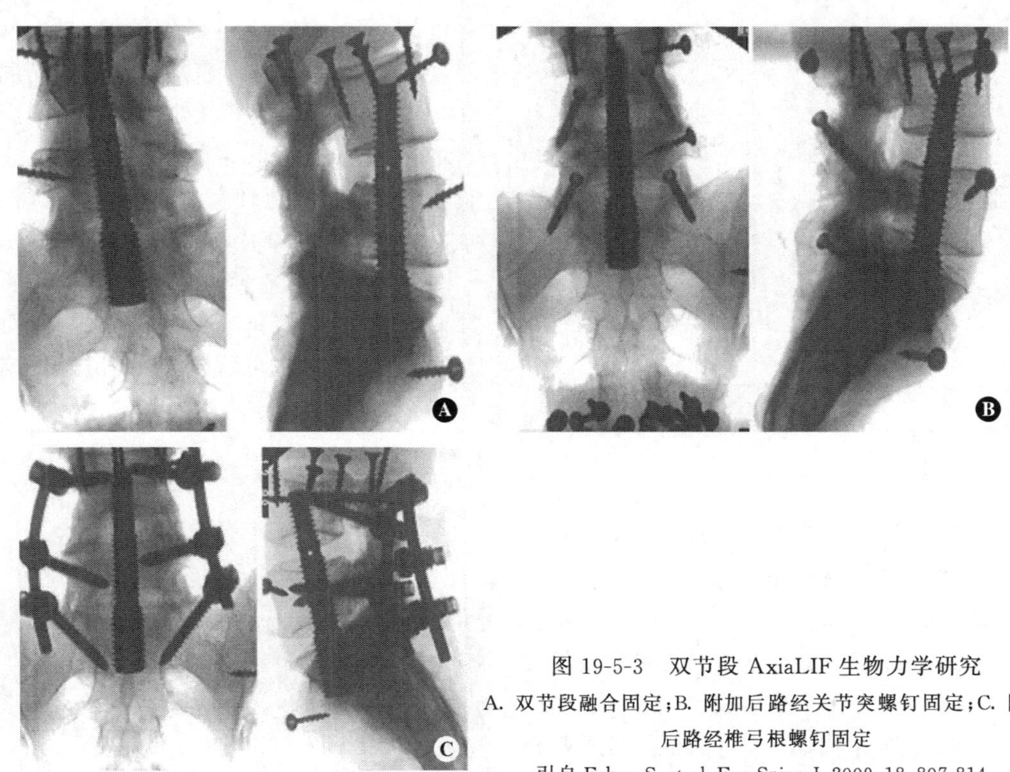

图 19-5-3　双节段 AxiaLIF 生物力学研究

A. 双节段融合固定；B. 附加后路经关节突螺钉固定；C. 附加后路经椎弓根螺钉固定

引自 Erkan S，et al. Eur Spine J，2009，18：807-814.

Ledet 等对下腰椎轴向内固定装置进行了生物力学试验，认为轴向内固定装置较传统内固定装置更能够提供节段稳定性，有利于植骨融合，同时轴向内固定装置更适用于经骶前间隙微创操作。

三、手 术 操 作

（一）病例选择

椎体间轴向融合术的适应证和传统的椎体间融合相似。目前已经用于 $L_4 \sim L_5$，$L_5 \sim S_1$ 节段的退变性腰椎间盘病（degenerative disc disease，DDD），退变性腰椎侧弯，Ⅰ°、Ⅱ°峡部裂型腰椎滑脱等疾病的治疗。这种术式既可以和后方的经皮减压、内固定手术结合使用，也可以单独应用。

明确禁忌证仍在探索之中。一般认为，存在肛周感染、盆腔肿瘤是不适宜采用这种术式的。

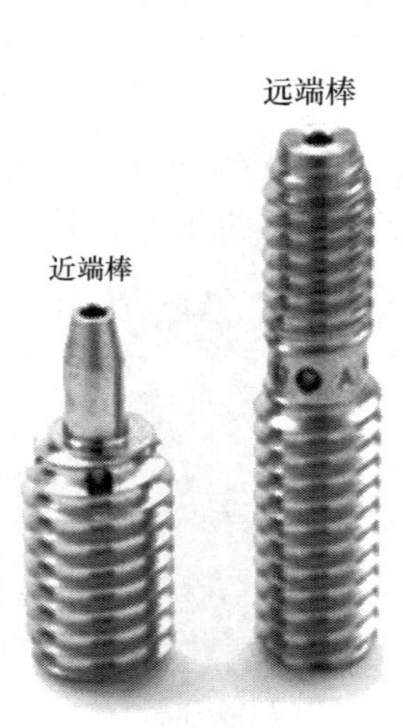

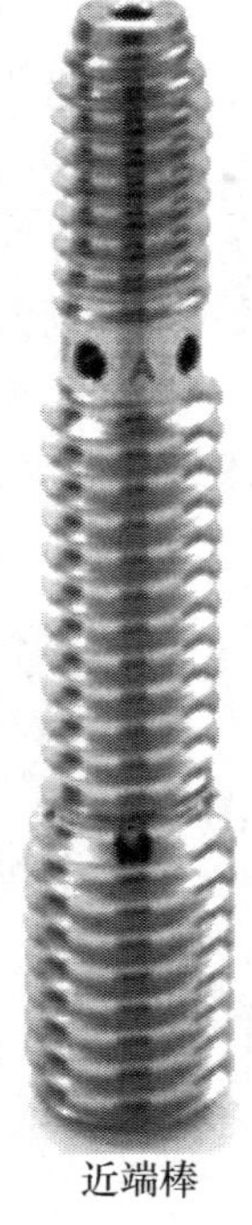

图 19-5-4 3D AxiaLIF Rod™

（二）轴向固定棒

3D 轴向固定棒（3D AxiaLIF Rod™，TranS1 Inc，美国）由钛合金制成，设计成不同螺纹直径及螺距（图 19-5-4），呈去顶的圆锥状。它包括上、下两部分：上部最大直径为 9mm，下部最大直径为 12mm，两部分均有螺纹，但上下部连接处无螺纹。切除椎间盘拧入 3D AxiaLIF Rod™后，不仅可提供椎体间的坚强固定，也可提供轴向支撑，恢复椎间隙正常高度，从而恢复腰椎整体高度和生理弯曲，解除椎间孔狭窄。由于椎间隙高度的恢复，原来折叠或皱褶的黄韧带、后纵韧带和突出的纤维环复位，从而使神经根管或中央椎管的狭窄症状得到改善。

术中利用空心钻可获得混合骨髓的松质骨骨屑 10～15ml，充填 L_5～S_1 椎间隙进行自体植骨，也可联合应用 rhBMP 或异体骨粒。

（三）L_5～S_1 轴向融合手术步骤

1. 术前计划 在准备外科入路时，应分析影像学资料，包括完整的骶骨图像，决定患者的解剖是否合适进行腰骶椎经皮尾骨旁骶前入路。腰椎 MRI 的标准像矢状位要扩展到整个骶椎和尾椎。根据完整 X 线和 MRI 资料，可以计划并描出入路的倾角以及要植入的轴向棒（图 19-5-5）。

2. 患者准备 通常，预期手术日前晚对患者进行标准的肠道准备。在手术室，全麻后，患者在可透 X 线的手术床上取俯卧位，腰椎后伸，加大腰前凸。腰椎及骶尾骨区消毒铺巾。要用一件阻塞敷料将肛门与手术区隔离（图 19-5-6）。

3. 手术室设施 患者体位合适后，采用 2 台影像增强 X 线机同时进行双侧透视。后前位 C 臂要调整到投射腰骶椎的前凸影像。侧位 C 臂要调整获得完全侧位的腰骶椎影像。正侧位 C 臂机需要铺单保护，以便于术

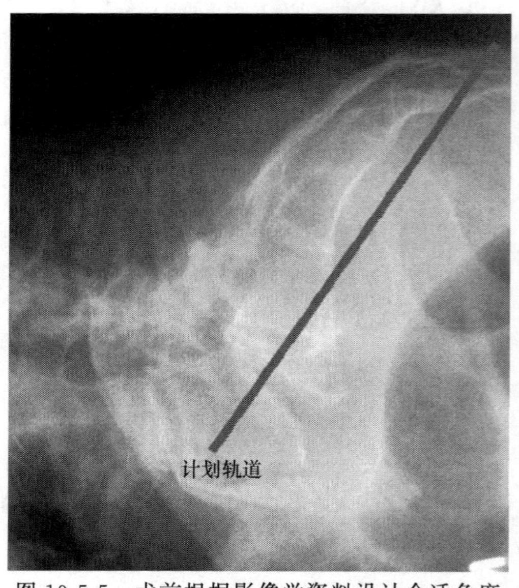

图 19-5-5 术前根据影像学资料设计合适角度

引自 B. M. Ozgur，et al. Minimally Invasive Spine Surgery，2009. 87-92.

中操作过程中可以自由进行尾骨尖到腰骶椎交界处的移动(图 19-5-7)。

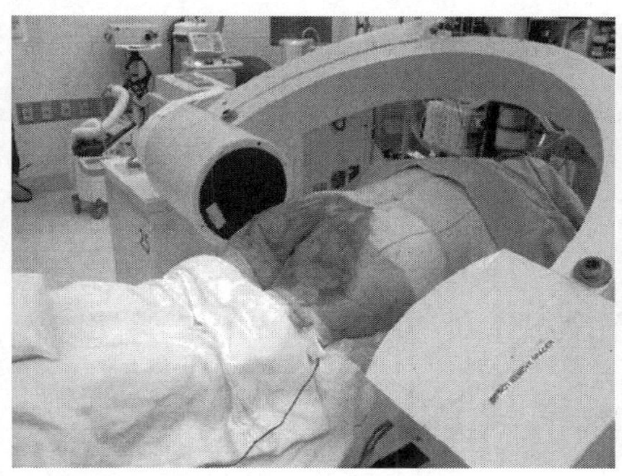

图 19-5-6　体位及消毒范围

引自 B. M. Ozgur, et al. Minimally Invasive Spine Surgery, 2009. 87-92.

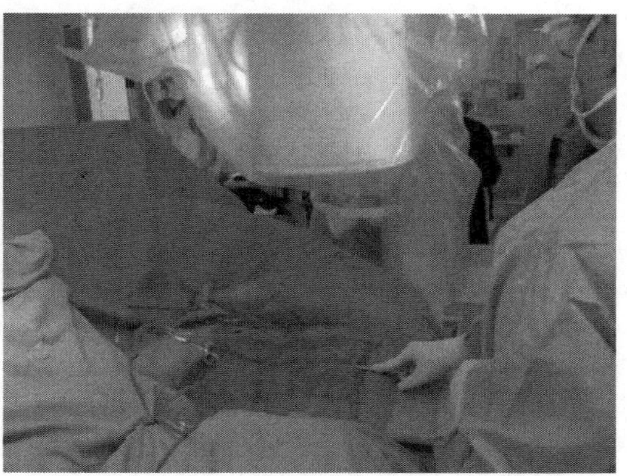

图 19-5-7　操作实行 C 臂 X 线机全程监视

引自 B. M. Ozgur, et al. Minimally Invasive Spine Surgery, 2009. 87-92.

4. 入路及倾角选择　开始时,触及尾骨以及骶结节韧带弓,在尾骨旁结节下方 2～3cm 和尾骨的左或右侧,做 15～20mm 的皮肤及浅筋膜切口(图 19-5-8)。在尾骨旁行 2cm 皮肤切口后,采用 Kelly 钳钝性分离到腔壁筋膜。穿透筋膜,到达骶前间隙以及骶骨前表面。穿透筋膜的方法有两种:用手指分离,或者钝性导针分离,或者两者结合。一旦进入后,在 C 臂透视下,钝性导针保证在正中线位置往头侧前进,导针指向在 S_1～S_2 部的骶骨前皮质(图 19-5-9)。该操作通过导针引入器的手柄上进行"指尖"控制可以完成,且必须采用前后位和侧位两个方向的透视引导。

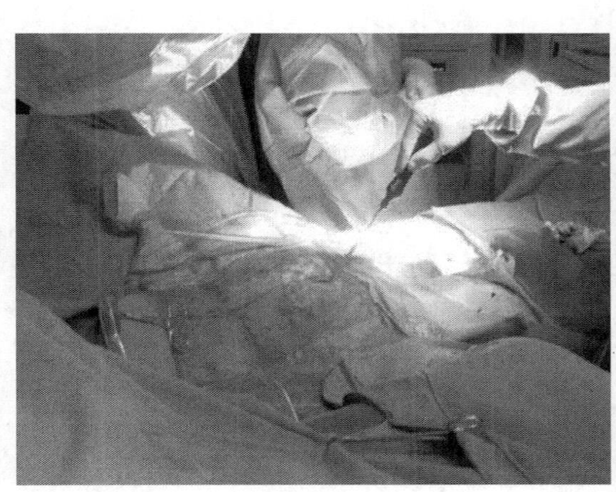

图 19-5-8　尾骨旁 2cm 切口进入

引自 B. M. Ozgur et al. Minimally Invasive Spine Surgery, 2009. 87-92.

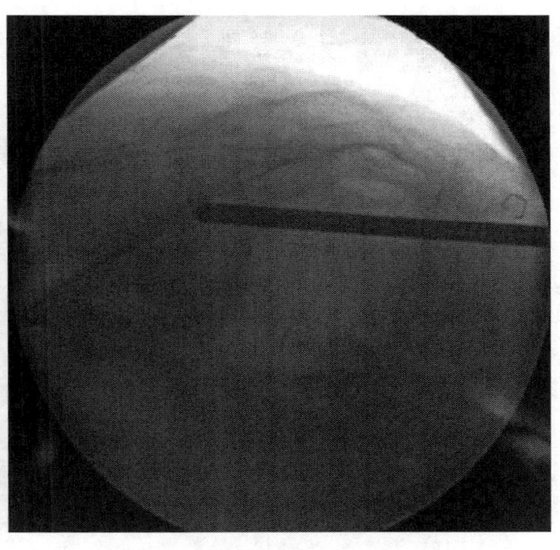

图 19-5-9　透视下将钝头导针置于 S_1～S_2 前皮质

当导针达到 $S_1 \sim S_2$ 交界部，调整导针角度，确定进入以及通过 $L_5 \sim S_1$ 椎间隙的中线倾角。目的是在前后位以及侧位 C 臂上均在中点通过 $L_5 \sim S_1$ 椎间隙。一旦确定角度后，需要使用一个交换系统，将钝性导针更换为尖为斜面的扩张型克氏针。斜面尖克氏针置入后前进通过椎间隙，需要保持事先确定的角度(图 19-5-10)。

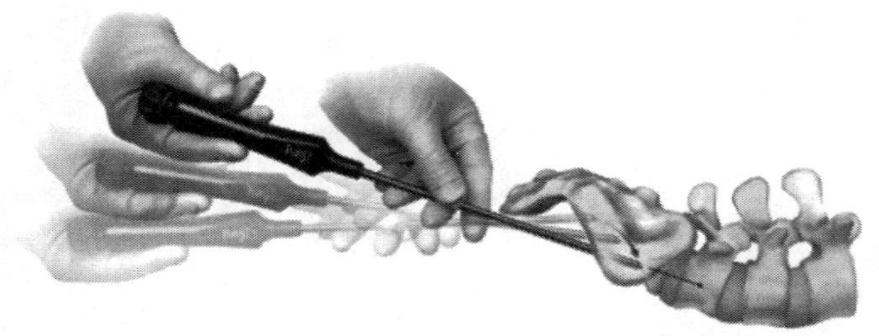

图 19-5-10　斜面克氏针通过 $L_5 \sim S_1$ 进入 L_5 椎体

引自 TranS1.

5. 工作通道　一旦导针到位，就轮流采用系列工具进行软组织及骶骨皮松质骨的扩张(图 19-5-11)，产生工作通道，置入工作通道套筒(图 19-5-12)。

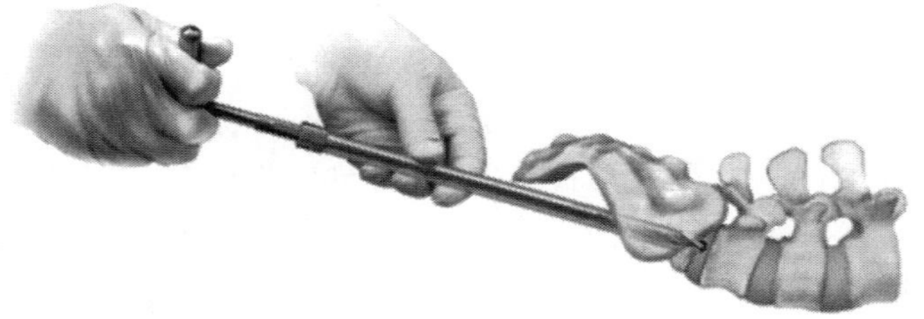

图 19-5-11　骨钻等扩大通道

引自 TranS1.

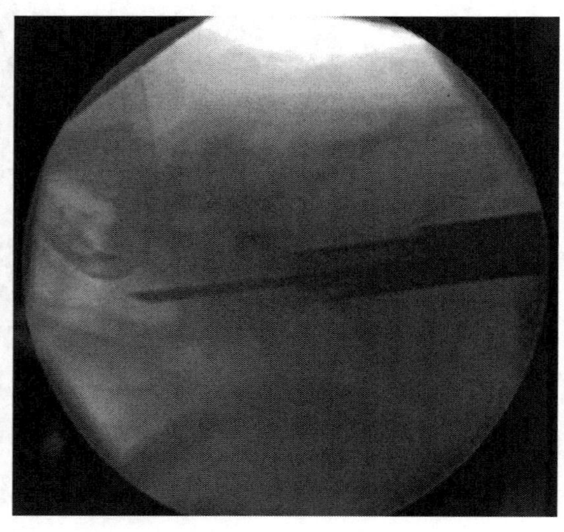

图 19-5-12　置入工作通道

引自 B. M. Ozgur, et al. Minimally Invasive Spine Surgery, 2009. 87-92.

6. 椎间盘处理，植骨　采用专门工具处理椎间盘(图 19-5-13)，准备融合。这些工具包括转向切开器、转向刷等。当椎间隙清除彻底后，清除终板软骨，通过植骨通道，将植骨材料送入椎间隙内(图 19-5-14)。$10 \sim 15cm^3$ 的植骨材料可以植入椎间隙内。

7. 准备置入轴向棒　采用保护钻，进到椎间隙及 L_5 椎体，钻出骨道(图 19-5-15，图 19-5-16)，以进行轴向棒固定。钻孔深度需要 X 线引导确定。

8. 轴向棒置入　最后步骤是通过导针植入轴向固定棒，通常需要较大的扭转力使轴向棒通过骶骨岬、椎间隙，最后进入 L_5 椎体(图 19-5-17，图 19-5-18)。

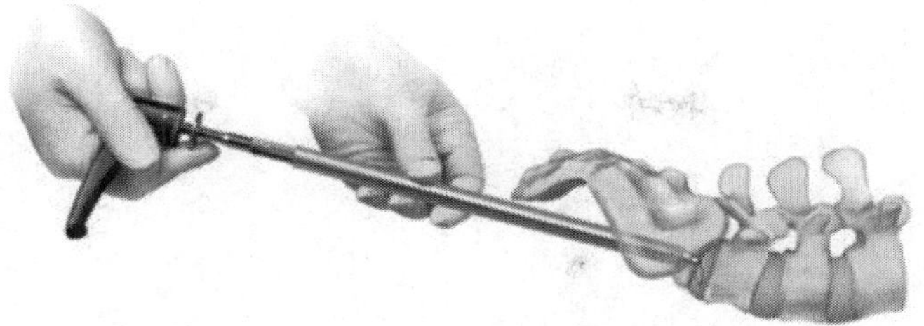

图 19-5-13　$L_5 \sim S_1$ 椎间盘摘除

引自 TranS1.

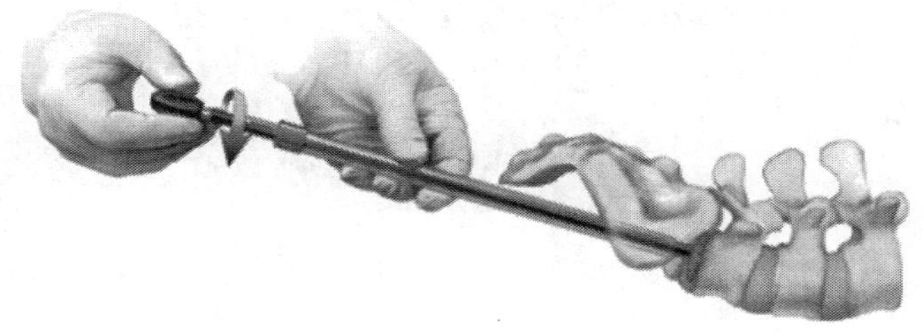

图 19-5-14　$L_5 \sim S_1$ 椎间盘内植骨

引自 TranS1.

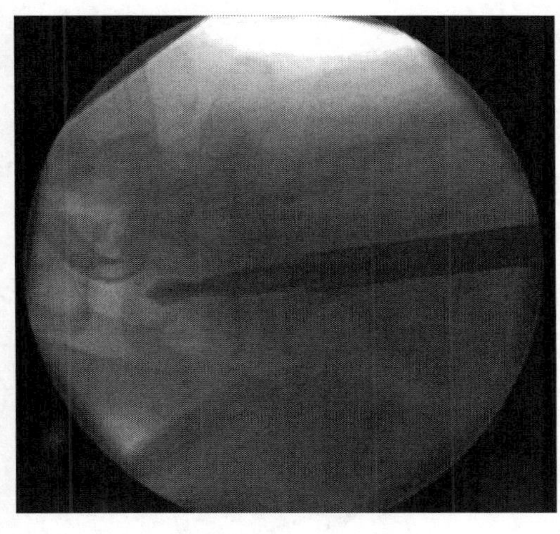

图 19-5-15　保护骨钻扩大椎体骨道

引自 B. M. Ozgur, et al. Minimally Invasive Spine Surgery, 2009. 87-92.

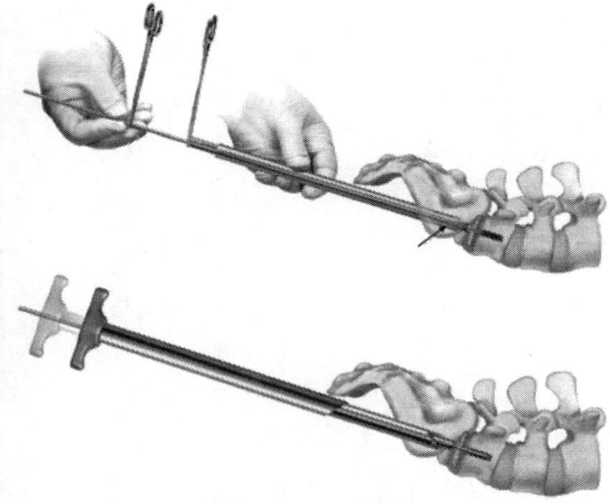

图 19-5-16　更换轴向棒通道

引自 TranS1.

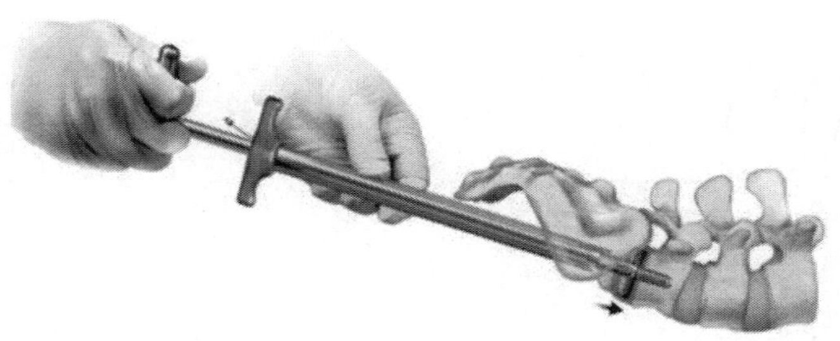

图 19-5-17　置入轴向固定棒

引自 TranS1.

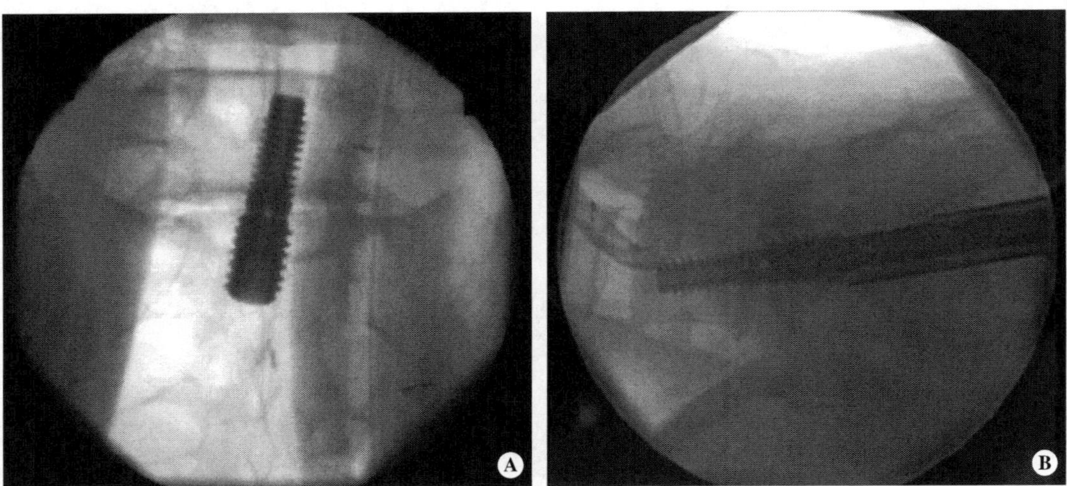

图 19-5-18　透视下正侧位均位于椎体中线

引自 B. M. Ozgur, et al. Minimally Invasive Spine Surgery, 2009. 87-92.

(四) S_1～L_5～L_4 双节段轴向融合手术步骤(图 19-5-19)

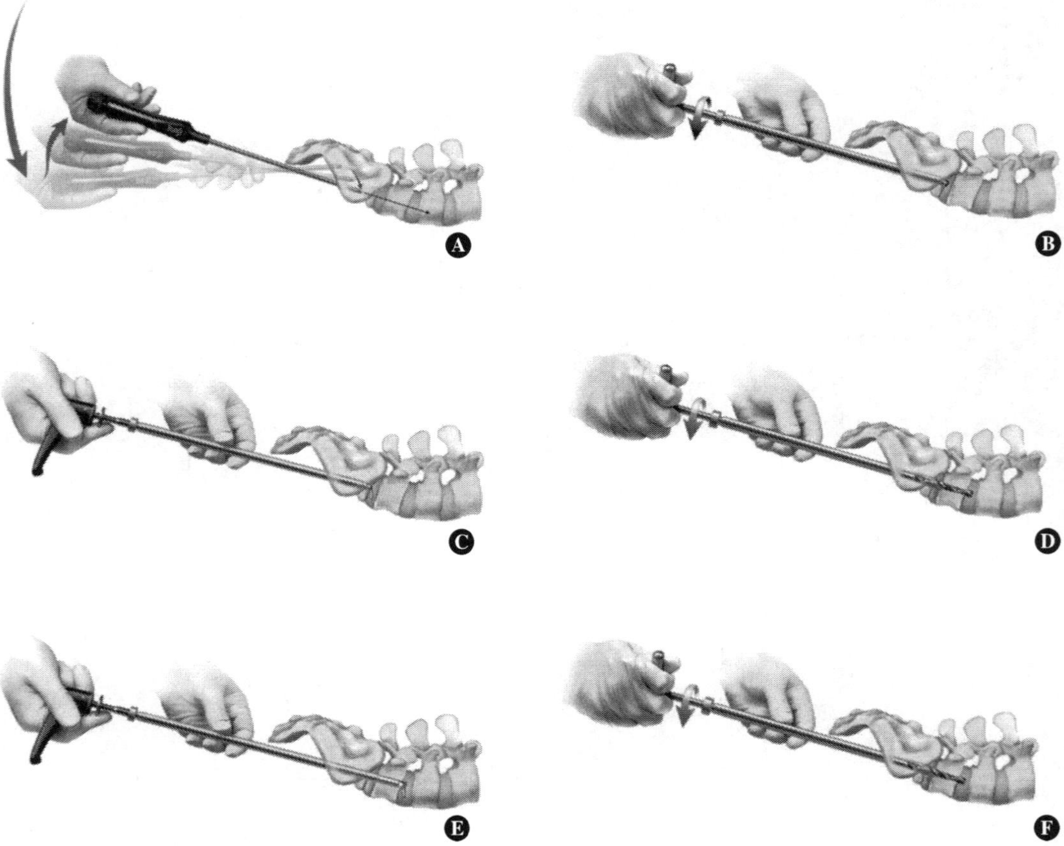

图 19-5-19

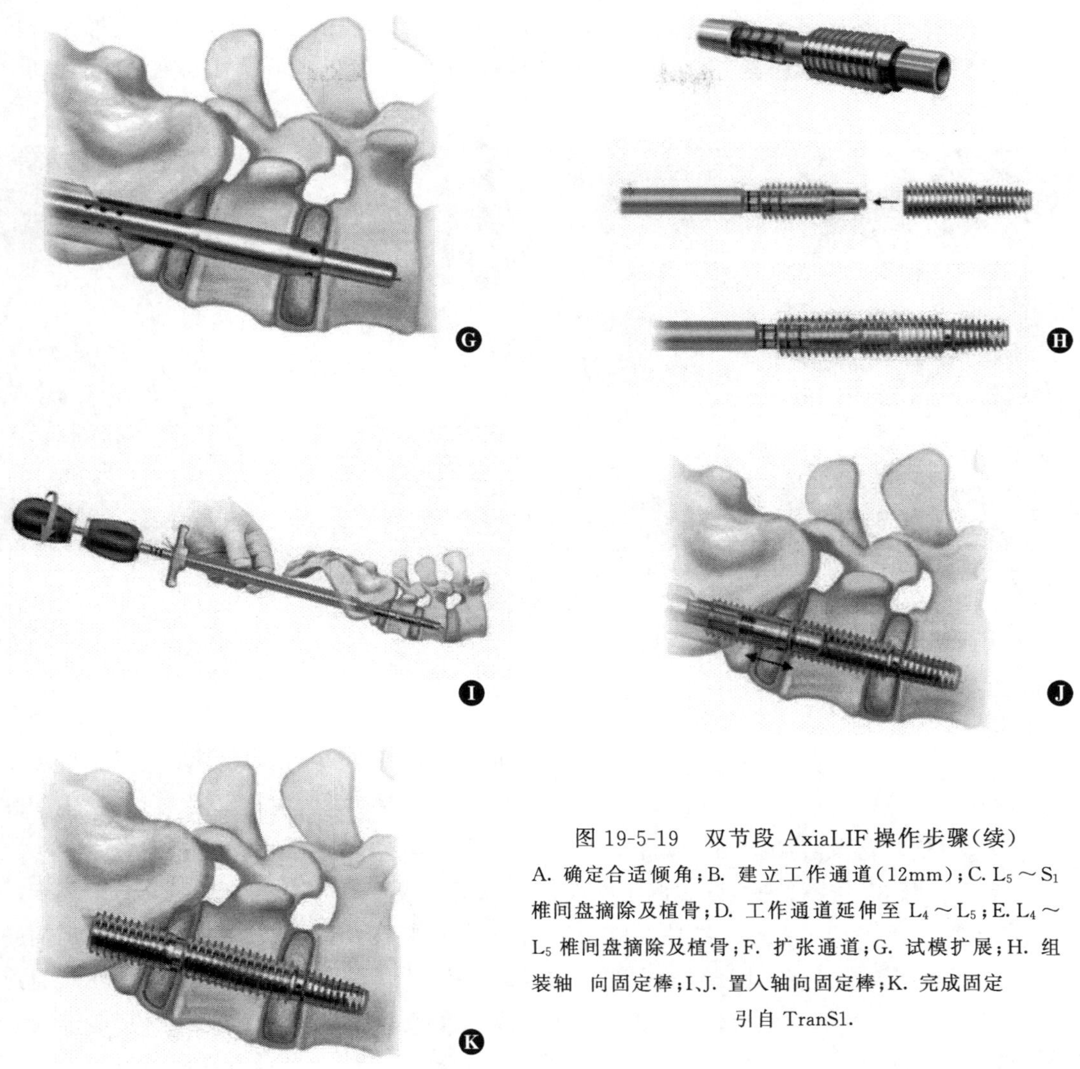

图 19-5-19　双节段 AxiaLIF 操作步骤(续)

A. 确定合适倾角;B. 建立工作通道(12mm);C. L_5～S_1 椎间盘摘除及植骨;D. 工作通道延伸至 L_4～L_5;E. L_4～L_5 椎间盘摘除及植骨;F. 扩张通道;G. 试模扩展;H. 组装轴向固定棒;I、J. 置入轴向固定棒;K. 完成固定

引自 TranS1.

四、临床疗效

该术式公开报道的临床结果不多。全球应用例数已超过 2000 多例,最长的随访时间是 30 个月。2008 年,Aryan 等对 35 例行 AxiaLIF 手术的患者早期疗效进行报道,其中男 15 例,女 20 例;平均年龄 54 岁,平均随访时间 17.5 个月。26 例为退变性椎间盘疾病,6 例为腰椎退变性侧凸,3 例为峡部裂型腰椎滑脱,所有患者都有明确的 L_5～S_1 椎间盘退变。21 例还采用了 L_5～S_1 经皮椎弓根钉棒内固定,2 例采用了 L_4～L_5 经皮极外侧椎体间融合术和后方内固定,10 例单独行轴向融合。另外 2 例在后路开放手术行椎体间融合时,发现解剖结构不易操作,于是改用骶前入路轴向融合。植骨材料采用局部松质骨和 rhBMP,单纯性 L_5～S_1 轴向融合术组的手术时间平均为 42 分钟,出血量 30ml,平均住院时间 21 小时,术后 1 年随访显示疗效肯定,无明显并发症。到随访期末,32 例(91%)影像学表现为 L_5～S_1 融合,融合器稳固在位。术后 12 个月经皮 360° AxiaLIF 技术组融合率为 100%(图 19-5-20),经皮 AxiaLIF 组为 80%,平均 91%。

Anand 等对 12 例退变性脊柱侧凸患者行 $L_5 \sim S_1$ 节段 AxiaLIF，并辅以经皮椎弓根内固定，认为与开放性手术相比，出血量及并发症明显减少，未发生肠道、血管神经损伤和切口感染等并发症。

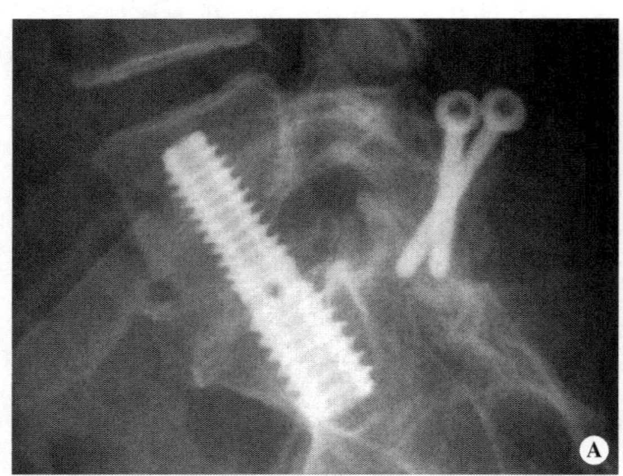
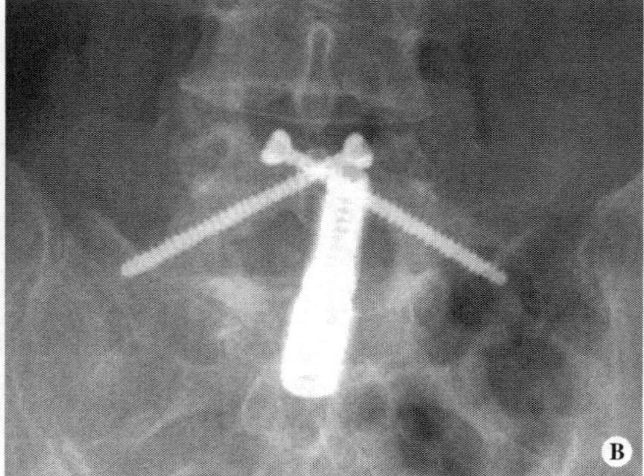

图 19-5-20　经皮 360°AxiaLIF

引自 B. M. Ozgur，et al. Minimally Invasive Spine Surgery，2009. 87-92.

五、并　发　症

由于 AxiaLIF 技术入路的选择，使其并发症明显降低，至今约 5 年的临床实践中，尚罕见神经损伤的报道。其主要潜在并发症有感染（深部或者皮下）、椎体间假关节形成、椎间隙高度丢失、空气栓塞及直肠损伤。其中直肠损伤为最严重并发症，但发生率＜1%。

Aryan 在其 35 例随访中，有 3 例末次随访未见融合表现，1 年随访有 4 例 CT 扫描未见融合，植入物下沉平均 1.6mm，在单纯应用组稍高，但与临床疗效无关。但是轴向固定如腓骨条等固定融合效果良好。因此，轴向融合的问题一般可以肯定。但是由于通过轴向通道进行椎间盘摘除以及植骨融合，髓核摘除彻底程度以及植骨床准备均难以达到其他椎间融合术的程度（图 19-5-21），且多为合成骨或 rhBMP 混合自体碎骨，植骨量有限，可能会出现

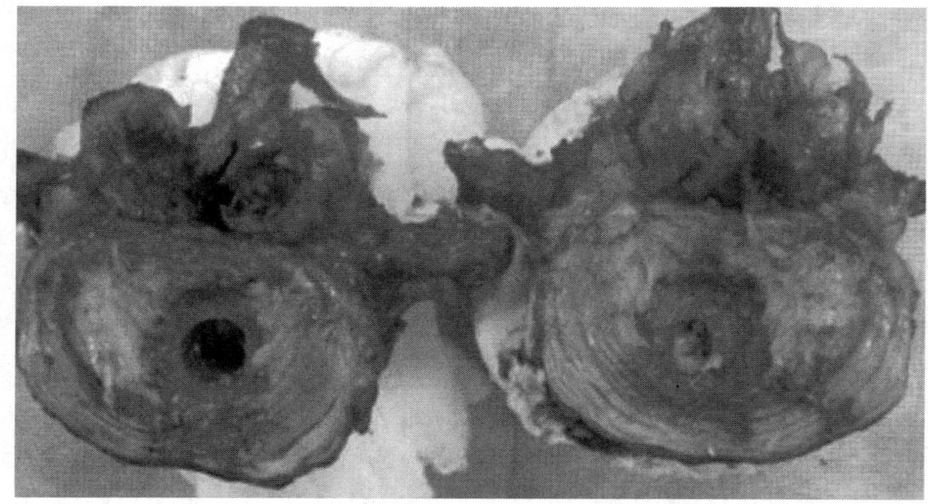

图 19-5-21　实验研究观察 AxiaLIF 术后椎间盘切除情况

引自 Erkan S，et al. Eur Spine J，2009，18：807-814.

延迟融合。这也是开展此项技术需要考虑的。

总之,经皮尾骨旁经骶前腰骶轴向固定术代表了微创治疗腰骶椎的另一种选择。尽管生物力学研究表明,该技术单纯应用可以达到足够的稳定作用,但是腰骶椎固定融合是个中长期的过程,近期开展该项技术的作者一般均辅助后路的节段固定,如经皮关节突螺钉固定,以有效促进腰骶椎的融合。AxiaLIF 存在潜在的并发症,需要临床医生非常熟悉局部的解剖,进一步开展基础研究和长期临床疗效随访,确保该项技术安全有效开展。

结　语

腰骶交界区存在独特的解剖和生物力学,且是退变性疾病以及炎症等多发部位,其内固定以及融合术均有一定挑战性。骶骨螺钉固定的形式多样,要根据局部骨质条件以及固定目的加以选择。后路经椎板关节螺钉固定单纯应用在生物力学方面强度不足,但是与其他前路椎间融合术联合应用,却又显现其优势。经椎弓根-椎间盘-椎体固定似乎不能成为一项常规技术,但不妨作为一项备选术式,应用于原位融合。而 AxiaLIF 作为创新术式,已受到临床关注,进一步临床研究结果尚在期待中。

（瞿东滨　吴一民）

参考文献

陈家强,王汉琴,黄铁柱,等.2002. 腰骶段椎间盘与相应椎体的应用解剖[J]. 解剖学研究,24(2):92～93.

陈开润,刘蜀生.2007. 腰椎椎弓根内部结构的解剖学研究[J]. 四川解剖学杂志,15(3):26～28.

范顺武.2010. 腰椎后路椎间融合的相关问题[J]. 现代实用医学,22(7):724～726.

贺茂林,肖增明.2010. 腰骶段椎体病损及内固定的研究进展[J]. 广西医科大学学报,27(4):653～654.

李孟军,戴国强,占新华,等.2010. 骶骨椎弓根及侧块的解剖和生物力学研究[J]. 医用生物力学,25(3):217～223.

李孟军,戴国强,占新华,等.2010. 骶骨椎弓根及侧块的应用解剖研究[J]. 中国脊柱脊髓杂志,20(10):864～867.

李孟军,印祖静,俞建国,等.2010. 骶骨椎弓根的解剖学特征与内固定应用研究[J]. 临床医学工程,17(9):5～7.

李向明,张玉松,侯致典,等.2011. 轴向腰椎椎间融合术入路的应用解剖[J]. 中国临床解剖学杂志,29(1):34～38.

李跃,杨凯,谷方.2007. 第一骶骨椎弓根的形态观测及临床应用[J]. 泰山医学院学报,28(6):408～409.

梁涛,刘浩.2008. 腰骶段脊柱内固定技术的研究进展[J]. 生物骨科材料与临床研究,5(1):25～28.

凌云志,刘振华,周建生,等.2009. 腰骶椎前路手术"有效工作区"血管应用解剖学研究[J]. 蚌埠医学院学报,34(2):110～114.

刘景臣,李野,武云涛,等.2010. 骶2椎弓根置钉的应用解剖学研究[J]. 中国脊柱脊髓杂志,20(2):152～155.

闵少雄,靳安民,段扬,等.2010. Galveston 技术置入髂骨短钉在腰骶固定融合术中的应用[J]. 南方医科大学学报,30(7):1584～1586.

潘进社,张英泽,陈伟.2007. 骶髂关节应用解剖及生物力学研究进展[J]. 国际骨科学杂志,28(4):237～238.

庞彬,邓忠良,曾希银.2008. 经骶前间隙轴向腰骶椎间融合入路的解剖学和影像学测量[J]. 中国脊柱脊髓杂志,18(5):381～384.

乔国勇,张艳丽,田再杰,等.2008. 骶骨螺钉固定骶髂关节钉道参数的变异性[J]. 中国组织工程研究与临床康复,12(52):10223～10226.

单云官,徐达传,钟世镇,等.1999. 骶1腰5椎体置入螺钉固定术的应用解剖[J]. 中国临床解剖学杂志,17(2):157～159.

孙贺,徐达传,陈铭锐,等.2002. 经后路第2骶椎螺钉进钉方法的应用解剖[J]. 中国临床解剖学杂志,20(3):181～183.

吴天亮,徐宏光.2009. 经皮前路腰骶椎间轴向融合术研究进展[J]. 国际骨科学杂志,30(4):229～231.

徐昌成,朱伟. 2006. 骶骨棒内固定技术的解剖学研究[J]. 泰州职业技术学院学报,6(3):68~70.

杨庆诚,陈实,曾炳芳. 2005. 后路骶骨次全切除的相关应用解剖[J]. 上海医学,28(7):561~564.

于滨生,郑召民,陈辉,等. 2008. 骶骨部分切除对骶髂关节生物力学的影响[J]. 中国脊柱脊髓杂志,18(9):673~676.

于滨生,郑召民,庄新明,等. 2009. 四种骶骨钉固定技术的生物力学比较[J]. 脊柱外科杂志,7(6):353~356.

张延哲,朴成东,马洪顺. 2009. 骶2椎弓根钉外进钉固定拧紧力与骶骨应变分布规律的研究[J]. 生物医学工程研究,28(1):48~50.

赵玲秀,杜心如,孔祥玉. 2004. 骶1螺钉固定毗邻结构的应用解剖[J]. 中国临床解剖学杂志,22(2):139~142.

赵玲秀,杜心如,叶启彬,等. 2003. 骶骨上关节突关节面5点7点螺钉进钉点的应用解剖学[J]. 中国临床解剖学杂志,21(4):330~333.

赵玲秀,杜心如,叶启彬. 2004. 骶骨螺钉进钉方法的应用解剖学研究进展[J]. 中国临床解剖学杂志,22(2):150~152.

宗立本,左金良,徐军,等. 1999. 腰椎椎板的解剖测量及临床意义[J]. 中国矫形外科杂志,6(11):872~873.

Acharya NK, Bijukachhe B, Kumar RJ, et al. 2008. Ilio-lumbar fixation-the amrita technique[J]. J Spinal Disord Tech, 21(7):493~499.

Aebi M. 2010. Direct screw fixation of the spondylolysis without fusion[J]. Eur Spine J, 19:1803~1805.

Aebi M. 2010. Transpedicular-transdiscal-transcorporal (TPDC)-fixation. In: Szpalski M, et al eds. Surgery for Low Back Pain[M]. Berlin Heidelberg: Springer-Verlag, 147~154.

Aryan HE, Newman CB, Gold JJ, et al. Percutaneous axial lumbar interbody fusion (AxiaLIF) of the L5-S1 segment: initial clinical and radiographic experience[J]. Minim Invasive Neurosurg, 2008, 51(4):225~230.

Barrey C, Jund J, Noseda O. 2007. Sagittal balance of the pelvis-spine complex and lumbar degenerative diseases. A comparative study about 85 cases[J]. Eur Spine J, 16(9):1459~1467.

Barthes X, Walter B, Zeller R, et al. 1999. Biomechanical behaviour in vitro of the spine and lumbosacral junction[J]. Surg Radiol Anat, 21(6):377~381.

Birkenmaier C, Suess O, Pfeiffer M, et al. 2010. The european multicenter trial on the safety and efficacy of guided oblique lumbar interbody fusion (GO-LIF)[J]. BMC Musculoskelet Disord, 11:199.

Cole CD, McCall TD, Schmidt MH, et al. 2009. Comparison of low back fusion techniques: transforaminal lumbar interbody fusion (TLIF) or posterior lumbar interbody fusion (PLIF) approaches[J]. Curr Rev Musculoskelet Med, 2:118~126.

Cunningham BW, Sefter JC, Hu N, et al. 2010. Biomechanical comparison of iliac screws versus interbody femoral ring allograft on lumbosacral kinematics and sacral screw strain[J]. Spine, 35:E198~E205.

El Masry MA, McAllen CJ, Weatherley CR. 2003. Lumbosacral fusion using the Boucher technique in combination with a posterolateral bone graft[J]. Eur Spine J, 12:408~412.

Emami A, Deviren V, Berven S, et al. 2002. Outcome and complications of long fusions to the sacrum in adult spine deformity[J]. Spine, 27(7):776~786.

Endo K, Suzuki H, Tanaka H, et al. 2010. Sagittal spinal alignment in patients with lumbar disc herniation[J]. Eur Spine J, 19:435~438.

Erkan S, Wu C, Mehbod AA, et al. 2009. Biomechanical evaluation of a new AxiaLIF technique for two-level lumbar fusion [J]. Eur Spine J, 18:807~814.

Faraj AA, Webb JK. 1997. Early complications of spinal pedicle screw[J]. Eur Spine J, 6(5):324~326.

Fogel GR, Toohey JS, Neidre A, et al. 2007. Is one cage enough in posterior lumbar interbody fusion: a comparison of unilateral single cage interbody fusion to bilateral cages[J]. J Spinal Disord Tech, 20:60~65.

Fokter SK. 2010. Updated review and clinical presentation of chronic low back pain treated by AxiaLIF[J]. ArgoSpine, 22(4):139~141.

Fourney DR, Gokaslan ZL. 2006. Complex lumbosacral resection and reconstruction procedure. In: Robert F. McLain, et al eds. Current Clinical Oncology: Cancer In the Spine: Comprehensive Care[M]. Totowa: Humana Press, 265~277.

Foye PM. 2010. Anal nerve risks with paracoccygeal lumbosacral fixation[J]. Surg Radiol Anat, 32:805.

France JC. 2010. Percutaneous placement of iliosacral screws. In: Patel V V, et al. eds. Spine Trauma[M]. Berlin Heidelberg: Springer-Verlag, 341~349.

Glavas P, Mac-Thiong JM, Parent S, et al. 2009. Assessment of lumbosacral kyphosis in spondylolisthesis: a computer-assisted reliability study of six measurement techniques[J]. Eur Spine J, 18: 212～217.

Grob D, Humke T. 1998. Translaminar screw fixation in the lumbar spine: technique, indications, results[J]. Eur Spine J, 7: 178～186.

Grob D, Luca A, Mannion AF. 2010. Semirigid fixation system for the lumbar spine . In: Szpalski M, et al eds. Surgery for Low Back Pain[M]. Berlin Heidelberg: Springer-Verlag, 227～231.

Grob D, Mannion AF. 2009. The patient's perspective on complications after spine surgery[J]. Eur Spine J, 18(Suppl 3): 380～385.

Grob D, Rubeli M, Scheier HJ, et al. 1992. Translaminar screw fixation of the lumbar spine[J]. Int Orthop, 16: 223～226.

Jeanneret B, Kleinstiick F, Magerl F. 1995. Translaminar screw fixation of the lumbar facet Joints[J]. Orthop Traumatol, 4(1): 37～53.

Jutte PC, Castelein RM. 2002. Complications of pedicle screws in lumbar and lumbosacral fusions in 105 consecutive primary operations[J]. Eur Spine J, 11(6): 594～598.

Kandziora F, Schleicher P, Scholz M, et al. 2005. Biomechanical testing of the lumbar facet interference screw[J]. Spine, 30(2): E34～E39.

Kebaish KM. 2010. Sacropelvic fixation techniques and complications[J]. Spine, 35(25): 2245～2251.

Kim JH, Horton W, Hamasaki T, et al. 2010. Spinal instrumentation for sacral-pelvic fixation a biomechanical comparison between constructs ending with either S2 bicortical, bitriangulated screws or iliac screws[J]. J Spinal Disord Tech, 23: 506～512.

Kuklo TR, Bridwell KH, Lewis SJ, et al. 2001. Minimum 2-year analysis of sacropelvic fixation and L_5 S_1 fusion using S_1 and iliac screws[J]. Spine, 26(18): 1976～1983.

Lazennec JY, Ramaré S, Arafati N, et al. 2000. Sagittal alignment in lumbosacral fusion: relations between radiological parameters and pain[J]. Eur Spine J, 9(1): 47～55.

Lebwohl NH, Cunningham BW, Dmitrie A, et al. 2002. Biomechanical comparison of lumbosacral fixation techniques in a calf spine model[J]. Spine, 27(21): 2312～2320.

Ledet EH, Tymeson MP, Salerno S, et al. Biomechanical evaluation of a novel lumbosacral axial fixation device[J]. J Biomech Eng, 2005, 127(6): 929～933.

Lee CS, Chung SS, Choi SW, et al. 2010. Critical length of fusion requiring additional fixation to prevent nonunion of the lumbosacral junction[J]. Spine, 35(6): E206～E211.

Lehman RA, Kuklo TR, Belmont PJ, et al. 2002. Advantage of pedicle screw fixation directed into the apex of the sacral promontory over bicortical fixation: a biomechanical analysis[J]. Spine, 27(8): 806～811.

Licht NJ, Rowe DE, Ross LM, et al. 1992. Pitfalls of pedicle screw fixation in the sacrum[J]. Spine, 17: 892～896.

Lieberman IH, Cragg A. 2009. Paracoccygeal transsacral access to the lumbosacral junction for interbody fusion and stabilization. In: Ozgur BM et al eds. Minimally Invasive Spine Surgery[M]. Berlin: Springer Science Business Media, 87～92.

Linville DA II, Dmitriev AE. 2005. Lumbosacral fixation: an update[J]. Curr Opin Orthop, 16: 137～143.

Lonstein JE, Denis F, Perra JH, et al. 1999. Complications associated with pedicle screws[J]. J Bone Joint Surg Am, 81(11): 1519～1528.

Luk KD, Chen L, Lu WW. 2005. A stronger bicortical sacral pedicle screw fixation through the S_1 endplate: an In vitro cyclic loading and pull-out force evaluation[J]. Spine, 30(5): 525～529.

Mac-Thiong JM, Labelle H, Parent S. 2008. Reliability and development of a new classification of lumbosacral spondylolisthesis[J]. Scoliosis, 3: 19.

Marchesi DG, Boos N, Zuber K, et al. 1992. Translaminar facet joint screws to enhance segmental fusion of the lumbar spine[J]. Eur Spine J, 1: 125～130.

Markwalder TM, Reulen HJ. 1989. Translaminar screw fixation in lumbar spine pathology. Technical Note[J]. Acta Neurochir(Wien), 99: 58～60.

McCall T, Fassett D, Dailey A. 2010. Sacral screw fixation. In: Patel V V, et al eds. Spine Trauma[P]. Berlin Heidelberg:

Springer-Verlag,335-340.

Mendoza-Lattes S,Ries Z,Gao Y,et al. 2010. Natural history of spinopelvic alignment differs from symptomatic deformity of the spine [J]. Spine,35(16):E792～E798.

Morgan R. 2010. Iliac fixation in trauma. In:Vikas V. Patel,Evalina Burger eds. Spine Trauma:Surgical Techniques[M]. New York:Springer,351～356.

Ngu BB,Belkoff SM,Gelb DE,et al. 2006. A biomechanical comparison of sacral pedicle screw salvage techniques[J]. Spine,31(6):E166～E168.

Park YK,Kim JH,Oh JI,et al. 2002. Facet fusion in the lumbosacral spine:a 2-year follow-up study[J]. Neurosurgery,51(1):88-95;discussion 95～96.

Plotz GM,Benini A. 1998. Anterior lumbar vertebral translation following translaminar screw fixation. A report of five cases[J]. Int Orthop,22(2):77～81.

Rajasekaran S,Naresh-Babu J. 2005. Translaminar facetal screw(Magerl's)fixation[J]. Neurology India,53(4):520～524.

Roussouly P,Nnadii C. 2010. Sagittal plane deformity:an overview of interpretation and management[J]. Eur Spine J,19(11):1824～1836.

Samo K Fokter. 2011. Update review and clinical presentation on chronic low back pain treated by AxiaLIF[J]. Eur J Orthop Surg Traumatol,21:39～42.

Schildhauer TA,Bellabarba C,Chapman JR. 2006. Fractures and fracture-dislocations at the lumbosacral junction part Ⅰ: evaluation and classification[J]. Contemporary Spine Surgery,7(3):1～8.

Schildhauer TA,Bellabarba C,Chip Routt ML,et al. 2010. Surgical stabilization options for fractures and fracture-dislocations at the lumbosacral junction and for posterior pelvic ring reconstruction. In:Patel V V,et al(eds). Spine Trauma [M]. Springer-Verlag Berlin Heidelberg,321～333.

Schwarzenbach Ot,Rohrbach N,Berlemann U. 2010. Segment-by-segment stabilization for degenerative disc disease:a hybrid technique[J]. Eur Spine J,19:1010～1020.

Shepard MF,Davies MR,Abayan A,et al. 2002. Effects of polyaxial pedicle srews on lumbar construct rigidity[J]. J Spinal Disord Tech,15:233～236.

Sponseller PD,Yang JS,Thompson GH,et al. 2009. Pelvic fixation of growing rods[J]. Spine,34(16):1706～1710.

Tumialán LM, Mummaneni PV. 2008. Long-segment spinal fixation using pelvic screws [J]. Neurosurgery, 63: A 183～190.

Wood KB,Devine J,Fischer D. 2010. Vascular injury in elective anterior lumbosacral surgery[J]. Spine,35(9 Suppl): S66～S75.

Yazici M,AkelI,Demirkiran HG. 2011. Lumbopelvic fusion with a new fixation technique in lumbosacral agenesis:three cases[J]. J Child Orthop,5:55～61.

Yu BS,Zhuang XM,Zheng ZM,et al. 2010. Biomechanical advantages of dual over single iliac screws in lumbo-iliac fixation construct[J]. Eur Spine J,19:1121～1128.

Zagra A,Giudici F,Minoia L,et al. 2009. Long-term results of pediculo-body fixation and posterolateral fusion for lumbar spondylolisthesis[J]. Eur Spine J,18(Suppl 1):S151～S155.

Zheng ZM,Zhang KB,Zhang JF,et al. 2009. The effect of screw length and bone cement augmentation on the fixation strength of iliac screws:a biomechanical study[J]. J Spinal Disord Tech,22(8):545～550.

第二十章 脊柱骨盆固定术

第一节 概　　述

在第十九章中，主要介绍了腰骶椎短节段固定技术，本章节介绍脊柱骨盆固定技术(spinopelvic fixation)，包括腰骶髂固定以及腰髂固定，其技术核心就是采用髂骨固定方式。

正如我们所知，尽管目前在脊柱内固定技术方面有巨大的发展和进步，腰骶交界部的内固定失败以及假关节形成仍然是脊柱外科医师的巨大挑战。为了克服传统腰骶内固定存在的问题，髂骨固定被应用于腰骶区的固定，且被证明具有良好生物力学优势、易于操作、并发症发生率低。

长节段融合到骶骨可能是将内固定扩展到骨盆固定的最常见原因。那么，何谓长节段固定或者融合？文献中定义尚不明确，有作者认为从 T_{12}、L_1 固定到 L_5 或 S_1 的固定，即跨越胸腰区到腰骶区，方为长节段固定，对最远端固定点要求很高；也有认为 L_2 及以上融合到骶骨就是长节段融合。Kuklo 认为跨越 3 个以及以上节段的固定均为长节段固定。因此，L_3 及以上固定到 S_1 均是长节段固定，需要重视保护远端螺钉固定。由于杠杆作用原理，长节段固定通常会在远端固定螺钉部产生过高的应力集中，尤其在良好滑脱复位或者畸形矫正情况下，极易出现远端植入物的疲劳，因此需要生物力学方面的积极考虑。

脊柱骨盆固定的适应证包括固定到骶骨的长节段融合、需要截骨矫形的平背畸形、矫正骨盆倾斜、3°及以上重度腰骶滑脱、骶骨切除、骶骨骨折并有脊柱骨盆分离、腰骶融合术后假关节形成、需要腰骶融合但有严重骨质疏松等。尽管存在的疾病情况各异，一般均需要脊柱骨盆固定，通过额外的髂骨固定方式，提供远端稳固固定的基础，以对抗腰骶部出现的强大屈曲力矩和杠杆作用力，达到防止内固定失败、假关节以及畸形加重等目的。成人侧凸、后凸、神经肌肉性脊柱侧后凸或者瘫痪性脊柱畸形等矫形手术通常需要远端骨盆固定以避免植入物疲劳和假关节形成。重度腰椎滑脱手术，尤其在复位情况下，将对后方固定植入物产生巨大的应力作用，在这种情况下，应该考虑采用髂骨固定，以减轻 S_1 螺钉的应力载荷。腰骶部畸形，尤其具有严重矢状和(或)冠状失衡需要截骨矫形的，由于脊柱内固定系统需要承受巨大的力学应力以保证矫形的效果，也是采用骨盆固定的一个重要指征。

一、骶骨-骨盆固定的解剖学分区

O'Brien 等提出了有用的骶骨-骨盆内固定的解剖学分区，将骶骨-骨盆分为 3 个与植入物固定相关的解剖区域(图 20-1-1)。Ⅰ区由 S_1 椎体和骶骨翼头侧边缘组成；Ⅱ区由骶骨翼下方的边缘，S_2 椎体到尾骨之间的区域组成；Ⅲ区由两侧髂骨组成。

对于长节段固定，单独Ⅰ区是不足够的，S_1 螺钉大部分位于松质骨内，缺乏足够的固定强度，除非应用 S_1 双皮质固定或者三皮质固定。在 L_5～S_1 椎体间植骨支撑可以提高整个固定的强度，改善 S_1 螺钉固定的力学环境。

即使短节段固定，也不能进行单独Ⅱ区固定；由于 S_2 解剖狭小，辅助 S_2 螺钉固定仅可

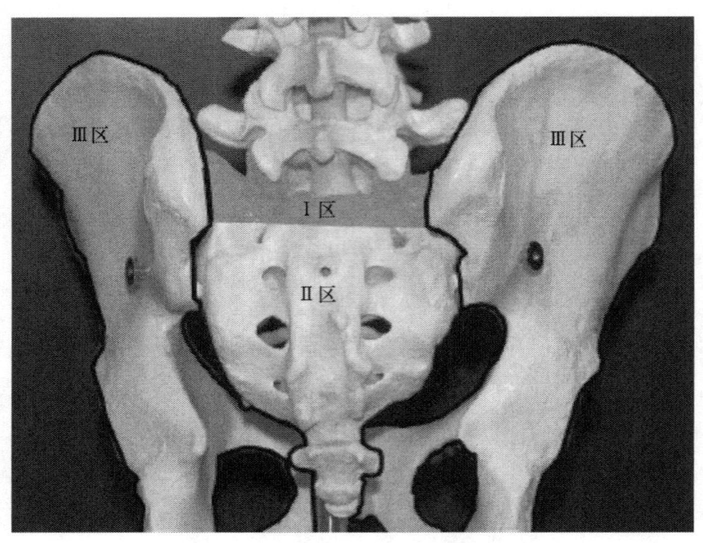

图 20-1-1 骶骨盆骨固定的解剖学分区

以为 S_1 螺钉固定提供较少的保护。如骶骨棒、骶孔钩、骶骨椎板钢丝等均属于Ⅱ区固定。

Ⅲ区髂骨固定，可以显著增强腰骶固定的生物力学性能，在长节段固定时应考虑应用。Kostuik、Cunningham 等提出长节段固定跨越腰骶关节时，单独 S_1 螺钉固定是不够的；L_3 或以上节段固定时，在弯曲或过伸负荷下 S_1 螺钉应力明显增加；在 4 个节段固定时只有增加髂骨螺钉才能明显减少骶骨螺钉的应力，临床研究也支持这个生物力学发现。

二、脊柱骨盆固定的历史

在现代内固定技术发展之前，唯一用于维持腰骶部畸形或创伤融合治疗的方式是体外支具固定，如石膏床、石膏背心或者外固定支具等。然而，这些方法的并发症明显，且矫形效果不一定确切，导致假关节形成的发生率可高达 50%。

20 世纪 60 年代，随着 Harrington 内固定技术的普及，在其后 10 多年间成为外科治疗脊柱侧凸畸形的金标准，但也存在骶骨钩脱钩等问题，在腰骶区的假关节发生率可达到 40%。植入物相关的并发症如断棒、脱钩等也高达 26%。生物力学研究表明，Harrington 固定在弯曲、旋转以及侧弯方向上均缺乏良好的稳定性。同时该内固定技术可以导致脊柱矢状失衡，出现“平背综合征”。

20 世纪 70 年代，Luque 技术被应用于临床，其通过椎板下钢丝固定 L 形纵向金属圆棒，达到多点固定目的，可以克服 Harrington 技术的一些缺点，如减少平背综合征、维持脊柱矢状以及冠状平衡。尽管如此，其在腰骶段固定尚缺乏有效的抗弯曲、压缩应力的能力，也有高达 41%发生假关节。King 等曾改良了远端固定，在髂后上棘水平将 L 形金属圆棒的远端插入髂嵴，但植入物疲劳以及假关节仍然很高。

20 世纪 80 年代以后，出现了两种新技术，即 CD(Cotrell-Dubousset)技术和 Galveston 技术。CD 技术采用骶骨椎弓根螺钉方式实现远端固定，近端采用多点钩固定，以后又出现了骶骨翼和骶髂螺钉固定方式。可是，尽管该植入物具有良好的生物力学强度，但在腰骶区，其仍然缺乏抗屈曲杠杆力的作用，尤其在成人矫形时，假关节发生率可达 31%，植入物相关的并发症包括螺钉断钉、拔出等高达 44%。Galveston 技术的出现正是为了解决这些问题，其采用骨盆固定，达到腰骶部更加稳定、更加坚强的固定。将一塑形圆棒从髂后上棘部插入髂骨内外板之间，并止于坐骨结节上方。由于提高了屈曲以及侧弯方向上的刚度，该远端髂骨固定技术较之前方法可以显著降低内固定失败率。但圆棒在髂骨内可出现微动，故容易松动。

Galveston 技术需要将圆棒塑形以及置入髂骨，学习以及操作均较为困难，故就出现了髂骨螺钉技术。可以选择不同直径和长度的髂骨螺钉，分别置入两侧髂骨内。并将髂骨螺钉通过连接装置与主要内固定装置连接，因此在操作上更加简便。

1993 年，Jackson 提出骶骨棒固定(图 20-1-2)。该技术将圆棒直接插入骶骨翼内，从 S_1 到达 S_3 水平，然后再与 S_1 或以上椎弓根螺钉相连接。与其他骶髂螺钉或者髂骨螺钉固定不同，该固定方式不通过骶髂关节，但是其不适合于骶骨翼部骨质不良的病例，而且技术上难以规范，需要根据不同患者的局部解剖情况来确定圆棒插入方向以及角度等。有一项生物力学研究表明，双侧骨盆固定联合 S_1 螺钉固定的强度在所有测试方向上均比 Jacken 骶骨棒固定显著增强。

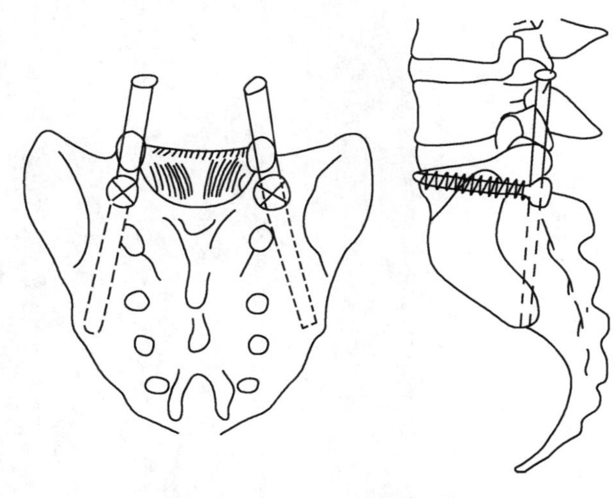

图 20-1-2　Jackson 骶骨固定

第二节　常用脊柱骨盆固定技术

骶骨螺钉固定技术在脊柱骨盆固定技术中也具有相当重要位置，临床上多数脊柱骨盆固定采用腰骶髂固定方式。在第十九章中，已经介绍了骶骨(S_1、S_2)螺钉固定技术内容，本章节仅介绍目前临床上尚应用的髂骨固定技术。

一、Galveston 技术

Galveston 技术始于 20 世纪 80 年代中期，是将 6.35mm 直径 Luque 圆棒弯曲塑形(图 20-2-1)后插入髂骨翼的内外板之间，且末端位于坐骨切迹和髋臼上方，因此也称为 Luque-Galveston 技术(图 20-2-2)。将棒预弯成“L”形，插入髂后上棘部，倾角是向尾侧 30°～35°，向外侧 25°。该技术难点主要在圆棒通过骶髂关节、以圆棒的弯曲塑形。正确塑形需要提供腰椎前凸以及髂骨倾角。该技术可以提供抗屈曲应力的作用，但由于系圆棒，缺乏抗轴向拔出以及轴向加压作用，且容易出现圆棒微动以及整个髂骨固定的“风箱”样运动，这种风箱样活动即使通过横向连接也难以避免，这些微动作用联合骶髂关节运动，就容易产生圆棒周围髂骨骨质吸收以及内固定松动。因此，Galveston 技术的并发症发生率并不低(图 20-2-3)，Emani 等比较成人长节段骶骨融合，发现 Galveston 技术组有

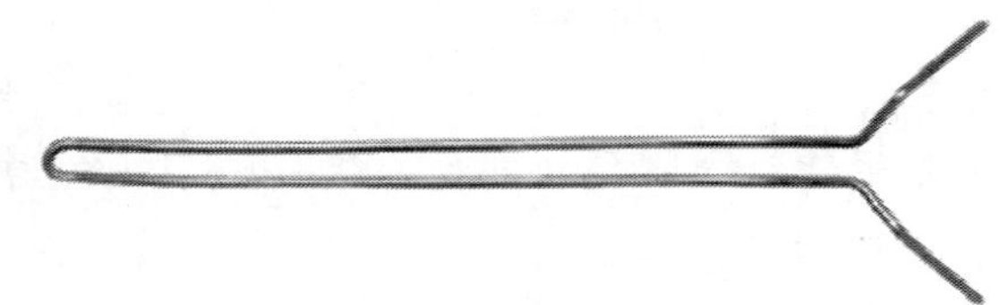

图 20-2-1　Luque 圆棒塑形后形状

36%出现骨不融合，远高于骶骨螺钉固定组、骶骨螺钉联合髂骨螺钉固定组(6%～14%)，认为该技术不适合应用于成人脊柱畸形。但对于一些生活需求较低的患者如神经肌肉性侧凸病人，仍然是一种不错的选择。

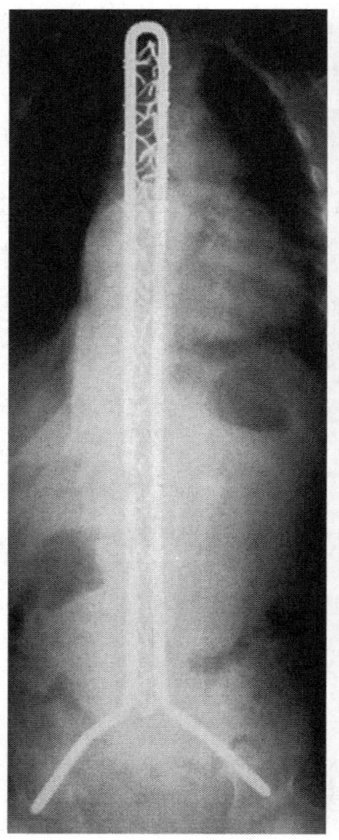
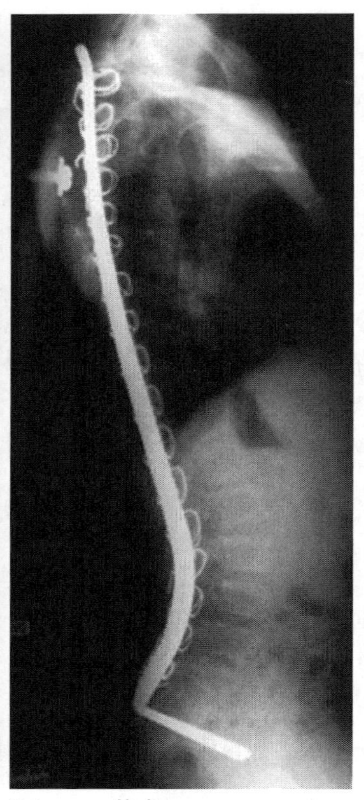

图 20-2-2　Galveston 技术

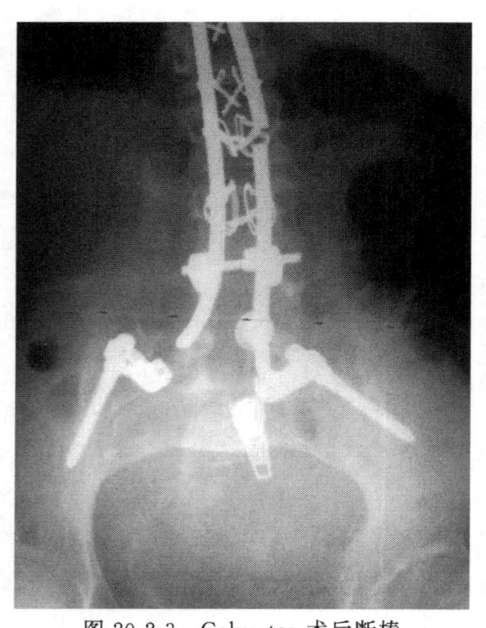

图 20-2-3　Galveston 术后断棒

引自 Philips JH，et al. Spine，2007，32(14)：1566-1570.

随着髂骨螺钉技术出现，也有将髂骨螺钉与 Galveston 技术结合应用，但并发症发生率总体仍高。Philips(2007 年)总结 50 例 Galveston 髂骨螺钉技术治疗儿童神经肌肉性脊柱侧凸，平均侧凸矫正率 48%，骨盆畸形校正率 59%；但 4 例出现感染(8%)，10 例出现螺钉相关并发症，12 例出现非螺钉相关并发症。总之，随着椎弓根固定以及髂骨螺钉固定技术的普及，Galveston 技术应用渐趋于减少。

二、骶髂螺钉固定

骶髂螺钉固定是从髂骨外板，以 45°倾角通过髂骨内板，将 7mm 直径螺钉置入 S_1 椎弓根，从后方固定骶髂关节(图 20-2-4)。可将该螺钉与其他脊柱内固定装置相连接，获得脊柱骨盆固定。骶骨椎弓根螺钉前内侧固定可以提供良好的抗拔出力，故骶髂螺钉固定强度更加优越。Kraemer 比较骶髂拉力螺钉固定强度，长螺纹拉力螺钉骶骨体固定的平均拔出强度为 925N、短螺纹拉力螺钉骶骨体螺钉为 374N，短螺纹拉力螺钉骶骨翼固定仅为 71N，相差极为显著，表明尽可能采用长螺纹拉力螺钉固定到骶骨体，固定到骶骨翼的强度不足，应避免。其缺点是该固定方法需要广泛分离，通常需要切除骶髂关节强大的后方稳定韧带——骶髂后韧带。该技术主要应用于有骨盆倾斜的神经肌肉性脊柱侧凸，Miladi 报告骨盆倾斜的矫正率可达 60%～84%。有些临床研究报告该技术腰骶部融合良好，而也有文献报告失败率达 28%。Farcy 报告采用骶髂螺钉固定的神经并发症达到 10%，故有作者建议应行 L_5～S_1 椎板开窗，直视下保护 S_1 神经根，可以避免神经损伤或刺激。

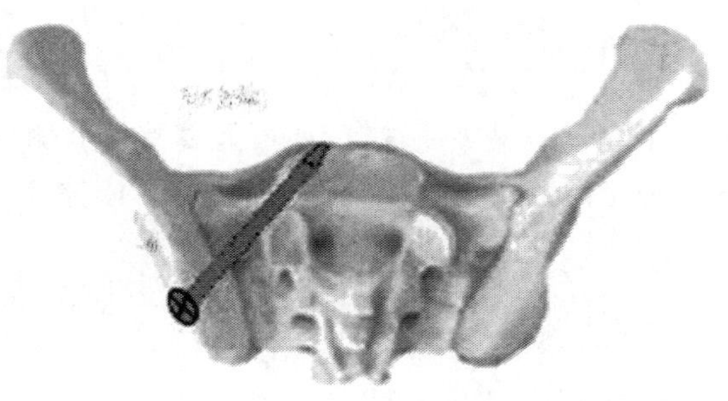

图 20-2-4　骶髂螺钉固定

三、髂骨螺钉技术

髂骨螺钉固定目前有较多形式，最经典的方法是自髂后上棘往髂前下棘方向置入螺钉（图 20-2-5），螺钉直径通常为 8～10mm。髂骨螺钉固定的抗拔出强度比 Galveston 大 3 倍。Tis(2009 年)比较不同固定方式疲劳载荷，无论是否联合 S_1 螺钉固定，髂骨螺钉固定明显优于 S_2 螺钉辅助 S_1 螺钉固定。髂骨螺钉固定后腰骶区融合率也很高。但是也存在明显缺点：①由于需要较广泛的软组织分离，增加感染的风险，有一组病例 81 例随访 2 年，感染率为 4%。②植入物切迹较高，局部凸起、疼痛也是较常见并发症，患者常要求取出内固定，有一组病例 2 年时 22%的患者要求取出内固定，5 年时比较更高。③尽管未见病例报告，但存在损伤坐骨大切迹部结构如臀上动脉、坐骨神经以及髋臼的风险。

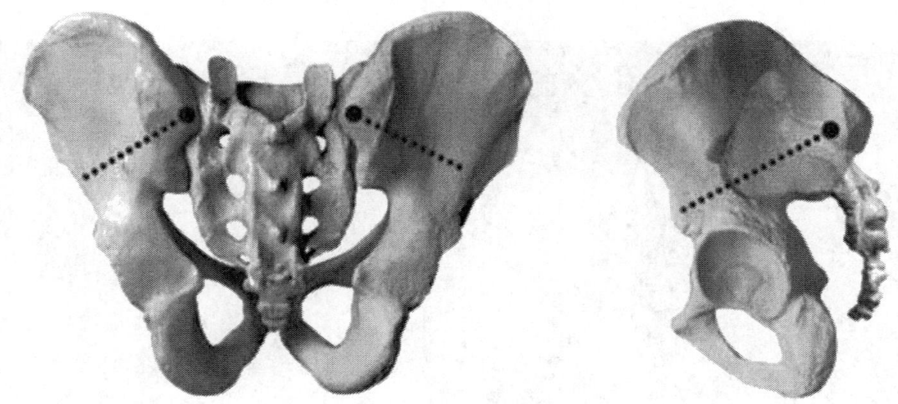

图 20-2-5　髂骨螺钉(自髂后上棘至髂前下棘方向)

髂骨螺钉固定的主要操作步骤：①显露髂后上棘。②确定髂骨螺钉入钉点，一般为髂后上嵴上缘的深处 1cm，髂后下嵴可触及下缘的近侧 1cm；局部以开口锥或者骨钻去皮质。

③采用可调探子预制螺钉钉道，瞄准方向是坐骨大结节上方的厚骨质，经典角度是矢状面向下 30°～45°、冠状面 30°～45°，螺钉长度 60～80mm，可采用骨盆后前位、骨盆入口位以及骨盆闭孔位下透视协助置钉；亦可显露髂骨外侧皮质，调整螺钉矢状面倾角。④丝攻。⑤探查钉道。⑥置入螺钉。⑦将螺钉与腰骶固定棒连接。

四、经 S_2 骶骨翼髂骨螺钉固定

经 S_2 骶骨翼髂骨螺钉固定可以用于成人以及儿童患者进行脊柱骨盆固定。该技术螺钉入钉点位于 S_1 椎弓根入钉点垂线上，第一骶后孔外侧 2～4mm、远侧 4～8mm(2～4mm)处。在入钉点以尖锥钻破骨皮质，采用 2.5mm 导钻准备骨道，导钻的方向为水平面偏外约 40°，朝尾侧 20°～30°，根据骨盆倾斜角度而定，在透视下骨盆前后位观察导钻位置，导钻位置距离坐骨大切迹上方 2cm 以内，并指向髂前下棘。通过骶髂关节后，换为 3.2mm 导钻，透视下保证导钻在前后投射时位于髂骨最厚部分，没有髂骨皮质穿透(图 20-2-6，图 20-2-7)。然后置入万向螺钉，螺钉直径至少 8mm，长度一般为 80～90mm。

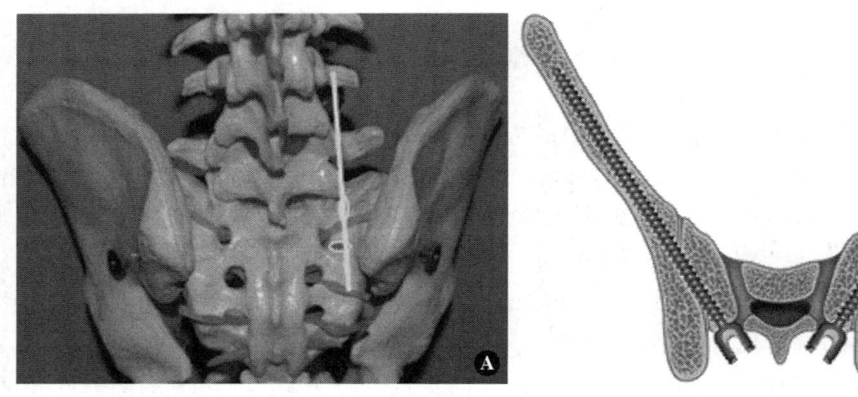

图 20-2-6 经 S_2 骶骨翼髂骨螺钉固定

引自 Kebaish KM. Spine，2010，35(25)：2245-2251.

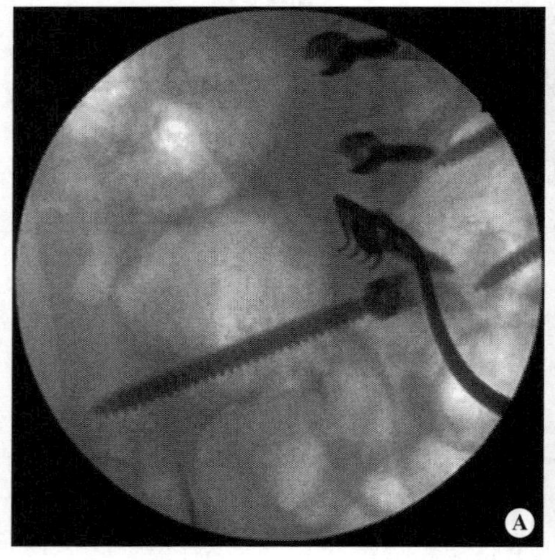

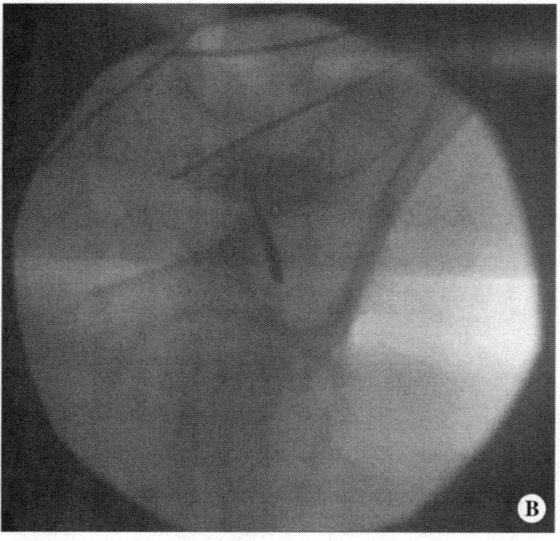

图 20-2-7 经 S_2 骶骨翼髂骨螺钉固定术中

引自 Kebaish KM. Spine，2010，35(25)：2245-2251.

该技术可以明显减低植入物突起，因为入钉点位置较髂后上棘深在约15mm。其可以无需采用任何横向连接装置，与 S_1 以及以上螺钉可以采用单一棒连接，因此降低内固定连接的复杂程度。Kebaich(2009年)报告该技术临床应用2年随访结果，并发症发生率较其他技术低，52例患者中2年后仅1例需要取出内固定。但该技术对骶髂关节影响的长期效应尚需要进一步观察。

五、骶髂螺钉和髂骨螺钉联合固定

该技术由Arlet等提出，采用骶髂螺钉与髂骨螺钉联合固定(图20-2-8)，以达到尽可能宽大的腰骶髂固定方式，也称为宽幅固定(Maximal Width，MW fixation)。该固定方法充分利用骶髂螺钉以及髂骨螺钉固定的优势，通过一些侧开口钩、螺钉以达到矫正骨盆倾斜以及稳定脊柱目的。主要应用于骨盆倾斜以及僵硬的神经肌肉性脊柱侧凸患者，优点是多数骨盆倾斜的僵硬病例不需要进行前路松解，但难以应用于过度前凸患者以及髂嵴未骨化的小儿患者，且需要侧开口的钉、钩内固定系统。目前临床应用报告不多。

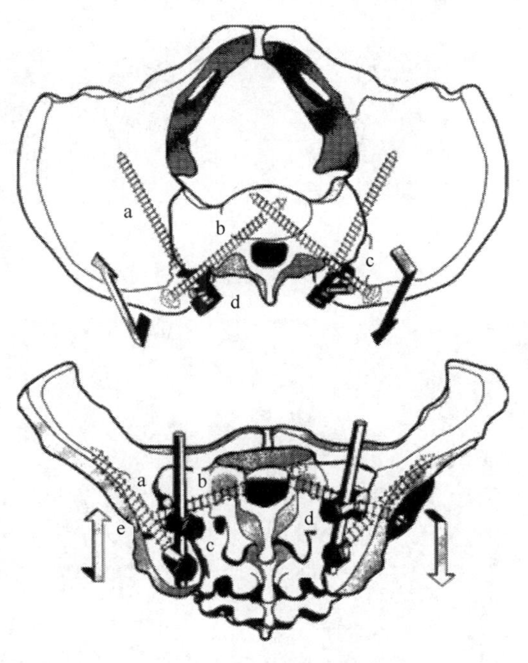

图20-2-8　宽幅固定(MW fixation)

引自Jones-Quaidoo SM，Arlet V. Curr Orthop Practice，2009，20(3)：252-268.

六、骶骨切除后重建

骶骨肿瘤切除后腰髂重建是脊柱骨盆固定的最大挑战之一，初期固定均采用Galveston技术，目前主要采用髂骨螺钉固定联合固定方式。由于缺乏骶骨螺钉固定，应力载荷直接从腰椎传导到髂骨，因此需要在髂骨上进行多点固定以及稳定骨盆。骶骨切除后腰髂重建方式众多，没有统一模式。有作者采用4棒方式联合钛网进行重建(图20-2-9)，也有采用人工椎体重建(图20-2-10)，甚至采用人工骶骨方式等。

七、髂骨螺钉固定的改良

(一) 降低螺钉凸起

髂骨螺钉固定常见并发症之一是螺钉皮下凸起，由于螺钉置入点选择在髂后上棘，该部位于皮下，本身突起明显，且没有宽厚肌肉覆盖，置入螺钉后高切迹必然引起患者平卧时极大不适。为此，有两种方法可用于降低螺钉凸起。

1. 切除部分髂后上棘　以满足螺钉置入后螺头与原有髂后上棘高度齐平，同时可以提供髂骨松质骨供植骨(图20-2-11)；但是这些进钉点常位于腰骶椎弓根螺钉固定点的外侧，

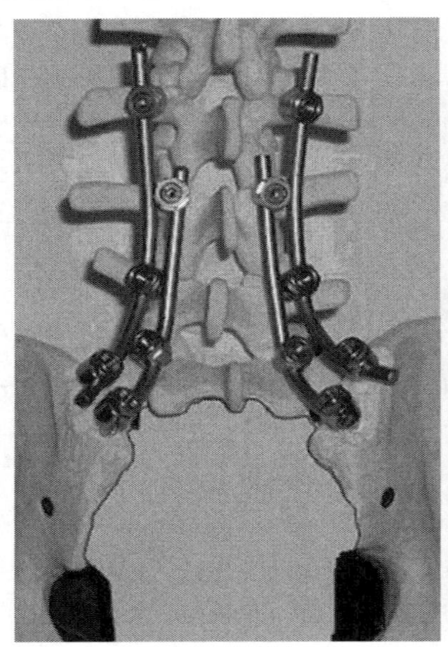

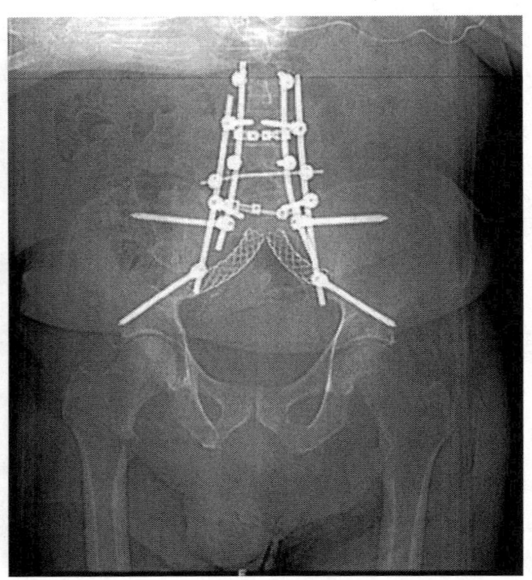

图 20-2-9 后路 4 棒联合前路钛网重建

引自 Jones-Quaidoo SM, et al. Curr Orthop Practice, 2009, 20(3): 252-268.

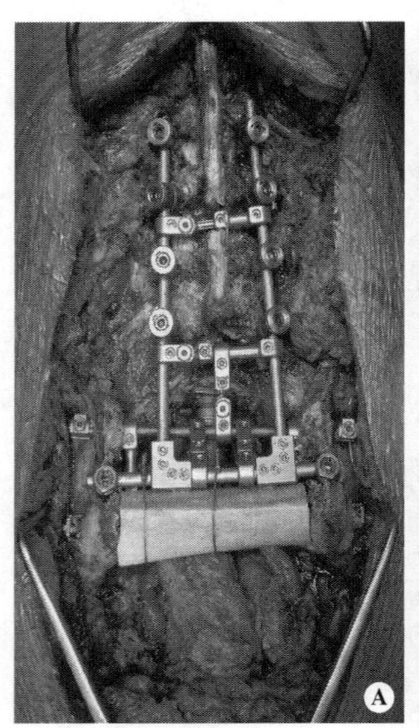

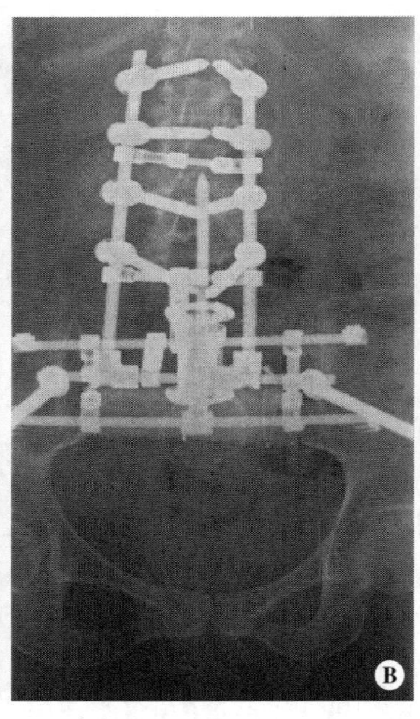

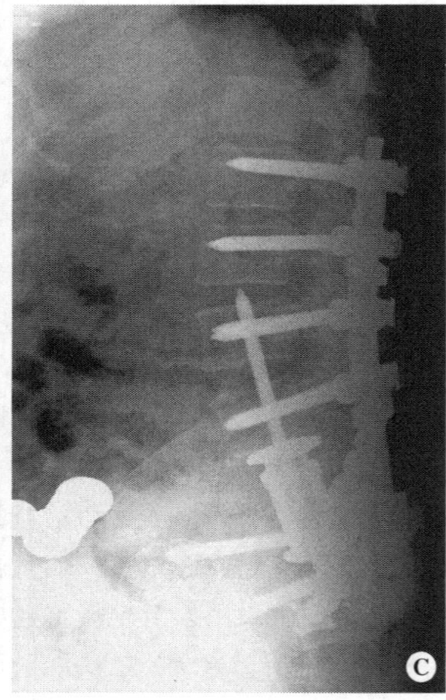

图 20-2-10 骶骨恶性肿瘤行骶骨全切除后腰髂重建术，重建方式为前方人工椎体，髂骨间异体骨及长节段脊柱骨盆固定

A. 术中；B、C. 术后

引自 Gallia GL, et al. Neurosurgery, 2010, 637(2): E498-502.

与腰椎的纵向部件(棒)连接，需要增加辅助连接器。此外，从生物力学观点分析，由于切除髂后上棘的骨皮质，丧失螺钉进钉点周围的环形皮质骨固定，削弱螺钉固定的强度。

2. 改变入钉点位置 将入钉点移至髂后上棘与 S_2 之间的髂后上棘内前方的髂骨部(图 20-2-12，图 20-2-13)，这个技术由 Vaccaro 提出。手术显露同传统的髂骨螺钉放置技术，由于选择螺钉进钉点系髂嵴和骶骨交界部的髂后上嵴内侧部，使髂骨螺钉的螺钉头可以和腰骶固定的纵向部件（棒）位于一直线上，可不需要添加其他连接器或补充部件。

一旦入钉点确定后，用钝性导钻开凿出预想的钉道，该钉道与矢状面呈 20°的侧方夹角，与水平面呈朝向尾侧 30°～35°夹角，螺钉指向髂前上棘。可用手触到坐骨切迹引导使得螺钉钉道位于坐骨切迹上方 1.5～2cm。因为有较厚的皮质骨存在，所以很难穿透坐骨切迹。用探针确定预想的钉道，探查有无皮质骨穿破。置入长度合适的螺钉。可以用前后位和侧位 X 线摄片确定。

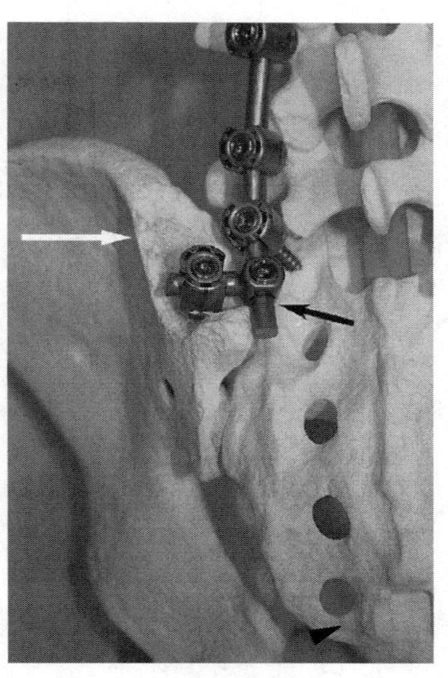

图 20-2-11　切除部分髂后上棘

引自 Harrop JS, et al. J Spinal Disord Tech, 2009, 22(8): 541-544.

（二）双髂骨螺钉固定

从生物力学角度，尽管髂骨螺钉固定对 S_1 螺钉固定起到良好保护作用，但脊柱骨盆固定后，其又成为整个内固定结构的终末端固定，由于骶髂关节属于微动关节，髂骨螺钉承受的应力也是不可忽视因素。目前尚无生物力学研究分析髂骨螺钉固定后应力载荷分布情况，但根据载荷分享原理，在髂骨增加一枚螺钉固定，形成双髂骨螺钉固定，必然强化髂骨螺钉的固定强度，减少螺钉固定疲劳失败可能。该技术也称为 Amrita 技术（图 20-2-14）。

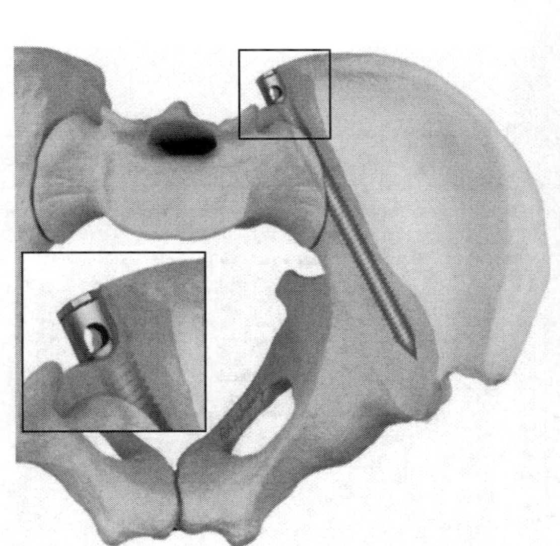

图 20-2-12　改变入钉点位置

引自 Harrop JS, et al. J Spinal Disord Tech, 2009, 22 (8): 541-544.

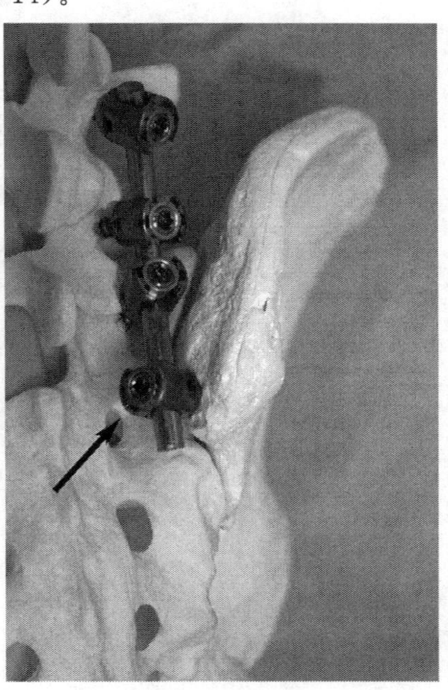

图 20-2-13　Vaccaro 髂骨螺钉技术

引自 Harrop JS, et al. J Spinal Disord Tech, 2009, 22(8): 541-544.

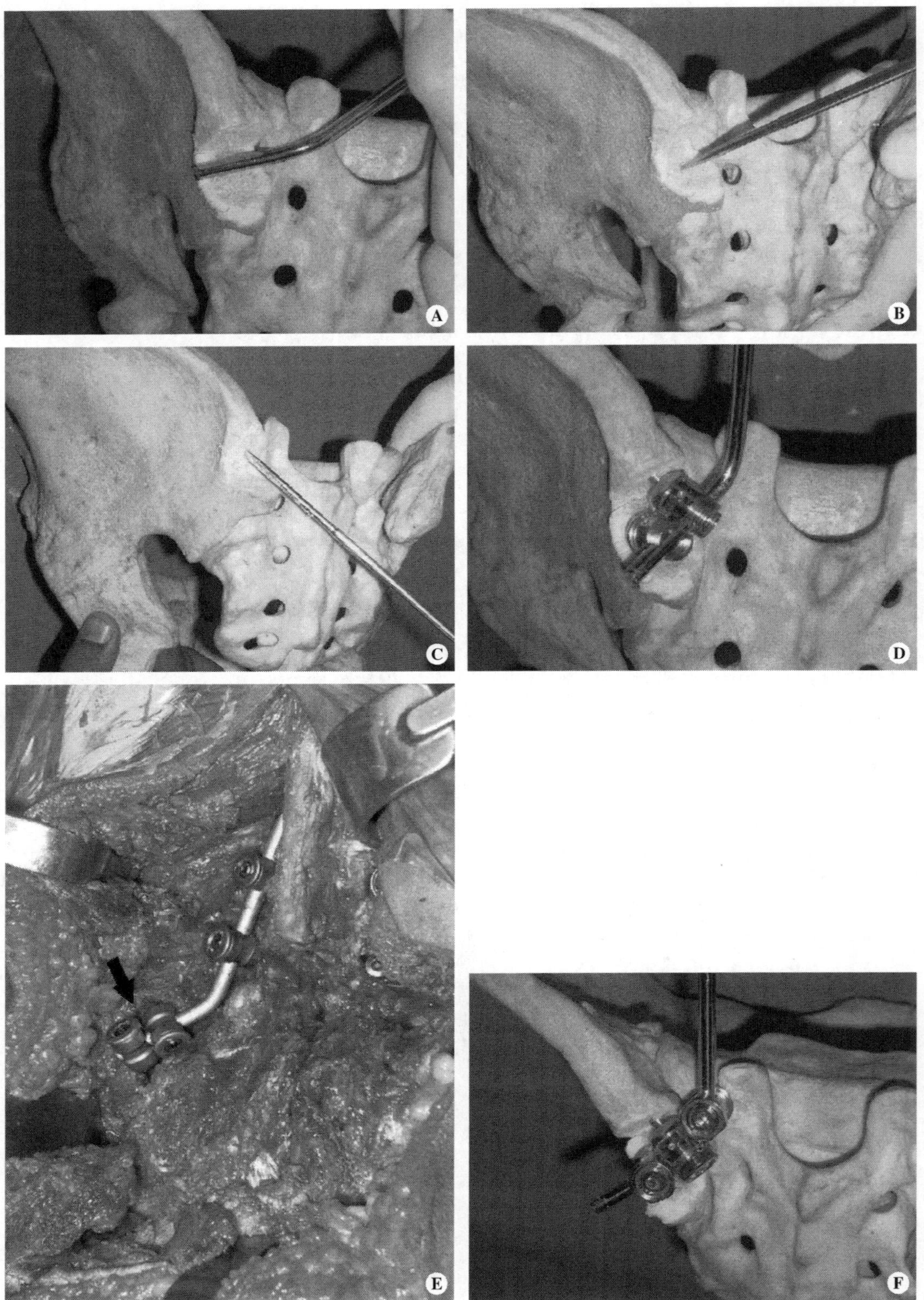

图 20-2-14

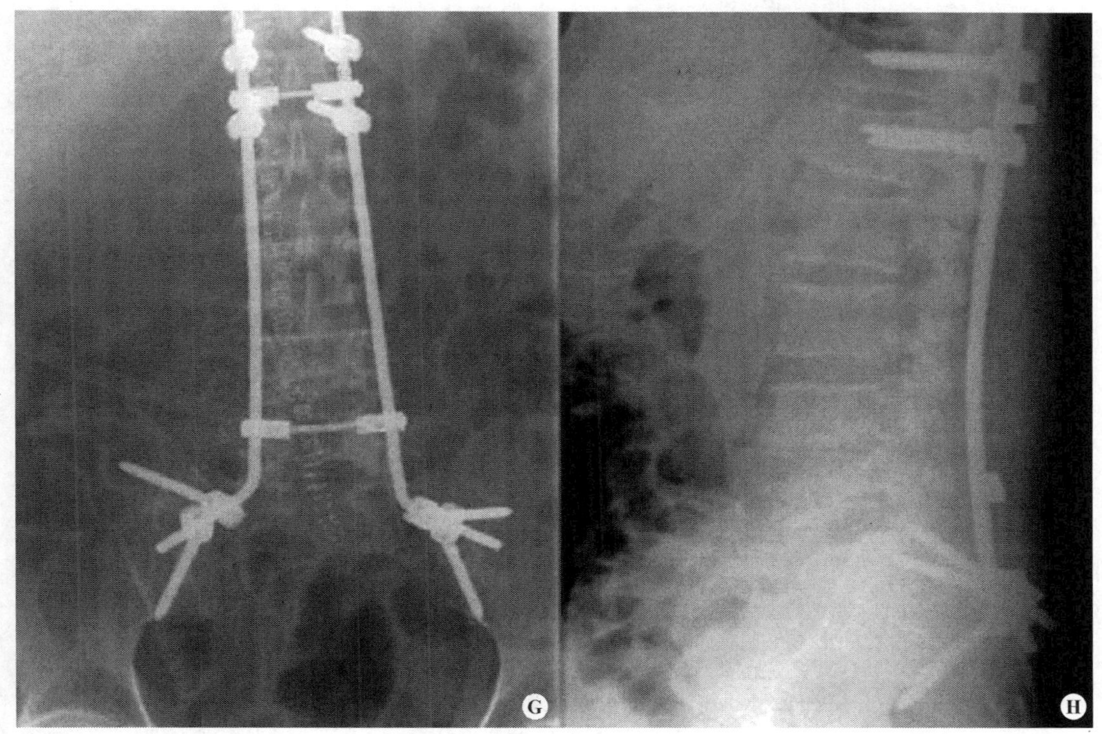

图 20-2-14　Amrita 技术(续)

A. 髂后上棘部截骨;B. 置入下位螺钉;C. 置入上位螺钉;D. 双枚螺钉固定;E. 术中;F. 髂骨双螺钉与 S_1 螺钉联合固定;G、H. 术后

引自 Acharya NK,et al. J Spinal Disord Tech,2008,21(7):493-499.

第三节　髂骨螺钉固定的临床解剖

髂骨有良好的软组织、肌肉覆盖,髂骨翼本身允许的长钉、粗钉通道是腰髂重建技术成功的有利因素。髂骨螺钉进钉方向应沿髋臼顶指向髋臼中心,此处髂骨体最为粗大,方向容易掌握,不易损伤血管、神经,且螺钉拉力最强。作为腰-骶-髂固定的锚定点,置钉时往往希望达到最佳的生物力学效果,但髂骨的结构为内外板皮质骨夹着中间的松质骨,成为"三明治"样结构,螺钉置入松质骨中,如果没有良好的钉-骨界面,抗拔出力和垂直载荷的能力将下降,如何提高其力学性能,是目前临床应用中需解决的问题。我们认为,可以从钉道参数研究做起,力求置入长度最长、直径最粗和数量较多的螺钉,并要达到良好的钉-骨界面。

一、髂骨螺钉骨性钉道解剖学研究

Berry 等对白种人髂骨进行大体解剖学测量,发现存在一个髂后上棘至髂前下棘的锚固通道,且通过此通道入钉具有较好的安全性。但众所周知,因为骨盆皮质骨厚度是随年龄、骨质疏松程度和人种的变化而变化,所以对骨盆进行外表测量而忽视对髂骨内外板之间距离的测量,并不能提供准确的解剖学参数,其所得数值往往大于真实值。同时,对于髂骨内外板之间放置髂骨螺钉,内外板之间距离测量的意义要远大于髂骨外表的测量。Starr 等通过将骨盆标本水平锯开进行钉道参数分析，但通过这种方法所得切片并不能完整展现髂骨的立体形态，并且在标本锯开时有数据丢失发生；最重要的是肉眼观察切面来分辨皮质骨、松质骨界面进行内外板距离的测量是比较困难的工作。Thomas 等通过对 40 个住院治疗的骨盆创伤病人 CT 资料的研究，推荐三条螺钉通道：髂后上棘至髂前下棘、髂粗隆至髂前下棘、髂后下棘至髂前下棘；并同时指出，髂后上棘至髂前下棘通道可以容纳最长和最粗的螺钉，其研究结果显示，对白种人而言，男性患者 120mm，女性患者 90mm 的螺钉是安全的。Berry 等对白种人髂骨进行大体解剖学测量，提出髂后上棘至髂前下棘的锚固通道具有较好的安全性，并得出此通道最窄处的平均宽度为男性 14.4mm，女性为 17.3mm，长度男性为 147mm，女性为 141mm。相比较 Thomas，其数值要大得多，但正如前述，对骨盆进行外表测量而忽视对髂骨内外板之间的测量，其所得数值往往大于真实值。Donovan 利用新鲜标本进行髂骨形态测量，指出该螺钉通道可容纳直径为 14.3～27.3mm。

有关东方人的相关资料相对欠缺，我们对 18 具防腐骨盆标本进行相关钉道 CT 单层扫描，结果发现男性 115mm 长，女性 95mm 长的髂骨螺钉经髂后上棘到髂前下棘放置是安全的；95mm 和 90mm 长的髂骨螺钉经髂粗隆到髂前下棘放置对男性和女性是安全的，具体结果见表 20-3-1。郑召民等利用平面 CT 图像进行三维重建对髂骨进行钉道通路线性研究，在中国成人经髂后上棘至髂前下棘同样存在一个全长为(140.6±1.1)mm、最大直径男性(11.8±0.7)mm、女性(8.1±0.7)mm 的直线骨性钉道通路。根据该测量结果，设计长度为 138～144mm(2mm 为一跨度单位)的全长髂骨钉是可行的。由此可见，不同的人群所得数值变异较大，但在临床应用中，我们可以运用相对较短的螺钉来减低手术风险。

表 20-3-1 髂后上棘到髂前下棘、髂粗隆到髂前下棘在 2D-CT 测量中的长度和其与矢状面所成角度

女(n=18)			男(n=18)		
均数	标准差	范围	均数	标准差	范围
1. 髂后上棘到髂前下棘长度测量					
125.3	15.2	96.8～145.1	135.6	14.0	117.6～159.5
2. 髂粗隆到髂前下棘长度测量					
117.1	14.1	93.7～132.7	126.9	15.5	98.9～150.8
3. 髂后上棘到髂前下棘角度测量					
25.5	5.2	17.1～33.2	26.3	4.5	16.4～31.8
4. 髂粗隆到髂前下棘角度测量					
26.5	5.4	19.1～37.5	25.8	4.5	17.4～31.9
5. 髂后上棘到髂前下棘内外板最小距离测量					
10.8	2.5	6.6～14.4	13.0	2.2	8.4～16.2
6. 髂粗隆到髂前下棘内外板最小距离测量					
8.2	2.1	5.6～11.4	10.1	2.4	5.9～14.1

对于经髂后下棘至髂前下棘骨性通道，Thomas 等结果显示，女性通道(86.3±7.9)mm 长，男性通道为(99.7±29.4)mm 长；Starr 等通过骨盆水平切片观察后认定此骨性通道又宽又直，并且易于放置髂骨螺钉。与上述两位学者结果完全不同，我们通过对 18 具标本进

行测量，发现多数标本(男 6 例，女 5 例)该通道低于或者刚好位于坐骨大切迹顶(图 20-3-1)。因为坐骨大切迹紧密毗邻臀上神经和臀上血管，很显然，对于中国人而言，此不能常规作为髂骨螺钉的放置通道。

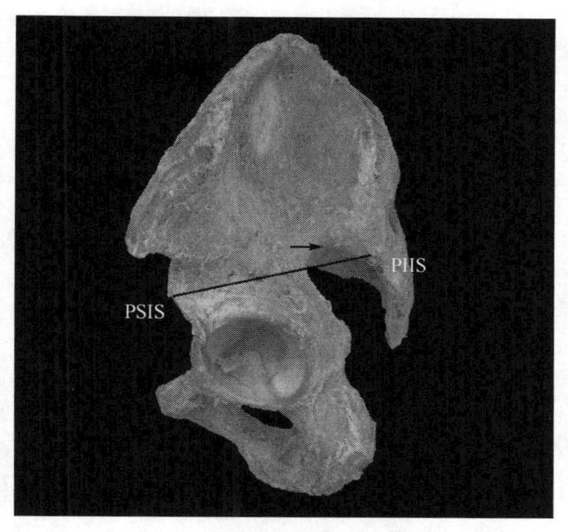

图 20-3-1 髂后下棘至髂前下棘骨性通道低于坐骨大切迹顶(箭头示坐骨大切迹)

目前的临床解剖学研究重点多侧重于髂骨螺钉的钉道通路线性描述，很少有关髂骨翼置钉区域的描述，未见有文献报道髂骨翼可利用的最大置钉区域相关研究，但这方面对于临床医生有着非常重要的意义。因为在实际手术操作中，病人一般处于腹卧位，行后侧正中或侧正中纵行切口来显露髂骨翼后部分，这时要求准确放置螺钉于髂后上棘指向髂前下棘道通上，有相当的困难；并且髂骨间的松质骨结构也要求螺钉放置一次完成，多次的导针插入和试探性地放置螺钉，必然会破坏松质骨，结果会降低螺钉的抗拔出力和把持力，导致螺钉的生物力学性能下降，最终可能会使螺钉拔出或下沉；同时，多次导针插入和试探性地放置螺钉，也相应增加了周围重要血管、神经损伤的概率和手术时间、放射线投照时间和手术出血量。因此，有必要对髂骨翼形态进行深入细致的研究，对所能放置螺钉的最大区间进行准确的描述，让外科医生对安全区域有清晰、明确的理解，可以对所放置的螺钉位置有清楚的认识，一些不必要的多次导针插入和试探性地放置螺钉就可以避免，也就相应避免螺钉生物力学性能的下降，同时也可以明显降低手术时间、放射线接触时间和手术出血量。

我们在 Mimics 软件中导入 DICOM 格式的全骨盆 CT 图像，设定域值和选定兴趣区域后，自后向前我们只选择髂骨内外板间距离大于 6.5mm 区域，小于 6.5mm 区域及其前部区域予以删除；进行三维重建后对可放置螺钉区域进行解剖学观察，总的来讲，可置钉区域双侧基本对称，主要位于坐骨大切迹之上(图 20-3-2)，坐骨大切迹顶以上最小距离为 31～42mm。其前端纵向距离为 41～56mm；而在其后部，可置钉区域的纵向距离为 90～106mm(表 20-3-2)。

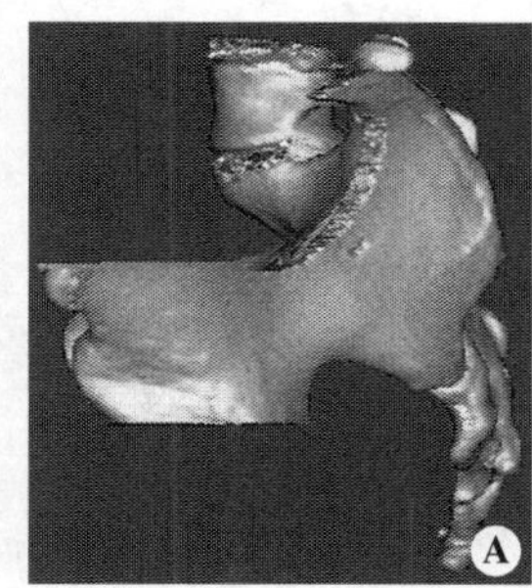

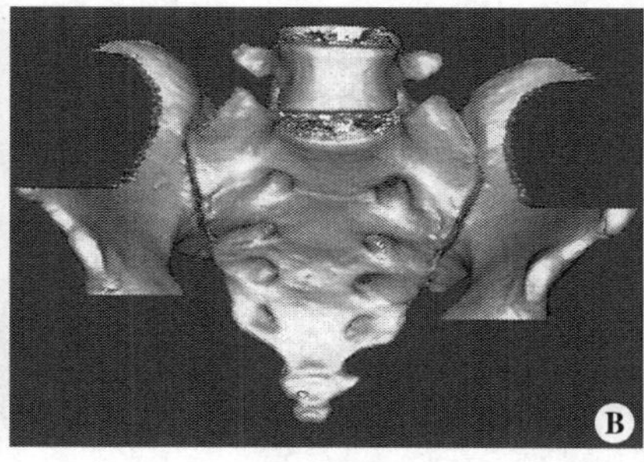

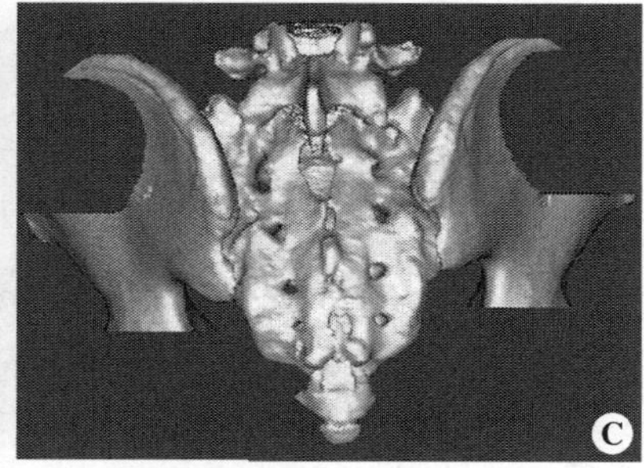

图 20-3-2 三维重建图像显示可放置直径 6.5mm 螺钉区域

A. 侧面观；B. 前面观；C. 后面观

表 20-3-2 可置钉区域解剖测量($n=36$)

	最大值	最小值
坐骨大切迹以上最小距离(mm)	42.1	30.6
后侧区域的纵向距离(mm)	106.4	90.1
前侧区域的纵向距离(mm)	56.3	40.7

很显然,可置钉区域的前侧断面基本即为放置螺钉的限制点;和其他学者研究结果大致一致,放置螺钉的限制点基本在坐骨大切迹顶点前后。

可以看出,最大可置钉区域双侧基本对称,主要位于坐骨大切迹之上,这与以往基于骨盆标本大体研究结果和临床应用描述基本相符。同时,研究结果显示,坐骨大切迹顶以上最小距离为 31～42mm。其前端纵向距离为 41～56mm;而在其后部,可置钉区域的纵向距离为 90～106mm,这说明髂骨有充足的区域容纳多个螺钉的放置,这也为髂骨放置多根螺钉组合、平行植钉或者成角植钉,从而进一步提高髂骨螺钉的固定效果提供理论支持。

在髂骨后部,我们可以看出有充裕的区域进行螺钉放置,可置钉区域的纵向距离为 90～106mm,这有两方面的临床意义。

第一,在髂骨翼后部有充足的区域进行从后向前方向的螺钉放置,而不是经典的髂后上棘到髂前下棘、髂粗隆到髂前下棘通路。但很显然,位置越高,螺钉长度就越短。Thomas 为一个遭枪击伤的 10 岁患者进行治疗,因为患者骶髂关节出严重开放损伤,不能经髂后上棘到髂前下棘进行植钉,作者利用长 100mm、直径 7mm 的 3 根髂骨螺钉经髂骨翼放置,其中最上方的螺钉已达髂骨嵴水平,仍然达到坚强固定(图 20-3-3)。

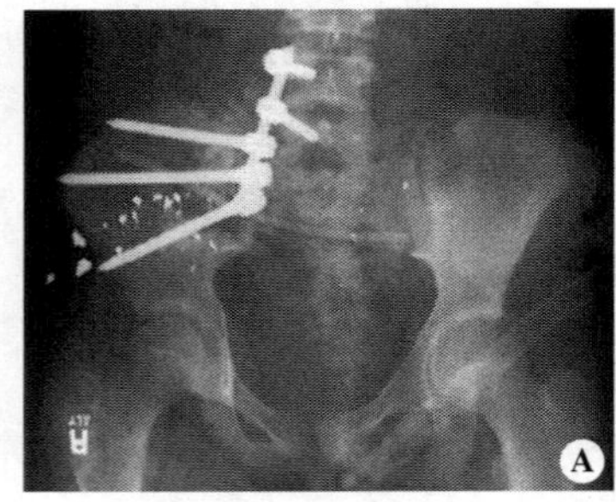

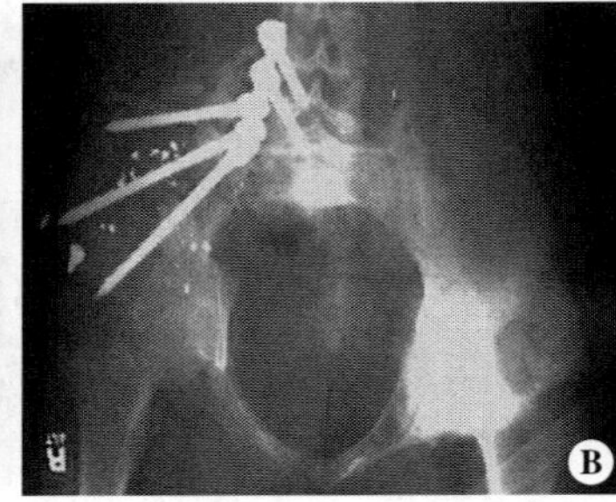

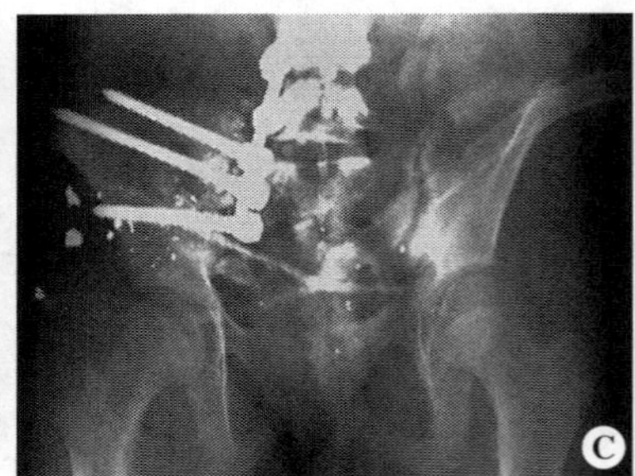

图 20-3-3 利用 3 根髂骨螺钉结合 L_4、L_5 椎弓根钉进行腰髂固定术后表现

A. 正位;B. 入口位;C. 出口位

引自 Thomas A,et al. J Trauma,2007,62:1-5.

第二,由于髂骨后方可植钉区域纵向距离较长,这就为后方垂直放置螺钉提供理论支持。在髂骨后部垂直放置螺钉,手术暴露容易,周围无重要血管、神经通过,操作简单,且同样符合骨盆区的重力传递规律。Korovessis 将一根 7.5mm×55mm 螺钉放置于髂骨翼后方,两根 6.5mm×45mm 万向螺钉植入 S_1 椎弓根处,然后利用 5mm×120mm CD 棒进行横向连接,达到坚强固定(图 20-3-4)。我们考虑,利用髂骨翼后部进行垂直放钉,然后和腰椎椎弓根螺钉进行纵向垂直连接,是否也能达到坚强固定呢? 与 Korovessis 的方法相比,是否更有生物力学的优势呢?

上述对髂骨螺钉进行的临床解剖学研究,很多只考虑了髂骨内外板之间的距离,而没有考虑髂骨本身的形态变化;实际上从髂后上棘至髋臼上缘截面向上移动,断层图像逐渐由

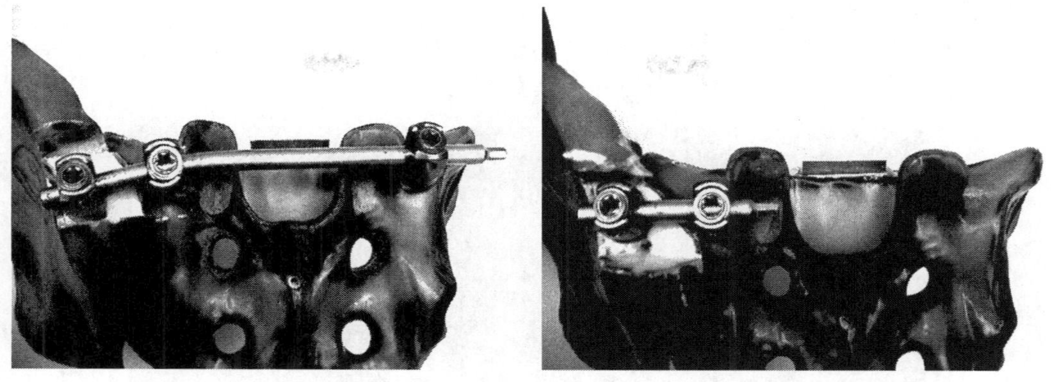

图 20-3-4　利用髂骨翼后部进行骶髂关节稳定性生物力学测试

引自 Korovessis, et al. Spine, 2006, 31(25): E941-E951.

“I”形移行为“S”形，骨性通道内径逐渐缩小，皮质曲率逐渐增大，进针难度增加；所以在今后的研究中，髂骨可置钉区域的皮质曲率也应该给予关注。

二、髂骨螺钉骨性钉道毗邻血管、神经解剖学研究

骨盆复杂的解剖结构不但体现在骨性结构本身，也体现在盆壁结构上，在髂骨骨盆界线处，有众多的血管、神经走行，包括股神经、髂外动脉、静脉，闭孔动、静脉、神经以及髂内静脉等，在骨盆内固定过程中有时会发生医源性损伤盆腔内重要血管或神经等严重并发症。

我们对 37 具骨盆标本沿髂后上棘到髂前下棘钻入 3.5mm 钢针，进行模拟手术，其与盆腔内血管、神经的空间关系见图 20-3-5，可以看出，钢针基本位于坐骨大切迹和髋臼之上，骨盆界线水平。遵循正确的进钉路线和进钉角度，是可以安全放置髂骨螺钉。根据血管、神经和钢针的空间关系观察，我们认为以下三个区域值得关注。

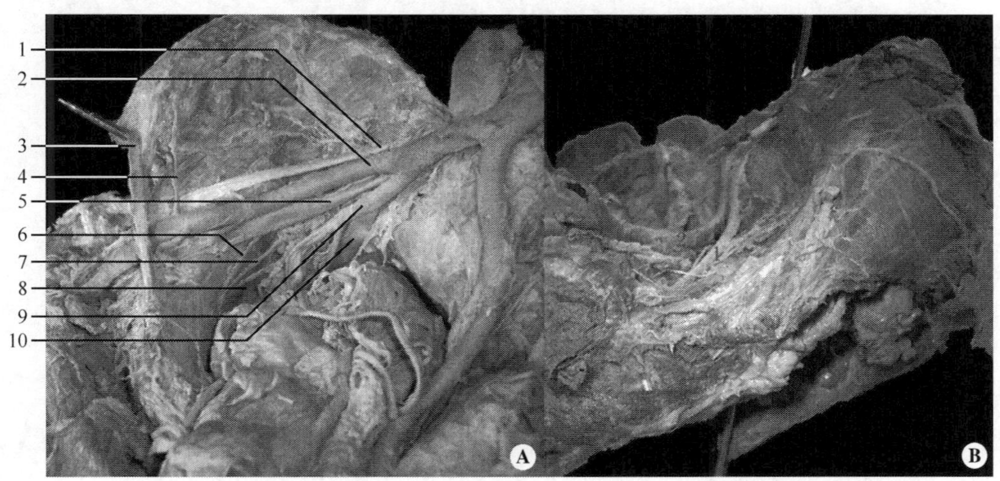

图 20-3-5　盆腔内血管神经与 L_{PSIS} 空间关系

A. 侧面观，B. 上面观

1. 股神经；2. 髂外动脉；3. 腹股沟韧带；4. 旋髂深动脉；5. 髂外静脉；6. 闭孔神经；7. 闭孔动脉；8. 闭孔静脉；9. 髂内动脉；10. 髂内静脉

髂骨翼后部(图 20-3-6),此处走行的包括髂总静脉、髂总动脉、股神经和闭孔神经,但这些结构与髂骨之间有腰大肌相隔开,并且此处骶髂关节形成向后的三角形凹陷,所以这些结构与盆壁距离较大,在进行放置螺钉操作中不易损伤。

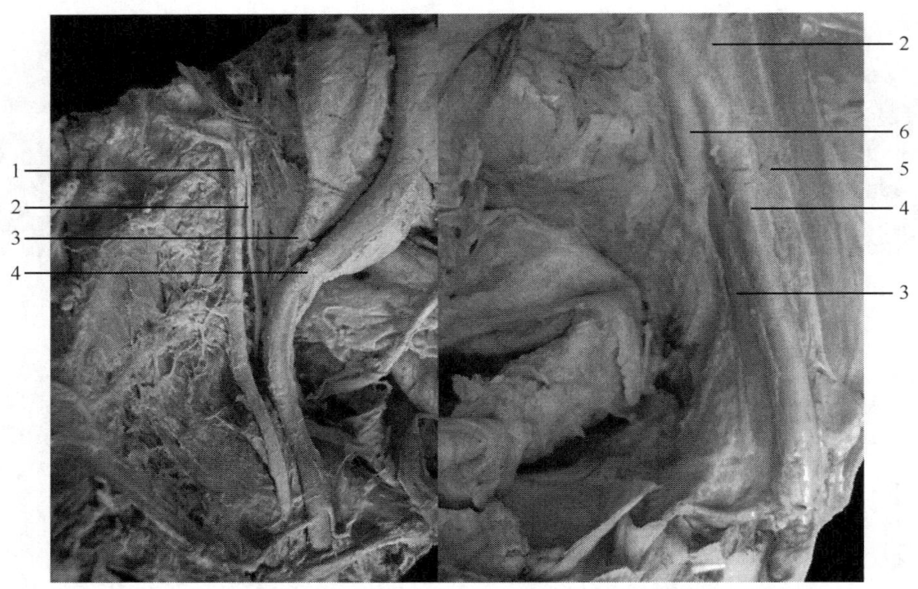

图 20-3-6 髂骨翼后部血管神经与骨盆壁空间关系(左侧图已切除腰大肌)

1. 股神经;2. 闭孔神经;3. 髂内静脉;4. 髂外动脉;5. 腰大肌;6. 髂内动脉

骨盆壁侧方(图 20-3-7),此处走行的有闭孔血管和闭孔神经,这些结构距离盆壁都很近,且邻近骨盆界线;在进行内固定操作时,如果导针或螺钉进钉角度偏小,将会导致器械刺入盆腔,对这些结构就有可能造成医源性损伤。

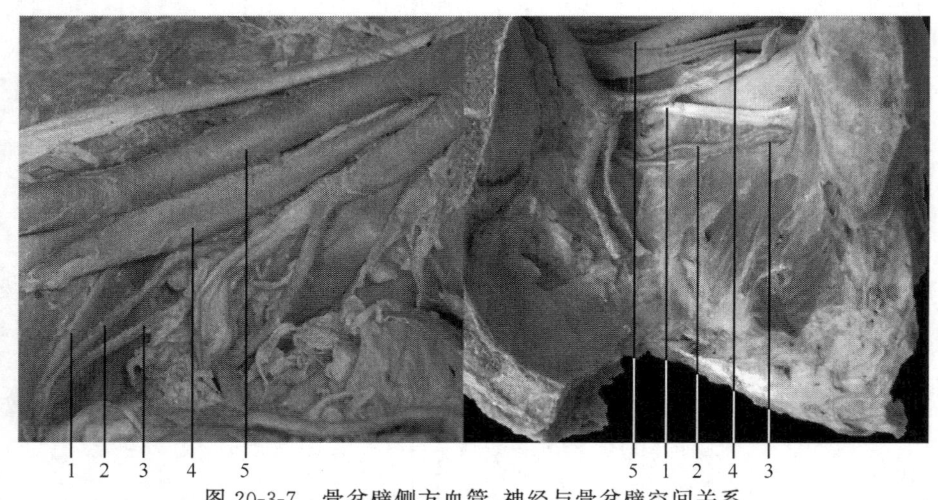

图 20-3-7 骨盆壁侧方血管、神经与骨盆壁空间关系

1. 闭孔神经;2. 闭孔动脉;3. 闭孔静脉;4. 髂外静脉;5. 髂外动脉

髋臼及腹股沟区(图 20-3-8),髂前下棘处在腹股沟区,向下紧邻髋臼前缘,向内上毗邻髂外动脉的分支旋髂深动脉。显而易见,当沿髂后上棘到髂前下棘钻入钢针时,如果进针线路与矢状面角度过大,走行偏外侧,就有可能误入髋臼;如果进针角度过小或者内固定器械

偏长，走行偏内侧，除了前述的刺入骨盆腔内，也有可能损伤腹股沟区血管、神经，因髂前下棘与旋髂深动脉距离最近，所以此动脉损伤概率最大。

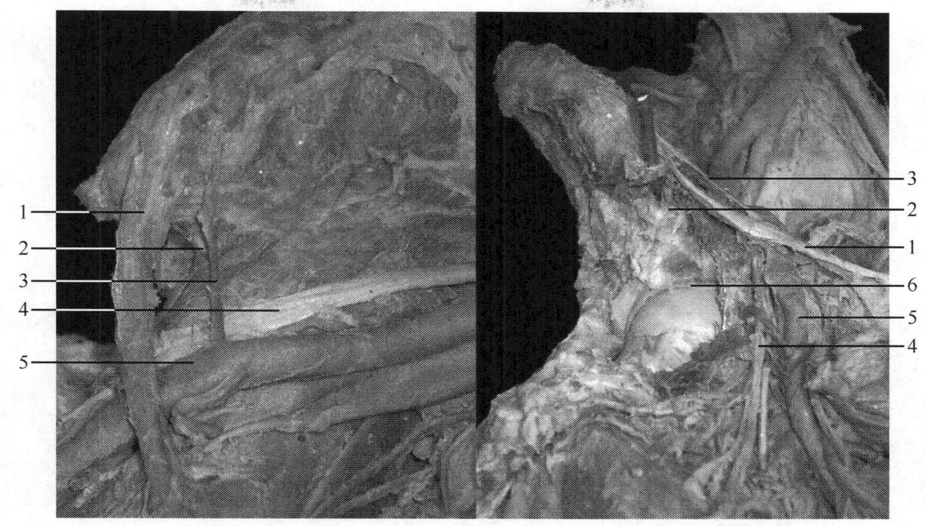

图 20-3-8　腹股沟区及髋臼血管、神经与髂前下棘空间关系

1. 腹股沟韧带；2. 髂前下棘；3. 旋髂深动脉；4. 股神经；5. 髂外动脉；6. 髋臼前缘

股三角内，髂外静脉与髂前下棘毗邻，并与周围组织结合紧密，不易移动。当出现旋髂深动脉损伤，形成局部血肿，就有可能造成髂外静脉外源性压迫，临床上容易造成深静脉血栓形成。股神经在腹股沟部，因邻近髂腰肌，位于腹股沟韧带和髋臼所形成的狭窄间隙，如同纤维性骨性隧道，切面呈扁平形，当出现旋髂深动脉损伤，形成髂腰肌局部血肿，也可以对股神经造成压迫，致神经功能受损。Nakao、Marquardt、Tamai 等报告髂腰肌血肿形成合并股神经损伤，给予血肿减压、神经探查或保守治疗等处理，神经功能完全恢复；同时进一步分析创伤后股神经损伤的原因，认为是髂腰肌筋膜间室压力逐渐增高，从而造成股神经损伤。

在对骨盆界线处血管、神经走行情况观察中发现，闭孔动脉起始后，出闭膜管外或在闭孔沟内分为前、后两终支。闭膜管为一骨纤维性管道，上界为耻骨上支下缘的闭孔沟，下界为硬而无弹性的闭孔膜，所以闭孔血管、神经的活动度不大。闭孔血管、神经进入和离开闭膜管时均紧贴闭孔沟，闭孔动脉从骨盆后、上走向前下，基本在骨盆界线下方 10mm 的平行区域内。其走行全程距离骨性盆壁很近，没有超过 10mm 的区域，大部分距离小于 5mm，闭孔内肌位于骨壁和闭孔血管之间，可提供微弱的保护作用，在髋臼和髋臼以下平面闭孔血管则移于闭孔内肌前方，几乎与骨壁相贴（图 20-3-9），如发生内固定切出时易受损伤。

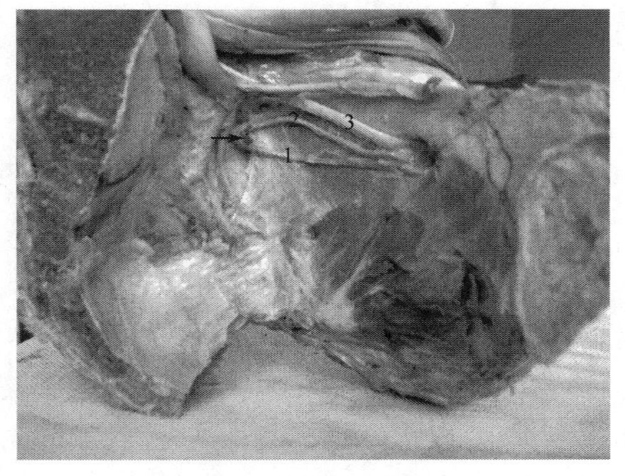

图 20-3-9　闭孔血管、神经在骨盆界线处的走行（箭头示坐骨大切迹标记用钢针）

1. 闭孔静脉；2. 闭孔动脉；3. 闭孔神经

三、髂骨螺钉放射解剖学研究

针对术中进钉的影像学监测，Schildhauer 及 Starr 推荐使用 C 臂 X 线机对骨盆正位、入口位，出口位和髂骨斜位、出口-闭孔斜位及入口-闭孔斜位进行透视。在出口-闭孔斜位上，髂后上棘到髂前下棘骨性通道显示为近似三角形的“泪滴样结构”，如果螺钉在钉道内，就显示为“近似圆点”(图 20-3-10A)；而在入口-闭孔斜位上，可以看到螺钉基本位于髋臼之上、髂骨内外侧皮质之间(图 20-3-10B)；髂骨斜位能全长显示螺钉，且位于坐骨大切迹之上(图 20-3-10C)。

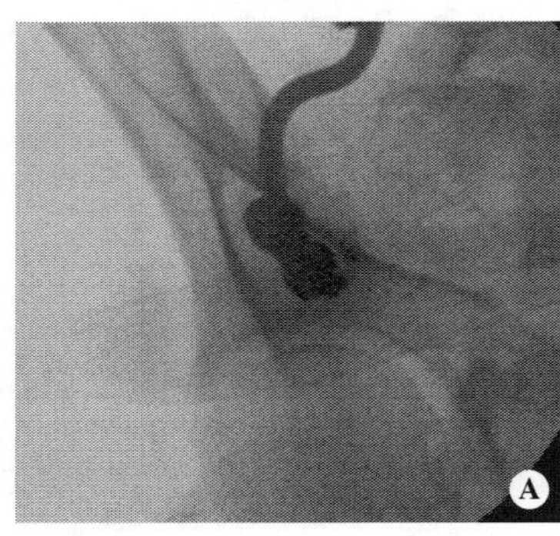

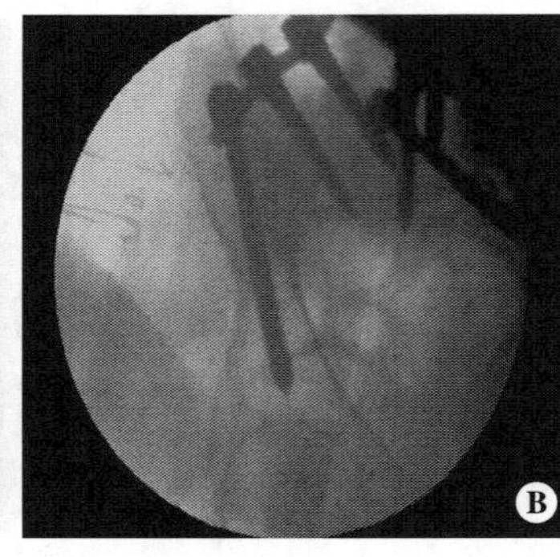

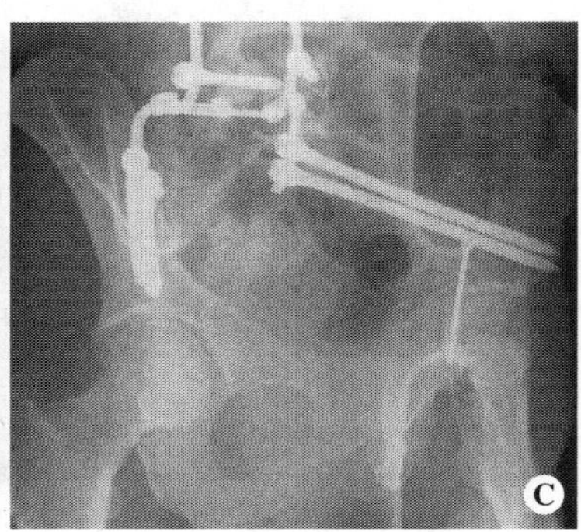

图 20-3-10　经髂后上棘到髂前下棘螺钉固定后在出口-闭孔斜位(A)、入口-闭孔斜位(B)及髂骨斜位(C)透视下表现

引自 Schildhauer TA，et al. J Orthop Trauma，2006，20：447-457.

但上述透视体位操作较为复杂，这势必增加手术时间和 X 线暴露时间，如何找到合适的监测方法，在临床应用中有待解决。最重要的是，目前的影像学监测分析所采用的为正常的尸体标本或模型，所得到的结果只能用于骨盆在正常位置下的监测，临床上也只是用于骶骨肿瘤切除，结核病灶清除及不合并骨盆畸形的神经源性和特发性脊柱侧弯的矫形。但对于创伤骨科领域，我们所面临的是处于非正常位置的骨盆，即使进行完前路固定，但骨盆后环还往往处在畸形位置上，此时的影像学监测，对于 C 臂最佳位置的设定，还有待深入的研究。

第四节　脊柱骨盆固定的并发症

脊柱骨盆固定技术的进展为临床提供了可靠、坚强、稳定的腰骶部区固定和融合(图 20-4-1)。这些内固定技术可以有效地降低并发症发生率。然而，该区域毕竟对于脊柱外科医师具有挑战性，一些潜在的并发症依然存在。

报道的主要并发症有假关节形成(10%)、深部感染(13%)、髂骨螺钉疼痛(20%)、神经损伤(6%)、翻修术(39%)、慢性疼痛(2%)、肺栓塞和深部静脉血栓(2%)。

一、螺钉位置不当及损伤邻近结构

损伤坐骨切迹附近的结构(如臀上动脉、坐骨神经等)仅为罕见，未见有大宗病例报告。

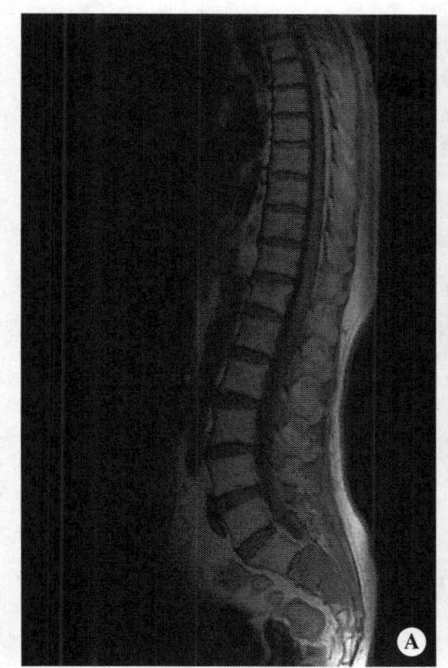
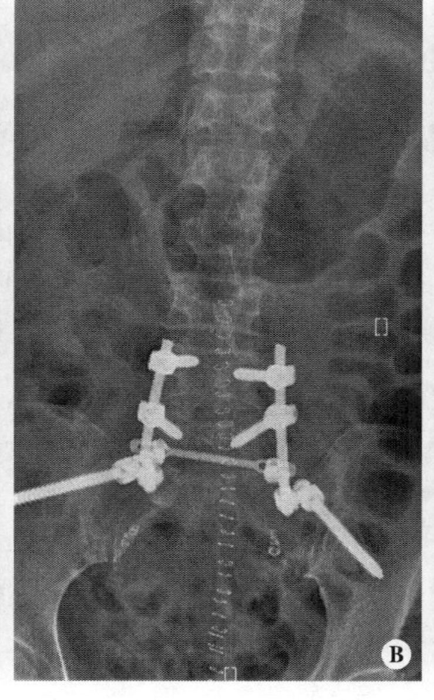
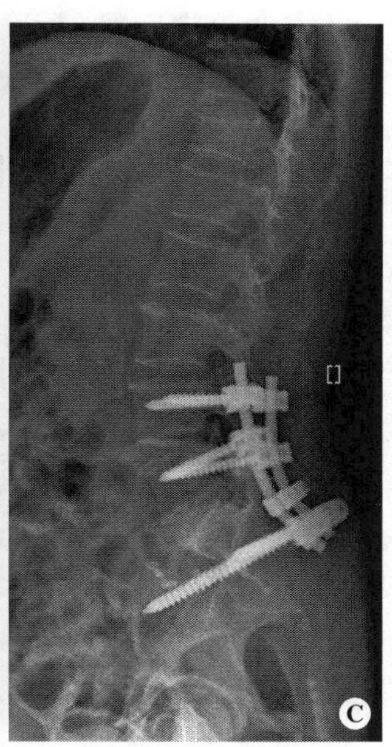

图 20-4-1　脊柱骨盆固定术
A. 骶骨肿瘤；B、C. 骶骨肿瘤切除后腰髂固定

此并发症可以发生于解剖层次极为困难的病例。要避免此类并发症，需要医师非常熟悉骨盆的解剖，以及应用骨性解剖标志。有些作者建议将手指放到坐骨切迹部，以指示螺钉方法，但需要额外的解剖分离。最主要是对局部解剖很熟悉，手术前在尸体标本上模拟学习。术中采用钝性探针插入髂骨，在螺钉置入过程中要保证正确的螺钉倾角以及骨性止点。透视通常是很有帮助，尤其在患者解剖变异或者异常，以及手术医生不十分熟悉操作过程时。置入螺钉时，指向髂前下棘，可以减少螺钉侵犯髋臼的风险。保证骨性止点，以及正确测量和选择螺钉粗细，以避免内外侧骨皮质侵犯。

二、植入物凸起和松动

植入物凸起在瘦小患者或者某些软组织条件较差的患者，如儿童神经肌肉性畸形，是个较突出问题。有作者建议采用 S_1 骶骨翼髂骨螺钉固定，较其他髂骨螺钉固定，位置深在15mm。也有作者采用切除髂后上棘的上部，以使髂骨螺钉钉头可以没入髂骨内。

螺钉松动可见于大多数通过骶髂关节固定的植入物，也可能没有症状，尤其是已经完成融合的情况下，但多数患者需要取出内固定。有作者建议用尽可能粗的螺钉，如直径采用8～10mm，可以延缓固定松动以及完成融合。

三、伤口问题及感染

一些脊柱骨盆固定技术需要广泛剥离软组织，带来伤口并发症增加的高风险。由于脊柱骨盆固定操作复杂，这些伤口并发症是否系骨盆固定的独立因素作用尚难确定。有一组病例报告 81 例髂骨固定中，有 4%感染率。但也有 27 例儿童患者进行骶骨翼髂骨螺钉固定融合未见感染病例。因此，手术中应尽可能减少解剖分离，尽量保护软组织覆盖，而在瘦小患者更应注意全身营养状况。

四、融合不良与植入物疲劳

融合不良与植入物疲劳通常并存，无论内固定强度如何强大，患者自身的生物学效应在骨性融合过程中具有决定性作用。如果融合没有一定时间以一定形式出现，内固定疲劳失败是必然的结局，出现植入物断裂或者松动。较多作者提出在长节段融合到骶骨时，要重视前柱支撑的重要性。尽管 Cunninghan 研究认为髂骨螺钉固定比椎间融合器对 S_1 螺钉可以提供良好的保护作用以及增强局部稳定作用，但更多研究支持前柱支撑作用，尤其在 L_4～L_5、L_5～S_1 部。腰椎椎间前融合可以将植骨块放置在腰骶支点的腹侧，由于植骨块处于压力侧，更有利于植骨融合以及稳定，促进骨性融合。

结　　语

长节段融合或者腰骶区稳定严重破坏均需要进行脊柱骨盆内固定，包括髂骨螺钉、Galveston 技术、S_2 骶骨翼髂骨螺钉技术等。其潜在并发症风险不可忽视，通过熟悉局部解剖、减少软组织剥离、选择低切迹的植入物等可以有效地降低并发症。前路支撑对于长节段融合相当重要，可以有效消除不利应力对后部植入物的影响，促进早期骨性融合。在进行复杂重建手术时，必须熟悉特定患者的解剖和病理，研究现有的技术以及条件，充分考虑潜在风险和并发症等。

（瞿东滨　盛伟超　郑明辉）

参考文献

李全，蔡郑东．2006. 全骶骨切除术后重建方式[J]. 国际骨科学杂志，27(2)：93～95.

闵少雄，靳安民，段扬，等．2010. Galveston 技术置入髂骨短钉在腰骶固定融合术中的应用[J]. 南方医科大学学报，30(7)：1584～1586.

苏汝堃，李佛保，潘滔，等．2009. 髂骨钉在腰骶骨盆固定中的生物力学研究[J]. 中国骨与关节损伤杂志，24(2)：103～104.

Acharya NK，Bijukachhe B，Kumar RJ，et al. 2008. Ilio-lumbar fixation--the Amrita technique[J]. J Spinal Disord Tech，21 (7)：493～499.

Beguiristain JL，Villas C，Preite R，et al. 1997. Lumbosacral arthrodesis using pedicular screws and ringed rods[J]. Eur Spine J，6 (4)：233～238.

Doita M，Harada T，Iguchi T，et al. 2003. Total sacrectomy and reconstruction for sacral tumors[J]. Spine，28 (15)：E296～E301.

Gallia GL，Suk I，Gearhart SL，et al. 2010. Lumbopelvic Reconstruction After Combined L_5 Spondylectomy and Total Sacrectomy for En Bloc Resection of a Malignant Fibrous Histiocytom. Neurosurgery，637(2)：E498～502.

Harrop JS，Jeyamohan SB，Sharan A，et al. 2009. Iliac bolt fixation：an anatomic approach[J]. J Spinal Disord Tech，22(8)：541～544.

Jones-Quaidoo SM，Arlet V. 2009. Long posterior fixation of the spine to the sacrum and pelvis. Curr Orthop Practice，20 (3)：252-266.

Kebaish KM. 2010. Sacropelvic fixation: techniques and complications[J]. Spine, 35(25): 2245～2251.

Kelly BP, Shen FH, Schwab JS, et al. 2008. Biomechanical testing of a novel four-rod technique for lumbo-pelvic reconstruction[J]. Spine, 33 (13): E400～E406.

Kim JH, Horton W, Hamasaki T, et al. 2010. Spinal instrumentation for sacral-pelvic fixation: a biomechanical comparison between constructs ending with either S2 bicortical, bitriangulated screws or iliac screws[J]. J Spinal Disord Tech, 23(8): 506～512.

Korovessis P, Magnissalis EA, Deligianni D. 2006. Biomechanical evaluation of conventional internal contemporary spinal fixation techniques used for stabilization of complete sacroiliac joint separation: a 3-dimensional unilaterally isolated experimental stiffness study[J]. Spine, 31(25): E941～951.

Kostuik JP. 2005. Spinopelvic fixation[J]. Neurology India, 53(4): 483-488.

Linville II DA, Dmitriev AE. 2005. Lumbosacral xation: an update[J]. Curr Opin Orthop, 16: 137～143.

Marintschev I, Gras F, Klos K, et al. 2010. Navigation of vertebro-pelvic fixations based on CT-fluoro matching[J]. Eur Spine J, 19: 1921～1927.

McLoughlin GS, Sciubba DM, Suk I, et al. 2008. En bloc total sacrectomy performed in a single stage through a posterior approach[J]. Neurosurgery, 63(1 Suppl 1): ONS115-120; discussion ONS120.

O'Brien JR, Yu WD, Bhatnagar R, et al. 2009. An anatomic study of the S2 iliac technique for lumbopelvic screw placement [J]. Spine, 34 (12): E439～E442.

Schildhauer TA, Bellabarba C, Hugh S, et al. 2007. Unstable pediatric sacral fracture with bone loss caused by a high-energy gunshot injury[J]. J Trauma, 62: 1～5.

Schildhauer TA, Bellabarba C, Nork SE, et al. 2006. Decompression and lumbopelvic fixation for sacral fracture-dislocations with spino-pelvic dissociation[J]. J Orthop Trauma, 20: 447～457.

Schildhauer TA, McCulloch P, Chapman JR, et al. 2002. Anatomic and radiographic considerations for placement of transiliac screws in lumbopelvic fixation[J]. J Spinal Disord Tech, 15(3): 199～205.

Shen FH, Harper M, Foster WC, et al. 2006. A novel "Four-Rod Technique" for lumbo-pelvic reconstruction: theory and technical considerations[J]. Spine, 31(12): 1395～1401.

Sponseller PD, Yang JS, Thompson GH, et al. 2009. Pelvic fixation of growing rods: comparison of constructs[J]. Spine, 34 (16): 1706～1710.

Tis JE, Helgeson M, Lehman RA, et al. 2009. A biomechanical comparison of different types of lumbopelvic fixation[J]. Spine, 34 (24): E866～E872.

Tomlinson T, Chen J, Upasani V, et al. 2008. Unilateral and bilateral sacropelvic fixation result in similar construct biomechanics[J]. Spine, 33 (20): 2127～2133.

Tumialán LM, Mummaneni PV. 2008. Long-segment spinal fixation using pelvic screws. Neurosurgery, 63 (3): A183～190.

Yu BS, Zhuang XM, Zheng ZM, et al. 2010. Biomechanical advantages of dual over single iliac screws in lumbo-iliac fixation construct[J]. Eur Spine J, 19 (7): 1121～1128.

Zahi R, Vialle R, Abelin K, et al. 2010. Spinopelvic fixation with iliosacral screws in neuromuscular spinal deformities: results in a prospective cohort of 62 patients[J]. Childs Nerv Syst, 26: 81～86.

Zheng, ZM, Zhang KB, Zhang JF, et al. 2009. The effect of screw length and bone cement augmentation on the fixation strength of iliac screws: a biomechanical study[J]. J Spinal Disord Tech, 22(8): 545～550.

第二十一章 椎体间重建技术

第一节 概 述

生物力学研究表明，在正常状态下，80%的轴向载荷系通过椎间盘及椎体传导，即椎体与椎间盘等脊柱前部是主要的承受载荷部位。临床上广泛的脊柱损伤与疾患，如退变性脊柱疾病、脊柱结核、脊柱损伤、脊柱肿瘤等，手术减压后均需要恢复椎体高度、重建前柱载荷传递、保持节段稳定性，这一类技术就是椎体间重建技术(图 21-1-1)。

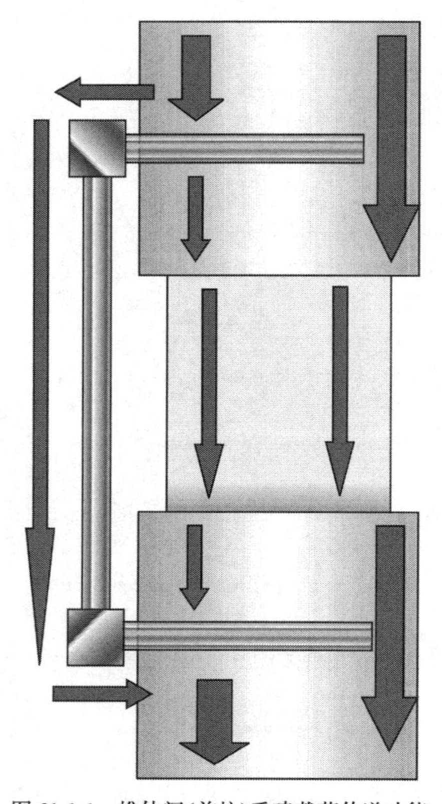

图 21-1-1 椎体间(前柱)重建载荷传递功能

椎体间重建技术是从脊柱融合计术发展而来的。1936 年，Mercer 提出脊柱融合的理想方法是椎体间融合。Cloward 在 1943 年提出了腰椎后路椎间融合术，即经腰椎后路用楔形骨块行椎体间植骨，以重建椎间高度，稳定相邻脊柱节段。Robinson 和 Smith 在 1955 年从颈椎前路摘除突出的椎间盘，并予以椎体间植骨，随后又与 Cloward 一起进行了较为详细的随访与报道，提出椎体间放置内容物促进脊柱融合的设想。此后，脊柱椎体间植骨融合与重建技术有了较大的发展，已成为治疗多数脊柱疾患的标准术式之一。

一、自(异)体骨移植

单纯采用自体骨材料进行椎体间重建是最早采用的椎体间重建方式，也是目前椎体间重建技术的基础。以自体骨或者异体骨作为植骨材料，实现与宿主骨之间的生物融合，达到支撑椎体高度、稳定脊柱节段的目的，是脊柱椎间重建的基本目的。

自体骨材料具有良好的骨诱导及骨传导特性，是最佳的植骨材料。临床广泛应用的自体植骨材料，如髂骨、肋骨、腓骨等，作为植骨融合材料的“金标准”获得广泛的认同，但是也存在一些问题，如供骨处并发症、植骨块有限的强度和形状的不规则所导致的术后融合节段的不稳、植骨块脱位、椎间隙塌陷、骨块吸收、假关节形成等。Dennis 等认为 100%的病人术后椎间盘高度有丢失。Hutter 联合使用后路固定以提高稳定性与融合率，也相应增加了相关并发症。还有不少学者提出环状融合，融合率有所提高，但手术复杂性也相应增加。

异体骨的临床应用效果亦获得肯定。尽管可以克服自体骨植骨时取骨区的并发症，但是异体骨植骨本身存在的问题，如免疫反应、疾病传染等问题不可忽视。由于其爬行替代较自体骨缓慢，故一般不作为长节段植骨材料。

目前，一些人工合成生物材料、骨生长因子，如 BMP、组织工程骨均已应用于椎体间重建，具有良好的前景，但需要更深入的临床研究。

二、椎体间重建装置

无论采用自体或者异体骨进行椎体间重建，其强度多有缺陷，且需要成块骨，获取较难或损伤较大。因此，应用于椎体间重建的一些植入物便应运而生，这就是 cage。在国外文献中，英文 cage，意为"容器、笼子"，在椎体重建技术中，就是盛植骨材料的容器、笼子，其可以良好满足强度的要求，且可以使用术中自体碎骨或者人工骨等，故一经出现，便备受欢迎。与其他用于脊柱稳定性重建的内固定植入物一样，椎体间重建装置已成为脊柱内固定技术不可或缺的组成部分，其主要包括以下三部分内容。

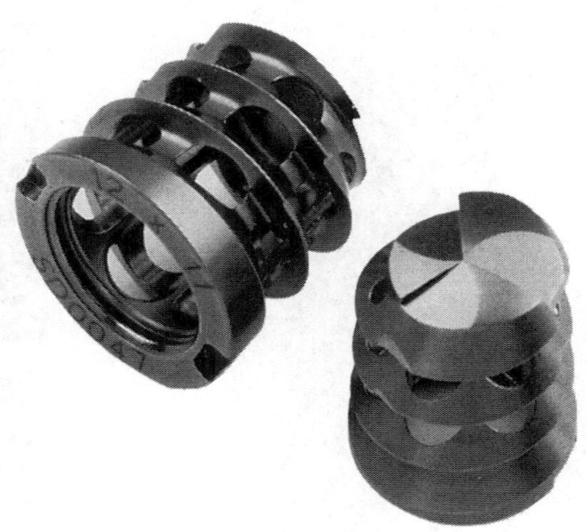

图 21-1-2　TFC

（一）椎间融合器

最先应用于椎体间融合的圆柱形中空不锈钢装置，如 BAK、TFC 等（图 21-1-2），以后渐采用生物材料如碳纤维、PEEK 材料等材质，目前临床上广泛应用的椎体间融合器（cage），本书将此作为传统 cage 的概念，专指此类椎间融合器，是下一章节的主要内容。

（二）钛（网）笼

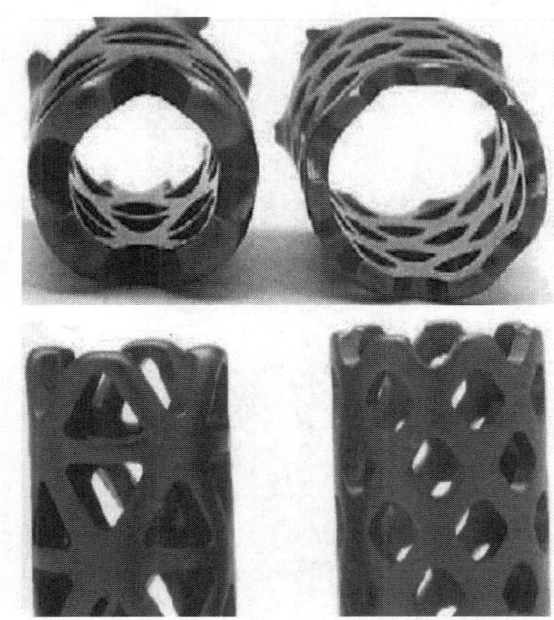

图 21-1-3　钛笼

钛合金网状笼子（Titanium Mesh Cage，TMC），简称钛笼或钛网。以 Harms-mesh 钛笼（Depuy Acromed）等为代表（图 21-1-3）。其设计始于 20 世纪 70 年代初，主要模拟环状的自体或同种异体长骨圈的骨移植。90 年代由 Harms 设计的 Harms-mesh 钛笼是目前应用最为广泛的融合器之一。该型融合器具有不同直径，垂直放置，长短可以剪裁，可在术中根据融合需要剪切钛笼调整高度（图 21-1-4），适合于应用颈椎、胸椎及腰椎等各节段。

钛笼本身具有一定的初始固定作用，且不需要大块植骨材料，因此，在长节段植骨以及类似颈椎椎体次全切除等重建方面具有一定优势，一般应用于前路融合（图 21-1-5）。但是其毕竟属于网状钛笼，自身支撑强度较差，可出现材料疲劳、断裂等(图 21-1-6)；另一常见问题就是钛笼下沉，钛笼上下端锯齿能有效嵌入椎体上、下终板，尽管可以提供初始固定，但本身骨接触局限，作用应力集中，极可能出现下沉，为此，有些厂家另行设计了环形垫圈或者盖板，增大受力接触面(图 21-1-7)。临床上一般需要联合前路或后路的内固定，少有单独应用钛笼，以避免钛笼移位以及减少塌陷及下沉。

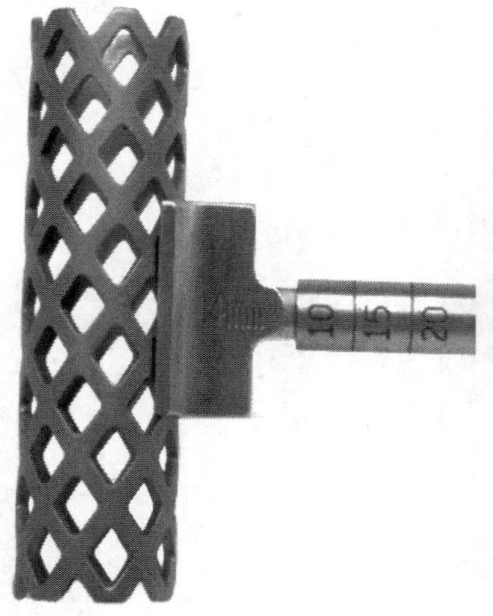

图 21-1-4　钛笼垂直放置，长短可剪裁

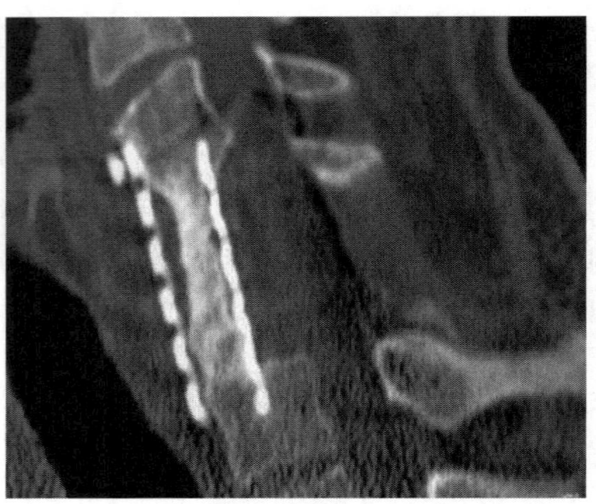

图 21-1-5　颈椎前路钛笼内骨性融合

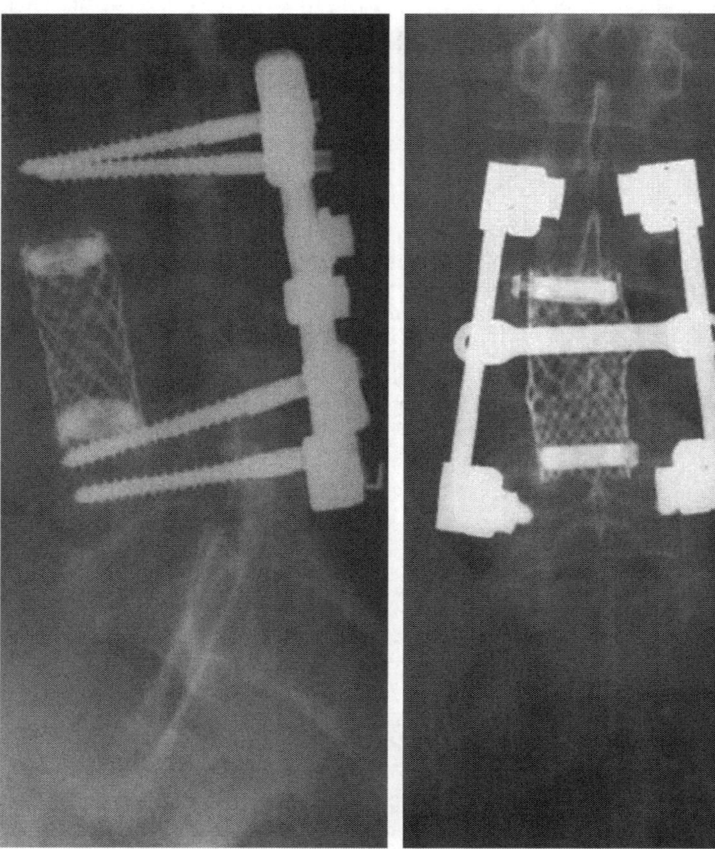

图 21-1-6　术后钛笼断裂

引自 Klezl Z, et al. Eur Spine J, 2007, 16(Suppl 3): S306-310.

（三）人工椎体

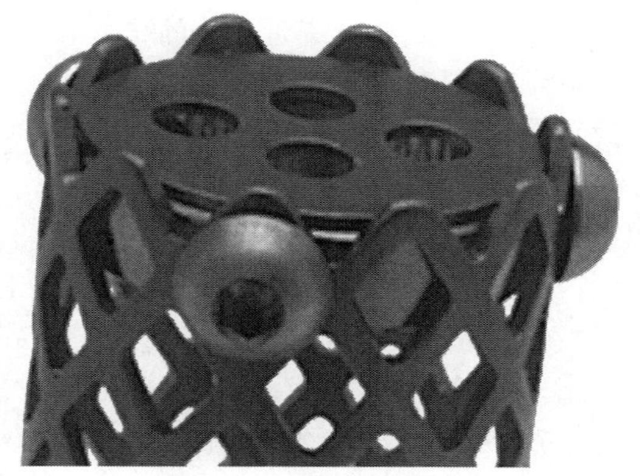
图 21-1-7　钛笼端侧盖板

人工假体（prosthesis），文献中常见的名称为“Expandable Cage”，自 1969 年 Hamdi 首次报道 L_2 浆细胞瘤和转移性腺癌行椎体肿瘤切除、假体替代以来，人工椎体（Expandable Cage）作为一类有效的椎体替代物在临床上得到广泛应用。其材料各异，有异体骨、陶瓷、金属等，设计原理也不同（图 21-1-8，图 21-1-9）。在临床上，尤其在脊柱肿瘤领域的应用越来越广泛。

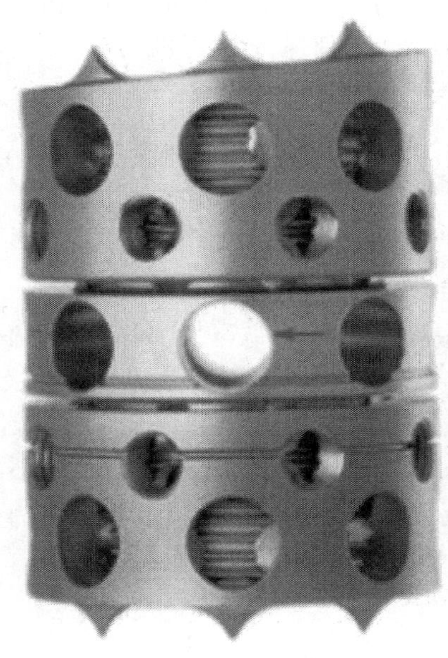
图 21-1-8　人工椎体

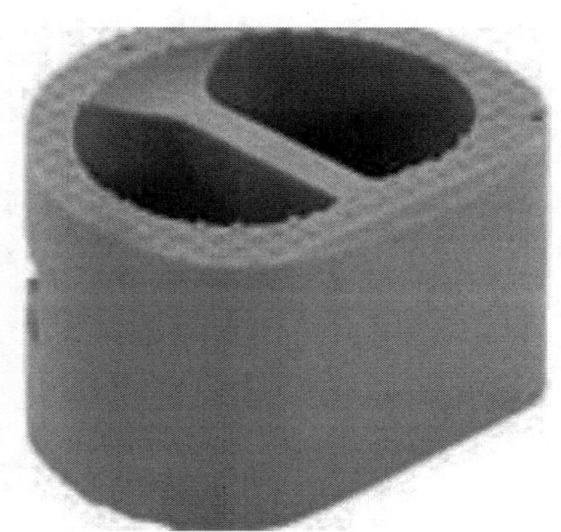
图 21-1-9　AVS-AL（Stryker）

按照国内习惯，本书将上述 3 种 cage 类型分别称为椎体间融合器（cage）、钛（网）笼、人工椎体。以椎间融合器、钛笼、人工椎体等植入物为特征逐渐发展成熟的椎体间重建技术在脊柱外科已得到广泛的应用。本章节重点介绍椎体融合器、人工椎体及应用。

（瞿东滨　林炎水）

第二节　椎体间融合器

一、概　　述

1979 年，Bagby 用一种称为“Bagby 篮筐”的金属圆柱治疗赛马因颈椎不稳引起的摇摆综合征。该篮筐是一个中空、带孔的不锈钢圆柱体，上面有并行排列的 147 个孔，每孔直径

2mm，里面充填有取自邻近椎体的自体骨。该内置物直径大于椎间隙的预钻孔，这样可产生一种撑开作用，以维持椎间隙的高度。通过这种办法，获得了88%的融合率，利用该法治疗的马术后活动正常，全美马外科中心将本术式定为马颈椎稳定的标准手术。1988年，Gawley等使用“Bagby篮筐”施行马的掌指关节融合术，术后11个月，笼内新骨长入，关节明显融合。

1986年，Badgy和Kuslich设计出适用于人体的椎间融合器，即BAK（Bagby and Kuslich）系统，Kuslich于1988年将其应用于人的腰椎，成为历史上著名的BAK融合器。1991年，北美脊柱外科年会和国际腰椎年会上报道了较完整的临床结果。美国FDA于1996年9月正式批准用于临床腰椎融合。

随后多种多样的椎体间融合器相继进入脊柱外科领域，临床应用逐渐增多。大量基础及临床研究已经证实，椎间融合器的应用对有效维持椎间隙的高度、防止椎间隙塌陷、恢复前中柱的支撑、增加椎间孔容量、解除神经根受压及促进椎骨融合等均有显著作用。在脊柱重建技术中，融合器的应用已经成为一项常见的技术，受到越来越多的脊柱外科医生的推崇。

二、椎体间融合器的设计

（一）设计目标

椎间融合器的设计目标：①支架作用，椎间融合器作为椎间盘减压后填充器（spacer），承担重建前柱、传递椎体应力的作用。②初始稳定作用，椎间融合器作为内固定植入物，要求其发挥早期稳定、促进融合的作用，而脊柱的最终稳定性依赖于骨性融合，因而椎间融合必须提供受累椎体的初始稳定性，直到骨性融合固定。③恢复椎间高度，维持纤维环的正常张力与脊柱的生理弯曲，扩大神经根管的面积，解除神经根受压。④提供足够植骨量及接触面，以促进骨性融合。

（二）主要原理

Bagby提出的椎间融合器的设计原理是撑开-压缩稳定（distraction-compression stabilization）效应。根据撑开-压缩所产生的作用力与反作用力获得抗剪切、旋转效应，而获得椎体间界面内固定（interface fixation），提供即刻和早期的节段稳定性，为融合器内松质骨与椎体融合提供良好的力学环境，以达到界面永久融合的目的。

Brodke等通过实验证实椎间融合器的稳定性主要来源于撑开-压缩效应和界面载荷分享作用。在植入椎间融合器后，撑开力能够使融合节段的肌肉、纤维环和前、后纵韧带处于持续张力状态下，使融合节段和融合器达到三维超稳定力学固定，此与颈椎前路三面骨皮质髂骨块单纯植骨的作用类似。

目前，尽管个别椎间融合器尚可独立应用（stand-alone technology），多数需结合前路钢板或者后路椎弓根固定，类似初期椎间融合器设计的初始稳定作用已不十分强调，其作用更加侧重于支撑前柱、维持椎间隙高度，以及提供足够的植骨量（图21-2-1）。因此，现在椎间融合器均十分相似，多为中空结构，可以充填植骨材料，周围环形结构提供前柱支撑作用，实现载荷共享（图21-2-2）。

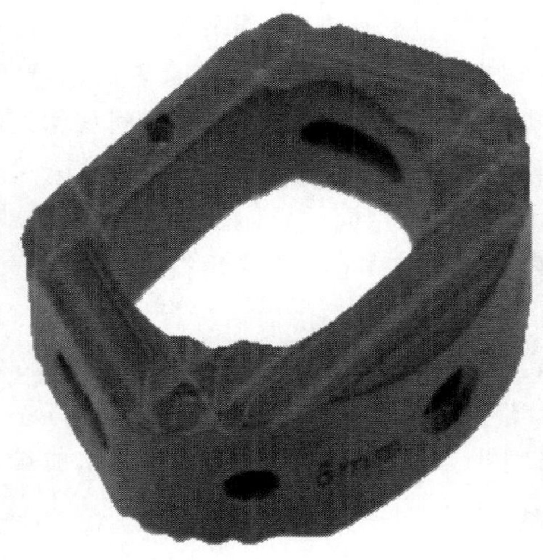

图 21-2-1　颈椎融合器(Dupey Spine)

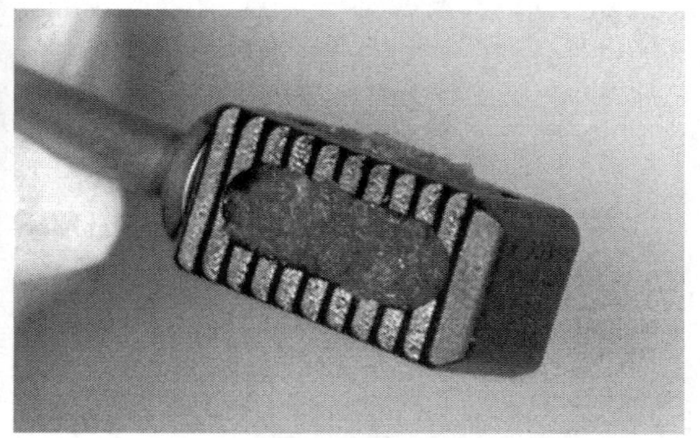

图 21-2-2　Britigan 腰椎融合器,其内充填松质骨(Depuy Spine)

（三）融合器材料

1. 金属　最早的椎间融合器为 BAK,系不锈钢中空圆柱状金属椎间融合器。Ray 等对 Bagby 融合器进行改进,增加了螺纹,提高其抗拔出力、机械强度和稳定性,即 TFC 融合器,也是不锈钢材料。以后,钛合金取代不锈钢,但临床上仍有应用。金属融合器的不足之处在于:不能从 X 线片判断其内部骨融合情况、存在应力遮挡等。另外,在 CT、MRI 图像产生金属伪影不利于对融合器的影像学评价。最近,也有报道采用金属钽作为颈椎椎间融合材料。

2. 碳纤维　1991 年,Britigan 和 Steffee 设计出应用于 PLIF 的碳纤维椎间融合器,即 Britigan 融合器。碳纤维的弹性模量接近骨组织,生物力学特性接近皮质骨,应力遮挡较小,能有效恢复脊椎生理弯曲。其突出的优点是碳纤维融合器可透过普通 X 线准确清晰地观察植骨融合情况。但碳纤维融合器脆性较大,临床置入时可因击打出现融合器碎裂。目前多用化碳纤维加强多聚体(carbon fiber reinforced polymer,CFRP),材料更为适合。

3. 聚醚醚酮(polyetheretherketone,PEEK)　是一种人工合成的、高性能的、线形的芳香族半水晶样多聚体。1997 年,Scient'X 通过实验后应用 PEEK 椎间融合器于临床。PEEK 是目前应用最广泛的椎间融合材料,其弹性模量接近正常人体骨组织。由于其弹性模量与皮质骨相近,因此产生较小的应力遮挡,能够刺激骨的生长,取得良好的融合效果。且可透过 X 线,也可行 CT 和 MRI 检查,弹性模量较好,具有抗腐蚀性及生物相容性,同时可以减少植骨量,提高融合率。

4. 可降解材料　采用高分子量的聚-DL-乳酸(poly-D,L-lactic acid,PDLLA)制作可吸收性椎间融合器已应用于临床。1966 年,Kulkarni 首次提出,由外消旋 DL 型乳酸或左旋 L 乳酸制备的聚-DL-乳酸(PDLLA)或聚-L-乳酸(poly-L-lactic acid,PLLA)制作成体内植入物,特别是骨折内固定物。PLLA 的晶体部分难以被人体降解、吸收。PDLLA 是一种完全非晶体结构的聚合物,可以被人体完全降解吸收。临床上常用的可吸收椎间融合器为聚-L-乳酸(PLLA)和聚-DL-乳酸(PDLLA)按不同比例制成的复合物,如常用的(70 ∶ 30)

PLDLLA 是指含有 70%PLLA 和 30%PDLLA 的复合物。也有将 PLDLLA 与多聚乙醇酸(polyglycolic acid,PGA)按不同比例混合制成椎间融合器。Totoribep 将羟基磷灰石(HA)颗粒混入 PDLLA 研制复合材料融合器等。但该类融合器存在机械强度差、中间代谢产物的影响等问题。尽管尚缺乏大量、长期临床随访研究,但前景广阔。

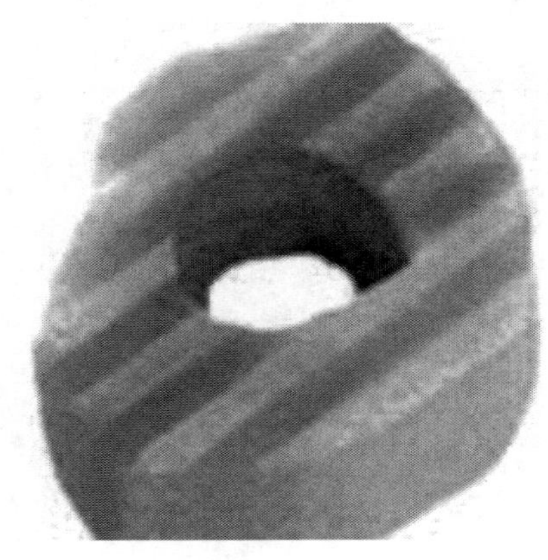

图 21-2-3 C-Ring 异体骨颈椎融合器(Zimmer)

5. 同种异体骨 采用同种异体骨加工成骨圈或者螺纹融合器(图 21-2-3),亦有临床应用报告。除了异体骨移植存在问题外,其爬行替代极为缓慢,与自体三面骨皮质的髂骨块移植比较,大部分病例是在椎间隙塌陷状态下融合,对椎间高度及生理曲度的维持并不理想。组织工程骨的研究尚在实验室阶段,应用前景尚待时日。

(四) 基本形状

1. 柱形螺纹状 柱形螺纹状融合器为早期设计类型,如 BAK、TFC、InterFix 等(图 21-2-4)。现一般采用有钛合金及 PEEK 材料,为表面带有斜行螺纹的空心柱状体,侧面有多孔(图 21-2-5),植入后,融合器表面的螺纹可咬合上下终板,达到自稳定作用,新骨自侧孔长入,达到固定融合。早期该类融合器植入时采用环锯,破坏终板完整性,容易引起椎间隙塌陷,以后在设计及操作技术上有改进。另外,融合器外形设计与椎间隙生理形状相差较大,使植入骨块融合面积减小。

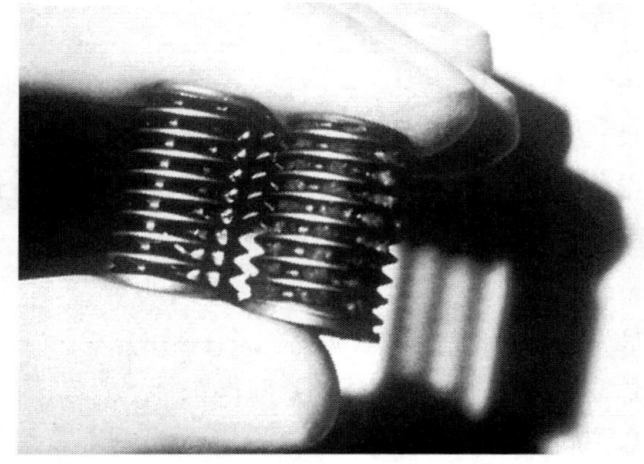

图 21-2-4 TFC

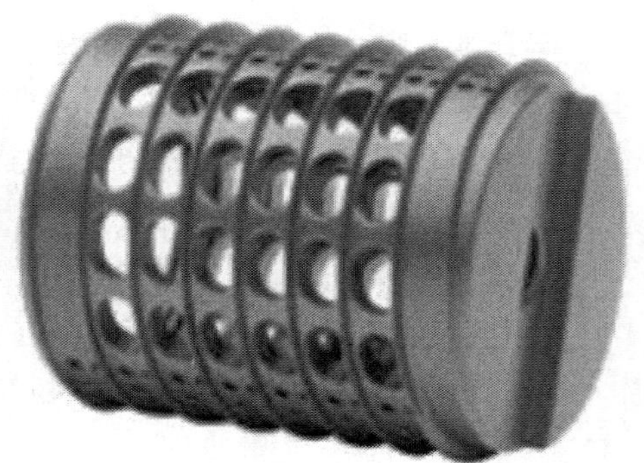

图 21-2-5 InterFix(Synthes)

2. 矩形或箱体形 最具代表性矩形或箱体形融合器是 Brantigan 融合器(图 21-2-6),根据三面皮质骨结构设计,为框架结构,在力学上起到支撑功能;中空上下两端及侧面均有大孔,中空部分置入自体松质骨;前后高度一致或者相差 2mm,以满足恢复生理前凸需要;与椎体接触的一面两边有齿状设计,防止其从间隙内脱出。该融合器是应后路椎间融合术(PLIF)而设计的,目前应用较为广泛。现临床上有碳纤维及 PEEK 材料,也有钛合金材料,头部有设计为长方体平头、子弹头形、楔形等,其中子弹头形及楔形便于术中植入操作(图 21-2-7,图 21-2-8)。

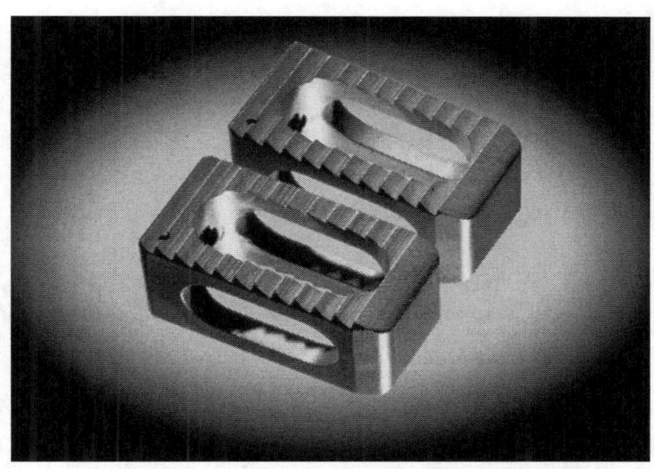

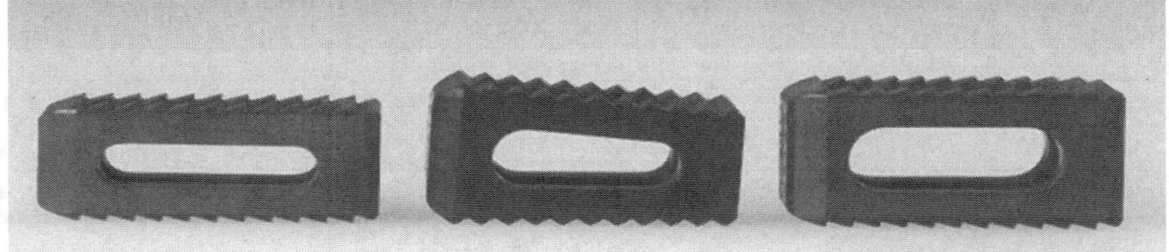

图 21-2-6　Jaguar(Depuy Spine)

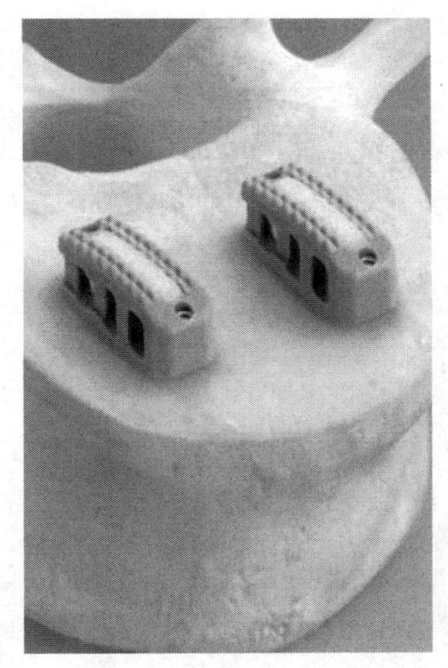

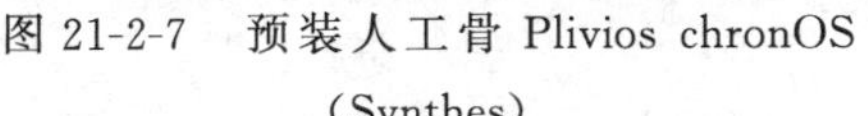

图 21-2-7　预装人工骨 Plivios chronOS (Synthes)

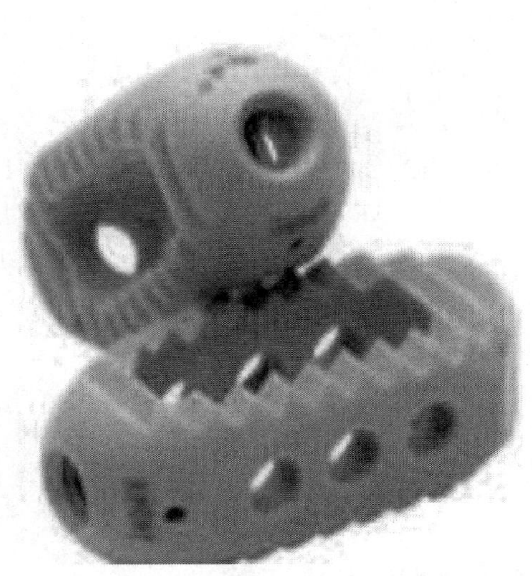

图 21-2-8　AVS-PL(Stryker)

3. 解剖型　其剖面与正常人椎间隙完全一致，能保持正常脊柱曲线(图 21-2-9～图 21-2-11)。同时，该融合器采用前柱承重原理，在生物力学方面，与正常脊柱更为相似，能有效加强融合器的稳定性，减少塌陷、位移的发生，并且使融合区域处于更接近正常人体的力学环境下，有利于促进融合器的植骨融合。此类融合器多为 TLIF 技术研发，可单枚使用。

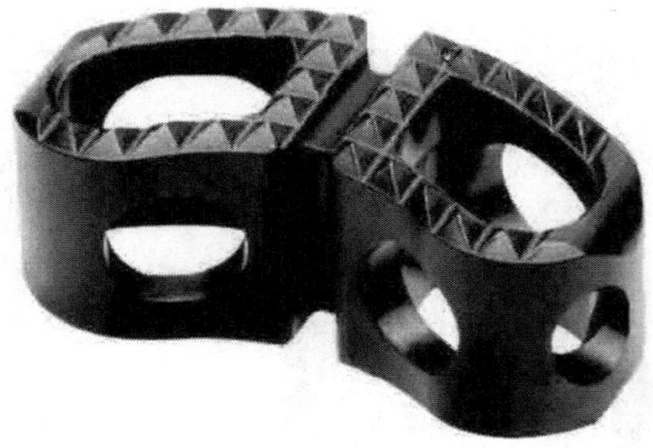

图 21-2-9　Leopard(Depuy Spine)

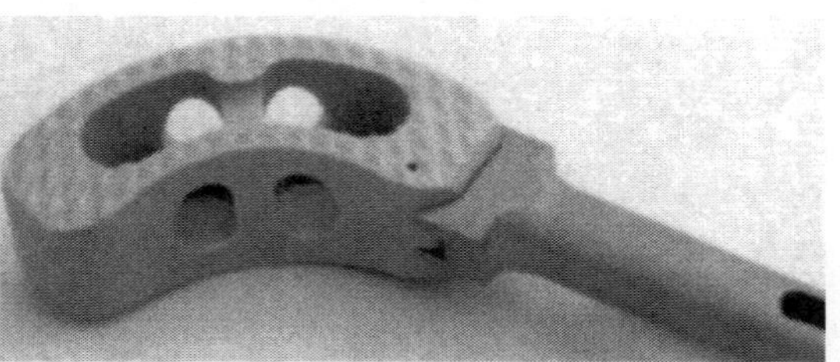

图 21-2-10　AVS-TL(Stryker)

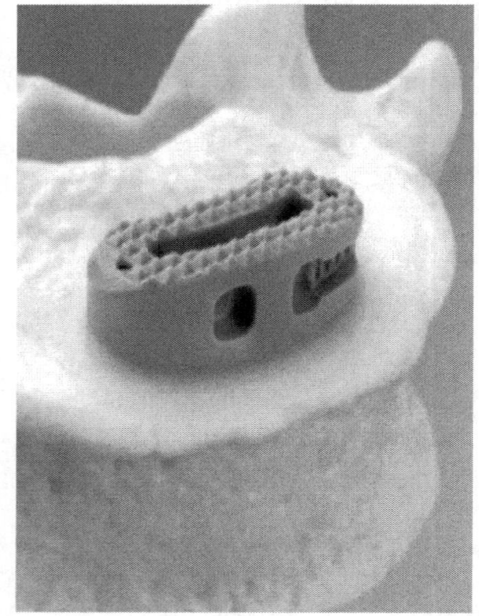

图 21-2-11　TRAVIOS(Synthes)

4. 临床分型　按应用脊柱节段区分，分为颈椎融合器和腰椎融合器，其中腰椎融合器又分为腰椎前路融合器和腰椎后路融合器，适合于不同的腰椎融合技术。一般产品开发时，颈椎融合器和腰椎融合器均同时研制，基本结构相似。颈椎融合器在下一章节介绍，本章节仅介绍腰椎融合器。

(1) 腰椎后路融合器：适合于腰椎后路手术，如PLIF、TLIF手术，一般双枚使用，因此融合器较小。

(2) 腰椎前路融合器：早期设计融合器如BAK，可以后路使用，也可以前路植入(图21-2-12)，这种情况现已少见，前路融合器专门为腰椎前路手术如ALIF及侧方手术设计，均为单枚应用。融合器设计较宽大，适合腰椎解剖，且具有良好的承载作用(图 21-2-13～图 21-2-15)。也有融合器上设计一体化螺钉固定，不需要辅助前路钢板固定(图 21-2-16，图 21-2-17)。

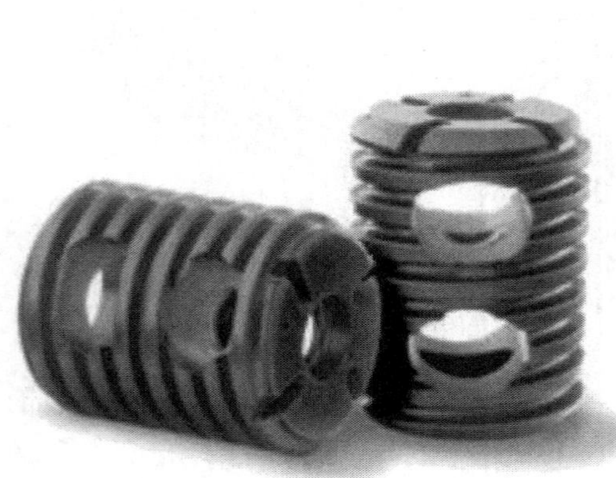

图 21-2-12　BAK Vista(Zimmer)

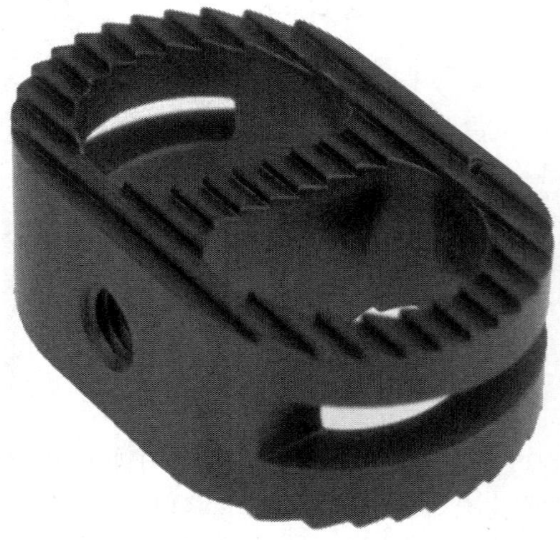

图 21-2-13　I/F 腰椎前路融合器(Depuy Spine)

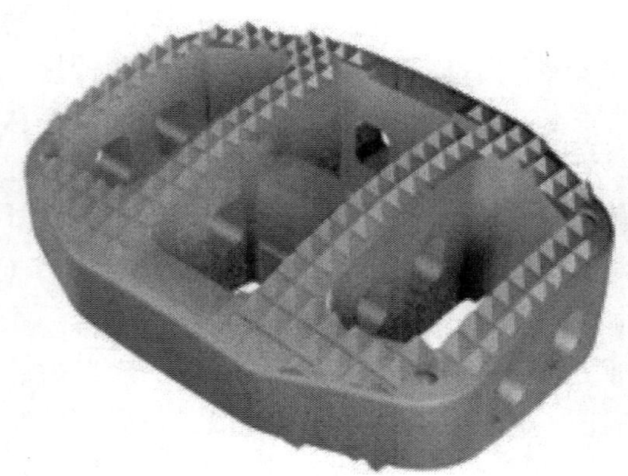

图 21-2-14　Syncage-LR(Synthes)

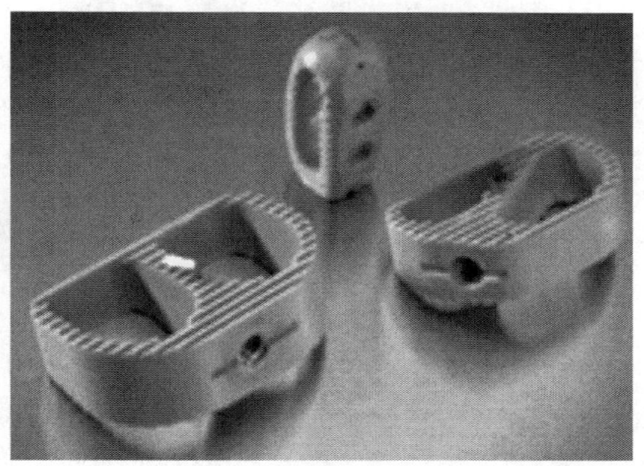

图 21-2-15　Fidji(Zimmer)

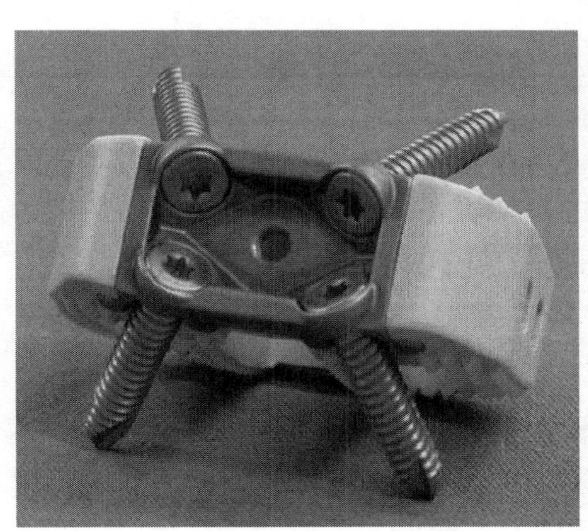

图 21-2-16　Synfix(Synthes)

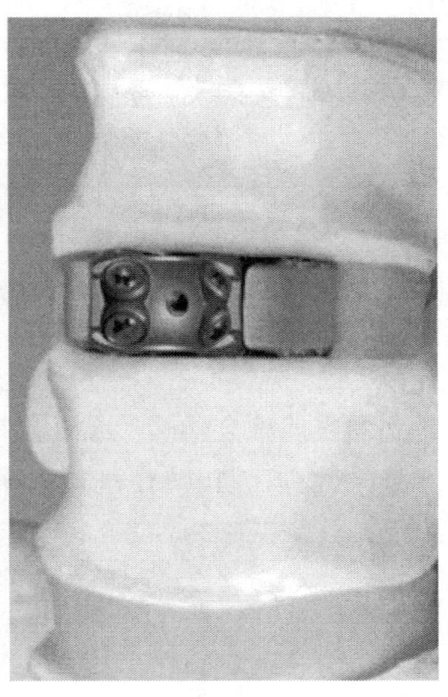

图 21-2-17　Synfix 固定模式图

三、椎间融合的判断

椎体间骨性融合是椎体间重建技术的关键所在，也是长期疗效满意与否的重要指标。椎体间融合应具备以下条件：①椎体间植入物迅速血管化。②具有一定数量活跃成骨、骨诱导和爬行替代能力而无免疫活性的植骨材料。③局部有益的生物力学环境，如恰当地应用内固定以维持矫形及保持局部稳定。④良好的植骨床准备，包括局部病变组织以及椎间盘等清除彻底。⑤全身无不利骨生长因素。保留融合节段上下椎体终板能够防止植骨块沉陷，有效维持椎间高度，最大可能重建脊柱生理功能。

对于椎体间融合的判断，目前常用的标准仍然是 X 线、CT、MRI 等影像学检查，同时结合临床症状的改善。X 线片显示椎间隙有连续的骨小梁形成无疑是最直接的证据，但这在临床上却并非常见，矢状位 CT 重建是一个很好的手段，能够观察到融合器内的成骨

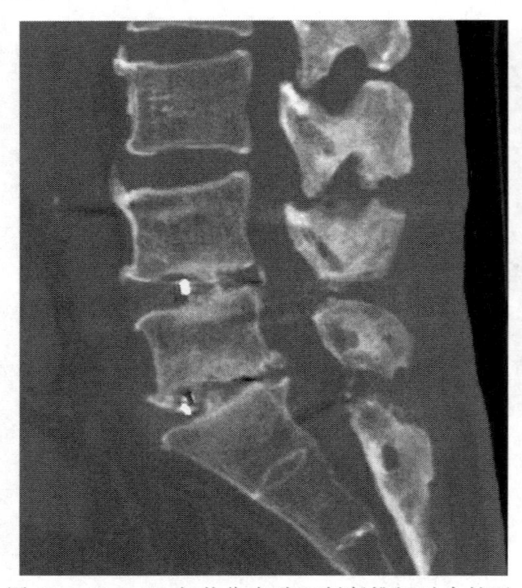

图 21-2-18　CT 矢状位有助于判断椎间融合情况

情况(图 21-2-18)。CT 对于融合的判断准确率要远高于 X 线片,但使用金属融合器时 CT 的伪影影响了其判断的精确性。McAfee 认为融合最可靠的影像学表现是在椎间融合器前侧有骨桥形成,只有连续的椎间融合器外骨小梁形成才能确认为成功的骨性融合。

临床症状改善也是判断融合情况的一个重要方面,如无痛。影像学方面,一般以融合器周围的透亮区以及融合节段的活动度,作为融合的判断因素。如果在动力位 X 线片上,相应节段的过伸过屈位活动度不大于 2°,透亮区不超过融合器表面的 50%,即可认为是融合。

四、主要并发症

融合器直接相关的并发症主要是下沉(subsidence)和移位(migration)。由于椎间融合器与植骨床界面之间必然存在的微动、应力集中,并由此产生少量骨吸收,各种材质的融合器均存在下沉和移位问题。研究认为,两大因素影响着椎间融合器的下沉趋势,一是椎间融合器的形状,也就是融合器与植骨床界面的接触面积,二是终板准备的情况,增大接触面积,保留骨性终板,可以减少椎间融合器下沉趋势。理想的椎间融合器的形状设计和手术设计,应该是既能减轻融合器下沉趋势,又能减少应力遮挡,同时增加骨融合。另外,融合器的下沉与骨密度有一定的相关性,任何植入物应用于骨质疏松患者均应慎重。

(瞿东滨　刘社庭)

第三节　颈椎椎间融合器的应用

一、主要类型

尽管椎间融合器首先是应用于马颈椎的稳定,却是首先应用人体腰椎,1992 年美国食品及药物管理局(FDA)批准 BAK 椎体融合器进行人体腰椎临床试验,以后才逐渐应用到颈椎。

(一) 采用表面螺纹的圆柱形融合器

其材料有不锈钢和钛合金两种,后者多用,代表产品有 BAK-C、Novus CT-Ti、Inter Fix、TFC 等(图 21-3-1)。因采用环锯减压破坏终板而在时间不长的术后随访中即出现较高的术后沉降发生率。

钛合金制成的椎间融合器具有生物相容性好,可兼容磁共振检查而不致产生伪影的优点。因其强度较好,故以钛合金金属制成的螺纹状中空椎间融合器较为流行。其不足之处在于不能透过 X 线，不能从 X 线片上看到其内部骨小梁生长连接的融合情况。

（二）表面有棘状突起的柱形融合器

早期为钛质，此类融合器的设计源于三面皮质骨的椎体间植骨，其中空部分填以松质骨，上下开口部分保证了植骨与相邻椎体骨质的接触以便融合，如 SynCage-C（图 21-3-2）、WING Cage 等，植入时无需去除软骨下骨从而力求避免椎体沉降。

（三）PEEK 或者碳纤维强化材料融合器

如 I/F cage（图 21-3-3）、Scient'X 公司的 CBK（图 21-3-4，图 21-3-5）等，目前在临床上最为常用。其最大优势是能透 X 线，X 线平片即能评判其骨小梁生长融合情况，而且对 CT 或 MRI 检查无干扰。

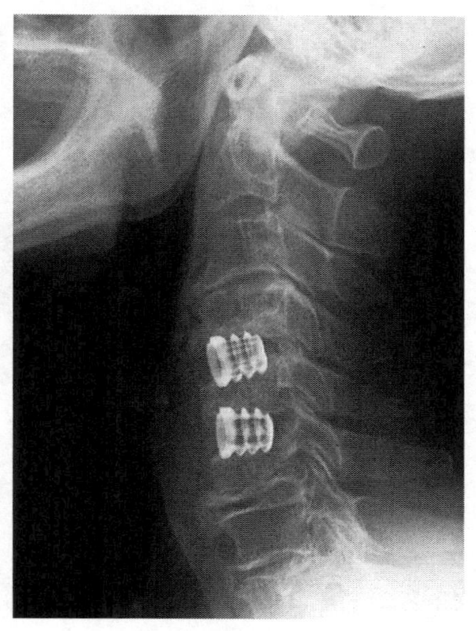

图 21-3-1　TFC 应用

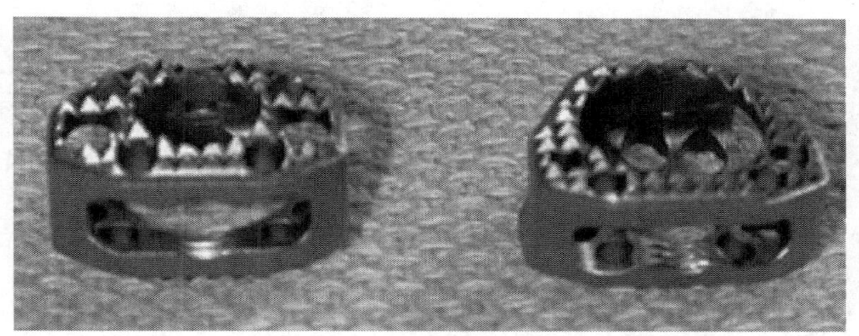

图 21-3-2　Syncage-C（Synthes）

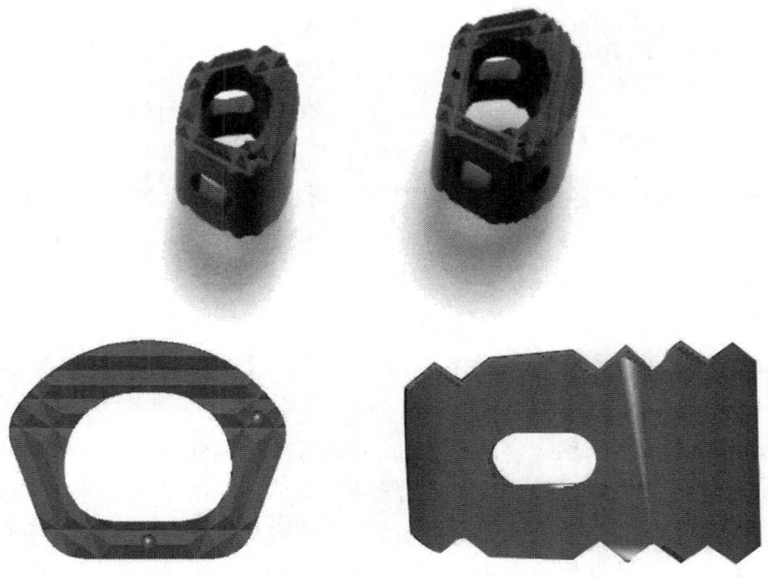

图 21-3-3　颈椎 I/F-C（强化碳纤维材料，Depuy Spine）

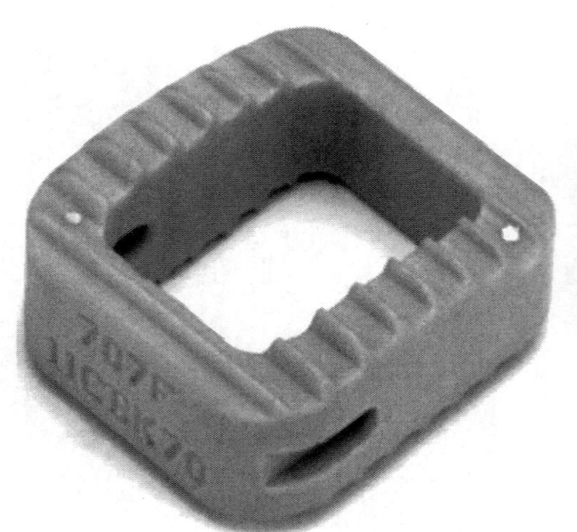

图 21-3-4 CBK(PEEK 材料,Scient'X)

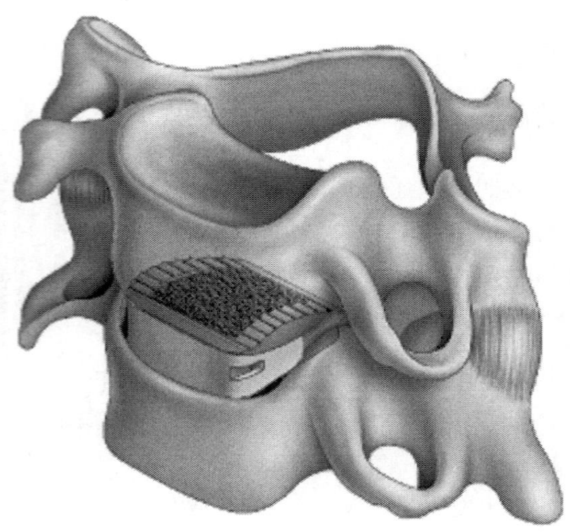

图 21-3-5 CBK 应用模式图

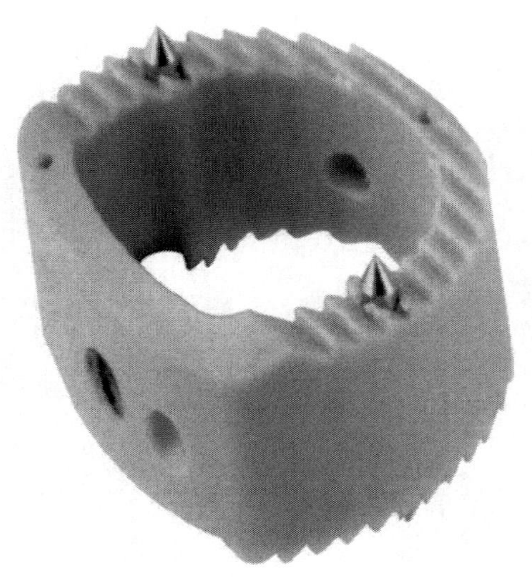

图 21-3-6 Solis(Stryker)

(四) 自固定的颈椎融合器

如 Stryker 公司 Solis 融合器(图 21-3-6)。Solis 颈椎融合器设计有钛合金锥状突起,左右各一枚,利用撑开-压缩原理,可以沉入骨性终板,可提供良好的初始固定作用,在单节段退变性椎间盘减压手术时亦可以不附加前路钢板固定。

Solis 椎间融合器采用聚醚醚酮(polyetheretherketone,PEEK)制造,采用"拟椎间盘"的植入方式,置入后与上下椎体的接触面水平,平衡了应力传导,避免了应力遮挡。空心的设计可提高植骨量、增加融合面积。

朱震奇等应用山羊颈椎标本进行了 $C_4 \sim C_5$ 椎间隙不同术式对重建即刻稳定性的生物力学分析。研究术式包括椎间融合器(Solis)植入和椎间植骨加钛板内固定,并依次测试了前屈、后伸、左侧弯方向的载荷及移位情况。结果显示,以上术式的稳定性均较完整对照组及椎间盘切除组增加。两种术式相比,在侧弯运动中无明显差异,而前屈及后伸运动时植骨加钛板组则更加坚固。作者认为,在单节段颈前路手术时,椎间植骨加颈前路钛板内固定和 Solis 颈椎椎间融合器(cage)植入均能够提供良好的颈椎稳定性。

刘少喻等开展 Solis 椎间融合器治疗 Hangman 骨折,也获得肯定效果。生物力学实验比较了 Hangman Ⅱ型骨折后 Solis 椎间融合器植入、单纯椎间植骨及椎间植骨加钛板内固定的稳定性,结果显示,Solis 椎间融合器在前屈、后伸及侧弯方向对Ⅱ型 Hangman 骨折有稳定作用,但在旋转方向稳定作用不理想,抗旋转能力较弱,术后需辅以稳妥的外固定,如配戴颈围,确保椎间融合。

（五）可降解融合器

研究较多的为乳酸单体为基本结构的多聚乳酸（polylactide acid，PLA）。动物实验表明，PLA 椎间融合器组的标本在 36 个月的随访中，其椎间隙高度得到了维持；3～6 个月时未出现 PLA 椎间融合器塌陷，24～36 个月时 PLA 椎间融合器已逐渐被骨小梁替代；12 个月时的成骨率远大于 6 个月时的成骨率，可能是因为 PLLA 的降解，致椎间融合器内的骨小梁承受的应力增加。Vaccaro 等使用可降解融合器结合前路颈椎减压钢板固定治疗颈椎退变性疾病，取得了良好效果。

（六）一体化颈椎钢板-融合器

Scient'X 公司的 PCB 设计为融合器前缘向上、下伸展并带孔以利螺钉固定于椎体上，令融合器与钛板合二为一（图 21-3-7），见第十三章。

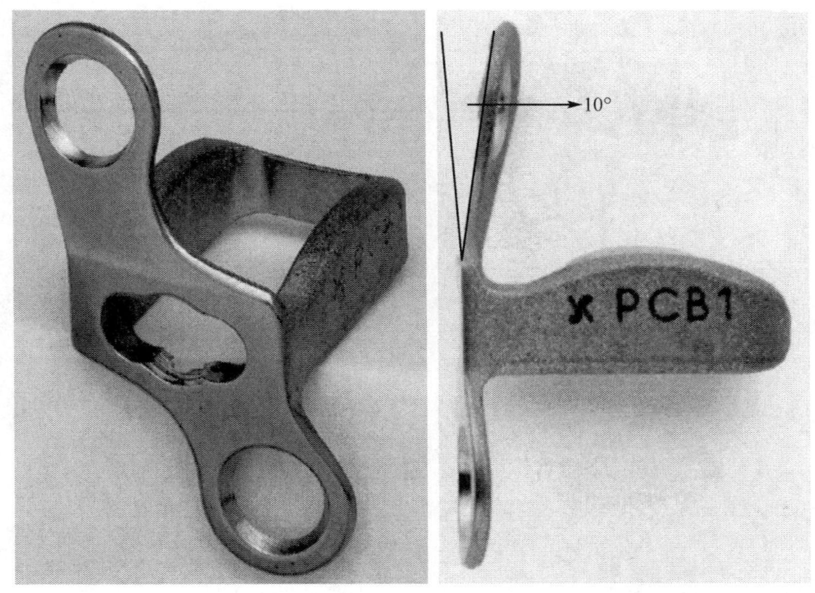

图 21-3-7　PCB

颈椎融合器应用的优点在于能有效重建颈椎前中柱，并提供足够的植骨材料，以促进椎间融合。尽管颈椎融合器在设计上均在上下接触面处理成锯齿样，以增强初始的固定作用，但这种固定强度可能并不可靠，除个别设计附加额外椎体固定（如螺钉）外，一般需要联合前路钢板固定，更能尽早稳定颈椎，提高融合率，恢复并维持椎间高度及颈椎的生理弧度。

二、手术操作

以 Stryker 的 Solis 颈椎融合器为例，介绍颈椎融合器手术操作的基本步骤（图21-3-8）。

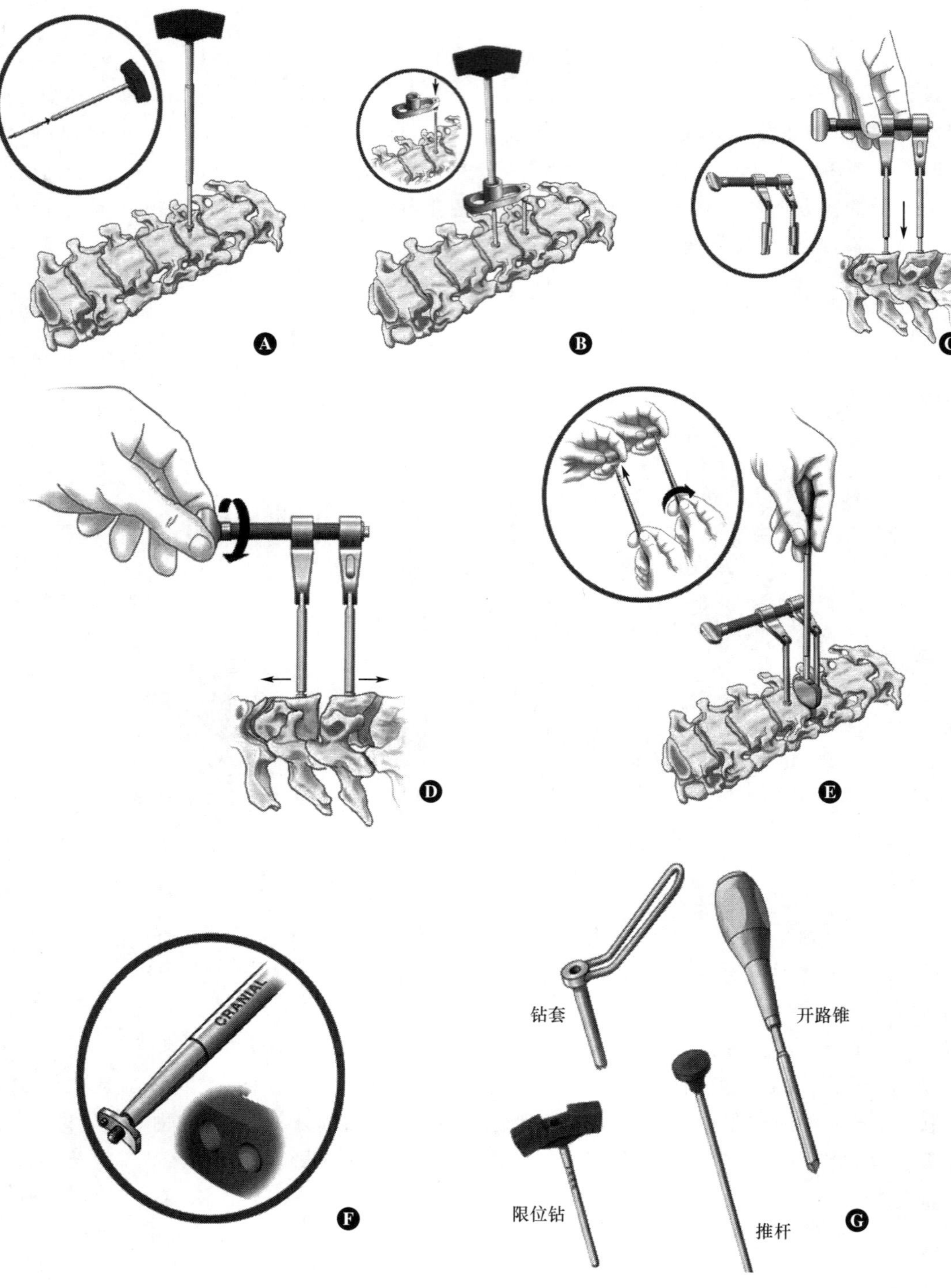

图 21-3-8

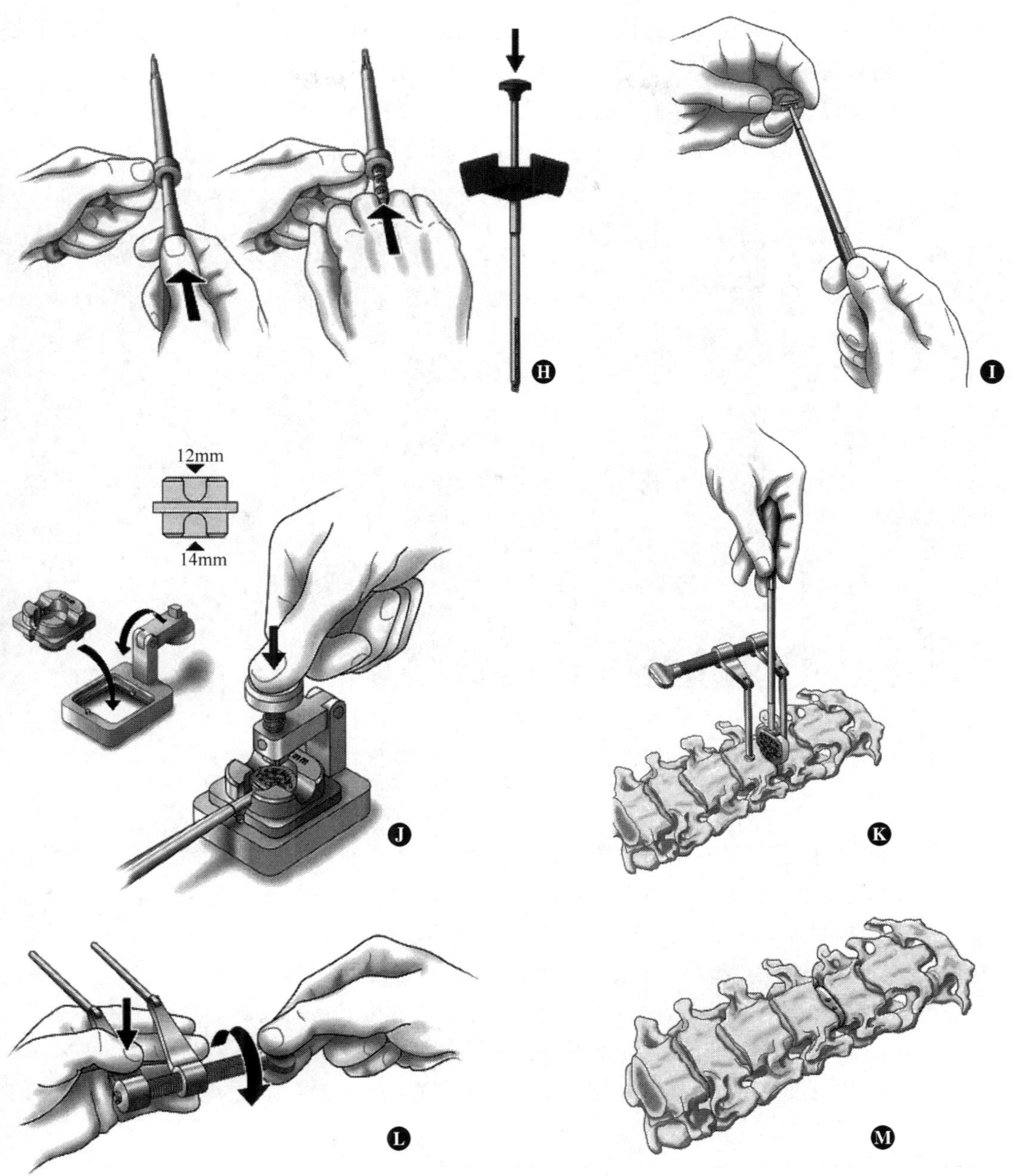

图 21-3-8　Solis 手术操作步骤(续)

A. 置入撑开器螺钉;B. 撑开器螺钉位于中线上;C. 安装撑开器;D. 撑开椎间隙;E. 前路椎间盘切除减压后试模;F. 选取匹配融合器;G. 髂骨取骨器;H. 髂骨取骨示意;I. 融合器安装置入工具上;J. 融合器内充填松质骨;K. 将融合器植入椎间隙内;L. 采用撑开器进行轴向加压;M. 取出撑开器,完成植入手术

引自 Stryker.

三、临床疗效

早期单纯应用颈椎融合器的临床观察表明,与标准的颈前路减压椎体间植骨融合术相比,颈椎间融合器手术在术中并发症、手术时间、出血量及住院时间上与传统手术无显著差异,临床疗效亦十分相似(图 21-3-9)。但有一部分病例出现术后颈椎反屈的现象,可能与融

合器下沉有关。Ronald 报道了临床上采用 AcroMedI/F 碳纤维颈椎间融合器对椎间孔高度的影响，结果显示该融合器能显著增大椎间孔高度，由术前的平均(8.1±1.5)mm 提高到术后即刻(9.7±1.4)mm，术后 1 年仍维持在(9.4±1.4)mm。术前与术后即刻有显著性差异，而术后 1 年与术后即刻改变无显著变化。说明恢复椎间隙高度对后方神经出孔的影响。

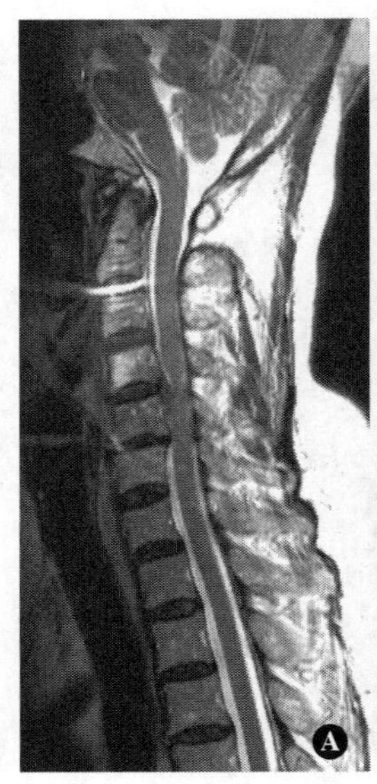

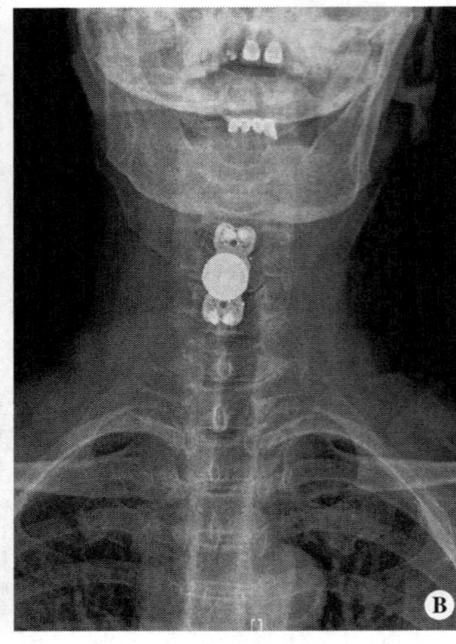

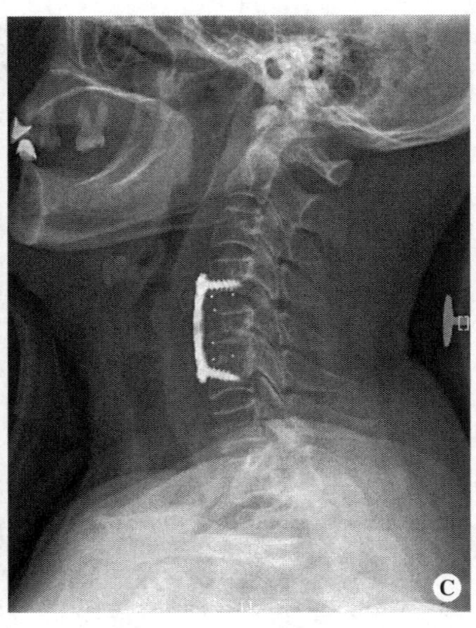

图 21-3-9　颈椎融合器临床应用

A. MRI 示 C_4～C_5、C_5～C_6 椎间盘突出，骨赘增生，脊髓受压；B、C. 前路减压、椎间融合器植骨融合、钛板内固定术，见椎间高度恢复

Matge(2002 年)报告 250 例颈椎融合器的应用。其中 228 例为神经根病，22 例为脊髓病。钛合金螺纹状融合器 149 例，柱状或者解剖型 PEEK 融合器 59 例，钛合金柱状融合器 42 例。植骨材料为自体骨、磷酸钙人工骨等。16 例因有不稳附加钢板固定。术后至少 1 年随访，96% 颈痛以及 97%神经根病获得显著改善，脊髓病完全恢复率仅为 60%。以动力位 X 线片未见融合节段无异常活动、融合器周围无透亮区为标准，术后 1 年随访所有病例均维持良好稳定。

Matge 病例中，报告术后并发症 23 例(9.2%)，其中融合器相关并发症 7 例(2.8%)，主要是融合器移位以及下沉，而常见并发症均与融合术有关(表 21-3-1)。

表 21-3-1　颈椎融合器 250 例的并发症及再手术

并发症	例数	融合器相关性	再手术
感染	1	－	1
神经损伤	1	－	－
融合器移位	5	＋	3
前移位	2		2
后移位	1		1
侧移位	2		－
融合器下沉	2	＋	－
邻近节段病	8	＋	8
椎管狭窄	6	－	6

注：引自 Matge G. Acta Neurochir，2002，144：539-550.

由于存在融合器移位以及下沉问题(图 21-3-10),目前临床单独应用颈椎融合器技术(cage stand-alone technology)较少,一般联合进行颈椎前路钢板固定,可以更好地维持椎间隙高度,获得即时节段稳定。手术中完整保留骨性终板,尽可能地扩大了植骨容量,有利于尽早高质量融合,避免术后融合器下沉。

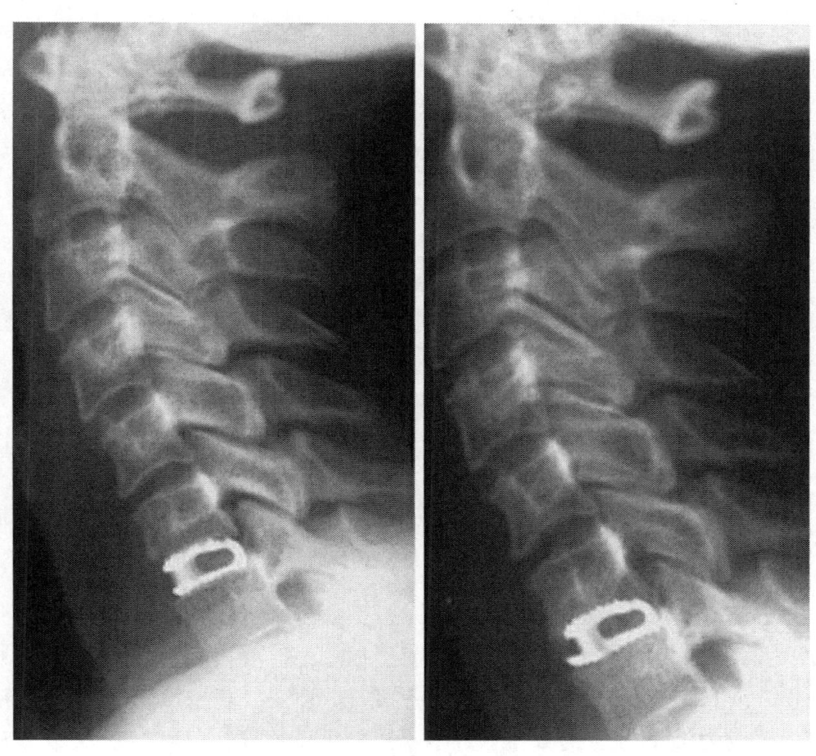

图 21-3-10 单纯椎间融合器固定术后下沉

引自 Gercek E,et al. Eur Spine J,2003,12:513-516.

(瞿东滨 邓建龙 黄阳亮)

第四节 腰椎椎体间融合术

一、概 述

脊柱融合术是治疗脊柱疾患的一项基本技术,常用于治疗椎管狭窄、退变性椎体滑脱、退变性脊柱侧凸、假关节形成、退变性椎间盘等疾病以及脊柱结核、脊柱肿瘤、脊柱损伤等造成的脊柱不稳。1911 年,Albee 首先在动物实验中应用髂骨块移植于棘突间以稳定脊柱,随后 Hibb 报道了椎板间植骨融合的脊柱融合技术,并提出脊柱融合技术的一些原则。Cloward 在 1943 年提出了腰椎后路椎间融合术即经腰椎后路用楔形骨块行椎体间植骨,以重建椎间高度、稳定相邻脊柱节段,取得很好效果并加以推广。Watkin 和 Campbell 在 1953 年首次描述了相邻椎体的横突间后外侧融合术。20 世纪 50 年代,Cloward 首先提出后路腰椎融合术(PLIF)。1985 年,Simons 重新强调后入路椎体间融合。20 世纪 80 年代,椎间融合器更加丰富了脊柱融合术的内容。脊柱内固定技术的出现提高了腰椎融合术的融合率，两者结合已经成为当今脊柱外科的最基本术式。

腰椎融合术按照按照脊柱融合的部位来划分，可分为以下几种方式：

（一）后融合

早期的脊柱融合方式，包括椎板间、棘突间融合。Watkins 于 1953 年最早应用 PLF 技术治疗腰背痛。早期的 PLF 指单纯后路腰椎植骨融合技术。随着内固定技术的发展，目前 PLF 将后路内固定和植骨融合技术联合应用。其主要的优点为：手术方式相对简单，并发症发生率较低。目前仅应用于无需椎间盘手术的一些病例，如脊柱侧凸矫形等。

（二）后外侧融合

后外侧融合包括关节突融合、横突间融合，是临床常用脊柱融合的标准技术。尽管有人认为后外侧植骨融合率相对较低，但如能做到植骨床去皮质充分、植骨范围大、植骨量充分、植骨床和植骨块间充填大量细碎骨块、保持植骨块和植骨床在压力状态下的紧密接触等相关技术，仍可为后外侧骨性融合创造出一个较好的生物力学和机械环境，不失为一种简单有效的技术。主要应用于 360°融合或者脊柱侧凸矫形、老年患者的植骨融合。

（三）椎体间融合

临床上最常应用于脊柱退变性疾患。其主要优点是：①在生物力学上可获得运动节段最稳定的内固定效果；②重建前柱分载负荷的性能，保护后方器械内固定效果，使得畸形的矫正在愈合期间得以维持，并使后方器械的疲劳性断裂减至最低。可分为前路椎间融合术（anterior lumbar interbody fusion，ALIF）和后路椎间融合术（posterior lumbar interbody fusion，PLIF），已成为腰椎融合的标准技术。其中 PLIF 经过不断改良，又发展了经椎间孔椎间融合术（transforaminal lumbar interbody fusion，TLIF）。而从侧后横突间入路进行椎体间融合的术式也有一些研究。最近随着微创技术发展，出现一种新术式——侧方椎间融合术。生物力学测试显示，脊柱运动一般以相邻的两个脊椎和其间的椎间盘和小关节为一个运动节。脊柱各运动节的运动中心大多位于椎间盘内。在脊柱发生运动时，接近运动中心的质点位移很小；远离运动中心的质点则须做较大范围的位移。从生物力学角度分析椎体间植骨融合技术效果最好。

（四）环形融合或 360°融合

环形融合就是椎体间融合与后融合或者后外侧融合同时应用，也称 360°融合。不同于前面几种术式，360°环形融合并不是一种单一的术式，它是几种手术方式联用以达到三柱融合的目的。

以下疾病或患者宜行 360°融合：①重度椎体滑脱的患者。因为这些患者存在明显脊柱不稳，需行预防性融合，如果行单纯后路融合将产生较高的张应力而不利于融合，尤其在相邻半脱位的状态下，很难在如此较长的距离间形成后路融合骨桥。②拟行腰骶椎融合的患者。如在 L_5/S_1 处行单纯后外侧融合，因为较大的生物力学张应力作用，易致融合失败。③拟行≥2 个节段手术的椎体滑脱患者。因腰椎多节段融合是影响融合的因素，未行内固定的前/后路 2 个节段融合术后的假关节发生率为 40%～50%。④对有假关节形成的高危患者如长期抽烟、糖尿病、免疫缺陷及腰椎融合失败患者，宜行360°融合。360°融合是目前腰椎融合术中融合率最高的，甚至可达100%。其缺点是手术时间较长、失血量较多、住院时间较长和费用较高。

但要强调，任何器械内固定尽管可以促进植骨融合，但是高融合率并不一定代表治疗的高成功率及有效率。临床长期随访结果显示，在融合良好的病例中仍有相当比例的患者症状并未改善，且椎间融合术中晚期并发的邻近节段疾病也是脊柱融合术必须面对的难题之一。近年来，微创脊柱外科(MISS)发展迅速，可通过最小组织损伤，用最精确的内固定及重建方法完成对腰椎进行各种手术，尤其采用微创技术手段进行腰椎间融合手术，可能会成为未来的发展趋势。

本章节重点介绍椎体间植骨融合术。

二、ALIF

从1948年Lane等首次报告应用ALIF(anterior lumbar interbody fusion)技术治疗退行性腰椎病变起，直到20世纪80年代椎间融合器的出现以及手术技术的改进，ALIF技术才迅速流行起来。现已发展成为一种成熟的腰椎融合技术。ALIF从前方进入椎间隙，能更有效地撑开和恢复椎间隙高度，同时前方入路手术视野清楚，能更彻底地清除变性的椎间盘，无须牵拉硬膜囊和神经根，从而避免了因此而造成的神经根和硬膜囊的损伤。另外，ALIF保护了椎板、小关节等腰椎后部结构的完整性，最大程度地避免了因脊柱后方结构的切除以及骶棘肌的损伤而导致的脊柱稳定性破坏而造成的“融合病”。经椎体前方入路，避免了硬膜和神经根周围的瘢痕形成，保护了后柱结构的完整性，为退行性疾病伴骨质疏松症患者的良好适应证，最适于单节段椎间盘疾病伴轻度的椎间不稳。与PLIF相比，ALIF的手术时间和失血量更少，不损伤后柱结构，避免了椎管内瘢痕形成，同时切除椎间盘组织更彻底。

ALIF主要适应证：①椎间盘源性腰背痛；②PLF术后假关节形成；③椎间高度塌陷；④畸形矫正；⑤骨质疏松致椎弓根螺钉内固定存在问题，前路支撑以提供额外的稳定。

禁忌证主要包括：①绝对禁忌证：严重的骨质疏松，Ⅱ°以上椎体滑脱；②相对禁忌证：肥胖，腹部手术史以及年轻男性。ALIF技术手术入路有经腹入路和经腹膜后入路两种。该技术并发症主要有两大类，多数和入路有关，其余多为椎间植入物的塌陷、移位与脱出等。

但是，前方入路常引起腹膜后器官、重要血管的损伤，尤其在已行前路手术有大量瘢痕形成或有血管钙化的病例，发生率更高。Gumbs等报道64例腹膜后ALIF手术，5例术中发生并发症，如髂血管松解困难、髂静脉损伤、输尿管损伤；8例术后出现并发症，如发热、尿潴留、脊柱性头痛、梭状芽孢杆菌大肠炎、肠梗阻和神经损伤等，神经损伤导致男性逆行性射精，更难为患者所接受。而且ALIF不能通过一个切口同时行椎间融合术和椎管减压、探查术。其主要缺点是：①缺乏后方钉杆系统的支撑，易发生椎间融合器下沉、椎间高度丢失致神经根管狭窄等并发症。但随着椎间融合器不断改进及骨诱导材料的使用，ALIF的融合率已明显提高，融合器的下沉率也大幅减小。SynFix-LR(Synthes)为一体化腰椎前路融合器设计，属于低切迹，可避免对腰椎前方结构的侵扰(图21-4-1～图21-4-4)。②需经腹或腹膜后手术，可能伴逆向射精、损伤大血管等并发症；如为二期手术，则术后康复时间更长。目前出现了微创ALIF(mini-ALIF)行腰椎融合术，有助于降低并发症的发生。

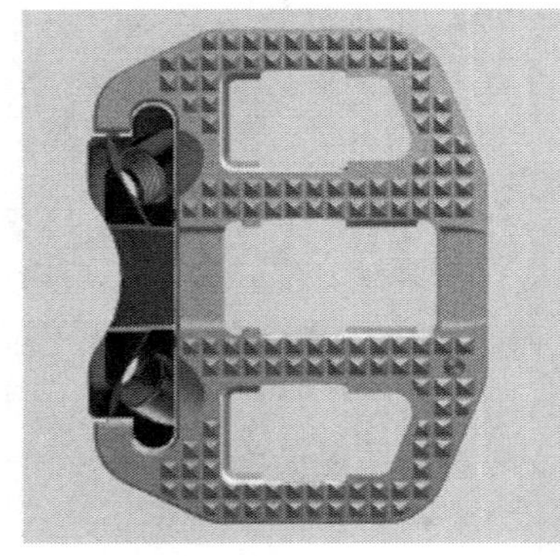

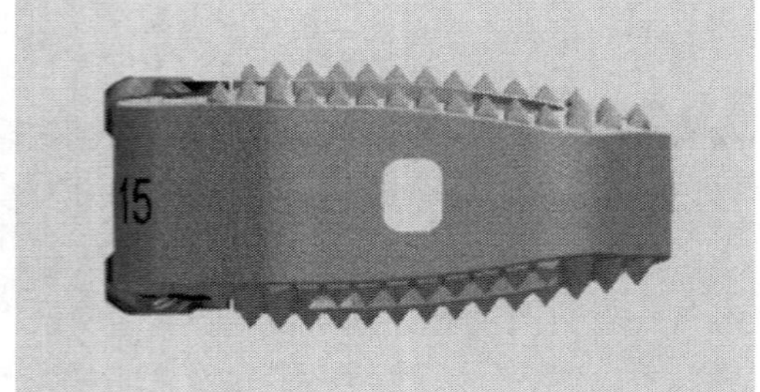

图 21-4-1 SynFix-LR(Synthes)

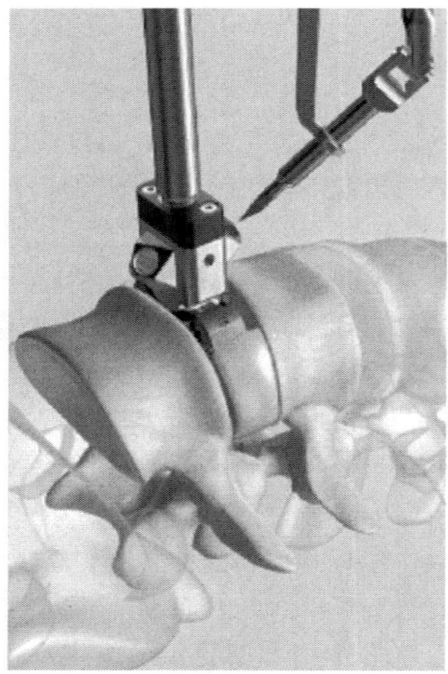

图 21-4-2 定位器保证正确螺钉方向

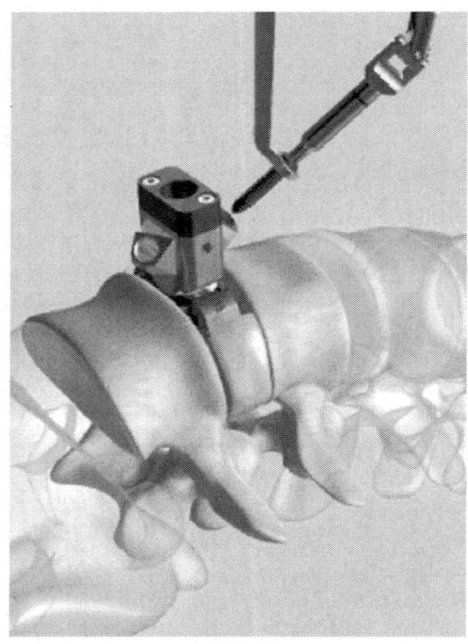

图 21-4-3 椎体螺钉固定融合器

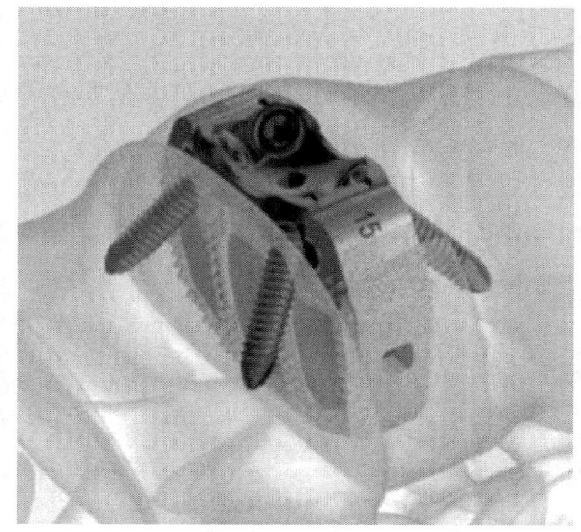

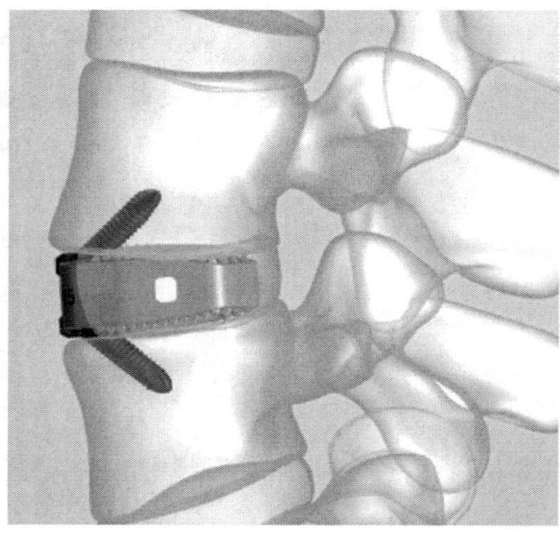

图 21-4-4 腰椎前路 SynFix-LR 内固定

引自 Synthes.

三、PLIF

1944 年，Briggs 和 Milligan 首次描述了 PLIF(posterior lumbar interbody fusion)技术，其采用椎板切除的碎骨作为椎体植骨材料植入椎间隙内。1946 年，Jaslow 改良该术式，将切除的棘突部分植入椎间隙。直到 1953 年，Cloward 描述了其技术，将自体髂嵴骨块进行椎间植骨，PLIF 技术逐渐盛行。尽管该技术较后外侧融合技术(如横突间植骨技术)困难一些，但 PLIF 具有明显优势，可以提高融合率达 85%以上。1990 年，由于使用椎间融合器及内固定器械等，使技术操作本身更为容易，遂得到普及。

PLIF 从后路植入融合器，经椎管置入椎间融合器或植骨块，通过融合器或植骨块的支撑和后方椎弓根螺钉及连接杆的锁定达到椎间融合的目的，从而阻滞此节段的运动(图 21-4-5～图 21-4-10)。其不但能提供腰椎生物力学上的即刻稳定性，而且附加后外侧植骨和后路内固定系统，可以获得腰椎的四周融合，有助于重建后侧张力带和维持腰椎前凸。

PLIF 主要适应证：①椎间盘源性腰背痛和椎间盘突出；②需要广泛减压的椎管狭窄；③椎间盘摘除术后复发；④腰椎不稳；⑤不适合 ALIF 的患者(腹部手术史，过度肥胖，年轻男性等)。禁忌证：①严重骨质疏松，容易引起植骨融合物塌陷；②多节段固定，对神经根牵拉过度易导致严重并发症；③重度椎体滑脱，椎体终板接触面不足；④腰椎高位水平(L_2 以上)病变，对神经根、脊髓牵拉易导致严重并发症。

PLIF 优点是：①一个手术切口，同时行椎间融合术和椎管减压，可切除全椎间盘，恢复椎间隙高度，扩大椎间孔减压，椎间融合率高。②避免了腹膜后器官损伤、逆行性射精、腹膜后大血管损伤等前路手术常见的并发症。缺点是：①可出现植骨块移位；②全椎板切除可导致相邻节段不稳及不能行后路植骨融合，且椎板切除术后形成的硬脊膜和神经根瘢痕组织易再次压迫椎管。③需要牵拉硬膜囊和神经根，可能导致硬膜撕裂及神经根损伤，L_2/L_3 以上还可以引起圆锥损伤。而当 PLIF 在翻修手术应用时，由于硬膜外瘢痕形成，神经损伤的

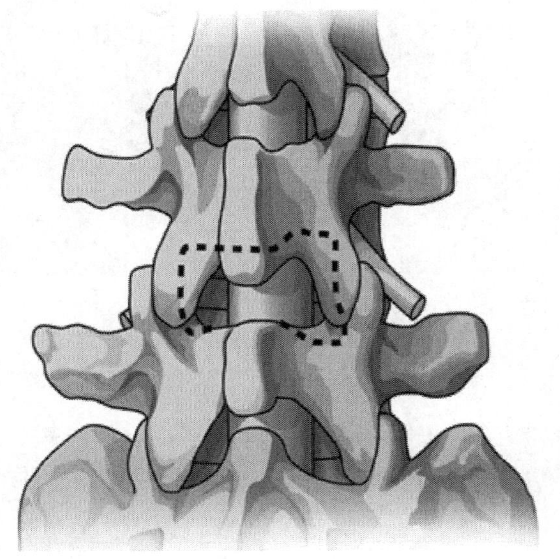

图 21-4-5　PLIF 椎板切除减压范围

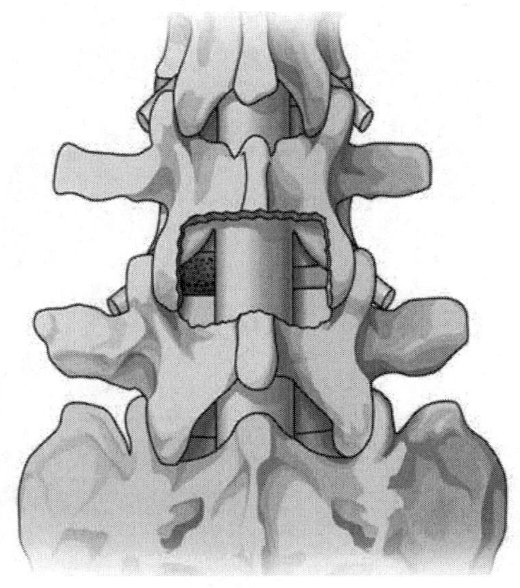

图 21-4-6　椎板切除减压后

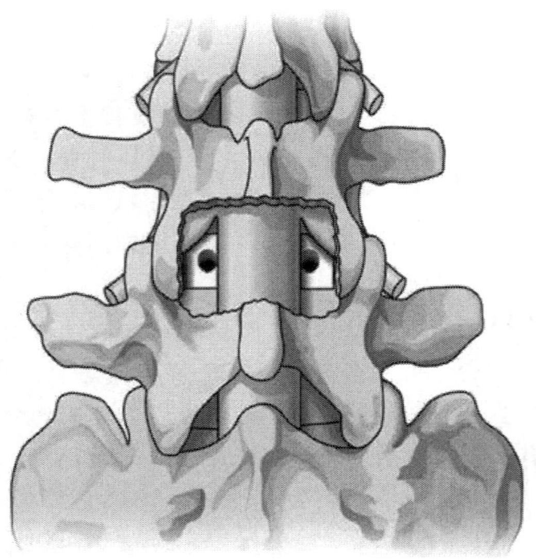

图 21-4-7 融合器位置示意

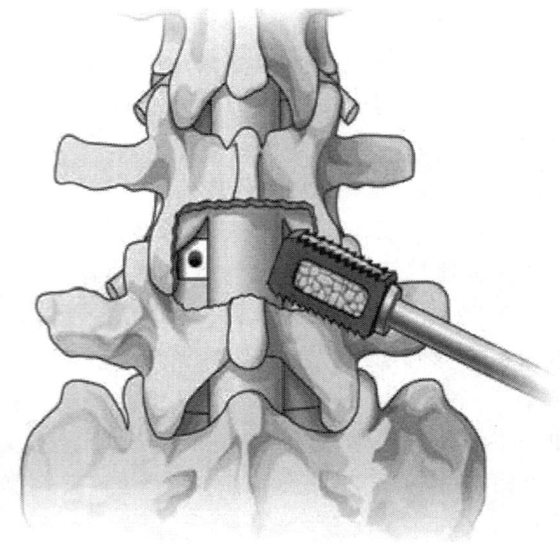

图 21-4-8 椎间融合器植入

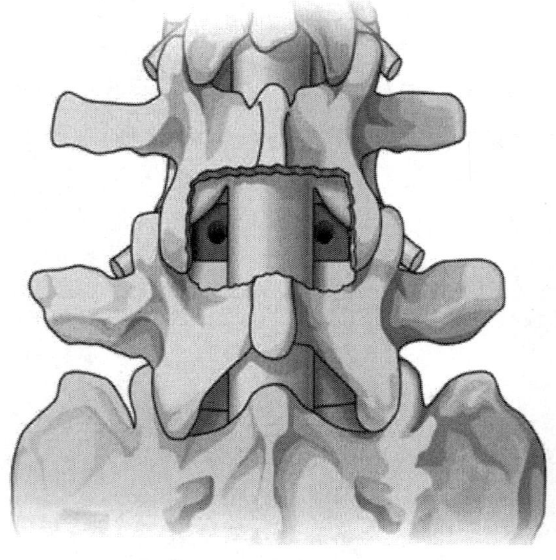

图 21-4-9 双侧融合器植入

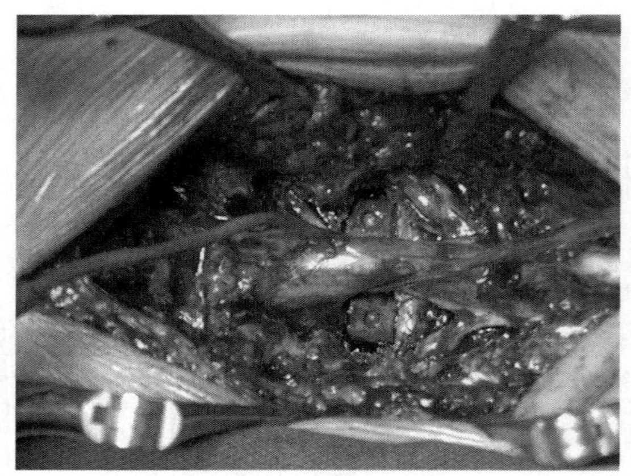

图 21-4-10 PLIF 术中
引自 Depuy Spine.

概率更加高。采用螺纹的圆柱形融合器进行 PLIF，术后相关神经根病发生率可达 13%。④PLIF 需切除双侧关节突关节的内侧部分，以便于放置融合器，如果没有附加椎弓根螺钉固定，则会出现腰椎不稳。

四、TLIF

为了克服PLIF手术切除后方结构太多而易造成脊柱不稳，过度牵拉神经根、硬膜囊的弊端，1982年，Harms和Rolinger报告采用钛网内放置植骨块并将此通过椎间孔途径置入椎间隙内，命名为“经椎间孔腰椎体间融合”(transforaminal lumbar interbody fusion，TLIF)，该技术依赖于在融合器置入前，需完成椎弓根螺钉固定，并通过椎弓根螺钉对该运动节段进行牵张。由于切除整个关节突关节，TLIF最少限度地减少硬膜囊牵拉，减少硬膜囊撕裂及神经根损伤的风险。TLIF还可以在椎间隙前或中份放置植骨融合材料，恢复腰椎前凸。另外，由于对侧椎板和棘突可以保留，尚可以进行后方融合。

TLIF的适应证包括：①退变性椎间盘病变、椎间盘源性腰背痛；②椎间盘突出术后翻修，尤以单侧椎板开窗间盘摘除术后的翻修为宜；③单侧受压的椎间盘突出症或椎管狭窄症；④Ⅰ°、Ⅱ°轻度椎体滑脱。尽管TLIF适用于相当数量的翻修手术和复杂病变的患者，但对伴坐骨神经痛的单纯椎间盘突出症患者，常规应用TLIF可能不妥。

图21-4-11为TLIF手术基本操作过程。

McAfee等回顾研究了采用单侧置入碳纤维cage和后路内固定的360°融合术治疗腰椎滑脱患者120例，其中28例(23%)为腰椎翻修患者。结果显示椎间隙高度由术前的平均5.6mm增加到术后的平均9.3mm，随访时椎体滑脱的复位纠正率为23%，融合成功率为98%，无假关节形成、内固定失败和明显的椎间融合器下沉等并发症发生。

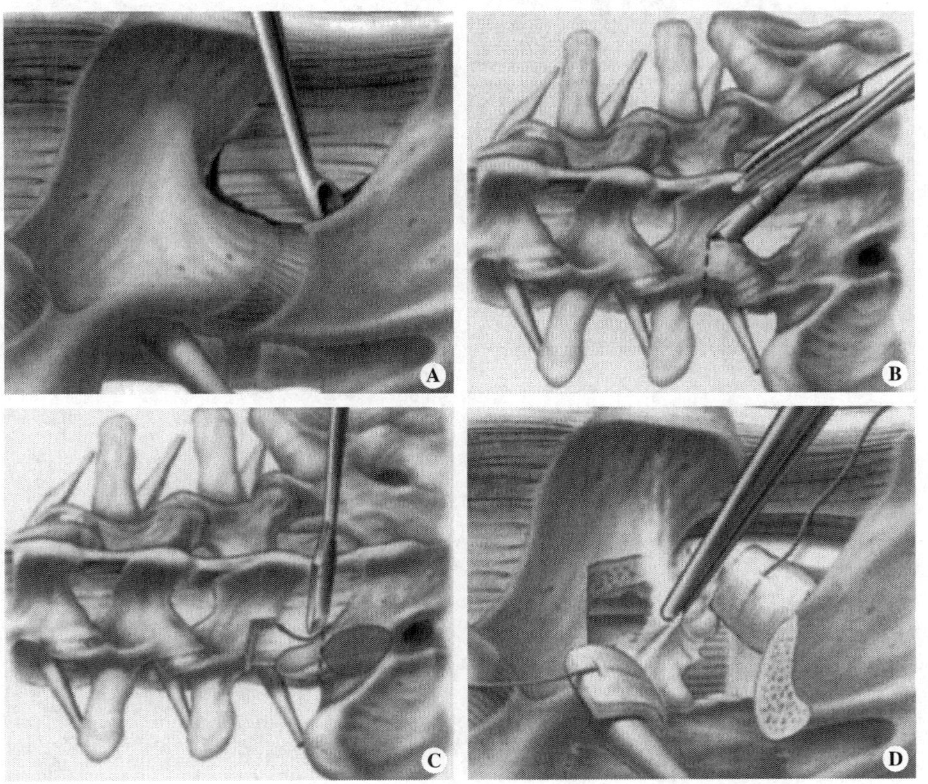

图21-4-11

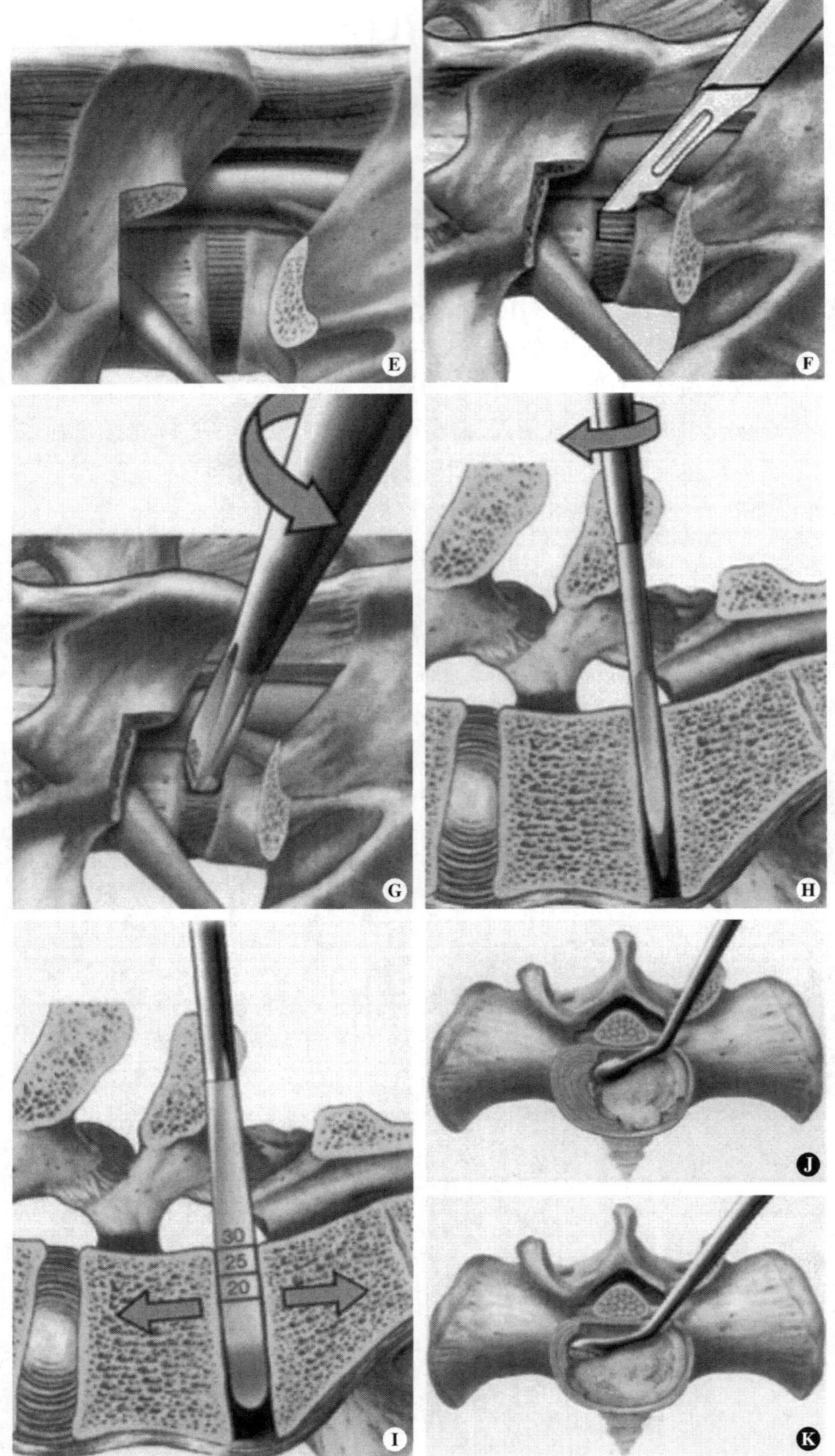

图 21-4-11

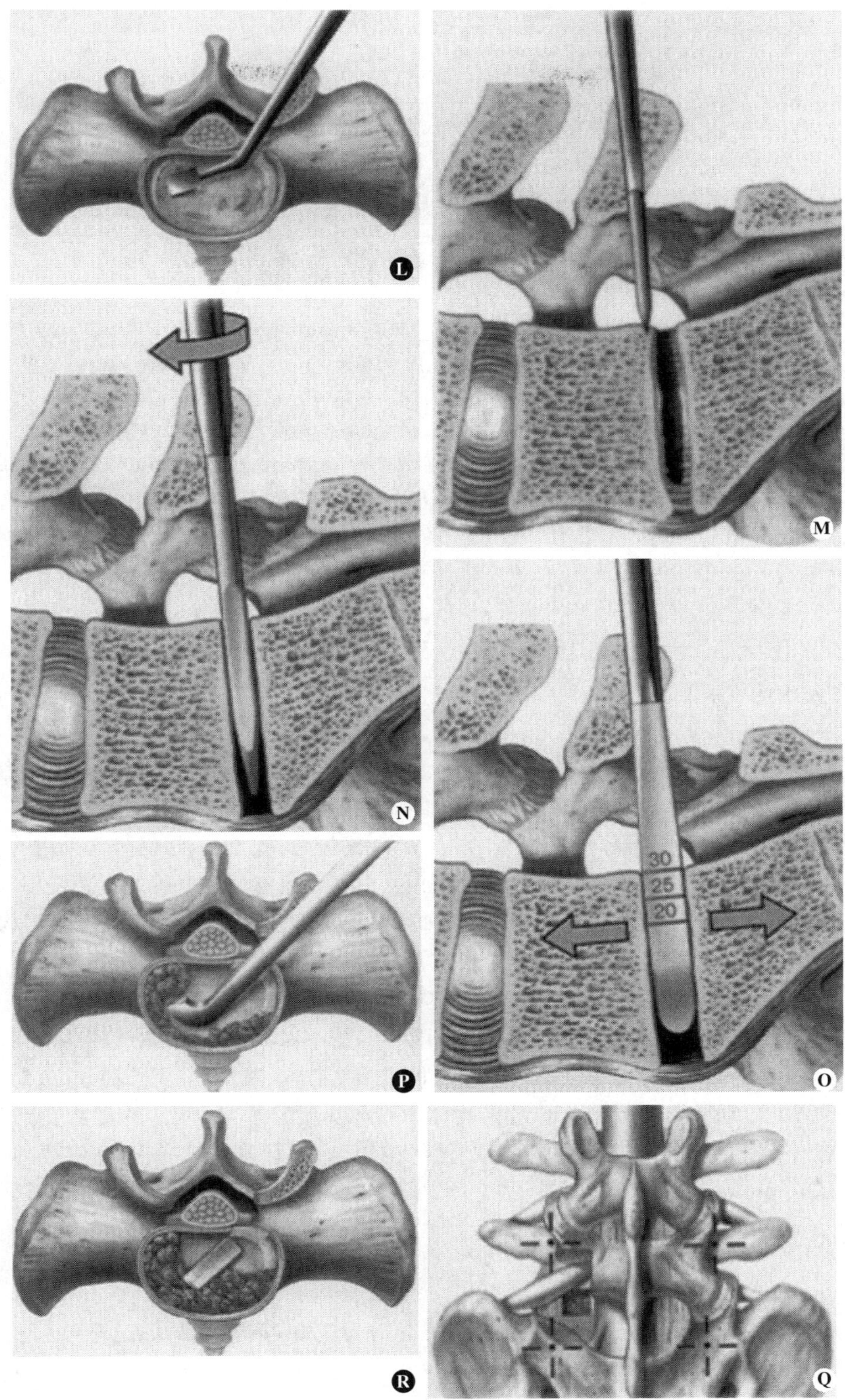

图 21-4-11

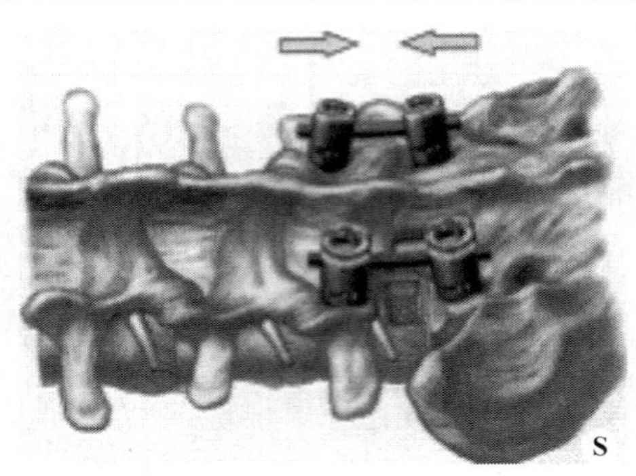

图 21-4-11　TLIF 手术操作过程(续)

A. 剥离关节突内侧韧带附丽;B. 切除部分下关节突;C. 切除部分上关节突;D. 切除关节囊;E. 显露椎间盘;F. 切开纤维环;G. 椎间隙内置入终板处理器;H. 终板处理器到位;I. 扩大间隙、处理终板;J. 刮除软骨终板;K. 清除软骨终板;L. 平整植骨面;M. 切除增生骨赘;N. 椎间隙内置入试模;O. 测量间隙高度,选择融合器;P. 椎间隙内植入碎骨;Q. 融合器植入;R. 椎弓根螺钉入钉点定位;S. 椎弓根螺钉固定后节段压缩,植骨部施加压应力

引自 Depuy Spine. 临床上多先置入椎弓根螺钉,再减压和椎间融合。

五、XLIF

微创技术的发展,促进了一种新的腰椎椎间融合技术的出现,即“极外侧椎间融合术”,简称 XLIF(extreme lateral interbody fusion)。该术式最早于 2003 年由 Neilwright 首次报道,为崭新的椎体间融合术式。XLIF 通过微创技术,经患者腰椎的侧方进入椎间隙,清除变性的椎间盘组织,植入融合器。目前该手术主要在欧美等国开展,国内开展较少。

与传统的腰椎椎间融合术(PLIF、ALIF、TLIF)比较,其优点是:①因为其采用的是微创技术,侧方入路无需进入腹膜腔,不用牵拉大血管,对腰背肌肉和软组织的损害很小,减少了由此造成的慢性腰痛,大大缩短了患者的恢复时间;②而且其保留了腰椎后方的结构,对腰椎的稳定性破坏最小,也不存在术中牵拉损伤神经根和硬膜囊的风险。

图 21-4-12 为 XLIF 手术操作过程。

其缺点也是微创技术共同存在的,就是需要专门的手术器械、学习曲线陡峭。同时其为单纯椎体间植骨融合,通常需要辅助后路经皮椎弓根螺钉固定或者经关节突、椎板螺钉固定等(图 21-4-13)。肋骨及髂翼解剖位置使得 $L_1 \sim L_2$ 以及下方 $L_4 \sim L_5$ 的显露受到限制。$L_5 \sim S_1$ 充分、安全的显露及定位通常受髂嵴上缘的限制,而且显露 $L_5 \sim S_1$ 间隙要切开腰大肌,即使仔细操作,仍有损伤腰丛神经的危险,手术的直接创伤可引起腰大肌肌力减弱。

六、ILIF

ILIF(intertransverse lumbar interbody fusion)为经横突间腰椎体间融合术。该入路系通过椎间孔外途径,故又称为 ELIF(extraforaminal lumbar interbody fusion,ELIF)。Phillips 等尝试应用 Magerl 螺钉结合经横突间腰椎体间融合术(ILIF)治疗 2 例慢性腰腿痛病例,通过横突间间隙到达病变椎间盘,进行椎间盘切除并置入椎间融合器(图 21-4-14),从而避免进入椎管及破坏后柱结构,也可避免前路手术对大血管和内脏的损伤,术后患者症状

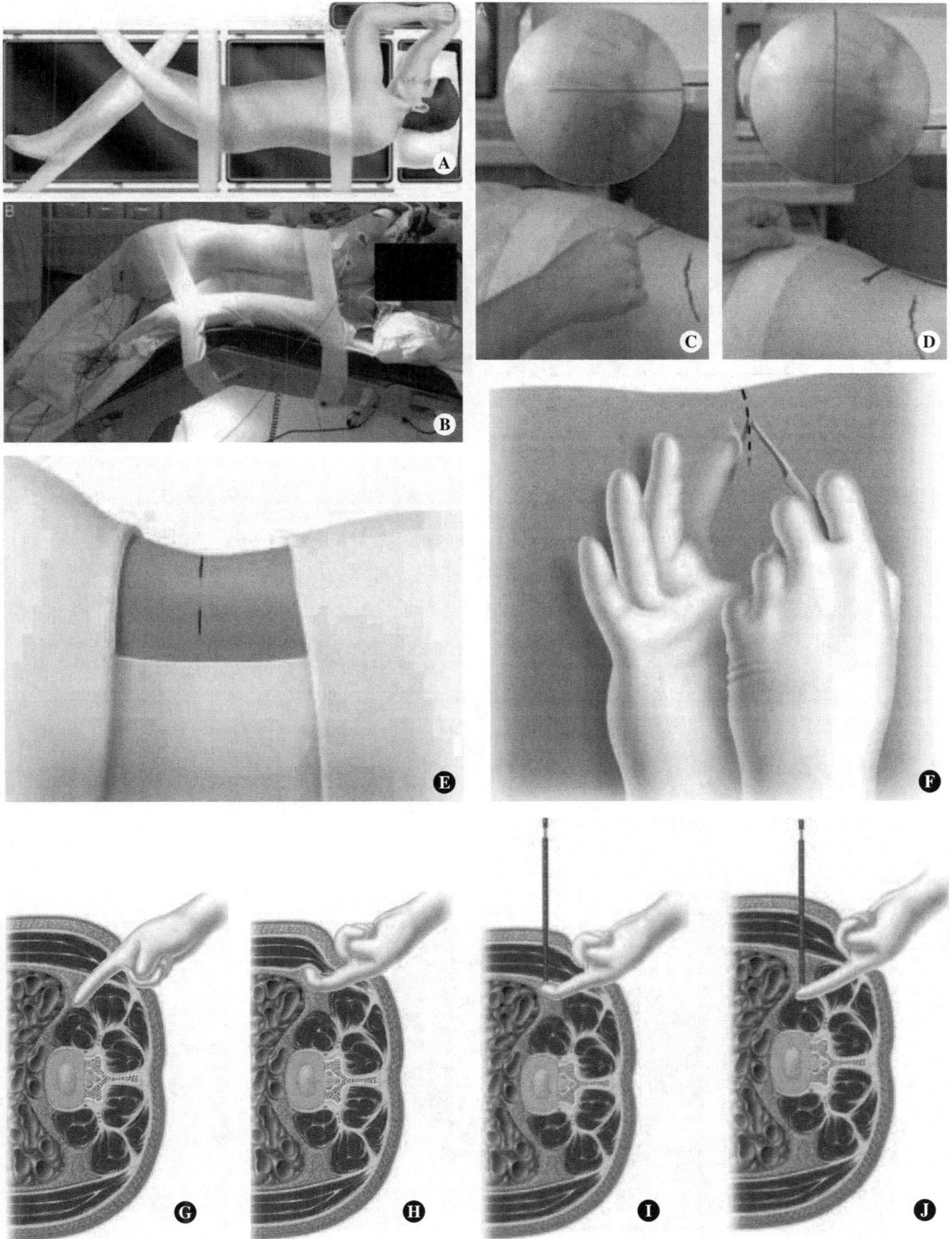

图 21-4-12

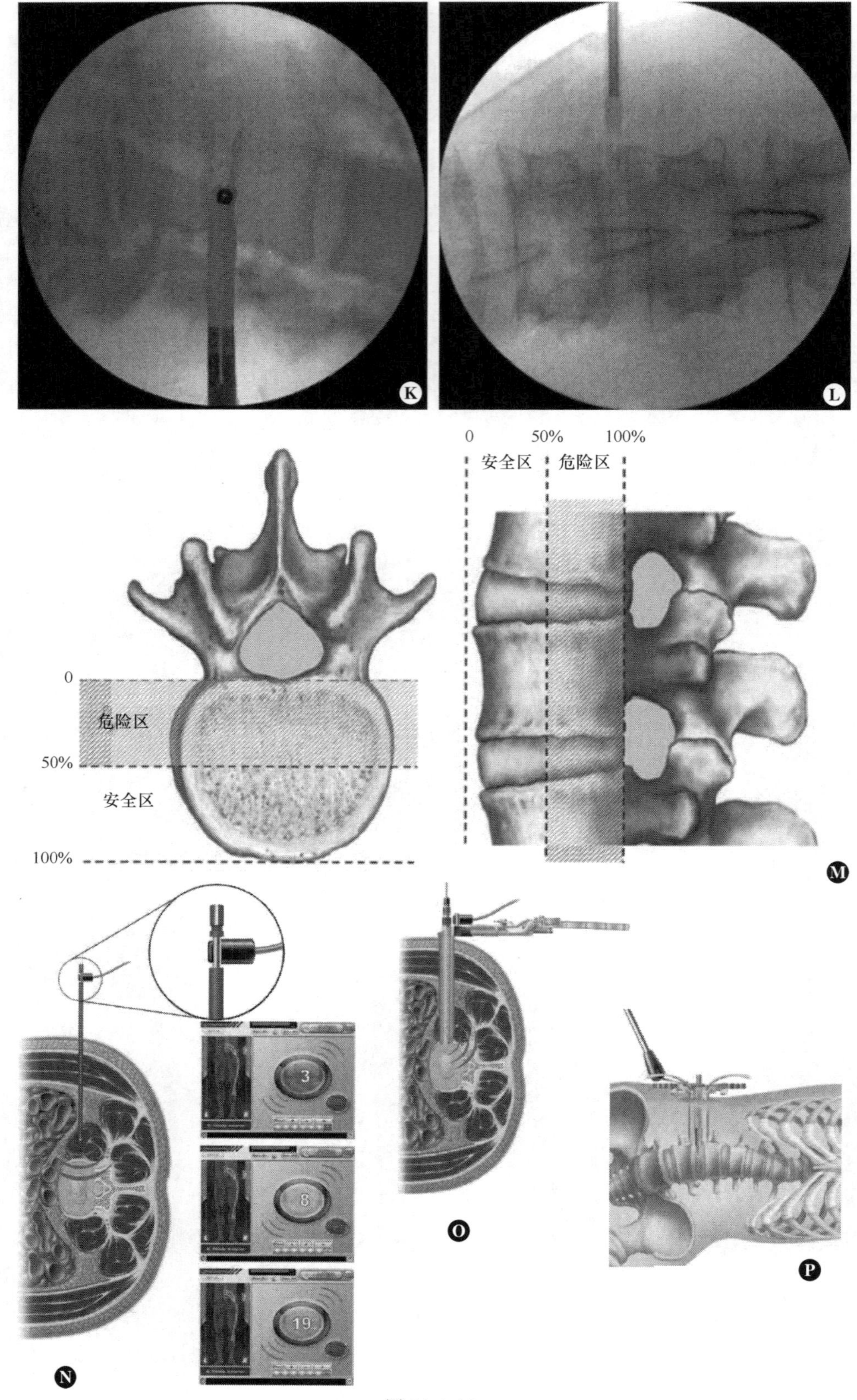

图 21-4-12

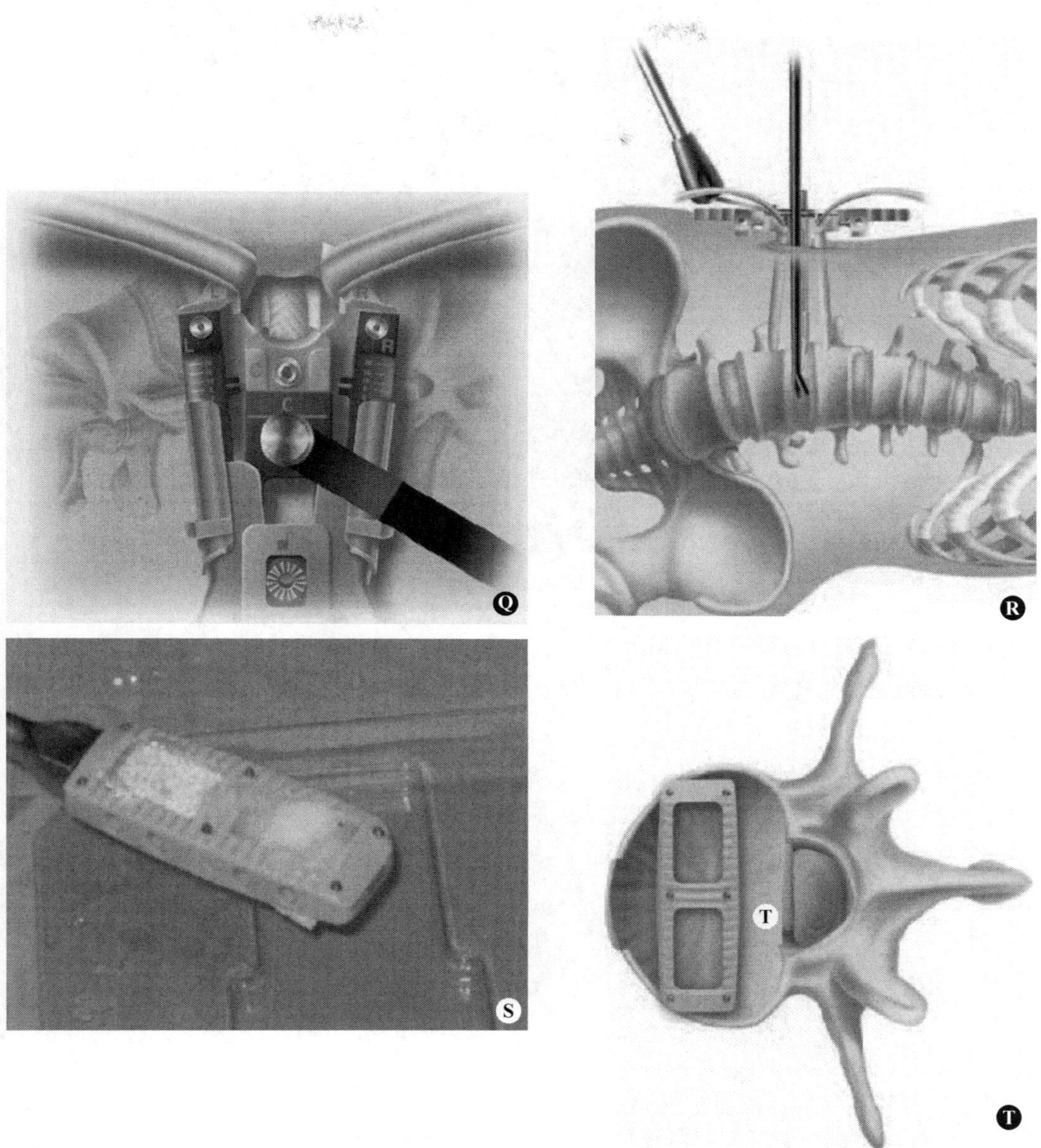

图 21-4-12　XLIF 手术操作过程(续)

A、B. 取严格侧卧位，侧屈，扩大肋髂间距。C、D. 透视定位。E. 入点标记，第 1 标记点为手术间隙层面、椎体前中 1/2 交界部；第 2 标记点位于同一平面，骶脊肌外侧。F～H. 皮肤切口。先在第 2 标记点行 2cm 横切口，分离腹肌后以示指进入腹膜后间隙辨别腰大肌等。再以示指指引，在第 1 标记点行切口，以放置工作通道。I～L. 放置扩张器。在示指指引下，置入扩张器，并结合透视，保证扩张器头端位于准确位置。M. 安全区概念。XLIF 操作安全区位于椎体前 1/2，后 1/2 为危险区。扩张器头端应位于前中 1/2 位置。N. 神经肌电生理监测，避免神经根等损伤。O～Q. 建立工作通道，确实固定。R. 切除髓核减压，处理软骨终板，建立植骨床。S. 专门设计的椎间融合器(已充填植骨材料)。T. 融合器植入合适位置

引自 Billinghurst J，et al. Curr Orthop Pract，2009，20(3)：238-251.

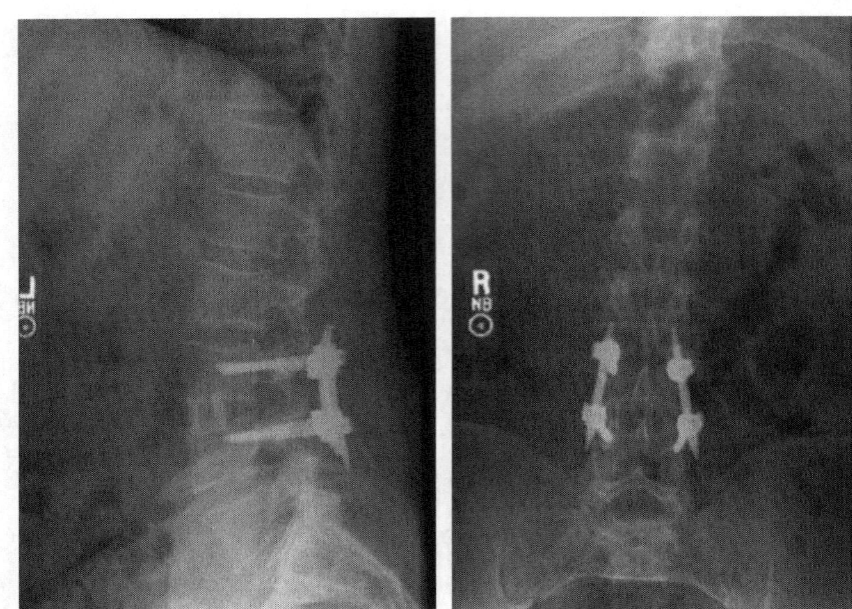

图 21-4-13　XLIF 并后路椎弓根螺钉内固定术后

引自 Ozgur BM，et al. Minimally Invasive Spine Surgery LLC，2009. 135-142.

改善良好，随访 2 年无复发。由于解剖结构的关系，该入路仅适用于 $L_3 \sim L_4$ 和 $L_4 \sim L_5$ 节段。

横突间小动脉和静脉等相对丰富，局部解剖等尚不为人所熟知，故有关临床应用较少。随着微创技术开展，该入路椎间融合技术可能值得深入探讨。

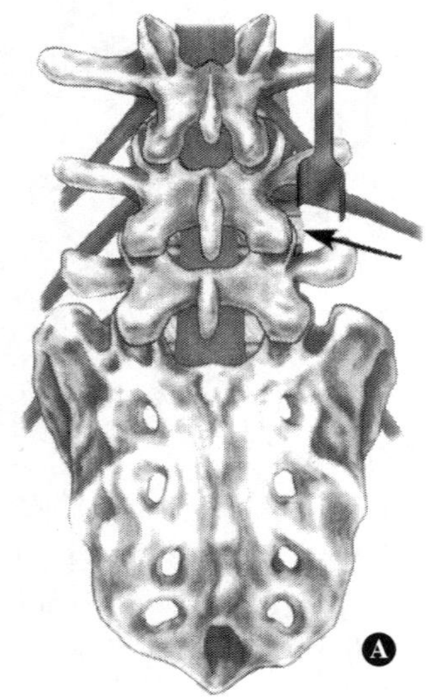

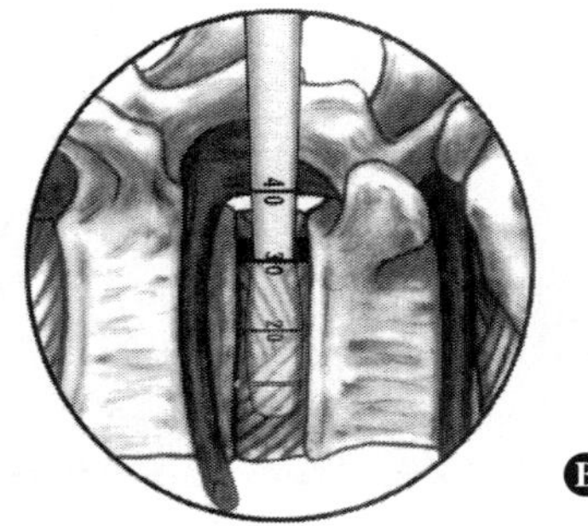

图 21-4-14

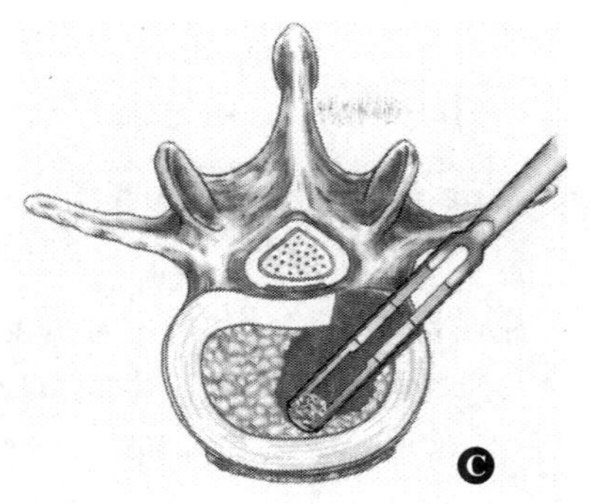

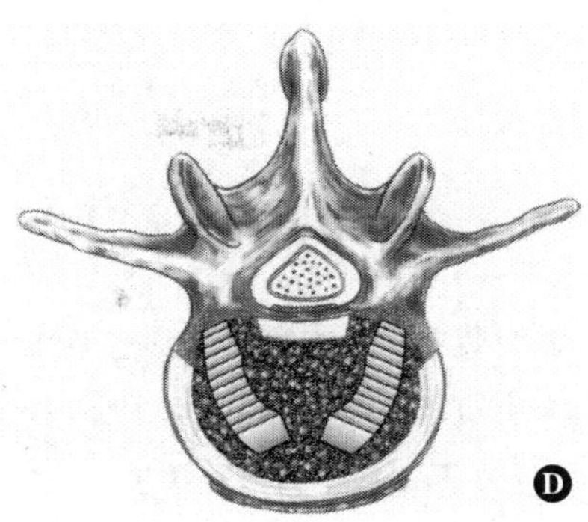

图 21-4-14 ILIF(续)

A. 横突间入路;B. 椎间孔外途径到达椎间盘;C. 椎间盘处理;D. 椎间植骨及融合器植入

引自 Phillips FM, et al. Spine, 2002, 27(2): E37-41.

七、AxiaLIF

AxiaLIF(percutaneous axial lumbosacral interbody fusion)即经皮腰骶椎间轴向融合术。该技术是针对腰骶段椎间盘退变性疾病而设计的微创手术。临床上对 $L_5 \sim S_1$ 节段施行融合手术非常普遍,如前路腰椎椎体间融合术(ALIF)、后路腰椎椎体间融合术(PLIF)、后外侧腰椎植骨融合术(PLF)、极外侧腰椎椎体间融合术(XLIF)和经椎间孔腰椎椎体间融合术(TLIF)等。然而,此类常规腰骶椎融合术会破坏脊柱的正常结构,对脊柱生理功能干扰较大,尤其是在前路融合时,内脏及血管神经损伤的危险性明显增加,患者术后疼痛症状重、恢复时间延长等,已引起广大学者的高度重视。2004 年,Cragg 等首次报道经皮骶前入路腰骶椎间轴向融合术(percutaneous axial lumbosacral interbody fusion, AxiaLIF),该技术避免了对纤维环及脊柱后方肌肉、韧带及周围组织的破坏,具有明显的生物力学优势,国外临床应用初步表明腰骶椎得到有效融合(图 21-4-15,图 21-4-16)。

具体内容见第十九章。

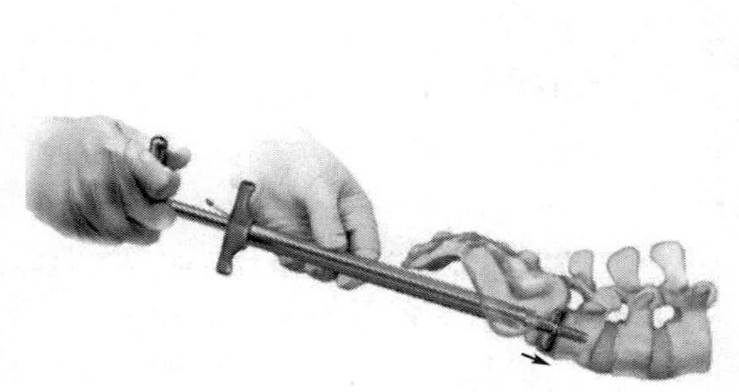

图 21-4-15 单节段 AxiaLIF

引自 TranS1.

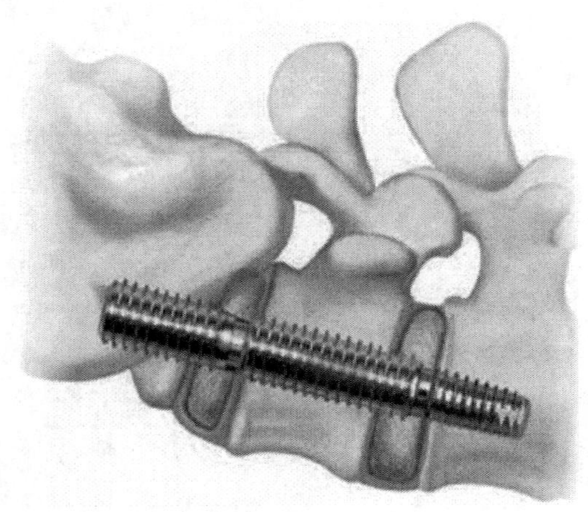

图 21-4-16 双节段 AxiaLIF

引自 TranS1.

(瞿东滨 林炎水 金 健)

第五节 人工椎体

一、人工椎体的发展历史

椎体的爆裂骨折、外伤后脊柱后凸畸形、脊柱的原发性或转移性肿瘤经常需要椎体替代物移植以维持正常的脊柱载荷。最早采用的椎体替代移植物是自体或异体的肋骨、腓骨、胫骨及髂骨等，但由于来源有限、供区的损伤，以及异体骨移植存在的排斥反应和潜在的疾病传播风险等，都限制了骨移植在临床上的进一步应用。骨移植也不能提高良好的术后即刻稳定性，患者需要较长时间的外固定支架支持，对日常生活存在一定限制。虽然，骨移植一旦融合其长远稳定性最强，但有一定植骨不融合的概率，尤其对于需要术后放疗的患者，植骨不融合的概率很高。为避免这些并发症，人工椎体逐渐被发展。

1960 年，Bailey 报告首例颈椎肿瘤切除术，采用自体髂骨移植重建切除的椎体。1967 年，Scovine 等报告一淋巴瘤患者的颈椎椎体后，应用甲基丙烯酸树脂(MMA)予以填充替代。1969 年，Hamdi 报告第一例现代意义的人工椎体运用于临床，Hamdi 设计的人工椎体由两部分构成，一部分为半环形的起前柱支撑作用的椎体替代假体，另一部分为链式的后路棘突固定装置(图 21-5-1)，Hamdi 人工椎体采用不锈钢制备，通过三根可延长的立柱调节人工椎体的高度，以适应不同的椎体高度。Hamdi 通过这套装置治疗了一例孤立性腰椎骨髓瘤患者和一例腺癌腰椎转移的患者，术后短期疗效非常显著，患者疼痛症状明显缓解，并恢复日常生活能力。但是，由于 Hamdi 人工椎体不能植骨，并且从后路放置需要牺牲部分神经根，因此，在 *CanMed Assoc* 上曾引起激烈争论。此后众多学者对人工椎体替代物的生物力学性质及在体内的反应进行了广泛的开发性研究。1975 年，Ono 等报告了颈椎人工椎体用于颈椎肿瘤切除术后的椎体替代治疗，其设计的人工椎体采用不锈钢、铬、镍、锰及钼合金材料，外形为空心四边圆柱状，中间填充 MMA，并通过 MMA 进行假体的固定。Ono 报告的 4 例颈椎肿瘤患者，均获得了极佳的术后即刻稳定性、良好的疼痛缓解率以及避免了持续卧床。然而，由于该人工椎体不能植骨，骨-金属界面通过 MMA 结合，存在远期界面松动的问题，因此，Ono 也明确指出该人工椎体不适于长期生存的患者。

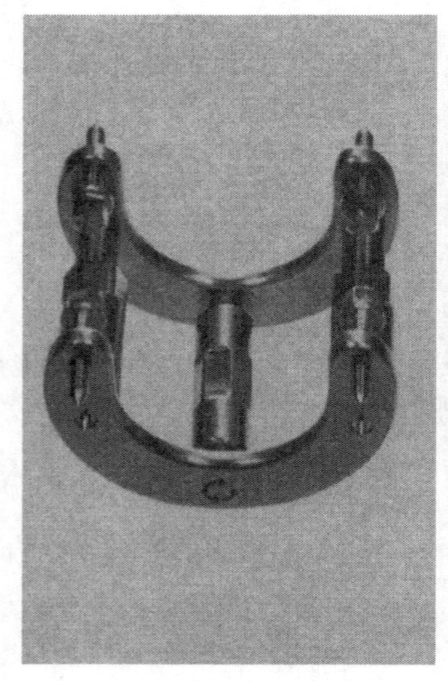
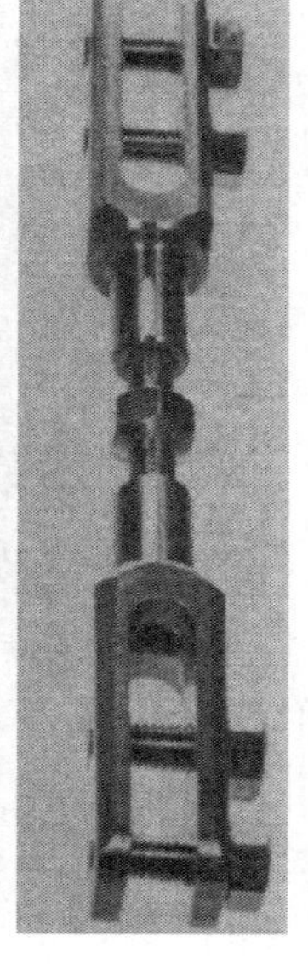

图 21-5-1 Hamdi 人工椎体

引自 Hamdi FA. Can Med Assoc J，1969，100：576.

20 世纪 80 年代，使用克氏针、Harrington 棒或不锈钢网等与 PMMA 结合作为重建椎体人工替代物的报告逐步增多。1985 年，Narayan Sundaresan 等报告 52 例椎体肿瘤切除术后患者，以 PMMA 联合克氏针支撑替代切除椎体重建脊柱稳定性，患者术后疼痛缓解率 85%，下床活动率为 78 %。1995 年，Arbit 等报告使用改良 Harrington 棒联合 MMA 技术治疗 10 例胸腰椎转移瘤同时有不同程度压缩骨折合并硬脊膜或马尾压迫患者。Arbit 设计的人工椎体由一根 Harrington 棒和两端带刺状突起的圆盘及一个 C 形卡环构成(图 21-5-2)，通过行椎体间撑开恢复脊柱高度，并在椎体间填充 PMMA，形成所谓的“钢筋水泥”结构来达到术后的稳定性，由于其具备良好的撑开支持能力，因此，该人工椎体不仅能应用于单个椎体切除术后重建，也可以应用于两节段或三节段椎体切除术后重建(图 21-5-3)。Arbit 报告所有的患者术后均获得了良好的疼痛缓解，活动能力不同程度的恢复，部分患者甚至恢复体育活动能力。2000 年，Schulte 等报告采用新型生物材料作为椎体替代物治疗 5 例椎体转移瘤切除术后重建脊柱稳定性的病例报告，该人工椎体由生物玻璃-PEEK 复合材料构成，并附加碳纤维-PEEK 材料的一体式前路钢板辅助固定(图 21-5-4)，生物玻璃-PEEK 复合材料的生物力学性能及生物相容性良好，且能透过 X 线，不影响术后 CT 或 MR 成像。术后 CT 扫描提示假体周边存在广泛新骨形成，术后 15 个月病理提示骨-假体界面已形成纤维连接，具备一定的中远期稳定性，因此可适合生存期较长的患者。2001 年，赵定麟等报告中空可调式钛合金人工椎体，通过螺旋撑开调节人工椎体的高度，椎体的延长度可达人工椎体静止状态的 2/3～4/5，中空结构还可满足植骨的要求，达到比较理想的固定、撑开及融合。该人工椎体由于可通过植骨融合达到远期稳定的目的，因此不仅可以用于椎体转移瘤患者，也可用于严重的椎体爆裂骨折患者的重建手术。2003 年，杨瑞甫等报告自固定式人工椎体，椎体两端带有棘爪结构，可刺入上下椎体终板，并通过螺旋撑开人工椎体来恢复脊柱的高度及稳定性，该人工椎体生物力学性能优良，可不需要附加辅助内固定装置。

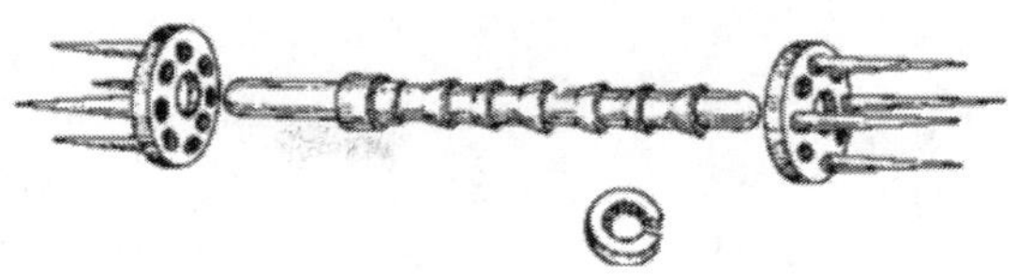

图 21-5-2　Arbit 人工椎体
引自 Arbit E，et al. J Neurosurg，1995，83：617-620.

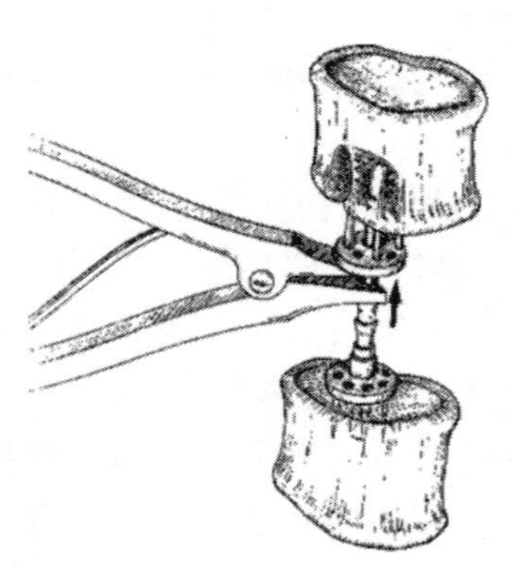
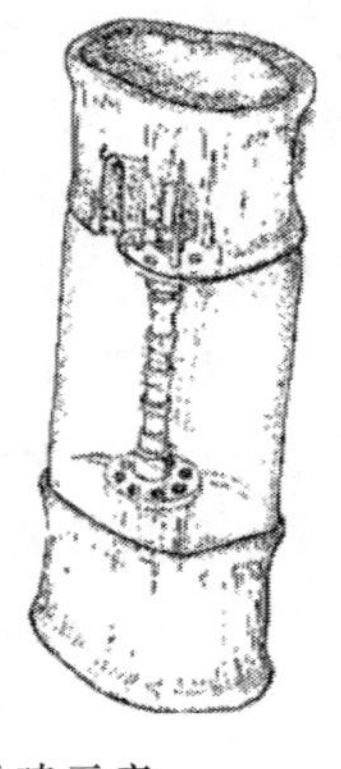

图 21-5-3　Arbit 人工椎体重建示意
引自 Arbit E，et al. J Neurosurg，1995，83：617-620.

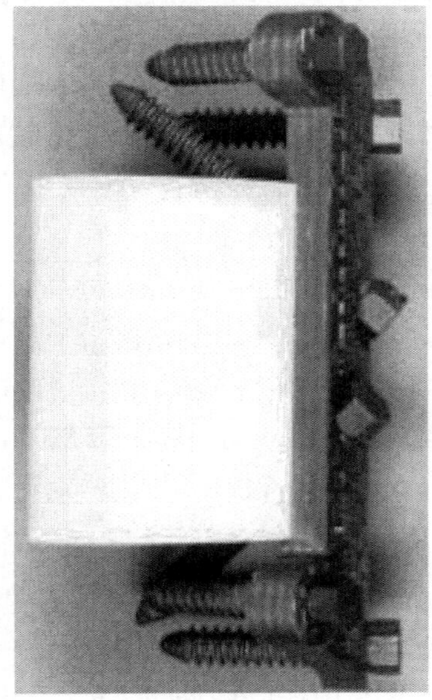

图 21-5-4　Schulte 生物材料人工椎体
引自 Schulte M，et al. Eur Spine J，2000，9(5)：437-444.

人工椎体的出现为治疗脊柱肿瘤、结核和骨折等疾病带来了极大的便利。但通过一系列的生物力学测试和临床应用,显示出人工椎体在轴向旋转方面的不足;有些不能和上下椎体牢固结合,导致植入物脱出损伤脊髓;有些不能植骨,达不到满意的骨性融合,远期稳定性差。理想的椎体替代物应具备以下功能:①既具有术后即刻稳定性,又兼顾长期稳定性,最好能与椎体形成永久骨性融合;②能充分恢复椎体的高度;③植入方便;④材料方面既要有良好的生物相容性,又应有较好的抗疲劳性能,在达到骨性融合前提供安全可靠的稳定性,又不影响 MR 检查。随着组织工程学的发展,人工椎体在材料及设计上有待进一步改进。

二、主要结构和类型

(一) 主要类型

人工椎体主要分型有单纯支撑型、支撑固定型、可调固定型和可调自固定型。单纯支撑型和支撑固定型结构较为简单,多为空心笼式结构,高度固定,既可以在人工椎体内部进行内植骨,也可以在人工椎体周边行外植骨。可调固定型和可调自固定型结构较为复杂,人工椎体可以通过轴向撑开或螺旋撑开的方式调节人工椎体高度以达到纠正畸形、维持移植椎体高度的目的。

1. 单纯支撑型 Ono 等(1975 年、1988 年)报道采用金属及陶瓷材料制成人工椎体,用于治疗颈椎转移性肿瘤。其共同特点为无特殊的固定系统,与上下椎体的固定依赖于其内填充骨水泥或嵌于椎体之间。该型人工椎体仅起到支撑作用。

目前研究的一些生物活性材料人工椎体也多数这种类型。Schulte 等对一种新型的椎体替代材料进行了初步研究,该人工椎体由聚醚烷生物玻璃复合物组成,终板由碳纤维添加聚醚酮组成,能被射线透过。既能提供优良的即刻稳定性,又能保持长期稳定性。Itoh 等采用羟基磷灰石胶原蛋白混合材料制成 13 周内可被吸收的人工椎体,同时吸附人工合成骨形成蛋白 2 促进骨痂生长,能有效防止内植物塌陷。林明侠等报道采用动物骨制成无机的人椎体模型,复合骨形成蛋白、骨基质明胶及纤维蛋白,应用于椎体肿瘤,具有成骨活性。娄朝晖等用山羊做动物实验,对磁性生物陶瓷人工椎体靶向治疗椎体肿瘤进行了可行性研究。该人工椎体由磁性生物陶瓷、脊柱前路解剖型固定钢板和骨水泥 3 个部分组成。实验表明,在体外磁场的作用下,具有顺磁性的磁性生物陶瓷磁化并产生“体内局部强化磁场”,形成体腔内特定区域靶向治疗的增强效应。这些领域将会很有作为。

2. 撑开固定型 Arbit 等使用改良哈氏棒人工椎体行椎体间撑开固定,恢复椎体切除后脊柱的高度。Lowery 等介绍 Mesh 人工椎体用于椎体缺损替代及椎间隙填充,该人工椎体为中空网状结构,长度不可调节,两端有环状结构起稳定作用。原林等设计出具备纵向弹性和前、后、左、右弯曲功能的人工椎体,可模拟正常脊柱单位的运动性能,植入人体后对脊柱的力学环境影响小,但其内部不能植骨。该型人工椎体多利用螺旋撑开原理恢复脊柱高度,但植入后其本身长度固定且不能调节,因此应用时选择较严格,否则不仅难以恢复理想的椎体高度,且有脱落的危险。

3. 可调固定型 Knop 等将 Synex 人工椎体用于胸腰椎前柱损伤的重建,为钛质中空网状结构,长度可调节,终板有圆形和矩形两种,能与相邻终板紧密结合,提供良好的三维稳定性。赵定麟等研制的中空可调式钛合金人工椎体,以及 2001 年 Sofamor Danek 公司的

LIFT 人工椎体，均通过螺旋撑开调节人工椎体高度，但因仅有尖刺状物与上下椎体固定，常需与其他内固定器联合使用。杨瑞甫等设计的人工椎体，依靠端盖上的锥形刺，加上边套于轴线上旋入上下椎体 1 cm 左右，并固定螺钉三重保险，无需联合使用其他内固定，具有术后即刻稳定性。该人工椎体在与上下椎体形成固定的同时，可以调节椎体的长度，达到理想的恢复椎体高度的目的，且多为钛合金中空结构，其内能植骨，与椎体形成永久骨性融合，兼顾了远期的稳定。

（二）可调式人工椎体的结构

1. TECORP 望远镜式人工椎体　为法国 Scient'X 公司产品，由颈、胸、腰三个系列组成，结构为套筒式中空圆柱体，由中央体部、锁定系统和两端的可调式椎体咬合板三部分组成（图 21-5-5）。中央体部为两个套筒式中空、周边开槽的圆柱体，系人工椎体的主要支撑和承重结构。周壁有五个长条状孔槽，作为植骨填充的入口。后壁保持完整未开槽，避免植骨移位，保护脊髓神经结构（图 21-5-6）。体部内腔光滑，通过撑开器可将人工椎体延长及回缩，以此来调节人工椎体长度，体部外腔腔内壁有螺纹装置，通过内腔基底部的锁定螺母来锁定人工椎体的最终高度（图 21-5-7）。椎体咬合板为空心环形结构，表面为棘齿状突起，可刺入施术椎节的上下椎体终板内起固定作用，椎体咬合板有多种规格和角度，以适合不同的终板结构（图 21-5-8）。TECORP 人工椎体高度调节范围从 20～25mm 至 43～66mm，可完全满足临床应用要求。TECORP 可调式人工椎体操作简便，可恢复与维持椎体间高度；体部的中空大开窗结构具有最佳内部容积，植骨量丰富；两端多种规格的可调式椎体咬合板具有最佳解剖适应性，减少椎体塌陷风险。但 TECORP 人工椎体自身稳定性有限，需结合前方或后方内固定系统来维持脊柱的稳定性。

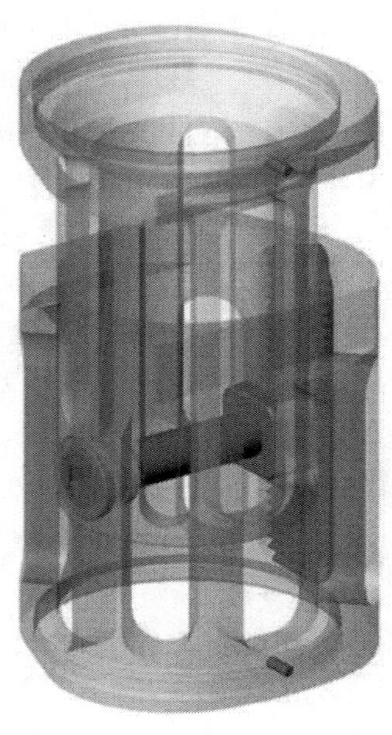

图 21-5-5　TECORP 透视图

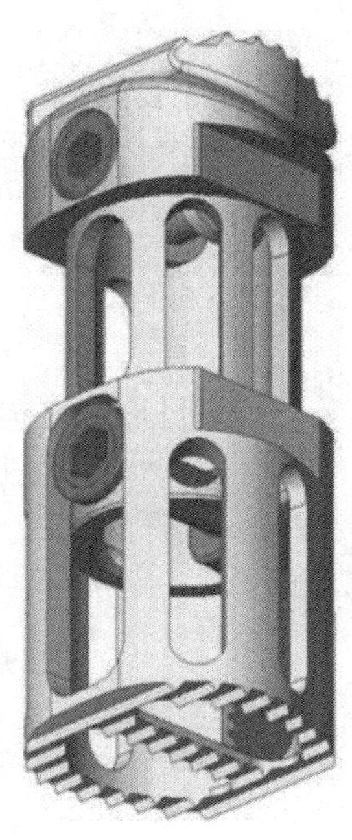

图 21-5-6　TECORP 主要结构

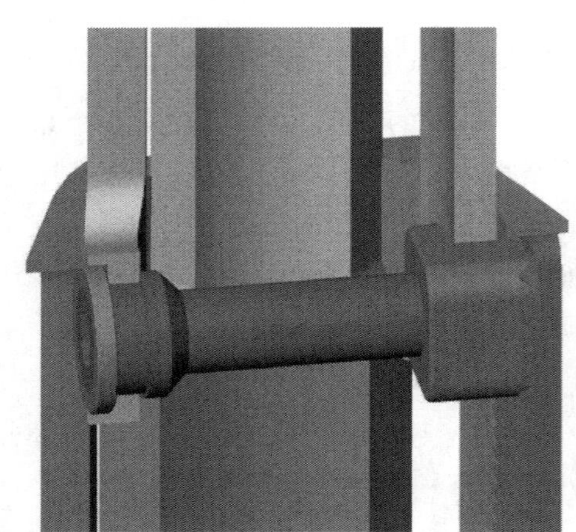

图 21-5-7 高度锁定装置

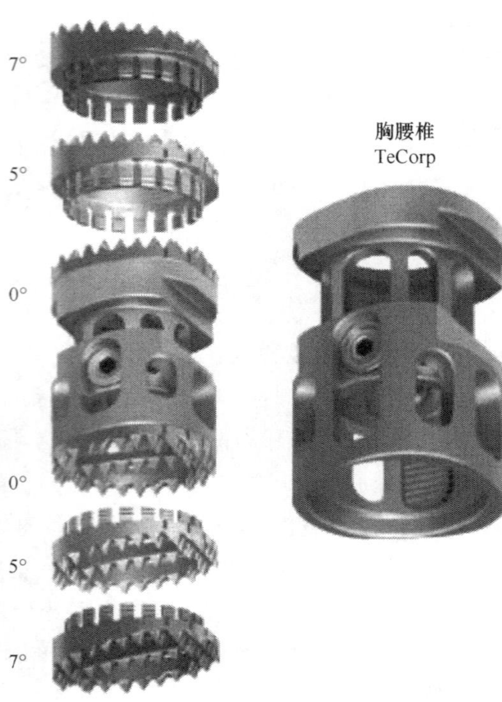

图 21-5-8 不同角度规格以适应胸腰椎前、后凸

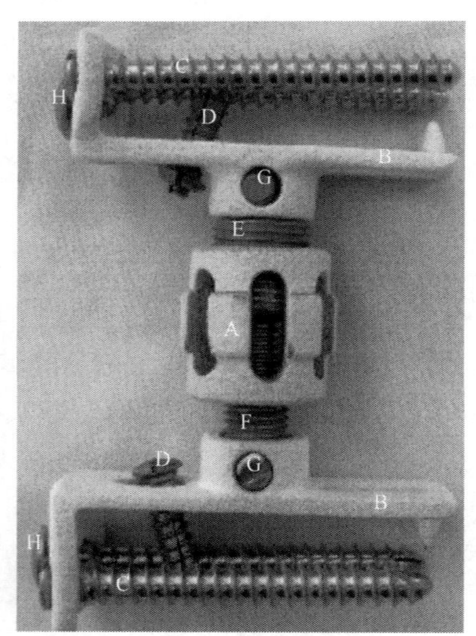

图 21-5-9 可调式人工椎体

引自王永清，等．中华骨科杂志，2005，25(2)：92-96.

2. "L"形可调式人工椎体 王永清等设计的"L"形可调式人工椎体是钛合金材料加工的框架式结构，表面喷涂羟基磷灰石涂层(图 21-5-9)。基本结构由全螺纹自攻松质骨螺钉 C、两端托板 B 和可调立柱 E、A、F 组成。螺钉 C、D 直径 5mm，螺距 3mm，丝深 2mm，这样的设计有利于螺钉在固定时相互咬合交锁。托板 B 宽 12mm，与可调立柱 E、F 交接凸起直径 12mm，可调立柱 A 直径 16mm，E 直径 12mm，F 直径 8mm，G 直径 4mm。该人工椎体通过旋转可调立柱 A 来延长椎体高度，可调立柱为中空结构，内部和周边均可植骨。该型人工椎体通过两端的松质骨螺钉固定于相邻椎体，可不需要附加额外的内固定植入系统。

(三) 常见类型介绍

目前已有多种商品化人工椎体广泛应用于临床，治疗范围也不仅仅局限于椎体转移瘤，包括严重的椎体爆裂骨折，骨破坏严重的椎体结核等需要重建椎体前柱，维持前柱正常负荷的多种疾病。目前常用的人种椎体有 Synthes 公司的 Synex，Ulrich 公司的 Obelisc，DePuy Spine 公司的 Mesh Titanium Cage(MTC)、X-tenz 和 X-mesh 等。

1. Synex(图 21-5-10)　可调式钛合金人工椎体(Ti-6Al-7Nb),体部中空,为两圆柱状结构相互套叠,使用配套撑开器可进行快速的原位撑开,借助内外套桶结构间的环状自锁装置可锁定在所需高度。该锁定装置为一开放的环形结构,只允许轴向延长(每 2.5mm 为 1 个延长单位,最高可延长达人工椎体高度的 1/2)。椎体周壁上多孔,并有一长方形窗口作为植骨块充填的入口。固定装置位于人工椎体的两端,其上方为圆形平台,并根据不同椎节终板面积和角度有所变化,以适应各节段解剖特点和生理曲度变化。该圆形平台中央有一圆形开口,通过此孔植骨与上下椎体终板接触,两端的终板接触面经解剖学优化设计,既具有充分的植骨接触面,又可避免术后人工椎体下沉,达到人工椎体内植骨与其上下椎体融合的目的。两端的平台上有刺状突起,以增加与椎节的上下椎体终板间的稳定性。Synex 人工椎体分胸、腰椎两种,每一种类中又根据不同高度和直径细化,适合于不同个体和椎节。Synex 人工椎体可提供前柱支撑作用,甚至在缺乏椎间融合时也能提供长久的支撑作用。该人工椎体仍需要附加 ATLP、VentroFix 或 USS 等前路或后路内固定系统来增加术后即刻稳定性。

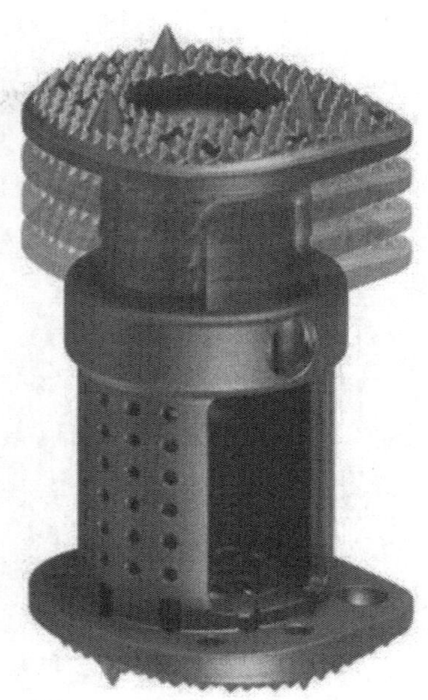

图 21-5-10　Synex(Synthes)

2. Obelisc(图 21-5-11)　可调式钛合金人工椎体,Obelisc 人工椎体的特点是其螺旋式调节的撑开方式,人工椎体的延长调节主要有两类:一是锯齿类撑开原理,采用卡口式设计来调节人工椎体的高度并提供其锁定后的稳定性;另一类为螺旋式调节原理,由于其螺纹接触面积大,故而稳定性高,可精确调整人工椎体高度。Obelisc 人工椎体外套筒上有一环形齿轮结构,内套筒表面为螺纹结构,通过一个配套的低切迹把持器转动外套筒上的齿轮结构,依靠螺旋撑开原理,可使内套筒无级升降。Obelisc 人工椎体延长度大,精确度高,撑开力持续而稳定,并且前后入路均可采用。

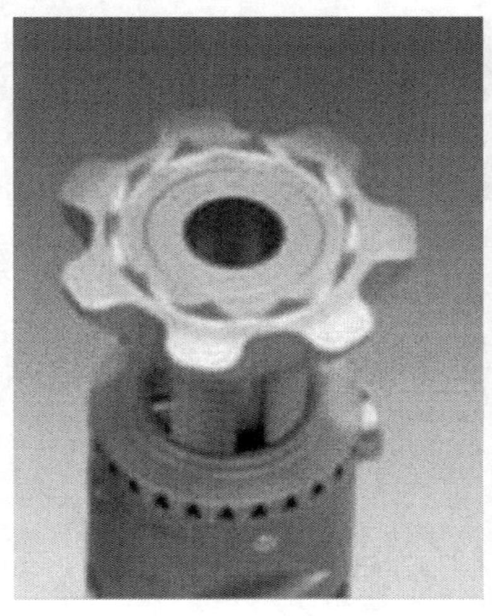

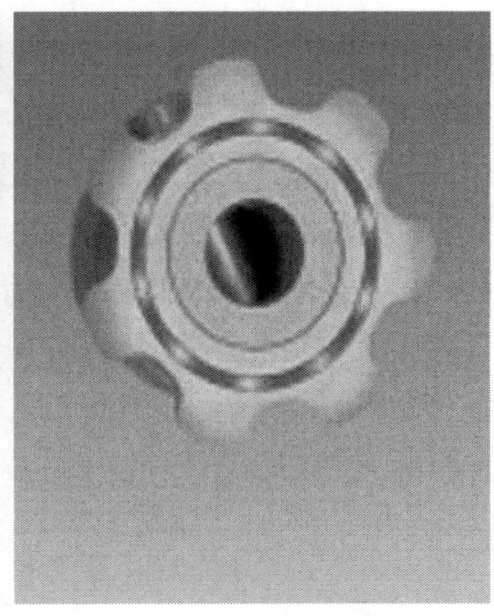

图 21-5-11　Obelisc(Ulrich)

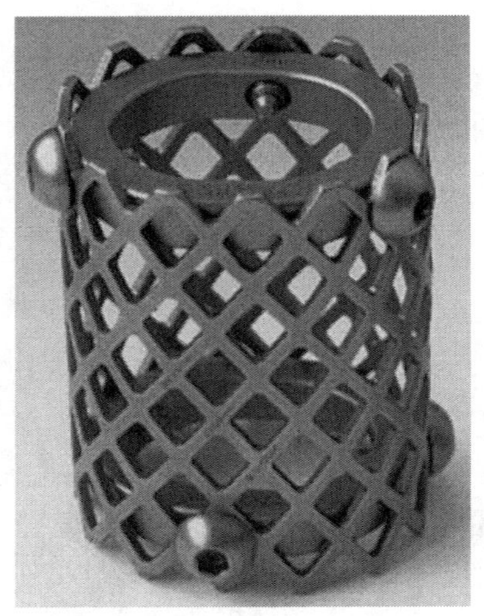

图 21-5-12 MTC(Depuy Spine)

3. MTC(图 21-5-12) 钛合金人工椎体,中空笼式结构可满足内植骨要求,两端的圆形钛环能加强人工椎体的强度,并增加对终板的支承力,该型人工椎体结构较为简单,椎体高度不可调,起单纯支撑作用,需附加前方或后方内固定系统。

4. X-tenz(图 21-5-13) 可调式钛合金人工椎体,中空式结构,内部可植骨,有一矩形平坦的终板接触面,接触面面积 16mm×20mm～38mm×28mm,终板角度不能调整,椎体调节高度 22～75mm。

5. X-mesh(图 21-5-14) X-mesh 人工椎体的特点是支持多种入路放置,有三种不同外形,分别适合于侧前路、前路和后路放置。前方入路型号可允许倾斜 45°植入,以避开椎体前方重要的大血管,后方入路型号的终板切迹较低,以避免放置时损伤脊髓。X-mesh 人工椎体根据其周径分成大、中、小三种型号,每种型号有 8 个椎体高度可选,小号高度 22～71mm,中号高度22～110mm,大号高度 28～110mm。X-mesh 人工椎体带有侧孔和大的植骨窗,允许内植骨和外植骨,两端终板表面粗糙,并带有 2.5mm 的齿状突起,与邻近椎体终板咬合防止人工椎体移位,并达到良好的融合。X-mesh 人工椎体终板角度调节范围较广,可适应不同节段脊柱生理曲度的要求,从后凸 6°至前凸 24°,后凸通过上终板的调节完成,前凸通过下终板的调节完成。

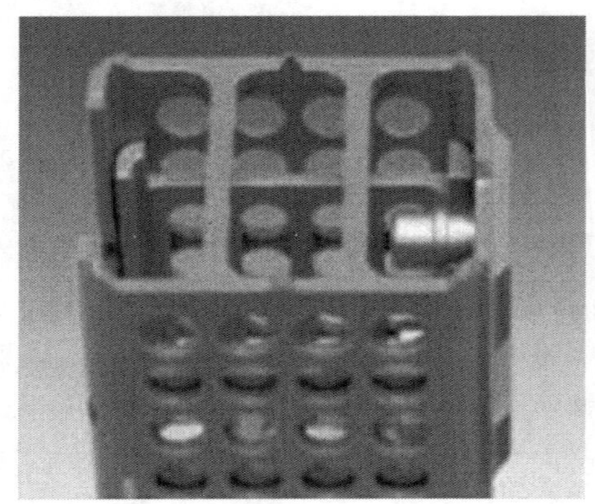

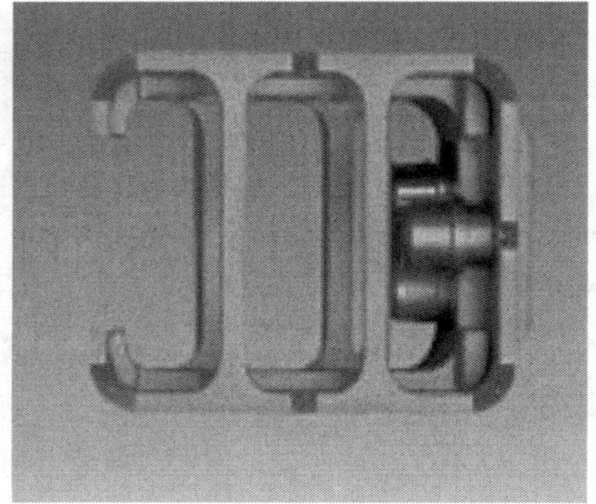

图 21-5-13 X-tenz(Konigsee Implantate,Germany)

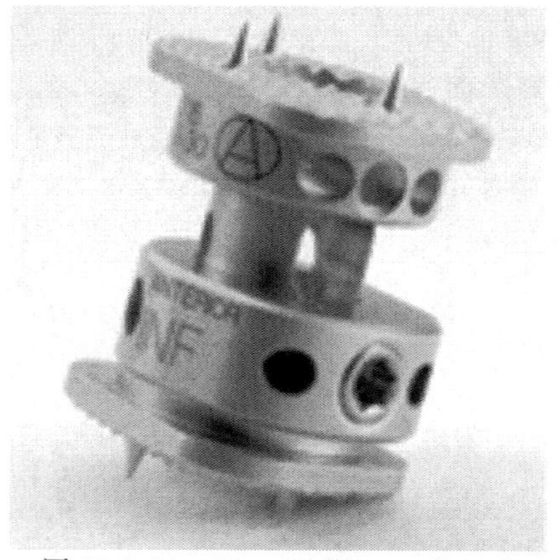

图 21-5-14 X-mesh(Depuy Spine)

三、生物力学研究

人工椎体置换术后的稳定性以及人工椎体终板接触面压力(contact pressure)不但与人

工椎体的设计有关，而且与邻近椎体的骨密度(BMD)存在密切相关性。Knop 报告在完整腰椎尸体标本上分别对人工椎体 Synex 和 MOSS(“Harms mesh cage”)进行了椎体压缩测试。人工椎体终板最大接触面压力(F_{max})：Synex 为 3396N，MOSS 为 2719 N，两者没有显著性差异。而达到最大压力时，人工椎体位移比较：Synex 为 2.9mm，MOSS 为 5.8mm，差异有统计学意义。在位移分别为 1mm、1.5mm 和 2mm 时，Synex 人工椎体终板接触面压力是 MOSS 的两倍，Synex 人工椎体术后下沉的风险要小于 MOSS，F_{max}和 BMD 之间具有显著相关性(R=0.89)。Zander 等报告人工椎体终板接触面最大压力与人工椎体大小型号的选择无显著性关系，而与椎体的 BMD 有显著相关性，与正常腰椎骨质相比，骨质疏松性椎体其人工椎体终板最大接触面压力减小。Wen-Hsien Hsu 等报告人工椎体终板接触面设计和稳定性的关系，通过三维有限元建模模拟分析人工椎体-骨界面拔出力，在人工椎体尚未与邻近椎体融合情况下，终板接触面刺状突起设计为斜三角锥状外形、高度 2mm、直径 2.2mm，突起间距 28mm，11 排刺状突起，可获取最大的人工椎体初始稳定性。在人工椎体与邻近椎体融合情况下，终板接触面刺状突起设计为圆锥状外形，高度 2mm、直径 2.2mm，可获取最大的人工椎体远期稳定性。

Macmillan 等测试了其设计人工椎体的生物力学性能，认为人工椎体可完全满足脊柱稳定性，并可超过完整脊柱的稳定性。但是，对于目前临床上广泛使用的人工椎体，多数仍需要附加前方或后方的内固定系统行辅助固定。Pflugmacher 等报告应用 32 具胸腰段标本(T_{11}～L_3)在非破坏负荷下进行人工椎体置换术后前屈、后伸、轴向旋转、侧屈的稳定性测试。测试的样本有不可调式人工椎体 MTC 和可调式人工椎体 X-tenz、Synex 及 VBR。辅助内固定方式为 USS 后路内固定系统、Synthes 前路锁定加压钢板内固定系统以及前后路联合固定。结果提示可调式人工椎体和不可调式人工椎体的体外生物力学特性没有显著性差别。与正常脊柱运动节段比较，单纯植入人工椎体和人工椎体辅助前路内固定，其刚度值显著降低，在各个方向的运动范围均有显著增加。而人工椎体辅助后路内固定则增加了其刚度值。Knop 等报告对比 Synex 和 MOSS(“Harms mesh cage”)两种不同人工椎体的生物力学性能，人工椎体辅助后路 USS 内固定的稳定性要高于人工椎体辅助前路 Ventrofix 内固定，Synex 人工椎体辅助后路 USS 内固定在屈伸和侧屈位可获得最大的稳定性，然而在轴向旋转上，不能达到正常脊柱水平。Kandziora 等通过用成人颈椎(C_3～C_5)实验也得出，可调节椎体替代物在生物力学方面和不可调节椎体替代物及自体髂骨相比，无明显优势；由于低延展性和旋转刚度，其任何一种都不适合单独应用；只有附加前、后路内固定系统后，才能重建颈椎的旋转稳定性。

人工椎体的植入位置对人工椎体的稳定性也有一定影响。王新伟等以可调式中空钛合金人工椎体为例，探讨人工椎体理想位置的选择。实验发现，人工椎体不同植入位置与中间位相比，其应变、应力强度均有不同程度变化。斜放对各个状态的生物力学稳定性影响最大，而侧区放置时除在该侧的侧方弯曲应变差别较小外，其余各个状态亦有明显影响。因此，应用人工椎体时，应注意尽量将其植入椎体中部偏后，避免斜放及偏向椎体一侧，以免引起固定后稳定性的下降。Lowe 等用尸体胸腰椎做体外力学实验，研究终板的抗压缩强度。实验表明，终板后外侧抗压缩强度最大，中间部分最小，抗中空植入物(在几何形状上接近于目前常用的一种 Mesh 人工椎体)临界压缩强度明显高于抗实体植入物者。此对临床上人工椎体类型及放置位置的选择具有一定意义。

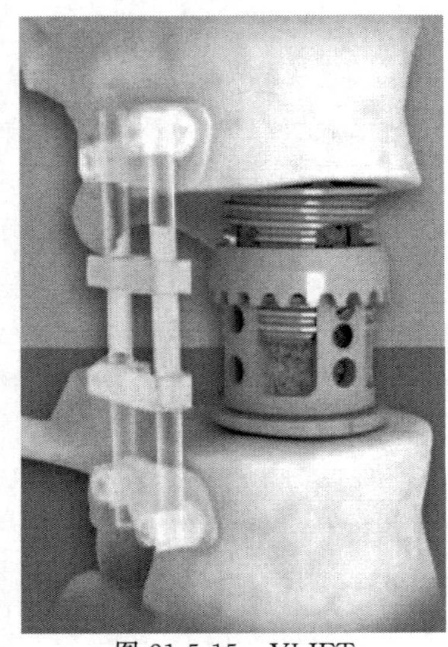
图 21-5-15 VLIFT

在体研究也在进行。Rohlmann 等改良设计 Synex 人工椎体，利用 Synex 人工椎体内植骨空间加装了 6 个压力传感器，在经充分告知患者后植入 10 位患者体内，实时获取了人工椎体在体内所受应力的遥测数据。这种直接、实时反映人工椎体体内负荷的方法，对人工椎体的进一步改进具有重大意义。

四、手术操作

以 VLIFT(Stryker，图 21-5-15)为例介绍手术操作。

(一) VLIFT 系统概述

1. 主要结构及特点(图 21-5-16)

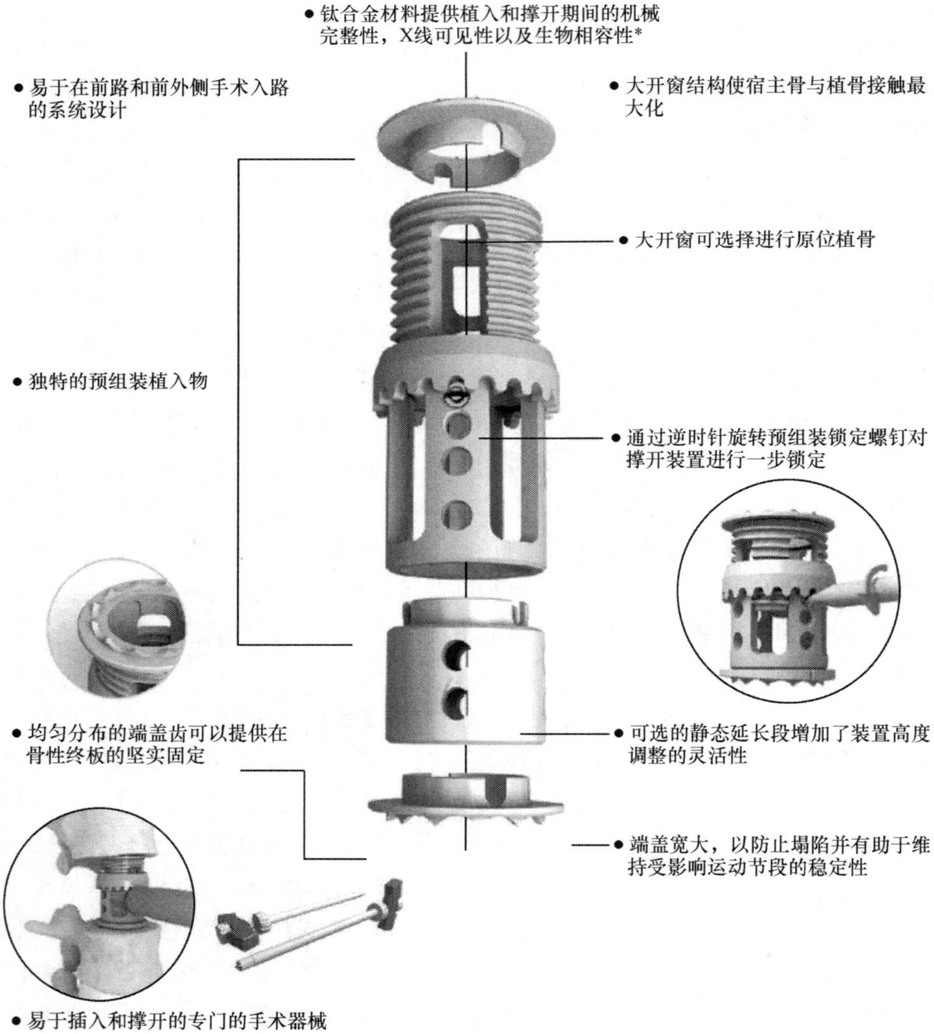

● 钛合金材料提供植入和撑开期间的机械完整性，X线可见性以及生物相容性*

● 易于在前路和前外侧手术入路的系统设计

● 大开窗结构使宿主骨与植骨接触最大化

● 大开窗可选择进行原位植骨

● 独特的预组装植入物

● 通过逆时针旋转预组装锁定螺钉对撑开装置进行一步锁定

● 均匀分布的端盖齿可以提供在骨性终板的坚实固定

● 可选的静态延长段增加了装置高度调整的灵活性

● 端盖宽大，以防止塌陷并有助于维持受影响运动节段的稳定性

● 易于插入和撑开的专门的手术器械

图 21-5-16 VLIFT 主要结构及特点

2. 基本规格(图 21-5-17)

独特的预组装植入物
φ18mm植入物

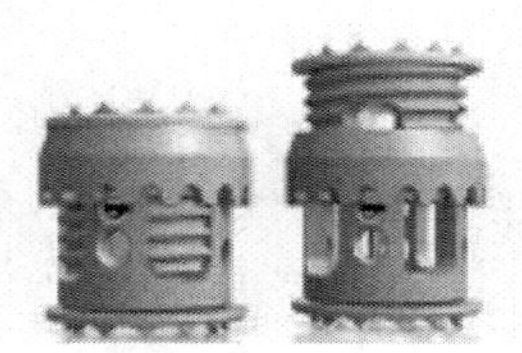
20.5mm高度可撑开至27.5mm

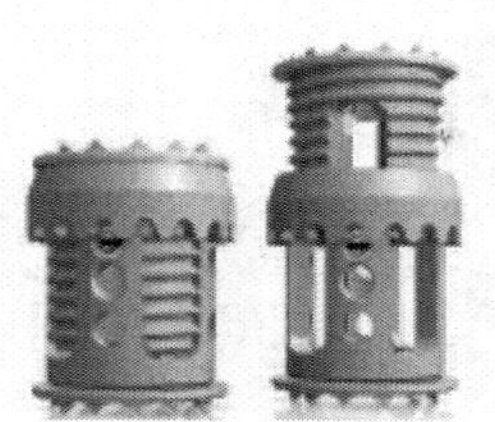
25mm高度可撑开至36.5mm

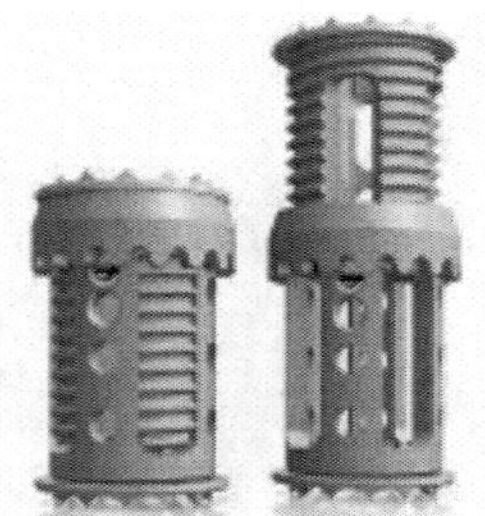
32mm高度可撑开至50.5mm

A

φ22mm植入物

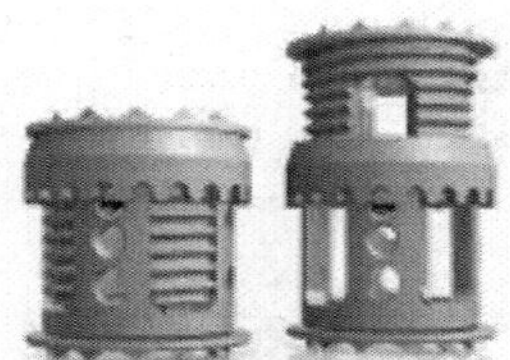
25mm高度可撑开至36.5mm

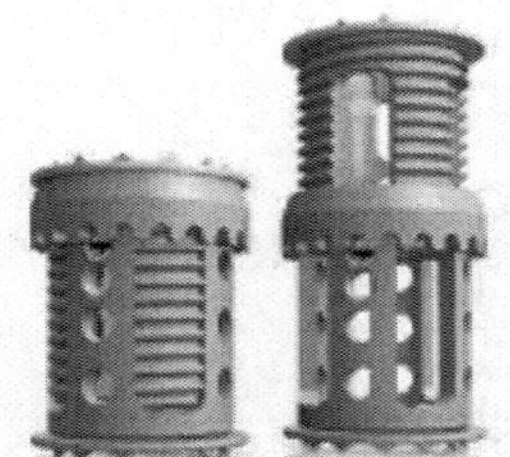
32mm高度可撑开至50.5mm

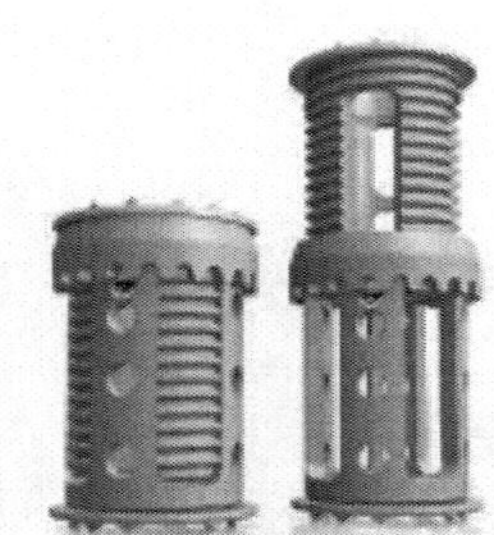
37mm高度可撑开至60.5mm

B

φ18mm和φ22mm端盖提供三种角度：0°、3°和8°

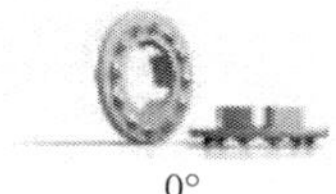
0°

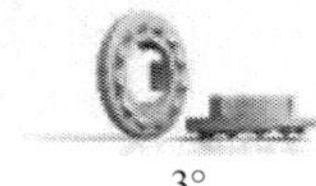
3°

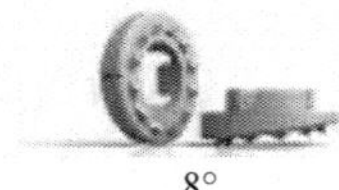
8°

C

图 21-5-17　VLIFT 主要规格

A. 直径 18mm；B. 直径 22mm；C. 盖板角度

引自 Stryker.

(二) 操作步骤

1. 前入路(图 21-5-18)

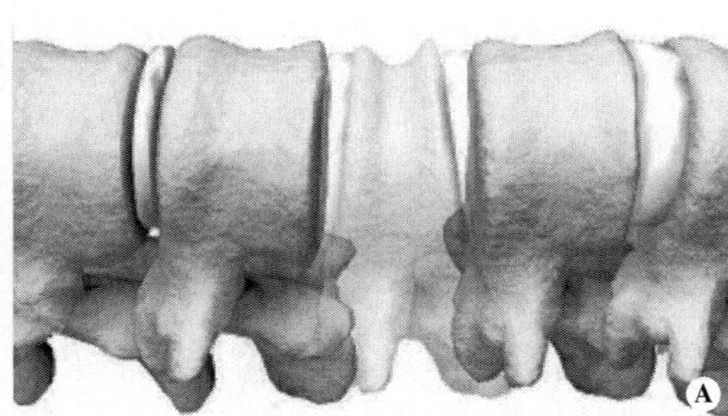

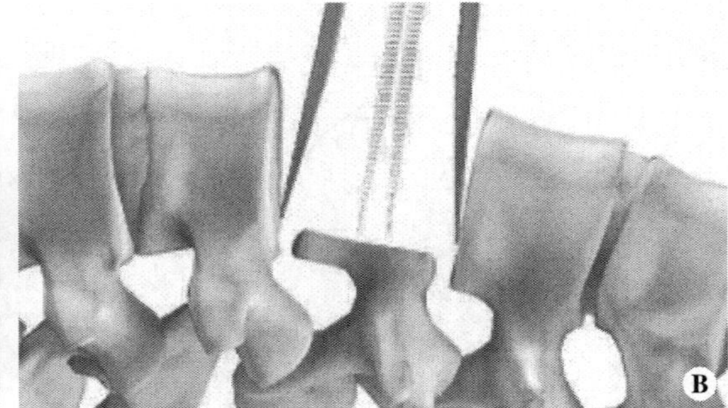

图 21-5-18

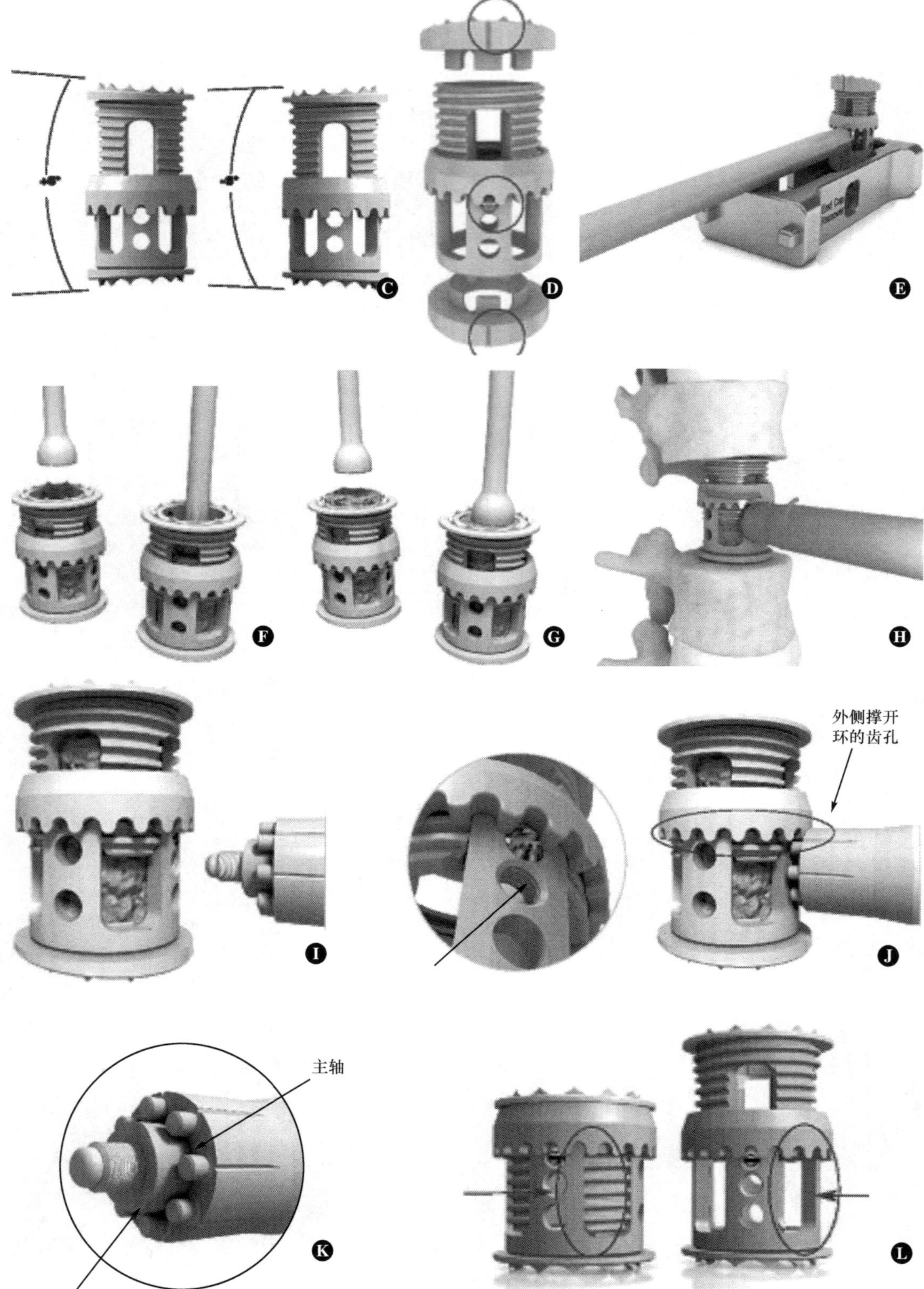

图 21-5-18

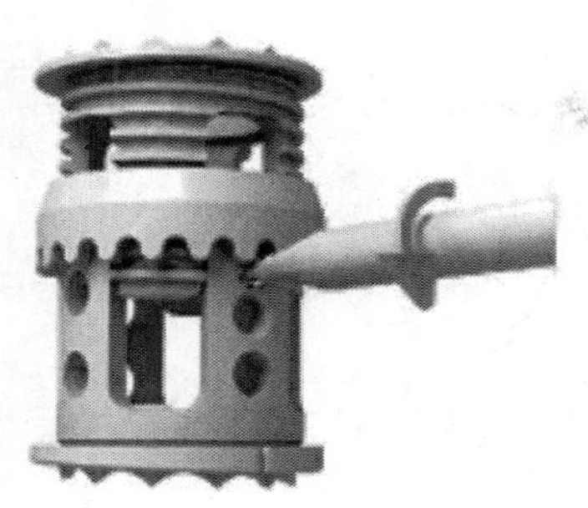
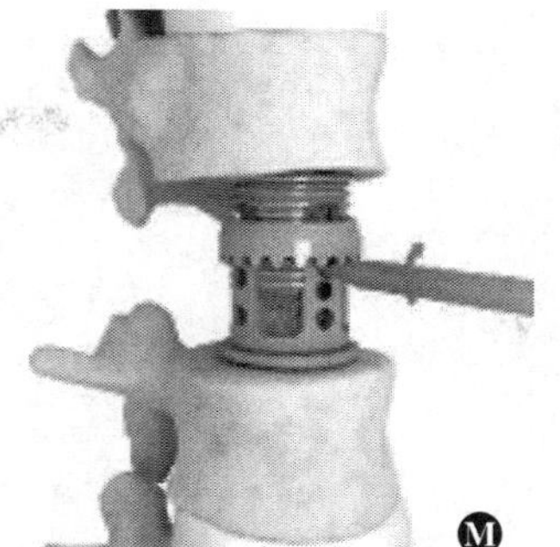

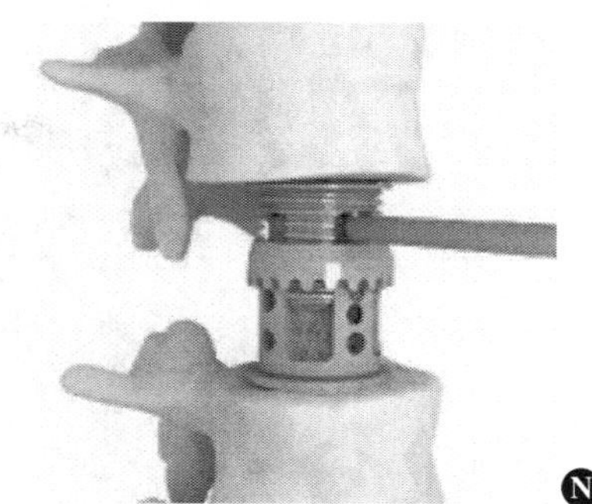

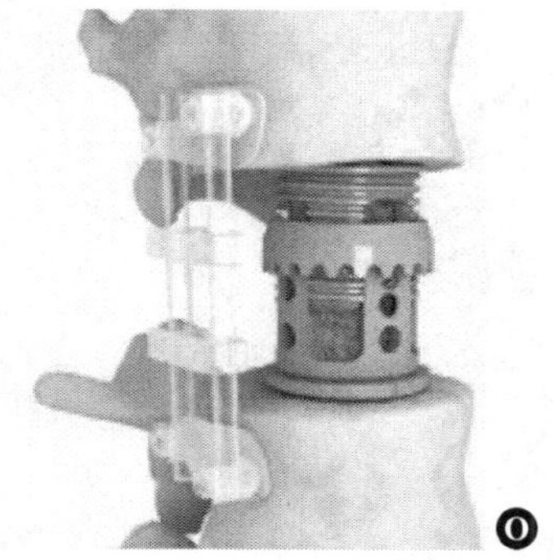

图 21-5-18　VLIFT 前路固定手术操作过程(续)

A. 完成前路椎体切除减压；B. 测量椎体缺损部；C. 选择合适型号的人工椎体；D. 组装人工椎体；E～G. 将植骨材料填充人工椎体内；H. 将人工椎体放置到位，注意胸椎后凸或腰椎生理前凸；I～K. 旋转撑开器，延伸人工椎体至合适高度；L. 完全撑开时，外环窗内未见内螺纹轴；M. 固锁，维持人工椎体高度；N. 继续填充植骨材料，消除残留植骨间隙；O. 辅助前路内固定

引自 Stryker.

2. 后入路(图 21-5-19)

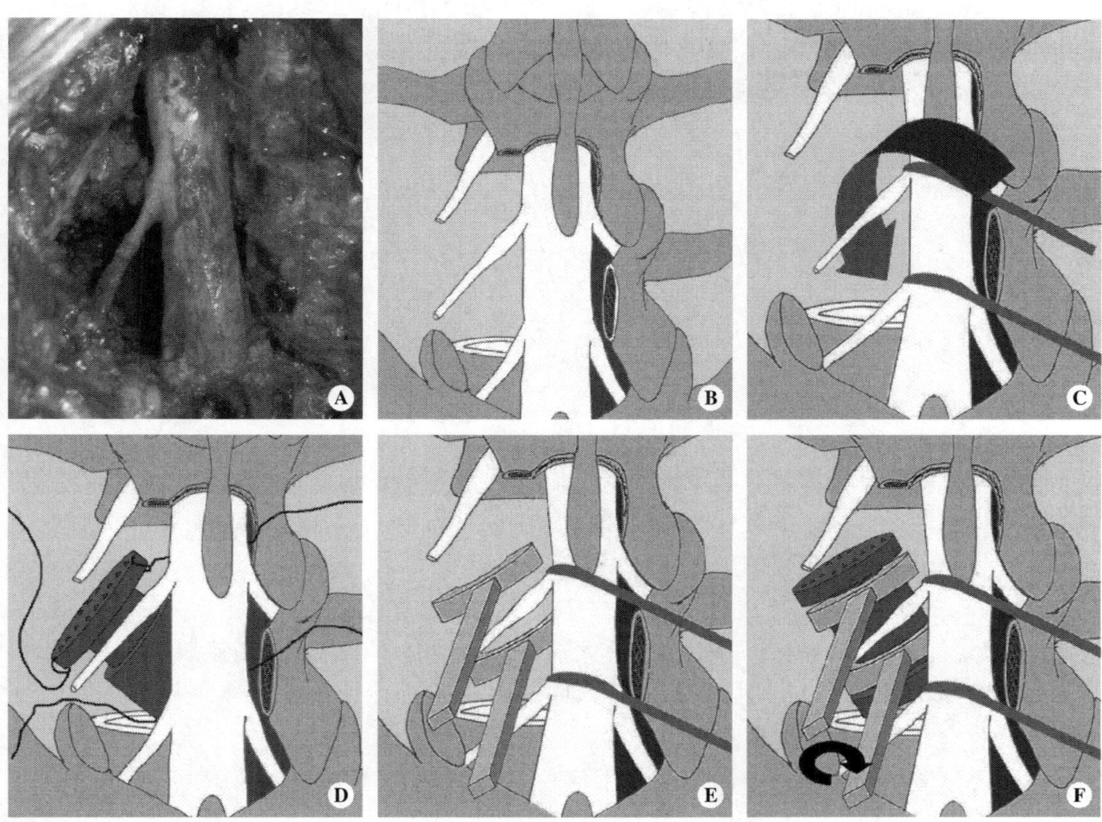

图 21-5-19

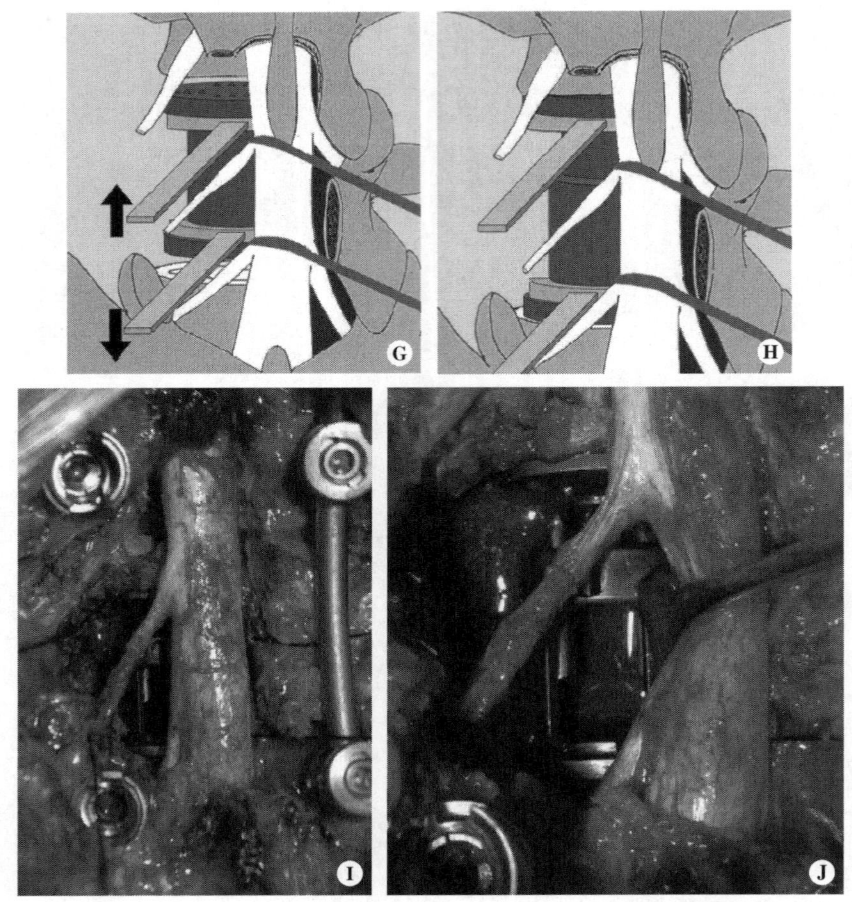

图 21-5-19　后入路人工椎体置换手术操作(续)

A. 后路手术减压并切除病灶;B. 局部骨缺损;C、D. 旋转置入人工椎体;E～H. 将人工椎体定位到合适位置;I、J. 辅助后路经椎弓根内固定

引自 Morales Alba NA. Spine,2008,33(23):E901-905.

五、临床疗效

(一) 脊柱肿瘤

椎体是骨转移性肿瘤脊柱转移中最常累及的部位,随着肿瘤防治水平的提高,手术切除病灶或病变椎体成为临床上脊柱肿瘤综合治疗的重要步骤之一。人工椎体目前广泛应用于椎体肿瘤切除后脊柱稳定性的重建(图 21-5-20)。

Hosono 等认为,脊柱转移瘤行人工椎体置换术的指征包括:①转移瘤大部位于椎体内,脊柱稳定性丧失或即将丧失者;②瘤体大部位于椎体内,即便脊柱稳定性无明显丧失,但转移瘤相关症状明显,传统方法无法缓解者,同时综合患者全身情况、手术能否解决患者的主要问题及病程发展快慢等因素。

Bell 认为脊柱转移瘤行椎体切除后用何种替代物重建脊柱的稳定性,很大程度上取决于对患者生存期的估计。预计生存期较长时宜选用生物型材料,自体骨移植应为首

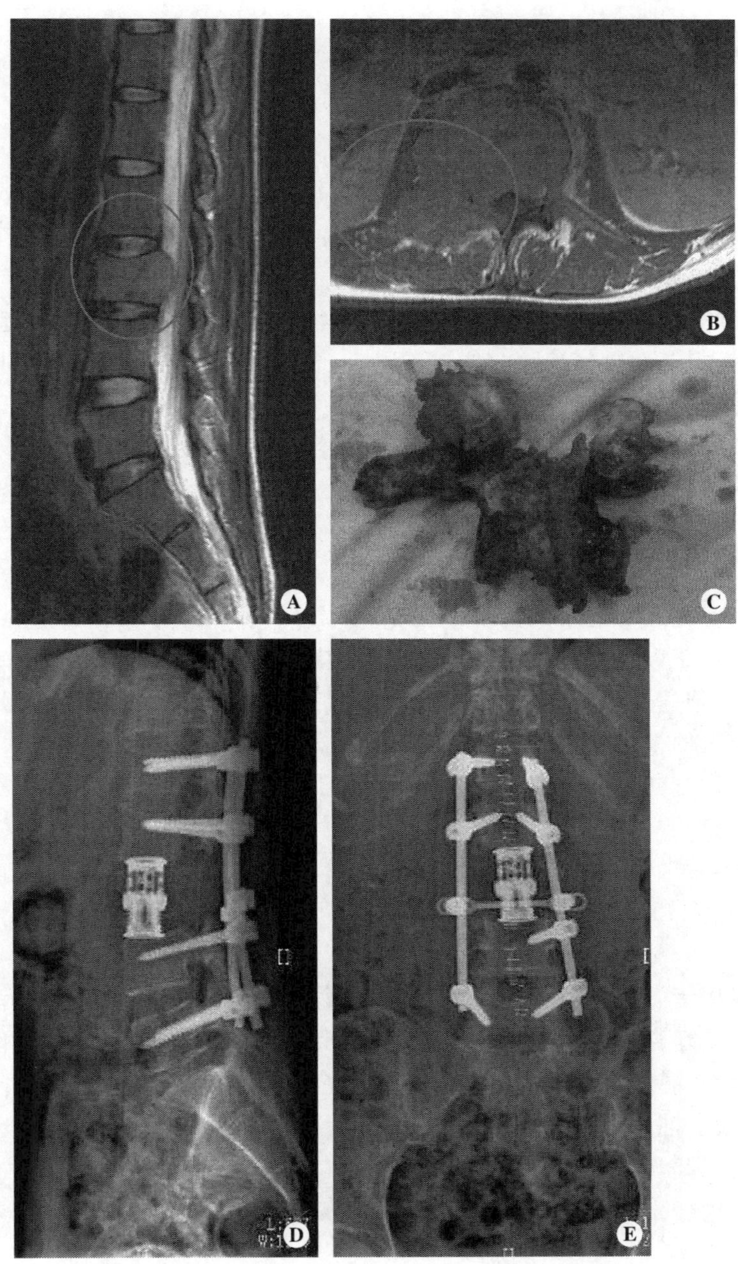

图 21-5-20　单一后入路 L_3 肿瘤切除人工椎体置换术

A. 术前 MRI 显示 L_3 椎体破坏；B. 轴位 MRI 显示 L_3 右侧破坏，穿刺活检为浆细胞瘤；C. 采用单一后入路行 L_3 全椎骨切除，此为切除大块标本；D、E. VLIFT 人工椎体重建并后路椎弓根螺钉内固定

选。童元等指出，人工椎体选用应根据病变性质而不同，对于良性肿瘤或低度恶性肿瘤，应选用能获得即刻固定同时兼顾骨融合者以达到长期稳定；对恶性肿瘤主要强调牢固的即刻固定，其材料最好选用无磁性钛合金材料，且人工椎体表面具有羟基磷灰石生物涂层，以利骨长入。

（二）脊柱结核

脊柱结核破坏椎体，形成脓肿，导致后凸畸形并压迫脊髓。外科治疗旨在充分清除病灶，解除脊髓压迫，恢复椎体间高度，矫治后凸畸形，重建脊柱稳定性。Farage 等将其用于脊柱结核的治疗，认为脊柱结核缺损 1 个节段以上或超过 3cm 者，植骨易发生移位、脱出、折断及吸收等，人工椎体置换可解决。但下列患者慎用：①病灶破坏在进展中，椎体骨质疏松，大量结核性脓液，体温、血沉高者；②后凸畸形严重，病灶已骨性融合者；③心、肝、肺、肾等主要脏器功能不良者；④术前未经抗结核治疗者。王永清等认为在全程、规律、足量和联合抗结核化疗的基础上，彻底清除脊柱结核病灶，选用框架式人工椎体治疗椎体骨质破坏较重的胸腰椎体结核是可行的。

对于脊柱结核的外科治疗，临床多采用结核病灶清除植骨内固定，且疗效显著。人工椎体用于治疗脊柱结核的患者少，且缺乏远期的随访资料，需要进一步的观察和总结。

（三）脊柱感染

脊柱感染引起神经功能缺失、硬膜外脓肿，并导致进行性畸形、脊柱不稳或顽固性疼痛时应手术治疗。由于大多数脊柱感染累及前柱，单纯行椎板切除减压不够，还需行前路手术，清创后自体骨移植是传统的重建前柱的金标准。Masciopinto 等认为，充分清创后采用脊柱器械作为首选的椎体重建材料相对是安全的。Mückley 等在内镜下用可撑开固定型钛笼治疗 3 例化脓性脊柱骨髓炎患者，随访时间平均 23 个月。术后局部疼痛症状缓解，无再感染发生，后凸畸形矫正平均 10°且非常稳定。但是，只有在充分控制感染，术后脊柱存在不稳定因素，自体骨来源受限时，才可选用人工椎体重建脊柱稳定性。

（四）脊柱骨折

人工椎体应用于脊柱骨折患者尚存在争议，反对理由主要有：①脊柱骨折一般均可通过自体髂骨植骨来重建脊柱的稳定性；②人工椎体不能获得长久的骨性融合。但 Narary 等认为，若影像学显示脊髓前方有压迫的非完全性神经功能损害，不论是肿瘤或骨折引起的脊柱屈曲畸形，均可通过椎体替代行椎体重建、融合术。随着医用钛合金的应用及人工椎体设计方面的不断改进以及骨替代物的发展，新型的人工椎体设计已同时兼顾其早期的稳定性及后期的永久骨性融合。对于一些严重外伤患者、无法行自体骨重建者，人工椎体亦为一种选择。

王新伟等应用可调式中空钛合金人工椎体治疗脊柱严重粉碎性骨折患者 9 例，随访时间 8～30 个月，平均 18 个月。术后椎节高度基本恢复正常，人工椎体无脱落或移位。术后 3 个月 Osteoset 人工骨大部分已吸收，椎间隙可见骨融合征象，术后 12 个月大多数已形成骨性融合。

六、并 发 症

人工椎体作为一种椎体间重建技术，一般均结合前路内固定或者后路椎弓根螺钉内固定一同应用，故可以更好实现节段稳定性和载荷共享的要求。其并发症主要是植骨不融合之虞，如植骨不融合，则可能出现植入物疲劳。其次，椎体间重建装置均有可能出现假体下沉。由于人工椎体一般应用于脊柱肿瘤等，总体病例少，且生存期有限，对有关并发症报道资料不多。随着人工椎体设计逐步完善及手术技术的提高，植入物相关的并发症更趋于减少。最近 Sattler 报道出现人工椎体自发塌陷 1 例（图 21-5-21），更属少见，可能与局部植骨量少有关。

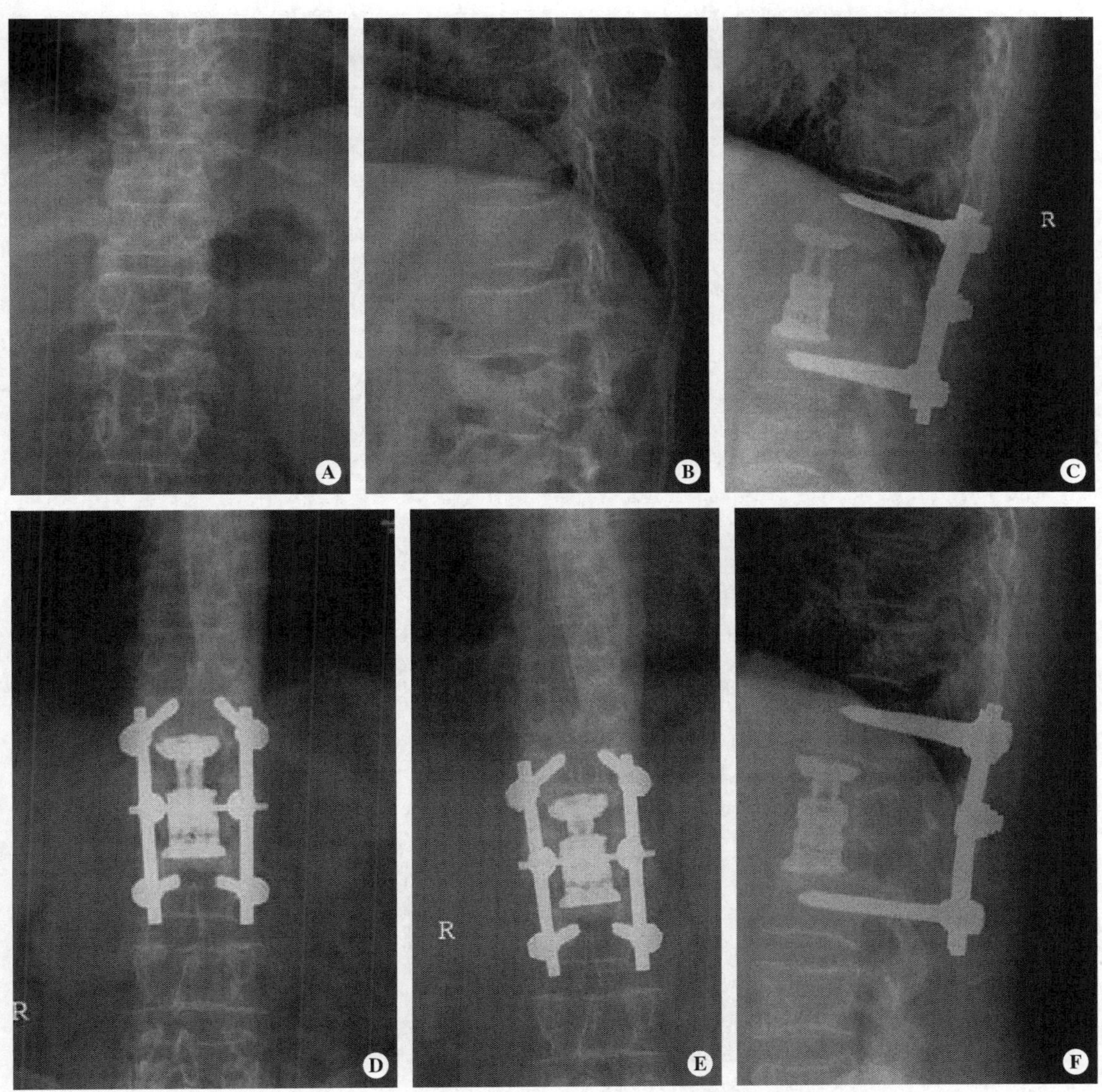

图 21-5-21　陈旧性 L_1 骨折接受人工椎体置换后出现人工椎体塌陷

A、B. 术前；C、D. 术后 1 周；E、F. 术后 8 个月，可见人工椎体高度丢失

引自 Sattler M，et al. Eur J Trauma Emerg Surg，2007，33：659-661.

（瞿东滨　周初松　张　力）

结　语

椎体间重建技术是脊柱内固定技术的重要组成部分。椎体间融合器由于具有良好的力学支撑作用，临床上渐趋广泛应用，但植骨材料以及融合效果尚需进一步研究。人工椎体在脊柱肿瘤手术中应用已经受到充分肯定。不同重建技术之间在适应证方面存在差异，而重建技术、融合效果、临床疗效以及手术安全性等均是需要考虑的内容，也是临床随机对照试验需要研究的领域。类似 XLIF、AxiaLIF 等微创技术应用初显效果，随着内镜技术、影像学技术、神经电生理技术等有机结合，无论传统手术微创化还是微创创新术式的进展，均会推动脊柱外科发展。

（瞿东滨）

参考文献

蔡晓明，徐荣明，校佰平，等 . 2004. 椎间融合器研究进展[J]. 脊柱外科杂志，2(4)：237～240.

昌耘冰 . 2003. 椎间融合器的研究进展[J]. 中国临床解剖学杂志，21(5)：528～530.

崔岩，吴雪晖，许建中 . 2008. 椎间融合器的研究进展[J]. 重庆医学，37(10)：1106～1108.

邓纯博，刘冬妍，刘吉泉，等 . 2009. 聚醚醚酮及其复合材料作为骨科植入物的研究进展[J]. 生物医学工程与临床，13(5)：473～477.

郭永飞，王新伟，陈德玉 . 2004. 腰椎椎体间融合系统[J]. 脊柱外科杂志，2(1)：49～52.

郝勇，周跃 . 2003. 目前临床应用的腰椎椎间融合器的现状与进展[J]. 骨与关节损伤杂志，18(12)：854～857.

李继友，李开南 . 2009. 生物降解可吸收椎体间融合器的研究进展[J]. 中国脊柱脊髓杂志，(2)：147～149.

娄朝晖，陈安民，李建军，等 . 2005. 生物陶瓷人工椎体系统重建椎体缺损的研究[J]. 中华实验外科杂志，22(11)：1393～1394.

卢畅，杨明，吕国华 . 2008. 可吸收椎间融合器的研究进展[J]. 医学临床研究，25(11)：2091～2093.

卢公标，权正学，蒋电明 . 2006. 人工椎体的发展及在脊柱外科中的应用[J]. 中国修复重建外科杂志，20(4)：419～422.

邱水强，吴德升 . 2008. 可吸收性颈椎椎间融合器的研究进展[J]. 上海交通大学学报(医学版)，28(1)：101～103.

宋文慧，王岩，周劲松 . 2006. 脊柱椎体间融合器的研究进展[J]. 实用骨科杂志，12(3)：229～232.

孙浩林，李淳德 . 2007. 可吸收椎间融合器的研究及临床应用进展[J]. 中国脊柱脊髓杂志，17(1)：62～65.

王新伟，赵定麟，陈德玉，等 . 2003. 可调式中空钛合金人工椎体的生物力学评价 . 中华实验外科杂志，20(6)：550～552.

王新伟，赵定麟，陈德玉，等 . 2004. 人工椎体植入位置的生物力学研究[J]. 中华创伤杂志，20(2)：93～96.

杨瑞甫，王臻 . 2003. 人工椎体的发展及应用[J]. 中国骨肿瘤骨病，2(4)：244～246.

叶福标，宋建榕 . 2007. 生物力学在人工椎体研究中的意义[J]. 中国矫形外科杂志，15(21)：1638～1640.

于远洋，张春霖 . 2005. 腰脊柱椎间界面融合技术的生物力学[J]. 河南外科学杂志，(2)：43～44.

俞杭平，唐天驷 . 2003. 颈椎椎间融合器的研究进展[J]. 江苏医药，29(2)：131～133.

詹翼，吴增晖 . 2010. 极外侧椎间融合术的研究进展[J]. 实用医学杂志，26(11)：2054～2055.

张烽，段广超，金国华 . 2007. 下腰椎极外侧椎体间融合术的应用解剖[J]. 中国脊柱脊髓杂志，17(11)：859～861.

张雪松，王岩 . 2005. 腰椎椎体间融合器研究进展[J]. 国外医学 . 骨科学分册，26(1)：47～49.

周春光，宋跃明，刘浩，等 . 2010. 可降解椎间融合器的研究进展[J]. 中国修复重建外科杂志，(12)：1500～1505.

Aebi M. 2010. Indication for lumbar spinal fusion. In：Marek Szpalski，Robert Gunzburg，Björn L. Rydevik，et al eds. Surgery for Low Back Pain [M]，New York：Springer，109～122.

Arbit E，Galicich JH. 1995. Vertebral body reconstruction with a modified Harrington rod distraction system for stabilization of the spine affected with metastatic disease[J]. J Neurosurg，83：617～620.

Bellini CM，Galbusera F，Raimondi MT，et al. 2007. Biomechanics of the lumbar spine after dynamic stabilization[J]. System,20(6):423～429.

Billinghurst J,Akbarnia BA. 2009. Extreme lateral interbody fusion - XLIF[J]. Curr Orthop Pract,20(3):238～251.

BörmW,Seitz K. 2004. Use of cervical stand-alone cages[J]. Eur Spine J,13:474～475.

Champain S. 2008. Early outcomes after ALIF with cage and plate in discogenic low back pain-a quantitative analysis[J]. ArgoSpine,20:129～137.

Choi JY,Sung KH. 2006. Subsidence after anterior lumbar interbody fusion using paired stand-alone rectangular cages[J]. Eur Spine J,15:16～22.

Cole CD,Mccall TD,Schmidt MH,et al. 2009. Comparison of low back fusion techniques:transforaminal lumbar interbody fusion(TLIF) or posterior lumbar interbody fusion (PLIF) approaches [J]. Curr Rev Musculoskelet Med, 2 (2): 118～126.

Cripton PA,Jain GM,Wittenberg RH,et al. 2000. Load-Sharing characteristics of stabilized lumbar spine segments[J]. Spine,25(2):170～179.

Ernstberger T,Kogel M,Konig F,et al. 2005. Expandable vertebral body replacement in patients with thoracolumbar spine tumors[J]. Arch Orthop Trauma Surg,125(10):660～669.

Faundez AA,Mehbod AA,Wu C,et al. 2008. Position of interbody spacer in transforaminal lumbar Interbody fusion: Effect on 3-dimensional stability and sagittal lumbar contour[J]. J Spinal Disord Tech,21(3):175～180.

Fidler MW,Lieve O,Gasthuis V. 1997. Spinal fusion:a combined anterior and supplementary interspinous technique[J]. Eur Spine J,22(7):214～218.

Fokter SK. 2010. Updated review and clinical presentation of chronic low back pain treated by AxiaLIF[J]. ArgoSpine, 22(4):139～141.

Foye PM. 2010. Anal nerve risks with paracoccygeal lumbosacral fixation[J]. Surg Radiol Anat,32(8):805.

Frank P. Castro. 2004. Role of activated growth factors in lumbar spinal fusions[J]. J Spinal Disord Tech,17:380～384.

Fuji T,Oda T,Kato Y,et al. 2003. Posterior lumbar interbody fusion using titanium cylindrical threaded cages:is optimal interbody fusion possible without other instrumentation [J]. J Orthop Sci,8(2):142～147.

Gercek E,Arlet V,Delisle J,et al. 2003. Subsidence of stand-alone cervical cages in anterior interbody fusion:warning[J]. Eur Spine J,12:513～516.

Gercek E,Arlet V,Delisle J,et al. 2003. Subsidence of stand-alone cervical cages in anterior interbody fusion:warning. [J]. Eur Spine J,12(5):513～516.

Goh JC,Wong H,Thambyah A,et al. 2000. Influence of PLIF cage size on lumbar spine stability[J]. Spine, 25 (1): 35～40.

Grob D. 2009. Surgery for degenerative lumbar disease:transforaminal lumbar interbody fusion[J]. Eur Spine J,18:1991～1992.

Grob D. Mannion AF. 2005. Titanium mesh cages(TMC)in spine surgery[J]. Eur Spine J,14:211～221.

Hackenberg L,Halm H,Bullmann V,et al. 2005. Transforaminal lumbar interbody fusion:a safe technique with satisfactory three to five year results[J]. Eur Spine J,14(6):551～558.

Hamdi FA. 1969. Prosthesis for an excised lumbar vertebra. A preliminary report [J]. Can Med Assoc J, 100 (12): 576～580.

Hu SS. 2010. Limitations of lumbar disk arthroplasty. In: Marek Szpalski, Robert Gunzburg, Björn L. Rydevik, et al eds. Surgery for Low Back Pain[M],New York:Springer,199～205.

Huang RC,Meredith DS, Taunk R. 2010. Transforaminal thoracic interbody fusion (TTIF) for treatment of a chronic chance injury[J]. HSSJ,6:26～29.

Kandziora F,Pflugmacher R,Scha J,et al. 2001. Biomechanical comparison of cervical spine interbody fusion cages[J]. Spine,26(17):1850～1857.

Karikari IO,Isaacs RE. 2010. Minimally invasive transforaminal lumbar interbody fusion[J]. Spine,35(26S):S294～S301.

Kast E,Derakhshani S,Bothmann M,et al. 2009. Subsidence after anterior cervical inter-body fusion. A randomized prospective clinical trial[J]. Neurosurg Rev,32(2):207～214;discussion 214.

Kepler CK, Bogner EA, Herzog RJ, et al. 2011. Anatomy of the psoas muscle and lumbar plexus with respect to the surgical approach for lateral transpsoas interbody fusion[J]. Eur Spine J, 20(4): 550～556.

Klezl Z, Bagley CA, Bookland MJ, et al. 2007. Harms titanium mesh cage fracture[J]. Eur Spine J, 16 (Suppl 3): S306～310.

Korovessis P, Petsinis G, Koureas G, et al. 2005. Posterior transcanal lumbar interbody fusion for septic vertebral fracture pseudarthrosis and sitting imbalance[J]. Spine, 30, (9): E255～258.

Kumar N, Ed F, Tr F, et al. 2005. Analysis of stress distribution in lumbar Interbody fusion[J]. Spine, 30 (15): 1731～1735.

Lowe TG, Hashim S, Wilson LA, et al. 2004. A biomechanical study of regional endplate strength and cage morphology as it relates to structural interbody support[J]. Spine, 29(21): 2389～2394.

Lowe TG, Tahernia D, O'Brien MF, et al. 2002. Unilateral transforaminal posterior lumbar interbody fusion(TLIF): indications, technique, and 2-year results[J]. J Spinal Disord Tech, 15(1): 31～38.

Marchesi DG, Boos N, Zuber K, et al. 1992. Translaminar facet joint screws to enhance segmental fusion of the lumbar spine[J]. Eur Spine J, 1: 125～130.

Morales Alba NA. 2008. Posterior placement of an expandable cage for lumbar vertebral body replacement in oncologic surgery by posterior simple approach[J]. Spine, 33(23): E901～905.

Mulholland RC. 2000. Cages: outcome and complications[J]. Eur Spine J, 9(Suppl 1): S110～S113.

Nguyen H, Akbarnia BA, van Dam BE, et al. 2006. Anterior exposure of the spine for removal of lumbar interbody devices and implants. [J]. Spine, 31(21): 2449～2453.

Oxland TR, Lund T. 2000. Biomechanics of stand-alone cages and cages in combination with posterior fixation: a literature review[J]. Eur Spine J, 9(Suppl 1): S95～101.

Ozgur BM, Aryan HE, Pimenta L, et al. 2006. Extreme lateral interbody fusion(XLIF): a novel surgical technique for anterior lumbar interbody fusion[J]. Spine J, 2006, 6(4): 435～443.

Ozgur BM, Baird LC. 2009. Lateral approach for anterior lumbar interbody fusion(XLIF and DLIF). In: Ozgur BM, et a eds. Minimally Invasive Spine Surgery, DOI 10. 1007/978-0-387-89831-5_16[M]. Springer Science&Business Media, LLC, 135～142.

Ozgur BM, Yoo K, Rodriguez G, et al. 2005. Minimally-invasive technique for transforaminal lumbar interbody fusion (TLIF)[J]. Eur Spine J, 14(9): 887～894.

Paulino C, Patel A, Carrer A. 2010. Anatomical considerations for the extreme lateral(XLIF) approach[J]. Curr Orthop Pract, 21(4): 368～375.

Pfugmacher O, Schleicher P, Schaefer J, et al. 2004. Biomechanical comparison of expandable cages for vertebral body replacement in the thoracolumbar spine[J]. Spine, 29(13): 1413～1419.

Phillips FM, Cunningham B. 2002. Intertransverse lumbar interbody fusion[J]. Spine, 27(2): E37～41.

Pitzen T, Geisler FH, M ller-storz H. 2000. Motion of threaded cages in posterior lumbar interbody fusion[J]. Eur Spine J, 9(6): 571～576.

Ploumis A, Wu C, Fischer G, et al. 2008. Biomechanical comparison of anterior lumbar interbody fusion and transforaminal lumbar interbody fusion[J]. J Spinal Disord Tech, 21(2): 120～125.

Polikeit A, Ferguson SJ, Nolte LP, et al. 2003. The importance of the endplate for interbody cages in the lumbar spine[J]. Stress, 556～561.

Rasmussen PA, Trost GR, Tribus C. 2001. Use of bone as an interbody fusion device. Techniques in Neurosurgery, 7(2): 110～118.

Rathonyi GC, Oxland TR, Gerich U, et al. 1998. The role of supplemental translaminar screws in anterior lumbar interbody fixation: a biomechanical study[J]. Eur Spine J, 7: 400～407.

Reinhold M, Schmoelz W, Canto F, et al. 2009. A new distractable implant for vertebral body replacement: biomechanical testing of four implants for the thoracolumbar spine[J]. Arch Orthop Trauma Surg, 129: 1375～1382.

Resnick DK. 2009. Lumbar interbody fusion: current status[J]. Contemporary Spine Surgery, 10(1): 1～8.

Rosenberg WS, Mummaneni PV. 2001. Transforaminal lumbar interbody fusion: technique, complications, and early results [J]. Neurosurgery, 48(3): 569～575.

Sattler M, Goesling T, Busche M, et al. 2007. Secondary collapse of an expandable cage after vertebral corpectomy[J]. Eur J Trauma Emerg Surg, 33: 659～661.

Schizas C, Kulik G, Kosmopoulos V. 2010. Disc degeneration: current surgical options[J]. Eur Cell Mater, 20: 306～315.

Schmid R, Krappinger D, Blauth M, et al. 2011. Mid-term results of PLIF/TLIF in trauma[J]. Eur Spine J, 20: 395～402.

Schmidt H, Midderhoff S, Adkins K, et al. 2009. The effect of different design concepts in lumbar total disc arthroplasty on the range of motion, facet joint forces and instantaneous center of rotation of a L4-5 segment. Eur Spine J, 18: 1695～1705.

Scholz M, Schnake K J, Pingel A, et al. 2011. A new zero-profile implant for stand-alone anterior cervical interbody fusion [J]. Clin Orthop Relat Res, 469(3): 666～673.

Schulte M, Schultheiss M, Hartwig E. 2000. Vertebral body replacement with a bioglass-polyurethane composite in spine metastases clinical, radiological and biomechanical results[J]. Eur Spine J, 9(5): 437～444.

Sethi A, Lee S, Vaidya R. 2009. Transforaminal lumbar interbody fusion using unilateral pedicle screws and a translaminar screw[J]. Eur Spine J, 18: 430～434.

Stanley SK, Barker JR, Jamrich ER, et al. 2005. Transforaminal lumbar interbody fusion: Evolution and Application[J]. Contemporary Spine Surgery, 6(6): 1～8.

Steffen T, Tsantrizos A, Fruth I, et al. 2000. Cages: designs and concepts[J]. Eur Spine J, 9(Suppl1): S89～94.

Tajima N, Chosa E, Watanabe S. 2004. Posterolateral lumbar fusion[J]. J Orthop Sci, 9: 327～333.

Tsantrizos A, Andreou A, Aebi M, et al. 2000. Biomechanical stability of five stand-alone anterior lumbar interbody fusion constructs[J]. Eur Spine J, 9(1): 14～22.

Zaveri GR, Mehta SS. 2009. Surgical treatment of lumbar tuberculous spondylodiscitis by transforaminal lumbar interbody fusion(TLIF) and posterior instrumentation[J]. J Spinal Disord Tech, 22(4): 257～262.

Zdeblick TA, Phillips FM. 2003. Interbody cage devices[J]. Spine, 28: 2～7.

第二十二章　邻近节段退变与邻近节段病

近年来，随着手术方法和脊柱内固定器械的日趋成熟，脊柱融合术的成功率明显提高，但脊柱融合术后邻近节段退行性变的相关问题则变得越来越突出。自从 Anderson 在 1956 年首先报道了脊柱融合术后发生滑脱 1 例之后，越来越多的学者报道了脊柱融合术后的邻近节段退变。邻近节段退变可只在影像学上有所表现，也可引起临床症状，导致邻近节段病的出现，严重者对疾病的预后造成很大影响，已引起人们的广泛重视。

第一节　概　　述

一、概　　念

邻近节段退变和邻近节段病尽管英文缩写都是 ASD，但是两个不同的概念。邻近节段退变(adjacent segment degeneration，ASD)是指脊柱融合术后在相邻节段出现的影像学改变，患者可以没有任何相关的临床症状。而邻近节段病(adjacent segment disease，ASD)则是指脊柱融合术后在相邻节段出现的与影像学改变相关并具有新的临床症状的相关疾病。其临床症状与其他脊柱退行性变相关疾病的症状类似。

因此，邻近节段退行性变仅是一种影像学改变，而邻近节段病则是在此基础上出现的一系列临床症状。邻近节段退变是邻近节段病的前提和基础，邻近节段病是邻近节段退行性变的后果和结局。

二、影像学表现

邻近节段退变与邻近节段病的影像学表现主要包括：①椎间盘变性或突出；②椎间隙高度降低、丢失，合并椎体前后缘骨赘形成(图 22-1-1)；③关节突关节骨质增生退变；④节段性失稳(图 22-1-2)；⑤峡部裂及滑脱；⑥椎管狭窄等(图 22-1-3)。

三、发　生　率

临床上报告的邻近节段退变与邻近节段病绝大多数是发生在颈椎或腰椎融合之后。由于融合手术所采用的手术方法及研究对象的不同、融合节段的水平及数目的不同以及随访时间的不同，学者们对邻近节段退变与邻近节段病发生率的报道也不尽相同。

(一) 颈椎

颈椎的邻近节段退行性变与邻近节段病主要发生在前路颈椎椎间盘切除椎体间融合(anterior cervical discectomy and fusion，ACDF)术后。

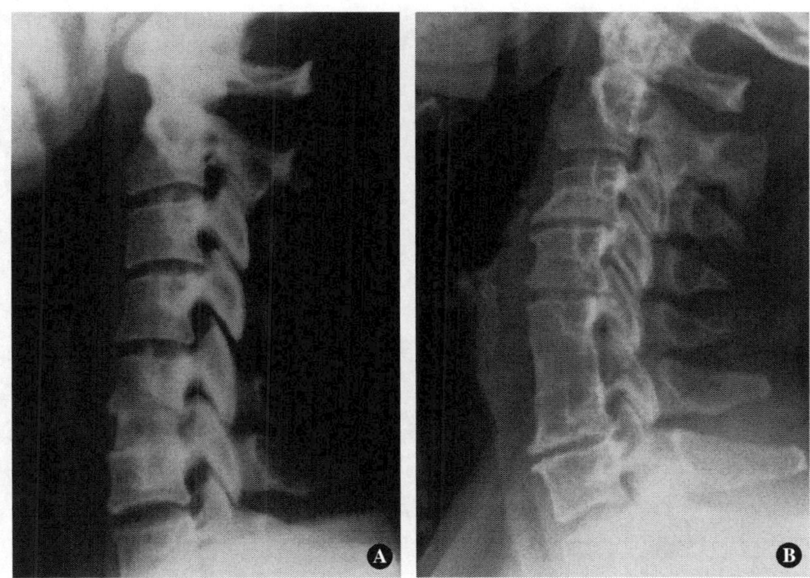

图 22-1-1　颈椎间盘突出患者

A. C_5～C_6 融合术后 6 周；B. 术后 9 年，C_3～C_4、C_4～C_5、C_6～C_7 出现椎间高度降低、骨质增生退变等表现

引自 Goffin J，et al. J Spinal Disord Tech，2004，17(2)：79-85.

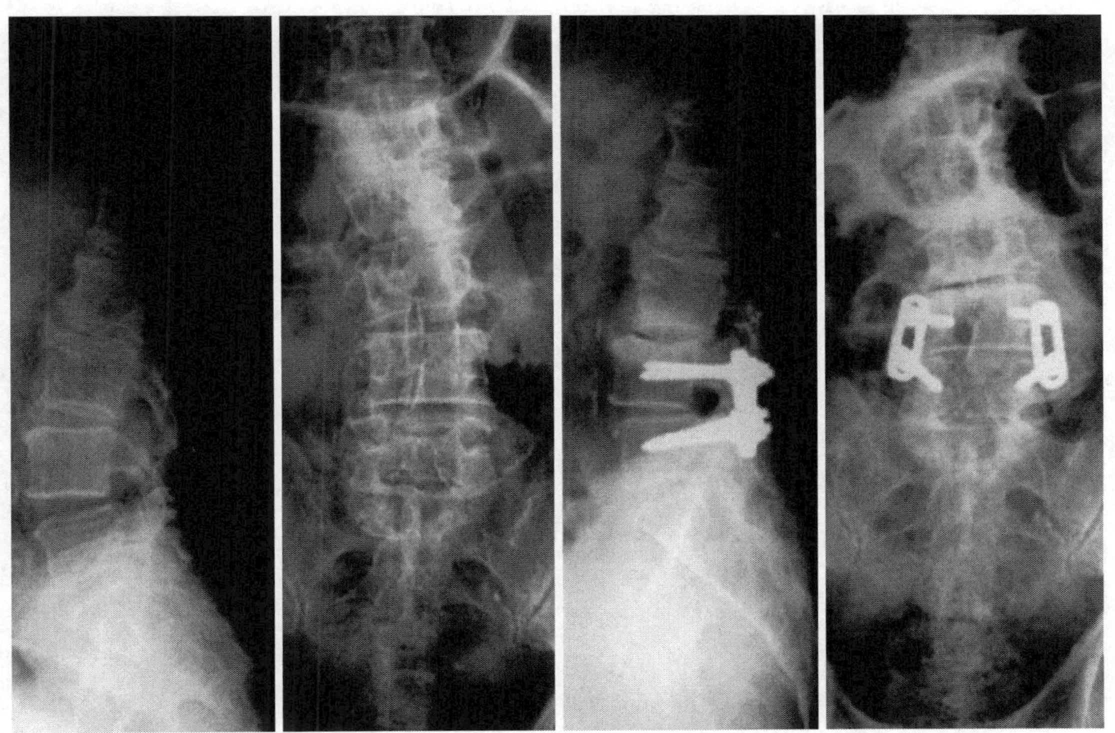

图 22-1-2　退行性脊柱侧凸患者 L_4～L_5 内固定器械辅助后外侧融合，术后 30 个月 L_3～L_4 出现椎间隙高度降低、节段性失稳及继发性滑脱、椎管狭窄等表现

引自 Rahm MD，et al. Arch Orthop Trauma Surg，2002，122(1)：39-43.

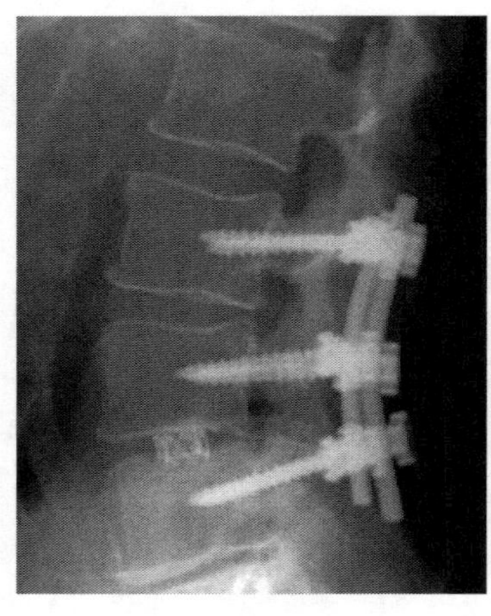
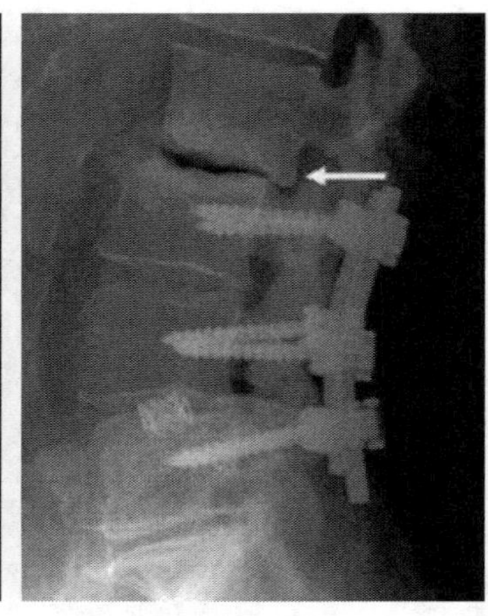
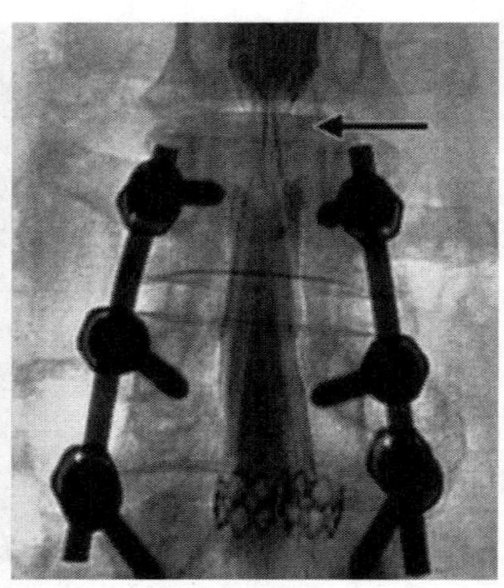

图 22-1-3 L_3～L_4、L_4～L_5 椎间盘突出，内固定器械辅助 L_4～L_5 椎间融合、L_3～L_4 后外侧融合术后 3 年随访，L_2～L_3 出现明显椎间高度降低及继发性滑脱、椎管狭窄等表现

1. 邻近节段退变的发生率 Kulkarni 等对 44 例脊髓型颈椎病患者行前路一或两节段椎体次全切手术并平均随访 17.5 个月(10～48 个月)，以 MRI 评估邻近节段和远节段硬膜囊受压程度、椎间盘高度、椎管矢状径，结果 33 例(75%)邻近节段出现新的不同程度的硬膜囊受压，其中严重者 6 例；远节段硬膜囊受压者，轻度 7 例、中度 9 例；退变发生在邻近上位节段者有 11 例，下位节段者 10 例，两节段都有者 12 例，上位邻近节段椎管直径平均减小了 0.9mm。

Leong 报告颈椎前路椎体间融合术后邻近节段退变的发生率为 6%～60%。Ishihara 等随访 112 例颈前路椎体间融合患者，有 19 例发生邻近节段退行性变，发生率为 19%；如术前脊髓造影或 MRI 显示有退变，则术后发病率更高。Freccero 等还观察到 1 例行前路 C_5～T_1 三节段椎间盘切除融合术患者，4 年后出现邻近的 T_1～T_2 节段退变并引起胸痛。但 Etebar 等对 25 例患者平均随访 44.8 个月，认为邻近节段出现有临床症状的退变的发生率相对较低，仅为 3.9%。

Clarke 等回顾性分析 303 例行单节段颈椎手术患者，平均随访 7.1 年，结果 15 例发生邻近节段退行性变，Kaplan-Meier 生存率曲线显示每年发病风险率为 6.4/1000，9 人需要手术，风险率为 3.8/1000，年进展率为 0.7%，10 年进展率为 6.7%；10 人发生手术节段退变，每年发病风险率为 3.9/1000，5 年、10 年进展率分别为 3.2%和 5.0%；而后路颈椎间孔切开术患者的手术节段和邻近节段退变的发病率均很低。

2. 邻近节段病的发生率 邻近节段病是时间依赖性疾病，即随着术后随访时间的延长，其发病率逐渐提高。Hilibrand 等对 374 例神经根型和脊髓型颈椎病患者行前路融合术(共 409 个节段)并进行最长时间为 21 年的随访，结果发现，术后 5 年邻近节段病的平均发病率是 13.6%，术后 10 年的发病率为 25.6%，10 例患者相邻节段出现有临床症状退变的发生率，每年相对恒定，平均为 2.9%(0～4.8%)；不同节段发生有症状性退变的可能性存在显著差异，其中 C_5～C_6 和 C_6～C_7 节段发生有症状性退变的危险性最大。Ishihara 等随访 112 例前路手术的病例后发现，术后 5 年发病率为 11%，10 年发病率 16%。Goffin 等对 180 例前路手术病人超过 60 个月的随访后也得到类似的结论。

颈椎前路融合术后发生邻近节段病的可能相关因素较多，其中有关融合节段长短的争论最多。Etebar 等认为，融合节段越长，邻近节段病的发病率越高。Katsuura 等对 42 例行颈椎前路手术病人超过 5 年的随访后发现，在行单节段融合的病例中，13%的病人发生邻近节段的退行性改变，而行多节段融合的病例中，则有 53%的病人发生了本病。但 Goffin 等研究 180 例病人的资料后认为，融合节段的长短对本病的发生并没有明显影响。有趣的是，Hilibrand 等发现，多节段融合术后邻近节段退行性疾病的发病率反而较单节段融合术后低。

融合椎体上下邻近节段病的发病率也不尽相同。Hongyan 等随访 70 例出现邻近节段病的病人后发现，头侧邻近节段的发病率约为尾侧的 2 倍。Kienapfel 等随访 51 例颈椎前路术后发生邻近节段退行性疾病的病例发现，13 例病人发生了头侧的病变，只有 2 例病人发生尾侧的病变。Kulkarni 等对 344 例行 1～2 个椎体融合的病例随访发现，头侧邻近节段较尾侧更易发生椎管狭窄。Katsuura 等认为，头侧邻近节段更易发生神经功能的损伤。

手术方法影响邻近节段病的发生。Kulkarni 等比较行椎间盘切除加植骨融合术与椎体切除加植骨融合术发现，前者邻近节段退行性疾病的发病率明显低于后者。

手术部位也影响邻近节段病的发生。Hilibrand 等认为，邻近 C_6～C_7 椎间盘和 C_5～C_6 椎间盘的椎体融合较其他部位的融合更易发生本病。Hongyan 等也得出类似的结论。Hilibrand 等对 374 例颈椎前路手术病人的随访发现，与其他节段相比，C_5～C_6 椎体间融合与 C_6～C_7 椎体间融合更易引起邻近节段的退变，而 C_2～C_3 和 C_7～T_1 则不易发病。

术前颈椎已有的畸形和病理变化也明显影响邻近节段病的发生。Bolesta 等发现，因颈椎退行性疾病行前路手术的病人较因创伤等原因行前路手术的病人更易发生本病。Katsuura 等随访 42 例病人发现，术前有颈椎后凸畸形的病例较术前颈椎排列正常的病人更易发生本病。Ishihara 等认为，术前 MRI 检查或脊髓造影检查发现椎间盘膨出或椎间盘信号改变的病例容易发生本病。

个人习惯甚至也影响本病的发生，其中吸烟被认为是引起邻近节段退行性疾病的重要诱因。但是，与腰椎及腰骶椎融合后邻近节段退行性疾病的发生不同，病人的年龄、性别对本病的发生没有明显影响。

（二）腰椎

腰椎的邻近节段退行性变与邻近节段病主要发生在后路腰椎椎体间融合（posterior lumbar interbody fusion，PLIF）、腰椎后外侧融合（posterolateral fusion，PLF）、前路腰椎椎体间融合（anterior lumbar interbody fusion，ALIF）、经椎间孔腰椎椎体间融合（transforaminal lumbar interbody fusion，TLIF）等手术后。

1. 邻近节段退变的发生率　Axelsson 等对 71 例非器械性后外侧腰椎融合的患者，经过平均 4 年的随访，发现有 12 例患者（16.9%）的近端邻近节段的间盘发生了继发性退变。Pihlajamaki 等对 63 例后外侧腰骶部融合的患者随访 4 年后发现，6 例患者（9.5%）的近端邻近节段发生了继发性间盘退变。Kumar 等对行腰椎融合的 83 例患者进行平均 5 年的随访，发现有 31 例（36.1%）影像学上出现邻近节段退变的表现。Leong 在一组因间盘突出而行前路腰椎体间融合术后平均 12.7 年的随访发现，邻近节段退变达 52.5%。Teramoto 总结 18 年中共 163 例脊柱融合术后的随访结果，其中有 51.1 %的患者出现加速退变表现。

2. 邻近节段病的发生率 Schulitz 等报道 139 例腰椎后外侧融合或辅以内固定的患者，术后经平均 5 年的随访，发现有 38%的患者出现关节突肥大性关节炎，33%出现节段性不稳。Lehmann 报告下腰椎融合术后长期随访(21～58 年)的结果，45%患者在融合上方平面出现节段性失稳，42%患者出现椎管狭窄，且 15%为严重狭窄。Gillet 等对 75 例腰椎融合的患者进行 5 年以上的随访，发现有 41%的患者发生了邻近间盘的继发性病变，有 20%的患者需行进一步扩大融合术。Etebar 和 Cahill 回顾性分析 125 例既往行器械固定腰椎融合的患者，平均随访 4.5 年，作者发现 14%的患者在邻近节段出现退变相关性疾病。Ghiselli 等随访 223 例既往行胸腰椎、腰椎、腰骶椎融合的患者，平均随访 6.7 年，Kaplan-Meier 生存率曲线显示，术后 10 年内需要手术处理邻近节段病的患者达到 37%。融合椎体尾侧邻近节段病的发病率要低很多，Ghiselli 等研究 32 例既往因退行性脊椎滑脱或椎管狭窄而行 L_4～L_5 后外侧融合的患者，平均随访 7.3 年，尽管随着随访时间的增加 L_5～S_1 椎间盘退变有加重的趋势，但 32 例患者中 31 例 L_5～S_1 节段未出现任何症状相关性疾病。

目前有关邻近节段退行性变和邻近节段病的研究都是回顾性的，缺乏前瞻性临床研究的报道，所以邻近节段退变的发生率尚无令人信服的结论。尚需大宗、多中心的前瞻性研究进行探讨。

第二节 危险因素

根据文献报道，邻近节段退变的危险因素包括融合节段、融合术式、融合部位、内固定应用、邻近节段已有退变、骨质疏松、椎间盘退变自身规律等。

一、融合节段

1. 融合节段长度 一般认为，脊柱融合的节段越多，邻近节段所受的应力越大，发生退变的可能性也越大(图 22-2-1)。Chow 等通过生物力学实验证明，随着融合节段数的增加，融合节段的刚性增加，使邻近节段的活动度增加，出现退变的风险增加。Sears 的回顾性队列研究显示，在腰椎融合术后第一个 10 年内，ASD 年平均发病率在单节段融合患者中为 1.7%，双节段融合为 3.6%，三和四节段融合为 5.0%；5 年和 10 年的 ASD 患病率分别为 9%和 16%、17%和 31%、29%和 40%，提示多节段融合增加 ASD 发生风险。Aiki 报道了 117 名后路融合患者的随访资料，其中双节段融合 11 名，三节段融合 3 名，ASD 在多节段融合中发生率为 21.4%(3/14)，而在单节段融合中为 5.8%(6/103)，两者差异显著。Cheh 的随访结果显示，ASD 的发生率在单节段、双节段、三和四节段融合中分别为 27.2%(21/77)、35.0%(21/60)和 45.1%(14/31)，呈上升趋势。Schulte 报道了 40 名患者影像学随访资料，发现双、三、四节段融合的患者邻椎间盘高度丢失要比单节段融合的患者更加严重。Gillet 等报道单节段融合手术后邻近节段有 32%发生退变，多无临床症状，再手术率为 11%，这其中大多为第一次手术后 5 年以上的患者，而两节段融合患者术后 31%发生退变，再手术率为 27%，三或四节段融合患者术后 66%发生退变，再手术率为 33%，其中不乏第一次术后不满 5 年的患者，他认为这说明多节段融合术后邻近节段退变较单节段融合者严重。

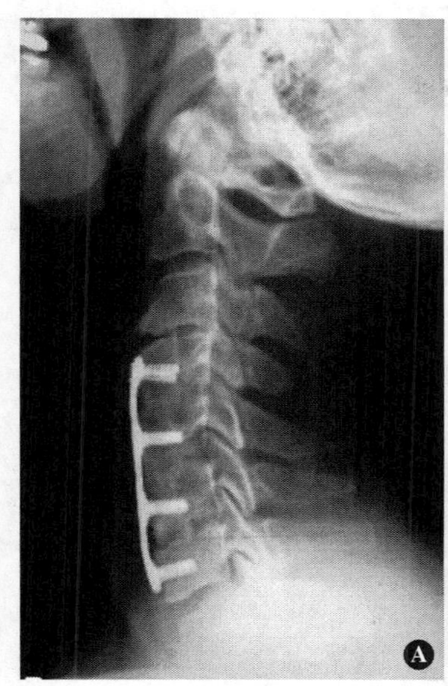
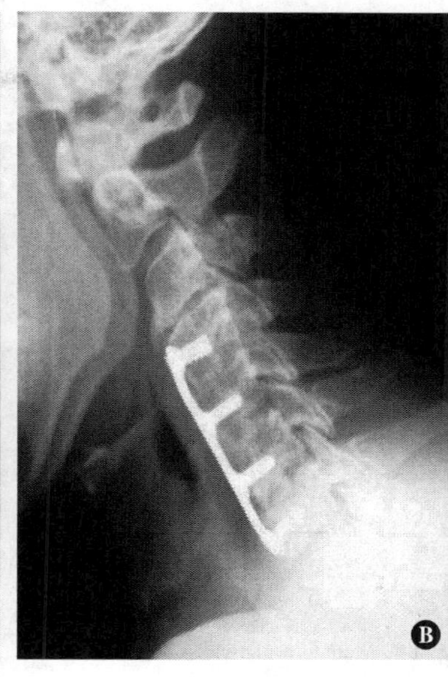
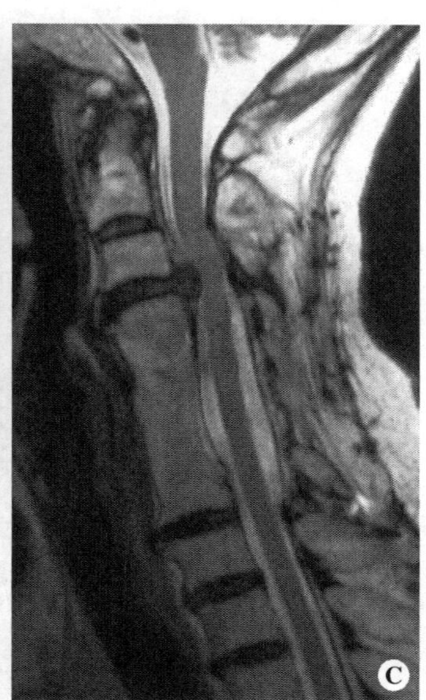

图 22-2-1　长节段融合加速邻近退变

A. C_4～C_7 前路椎间植骨融合内固定术后；B、C. 术后 3 年，C_3～C_4 出现间隙变窄，椎间盘突出

然而，有些学者认为，ASD 发生与节段融合长度无关，甚至有学者认为单节段融合更易导致 ASD 发生。Schulitz 在一组近 140 例腰椎融合术后随访发现，所有邻近节段关节突骨关节炎及节段性失稳均发生于单节段融合，且单节段融合术后无症状期较多节段融合明显缩短。Leong 等对行前路短节段椎体间融合的患者，经过平均 12.7 年的随访，发现单节段融合术后邻近节段在放射学上的退变较双节段融合严重。Ghiselli 研究发现，单节段融合的患者发生 ASD 的概率反而是多节段融合患者的 3 倍。他认为单节段融合的患者拥有更多可能发生 ASD 的节段，所以 ASD 发生的可能性就更大。例如，一名进行 L_3～L_4 融合术的患者将有 4 个节段可能发生 ASD。而一名从胸腰段融合到 L_5 的患者只有一个节段存在这样的风险。

Chou 等发现，短节段融合与长节段融合在动力位片上的活动度无显著性差异，通过测量退变邻近节段的活动度，发现相对性活动增加对邻近节段的加速性退变负有责任，而非绝对性增加所致。

所以，融合节段长度对脊柱融合术后邻近节段退变确实存在影响，到底是短节段融合还是多节段融合对其影响更大尚需进一步研究。

2. 融合上下邻近节段的不同　邻近节段退变可以发生于融合平面的上、下节段，但多见于上方节段(图 22-2-2)。脊柱融合节段上方的两邻近节段称为移行区，发生退变的概率较大。

Bastian 等对行 T_{12}～L_2 双节段脊柱融合术尸体标本的生物力学测试发现，T_{11}～T_{12} 关节突关节的伸屈活动及应力明显增加，L_2～L_3 节段则无类似现象。Miyakoshi 对行内固定手术治疗的 L_4～L_5 退变性滑脱症患者的长期随访，亦未发现下方邻近节段的明显退变异常。Ghiselli 等研究 32 例既往因退行性脊椎滑脱或椎管狭窄而行 L_4～L_5 后外侧融合的患者，平均随访 7.3 年，尽管随着随访时间的增加，L_5～S_1 椎间盘退变有加重的趋势，但 32 例患者中 31 例 L_5～S_1 节段未出现任何症状相关性疾病。

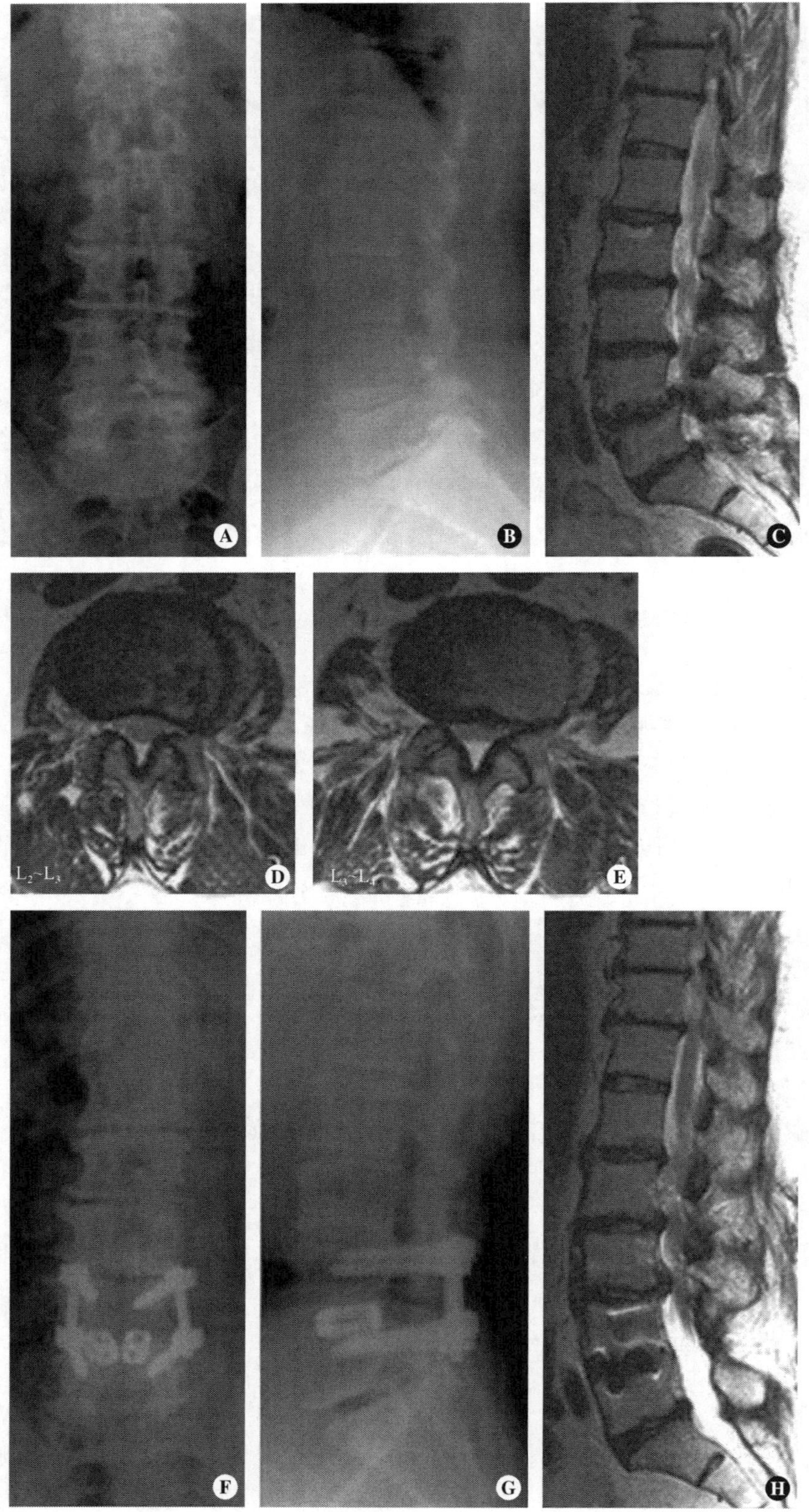

图 22-2-2

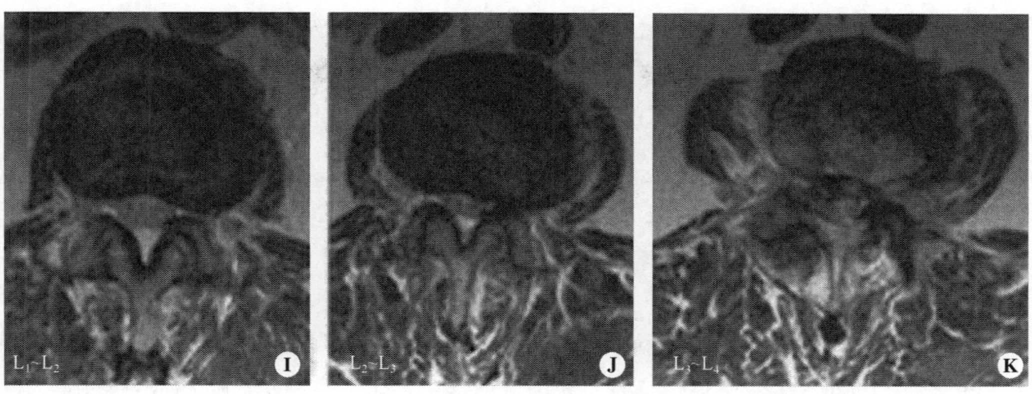

图 22-2-2　$L_4 \sim L_5$ 退行性脊柱滑脱（A～E），行内固定器械辅助 $L_4 \sim L_5$ 椎间融合术。术后 33 个月，$L_2 \sim L_3$、$L_3 \sim L_4$ 出现邻近节段退变（F～H）和中央椎管狭窄（J、K），$L_5 \sim S_1$ 没有明显邻近节段退变的表现（续）

引自 Lee CS，et al. Eur Spine J，2009，18(11)：1637-1643.

二、融 合 术 式

不同的融合术式之间生物力学特性有很大的差异，所以不同的融合方式对邻近节段退变的影响程度不同。

（一）颈椎

对于颈椎，邻近节段退变主要发生于前路颈椎椎间盘切除椎体间融合术后。

Iseda 研究探讨了前路椎体间融合和后路椎板成形术对术后邻近节段退变的影响。结果显示，术后 1 年时前路椎体间融合对邻近节段退变的影响显著，而后路椎板成形术对其退变的影响不明显。

（二）腰椎

对于腰椎，较常采用的融合方法有椎体间前融合（PLIF、ALIF、TLIF 等）、侧后方融合和后融合等。理论上讲，脊柱后融合较侧后方融合更能造成邻近节段的应力集中，尤其在关节突上，而前融合对关节突的影响则较小，但临床报告却存在差异。

Van Horn 和 Bohnen 通过对 16 例行前路腰椎融合手术的患者进行 16 年以上的随访观察，发现邻近节段间盘在放射学上的退变情况与对照组无明显差异。Penta 等对前路椎体间融合邻近节段的间盘在 MRI 上的改变情况进行了分析，认为前路脊柱融合并未引起邻近节段的加速性退变；退变情况显示与个体间差异而不是融合本身相关。Lee 报告 22 例次融合术后邻近节段退变，12 例次为双侧或单侧横突间融合，9 例次为后融合，仅 1 例次为前融合。Lehmann 对腰椎融合术后远期有腰痛患者采用 SPECT 检查，邻近节段表现异常者达 62.5%，其中后融合者高达 87.5%，而侧后方融合仅 46%。

所以，一般认为后融合和侧后方融合与椎体间前融合相比较易发生邻近节段退变，但侧后方融合与后融合对邻近节段退变的影响还存在争论。

三、融合部位

不同的融合部位术后发生症状性退变的可能性有明显差异，研究发现脊柱融合后作为邻近节段的 C_5～C_6 和 C_6～C_7 发生症状性退变的危险性最大。

融合平面的高低对融合部位邻近节段的退变也有一定影响。Hayes 等对 48 例采用 Harrington 手术治疗的青少年特发性脊柱侧凸患者进行平均 11 年的随访后发现，融合至 L_4 比融合至 L_3 骶骨前移的发生率要高一倍。Large 等进行了同样的研究，发现当融合至 L_2 时未发现有骶骨前移发生，当融合平面下降至 L_3～S_1，骶骨前移的发生率则明显增加。由此可见，使用脊柱内固定器械施行脊柱融合术时，融合平面越靠下，融合部位以下骶骨前移的发生率就越高。

四、内固定应用

（一）脊柱内固定应用与否

邻近节段的退变与融合是否与辅以内固定有关。目前认为坚强固定可改变邻近节段的生物力学环境，加速邻近节段间盘退变（图 22-2-3）。Etebar 等认为应用坚强内固定的融合会使邻近节段的应力立即增加，而不用内固定的融合在融合后应力缓慢增加。临床随访发现，通过坚强内固定器械获得融合的节段与不用内固定融合的节段相比，其邻近节段退变发生率高，而椎弓根钉内固定可能是增加退变的原因。

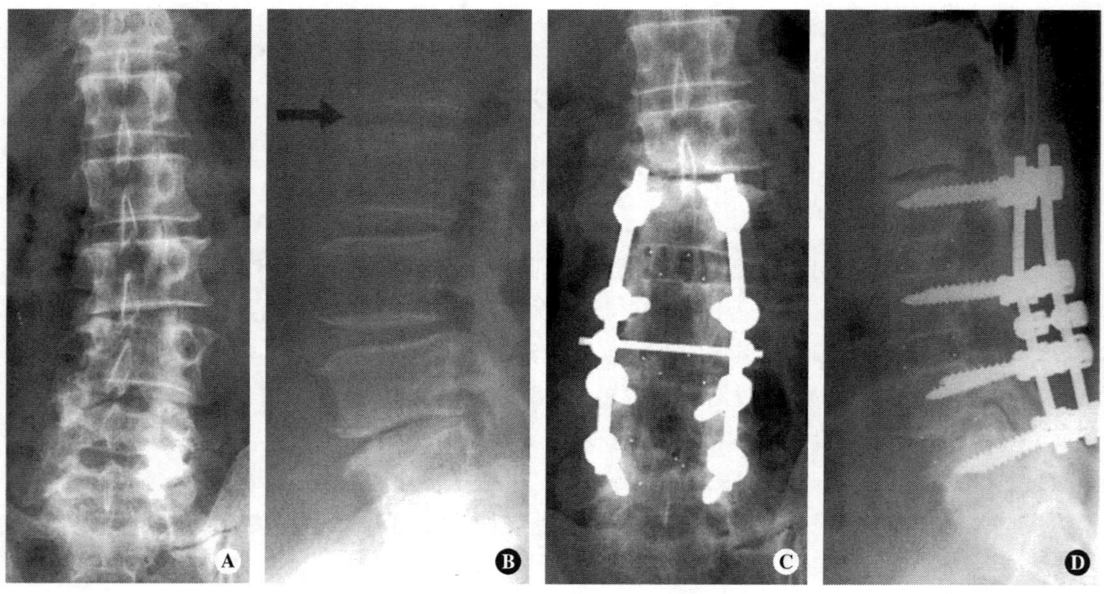

图 22-2-3　内固定加速邻近节段退变

A、B. 术前轻度腰椎退变性侧凸，L_1～L_2 之间已有骨赘形成；C、D. 术后 2 年，L_1～L_2 出现间隙变窄并侧方不稳

Schulitz 等通过对 70 例未行内固定和 69 例行内固定的腰椎后外侧融合患者进行随访，平均随访时间分别为 5.7 年和 4.6 年，邻近节段关节突骨关节炎的发生率分别为 10%

和 28%，邻近节段不稳的发生率为 10%和 23%。以往不用内固定的腰椎融合患者出现邻近节段退变的时间约为 10 年。

在颈椎，有学者发现颈椎前路钢板固定并融合者，经 5～9 年随访，邻近节段 X 线检查有退行性改变者达 60%，而没有内固定的颈椎前路间盘摘除及融合者，经平均 8.8 年随访，邻近节段退变仅 6%。由于颈椎后路坚强内固定出现较晚，所以其随访年限较短。Heller 报告 78 例后路关节突侧块钢板固定并融合术后平均 2 年的随访，邻近节段退变为 3.8%。

（二）脊柱植入物的刚度

邻近节段退变还与内固定物的刚度有关。一般来说，内固定的刚度度越大，邻近节段越易出现不稳。但 Chou 等通过对 32 例腰椎后外侧融合患者经过 4 年以上的随访发现，单节段与多节段融合以及内固定物的刚度度对邻近节段退变的影响均无显著差异，当然，其随访时间尚短。陈君生等认为内固定器械刚度度是影响退变的因素，器械刚度度越大，应力越集中，造成邻近节段椎间盘退变加速，关节软骨变性增生，同时由于局部坚强内固定，邻近节段活动度代偿性增加，腰椎旋转中心改变，邻近节段退变加速。

从这个方面来看，脊柱内固定在完成其使命后，应争取尽早取出。因为植入物刚度与椎体骨之间仍有差异，取出植入物则有利于植骨融合以及骨重塑。

五、邻近节段已有退变

术前邻近椎间盘的状况也是邻近节段退变相关的危险因素。有学者认为邻近节段退变的发生是由于术前即有退变，内固定融合术后退变加速所致。其原因可能与椎体融合后邻近节段为恢复原有活动度代偿性地增加了活动度及应力，引起生物力学的变化，长时间的变化导致原有的退变加重有关。

Penta 观察 81 例腰骶部融合术患者于术前行邻近间盘造影均为正常，术后 10 年行 MRI 检查，68%患者邻近节段间盘为正常，其余患者间盘影像类似无症状者，仅有 2 例出现邻近节段明显退变。因此，他认为融合前邻近节段间盘已有的病理改变，如间盘退变或纤维环破裂是术后发生邻近节段退变的主要原因。

六、骨 质 疏 松

骨质疏松的患者更容易出现邻近节段退变，这可能与骨骼质量下降导致内固定物周围腐蚀、螺钉早期松动等有关。尤其是绝经后女性骨质疏松的发生率很高，应该引起足够的重视。Etebar 等报道，125 例因为退行性节段不稳而接受内固定融合的患者，平均随访 44.8 个月，125 例患者中，31 例为绝经后女性，所有绝经后妇女中 53%的患者常规补钙。共有 18 例发生邻近节段退变，其中 15 例为绝经后女性。

七、椎间盘退变自身规律

椎间盘退变是人体组织老化过程的一部分，研究表明，年龄、生理负荷、生物力学因素、椎间盘营养、炎症因子刺激等多因素作用均可造成椎间盘退变。最近的研究表明，遗传因素在椎间盘退变的发生发展中起到重要作用。国外有研究发现椎间盘退变有家族聚集性。Videman等对75对男性单卵双胎者的5年随访研究发现，职业提举和业余运动对椎间盘退变影响甚微，而遗传因素占据发病原因中的主导地位。有研究指出，74％的椎间盘退变病因可用遗传因素来解释。

有学者认为，携带椎间盘退变易感基因的患者容易较早出现椎间盘退变，罹患椎间盘退变性疾病而行脊柱融合术的患者，其邻近节段椎间盘出现退变的概率要高于常人，因此容易较早出现邻近节段退变。有一些颈腰退变性疾病患者即使进行非融合技术或者动力固定技术治疗，如人工椎间盘置换等，亦有可能发生邻近节段退变甚至邻近节段病。

针对邻近节段退变是自身退变所致还是脊柱融合的后果，目前尚没有确切证据，尚需大量前瞻性临床研究进行探讨。但是，至少有一点可以肯定，脊柱融合术会加速邻近节段退变。

八、其　他

（一）术后脊柱力线异常

脊柱融合内固定术的目的之一是恢复脊柱正常的生理曲度和冠状面平衡，若内固定融合术后腰椎前凸减小或消失甚至出现后凸、冠状面失衡等引起脊柱三维不稳，将可能因为应力分布不均而致邻近节段加速退变（图22-2-4）。

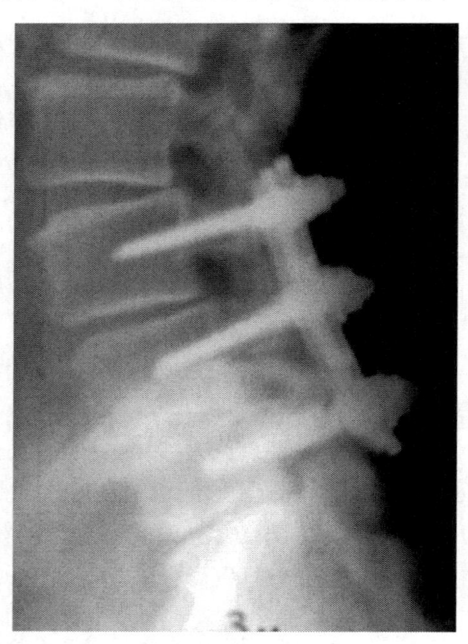

图22-2-4　力线异常会引起邻近节段退变加速

Rohlmann等认为，融合术后患者不会恢复原有的腰椎活动度，机械因素可能并非退变的主要原因，而术后腰椎力线改变（部分为内固定手术本身造成）可能是退变的主要原因。Kumar等对行腰椎融合的83例病人进行平均5年的随访，发现有36.1％出现影像学上邻近节段退变的表现，而术后C_7铅锤线和骶骨倾斜度正常组的退变率显著低于异常组，推测可能是力线异常时，瞬时旋转中心发生变化，力臂增加，邻近节段负荷增加，背伸肌肉为保持平衡而活动增加有关。Schlegel等对58例腰椎融合术后邻近节段退变的患者进行纵向研究发现，矢状面和冠状面力线的异常可能是导致邻近节段退变的危险因素。Katsuura等通过对42例颈前路融合病人9.8年的随访，得出了同样的结论。Akamaru等认为，前凸的减小与医源性平背综合征导致的腰痛增加以及邻近节段退变发生率增加有关。由此可见，脊柱融合内固定术后矢状面、冠状面失衡是促进邻近节段退变的原因之一。因此，有学者认为对腰椎滑脱、退变性侧凸、平背畸形的患者进行长节段手术时保持或恢复腰椎生理性前凸有重要的临床意义。

（二）手术本身对邻近节段的损伤

一般认为，脊柱融合术如果切除或者损伤部分邻近节段（尤其是头侧邻近节段）的小关节囊或小关节，会增加邻近节段的活动度，使得退变发生的风险增加。有学者发现脊柱融合术若使邻近节段后方的棘突、肌腱、韧带复合结构遭到破坏，则融合节段与活动节段间骨/肌腱/骨的"张力带"会受损，有可能发生邻近节段的不稳定，进而增加了邻近节段退变的发生率。

还有学者认为，螺钉对终板的直接影响可能是一个极重要的原因，如果螺钉靠近终板或直接损坏终板，更有可能改变终板的渗透功能，使软骨板变性失去半透膜的作用，继而影响髓核的营养引起退变。

而有些手术在选择内固定器械方面不够细致，如棒太长，直接抵在邻近节段的关节突部位，术后可以造成医源性峡部裂等（图 22-2-5）。

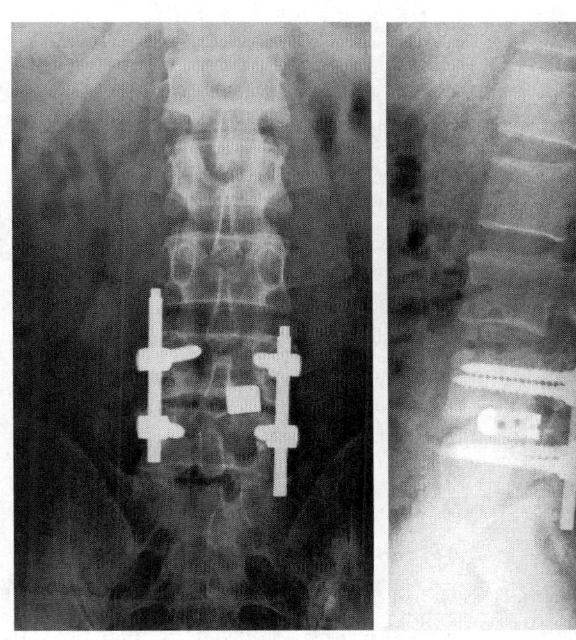

图 22-2-5　棒太长，影响邻近节段

（三）年龄

年龄也是邻近节段退变的危险因素，老年患者脊柱承受由融合引起的生物力学改变的能力较低。Aota 等报道>55 岁的人群术后邻近节段不稳的发生率为 36.7%，<55 岁的人群术后邻近节段不稳的发生率为 12%。其他几组临床研究报告也都进一步证实了邻近节段退变更多见于老年患者。

（四）术后生活方式

有学者认为，术后重体力劳动是造成退变的原因，可能与重体力劳动负荷大，使邻近节段应力增加更多有关。

第三节 生物力学研究

尽管脊柱融合术后邻近节段退变的确切机制尚未完全明了，自然退变和融合术后生物力学的改变在邻近节段退行性疾病的发生中所起的作用比重也还不十分明确，但多数学者普遍认同融合术后邻近节段生物力学的改变是导致本病的最主要原因。

脊柱融合后相邻节段的运动模式会发生变化，后方融合后其旋转向后上方移动，而在前方融合时，旋转中心向上方、有时稍向前方移动；后路固定融合后，由于固定区域的刚度增加以及旋转中心的移位，使邻近节段的应力明显增加。生物力学研究还发现内固定的范围、结构强度越大，则旋转和屈伸时的位移越大；在下方相邻节段，旋转时多节段固定比单节段固定位移更大。这些邻近节段的应力增加和位移变化加速了邻近节段的退变。

一、邻近节段应力增加

脊柱的节段性融合会改变整个脊柱的生物力学行为，当某一节段脊柱被融合时，其上下两端就会产生应力集中，本来要发生在固定段椎体间关节的变形量，就只能发生在上下节段，增加了相邻非融合节段的应力。

（一）关节突内压

许多实验研究了融合后相邻节段的生物力学变化，认为融合术增加了对相邻节段，尤其是小关节处的压力。Chow 等比较了前方、后方和外侧融合后椎间盘、小关节在矢状面上压力的变化，发现相邻节段承受的压力增大，其中后方融合的影响最大，尤其是在小关节处；前方融合在椎间盘引起剪切力和压力的轻微增加，但对小关节影响较小；外侧融合的影响最小。

（二）椎间盘压力

Chen 等通过建立腰椎有限元模型研究腰椎前路融合术后邻近节段椎间盘的压力分布，发现在屈曲、扭转、侧屈时，低位融合或多节段融合后邻近节段椎间盘压力增加比高位融合或单节段融合明显，其中，在邻近融合上方的椎间盘压力比下方增加更大。

Maiman 等运用精确的颈椎有限元模型，分析不同部位融合、不同强度移植材料的融合对邻近节段的影响，结果发现，下位颈椎融合比中位颈椎融合在邻近节段所产生的椎间盘内部压力更高，而且这种压力增加与椎体间植入材料的强度有关，随着强度的增加，邻近节段椎间盘内部压力亦随之增加。Eck 等研究尸体颈椎标本行 C_5～C_6 前路钢板固定后 C_4～C_5、C_6～C_7 椎间盘的压力变化，发现固定后 C_4～C_5、C_6～C_7 椎间盘的压力明显增加。屈曲时 C_4～C_5 压力增加了 73.2%，C_6～C_7 增加了 45.3%，过伸时两节段压力增加无显著差异。

二、邻近节段活动度增加

许多学者认为，融合后邻近的活动节段为恢复脊柱原有活动度，代偿性地增加活动度，因此加速了邻近节段的退变进程。

Molz 等认为，内固定融合术后，脊柱为获得同样的活动范围需要增加力矩，而增加的力矩导致各活动节段活动度增大，这种变化导致所有活动节段都有退变倾向，如果增加的负荷和活动度超过脊柱结构的生理限制，累积的破坏就会出现，表现为韧带松弛、间盘退变、骨赘形成等，这些变化将可能成为未融合节段退变的主要因素。

有作者研究内固定辅助融合后邻近节段的位移变化，结果显示，在上方相邻节段，椎弓根螺钉系统内固定后的旋转、屈伸及侧弯运动时运动范围明显增加；在下方相邻节段，旋转时运动范围显著增加，而当屈伸和侧弯运动时，由于下方节段运动模式的改变，运动范围无明显改变，但其切向运动增加。Eck 等对尸体颈椎标本的研究也发现，行 C_5～C_6 前路钢板固定后，屈曲时 C_4～C_5、C_6～C_7 的运动都增大，以 C_4～C_5 为明显；过伸时活动度的增大以 C_6～C_7 为明显。

Chou 等认为，由于融合及术后疼痛等原因，实际上腰椎总的活动度下降，腰椎各节段活动度均下降，此时邻近节段尤其是那些退变加速的节段活动度占腰椎活动度的比例增加，可能是其发生退变的原因。

第四节　邻近节段病的手术治疗

邻近节段病一旦发生，在保守治疗无效后，一般均需要接受手术治疗。外科手术的基本原则还是神经减压、重建稳定性，要作为一种新发疾病进行治疗，但也要考虑到原先手术的问题，多数采用扩大融合节段(图 22-4-1)。如单纯椎间盘突出，而无明显节段失稳，也可以行单纯髓核摘除术。最近，由于人工椎间盘置换手术的开展，也有尝试采用人工椎间盘手术处理邻近节段病(图 22-4-2)。

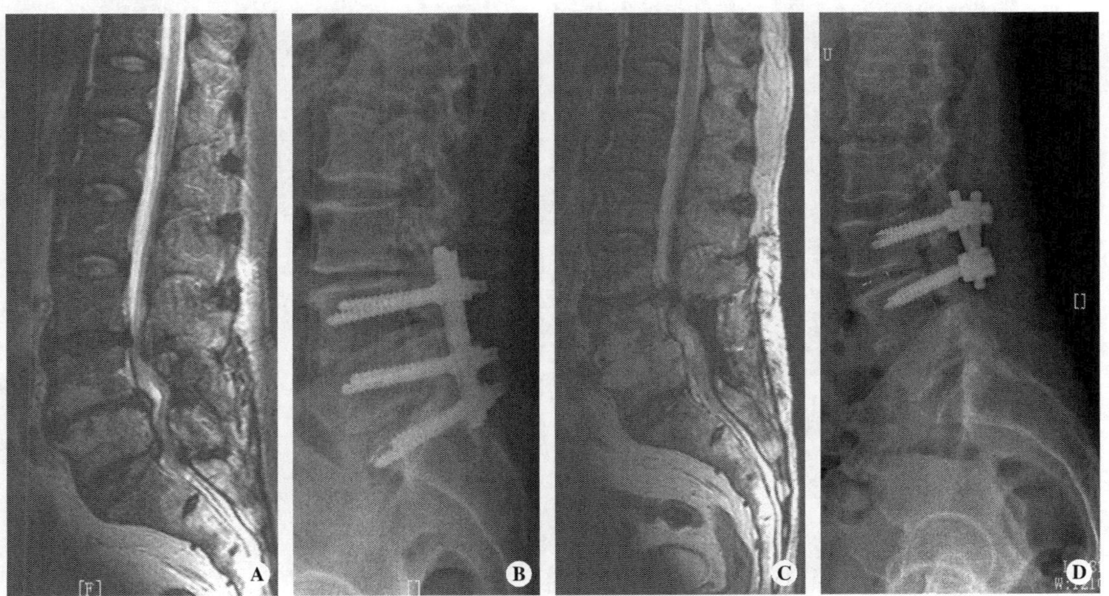

图 22-4-1　患者，男性，68 岁，L_4～L_5、L_5～S_1 椎间盘突出并椎管狭窄(A)行后路减压椎间植骨融合并椎弓根螺钉内固定术(B)。术后 2 年出现邻近 L_3～L_4 节段退变并狭窄(C)，再次手术取出第 1 次手术内固定，并行 L_3～L_4 节段减压植骨融合内固定术(D)

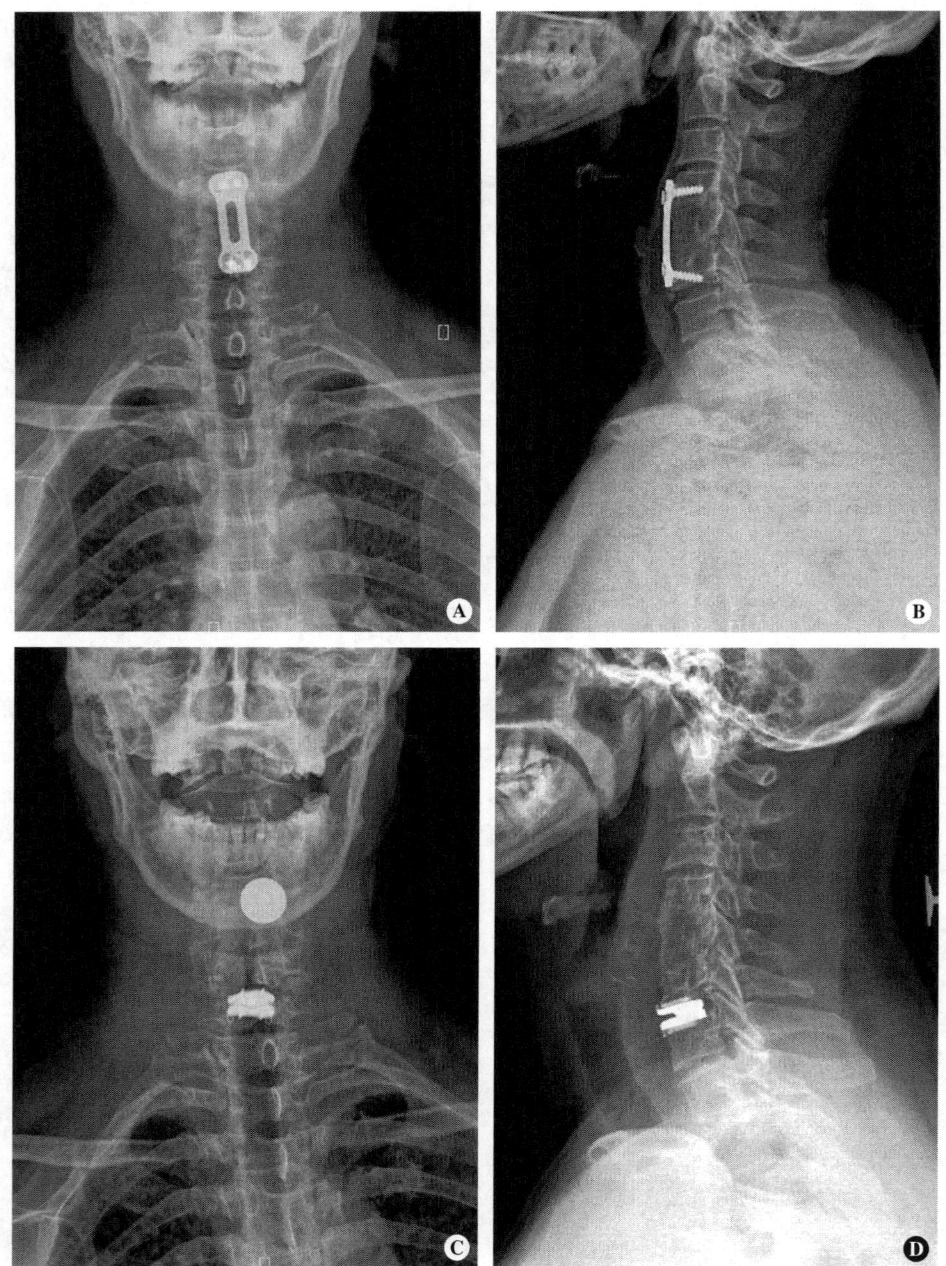

图 22-4-2 颈人工椎间盘置换术应用于融合固定邻近节段退变手术

A、B. C_4～C_6 前路减压融合术后，C_6～C_7 椎间盘突出；C、D. 取出前路钛板，C_6～C_7 行人工椎间盘置换

结 语

邻近节段退变或者邻近节段病是个常见的临床现象，其相关因素非常复杂，发生机制亦不十分明确，尚需要进一步深入的前瞻性临床研究。但脊柱融合术后会加速邻近节段退变的结论已受到广泛认同。因此，关键还是要严格脊柱融合术以及脊柱内固定的适应证选择。

（瞿东滨 李 涛 张 宇）

参考文献

安春厚,郭金明,原泉.2008. 颈椎椎间融合术后邻近节段病变的临床观察[J]. 中国修复重建外科杂志,22(4):390～393.

崔伟,张正善,李明.2004. 脊柱融合术后邻近节段退变的研究进展[J]. 中国脊柱脊髓杂志,14(11):699～701.

瞿东滨,朱青安,钟世镇.1998. 脊柱融合术后邻近节段退变及其机制[J]. 中国脊柱脊髓杂志,8(6):344～346.

李淳德,于峥嵘,刘宪义,等.2006. 腰椎内固定融合术后邻近节段退变的影响因素[J]. 中华外科杂志,44(4):246～248.

邱贵兴,徐宏光,翁习生.2005. 脊柱固定融合术后邻近节段病[J]. 中国医学科学院学报,27(2):249～253.

冉波,刘浩.2006. 脊柱融合内固定术后邻近节段的退行性变[J]. 中国临床康复,10(44):99～102.

佟德民,练克俭,林斌.2006. 脊柱融合术后相邻节段退变的病因及其影响因素[J]. 中国骨伤,19(5):318～320.

万军,胡炜,夏英鹏,等.2008. 脊柱融合术后相邻节段退变的研究进展[J]. 临床骨科杂志,11(5):473～476.

王慧敏,谭明生,张光铂.2004. 脊柱融合术后邻近节段退变的临床研究进展[J]. 中国脊柱脊髓杂志,14(3):189～191.

夏磊,李军伟.2005. 颈椎融合及融合后邻近节段的退行性变[J]. 中国临床康复,9(46):122～124.

夏良政,徐宏光.2007. 颈椎术后邻近节段退变研究进展[J]. 国际骨科学杂志,28(4):258～260.

许斌,王与荣,赵建宁,等.2004. 脊柱融合内固定术后邻近节段退变研究进展[J]. 中国矫形外科杂志,12(9):698～699.

杨洋,樊天佑,陈永强.2006. 脊柱融合后邻近节段病变研究进展[J]. 颈腰痛杂志,27(3):238～241.

于峥嵘,李淳德,刘宪义,等.2007. 腰椎内固定术后邻近节段退变的原因[J]. 中国脊柱脊髓杂志,17(2):149～151.

张嘉,叶启彬.2000. 脊柱融合内固定术后相邻节段病变[J]. 中国医学科学院学报,22(5):494～496.

赵栋,邱贵兴.2006. 腰椎融合术后融合区邻近节段退行性病变的研究进展[J]. 中国脊柱脊髓杂志,16(5):394～396.

赵兴,范顺武.2005. 颈椎前路融合术后邻近节段退行性疾病研究进展[J]. 国外医学 · 骨科学分册,26(4):209～210.

Aota Y,Kumano K,Hirabayashi S. 1995. Postfusion instability at the adjacent segments after rigid pedicle screw fixation for degenerative lumbar spinal disorders[J]. J Spinal Disord,8(6):464～473.

Axelsson P,Johnsson R,Strömqvist B. 2007. Adjacent segment hypermobility after lumbar spine fusion: no association with progressive degeneration of the segment 5 years after surgery[J]. Acta Orthop,78(6):834～839.

Balderston RA,Albert TJ ,Mclnlosh T,et al. 1997. Magnetic resonance imaging analysis of lumbar disc change below scoliosis fusions. A prospective study[J]. Spine,23 (1):54～59.

Bastian L,Lange U,Knop C,et al. 2001. Evaluation of the mobility of adjacent segments after posterior thoracolumbar fixation: a biomechanical study. Eur Spine J,10 :295～300.

Battié MC,Videman T,Parent E. 2004. Lumbar disc degeneration: epidemiology and genetic influences[J]. Spine,29(23):2679～2690.

Chang UK,Kim DH,Lee MC,et al. 2007. Changes in adjacent-level disc pressure and facet joint force after cervical arthroplasty compared with cervical discectomy and fusion[J]. J Neurosurg Spine,7(1):33～39.

Chen Z,Zhao J,Xu H ,et al. 2008. Technical factors related to the incidence of adjacent superior segment facet joint violation after transpedicular instrumentation in the lumbar spine[J]. Eur Spine J, 17:1476～1480.

Cheng JS,Liu F,Komistek RD,et al. 2007. Comparison of cervical spine kinematics using a fluoroscopic model for adjacent segment degeneration[J]. J Neurosurg Spine,7(5):509～513.

Cho KJ,Suk SI,Park SR,et al. 2008. Short fusion versus long fusion for degenerative lumbar scoliosis[J]. Eur Spine J,17(5):650～656.

Cho KJ,Suk SI,Park SR,et al. 2009. Arthrodesis to L_5 versus S_1 in long instrumentation and fusion for degenerative lumbar scoliosis[J]. Eur Spine J,18(4):531～537.

Cho KS,Kang SG,Yoo DS,et al. 2009. Risk factors and surgical treatment for symptomatic adjacent segment degeneration after lumbar spine fusion[J]. J Korean Neurosurg Soc,46(5):425～430.

Choi Y,Kim K,So K. 2009. Adjacent Segment Instability after Treatment with a Graf Ligament at Minimum 8 Years'Followup. Clin Orthop Relat Res,467:1740～1746.

Chow DH,Luk KD,Evans ,et al. 1996. Effect of short anterior lumbar interbody fusion on biomechanics of neighboring unfused segments [J]. Spine,21:549～552.

Dekutoski MB, Schendel MJ, Ogilvie JW, et al. 1994. Comparison of in vivo and in vitro adjacent segment motion after lumbar fusion[J]. Spine, 19(15): 1745～1751.

Djurasovic MO, Carreon LY, Glassman SD, et al. 2008. Sagittal alignment as a risk factor for adjacent level degeneration: a case-control study[J]. Orthopedics, 31(6): 546.

Eck JC, Humphreys SC, Lim TH, et al. 2002. Biomechanical Study on the Effect of Cervical Spine Fusion on Adjacent-Level Intradiscal Pressure and Segmental Motion. Spine, 27: 2431～2434.

Elsawaf A, Mastronardi L, Roperto R, et al. 2009. Effect of cervical dynamics on adjacent segment degeneration after anterior cervical fusion with cages. Neurosurg Rev, 32: 215～224.

Etebar S, Cahill DW. 1999. Risk factors for adjacent-segment failure following lumbar fixation with rigid instrumentation for degenerative instability[J] . J Neurosurg, 90(2 Suppl): 163～169.

Ghiselli G, Wang JC, Bhatia NN, et al. 2004. Adjacent segment degeneration in the lumbar spine[J]. J Bone Joint Surg Am, 86A(7): 1497～1503.

Goffin J, Geusens E, Vantomme N, et al. 2004. Long-term follow-up after interbody fusion of the cervical spine[J]. J Spinal Disord Tech, 17(2): 79～85.

Greiner-Perth R, Boehm H, Allam Y, et al. 2004. Reoperation rate after instrumented posterior lumbar interbody fusion-a report on 1680 cases[J]. Spine, 29(22): 2516～2520.

Hilibrand AS, Carlson GD, Palumbo MA, et al. 1999. Radiculopathy and myelopathy at segments adjacent to the site of a previous anterior cervical arthrodesis[J]. J Bone Joint Surg Am, 81(4): 519～528.

Hilibrand AS, Robbins M. 2004. Adjacent segment degeneration and adjacent segment disease: the consequences of spinal fusion[J]Spine J, 4(6 Suppl): S190～194.

Iseda J, Goya T, Nakano S, et al. 2001. serial changes in signal intensities of the adjacent discs on T_2-weighted sagittal images after surgical treatment of cervical spondylosis anterior interbody fusion versus expansive laminophasty. Acta Neurochir, 143(7): 707-710.

Ishihara H, Kanamori M, Kawaguchi Y, et al. 2004. Adjacent segment disease after anterior cervical interbody fusion[J]. Spine J, 4(6): 624～628.

Ishihara H, Osada R, Kanamori M, et al. 2001. Minimum 10-year follow-up study of anterior lumbar interbody fusion for isthmic spondylolisthesis[J]. J Spinal Disord, 14(2): 91～99.

Katsuura A, Hukuda S, Saruhashi Y, et al. 2001. Kyphotic malalignment after anterior cervical fusion is one of the factors promoting the degenerative process in adjacent intervertebral levels[J]. Eur Spine J, 10(4): 320～324.

Kawakami M, Tamaki T, Ando M, et al. 2002. Lumbar sagittal balance influences the clinical outcome after decompression and posterolateral spinal fusion for degenerative lumbar spondylolisthesis[J]. Spine, 27(1): 59～64.

Korovessis P, Repantis T, Zacharatos S, et al. 2009. Does Wallis implant reduce adjacent segment degeneration above lumbosacral instrumented fusion. Eur Spine J, 18: 830～840.

Kuhns CA, Bridwell KH, Lenke LG, et al. 2007. Thoracolumbar deformity arthrodesis stopping at L_5: fate of the L_5～S_1 disc, minimum 5-year follow-up[J]. Spine, 32(24): 2771～2776.

Kumar MN, Baklanov A, Chopin D. 2001. Correlation between sagittal plane changes and adjacent segment degeneration following lumbar spine fusion[J]. Eur Spine J, 10(4): 314～319.

Lee CK. 1988. Accelerated degeneration of the segment adjacent to a lumbar fusion[J]. Spine, 13(3): 375～377.

Lee CS, Hwang CJ, Lee SW, et al. 2009. Risk factors for adjacent segment disease after lumbar fusion[J]. Eur Spine J, 18(11): 1637～1643.

Lehmann TR, Spratt KF, Tozzi JE, et al. 1987. Long-term follow-up of lumbar fusion patients[J]. Spine, 12(2): 97～104.

Lehner S, Schreiber U. 2007. Investigation of the Influence of Interbody Fusion on Biomechanics of the Cervical Spine Using a Computer Model. In: Thorsten M. Buzug eds. Advances in medical engineering. New York: Springer, 279～284.

Leong JC, Chun SY, Grange WJ, et al. 1983. Long-term results of lumbar intervertebral disc prolapse[J]. Spine, 8(7): 793～799.

Levin DA, Hale JJ, Bendo JA. 2007. Adjacent segment degeneration following spinal fusion for degenerative disc disease

[J].Bull NYU Hosp Jt Dis,65(1):29～36.

Lopez-Espina CG,Amirouche F,Havalad V. 2006. Multilevel cervical fusion and its effect on disc degeneration and osteophyte formation[J]. Spine,31(9):972～978.

Maiman DJ,Kumaresan S,Yoganandan N,et al. 1999. Biomechanical effect of anterior cervical spine fusion on adjacent segments[J]. Biomed Mater Eng,9(1):27～38.

Min JH,Jang JS,Jung B,et al. 2008. The clinical characteristics and risk factors for the adjacent segment degeneration in instrumented lumbar fusion[J]. J Spinal Disord Tech,21(5):305～309.

Miyakoshi N,Abe E,Shimada Y,et al. 2000. Outcome of one-level posterior lumbar interbody fusion for spondylolisthesis and postoperative intervertebral disc degeneration adjacent to the fusion[J]. Spine,25(14):1837～1842.

Okuda S,Iwasaki M,Miyauchi A,et al. 2004. Risk factors for adjacent segment degeneration after PLIF[J]. Spine, 29(14):1535～1540.

Park P,Garton HJ,Gala VC,et al. 2004. Adjacent segment disease after lumbar or lumbosacral fusion: review of the literature[J]. Spine,29(17):1938～1944.

Pellisé F,Hernández A,Vidal X,et al. 2007. Radiologic assessment of all unfused lumbar segments 7. 5 years after instrumented posterior spinal fusion[J]. Spine,32(5):574～579.

Penta M,Sandhu A,Fraser RD. 1995. Magnetic resonance imaging assessment of disc degeneration 10 years after anterior lumbar interbody fusion[J]. Spine,20(6) : 743～747.

Rahm MD,Hall BB. 1996. Adjacent-segment degeneration after lumbar fusion with instrumentation: a retrospective study [J]. J Spinal Disord,9(5):392～400.

Rahm MD,Hall BB. 2002. Adjacent segment degeneration after lumbar spinal posterolateral fusion with instrumentation in elderly patients[J]. Arch Orthop Trauma Surg,122(1):39～43.

Schlegel JD ,Smith JA ,Schleusener RL. 1996. Lumbar motion segment pathology adjacent to thoracolumbar ,lumbar , and lumbosacral fusions [J] . Spine,21(8) :970～981.

Schulitz KP,Wiesner L,Wittenberg RH,et al. 1996. The mobile segment above fusion[J]. Z Orthop Ihre Grenzgeb, 134(2):171～176.

Suchomel P,Choutka O. 2011. Surgical failures. In:Suchomel P,Choutkaoeds. Reconstruction of Upper Cervical Spine and Craniovertebral Junction[M]. Berlin Heidelberg:Springer-Verlag,307～312.

Teramoto T, Ohmori K, Takatsu T, et al. 1994. Long-term results of the anterior cervical spondylodesis [J] . Neurosurgery,35(1):64～68.

Toyone T,Ozawa T,Kamikawa K,et al. 2010. Subsequent vertebral fractures following spinal fusion surgery for degenerative lumbar disease-A mean ten-year follow-up[J]. Spine,35(21): 1915～1918.

Umehara S,Zindrick MR,Patwardhan AG,et al. 2000. The biomechanical effect of postoperative hypolordosis in instrumented lumbar fusion on instrumented and adjacent spinal segments [J] . Spine,25:1617～1622.

Vavken P,Krepler P. 2008. Sacral fractures after multi-segmental lumbosacral fusion:a series of four cases and systematic review of literature. Eur Spine J, 17 (Suppl 2):S285～290.

Videman T,Battié MC,Ripatti S,et al. 2006. Determinants of the progression in lumbar degeneration: a 5-year follow-up study of adult male monozygotic twins[J]. Spine,31(6):671～678.

Yasuhiro S,Kiyoshi K,Kuniyoshi A,et al. 1998. Stability of posterior spinal instrumentation and its effects on adjacent motion segments in the lumbosacral spine[J]. Spine,23(14):1550～1558.

Yue WM,Brodner W,Highland TR. 2005. Long-term results after anterior cervical discectomy and fusion with allograft and plating: a 5 to 11 year radiologic and clinical follow-up study[J]. Spine,30(19):2138～2144.

第二十三章　经皮骨水泥成形术

第一节　概　　述

骨水泥是骨科广泛应用的生物材料，在 20 世纪 60 年代研制成功。1971 年，FDA 正式批准在人工关节置换术中用 PMMA 骨水泥固定假体。在脊柱外科领域，采用骨水泥填充修复肿瘤切除后骨缺损或者开放手术时进行椎弓根螺钉强化等早已开展，随着经皮穿刺技术的发展，以骨水泥应用技术为特征的经皮骨水泥成形术（percutaneous cementoplasty）渐趋完善，已涵盖椎体成形术（percutaneous vertebroplasty，PVP）、椎体后凸成形术（kyphoplasty）、骨成形术（osteoplasty）及骶骨成形术（sacroplasty）等，其目的就是通过骨水泥填充治疗或者防止椎体或者椎外病理性骨折，减轻骨质疏松或者骨转移瘤等引起的疼痛。

一、椎体成形技术

（一）经皮椎体成形术

经皮椎体成形术于 1984 年首先在法国 Amiens 大学医学放射科由 Galibert 和 Deramond 开展，采用 15 号穿刺针经皮注射甲基丙烯酸甲酯（polymethyl-methacrylate，PMMA）成功地治疗了 1 例 54 岁 C_2 椎体血管瘤的女性患者（图 23-1-1），称之为经皮椎体成形

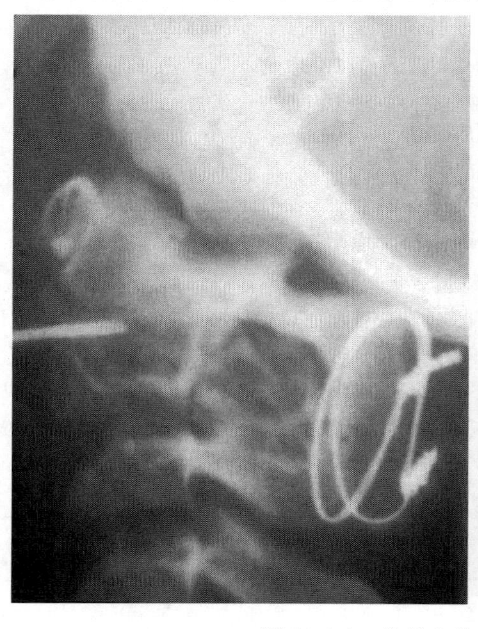
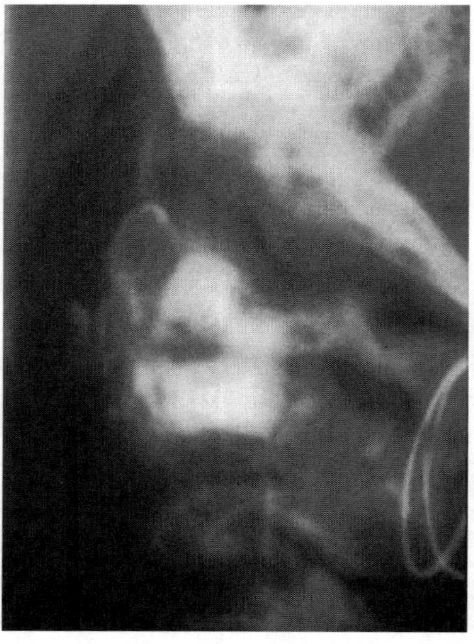

图 23-1-1　世界上首例经皮椎体成形术

引自 John M. Mathis，et al. Percutaneous Vertebroplasty，2002. 3-7.

术(percutaneous vertebraplasty,PVP),开创了经皮椎体成形术的先河。该结果于 1987 年公开发表。法国里昂大学附属医院的神经放射科和神经外科医生使用一种略加改良的技术(18G 穿刺针)给 7 例患者椎体内注射骨水泥,其中 2 例为椎体血管瘤(vertebral hemangiomas VHs),1 例是脊柱转移性肿瘤,4 例患者有骨质疏松性椎体压缩性骨折。结果 7 例患者的近期疼痛缓解,良 1 例,优 6 例。1989 年,Kaemmerlen 等报道采用该技术治疗椎体转移瘤,20 例椎体转移瘤患者中有 16 例取得显著疗效,2 例无效,有 2 例出现并发症,作者认为,疼痛性溶骨性椎体转移瘤不伴有椎弓根周围侵犯是经皮椎体成形术最佳的手术适应证之一。由于 PVP 有明显的止痛效果,并且能够加固椎体、增加病变椎体的抗压性及脊柱的稳定性,防止该椎体的进一步压缩,恢复患者的日常活动,故 1988 年 Duquesnel、Galiber 等分别开始将其应用于骨质疏松引起的椎体压缩性骨折(vertebral compression fracture,VCFs)或恶性肿瘤引起的椎体压缩性骨折,其早期止痛效果与微创性令人鼓舞。

1994 年,PVP(应用 Deramond 方法)被弗吉尼亚大学率先介绍到美国。自此 PVP 开始在美国开展起来,PVP 成为一种治疗疼痛性椎体疾病的常用方法(图 23-1-2)。1997 年,Lane 首次将之用于椎体骨质疏松治疗,经皮椎弓根向椎体内注入 PMMA,4 例疼痛明显缓解,均无并发症。1998 年,John 等报道对 1 例长期服用激素引起的骨质疏松椎体,一次从 T_{11}～L_3 行椎体成形术,术后病人由长期卧床至恢复日常活动,疼痛缓解。近年来经皮椎体成形术的应用逐渐推广,除了脊椎血管瘤、骨髓瘤、溶骨性转移瘤外,更多应用于骨质疏松性椎体压缩骨折伴有顽固性疼痛的患者,具有明显的止痛效果,并且能够加固椎体,增加脊柱的稳定性,防止椎体的进一步压缩,恢复患者的日常生活(图 23-1-3)。该技术开展早期,欧洲人的经验主要集中在治疗与肿瘤有关的疼痛(包括良性和恶性),而美国人的经验主要集中在治疗与骨质疏松性压缩骨折有关的疼痛,目前这种差异基本已经不存在了。

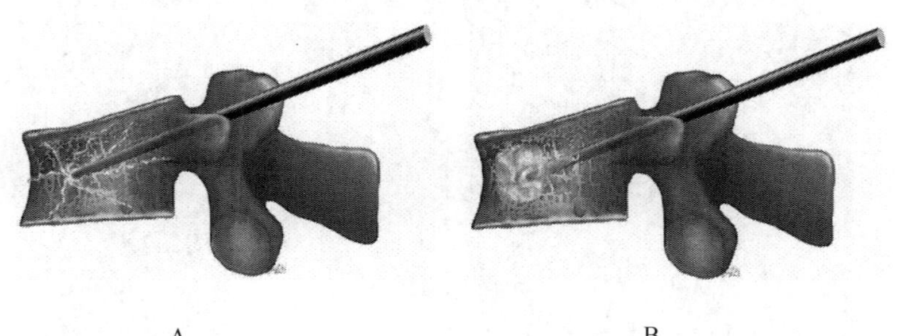

图 23-1-2 经皮椎体成形术

A. 椎体穿刺;B. 骨水泥灌注

(二) 经皮椎体后凸成形术

经皮椎体后凸成形术(percutaneous kyphoplasty,PKP)是经皮椎体成形术的改良与发展,Garfin 首先提出了经皮椎体后凸成形术的设计构想,1998 年,美国 Berkeley 骨科医生 Mark Reiley 研制出一种可膨胀性扩张球囊(inflatable bone tamp,IBT)(KyphX^{TM},Kyphon Inc,Santa Clara,CA),并获得美国 FDA 的批准。Lieberman 和 Dudeney 在 Berkoff 和 Mathis 实验研究的基础上,应用 IBT 在人体行后凸成形术,将 IBT 经皮穿刺置入椎体,充气扩张后再注入骨水泥。该技术采用经皮穿刺椎体内气囊扩张的方法使椎体复位,在椎体内部

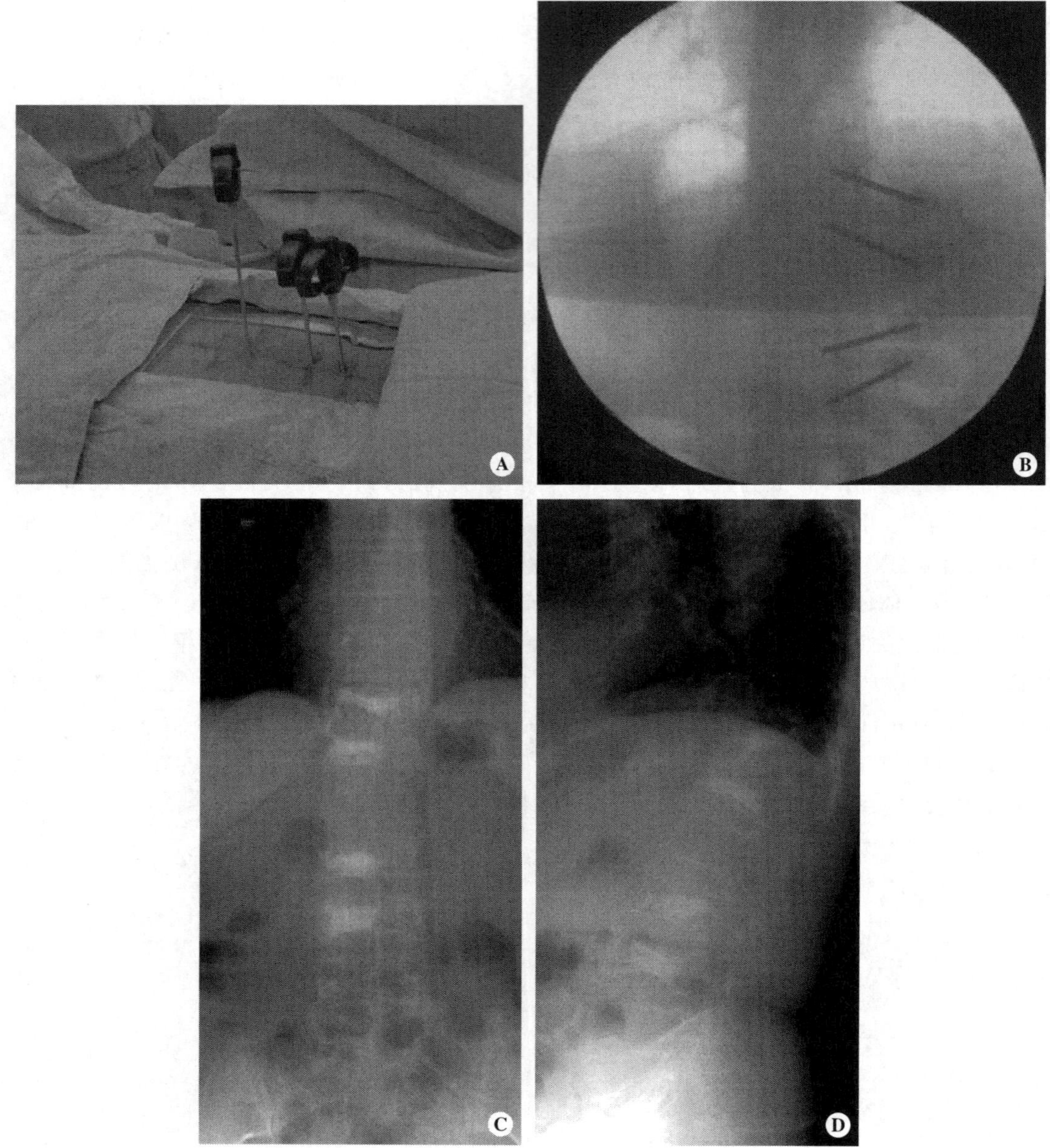

图 23-1-3　经皮椎体成形术治疗骨质疏松压缩骨折

A. 经皮穿刺；B. 透视定位；C、D. 术后改变

形成空间，这样可减小注入骨水泥时所需的推力，而且骨水泥置于其内不易流动。PVP 能固定椎体，缓解疼痛，但不能改善椎体畸形；PKP 既恢复压缩椎体的强度和硬度，又可部分恢复压缩椎体的高度，矫正后凸畸形，并且充气后使椎体内压力降低，使骨水泥注入更加安全，取得了较 PVP 更好的治疗效果。相比之下，PVP 具有更大优越性，即在注入骨水泥前，球囊扩张使骨折塌陷椎体复位，恢复脊柱序列，并在椎体内形成一空腔，空腔四周已形成完整的骨壁，可在低压状态下注入黏稠度较高的骨水泥，并在空腔内形成核心，支撑力明显增强，大大降低了骨水泥的渗漏率以及由此引发的栓塞(图 23-1-4)。近年，有人将这一技术用

于新鲜的椎体骨折，以恢复前柱支撑作用，临床效果令人鼓舞。

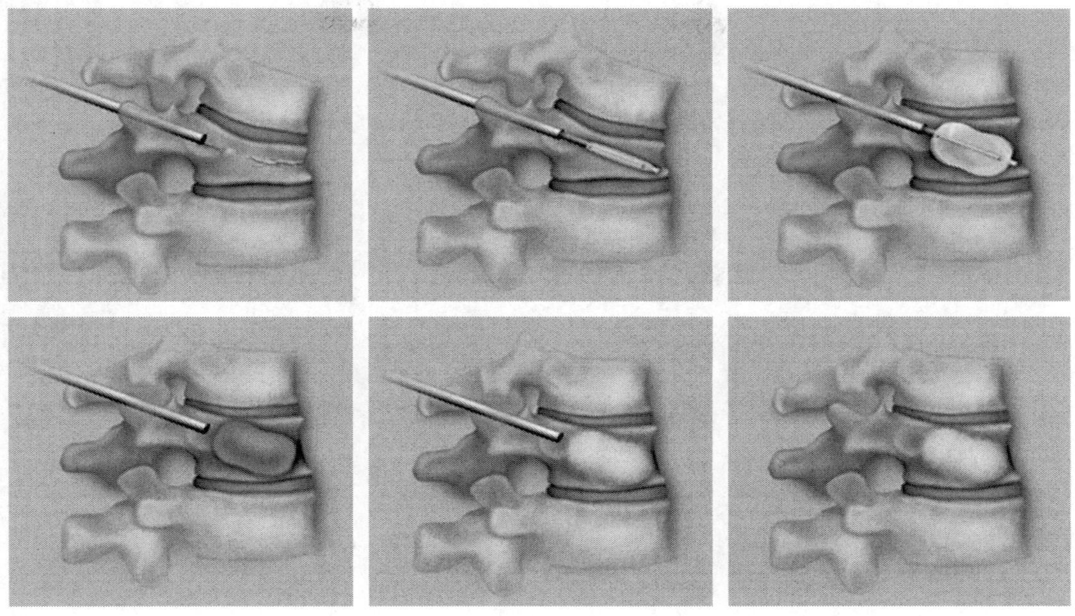

图 23-1-4　经皮椎体后凸成形术

（三）Sky 椎体扩张成形术

但是 PKP 可存在扩张不均匀以及气囊破裂可能，故以色列 Disc-O-Tech 公司开发出了 Sky 膨胀式椎体成形器（Sky bone expander system，图 23-1-5），能经皮置入椎体内，无需过多地破坏椎体结构，当其处于椎体内的适当位置后，加压扩张椎体，当压缩椎体的高度得到恢复后，取出 Sky 成形器，在已形成的椎体空腔内注入骨水泥来强化椎体，以保持椎体高度。Sky 技术的特点是在压缩椎体内置入多方向性的膨胀器，注入骨水泥后水泥可渗入椎体各个方向，达到既矫正椎体后凸畸形，又止痛的作用。Tong 等首先报告 Sky 技术治疗 9 例 12 个椎体取得较好的效果。Hu 等报告利用单侧 Sky 技术治疗 1 例 68 岁骨质疏松性压缩性骨折患者获得成功。2004 年，Sky 技术传入我国。2007 年，Foo 等亦报告 Sky 技术治疗 40 例 40 个椎体，患者疼痛获得明显缓解，随访 12 个月以上，椎体前、中、后部分高度分别增加 51.25%、52.29%、9.84%，畸形矫正平均 30.77%。

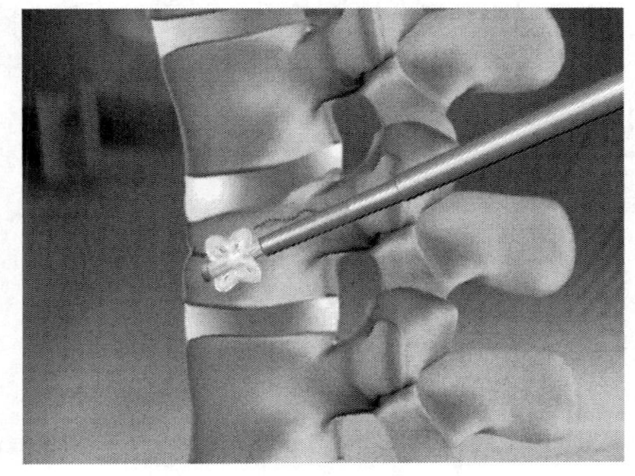

图 23-1-5　Sky 椎体扩张成形术

（四）Vessel-X 椎体成形术

椎体成形术或者后凸成形术均存在骨水泥渗漏问题。为了减少骨水泥渗漏，A-spine

公司研制了 Vessel-X 骨空腔充填容器系统(Vessel-X bone void filling container system),该系统是一套囊形网状扩张系统 Vessel-X,系致密高分子网层结构,能包裹绝大部分的骨水泥,并允许适量的骨水泥渗漏到网层外与周围骨组织锚合,而且术中 Vessel-X 骨材料填充器无需撤出,既能较好地控制骨水泥在椎体内的分布,又避免了骨水泥渗漏的可能,从而提高了手术的安全性(图 23-1-6)。

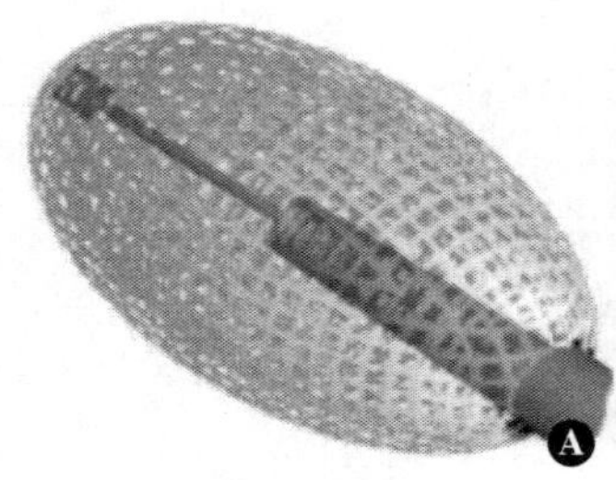

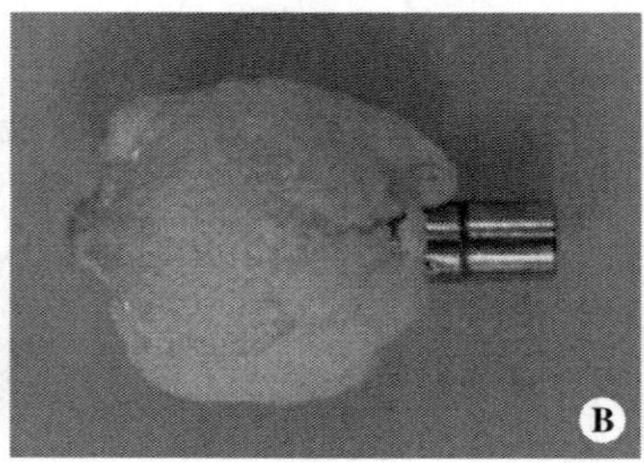

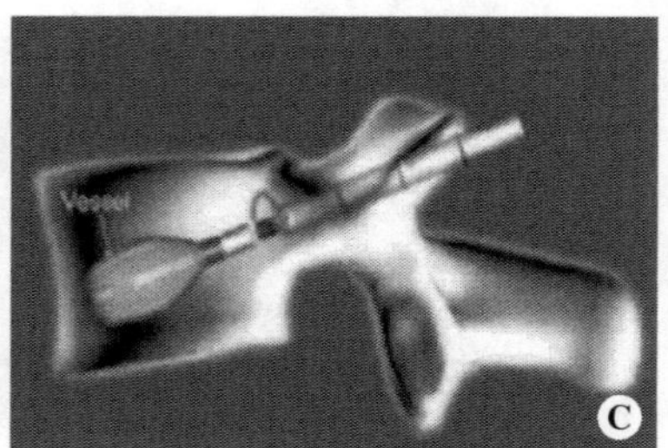

图 23-1-6 Vessel-X 椎体成形术

A. Vessel-X;B. 骨水泥灌注;C. 椎体成形

引自 Zhent Z(郑召民),et al. Spine,2007,32(19):2076-2082.

(五) 经皮前凸成形术

而在椎体(后凸)成形术应用上,为了有效恢复骨质疏松性压缩骨折椎体高度,也进行一些改进。2006 年,Orler 提出了前凸成形术(lordoplasty)的概念及技术方法。其认为,椎体成形术术后无法恢复前凸,且由于载荷分布不均衡,邻近节段椎体骨折的风险,而球囊后凸成形术尽管有助于恢复前凸,但在取出扩张球囊及注射骨水泥之间,会出现椎体恢复高度或角度丢失,故最多仅获得 6°~9°的前凸恢复可能。其采用的方法是,患者取俯卧位,完成骨折椎体和上下邻近椎体经双侧椎弓根穿刺并置入套管针后,先上下邻近椎体进行骨水泥强化,然后利用套管针施加恢复前凸力矩(上下椎体套管针相互靠拢),以促使骨折椎体高度进一步恢复,然后再在骨折椎体内注入骨水泥(图 23-1-7~图 23-1-9)。其早期报告 36 例应用,有 26 例获得随访,平均年龄 71.5 岁,平均随访 15.1 个月,骨折椎体后凸角度从术前 24.1°改善到 8.9°,而节段后凸角度从术前 15.4°改善到 5.5°,且未见明显角度丢失。2010 年,Kim 回顾性比较前凸成形术与后凸成形术治疗骨质疏松性椎体压缩骨折,亦认为在恢复椎体解剖高度以及防止术后高度丢失等方面前凸成形术优于后凸成形术。

(六) 椎体内支架

也有采用类似血管内支架方法,进行椎体内支架(vertebral body stenting)置入,以维持后凸成形术后椎体高度的恢复(图 23-1-10)。国内也有探讨采用镍钛记忆合金进行椎体内支撑。值得说明的是,骨质疏松性椎体压缩骨折毕竟是全身性疾病的局部表现,椎体高度恢复程度与临床疗效之间关系如何,并没有确切证据。

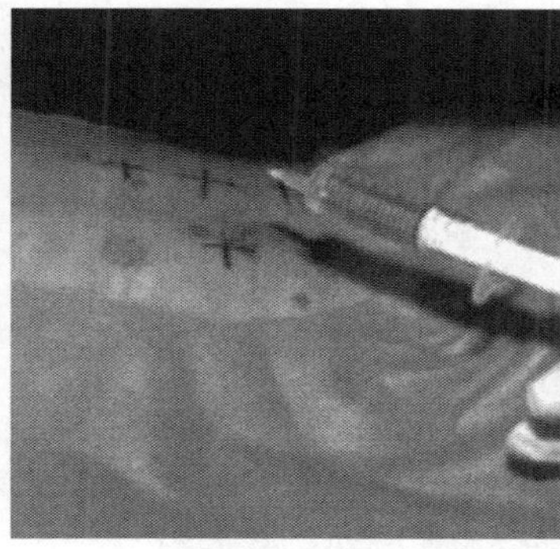
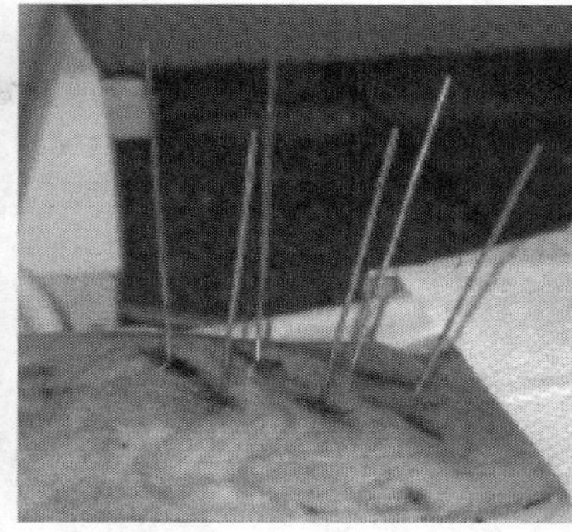
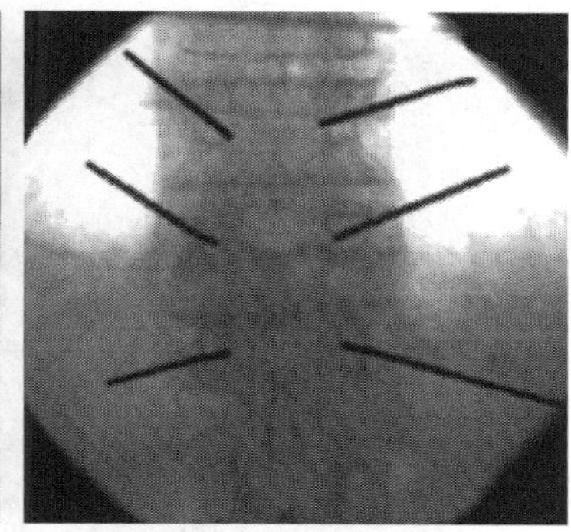

图 23-1-7　经皮前凸成形术过程(需穿刺病椎及邻近上下椎体)

引自 Jeon TS, et al. Clin Orthop Surg, 2011, 3(2): 161-166.

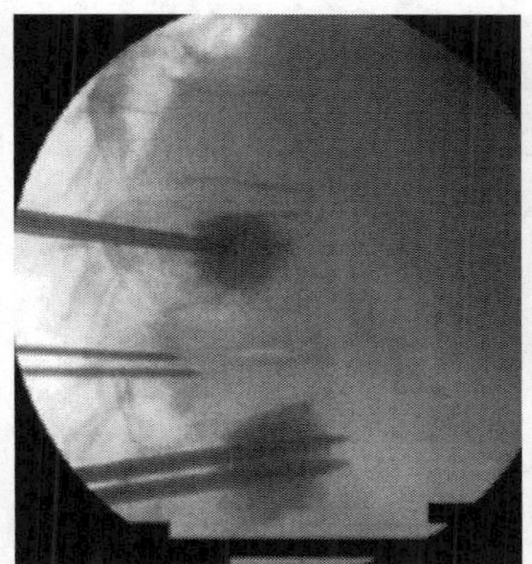
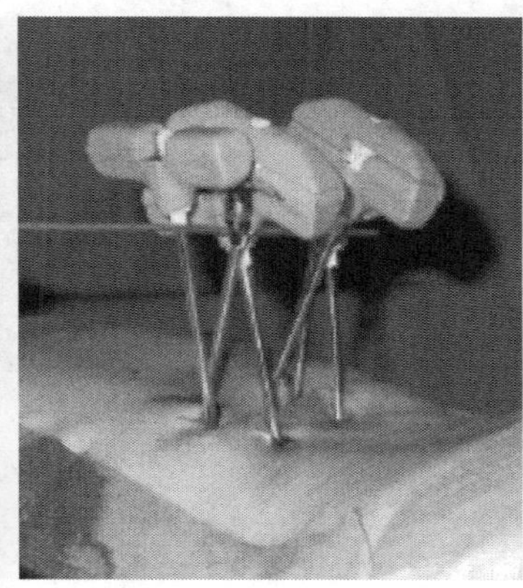
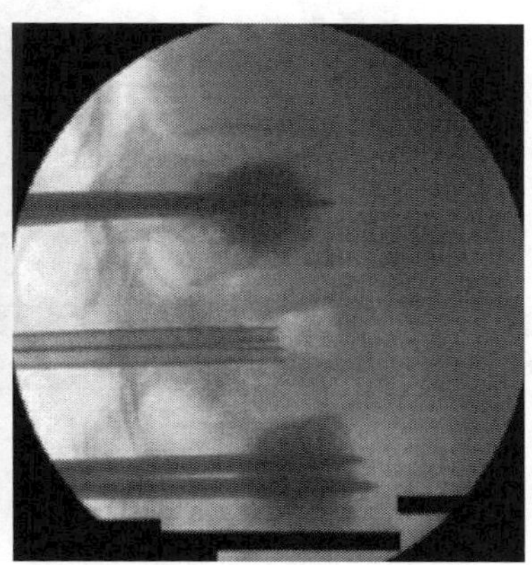

图 23-1-8　经皮前凸成形术过程(利用穿刺针协助恢复伤椎高度)

引自 Orler R, et al. Eur Spine J, 2006, 15(12): 1769-1775.

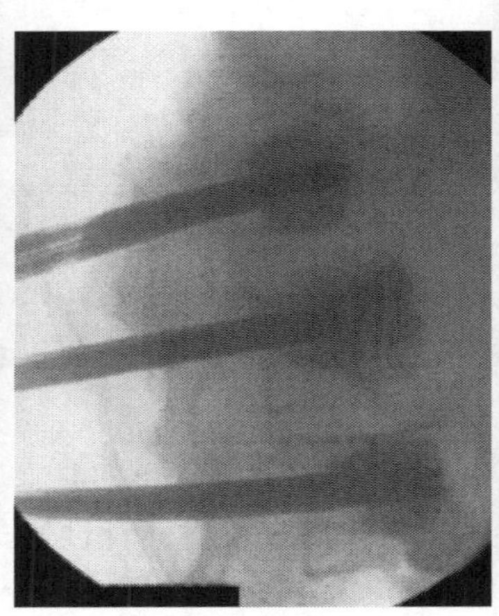
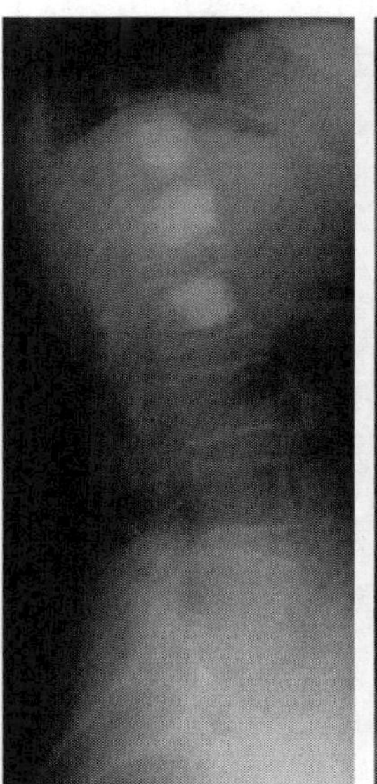
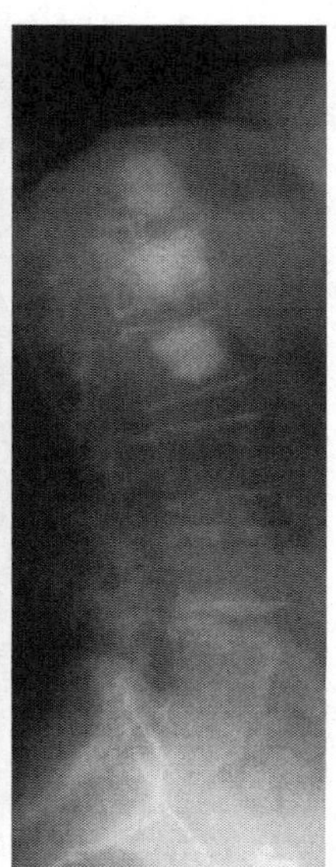

图 23-1-9　经皮前凸成形术过程(术后椎体高度恢复)

引自 Orler R, et al. Eur Spine J, 2006, 15(12): 1769-1775.

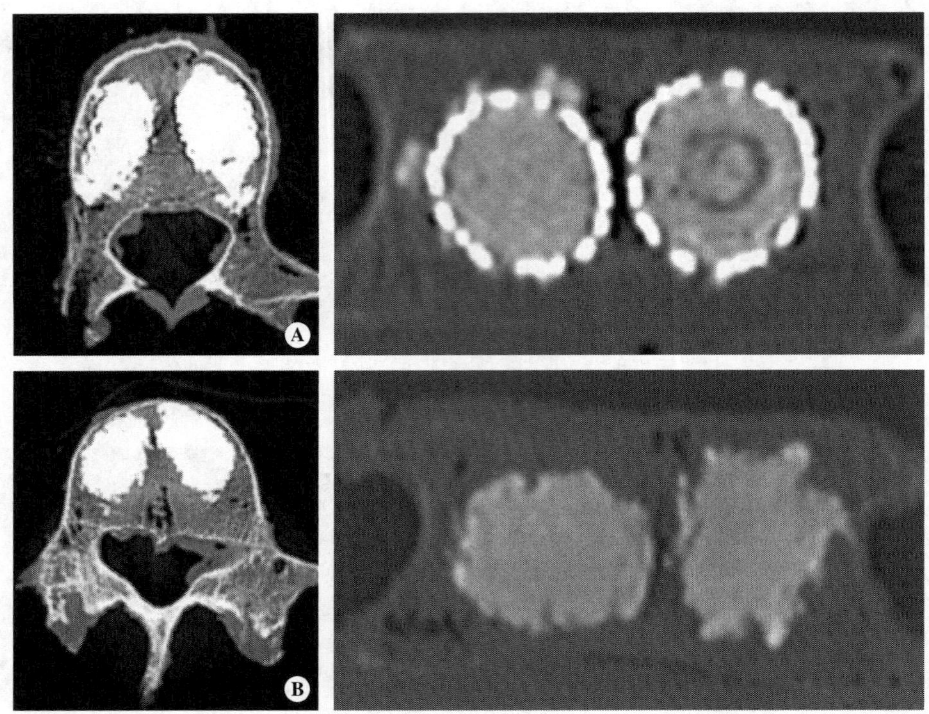

图 23-1-10 椎体内支架

引自 Rotter R，et al. Eur Spine J，2010，19(6)：916-923.

二、应用范围

目前椎体成形技术主要应用于以下几个方面：①最广泛适应证是骨质疏松性椎体压缩骨折，但应为有症状的压缩骨折(图 23-1-11)。无症状及 MRI 上信号正常的陈旧性压缩骨折则不应包括在内。②椎体恶性肿瘤致压缩性骨折，尤其骨髓瘤、浆细胞瘤、淋巴瘤等引起的多发性脊柱病变(图 23-1-12)。PVP 能立即缓解疼痛，增加脊椎的强度和稳定性。③侵袭性椎体血管瘤。脊柱血管瘤绝大多数是无症状的良性病变，无需特殊处理。病变范围较大，或者已经出现疼痛等症状，则 PVP 可增加椎体强度、止痛，栓塞瘤体。④椎体转移瘤。以下情况可进行椎体成形术：转移瘤所致椎体塌陷引起严重的腰背疼痛，需卧床休息和服用止痛药来缓解的病人；放疗前为防止椎体塌陷，可先行 PVP 术；放疗或化疗后疼痛不能缓解者；转移瘤所致脊柱稳定性下降者；有手术禁忌证或不愿手术者；需要手术治疗的患者，术前行 PVP 术可增加椎体的强度，栓塞部分动脉，减少术中出血。⑤其他椎体肿瘤：如嗜酸性肉芽肿、淋巴瘤等导致疼痛症状明显者。

禁忌证：①脊髓压迫；②药物等保守治疗有效；③无法纠正的凝血功能障碍；④骨髓炎、椎间盘炎以及活动性全身感染；⑤对骨水泥以及其他充填材料过敏；⑥弥漫性骨转移癌；⑦缺乏开放脊柱外科手术支持技术。

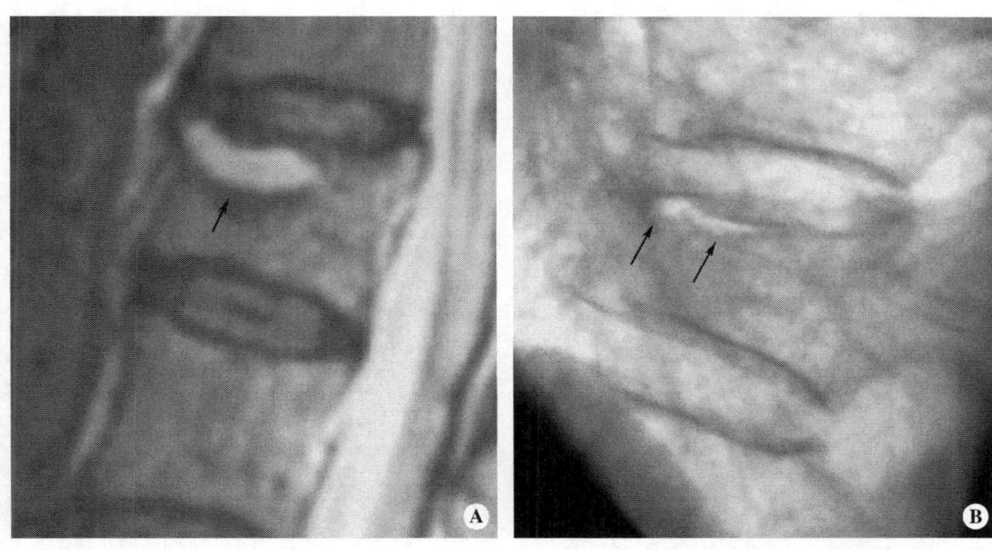

图 23-1-11　骨质疏松椎体骨折，MRI 示终板骨下高信号(A)，X 线检查提示裂隙样改变，该类型亦有文献称为 Kümmell 病

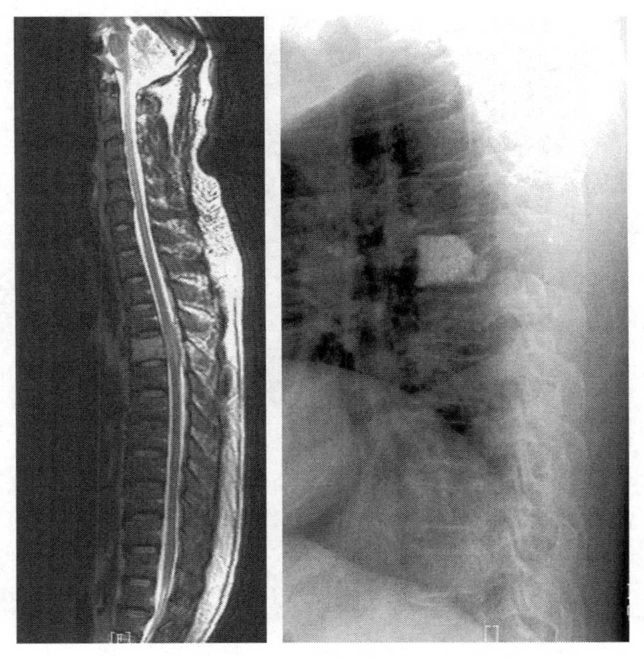

图 23-1-12　T_5 血管瘤骨水泥成形术

三、影像支持技术

无论椎体成形术或者后凸成形术，还是其他闭合性的骨水泥灌注，均需要在 X 线等严密透视监视下进行，而这种透视监视必须实时进行。影像监视的目的是，一是确保穿刺准确到位，其次观察骨水泥渗漏情况。目前临床上采用 C 臂 X 线机(图 23-1-13)、CT(图 23-1-

14)、导航装置、机器人技术(图 23-1-15)等进行辅助,其中,以 C 臂 X 线机监视最为多见。

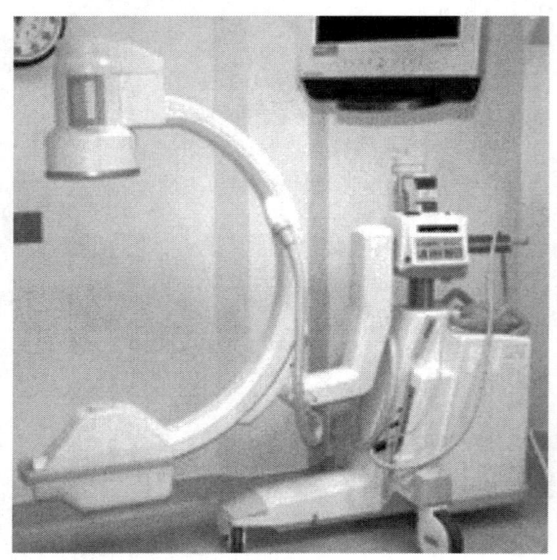

图 23-1-13 C 臂 X 线机

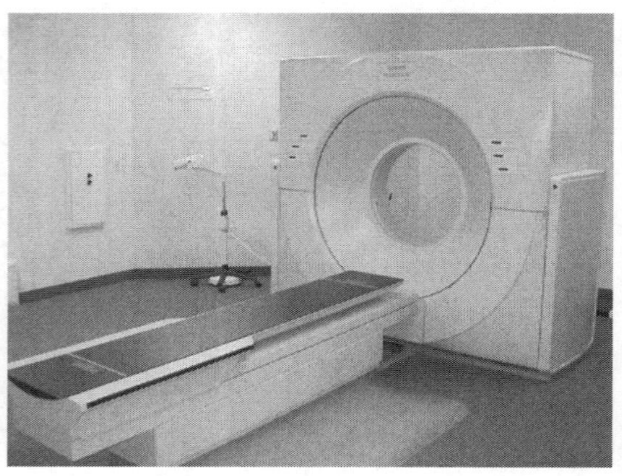

图 23-1-14 CT

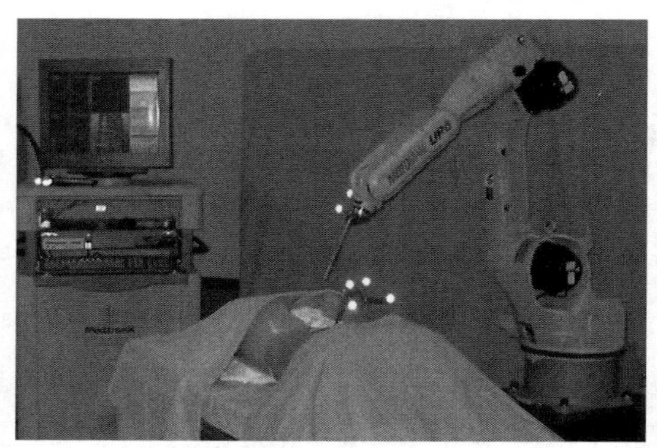

图 23-1-15 导航及机器人技术

本章重点介绍经皮椎体成形术及后凸成形术。

第二节 医用骨水泥及其生物力学研究

一、医用骨水泥

(一) 聚甲基丙烯酸甲酯骨水泥

聚甲基丙烯酸甲酯(polymethylmethacrylate,PMMA)是一种合成树脂,分子结构大,分子量大,是由甲基丙烯酸甲酯(methylmethacrylate,MMA)单体通过聚合反应生成的高分子有机化合物。当其单体与促进剂调和后,迅速开始凝固,2 小时达到其最大强度的 90%,24 小时达到最大强度;其弹性模量介于松质骨和金属之间,能稳定骨科所用的假体,早在1971年FDA就正式批准在人工关节置换术中用PMMA骨水泥固定假体。法国人Galibert于1987年最早用来将PMMA注入到病变椎体治疗椎体血管瘤，由于其疗效确实，之后被广泛用于治疗椎体肿瘤、骨髓瘤、骨质疏松椎体塌陷及压缩性骨折等。PMMA骨水泥具有较好的生物相容性和极强的生物力学强度，注入到椎体后沿骨小梁分布至整个椎体并迅速固化，对椎体起支撑作用，从而稳定脊柱，预防椎体塌陷和再骨折的发生，达到临床治疗效果；而且其较易获得、容易注入、价格相对较低等，因此仍是目前临床经皮椎体成形术(percutaneous vertebroplasty，PVP)和经皮后凸成形术(percutaneous kyphoplasty，PKP)应用较为广泛的椎体增强剂。但存在明显缺陷：①PMMA骨水泥凝固时发热，聚合反应产热高达40～110℃，造成周围组织损伤；②由于缺乏生物降解活性和骨传导性，不能与活骨组织生物活性连接，使骨折面无法骨性愈合，不能在体内生物降解；③低黏滞性使术后易并发渗漏，在注入椎体时易产生渗漏形成占位压迫脊髓和神经根；④生物相容性较低，有毒单体和碎屑的释放、吸收可引发低血压及肺栓塞；⑤强度远大于正常椎体，注入后使邻近椎体应力增加，诱发继发性骨折。

（二）磷酸钙骨水泥

磷酸钙骨水泥(calcium phosphate cement，CPC)是一种新型的自固型、非陶瓷型骨水泥。由Brone和Chow于1985年研制成功。其组成包括固相和液相，固相主要由磷酸钙盐，如磷酸四钙(tetracalcium phosvhate，TTCP)、磷酸三钙(tricalcium phoaphate，TCP)、二水磷酸氢钙(dicalcium phos phate dihydrate，DCPD)、无水磷酸氢钙(dicalcium phosphate anhydrous，DCPA)、磷酸二氢钙(ancalcium phosphate dihydr ous，ACPM)等之中的至少两种组成，还可以有氟化物、半水硫酸钙等；液相可以是蒸馏水、稀酸、血清、血液等。不同的磷酸盐在液相中发生反应，其最终产物也是唯一的羟基磷灰石(HAP)。CPC的一个重要特点就是能够自行固化，粉末与固化液调和为牙膏状后，3～15分钟内凝结且与骨直接黏结，产品固化强度不低于35MPa；其凝固过程不放热，应用时可以随意塑形。更重要的是它的成分与骨盐成分完全一样，其晶体结构也与骨质相同(图23-2-1)，生物兼容性好，可从外逐渐向内生物降解；且与宿主组织兼容，化学性质稳定，能承受各种机械力，物理性能不因组织液浸蚀而改变，不引起炎症反应，无致癌性，不引起过敏反应等。而其强度与孔隙率密切相关，孔隙率的降低可使强度增加，但非单纯的线性关系，因为固化体的孔隙率最大程度只能降到26%～28%，此时其截面抗弯强度(diametral tensile strength，DTS)亦达最大值13～14MPa，但其亦存在不足：缺乏成骨诱导活性。在所有成骨因子中，BMP-2成骨作用最强，为治疗椎体骨质疏松性压缩骨折提供了一条新的途径。其通过骨化作用可促进椎体内骨质生成，从而弥补了骨质疏松椎体矿物质不足的缺陷。

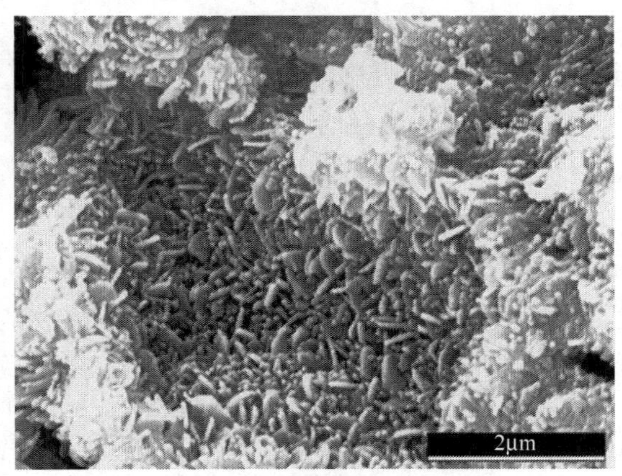

图23-2-1　CPC固化后表面结构

引自Stephan Becker，et al. Balloon Kyphoplasty，2008. 143-148.

Belkoff等对其进行了生物力学测试，认为它具有与PMMA骨水泥相当的生物力学性质，而且它具有良好的骨传导性，同时他们认为在 CPC 中加入一定比例的甲基纤维素，可使其黏稠度明显降低，并且保持良好的生物力学性质。将羟基磷灰石和磷酸三钙混合，既保持了羟基磷灰石本身的优点，又可按需要调整两者的比例，控制其植入后的降解速度。但羟基磷灰石是否真能提高椎体的强度和硬度目前仍有争论，而且其显影效果亦未达到理想，目前 CPC 的研究正在进一步深入，是一种应用前景较为广泛的生物椎体增强剂。

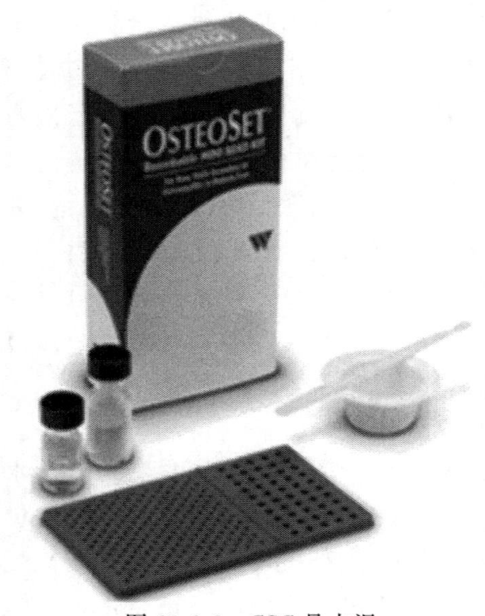

图 23-2-2 CSC 骨水泥
引自 Wright Medical Technology.

（三）硫酸钙骨水泥

硫酸钙骨水泥（calcium sulfate cement，CSC）是一种新型骨矿骨水泥（图 23-2-2），具有与 CPC 相似的塑形能力、生物相容性和生物降解活性。经 CSC 增强后椎体的极限抗压强度虽小于 PMMA，但高于 CPC；其刚度小于正常椎体，亦较 PMMA 和 CPC 低，但并无统计学差异。CSC 椎体成形术后较小的椎体刚度能够减轻相邻椎体的退行性变，降低继发骨折的风险。影像学检查也显示 CSC 具备比 PMMA、CPC 更优良的椎体内灌注效果，不仅对损伤骨质修补更完全，且无明显的椎管内渗漏。此外，CSC 还是与生长因子联合应用的良好载体。因此，CSC 与 PMMA、CPC 相比显示出更大的优势，具备较好的研究和应用前景。

（四）玻璃陶瓷复合骨水泥

玻璃陶瓷复合骨水泥（如 Orthocomp、Cortoss 等）基本性质与 PMMA 相似，其特点是硬化快而产热低，具有更好的黏滞性、显影能力、骨传导性和生物学活性，以及更高的强度和刚度。Orthocomp 能与松质骨结合，但不具有生物降解活性，填充 Orthocomp 较填充 PMMA 的椎体强度有显著性增加，并能恢复初始刚度。然而，由于自身硬度较高，其对椎体的长期作用尚需进一步研究。Cortoss 含有丙烯酸树脂成分，容易弥散进入松质骨，弹性模量与骨相近。与 PMMA 相比 Cortoss 具有更高的强度和刚度，可能导致邻近椎体继发骨折。但 Luo 等研究表明，较低剂量的 Cortoss 可达到与较高剂量 PMMA 相同的生物力学效果，从而可能降低渗漏的风险。

（五）其他

由于上述 PMMA 和 CPC 均存在不同程度的缺点，因此，研制一种具有高强度、显影清、易注入、不发热、能生物降解的生物活性骨水泥是目前的热门课题。天然珊瑚骨骼是目前研究较多的一种填充物，具有良好的生物兼容性和降解性，Cunin 等将其注入到羊的椎体内，结果表明，珊瑚能均匀填充椎体，观察 4 个月后发现它被完全吸收并被同量的骨组织取代，但其力学性能尚需进一步研究。羟基磷灰石陶瓷（HAP）的成分与骨矿相同，具有良好的生物兼容性，但质地太脆，不易塑形，注入体内后，作为异物存在，无法在体内生物降解。Belkoff 等曾研究一种新型骨水泥玻璃陶瓷增强的基质复合物（BisGMA/BisEMA/TEGD-

MA)，其生物兼容性及可塑性均较好，尸体力学测试表明和单纯骨水泥一样，注射后均比压缩前压缩强度高，但单纯骨水泥恢复刚度差，而该型骨水泥可以很好地恢复其刚度，因此具有更好的力学强度，但需进一步临床研究。

二、生物力学性能

根据临床手术要求，填充材料在力学性能上应满足以下几点：①能提供对椎体强度的即时加固；②材料的刚度和屈服强度应与自然骨接近；③能长期维持椎体的力学强度。

最早应用于临床的椎体成形术填充材料是可注射型的聚甲基丙烯酸甲酯骨水泥(PMMA)。经过改性后，其具有低黏滞性和更长的凝固时间，压缩强度一般为 70～100MPa，抗拉强度为 23～45MPa。由于骨水泥是生物惰性材料，无法进行生物降解，且单体具有毒性及不能与骨结合形成长期稳定的骨界面等缺陷，所以人们相继开发了一些具有生物活性的骨水泥替代材料用于椎体成形术，如磷酸钙骨水泥(CPC)、玻璃陶瓷增强的基质复合物(Orthocomp)、珊瑚状的羟磷灰石、锶羟磷灰石等。

CPC 除具有良好的生物诱导活性和生物降解性外，其适宜的力学特性已使其成为椎体成形术填充材料中最具发展前途的填充材料之一。其抗压强度随时间的推移而逐渐增强，注射后约 10 分钟即可产生 10MPa 的抗压强度，约 12 分钟即可产生约 55MPa 的抗压强度。Lim 等比较了 PMMA 与 CPC 填充椎体后椎体力学强度的变化，结果表明，填充 PMMA 和 CPC 均能恢复压缩椎体的强度，填充 CPC 后椎体的最大抗压负荷超过 4000N，填充 PMMA 后则超过 6000N，而完整椎体的初始最大抗压负荷为 4400N。Takemasa 等报告采用 CPC 作为填充材料对 38 例 41 个椎体行椎体成形术治疗，平均随访 15 个月，结果显示，全部患者疼痛均缓解，且无椎体塌陷的倾向。由此说明 CPC 能很好地恢复椎体的力学性能，并长期保持椎体的强度。

除 CPC 外，具有良好骨传导性的生物陶瓷材料，如 Orthocomp 也有望作为骨水泥替代材料。Belkoff 等对 Orthocomp 与 PMMA 的力学性能进行了实验比较，填充 Orthocomp 较填充 PMMA 后的椎体强度有显著性增加，填充 Orthocomp 组椎体的最大抗压载荷为(6685±462)N，该组椎体的初始值为(1699±462)N；PMMA 组椎体的最大抗压载荷为(3590±462)N，该组椎体的初始值为(1645±523)N。椎体的刚度在即填充 Orthocomp 后与初始值相当，填充 Orthocomp 后椎体的刚度为(1110±99)N/mm，该组椎体的初始值为(1098±99)N/mm；而填充 PMMA 后则较初始值有所下降，填充 PMMA 后椎体的刚度为(728±99)N/mm，该组椎体的初始值为(1180±109)N/mm。

为了确定不同充填材料对脊柱的生物力学即强度和刚度的影响，有不少学者通过体外力学实验对比了不同充填材料对压缩性脊柱骨折模型充填后的力学强度和刚度恢复情况。在 PVP 术方面，Belkoff(1999 年)比较 3 种不同商标市售骨水泥，即 SimplexP、Cranoplastic 和 Osteobond，研究结论认为双侧椎弓根共注射 8ml Simplex P 或 Osteobond，能有效恢复椎体的刚度和增强椎体的压缩强度，而 Cranoplastic 则仅能增加压缩强度，不能恢复椎体的刚度。

Belkoff(2000年)对比生物活性玻璃 Orthocomp 和 Simplex P,前者有更好的显影性能;术后 Orthocomp 组骨折模型恢复了起始刚度,但 Simplex P 组的椎体恢复的刚度比其起始刚度明显降低,而强度则两组均明显增强,故认为 Orthocomp 具有与 Simplex P 相似甚至更好的力学性能。2001年,其又比较了 Simplex P、F2(Simplex P 中含30%硫酸钡)和 BoneSource,结果表明,Simplex P 组强度在胸段和腰段均明显增强,BoneSource 组恢复了起始强度,F2 组在胸段明显增强,而腰段则恢复了起始强度;至于刚度方面3组均较起始刚度降低;因此,作者认为 F2 和 BoneSource 都可用于经皮椎体成形术(PVP)。

2002年,Lim 等做了 CPC(injectable calcium phosphate cement)和 Simplex P 骨折前、后注射及起始状态脊椎骨强度和刚度之间的比较。结果表明,完整的标本强度与骨密度呈明显线性相关;注入 Simplex P 组、注入 CPC 组和骨折后注入 Simplex P 组较对照组强度明显增强,骨折后注入 CPC 组亦较对照组强度增强,但无统计学意义;至于刚度方面,骨折后注入 CPC 组明显较对照组、注入 Simplex P 组和注入 CPC 组减弱,其余各组无明显不同;认为 CPC 可作为 PVP 术中 PMMA 的一种很好的替代物。

第三节 临床解剖

一、穿刺途径

(一) 颈椎

颈椎穿刺一般选择前路进行(图23-3-1)。该入路对于有颈椎前路手术经验者一般较容易,如 C_2 有作者通过口咽内穿刺,但由于毗邻关系复杂,临床上可选择小切口显露后直接穿刺,则安全性更有保障。由于颈椎发生骨质疏松性骨折的可能较小,因此,颈椎的椎体成形术更多用于治疗颈椎肿瘤。

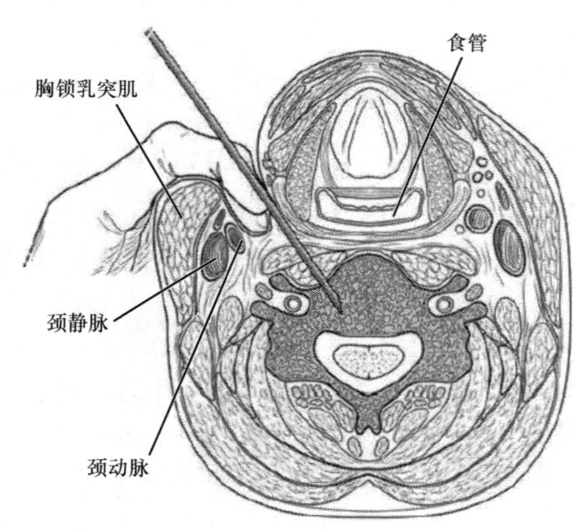

图23-3-1 颈椎前路穿刺途径

(二) 胸腰椎

由于骨质疏松性椎体压缩骨折多发生在胸腰椎部,故临床上胸腰椎穿刺更为常见,一般选择后路穿刺技术,包括经椎弓根途径(图23-3-2)、经肋椎关节途径(图23-3-3)及椎弓根外途径(图23-3-4)。在胸腰椎,一般较合适为椎弓根内途径,而在腰椎可以采用椎弓根外途径,但要考虑到节段血管损伤可能。无论是椎弓根途径还是椎弓根外途径,在侧位像上针尖均应位于椎体前半部,最好将针尖置于椎体前中1/3处。

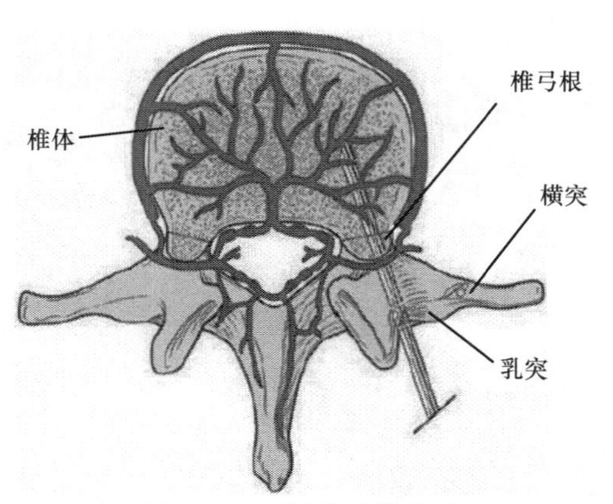

图 23-3-2　经椎弓根途径

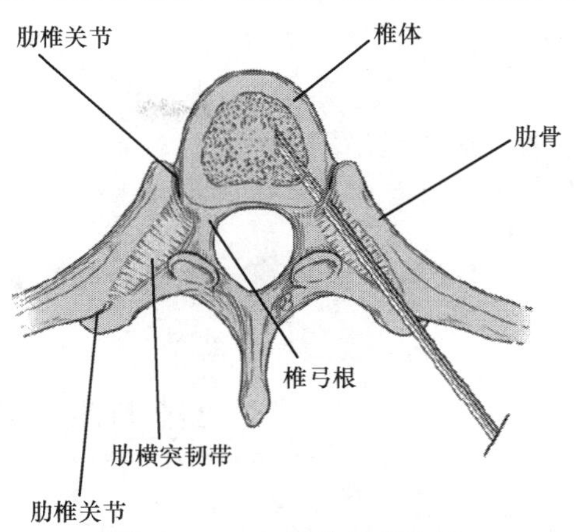

图 23-3-3　经肋椎关节途径

无论采用何种方法，对穿刺途径的解剖及毗邻关系应该熟悉掌握。在避开重要脏器如肺脏、大血管、脊髓时(图 23-3-5)，也应注意节段血管以及神经根损伤可能(图 23-3-6)，尤其采用椎弓根外穿刺。有解剖研究表明，采用根外穿刺，其安全区域并不大。所以，应尽量选用椎弓根途径，但在上胸椎如必须采用椎体成形术，则选择根外途径可能较为安全，或者采用 CT 引导下穿刺则安全性更有保障。

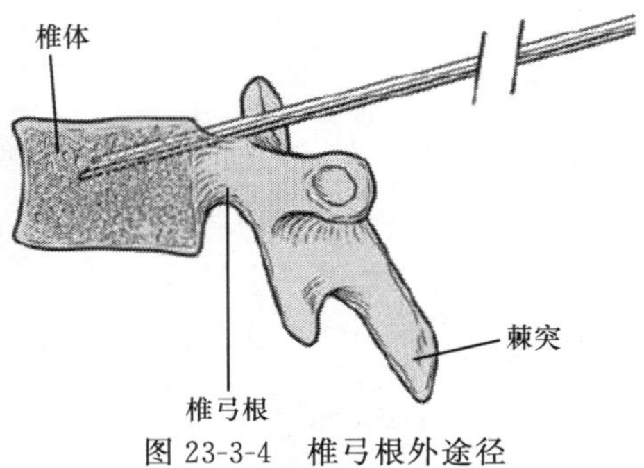

图 23-3-4　椎弓根外途径

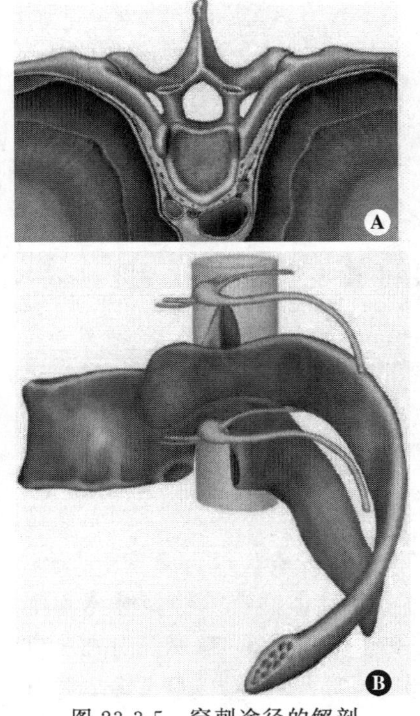

图 23-3-5　穿刺途径的解剖

A. 横切面椎体毗邻结构；B. 神经根及肋间神经

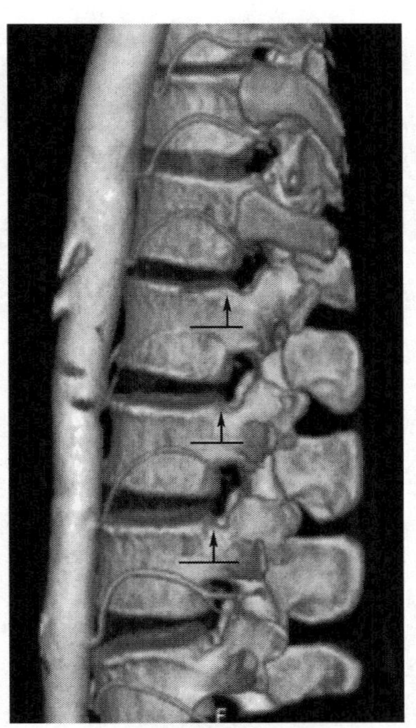
图 23-3-6　CTA 重建显示椎体节段血管

(三) 骶骨

骶骨穿刺可以采用椎弓根途径至骶骨椎体(后中斜途径),或者经骶骨翼(后外斜途径),以及经骶髂关节途径(图 23-3-7)。

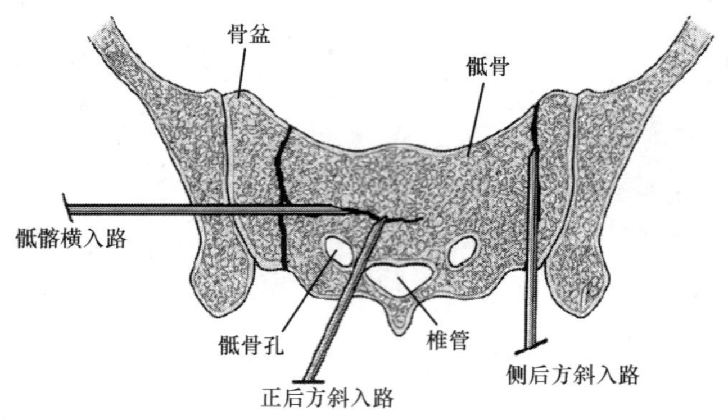

图 23-3-7 骶骨穿刺途径

二、静脉回流途径

由于骨水泥易从椎体渗漏,故需要特别关注脊柱静脉回流系统。脊柱椎体静脉系统(vertebral venous system,VVS,Baston 静脉丛)基本上可以分为三部分:椎外静脉系统(external vertebral venous system,EVVS)、椎基底系统(basivertebral system,BS)和椎内静脉系统(internal vertebral venous system,IVVS)(图 23-3-8)。

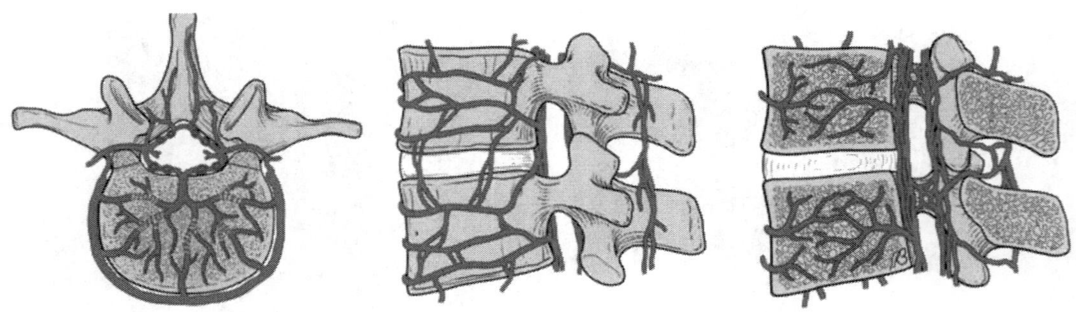

图 23-3-8 脊柱椎体周围静脉系统

引自 Mathis JM. Spine Anatomy. In: John M. Mathis, Hervé Deramond, Stephen M. Belkoff(eds). Percutaneous vertebroplasty and kyphoplasty[M]. New York:Springer, 2006. 8-32.

(一) 椎外静脉系统

基本上,所有椎体静脉系统都是水平分布。每一个椎体都有椎外静脉丛和椎体内静脉回流途径。在腹侧,椎外静脉丛靠近椎体(为前椎外静脉丛)背侧,静脉丛分布于椎弓及韧带(后椎外静脉丛)。该静脉系统与奇静脉、胸半奇静脉直接相通,亦通过节段腰静脉与腰升静脉相通。因此,上、下腔静脉通过此系统在背侧相通。

（二）椎基底静脉系统

椎基底静脉系统（BS）在椎体内，由一条或者成对静脉汇合椎体小静脉组成。两条静脉汇合在椎基底静脉的中央，与腹侧椎前静脉丛相通，并通过IVVS与脊髓静脉相通。

（三）椎内静脉系统

IVVS存在于硬膜外脂肪间隙，与EVVS相似，IVVS亦形成一个静脉丛，由三部分组成：①椎管内后静脉：离椎间盘较远。②椎管内前静脉：在椎管横突冠状线之前，沿椎管前面有两个纵行静脉系统，此静脉在椎弓根部向内，在椎间盘部弯行向外。在椎弓根内侧，此静脉在滋养孔与椎骨内静脉相交通。椎管内前静脉紧贴椎间盘后面，位于硬脊膜及与马尾神经之前。③根静脉为节段静脉，对每一条腰椎成对静脉，分别在两侧椎弓根的上下与神经根密切相关。根静脉经椎间孔穿出。前静脉丛与椎基底静脉相通，后静脉丛直接与外后静脉丛相通。因此，在每个节椎体周围均形成两个静脉环（IVVS和EVVS），而静脉环之间通过椎基底静脉相通（图23-3-9）。

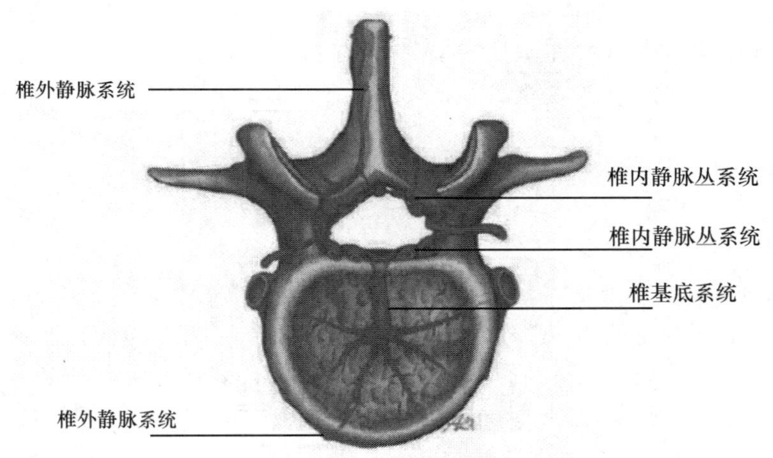

图23-3-9 椎体周围静脉网

引自John M Mathis，et al. Percutaneous vertebroplasty and kyphoplasty，2006. 8-32.

所有这三个静脉系统是没有静脉瓣的静脉系统。EVVS和IVVS走形于整个脊柱，从骶骨裂孔上行到枕骨大孔，前方汇入椎基底静脉丛，后方汇入枕下静脉窦。

脊柱静脉系统的容积比动脉系统大20倍，由于缺乏静脉瓣，允许血流双向流动，这取决于腹内压和胸内压。而脊柱静脉系统较为发达的功能尚不清楚，可能是，在腔静脉阻塞情况下这种就已存在的侧支循环可以即时发挥作用，代偿静脉压的变化；对脊髓有个安全缓冲作用；为脑脊液提供一个吸收空间，以及为中央静脉系统提供一个“蓄池”等。

这种解剖特点，对于注射液态PMMA到椎体内，其作用极为明显。Phillips研究在球囊后凸成形以及椎体成形时将造影剂直接注入，可见造影剂可以漏入EVVS和IVVS，两者均存在造影剂溢漏，尽管球囊后凸成形较椎体成形术相对溢漏量较少一些。

总体而言，如果 EVVS 或者 BS 直接穿刺，骨水泥将直接溢漏至大的静脉循环。当然，亦可能通过骨髓进入这些静脉。文献报道椎弓根螺钉穿透后肺栓塞发生可能性会提高。由于解剖上特点，肺栓塞可以由骨髓，或者骨水泥引起，这些均需要考虑。但骨髓或者 PMMA 在球囊后凸成形时或成形术后引起肺栓塞风险较低，其原因尚未完全阐明。在球囊后凸成形时低压力注射 PMMA 骨水泥可能具有决定性作用。高压力注射骨水泥导致 PMMA 性肺栓塞在四肢手术时已有发现。另一个因素可能在球囊扩张时椎基底静脉受压，因此，脂肪或者 PMMA 无法通过。一个涉及整个 VVS 压力的关键因素是术中腹部位置，要避免腹部受压而导致腹压增高。

单纯下腔静脉受压会通过侧支循环导致 VVS 血流增加，因此提高栓塞的风险。这个因素必须充分考虑，尤其在患者由于肝硬化等出现门静脉高压时。由于骨水泥注射技术通常在患者俯卧位下施行，更要重视腹内压问题，应尽量避免术中腹部受压，使腹内压保持低限。这就使 VVS 的静脉侧支循环降低到最小限度，也降低了腔静脉的血流。提高腹内压理论上可以有提高胸内压代偿，或者防止侧支循环来提高椎体血流等代偿。可是两个体腔之间的压力均等在术中无合适调节手段，故并不可能。另外，若提高胸内压，则必须考虑心血管并发症问题。因此，选择合适体位，降低腹内压，是避免肺栓塞位移的有效预防方法。

尤其是当穿刺针的针尖位于椎体后半部时，因为在这一区域有较大的静脉直接连通硬膜外静脉丛而为骨水泥的渗漏提供了一条通路。由于这种解剖特征，应多将穿刺针置于椎体前半部。

三、椎体内容积

为了避免过度骨水泥灌注，Mathis 根据 CT 测量，认为脊柱各节段骨水泥灌注量差异较大，C_5 椎体内容积理论值为 7.2ml，适宜最大灌注量为 3.6ml，如椎体压缩 50％，则适宜灌注量仅为 1.8ml。在 T_9，椎体内容积理论值为 15.3ml，适宜最大灌注量为 7.65ml，如椎体压缩 50％，则灌注量仅为 3.8ml。在 L_3，椎体内容积理论值为 22.4ml，适宜最大灌注量为 11.2ml，如椎体压缩 50％，则灌注量仅为 5.6ml。Cotton 等认为，颈椎注射量平均为 2.5 ml，胸椎为 5.5ml，腰椎为 7.0ml，这个量与前述理论推算值比较，位于理论最大适宜量与椎体压缩 50％的适宜量之间。这些数值为临床上选择适宜骨水泥灌注量提供一定参考。

Limthongkul 通过 CT 测量计算椎体体积，平均胸椎体积为 $15cm^3$（绝对值范围 5.2～$39.5cm^3$），腰椎体积为 $35cm^3$（绝对值范围为 19.7～$61.5cm^3$）。男性仅腰椎椎体体积大于女性。平均工作通道距离在 T_1～T_4 为(23.4±2.7)mm，在 T_5～T_9 为(30.3±3.6)mm，在 T_{10}～L_5 为(35.5±3.9)mm。其建议在 T_1～T_4 采用 10mm 的球囊，T_5～T_9 采用 15mm 球囊，T_{10}～L_5 采用 20mm 球囊。

如采用球囊后凸成形术，则停止扩张的指标有：①骨折已复位；②球囊与椎体皮质接触；③球囊达到最大压力[不同产品最大压力不同，一般为 220psi(pounds per square inch)，Kyphon 公司气囊最大压力 300psi]；④球囊达到最大容积(4ml)。球囊扩张及复位满意后将球囊复原后撤出。

第四节　生 物 力 学

一、椎体骨密度(BMD)与椎体生物力学强度的关系

椎体的最大抗压力和刚度是椎体生物力学性质的重要指标，最大抗压力反映椎体的载荷能力，刚度则反映轴向载荷下抵抗变形能力的大小。椎体骨密度(BMD)是反映椎体骨质疏松程度、预测骨折危险性的重要依据。通过测量椎体的最大抗压力和刚度，分析与 BMD 的关系，从生物力学角度证实 BMD 能预测椎体发生压缩性骨折的危险。

(一) 椎体压缩试验

椎体压缩试验在 SWD-10 型材料试验机(长春试验机研究所)上进行。单个新鲜完整椎体标本用 XR-36 型(NORLAND)双能 X 线吸收骨密度仪(dual energy X-ray absorptiometry，DEXA)测试每个椎体的 BMD 后，从椎弓根处切除椎体后部，椎体前部以 5mm/min 的加载速率进行压缩实验(图 23-4-1)，出现椎体塌陷或压缩性骨折时停止压缩，椎体出现塌陷或压缩性骨折的标准是载荷-变形曲线出现了最高点，即椎体的最大抗压力出现下降(图 23-4-2)。试验机的载荷信号由计算机数据采集系统记录，并由相应的测试分析软件给出椎体的最大抗压力和刚度。

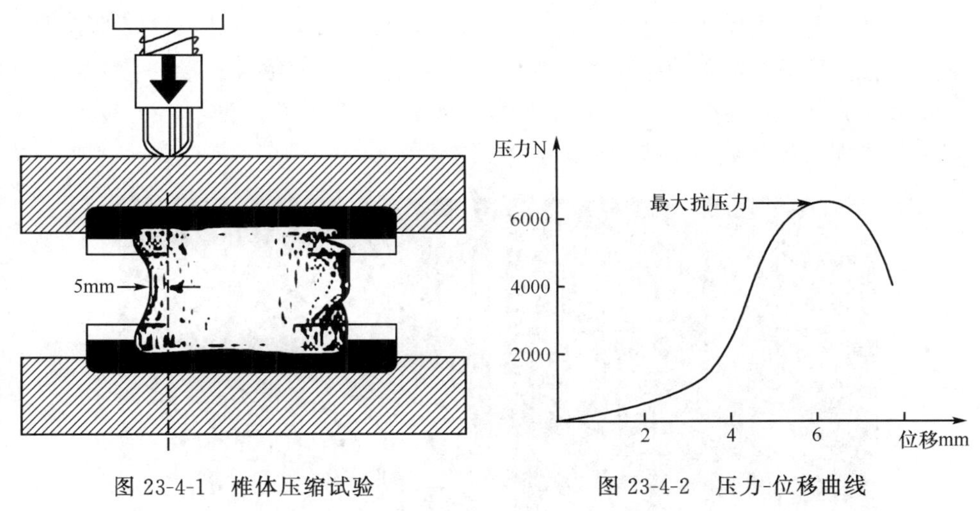

图 23-4-1　椎体压缩试验　　　　图 23-4-2　压力-位移曲线

(二) BMD 与椎体生物力学强度的关系

在新鲜椎体标本，其生物力学强度与椎体 BMD 有密切关系(表 23-4-1)，最大抗压力和刚度是椎体生物力学性质的重要指标，最大抗压力反映椎体的载荷能力，刚度则反映轴向载荷下抵抗变形能力的大小。当椎体负荷超过其最大承受能力时，将发生椎体塌陷和压缩性骨折。影响椎体抗压强度的因素主要有椎体的骨矿物质含量、骨小梁的疏密及排列情况、周围皮质骨的完整性等；正常椎体骨小梁较厚，能提供足够的强度和弹性；骨质疏松时，骨量减小，骨的微观结构退化，表现为骨小梁变薄、变细，出现断裂，骨的脆性增加，这种疏松而脆弱

的椎体受压很容易出现骨折。研究表明，椎体最大抗压力和刚度与 BMD 呈显著的正相关关系。Belkoff 等测量骨质疏松椎体最大抗压力和刚度，认为 BMD 与椎体最大抗压力和刚度显著相关；Bai 也得出同样结论。说明椎体 BMD 能较好反映椎体的骨质状况，是预测椎体压缩性骨折危险性的良好指标；当椎体 BMD 下降到一定水平，椎体已相当脆弱，发生椎体塌陷和压缩性骨折的危险性明显增加；因此，对老年患者，尤其是绝经期妇女，应常规检测 BMD，如果存在压缩性骨折的风险，就应该选择经皮椎体强化的方法来预防骨折的发生。

表 23-4-1　椎体 BMD 与椎体生物力学强度的关系（$\bar{x}\pm s$）

分组	样本量	BMD(g/cm^2)	最大抗压力(N)	刚度(N/mm)
正常对照组	15	0.916±0.191**	7037.2±1525.9**	2161.6±473.3**
轻中度骨质疏松组	15	0.594±0.116**	3158.8± 749.5**	1085.5±265.2**
重度骨质疏松组	15	0.402±0.096**	1567.0± 711.5**	608.6±315.2**

均值和标准差：**代表三组间显著性差异水平($P<0.01$)。

二、PMMA 骨水泥增强椎体的生物力学研究

(一) 椎体增强术的形态学表现

PMMA 骨水泥通过椎弓根注入椎体行椎体增强后，骨水泥将沿骨小梁间隙分布至整个椎体，固化后能显著提高椎体的生物力学强度。研究显示，合适浓度和量的骨水泥行椎体增强后，骨水泥在椎体内均匀分布而不出现椎体外渗漏，X 线、CT 及椎体溶骨铸形能较好反映 PMMA 骨水泥在椎体内的分布（图 23-4-3～图 23-4-5）。

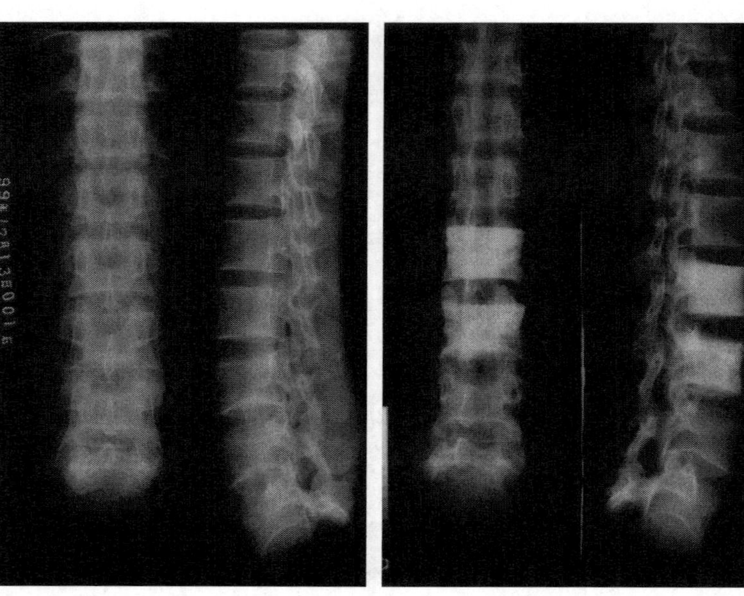

图 23-4-3　椎体增强前后 X 线表现

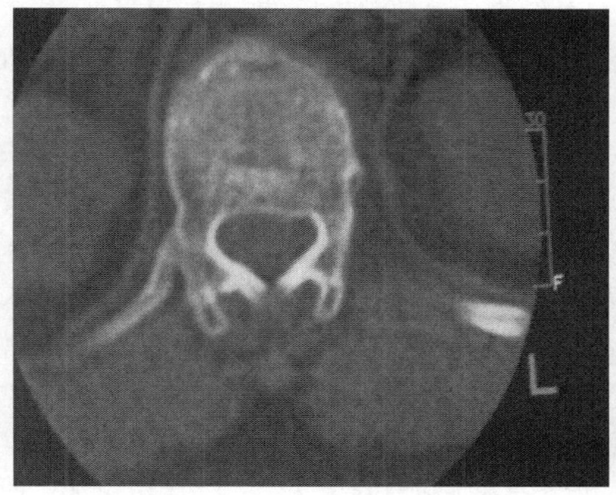

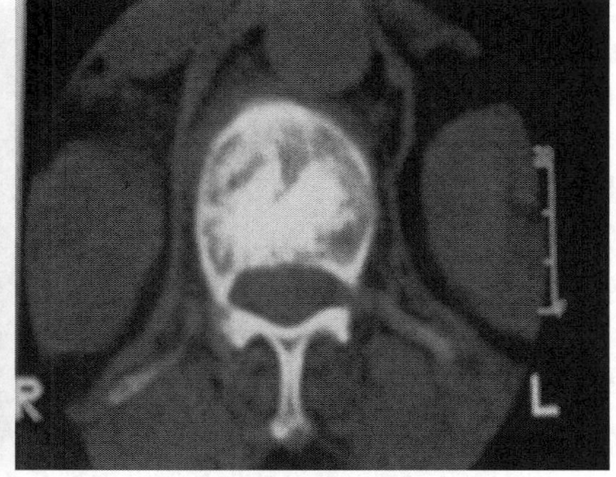

图 23-4-4　椎体增强前后 CT 表现

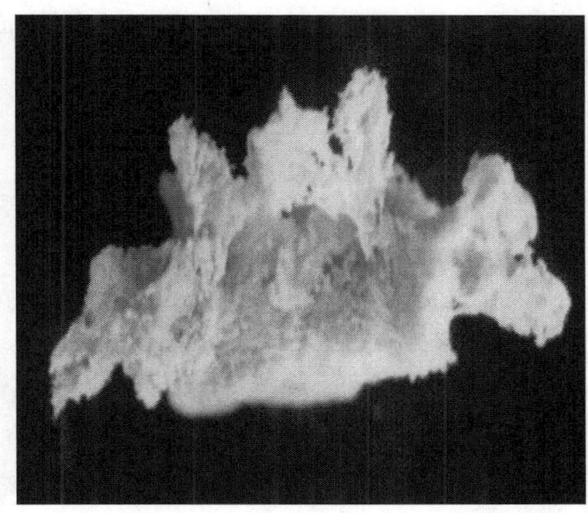

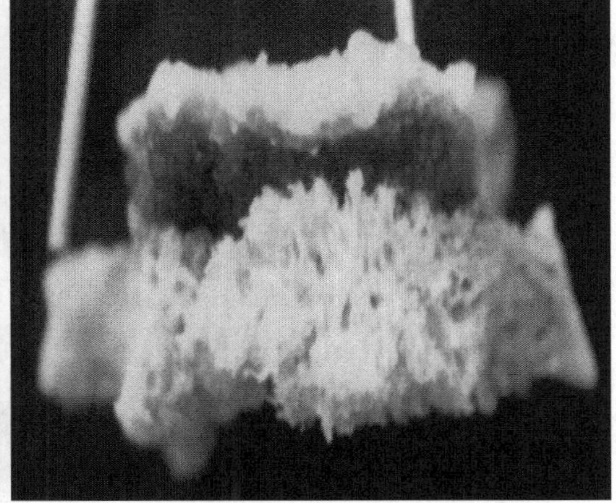

图 23-4-5　椎体增强后溶骨和半溶骨铸形

（二）椎体成形术后椎体生物力学性能

PMMA 骨水泥具有较强的抗压缩能力，其注入椎体后，沿骨小梁分布至整个椎体，固化后达到椎体增强效果。研究表明，对完整椎体和压缩骨折后椎体进行椎体增强术，椎体的抗压缩能力和刚度得到显著加强，最大抗压缩能力由(2197±355)N 增加至(4861±1109)N，椎体刚度由(499±86)N · m 增加至(1128±175)N · m。椎体最大抗压力和刚度是椎体生物力学性质的重要指标，最大抗压力反映椎体的载荷能力，刚度则反映轴向载荷下抵抗变形能力的大小。文献报道 PMMA 骨水泥强化骨质疏松椎体和骨质疏松压缩性骨折椎体能显著增加椎体最大抗压力，有效预防椎体塌陷和再骨折的发生。Belkoff 等用 PMMA 骨水泥强化骨质疏松椎体，最大抗压力由 2108N 增至 6677N，Tohmeh 等亦得出同样结论。说明 PMMA 骨水泥强化塌陷或压缩性骨折椎体，能有效预防再骨折的发生，能使重度骨质疏松患者得到比正常同龄人群更强的脊柱抗压能力。

椎体强化后的压缩强度与 PMMA 骨水泥注入量有关；文献报道 PMMA 注入量为 4～11ml。PMMA 骨水泥具有良好的生物力学特性，注入椎体后沿骨小梁间隙分布至整个椎体，凝固后对椎体有明显的支撑作用。椎体发生塌陷和压缩性骨折后，椎体高度降低、体积减小，同时部分骨水梁断裂重叠，间隙变窄，故注入量较少；而且椎体发生塌陷和压缩性骨折时，外层骨皮质破坏，很容易出现 PMMA 渗漏，因此也影响 PMMA 的注入量。

椎体的强度（strength）指椎体在发生塌陷之前所能承受的最大应力。刚度（stiffness）指椎体在外力作用下抵抗变形的能力，刚度越高，椎体表现得越"硬"。椎体强度的恢复或增强是评价椎体成形术效果的最常用测量指标，它有助于预防或避免已修复的椎体再次发生骨折。而椎体刚度的恢复则被认为是与止痛效果相关的力学参数。

注射骨水泥可恢复椎体的强度和刚度。Belkoff 等的体外力学实验表明，注入 2ml 的骨水泥即可恢复椎体的强度，而恢复椎体的刚度则需相对较多量的骨水泥（胸椎刚度的恢复需 4ml 骨水泥，腰椎需 6ml 骨水泥）。Molloy 等研究骨水泥在椎体内的填充率（即骨水泥和椎体体积的比例），发现椎体强度和刚度的恢复不仅与骨水泥的注入量相关，而且与骨水泥的填充率密切相关。椎体成形术的有限元分析研究进一步说明，只需 14％的骨水泥填充率（约 3.5ml），即可恢复 L_1 椎体的刚度。Cotton 等发现疼痛的缓减与骨水泥在椎体内的分布有关，与骨水泥的注入量无关。

由于过量的骨水泥易引起渗漏，而导致并发症的发生，所以在手术时，应尽量使用小剂量的骨水泥，且应使骨水泥分布均匀。有关术中适量骨水泥的选择，已有大量的临床报道。Cotton 等认为，颈椎注射量平均为 2.5ml，胸椎为 5.5ml，腰椎为 7.0ml。Barr 等认为，胸腰段平均注射 3～5ml 骨水泥即可取得较好的椎体稳定和止痛效果。Amar 等对 97 例患者 258 个椎体行椎体成形术，术后经 3 年随访发现，胸腰段平均用骨水泥 2～6ml 能获得较好疗效。Deramond 等认为，椎体常规的骨水泥注入量为：颈椎 2～3ml，胸椎 4～6ml，腰椎 7～10ml。而由于不同节段椎体体积的差异较大，Molloy 等认为强度和刚度的恢复与骨水泥填充率的关系更密切，根据其尸体标本研究表明，恢复椎体的强度及刚度分别需要 16.2％和 29.8％的填充率。但据 Liebschner 等的有限元分析显示，仅需 14％的骨水泥填充率即可恢复椎体的刚度，而 28％的骨水泥注入则可使刚度较完好椎体提升 50％，从而增加邻近椎体骨折的风险。

虽然骨水泥对椎体强度和刚度的恢复有作用，但是它们之间的相关性却很小。这提示除骨水泥以外，还有其他因素影响椎体成形术的效果，如骨水泥材料的性能、骨水泥注入位置和分布状态、骨折类型以及椎体骨的性能（骨密度和骨微观结构）等。针对骨质疏松性椎体成形术进行的力学实验表明，椎体强度的恢复与骨密度呈反比，即骨密度低的椎体在治疗后，其强度的增加较骨密度高的椎体大。Higgins 等发现，椎体的骨密度越低，刚度恢复越强。由于松质骨的强度和刚度与骨密度呈正相关，所以可推断椎体成形术对骨质疏松性椎体的治疗效果可能更显著。

椎体成形术后不仅增强了整个椎体的强度，而且还产生了另一种增强效应，即提高了椎体的能量吸收能力。能量吸收可通过计算载荷-变形曲线下的面积得出，是一项综合了强度和刚度的力学测量值。有关这方面的研究报道较少。

Schildhauer 等研究发现，椎体成形术后椎体的能量吸收能力显著增强，意味着经骨水泥增强后的椎体潜在地修复了损伤部位，具有防止再次骨折的能力。

三、椎体成形术对相邻椎体的力学影响

近年来的研究表明，椎体成形术因注入骨水泥后增加了椎体的刚度，引发了刚度增高效应，改变了相邻椎体的力学性能，因而增加了相邻椎体的骨折发生概率。Berlemann 等对经骨水泥增强的功能脊柱单位（FSU）进行了力学测试，结果发现，椎体成形术后，与增强椎体相邻的椎体的极限承载负荷低于未增强椎体的相邻节段，且骨折发生部位大多在未增强的椎体处。他们认为，椎体成形术后治疗椎体的刚度增加，使力学负荷转移至相邻椎体，故增加了相邻椎体的骨折发生率。Baroud 等观察椎体增强后终板的形态变化及对应力的传导作用，结果发现，终板下刚硬的骨水泥具有相当于垂直柱的作用，由此减少了椎体终板的生理内凹，导致椎间压力升高 19%，并引发相邻椎体的骨折。Polikeit 等研究椎体增强后相邻椎体应变和应力的变化，结果发现，椎体成形术虽然恢复了治疗椎体的强度和刚度，但是增加了相邻椎体的应力和应变，改变了相邻椎体的应力分布，他支持骨水泥增强椎体后易发生相邻椎体骨折的假说。Ferguson 等的体外实验也证实，椎体成形术降低了治疗节段再发生骨折的概率，但增加了相邻椎体发生压缩性骨折的概率。徐晖等利用有限元法，模拟分析了胸腰段骨质疏松性椎体压缩骨折经椎体成形术后相邻椎体终板应力的变化，结果发现，椎体终板中部的应力较术前增加，为应力集中部位，在持续应力作用下，终板中部骨折的可能性增加，但注入较小剂量的骨水泥（T_{12}，注入 4ml），椎体成形术后相邻椎体终板的应力无明显增加。因此，他们认为椎体强化过度将导致相邻椎体骨折发生率增加，但若注入较小剂量的骨水泥，则不足以增加相邻椎体的骨折危险。

虽然有较多的生物力学研究表明，椎体成形术后因椎体刚度的增加，会增加相邻椎体的骨折发生率，但是临床的随访结果不同。Jensen 等对 109 例骨质疏松患者发生的 107 处椎体骨折进行分析后发现，行椎体成形术后治疗椎体的相邻椎体骨折发生率与对照组比较差异无统计学意义。由于骨质疏松后患者的任何椎体均可发生骨折，所以椎体成形术后治疗椎体的相邻椎体骨折的发生危险并不高于其他节段的椎体。然而，Grados 等的临床随访发现，骨质疏松性椎体压缩骨折患者的治疗，注入骨水泥后相邻椎体骨折发生的比值比（95%置信区间为 1.1～4.56）是 2.27，而未治疗椎体的相邻椎体骨折发生的比值比（95%置信区间为 0.82～2.55）是 1.44，即椎体成形术后相邻椎体骨折的发生危险性高于未治疗组。

椎体成形术对相邻椎体的力学影响与椎体成形术的远期疗效密切相关。目前，有关椎体成形术的生物力学研究，尚集中在短期效果的评价上，对其远期疗效有待于进一步探讨。

四、单侧与双侧行椎体成形术的生物力学比较

单侧与双侧行椎体成形术的区别在于，骨水泥经椎弓根的一侧还是两侧注射。单侧注射骨水泥可以减少手术时间，降低手术风险和费用，但可能造成骨水泥分布不对称；双侧注射则易增加骨水泥渗漏的概率。因此，研究单、双侧行椎体成形术对脊柱生物力学性能的影响十分重要。

Tohmeh 等研究发现，单侧注射在椎体刚度的恢复上与双侧注射近似，强度的恢复虽然不如双侧注射，但仍高于正常水平，两种注射方式在恢复椎体的力学性能上近似。值

得注意的是，他们在实验中未发现单侧注射造成未注射侧椎体的塌陷，从而导致脊柱从治疗侧向未治疗侧弯斜。这一观察结果可能与他们在实验设计时将椎体的顺时旋转中心落在椎体的外面有关。因为在此种情况下，除非椎体大部分发生塌陷，否则观察不到发生脊柱侧凸。为了进一步研究单侧注射是否会引起脊柱侧凸，Liebschner 等用有限元法进行了模拟分析。他们通过椎体的 CT 图像建立了有限元模型，并且确保载荷是通过椎间盘传递至椎体，设定的力学加载边界条件未限定椎体的旋转中心固定在椎体外，从而使椎体有可能发生变形。他们研究发现，椎体单侧承重可引起脊柱不稳，其程度与骨水泥的填充量呈正比。单侧较双侧注射更明显地出现椎体从注射侧向未注射侧的相对运动。另外，随着骨水泥填充量的增加，单侧注射出现的脊柱侧凸程度也随之加重，甚至骨水泥填充量多的椎体，脊柱侧凸的程度高于未治疗组，即脊柱侧凸的发生程度与单侧注射的骨水泥填充量密切相关。

经椎弓根进针是目前使用较多的手术入路。单侧与双侧椎弓根注入均能显著恢复椎体的强度和刚度，双侧注入骨水泥后强度增加更多，单侧注入后刚度提升更大。Teo 等的有限元分析显示，当骨水泥的注入位置在椎体中部时，两种注射方式的生物力学表现接近；而当注射位置靠近终板时，单侧注射后椎体刚度比双侧注射高 2～3 倍。此外，在不同的注射位置下，单侧注射 5ml 骨水泥即可导致椎体内压强过高（大于松质骨生理承受的最大抗压强度 15MPa），而从双侧注射 5ml 骨水泥不会使椎体内应力过大。同时，单侧注射还可能引起椎体由注射侧向对侧弯曲变形，增加未注射侧压缩性骨折及脊柱侧凸的风险。此前普遍认为双侧注射易增加渗漏的概率。对此，Hee 认为双侧注射时骨水泥先由一侧注入，对侧针管起到排气减压的作用，而发现渗漏迹象立即停止该侧注射，另一侧针管可继续完成增强，由此可降低渗漏风险并保证术后疗效。

五、椎体成形术与后凸成形术的生物力学比较

为确定可膨胀球囊椎体成形术（kyphoplasty，KP）是否能够有效恢复骨质疏松椎体压缩骨折的椎体高度，同时为了对比 PVP 和 PKP 在恢复椎体高度方面的价值，同年 10 月，Belkoff 进行了球囊扩张（an inflatable tamp，IBT）用于压缩性骨折的体外力学评价研究，结果显示，在压缩骨折模型上，PKP 组充填后椎体高度恢复 97%，而 PVP 组仅能恢复丢失高度的 30%，两组相比有显著性差异（$P<0.5$）；两组充填后与充填前相比均能明显增强椎体的压缩强度（$P<0.5$）；PKP 组能够恢复椎体的起始刚度，而 PVP 组则不能（$P>0.05$）。他认为 PKP 与 PVP 相比不仅能够有效恢复椎体的高度，而且能够恢复椎体的压缩强度和刚度。应当指出，在压缩骨质疏松椎体模拟骨折，然后用 PVP 修复体外实验中发现，被压缩高度的一半得到弹性恢复，体内研究也报道了相同的现象。另外，不依靠弹性复位，在体外标本中 PVP 可以恢复椎体高度的 30%，而后凸成形术可以恢复 97%。实际恢复高度的范围 2.5～3.5mm，与临床报道数值相当。

国内唐迎九、杨惠林等较早对球囊扩张椎体后凸成形术对骨质疏松压缩骨折椎体高度的恢复作用做了研究，认为骨质疏松压缩骨折椎体经球囊扩张椎体后凸成形术可显著恢复骨折椎体高度，临床应用球囊扩张椎体后凸成形术治疗骨质疏松椎体压骨折可达到恢复椎体高度，矫正脊柱后凸畸形的目的。唐迎九研究还表明，PKP 和 PVP 均能明显增加骨折椎

体强度，恢复刚度；两种方法间比较亦无明显差异。PVP 治疗 OVCF 采用经皮穿刺向骨折椎体内注射 PMMA 骨水泥。由于 PMMA 具有较好的生物力学特性，凝固后能稳定断裂的骨小梁，协助支撑椎体，分担压力，改善骨折椎体力学性质达到治疗作用。PKP 经球囊扩张，在骨折椎体内将松质骨向四周挤压至密实，形成两个四周骨壁相对完整的空腔，在空腔内注入 PMMA 骨水泥，凝固后，即形成两个以空腔为模具的骨水泥铸件，有力地支撑已被挤压密实的松质骨，形成稳定“核心”，使伤椎能够有效承受脊柱的轴向载荷。OVCF 经 PKP 或 PVP 方法治疗，均能使伤椎获得比原来更强的抗压能力，完全或部分恢复其刚度，达到强化骨折椎体的目的。Tomita 等的研究认为，PVP 与 PKP 对椎体强度的恢复无明显差异，但对刚度的恢复 PKP 不及 PVP。虽然许多学者认为 PKP 应用球囊扩张后对高度丢失及后凸畸形具有更佳的纠正效果，但 Kim 等的尸体标本研究显示，PKP 组椎体术后的初期高度虽大于 PVP 组，但在反复持续的负荷作用下其高度不断丢失，最终低于 PVP 组。

后凸成形术与标准的 PVP 相比的一个理论优势是前者允许骨水泥低压注射，这一点对于生物可吸收但注射困难的磷酸钙和羟基磷灰石骨水泥来说，显得特别重要。最近一项体外实验对羟基磷灰石骨水泥、PMMA 骨水泥比较发现，两者对椎体高度恢复相同，都具有容易注射的特性，但是与 PMMA 相比前者的刚度恢复较差。

第五节　手术操作

一、病例选择

有关骨水泥成形术应用范围在第一节已有叙述，本节主要讨论后凸成形术的病例选择。与椎体成形术不同，后凸成形术系采用气囊扩张方式，可以有效恢复椎体高度及减少渗漏，故可以应用于新鲜骨折以及椎体后壁不完整的病例，但在骨质疏松性椎体压缩骨折中应用尚要考虑以下几点：①骨质疏松性骨折接受 2～6 周最佳药物治疗(optimal medical treatment)后尚需要麻醉药物镇痛。②连续影像检查表明椎体继续塌陷，尤其是与疼痛加剧有关(额外疼痛或者再骨折)。③疼痛性病理性骨折需要中等到大剂量麻醉药物治疗，尤其无法耐受麻醉镇痛药物时。④任何椎体骨折需要入院进行疼痛控制。⑤慢性骨折(>6 个月)且需要疼痛治疗，在 MRI 的短 T_1 加权上显示持续骨水肿，且与理学检查疼痛位置一致。⑥由于骨折引起疼痛或者麻醉镇痛治疗需要制动，在推荐常规治疗方法之前，对于卧床老年患者，考虑到压疮、深静脉栓塞、肺炎等，应尽早离床活动，有助于减低这些并发症风险。⑦椎体高度显著丢失的急性骨折，恢复高度以及矫正矢状平衡对于长期疗效有重要意义，如青年或者中年患者出现多发性楔形压缩骨折。

二、配套器械

经皮后凸成形术和经皮椎体成形术的配套器械大同小异，包括穿刺针、工作通道、克氏针以及骨水泥搅拌器和注入器(图 23-5-1)。各生产厂家主要的产品差异主要体现在骨水泥以及注入设备上。

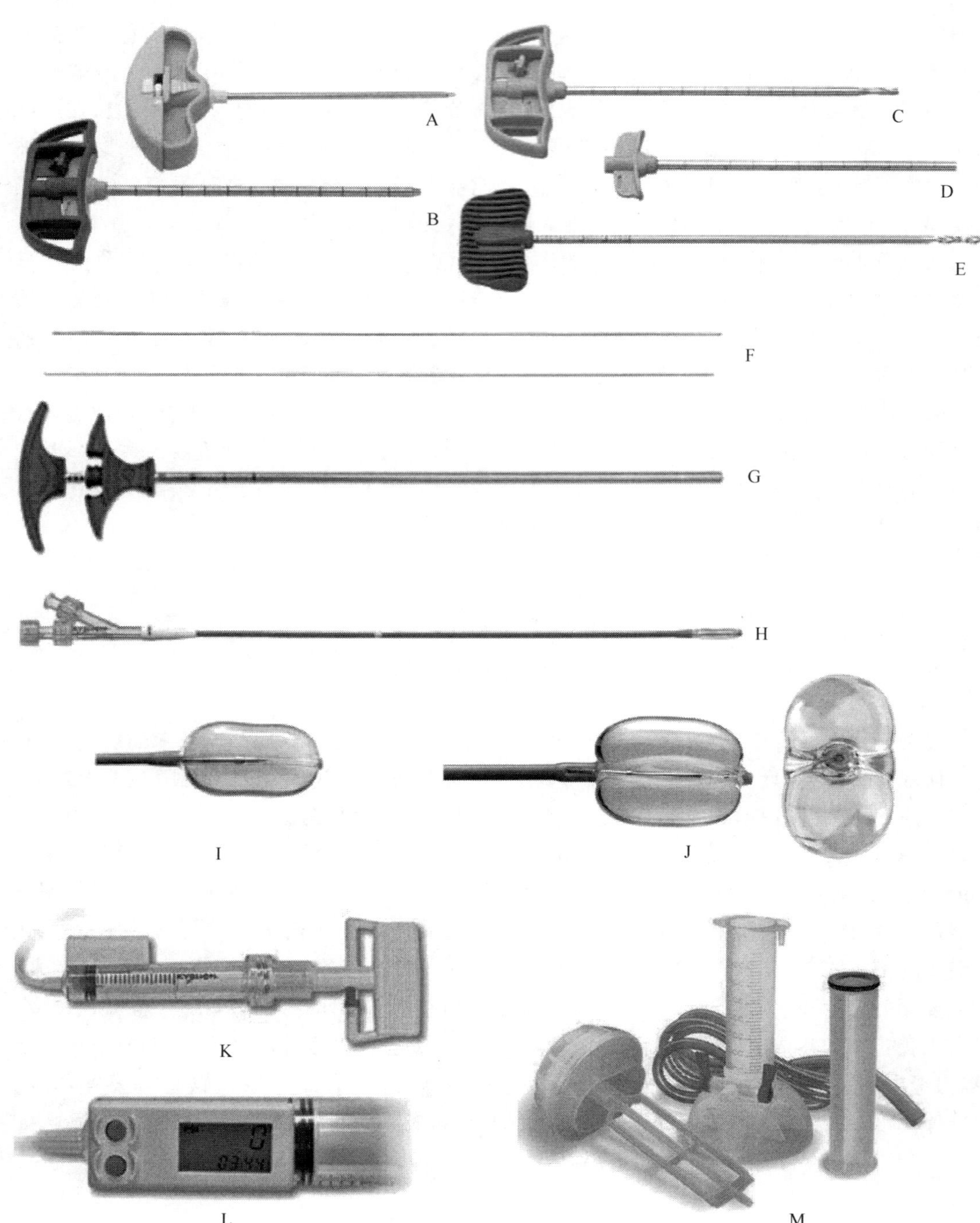

图 23-5-1 配套器械

A. 穿刺针;B. 工作套管;C. 骨钻;D. 扩张套管;E. 骨钻;F. 钝(圆)头克氏针;G. 骨水泥充填器及推杆;H. 球囊;I. 球囊(扩张后);J. 扩张球囊;L. 压力注射器;L. 压力计;M. 骨水泥搅拌器

三、操作步骤

（一）经皮后凸成形术（图 23-5-2）

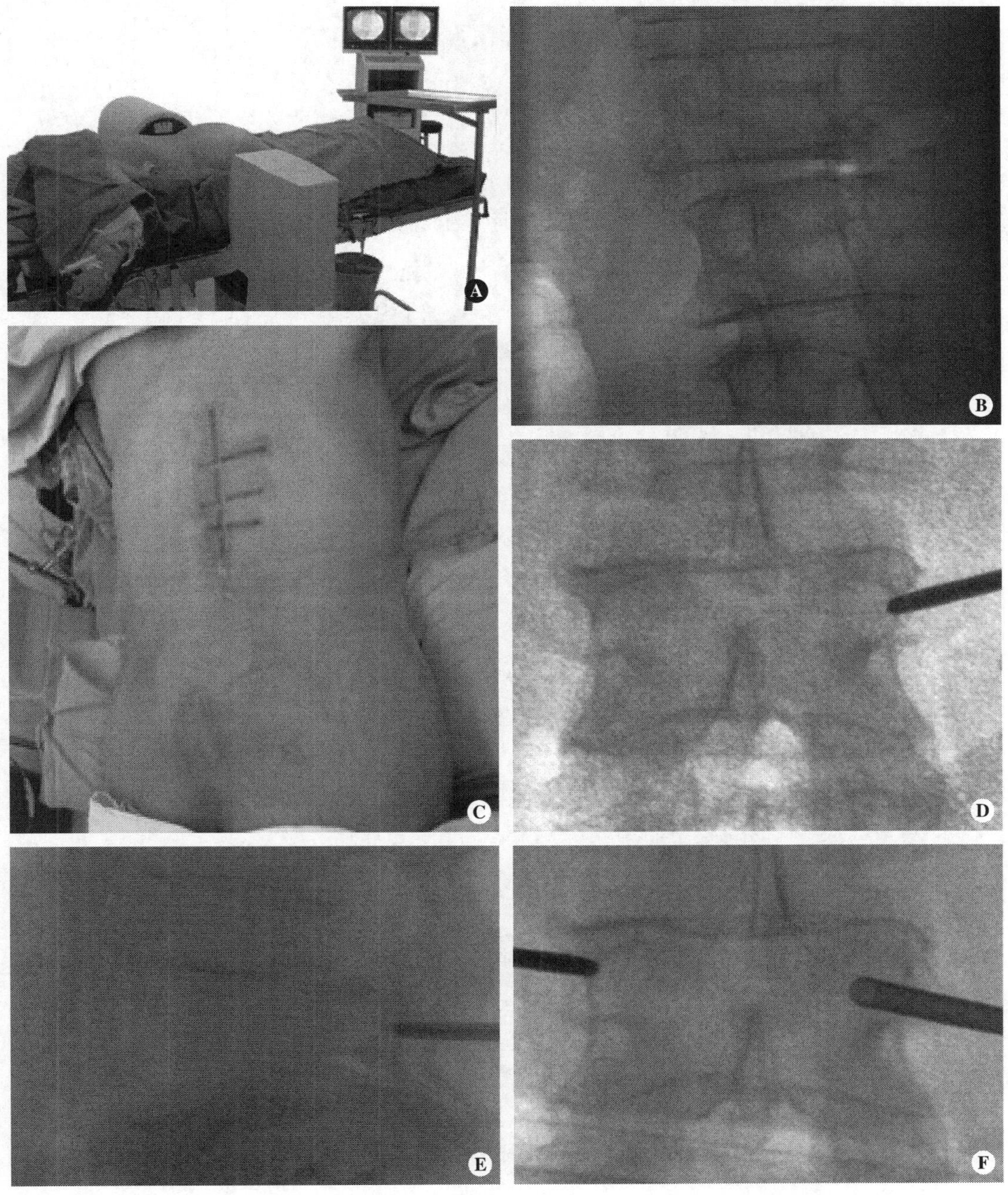

图 23-5-2

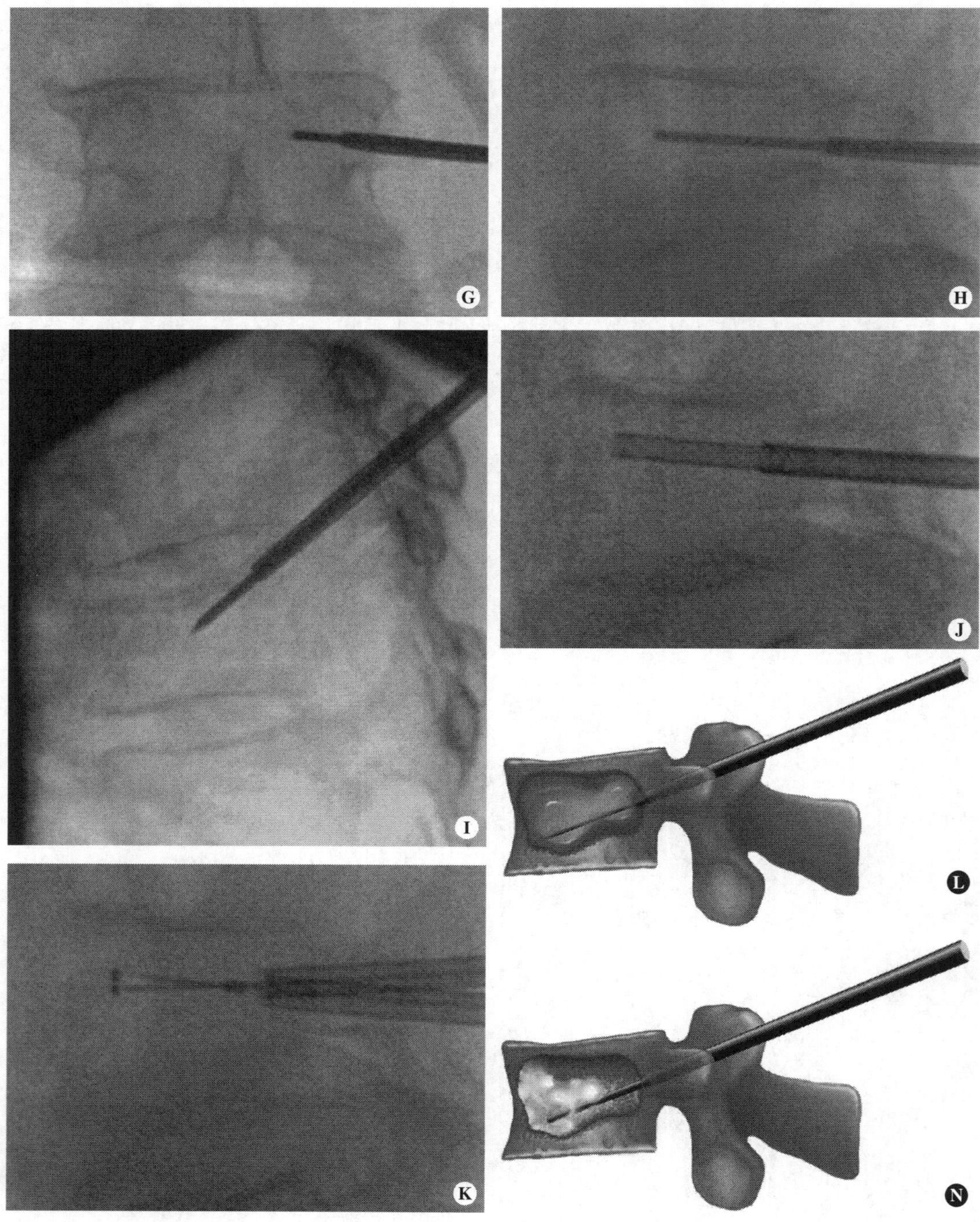

图 23-5-2

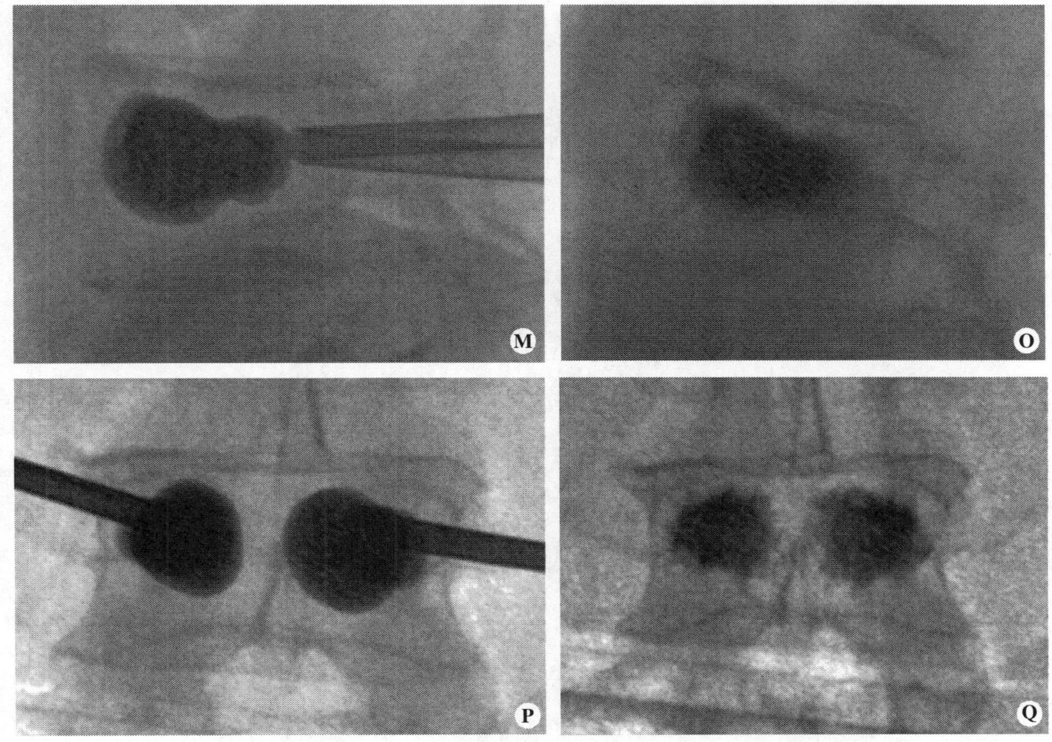

图 23-5-2　经皮后凸成形术基本步骤(续)

A. 俯卧,C 臂 X 线机全程监视;B. 获得清晰、标准的正侧位图像;C. 透视下定位,确定穿刺点;D. 正位上入针点位于椎弓根投影的外上象限,为上关节突基底部;E. 侧位上与椎弓根矢状位倾角一致;F. 双侧椎弓根穿刺;G. 正位上穿刺针尖位于外、中 1/3 等分内*;H. 侧位上穿刺针尖达椎体前中 1/3 处,圆头克氏针探查前方为骨质;I. 工作通道进入椎弓根至椎体后 1/3 等分内;J. 如骨质较硬,则骨钻进入扩大骨道;K. 更换扩张球囊,球囊部分需完全在骨质内(不能在工作通道内);L. 扩张球囊;M. 球囊内造影剂可显示球囊扩张程度;N. 取出球囊,注入骨水泥;O. 注入骨水泥后;P. 双侧注入骨水泥量要均衡;Q. 后凸成形术后

根据我们的经验,X 线片上棘突外侧缘至椎弓根外侧缘可分为三等分,椎弓根内外侧缘之间为外 1/3 等分,椎弓根内侧缘至棘突外侧缘平分,为中 1/3、内 1/3 等分。穿刺针位于外 1/3 等分,一般穿刺针内倾角较小,类似椎弓根螺钉固定的 Roy-Camille 技术,如穿刺针尖到达内 1/3 等分,则穿刺针具有一定内倾角度,类似椎弓根螺钉的 Magerl 技术。穿刺针尖如进入内 1/3 等分,除非采用椎弓根外技术,否则已突破椎弓根内侧,进入椎管。

(二) 经皮椎体成形术——Confidence 椎体成形系统(图 23-5-3)

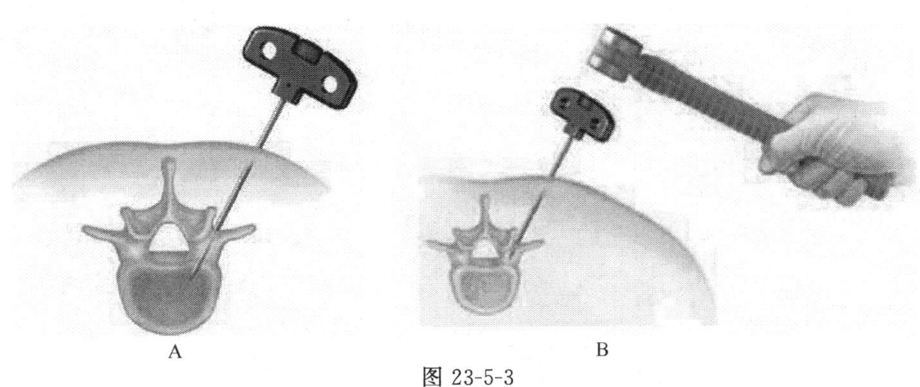

图 23-5-3

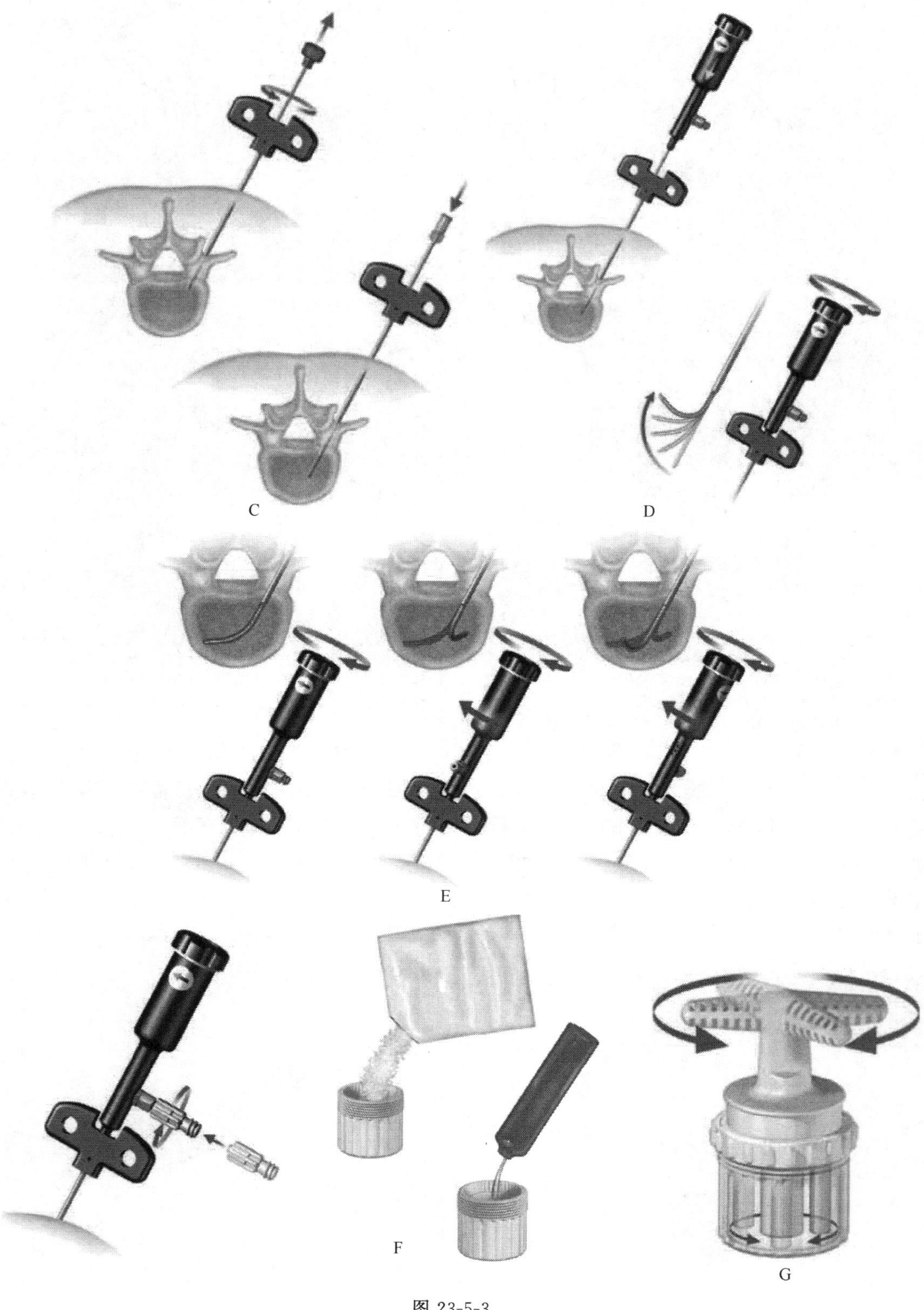

图 23-5-3

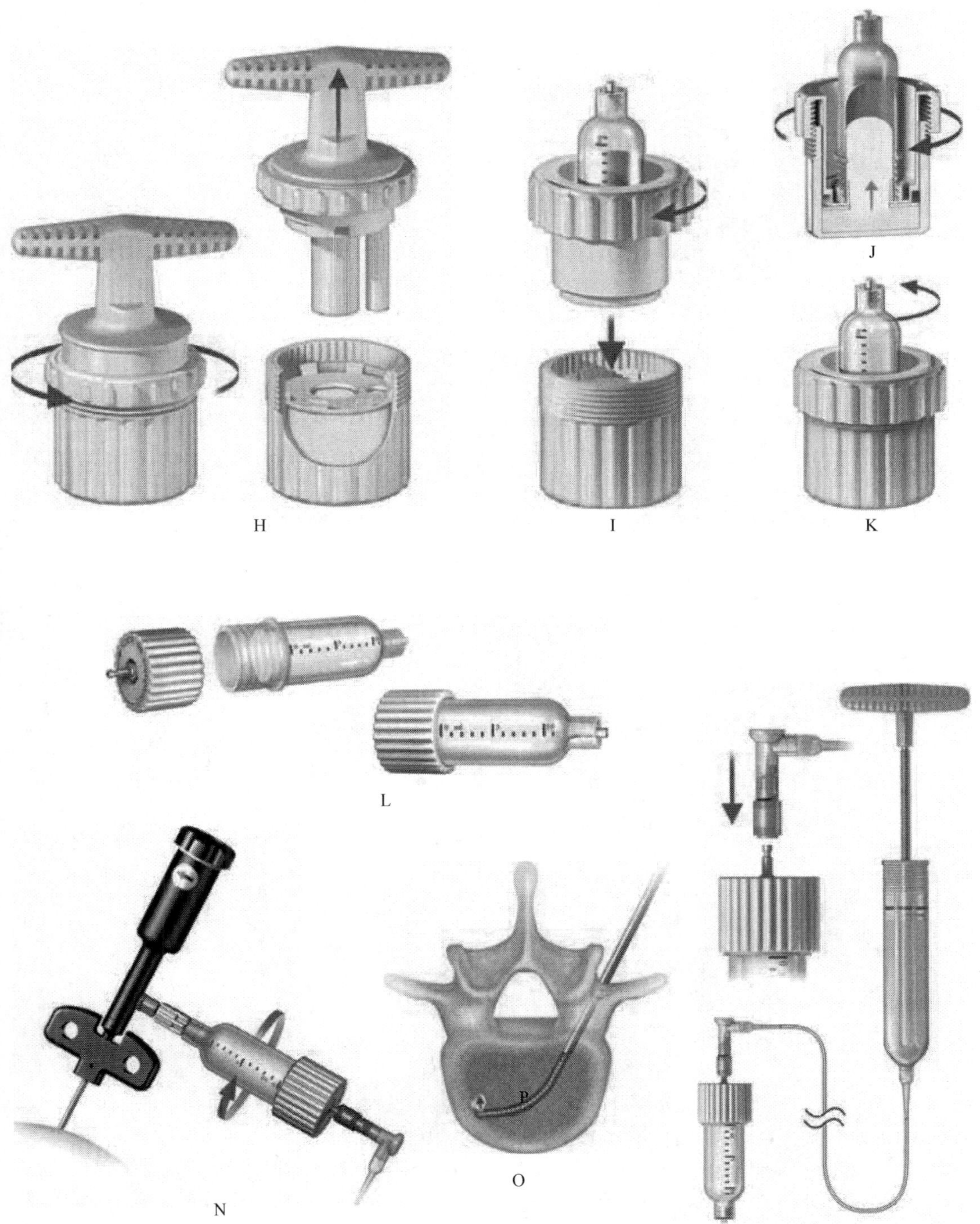

图 23-5-3

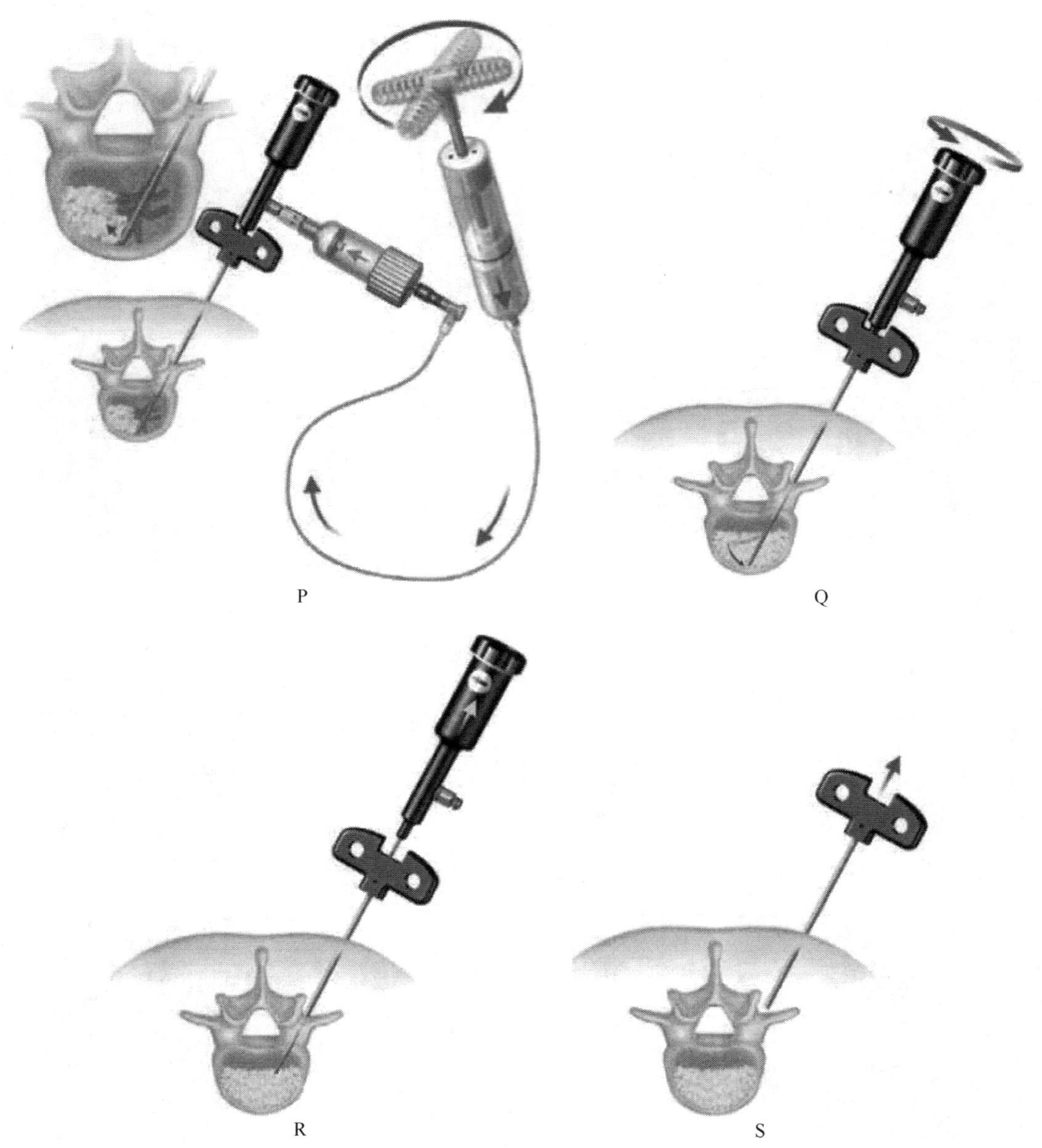

图 23-5-3 Confidence 椎体成形系统操作(续)

A. 经椎弓根穿刺;B. 轻微锤击穿刺针进入椎体(医生也倾向用手旋转穿刺针前行);C. 穿刺针到位后,拔出针芯;D. 经工作套管置入 Osseoflex 可转向针;E. Osseoflex 可转向针可在椎体内变换穿刺方向;F. 在 Osseoflex 针上连接标准接头,混合骨水泥固液相;G. 搅拌骨水泥,顺时针 3 圈,逆时针 3 圈,持续 40~60 秒;H. 取出搅拌器盖;I. 将骨水泥储瓶与搅拌器杯连接;J. 顺时针将储瓶拧紧,在压力作用下,骨水泥自动进入储瓶;K. 逆时针松开储瓶和杯;L. 骨水泥储瓶盖紧;M. 骨水泥储瓶与水压器连接;N. 骨水泥储瓶另一端与 Osseoflex 连接;O. 通过 Osseoflex 注入骨水泥;P. 透视下,顺时针转动水压器手柄,缓慢注入骨水泥;Q. 变换 Osseoflex 角度注入骨水泥;R. 完成后退出 Osseoflex;S. 拔出穿刺针套管

引自 Depuy Spine.

第六节　临床疗效

目前，经皮骨水泥成形术在临床上已经广泛开展，并已证实在减轻疼痛、填充骨缺损重建脊柱有效载荷传导等方面具有较为确切的疗效，其在转移癌、症状性血管瘤以及血液系统肿瘤侵犯椎体等领域的应用价值已受到充分肯定。但是，经皮骨水泥成形技术在骨质疏松性压缩骨折的应用价值方面尚存在不同的研究结论。

随着人口老龄化，骨质疏松以及相关骨折已经成为一项受到关注的健康问题，特别在西方国家。在欧洲，50～79 岁人群，新发椎体压缩骨折（vertebral compression fracture，VCF）的年发病率在女性为 1%，男性为 0.6%；而在 75～79 岁人群，VCF 年发生率在女性为 2.9%，而在男性为 1.4%。而在美国，每年新发 VCF 达到 70 万例。VCF 与死亡率、致病率提高等密切相关，临床出现背痛、椎体高度丢失、后凸畸形以及活动能力降低等，导致限制性肺部疾患，引起死亡率提高。尽管 2/3 的 VCF 可以没有症状，但 1/3VCF 可出现较为严重的症状，需要积极临床干预。Leake 等报道，2001～2008 年，在美国共超过 24 万例住院患者接受椎体强化手术，从 2001～2008 年增长率为 741%，其中椎体成形术超过 5 万例，而后凸成形术则大于 15 万例。

有研究表明，采用 PMMA 椎体成形术或者 PMMA 后凸成形术治疗骨质疏松性骨折，术后 6 个月在缓解疼痛方面两者之间并无显著性差异。两者之间差异主要体现在骨水泥渗漏上，后凸形成术骨水泥渗漏发生率较椎体成形术减少约一半。尽管有资料认为，两者之间在恢复椎体高度方面无明显差异，但更多研究表明后凸成形术恢复椎体高度优于椎体成形术，后凸成形术可以增加椎体中部高度约 3～5mm。Garfin 等回顾了 1998～2000 年美国多中心 340 例 376 次 603 个椎体 PKP 效果，早期结果满意（随访 3～18 个月），症状缓解率和功能改善率在 95%以上；VCFs 后 3 个月以内行 PKP 手术者，其后凸畸形平均矫正 50%，3 个月以上者椎体高度恢复不明显，但临床疗效仍令人满意；与 PVP 相比，PKP 并发骨水泥渗漏者较少。PKP 的止痛作用机制与 PVP 类似，但尚未完全明确。包括患椎强化后刚度和强度恢复，骨折微动消失，微骨折得到固定；灌注剂单体的细胞毒性，加上灌注剂填塞、渗透或压迫作用，PMMA 聚合时放热等，可使组织损伤、坏死，周围感觉神经末梢的破坏可起到止痛作用；患椎因水肿、肿瘤等内压力较大，穿刺后内压降低可能也是止痛的原因之一。

许多前瞻性以及回顾性 PVP 研究都表明临床成功率较高（图 23-6-1）。Tanigawa 等评价椎体成形术的长期疗效，共 194 例（女 168 例，男 26 例，平均年龄 73.3 岁）500 个 T_5～L_5 骨质疏松骨折椎体（VCFs），平均每个椎体骨水泥注入量为 3.3ml（0.5～12ml）。213 个椎体发生骨水泥渗漏（42.6%）。平均随访 31 个月。VAS 评分从术前 7.6 下降到术后第 1 天 3.1，术后 1 个月 2.3，术后 1 年 1.5。65 例患者（33.5%）103 个椎体出现新发椎体，其中邻近椎体 65 个（63.1%），非邻近（远隔）椎体 38 个（36.9%）。

最近一项系统性文献回顾分析认为，就疼痛缓解、短期以及长期生活功能改善而言，PVP 的有效率为 87%。可是这些研究没有严格的对照组。在相似的 VCF 患者其疼痛的自然病程是否相同并不清楚。有两个非随机对照试验比较 PVP 和保守治疗，表明 PVP 短期可以显著改善疼痛评分，但是 6 个月后，并未发现两者之间有何差异。第一个随机对照试验 VERTOS 病例有限，仅 34 例，且观察时间较短。证实 PVP 可以即刻减轻疼痛，改善患者活

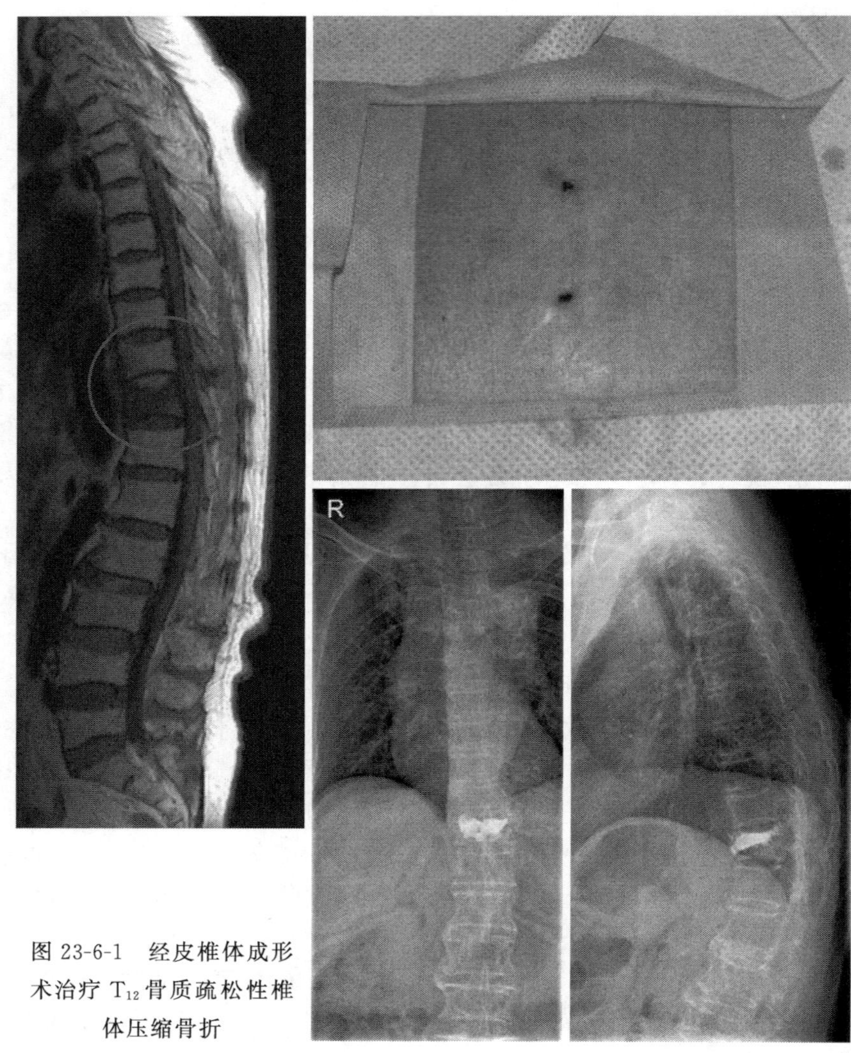

图 23-6-1 经皮椎体成形术治疗 T_{12} 骨质疏松性椎体压缩骨折

动功能。在亚急性和慢性 VCF 患者 PVP 的短期疗效亦显著优于疼痛药物控制组。

但是更多有关椎体成形术或者后凸成形术的临床观察缺乏有效的多中心、随机对照性(randomized control trial，RCT)研究资料，在循证医学时代，其确切疗效常受到质疑。2009年，英国的《新英格兰医学杂志》(*N Engl Med J*)发表了2篇有关椎体成形术治疗骨质疏松性椎体骨折的随机对照试验，该研究得出相反的结论。两项随机对照试验得出结论，PVP并不比椎体骨折周围局部注射局麻药物作为安慰剂假手术组的治疗效果更为有效。Buchbinder等研究中，具有1个或2个疼痛性骨质疏松VCF的78例患者随机分为PVP治疗组和假手术组，假手术组包括局麻药物进行椎弓根骨膜浸润麻醉等。主要疗效评估为术后3个月总疼痛程度。两组总疼痛程度均有显著性减轻，但PVP组并没有显著优于假手术组。Kallmes研究中，131例具有1～3个疼痛性骨质疏松VCF患者随机分为PVP治疗组和模拟假手术组，包括进行椎板骨膜的浸润麻醉等。主要测量指标包括改良Roland-Morris Disability Questionnaire(RDQ)、术后1个月前24小时的平均疼痛强度。在术后1个月，两组间在RDQ评分以及疼痛分级方面均无显著性差异。

2010 年《柳叶刀》杂志发表了 Klazen 等进行的 VERTOS Ⅱ研究，此系有 PKP 治疗骨质疏松的第 3 个 RCT 临床试验，其比较 PVP 与最优保守治疗之间差异，入选病人 202 例，均为 50 岁以上、脊柱 X 线片有明确椎体压缩骨折、疼痛 6 周及以内、VAS 疼痛评分大于或等于 5 分。主要评价指标为术后 1 个月和 1 年的疼痛减轻程度，以 VAS 评分表示。研究结论认为，对于急性骨质疏松性椎体压缩骨折以及持续性疼痛，PVP 是有效及安全的。PVP 后可以获得即刻疼痛缓解，且可以维持此效果达 1 年之久，显著优于保守治疗，而且费用支出亦可以接受。Klazen 等进行 VERTOS Ⅱ研究还表明，PVP 并不是新发骨质疏松压缩骨折的危险因素，发生新发骨折的唯一危险因素是原有 VCF 的数目。

以 Buchbinder 和 Kallmes 研究为一方，而以 VERTOS 研究为另一方，两者之间结果不一致也引起学术上很大的争论。上述假手术试验与 VERTOS Ⅱ之间最大的差别就是病例选择。假手术试验研究包括急性和慢性骨折病例，而 VERTOSⅡ仅包括急性骨折。另外，在假手术试验中，受累椎体的骨内水肿并非一项一贯的纳入指标，而且也缺乏对照组的干预因素。Bolster(2010 年)专门对这两项假手术试验存在一些局限性进行分析，认为入选病例尚少，尚不支持结论。

Farrokhi(2011 年)报告一项 PVP 与最优药物治疗急性骨质疏松性椎体压缩骨折的 RCT 研究结果，共 105 例患者入选，研究表明，术后 1 周 PVP 组疼痛减轻较对照组明显，且可以显著改善术后生活质量，PVP 组平均椎体高度增加 8mm，后凸矫正 8°。随访 36 个月，保守治疗组的新发骨折达 13.3%，而 PVP 组仅 2.2%，两者之间存在显著性差异。但 Staples 等(2011 年)在《英国医学杂志》(*BMJ*)发表一项荟萃分析结果，亦认为对于近期发生骨折(≤6 周)及严重疼痛(VAS 评分≥8)患者，PVP 并未显示出比安慰组有明显的优势，也不支持特定选择患者 PVP 的疗效。

总之，在骨质疏松性椎体压缩骨折患者，有关 PVP 与保守治疗之间疗效差异尚存在不同意见。因此，临床开展 PVP 更要重视病例选择。可以认为，在一些精心选择患者，如 Kummell 病等，骨水泥成形术的临床疗效尚可以肯定。目前更大范围、更大宗病例的 VERTOS Ⅵ研究正在进行，PVP 与安慰剂之间是否存在疗效差异，相信在不久的将来会有明确结论。

第七节　并　发　症

经皮椎体成形术(PVP)和后凸成形术(PKP)治疗脊柱骨质疏松性椎体压缩骨折等可起到增加脊柱强度和稳定性、减轻患者疼痛、缩短卧床时间以及预防椎体再塌陷发生等作用。但是，如果治疗指征掌握不严，手术操作不当，常引起严重的并发症，甚至可引起死亡。

PVP 或 PKP 的手术操作主要涉及两个方面：①穿刺；②骨水泥注入。这两个环节均可以出现并发症，而且多数并发症的发生都与这两个环节均有关。穿刺导致并发症主要是直接损伤，如脊髓损伤、气胸、血管损伤等，甚至还出现有误穿至心脏导致心脏压塞致死亡的报告(仅 1 例)，而骨水泥注入相关的并发症(如骨水泥渗漏、肺栓塞等)。

一、渗　　漏

骨水泥渗漏是椎体成形术最常见的并发症，发生率可达 20%～40%。而后凸成形术出

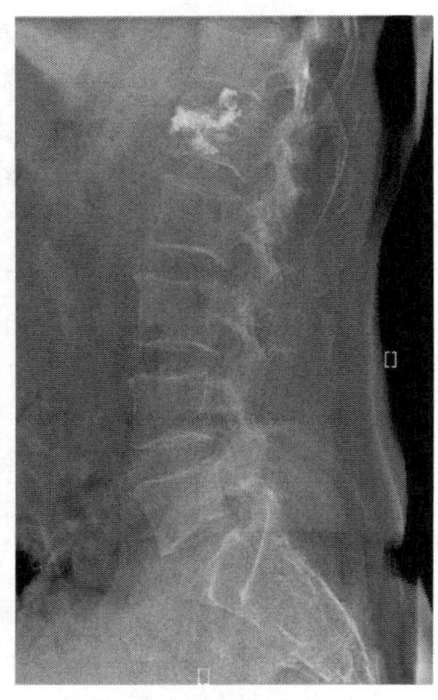

图 23-7-1 骨水泥渗漏到椎间盘内

现骨水泥渗漏发生率较低，仅 9%。症状性并发症发生率在椎体成形术达 1.6%～3.0%，而在后凸成形术仅为 0～0.3%。这些症状性并发症包括根性神经病以及肺栓塞等。Hulme 统计 69 个临床中心 2283 个椎体成形节段，发生骨水泥渗漏率 41%。国内也有报道骨水泥渗漏率为 35.3%。如术后采用 CT 检查，则骨水泥渗漏发生率可达到 90%。Chiras 等报告骨水泥渗漏相关的脊髓损伤导致截瘫为 0.4%。

骨水泥渗漏有几个方向：①椎体旁；②椎间盘（图 23-7-1）；③椎弓根及周围；④椎管内（图 23-7-2）。与骨水泥渗漏相关的因素有局部静脉回流、骨皮质破坏、骨水泥黏稠度及椎体压缩程度等。大多椎体成形术治疗的患者都存在不同程度椎体的骨折、压缩变扁，椎体本身骨质不连续，以及穿刺过程中可能破坏上下终板，骨水泥较易通过骨质缺损区发生渗漏。

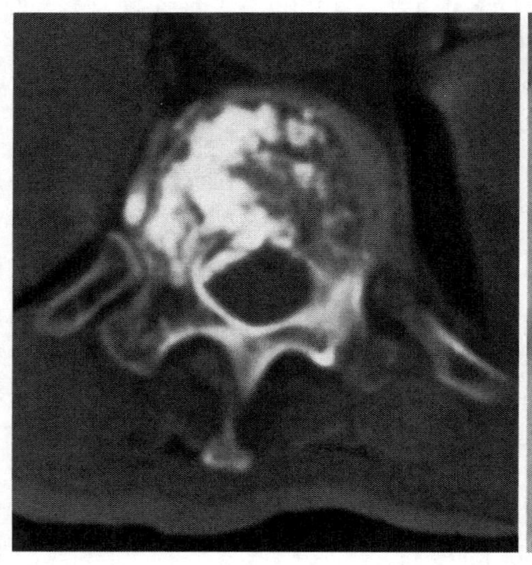

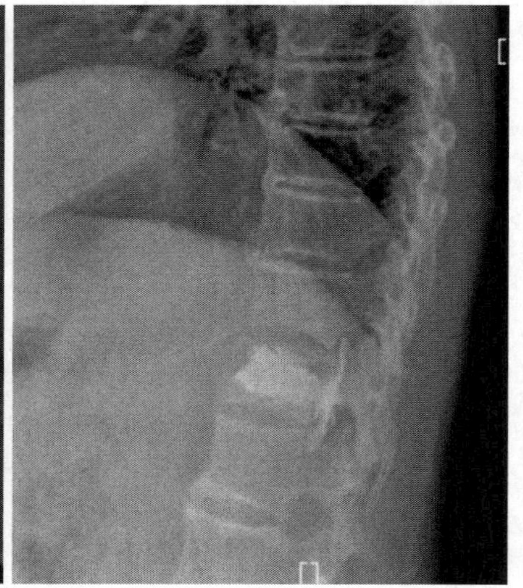

图 23-7-2 骨水泥渗漏到椎管内

多数骨水泥渗入椎旁软组织及椎间盘，一般不会引起临床症状，但渗漏至椎间盘被认为会引起相邻椎体应力增大导致邻近椎体骨折（图 23-7-3）。如渗漏至椎间孔或者椎管内引起脊髓神经压迫，需紧急手术减压。如骨水泥注入椎体中央静脉后弥散进入血管，主要为椎旁静脉丛栓塞，少量椎旁静脉丛栓塞可不产生症状，但是达到一定量时会引起脊髓或神经根受压、灼伤。椎体后壁基底静脉孔是灌注剂渗漏的常见通道，并可能继续渗漏至椎间孔静脉、椎旁静脉，引起肺栓塞，尤其是针道与椎体内静脉相通、灌注剂过稀或注射过快时。

防止骨水泥渗漏的策略：

（1）应严格掌握适应证，术前经 X 线片和 CT 扫描了解椎体后缘是否完整，必要时行 MRI 检查，明确椎体的压缩或破坏程度，椎体边缘是否完整。椎体后缘不完整或者老年性骨质疏松性压缩性骨折椎体压缩超过 2/3，很容易导致骨水泥渗漏，从而导致严重并发症。

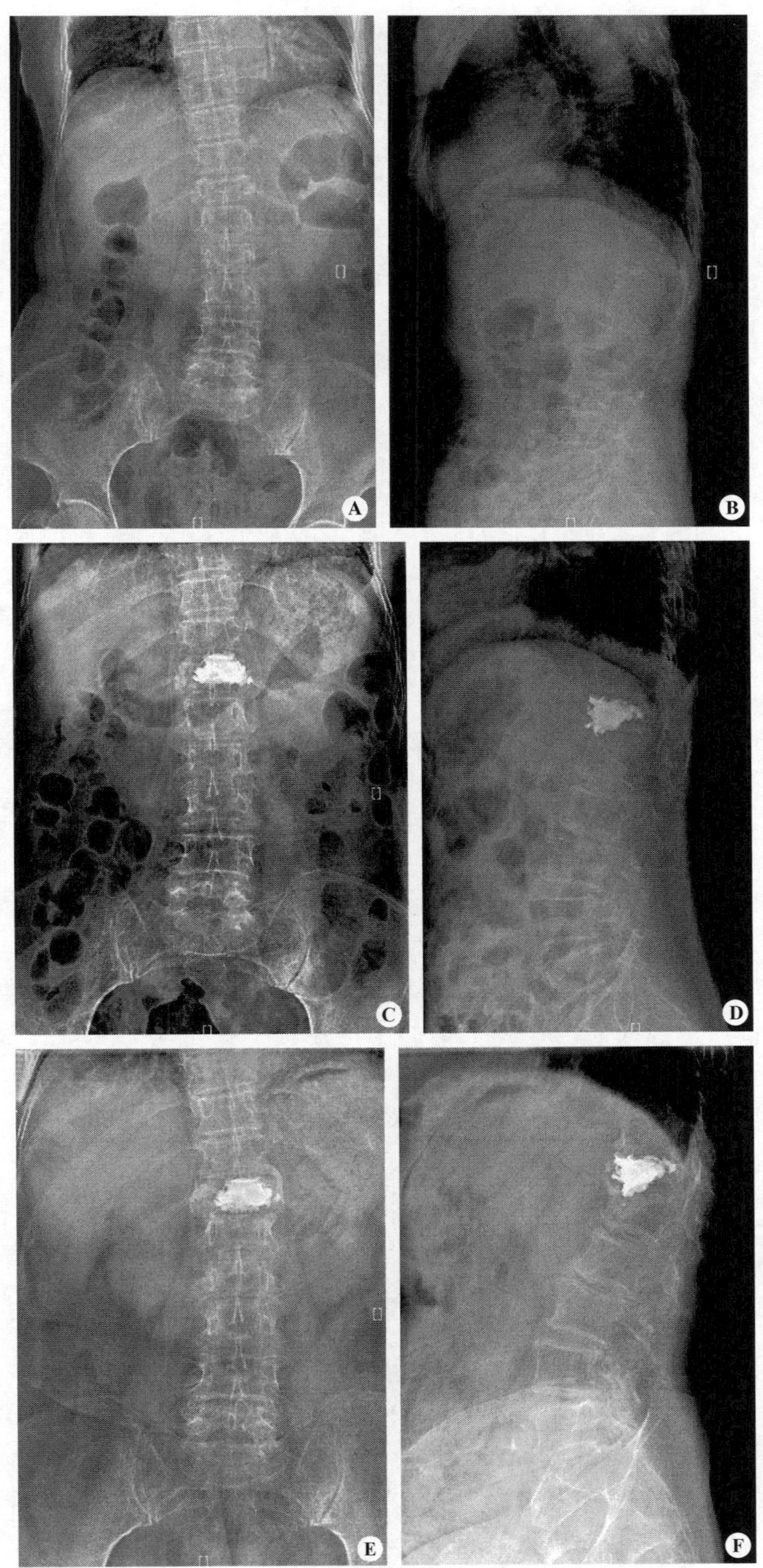

图 23-7-3　骨水泥渗漏到椎间盘内可致邻近椎体骨折

A、B. 术前 T_{12} 椎体压缩骨折，局部后凸；C、D. 经皮椎体成形术后；E、F. 术后 1 年 L_1 椎体出现压缩骨折改变

(2) 椎体引流静脉位于椎体的后 1/3 处，故椎弓根穿刺针针尖须穿刺至椎体的前 1/3 处，骨水泥注射超过椎体中线后则需谨慎，达到椎体的 2/3 时则应停止注射。骨水泥进行椎体内注射时往往有一定的阻力，如注射时阻力突然消失则提示椎体内压增高、椎体破裂，必须立即停止注射。因此高质量的影像学监视是防止渗漏的基本条件，一旦发生骨水泥外溢，应立即停止注射。

(3) 注入骨水泥前病椎体骨内静脉造影，静脉造影的主要目的是通过椎体内预先注入少量对比剂观察其流动情况，来判断穿刺针尖在椎体内的确切位置、病变椎体的大致结构和预测骨水泥的流动，最后成形及潜在的异位危险沉积等情况，防止骨水泥渗漏的发生。骨水泥一旦进入椎旁静脉，应立即停止注射，以免骨水泥经椎旁静脉→腔静脉→右心房→右心室→肺动脉，最终引起肺栓塞。

(4) 由于 C 臂在骨水泥注射过程中仅能做到侧位透视，对椎体后缘的渗漏有监控作用，而椎体内的骨水泥影与侧方渗漏的骨水泥影重叠，故可能无法早期发现椎体侧方的渗漏。因此，术中应严密监测患者生命体征和双下肢感觉、活动情况，并在推注过程中注重与患者的交流。

(5) 准确掌握骨水泥的注入时机和控制骨水泥的注入量是防止骨水泥渗漏的主要手段，不试图强求通过 PVP 恢复病椎高度。手术中骨水泥过干难以注入椎体，过稀则容易渗漏，且易随静脉回流扩散，引起肺栓塞。并且术中不应过度追求骨水泥的充盈量，以避免增加骨水泥渗漏的危险。Martin 等认为，控制骨水泥的注入量是避免骨水泥渗漏的关键，骨水泥的注入量和病人的疼痛缓解程度不呈正相关，而和骨水泥的渗漏呈正相关。骨水泥在呈牙膏状时注入可避免或减少骨水泥外漏，适当的灌注剂量、增加黏滞性可以有效预防骨水泥渗漏。

因此要掌握骨水泥注射时机，骨水泥搅拌 40～60 秒后，抽入高压注射器内，于 90～120 秒注入椎体内，推注过程必须在透视下全程监控。对于造影剂渗漏明显，椎体后壁破裂者可适当推迟注入时间，使骨水泥黏稠度增大再注入；同时注意观察腔静脉和椎体后壁情况，如有骨水泥进入静脉系统或椎体后壁渗漏时，立即停止注射，待其固化后再根据需要继续注入。

相对椎体成形术而言，应用椎体后凸成形术时，球囊在病椎内扩张复位的同时形成腔隙，球囊周围的松质骨被推挤也减小了椎体周缘骨折缺损处，因此，骨水泥能以较低压力注入，发生骨水泥渗漏的可能性较明显减少。为减少肺栓塞的危险，一般主张一次注射不超过 3 个椎体。

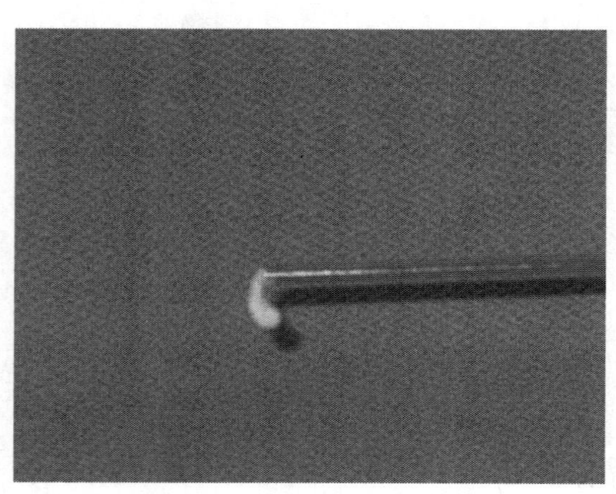

图 23-7-4　注入时骨水泥性状呈牙膏状

骨水泥的灌注时机是一个矛盾的选择。浓度过稀可以达到满意的渗透，在椎体松质骨的充分扩散，更符合生物力学要求，但过稀时极易渗漏，形成椎管内占位，压迫脊髓，或渗入静脉甚至形成肺栓塞。而骨水泥越稠其流动性越差，则可以减少渗漏，但如错过时机，则骨水泥则难以注入,未达到需要量即已凝固,选择牙膏期注射是相对安全的一个时机(图 23-7-4)。

二、脊 髓 损 伤

脊髓损伤主要有两个方面因素造成:①穿刺直接损伤。Garfin 等总结 340 例 PKP,发生因手术器械损伤致脊髓前侧损伤综合征 1 例。主要原因是术中定位出现偏差。②骨水泥渗漏造成压迫或热损伤。骨水泥渗漏至椎管内并不常见,但其后果可能是灾难性的(图 23-7-5,图 23-7-6)。椎管内骨水泥对脊髓及神经的直接压迫及骨水泥聚合反应时产生高温对脊髓的"热损伤",使神经损害症状可能于瞬间即发生,严重者甚至导致截瘫。神经根管由于解剖结构原因,对骨水泥渗漏的耐受性较椎管更差,少量的渗漏即可出现明显的根性症状。

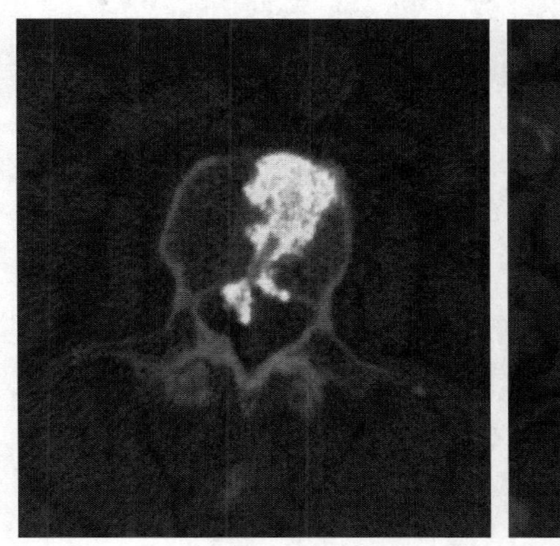

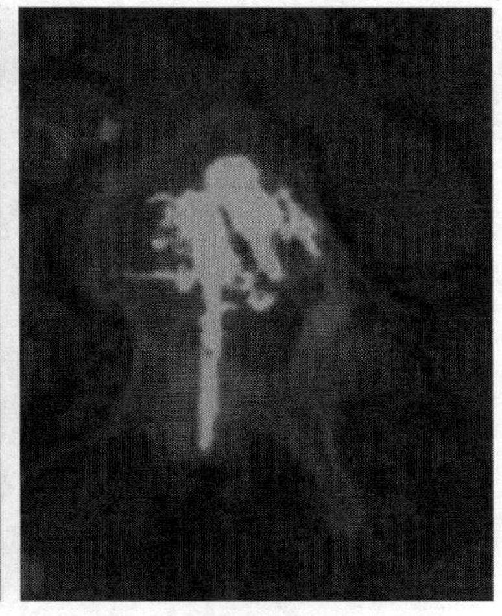

图 23-7-5 腰椎体成形术出现穿刺失误及严重骨水泥渗漏

无论直接穿刺损伤或者骨水泥渗漏导致脊髓损伤,后果均是相当严重,应引起高度关注。除非个别耐受力较差外,建议在局麻下操作,尽量不用全麻,可以实时与患者交流,了解双下肢活动情况。要全程监护穿刺针位置以及骨水泥注射后分布情况。如遇渗漏造成脊髓损伤,应行 CT 检查明确后,立即手术减压。

三、气　　胸

气胸约占并发症的 2.6%。一般发生在胸椎或上腰椎(肺气肿严重的患者)的病变,主要是进针点和进针角度太靠外,或进针时没有选在椎弓根入路,以致穿刺针刺破胸膜引起气胸。预防措施是:术前仔细阅读 CT 或 MRI 片,选好层面,用尺子量好棘突与椎弓根外缘的距离作为进针点,该点通过椎弓根至椎体前 1/3 的连线与棘突水平线的夹角为进针的角度;每进 0.5cm 都要在正侧位上核对后,才继续进针,始终要保证针在骨组织内,不能有落空感或突破感。

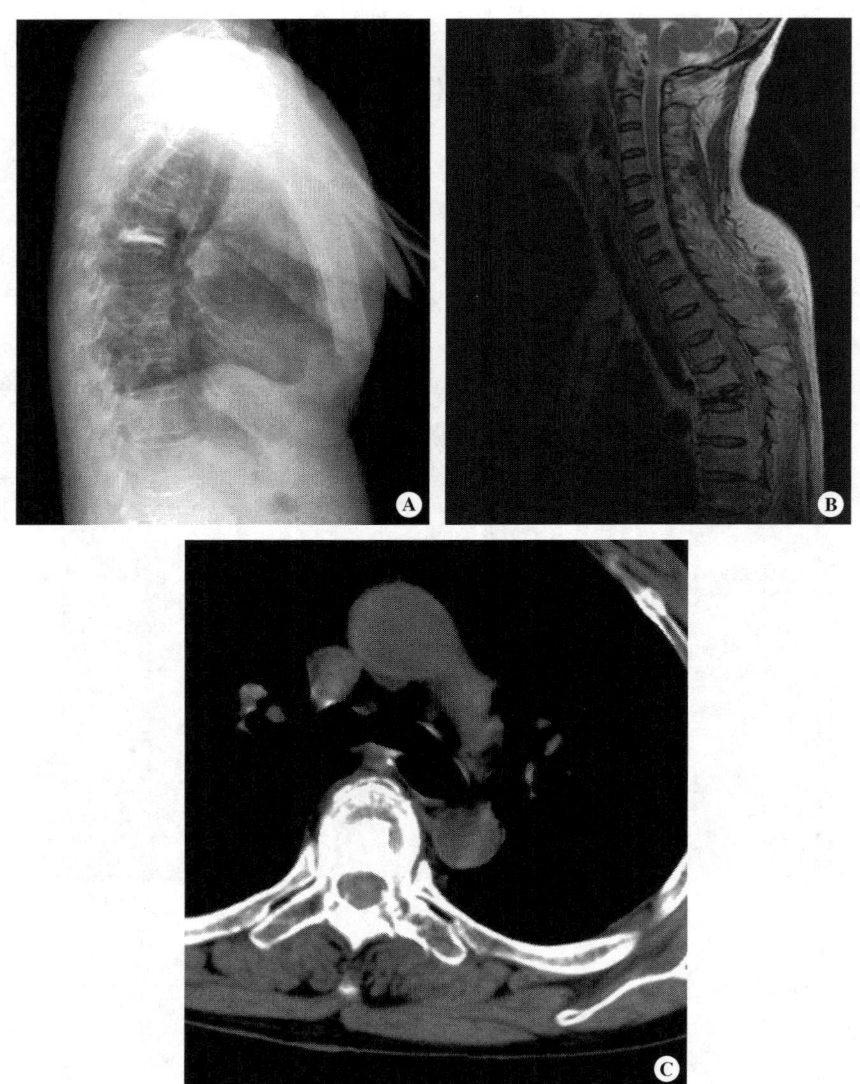

图 23-7-6　胸椎体成形术时穿刺失误进入椎管，造成脊髓损伤

A. 全麻下 T_6 椎体成形术后患者出现截瘫；B. MRI 提示局部脊髓信号紊乱，出血灶；C. CT 扫描示 T_6 双侧椎板均见穿刺针道

四、感　　染

椎体成形术或者后凸成形术由于经皮穿刺操作，少有出现局部感染可能；一般认为，其发生率小于 1%。但如果系感染高危患者（如合并糖尿病、局部组织条件不良等），则亦有感染可能。感染可能造成椎间盘炎、骨髓炎，甚至硬膜外感染等。因此，穿刺局部感染患者应列为禁忌，而对于糖尿病的高危患者，则要良好控制血糖，并短期预防性应用抗生素。要严格避免局部血肿形成。

五、局 部 血 肿

局部血肿形成原因主要有几个方面:①反复穿刺,在骨质疏松时,反复穿刺将导致穿刺针道扩大,或者额外缺损,引起出血;②穿刺完毕后局部压迫时间短,一般要求局部穿刺点压迫达 10 分钟;③凝血机制有异常。由于胸腰椎局部肌肉丰富,一般较少局部可见明显肿块,但可及穿刺点局部明显压痛等。可行超声检查,如有明确血肿,可局部穿刺抽取,以避免感染。

六、肺　栓　塞

肺栓塞是椎体成形术罕见的并发症。由于椎体内有丰富的静脉回流系统(包括骨间、硬膜外、椎旁静脉),若骨水泥向静脉丛渗漏或者穿刺针头误入静脉内,骨水泥可能沿着静脉走行,经腰升静脉、半奇静脉和副半奇静脉汇入下腔静脉和上腔静脉,发生肺栓塞、心搏骤停甚至死亡等严重并发症。

肺栓塞可能是由于骨水泥注入引起椎体内压力变化导致脂肪栓塞所致,也可能与注射量和骨水泥毒性有关。Chen 等报告 1 例 PVP 致心搏骤停死亡,与肺栓塞有关。Padovani 等报道 1 例 PVP 后胸痛、呼吸困难,CT 检查示骨水泥经椎旁静脉渗漏至下腔静脉、肺叶动脉及肺节段动脉,相应肺叶梗死,应用抗凝药物等治疗后好转。Scroop 等报道 1 例切开手术中多椎体注射 PMMA 导致多发性肺栓塞、肺动脉高压,骨水泥经未闭合的卵圆孔分流至体循环,造成脑栓塞,即使术中在透视下仍难以避免静脉渗漏。

患者一旦出现低血压和意识障碍、呼吸困难、呛咳和胸部不适等症状,应立即中止手术,给予仰卧位。保持呼吸道通畅、给氧等处理,一般在短时间内可以缓解。对于呼吸症状不缓解者,应考虑肺栓塞可能,立即行血气分析和胸片检查,并在术后给予适当的抗生素治疗,防止继发肺部感染。

为降低肺栓塞的发生率,一般一次操作不超过 3 个椎体,每一椎体注射量不要超过 6ml,同时注意气囊扩张和注射压力。增加 PKP 灌注剂黏稠度,降低注射压力,通过气囊对椎体内骨髓血窦的挤压等可减少静脉丛渗漏或扩散机会。良好的术中影像监测,出现渗漏迹象后立即停止注射并采取积极措施,是减少渗漏和肺、脑栓塞的关键。

七、邻近椎体骨折

理论上 PVP 手术向压缩骨折的椎体注入骨水泥,改变了椎体的强度和刚度,压缩椎体的变形,脊柱生理弧度的改变等必然影响邻近节段椎体的应力,骨折的风险增大,临床观察也发现邻近节段椎体骨折的概率增加,生物力学实验、有限元分析及临床观察支持上述理论。另外,骨水泥渗漏、后凸畸形没有被满意纠正、术后过早参加体力劳动等因素也增加了术后相邻椎体再次发生骨折的危险。

由于骨质疏松性椎体骨折毕竟是全身骨质疏松的局部表现,无论椎体成形术拟或其他保守治疗方法,均无法完全避免出现新发椎体骨折可能。

如何减少并发症呢? 以下几个方面值得注意:①在腰椎可选择经椎弓根入径,而胸椎选择肋椎关节入径；②尽可能避免穿破骨皮质；③按照制造商提供的骨水泥优化乳化方案，不要改变聚合物粉末和液体的推荐比例；④确定注射前骨水泥的最佳黏度；⑤如发生渗漏，则建议终止操作。

结 语

经皮骨水泥成形术是一项目前治疗骨质疏松性椎体骨折以及疼痛性骨转移瘤等的现代疼痛治疗关键技术。术前需要仔细评估每位患者，详细了解局部病理改变，选择合适手术技术，精心操作，避免可能出现的穿刺或者骨水泥注入引起的损伤。掌握不同骨水泥充填技术的特点也关系到技术成功的关键。将来技术发展包括有效的机械扩张和防渗漏设备、引入既有骨诱导又有骨传导特性的骨水泥等。

（瞿东滨 陈祖彦 樊仕才）

参考文献

陈建民，刘方刚，闫慧博，等．2009. 经皮椎体成形术并发症相关因素探讨[J]．中国临床解剖学杂志，27(5)：610～613.

戴海，曾心一．2008. 经皮椎体成形术的研究进展[J]．中国医药导报，5(27)：19～20.

邓红敏．2009. 骨质疏松椎体压缩性骨折的微创治疗进展[J]. 中国现代医药杂志，11(11)：133～134.

顾冬云，戴尅戎，张鹏．2006. 椎体成形术的生物力学研究[J]．中华骨科杂志，26(6)：421～423.

金大地，瞿东滨，Charles D. Ray. 2004. 脊柱椎间关节成形术[M]. 北京：科学技术文献出版社．

李涛，朱裕成，郑红兵，等．2009. 经皮椎体后凸成形术中单双侧经椎弓根穿刺路径的选择[J]. 中国矫形外科杂志，17(24)：1863～1865.

任虎，申勇，杨大龙．2009. 经皮椎体成形术的研究进展[J]. 中国脊柱脊髓杂志，19(5)：392～394.

任虎，申勇，张英泽，等．2010. 影响经皮椎体后凸成形术椎体高度恢复的相关因素分析[J]．中国脊柱脊髓杂志，20(1)：47～51.

唐迎九，杨惠林，章洪喜，等．2010. 椎体后凸成形术与椎体成形术的比较[J]．江苏大学学报(医学版)，20(1)：64～67.

唐迎九，杨惠林，章洪喜，等．2010. 椎体后凸成形术与椎体成形术生物力学比较[J]．临床骨科杂志，13(1)：77～79.

吴齐恒，韩日，欧阳钧．2010. 经皮椎体成形术和后凸成形术的强化技术与生物力学[J]. 实用骨科杂志，16(1)：38～41.

徐文华，马勇．2005. 椎体成形术中相关材料与生物力学[J]．中国矫形外科杂志，13(12)：937～940.

余斌峰，张力成，杨国敬，等．2010. 后凸成形术对椎体生物力学影响的有限元研究[J]．中医正骨，22(1)：6～8.

张英剑．2010. 经皮椎体成形术的临床进展[J]. 华北煤炭医学院学报，12(1)：43～45.

钟家云，黄其裕．2009. 经皮椎体成形术并发症预防策略[J]. 生物骨科材料与临床研究，9(9)：53～54.

周长民，赵勇，丁八一，等．2010. 骨水泥椎体成形术在胸椎结核治疗中的应用[J]. 山东医药，50(10)：24～25.

Baroud G，Schleyer A. 2008. Biomechanics. In：Stephan Becker，Michael Ogon eds. Balloon Kyphoplasty[M]. Austria：Druckerei Theiss GmbH，23～38.

Becker S. 2008. Indications，contraindications and imaging in balloon kyphoplasty. In：Stephan Becker，Michael Ogon eds. Balloon Kyphoplasty[M]. Austria：Druckerei Theiss GmbH，39～43.

Becker S. 2008. The technique of balloon kyphoplasty. In：Stephan Becker，Michael Ogon eds. Balloon Kyphoplasty[M]. Austria：Druckerei Theiss GmbH，49～71.

Belkoff SM，Mathis JM，Jasper LE，et al. 2001. The biomechanics of vertebroplasty：The effect of cement volume on mechanical behavior[J]. Spine，26(14)：1537～1541.

Bohner M. 2008. Injectable cements for vertebroplasty and kyphoplasty. In：Stephan Becker，Michael Ogon eds. Balloon Kyphoplasty[M]. Austria：Druckerei Theiss GmbH，143～148.

Bolster MB. 2010. Consternation and questions about two vertebroplasty trials[J]. Cleve Clin J Med,77(1):12～16.

Chevalier Y, Pahr D, Charlebois M, et al. 2008. Cement distribution, volume, and compliance in vertebroplasty: some answers from an anatomy-based nonlinear finite element study[J]. Spine,33(16):1722～1730.

Farrokhi MR, Alibai E, Maghami Z. 2011. Randomized controlled trial of percutaneous vertebroplasty versus optimal medical management for the relief of pain and disability in acute osteoporotic vertebral compression fractures[J]. J Neurosurg Spine,14(5):561～569.

Hargunani R, Le Corroller T, Khashoggi K, et al. 2011. Percutaneous vertebral augmentation: the status of vertebroplasty and current controversies[J]. Semin Musculoskelet Radiol,15(2):117～124.

Heini PF, Orler R. 2004. Kyphoplasty for treatment of osteoporotic vertebral fractures[J]. Eur Spine J,13(3):184～192.

Heini PF. 2005. The current treatment——a survey of osteoporotic fracture treatment. Osteoporotic spine fractures: the spine surgeon's perspective[J]. Osteoporos Int,16 (Suppl 2):S85～S92.

Jeon TS, Kim SB, Park WK. 2011. Lordoplasty: an alternative technique for the treatment of osteoporotic compression fracture[J]. Clin Orthop Surg,3(2):161～166.

Kim SB, Jeon TS, Lee WS, et al. 2010. Comparison of kyphoplasty and lordoplasty in the treatment of osteoporotic vertebral compression fracture[J]. Asian Spine J,4(2):102～108.

Klazen CA, Lohle PN, de Vries J, et al. 2010. Vertebroplasty versus conservative treatment in acute osteoporotic vertebral compression fractures (VERTOS II): an open-label randomized trial[J]. Lancet,376(9746):1085～1092.

Klazen CA, Venmans A, de Vries J, et al. 2010. Percutaneous vertebroplasty is not a risk factor for new osteoporotic compression fractures: results from VERTOS II[J]. AJNR,31(8):1447～1450.

Klezl Z, Majeed H, Bommireddy R, et al. 2011. Early results after vertebral body stenting for fractures of the anterior column of the thoracolumbar spine[J]. Injury,42(10):1038～1042.

Komemushi A, Tanigawa N, Kariya S, et al. 2005. Percutaneous vertebroplasty for compression fracture: analysis of vertebral body volume by CT volumetry[J]. Acta Radiol,46(3):276～279.

Limthongkul W, Karaikovic EE, Savage JW, et al. 2010. Volumetric analysis of thoracic and lumbar vertebral bodies[J]. Spine J,10(2):153～158.

Lo YP, Chen WJ, Chen LH, et al. 2008. New vertebral fracture after vertebroplasty[J]. J Trauma, 65(6):1439～1445.

Luginbühl M. 2008. Percutaneous vertebroplasty, kyphoplasty and lordoplasty: implications for the anesthesiologist[J]. Curr Opin Anaesthesiol,21(4):504～513.

Mathis JM, Belkoff SM, Deramond H. 2002. History and early development of percutaneous vertebroplasty. In: John M. Mathis, Hervé Deramond, Stephen M. Belkoffeds. Percutaneous Vertebroplasty[M]. New York: Springer-Verlag, 3～7.

Mathis JM. 2006. Spine anatomy. In: John M. Mathis, Hervé Deramond, Stephen M. Belkoff eds. Percutaneous Vertebroplasty and Kyphoplasty[M]. New York:Springer,8～32.

Mavrogenis AF, Papadopoulos EC, Starantzis K, et al. 2010. Posterior decompression and stabilization, and surgical vertebroplasty with the vertebral body stenting for metastatic vertebral and epidural cauda equina compression[J]. J Surg Oncol,101(3):253～258.

Molinari RW. 2004. Vertebroplasty and kyphoplasty: biomechanics, outcomes, and complications[J]. Curr Opin Orthop15:142～149.

Orler R, Frauchiger LH, Lange U, et al. 2006. Lordoplasty: report on early results with a new technique for the treatment of vertebral compression fractures to restore the lordosis[J]. Eur Spine J,15(12):1769～1775.

Rotter R, Martin H, Fuerderer S,et al. 2010. Vertebral body stenting: a new method for vertebral augmentation versus kyphoplasty[J]. Eur Spine J,19(6):916～923.

Shafi B, Mery C, Binyamin G, Knight J, et al. 2008. Injectable biomaterials in surgery. In: Jeffrey A. Norton, Philip S. Barie, Randall Bollinger eds. Surgery: basic science and clinical evidence(2nd edition) [M]. New York: Springer science & Business Media,2325～2344.

Staples MP,Kallmes DF,Comstock BA,et al. 2011. Effectiveness of vertebroplasty using individual patient data from two randomised placebo controlled trials：meta-analysis[J]. BMJ，343：d3952.

Tanigawa N，Kariya S，Komemushi A，et al. 2011. Percutaneous vertebroplasty for osteoporotic compression fractures：long-term evaluation of the technical and clinical outcomes[J]. AJR Am J Roentgenol，196(6)：1415～1418.

Zheng Z，Luk KD，Kuang G，et al. 2007. Vertebral augmentation with a novel Vessel-X bone void filling container system and bioactive bone cement[J]. Spine，32(19)：2076～2082.

第二十四章　脊柱动力稳定技术

第一节　概　　述

脊柱最重要的功能之一就是脊柱的运动。相当长一段时间里，脊柱融合是治疗脊柱退变性疾病的金标准，但融合本身可以导致邻近节段退变的现象越来越受到关注。融合产生的邻近节段异常应力变化，异常应力集中于邻近椎间盘及关节突，将产生邻近未融合节段的运动范围异常增加及相关病理性变化，从而导致继发性椎管狭窄、关节突关节退变、获得性腰椎滑脱、不稳等，使患者术前症状复发或出现新的症状，一些患者不得不再次接受手术治疗。因此，既能达到有效基础治疗，又能很好地保持节段运动，以达到应力有效均衡分布，这类以脊柱非融合技术为主要特征的脊柱运动保留技术(motion-sparing)便应运而生。此类技术就是脊柱动力稳定技术(spine dynamic stabilization technology)，其基本生物力学要求是：①预期载荷通过椎体及椎间盘；②限制或者控制节段运动范围；③维持和(或)恢复脊柱矢状平衡。

经过近 20 年的发展，以脊柱非融合为特征的脊柱动力稳定技术各种新理念不断涌现，研究内容不断深化，各类产品设计层出不穷，技术也从不成熟逐渐走向成熟，一些技术已经在临床上为广大患者带来显著的疗效。根据设计的主要原理以及技术特征，脊柱动力稳定技术可以分为以下 3 类：①完全或部分人工椎间盘技术，主要包括颈人工椎间盘置换术、腰人工椎间盘置换术；人工髓核技术，主要是腰人工髓核置换术。②关节突关节置换技术，目前尚未进入临床应用的关节突关节置换装置，如 TFAS 装置、TOPS 系统等，实质也是半刚性固定装置，其与人工椎间盘在设计原理上截然不同，故也归入动力稳定技术。③动力固定技术，包括棘突间固定技术，如棘突阻挡装置以及棘突环形固定等；以及基于椎弓根螺钉固定为基础的动力固定技术，包括经椎弓根柔性固定装置，包括 Graf 系统、Dynesys 系统、FASS 系统；以及经椎弓根钉半刚性固定装置，如 DSS 系统、TTL Isobar 等。腰椎的动力固定技术相对发展较为迅速，而颈椎方面，颈椎动力钢板的设计以及临床应用较为广泛，椎体间动力固定装置主要为 DCI 等。

从脊柱外科发展历程看，从传统的脊柱融合术、脊柱内固定术到现在的脊柱动力稳定技术是一个重要的飞跃，尽管众多概念和技术不尽完善，但脊柱动力稳定技术的理念以及作用将是积极的。

一、人工椎间盘技术

(一) 全人工椎间盘置换

全人工椎间盘置换(total disc replacement，TDR)的基本理念与全膝或全髋关节置换相同，就是去除引起疼痛的退变椎间盘，代之以人工的金属植入物关节。人工椎间盘生物力学特点：①结构力学：重建椎间隙高度，保证脊柱稳定；具有与生理椎间盘相接近的刚度，保证假体在相邻节段应力的正常传递；假体具有足够的抗压强度，以维持脊柱的承重功能；②运动学：人工椎间盘假体植入后，脊柱的运动范围和共轭运动特征应与原正常椎间盘保持一致，假体在各个方向上的运动控制在生理范围内；假体植入后，其瞬时旋转轴应与原椎间盘一致。颈椎人工椎间盘置换术、腰椎人工椎间盘置换术在临床上均已开展。

该部分内容见第二十六章、第二十七章。

（二）人工髓核技术

髓核假体的设计是为了通过恢复椎间盘髓核膨胀作用来维持椎间高度、恢复纤维环的张力以及恢复椎间盘传递应力的正常机制。大多数设计应用黏弹性聚合物，将其以单体形式放置或注射进入椎间，在原位聚合，或者采用水凝胶吸水而膨胀性能，从理论上重建了髓核功能。在颈椎，由于假体移位可能产生严重后果，因此尚未见颈椎人工髓核置换术的研究。腰椎人工髓核置换技术尽管已开展，但临床应用表明，尚有许多基础和技术问题需要进一步探索。

该部分内容见第二十八章。

二、关节突关节置换技术

关节突关节在脊柱运动中主要承担限制脊柱运动幅度，传递部分应力的作用。在手术减压时，关节突切除超过 50%会引起明显的节段失稳。为克服此问题，有研究进行关节突关节的置换重建，目前研究局限于腰椎关节突关节置换术，且多数尚处在实验室阶段。其主要目标是治疗中重度腰椎管狭窄。由于关节突关节病变仍然是一个人工椎间盘置换的禁忌证，如果和人工椎间盘手术联合使用，共同实现脊柱的 360°重建，无疑扩大了这些保留运动装置的手术适应证。美国 FDA 组织的一项多中心前瞻性随机研究目前正在进行，研究需要椎管减压和关节突关节切除治疗 L_3～L_4 和 L_4～L_5 中重度的脊柱退变，比较关节突关节置换和融合术之间的安全性和有效性差异。

（一）TOPS(Impliant Inc.)

TOPS 系统(total posterior-element system，TOPS)的设计是替代脊柱功能单位的后部结构，是一个基于经椎弓根螺钉固定的设计，是能保留运动的动态的多轴向三柱固定系统(图 24-1-1)。TOPS 系统应用空心的一般带羟基磷灰石的椎弓根钉固定于椎体。内置的 PCU 缓冲器的内部构造允许一定范围的运动同时阻止过度的前后向位移，并具有将脊柱运动节段的负荷有效分散的功能。TOPS 的中心直接位于四个椎弓根钉之间，因此能够有效地使旋转和侧屈得到稳定。这些设计特点不仅保留了节段大部分活动功能，而且减小了转移到邻近节段的负荷，同时减小了植入物-骨界面的应力。Wilke 等对关节突切除后 TOPS 重建的生物力学进行研究，结果表明，植入 TOPS 系统后侧屈及轴向旋转活动度几乎恢复到正常，在矢状面上的活动度则恢复到完整状态的 85%。

（二）TFAS

TFAS(total facet arthroplasty system)系统(图 24-1-2)通过关节突成形以恢复腰椎运动并维持稳定性，Zhu(朱青安)等对其三维运动学特性进行了生物力学评价。实验结果表明，植入 TFAS 系统后的活动度是完整状态屈曲的 81% ，后伸的 68%，侧屈的 88%，旋转的

128%；两种状态的唯一显著差别是植入 TFAS 系统后旋转运动的螺旋轴前移。TFAS 系统对活动度的影响程度远小于坚强后路固定系统。

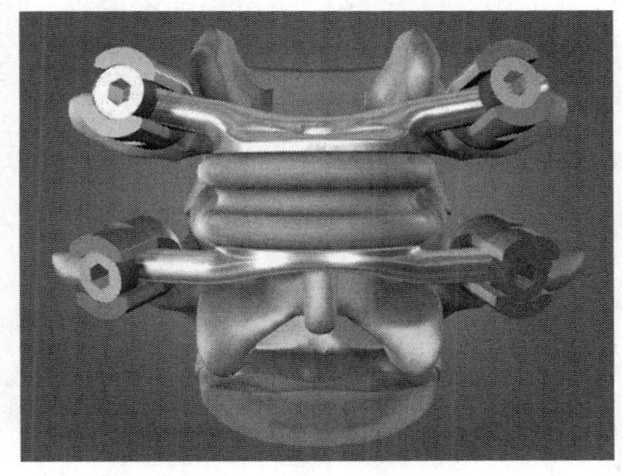
图 24-1-1　TOPS

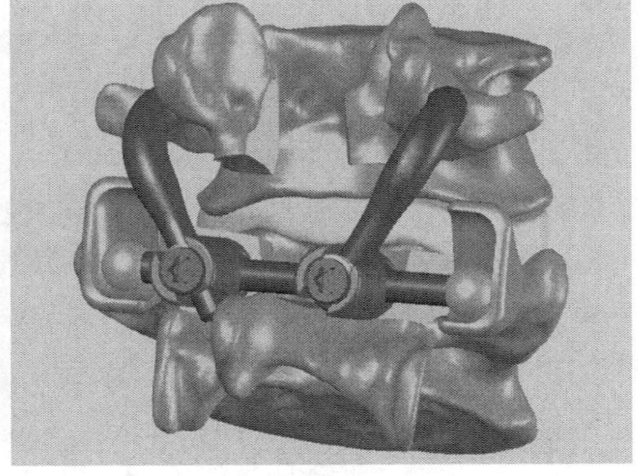
图 24-1-2　TFAS

2005 年 8 月美国完成了第 1 例腰椎 TFAS，2008 年，4 月欧洲完成了第 1 例 TFAS-C 植入。2008 年，Sachs 等报告了 104 例小关节置换的临床早期结果，其中随访 1 年以上的为 17 例，优良率为 85%。主要并发症有：肺栓塞 1 例，切口深部感染 4 例，假关节 2 例，腹膜后血肿 1 例。次要并发症有：硬膜撕裂 2 例，小关节骨折 2 例。邹德威等在国内也开展了该术式的临床初步观察。

（三）AFS

AFS（auxiliary facet system，Clariance Spine，Saint Ismier，France）装置（图 24-1-3）可应用于 L_3～L_4，L_4～L_5 和 L_5～S_1 节段，上下端采用经典的椎弓根螺钉固定。具有一定角度的圆棒（30°或 45°）将上部单向螺钉与下部万向连接装置连接，可以允许屈伸、侧屈以及轴向旋转运动。两侧圆棒之间采用横连接，可以避免过度的旋转。螺钉为钛合金，表面喷溅钛质，其余部件为抗摩擦的钴铬钼合金。生物力学研究表明，双侧关节突关节内侧半切除后，轴向旋转提高 106%，但采用该系统固定后，由于存在横连接，轴向旋转可降低 38%。

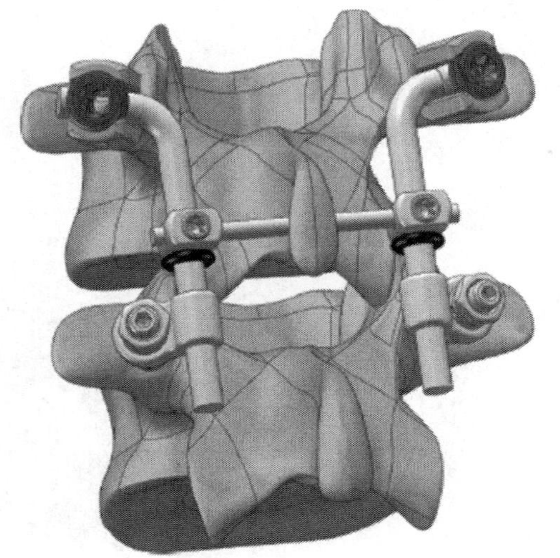
图 24-1-3　AFS

三、动力固定技术

Mullholland 认为，动力固定是指在不植骨融合的情况下，通过控制脊柱节段异常活动，保证脊柱稳定性，最大限度地恢复节段间的正常活动度，并允许更多的生理性负荷传递，以缓解疼痛、预防或减缓邻近节段退变。椎间盘也有可能在动力系统的保护下得到自身修复。

该技术主要包括：①棘突间固定技术，棘突间撑开器或稳定器（interspinous process，ISP）设计理念是放置于腰椎棘突间的一种内置物，产生撑开（distract）棘突和防止腰椎后伸的力学目的，内固定产生的撑开力可在手术节段产生相对的后凸，使内折的黄韧带反向张开以减少其对椎管的侵入；椎体间产生的纵向撑开力还可增加椎间孔的大小，从而影响相邻椎体间的相对关系。该技术已在临床开展。具体内容见第二十五章。②颈椎动力固定技术，以 Scient'X 公司研究的颈椎 DCI 为代表。③腰椎后路经椎弓根柔性固定技术，以 Dynesys 为代表。④腰椎后路经椎弓根半刚性(semirigid)固定技术，以 Isobar 为代表。

该技术目前在脊柱内固定技术中属于热点的研究领域，随着生物力学研究的不断深入，这方面的研究成果也不断涌现，许多技术尽管具有一定的科学性及先进性，但是实用性、有效性如何尚待进一步基础和长期临床研究观察。

由于人工椎间盘技术、人工髓核技术及棘突间固定技术有专门章节叙述，本章节主要介绍颈椎动力固定技术及腰椎后路经椎弓根动力固定技术。

第二节　颈椎动力固定技术——DCI 内固定术

颈椎动力固定技术主要包括颈椎前路动力钢板以及椎间动力稳定装置，其中颈椎前路动力钢板在第十三章介绍。

与颈椎人工椎间盘设计的理念有所不同，颈椎椎间动力固定技术主要采用椎间盘的支撑装置，既能保留手术节段的屈伸活动，又能吸收震荡，缓冲轴向应力，而达到保护邻近节段、避免终板塌陷的作用，同时可以维持椎间隙高度，加强旋转稳定性，有一定防止后部关节突关节退变作用。

Scient'X 公司设计的 DCI(dynamic cervical implant)固定装置即是为了满足上述目的而设计的(图 24-2-1，图 24-2-2)。

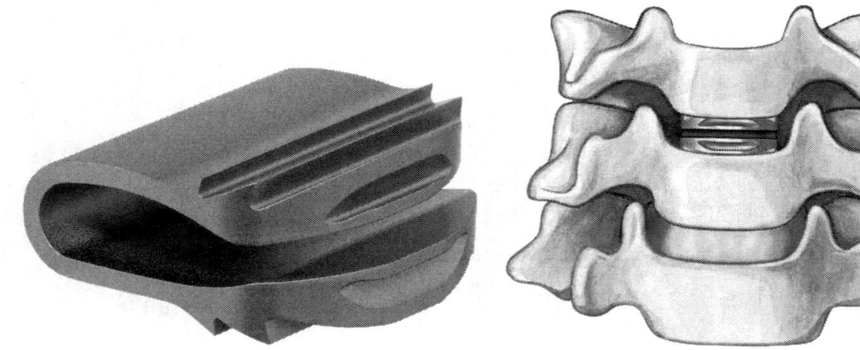

图 24-2-1　DCI　　　　图 24-2-2　DCI 植入后示意图

DCI 装置系 Guy Matgé 设计。采用钛合金材料，为 U 形设计，上下面前部具有锯齿设计，可以防止假体前后滑移。假体几何构型上可和终板紧密贴合，术后能获得即刻的稳定(图 24-2-3，图 24-2-4)。由于系 U 形设计，更接近颈椎生理旋转中心，增加了旋转稳定性(图 24-2-5)。

由于手术置入时需要保护骨性终板，且需要利用终板的弧形结构达到稳定假体的作用，故不能过多切除椎体后缘骨赘，以防止假体向后方移位。据我们体会，其合适的适应证为 C_3～C_7 1～2 个节段的单纯颈椎间盘突出，且无合并明显椎体后缘骨赘形成或者 OPLL。对于严重骨质疏松症、颈椎重度不稳定以及椎体骨折、肿瘤、感染等列为禁忌。

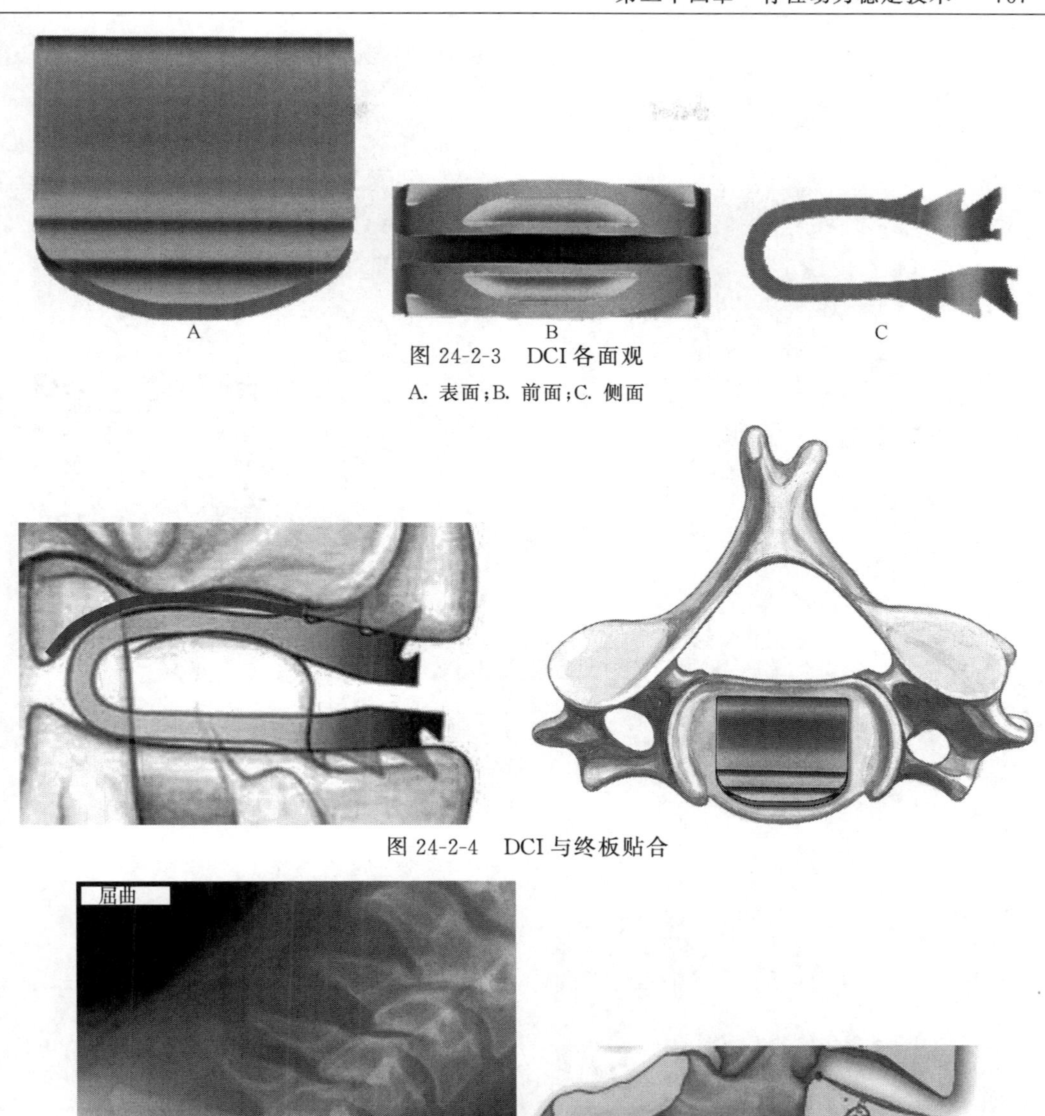

图 24-2-3　DCI 各面观

A. 表面；B. 前面；C. 侧面

图 24-2-4　DCI 与终板贴合

图 24-2-5　DCI 着力点与颈椎旋转中心接近，有利于旋转稳定及后方关节突关节的均衡受力

DCI 的手术操作并不难（图 24-2-6），主要是要保护骨性终板。

自 2002 年起，DCI 在临床上开始应用（图 24-2-7），全球范围内已达数千例手术，无终板塌陷、无自发融合及假体疲劳等并发症报告。我们也在临床上开展了该术式，初步体会该手术方法较为简单，如适应证选择合适，近期效果尚可肯定（图 24-4-8）。

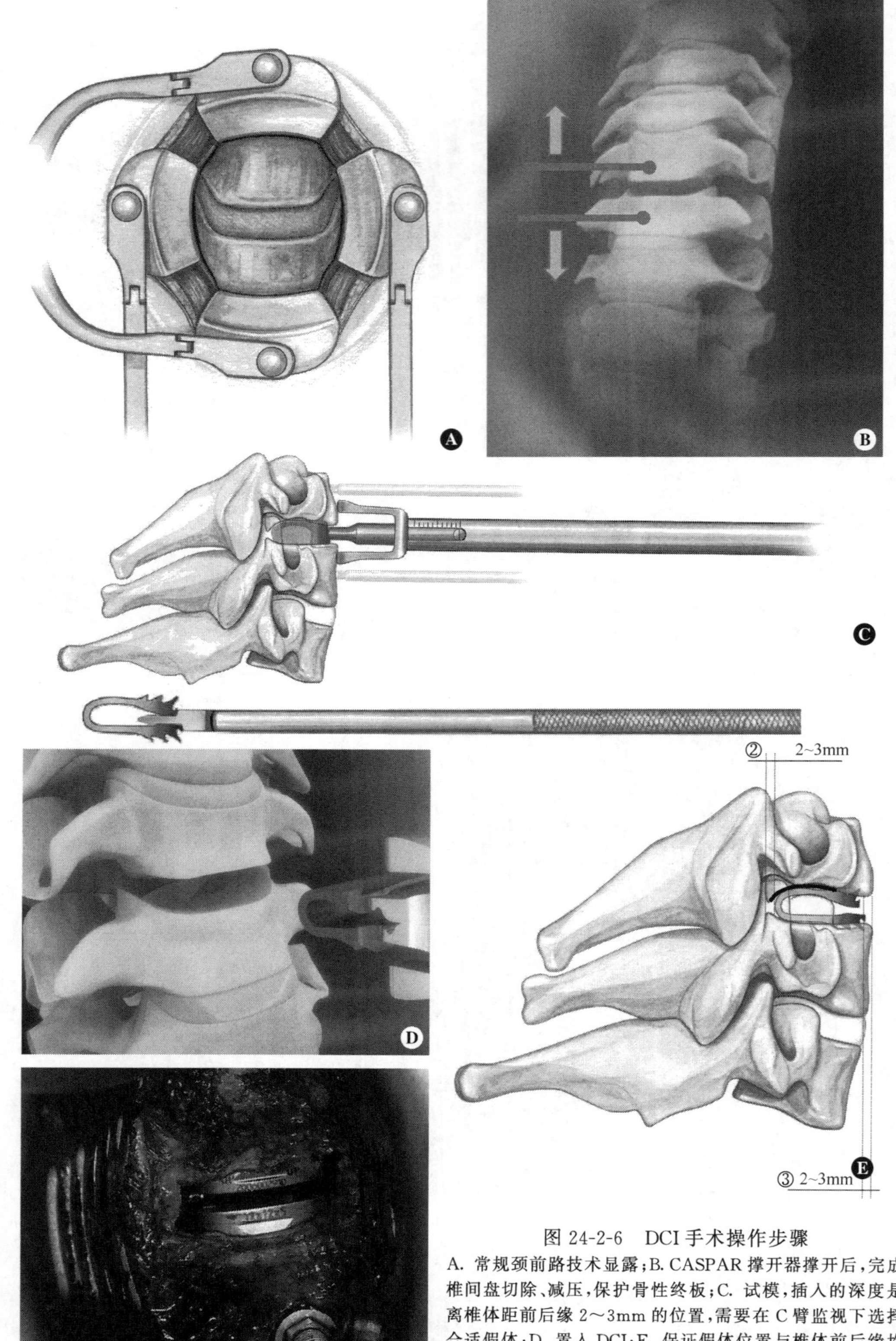

图 24-2-6 DCI 手术操作步骤

A. 常规颈前路技术显露；B. CASPAR 撑开器撑开后，完成椎间盘切除、减压，保护骨性终板；C. 试模，插入的深度是离椎体距前后缘 2～3mm 的位置，需要在 C 臂监视下选择合适假体；D. 置入 DCI；E. 保证假体位置与椎体前后缘均保持 2～3mm；F. DCI 植入后

引自 Paradigm Spine.

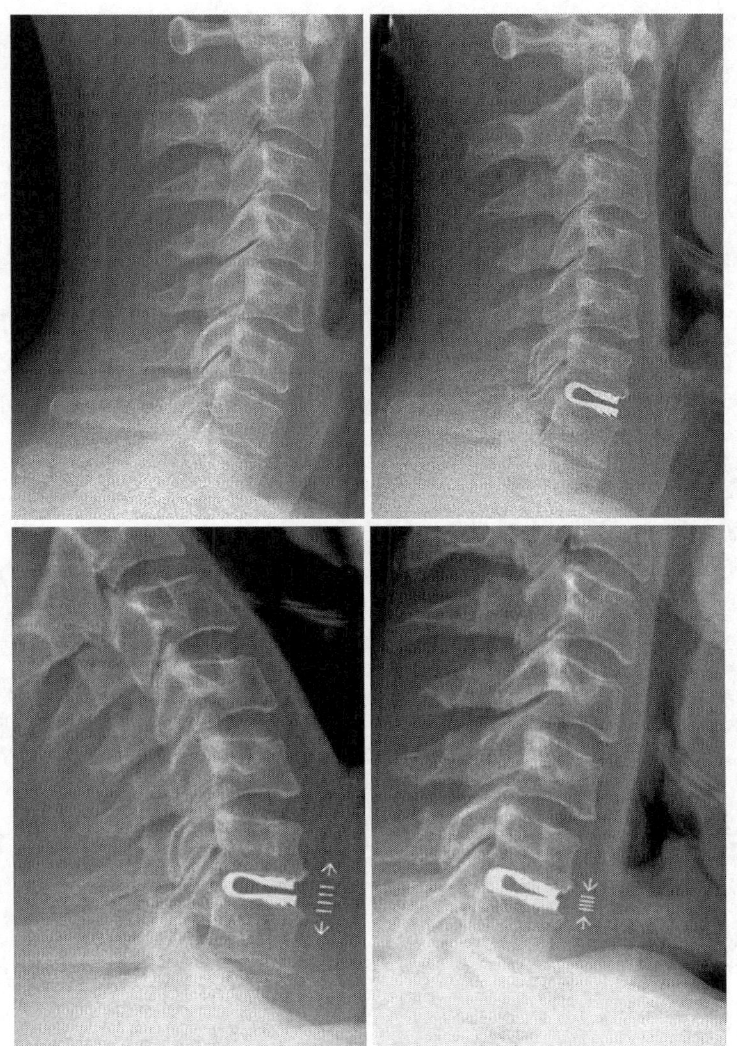

图 24-2-7　DCI 术后，屈曲位可见 DCI 前部开口有闭合，说明其具有动力固定的作用

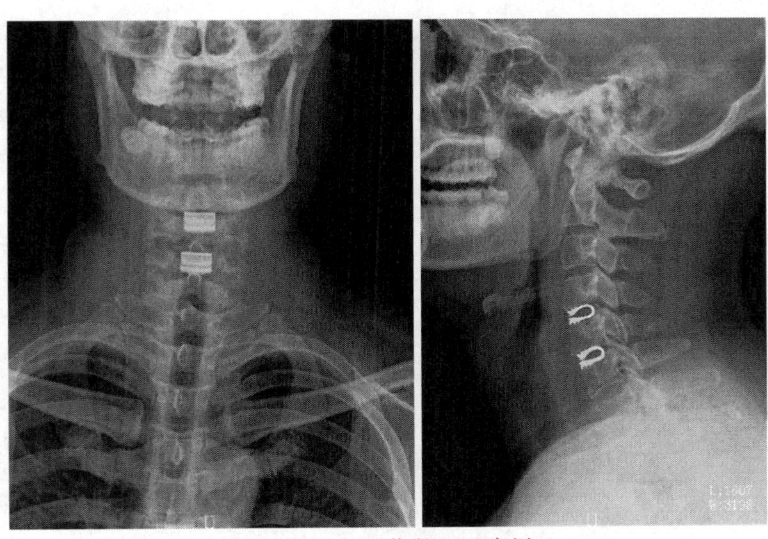

图 24-2-8　双节段 DCI 应用

第三节　基于椎弓根螺钉的腰椎动力固定技术

一、柔性固定装置

（一）Graf

Graf系统（图 24-3-1）由 Henri Graf 于 1988 年报道，由高分子聚乙烯非弹力带跨越固定节段连接椎弓根钉尾部，通过拉紧而起到稳定节段并维持前凸的作用。Graf 认为，椎节不稳与椎节之间不断进展的异常旋转活动有关，也是疼痛产生的原因。通过将椎间小关节加压将起到锁定作用。系统虽然限制了屈曲，但是仍在正常的活动范围之内，因此不会出现疼痛。但其不能分散椎间盘的负荷，故其常见手术并发症为腰椎过屈引起的椎间孔狭窄和后方纤维环皱褶导致的下腰痛。

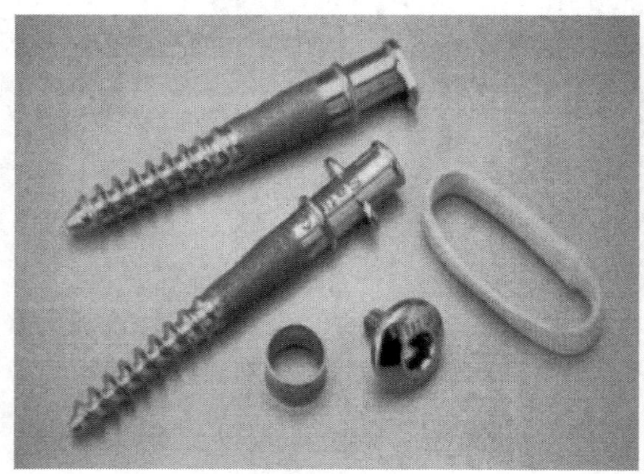
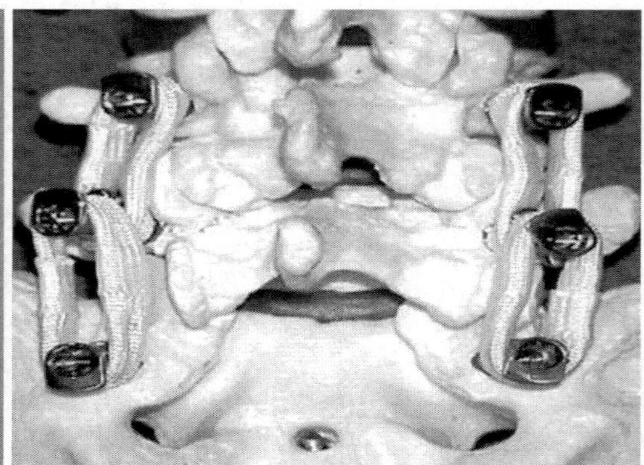

图 24-3-1　Graf

Gardner 认为，Graf 系统主要适用于：①腰痛症状明显，保守治疗无效；②影像学提示轻、中度椎间盘退行性变；③腰背肌功能良好；④腰背神经小关节试验性阻滞麻醉或佩带腰围可止痛；⑤峡部裂或伴有Ⅰ度滑脱及Ⅰ度退变性滑脱；⑥椎管狭窄或其他神经受压综合征，腰痛难以忍受；⑦已融合节段相邻退变椎间盘出现症状；⑧行椎间融合术同时应用 Graf 手术稳定邻近有症状的节段。禁忌证：①Ⅱ度以上的峡部裂性或退变性滑脱；②骶骨前移大于 2mm；③严重退变性椎间盘疾病；④椎弓根狭小；⑤椎体骨折脱位、肿瘤或感染。

目前，Graf 韧带仅在英国使用。研究显示，Graf 韧带的近期手术效果类似融合手术，但远期效果却不如融合手术，原因可能为 Graf 韧带增加了椎间盘和小关节后方的负荷从而加速腰椎退变，或是韧带的弹性随着时间推移逐渐降低。Kanayama 等观察了 45 例退行性腰椎滑脱患者，随访时间最短 5 年。他们发现，Graf 韧带固定与腰椎后外侧融合术相比，尽管两组患者术前相邻节段椎间盘情况相比无显著性差异，但随访结果显示，腰椎后外侧融合组患者有较高的相邻节段退变率。Graf 韧带组有 1 例（6%）、腰椎后外侧融合组有 5 例（19%）患者需要二次手术治疗。他们认为，如果病例选择适当，Graf 韧带可以减少相邻节段退变的发生率。Kanayama 等随后报道了一项长期随访结果，认为 Graf 韧带对于轻度的退行性腰椎滑脱以及屈曲不稳疗效可靠。但是，也有学者报道比较谨慎，Rigby 等回顾性研究了 51 例应用 Graf 韧带治疗的退行性腰椎滑脱患者，平均随访时间 4 年，患者平均年龄 41 岁，长期随访结果提示临床症状轻度改善，但并发症的发生率较高，7 例患者(14%)需要进一步的脊柱融合，41%的患者不愿意再次选择手术治疗。因此，他们认为，Graf 韧带效果不确切，临床应用需谨慎。Choi 通过 8 年随访观察也表明，Graf 固定后邻近节段会出现不稳。但是，这些早期应用病例一般均存在适应证选择不严格等情况。

（二）FASS

Graf 系统应用中遇到一些问题：①Graf 系统通过后部椎弓根螺钉及人工韧带施加后方压缩力以恢复前凸，但需要关节突关节和椎体后角作为支点，这样使两者出现过度负荷，从而导致神经根受压和关节退变；②Graf 增加了后方纤维环的负荷，可导致椎间盘源性腰痛。主要针对这些问题，Sengupta 提出设想，在韧带之前引入支撑轴，弹性支轴撑开椎间盘的后方椎间隙，同时分担关节突负荷，而位于支架后方的弹性韧带可起到压缩作用，把后方的压缩应力转变为撑开前方椎间隙的撑开力，从而分担椎间盘负荷，患者可以不用主动的腰背肌收缩来维持腰椎前凸(图 24-3-2)。

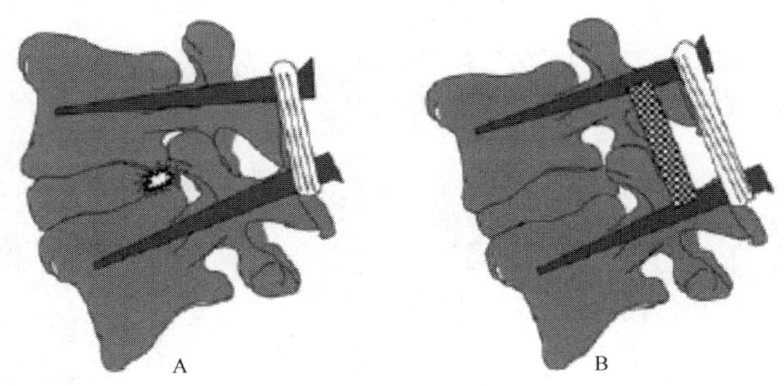

图 24-3-2　设计原理

A. Graf；B. FASS

由 Sengupta 等设计的带套管的软固定系统——FASS(fulcrum-assisted soft stabilization)系统(图 24-3-3)，由椎弓根螺钉、套管及后方的弹性韧带构成。柔软的套管安装在椎弓根螺钉之间，可转移纤维环后方的负荷，弹性韧带提供椎弓根螺钉之间的张力并维持脊柱前凸，可起到压缩作用，同时套管把后方的压缩应力转变为前方的撑开应力。作者认为椎间盘负荷减少的程度由套管和弹性韧带所产生的相对张力和压缩力决定，生物力学实验显示套管和弹性韧带为减少椎间盘负荷所产生的张力越大，内固定系统就要承受越多的负荷，椎弓根螺钉松动和内固定失败的可能性就越大。第 1 代 FASS 系统存在某些缺陷：①聚四氟乙酸套管在系统长轴上表现僵硬而不容易弯曲；②弹性韧带的弹性有待提高；③腰椎屈曲时椎间盘负荷明显减少而腰椎伸展时负荷变化很小。随之而改进的第 2 代系统套管由可压缩的钛环组成，弹性韧带保持不变，新装置在整个屈曲和伸展

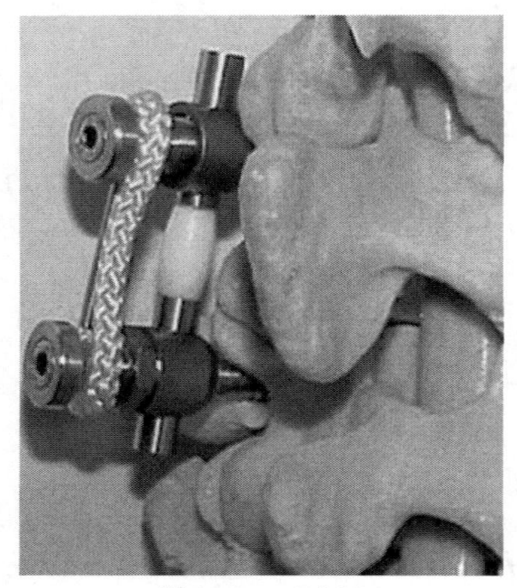

图 24-3-3 FASS

运动中能够均匀地减少椎间盘的负荷,但 FASS 系统需要进一步研发新的不易发生明显形变的弹性韧带和更加柔软灵活易于压缩的套管装置。

(三) Dynesys(dynamic neutralization system)

该系统由法国 Gilles Dubois 研制,首例于 1994 年开展,1999 年 CE 批准作为脊柱非融合固定系统,2004 年美国批准作为脊柱融合辅助系统,类似椎弓根螺钉固定融合系统,目前正在进行美国 IDE 研究。作为非融合脊柱固定系统的研究,全球应用已达数万例。

该系统由钛合金椎弓根螺钉、聚酯索、聚氨酯制成的中空硅胶套管组成(图 24-3-4)。聚酯索被固定在椎弓根螺钉的头端并维持与 Graf 韧带相似的张力,连接椎弓根螺钉的聚酯索穿过一个中空套管以防止聚酯索对椎弓根头部产生过大的拉力,固定的聚酯索承受牵拉的负荷而圆柱形弹性管外套对抗压缩负荷。系统的稳定源于连接椎弓根螺钉的非弹性聚乙烯索及其外面的弹性套管。在屈曲位时,弹力带提供张力带作用;在过伸时,弹性套管提供部分支撑并限制过伸,这样可以缓解椎间盘后部的负荷。

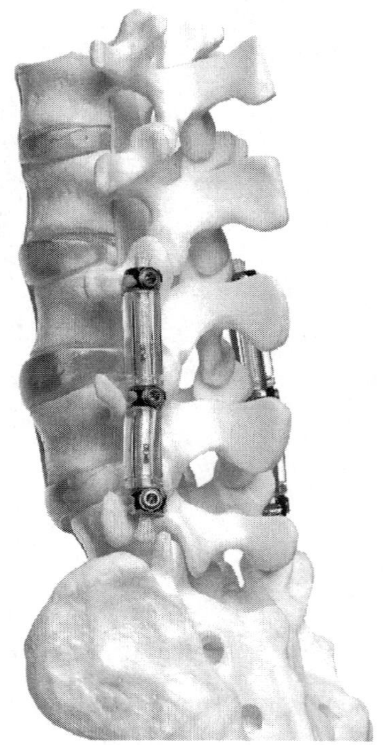

图 24-3-4 Dynesys

二、半刚性固定装置

无论是 Graf、FASS 还是 Dynesys,柔性固定装置主要通过后部类似韧带样结构进行稳定,从载荷共享看,其主要限制屈曲作用,尽管 Dynesys 的软套管对后伸也有一定作用,这个力学作用在椎间盘高度进一步丢失后,效果就会失去,局部节段运动会增大,这是这些柔性固定装置存在的最主要问题。其次,椎弓根螺钉作为一个负力点,无论屈伸运动还是旋转运动,受力均集中于螺钉尾部(螺钉头部),尤其在椎间隙高度下降后,节段运动度增大会加大这种应力集中,可能会导致螺钉的松动。最后,柔性固定必定在内固定装置的结构刚度方面存在薄弱点,因此,不能应用于大部分失稳的病例。鉴于上述原因,基于椎弓根螺钉固定的后路动力固定技术进行半刚性固定装置研究。

(一) 设计原理

从设计理念上,实现后路半刚性固定可以有下列途径:

1. 螺钉设计　主要采用铰链式，如采用类似多轴万向螺钉设计，硬式圆棒与螺钉头之间依然紧密锁定，而在螺钉头与螺杆之间存在一定的活动度，允许固定节段有一定的屈伸活动。这种铰链式设计的最大问题是可以保证单一自由度运动，如屈伸，但同时保证另一自由度运动则较为困难(图 24-3-5，图 24-3-6)。

2. 棒的改良　一是减小金属棒的直径，降低棒的强度，使棒具有一定变形度；二是降低连接棒的弹性模量，如采用非金属材料的圆棒，如 PEEK 材料，使棒具有柔韧性，这样就可以保证固定节段具有一定的活动度(图 24-3-7，图 24-3-8)。

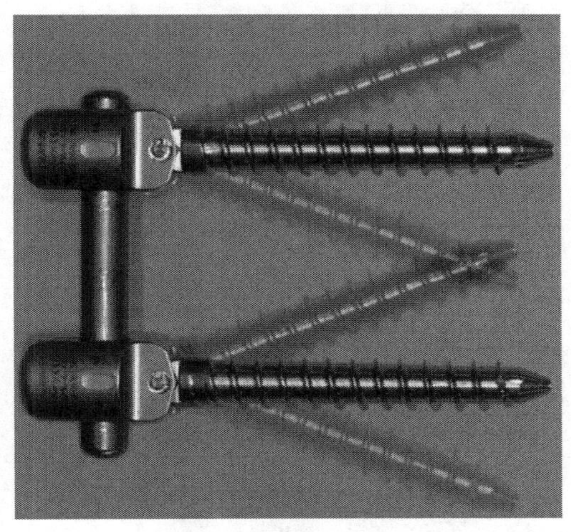

图 24-3-5　Cosmic MIA

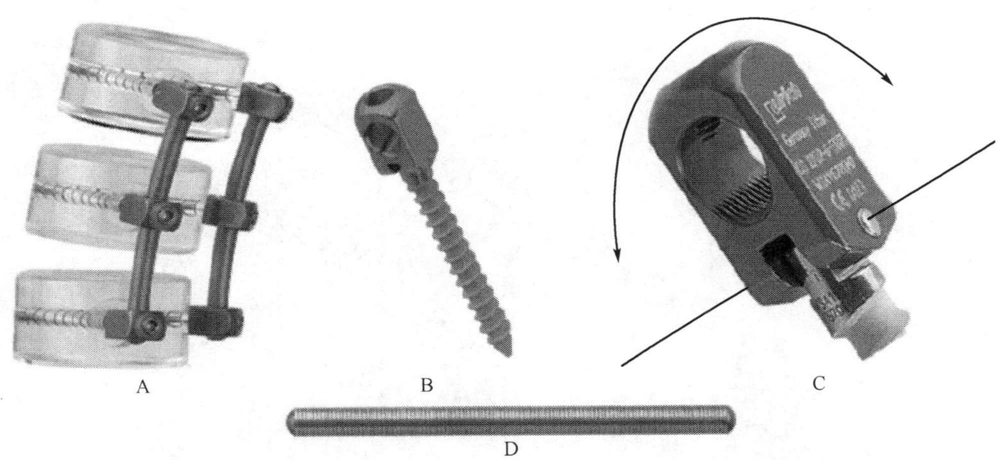

图 24-3-6　Cosmic 螺钉设计

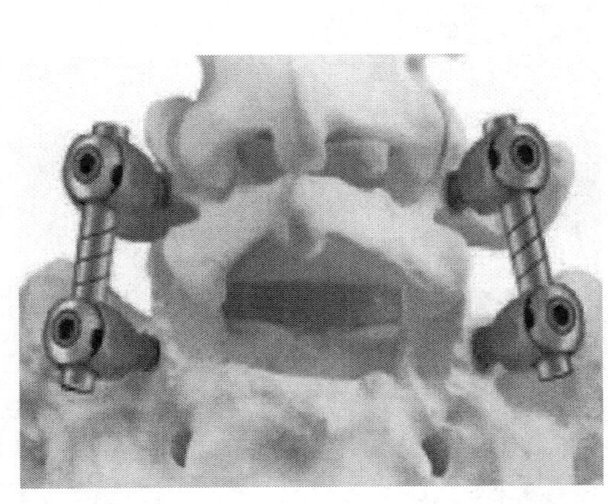

图 24-3-7　AccuFlex

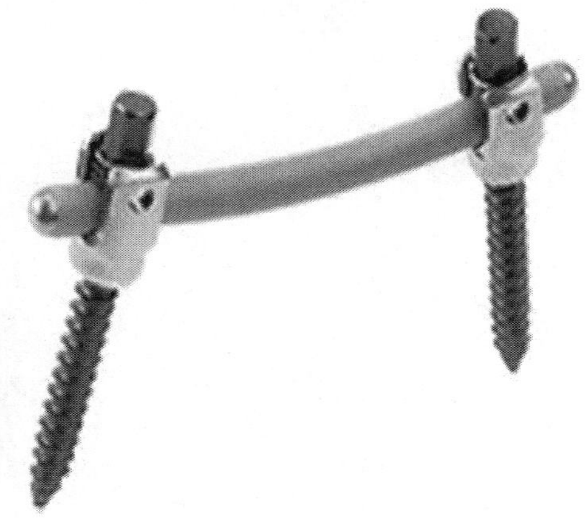

图 24-3-8　PEEK 材料棒

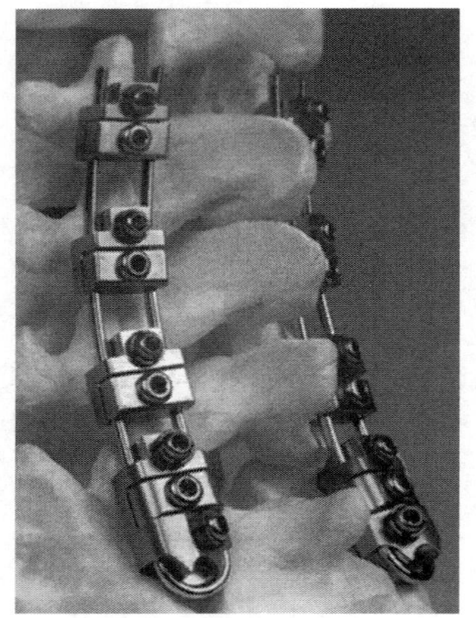

图 24-3-9　滑动钢板

3. 采用减震装置　减震装置主要应用在椎弓根螺钉的纵向连接棒(板)上,如为钢板结构,则多采用滑槽或其他滑动设计(图 24-3-9),设定屈伸的滑动位移。

其次,采用大家最熟悉的减震装置——弹簧,在半刚性固定装置设计上,多数也是采用弹簧设计,以达到保持节段运动及显著节段运动的平衡,如 Aladyn(图 24-3-10)。其中有些设计极为繁杂,如 Stabilimax 系统(图 24-3-11),也有设计就非常简单,如采用 SMA 设计的 Bioflex 系统(图 24-3-12,图 24-3-13)。

(二) 减震设计的半刚性固定装置

1. DSS 系统(dynamic stabilization system)　由借助椎弓根螺钉连接椎体的钛环组成,目前钛环有两种类型。DSSⅠ系统由 3mm 内径的"C"形弹性环构成,

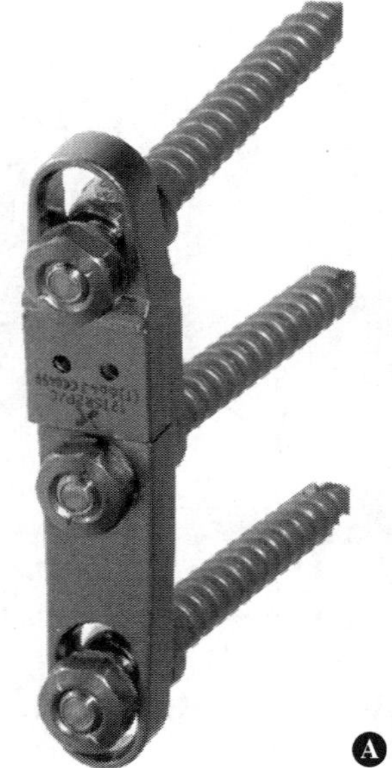

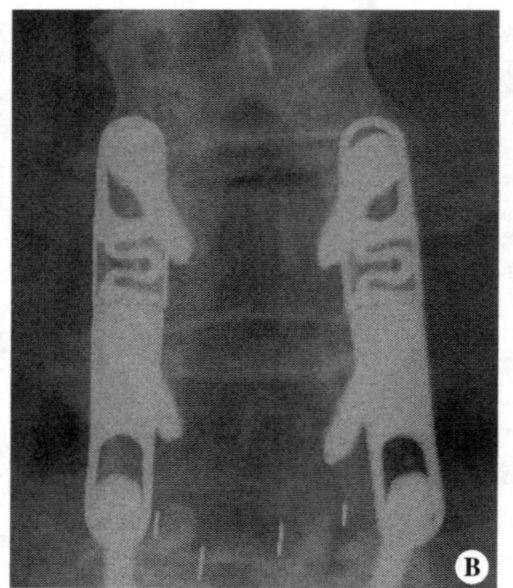

图 24-3-10　Aladyn(A),透视可见其减震装置(B)

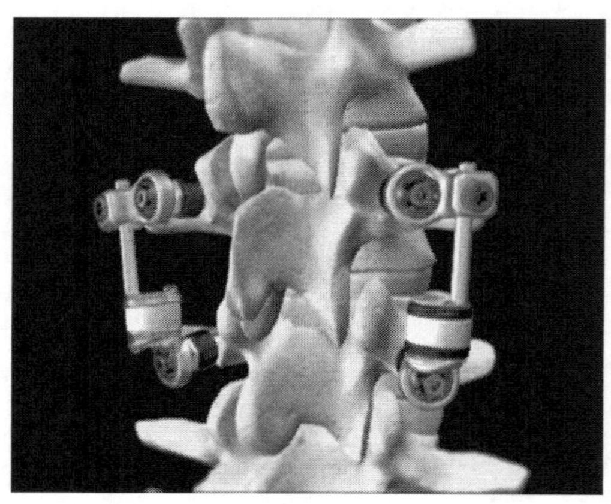

图 24-3-11　Stabilimax

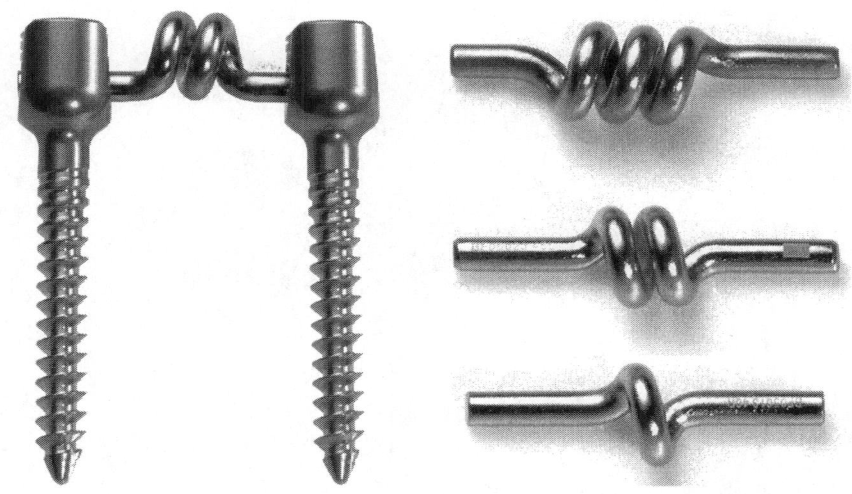

图 24-3-12　Bioflex

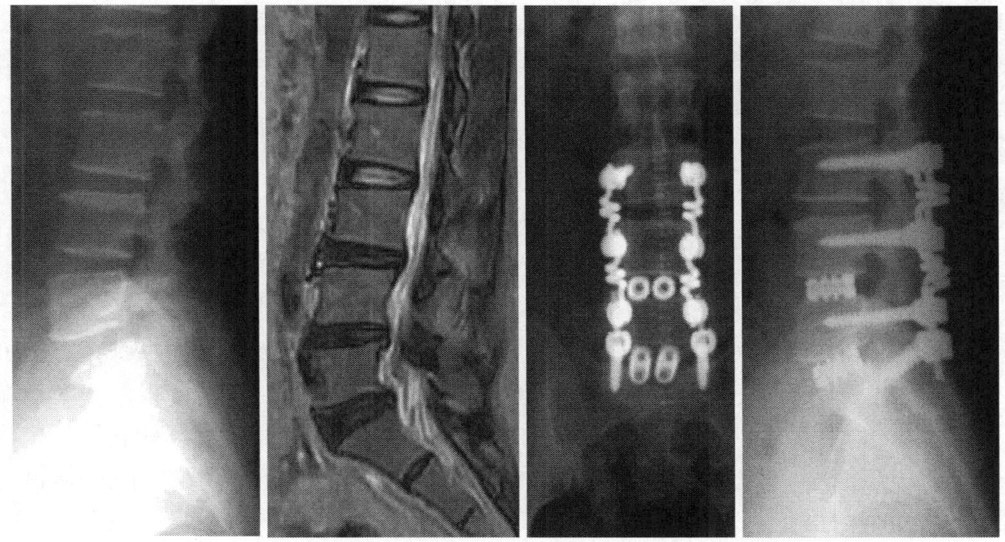

图 24-3-13　Biofelx 应用

引自 Kyung-Woo Park 资料.

DSSⅡ系统由 3～4mm 内径的弹性椭圆环构成(图 24-3-14)。该装置的弹性钛环结构限制了屈曲,使运动节段保持合适的前凸并分散应力,缓解了椎间盘负荷,从而使椎间盘在休息位时也能够恰当地减轻负荷。但如果置入位置不当会增加椎间盘负荷(图 24-3-15)。DSSⅠ系统在腰椎屈曲时能合适地分散椎间盘负荷并限制脊柱的运动。在腰椎后伸时椎间盘负荷减少,完全伸直后几乎完全限制了脊柱的运动,椎间盘的负荷也减到最小。因

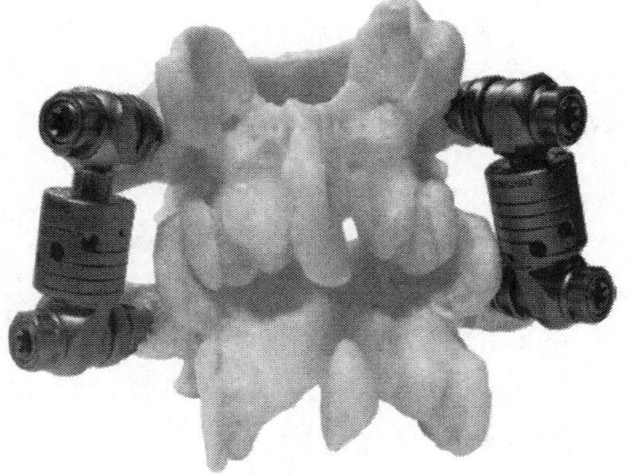

图 24-3-14　DSS(Paradigm Spine)

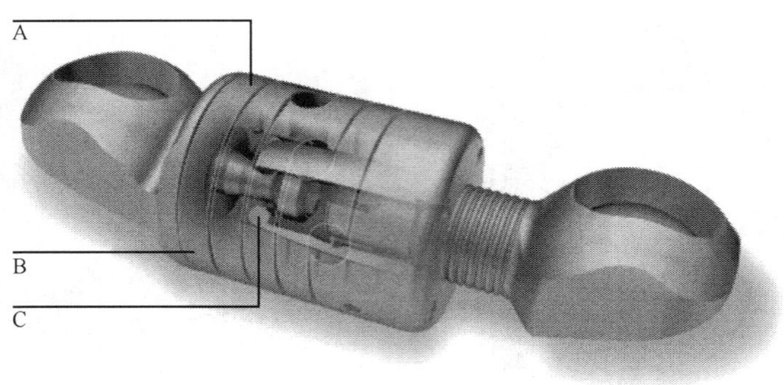

图 24-3-15 DSS 减震装置

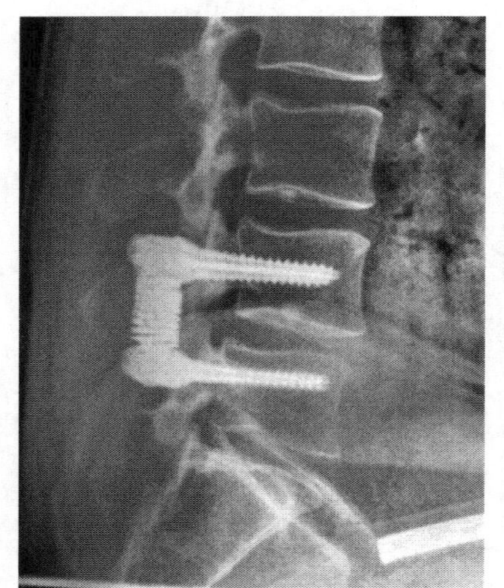

图 24-3-16 DSS 临床应用
引自 Paradigm Spine.

此，DSSⅠ系统不仅能均匀分散椎间盘负荷，而且在屈曲和伸展时限制腰椎的运动。近期研究表明 DSSⅡ系统的最佳瞬时旋转轴(IAR)可接近正常运动节段，从而在腰椎的屈伸运动中能够更均匀地减轻椎间盘的负荷。该内固定系统已在临床初步应用(图 24-3-16)。

DSS 系统的独特优势在于椎间盘需要减压时能提供预置的张力负荷从而使之减压，而与椎体内的融合装置联合使用时，又可以对椎间盘施加弹性负荷，从而避免椎间植入物移位，同时对抗腰椎前方融合后纤维环活动导致的腰椎伸直时的不稳定。

考虑到临床实际及安全，DSS 的轴向刚度 50N/mm，弯曲刚度为 30N/mm。其椎弓根间的减震装置在轴向载荷过大时，可以使植入物从半坚硬固定转变为坚硬固定。整个植入物系统的刚度就与内固定装置类似。该设计在轴向位移保持在 2mm，其中轴向压缩时 0.66mm，张力时 1.33mm。

2. TTL Isobar(Scien'X) Isobar 是 G. Perrin 等研制的，其第 1 代产品是 1993 年研制的 Isolock。Isolock 是一种螺钉-钢板系统，在轴向压缩时允许最大 0.8mm 以及屈伸时 4°的微动，钢板与螺钉的连接通过 2 个偏心垫圈。钢板上含有减震器。首例 Isolock 临床应用是 G. Perrin 于 1993 年 6 月开展。Isobar TTL 系 1997 年进入临床，在欧洲应用达 15 年之久，1999 年被 FDA 作为脊柱融合的辅助固定(图 24-3-17)。

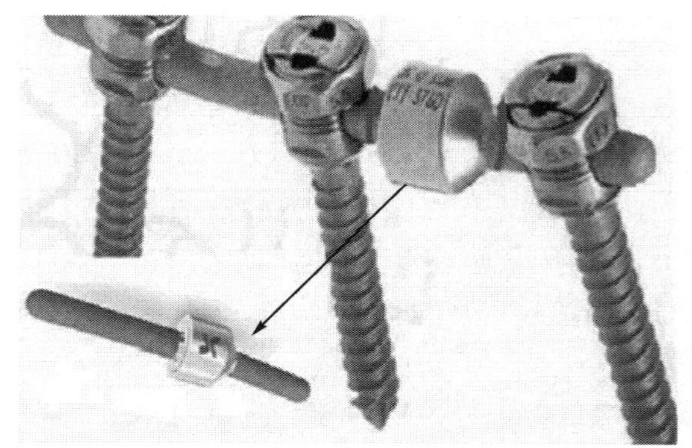

图 24-3-17 Isobart 组成的动力固定系统

Isobar 系统由钛合金制作的金属半刚性椎弓根螺钉 PDS 组成(图 24-3-18)。在纵向 5.5mm 钛合金棒上有一个缓冲震荡构件(图 24-3-19),减震器即动力构件,可以降低刚度,允许有限成交及轴向微动。轴向旋转没有限制,轴向有 0.2mm 的位移,屈伸活动度±2°(图 24-3-20)。

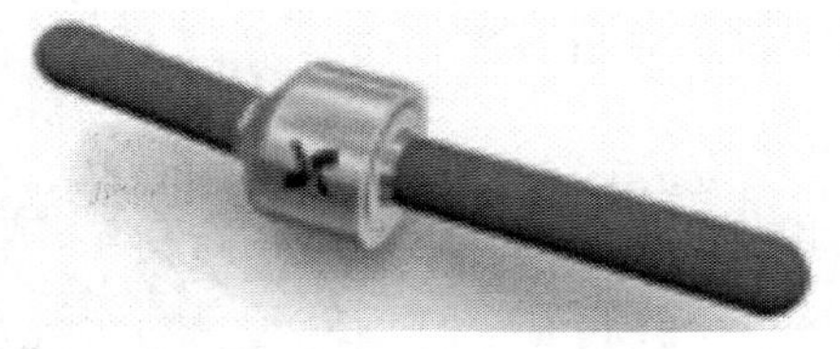

图 24-3-18　Isobar

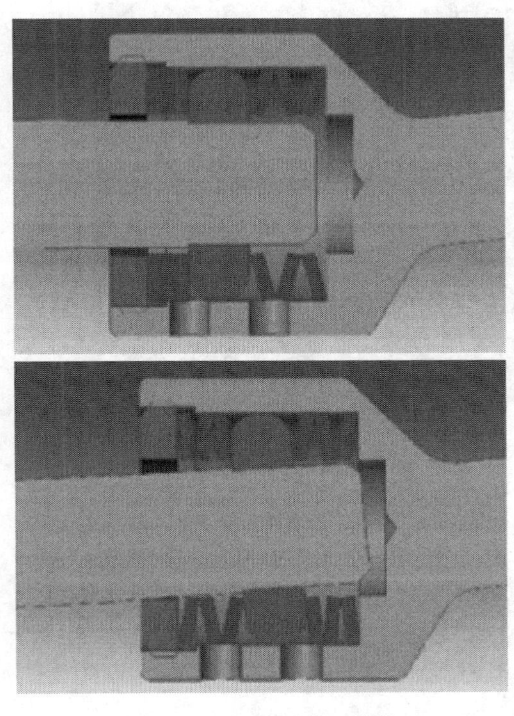

图 24-3-19　减震装置设计

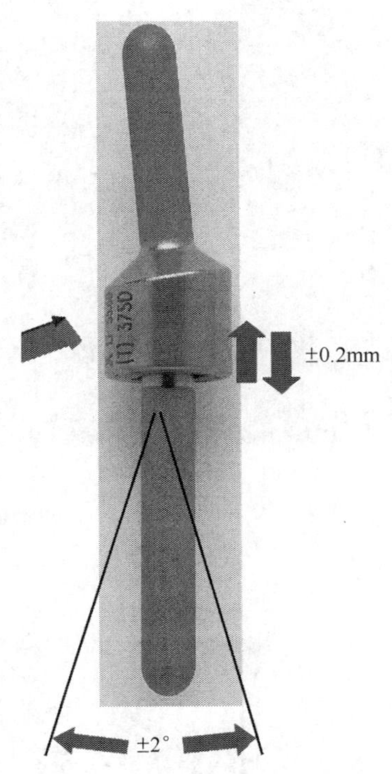

图 24-3-20　棒允许纵向位移以及角度变化

生物力学研究表明,6 具人尸体 $L_2 \sim S_1$ 脊柱标本,采用光电系统测量完整、$L_4 \sim L_5$ 损伤及 $L_4 \sim L_5$ Isobar 固定等三种状态,结果表明后路动力内固定后运动范围为完整状态的 20%～50%,提示半刚性装置可以提供更好的三维运动控制,尤其在轴向旋转上,更优于软性稳定。而 Lavaste 和 Perrin 于 1993 年通过腰椎有限元分析说明,半刚性后路固定较刚性固定可明显提高前柱的载荷传递(图 24-3-21)。Goel 的资料也证实,动力稳定系统比刚性固定更能使前柱以及椎间植骨块有更大的应力作用。

Isobart 应用适应证主要包括:①预防相邻节段(ASD)的继发性退变,双节段固定,对刚性固定融合的上位相邻病理性椎间盘(ASD)进行动态固定,以防止其进一步退变(图 24-3-22)。②单节段非融合动态固定,维持椎间高度与活动度。③动力融合。主要应用于椎间盘源性不稳,如多次手术的椎间盘突出、关节突关节源性不稳(退行性滑脱)、医源性不稳(广泛的椎板关节突切除)。由于半刚性动力固定的应用历史不长,尚无研究比较其保护邻近节段退变的临床疗效。G. Perrin 报告超过 800 例 Isobar 应用,总融合率为 98%,无植入物并发症。我们在临床上也应用 Isobar 进行融合邻近退变节段的保护,确实临床效果尚待观察

(图 24-3-23)。

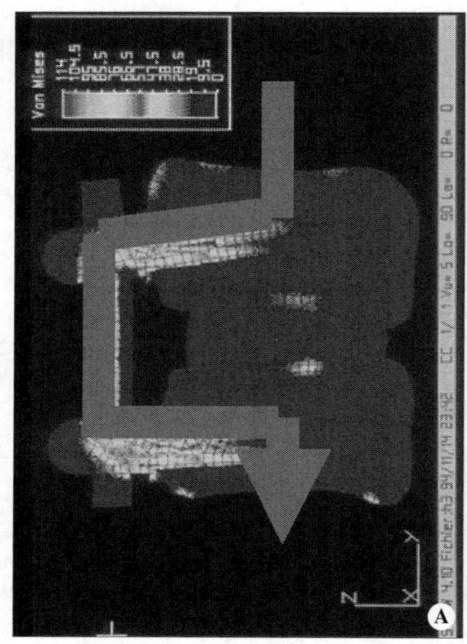

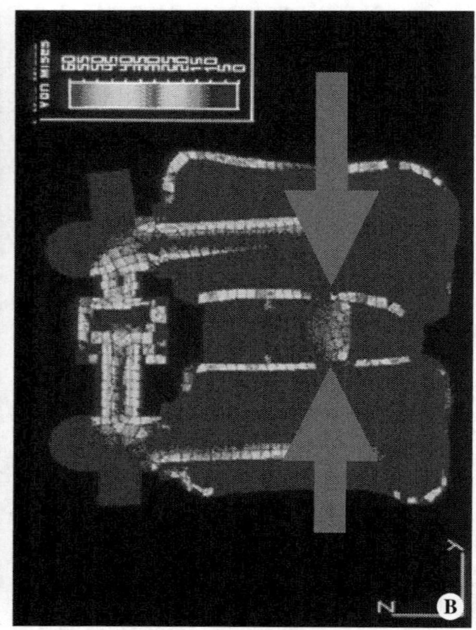

图 24-3-21 Isobar 促进椎间应力传递

A. 刚性固定;B. Isobar 固定

引自 Barrey CY. ArgoSpine,2010,22(2):62-66.

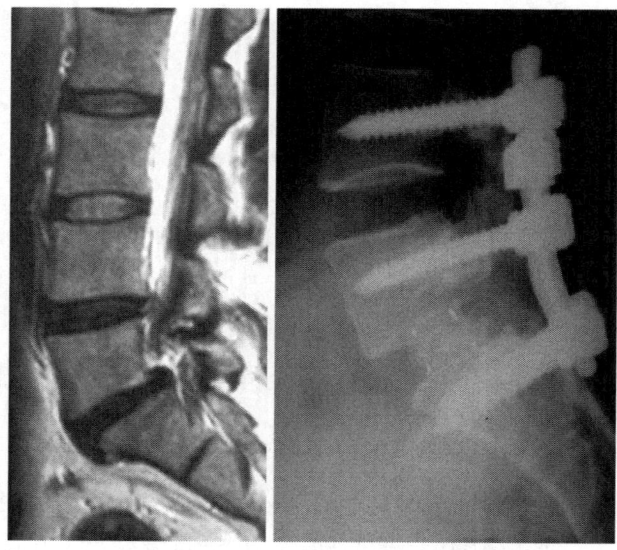

图 24-3-22 Isobar 应用于融合节段相邻退变椎间盘的保护

引自 G. Perrin 资料.

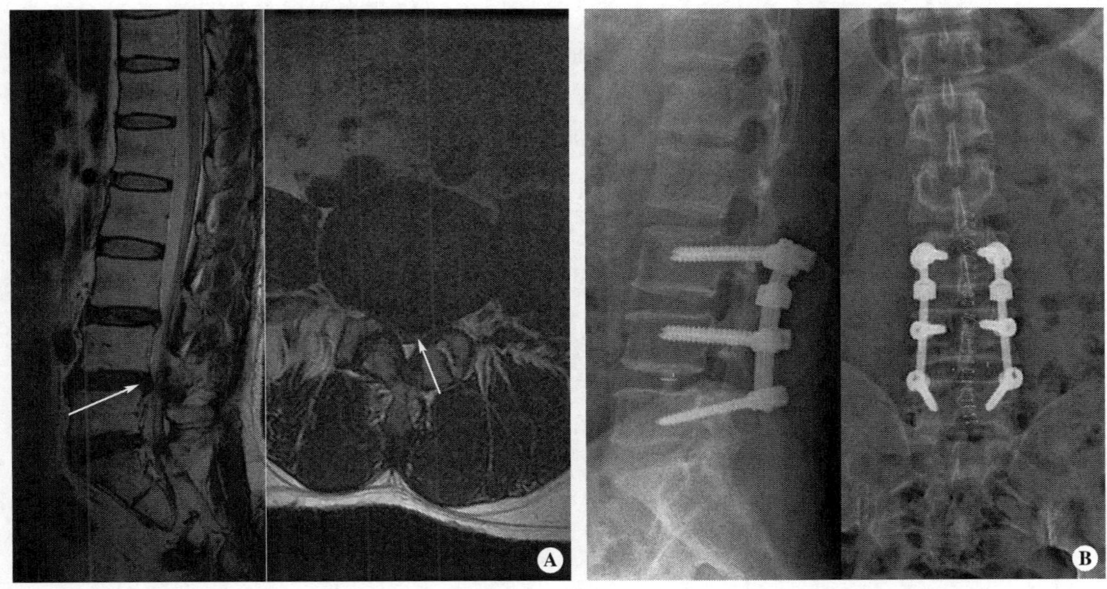

图 24-3-23　术前 MRI 显示 $L_4 \sim L_5$ 椎间盘突出并椎管狭窄，$L_3 \sim L_4$ 椎间盘退变并膨出(A)。采用后路 $L_4 \sim L_5$ 节段减压椎间植骨融合并刚性固定，$L_3 \sim L_4$ 节段 Isobar 半刚性固定(B)

第四节　Dynesys

1994 年，Zimmer 公司推出的 Dynesys 系统是由钛合金椎弓根螺钉、聚碳酸酯聚氨酯(PCU)构成的弹性套管和多聚酯纤维(PET)索构成的张力带共同组成的固定系统(图 24-4-1)。为了承受压缩载荷，弹性套管被置于两侧椎弓根螺钉头部之间；同样为了承受拉伸力，由穿过中空套管的 PET 索固定于椎弓根螺钉头部并被预先拉长(图 24-4-2)。

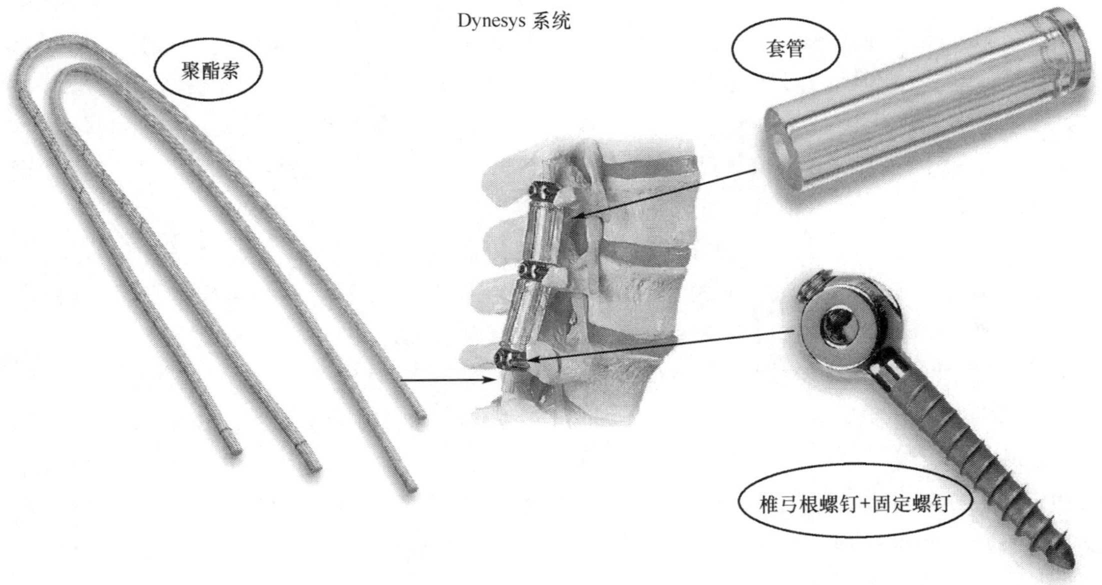

图 24-4-1　Dynesys 组成

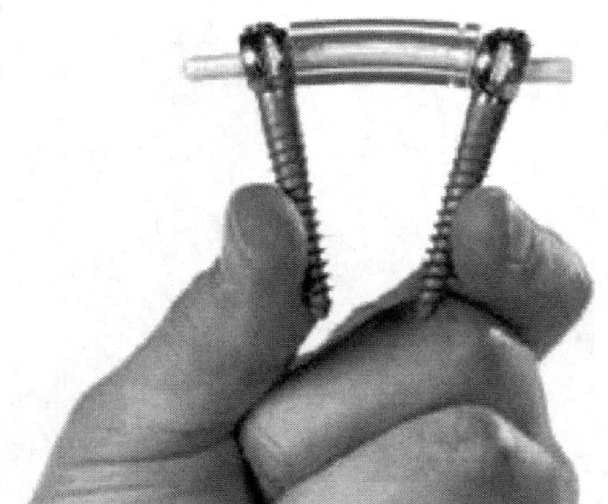

图 24-4-2 Dynesys 套管作用

引自 Zimmer.

美国食品与药物管理局(FDA)2004 年 3 月批准了 Dynesys 临床应用,但仅作为融合手术的辅助器械。FDA 规定其适应证仅限于胸、腰、骶椎退行性滑脱合并神经损伤患者脊柱融合术的附加使用及融合失败(假关节)时使用。当单独用作椎弓根螺钉固定系统时,其适应证限于自体骨移植脊柱融合及坚强内固定早期拆除以后。

一、生物力学研究

(一) 节段稳定性

Niosi 等采用 10 具人尸体腰椎标本(L_2～L_5),进行分组测试,包括完整组、损伤组、损伤后标准长度硅胶套管 Dynesys 固定组(L_3～L_4)、长套管(＋2mm)组和短套管(－2mm)组。结果表明,与完整组及损伤组相比,标准 Dynesys 固定组能够显著减少腰椎活动范围。损伤组明显增加了中性区,但 Dynesys 固定以后明显恢复了中性区,仅次于完整组。硅胶套管的长度对活动范围有显著影响,在没有预负荷的条件下,长套管组的活动范围在各个负载方向均较大,其中以轴向旋转的差别最大。套管长度增加后,节段间各个方向的活动度均明显增加,但各组的中性区没有显著性差异。其认为,Dynesys 可以提供足够的稳定性,但硅胶管的长度可以改变腰椎运动节段各方向的活动度,从而影响到内固定系统的生物力学特性。

(二) 关节突和椎间盘压力的影响

动力固定后关节突的压力改变是研究的热点之一。Niosi 等运用薄片电阻传感器测量关节突的触点压力,观察 3 种不同长度的 Dynesys 硅胶套管对关节突压力影响,结果发现,Dynesys 在腰椎屈曲和侧屈位时能够显著减少关节突的峰值压力,长硅胶套管作用明显强于短套管,伸展位和轴向旋转时 Dynesys 对关节突压力作用不明显。说明在完整的脊柱标本中,伸展和轴向旋转状态下,Dynesys 不能改变关节突的峰值压力,但是在屈曲和侧屈状态下可以显著减少小关节的峰值压力;硅胶套管的长度可以影响后路结构的压力,使用短套管时,关节突的压力要明显高于长套管。

动力固定的设计目的之一是给予固定节段椎间盘生理性的载荷,从而促进损伤不甚严重的椎间盘自行修复。Dynesys 较 Graf 韧带优势在于其缓解了后方纤维环的负荷,缓解程度依赖于弹性套管的位置、长度。这个系统没有任何保持或恢复前凸的机制,后部牵开导致前凸的丧失,需要患者的主动伸展实现腰椎前凸。与正常脊柱比较,它在伸展和旋转上保持灵活性,限制伸展 30%,接近正常;但在屈曲和侧屈方面与坚固固定相当。Schmoelz 等采用 6 具人腰椎尸体标本,标本状态分别为:完整脊柱、失稳脊柱、Dynesys 固定、椎弓根螺钉坚固固定。各组在中立位时椎间盘压力没有明显差异;在从中立位到伸展位时,负荷过程中,Dynesys 固定和椎弓根螺钉坚固固定组相对于完整脊柱能够明显减轻椎间盘的压力,但是,屈曲位时没有明显压力变化;在轴向旋转时,坚固固定组轻度减轻椎间盘的压力,Dynesys 和完整脊柱组相比椎间盘压力没有明显差异。Zander 等建立了三维有限元模型,试验首先以正常腰椎作为对照，随后行 $L_2 \sim L_3$ 椎间植骨并坚固固定，假设 $L_3 \sim L_4$ 为退变的椎间盘，并对 $L_3 \sim L_4$ 节段行动力固定，最后，$L_3 \sim L_4$ 椎间被撑开到一个正常的高度，分别测试其在行走、屈伸及旋转运动中的生物力学变化。他们发现，动力固定能够限制其固定节段间的旋转，并减轻该节段关节突轴向旋转时的压力，椎间盘的负荷并没有明显减轻。而且，坚固固定和动力固定的生物力学特性并没有显著性差异。因此，他们认为，动力固定并不能明显减轻椎间盘的负荷，但在轴向旋转时能够减轻关节突的负荷。Rohlmann 等通过建立有限元模型，模拟正常和轻度退变的腰椎间盘（$L_3 \sim L_4$ 节段），分别使用动力内固定装置固定并进行椎间撑开，模拟 4 种不同条件下的负荷：站立、30°屈曲、20°伸展和 10°轴向旋转。然后分别测量节段间旋转角度的变化、椎间盘的压力和关节突的压力（固定节段和上方相邻节段），与未行固定的脊柱相比，动力固定并没有显著减少脊柱轴向的载荷。

（三）对邻近节段的作用

对于动力固定后邻近节段影响的生物力学研究不多，结果也不一致。Schmoelz 等研究认为，Dynesys 和坚固固定均对邻近节段的活动没有产生影响。Cheng 等通过一项生物力学试验对比了单节段动力固定与坚固固定对脊柱活动范围的影响，同时探讨了固定上方邻近节段所带来的作用。他们发现，单节段动力固定与融合、正常脊柱相比，上方相邻节段的运动范围并没有显著性差异。但是，当同时固定上方相邻节段时，动力固定组的上方邻近节段在侧屈和旋转方面活动度都明显大于坚固固定组。因此，对邻近节段生物力学的影响尚需进一步深入，开展节段稳定性、关节突受力、椎间盘压力变化等全面研究分析，包括单节段固定以及多节段固定等，尤其注重研究手段的标准化以及可比性，才能明确动力固定对邻近节段影响的确切机制。

二、手术操作

（一）病例选择

该系统手术适应证：①腰椎管狭窄或退行性腰椎滑脱导致神经源性疼痛或下腰痛；②单或多节段椎间盘退变导致下腰痛；③ 减压手术导致医源性腰椎不稳；④退行性脊柱侧弯导致腰椎管狭窄并处于进展期。Dynesys 禁忌证为：①退变性脊柱侧凸大于 10°；②滑脱大于Ⅰ度；③肥胖；④以往融合节段；⑤其他：椎间盘间隙狭窄，骨质疏松症。

（二）操作步骤

Dynesys 的手术操作在完成椎弓根螺钉固定基础上进行（图 24-4-3）。

三、临床疗效

Dynesys 作为腰椎退变疾病融合治疗的替代治疗，能使脊柱后部结构恢复到近似正常生理解剖位置，从而保留节段间的活动和降低关节面负荷的承受。Dynesys 植入后控制了活动障碍，消除了节段间的机械性不稳，达到机械性中立位，限制了膨出的椎间盘，重建了新的节段间旋转中心，终止了节段间的异常压力，并有可能恢复软骨与椎间盘内环境之间的生理交换，这可使椎间盘能够再次水化，椎间盘的部分组织重生。图 24-4-4 为 Dynesys 固定后椎间盘再水化的经典图片，也是众多文献或者书籍作为支持动力固定的有力证据。

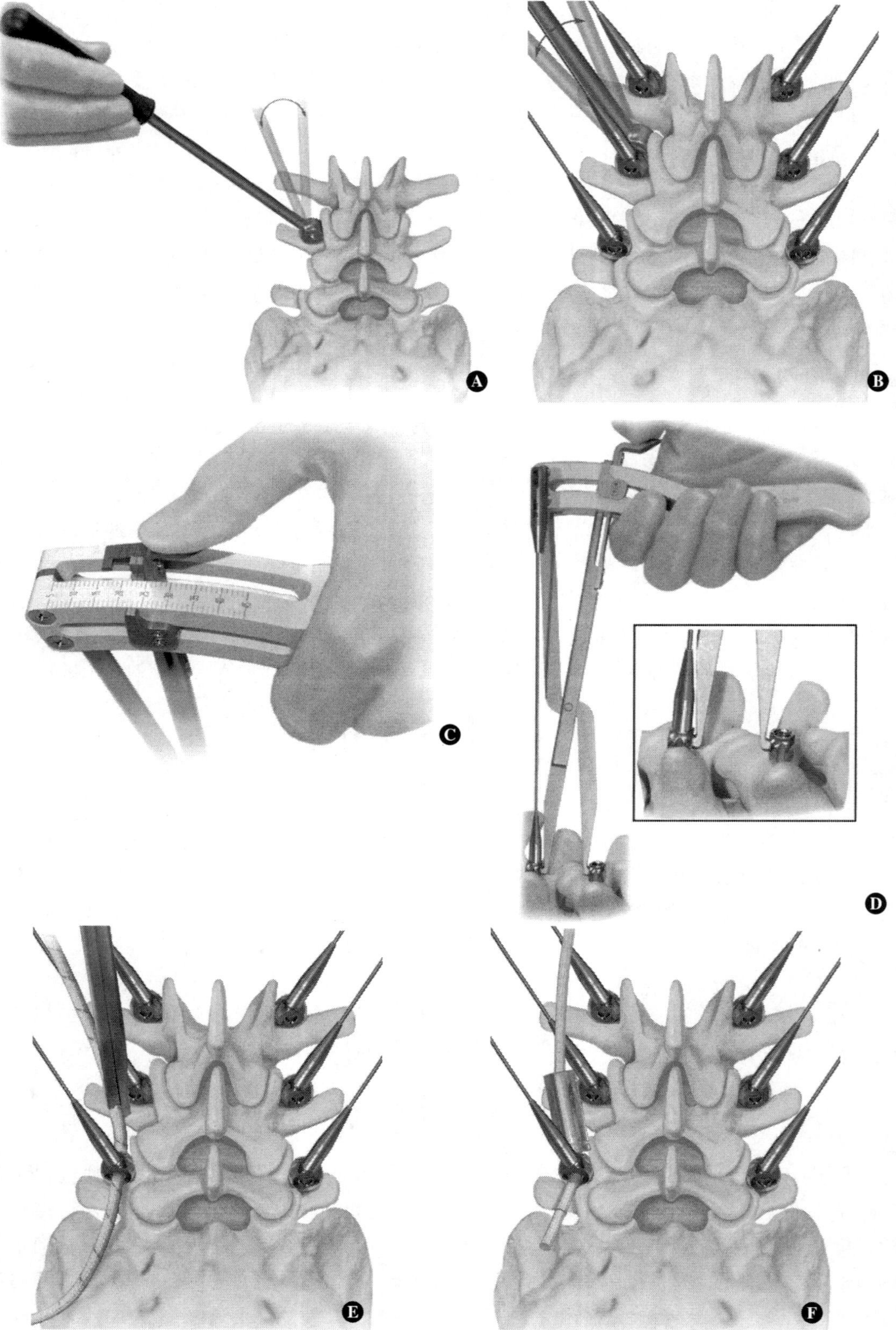

图 24-4-3

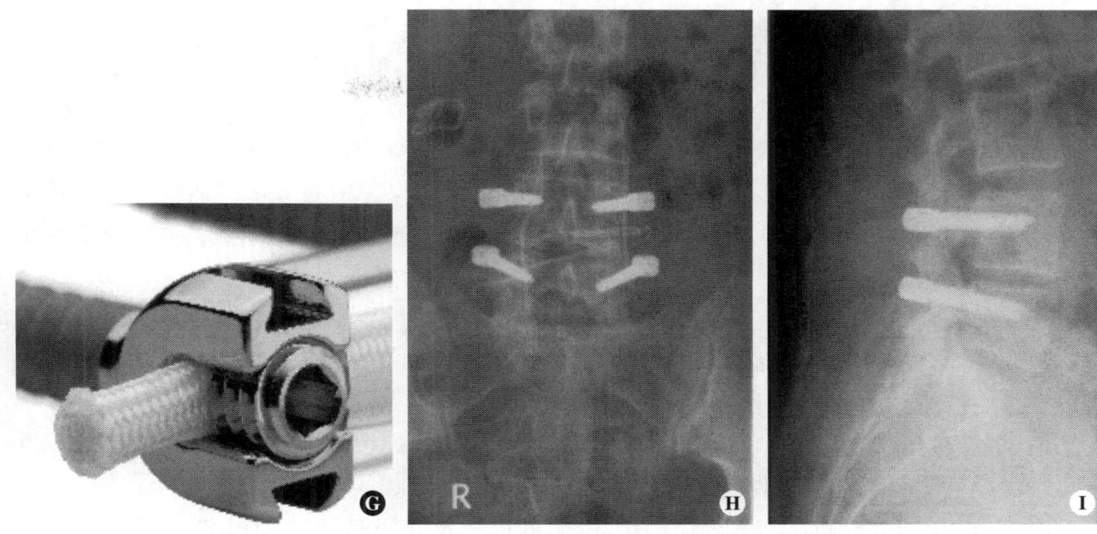

图 24-4-3　Dynesys 手术操作过程(续)

A. 将螺钉置于关节突外侧;B. 两侧螺钉应位于同一水平面上,而上下螺钉也应位于一直线上;C、D. 稍加撑开力,测量螺钉间距,截取合适长度套管,应避免套管过长引起后凸;E. 通过椎弓根螺钉头部螺孔穿过聚酯索;F. 在通过聚酯索套入套管,并置于螺钉间,确实收紧聚酯索后以螺钉固定聚酯索;G. 截去多余聚酯索,即完成固定;H、I. 术后

引自 Zimmer.

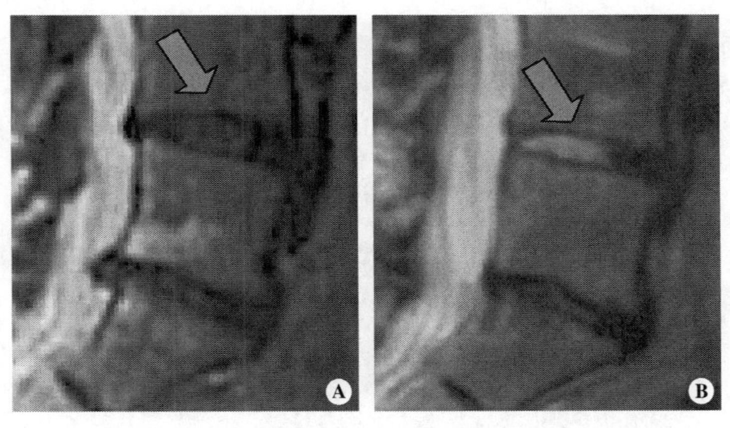

图 24-4-4　Dynesys 应用后退变椎间盘出现再水化

A. 术前 MRI;B. 术后 1 年 MRI

引自 Zimmer.

Dynesys 早期临床效果较好,且安全性较高。Stoll 等对 83 名患者的多中心临床研究显示,Oswestry 功能障碍指数(ODI)从 55.4%提高到了 22.9%,4 例患者早期就需要再手术治疗,而晚期有 12 例患者需行翻修手术。Bordes-Monmeneu 等回顾分析了 94 例患者 19 个月的随访结果,ODI 从 56.8%提高到了 21.4%,96.8%的患者腿痛缓解,70%的患者腰痛消失。间歇性跛行的患者 60%得到改善。Schnake 等选择了 26 例临床诊断均为腰椎管狭窄合并退行性腰椎滑脱的患者,手术均采用后路椎板减压、Dynesys 固定的方式,术后随访时间最短为 2 年,患者术后下肢痛缓解比较明显,62.5%的患者恢复了以前的工作。只有 5 例患者残留间歇性跛行,影像学检查也没有发现进一步滑脱的趋势,植入物失败率为 17%,

但没有 1 例出现临床症状，临床疗效与刚性固定差异较小。Kanayama 等研究报道了一组 64 例退变性滑脱患者治疗后平均随访 67 个月，发现 80％的患者保留了活动，脊柱前凸恢复超过 90％，临床症状全部缓解。

Putzier 等在对一组 84 例患者进行联合 Dynesys 动力固定的髓核摘除术与单纯髓核摘除术后平均随访 34 个月比较研究发现，Dynesys 稳定后能保护相邻节段。两组的中期临床结果相似，然而在长期随访中观察到联合 Dynesys 动力固定组的患者满意度明显高于单纯行髓核摘除术组。

Schaeren 等对 26 例腰椎管狭窄合并退行性腰椎滑脱患者实施了椎管减压及 Dynesys 固定，随访 4 年发现，尽管患者的临床疗效满意度超过了 95％，但仍有 47％的患者出现了相邻节段退变的影像学表现。因此他们总结，对于高龄的腰椎管狭窄合并退行性腰椎滑脱患者来说，椎管减压及 Dynesys 固定可以取得很好的临床疗效，并维持腰椎足够的稳定性，防止再次滑脱，但相邻节段的退变却仍是一个亟待解决的问题。

而 Grob 等回顾分析了 2 年随访结果，67％的患者背痛缓解，但总体生活质量改善率只有 50％，19％的患者在随访期间需行翻修手术，故认为 Dynesys 并不能证明较融合手术更好的临床疗效。Putzier 等对比了单纯椎间盘摘除和同时行 Dynesys 系统固定患者的临床疗效，长期的随访发现，只有单纯椎间盘摘除组的临床症状得到了明显改善。Bothmann 也报道 Dynesys 固定的临床疗效并不优于传统的坚固固定，而且 Dynesys 还有一定数量的并发症。

需要强调的是，动力固定的适应证选择对手术治疗的预后具有重要意义。Dynesys 动态稳定获得最好效果的病例是椎管狭窄或复发的椎间盘突出症患者（图 24-4-5），但不适用于显著的畸形，如脊柱滑脱等。在动力固定技术开展初期，更多没有注重适应证选择，而仅注重于此项技术的开展，故在临床疗效分析时应首先考虑适应证选择问题。

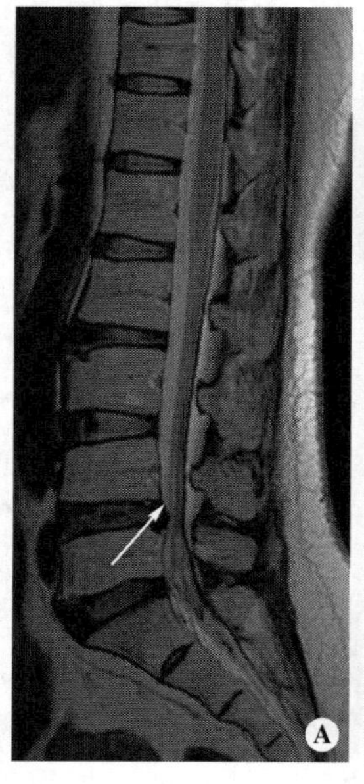

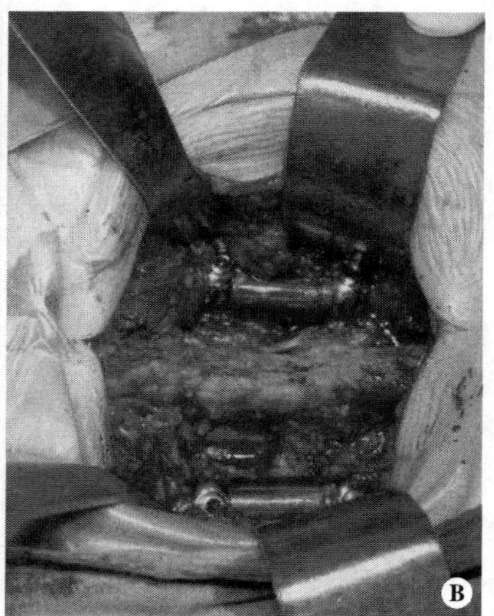

图 24-4-5

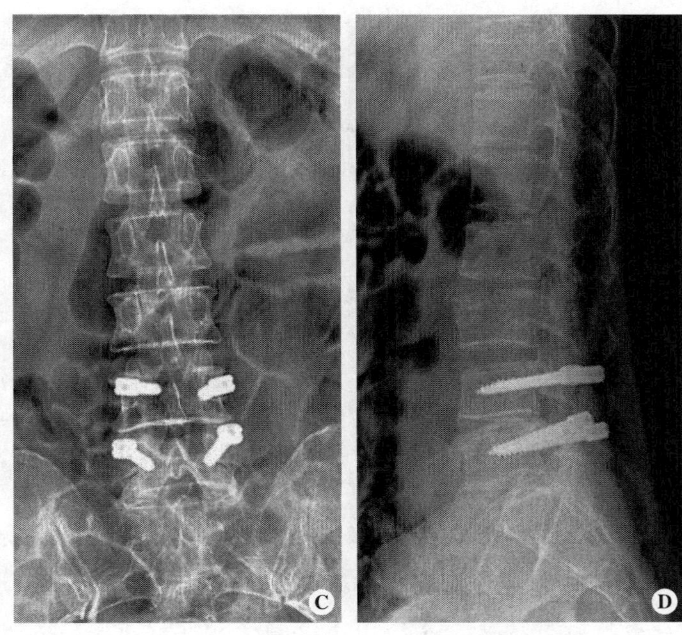

图 24-4-5　Dynesys 临床应用(续)
A. 术前 MRI 显示 $L_4 \sim L_5$ 椎间盘退变、突出;B. 术中;C、D. 术后正侧位 X 线片示 Dynesys 固定良好

四、并　发　症

自 Dynesys 应用至今未见有术中并发症的报道。术后并发症主要有 3 种情况:

(一) 椎弓根螺钉松动

此并发症最为常见。螺钉松动原因就是螺钉是唯一固定支点,在循环载荷作用下,螺钉与椎弓根内骨界面之间存在微动。尽管 Dynesys 制造商建议使用最长和最粗的螺钉,但也难以降低螺钉松动的可能性。

(二) 节段不稳

Jacques 等报道,植入段和毗邻段的椎间盘高度减小,并有轻微的移动,但患者自我感觉良好。Stoll 等报道 7 例邻近节段不稳,需要行进一步校正和融合手术(图 24-4-6)。在 Matthias 等的研究中,有 3 例需要行同样的治疗。节段不稳主要因为椎间盘进一步退变、椎间隙下降。

(三) 节段后凸

近期节段后凸主要与手术操作有关,截取套管长度偏长,而远期出现节段后凸则由于椎间隙下降所致。即使原来手术选择套管长度合适,在椎间隙下降后,则相对过长,导致局部节段后凸。Rajaratnam 回顾了 60 例患者的临床应用情况,认为疗效不佳的原因在于固定

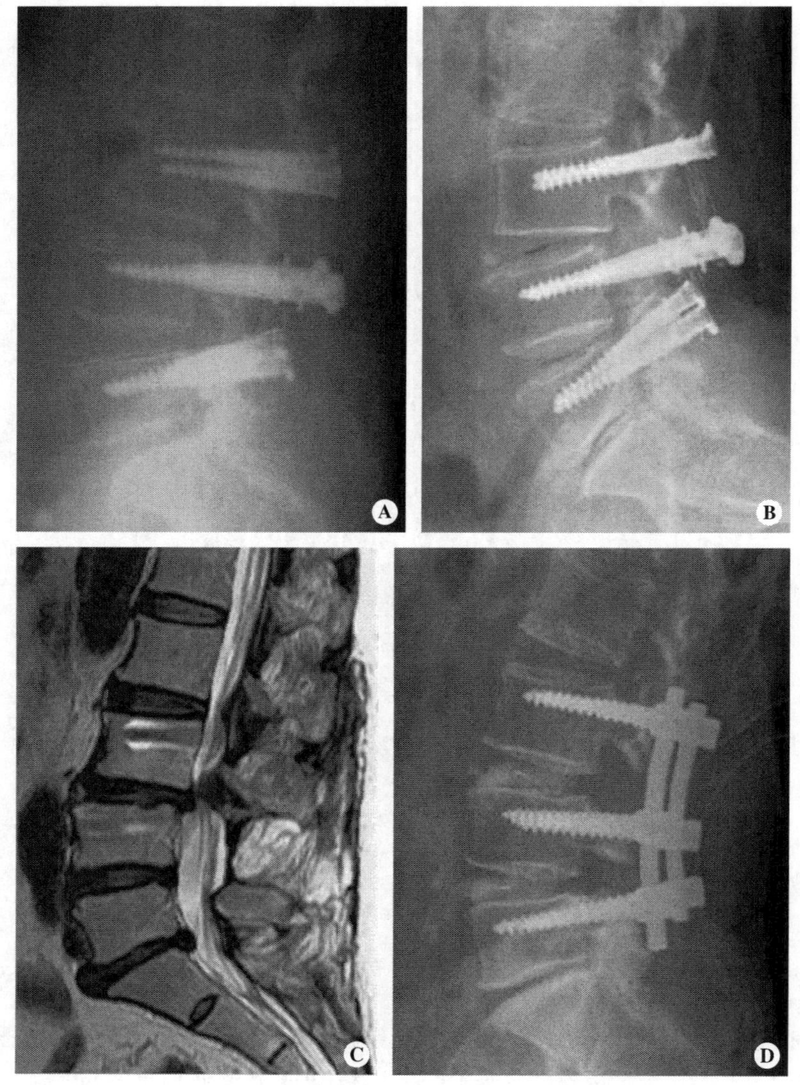

图 24-4-6 Dynesys 术后节段不稳行翻修术

A. 术后早期；B. 出现不稳；C. MRI 示节段椎管狭窄； D. 行后路减压融合术翻修

节段没有恢复腰椎前凸，由于应用不当导致局部后凸畸形，从而增加椎间盘前方所承受的负荷，而脊柱后方的伸肌通过压缩椎间隙和减少椎间盘负荷来恢复前凸。

第五节 动力固定与动力融合

脊柱融合通常是治疗脊柱退变性疾病疼痛节段的最后手段，其目的是最大限度发挥脊柱的轴向承载功能，同时消除脊柱节段的病理性运动。

椎间盘退变产生椎间盘高度的丢失，提高后部结构的轴向压缩载荷，可合并关节突关节退变加速。退变性椎间盘疾患或者关节突关节炎引起的下腰痛外科治疗可以分为三个方面选择：①运动限制，如采用运动保护装置达到动力稳定；②运动恢复，如采用人工椎间盘以及关节突关节置换技术;③椎间融合,曾被认为是金标准。每一选择均需要特殊、合适的内固定技术以达到手术治疗的目的。

一、脊柱融合的生物力学

(一)椎间支撑植骨

人体脊柱受到四种力的作用,在脊柱纵向轴上,为牵张力(或拉力)和压缩力,而在垂直与纵向轴则为剪切力,如果力的作用点离脊柱功能单元的旋转中心有一定距离,则产生弯曲矩。尽管骨愈合以及修复过程中力-细胞相互作用机制并未完全清楚,但大量研究已证明,生物力刺激可激发细胞反应,成骨或者骨吸收。根据 Wolf 定律,力学刺激可以激发骨的成骨效应,在应力增加部出现骨形成。促进骨形成的应力存在一个适宜的量,如超过该适宜应力,则导致骨吸收。一些研究证明,因制动采用功能性外固定下控制性负荷承载对骨折以及骨缺损修复具有肯定效果。

骨组织的独特特性是具有再生能力,可以组织结构,重建结构的完整性。可是,如果沿脊柱的载荷平衡没有良好恢复,组织就依据载荷改变而出现重塑,那么在应力增加区就出现骨形成,而应力减少区出现骨吸收。骨刺或者骨赘形成通常就是这种概念的副产品,也进一步支持了 Wolff 定律。因此,如果在骨一个区域的载荷增加,骨就会随时间出现重塑,而变强大以满足该区域更大的载荷要求。这种骨反应和重塑的改变当出现载荷传递远大于骨的生理耐受时以及没有改善时就会发生,长期就导致骨的慢性退变(如骨赘形成)。

在脊柱退变性疾病中,椎间融合器的应用日趋广泛,已经逐渐取代了自体髂骨椎间植骨融合,其优势就是在提供植骨材料时可以提供良好的前柱支撑作用,当与后路固定应用,可以恢复脊柱的载荷平衡。

前路或者后路椎体间融合需要切除脊柱韧带和关节突,可以导致节段的失稳,增加节段的运动。累及节段的进一步失稳,并导致植入物移位。因此,如果椎间融合器单独应用,而没有附加后路固定,融合器移位的风险会增加。附加后路固定有助于增加融合节段额外的稳定性,进一步提高融合成功率。

(二)后路经椎弓根刚性固定

附加椎弓根螺钉和(或)关节突固定通常与前柱固定一起施行,可以提供后结构的额外支撑,进一步增加融合节段轴位以及扭转面上的稳定。当同时应用椎间融合器,脊柱节段就会由于前柱以及后柱的支撑而平衡,因此改善脊柱的载荷平衡。由于与椎间融合器实现载荷共享,这就进一步降低后路内固定的受力以及弯曲矩,新的后路内固定技术可以提供微创的固定方式,如关节突螺钉固定或者经皮椎弓根固定,可以最大限度地减少组织的破坏,改善生物力学稳定性,缩短术后康复时间,增加适宜骨融合的稳定。

刚性椎弓根螺钉固定通过三点固定,可以控制椎体位移,因为这种后路固定方式将螺钉从后路置入脊柱节段的旋转中心。后路脊柱内固定可以通过撑开、张力带、三点弯曲等力学机制降低脊柱运动,稳定节段。而不同的内固定器械如钢丝、钩、螺钉以及圆棒等,均可以提供这种力学稳定机制。横连接(相交固定)通常增加扭转稳定,进一步稳定局部结构,预防冠状面和矢状面的平行畸形。另外,采用多节段固定可以增加更大抵抗线性位移畸形的作用,可以将脊柱受力均匀分布更多固定点，因此提供更好的稳定性以及植入物更适宜的载荷共享。

这些内固定机制可以提供脊柱后柱的力学环境，在骨愈合过程中进一步在融合部制动。后路固定时，应注意脊柱曲线连接以及载荷平衡。因此，脊柱必须适当降低以防止椎节应力增加，导致脊柱载荷平衡的终端。如果载荷传递中残留不平衡，就会出现假关节、骨吸收以及骨赘形成等现象，导致临床效果不佳。

（三）邻近节段病

腰椎融合可以改变融合节段区域的载荷传递。在融合时，脊柱节段运动消失，脊柱弯曲或者旋转时应力就传递到椎体交界以及周围完整节段。生物力学研究证明，融合部位的邻近节段活动增加。在长节段融合后，融合节段的脊柱将传递增加的生物力学载荷到邻近节段，融合后邻近节段椎间盘内压增高，屈伸载荷作用下韧带以及椎板的应变增加。后路固定传递长力矩臂，有助于邻近节段应力和应变增加，而不允许后方足够延伸以及应力分散，这样就产生应力集中到邻近节段。这在长节段融合的近节段和远节段最为明显。对于脊柱稳定后的活动范围，患者会继续获得他们如同脊柱正常相近的活动范围，可是，在刚性固定脊柱的活动范围显著下降，导致邻近节段要吸收活动产生的应力传递。邻近节段要代偿融合节段减少的活动范围，以达到脊柱原先的运动范围。实质上，融合术的患者不会注意上脊柱活动范围减少，但邻近节段将吸收增加的应力，并出现活动范围增加以代偿坚固融合节段。

Park 对 22 篇发表论文进行析因分析表明，邻近节段病发生率为 5.2%～18.5%。Cheh 等报告的发生率为 24%。

二、动力固定

腰椎退变性疾病动力固定的理念在过去数年中已相当普及，尤其基于椎弓根螺钉的动力固定系统更是受到广泛青睐。基于经椎弓根固定的动力固定系统包括柔性固定系统（如 Dynesys）和半刚性固定系统（如 TTL Isolbar 等）。此类动力固定系统的基本概念之一是降低植入物的刚度，允许内固定系统与脊柱功能单元之间载荷共享，以防止邻近节段综合征、螺钉周围骨溶解等。其生物力学基本要求是：①预期载荷分布到椎间盘；②限制或者控制运动范围；③维持和（或）恢复矢状（骶椎）平衡。

许多半刚性系统均表现组织减震特性，可以缓解应力传递到邻近节段。因此，半刚性固定系统的最终载荷共享强度等同于刚性固定系统提供的融合部位的最大稳定性，半刚性固定的载荷分析过程显示，在与刚性固定的相同载荷作用下，半刚性固定在低载荷作用有更大的形变范围。这允许更大的能量分散到植入物，因此可以降低应力传递到邻近节段，以及阻抑应力传导到脊柱周围组织。另外，半坚固固定的弹性作用允许脊柱节段的前柱承受更大的载荷，有利于促进植骨融合。

半刚性椎弓根系统可以提高前柱的载荷共享，促进椎间融合的成骨作用。Lavaste 和 Perrin 于 1993 年通过腰椎有限元分析说明，半刚性后路固定较刚性固定可明显提高前柱的载荷传递（见图 24-3-21）。Goel 资料也证实，动力稳定系统比刚性固定能使前柱以及椎间植骨块承受更大的应力作用。

三、动力固定应用于脊柱融合——动力融合

将弹性或者活动部件参合到椎弓根固定系统中已经在融合手术中获得广泛认同。添加弹性或者活动成分到后路固定系统中，以提高通过椎间融合植骨块的载荷共享特性，允许后部延伸以减轻应力传导到邻近节段，此概念是半刚性固定的生物力学基础。半刚性固定进行融合的出现并非新颖。动力固定，与早期颈椎前路动力钢板系统类似，参合到脊柱内固定系统，可以提供进一步的压缩以及和颈椎前路椎间融合的载荷共享。通过动力型钢板固定产生控制型压缩作用的概念提供给我们一个很好的早期的例子，在刚性固定上添加控制性微动，可以改善通过椎间骨块的载荷传递，促进融合骨的愈合。

目前，众多的半刚性和动力后路椎弓根螺钉固定系统在研发中。Isobar 是最早获得美国批准应用的半刚性椎弓根系统的融合用内固定装置，其次是 Dynesys，这些内固定系统在材料以及部件设计上不同，但均可以提供后方延伸以及通过椎间植骨块的载荷共享。遗憾的是，促进融合以及减少邻近节段退变的适宜载荷共享仍然未知。极有可能这个理想的量是不同的，依赖于活动节段的退变程度以及周围组织结构的力学完整性。

20 世纪 90 年代，由于传统刚性固定的脊柱融合存在明显的并发症(如假关节、骨稀疏及机械疲劳等)，出现了动力固定融合的理念。有人认为，椎间植骨块上的机械应力减少，可以导致负性骨重塑、假关节形成以及骨质疏松。这种在椎间盘层面的应力遮挡现象系由于传统刚性内固定的刚度过大所致。降低内固定的刚度，椎弓根螺钉系统 PDS，允许固定节段的内固定装置与脊柱运动单元 FSU 之间实现载荷共享。采用腰椎有限元分析模型，有作者已经证明，与刚性固定相比，后路动力内固定可以增加通过前柱以及椎间植骨块的载荷传递，因此可以预防应力遮挡作用。根据 Wolff 定律，这可以促进成骨作用以及椎间植骨融合。过大载荷作用可以导致骨坏死，而载荷过低则导致骨块吸收。因此，动力融合的基本概念就是尽可能少的应力通过内固定装置，而更多的应力通过椎间植骨块，而不会出现节段不稳定性。

通过有限元分析模型，Duffield 等比较三种不同纵向固定装置(棒与板)的效应，发现通过 FSU 的轴向载荷中，4.8mm 棒大于 6.3mm 的棒或板，载荷分别为 90%和 77%。在动物模型上，Lim 证实采用低刚度固定装置可以减少发生在固定节段以及螺钉周围的植入物相关骨减少。1998 年，Templier 采用腰椎 3D 几何有限元模型研究，认为 Twinflex 半刚性固定装置可以提供椎间植骨融合愈合更有益的生物力学环境。他们评价了纵向部件在 FSU 与植入物之间载荷转移，证实降低腰椎固定的刚度，就有较多均匀应力通过 FSU 传递，而不会显著性降低固定节段的硬度。Goel 应用 3D 有限元模型比较铰链式后路动力固定装置与刚性固定的载荷分布，亦证实与传统刚性固定比较动力系统可以使更多载荷传递到前柱，而不会出现节段不稳。

因此，所谓动力融合(dynamic fusion)，就是在脊柱融合术中(一般为椎间融合)采用动力固定技术，在保持融合节段一定微动或者动力载荷作用情况下，实现植骨部位最大的有益压应力传导，达到促进植骨融合的目的，并有效减低邻近节段病。

四、临床应用

历史上，众多基于椎弓根螺钉的后路动力系统(posterior dynamic systems，PDS)是设计用

于与椎体间植骨块一起提高椎间融合的成功率。现在，大部分 PDS 在美国和欧洲均是批准用于脊柱融合的辅助器械，而在国内这些技术通常被用作非融合装置（动态稳定）。此类动力固定装置在融合术中的应用则被称为混搭固定技术（hybrid stabilization）（图 24-5-1，图 24-5-2）。

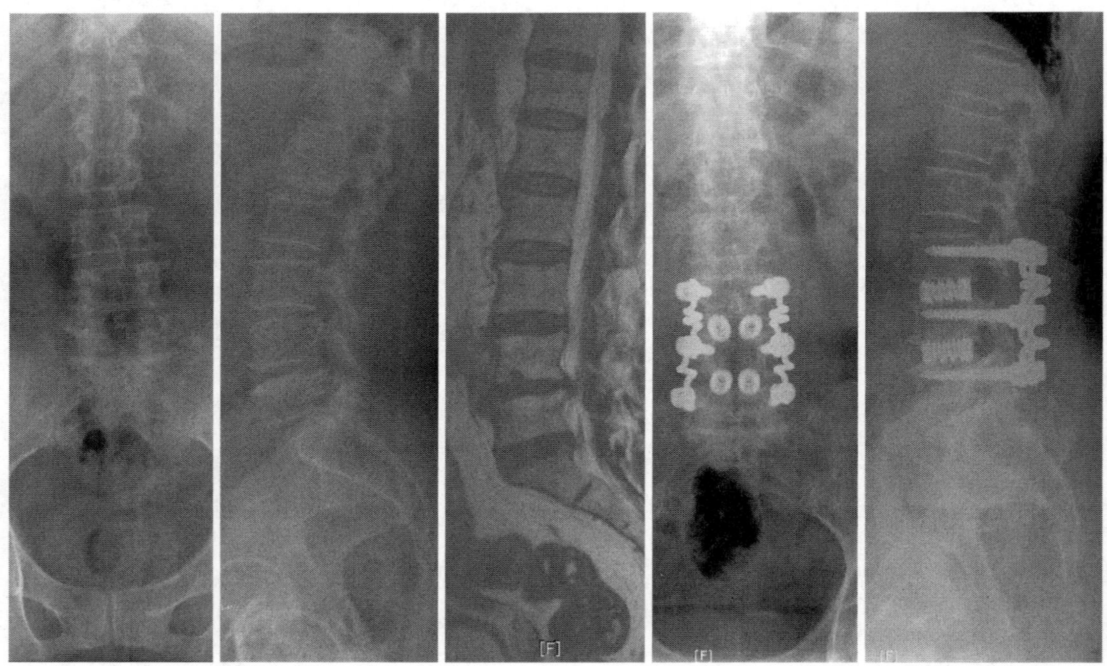

图 24-5-1 Bioflex 应用于 L_3～L_4、L_4～L_5 融合

引自 Kyung-Woo Park 资料 .

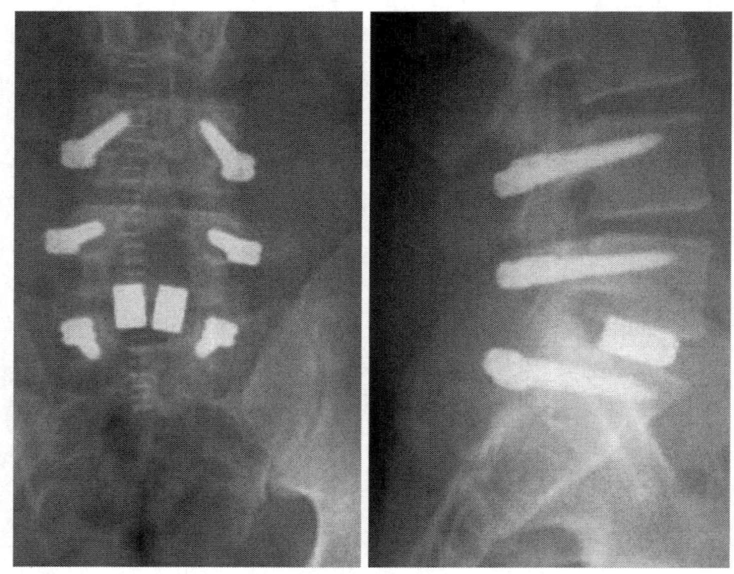

图 24-5-2 Dynesys 应用于 L_5～S_1 融合

引自 Zimmer.

基于椎弓根螺钉的 PDS 系统习惯上分为半刚性棒固定系统和后路张力带系统。逻辑上只有半刚性固定 PDS 系统可以作为动力融合，因为柔性稳定 PDS 装置的活动度过大，可产生椎间植骨块的前负荷过大，导致终板疲劳、下沉、融合率减少以及矢状位畸形（平背）。因此，考虑运动限制程度以及融合作用，类似 Isobar 系统在动力融合中可能具有较大的应用价值（图 24-5-3）。

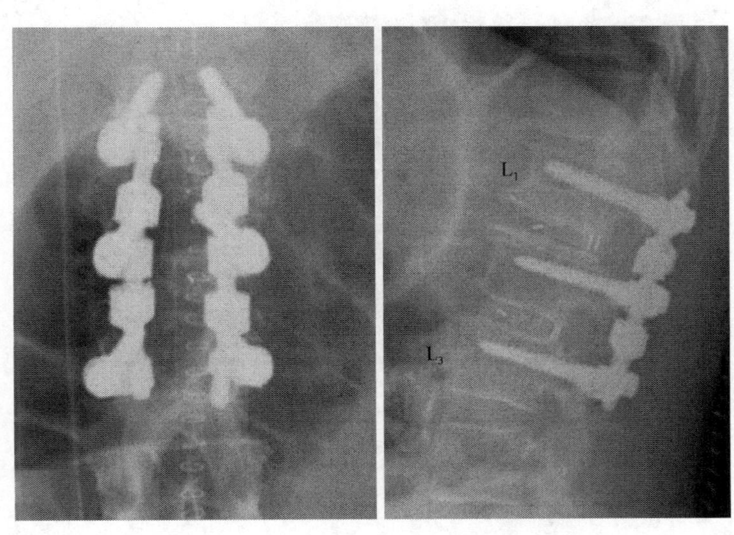

图 24-5-3　Isobar 应用于动力融合

引自 Scient'X.

有关腰椎动力融合的报道甚少，主要因为该概念尚未在临床上获得广泛的认同及引用。有作者报道 20 例采用 Isolock，3 例采用 Isobar。其中 20 例 PLIF 手术，3 例 TLIF。9 例为双节段，14 例为单节段，所有病例在随访时间内未见不稳或者松动。2 例随访 5 年，3 例随访 4 年，随访 3 年 11 例。所有 23 例均未见松动，均达到融合。但静力固定与动力固定对腰椎融合率的影响尚无研究报告。

有理由认为，动力固定可以作为治疗特定适应证和腰椎节段的退变性椎间盘疾病的选择方法。由于矢状位平衡考虑，动力固定应避免应用于 $L_5 \sim S_1$ 节段。较合适适应证为 $L_2 \sim L_3$，$L_4 \sim L_5$ 之间一个或两个节段（图 24-5-4）。

另外，当采用动力固定融合时，倾向于将椎骨块（PEEK 融合器）放置椎间（图 24-5-5），而不是椎板间或者横突间植骨。尽管有作者在动力固定时采用后外侧植骨融合，但从生物力学观点看，椎间植骨融合与动力固定之间相关性强。

总之，动力融合在腰椎融合中具有实用价值和应用前景。目前尚缺乏大宗动力融合病例研究报告，同时对于适合微动量和载荷量仍然需要进一步研究。

结　　语

可以认为，脊柱动力稳定技术的出现是个脊柱外科发展的必由之路。动力稳定技术包括非融合、运动保持以及动力固定和动力融合的理念。非融合技术的出现并非脊柱融合术的终结，脊柱融合与非融合之间应该是相互补充的关系，不同疾病、不同患者、不同需要等决

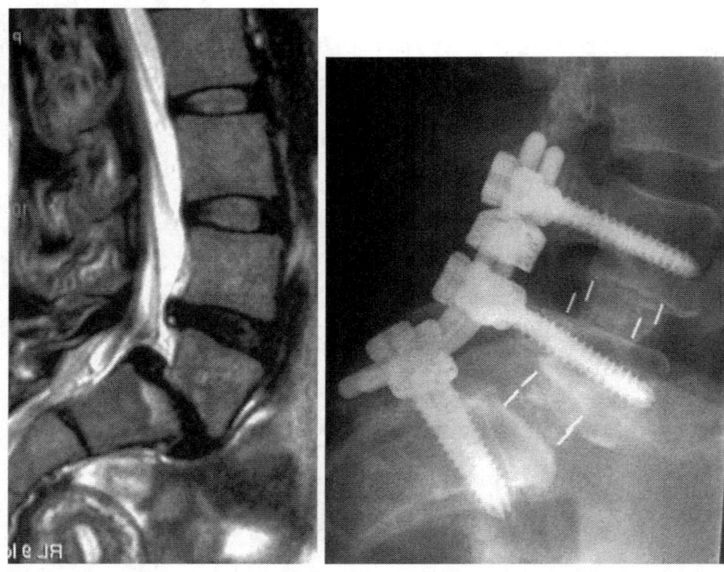

图 24-5-4 Isobar 临床应用，其中 L_4～L_5 为动力固定

引自 G. Perrin 资料 .

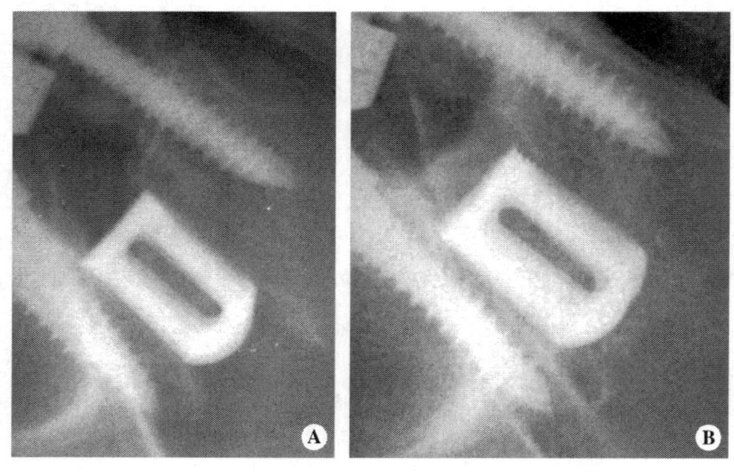

图 24-5-5 Isobar 动力固定与融合

A. 术后 6 个月；B. 术后 8 年

引自 G. Perrin 资料 .

定选择不同的手术方式，任何孰优孰劣的讨论只能误入歧途。我们在不断完善技术本身的同时，更应该重视有关适应证的合适选择，以使技术本身在医者的智慧下发挥更有益的作用。

（瞿东滨 刘少喻 刘 斌）

参考文献

陈克冰，刘少喻．2008. 腰椎后路非融合性固定装置的研究进展[J]. 中国矫形外科杂志，16(1)：51～54.

陈肇辉，侯铁胜．2009. 腰椎后路非融合技术生物力学研究进展[J]. 医用生物力学，24(5)：390～394.

蒋欣，谭明生．2006. 非融合性棘突间置入物治疗腰椎管狭窄症的研究进展[J]. 中国脊柱脊髓杂志，16(6)：472～474.

刘洋，袁文．2007. 脊柱非融合技术生物力学机制[J]．脊柱外科杂志，5(4)：248～251.

杨雍，王炳强，杨金江．2009. 非融合内固定治疗腰椎间盘退行性疾病研究进展[J]．颈腰痛杂志，30(1)：69～71.

于斌，邱贵兴，王以朋．2008. 非融合技术在脊柱外科中的应用[J]. 中国骨与关节外科，1(2)：164～169.

郑晓勇，侯树勋．2009. 腰椎后路经椎弓根螺钉动力内固定装置的临床应用[J]. 中国脊柱脊髓杂志，19(11)：873-876.

Barrey CY. 2009. Pedicle screw-based dynamic stabilization devices for the lumbar spine[J]. ArgoSpine, 21(2): 78～84.

Barrey CY. 2010. Dynamic instrumentation for fusion with Isobar TTL™: biomechanical and clinical aspects[J]. ArgoSpine, 22(2): 62～66.

Bellini CM, Galbusera F, Raimondi MT, et al. 2007. Biomechanics of the lumbar spine after dynamic stabilization[J]. J Spinal Disord Tech, 20(6): 423～429.

Bothmann M, Kast E, Boldt GJ, et al. 2008. Dynesys fixation for lumbar spine degeneration[J]. Neurosurg Rev, 31: 189～196.

Charles YP, Persohn S, Steib JP, et al. 2011. Influence of an auxiliary facet system on lumbar spine biomechanics[J]. Spine, 36(9): 690～699.

Chen H, Charles YP, Bogorin L, et al. 2011. Influence of 2 different dynamic stabilization systems on sagittal spinopelvic alignment[J]. J Spinal Disord Tech, 24(1): 36～42.

Cheng BC, Bellotte JB, Yu A, et al. 2010. Historical overview and rationale for dynamic fusion[J]. ArgoSpine, 22(2) 53～56.

Choi Y, Kim K, So K. 2009. Adjacent segment instability after treatment with a Graf ligament at minimum 8 years follow-up[J]. Clin Orthop Relat Res, 467: 1740～1746.

David Ip. 2007. Enthusiasm for "Non-fusion Technology" for discogenic back pain. In: David Ip(editor), Casebook of Orthopedic Rehabilitation: Including Virtual Reality[M]. New York: Springer, 153～161.

Fernando Schmidt, Robert Schönmayr. 2007. Dysfunctional segmental motion and discogenic lumbar pain. From Fusion to Disc Replacement. In: Ricardo Ramina, Paulo Henrique Pires Aguiar, Marcos Tatagiba eds. Samii's Essentials in Neurosurgery[M]. New: York: Springer, 269～275.

Ferrara LA, Goel VK. 2010. The biomechanics of spinal fusion[J]. ArgoSpine, 22(2): 57～61.

Freeman BJC, Aylott CEW. 2010. Immediate biomechanical effects of lumbar posterior dynamic stabilisation. In: Marek Szpalski, Robert Gunzburg, Björn L. Rydevik eds. Surgery for Low Back Pain[M]. New: York: Springer, 213～220.

Grob D, Luca A, Mannion AF. 2010. Semirigid fixation system for the lumbar spine. In: Marek Szpalski, Robert Gunzburg, Björn L. Rydevik eds. Surgery for Low Back Pain[M]. New York: Springer, 227～231.

Guyer RD, Ohnmeiss DD, Strauss KR. 2010. Overview of pedicle screw-based posterior dynamic stabilization systems. In: Marek Szpalski, Robert Gunzburg, Björn L. Rydevik eds. Surgery for Low Back Pain[M]. New York: Springer, 221～226.

Hartmann F, Dietz SO, Hely H, et al. 2011. Biomechanical effect of different interspinous devices on lumbar spinal range of motion under preload conditions[J]. Arch Orthop Trauma Surg, 131(7): 917～926.

Heini PF. 2010. Nonrigid stabilization of the spine: problems observed: screw loosening/breakage/implant failure/adjacent segment degeneration. In: M. Szpalski et al eds, Surgery for Low Back Pain[M], Berlin Heidelberg: Springer-Verlag, 233～239.

Holinka J, Krepler P, Matzner M, et al. 2011. Stabilising effect of dynamic interspinous spacers in degenerative low-grade lumbar instability[J]. Int Orthop(SICOT), 35(3): 35～400.

Kanayama M, Hashimoto T, Shigenobu K, et al. 2007. A minimum 10-year follow-up of posterior dynamic stabilization using graf artificial ligament[J]. Spine, 32(18): 1992～1996.

Kaner T,Sasani M,Oktenoglu T,et al. 2010. Dynamic stabilization of the spine: a new classification system[J]. Turk Neurosurg,20(2): 205～215.

Le Huec JC,Meyrat R,Debusscher F,et al. 2010. Hybrid construct for DDD in the lumbar spine: The Compromise Between Fusion and Nonfusion. In: Marek Szpalski,Robert Gunzburg,Björn L. Rydevik eds. Surgery for Low Back Pain [M]. New York:Springer,131～135.

Lee SE,Park SB,Jahng TA,et al. 2008. Clinical experience of the dynamic stabilization system for the degenerative spine disease[J]. J Korean Neurosurg Soc,43:221～226.

Madan S,Boeree NR. 2003. Outcome of the graf ligamentoplasty procedure compared with anterior lumbar interbody fusion with the Hartshill horseshoe cage[J]. Eur Spine J,12(4): 361～368.

Mazel C,Kehr P,Forthomme JP. 1997. Dynamic fixation's contribution to the treatment of spinal disease by the posterior approach. Eur J Orthop Surg Traumatol,7:231～240.

Mazel C,Kehr P. 2009. Dynamic stabilization : a dream,a myth,a groundbreaking innovation,or a high-technology lure ? From concepts of avoidance of adverse side-effects of fusion or strict avoidance of fusion to clinical outcomes(Editorial) [J]. ArgoSpine,21(2).

Molinari RW. 2007. Dynamic stabilization of the lumbar spine[J]. Curr Opin Orthop,18:215～220.

Molinier S. 2010. Prof. Christian Mazel talks about the concept of dynamic fusion[J]. ArgoSpine,22(2):81～84.

Moumene M ,Harms J. 2010. Is posterior dynamic stabilization an option to avoid adjacent segment decompensation? In: Marek Szpalski, Robert Gunzburg, Björn L. Rydevik eds. Surgery for Low Back Pain [M]. New York: Springer, 207～211.

Moumene M, Harms J, Geisler F, et al. 2010. Biomechanical effect of PEEK rod vs. metallic rod in spinal fusion constructs. In:C. T. Lim,J. C. H. Goh eds. IFMBE Procedings[M]. USA:WCB,577～579.

Niosi CA,Wilson DC,Zhu Q,et al. 2008. The effect of dynamic posterior stabilization on facet joint contact forces: an in vitro investigation[J]. Spine,33:19～26.

Ozer AF,Crawford NR,Sasani M,et al. 2010. Dynamic lumbar pedicle screw-rod stabilization: two-year follow-up and comparison with fusion[J]. Open Orthop J,4: 137～141.

Panjabi MM, Henderson G, James Y, et al. 2007. StabilimaxNZ1 versus simulated fusion: evaluation of adjacent-level effects[J]. Eur Spine J,16:2159～2165.

Putzier M,Hoff E,Tohtz S,et al. 2010. Dynamic stabilization adjacent to single-level fusion: Part Ⅱ. No clinical benefit for symptomatic,initially degenerated adjacent segments after 6 years follow-up[J]. Eur Spine J,19:2181～2189.

Schilling C,Kruger S,Grupp TM,et al. 2011. The effect of design parameters of dynamic pedicle screw systems on kinematics and load bearing: an in vitro study[J]. Eur Spine J,20:297～307.

Schilling C, Krüger S , Beger J , et al. 2009. In-vitro flexibility characteristics of dynamic pedicle screw systems. In: O. Dössel,W C. Schlegel. eds. WC 2009,IFMBE Proceedings 25/IV,441～444 .

Schmoelz W,Onder U,Martin A,et al. 2009. Non-fusion instrumentation of the lumbar spine with a hinged pedicle screw rod system: an in vitro experiment[J]. Eur Spine J,18:1478～1485.

Schulte TL,Hurschler C,Haversath M,et al. 2008. The effect of dynamic,semi-rigid implants on the range of motion of lumbar motion segments after decompression[J]. Eur Spine J,17:1057～1065.

Schwarzenbach O,Berlemann U,Stoll TM,et al. 2005. Posterior dynamic stabilization systems: DYNESYS[J]. Orthop Clin North Am,36(3):363～372.

Senegas J. 2009. Lumbar dynamic stabilization with the Wallis implant[J]. ArgoSpine,21(2):48～56.

Stoffel M,Behr M,Reinke A,et al. 2010. Pedicle screw-based dynamic stabilization of the thoracolumbar spine with the Cosmic ®-system: a prospective observation[J]. Acta Neurochir,152:835～843.

Stoll TM,Dubois G,Schwarzenbach O. 2002. The dynamic neutralization system for the spine: a multi-center study of a novel non-fusion system[J]. Eur Spine J,11(Suppl 2):S170～178.

Strube P,Tohtz S,Hoff E,et al. 2010. Dynamic stabilization adjacent to single-level fusion: part I. Biomechanical effects on lumbar spinal motion[J]. Eur Spine J,19(12): 2171～2180.

Sugawara T,Itoh Y,Hirano Y,et al. 2009. Long term outcome and adjacent disc degeneration after anterior cervical discectomy and fusion with titanium cylindrical cages[J]. Acta Neurochir(Wien),151(4): 303～309.

Sur YJ,Kong CG,Park JB. 2011. Survivorship analysis of 150 consecutive patients with DIAM implantation for surgery of lumbar spinal stenosis and disc herniation[J]. Eur Spine J,20:280～288.

Villarejo F,Carceller F,Go'mez de la Riva A,et al. 2011. Experience with coflex interspinous implant. In: Alberto Alexandre,M. Masini,P. P. M. Menchetti. eds. Advances in Minimally Invasive Surgery and Therapy for Spine and Nerves[M]. New York:Springer,171～175.

Villavicencio AT,Burneikiene S,Johnson JP. 2005. Spinal arti fi cial disc replacement: Lumbar Arthroplasty Part Ⅱ[J]. Contempomary Neurosurgery,27(19):1～6.

Wendsche P. 2010. "Dynamic fusion" in lumbar spine degenerative disorders mid-term results[J]. ArgoSpine, 22(2): 67～70.

Wilke HJ ,Drumm J ,Haussler K,et al. 2008. Biomechanical effect of different lumbar interspinous implants on flexibility and intradiscal pressure[J]. Eur Spine J,17(8): 1049～1056.

Wilke HJ,Heuer F,Schmidt H. 2009. Prospective design delineation and subsequent in vitro evaluation of a new posterior dynamic stabilization system[J]. Spine,34(3): 255～261.

Zhu Q,Larson CR,Sjovold SG,et al. 2007. Biomechanical evaluation of the total facet arthroplasty system™:3-Dimensional Kinematics[J]. Spine,32(1): 55～62.

Zylber E. 2010. From fusion to dynamic fusion[J]. ArgoSpine,22(2):51.

第二十五章　腰椎棘突间固定技术

第一节　概　　述

随着社会人口的老龄化进展，腰椎退行性疾病发病率逐年上升，其治疗方法也趋于多样，脊柱融合术是目前治疗腰椎退变性疾患最常用的手术方式，其融合率达到 90%～100%，临床疗效肯定。但是，越来越多的证据显示，这种传统术式的融合手术存在诸多问题：如腰椎融合节段活动度的丧失、相邻节段退变加速，继而引起腰椎不稳、椎管狭窄等。因而，脊柱动力稳定技术便应运而生，其目的尽可能保留脊柱有益的生理活动、调整运动节段的负荷传递方式、阻止产生疼痛的运动因素。腰椎棘突间动力稳定技术就是其中一项。

腰椎棘突间（interspinous process，ISP）固定又称“棘突间撑开器（spacer）”或固定器，ISP 撑开器是一种安置于腰椎棘突间，以获得椎体分离的植入物。其设计理念基于撑开棘突以防止腰椎后伸的内固定原理。植入的内固定产生一种持续的撑开力，可以使手术节段产生一定的后凸作用，从而使皱折的黄韧带反向张开，以减少其对椎管的侵入；椎体间产生的纵向撑开力还可以增加椎间孔的大小（图 25-1-1），从而达到影响相邻椎体间相对关系的效果。其设计包括从“静态间隔物（space）”到“动态弹簧锁（springlike）”各不相同，材料种类繁多，包括同种异体骨移植物、钛、聚醚醚酮（polyetheretherketone，PEEK）和人造橡胶复合物（elastomeric compounds）等。

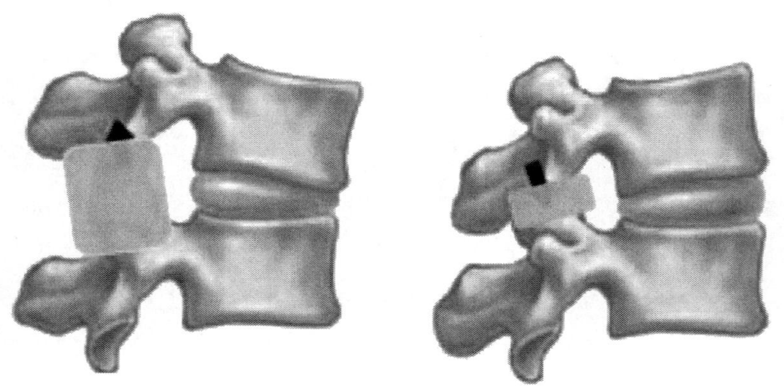

图 25-1-1　腰椎过伸相关的腰椎神经孔狭窄的解剖学基础。左图显示纵向撑开时椎间孔变大，右侧图阴影区显示当腰椎过伸时黄韧带和小关节囊侵占腰椎管和神经孔

一、发展历史

ISP 撑开器最早出现于 20 世纪 40 年代的波兰，类似于鱼嘴样，但未见更多文献报告（图 25-1-2）。20 世纪 50 年代，Knowles 将一种“圆柱形钢质金属塞（Knowles steel plug）”置入棘突间治疗腰椎管狭窄症，但由于该装置设计上的缺陷，容易发生内置物脱落、移位等

并发症，往往需再次手术取出（图 25-1-3）。因而该装置并未得到广泛应用，就很快被淘汰了。然而，这一设计理念却为后来棘突间撑开器的研制开启了新的思路。

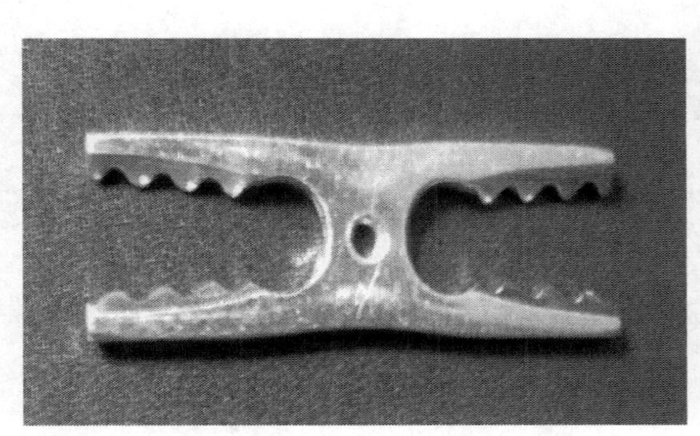

图 25-1-2　Polish device

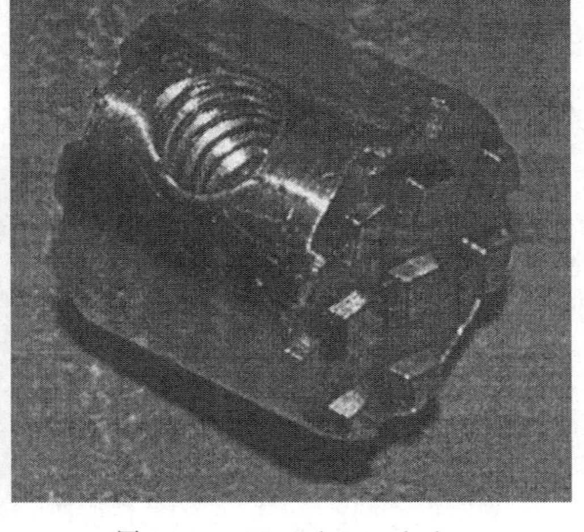

图 25-1-3　Knowles steel plug

在材料科学、生物力学及相关技术的推动下，1986 年，法国学者 Sénégas 研制出新一代腰椎棘突间内固定装置———Wallis 系统，这是一种由人工韧带捆绑固定的钛制棘突间撑开器。最早被报道的 Minns 系统是一种由硅树脂材料制成的哑铃样"软"棘突间撑开装置，但至今有关其临床应用和进一步研究成果的相关报道较少。此后 20 多年，众多的新型棘突间撑开系统不断涌现，可谓千姿百态（图 25-1-4），有些已成功应用于临床。

棘突间固定装置的设计原理基本类似：①棘突间撑开或者间隔物，限制后伸作用；②防脱出装置，防止植入物侧方脱出或者移位；③辅助固定装置，如 Coflex 采用齿状突起固定，而 Wallis 等采用高分子材料人工韧带固定等。

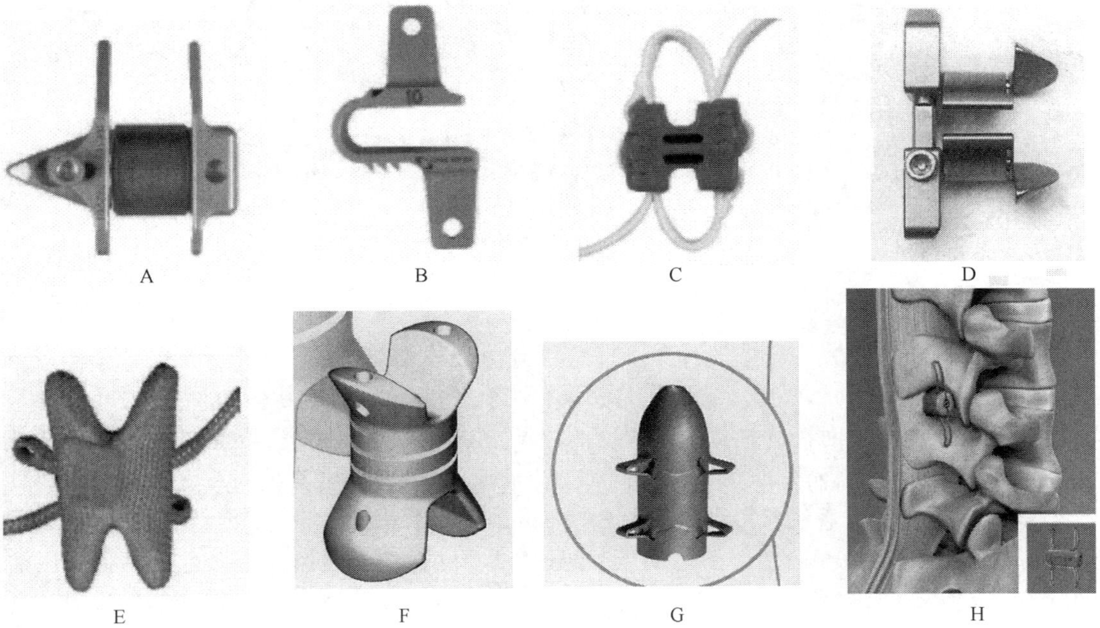

图 25-1-4

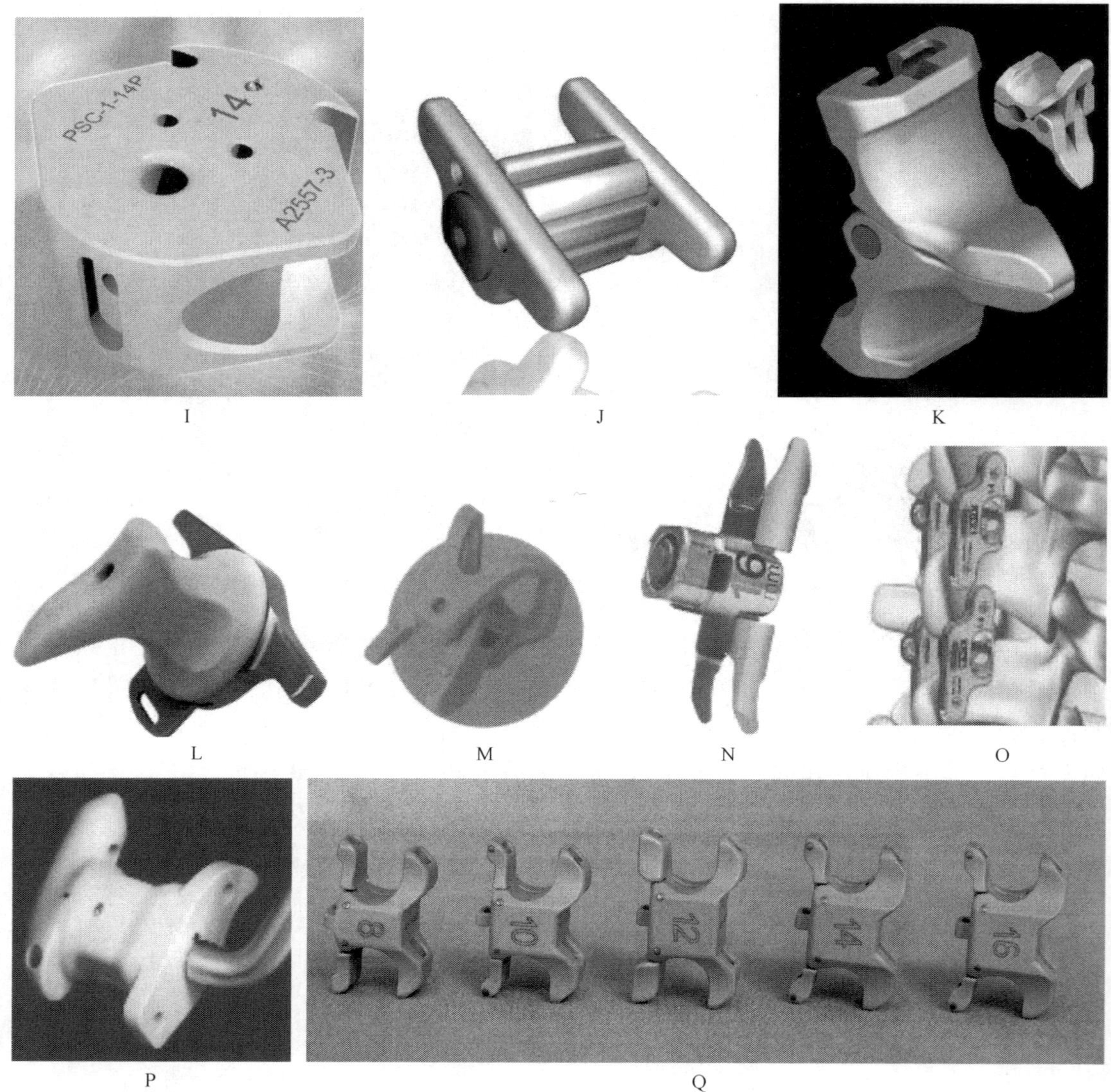

I J K L M N O P Q

图 25-1-4 各种棘突间装置(续)

A. X-Stop；B. Coflex；C. Wallis；D. Spinos；E. Diam；F. Viking；G. Aperius；H. InSpine；I. Piscis；J. Promise；K. BacJac；L. Maxx Spine；M. Rocker(Biomech)；N. Superion；O. Lanx Aspen；P. Globus Flexus；Q. InSwing

二、主要类型

根据腰椎棘突间装置的特性及作用特点可分为静力系统(static ISP devices)和动力系统(dynamic ISP devices)两类，或者称为硬系统和软系统。所谓静力系统即“静力间隔物”，其设计理念是在棘突间持续维持一定程度的撑开力，撑开程度随着腰椎的屈伸活动不断变化，在腰椎屈曲时适当松开而在腰椎后伸时适当收紧，允许腰椎在其他所有方向的活动。具有代表性的是 Wallis 系统、X-stop 系统(St. Francis Medical Technologies)和 ExtenSure 系统(Nuvasive Corporation)等。所谓动力系统即“动力性装置”，其设计理念是以一种预压缩的状态置入棘突间，在腰椎屈曲时进一步伸展(撑开)，在棘突间起到弹力缓冲器的作用。具有代表性的是 Coflex 系统(Paradigm Spine)、DIAM 系统(Medtronic Sofamor Danek)。尽管建议使用的适应证不尽相同，但共同的适应证为退变性椎管狭窄、椎间盘源性疼痛、关节突综合征、椎间盘突出、非创伤性不稳等。

(一) 静力棘突间固定系统(不可压缩型)

1. X-STOP　主要由圆柱形的中心轴及其两侧的挡翼组成，它是一种钛合金内置物，目前亦有以聚醚醚酮(polyetheretherketone，PEEK)为材料的产品。椭圆柱形的中轴作为主要的撑开装置横跨于棘突间隙，中轴直径即棘突间隙的撑开高度有 6～14 mm 大小不等的 5 种规格，中轴一端的侧翼与中轴相结合，不可分拆，而另一侧翼可以拆卸(图 25-1-5)。在病理解剖学上讲，前屈动作可以拉伸因过长而皱折的黄韧带，减轻对椎管和椎间孔的侵占导致的狭窄。将 X-STOP 植入棘上韧带和黄韧带之间，并使之尽可能靠近椎板。其挡翼可以防止前移，棘上韧带可以为器械提供阻挡，防止其后移(图 26-1-6)。它分散了椎体间的压力，使腰椎处于轻度屈曲位，允许患者保留一个相对正常的体位而非过度的屈曲。虽然它并没有同棘突等骨质相连接，但是衬垫可在矢状面上限制脊柱的活动，起到稳定脊椎的作用。

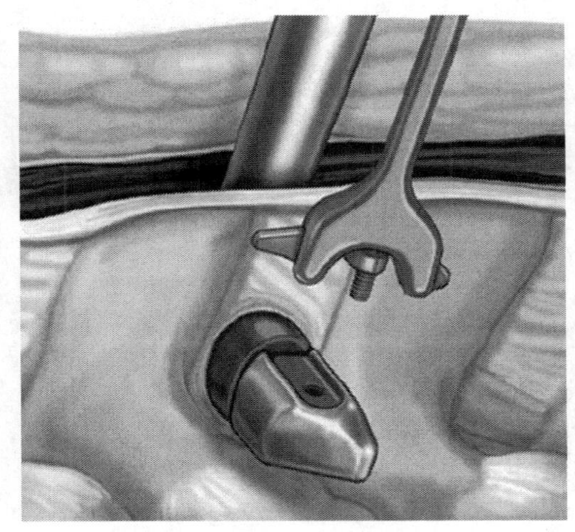

图 25-1-5　X-STOP 一侧挡翼可拆卸

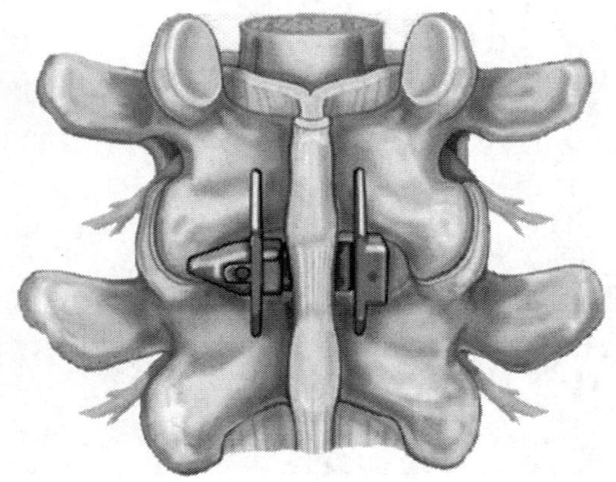

图 25-1-6　挡翼设计限制 X-STOP 移位

X-STOP 最早于 2005 年 11 月被 FDA 批准应用于临床，是目前唯一有证据等级为Ⅰ级的数据证实其安全性和有效性的棘突间撑开器。X-STOP 手术操作简单(图 25-1-7)，可在局麻下进行手术；不需去除任何软组织和骨组织；术中不会损伤神经；术后 24 小时内可出院；术后恢复时间短。X-STOP 的推荐适应证主要为：伴有轻、中度神经源性间歇性跛行的腰椎管狭窄症，患者年龄 50 岁以上，影像学证实中央椎管、侧隐窝狭窄、黄韧带肥厚，椎管狭窄不超过 2 个节段，保守治疗如物理治疗、非甾体抗炎药物及硬膜外注射等至少 6 个月无效，腰椎前屈时症状缓解的患者尤其适合。X-STOP 的禁忌证主要包括严重的骨质疏松症、马尾综合征、病变节段手术史、腰椎滑脱及 Cobb 角＞25°的脊柱侧凸等。

X-STOP 是最早进入临床应用的棘突间固定装置。Zucherman 等一项多中心前瞻性随机对照研究中，对 100 例腰椎椎管狭窄患者进行 X-Stop(136 个节段)植入，97 例采用局部麻醉，平均手术时间 54 分钟，平均失血量 46 ml，96 例患者术后住院时间小于 24 小时。另外选择 91 例患者行非手术治疗。通过 2 年随访，患者满意程度为 73.1%，对照组为

35.9%。作者认为，置入 X-Stop 能明显改善患者的症状和恢复功能，优于非手术治疗，其疗效与椎板切除减压无明显差别。Kondrashov 等报道了 X-Stop 组 18 名患者 4 年的随访情况，随访 4 年的成功率为 78%。

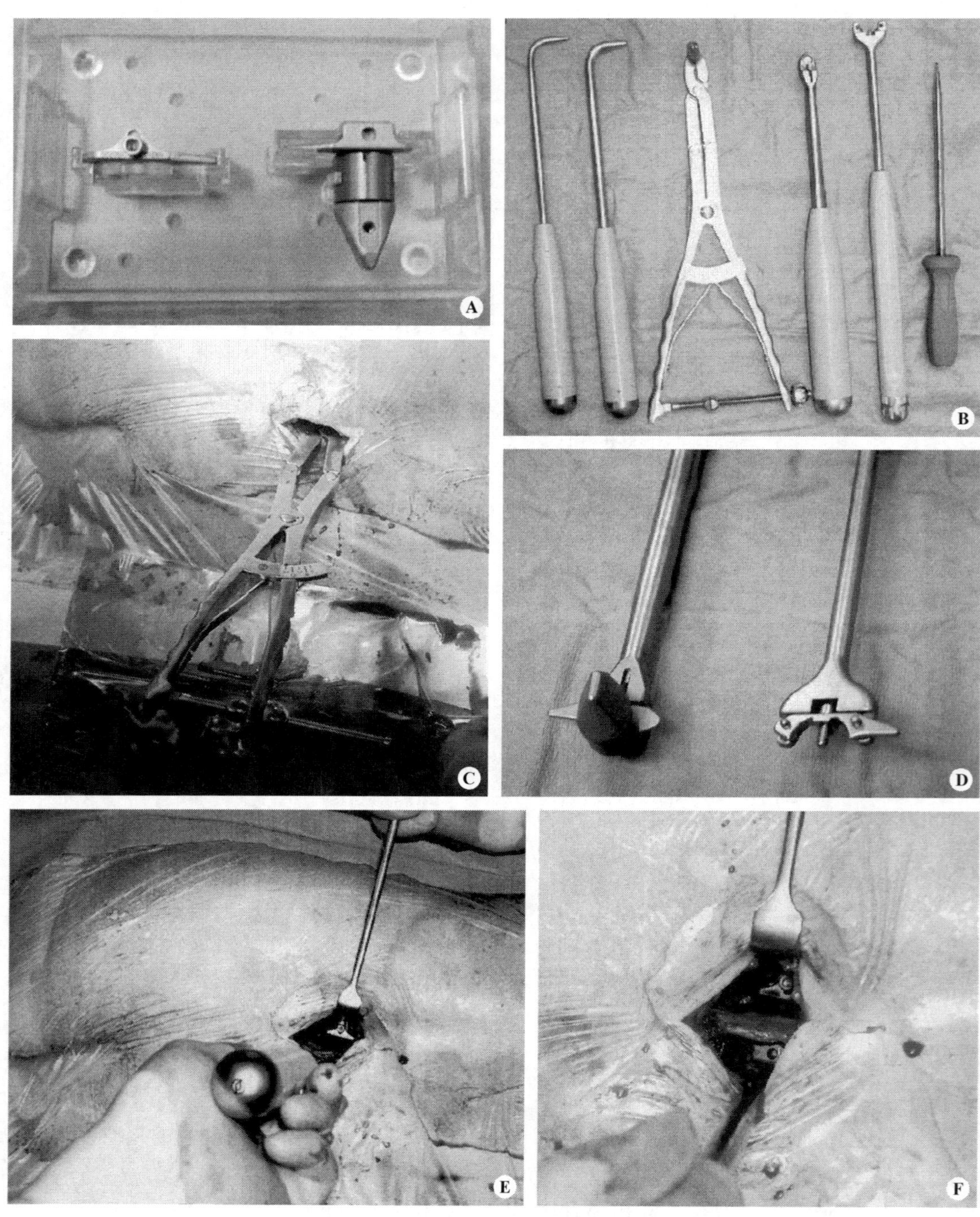

图 25-1-7 X-Stop 植入操作步骤

A. X-Stop；B. 配套工具；C. 撑开并测量棘突间隙；D. 选取 X-Stop；E. 植入 X-Stop；F. X-Stop 植入后

引自 Wardlaw D. In：P. Kambin(eds). Arthroscopic and Endoscopic Spinal Surgery：Text and Atlas：Second Edition. Humana Press Inc.，Totowa，NJ. 315-332.

然而，X-Stop 在临床应用也存在一些问题。在 Zucherman 等的前瞻性多中心完全随机对照临床试验中，2 年随访时发生棘突骨折 1 例、内固定脱出和移位各 1 例。Verhoof 等在一组 12 例由退变性滑脱所致腰椎管狭窄症的患者中应用 X-Stop 治疗，结果发现 4 例患者症状没有任何缓解，3 例患者在 2 年随访时出现疼痛复发、神经源性跛行及神经症状加重等问题，最终有 7 例患者接受了二期减压及融合手术治疗。Barbagallo 等总结 69 例 X-Stop 临床应用，其中 46 例为单节段，23 例为双节段，平均随访 23 个月，共有 8 例出现并发症(4 例假体脱位，4 例棘突骨折)，其认为要重视棘突间区的解剖上变异，如间隙狭小并伴有关节突肥大，或者棘突间呈"V"形等均容易导致棘突自发性骨折等。

一些应用报道 X-Stop 治疗退变性滑脱引起的椎管狭窄失败率较高(图 25-1-8)，对于双节段植入 X-Stop 将形成类似"三明治"样构型，则极易导致棘突骨折(图 25-1-9)。因此，在应用棘突间固定时，关键还是合适的适应证选择。X-Stop 系统没有在国内上市应用，故无国内相关资料。

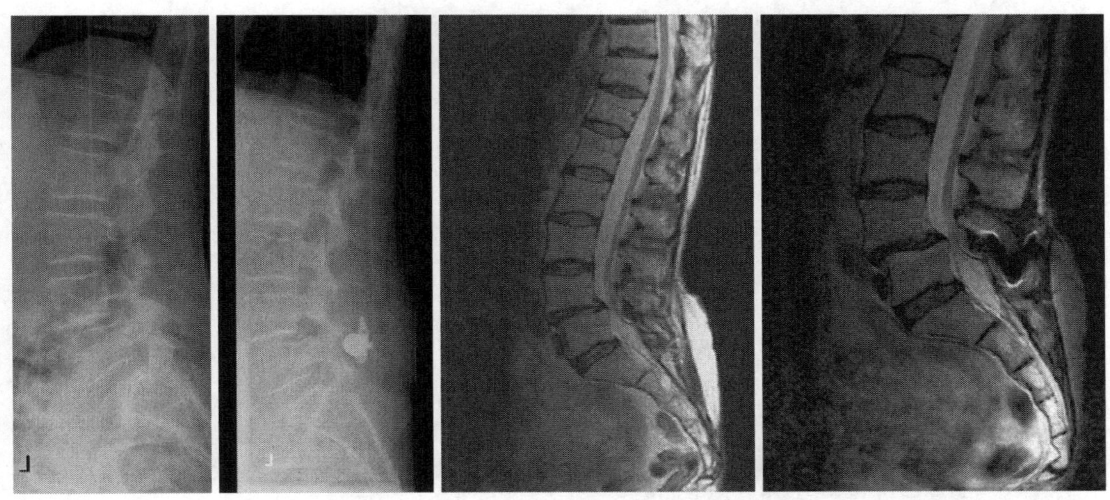

图 25-1-8　X-Stop 无效应用于退变性滑脱

引自 Verhoof OJ，et al. Eur Spine J，2008，17(2)：188-192.

2. ExtenSure　主要结构为圆柱形同种异体骨块(图 25-1-10)。术中将 ExtenSure 垂直棘突置入棘突间隙，保留棘上韧带，将植骨块两端紧密缝合于上位棘突两侧。置入过程中可以适当去除上位棘突下方与 ExtenSure 接触面上的骨皮质，并可于该接触面周围植骨或涂抹骨诱导材料，以促进 ExtenSure 与上位棘突融合，该系统允许内植物和下位棘突之间有一定的活动度，从而保证内植物长期的生物学稳定。而且这样不仅限制了病变节段的过度后伸，还保留了相应节段几乎所有的椎间活动度，它被认为是从生物学上很好地解决了置入物长期稳定性的问题。

ExtenSure 适应证和 X-Stop 系统相似，2005 年也已被 FDA 批准在美国运用于临床，但目前尚未见其临床应用的研究报告。

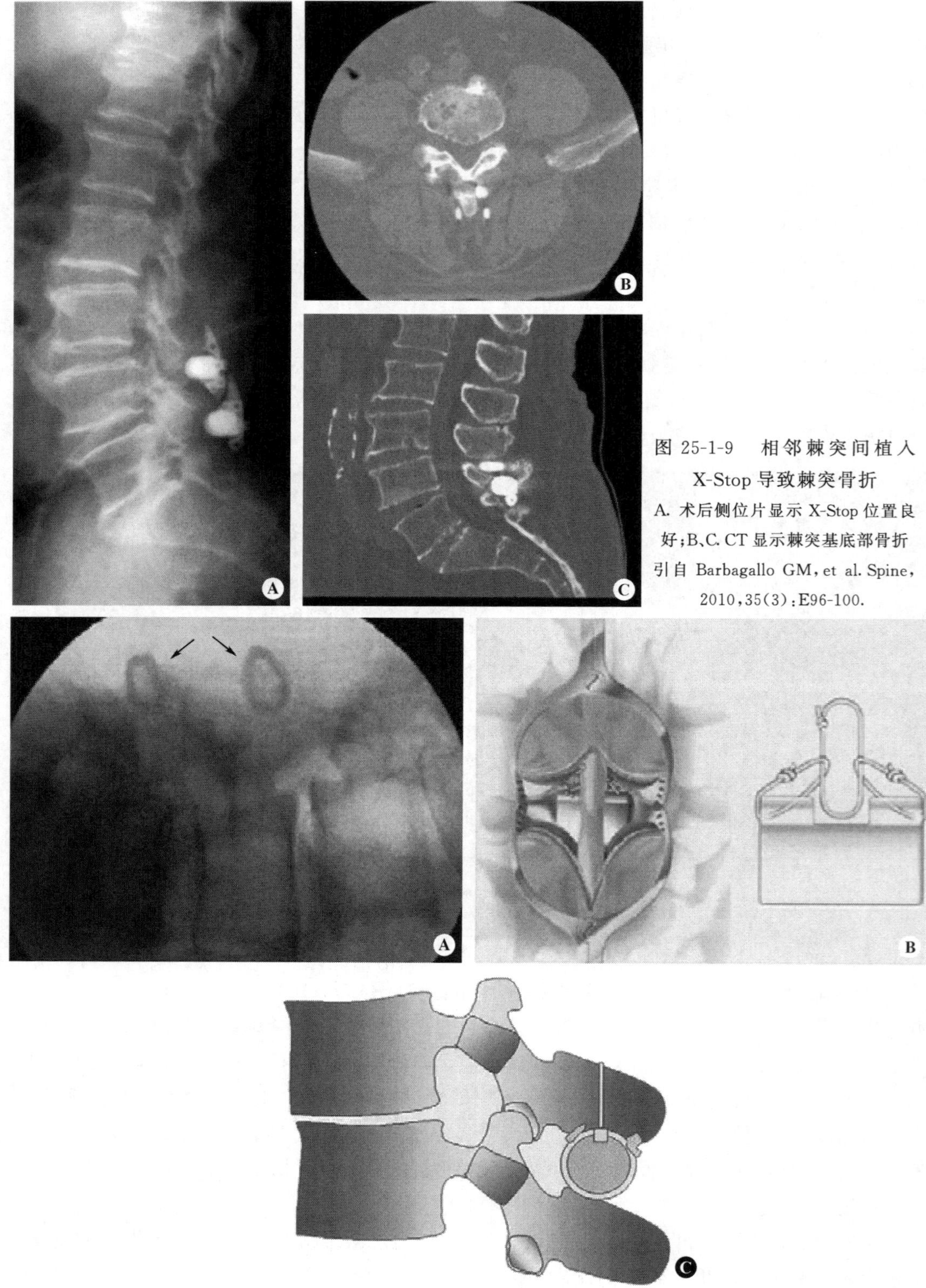

图 25-1-9 相邻棘突间植入 X-Stop 导致棘突骨折

A. 术后侧位片显示 X-Stop 位置良好；B、C. CT 显示棘突基底部骨折

引自 Barbagallo GM, et al. Spine, 2010, 35(3): E96-100.

图 25-1-10 ExtenSure

A. 箭头所示为圆柱形骨块；B. 术中将 ExtenSure 垂直棘突置入棘突间隙，保留棘上韧带，将植骨块两端紧密缝合于上位棘突两侧，骨块固定的牢固性将影响短期固定效果；C. 圆柱形骨块与上位棘突的融合效果将影响长期固定效果

3. Wallis　是 Senegas 等经过 20 余年的设计改进而制成的一种腰椎棘突间内固定器，其第 1 代系统于 1986 年研制成功，它是由两条粗涤纶编织成的束带固定于 1 个由钛合金制成的间隔器（spacer）上构成的装置，可置于单个棘突节段或多个节段。第 1 代系统最初主要用于加强植入后的退变腰椎节段的稳定性。位于棘突间的间隔物可限制后伸，而环绕于棘突上的张力束带可固定整个装置及限制前屈，起到恢复植入节段生理状态的生物力学状况，同时保留部分椎体间活动度的作用，它并不增加邻近节段压力，这些作用原理使该装置可适用于退变性腰椎不稳所导致的下腰痛。第 2 代系统由 Senegas 等经过详细分析第 1 代系统的特点改进而成，被正式命名为"Wallis"系统（图 25-1-11）。与第 1 代系统的主要区别在于其间隔物的材料换成了聚醚醚酮（polyetheretherketone，PEEK），其弹性模量与腰椎后方结构更加匹配，它可限制腰椎后伸，在腰椎后方充当"减震器"的角色，并且可卸载椎间盘及小关节突的压力，整个 Wallis 在棘突间形成一个"漂浮"装置，对椎体没有永久性的固定。

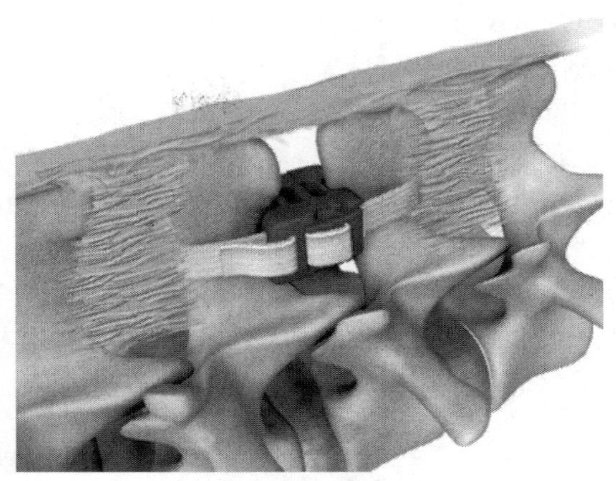

图 25-1-11　Wallis

韩国 Shim 等报道了一种与 Wallis 类似的棘突间撑开器——Locker（NHS Co）。Locker 由钛制"H"形棘突间撑开装置、聚乙烯的捆绑带及其锁扣等部件组成（图 25-1-12）。从仅有的生物力学研究来看，Locker 的性能与 Wallis 类似，但仍有待进一步研究证实。日本 Yano 等报道了陶瓷棘突间撑开器，为一种白色哑铃状圆柱体，中间部位有凹槽，置入棘突间隙后凹槽部位起主要支撑作用，共有 8、10、12 mm 等三种型号，手术过程和 X-Stop 类似，不破坏棘上韧带。他们在 19 例老年腰椎管狭窄症患者中应用该内置物，发现其能明显减小椎间角，增加椎间盘后部的高度，经过平均 37.4 个月的随访，患者 VAS 评分及 ZCQ 评分均有显著改善。

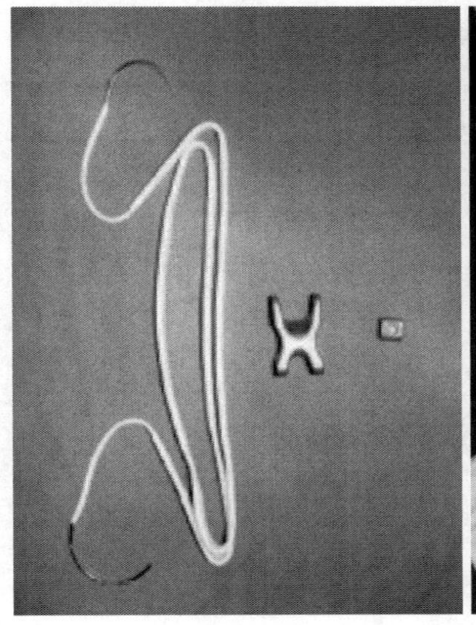

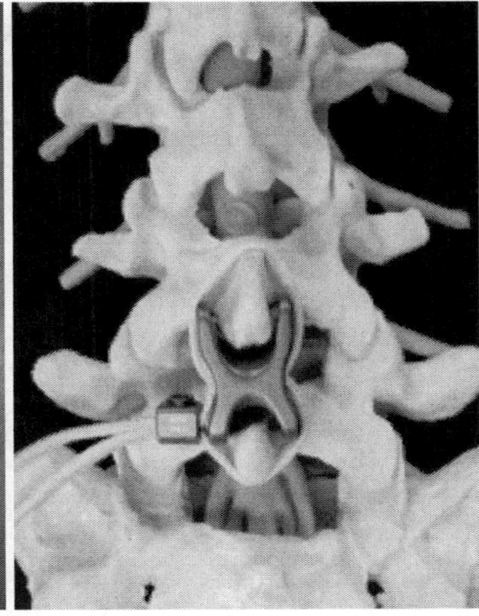

图 25-1-12　Locker

4. InSwing Gunzburg、Szparlski 等报道了一种新的静态棘突间撑开系统 InSwing，它与 X-Stop 自一侧插入棘突间的方式类似（图 25-1-13）。InSwing 一侧的上下有“L”形的两翼，可以自由旋转，插入棘突间隙后，两翼可在对侧自动锁定，然后再在上下棘突上用编织带将其捆绑固定。InSwing 的植入操作过程见图 25-1-14。生物力学研究发现，InSwing 不仅可减少节段间过度的后伸运动，加用捆绑带后前屈运动也受到了一定的限制，他们推荐将这一棘突间固定装置应用于有间歇性跛行的腰椎管狭窄症，以及退变性腰椎滑脱病例。

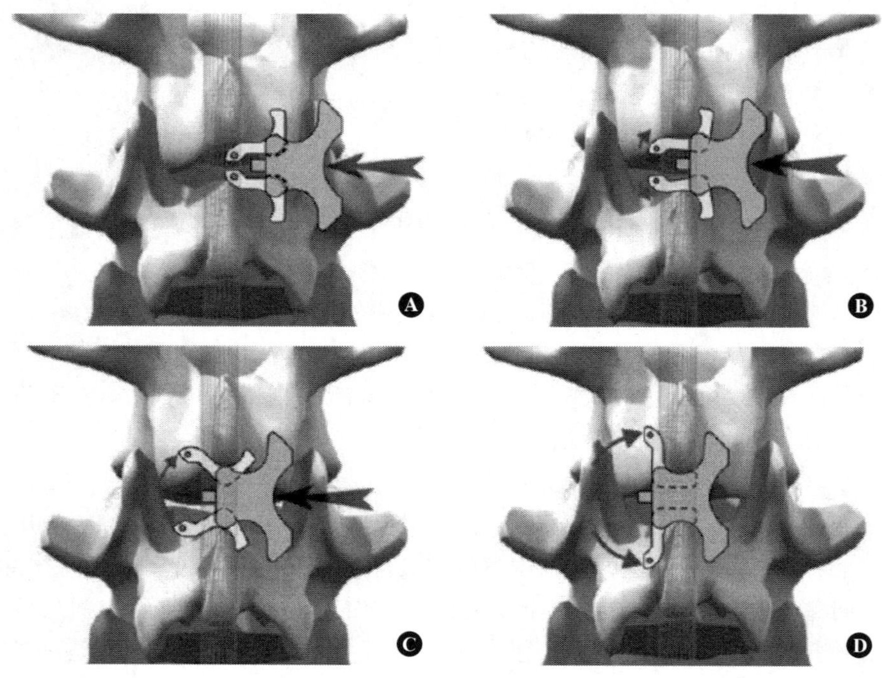

图 25-1-13 InSwing 植入示意

引自 Gunzburg R，et al. Eur Spine J，2009，18(5)：696-703.

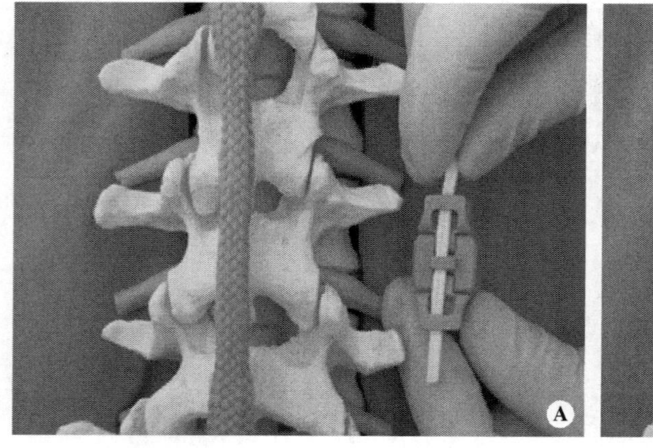

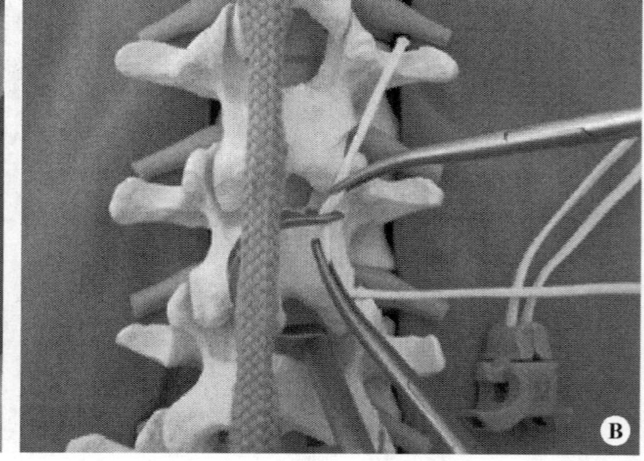

图 25-1-14

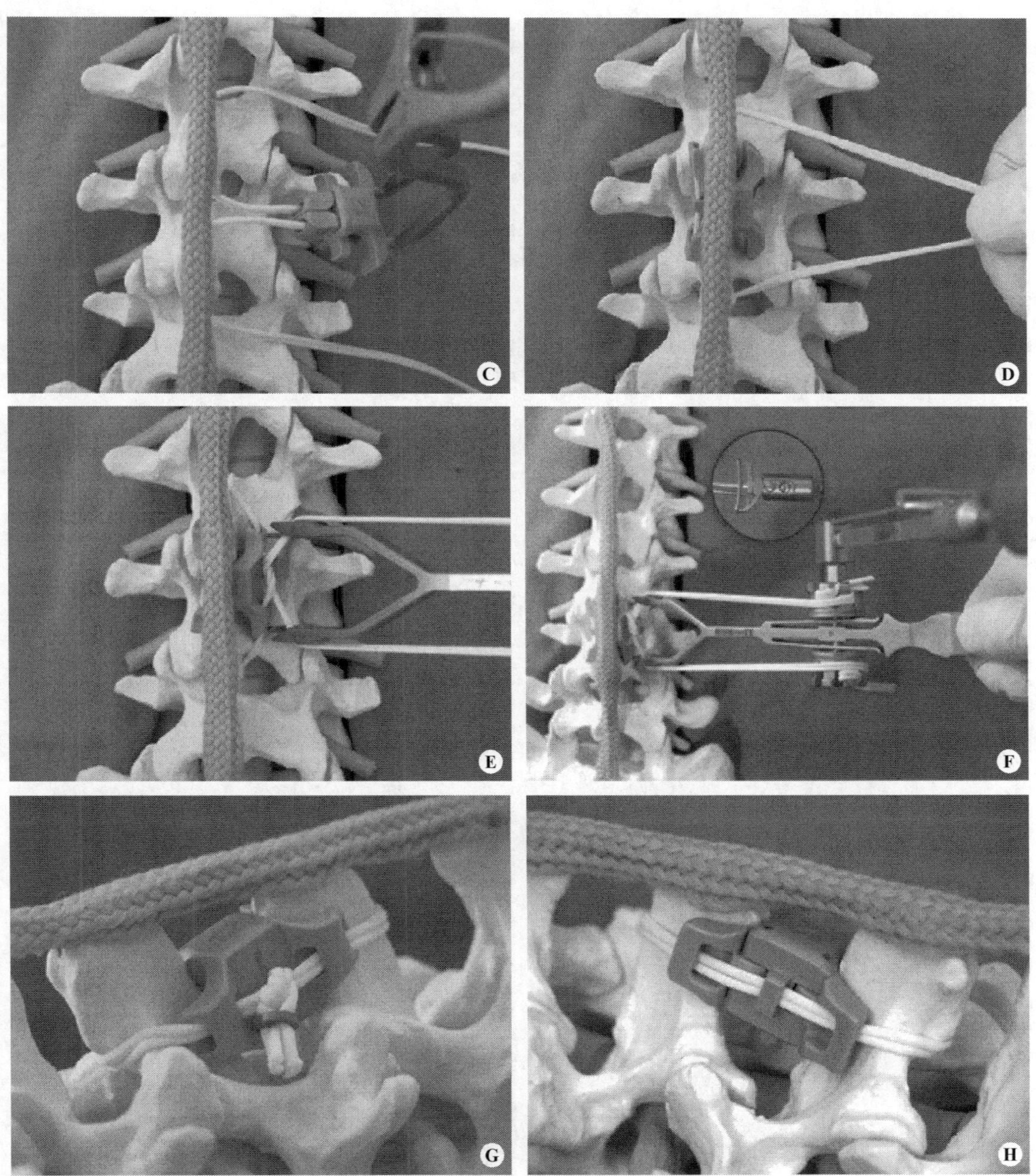

图 25-1-14　InSwing 植入操作过程(续)

A. 索带穿 InSwing 一侧;B. 引索带通过上、下棘突;C. 将 InSwing 植入棘突间;D. 收紧索带;E. 穿过 InSwing 另一侧后打结;F. 打结机紧固索带;G. 切断多余索带;H. InSwing 固定在位

引自 Gunzburg R,Szpalski M 资料.

其临床应用 36 例,随访时间均超过 24 个月,表明 InSwing 治疗伴有间歇性跛行的腰椎管狭窄症早期疗效可以肯定(图 25-1-15),通过 CT 扫描测量椎间孔面积,从术前平均 1.11 cm^2 提高到 1.27 cm^2,增加 16%(图 25-1-16)。

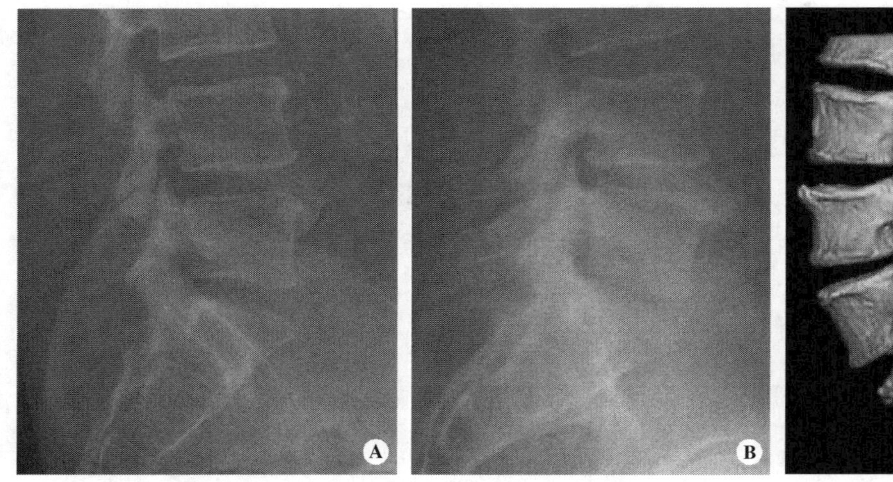

图 25-1-15　InSwing 棘突间固定

A. 术前；B. 术后；C. CT 三维重建

引自 R. Gunzburg，M. Szpalski 资料 .

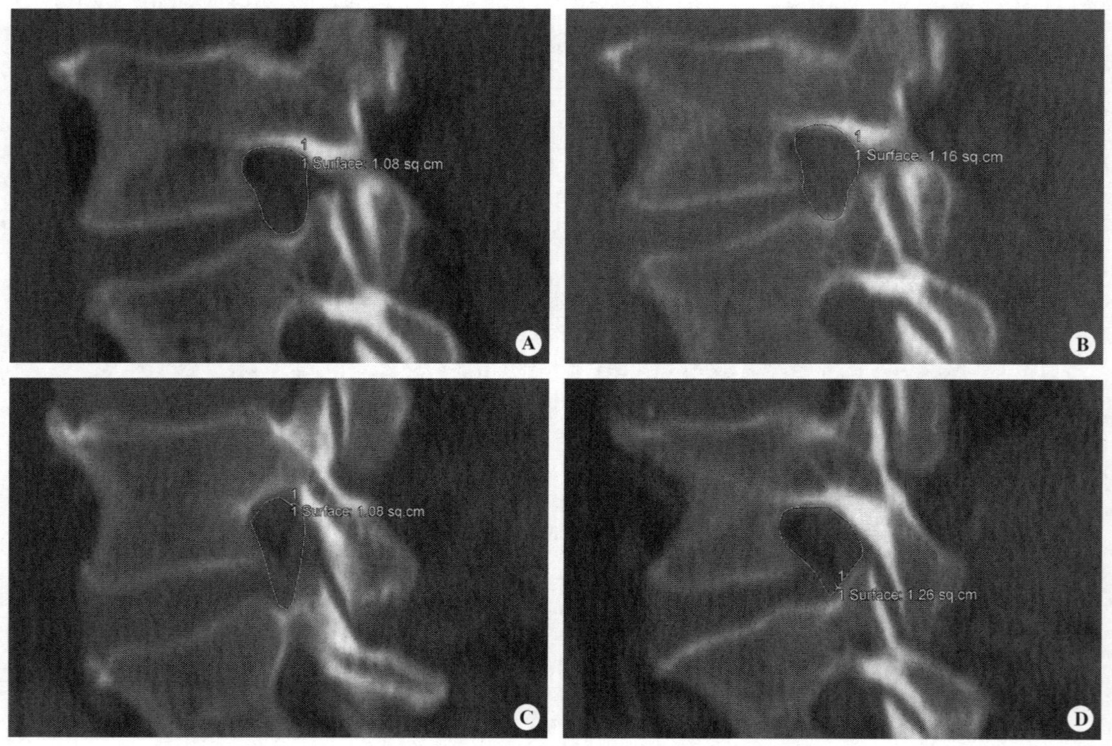

图 25-1-16　InSwing 植入后椎间孔出口、入口面积增大

A. 术前椎间孔出口；B. 术后椎间孔出口；C. 术前椎间孔入口；D. 术后椎间孔入口

引自 R. Gunzburg，M. Szpalski 资料 .

（二）动力棘突间固定系统（可压缩型）

动力 ISP 装置（dynamic ISP devices）是一种可压缩的系统。作为另一种设计理念，动态棘突间内固定物开始发展并引起重视。植入棘突间的是具有弹性的物体，在腰椎伸直时，通过其自身的弹性装置，限制腰椎过度伸展。Coflex (Paradigm 公司)是一种插入棘突间的轴向可压缩的"U"形金属片，以一种预压缩的状态置入棘突间，在腰椎屈曲时进一步伸展(撑开)。而DIAM (美敦力枢法模丹历公司)由弹性材料制成，在棘突间起到弹力缓冲器的作用。

1. Coflex（图 25-1-17）　早期称为U装置，因其侧面观呈"U"形而名。此系统是由 Paradigm 公司研发的一种腰椎棘突间内固定器，由 Samani 在 1994 年设计并提供。它由一个"U"形的棘突间间隔物和4个侧翼组成，整个装置由钛合金制成。作为"动态系统"的代表性产品，与"静态系统"的棘突间内固定器作用原理的显著不同在于它是以一种先张(预压缩)模式植入棘突间，这样可在腰椎屈伸活动中都能对抗上下棘突间的压迫，从而尽可能维持内固定物的位置。正确植入后该假体能维持棘突间高度，在脊柱后伸位时表现为动态压缩，允许腰椎屈曲。它保留了棘突以及大部分椎板从而保护了硬脊膜，还有助于减少软组织环状卡压椎管变窄和减轻已退变椎间盘的负载。在生物力学作用上，Coflex 除具有上述棘突间内固定器的作用外，它在增强脊柱稳定性方面的作用更加完善，并且由于其植入节段旋转中心靠近椎管的特点，增加了旋转的节段稳定性。

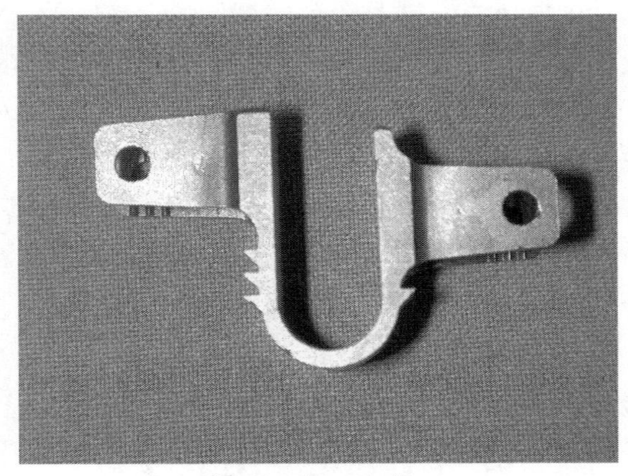

图 25-1-17　Coflex

引自 Paradigm Spine.

2. DIAM(图 25-1-18)　是由美敦力枢法模丹历公司开发的一种腰椎棘突间内固定器，它是由硅酮制成的间隔物外覆以聚乙烯套管，有 3 条网状索带固定棘突间隔物的位置。一个固定于上位棘突的上方，一个固定于下位棘突的下方，还有一个固定于棘上韧带的后方。这种由高分子材料制成的棘突间内固定器是可压缩的，因此，同其他棘突间内固定器相比，其更具弹力缓冲器的特点，植入棘突间后，DIAM 表现为一种非线形的生物力学行为，即间隔器的高度和施加在间隔器上的荷载共同影响了植入节段的活动度。Caserta 推荐的手术适应证为腰椎管狭窄症，轻度腰椎不稳，年轻患者的腰椎早期退变，椎间盘突出复发。

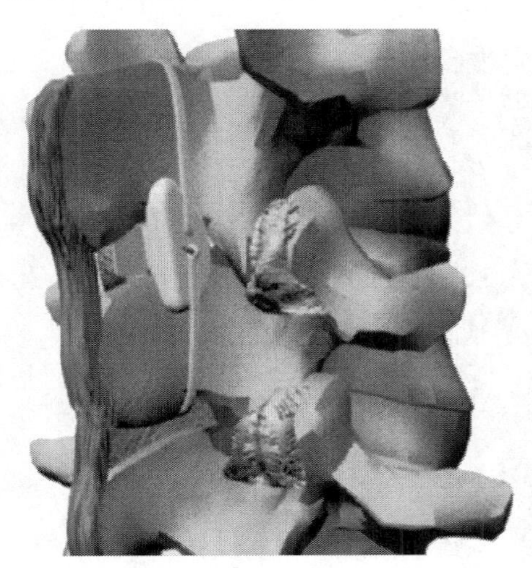

图 25-1-18　DIAM

DIAM 手术操作较为简单，有专门设计的爪形钳(图 25-1-19)。Caserta 等报道了一项应用 DIAM 治疗 82 例患者的初步经验，其中 57 例单独应用，另 25 例在器械固定融合的邻近节段棘突间合并使用，61 例经过 12 个月～6 年(平均 20 个月)的随访获得了满意的临床结果，特别是在那些有复发性椎间盘突出症单独应用的病例，结论为 DIAM 置入是一种安全有效的手术，可以获得较好的临床效果，并可减少器械固定融合节段上方椎间盘的应力。Mariottini 以 DIAM 系统治疗了 43 例下腰痛患者，患者的满意率为 97%，作者认为经过较严格的适应证选择，DIAM 是治疗下腰痛的有效方法。而一项来自欧洲的 912 例患者的初步治疗结果显示，DIAM系统可以有效减轻下腰痛并有较高的临床满意率，并发症发生率为3.8%，主要为感染和棘突骨折，还有一些患者术后不得不去除DIAM内固定而接受融合术。在评估DIAM植入安全性方面，Kim等比较了单纯椎板切除手术或椎间盘微小切除手术与术后加DIAM植入的结果。随访平均12个月的结果表明，植入DIAM后不改变椎间隙的高度与矢状面的曲度，无局部或全身的不良反应，植入与不植入DIAM对于下腰痛VAS评分无显著影响。生物力学研究表明，DIAM可以有效地固定腰椎不稳，降低椎板切除所致的前屈后伸活动度和侧变活动度，但是不降低轴向旋转。Jerosch等报道了1例因植入DIAM器械发生生物反应的患者。FDA-IDE已批准DIAM进行临床试验。有关DIAM系统的长期临床疗效还有待于进一步随访研究。

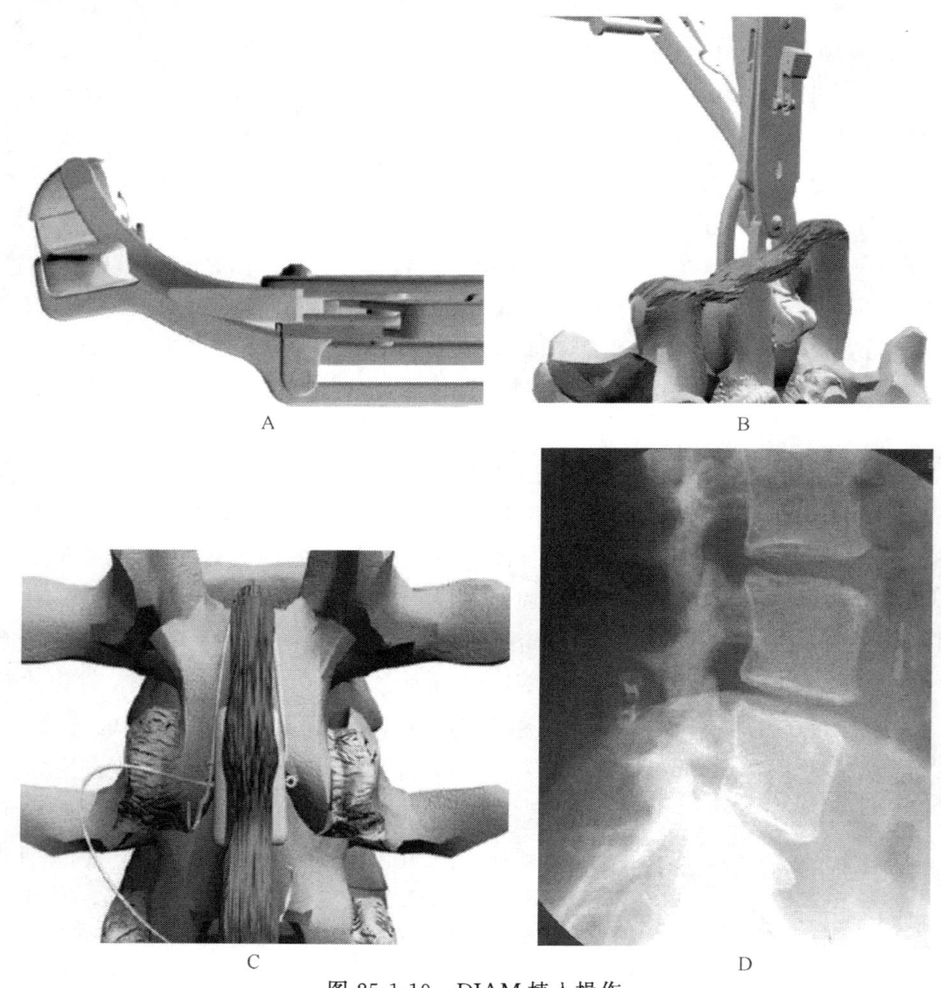

图 25-1-19 DIAM植入操作

A. 爪形夹持器；B. 将DIAM置入棘突间；C. 棘突部索带固定；D. 术后

引自 Taylor J, Ritland S. Technical and anatomical considerations for the placement of a posterior interspinous stabilizer. Memphis, TN: Medtronic Sofamor Danek, 2004.

由于棘突间固定技术相对简便，且易于实现微创化，翻修也容易，故近年来成为一热门的研究及开发领域。本章后续章节内容主要介绍临床上应用较多且为国内脊柱外科医师较为熟悉的 Wallis、Coflex 技术。

第二节 临床解剖与生物力学

一、腰椎棘突的解剖

腰椎棘突较颈椎及胸椎棘突均粗大,且不同胸椎棘突形成叠瓦状,而是直向后,并在相邻棘突间形成间隙,其间有棘间韧带连接。由于棘间韧带以及棘上韧带的作用,随着生长与发育,棘突尾部下方形成一个骨棘,故棘突下方略呈弧形。刘刚等解剖测量表明,棘突间距从上到下逐渐减小,$L_1\sim L_2$为 7.61mm(女,7.75mm),$L_5\sim S_1$为 4.03mm(女,6.49mm)。棘突长度中段较大,上段和下段较小。棘突长度,L_3最大,25.45mm(女性 L_4最大 18.71mm),L_1和 L_5分别为 21.63mm(女,17.08mm) 和 21.41mm(女,17.44mm)。相邻上一棘突下缘厚度普遍大于下一棘突上缘厚度。差值呈偏态分布,中位数为 3.28mm,75%位数为 5.13mm。女性较男性棘突为短、薄、矮。

贾建新等测量更为全面,进行分区测量,结果表明,棘突间距男女合计以 $L_1\sim L_2$最大,前部(12.18 ±2.50)mm,中部(12.02 ±2.64)mm,后部(10.19 ±2.72)mm。$L_4\sim L_5$最小,前部(8.28 ±2.18)mm,中部(7.13 ±2.78) mm,后部(6.35 ±1.19)mm。棘突长度 L_3 最大,上缘(25.57 ±3.11)mm,中央(24.69 ±2.48)mm,下缘(21.40 ±2.61)mm;L_5最小,上缘(21.38 ±3.89)mm,中央(20.08 ±2.93)mm,下缘(16.92 ±3.04)mm。每一腰椎的棘突厚度均前部>后部>中部,且下缘>中央>上缘。仅 L_5 较特殊。相邻上位腰椎棘突下缘厚度>下位腰椎棘突上缘厚度。这些测量结果为临床上选择合适假体提供解剖学依据。

Xia(夏群)等通过 MRI、计算机仿真等测量最小棘突间距及相邻棘突运动(图 25-2-1),结果见表 25-2-1。表 25-2-2 表明最小棘突间距与体位有关,而棘突间亦存在相对旋转运动和位移。这个结果很有意义,因为棘突间存在相对运动,这是否提示我们棘突间固定装置设计可能包含有类似韧带样结构比采用侧翼阻挡结构更合理一点呢?

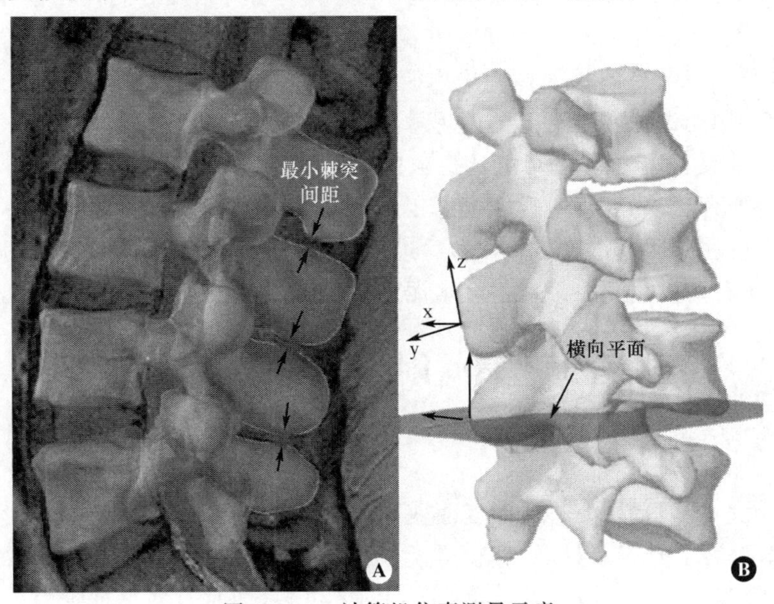

图 25-2-1 计算机仿真测量示意

引自 Xia Q,et al. Eur Spine J,2009,18(9):1355-1362.

表 25-2-1 最小棘突间距测量

	L_2～L_3(mm)	L_3～L_4(mm)	L_4～L_5(mm)
MRI	8.5±3.1	7.5±3.0	5.6±3.0
站立位	4.9±4.0 *,#	4.3±3.9*,#	4.8±3.2
后伸位	3.5±1.8*,#	4.2±1.9*,#	4.1±4.7
屈曲位	8.1±5.4	8.3±6.1	6.4±3.5

* 与 MRI 相比,$P<0.05$;# 与屈曲位相比,$P<0.05$

引自 Xia Q,et al. Eur Spine J,2009,18(9):1355-1362.

表 25-2-2 横切面棘突间旋转和位移

	旋转角度(°)	位移(mm)
L_2～L_3	2.1±1.2	1.5±0.9
L_3～L_4	2.7±2.5	2.3±1.6
L_4～L_5	3.0±2.1	1.8±1.8

注:引自 Xia Q,et al. Eur Spine J,2009,18(9):1355-1362.

二、棘突的生物力学

ISP 装置的一个潜在并发症是棘突骨折,这也是临床上应用 ISP 顾虑之处,但多与这些装置通常需要在老年骨质不良患者使用有关。骨折可以发生在术中置入操作时,也可以发生在术后由于植入物与受体之间弹性模量不匹配。Talwar 等发现,应用 X-Stop 在人体标本棘突间置入时所需的侧方作用力在不同骨密度有差异,平均 66N,范围 11～150N。相反,导致棘突骨折的侧方作用力是 317N,范围 95～786N,因此,尽管两者均数之间有明显的统计学差异,但是两者之间有重叠,采用最大的置入作用力如 150N,就可以导致最薄弱棘突(疲劳强度为 95N)出现骨折。最为重要的是,疲劳载荷与骨密度之间存在显著的关系。

Shepherd 等测量了在头侧牵引状态下棘突的疲劳载荷,如 Talwar 结果类似,在骨密度与棘突强度之间存在明显的相关性。平均疲劳载荷为 339N,更为有趣的是,或许也与 ISP 装置有关,在 27 例测试标本中有 8 例出现棘突骨折,但通过椎弓根骨折有 10 例,椎体骨折有 9 例,这表明棘突-椎板交界处可能比想象更加强大。

而 Idler 等研究建议,对于骨质疏松老年患者,可以采用 PMMA 强化棘突方法,棘突注入 2ml 左右聚甲基丙烯酸甲酯(PMMA)后进行承受力测试,发现强化组棘突强度明显好于对照组,因此,作者认为至少在尸体上骨水泥强化可以减少棘突骨折。

三、棘突间固定的生物力学

(一) 椎间孔面积

腰椎管的大小可因脊柱姿势的改变而变化。研究已经证实,当腰椎前屈时,其生理前凸减少,黄韧带牵张力上升,使得椎管容积增大,腰椎后伸时,其生理前凸增加;黄韧带向椎管内褶皱而使椎管容量变小,其前后径可减少 10%或更多,同时也使得椎管内压力增加、静脉回流不畅,并有进一步导致神经根马尾神经缺血缺氧发生的可能。腰椎椎间孔为腰神经根出椎管处，呈上宽下窄的耳状形，椎间孔是节段性脊神经出椎管及供应椎管内软组织和骨结构血运的血管及神经分支进入椎管的门户。上下界为椎弓根，前界为椎体和椎间盘的后外侧面，后界为椎间关节的关节囊，黄韧带外侧缘亦构成部分椎间孔后界。正常情况下，椎间孔要比通过它的所有神经血管宽大，剩余空隙被疏松的结缔组织和脂肪填充，以适应这些结构的轻度相对运动。椎间孔的大小受到活动方向的影响：前屈时小关节囊拉紧，椎间孔增大，后伸时下位椎体的上关节突使得小关节囊向前移位，使椎间孔狭窄（图 25-2-2）。

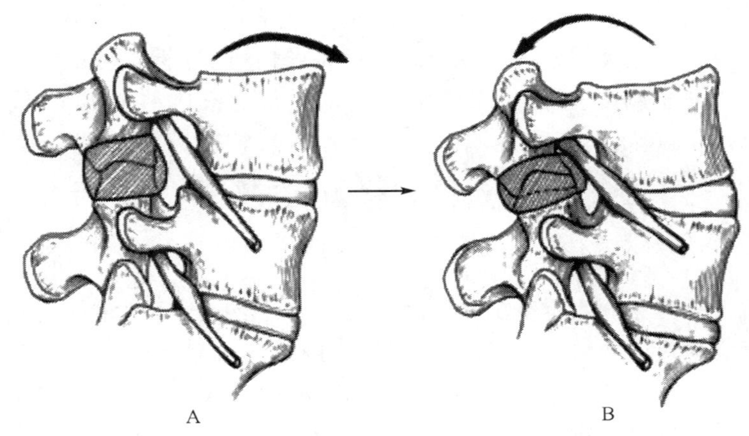

图 25-2-2　腰椎后伸时椎间孔变窄的解剖基础

A. 前屈活动；B. 后伸时下位椎体的上关节突使得小关节囊向前移位，使椎间孔狭窄

棘突间固定后可提高椎间孔面积（图 25-2-3）。Gunzburg 等通过 CT 扫描测量 36 例行 InWing 植入患者的椎间孔面积变化，从术前平均 $1.11cm^2$ 提高到 $1.27cm^2$，增加 16%。Richard 等研究表明，在置入 X-Stop 后，后伸时椎管面积可增加 18%，椎间孔面积增加 25%，椎间孔宽度增加 41%。

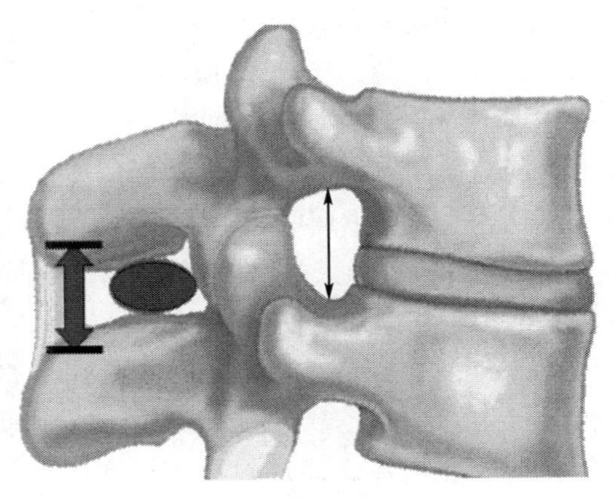

图 25-2-3　棘突间撑开器植入后可以限制后伸，减轻椎间孔狭窄

Siddiqui 等对 12 例患者 X-Stop 器械植入前后行动态 MRI 观察，测量硬膜囊横截面积，站立位时术前平均为 $78mm^2$，术后为 $93mm^2$；坐立后伸位时术前平均为 $85mm^2$，术后为 $107\ mm^2$；坐立中立位时术前平均为 $93mm^2$，术后为 $108mm^2$；坐立屈曲位时术前平均为 $106mm^2$，术后为 $114\ mm^2$；椎间孔面积坐立后伸位时也由术前的 $23\ mm^2$ 增加至术后的 $26\ mm^2$。Lee 等对 10 例老年患者 X-Stop 器械植入前后行 MRI 观察，比较发现术后硬膜囊横截面积增加了 $16.6\ mm^2$（22.3%），椎间孔面积增加了 $22.0\ mm^2$（36.5%）。

（二）对后柱结构的影响

后方韧带组织结构复合体（posterior ligament complex，PLC）包括棘上韧带和棘间韧带。棘上韧带是 PLC 的重要组成部分，是维持后柱稳定性的关键之一。在安装 Coflex 和

Wallis等系统时常常需要移除棘上韧带，即使在上下棘突附着处适当剥离后牵向一侧，但毕竟可牵开的距离有限，手术操作过程中也很难保全其完整性。然而，在置入棘突间撑开装置时棘上韧带断裂或缺失对生物力学的影响如何，目前仍缺乏相关的研究数据，还有待进一步研究明确。

置入ISP装置无疑需要切除或者切断一个或者更多的后部韧带结构复合体。目前所有装置均是放置在棘突间，需要牺牲棘间韧带。尽管认为其并非十分重要的结构，但棘间韧带的力学作用少有资料。在人体及猪标本，Dickey等检查了循序纵行切断韧带的效应，推测胶原带交联的相互作用可能影响其作用行为。可是即使所谓严重损伤情况，在牵张载荷下其仍然维持一半的正常刚度。加入ISP置入只是迫使胶原纤维移位，如不是全部切除棘间韧带，那么可以认为，棘间韧带的残留部分依然可以抵抗部分的轴向牵张作用。在应用Coflex和Wallis时需将棘间韧带切除，因此切除后对生物力学的影响有待进一步研究。

（三）棘突撑开对椎间盘退变和下腰痛的影响

椎间隙高度丢失是椎间盘退变的常见表现之一。在治疗时通过椎间植入物或人工椎间盘来恢复椎间高度可有效改善症状，这可能与后方纤维环张力降低导致机械刺激痛觉神经末梢减少有关。一些ISP装置推向市场时作为治疗椎间盘源性下腰痛的手段，其理由是后部结构的牵张对后部纤维环载荷具有卸载作用，而后纤维环的卸载荷作用某种程度可以调节窦椎神经的疼痛神经末梢的机械刺激。Lee等对X-Stop器械植入前后患者椎间盘后方高度进行了测量，术后平均增加1.75mm(5.93～7.68mm)。Kroeber(2005年)认为腰椎持续牵引有可能逆转因机械性压缩导致的椎间盘退变。Guehring等研究发现，未植入X-Stop器械的患者休息位的髓核内压力与节段有关，以L_3～L_4水平最大；在压缩和牵张两种不同的条件下，髓核内压均明显减少且在压缩状态下下降更明显。也有研究表明ISP装置可以降低椎间盘内压，后伸时43%～63%，中立位时40%～41%，前屈时仅为17%～38%。最近一个体内动力MRI研究表明，椎间盘后高度仅平均提高约0.09mm，而在另一个采用X-Stop的10例患者研究中，椎间盘后高度增加平均1.75mm。而另一个争议之处是，究竟这种可见的影像学逆转是否真正具有可预见的临床效应。

关节突关节疾患是引起下腰痛的一个重要原因。传导关节突源性疼痛的神经主要来自内侧分行的背根神经节，分布在关节突关节附近。Guehring等发现，在过屈位时腰椎小关节的负荷明显增加。通过对尸体标本研究发现，Wiseman发现置入X-Stop后由于保持节段相对屈曲位，关节突关节表面的压力峰值下降55%，邻近上节段以及下节段的压力并无显著性改变。因此，有作者认为，假如这种降低压力的幅度具有临床意义，且可以随时间维持，那么就可以把ISP牵张作用作为治疗关节突介导性疼痛的治疗手段。

（四）对相邻节段和脊柱稳定性的影响

脊柱的失平衡是导致邻近节段退变的潜在危险因素。Tsai等进行了有关Coflex生物力学的研究，认为该器械提供了一种柔性固定，在前屈、后伸和轴向旋转上可使不稳定标本恢复至完整标本的程度；在部分失稳的棘突间植入Coflex后效果优于传统手术。Kong等对采用Coflex治疗节段性不稳定的退行性腰椎管狭窄患者随访1年，结果显示Coflex在减少上一相邻节段压力方面优于后路椎间融合术。姚庆强等对非融合棘突间撑开器植入后进行三维有限元分析发现，中立位负荷时腰椎力学无较大变化，而在后伸时椎间盘的负荷，尤其是纤维环后部的负荷明显降低，而 ISP 的负荷增加；同时下位椎弓根及小关节的负荷明显增加。提示 ISP 仅在后伸时分担椎间盘负荷，但下位椎弓根及小关节负荷的增加，有可能导致骨质疏松患者椎弓根崩裂。毛仲轩等对新鲜成人尸体标本研究发现，单节段植入 Coflex 器械后可限制固定节段的前屈、后伸和旋转运动，对上下各一邻近节段前屈和旋转活动度无影响，而后伸活动度增加，对侧弯活动度也无影响。

随着对运动保留技术对降低邻近节段退变的不断关注，正详细研究 ISP 其后凸特性。一个运动节段导致相对后凸的力学结局可能增加邻近节段退变倾向。为进一步了解这种 ISP 的力学效应，Lindsey 等研究 7 例人尸体腰椎进行 X-Stop 置入试验，采用摄像追踪装置测量运动范围，发现在植入节段屈伸运动显著下降，但在邻近上节段或者下节段未见明显变化。ISP 置入对轴向旋转以及侧屈并无影响。但腰椎棘突间内固定的安放是否会改变邻近节段小关节面的载荷，导致关节退变、诱发疼痛也是一个值得关注的问题。

（五）棘突间内固定同时行神经根管扩大

尽管 ISP 设计可以避免进行开放减压手术，但临床医生还是建议将其应用于选择性椎间孔减压。这需要切除部分关节突，可能恶化局部生物力学环境。为此，Fuchs 评价了单侧或者双侧全部以及内侧部分关节突切除后 X-Stop 置入后尸体腰椎标本的运动范围，发现植入后均可以降低所有标本的屈曲运动，仅在完整标本、单侧内侧关节突切除、双侧关节突完全切除等状态下可以降低后伸运动，而在任何状态下对轴向旋转均无作用。可是，任何类似关节突切除均提高侧屈运动。因此，作者结论认为，植入物可以在单侧内侧关节突切除或者全部切除情况下应用，但不能应用于双侧关节突完全切除时。这个结果与之前其他一些研究有矛盾。Phillips 等在单侧关节突关节半切除和椎间盘切除模型上检测 DIAM 器械生物力学特性，结果与 X-Stop 器械相似，但其可以限制侧屈时的活动范围。Abumi 在其经典以及广泛应用研究中发现，单侧关节突完全切除可以显著提高节段的运动，认为此将导致节段不稳。

第三节　Wallis

一、设计理念

1986 年，法国 Sénégas 团队研发了一种腰椎置入装置，用来在不完全消除退变节段运动功能的情况下，加强该节段的稳定性。最初称之为“机械力学正常化系统”，后改称为“第 1 代 Wallis”，2001 年研发了“第 2 代 Wallis”。它以关节外操作的理念为基础，使得手术治疗的过程具有可逆性。除了棘间韧带以外的其他解剖结构基本得到完好保留，一旦腰痛症状持续得不到缓解或再次复发时，能取出置入物和实施融合术。该腰椎棘突间动态稳定系统被赋予了双重设想：①假定其通过恢复被治疗节段的生物力学特性，不仅可以缓解或预防与不稳定有关的腰痛症状，而且还能改变该节段椎间盘退变的速度；②能够在被治疗的节段比融合术保留更多的运动功能，使相邻节段的退变过程进展得更慢。

该装置主要由一个棘突间隔物和两条索带构成，间隔物限制固定节段的后伸运动，索带则在限制固定节段前屈运动的同时将棘间垫安全固定在棘突间。第 1 代 Wallis 的间隔物

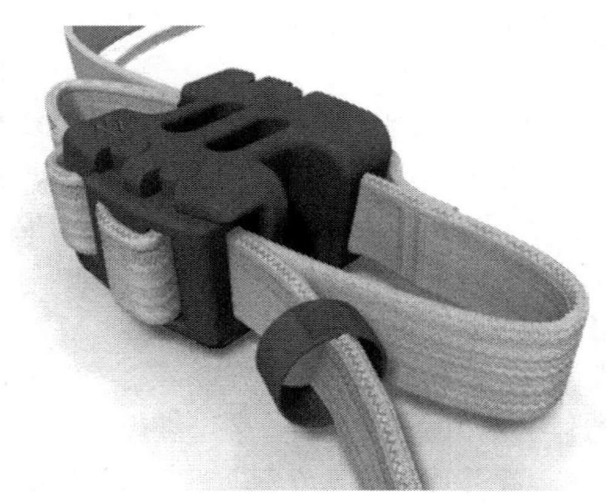

图 25-3-1　Wallis

由钛合金制成，其上附着两条由聚酯材料编织而成的绳索，经环绕上下棘突后，以“莫氏锥度”的方式再固定到棘间垫上。第 2 代 Wallis(图 25-3-1)的间隔物材料改为聚醚醚酮(PEEK)，因为 PEEK 的弹性模量与椎体后方结构更匹配，棘间垫则根据不同个体设计了 8、10、12、14、16mm 共 5 种尺寸供选择；圆形的绳索也改进为同样材质的扁平带子，额外增加了 2 个纯钛圆环用来防止扁平带子残端的聚酯纤维松散，在间隔物的两侧分别预制了一个钽金属的显影标记物。

二、生物力学

生物力学测试始于研发初期。1984 年，Sénégas 等在人体标本上应用 Wallis 系统的研究表明，该系统可减小因椎间盘切除后失稳的椎间节段的活动度，并且使失稳节段增加的坚固性超过正常标准。Lafage 等对 3 组人体标本进行生物力学及有限元研究，分为完整组、损伤组(切开左外侧纤维环摘除 L_4/L_5 髓核组织制作模型)和 Wallis 植入组，生物力学测试结果表明，损伤组前屈后伸活动明显增加，Wallis 植入后其活动度等于甚至少于完整组，损伤组及 Wallis 组左右侧屈及旋转的活动度都明显增加。三维有限元结果提示，屈曲时完整组棘上及棘间韧带压力为 90N，而在 Wallis 组仅为 26N，过伸时 Wallis 组棘突承受压力 200N，远比完整组 80N 大。屈曲时损伤组椎间盘及纤维环承受最大的压力，Wallis 植入后可明显减轻椎间盘压力，低于完整组 20%，上位邻近椎间盘及纤维环压力三组基本一样。结果表明，Wallis 能限制前屈后伸，亦能减轻植入节段椎间盘压力，但不能控制左右侧屈及旋转，且棘突承受更大的压力，有骨折的风险。

Wilke 等比较 X-Stop、Wallis、Coflex 和 DIAM 等 4 种棘突间装置，测量植入人尸体腰椎后三维活动度及椎间盘内压力变化，发现 4 种内固定器具有相似作用，在后伸时 4 种内固定器过多地补偿了因部分结构切除所导致的不稳，但保留了 50%的完整状态下的活动度；相反，在前屈、侧屈及轴向旋转时其活动度与部分结构切除状态时相同，对椎间盘内压力变化也有同样的结果。其认为 4 种棘突间内固定器有效增强了植入节段后伸时的稳定性，降低了后伸时椎间盘内压力，但对前屈、侧屈及轴向旋转没有作用。Schulte 等测试了 Wallis 系统对减压后植入节段在屈伸、侧屈和轴向旋转情况下活动度的影响，得到了相似结论，Wallis 系统还可限制植入节段屈曲时的活动度。上述实验结果表明，腰椎棘突间内固定器对植入节段的稳定性重建作用有限，如何改进使其对腰椎在各个运动方向上的稳定性恢复发生作用还需进一步研究。

三、手术操作

(一) 手术适应证与禁忌证

Sénégas 推荐的适应证为：①巨大椎间盘突出；②单纯髓核摘除后复发；③融合节段邻近的

椎间盘病变(topping off);④Modic Ⅰ型盘源性病变导致的慢性腰痛;⑤腰椎管狭窄症;⑥L_5骶化伴随L_4/L_5椎间盘突出;⑦根据MRI Pfirrmann分型,椎间盘退变病损Ⅱ、Ⅲ和Ⅳ级引起的腰痛。

禁忌证:①根据MRI Pfirrmann分型,椎间盘退变病损Ⅴ级;②重度腰椎滑脱;③骨质疏松;④原因不明的腰痛;⑤L_5/S_1视为相对禁忌;⑥明显的结构性或获得性棘突缺如;⑦有可能引起诉讼的患者;⑧明显的心理疾患。

Wallis近期在美国获批开展3期临床试验,其纳入及排除标准相对严格,纳入标准:16～60岁,骨骼发育成熟,轻度或中度的退行性变,保守治疗至少6个月无效,术前疼痛视觉模拟评分(VAS)大于40分,而且腰痛比腿痛严重,Oswestry功能障碍指数(ODI)大于40%等。排除标准:既往有椎体骨折,骨质疏松或代谢性疾病,先天性椎管狭窄,腰椎管骨性狭窄,过度肥胖,BMI>40kg/m²等。

(二) 操作步骤(图25-3-2)

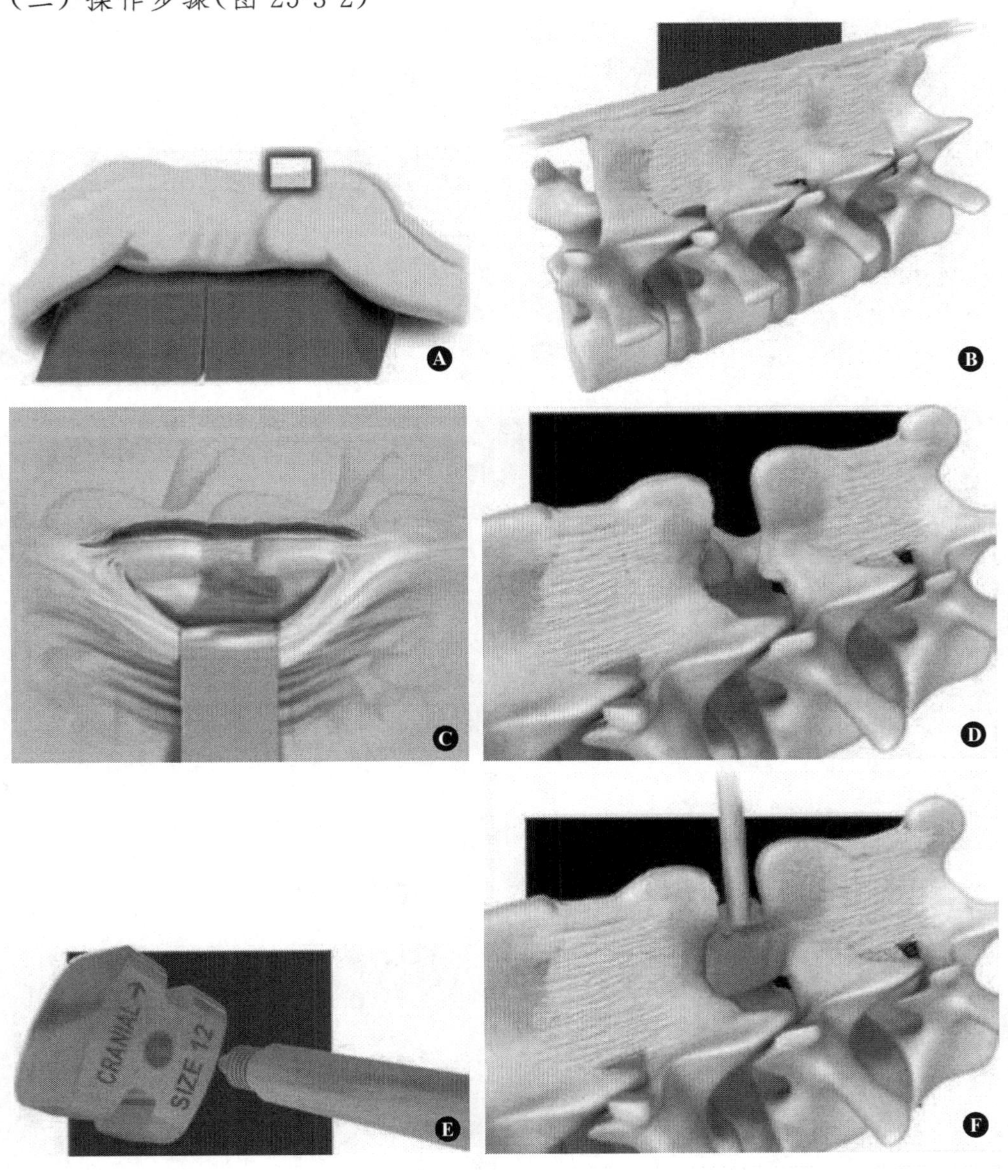

图25-3-2

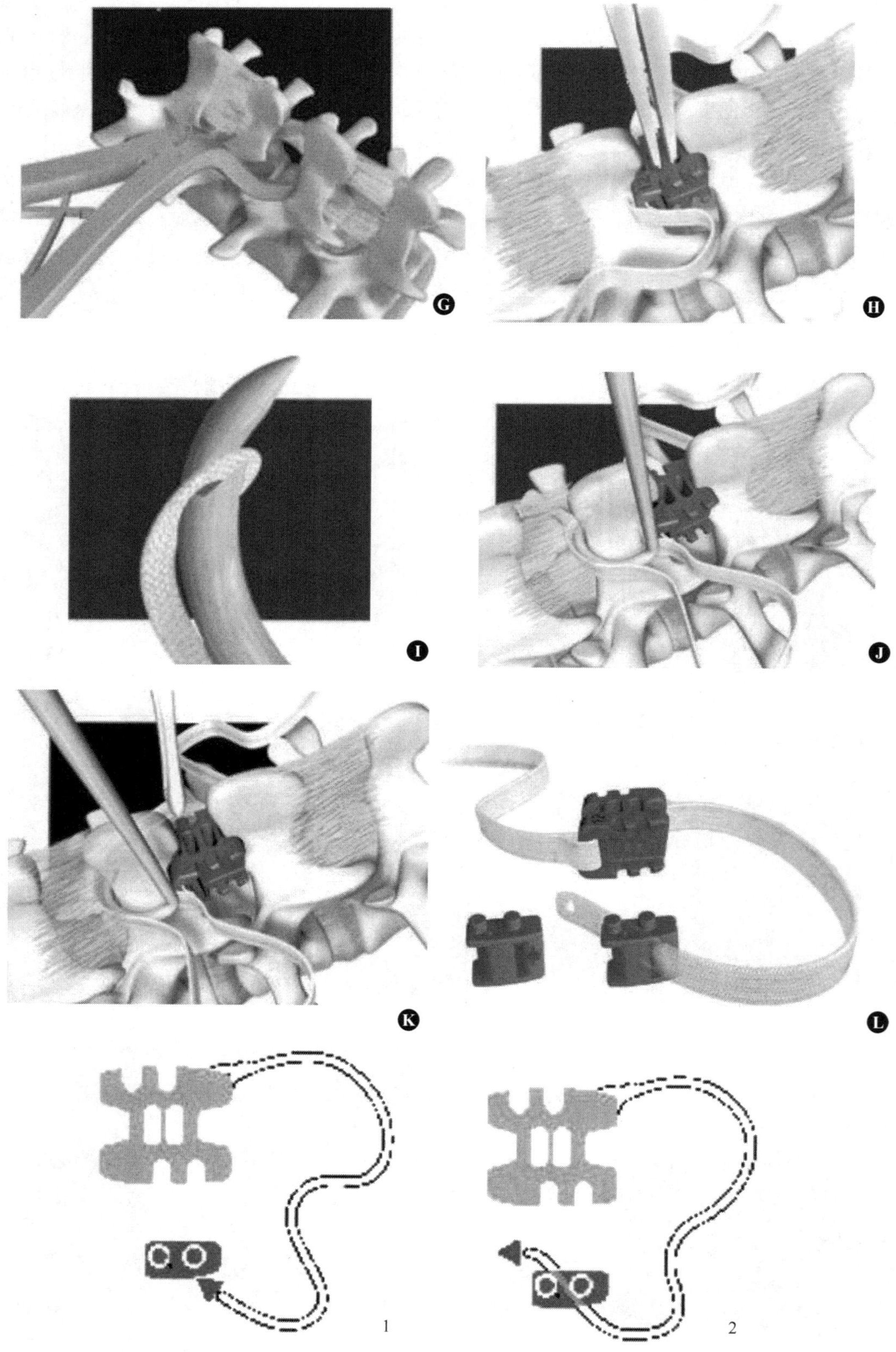

图 25-3-2

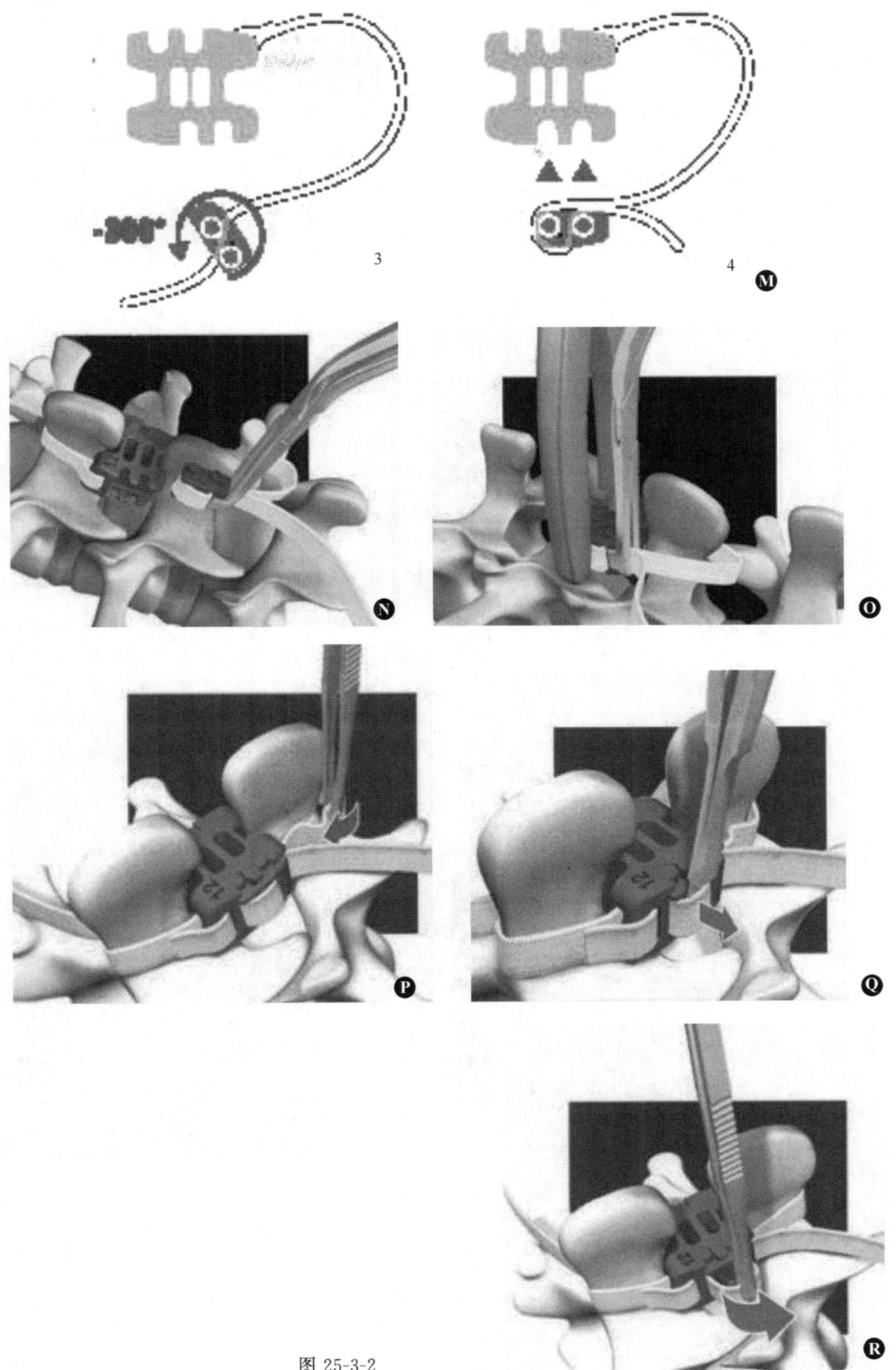

图 25-3-2

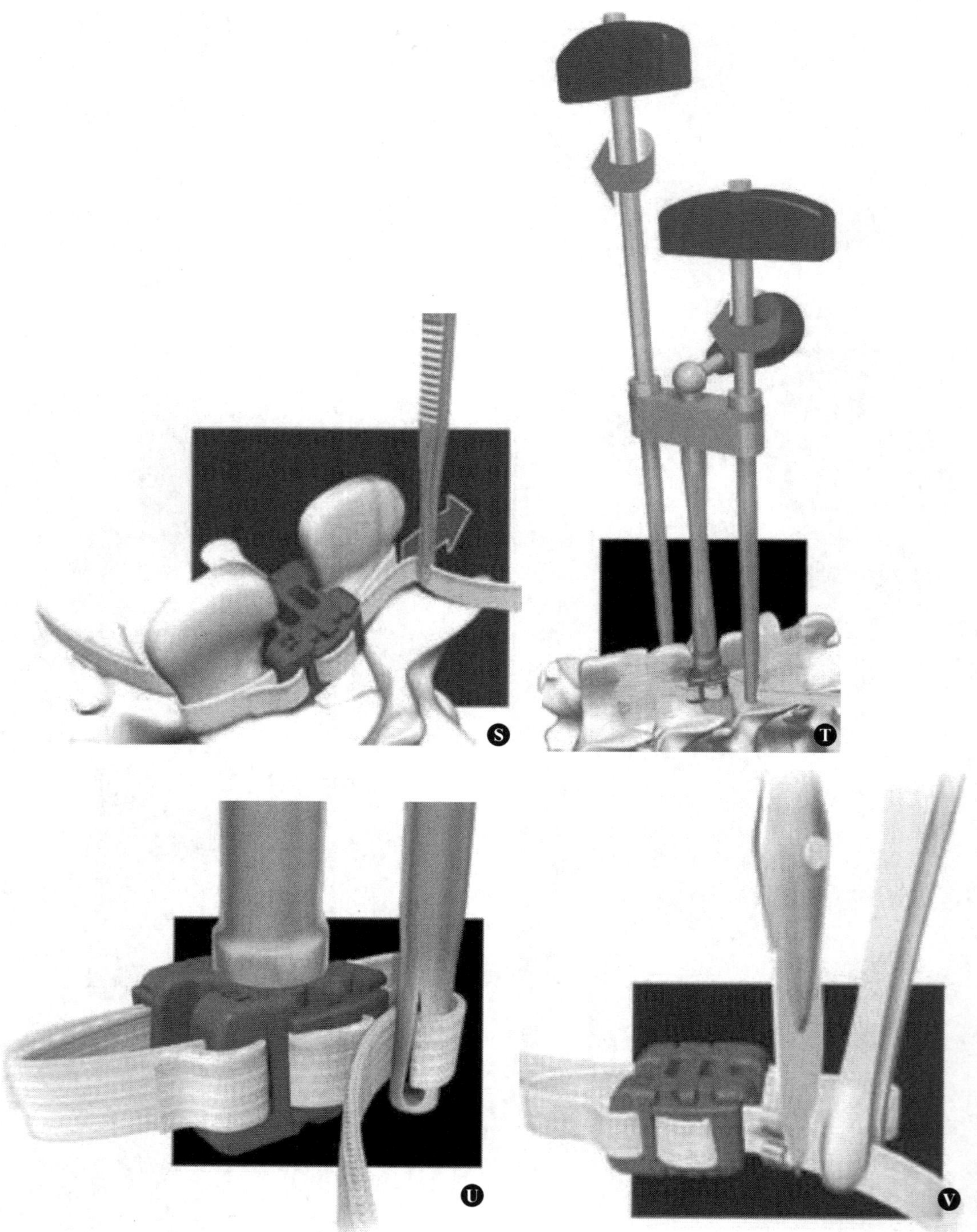

图 25-3-2

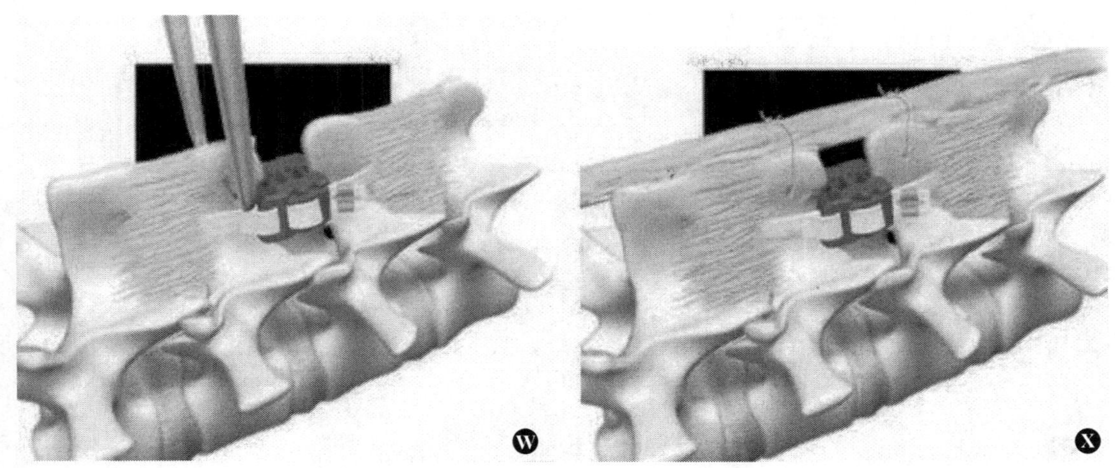

图 25-3-2　Wallis 手术操作步骤(续)

A. 体位;B. 示意棘突间结构 C. 正中切口显露;D. 切除棘间韧带;E. 选择试模;F. 棘突间试模;G. 适当撑开棘突间隙;H. 置入 Wallis 装置;I. 索带通过器;J. 引索带通过上、下棘突;K. 索带引导对侧;L. 索带穿 Wallis 装置带夹部件;M. 索带通过带夹部件示意;N. 将带夹部送入体内;O. 带夹部嵌入 Wallis;P. 收紧索带,从近棘突部开始;Q. 收紧索带从一端开始;R. 收紧索带,再收紧过带夹部;S. 收紧索带另一端;T. 再用机械方法收紧索带;U. 固定棘突间 Wallis,卷缩机收紧索带;V. 切除多余索带;W. Wallis 植入在位;X. 修复棘上韧带

引自 Abbott Spine.

四、临床疗效

Wallis 尚未获得美国 FDA 认证,该装置仅在欧洲广泛应用。临床应用报道绝大多数出自欧洲,多为回顾性随访研究,从随访结果来看,短期疗效令人鼓舞。Sénégas 等对行第 1 代 Wallis 置入的 107 例腰椎间盘突出症或腰椎管狭窄症患者进行了回顾性研究,平均随访 13 年,87 例仍有植入物存留的患者 ODI、VAS、健康质量调查简表(SF-36)均较术前有明显改善,显示了较好的临床效果,同时避免了腰椎融合;95%的患者对该手术效果表示满意,91%的患者表示如果还有同样的机会,还是愿意接受非融合术;23 例患者进行了二次手术,其中 20 例取出 Wallis 行融合术,翻修效果和其他文献报道的首先行椎弓根螺钉固定融合的效果相近。

Sénégas 等还报告了对 1987～1995 年植入人体 Wallis 长期存留状况进行了回顾性分析,总结了 241 例患者的医疗档案,平均随访 14 年,其存留率为 82.8%。其 10 年使用率为 82.8%,术后 10 年因邻近节段退变的再手术率仅为 17%,表明它是一种安全有效的内固定,且对邻近节段有长期的保护作用。同时,使用第 2 代 Wallis 器械治疗的患者椎间盘髓核出现了“再水合”现象,这是脊柱融合术不能比拟的(图 25-3-3)。

Sobottke 等对 129 例腰椎管狭窄症伴间歇性跛行的患者进行了回顾性研究,所有患者均置入棘突间内固定器械,其中 Wallis 18 例,X-Stop 78 例,DIAM 33 例,随访 240～1494 天,平均 527 天,随访结果显示术后椎间孔高度、宽度、横切面积和椎间盘后缘高度都明显增加,椎间盘前缘高度、手术节段椎间角度明显减小,腰椎椎体无明显前移,VAS 评分明显下降,因此,他们认为棘突间非融合装置治疗腰椎管狭窄症能明显改善影像学参数及临床症状;但随着时间的延长,末次随访比随访中期的影像学参数有下降的趋势。

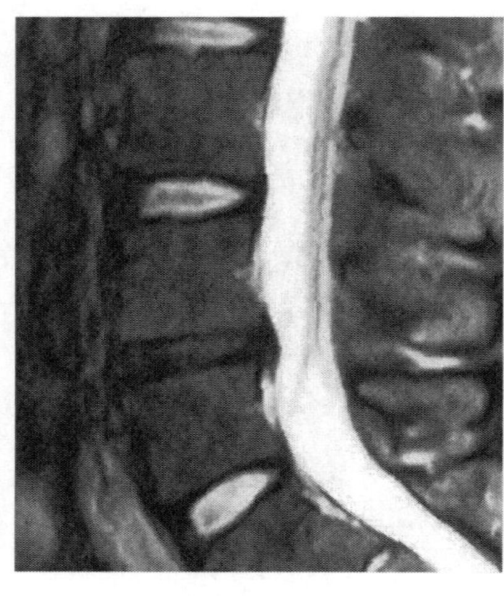
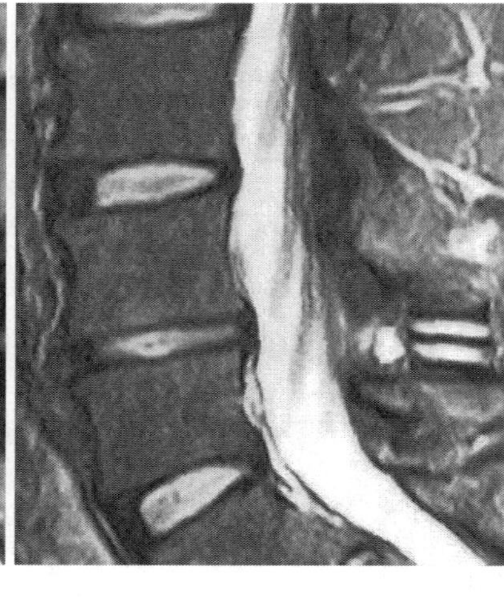

图 25-3-3 Wallis 应用后出现"再水化"($L_4 \sim L_5$)
引自 J. Senegas 资料.

Park 等报道 2004 年 5 月～2007 年 4 月行椎间盘切除或双侧半椎板切除减压手术治疗同时植入 Wallis 的 33 例腰椎间盘突出症或腰椎管狭窄症患者，术后 VAS 评分、日常生活能力评分均明显改善，矢状面过屈时后凸角无明显差异，后伸时前凸角从 15.9°降至 13.5°，有统计学意义，表明 Wallis 装置能限制腰椎后伸。

另外，还有一些证据等级较高的前瞻性对照研究。Sénégas 等自 1988 年至 1993 年开展了一项前瞻性非随机对照试验，入选两组各 40 例 $L_4 \sim L_5$ 椎间盘摘除术后复发的患者，一组再次行髓核摘除术，另一组行髓核摘除并第 1 代 Wallis 置入术，随访平均 40 个月。末次随访时单纯髓核摘除组腰痛 VAS 评分改善 52%，腿痛改善 87%，而 Wallis 组改善率分别为 74%、92%；ODI 单纯髓核摘除组从术前的 54.7%降至 22%，而 Wallis 组从 58.2%降至 16.4%。结果证明，Wallis 组临床疗效有明显的优势(图 25-3-4)。但不容忽视 Wallis 组并发症较多，7 例出现脑脊液漏；3 例翻修，1 例因术后持续腰痛 3 个月，2 例因为在同一节段椎间盘再次突出复发；无感染、神经损伤和棘突骨折发生。

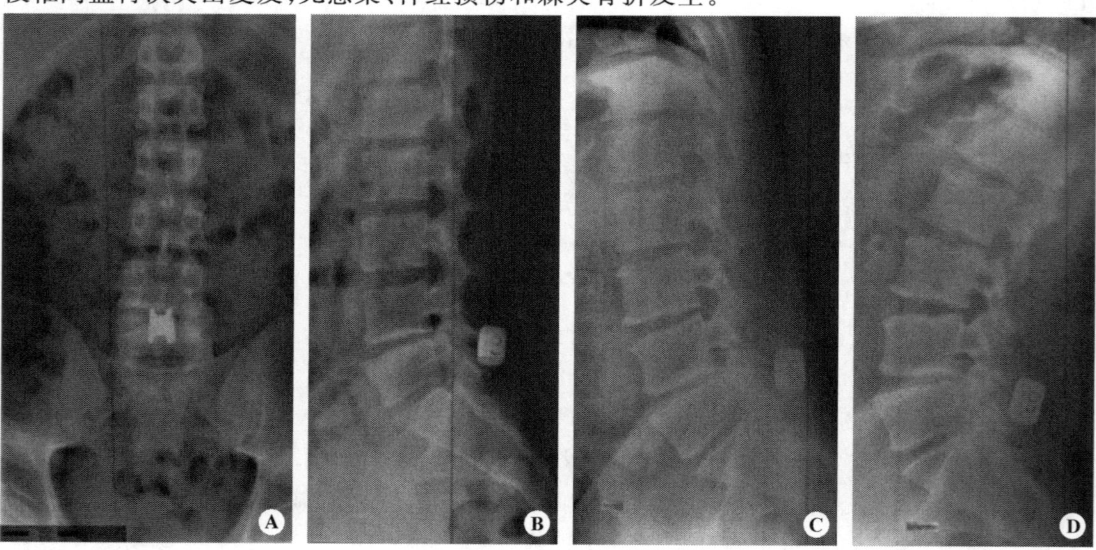

图 25-3-4 Dynesys 临床应用
A、B. 术后 6 日；C、D. 术后 12 年，椎间盘高度维持良好，局部无不稳
引自 J. Senegas 资料.

Boeree 报道了应用 Wallis 系统治疗 260 例腰痛患者的多中心的前瞻性研究结果，其中 92 例为巨大椎间盘突出，70 例为退变的椎间盘疾病(包括 Modic Ⅰ型改变)，34 例为腰椎管狭窄，49 例为椎间盘突出复发，其他为邻近节段椎间盘突出，随访 1 年，JOA、VAS、SF-36、ODI 均较术前有明显改善，3 例(1.2%)发生植入物相关并发症。

Korovessis 等对 Wallis 能否减少邻近节段退变进行了前瞻性对照研究，其纳入标准为腰椎退变疾病，包括椎管狭窄、轻度滑脱、局部前凸丢失、近端 UCLA 关节炎分级≤2 级；排除标准：手术史、严重骨质疏松或 UCLA 关节炎分级>2 级；椎弓根螺钉固定＋近端置入 Wallis(topping off)组 24 例，单独椎弓根螺钉固定组 21 例；随访(54±6)个月，两组术后腰椎前凸角、椎间盘前缘高度与术前比较无明显变化，Wallis 组术后椎间盘后缘高度明显增高，固定组无变化，固定组近端活动范围明显增大，而 Wallis 组有较好的稳定作用。临床评价指标 SF-36、ODI、VAS 两组都较术前有明显改善，末次随访时 Wallis 组较固定组恢复更好。Wallis 组 1 例(4.1%)出现近端邻近节段退变，无需手术干预；固定组出现 6 例(28.6%)，其中 3 例(14%)需要手术干预，其椎间关节 UCLA 关节炎分级为 4 级，表明 Wallis 置入确实能改变邻近节段退变的自然史，能减少其发生率。该组患者近期并发症包括：Wallis 组 1 例、固定组 2 例患者出现脑脊液漏，2 例固定组患者 6～12 天后出现深部感染需要二次手术、冲洗、引流、抗感染。远期随访 Wallis 组及固定组各有 1 例分别在固定节段上端相隔 4、5 个椎体处出现压缩骨折，无明确外伤史，无明显的临床症状。

五、并 发 症

Wallis 并发症与其他腰椎后路手术相比并无特殊，如脑脊液漏等只是手术减压的并发症，而非 Wallis 植入所特有的，由于采用类似人工韧带样结构，其减低了棘突骨折的风险。

Folman 等使用第 2 代 Wallis 器械治疗 37 例椎间盘突出症患者，术后 Oswestry 功能评分、腰腿痛 VAS 评分均较术前有明显改善，但 5 例(13%)患者在 1～9 个月随访中出现椎间盘突出复发，2 例再次行椎间盘切除融合术，表明 Wallis 置入虽能有效改善临床症状，但并不能降低椎间盘切除后再次突出的复发率。原因可能是：①术前纤维环已存在缺损；②Wallis 减少屈曲和旋转活动的作用有限，这使其不能阻止髓核的进一步突出。

第四节 Coflex

一、设 计 理 念

Coflex 原型是由 Jacques Samani 医生在 1994 年设计的棘突间 U 形装置(Interspinous "U ")，最初由法国的 Fixano 公司生产并推向市场，1995 年开始临床使用。2005 年美国 Paradigm Spine 公司最终完善其设计并更名为 Coflex，2006 年 10 月 FDA 批准进行临床试验。

Coflex 结构较为简单，如图 25-4-1 所示。以钛合金为材料，从侧面观系统呈"U"形，在"U"形主结构上下端有 2 个夹状固定结构可以夹紧上、下棘突。Kettler 等对设计加以改进，提出 Coflex Rivet 的概念，进一步强化植入物与棘突的固定效果。

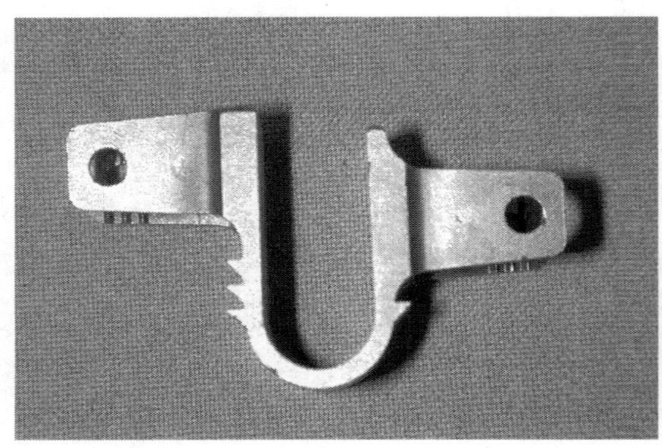
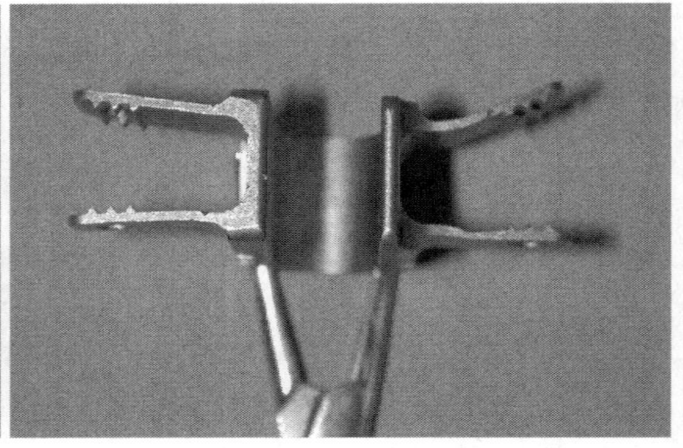

图 25-4-1 Coflex

二、生物力学

Coflex 植入时需移除棘间韧带，其以预压缩模式植入棘突间后，既能维持棘突间高度，又可以在腰椎屈伸活动中对抗上下棘突间的挤压；并且在脊柱后伸位、前屈位时表现为材料本身弹性模量的动态改变，允许轴向旋转与侧弯。Coflex 的作用在于减少关节突的负荷和活动度，从而减少关节突的退变、增生，减少甚至消除因椎间隙减小而导致的神经根管变小变窄，同时能够最大程度地保留棘上韧带。

前述 Wilke 等进行研究表明，Colfex、DIAM、X-Stop、Wallis 植入后相应节段的三维活动度及椎间盘内压力变化等方面具有相似作用。Tsai 等在针对 Coflex 生物力学的体外研究中，使用 8 个成人腰椎标本（L_4～L_5）模拟腰椎活动中的纵向挤压、前屈、后伸、左右侧屈和左右轴向旋转，测试 5 个试件状态的运动节段：①完整；②部分不稳（切除黄韧带、椎间关节囊、双侧椎间关节的下部）；③Coflex 固定；④完全不稳；⑤椎弓根钉棒系统固定。结果显示：①失稳节段 Coflex 固定后无论前屈、后伸或轴向旋转，与完整标本状态相比无明显区别。②在前屈、后伸状态下，Coflex 固定节段仅允许有意义的微动。③与部分失稳或完全失稳相比，Coflex 固定节段的轴向旋转不稳明显减轻。④部分不稳 Coflex 固定后在前屈、后伸和轴向旋转状态下恢复到完整标本的状态。他们认为，Coflex 系统提供一种动态弹性的固定，在前屈、后伸和轴向旋转上可使一个不稳定标本恢复到完整标本状态的程度。

三、手术操作

（一）病例选择

目前推荐 Coflex 的主要适应证为：①影像学证实为中到重度的椎管狭窄，伴神经源性跛行和（或）根性症状分别位于 1～2 个节段；②在稳定的轻度滑脱等情况下 L_1～L_5 区域伴或不伴有下腰痛症状；③腰椎管狭窄症经微创减压后，维持植入节段稳定；④融合后 2 个邻近节段以内。并且推荐了可选择性适应证：椎间盘突出复发所导致的脊柱轴向及旋转不稳，巨大椎间盘突出，防止融合后邻近节段退变，联合用于人工髓核置换及人工椎间盘置换。但在实际临床工作中，其应用范围更为广泛，并且允许在相邻连续节段的棘突间同时使用。

（二）操作步骤(图 25-4-2)

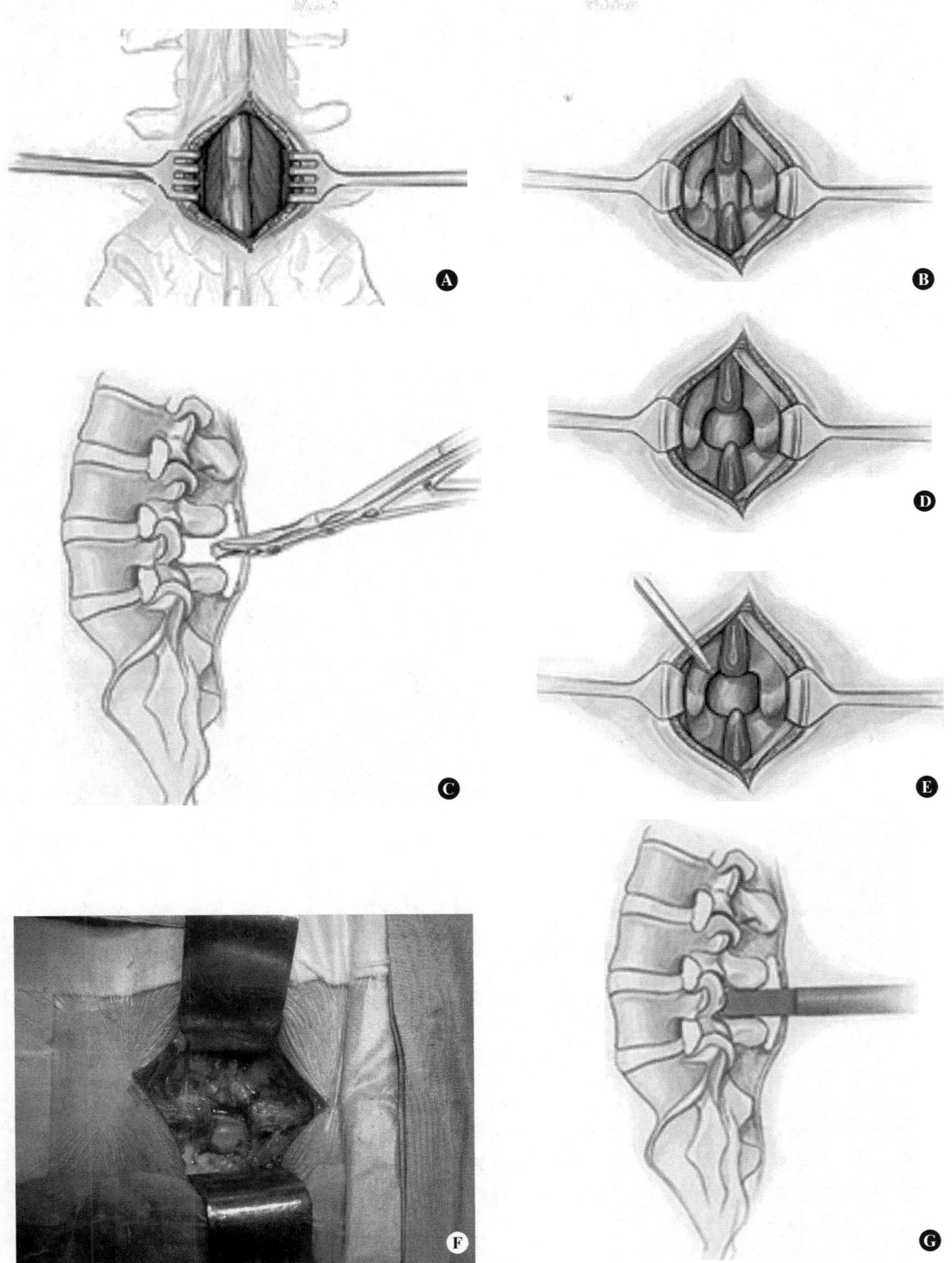

图 25-4-2

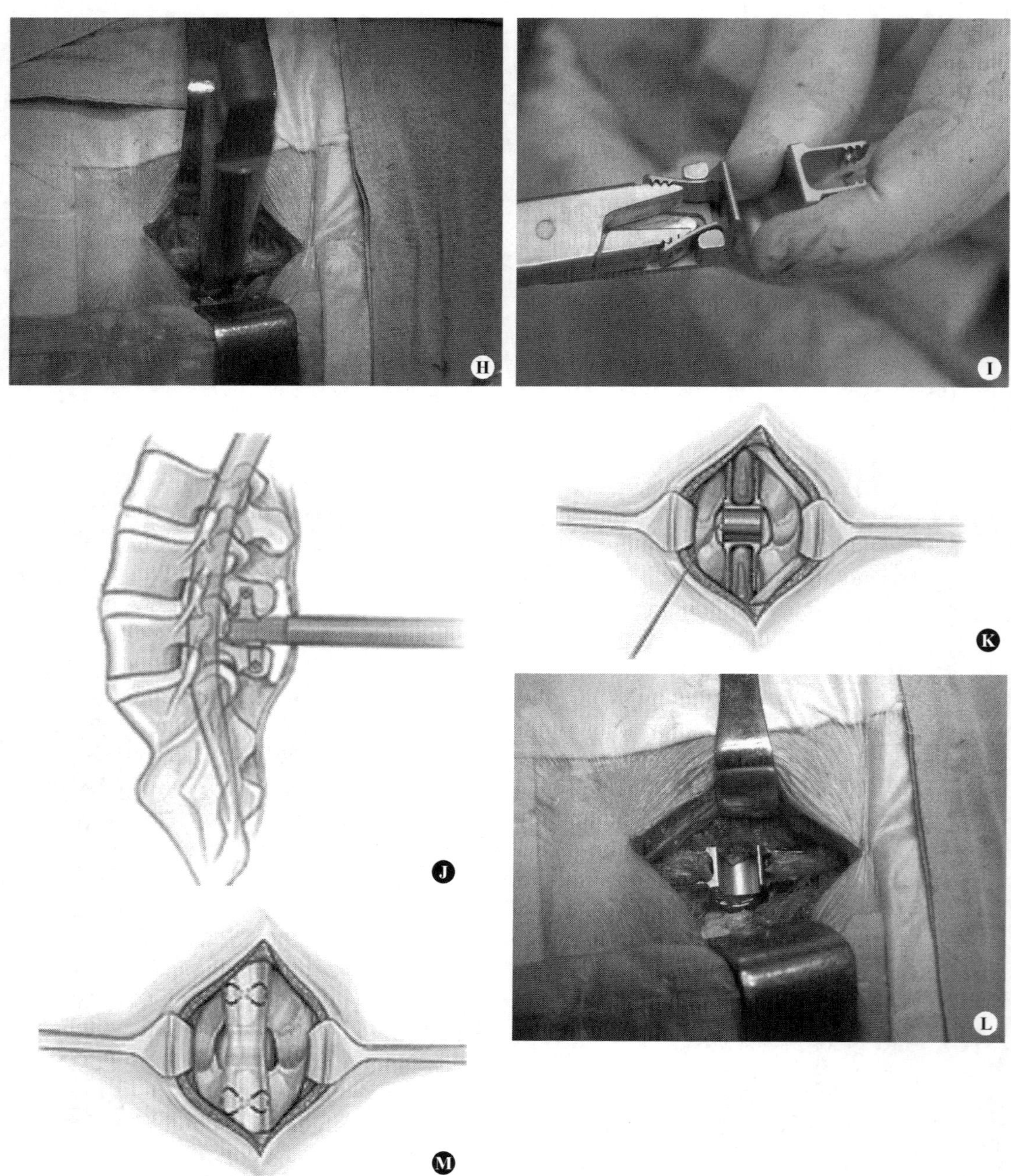

图 25-4-2 Coflex 手术操作步骤(续)

A. 正中切口,锐性分离组织达棘上韧带;B. 骨膜下分离椎旁肌达关节突,分离棘上韧带并牵向一侧;C. 咬除棘突间韧带和棘突增生骨赘;D. 切除黄韧带,清除所有神经压迫;E. 修整部分椎板表面,利于植入更深;F. 减压至硬膜囊,修整棘突骨面;G. 试模器试模;H. 试模松紧度合适;I. 选择合适 Coflex;J. 将 Coflex 置入到位;K. 探查 Coflex 顶端和硬膜囊之间距离合适;L. 夹紧固定夹,完成 Coflex 棘突固定;M. 将棘上韧带原位缝合、重建

引自 Paradigm Spine.

四、临床疗效

临床应用中 Coflex 的短期临床经验与效果得到肯定(图 25-4-3)。Kong 等最早报道了分别应用腰椎棘突间内固定 Coflex 系统和后路腰椎椎间融合术(PLIF) 治疗伴有轻度节段不稳的腰椎管狭窄的临床结果,患者病变均在 L_4～L_5 间隙,PLIF 组 24 例与 Coflex 组 18 例,通过 12 个月的随访,结果显示两组术后腰腿痛 VAS 评分均有改善,但 PLIF 组术后的 L_3～L_4 运动幅度明显大于 Coflex 组。结论认为对伴有轻度节段不稳的腰椎管狭窄患者,棘突间内固定可以替代 PLIF,并且由于术后对相邻节段的应力减少而优于 PLIF。Cabraja 等报道了 Coflex 治疗复发性腰椎小关节疼痛的短中期效果。腰椎小关节综合征的患者行经皮小关节去神经术后再次复发则行 Coflex 棘突间内固定,结果表明 Coflex 显著地改善了复发性腰椎小关节疼痛,短中期效果良好。

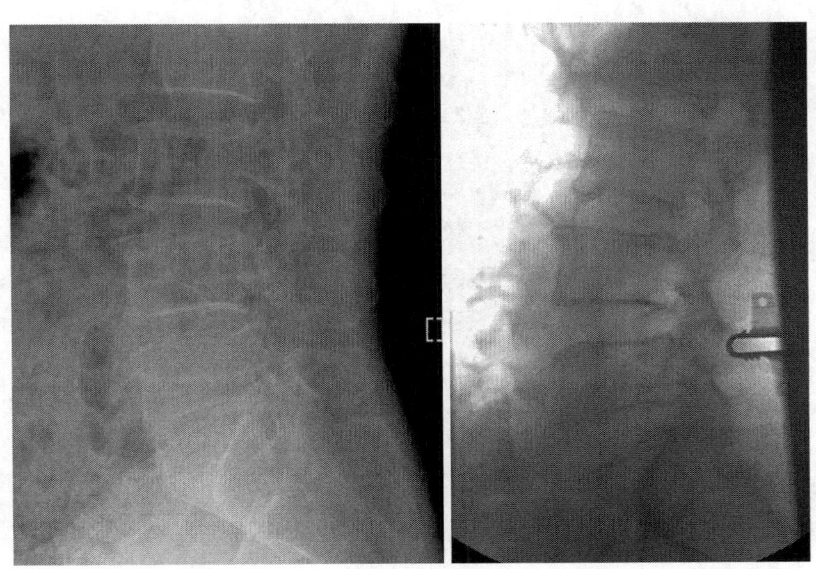

图 25-4-3　Coflex 术后

Rudolf 也得出同样的结论,报告了应用 Coflex 最少 1 年的随访结果。在所研究的 110 例患者(144 个假体) 中,手术适应证为继发性腰椎管狭窄伴或不伴小关节增生,患者的平均年龄为 65 岁。手术前后使用 VAS 及 ODI 评价,结果显示,VAS 评分由术前的平均 7.8 分减少至术后 6 个月时 4.2 分,12 个月及 24 个月时 4.7 分;ODI 评分也从术前的 40%降至术后 6 个月时 28%,12 个月时 25%,24 个月时 25%。超过 83%的患者术后评价为完全满意。我们临床观察也证实术后近期效果较满意(图 25-4-4,图 25-4-5)。

对于 Coflex 中长期的疗效,同样有令人满意的结果。Adelt 等综合了 589 例应用 Coflex 的患者进行了最长达 10 年的随访,其中 75% 的患者下腰痛得到改善,74% 的患者行走距离延长,而腿痛及神经性跛行的改善率达到了 87%;患者的总体满意率高达 89%。

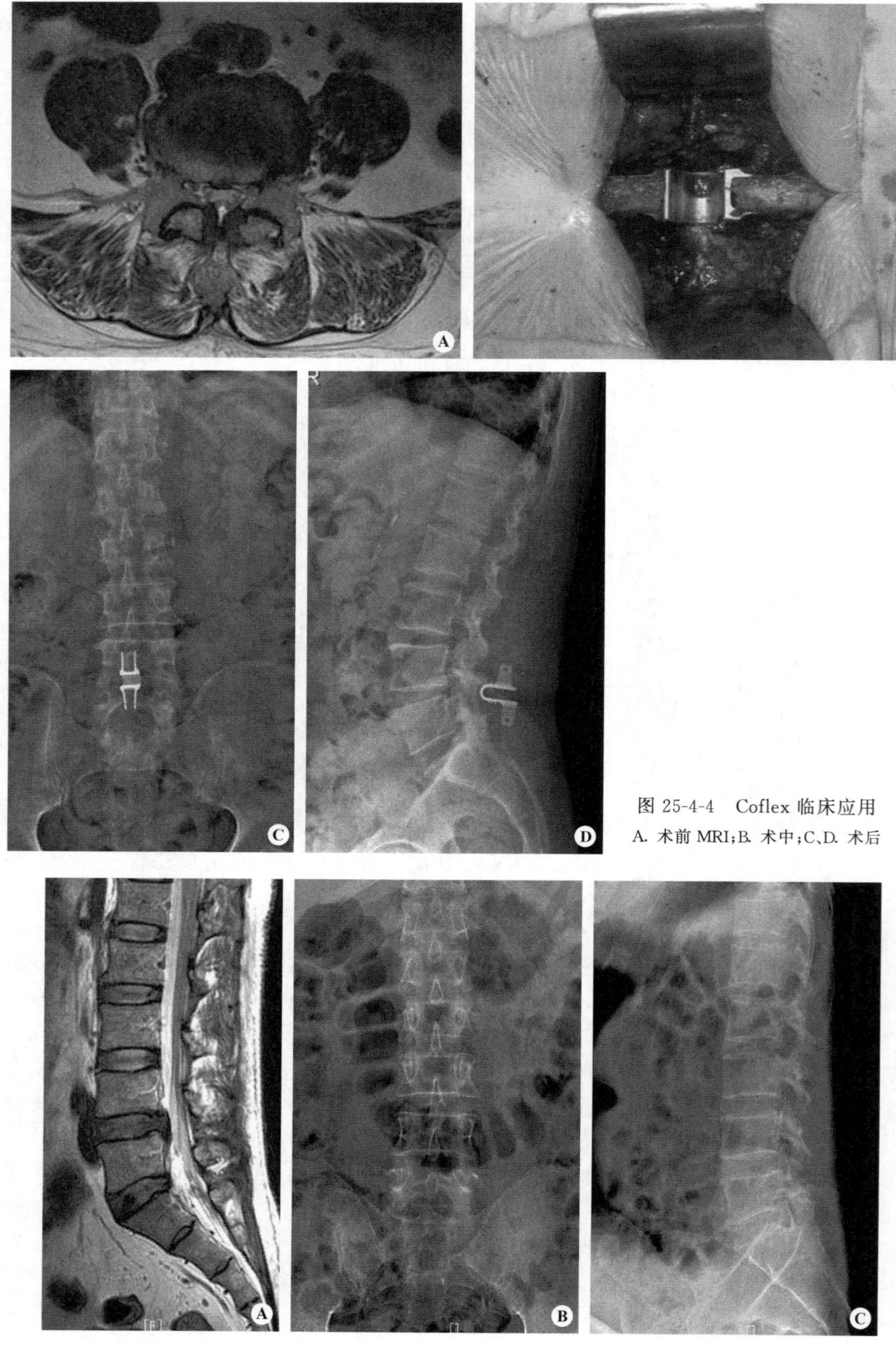

图 25-4-4 Coflex 临床应用

A. 术前 MRI;B. 术中;C、D. 术后

图 25-4-5

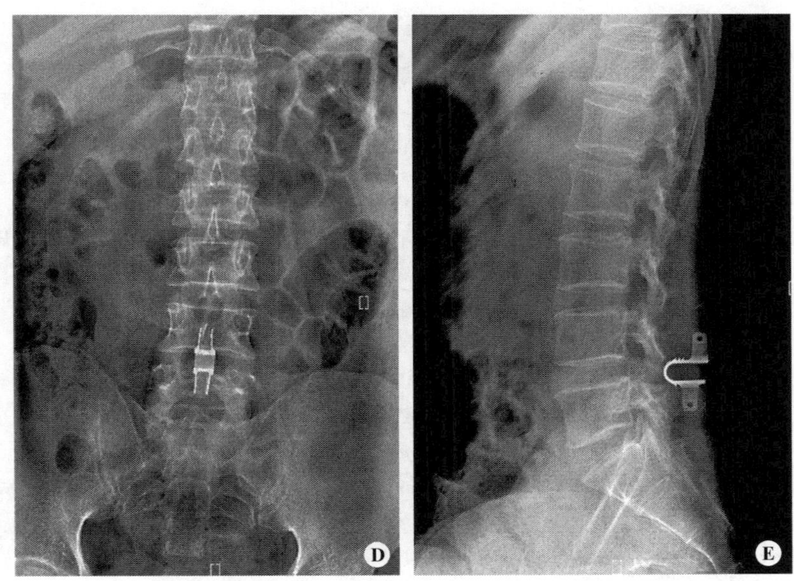

图 25-4-5　Coflex 临床应用(续)

A. L_4～L_5 椎间盘突出;B、C. 术前;D、E. L_4～L_5 髓核摘除,棘突间 Coflex 固定

五、并　发　症

随着 Coflex 应用的扩展,其术后并发症也是不可忽视的,一个潜在的并发症就是棘突骨折。Richter (2010 年)临床研究中,Coflex 组 30 例出现 1 例棘突骨折。Adelt 等报道了 1 例术中植入引起的骨折,但在 209 例随访患者中并未发现棘突骨折。在临床随访中,Adelt 观察到术后骨组织与植入物接触面的重新塑形较为常见,达到 15.4%,并且 1 例患者发生植入物移位(小于 5mm),但均未产生临床症状。Chung 也报道 1 例 Coflex 棘突内固定术后致椎体双侧后关节面骨折。

尽管植入物断裂尚未有报道,但在临床实际工作中有发生植入物断裂的病例,可能与术中采用后凸体位以及选取植入物型号过大有关。

结　　语

20 年来,腰椎棘突间固定术逐渐得到发展和完善,但是应该认识到,棘突间固定术并不是腰椎退变性疾病的终极治疗手段,而是作为保守治疗与融合手术之间的过渡性治疗手段,以尽可能推迟患者实施脊柱融合手术的时间。棘突间固定技术具有一定生物力学优点,且操作简便,易于实现微创化,临床应用已初步证实其有效性和安全性,但尚需要更多的前瞻性的随机对照研究,以确立最佳适应证以及技术的个体化选择。明确适应证尤为重要,对于发明者或者生产厂家推荐的适应证需要审慎对待。其他如节段后凸的影响、双节段或多节段应用、融合相邻部位应用(topping-off)等生物力学方面问题均需要深入研究。

(瞿东滨　龙厚清　江建明)

参考文献

陈宏亮，丁文元．2010．腰椎棘突间非融合技术的研究进展[J]．中国修复重建外科杂志，24(3)：368～373．

陈一衡，徐丁，徐华梓，等．2009．Coflex 棘突间动力内固定装置治疗退行性腰椎管狭窄[J]．中国骨伤，22(12)：902～905．

杜敬曾，齐强，陈仲强．2009．腰椎棘突间撑开系统研究进展[J]．中国脊柱脊髓杂志，19(11)：870～873．

费琦，邱贵兴，王以朋．2008．腰椎棘突间内固定的应用进展[J]．中国骨与关节外科，1(3)：245～250．

顾宏林，詹世强．2010．非融合技术治疗腰椎间盘退行性疾病的临床应用进展[J]．中国骨科临床与基础研究杂志，2(3)：234～237．

郭开今，袁峰，张志明，等．2006．腰椎棘突间区域的应用解剖[J]．江苏医药，32(6)：546～548．

贾建新，杜颋．2009．腰椎棘突及其间隙的应用解剖学研究[J]．包头医学院学报，25(4)：18～20．

李宝俊，丁文元，张英泽．2008．腰椎棘突间固定技术[J]．中国矫形外科杂志，16(9)：670～672．

刘刚，颜连启，郭开今，等．2006．腰椎棘突间区的解剖学参数及临床意义[J]．解剖与临床，11(1)：10～13．

刘先春，蒋国强，卢斌．2010．腰椎非融合技术 Dynesys 系统的应用[J]．中国医药导报，7(17)：10～11．

毛仲轩，江建明，闫慧博，等．2009．腰椎单节段棘突间 Coflex 固定对脊柱三维运动的影响[J]．中国临床解剖学杂志，27(3)：333～336．

王洪立，姜建元．2008．腰椎棘突间分离装置研究进展[J]．中国脊柱脊髓杂志，18(8)：631～634．

王健，瞿东滨．2004．经棘突内固定技术的研究及进展[J]．中国矫形外科杂志，12(10)：777～779．

魏显招，吴大江，贺石生，等．2010．腰椎棘突间内固定临床疗效评价的研究进展[J]．中国矫形外科杂志，18(3)：222～225．

徐丁，徐华梓．2009．腰椎棘突间置入装置的发展现状[J]．脊柱外科杂志，7(2)：113～115．

张志敏，潘兵，卢一生，等．2009．腰椎棘突间动态稳定装置的研究进展[J]．脊柱外科杂志，7(6)：371～374．

Aylott C, Puna R, Robertson AP. 2011. Lumbar spinous process morphology and the influence of age[J]. J Bone Joint Surg, 93B(Suppl 3): 377.

Barbagallo GM, Corbino LA, Olindo G, et al. 2010. The "sandwich phenomenon": a rare complication in adjacent, double-level X-stop surgery. Report of three cases and review of literature[J]. Spine, 35(3): E96～100.

Barbagallo GM, Olindo G, Corbino LA, et al. 2009. Analysis of complications in patients treated with the x-stop interspinous process decompression system: proposal for a novel anatomic scoring system for patient selection and review of the literature[J]. Neurosurgery, 65(1): 111～120.

Bonaldi G. 2010. Minimally invasive dynamic stabilization of the degenerated lumbar spine[J]. Neuroimaging Clin N Am, 20(2): 229～241.

Bono CM, Vaccaro AR. 2007. Interspinous process devices in the lumbar spine[J]. J Spinal Disord Tech, 20(3): 255～261.

Christie SD, Song JK, Fessler RG. 2005. Dynamic interspinous process technology. Spine, 30(16 Suppl): S73～78.

Gunzburg R, Szpalski M, Callary SA, et al. 2009. Effect of a novel interspinous implant on lumbar spinal range of motion [J]. Eur Spine J, 18(5): 696～703.

Heary RF, Madhavan K. 2008. The history of spinal deformity[J]. Neurosurgery, 63(3 Suppl): 5～15.

Herzenberg JE, Coonrad RW, Ross DB, et al. 1988. Spinous process segmental instrumentation for scoliosis[J]. J Spinal Disord, 1(3): 206～210.

Joseph SA, Brando JF, Menkowitz M, et al. 2008. Lumbar spine fusion: types, principles, and outcomes. neurosurg Q, 18(1): 34～44.

Kantelhardt SR, Torok E, Gempt J, et al. 2010. Safety and efficacy of a new percutaneously implantable interspinous process device[J]. Acta Neurochir (Wien), 152(11): 1961～1967.

Kim DH, Tantorski M, Shaw J, et al. 2011. Occult spinous process fractures associated with interspinous process spacers [J]. Spine, 36(16): E1080～1085.

Lazaro BC, Brasiliense LB, Sawa AG, et al. 2010. Biomechanics of a novel minimally invasive lumbar interspinous spacer: effects on kinematics, facet loads, and foramen height[J]. Neurosurgery, 66(3 Suppl Operative): 126～132.

Park SC, Yoon SH, Hong YP, et al. 2009. Minimum 2-year follow-up result of degenerative spinal stenosis treated with interspinous u (coflex). J Korean Neurosurg Soc,46(4): 292～299.

Resnick DK. 2008. Lumbar Interbody Fusion: Current Status. Neurosurg Q,18(2):77～82.

Richards JC,Majumdar S,Lindsey DP,et al. 2005. The treatment mechanism of an interspinous process implant for lumbar neurogenic intermittent claudication. Spine,30(7): 744～749.

Richter A,Schutz C,Hauck M,et al. 2010. Does an interspinous device (Coflex) improve the outcome of decompressive surgery in lumbar spinal stenosis? One-year follow up of a prospective case control study of 60 patients[J]. Eur Spine J, 19(2):283～289.

Shepherd DE,Leahy JC,Mathias KJ,et al. 2000. Spinous process strength[J]. Spine,25(3):319～323.

Shim CS,Park SW,Lee SH,et al. 2008. Biomechanical evaluation of an interspinous stabilizing device,Locker[J]. Spine, 33(22):E820～827.

Smucker JD,Sasso RC. 2006. The evolution of spinal instrumentation for the management of occipital cervical and cervicothoracic junctional injuries[J]. Spine,31(11 Suppl):S44～52,S61.

Sobottke R,Koy T,Rollinghoff M,et al. 2010. Computed tomography measurements of the lumbar spinous processes and interspinous space[J]. Surg Radiol Anat,32(8):731～738.

Songer MN,Spencer DL,Meyer PJ,et al. 1991. The use of sublaminar cables to replace Luque wires[J]. Spine,16(8 Suppl):S418～421.

Steinmetz MP,Rajpal S,Trost G. 2008. Segmental spinal instrumentation in the management of scoliosis[J].Neurosurgery,63(3 Suppl):131～138.

Sénégas J. 2009. Lumbar dynamic stabilization with the Wallis implant[J]. ArgoSpine,21(2):48～56.

Taylor J, Ritland S. 2004. Technical and anatomical considerations for the placement of a posterior interspinous stabilizer. Memphis,TN: Medtronic Sofamor Danek.

Verhoof OJ,Bron JL,Wapstra FH,et al. 2008. High failure rate of the interspinous distraction device (X-Stop) for the treatment of lumbar spinal stenosis caused by degenerative spondylolisthesis[J]. Eur Spine J,17(2):188～192.

Wardlaw D . 2005. Interspinous process implant for treatment of lateral and central spinal stenosis:operative technique and results. In: Kambinp eds. Arthroscopic and Endoscopic Spinal Surgery: Text and Atlash. 2nd edition[M]. Totowa,NJ: Humana Press Inc.

Xia Q,Wang S,Passias PG,et al. 2009. In vivo range of motion of the lumbar spinous processes[J]. Eur Spine J,18(9): 1355～1362.

第二十六章　腰人工椎间盘置换术

第一节　概　　论

一、发 展 历 史

1956 年，Van Steenbrugghe 首次提出椎间盘假体的设计概念并申请了法国专利，他所提出的椎间盘假体为非金属假体，是一个由不同形状的部件组成的复合体，但是他既没有提及如何置入和固定假体，也没有进行任何实验报告，从未应用于实际工作中，故而缺乏了当时的记录。1966 年，Fernstrom 发表一篇关于腰椎间盘摘除术后椎间隙置放不锈钢球的经验报道，此装置被称为 Fernstrom Ball。此假体应用在近 250 例患者中，但随后也报道了术后运动节段的过度活动和明显的假体下沉进入椎体终板的并发症。1970 年，新的人工椎间盘设计概念问世，通过一个多种组成的凹凸表面间关节结构来达到活动保留之目的。此时，新的设计涉及金属结合陶瓷或其他弹性材料附带硅胶等承重材料、橡胶或流体充填的生物膜。一些设计甚至结合了钢球、融合器、钢钉、金属丝网筛、铰链板及弹簧。由于弹簧在生物力学应力疲劳实验的承受性较低，实际应用中显示出很小的可能性。多数设计由球臼关节或滑动板构成，使用螺钉将假体固定在椎体上。但由于材料缺乏耐久性、生物相容性较差（如致癌性）、移植物迁移、疲劳断裂、承重面材料耗损及腰椎后路入路置放假体的困难均造成当时腰椎间盘假体临床应用的失败。然而很多学者不断地尝试发展动态稳定的人工椎间盘假体，使其更符合人体正常的腰椎活动模式。1982 年，德国的 Schellnack 和 Büttner-Janz 设计的 Charité 第一代椎间盘假体问世，开启了腰人工椎间盘置换术临床应用的新时代，也促使人工椎间盘研究进入一个新阶段，无论在材料学、生物力学以及假体设计等方面均取得很大的进步，不同人工椎间盘产品不断涌现。目前，腰人工椎间盘置换术和颈人工椎间盘置换术已经成为获得普遍接受的脊柱外科技术。

二、人工全椎间盘的设计原则

尽管对椎间盘压缩、屈伸、旋转强度和刚度等力学特性的研究已十分透彻，但由于椎间盘结构和功能的复杂性，设计一种完全模仿正常椎间盘的力学特性，保留其灵活性和持久性的人工全椎间盘目前还不可能。只能在材料、力学、功能等方面尽可能地接近于正常椎间盘。ADR 的目的是：①恢复椎间盘高度，从而恢复椎管容积，使神经根能充分活动；②恢复局部解剖性前凸和局部力学特性；③恢复后方的预负荷状态，重新调控与后方小关节运动相关联的前凸角。椎间盘假体应当通过恢复局部受力从而获得局部生物力学的平衡。因此，人工全椎间盘的设计应遵循以下原则。

（一）耐受性

脊柱手术存在一定的危险性，所以椎间盘假体在受者体内应终生存在。目前因下腰痛接受脊柱融合术的患者年龄大多数在35～55岁，因此，人工全椎间盘的使用寿命应超过40年。大致推测一年中腰椎椎间关节载荷状态下循环运动的次数和幅度，假定一个人每年行走2×10^6步，125 000次弯腰（屈曲和伸直），忽略不计6×10^6次呼吸。保守估计脊柱40年中平均活动次数为85×10^6次，据此提出人工椎间盘假体及其材料体外测试需超过100×10^6次，方能应用于人体。这个参数是已知的任何骨科内植物长期磨损和疲劳实验参数的6.5倍。

（二）材料

由于植入体内的人工全椎间盘要持久代替正常椎间盘的功能，制作人工全椎间盘的材料除了要具有良好的生物相容性外，组成假体的各部件之间运动产生的磨屑大小是需要特别关注的。磨屑在体内会引起局部组织反应。因此，应选择相互接触面低摩擦的材料。如果材料的其他方面相同，假体的表面积越大产生的腐蚀越大。应用不同的金属材料产生电腐蚀亦需关注。考虑到材料的抗疲劳强度最为重要。应用特殊材料将增加材料测试的时间和另外的花费。因此，如果可能的话，应用常规材料（美国材料测试标准）可缩短设计时间。

（三）几何学

椎间盘假体能够置入椎间隙是基本要求。可通过不同的途径得到椎间盘和椎体的参数，这些参数可通过查阅文献、术中测量、CT扫描数据、尸体脊柱标本的直接测量获得。对恢复并长期维持椎间盘高度和关节突关节的正常载荷非常重要。

（四）运动学

正常腰椎最基本的运动是屈、伸运动。不同的研究使用了体内尸体解剖材料和影像学测量，对腰椎各单独节段活动范围的具体值出现了分歧。但有一个共识即在脊柱的不同节段存在相对量的活动度。来自White、Panjabi和众多其他的研究指出：大约80%的压力负荷施加在腰椎前柱，当屈伸活动时，每一个上胸椎运动节段存在大约4°、中胸椎大约6°、两个下胸椎大约12°活动范围。屈伸活动范围逐渐在腰椎节段提高，至腰骶节段最高可达20°。当侧屈活动时，在下胸椎节段可达到8°～9°。每一腰椎节段存在6°，而腰骶节段仅存在3°。当旋转活动时，最大的活动范围在上胸椎节段为9°，旋转活动范围向尾侧逐渐降低，腰椎节段存在2°，但腰骶节段存在5°。长期以来研究者更为关注的是，如果在腰椎一个节段的活动范围出现降低甚至丢失，是否相关力学负荷会转移至邻近节段，继而提高邻近节段的活动范围，加大相应承重载荷。Pearcy报道，腰椎L_4/L_5活动范围为屈13°，伸3°，左、右侧弯各3°，轴向旋转0°～1°。原林等测量国人得到的数据与Pearcy的结果大致相似。人工椎间盘置入后，至少应能维持脊柱的屈伸运动。正常腰椎活动时瞬间旋转轴位于椎间盘的后部，因此人工椎间盘假体应保持其瞬间旋转轴与正常时一致。

（五）动力学

人工椎间盘应能恢复正常椎间关节的动力学，这是邻近椎体间准确传导负荷的前提。

理想的人工椎间盘在轴向压缩及各个面上旋转运动的刚度,应与正常椎间盘的刚度完全相同,但在目前条件下还达不到这一点。然而,至少要使矢状面屈伸时的刚度与正常椎间盘刚度保持一致,这是设计时应优先考虑的。另外,调整矢状面的刚度平衡点或建立静态直立体位下的平衡点非常重要。如果植入物不能将生理载荷准确地传导至邻近组织,则其周围组织必然发生损伤性反应。当压力小于生理载荷时,将发生骨质吸收;若大于生理载荷,则可能出现骨移位。即使人工椎间盘与正常椎间盘的刚度一致,金属与骨界面间的异常刚度也可导致异常的组织反应。正常情况下,脊柱的轴向旋转受椎间盘和后部的关节突关节共同制约。如果人工椎间盘不能对轴向旋转加以限制,那么对旋转的抵抗力将全部由关节突关节提供,这无疑将加速小关节的退变。人工椎间盘如果同正常椎间盘一样能对脊柱的轴向旋转运动加以限制,则可避免关节突关节的载荷过大。

(六) 限制运动

正常椎间盘既可允许椎间关节运动,又能够限制椎间关节的运动。因此,人工椎间盘应该在可限制的范围内运动。理想的人工椎间盘的设计应该是允许椎间关节具有正常椎间盘的运动范围而且运动是自由的。

腰椎节段运动中,关节突关节提供了第二个负重传递和稳定功能的作用。关节突关节在各脊柱区域不同的解剖特点决定了其特异的生物力学功能。腰椎关节突关节呈略微前倾,大约位于矢状和冠状面之间的中部。当腰椎后伸时,关节突关节抵抗过度后伸,同时承受高应力载荷,相反,当腰椎前屈时,关节突关节承受最小载荷,前剪力载荷提高关节突关节压力,后剪力载荷时关节突关节无负重,但后部韧带复合体(棘上韧带、棘间韧带、关节突关节囊)抵抗后方移位并承受张应力载荷。若干生物力学研究指出腰椎负重时关节突关节囊承受了较高的牵张力。Shirazi-Adl 指出,当腰椎后伸 2°～5.6°时,关节突关节承担同节段运动 30%的负重,而在关节突关节退变的患者中关节突关节承重力将提高至 47%。Adams 等指出腰椎轻微屈曲可以减轻关节突关节和同节段椎间盘后纤维环的压应力。若关节突关节退变或完全切除,在腰椎轴向旋转和屈曲运动时,该节段不稳定而发生较大的纵向移位并加速椎间盘的退变。大约 80%的压力载荷施加在腰椎前柱,而剩余应力载荷被传递至相对应的关节突关节。此时若有椎间盘的退变、间盘间隙高度的丢失或矢状力线改变均会导致较大载荷传递至关节突关节。关节突关节承受载荷具有实际临床意义,即腰椎关节突关节是腰痛的来源之一。

(七) 固定

通常包括早期即刻固定和长期固定两种。术后早期的即刻固定多采用机械固定,如通过齿、钩、刺、突起等与周围骨质嵌合,设计中通过一侧翼伸出椎间隙,用螺钉固定于上下椎体,以期获得早期固定。螺钉的固定作用时间不超过 6 周,这种压配式固定虽然在短期内有效但在张力性载荷下远远不够。长期的固定最终需依靠骨质长入人工假体而获得。因此要求人工椎间盘与椎体的界面粗糙或为多孔的表面,在 6 周内无或小幅度的运动,以利于骨组织长入假体的多孔表面内,最终取得牢固的长期固定。

如 Charite 人工椎间盘假体的盖板表面涂层共分为 3 层。前 2 层由纯钛制作:第 1 层为钴铬终板和表面涂层之间提供强有力的连接,第 2 层是等离子喷涂的钛,它能提供理想的直径为 75～300μm 的微孔。第 3 层的成分是磷酸钙，它通过电化学过程施加于钛的表面，并具有以下特点：①涂层厚度为 10～25μm；②保持了原有的钛表层的开放式蜂房结构；③强大的机械性能，这对于承受假体植入过程中产生的强大压力是很必要的。这种开放性的蜂房式多孔结构为骨细胞的长入提供了良好基础。具有生物活性的钙磷表层加速了成骨细胞与其表面的接触过程，同时也避免了结缔组织长入假体。

（八）破坏时的安全性

人工椎间盘设计时还应考虑到其整体或各个组成部分一旦被破坏，不会发生严重变形或移位，应能维持整体外形，不致损伤椎体、周围神经组织、大血管等重要结构。因此，任何假体应用于临床之前都要经过严格的破坏性测试。在设计的早期阶段和投产前应用各种模式对假体加以破坏，以评估不同活动方式对假体破坏的后果。

三、主要类型

（一）Charité 腰椎人工间盘假体（DePuy Spine）

1982 年，在德国柏林 Charité 医院的 Schellnack 和 Büttner-Janz 设计的 Charité 第 1 代椎间盘假体问世。在四肢关节置换的低摩擦理念基础上，假体属于非受限活动模式，金属和聚酯材料结合的关节表面结构。由两个高度磨光的不锈钢金属终板带有 11 个固定作用的金属齿和位于中间的超高分子质量的聚酯滑动核在椎间盘纤维环限制下来模仿间盘髓核运动模式，1984 年 9 月于德国柏林 Charité 医院在临床上正式应用。1985 年，由于假体发生轴向迁移，故在 Charité 第 1 代设计的基础上添加两侧金属翼，将假体金属终板尺寸增大而改善椎体骨性终板对假体的支撑，进而对抗假体在骨性终板上的下沉和迁移。此时该假体被称为 SB Charité 第 2 代。Charité Ⅰ型和Ⅱ型假体（图 26-1-1）均由前民主德国制造，应用范围仅限于 Charité 医院。由于 CharitéⅡ型假体临床应用中出现盖板断裂，并缺乏合适的假体置入器械等原因，该设计者与 LINK 公司合作对人工椎间盘假体进行改进。假体被设计为钴铬铸造合金构成的金属终板结合超高分子质量的聚酯滑动核，在上下金属终板表面覆以钛金属和羟磷灰石涂层来增强与椎体骨性终板的结合来达到长期的稳定性。1987 年，CharitéⅢ型椎间盘假体（图 26-1-2）开始投入生产，并在欧洲广泛应用，且成为最早进入美国食品与药物管理局（FDA）临床实验研究的腰椎人工间盘假体。CharitéⅢ型腰椎人工间盘假体于 2004 年获得美国食品与药物管理局（FDA）正式批准允许在临床应用于 L_4～L_5 或 L_5～S_1 单节段椎间盘退变患者。

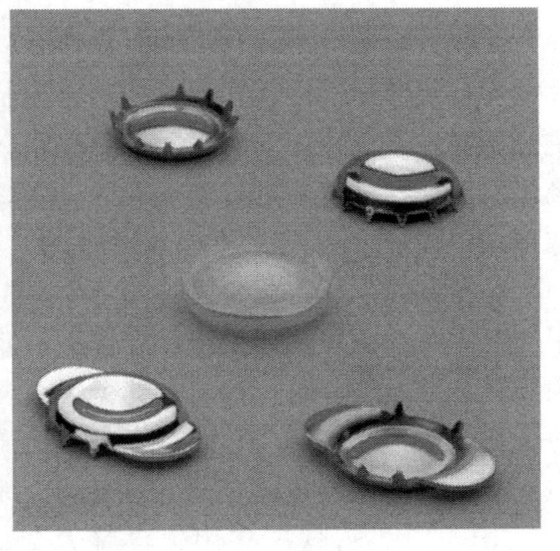

图 26-1-1　CharitéⅠ＋Ⅱ型人工椎间盘假体

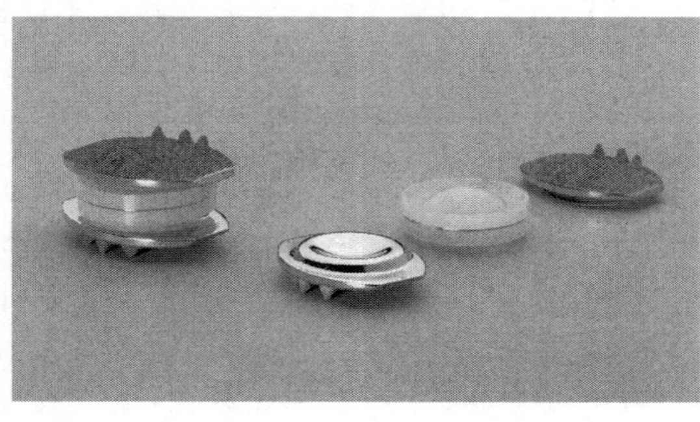
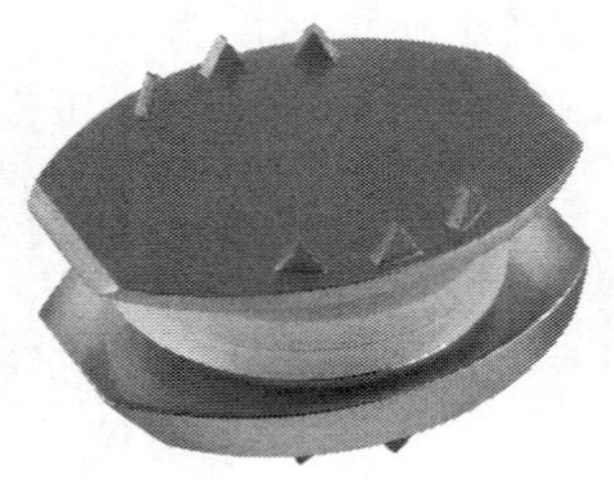

图 26-1-2 CharitéⅢ型腰椎人工间盘假体

（二）Prodisc L 腰椎人工间盘假体(Synthes)

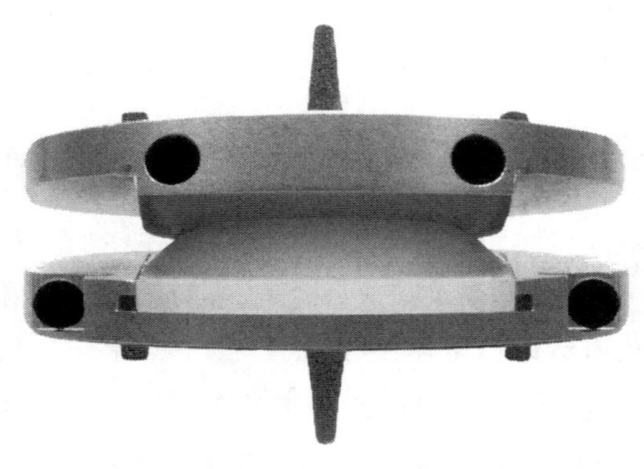

图 26-1-3 Prodisc® 人工椎间盘假体

1980 年后期，法国医生 Thierry Marnay 完成了 Prodisc L 腰椎人工间盘假体设计的实验研究；1994 年，Thierry Marnay 在法国蒙彼利埃应用第一例 Prodics L 腰椎人工间盘假体。此后 3 年间，64 例患者接受了 Prodics L 腰椎人工间盘假体置换。该假体在临床应用的范围仅次于 Charité Ⅲ型椎间盘假体。

与 Charité Ⅲ型椎间盘假体一样，Prodics L 腰椎人工间盘假体(图 26-1-3)也是组合式假体，由三部分组成：钴铬钼合金的上下金属终板(盖板)和中间的上端单方向凸起形状的超高分子聚酯核。中间的聚酯核以弹簧锁扣的机制镶嵌在下终板内，以保证聚酯核的稳定性。上下金属终板双侧有四个金属齿插入上下椎体内以保证假体在椎体内的即刻稳定。上下盖板的表面喷涂钛浆，以利于骨组织的长入，获得永久性固定。该人工间盘假体为半受限活动模式，旋转中心位于椎间隙后方。聚乙烯核与上盖板之间产生运动。这种连接方式的假体可以围绕一个单一的旋转中心做 3 个方向的旋转运动，没有平移，这样在 3 个平移方向上会产生剪切应力。如果单纯的水平移位作用于上盖板(旋转运动为零)，则在上盖板与髓核界面之间会产生正常的作用力，方向朝向球体的中心。因此，这一作用力没有力臂，不会使旋转中心移动，并以对称形式向下盖板传导，使得处于平衡状态的髓核承受下位椎体与假体间的剪切力。此种人工间盘假体共有三种高度，分别是 10mm、12mm 和 14mm。假体本身设计有前凸角，分别为 6°、11°。

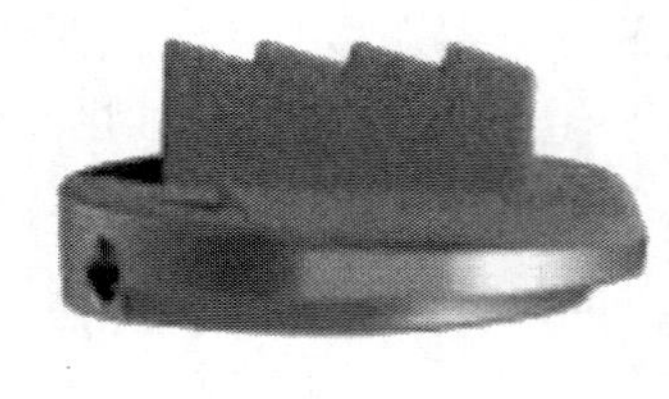
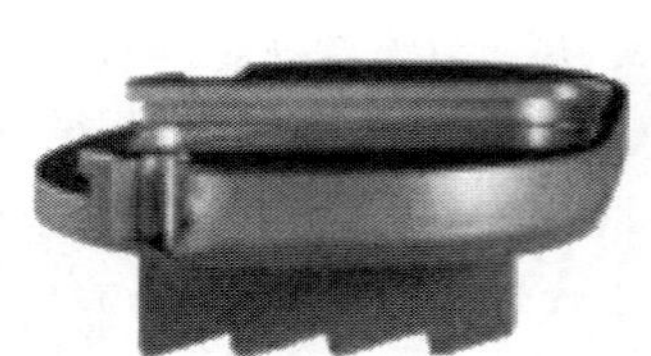

图 26-1-4 第 2 代 Prodisc L 腰椎人工间盘假体

1999 年，Prodisc L 上下金属终板双侧原有的四个金属齿改为中央单侧上下两个金属齿，此时被称为第 2 代 Prodisc L 腰椎人工间盘假体(图 26-1-4)。德国医生 Rudolf Bertagnoli、Michael Mayer 和比利时医生 Luc De Waele 等相继应用在临床中。该假体于 2006 年获得美国食品与药物管理局(FDA)正式批准临床应用于 L_4～L_5 或 L_5～S_1 单节段椎间盘退变患者。

(三) Maverick 腰椎人工间盘假体(Medtronic)

Maverick 腰椎人工间盘假体(图 26-1-5)于 2001 年由四名欧美脊柱外科医生设计而成,该假体属于半限制活动模式,金属与金属组成的关节表面结构,外观呈球臼关节外形,由钴铬铸造合金构成的金属终板组成,金属终板上下中央分别有两个金属齿插入上下椎体内以保证假体在椎体内的即刻稳定,金属终板表面覆以羟磷灰石涂层来促成骨在金属终板内的向内生长,而与上下椎体骨性终板的融合保证假体的长期稳定性。2002 年,第一例 Maverick 腰椎人工间盘假体应用于临床中,当年 Medtronic 规模性生产 Maverick 腰椎人工间盘假体,并在德国、法国、比利时相继应用在临床治疗腰椎间盘退行性疾病(图 26-1-6)。但在欧洲早期应用中,由于金属终板上下中央两个金属齿的高度较高,尤其在相邻两个节段置换时易发生椎体骨折的风险。2003 年,Medtronic 对该假体进行了修改,降低了上下金属终板中央两个金属齿的高度以避免发生椎体骨折的风险。此时,假体出现两种类型,以腰椎前路入路方式置换的称为 A-MAV,以腰椎侧方入路方式置换的称为 O-MAV。但主要应用范围在欧洲地区。2004 年,该假体进入美国食品与药物管理局(FDA)临床实验研究。

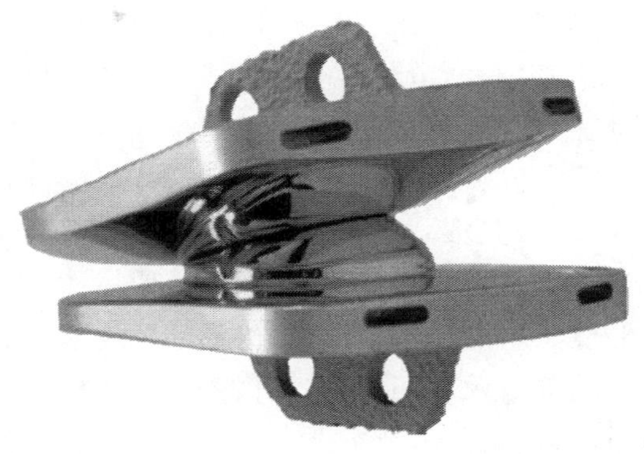

图 26-1-5　Maverick 腰椎人工间盘假体(A-MAV)

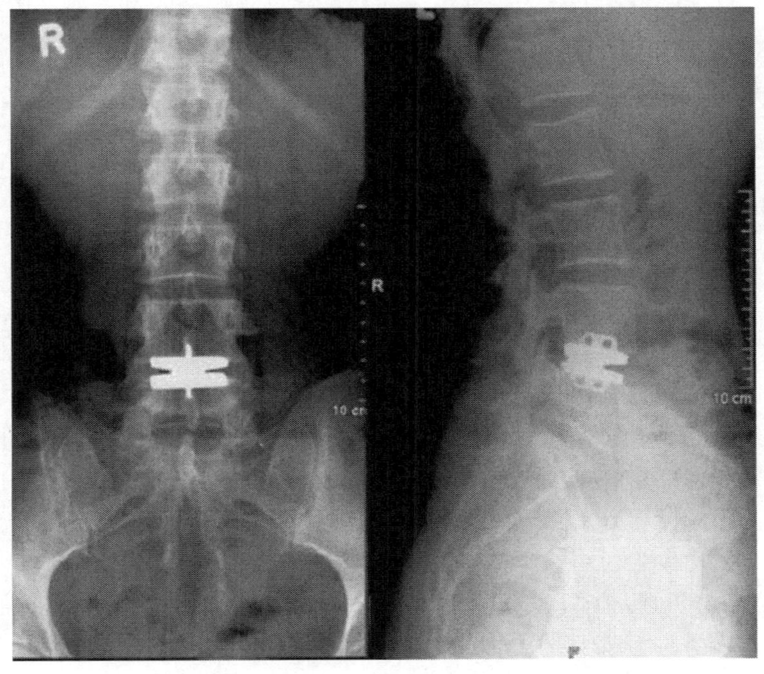

图 26-1-6　Maverick 腰椎人工间盘假体应用

第二节 生物力学

腰椎人工间盘置换的生物力学有很大一部分借鉴了四肢髋膝关节置换的理念，类似髋膝关节炎去除致痛的关节软骨，去除致痛退变椎间盘。节段运动保留可以降低或延迟邻近节段退变发生，节段椎间盘置换后能调节腰椎矢状力线而顺应生物力学功能要求。由于椎间盘置换仅保留前柱运动，故而椎间盘退变伴有中度或重度关节突关节退变是椎间盘置换的禁忌证。此外，理想的椎间盘假体能够解除椎间盘来源的腰痛，并能替代椎间盘的生理特性需要，满足下列生物力学的要求：①至少 30 年或更长时间内能够承受生理循环载荷，且无力学性或材料耗损导致的失败；②假体的动力学不能导致或加重置换节段关节突关节进行性退变；③假体需保持合理的活动范围来降低邻近节段退变；④假体终板与椎体骨性终板的融合可靠且尺寸匹配，避免假体下沉和松脱。置换退变的椎间盘并去除了椎间盘来源的疼痛后，同节段的关节突关节便成为影响椎间盘置换远期效果的重要因素。腰椎正常的三关节复合体结构由椎间关节和后部的两个关节突关节构成，允许腰椎不同程度的前屈后伸、左右侧屈及左右的轴向旋转，人工腰椎间盘假体旨在模仿以上几种生理活动范围。

理想状态下，在 6 个正常生理活动模式下，椎间盘置换需能允许完整的活动范围且在生理活动模式不同要求下的较弱运动、正常运动、高度运动，如腰椎前屈后伸、左右侧屈、左右轴向旋转。对于椎间盘置换，生物力学活动模式的制约被定义为椎间运动的前后或侧方移动的限制。依照生物力学活动模式，现有人工腰椎间盘假体可分为三类：①在某种活动方式下假体活动允许超出生理活动范围，且无力学制约称为无限制型假体（unconstrained）；②在某几种活动模式下假体活动在生理活动范围内不受限制，而制约其他活动模式下活动范围称为半限制型假体（semi-constrained）；③所有含有力学限制的假体活动被制约在单一活动模式下的生理活动范围内称为限制型假体（constrained）。目前临床应用中，Charite 是无限制型假体，既有前屈后伸、侧屈，又允许一定量的前后移动。Prodisc L 和 Maverick 是典型的半限制型假体，允许前屈后伸、侧屈但限制前后移动。需要指出的是，不能机械地使用这种人工腰椎间盘假体生物力学的分类去判断人工腰椎间盘假体的正负面，椎间盘置换成功取决于：完全去除病变椎间盘组织、合理重建椎间隙高度、保留有质量的活动范围。正确利用假体均能起到这样的作用。

人工椎间盘假体在生物力学活动模式的限制度极大地影响着同节段的关节突关节活动。总体上讲，腰椎后伸加重关节突关节载荷，而前屈则卸载关节突关节载荷。椎间运动向前滑移趋于加重关节突关节载荷，向后滑移卸载关节突关节载荷。对于降低邻近节段应力，固然保留腰椎前屈后伸运动很重要，腰椎的屈伸、旋转、前后滑移活动模式的相互作用同样影响着关节突关节甚至椎间运动活动质量。其次，人工椎间盘生物力学属性很大程度上取决于瞬时旋转轴（IAR）或是旋转中心（center of rotation，COR）的位置和假体内关节结构模式的曲率半径。相对后置的 IAR 能较好地接近正常生理活动模式且产生较大的活动范围。假体内球臼关节结构模式的曲率半径较大则会产生一定量的旋转活动。假设承重表面接合存在，限制运动模式下的人工椎间盘摆动着运动节段旋转弧。而由假体摆动的旋转弧遇到来自后柱解剖结构的阻力越大，产生的活动受限就越多。目前为止，没有一种椎间盘假体的设计能够完全复制正常椎间盘生理功能，椎间盘置换后假体的理想运动模式也随着不同的置换节段和不同的患者之间存在个体差异。而将来新的间盘假体设计应该具有匹配腰椎运动单位由椎间盘、两个关节突关节构成的三关节结构的生物力学模式。

第三节　手术操作

一、病例选择

（一）手术适应证

1. 年龄　男、女性别无限制，年龄为18～60岁，最佳年龄＜50岁，精神状态评估正常。

2. 症状　临床症状主要为慢性腰椎间盘源性退变引起的1年以上的腰痛，可伴有放射痛至腹股沟区、臀部及大腿。坐位及站立位时加重。腰椎间盘置换术可以针对椎间盘退变症候群终极病程，而不是最初症状出现的处理手段。所有患者须经至少6个月的非手术保守治疗且无效，包括物理治疗，关节突关节注射封闭、硬膜外皮质类固醇注射治疗、针灸、腰部训练、行为改善、超声治疗、抗炎止痛药物应用、椎旁肌松解、腰骶椎稳定化治疗、腰椎支具应用及其他非手术降低力学性腰部失能的各种尝试。

3. 影像学改变　正位X线片提示无脊柱侧凸畸形，侧位X线片提示椎间高度丢失＞0.3 cm，前屈后伸位X线片显示无明显节段不稳定，并保持一定的活动范围（ROM）。CT三维血管造影显示腹部血管无畸形及变异，血管无明显钙化及硬化。MRI T_2 加权影像显示退变间盘呈低信号，即黑间盘影像，常伴有椎体的ModicⅠ度或Ⅱ度改变。有时伴椎体前或后缘骨赘。在多于单节段的置换中，McAfee及其他作者提出使用间盘造影以确定责任间盘（主要致痛）的必要性。但本文认为由于间盘造影具有较高假阳性率、主观性及椎间隙感染、诱发椎间盘突出等相关并发症，所以更倾向于依赖临床查体结合MR检查。若使用椎间盘造影作为检查手段，所有患者须接受由手术组之外的放射学或麻醉医师操作的疼痛诱发椎间盘造影。阳性椎间盘造影须证实可复制与患者复制相一致的疼痛，而且至少有一个对照节段不能诱发与患者相一致的疼痛。

4. 骨密度测量　正常，尤其在女性患者中尤为重要，如孕后及卵巢切除术后的患者。

5. 体重　患者的体重及身体承重评估在正常范围内。

（二）手术禁忌证

1. 临床症状　具有神经根卡压的客观证据，游离的腰椎间盘突出症，直腿抬高试验出现膝以下放射痛，椎管狭窄所致的腰痛。单纯腰椎关节突关节诱发的疼痛。

2. 影像学检查　X线片提示骨质病变，脊柱肿瘤，脊柱侧凸畸形，脊柱骨折或骨折术后，腰椎滑脱，腰椎后柱结构缺如。退变间隙的高度＜0.4cm，该节段无活动范围（ROM）。游离型的腰椎间盘突出，中央椎管或神经根管狭窄。MR T_2 加权影像显示间盘源性退变的黑间盘影像，但伴有椎体的ModicⅢ度改变。或伴有巨大的椎体前缘或后缘骨赘。严重的腰椎关节突关节退变。

3. 骨量减少和骨质疏松患者

4. 其他　过度肥胖，如身体指数测量超过一个标准偏差。相对肥胖或伴有腹部手术史的患者考虑为相对禁忌证，取决于术者的前路暴露和腹部血管修复能力。

（三）具体病例选择

分理想状态及可接受状态两种情况考虑，但在特殊情况下也可扩大患者的范围。作为基本条件主要是以下三点：①病变椎间隙变窄，但残存椎间隙高于 0.4cm；②MR T_2加权出现黑间盘现象和 Modic Ⅰ 度或 Ⅱ 度改变；③患者经 6 个月保守治疗无效者。并需排除：单发的腰椎关节突疾病，腰椎中央管狭窄，骨质疏松，腰椎矢状面或冠状面畸形，腰椎后柱成分的缺失及游离型腰椎间盘突出症等疾患。

1. 理想状态 ①单节段的腰椎间盘源性退变，伴 Modic Ⅰ 度改变；②伴有大的中央型间盘突出；③腰椎间盘退变，Pfirrmann MR 分类的Ⅲ度（间盘结构非均匀分布，中等强度灰信号，模糊的髓核和纤维环边界，椎间隙高度正常或轻度降低）和Ⅳ度（间盘结构非均匀分布，中等至低信号，髓核和纤维环边界消失，椎间隙高度正常至中等降低）。腰部椎旁肌退变程度，Goutallier 肌肉退变分类的Ⅰ度（肌肉内无脂肪浸润）。Weishaupt 关节突关节退变分类的 0 度（正常关节突间隙 2～4mm）。④无任何腰部及腹部手术史。

2. 可接受状态 ①双节段的腰椎间盘源性退变，有或无椎间盘突出，Modic Ⅱ 度改变；②无椎板切除的单纯间盘摘除手术史并有残留症状，无明显关节突关节的改变。

3. 扩大化的患者选择 ①邻近节段融合术后，如 $L_4 \sim L_5$ 间盘源性退变伴有 $L_5 \sim S_1$ 的融合术后；②轻度退行性脊柱侧弯，但 Cobb 角$<15°$；③轻度的腰椎后滑脱。

二、操作步骤

以 Charite Ⅲ 型为例介绍腰人工椎间盘置换术的基本步骤（图 26-3-1）。

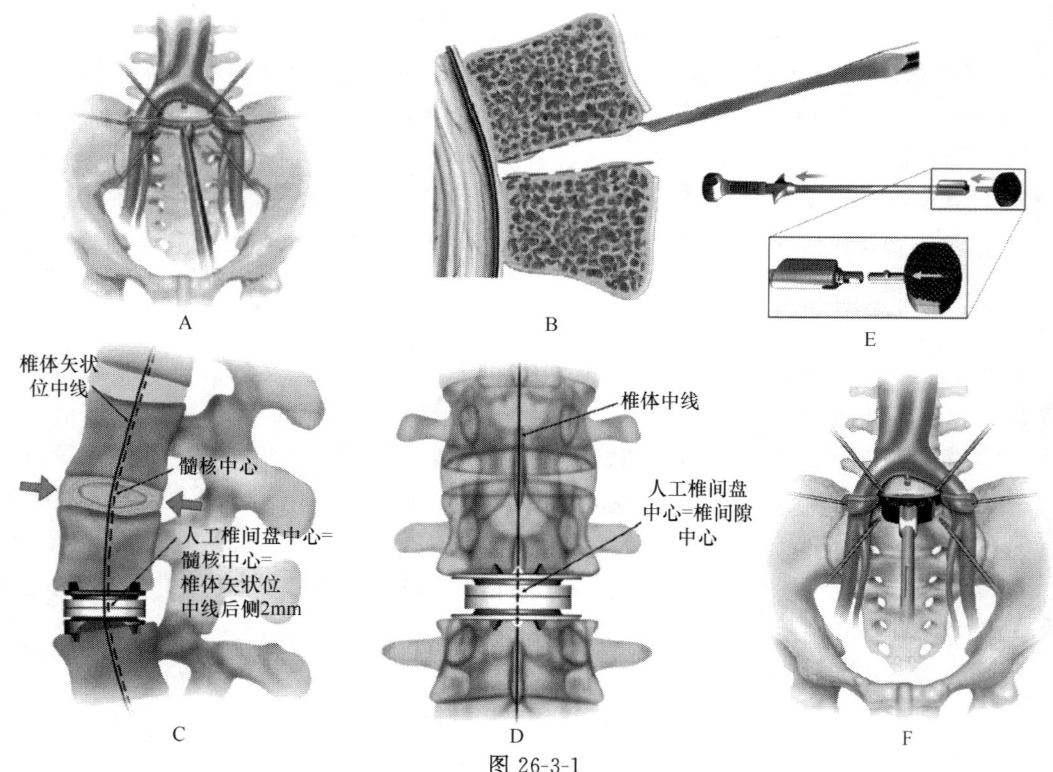

图 26-3-1

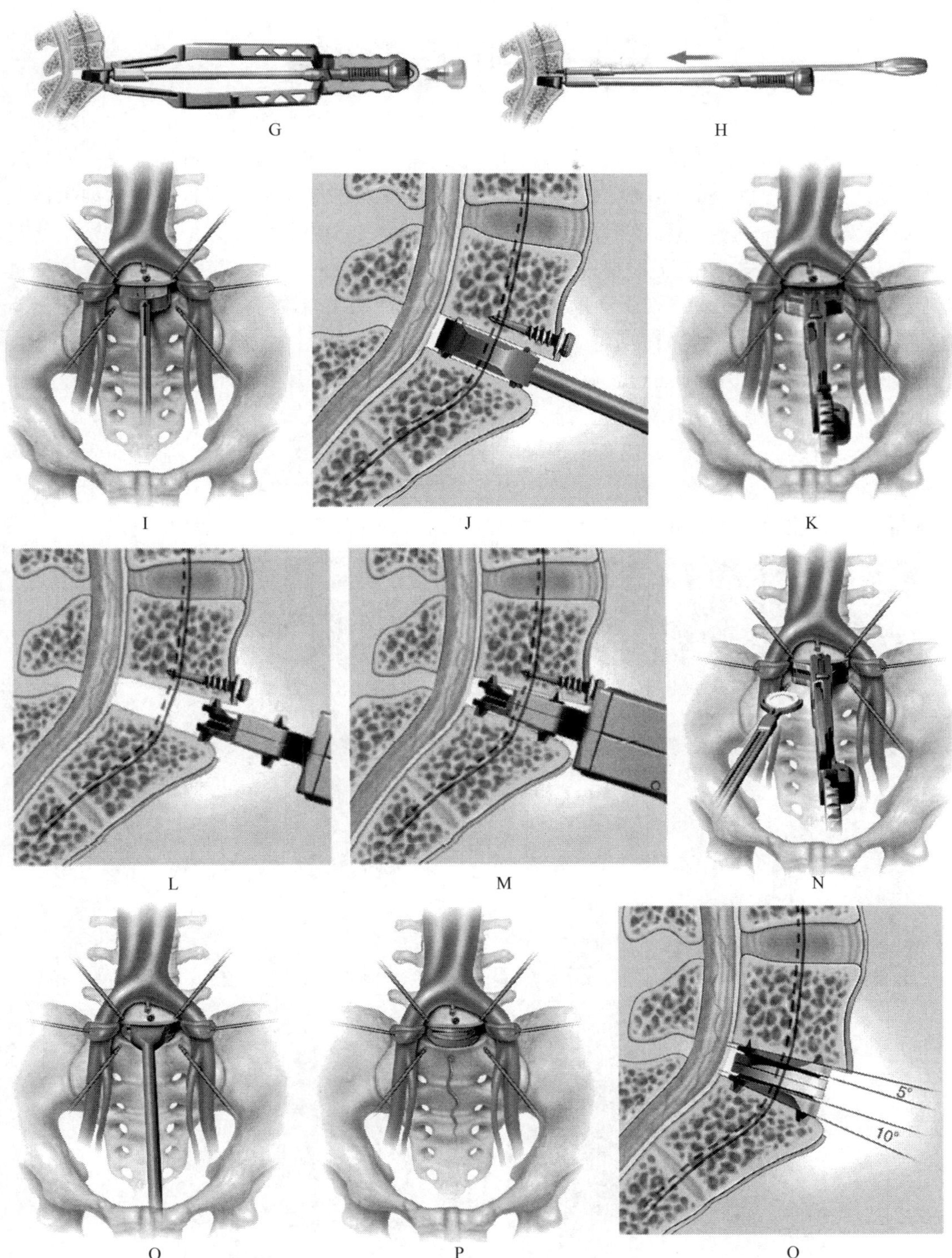

图 26-3-1　Charite Ⅲ 腰人工椎间盘置换操作步骤(续)

A、B. 摘除髓核,处理终板使之平整;C、D. 椎间盘假体位置:冠状位位于椎间盘中央,矢状位位于中线后侧 2mm;E、F. 装配试模,并置入间隙,正侧位透视评估假体大小、位置及前凸角度;G. 如椎间隙较窄,可用假体植入钳适当撑开间隙;H. 试模在位时,在上方椎体中线置钉标志;I、J. 侧位透视下确定合适假体基板,比较定位钉位置,确认假体中心位置与椎间盘中线位置;K～M. 将假体终板装配于植入钳,根据中线定位针标志,置入椎间盘内至正确位置;N. 撑开植入器,将滑动核置入假体终板之间;O. 假体放置到位后,用终板冲击器将终板齿嵌入椎体骨质内;P、Q. Charite 人工椎间盘假体最终位置

引自 Depuy Spine.

第四节 临床疗效

人工腰椎间盘置换术近十年来出现了较快的发展，目的是使其更符合人体正常的腰椎活动模式，消除或者降低由于融合导致的相关并发症。单节段和多节段人工椎间盘置换术均有开展(图 26-4-1，图 26-4-2)。迄今，若干作者尤其在欧美地区报道了术后置换节段运动保留及疼痛解除较为满意的临床随访结果，同时一些术后并发症也相继被报道。不同作者采用不同的评价方法，但基本建立在：①根据视觉模拟评分(visual analogue scale，VAS）对疼痛的严重程度进行术前术后评价；②影像学测量比较腰椎术前术后活动范围、异常影像学发现(如假体位置、异位骨化、腰椎立线等)；③术前术后综合功能评估，如 Oswestry Disability Index (ODI)、Short- Form 36 (SF-36) questionnaire、Odom 等评估方法对患者因腰痛致 10 个日常生活方面的障碍程度进行评价，包括疼痛强度、个人生活自理、上举重物、行走、坐位、站立、睡眠、性生活、社会生活、旅行；④重返工作岗位及承受工作强度。随着循证医学的发展，临床医学研究及临床实践的概念正在发生巨大转变，正确的疗效评估也发生了根本变化。从循证医学观点来看，通常证据说服力方面前瞻性研究大于回顾性研究；有对照研究大于无对照研究。

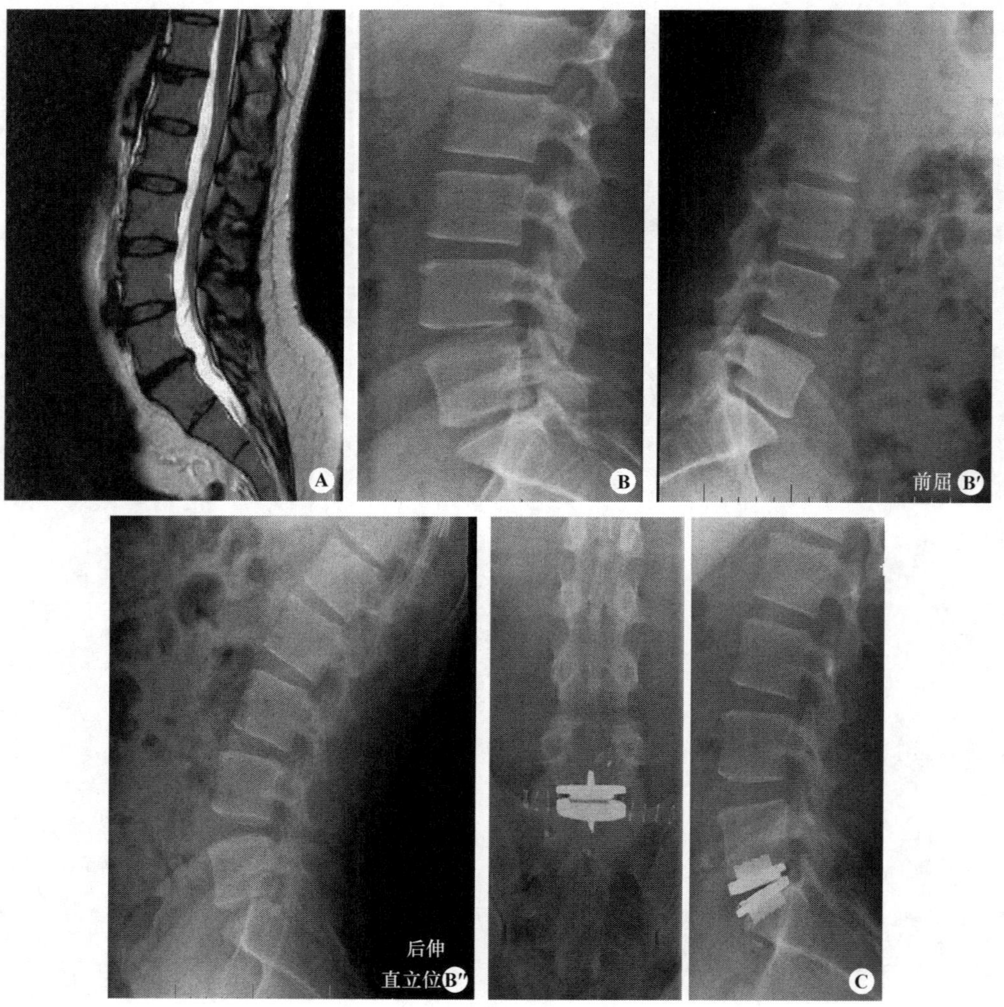

图 26-4-1

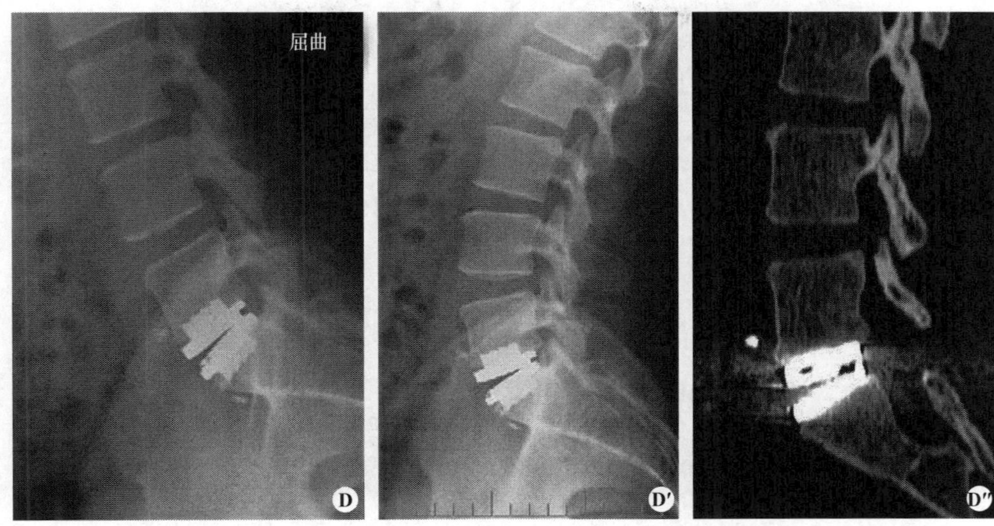

图 26-4-1　单节段 Prodisc L 人工椎间盘置换术(续)

患者,男性,35 岁,腰痛伴放散至臀部 1 年。A. 术前 MRI T_2 加权像显示 L_5～S_1 节段间盘呈水分丢失的低信号改变(黑间盘影像),椎间隙降低,提示典型的椎间盘源性退变,诊断为 L_5～S_1 腰椎间盘源性退变伴腰椎间盘突出症,并行 L_5～S_1 单节段人工椎间盘置换术。B. 术前腰椎侧位 X 线片测量 L_5～S_1 节段间隙后高度为 0.5cm,前高度为 1.0cm。B′、B″. 术后 52 周测量 L_4～L_5 节段活动度 11.7°、L_5～S_1 节段活动度 6.4°。C. 术后即时测量后高度为 1.3cm,中间高度为 1.6cm,前高度为 2.2cm。D. 术后 52 周,椎间隙后高度为 1.1cm,前高度为 2.3cm。D′. L_5～S_1 单节段人工椎间盘置换术后 52 周,CT 显示椎体呈正常形态,移植假体周围无骨吸收,假体无下沉

引自比利时 Sint-Lucas Gent 总医院.

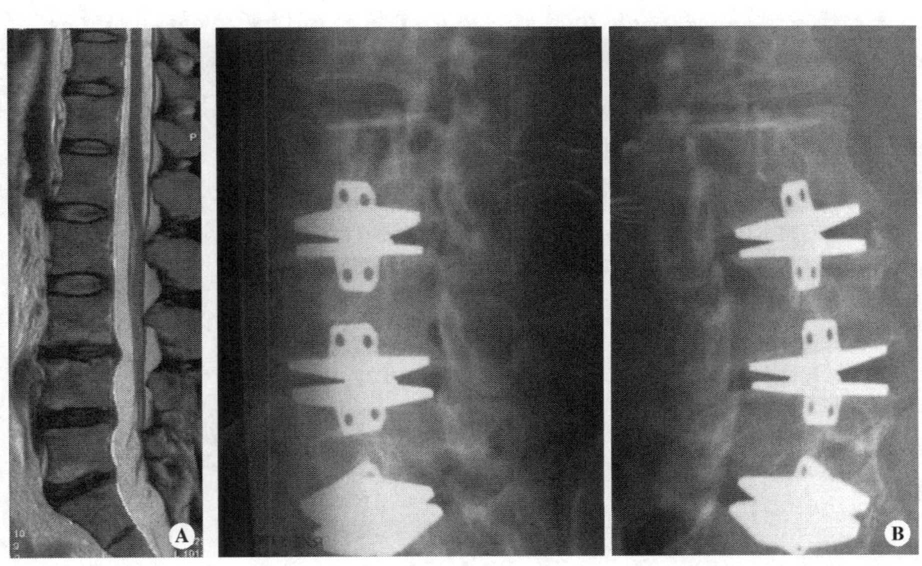

图 26-4-2

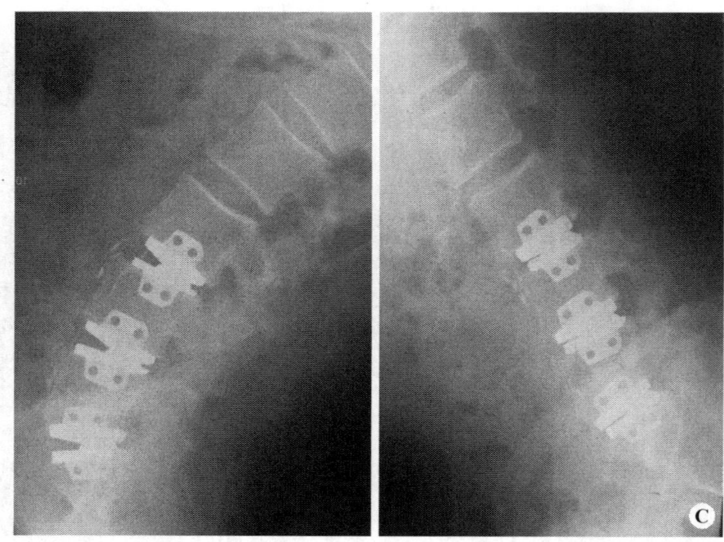

图 26-4-2　多节段 Maverick 人工椎间盘置换术(续)

患者,男性,38 岁,腰痛且放射痛至臀部 2 年。诊断为 $L_3 \sim L_4$、$L_4 \sim L_5$、$L_5 \sim S_1$ 腰椎间盘源性退变并行三个节段 Maverick 人工椎间盘置换术。A. 术前 MRI T_2 加权像显示 $L_3 \sim L_4$、$L_4 \sim L_5$、$L_5 \sim S_1$ 节段间盘呈低信号改变(黑间盘影像),椎间隙降低,提示典型的间盘源性退变伴有 Modic Ⅱ°改变。B. 术后 12 个月后双斜位显示神经根管高度恢复无改变。C. 前屈及后伸位显示保持了正常腰椎活动范围,$L_3 \sim L_4 = 11.4°$、$L_4 \sim L_5 = 17.6°$、$L_5 \sim S_1 = 8.7°$

引自比利时 Sint-Lucas Gent 总医院脊柱中心

一、临床回顾性随访研究

Tropiano 等(2005 年)报道了 64 例患者使用 Pro-Disc L 第 1 代假体其中 55 例 8.7 年的随访结果。作者报道了在腰痛、下肢放射痛和改良 Stauffer-Coventry 评分的明显改善,其中,优 34 例、良 8 例、差 14 例,作者指出患者的性别和置换节段的数量在其研究中没有影响术后疗效。术后影像学检查未发现与移植物相关的并发症,如假体松脱、迁移等。并指出 5 例出现与手术入路相关的并发症,包括深静脉血栓、髂静脉撕裂、射精迟滞和手术切口疝。该作者后续的回顾性研究中报道了 53 例患者使用 Pro-Disc L 第 2 代假体但平均随访时间仅有 1.4 年,保留腰椎活动范围出现较为满意的结果:$L_5 \sim S_1$ 节段前屈后伸平均 8°、$L_4 \sim L_5$ 节段前屈后伸平均 10°、腰椎前凸为术前平均 56.7°,术后最后随访时平均 61.9°。腰痛 VAS 评分由术前平均 7.4 分改善至术后平均 1.3 分,下肢放射痛 VAS 评分由术前平均 6.7 分改善至术后平均 1.9 分。ODI 术前平均 56 分改善至术后平均 14 分,没有发现与假体相关的并发症。但 5 例(9%)患者出现置换节段椎体骨折、术后短期内下肢放射痛、假体置放位置不良、术后短期内射精迟滞。3 例患者需要二次手术。Huang 报道了 34 例患者应用 50 个人工间盘假体 7~10 年的随访,平均 8.6 年后的腰椎前屈后伸活动范围(ROM)。置换节段涉及 $L_2 \sim L_3$、$L_3 \sim L_4$、$L_4 \sim L_5$、$L_5 \sim S_1$,平均的前屈后伸活动范围见表 26-4-1。50 个置换节段中 4 个节段出现自发性融合但无假体下沉或其他力学并发症。相比术前测量,最后随访期显示神经根管高度提高 18%。该研究显示,人工腰椎间盘置换术后,椎间活动范围仍能保持在较长时间内。

表 26-4-1　腰椎人工椎间盘置换术后活动度随访

置换节段	前屈后伸活动范围(ROM)
L_2～L_3	3.5°
L_3～L_4	4.0°
L_4～L_5	4.5°
L_5～S_1	3.2°

David(2007 年)报道了 10 年以上应用 Charité 第 3 代人工间盘假体的随访结果。作者回顾性分析了最短随访期 10 年，平均随访期 13.2 年的 106 例患者，涉及 L_4～L_5、L_5～S_1 节段，对临床症状解除、重返工作岗位及相关并发症评估显示 87 名患者 (82.1%)为优良，86 名患者(89.6%)重返工作岗位。腰椎动态影像学测量活动范围显示前屈后伸平均 10.1°、侧屈 4.4°。8 例(7.5%)需要二次后路融合术，5 例(4.6%)出现术后同节段关节突关节退变，3 例假体下沉，3 例(2.8%)出现置换邻近节段退变，2 例(1.9%)出现假体中心滑动核半脱位。

一些作者也报道了保留活动范围和临床疗效的相关性研究，Huang 等(2005 年)根据 38 例患者 Prodisc L 第 1 代假体腰椎间盘置换术后 8.6 年随访结果，指出术后置换节段平均腰椎前屈后伸 4.0°± 3.9°，统计学相关系数分析显示保留活动范围和腰痛、Oswestry 功能障碍问卷、改良 Stauffer-Coventry 评分存在统计学显著相关。并指出患者存在 5°以上的活动范围具有较好的临床疗效。

Griffith 等报告一组多中心的回顾性研究，93 例患者置入 139 个 Charité 椎间盘假体的临床经验。初期主要诊断是退变性椎间盘病(65.2%)、髓核摘除术后综合征(15.0%)、椎间盘内紊乱(10.9%)。其他诊断包括融合失败(3.3%)、不稳定(1.2%)、髓核突出(1.2%)。一半以上的患者无腰椎手术史，31%的患者有一次腰椎手术史，10%的患者有两次或两次以上腰椎手术史。曾行腰椎手术包括椎板切除术、半椎板/椎间盘切除术、经皮穿刺髓核切除术、化学髓核溶解术和融合术。平均随访时间为 11.9 个月(1～37 个月)。术后患者腰腿痛明显缓解，步行距离、腰椎活动范围、神经受损等体征明显改善。

Cinotti 等也报告了 46 例患者置入 56 个 Charité 椎间盘假体的随访结果，其中男性 21 例，女性 25 例，年龄 27～44 岁，平均 36 岁。术前诊断包括椎间盘退变 22 例、椎间盘切除失败综合征 24 例。平均随访时间 3.2 年(2～5 年)，优良率为 63%，单一节段间盘置换的成功率为 90%，以前没有腰部手术史者成功率为 77%。Cinotti 等认为单一节段置换较双节段的临床效果好，以前没有腰部手术史者的临床效果好。

Lemaire 等报告了 105 例患者置入 138 个 Charité Ⅲ型假体的临床结果。其中男性 68 例，女性 37 例，平均年龄 39.2 岁(24～50 岁)。术前腰痛和神经根性疼痛时间平均 6 年，连续不能参加工作时间超过 7 个月。55 例患者以前接受过 1 次或多次手术。随访平均 51 个月，优良率为 79%，87%的患者重返工作岗位，60%的患者恢复了同样的活动，27%的患者活动强度下降，13%的患者没有恢复工作。他的研究结果提示，以前接受手术与否对术后的结果没有影响。

Kumar 等报告了 108 例患者接受 134 个 Charité Ⅲ型椎间盘假体置入的临床结果。男性 58 例，女性 50 例，平均年龄 41.5 岁(34～65 岁)。术前诊断包括椎间盘退行性变(垂直不稳定)67 例,椎间盘手术后失败综合征 35 例,TZS 6 例。所有患者全部获得随访,随访时间 3 个月～2 年。临床结果优 98 例(90.8%),良 8 例(7.4%),中 2 例(1.8%),差无(0%)。结果为中的 2 例患者均有严重的椎间盘退行性变且影响邻近节段和关节突关节的继发性骨关节炎。随访时间超过 1 年的 54 例患者,其中的 35 例恢复了术前的工作,17 例恢复了较术前低一级的工作,2 例因残存的腰背痛或腿痛没有恢复工作($P>0.005$)。Kumar 等认为以前未接受手术者较以前接受手术的患者的临床结果好;单一节段较双节段或三节段的临床结果好。

Marnay 等报告用 Prodisc 假体对 64 例患者置入 93 个假体的临床结果。手术节段从 L_2 到 S_1:其中 39 例为单节段;21 例为双节段;4 例为三节段。到最后随访时为止,没有内植物取出。有 5 例患者存在持续性疼痛而行后路融合手术。放射学上,所有内植物均较稳定,没有显示下陷移位。最后随访的患者平均为术后 8.6 年。患者的腰痛情况通过 VAS 评分进行评价:术前平均为 8.5,随访期末平均为 3.0。对于腿痛,术前和随访期末分别平均为 7.1 和 1.9。在长期随访中,65%的患者表示“非常满意”,28%的患者表示“满意”,只有 7%的患者“不满意”。这个患者总体满意程度的数据与 Oswestry 评分(平均 8.3),SF-36 健康访问结果和 Beaujon 评分(平均术前 7/20,$s=3$;术后 16/20,$s=3$;相对疼痛 0.69,$s=0.23$)结果相一致。研究结果显示了在 7～11 年的随访中,Prodisc 能够保持机械性稳定,明显减轻疼痛,在保持活动能力的同时改善功能状态。对于退行性椎间盘疾患引起的下腰部疼痛的手术治疗,ADR 提供了一个良好的选择。它能在切除病变椎间盘的同时保持腰椎的运动性。腰椎间盘置换术在替代融合术方面显示了良好的发展前景。

二、临床前瞻性研究

Mayer 等(2002 年)报道了 34 例群组病例研究应用 Prodisc L 第 2 代假体腰椎间盘置换术,作者手术指征包括:腰椎间盘退变性疾病(61.8%)、腰椎间盘退行性疾病伴椎间盘突出症(11.8%)、腰椎间盘摘除术后(14.7%)、腰椎融合术后邻近节段退变(8.8%)及腰椎间盘髓核置换术后退变(2.9%)。对 26 例患者(76.5%)进行了平均 5.8 个月的有效随访。腰痛 VAS 评分由术前平均 6.3 分改善至术后平均 2.4 分,ODI 术前平均 19.1 改善至术后平均 11.5,3 例患者出现间盘假体中心的聚酯核前移位,1 例患者出现术后神经根放射痛,1 例患者出现射精迟滞。

Bertagnoli 等(2002 年)报道了应用 Prodisc L 第 2 代假体腰椎间盘置换术 108 例患者。单节段 94 例、双节段 12 例、三节段 2 例,随访时间从 3 个月到 2 年,54 例(50%)患者随访时间超过一年,作者使用 ODI、VAS 和 SF-36 问卷表评估术后临床疗效:优 90.8%、良 7.4%、可 1.8%,且无一例差,同时报道了 10 例(9.2%)患者出现置换节段的邻近节段退变。平均活动范围保留在 L_5～S_1 为 9°(2°～13°)、L_4～L_5 为 10°(8°～15°)。

Le Huec (2005 年)报道了 2 年的临床前瞻性研究结果。共 64 个 Maverick 椎间盘假体,术后临床症状改善程度与腰椎前路椎间融合相等,75%患者术后 ODI 指数得到改善。Bertagnoli 等(2002 年)报道了应用人工椎间盘置换治疗腰椎节段融合后邻近节段出现退变的 20 例患者,24 个月随访期 ODI 术前平均 65.4 分改善至术后平均 29.9 分,腰痛 VAS 评分由术前平均 7.7 分改善至术后平均 3.5 分。作者总结认为人工椎间盘置换处理腰椎节段融合后邻近节段退变是有效的治疗手段。需要指出的是仍然需要长期随机对照研究结果来证实这种早期做出的总结。

三、临床随机对照研究

迄今两种椎间盘假体涉及了腰人工椎间盘置换和腰椎椎间融合的临床随机对照研究，分别为 Charité 第 3 代和 Prodisc L 第 2 代椎间盘假体。美国 FDA Charité 第 3 代多中心研究涉及美国本土 14 个临床中心，其中一个中心在两篇杂志上发表了早期临床结果。Geisler 等报道了该多中心研究纳入标准为临床症状保守治疗无效的 L_4～L_5或 L_5～S_1 单节段腰椎间盘退变的患者，症状残留至少 6 个月，患者年龄在 18～60 岁，腰痛 VAS 评分高于或等于 40 分(采用百分制的 VAS 评分)。250 名患者随机接受了 Charité 第 3 代椎间盘假体，99 名患者随机接受了腰椎前路自体或 Cage 椎间融合。术后 24 个月评估显示，假体置换组 ODI 评估术前平均 50.6 分改善至术后平均 25.8 分，改善 24.8 分；腰椎椎间融合组 ODI 评估术前平均 52.1 分改善至术后平均 30.1 分，改善 22 分。12 或 24 个月随访期内两组之间 ODI 评估无显著性差异。假体置换组腰痛 VAS 评分由术前平均 72 分至术后平均 30.6 分，改善 41.4 分；腰椎椎间融合组腰痛 VAS 评分由术前平均 71.8 分至术后平均 36.3 分，改善 35.5 分。假体置换术后 24 个月腰椎前屈后伸活动范围为平均 7.4°± 5.28°；然而腰椎椎间融合组为 1.1°±0.87°。此随机对照的临床结果显示假体置换术治疗 L_4～L_5 或 L_5～S_1单节段腰椎间盘退变仍然是有效的，至少在临床疗效上与腰椎前路椎间融合无差异，相比腰椎前路椎间融合，人工椎间盘置换最大优势体现在保留活动范围，尤其是腰椎的前屈后伸活动。

在严格的手术指征选择下，椎间盘假体的理想置放也是保证术后疗效的重要因素之一。McAfee 等在 Charité 第 3 代多中心随机对照的研究中，评估了术后影像学结果和操作技巧及术后疗效的相关性。作者将术后 TLDR 假体置换组患者椎间盘假体的置放位置分为三组：假体理想置放为 83%，未达最佳标准的为 11%；位置较差为 6%，并指出未达最佳标准和位置较差的患者术后疗效也随之较差。24 个月的随访期所有假体置换组患者的活动范围保留均高于融合组，相比假体置放位置欠佳和较差的患者，间盘假体理想置放与术后临床疗效的改善、腰椎前屈后伸的改善呈显著相关。

遵从以上患者纳入标准，美国 FDA 多中心研究的 Prodisc L 第 2 代椎间盘假体和腰椎 360°融合的随机对照研究中，相比腰椎 360°融合既有单节段也有双节段置换。研究涉及美国本土 18 个临床中心，其中 Zigler 等报道了 54 例患者 28 例人工椎间盘置换，11 例腰椎 360°融合的 1 年随访结果，术后假体置换组的前屈后伸、侧屈活动范围均发现显著大于腰椎 360°融合组。相比术前，两组均发现术后 ODI 和 VAS 评分的显著降低。虽然该作者强调了在其研究中发现接受 TLDR 组中有明显缩短的手术时间、住院时间和术中失血量，但本文认为这些优势很大程度取决于术者的学习曲线和患者个体差异，而不能作为随机比较两种术式的绝对指标。同时也期待着这 18 个研究中心的最后随访结果。

第五节　并　发　症

随着 21 世纪腰椎外科非融合技术在理论和实践的不断成熟，腰椎全人工间盘置换术已成为有效治疗腰椎间盘退行性疾病的手段之一。相比腰椎椎间融合术，在严格的病人筛选和精确置换技术的前提下，人工椎间盘置换展示出最大的优势是保留了腰椎运动节段的活动度。来自欧美的临床研究也报道了对于患者腰痛减轻的满意率达到 93%和 86%。但随着长期的临床应用和随访，由于腰椎前路入路和腰椎承重及运动模式的特异性，也出现了与其相关的特异的术中及术后并发症。van Ooij 等(2003 年)报道了 Charité 术后出现并发症的 27 例患者，二次翻修腰椎重建 11 例、椎间盘假体取出 4 例，其中与植入物相关的并发症为：椎间盘假体前滑脱 2 例、椎间盘假体下沉 16 例、Charité 假体聚酯核材料耗损 1 例；与手术入路相关并发症为：腹壁血肿、术后射精迟滞；置换节段的邻近节段发现椎间盘和关节突关节退变表现。

一、与手术入路相关

与前路手术有关的并发症有腹膜撕裂、硬膜破裂、静脉损伤、伤口出血/裂开、腹壁切口疝、浅表伤口感染、泌尿系感染、尿失禁、便秘/排便困难、逆行射精、左下肢交感神经障碍等。

Griffith 等报告 93 例 139 个 Charité Ⅲ 型假体置换患者，出现静脉炎/下肢血栓形成 2 例、静脉损伤 6 例、伤口出血/裂开 2 例、浅表伤口感染 1 例、肌肉萎缩 1 例、泌尿系感染 4 例、尿失禁 3 例、便秘/排便困难 4 例、恶心 1 例、皮肤感觉异常 1 例、出血 11 例、失血造成的低血压 1 例、逆行射精 1 例、左下肢交感神经障碍 1 例。王庆一等报告 30 例置入 33 个 Charité Ⅲ型假体的患者中，有腹膜撕裂 3 例、椎前节段静脉出血 1 例，切口裂开 1 例、腹膜后血肿 1 例、腹壁切口疝 1 例。Zeegers 等报告 50 例患者植入 75 个 CharitéⅢ型假体的患者中，有腿部感觉障碍 4 例(其中 3 例为持久性的，不全麻痹/肌力减弱 1 例)、腿部痛性痉挛 2 例、伤口血肿 12 例、伤口瘢痕/麻木 5 例、腹膜后血肿 1 例、内脏功能障碍 1 例、腹痛 1 例、自主神经功能障碍 8 例、主动脉损伤(取出假体时)1 例、泌尿道感染 4 例、阳痿逆行射精 1 例、深静脉血栓 1 例。Mayer 等报告用微创手术方法为 34 例患者置入 37 个 Prodisc 假体，1 例患者术后 3 个月随访时主诉逆行性射精。Ross 等报告 41 例植入 Charité Ⅲ型假体的患者中，术中出现了大出血(硬脊膜静脉损伤 1 例、腰升静脉损伤 1 例和骶正中静脉自髂内静脉分叉处撕裂 1 例)3 例、小腿深静脉血栓 3 例、切口疝 2 例、伤口浅表感染 1 例。Lemaire 等报告了静脉炎 2 例、肺栓塞 2 例、因动脉粥样硬化斑移动导致急性下肢缺血(需行血管内膜切除)1 例、性功能障碍 1 例(术后 1 年恢复)。

(一) 血管损伤

经腹部前路入路暴露腰椎间盘过程中，血管损伤的后遗症是显而易见的，如术中高血压、失血性休克，甚至死亡，后期可引起血栓、肺栓塞、假性动脉瘤、动静脉瘘。动脉闭塞发生率较低，在相关文献中仅有少数病例报道单独动脉闭塞发生。下腔静脉、侧方腰静脉的撕裂是最普遍遇到的血管损伤。血管损伤的机制包括长时间的血管牵拉，游离血管时发生血管壁撕裂。腰椎前路手术入路发生的血管损伤预计为 1.9%，也有其他作者报道高达 8%，同时指出最大风险节段为 $L_4 \sim L_5$，即位于该节段的腰升静脉分支的损伤：术中为充分暴露 $L_4 \sim L_5$ 节段的椎间盘，将左侧的髂总静脉自左向右游离，该节段的腰升静脉通常分为 2 或 3 个分支，腰升静脉分支的变异也易造成该血管的撕裂。术中 $L_5 \sim S_1$ 节段发生骶正中动静脉撕裂也有报道，但处理上较 $L_4 \sim L_5$ 腰升静脉损伤容易。因此，脉搏血氧饱和度监测应成为常规术中监测手段。此外,术中操作中正确使用血管牵开器应引起足够的重视,以避免术后动静脉血栓。术前存在血管疾病例如深静脉血栓病史,术前应使用CT和MR评估术区血管周围炎性状态。腰椎侧位X线片评估间盘周围血管的钙化,置换节段椎体前缘增生性骨刺和血管的关系,较大的椎体前缘增生性骨刺增大了血管游离的难度,同时也提高了血管撕裂的风险。对于损伤的血管修复,除了使用吸引器清晰暴露术野及血管吻合口,术中止血材料应用也十分必要。在双节段置换中,术后深静脉血栓(deep vein thrombosis,DVT)呈现出较高的发病率,主要原因可能是由于术中反复的血管牵拉导致血管张力过高,以及长时间使用血管牵开器导致静脉回流受阻。病人术后可能出现不同程度的双或单下肢慢性肿胀。因此,在双节段置换中,建议超过1小时后,应松开血管牵开器恢复血流的灌注。此外,术者对于血管损伤的修复能力也影响着术后并发症的发展进程,如不确切的血管修复或吻合口后期撕裂会造成术后腹膜后血肿,在双节段置换中出现的概率较大。

(二)神经系统损伤

1. 交感神经丛损伤　很多文献均报道,经腹膜入路发生并发症的概率要高于腹膜后入路,其中最重要的因素之一是男性患者术后逆行射精。逆行射精发生的主要病理机制是在射精过程中,受下腹交感神经丛(hypogastric plexus)支配的膀胱内括约肌失神经支配。下腹交感神经丛通常位于腹膜后L_5～S_1间隙前方,在暴露L_5～S_1节段间盘时,容易损伤该神经造成膀胱颈部括约肌失神经支配而导致逆行射精。文献中报道,由于腰椎前路手术而造成的逆行射精比率为0.42%～5.9%。L_5～S_1节段发生该并发症的概率要高于L_4～L_5节段。尽管腹膜后入路方式大大降低了逆行射精的发生率,可是在L_5～S_1人工间盘置换术后仍有相关报道。避免此类并发症建议暴露腹膜后间隙后,钝性剥离覆盖L_4～L_5或L_5～S_1间隙的前方组织,避免使用单极电刀而常规使用双极电凝。显露L_5～S_1间隙时,交感神经复合体应自左向右钝性剥离。术前术后与男性患者就该并发症的出现以及可能自发性恢复的交流非常重要,以增强患者恢复的信心。

2. L_4神经根损伤　前文提到腰升静脉存在分支的变异,其中一支较大分支穿行在L_5椎体的侧方,L_4神经根行走在腰升静脉分支近端的下方,当术中结扎该分支近端时,极易造成L_4神经根的钳夹伤。

前路手术有关的并发症的发生与手术者对腰椎前路手术的解剖、仔细操作、熟练程度、手术时间的长短、围手术期对患者的管理有密切的关系。上述并发症大多数是可以避免发生的。对初期开展人工全椎间盘置换术的手术者,必须认真学习腰椎前路手术的局部解剖,最好有腰椎前路椎间融合术的临床经验。显露腹直肌后鞘,切开后鞘与腹膜做钝性分离时,尽可能靠近外侧,因为腹膜在近中线处较薄,在分离的过程中容易造成腹膜撕裂,如发生撕裂,应及时用细丝线缝合修补。在分离腹膜后组织的过程中,应仔细地进行钝性分离,若出现出血,仔细辨别出血点及其周围的组织,采用压迫或结扎止血,也可选择双极电凝止血。尤其需要注意在显露L_5～S_1过程中,应选择丝线双重结扎骶正中动静脉。对男性患者禁止使用电凝止血,以免引起术后阳痿和逆行射精。显露椎间隙牵开血管时应解剖清楚。牵拉血管时间不能过长,过度牵拉血管和长时间持续牵拉血管,可能会损伤血管壁或导致血流在局部形成涡流,血小板在此聚集形成血栓。置入假体后,应仔细检查有无活动性出血点和伤口渗血与否。在腹膜后放置引流管以利于观察腹膜后出血/渗血的情况和避免腹膜后血肿的形成。

二、与植入技术相关

置入技术并发症主要包括：椎间盘组织切除不彻底；软骨终板部分残留；椎体终板骨质部分破坏；假体盖板选择过大或过小；假体置入时，椎体后缘骨折；假体的位置偏离脊柱的运动轴心，如偏外侧、偏前或偏后；假体倾斜；滑动核过大或过小导致脱位等(图 26-5-1)。

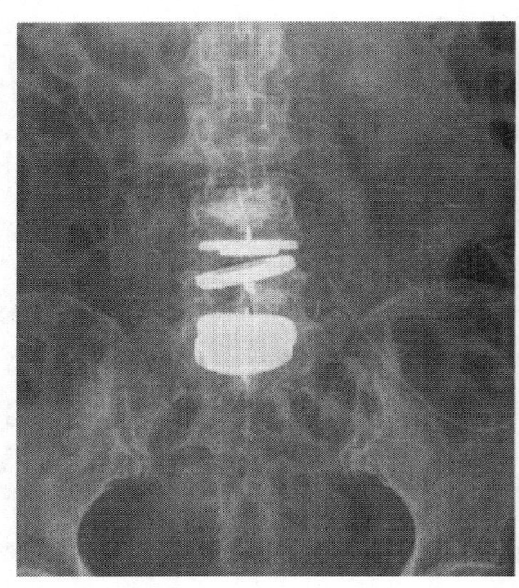
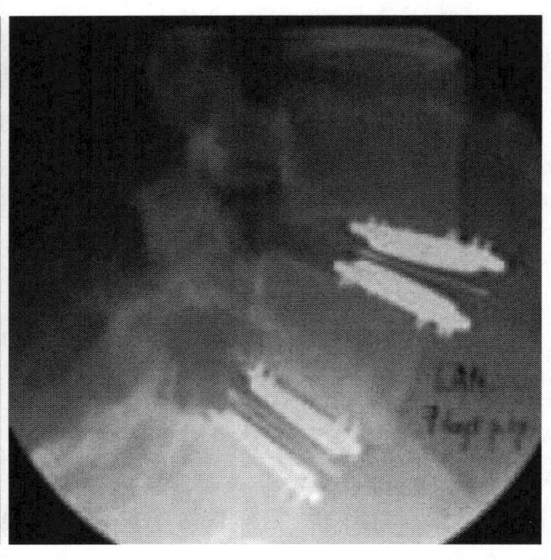

图 26-5-1 人工椎间盘假体向前脱位

刘尚礼等报告 1 例滑动核向前轻度脱位，患者没有任何临床症状，未做任何处理。Zeegers 报告 50 例患者置入 75 个 Charité Ⅲ型假体，其中 1 例假体位置相当倾斜，与椎体横断面成角<30°，23%的假体盖板型号过小。王庆一等报告正位 X 线片显示 1 例术中椎体后上缘骨折的假体倾斜，1 例假体偏左 4mm，1 例假体偏右 5mm，在侧位 X 线片显示 2 例假体偏前 3mm，这 4 例假体位置不良均为手术中操作失误所致。Cinotti 报告 46 例行 SB Charité Ⅲ型假体置换至少随访 2 年的结果，假体偏前 12 例；偏后者 9 例；4 例假体过小者，假体陷入椎体内；1 例假体过大，术后 6 天出现假体前脱位。Mayer 等报告 1 例置入 Prodisc 假体患者，术后 5 周在没有外伤的情况下发生了滑动核的脱位。再手术中发现滑动核置入时未完全与下盖板嵌合，前缘未被下盖板锁定。1 例患者术后出现 L_5 神经根的刺激，CT 示左侧 L_5 神经根被椎间孔外突出的髓核组织压迫，神经检查正常。经过 3 周保守治疗和周围神经封闭疼痛完全消失。L_5 神经根刺激最可能的原因是髓核组织切除不彻底。Griffith 等报告 93 例 139 个 Charité 假体置换患者中，Ⅲ型椎间盘假体只有 1 例出现可能的微小的力学失败。聚乙烯滑动核周围的金属丝变形，不会对患者形成另外的危险。应用Ⅲ型 Charité 假体，有 6.5%的患者由于假体的大小选择不当导致假体的移位/下沉或脱位的发生。这些并发症的发生率占假体置入总数的 4.3%。李康华等报告 3 例患者术后出现健侧肢体麻木，3 个月后缓解，考虑术中椎间隙撑开过大，导致对侧神经根受牵拉所致。Lemaire 等报告了 1 例术后患者在下床时因后方关节不稳导致神经根牵拉，L_5 神经根麻痹 1 例，再次手术行内固定 3 个月后恢复正常；1 例 L_5 终板创伤后骨折；1 例 L_5 下位终板因骨质疏松而内陷；33%的假体偏前；10.6%的假体偏后。

术中切除椎间盘组织时，应仔细地检查切除所有的髓核组织。术中若发现后纵韧带破裂，必须通过破裂的后纵韧带完全取出突入椎管的巨大髓核，以免术后遗留坐骨神经痛。小心刮除椎体终板软骨，保留骨性组织。软骨刮除不干净可影响假体与椎体接触面的密切结合，影响骨质长入假体内，导致假体的移位或松动。若术中过多地切除了骨质，导致椎体关节面的不平整，置入假体时容易产生假体的倾斜，或假体陷入骨质内。在牵开椎间隙时不可过度，应缓慢牵开以免对神经根造成牵拉损伤。撑开钳的不当使用也会造成骨性椎板或椎体前缘骨折，造成术中失败。撑开钳的置放应当充分进入椎间隙并完全匹配椎间隙的前后径。

置入假体前应确定椎体前缘的中心位置，这样可避免假体置入偏左或偏右。置入假体时若发现置入困难，不可强行打入，应检查置入的方向是否正确，椎间隙是否狭窄。强行打入可能造成椎体后缘骨折和假体偏离置入方向，在椎体内倾斜或内陷。另外，在置入的过程中，应注意假体的方向性，避免假体在椎间隙内旋转和左右偏离。应在C臂X线透视下观察假体的侧位，避免过于偏前或偏后，正确的假体位置是假体位于椎间隙正、侧位的中心。假体位置用假体的中心相对于椎间隙中心的位置表示，任何方向测量大于或等于2mm认为是有意义。选择假体盖板的型号以其在横断面和前后径覆盖椎体终板70%～80%的面积为佳。选择假体的大小，既要避免假体过大导致假体向前脱位，又要避免假体过小，假体向椎体内陷。选择滑动核的型号也应避免过厚或过薄，过厚容易致手术节段失去运动，过薄易产生滑动核的脱位。

三、与患者相关

术前对于患者综合状态包括精神因素的评估直接影响术后疗效。患者随着年龄及身体特异性改变尤其是女性患者，骨量进行性丢失增大了术后假体下沉风险。个别患者解剖结构的变异加大前路暴露的难度，相对肥胖的患者则加重假体松脱迁移的风险及在体内的耗损。假体植入后患者个体生物相容性和精神状态产生的不同反应等因素均影响人工椎间盘置换术后疗效的正确评估。

所有类型的假体应用中，术后假体下沉陷入椎体是最普遍的并发症之一(图26-5-2)，关

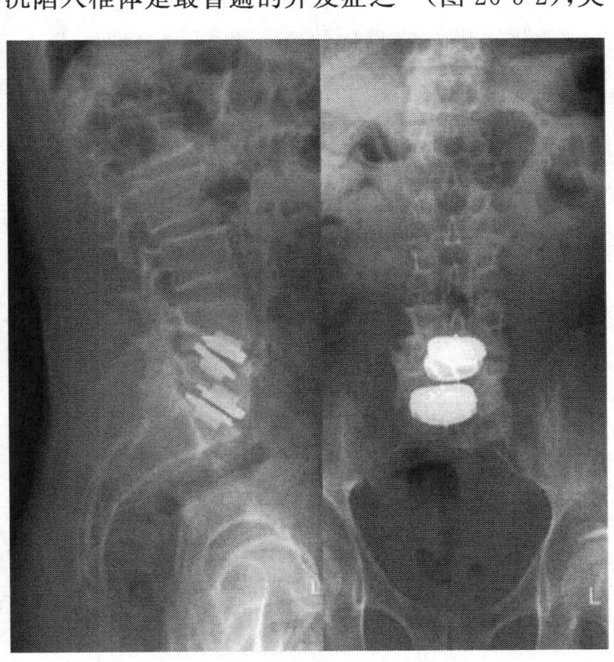

图26-5-2 人工椎间盘假体下沉

引自Fekete TF, et al. Acta Neurochir, 2010, 152: 393-404.

于假体下沉的文献报道也是最频繁的。术前患者的骨质量评估起着很重要的作用。通常是术后3个月内出现假体下沉。与术者相关的假体下沉原因除了术前的患者筛选不当外,有两种原因:①骨性终板被破坏,提高了术后假体下沉的概率。终板处理的原则是最大限度去除软骨终板,最大限度保留骨性终板。②假体尺寸选择不当,选择较小尺寸的假体将增大术后假体下沉陷入椎体的概率。假体尺寸应当覆盖置换节段上下椎体的前后径和椎体宽度。同时也要避免对两侧神经根管的卡压。出现假体下沉后,是否要翻修及选择翻修策略,取决于两个基本发现:①患者的相关症状;②假体下沉具体情形和位置。

四、与植入物假体相关

该因素取决于假体类型,置放技术的不同要求,假体金属终板在椎体上的早期固定及远期金属终板与椎体骨性终板的融合。术后移植物假体作为唯一的原因出现并发症的报道较少,早期 Charité 人工间盘假体研究报道了假体中心聚酯核的破损。Maverick 人工间盘假体也有报道术后血液检测中发现金属粒子的释放,Prodic L 人工间盘假体也报道出现聚酯核的松动,但均未出现人体对假体严重异物排斥反应。虽然在体外的力学实验证明目前应用的人工间盘假体耗损率及生物相容性满意,但仍需进行更长期的大样本资料随访。

与假体有关的并发症主要是盖板的断裂、滑动核的破裂、椎弓根断裂以及假体周围骨化融合。盖板断裂主要发生在 Charité Ⅰ、Ⅱ型假体,在 Charité Ⅲ型假体中未见有盖板断裂的报告。Griffith 等报告,Ⅲ型椎间盘假体只有1例出现可能微小的力学失败。王庆一等报告1例患者术后功能满意,但术后16个月搬运重物时造成手术节段的椎弓根断裂。Cinotti 报告1例术后16个月椎弓根断裂。

假体周围骨化的报告较多,骨化的原因尚不十分清楚。王庆一等报告1例患者术后功能满意,在术后1年复查X线片时发现假体位置正常,但两侧关节突关节自发性骨化融合。Lemaire 等报告了2例患者假体周围骨化。David 报告了3例假体周围骨化。Cinotti 报告7例假体周围环状骨化的患者中,4例出现手术节段的自发性融合。环状骨化不影响临床效果。环状骨化的出现可能是一种保护性机制,如果假体失效,那么运动节段本能地发生融合趋势。假体周围骨化与最终的结果没有相关性。

结　　语

腰人工椎间盘置换术的中长期临床回顾性、前瞻性及初期随机对照研究,一定程度上支持了采用人工椎间盘置换术治疗腰椎间盘退变性椎间盘病的有效性和安全性。术前患者的评估至关重要,而假体选择以及手术操作技术也影响着术后疗效。该技术在国内开展并没有欧美那样盛行,甚至也逊于后起之秀——颈人工椎间盘置换术,主要疑虑还是腰椎毕竟是负重椎体,中远期假体下沉、异位骨化、节段活动度维持及效价比等尚需要进一步临床确认。

(刘宝戈　瞿东滨)

参 考 文 献

迟增德,刘尚礼,李春海,等．2009. 人工腰椎间盘置换术后腰椎小关节应力分布变化分析[J]. 山东医药,49(47):65～66.

侯铁胜,李宁,杜远立．2006. 人工椎间盘的起源、发展和现状[J]. 实用医学进修杂志,34(2):65～67.

黄东生．2007. 人工腰椎间盘置换术新进展[J]. 实用医学杂志,23(22):3474～3475.

黄益奖,钱胜君,张宁,等．2010. 人工椎间盘在腰椎退行性疾病中的临床应用进展[J]. 中国骨伤,23(10):797～800.

李春海,叶伟,迟增德,等．2007. 不同位置植入 SMH 人工腰椎间盘对小关节应力分布的影响[J]. 中国临床解剖学杂志,25(4):458～461.

林飞跃,李康华,雷光华,等．2006. 人工腰椎间盘置换后椎间隙高度变化[J]. 福建医科大学学报,40(5):470～473.

刘尚礼,黄东生,梁安靖,等．2005. 人工腰椎间盘置换对维持腰椎活动度和椎间隙高度的作用[J]. 中华医学杂志,85(1):41～44.

吴刚,孙常太,黄公怡．2007. 人工腰椎间盘假体设计原理及现状[J]. 中国组织工程研究与临床康复,11(1):156～159.

吴亚俊,朱悦．2009. 椎间盘退行性改变与力学因素关系的研究进展[J]. 脊柱外科杂志,7(1):58～60.

肖荣驰．2008. 人工椎间盘置入后的生物力学特征[J]. 中国组织工程研究与临床康复,12(13):2539～2542.

许俊杰,叶晓健．2006. 腰椎人工椎间盘的临床应用进展[J]. 脊柱外科杂志,4(3):179～182.

Anderson PA,Rouleau JP. 2004. Intervertebral disc arthroplasty[J]. Spine,29(23):2779～2786.

Aryan HE,Berven SH,Ames CP. 2009. Anterior lumbar interbody fusion (ALIF). In:Ozgur BM,et al eds. Minimally Invasive Spine Surgery[M]. Berlin:Springer Science Business Media,143～148.

Bertagnoli R, Kumar S.2002. Indications for full prosthetic disc arthroplasty: a correlation of clinical outcome against a variety of indications[J].Eur Spine J,11 (Suppl 2):S131～136.

Blondel B, Tropiano P, Gaudart J, et al.2011. Clinical results of total lumbar disc replacement regarding various aetiologies of the disc degeneration: a study with a 2-year minimal follow-up[J].Spine,36(5):E313～319.

Botelho RV, Moraes OJ, Fernandes GA, et al.2010. A systematic review of randomized trials on the effect of cervical disc arthroplasty on reducing adjacent-level degeneration[J].Neurosurg Focus,28(6):E5.

Cinotti G, David T, Postacchini F.1996. Results of disc prosthesis after a minimum follow-up period of 2 years[J].Spine,21(8):995～1000.

Cui F,Li J,Ding A,et al. 2011. Conditional QTL mapping for plant height with respect to the length of the spike and internode in two mapping populations of wheat[J]. Theor Appl Genet,122(8):1517～1536.

David T. 2007. Long-term results of one-level lumbar arthroplasty: minimum 10-year follow-up of the CHARITE′ Arti?cial Disc in 106 Patients[J]. Spine,32(6): 661～666.

de Maat GH,Punt IM,van Rhijn LW,Schurink GW,et al. 2009. Removal of the Charite lumbar artificial disc prosthesis surgical technique[J]. J Spinal disord tech,22:334～339.

Fekete TF,Porchet F．2010. Overview of disc arthroplasty—past,present and future[J]. Acta Neurochir,152:393～404.

Freeman BJ,Davenport J. 2006. Total disc replacement in the lumbar spine: a systematic review of the literature[J]. Eur Spine J,15(Suppl 3):S439～447.

Galbusera F, Bellini CM, Brayda-Bruno M, et al.2008. Biomechanical studies on cervical total disc arthroplasty: a literature review[J].Clin Biomech (Bristol, Avon),23(9):1095～1104.

Galbusera F,Bellini C M,Zweig T,et al. 2008. Design concepts in lumbar total disc arthroplasty[J]. Eur Spine J,17(12):1635～1650.

Geisler FH. 2005. Surgical technique of lumbar artificial disc replacement with the Charite artificial disc[J]. Neurosurgery,56(operative neurosurgery 1):on46～57.

Griffith SL, Shelokov AP, Büttner-Janz K, et al.1994. A multicenter retrospective study of the clinical results of the LINK SB Charité intervertebral prosthesis. The initial European experience[J].Spine,19(16):1842～1849.

Guyer RD,Ohnmeiss DD. 2003. Intervertebral disc prostheses[J]. Spine,28(15 Suppl):S15～23.

Hannibal M, Thomas DJ, Low J, et al.2007. ProDisc-L total disc replacement: a comparison of 1-level versus 2-level arthroplasty patients with a minimum 2-year follow-up.Spine,32(21):2322～2326.

Hu SS. 2010. Limitations of lumbar disk arthroplasty. In: Marek Szpalski, Robert Gunzburg, Bj rn L. Rydevik eds. Surgery for Low Back Pain[M]. New York: Springer, 199～205.

Huang RC, Girardi FP, Cammisa FP Jr, et al. 2003. Long-term flexion-extension range of motion of the prodisc total disc replacement[J]. J Spinal Disord Tech, 16(5): 435～440.

Huang RC, Girardi FP, Cammisa FP Jr, et al. 2005. Correlation between range of motion and outcome after lumbar total disc replacement: 8.6-year follow-up[J]. Spine, 30(12): 1407～1411.

Huang RC, Tropiano P, Marnay T, et al. 2006. Range of motion and adjacent level degeneration after lumbar total disc replacement[J]. Spine J, 6(3): 242～247.

Le Huec JC, Basso Y, Aunoble S, et al. 2005. Influence of facet and posterior muscle degeneration on clinical results of lumbar total disc replacement: two-year follow-up[J]. J Spinal Disord Tech, 18(3): 219～223.

Le Huec JC, Mathews H, Basso Y, et al. 2005. Clinical results of maverick lumbar total disc replacement: two-year prospective follow-up[J]. Orthop Clin North Am, 36(3): 315～322.

Lemaire JP, Carrier H, Sariali el-H, et al. 2005. Clinical and radiological outcomes with the Charité artificial disc: a 10-year minimum follow-up[J]. J Spinal Disord Tech, 18(4): 353～359.

Lemaire JP, Skalli W, Lavaste F, et al. 1997. Intervertebral disc prosthesis. Results and prospects for the year 2000[J]. Clin Orthop Relat Res, (337): 64～76.

Mayer HM, Wiechert K, Korge A, et al. 2002. Minimally invasive total disc replacement: surgical technique and preliminary clinical results[J]. Eur Spine J, 11 (Suppl 2): S124～130.

McAfee PC, Cunningham BW, Devine J, et al. 2003. Classification of heterotopic ossification (HO) in artificial disk replacement[J] . J Spinal disord tech, 16(4): 384～389.

McCullen GM, Yuan HA. 2003. Artificial disc: current developments in artificial disc replacement[J]. Curr Opin Orthop, 14: 138～143.

Punt IM, Visser VM, van Rhijn LW, et al. 2008. Complications and reoperations of the SB Charite lumbar disc prosthesis: experience in 75 patients[J]. Eur Spine J, 17(1): 36～43.

Putzier M, Funk JF, Schneider SV, et al. 2006. Charite totaldisc replacement—clinical and radiographical results after an averagefollow-up of 17 years[J]. Eur Spine J, 15: 183～195.

Rohlmann A, Mann A, Zander T, et al. 2009. Effect of an artificial disc on lumbar spine biomechanics: a probabilistic finite element study[J]. Eur Spine J, 18(1): 89～97.

Rundell SA, Auerbach JD, Balderston RA, et al. 2008. Total disc replacement positioning affects facet contact forces and vertebral body strains[J]. Spine, 33(23): 2510～2517.

SariAli el-H, Lemaire JP, Pascal-Mousselard H, et al. 2006. In vivo study of the kinematics in axial rotation of the lumbar spine after total intervertebral disc replacement: long-term results: a 10-14 years follow up evaluation[J]. Eur Spine J, 15(10): 1501～1510.

Szpalski M, Gunzburg R, Mayer M. 2002. Spine arthroplasty: a historical review[J]. Eur Spine J, 11 (Suppl 2): S65～84.

Tournier C, Aunoble S, Le Huec JC, et al. 2007. Total disc arthroplasty: consequences for sagittal balance and lumbar spine movement[J]. Eur Spine J, 16(3): 411～421.

Tropiano P, Huang RC, Girardi FP, et al. 2003. Lumbar disc replacement: preliminary results with ProDisc II after a minimum follow-up period of 1 year[J]. J Spinal Disord Tech, 16(4): 362～368.

Tropiano P, Huang RC, Girardi FP, et al. 2005. Lumbar total disc replacement. Seven to eleven-year follow-up[J]. J Bone Joint Surg Am, 87(3): 490～496.

Tropiano P, Huang RC, Girardi FP, et al. 2006. Lumbar total disc replacement. Surgical technique[J]. J Bone Joint Surg Am, 88 (Suppl 1 Pt 1): 50～64.

van Ooij A, Oner FC, Verbout AJ. 2003. Complications of artificial disc replacement: a report of 27 patients with the SB Charite disc[J]. J Spinal Disord Tech, 16(4): 369～383.

Villavicencio AT, Burneikiene S, Johnson JP. 2005. Spinal artificial disc replacement: Lumbar arthroplasty part Ⅰ. contemporary neurosurgery[J]. Spine, 27(18): 1～6.

Wong DA, Annesser B, Birney T, et al.2007. Incidence of contraindications to total disc arthroplasty: a retrospective review of 100 consecutive fusion patients with a specific analysis of facet arthrosis[J].Spine J,7(1):5～11.

Wu Yajun,Zhu Yue,Han Xiuxin,et al. 2010. A meta-analysis of artificial total disc replacement versus fusion for lumbar degenerative disc disease[J]. Eur Spine J,19:1250～126.

Zigler JE.2004. Lumbar spine arthroplasty using the ProDisc II[J].Spine J,4(6 Suppl):S260～267.

Zindrick M, Harris MB, Humphreys SC, et al. 2010. Cervical disc arthroplasty[J].J Am Acad Orthop Surg,18(10): 631～637.

第二十七章　颈人工椎间盘置换术

第一节　发展历史

颈椎手术的最初目的是通过有效减压解除脊髓和神经的压迫，并通过植骨而获得骨融合固定。融合固定失败导致假关节形成率约为20％，可同时伴有逐渐加重或持续存在的疼痛、神经失用和(或)脊髓的损害。而椎体间的融合部分丧失了脊柱的活动度。且椎体融合术后约有2.9％的患者会存在融合椎体相邻节段退变，10年后的随访发现，发生率达到25.6％，也就是说即使是成功的椎体融合固定，约有1/4的患者将来也需要因为融合相邻节段退变加速导致症状复发甚至需要手术治疗。

世界上首例颈人工椎间盘置换是Fernstrom于20世纪50年代后期开展的，其将13枚直径6～10mm抗腐蚀不锈钢球形假体植入8例患者中，并于1966年报告临床应用情况。以后Harmon在1957年、McKenzie在1969年也进行类似尝试。较大范围应用由南非的Reitz报告，其对32例难治性头痛及颈肩痛的患者进行了75枚Fernstrom假体植入。这些研究均缺乏长期随访，这些人工椎间盘假体也因为下沉及节段不稳等问题被摈弃。随后很长一段时间，颈椎椎体假体器械的研发远远落后于腰椎假体。

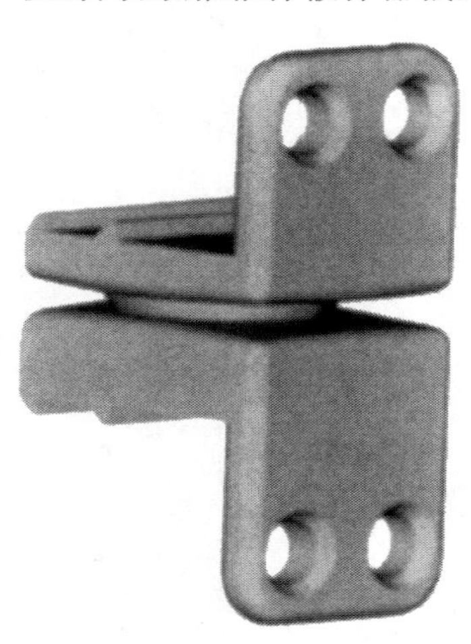

图27-1-1　Cummins-Bristol人工椎间盘

1989年，英国Bristol的Frenchay医院医学工程部Cummins开始一种新的人工颈椎间盘的设计，被称为Cummins-Bristol人工颈椎间盘(即Prestige Ⅰ假体，图27-1-1)，其第一次临床试验结果于1998年报道，自此开始了颈人工椎间盘的真正时代。Cummins-Bristol假体是由两个不锈钢金属块和一个在其间的球状物构成，该球状物在其间的插槽内，而插槽是由螺钉固定在椎体前侧。该套假体的尺寸统一、外形较大，并不适合每个人。在18例患者的随访中，X线检查发现16例患者的椎体间活动度得到了保留。为了安装假体，过度地扩大椎间隙空间引起小关节的松动、脱位是假体失败的原因，还有断钉、钉体松动脱出等不利现象。但是，无论如何，这些毕竟为颈椎间盘置换的可行性打下了基础。2002年，该假体进一步改良后成为现在的Prestige LP(Medtronic公司)。2007年，Prestige人工椎间盘首先获得FDA批准进入临床应用。

1999年，Pointillart报道了使用一种根据治疗髋关节骨折用的半髋置换装置设计的钛合金椎间器型人工椎间盘(Spacer- type disc)假体(图27-1-2)。这种假体在1998～1999年间用于 10 例患者。不幸的是,8 例没有保留住椎体间的活动(5 例假体周围骨性融合,2 例假体后侧椎体融合,1 例椎体前方骨桥形成)。另外 2 例患者出现持续颈椎失稳和持续颈痛。此后就没有继续应用。

1999 年,Ramadan 首次应用 Cervidisc 进行置换手术。Cervidisc 是用钛质终板和氧化锆陶瓷刨光面制成(图 27-1-3)。2003 年 9 月,在瑞士脊柱协会会议上,Ramadan 报道了 50 个置入假体中有 11 个发生下沉,因此对此种假体进行了改进。修改后的假体的接触面得到了改善。通过齿状棘进行初步固定,再通过羟基磷灰石覆被进行远期二次固定。目前该种颈椎人工椎间盘有 1 种接触面规格、3 种高度和 2 种外形设计。

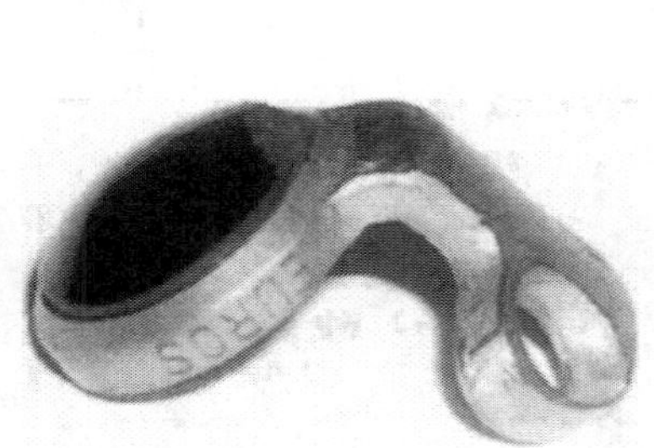

图 27-1-2　Spacer 类型椎间盘假体

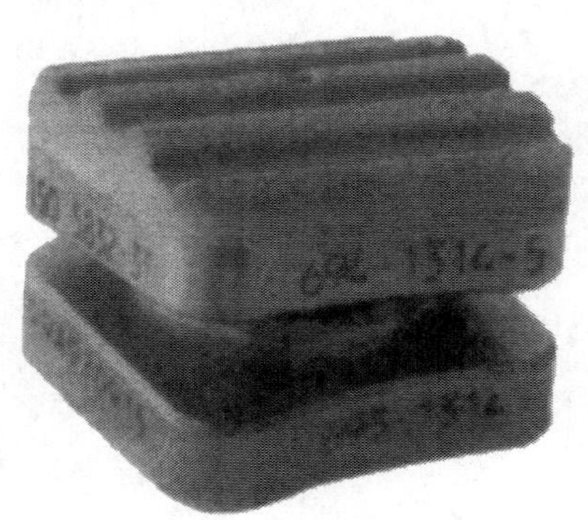

图 27-1-3　Cervidisc

Bryan 颈人工椎间盘系美国医生 Bryan 发明,由单一部件组合式的金属与多聚体结合,其由抗磨损的弹性多聚体髓核,瞬时旋转轴(IAR)可变,不依赖于辅助固定。首例应用于 2000 年 1 月,目前超过 6000 例应用。结果显示,经过平均 2.4 年的随访,18 例随访者中 16 例的置换节段存在 5°的屈伸活动。其余病例因为术中过度撑开椎间隙和分离小关节导致置换节段没有活动。所有病例中未发生椎间融合和邻近节段退变。

目前,已有较多类型颈人工椎间盘产品进入临床应用,如 Mobic C(图 27-1-4,图 27-1-5)、Kineflex C(图 27-1-6)、Cervicore(图 27-1-7)等。国内在 2004 年由王岩首先报告 Bryan 假体的临床初步应用,近年一些设计上更加合理、操作上更加简便的颈人工椎间盘假体应用,使颈人工椎间盘置换术在国内也逐步得到推广。

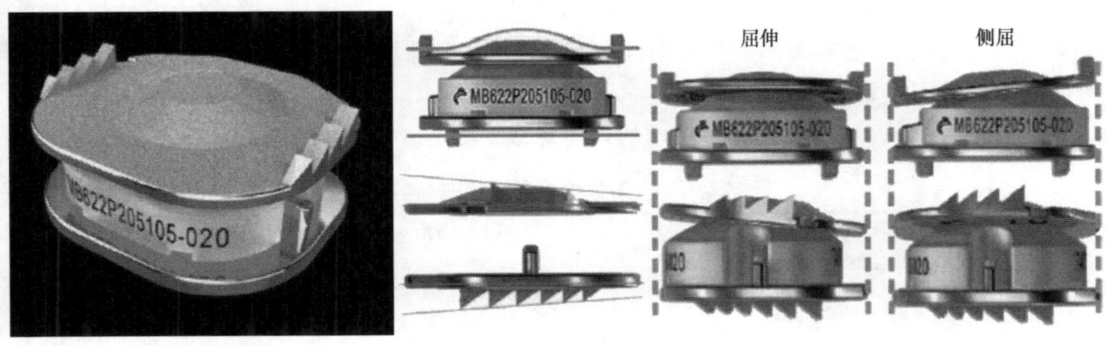

图 27-1-4　Mobi-C(LDR Medical)

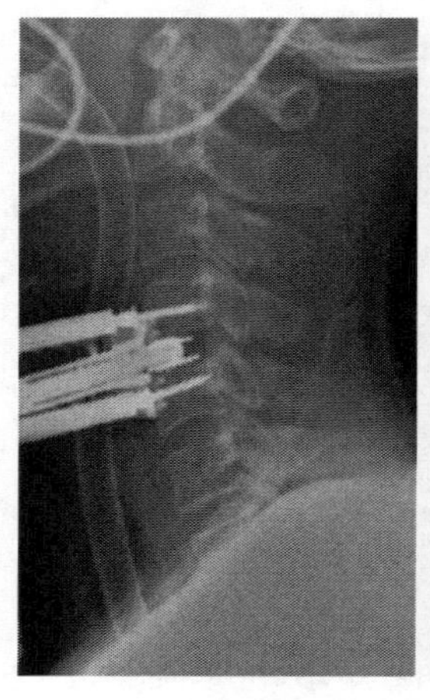
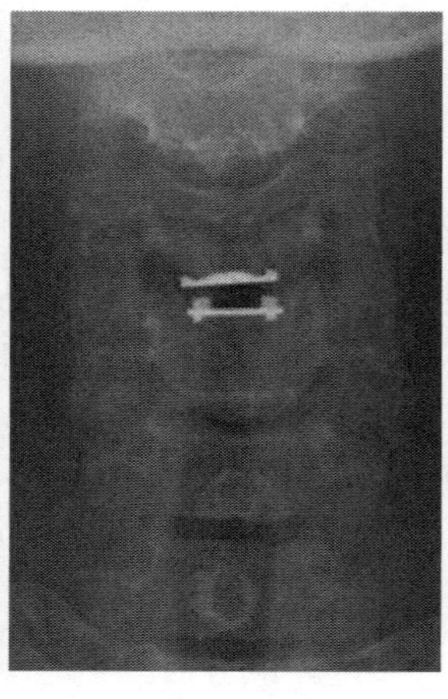
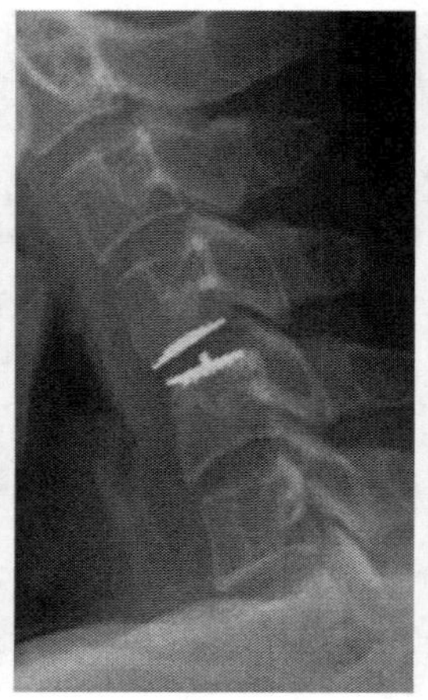
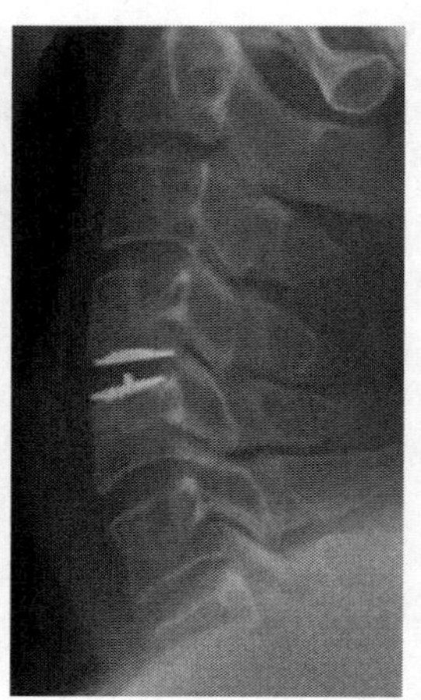

图 27-1-5 Mobic-C 临床应用

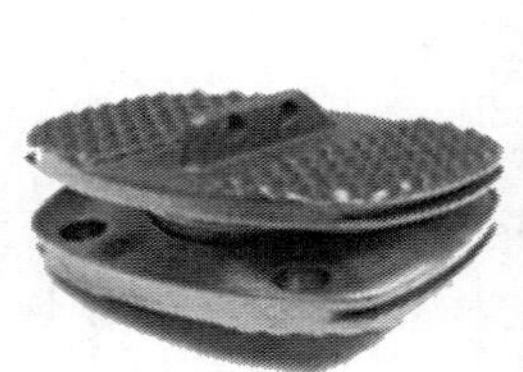
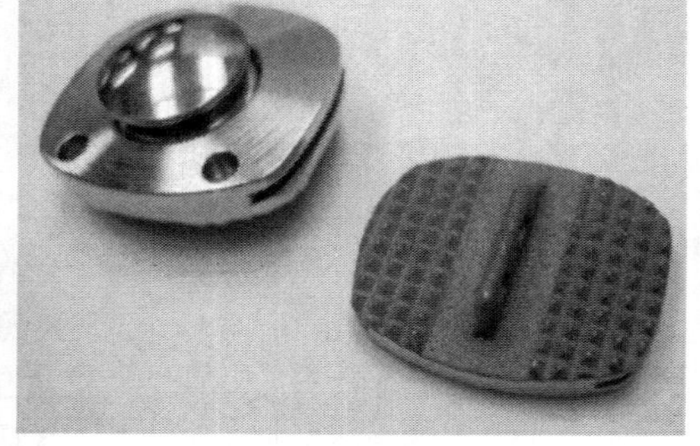

图 27-1-6 Kineflex C

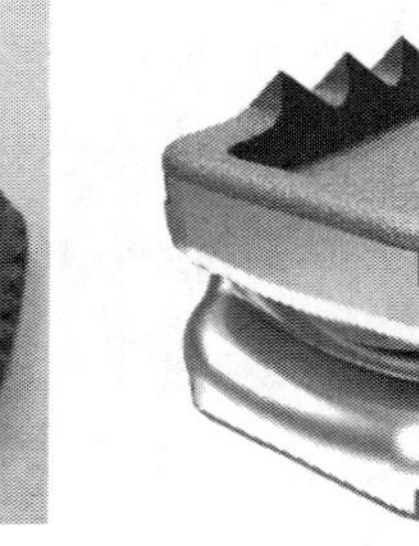

图 27-1-7 Cervicore(Stryker)

第二节 设计要求及常见类型

一、设 计 要 求

理想的假体设计应遵循以下原则:①保持椎节的运动,维持颈椎的生物力学性能;②重建椎间隙的高度;③有良好的生物相容性;④耐久性、安全性;⑤固定,应能够维持即时固定和长期的骨性固定;⑥可翻修。

而人工颈椎间盘设计时,需要考虑的内容见表 27-2-1。

表 27-2-1 人工颈椎间盘设计的基本内容

1. 关节运动学 单关节运动或双关节运动 限制型、非限制型或半限制型 固定旋转轴或运动旋转轴 2. 材料学选择 钴铬 不锈钢 钛 聚乙烯	聚碳酸酯/尿烷 3. 关节结构 金属-聚合物 金属-金属 4. 基板(foot plate) 几何构型和尺寸 5. 与椎体的固定 干预固定 孔状表面涂层 椎体固定(如螺钉、针、齿状突起)

二、人工椎间盘的基本结构

（一）活动界面——核心结构

现在的颈人工椎间盘存在不同的材料和几何学外形，基本结构主要有 2 种类型：①金属-金属假体，包括 Prestige Disc（Medtronic）和 Cervicore（SpineCore，Stryker）。②金属-聚乙烯假体，有 ProDisc-C（Synthes）和 PCM 人工颈椎间盘（Cervitech）。

颈椎运动节段是一种复杂的耦合运动系统，包括关节突关节、钩椎关节和椎间盘，而关节突关节囊、韧带等结构对颈椎运动有限制作用。评价人工椎间盘活动度的一个指标是瞬间旋转轴（IAR），这代表了脊柱节段或者人工椎间盘围绕单个轴的三维相对活动度（图 27-2-1）。颈椎人工椎间盘的 IAR 取决于植入物的设计，何者最佳尚未确定，其实也无法精确计算，人体之间个体差异较大。目前可以获得的人工椎间盘设计将 IAR 置于上一椎体后缘到下一椎体后缘之间的范围。关节突关节在确定 IAR 方面起着重要的作用；因此，关节面的设计必须密切符合正常的生理活动度范围，既考虑曲率半径，还要考虑剪切应力，以确保平滑运动。复制这些生理活动类型应当可以帮助减少关节突病的发生。

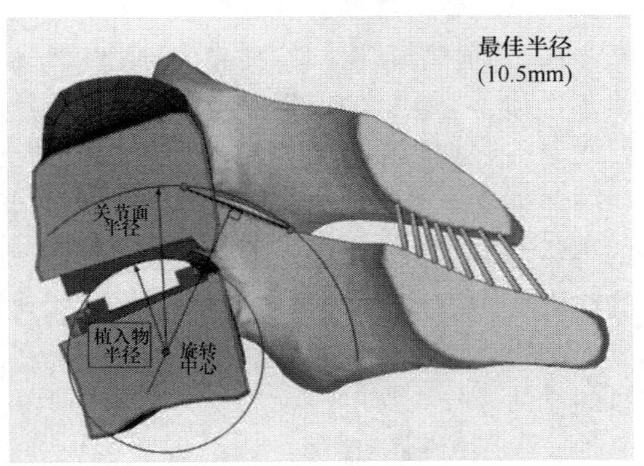

图 27-2-1　人工椎间盘的运动学设计

引自 Depuy Spine.

颈椎的活动不仅仅是围绕瞬间旋转轴的旋转运动，还涉及平移成分。因此，最多有 6 种运动或者自由度（3 种成角运动和 3 种平移运动）。目前颈椎人工椎间盘设计采用的关节面形状是环形、卵圆形和球形。球形表面仅允许成角运动，只有 3 个自由度。环形和椭圆形的器件允许在某些轴上产生耦合平移运动，因此有 4～5 个自由度。具有可压缩核心部件才有 6 个自由度。所有部件在运动到可允许的成角或者平移最大范围之前都是不受限制的，但之后将会发生边缘撞击。

理想的人工颈椎间盘在轴向压缩及各个面上旋转运动的刚度应与正常椎间盘完全相同。当然，在目前条件下还达不到这一点。但至少要在矢状面保持与正常椎间盘刚度一致，这是设计时应优先考虑的，因为屈伸运动是颈椎的主要活动。如果置入物不能将生理负荷准确地传导至邻近组织，则周围组织必然发生继发性改变。当压力小于生理载荷时，将发生骨质吸收；若大于生理载荷，则可能出现骨移位。正常情况下，脊柱的轴向旋转受椎间盘和后部的椎间小关节共同制约。如果人工椎间盘不能对轴向旋转加以调控，则对旋转的抵抗力将全部由椎间小关节提供，这无疑将加速小关节的退变。人工颈椎间盘应像正常椎间盘一样对脊柱的过度运动加以限制，使颈椎的运动范围保持在正常水平。

（二）固定界面——基板及基质

人工椎间盘中基板（footplate）有三种作用：①作为关节面的基座，支撑关节运动；②类似终板作用，传导通过椎体的应用；③与椎体达到初始固定及长久固定。基板与椎体骨质间应有足够大的接触面积，面积过小会产生接触面的高应力，导致人工椎间盘沉入椎体中。Helmut 等通过对颈椎和腰椎终板矿物质分布情况、骨小梁排列结构及 CT 扫描分析得出，颈椎人工椎间盘两端应尽量接近四边形，以与颈椎骨性终板最大面积接触，并且尽量把负荷分配到后外侧骨小梁结构坚固的部分中去，以利用颈椎椎体骨小梁侧方辐射的结构特点。

颈椎人工椎间盘植入后通常包括即刻固定和长期稳定两方面，需要经过从初期固定到长期骨融合的过程。初期固定目的是为正常人工椎间盘提供一个牢固、稳定的平台，且不会使植入物从椎体滑移到后方的神经或者前方的软组织结构中。术后早期的即刻固定多采用机械方法，如通过齿、钩、刺、突起等与周围骨质嵌合，或通过一短臂伸出椎间隙，用螺钉固定于上下椎体。但螺钉的固定作用不超过 6 周。

长期固定则依靠骨质长入人工假体而获得。假体与椎体间固定界面可通过表面处理技术进一步强化界面的固定和融合，从而为植入物提供初始稳定性并促进骨长入，从而提高长期的生物稳定性。有两种策略可以改善椎体终板与人工椎间盘基板的骨长入：金属涂层和生物涂层。人工关节所研发的金属涂层包括钛粗糙面、多孔 CoCr 或者 Ti，以及等离子喷涂钛。而生物涂层包括羟基磷灰石和磷酸三钙在内的骨传导基质。TiCaP 是目前用于颈椎人工椎间盘的骨传导涂层。在基板上等离子喷涂 Ti，然后通过电化学法包被一层 CaP。在长期骨性长入后的稳定性方面，钛/磷酸钙（TiCaP）比浆液喷涂钛板型骨的长入多 10%～15%。TiCaP 型在骨和金属表面产生了磷酸钙过饱和，因此羟基磷灰石的沉淀加速，骨的整合效果更好。适当空隙直径在腰椎是 75～300μm，而在颈椎应该是 20～30μm。

三、主要材料特性

颈人工椎间盘应用的生物材料基础知识大多数都是来自于四肢人工关节置换术，尚有一些数据来自于腰人工椎间盘的研究。尽管这些有时也很有用，但是不同植入物的局部环境差异很大，且在不同专业之间选用数据参考一定要谨慎。

在颈人工椎间盘假体设计中有三种常用金属合金：钛、不锈钢，以及钴铬合金（CoCr）。关节界面包括金属-金属、金属-高分子聚合物、陶瓷-高分子聚合物，或者陶瓷-陶瓷，以及由聚氨基甲酸乙酯或者超高分子量聚乙烯（UHMWPE）构成的高分子聚合物部件。骨科常用材料的力学特性请参见表 27-2-2。

表 27-2-2　颈椎人工椎间盘假体所用材料的力学性能

材料	弹性模量（MPa）	极限抗张强度（MPa）
松质骨	1000	2
皮质骨	15 000	100
聚乙烯	1000	40
纯钛	100 000	500
钛合金（TiAlV）	100 000	900
不锈钢（316LV）	200 000	500
钴铬合金	230 000	300～1500

（一）钛

用于制造骨科植入物的钛通常混有铝和钒（Ti6Al4V），从而改善其力学性能。Ti6Al4V 的弹性模量大约是不锈钢和钴合金的一半，与皮质骨最相近，使其成为骨科植入物的理想选择，因为理论上可以减少应力遮挡。钛对划痕、裂隙扩大比较敏感，在长期反复负载磨损中这是一个潜在的问题。

市售纯钛（Ti）和钛合金的暴露在体内会快速氧化形成氧化钛（TiO_2）。这一氧化界面层可以提供坚强的磨损屏障，并使钛合金具有优异的生物相容性特征。Ti 不太适合于制造结构性植入物；但是，它具有优异的交互生物相容性，可以促进骨长入，从而促进长期骨整合性。

（二）不锈钢

骨科植入物所用的不锈钢主要是铁和碳，以及少量的钼（Mo）、铬、锰和硅；最常用的合金是 316LV。不锈钢中含有的铬可以形成氧化铬界面，从而使其具有不生锈的特性。Mo 在颗粒边界进一步增强其耐磨性。

不锈钢具有更好的延展性，但力学性能和生物相容性不及钛和钴合金。不锈钢曾在脊柱后路手术中广泛使用，诸如椎弓根螺钉和棒，其生产成本低廉，在不发达地区更受欢迎。但不锈钢在 CT、MRI 扫描的伪影明显，对手术和邻近节段神经结构进行评价较为困难，故目前作为脊柱植入物材料已很少应用。

（三）CoCr

CoCr 合金使用的 CoCr 组成为 65/35，并分别加入不同含量的 Mo 和镍以提高其力学性能和耐磨性。耐磨性主要在于被动形成一层氧化铬，而增加镍的含量可以得到进一步改善。CoCrMo 与不锈钢和钛相比具有更佳的硬度，这有利于减少磨损和金属碎屑的产生。CoCr 可以通过烧结或者等离子喷涂进行表面涂层处理，但这可能会降低其抗疲劳强度。在钴铬金属对金属全髋关节假体植入后出现了罕见的假性肿瘤病例，推测可能与化学过敏反应有关，这引起了人们对这种材料关节的安全性担忧。

（四）陶瓷

在过去数十年里氧化铝和氧化锆已经成功用于全髋关节成形术。陶瓷与传统的金属和聚乙烯相比可以提供更强的耐磨性。陶瓷界面只会产生极少量的磨损碎屑，从而在理论上可以降低骨溶解的总体发生率。但是，即使使用所谓的第三代陶瓷，全髋关节成形术仍然存在骨溶解。而陶瓷部件的灾难性后果就是陶瓷碎片可能向后移动到神经结构中。

（五）UHMWPE

UHMWPE 需要具有耐磨性，减少碎屑产生，并能够耐受冷流（蠕变）等特性。已知聚乙烯碎屑可以造成骨溶解，以及骨科植入物周围的松动。UHMWPE 部件的逐渐蠕变可能导致人工关节界面的结构性改变，潜在地降低人工椎间盘的节段活动性，使保留活动度的优势丧失。

为了减少磨损，有研究发现采用 γ 射线照射把 UHMWPE 的线性连接改为交联连接，可以提高它的抗摩擦性能，但是同时也会降低它的机械强度。交联连接结构显著减小了极限抗张强度和折断时的抗张伸展率(分别减小 30%～40%)。这会严重影响假体的冷变形物理特性。而在颈椎人工椎间盘中，冷变形阻抗改变带来的危害远比磨损颗粒更大。因此，在设计聚乙烯配件时需要考虑的一个问题就是在耐磨性/碎屑产生和负荷下逐渐变形之间取得平衡。UHMWPE 的冷流极限为 22 N/m。根据膝关节成形术的经验，美国食品与药物管理局(FDA)推荐 UHMWPE 的最低厚度为 6～8mm，方能防止蠕变，提高其使用寿命，但颈椎人工椎间盘采用的高分子聚合物最佳厚度仍未确定。

我们知道，磨损系数＝磨损所致的体积减小/滑动距离×负荷，其中"滑动距离"在四肢关节中数值很大，而在椎体中很小，而"负荷"仅在腰椎大些，在颈椎也很小，跟四肢关节比更是相差显著，颈椎椎体负荷只有腰椎的 1/9。因此，传统的材料(如 UHMWPE 和钴铬合金)的磨损碎屑问题对颈椎来说应该影响不大。目前绝大多数颈椎人工椎间盘使用钴铬合金制作，而滑动部分用 UHMWPE。Anderson 等通过对 5500 例 Bryan 型和 300 例 Prestige 型颈椎人工椎间盘置换患者的回顾性分析显示，其在人体的磨损情况比在脊柱模型中预测状况要小 5～10 倍，而按照脊柱模型模拟的磨损，这两种颈椎人工椎间盘至少可以维持 40 年。

(六) 其他材料

在 UHMWPE 中加入碳纤维(CF-UHMWPE)以改善人工髋关节和膝关节的使用寿命。这种材料的临床结局并不理想，因为坚硬的碳纤维会从相对柔软的聚乙烯上脱离下来。碳纤维碎片会造成显著的异物炎症反应，而这与聚乙烯不同。人们发现一种碳纤维和聚醚醚酮(CF-PEEK)的新组合，其界面强度是 CF-UHMWPE 的 16 倍。最近一项生物力学研究对采用标准化 CoCrMo/UHMWPE 人工关节的颈椎人工椎间盘磨损率与 CF-PEEK 进行了比较，结果发现后者的累积重量减少降低了 24 倍，磨损率降低 50 倍。CF-PEEK 的免疫反应是颇具前景的，但这一领域需要开展更多的工作。

颈椎的负荷和应力明显低于全髋全膝关节置换或者腰椎 TDA。CF-PEEK 可能用于下一代 TDR 植入物，所具有的优势包括提高颈椎 TDA 的寿命、降低无菌性松动造成的并发症，以及术后的射线可透性。

四、国内常见类型

(一) Bryan

Bryan 颈椎人工椎间盘是最先进入国内应用。Bryan 为金属-塑料的假体，以其发明者美国人 Vincent Bryan 名字命名(图 27-2-2)。

这种人工颈椎间盘是由聚氨基甲酸酯和钛制成，应用耦合设计，由两个钛合金壳夹着一个聚亚安酯髓核组成。聚亚安酯壳包绕着髓核附着在合金壳内，封闭成一个密室，限制可能产生的碎屑外漏。这种假体它也是一种"允许全范围耦合运动"类型的假体。ROM 被限制在耦合设计的内部。其屈伸活动度可达 11°，侧屈功能可以保留，平移不超过 2 mm。壳的表面有许多凸起的小钛珠形成微孔，以利于骨组织长入。目前有 5 种直径，但只有 1 种高度选择。

Anderson 等通过体外模拟试验证实平均每百万周期 Bryan 假体磨损 1.2mg，高度降低

0.02mm；同时他也通过动物实验证实在黑猩猩和山羊体内的 Bryan 假体生物相容性良好，没有见到免疫反应，2000 年 1 月在欧洲开始临床应用（图 27-2-3～图 27-2-5）。Goffin 等报道了 60 例单节段颈椎间盘退变进行 Bryan 假体置换的随访结果，在术后 6 个月和 1 年时的临床满意度分别为 86％和 90％。Pickett 等报道他们在标准前路减压后放置 Bryan 假体并没有增加手术时间。Goffin 等报道了他们的单节段和两节段 Bryan 假体置换术后 1 年随访结果，对于神经学症状和体征的改善与颈椎前路减压融合相同；影像学显示保持了椎体间的运动；但是对邻近节段的影响和远期效果还需要至少 5 年以上的随访。有些学者报道了 Bryan 颈椎人工椎间盘的异位骨化现象。

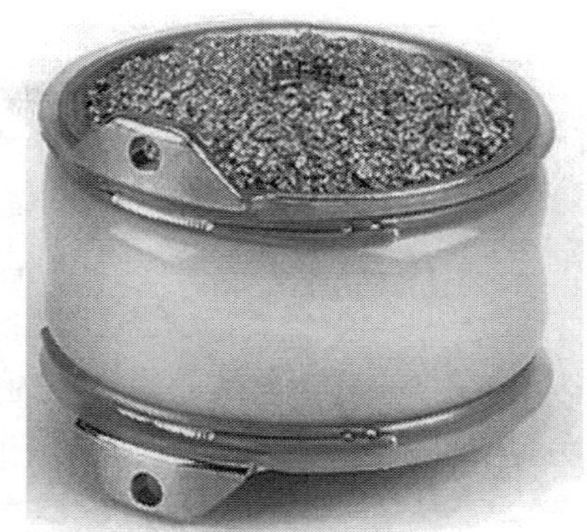

图 27-2-2　Bryan

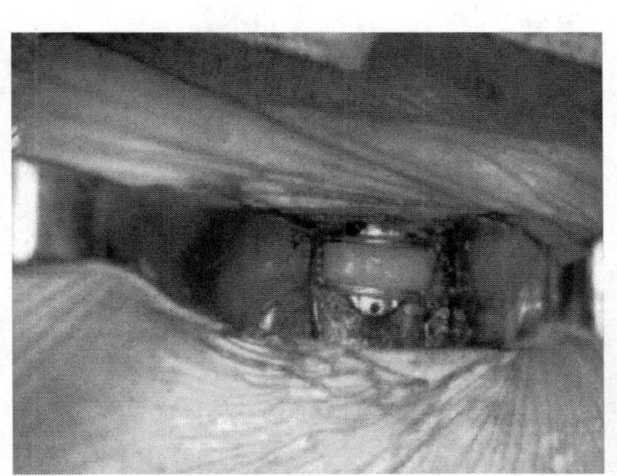

图 27-2-3　Bryan 术中

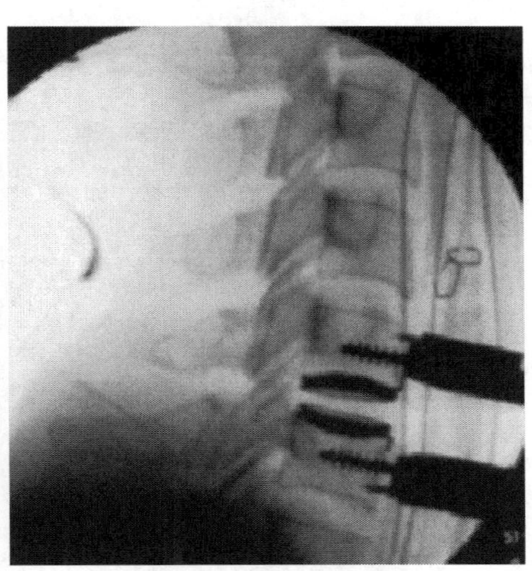

图 27-2-4　Bryan 术中透视

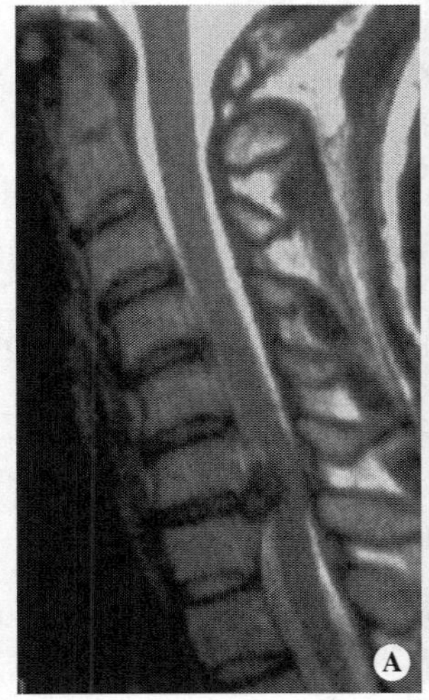

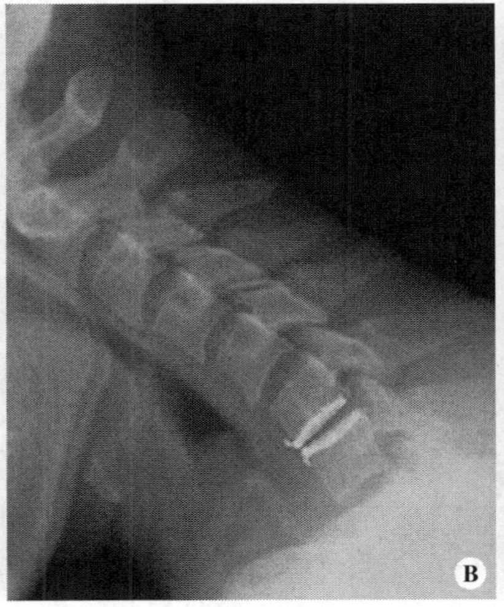

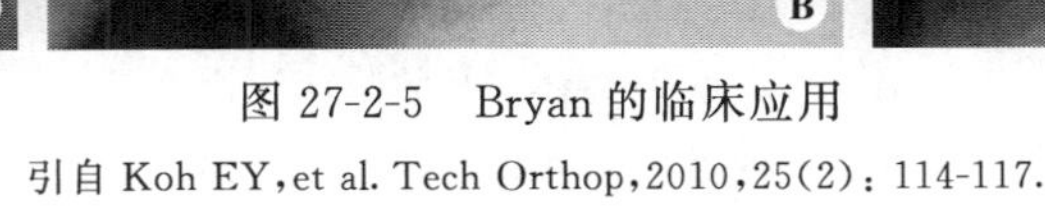

图 27-2-5　Bryan 的临床应用

引自 Koh EY，et al. Tech Orthop，2010，25（2）：114-117.

（二）Prestige

Prestige LP(Medtronic)是在 Bristol-Cummins 的基础上研发的第 5 代人工椎间盘假体。Bristol-Cummins 是一种球窝形，金属对金属人工椎间盘假体，在 20 世纪 90 年代初于欧洲得到广泛应用。1998 年 Bristol-Cummins 改良为 Prestige Ⅰ，1999 年形成 Prestige Ⅱ（图 27-2-6，图 27-2-7），2002 年进一步改进为 Prestige ST 并最终发展为 Prestige LP。Prestige LP 之前的假体材料均为不锈钢，并依靠椎体螺钉固定其位置。而 Prestige LP 作为钛金属、陶瓷混合的人工颈椎间盘假体，依靠其表面轨道产生的摩擦力来维持在椎间的位置，假体上下表面的血浆喷雾涂层（plasma spray coating）可以使终板表面的骨质长入假体中而达到长期的稳固作用（图 27-2-8，图 27-2-9）。Prestige LP 有 8 种型号，长度及高度分别为 14～18mm 和 6～8 mm。

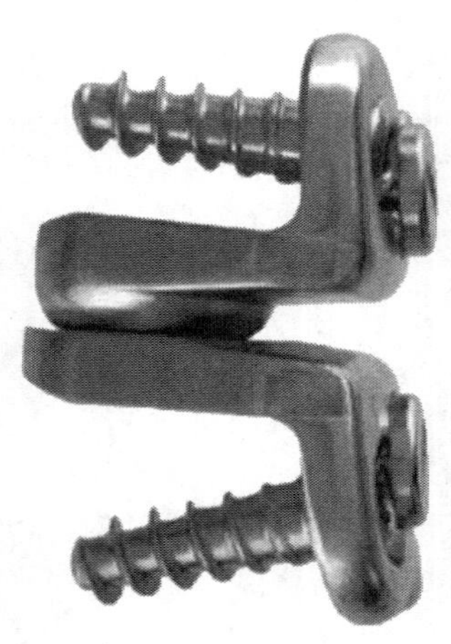

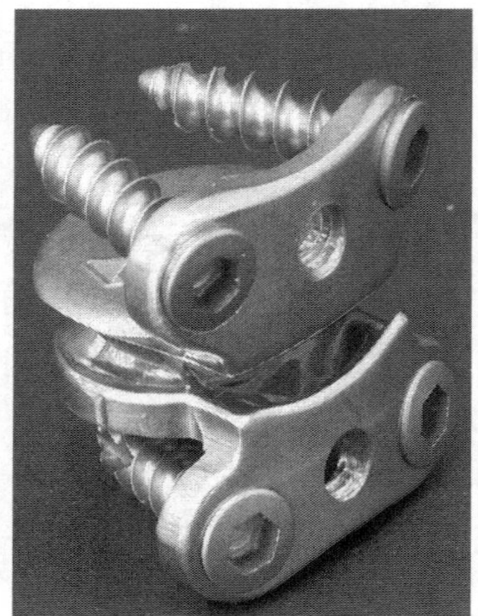

图 27-2-6 Prestige Ⅱ

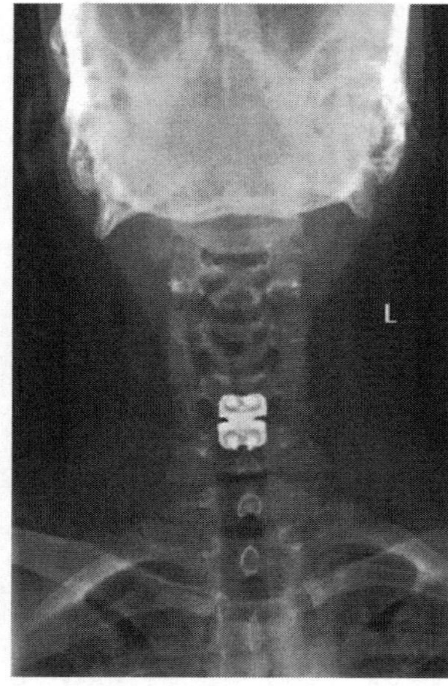

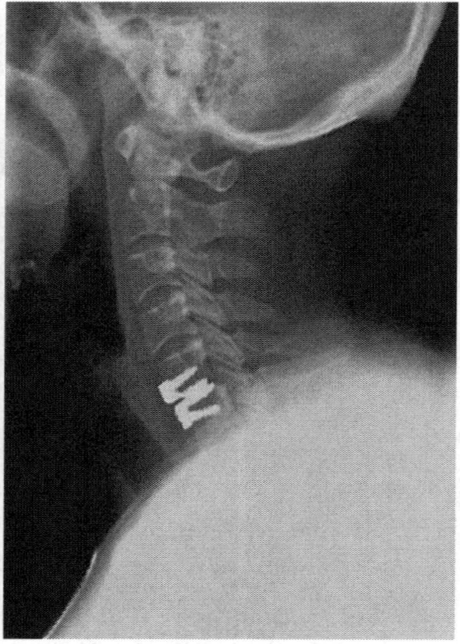

图 27-2-7 Prestige Ⅱ 的临床应用

引自 Bhatnagar R，et al. Curr Orthop Practice，2010，21(3)：306-309.

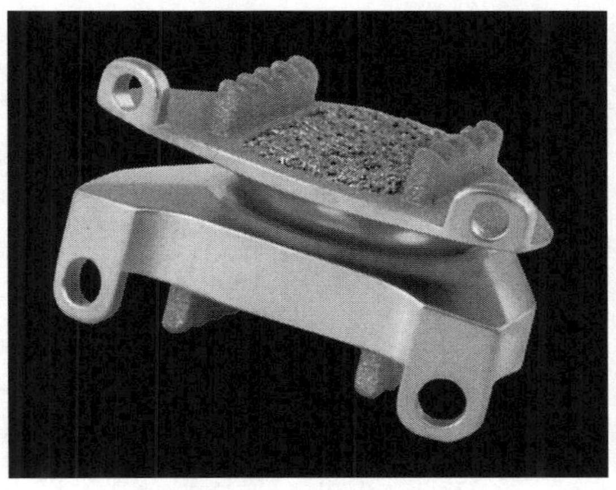

图 27-2-8　Prestige LP

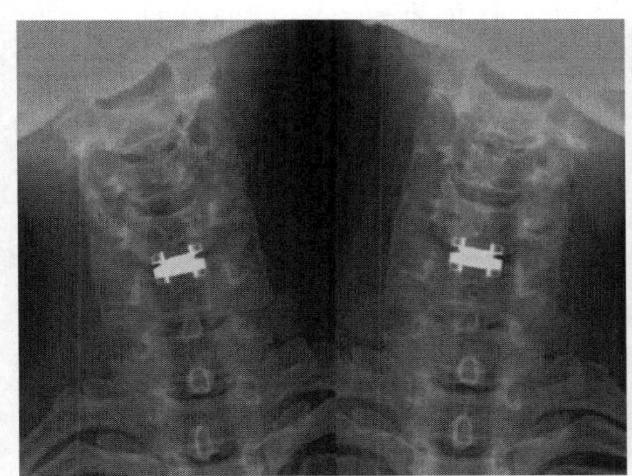

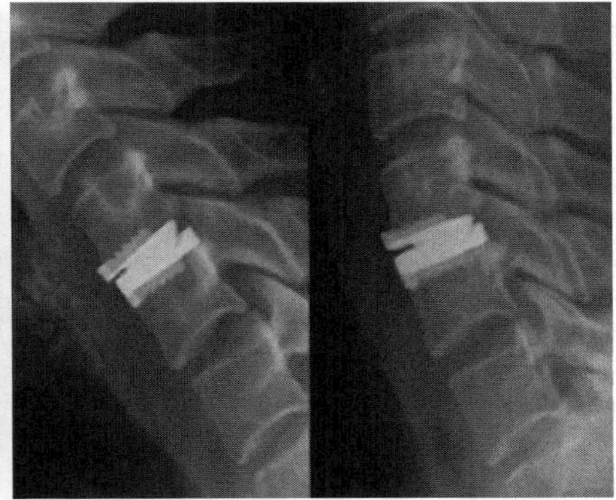

图 27-2-9　Prestige LP 临床应用

（三）PCM

PCM(porous coated motion)颈椎人工椎间盘的终板是由钴铬合金制成，UHMWPE 滑动核心附着在假体的尾侧部分，其外部是 TiCaP 双被层附着在锯齿状的表面，紧贴旁边的相邻椎体骨性终板(图 27-2-10)。这种锯齿状的结构可以在置入当时通过压力获得初期的固定，而在以后通过特殊的被层促进骨的长入获得长期的稳定。在公山羊模型中，置入后 6 个月时的骨长入量超过 40%。这种假体没有 ROM 限制，目前有 3 种大小和 2 种高度供选择。PCM 是一个标准的压力固定设计模型。此外，还可以在必要的时候(如当有相邻节段融合的时候)用边缘螺钉固定，以便对抗过大的剪切力。PCM 外形是渐缩式的，正好适合椎间隙的形状。它使得在后部和后外侧椎体骨质最多、最硬的部位承载负荷。生物力学研究表明后纵韧带在前路椎间盘切除术后维持颈椎稳定的重要性，PCM 通过低切迹和固定设计来弥补后纵韧带的完整性，低切迹的 PCM 适用于那些后纵韧带需要保留的患者，如果后纵韧带必须切除来达到脊髓减压，那么固定的 PCM 假体更加适合该情况，固定的假体具有前翼和螺钉，可以增加结构稳定性。

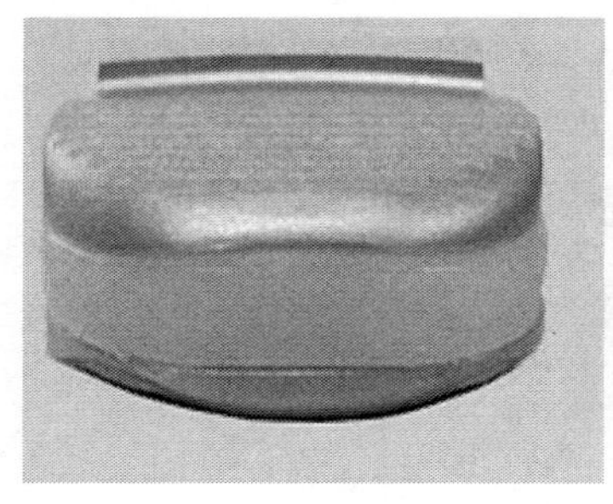

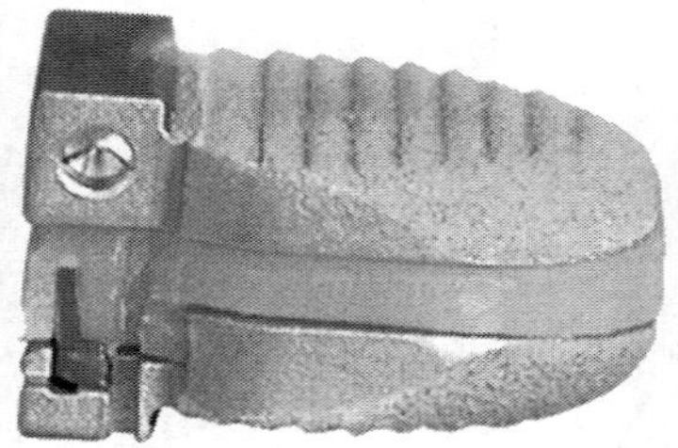

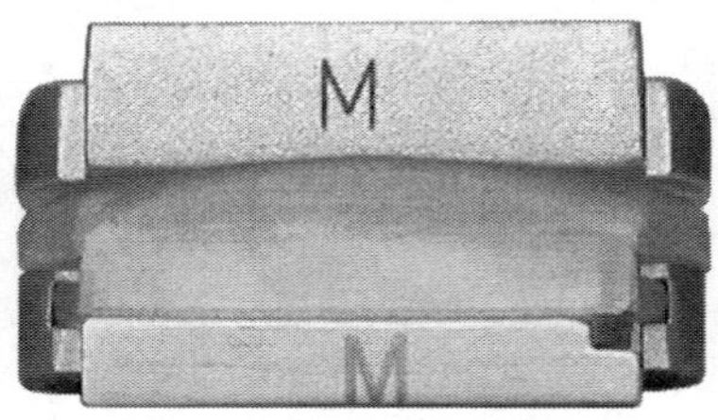

图 27-2-10 PCM各面观

在动物实验之后，2002 年 12 月在巴西圣保罗进行了首例 PCM 人体的置换手术（图 27-2-11～图 27-2-13）。Pimenta 等对 53 例患者的 82 个 PCM 置入后 1 周、1 个月和 3 个月随访，发现其优良率分别为 80%、90%和 90%。而第一例接受内镜下颈椎人工间盘置换手术治疗 C_6～C_7 脊髓受压患者也是应用 PCM。

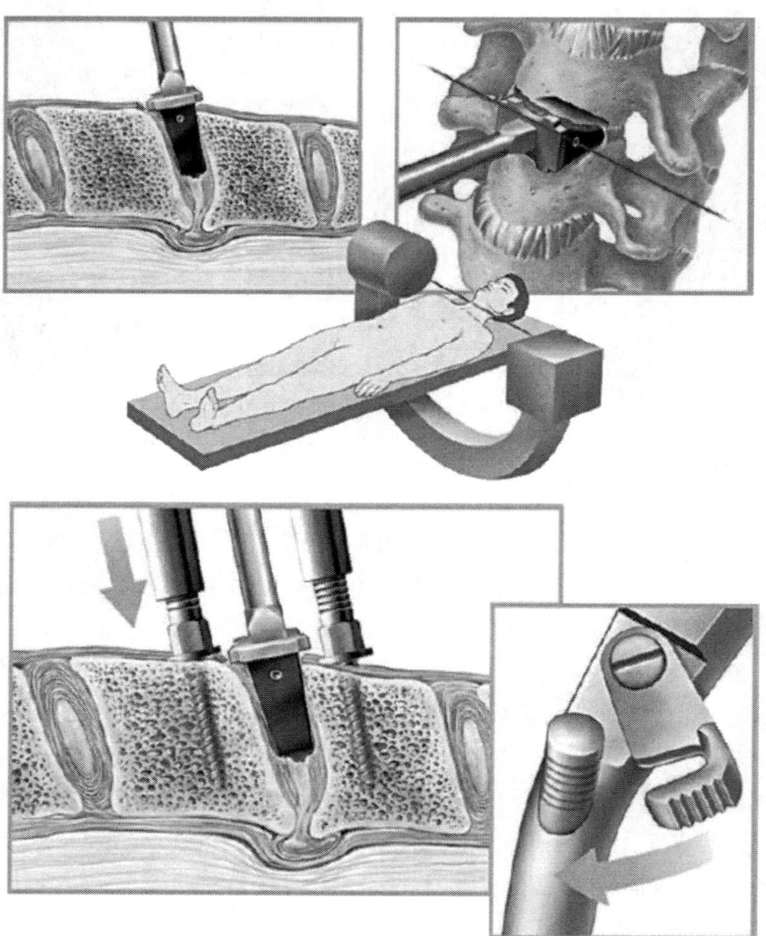

图 27-2-11 PCM植入操作示意

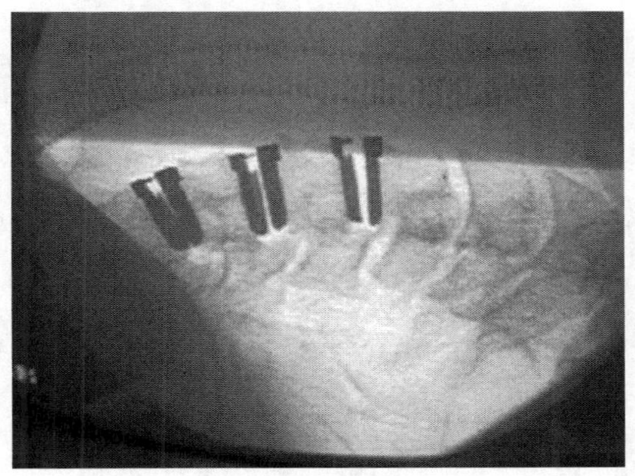

图 27-2- 12　PCM 术中

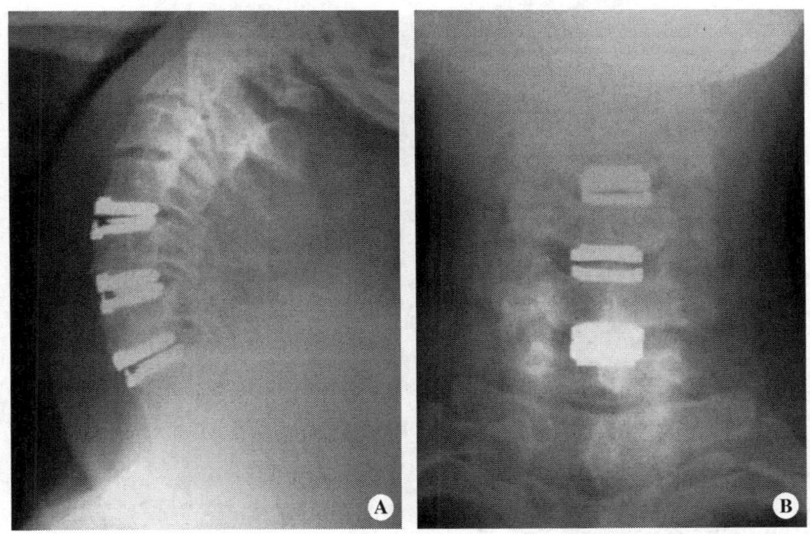

图 27-2-13　PCM 临床应用

引自 Sinkov V,et al. Tech Orthop,2010,25(2):127-132.

(四) Prodisc-C

Prodisc-C 是腰椎 Prodisc 的颈椎版本(图 27-2-14)。与腰椎假体相似,它由两个附带矢状面翼状物固定的钴铬合金板组成,分别固定在头侧和尾侧椎体上。真正的关节部分是一个固定在头侧椎体上的抛光凹陷部件,尾侧椎体上是一个 UHMWPE 制成的直径相对稍小的类球形突出部件。钴铬合金的终板上喷涂有钛浆以利于组织相容性和骨长入,UHMWPE 锁定核则提供球窝关节。Prodisc-C 的接触面有 4 种尺寸。它的 ROM 限制范围与腰椎的 Prodisc 和 Cervidisc 类似。第一例 Prodisc-C 植入手术在 2002 年 12 月 14 日开展(图 27-2-15)。

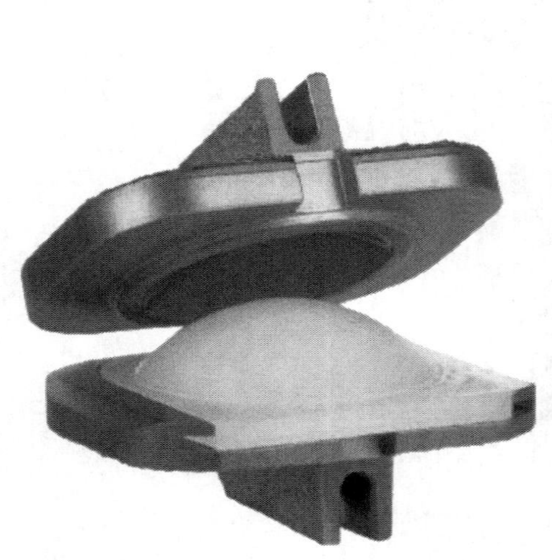

图 27-2-14 Prodisc-C

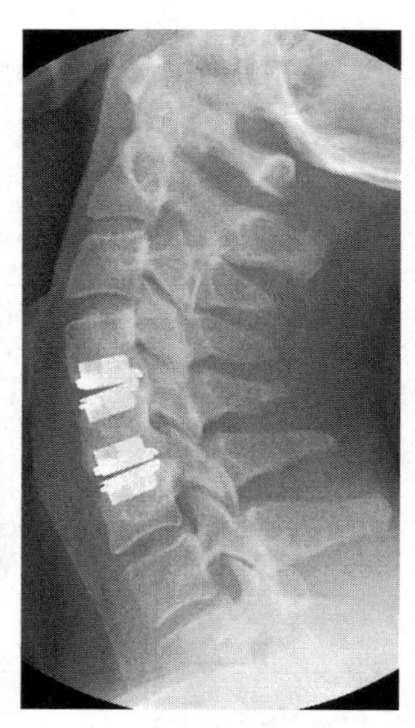

图 27-2-15 Prodisc-C 临床应用

（五）Discover

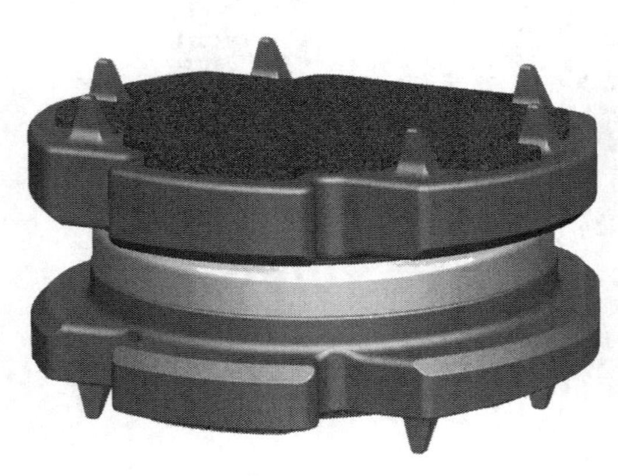

图 27-2-16 Discover

Discover 假体（Depuy Spine）是由金属与聚乙烯做成的球-窝状结构的人工椎间盘（图 27-2-16）。假体的设计与人体椎间隙的自然解剖形态相吻合，在使用时能尽量减少骨性结构的切除。上终板与 UHMWPE 核之间形成关节，UHMWPE 核则固定于下终板。每一个 Discover 假体的终板都装有 6 枚倒齿。倒齿附着于假体上下的椎体终板，以防止假体近期及远期的移位。倒齿的设计保证了治疗节段椎体的完整性，便于进行术中假体位置的调整、双节段病变患者邻近节段假体的植入以及必要的远期翻修。人工椎间盘的终板成分为钛合金，每个终板的外表面都有钛等离子喷镀/羟基磷灰石涂层。与钴镍钼材质的人工终板相比，钛终板能明显减少 MRI（磁共振）成像下的伪影形成，从而不至于影响术后对邻近节段解剖结构的评估。

第三节 生物力学

一、假体设计

颈人工椎间盘生物力学的复杂性归因于其耦合了椎间盘、钩椎关节、关节突关节，对颈椎生物力学的良好理解有助于设计颈人工椎间盘系统，基本的生物力学目标是保持活动度并减少邻近节段疾病。重要的是，活动度包括曲率半径、剪切力的性质、瞬间旋转轴的位置。

由于假体关节面有着高度一致的解剖外形并在决定瞬间旋转轴中起到重要作用，颈人工椎间盘异常的活动度可导致进行性关节突关节炎和疼痛。

假体按照生物力学特点可分为非限制型（Bryan）、半限制型假体（Prestige、PCM、Prodisc-C）和限制型假体。半限制型假体保证正常生理活动，非限制型假体活动度超过正常生理活动范围，限制假体则小于正常范围。Cunningham 等发现，非限制型和半限制型假体提供了与正常颈椎活动基本一致的可移动的瞬间旋转轴，对于置入位置要求相对较低，但是会使平面小关节承受更大的剪切力和旋转负荷；对于限制型假体临床上还没有报道，Cunningham 认为限制型假体应该具有固定的旋转中心，对于关节面的剪切应力会降低最低，然而对置入要求较高，需要精确地置入到相应位置。假体的旋转轴如果和正常颈椎的旋转轴不一致，就会使小关节面受异常应力的破坏。

目前，对颈椎人工椎间盘的生物力学研究主要集中在对相邻节段的影响及能否重建颈椎生理曲度上。Dmitriev 等与 Plillips 等进行了 CDR 与 ACDF 的体外对比试验，发现 CDR 组与 ACDF 组相比，相邻节段的应力明显下降，没有增加相邻节段活动度。体外试验为 CDR 可以降低相邻节段退变的发生率提供了理论依据，这一理论在临床研究方面也得到了证实。不同假体对生理前凸改善的效果不同，于淼等对相邻双节段颈椎人工椎间盘置换术的 23 例患者进行研究发现，术前颈椎曲度不良的患者使用 Bryan 人工椎间盘置换后局部后凸加重，而使用 Prodisc-C 者得到改善，说明 PRODISC-C 人工椎间盘对曲度不良患者有一定矫正作用。PARK 等对 272 例患者行 PCM 假体置换术，术后患者能够保持颈椎前凸角度。Bryan 属于非限制型假体，而 PCM、Prodisc-C 属于半限制型假体，限制型假体在改善后凸方面是否优于非限制型假体还需要进一步研究。

二、终板处理

不同的置入物表面设计在术后假体的稳定性中起到一定的作用，不同的终板准备方法是否会影响到术后即刻的稳定性。Cheng 等从生物力学角度测试了颈椎人工椎间盘置换术中打磨不同厚度和部位的终板结构对假体稳定性的影响。作者选择 8 具尸体标本（C_3～C_7）共计 32 个节段，按照部位进行配对，随机进行不同的终板处理：不打磨、打磨 1mm、打磨 2mm，测量不同处理情况下终板所能承受的力量大小。结果发现，在不打磨终板、打磨 1mm、2mm 时，终板所承受力量有明显的差别[（106±86）N、（59±49）N、（51±46）N，$P<0.001$]；不考虑打磨的深度，椎体后方终板要比前方终板所承受的力量更大。打磨终板 1mm 和 2mm 时，终板的完整性分别丢失 44%和 52%，差别不大，但是与不打磨有显著性差异（$P<0.0001$），提示终板可以很好地提供假体置入后的支撑力量。

假体和终板紧密接触保证了术后即刻的稳定性，但假体本身在稳定性的维持上所起的作用尚不知道。Duggal 等采用颈椎冻干尸体标本，对照组去除肌肉组织，保留韧带、椎间盘和关节囊完整；实验组在上述基础上行 C_5～C_6 Bryan 人工椎间盘置换术。比较两组在过伸、过屈和轴向扭转时 C_5/C_6 撕裂时的负荷阈值和成角情况，结果显示试验组过伸时负荷阈值为 10.2N · m，过屈时为 6.3N · m，轴向扭转时为 11.0N · m；对照组分别为 16.3N · m、14.1N · m 和 16.0N · m；试验组 C_5/C_6 撕裂时过伸矢状位成角 20.1°，过屈矢状位成角 20.2°，轴向扭转时水平成角 16.2°；对照组分别是 14.1°、7.5°和 14.9°。作者指出两组之间的差异主要是假体所致。作者强调术中需要注意保护周围残留的韧带组织，以期术后有更好的稳定性。

三、三维运动测试

在人工颈椎间盘的体外生物力学实验中，对于手术节段和相邻节段的三维运动测量仍是最为主要的评价指标。大部分该类实验的结果显示人工间盘具有较好的节段间运动功能，同时相邻节段运动功能与完整的正常颈椎相似，但由于采用加载模式和加载方法的不同，相互的结果和结论并不完全一致。Dmitriev 等采用 Panjabi 的“混合加载”模式(hybrid multidirectional test)对 PCM^{TM} 人工间盘与单纯前路融合和前路融合内固定进行对比实验，10 例人体颈椎标本(C_2～C_7)选择 100N 跟随载荷，以 3°/s 速度的±5.0N·m 纯力偶加载记录完整颈椎的 tROM，再以位移控制模式加载人工间盘、单纯前路植骨融合和前路植骨融合内固定标本。结果显示，在旋转和侧弯加载中各组间重建节段的运动范围均无明显统计学差异。屈伸加载人工间盘置换与完整颈椎运动范围相近似，但人工间盘中性区显著减小，两个融合组运动范围和中性区均有显著减小。该实验的颈椎相邻节段运动研究显示：旋转加载时上/下相邻节段各组间运动范围均未表现出明显统计学差异。在前屈和侧弯加载时前路融合相比人工颈椎间盘和正常颈椎运动范围均有明显增大，以上相邻节段更为明显。

DiAngelo 等采用位移控制加载模式对颈椎 Prodisc-C 人工间盘和正常颈椎运动进行对比，加载限度为 T_1 椎体力偶不超过 5N·m，整体运动范围不超过 40°，跟随载荷 75N。在 6 例人体颈椎标本(C_2～T_1)的运动标准化分析中，颈椎人工间盘植入节段的前屈较完整颈椎增大 35%，后伸减小 43%。侧弯和旋转与完整颈椎无明显差异。相邻节段两者的运动标准化分析也无差别。在另外一个同样模式实验中，DiAngelo 等以 4 例全颈椎标本(C_2～T_1)对 PrestigeⅡ人工间盘和 Orion 椎前钢板进行了对比，实验测试则显示人工颈椎间盘植入节段的前屈较完整颈椎增大 14%，后伸减小 11%。在相邻节段运动测量显示，人工间盘无显著改变，但前路融合则明显增大。

Kotani 等采用无跟随载荷、2.0N·m 纯力偶加载对 Fabric 人工颈椎间盘和前路融合的屈伸、侧弯和旋转进行评价。结果显示，在手术节段，人工间盘可以保持侧弯和旋转的正常运动，屈伸运动范围较正常轻度增大，但中性区未增大，而前路融合内固定各运动范围均减小。实验在上/下相邻节段也同样做了运动范围和中性区的运动测量，结果是只在侧弯加载显示人工间盘和前路融合运动范围均明显增大，其他加载三组间均无差异性。

McAfee 等对 7 例颈椎标本采用 2.0N·m 纯力偶加载，评价 PCM 人工间盘和单纯前路植骨融合、前路植骨融合加钢板的屈伸、侧弯和旋转运动范围。特别不同的是在实验中设计了保留后纵韧带和不保留后纵韧带两种情况，同时也将椎间盘切除后节段运动做了测试。结果显示，PCM 人工间盘各运动范围与正常一致，在保留和不保留后纵韧带两种情况下 PCM 的节段运动无明显改变。但在椎间盘切除的情况下，保留后纵韧带明显改善节段稳定性。而椎间盘切除和前路融合均与正常颈椎有明显差异。该实验从周围组织对人工间盘的影响这一特别角度进行了有益尝试，并提出功能性后纵韧带这一概念。由于是力矩控制模式，该实验并未对相邻节段的运动进行研究。

Nianbin Hu 等采用公山羊为实验对象，在 12 只公山羊颈椎 C_4～C_5 节段植入 PCM 人工间盘,分别于术后 6 个月和 12 个月(各 6 例)与正常公山羊颈椎标本进行对比。实验采用 3.0N·m 纯力偶加载,结果在侧弯和旋转运动两组 PCM 术后与正常均无显著差别,但两组 PCM 术后的屈伸运动范围均明显减小。

四、对邻近节段的影响

人工颈椎间盘能否完全取代正常颈椎间盘的功能,不仅是表现在达到正常颈椎间盘的运动范围,并需要与正常颈椎间盘的运动特点完全一致。这包括对颈椎后部关节突间压力和相邻节段椎间盘髓核内压的影响,瞬时运动旋转轴的改变是否相同等方面。

人工颈椎间盘的设计理念是通过防止相邻节段的过度运动,从而预防或推迟相邻节段退变的发生。但目前已有的非限制型和半限制型人工颈椎间盘均需要完整、健康的关节突及周围韧带、肌肉组织协同维持稳定,吸收震荡、缓冲加载的能力与正常颈椎间盘仍有较大差距,对相邻节段椎间的应力分布必然会造成不同影响。20 世纪 60 年代,Nachemson 等开始采用针式压力传感器测量和记录尸体标本的椎间盘髓核内压。此后又将此技术发展应用到活体腰椎间盘髓核内压的研究。研究中发现未退变的椎间盘髓核内压最高,而退变严重的椎间盘髓核内压较低。并证明即使在已轻度退变的椎间盘髓核,仍符合流体静力学原理。

McNally 等和 Adams 的研究表明,椎间盘组织内结构与功能并非一个简单的对应关系,有时在椎间盘髓核内同一区域可以出现流体静力学或纤维固体两种不同性质特点。有解剖研究显示,颈椎间盘髓核中心区与腰椎间盘相比有较多的纤维组织。因此,目前还缺少颈椎间盘髓核为流体静力学的明确证据,颈椎椎间盘的功能可能与腰椎间盘不完全相同。

目前文献中报道用于椎间盘髓核压力测量的有英国 Gaeltec Ltd. 生产的针式传感器。该种传感器在长 100mm、直径 0.9mm 针筒前端有一 1.5mm 长压力测试口,表面由医用硅树脂膜覆盖。类似的还有美国 Millar Instrumengts 制造的 Model SPR-524 和 Robert A. Denton 公司的 Model 6376 压力传感器,后者有三个探测点,可同时测量椎间盘髓核三个位置压力。此外,美国 Precision Measurement Company 的 Model 060 型压力传感器压力敏感件直径 1.5mm,厚度 0.3mm,由三条细信号线连接信号放大器,也用于椎间盘髓核内压测量。

Wigfield 等采用针式压力传感器、静力加载和位移控制加载伴较小静力加载两种方法测试一组多节段颈椎标本,以对比 Bristol 人工间盘和前路融合后相邻节段椎间盘内压的改变。实验发现,由于自上向下椎间盘的体积逐渐增大,颈椎间盘平均内压由上向下依次递减。椎间盘后部的压力较低,可能与负荷通过钩椎关节和关节突关节分散传递有关。在 200N 预加载静力测试时,Bristol 人工间盘与正常颈椎在相邻节段的影响没有不同。在 50N 预加载运动测试中,人工间盘和前路融合与正常均显著不同。最大改变在相邻节段椎间盘前部靠近纤维环处。Bristol 人工间盘加载-位移曲线显示比正常椎间盘运动范围较大,因此导致相邻节段的椎间盘纤维环最大压力降低。前路融合固定则导致相邻节段椎间盘纤维环前部压力显著增大。Eck 等使用 6 例尸体多节段颈椎标本对前路融合后相邻节段的椎间盘髓核内压进行测试。给予 20°前屈和 15°后伸位移加载后记录前路融合前后的上下相邻节段椎间盘内压。结果显示，前路融合后相邻节段前屈时椎间盘髓核内压明显增大，C_4～C_5 压力增大 73.2%，C_6～C_7 压力增大 45.3%。后伸时相邻椎间盘髓核压力同样增大，但无显著性差异。前屈时 C_4～C_5 运动增大更为明显，后伸时 C_6～C_7 节段运动增大更为明显。Pospiech 等采用 7 例多节段颈椎标本对前路融合相邻节段椎间盘髓核内压进行了研究，实验设立模拟肌肉作用（10N 跟随加载，共三对钢丝固定模拟肌肉，每对保持 20N 拉力）和无肌肉作用模拟两种方法，采用前屈、后伸、侧弯和旋转最大 0.5N · m 纯力偶加载。结果显示，在 C_4～C_5 节段前路融合后，相邻节段椎间盘髓核内压显著增大，在模拟肌肉作用下，压力增大幅度更大。Dmitriev 等采用 Panjabi 的“混合加载”模式（hybrid multidirectional test）对 PCM™ 人工间盘与单纯前路融合和前路融合内固定进行对比实验，10 例多节段颈椎标本以 100N 跟随加载，完整先以 5.0N · m 纯力偶加载，手术颈椎标本再改为位移控制加载。结果显示，在各运动加载中，完整标本和人工颈椎间盘的上下相邻节段椎间盘髓核内压无显著性差异。在屈伸加载颈椎前路融合后上相邻节段椎间盘髓核内压明显高于完整颈椎和人工间盘（$P<0.05$）。在下相邻节段椎间盘内压增大程度较小，但三个运动方向加载仍均有明显统计学差异（$P<0.05$）。

有关人工颈椎间盘置换术后关节突关节压力研究文献较少。目前，脊柱关节突关节压力研究所用传感器以美国 Tekscan 电阻式传感器为代表。Tekscan 压力分布测量系统的独特之处在于其拥有柔性薄膜网格状触觉压力传感器。这种传感器厚度仅为 0.1 mm，且柔性很好，可以根据需要进行一定的外形裁剪，测试中可记录实时连续压力曲线。Wilson 等首先将其应用于腰椎关节突间压力测量，取得良好效果。另一种常用化学反应式传感器为日本富士公司研制的压敏片（Fuji Prescale Film），能通过微囊受压破裂释放出成色材料与显色材料反应，从而产生不同深浅的色彩颜色直观地反映接触区域的压力分布情况。测压范围在 0.2～300MPa，误差±10%。同样具有厚度薄、可被任意裁减的特点，数据分析需利用扫描仪与计算机连接所建立的图形分析系统。

Chang 等将 18 例多节段颈椎标本分成 C_6/C_7 节段 Prodisc-C、Prestige 人工间盘置换和前路融合三组，2.0N · m 纯力偶加载进行多运动加载，对上下相邻节段的椎间盘髓核内压和关节突间压力进行对比，结果显示，在两种人工间盘置换相邻节段椎间盘内压无明显改变，但后伸运动时关节突间压力明显增大。前路融合内固定后上相邻节段前屈时椎间盘髓核前部和后伸时椎间盘髓核后部压力明显增大，同时手术节段的关节突关节压力明显减小，相邻节段的关节突关节压力明显增大。Jonathan 等报道对一组绵羊颈椎标本 Cervicore 人工间盘进行 3.0N · m 屈伸和侧弯加载、2.5N · m 旋转加载实验中，采用 Fuji 压敏片测量关节突间压力。结果人工间盘和正常标本间无明显差异。

第四节 手术操作

一、病例选择

国外资料认为，人工颈椎间盘置换手术的主要适应证及禁忌证见表 27-4-1。

表 27-4-1　国外推荐颈人工椎间盘置换的手术适应证

1. 主要适应证	椎间盘源疼痛	关节突关节炎
单节段神经根病	融合节段的 reversal	手术节段既往感染史
单节段脊髓病	3. 主要禁忌证	植入物材料过敏
2. 相对适应证	不稳＞3mm	先天性椎管狭窄
2～3 节段神经根病或脊髓病	后凸＞11°	颈椎强直
融合邻近节段退变	骨质疏松	

2011 年 7 月 1 日，中国卫生部发布颈椎人工椎间盘置换手术标准指引，并于 2011 年 12 月 1 日起实施。该指引提出的适应证、禁忌证、相对适应证、相对禁忌证见表 27-4-2。

图 27-4-2　中国卫生部发布颈椎人工椎间盘置换手术标准

1. 适应证	有明确的对人工间盘组成材料过敏史患者
颈椎间盘突出症	身体其他疾病不允许进行手术者
颈椎病	4. 相对禁忌证
2. 相对适应证	颈椎后纵韧带骨化症
颈椎间盘源性颈痛	骨质疏松症
3. 禁忌证	发育性颈椎管狭窄症
颈椎外伤性骨折脱位	颈椎不稳定
颈椎感染性病变	颈椎畸形
颈椎肿瘤	术后难以配合康复训练者
全身存在不可控制的活动性感染	

一般认为，病例选择要注意以下几个方面：①病变位于 C_3～T_1 节段，但 C_6～C_7 节段属于颈胸交界部位，具有特殊的生物力学特性，是否适合进行人工椎间盘手术，仍有异议。②FDA 最初批准的适应证为单节段，但目前已有较多进行 2～3 个节段置换，由于瞬间旋转轴的问题，连续多节段置换是否合适应引起注意。③选择明确的神经根型颈椎病和脊髓型颈椎病，最合适病因是单纯椎间盘突出，且没有明显关节突关节炎；椎间隙明显狭窄、骨赘明显形成等均不合适。④年龄 18～65 岁。⑤强直性脊柱炎、风湿性关节炎、后纵韧带骨化、弥漫性特发性骨肥大症、明显关节突关节炎等均不合适。⑥胰岛素依赖型糖尿病、颈椎感染、长期应用类固醇、单一的颈部疼痛症状等亦不合适。⑦颈椎创伤合并有韧带或关节突损伤亦不合适。

二、操 作 步 骤

（一）Prestige LP（图 27-4-1）

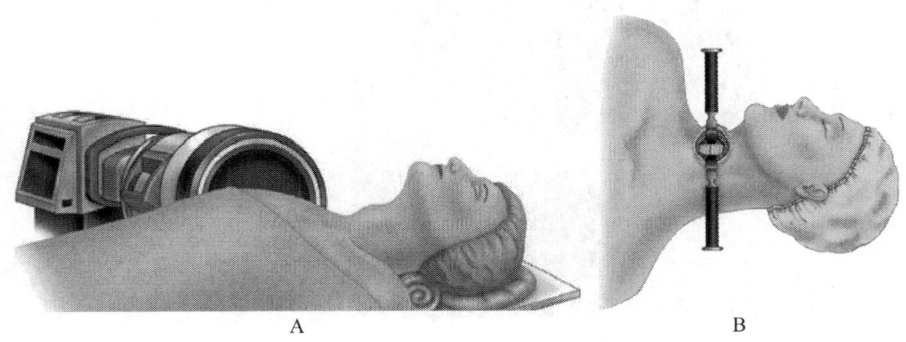

A　　　B

图 27-4-1

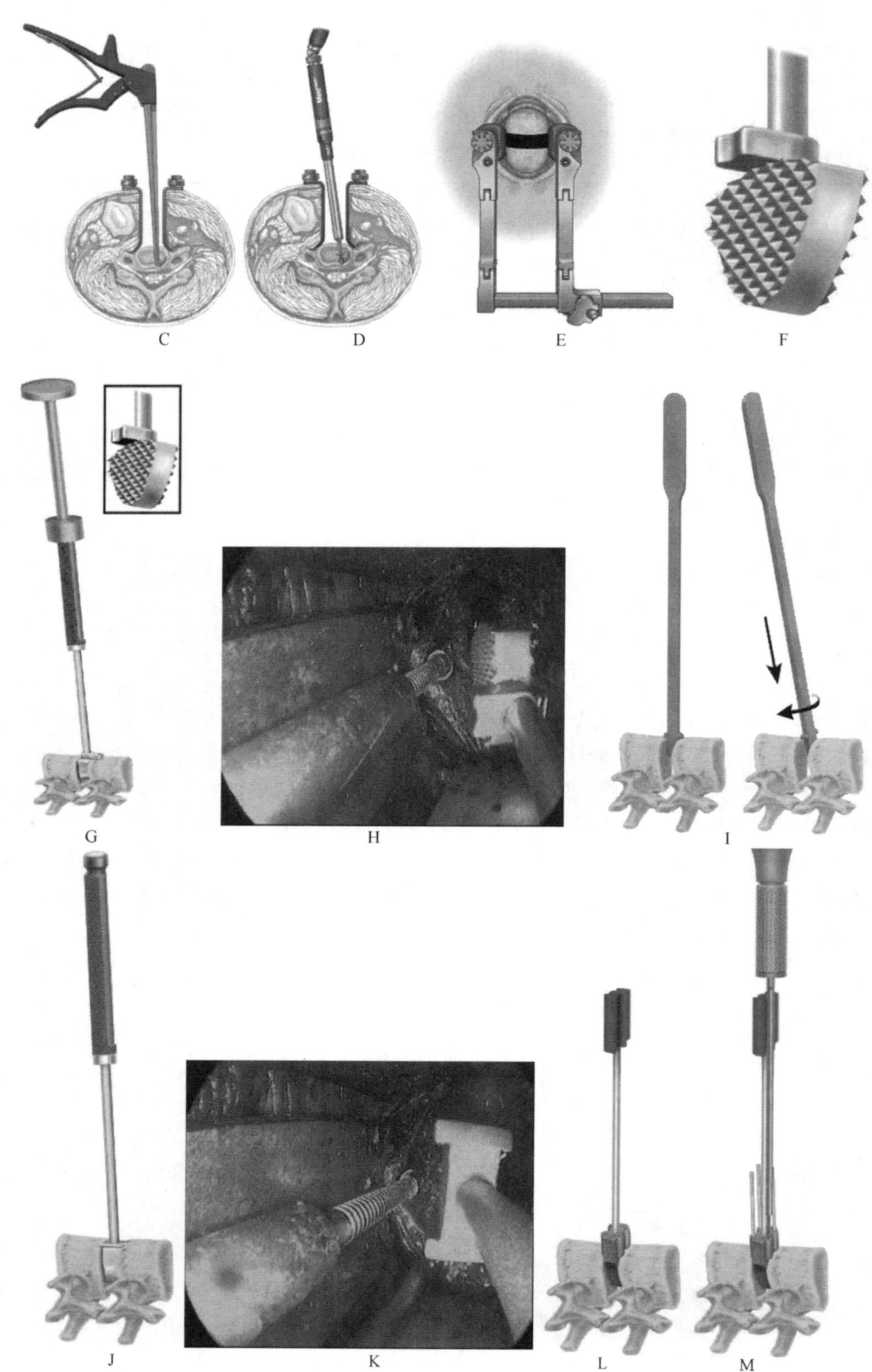

图 27-4-1

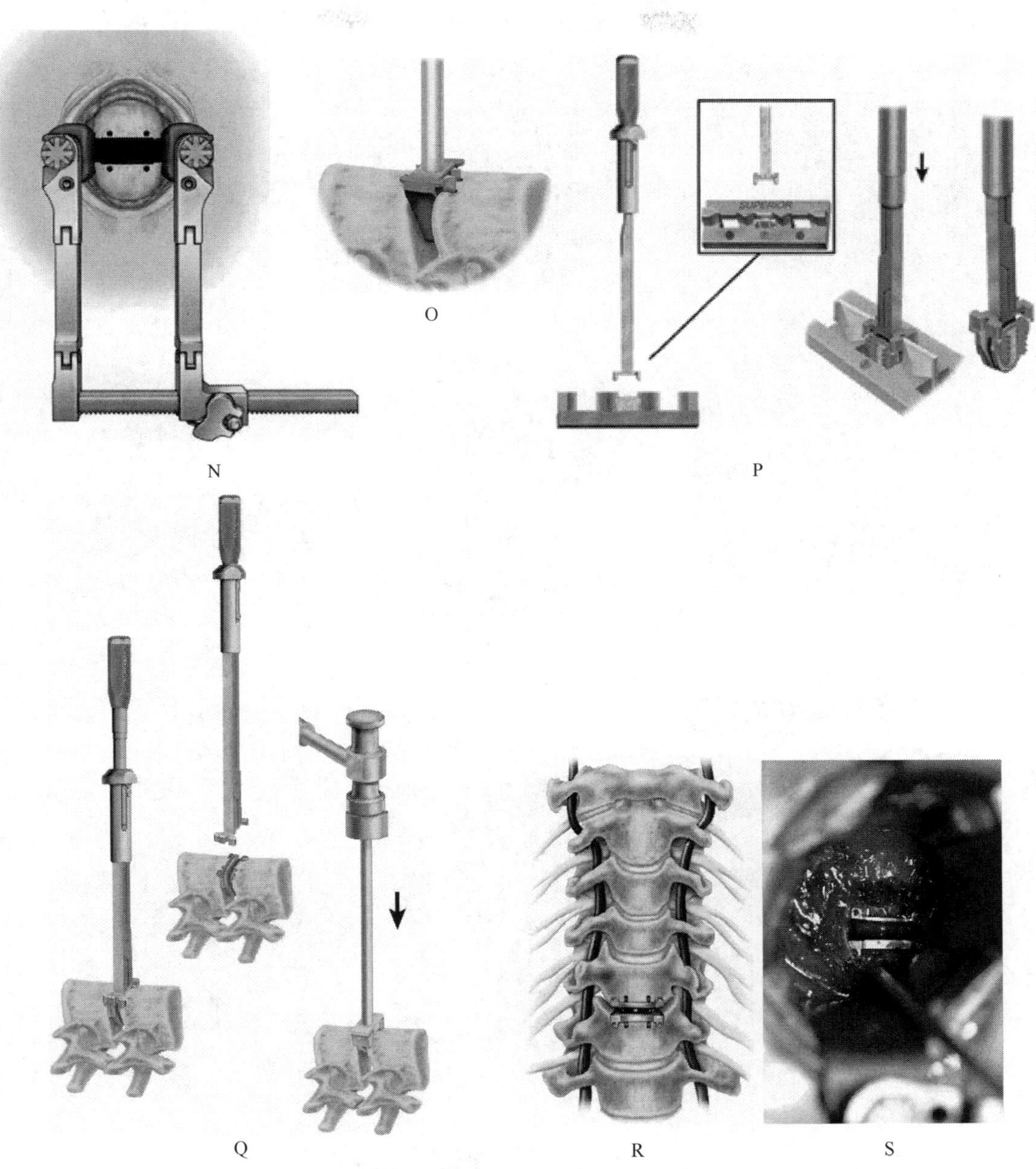

图 27-4-1 Prestige LP 手术操作步骤(续)

A. 体位及C臂X线机监护；B. 常规颈椎前路显露；C. 减压；D. 钩椎关节后缘切除；E. 上下终板平行；F. 终板处理器；G. 处理终板；H. 术中终板处理；I. 初试模，确定试模型号；J. 试模，透视下确认；K. 术中试模；L. 插入终板开槽导向器；M. 钻取4个导向孔；N. 术中导向孔位置；O. 开槽器(rail punch)终板开槽；P. 选取合适假体；Q. 植入假体至正确位置；R. 完成人工椎间盘植入；S. 植入后术中所见

引自 Medtronic.

（二）Discover（图 27-4-2）

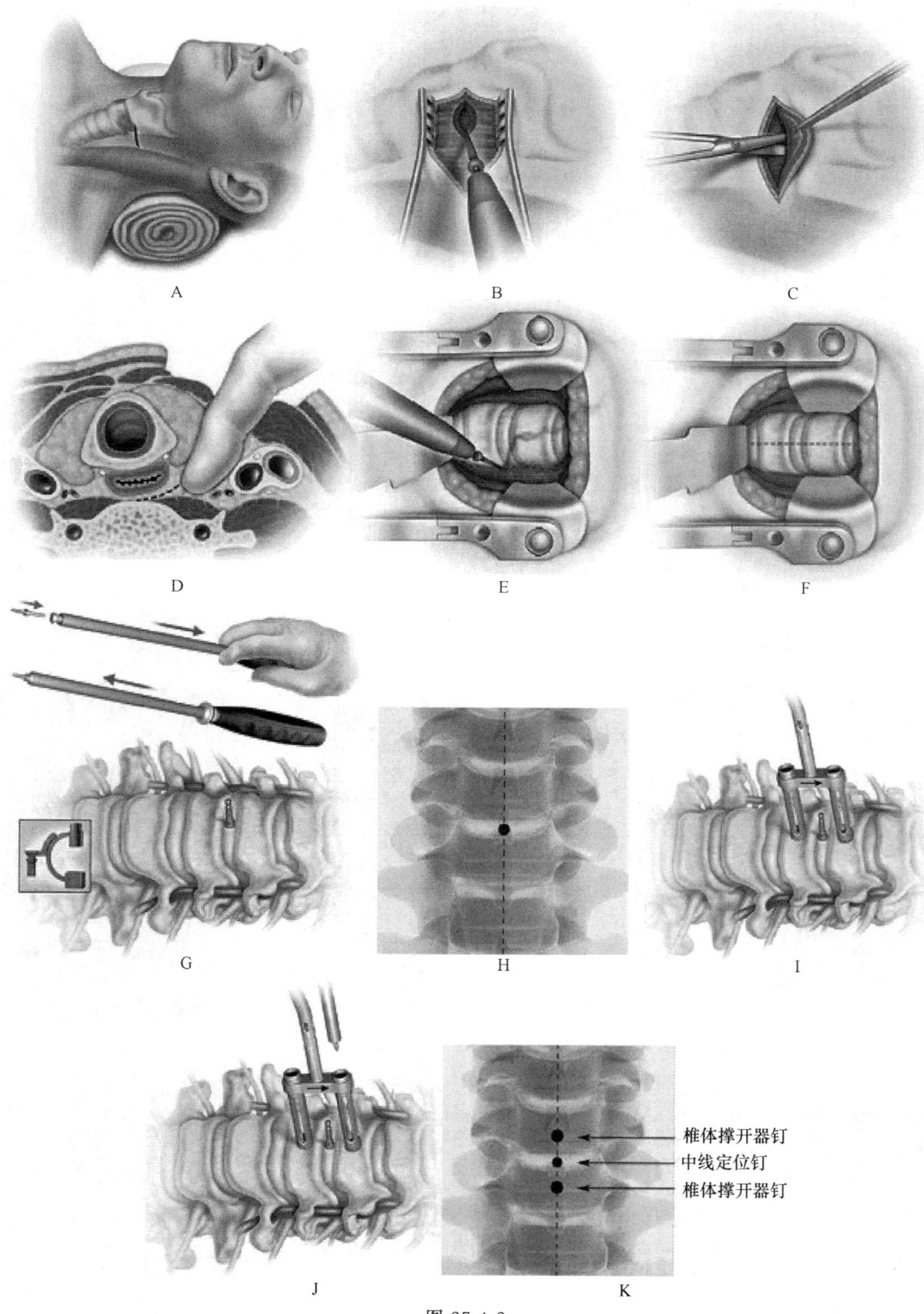

图 27-4-2

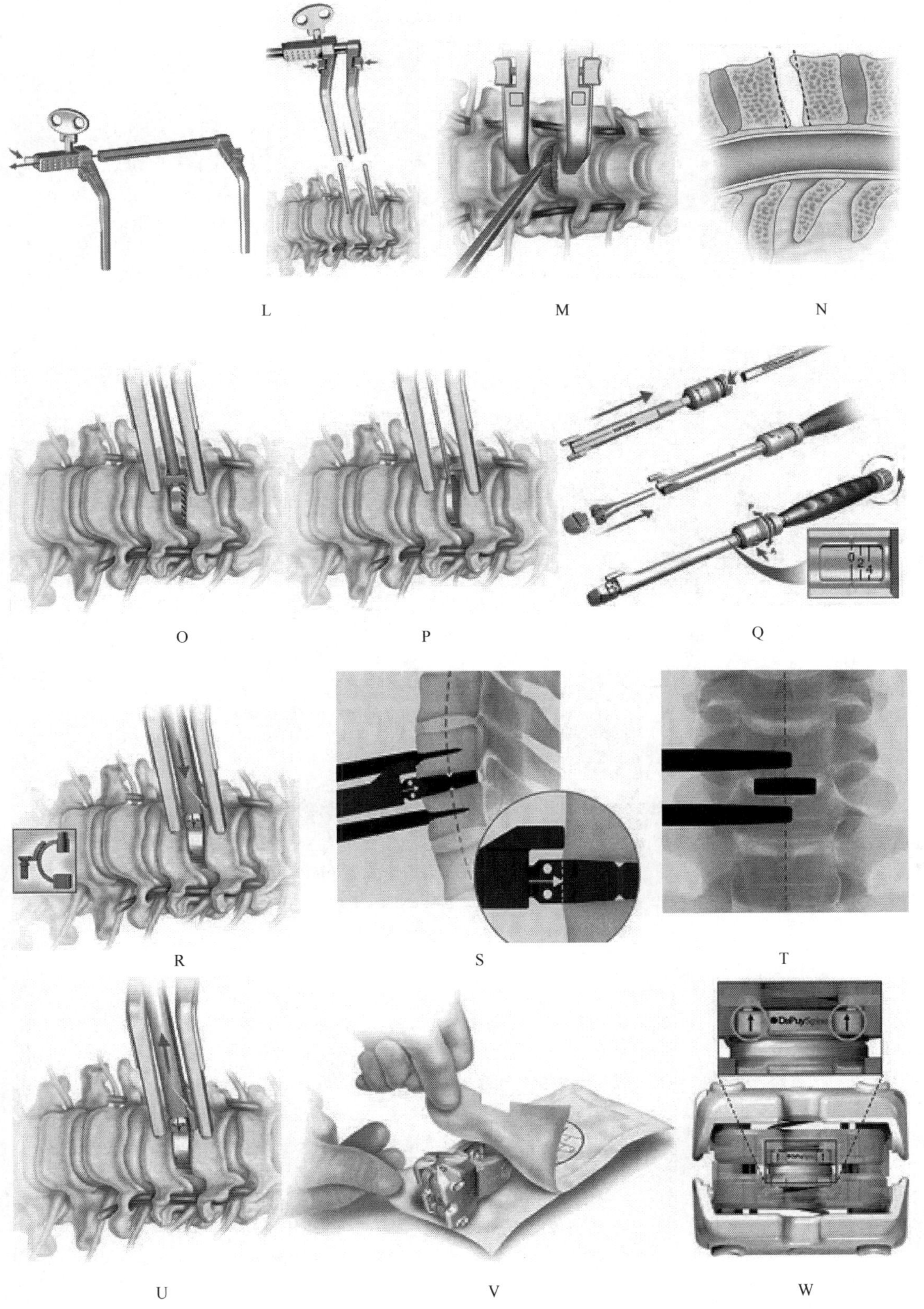

图 27-4-2

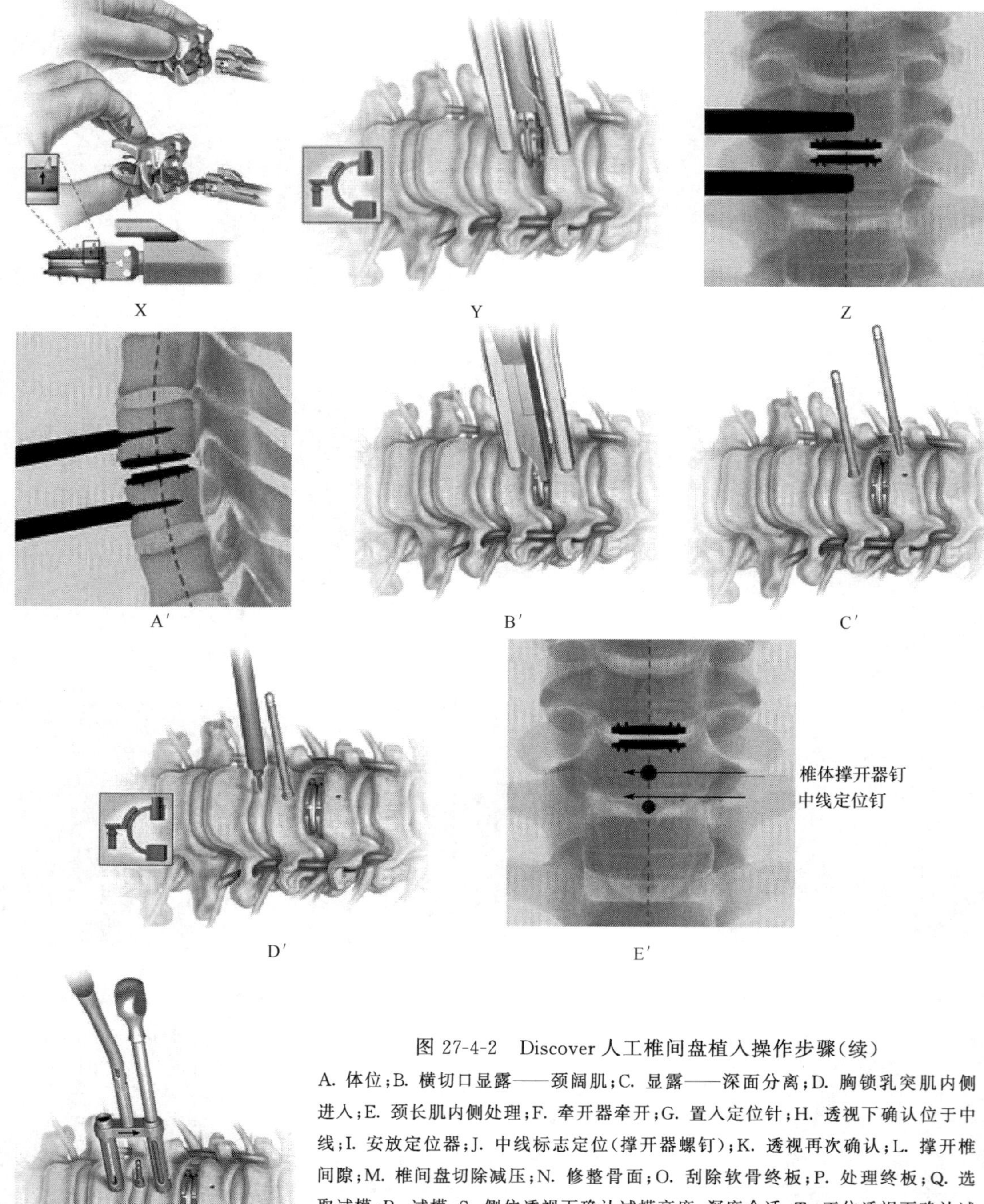

图 27-4-2　Discover 人工椎间盘植入操作步骤(续)

A. 体位;B. 横切口显露——颈阔肌;C. 显露——深面分离;D. 胸锁乳突肌内侧进入;E. 颈长肌内侧处理;F. 牵开器牵开;G. 置入定位针;H. 透视下确认位于中线;I. 安放定位器;J. 中线标志定位(撑开器螺钉);K. 透视再次确认;L. 撑开椎间隙;M. 椎间盘切除减压;N. 修整骨面;O. 刮除软骨终板;P. 处理终板;Q. 选取试模;R. 试模;S. 侧位透视下确认试模高度、深度合适;T. 正位透视下确认试模居中;U. 取出试模;V. 选取假体;W、X. 组装人工椎间盘;Y. 植入人工椎间盘;Z. 确认位置(假体中轴与中线一致);A′. 确认位置(弧形中线通过假体中点);B′. 取出植入器工具;C′. 取出撑开器和定位针;D′～F′. 如再进行邻近节段减压及固定,则重复以上步骤

引自 Depuy Spine.

三、注意事项

重视手术操作中5个关键要点(表27-4-3),有助于减少手术的失败率。这5个要点对目前临床使用或将要进入临床使用的大部分颈椎人工间盘也行之有效。

表27-4-3　颈椎人工椎间盘置换术的5个关键要点

患者颈椎处于正中或前凸位
充分、双侧的神经根减压,包括钩椎关节切除
正确的终板处理
人工间盘尺寸大小合适
人工间盘位置居中

1. 患者的体位必须保证颈椎处于中立或轻度前凸位。在颈椎后凸时可能导致植入的人工间盘大小不合适,而通常是偏小。手术医师必须紧记人工间盘的设计是为能够适应正常的颈椎前凸,而不是后凸。

2. 在进行神经减压时,手术医师必须保证双侧钩椎得到充分切除。充分进行钩椎切除,可避免在极度前屈、后伸及旋转时神经根与人工间盘发生撞击。

3. 终板的处理至关重要。必须在不破坏骨性终板的基础上完全切除间盘组织。假如残留间盘组织,则人工间盘的固定将不牢靠,其位置可发生滑移。而假如终板完全破坏,则可能使假体塌陷入椎体的松质骨内。假体下沉可使椎间隙塌陷,后者可引起神经根受压和(或)人工间盘正常活动受限。即使终板未受破坏,骨质疏松患者也可能发生假体下沉。因此,笔者不推荐对骨骼质量差的患者施行人工间盘置换,如肾功能衰竭、骨质减少或髋腰骨密度检查提示骨质疏松的患者。

4. 手术医师应注意选择大小合适的人工间盘。尺寸偏小,假体可能发生移位;如果假体尺寸偏大,由于关节突关节及后方韧带的过度张开,可引起人工间盘活动受限。使用试模有助于选择尺寸合适的假体,大小合适的试模能够嵌入椎间隙并较牢固地保持其位置。进一步确定试模大小是否合适,可行X线透视侧位片观察试模是否填满椎间隙或试模与终板之间是否存在X线透亮间隙。一旦试模与终板之间存在间隙,试模的尺寸往往偏小。通过侧位X线透视还可观察手术节段的关节突关节是否张开,后者可提示试模尺寸偏大。

5. 无论在矢状面还是冠状面,人工椎间盘的位置均必须处于椎间隙的中心。理论上来说,当人工椎间盘的位置偏离颈椎旋转的瞬时旋转轴时,可限制其正常运动,并随时间推移而出现假体移位。

第五节　临床疗效

颈人工椎间盘置换术(cervical disc replacement,CDR)在临床上开展日益广泛,在合适选择的病例,近期疗效已经得到充分肯定,当然这些近期疗效其实只是与手术减压效果一致的,人工椎间盘设计的具体疗效但是还需要进一步长期临床试验研究。

一、与ACDF比较

2年以内的短期随访结果显示,CDR在术后症状改善方面与ACDF难分优劣,但在保留脊柱运动功能上,CDR优势明显(图27-5-1)。近年来2年以上中长期随访的文献逐渐增多。REN等对45例行Bryan假体置换的患者随访2～5年,JOA评分从术前平均10.2分升到术后平均 15.4 分，颈椎功能障碍指数（neck disability index，NDI）评分从 43.5 分改善到 28.4 分，优良率达到 89.8%，术后置换节段平均活动度为 9.3°。说明 CDR 术后不但症状改善，还能长久保留令人满意的颈椎活动度。Goffin 等对 98 例行 CDR（Bryan 假体）的颈椎病患者术后 4～6 年的随访也发现，在健康调查评分（SF-36）、NDI、颈椎及上肢疼痛比例、Odom 评分及置换节段活动度方面，4～6 年的随访与 1～2 年一样满意，术后 4 年及 6 年置换节段活动度分别为 7.3°和 7.7°。

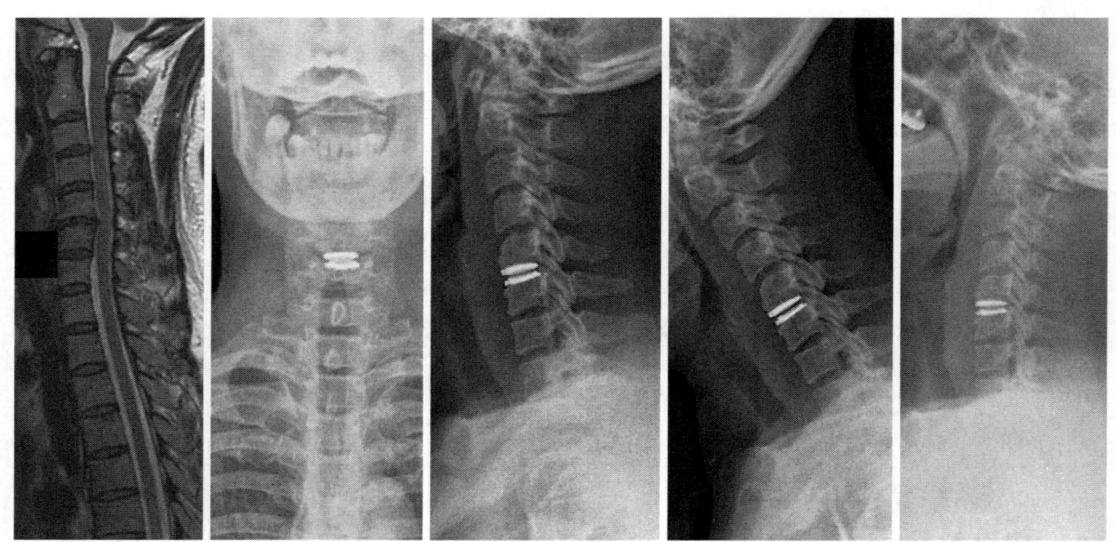

图 27-5-1　C_5～C_6 单节段置换人工椎间盘置换术

CDR 术后疗效明显，但是与 ACDF 相比是否更加优异？Burkus 等对 541 例患者分两组进行 CDR（Prestige 假体）和 ACDF 的随机控制对比（RCT），随访 5 年，两组 NDI 评分在 24 个月时无差异，在 36 个月及 60 个月时则出现差别，CDR 组 NDI 评分改善率更高；在神经功能恢复方面，CDR 组在 24、36 及 60 个月时的优良率分别为 91.6%、92.8% 及 95%，高于 ACDF 组的 83.6%、83.2% 及 88.9%；在活动度方面，CDR 组保持置换节段活动度，术后 36 个月及 60 个月置换节段的活动度分别为 7.3°及 6.5°，ACDF 组则丧失了手术节段活动度。Garrido 等对 47 例颈椎病患者随机分为 CDR 组和 ACDF 组进行手术治疗，对两组患者术前术后 NDI、VAS 及 SF-36 进行 t 检验，发现 CDR 组比 ACDF 组有更好表现。是否随着随访时间的延长，CDR 在疗效方面优势更加明显，有待更新的研究。另外，Mununaneni 等对 541 例患者分两组进行研究，经过 1～2 年随访，Prestige ST 组和 ACDF 组恢复工作的平均时间分别为 45 日和 61 日，有显著性差异，说明 CDR 术后患者能更早恢复工作。

Sasso 等报道了 115 例分别行 Bryan 颈椎人工椎间盘置换术（Bryan 组，56 例）和前路颈椎椎间融合术（ACDF 组，59 例）颈椎病患者的临床疗效。作者应用自行设计的量化脊柱运动功能分析软件来测量颈椎运动功能单位（FSU）的运动情况，Bryan 组置换节段 FSU 的运动范围在术后 12 个月时平均为 7.3°，24 个月时为 7.0°，与术前比较无明显改变；ACDF 组手术节段 FSU 的运动范围在术后 3 个月时为 1.3°，24 个月时降低到 0.9°，与术前相比有统计学差异。在随访期内 Bryan 组颈椎功能障碍指数（neck disability index,NDI)、颈椎疼痛 VAS 评分、SF-36 生活质量评分等都明显高于 ACDF 组($P<0.05$),两组上肢放射痛改善情况相似($P=0.152$)。Bryan 组有 3 例患者因邻近节段退变需在术后 24 个月内行 ACDF;ACDF 组有 2 例因植骨不融合、2 例出现邻近节段突出致脊髓或神经根受压行翻修手术。从术后 24 个月内的临床疗效来看,Bryan 人工椎间盘置换术比 ACDF 更具优势。

CDR 术后颈椎活动度与术前椎间隙高度及术后椎间高度的增加量呈正相关。Auerbach 等研究发现,术前椎间隙高度丢失大于 50%则会严重影响术后疗效。Peng 等进一步量化研究,发现术前椎间隙高度丢失不超过 4mm 适合 CDR,术前椎间隙高度在 5~7mm 患者术后颈椎活动度最大,因此,术前评估椎间隙高度可以预测术后疗效。Kim 等对 105 例颈椎病患者的研究发现,CDR 术后颈椎活动度与术前颈椎活动度有直接关系,术后置换节段活动度与术前置换节段活动度及假体置入角度相关,也就是说术前置换节段活动度对术后置换节段活动度有影响。Barbaallo 等研究进一步证实颈椎置换节段术前屈伸活动度大于 3°适合行 CDR,小于 3°适合行 ACDF,说明术前评估全颈椎及置换节段活动度的重要性。

二、多节段置换

目前,几乎所有研究都是针对 1~2 个节段置换,个别学者对 3~4 个节段置换进行了尝试。Cardoso 等对 119 例颈椎病患者(神经根型和脊髓型)行 Prestige ST 置换,其中 24 例行 3~4 个节段 CDR,随访 12 个月,多节段 CDR 术后神经功能恢复良好。

Pimenta 等对 229 例患者进行了临床随访观察,病例入选标准为:①年龄 18~80 岁;②椎间盘源性疼痛致一或两侧的放射性疼痛、麻木以及肌无力等;③C_3~T_1 的节段病变;④影像学上证实椎间盘源性病变主要包括脊髓型颈椎病、MRI 或者 CT 发现有椎间盘突出、ACDF 术后、前路 cage 融合术后失败等;⑤术前经过保守治疗 6 周以上无效。除外外伤所致的椎间盘突出,颈椎轴性症状缺乏放射性疼痛以及重度脊髓型或者神经根型颈椎病患者。选择的假体为 PCM。单节段组 71 例,多节段组 69 例(双节段 53 例,3 节段 12 例,4 节段 4 例)。两组患者在手术指征、年龄、性别等指标上相匹配,结果发现多节段组手术时间长、出血量多、住院时间稍长,但多节段组的 NDI 改善情况(52.6%)较单节段组(37.6%)好($P=0.021$),VAS 评分改善率(65.9%)较单节段组(58.4%)高。根据 Odom 临床效果评价标准,多节段组优、良、可、差各个级别的比例分别是 55%、30%、9%、6%,单节段组分别为 32%、44%、14%、10%。多节段组成功率(包括临床效果优、良、可的患者)为 93.9%,单节段组为 90.5%。单节段组 3 例出现并发症,多节段组 2 例出现并发症,无明显差别。作者认为多节段置换比单节段置换具有更好的临床效果。尽管初步报道的多节段 CDR 疗效良好(图 27-5-2),但是对于 3 个及以上节段行 CDR 手术仍是需要慎重。因此,不同节段瞬间旋转轴不同,而多节段置换则对旋转轴的要求更加苛刻,否则多节段不同步运动问题将导致关节突载荷增加。

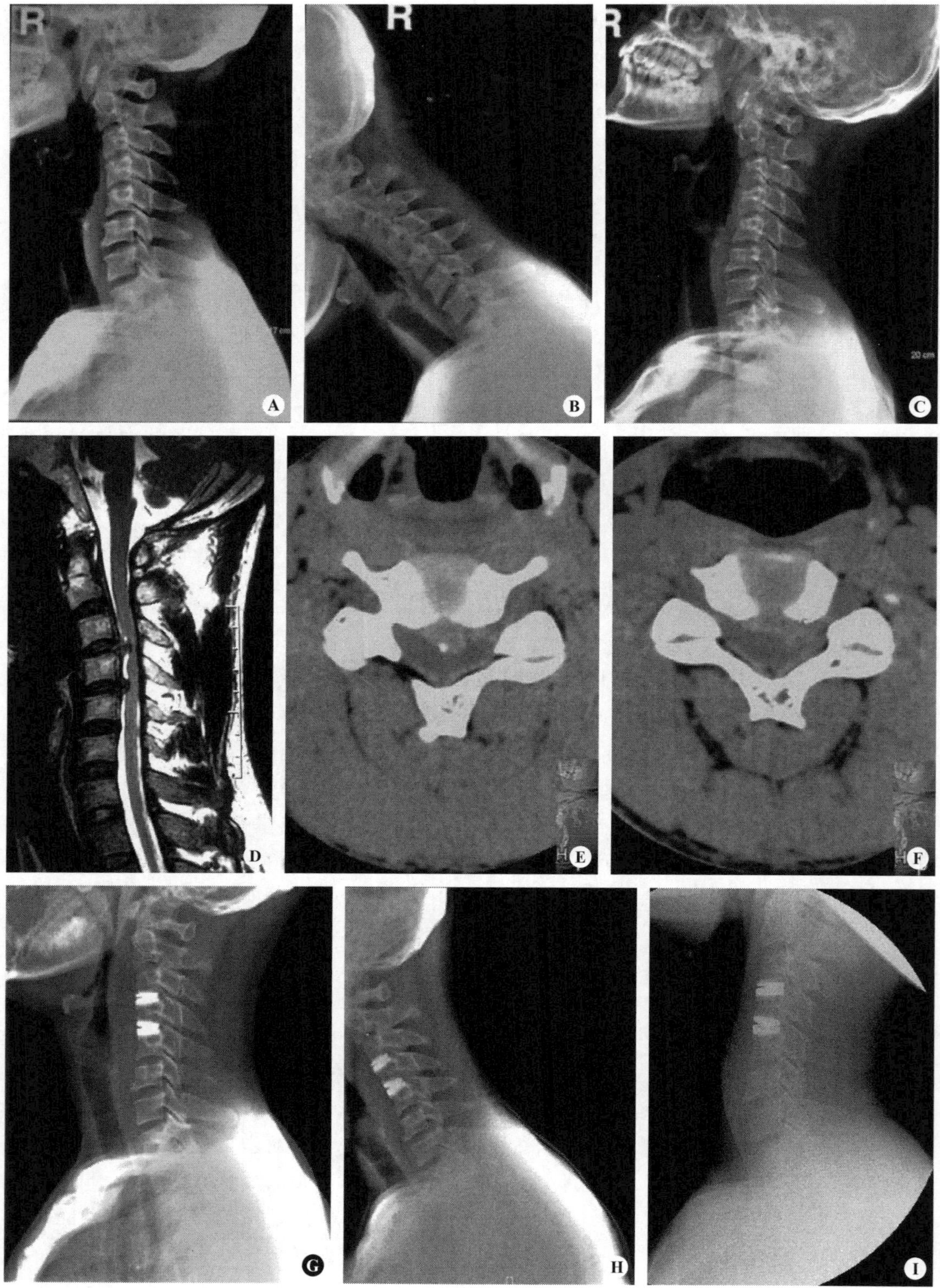

图 27-5-2 双节段颈人工椎间盘置换术

A～C. 术前颈椎中立位、屈曲位及后伸位；D～F. MRI 及 CT 扫描示 C_3～C_4、C_4～C_5 双节段椎间盘突出，脊髓受压；G～I. C_3～C_4、C_4～C_5 人工椎间盘置换术后中立位、屈曲位及后伸位

三、对邻近节段退变的影响

Goffin 等报道，颈椎融合术后 5 年 ASD 发生率高达 92%，在非手术治疗无效后约 6%需要手术，同时，相邻节段的退变也会引起颈椎活动功能的损害。CDR 作为非融合手术是否可以避免 ASD? Goffin 等对 98 例颈椎病患者行 CDR(Bryan 假体)或 ACDF 术后 4～6 年的随访显示，CDR 组 ASD 的发生率为 4.1%，低于 ACDF 组(6.1%)。Burkus 等对 541 例患者分组行 CDR(Prestige 假体)和 ACDF，随访 5 年，ACDF 组相邻节段退变发生率为 4.9%，CDR 组为 2.9%；ASD 导致的再手术率在 ACDF 组为 10.2%，在 CDR 组为 5.6%。Grob 等通过 2 年大规模临床随机控制试验也证实 CDR 术后 ASD 导致再手术率(3.5%)比 ACDF 组(5.1%)低。是否 CDR 比 ACDF 在避免相邻节段的退变方面更有优势，还需更有说服力的研究。

第六节　并　发　症

CDR 手术入路与 ACDF 相同，故 CDR 术后会出现与 ACDF 一样的与手术技术有关的并发症，如术后血肿、吞咽困难、发音困难；还会出现 CDR 特有的与假体有关的并发症，如假体位置不良、移位、松动等；而相邻节段的退变(ASD)、异位骨化(heterotopic ossification，HO)以及后凸畸形发生率较高是临床医生关注的焦点。

一、异 位 骨 化

CDR 术后 HO 的发生不可避免，而且可能比预想高。Yi 等对 170 例 CDR 患者术后随访 2～3 年，发现应用不同假体 HO 发生率不同：Bryan 假体 21%，Mobi-C 假体 52.5%，Prodisc-C 假体 71.4%(图 27-6-1)。Suchomel 等从 2005～2008 年对 54 例颈椎病患者行单节

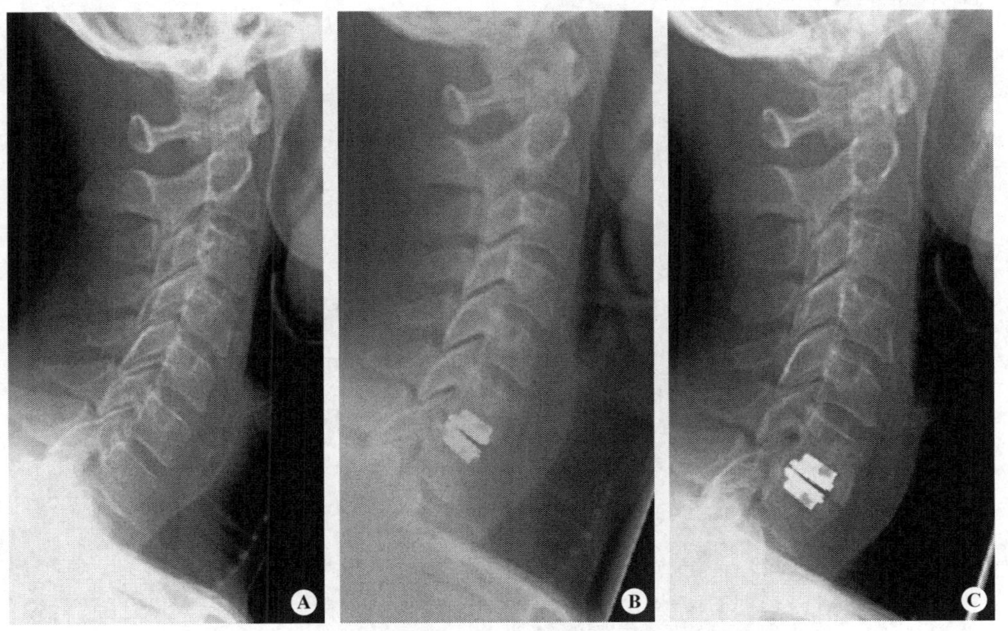

图 27-6-1　Prodisc-C 置换术后异位骨化

引自 Duggal N. Curr Orthop Practice，2009，20(3)：216-221.

段 Bryan 假体置换，随访 2～3 年，HO 发生率第 1 年为 3.7%(2/54)，第 2 年为 16.7%(9/54)，第 3 年为 22.2%(12/54)，有逐年增加趋势。

McAfee 等通过影像学上表现，将 HO 分为 5 个级别(0～Ⅳ度)，发现 HO 的严重程度与术后颈椎运动功能的减退有很大关系(表 27-6-1，图 27-6-2～图 27-6-5)。Leung 等对 90 例行颈椎 CDR 的患者术后随访 12 个月，16 例(17.8%)出现异位骨化，出现 HO 的患者中有 10 例(62.5%)颈椎屈伸功能受限(小于 2°)，患者屈伸受限的比率远高于未发生 HO 的患者。Hrabulek 等随访 Prodisc-C 置换术后 3～4 年的患者，发现重度 HO(3～4 级)比轻重度 HO(0～2 级)活动受限更严重。Quan 等对 27 例患者进行了 8 年随访，有 13 例出现 HO(48%)，在 6 例行双节段置换的患者中，5 例出现 HO(87.5%)，双节段 CDR 比单节段 HO 发生率高。

表 27-6-1 人工椎间盘置换术后异位骨化的 McAfee 分类

0 度	无异位骨化
Ⅰ度	异位骨化表现为软组织内的骨岛，未影响椎体运动节段的运动范围；异位骨化未出现在椎体两终板平面之间(图 27-6-2)
Ⅱ度	异位骨化可影响椎体运动范围，骨化出现在椎体两终板的平面之间，但未阻挡人工关节，或者相邻终板或骨赘之间形成假关节(图 27-6-3)
Ⅲ度	屈伸或者侧屈 X 线片显示异位骨化或者骨赘形成已经阻挡椎体终板的运动范围(图 27-6-4)
Ⅳ度	异位骨化导致显性骨性融合，骨性强直。相邻终板间形成桥接性骨小梁，侧位屈伸位 X 线片显示节段活动度<3°(图 27-6-5)

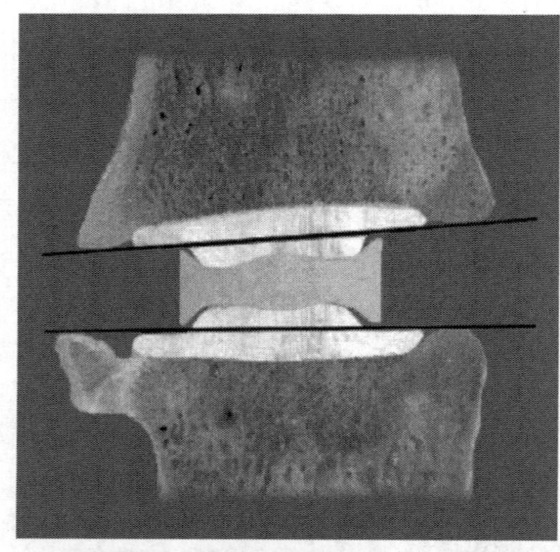

图 27-6-2 Ⅰ度异位骨化，异位骨化没有进入椎间隙

引自 McAfee PC，et al. J Spinal Disord Tech，2003，16(4)：384-389.

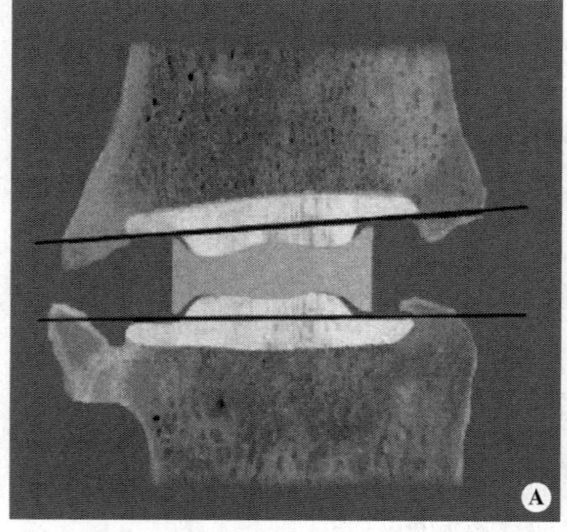

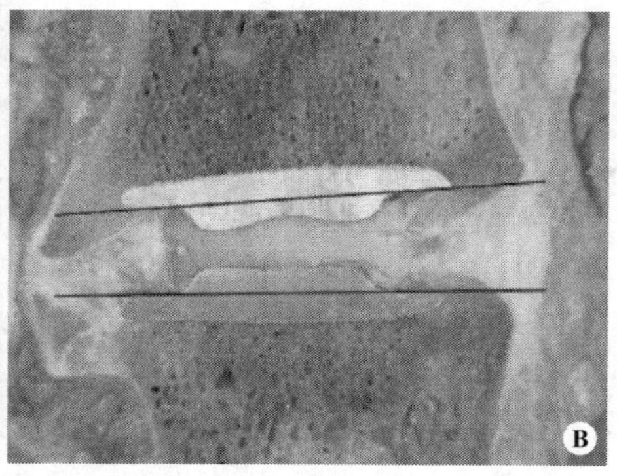

图 27-6-3 Ⅱ度异位骨化，异位骨化出现在椎间隙平面(A)，但并未阻挡人工关节运动(B)

引自 McAfee PC，et al. J Spinal Disord Tech，2003，16(4)：384-389.

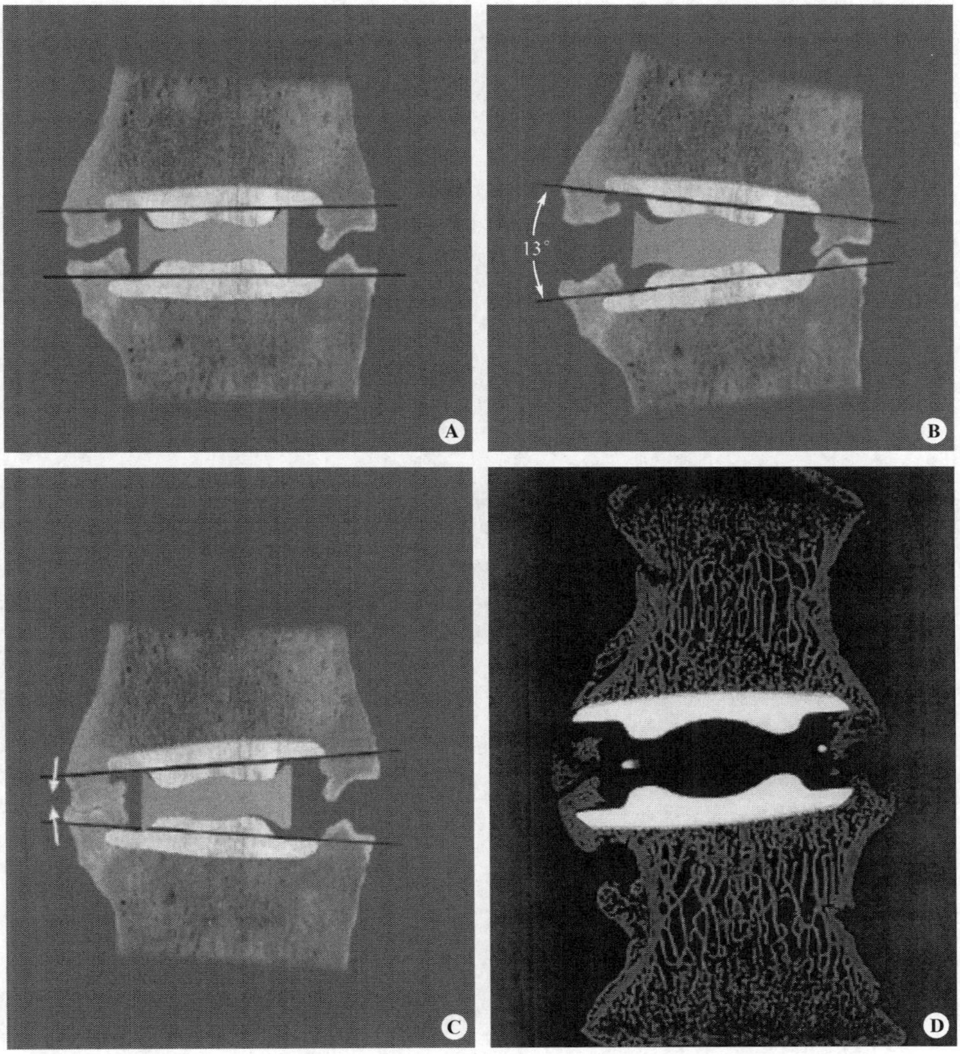

图 27-6-4 Ⅲ度异位骨化，异位骨化或骨赘已阻挡终板运动范围

引自 McAfee PC，et al. J Spinal Disord Tech，2003，16(4)：384-389.

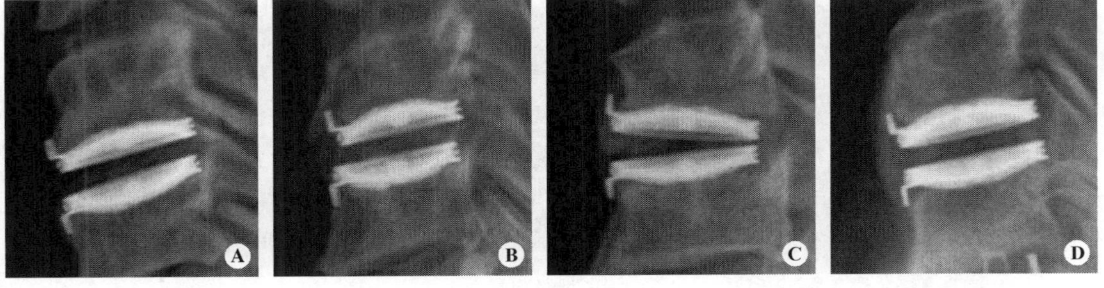

图 27-6-5 Bryan 置换术后异位骨化的 McAfee 分类，Ⅳ度为完全融合

A. Ⅰ度；B. Ⅱ度；C. Ⅲ度；D. Ⅳ度

引自 Yi S，et al. Neurosurg Q，2008，18：89-95.

HO发生原因仍不十分清楚。可能与术中对颈长肌及周围软组织的牵拉损伤及打磨过程中骨微粒在伤口中的残留有关，术中应减少对颈长肌牵拉的时间，在打磨过程中用生理盐水反复冲洗伤口，术后2个月常规给予非甾体药物以预防HO发生。另外，与患者本身个人情况也有密切关系，如术前有韧带钙化或者骨化倾向，则更可能出现异位骨化(图27-6-6)。

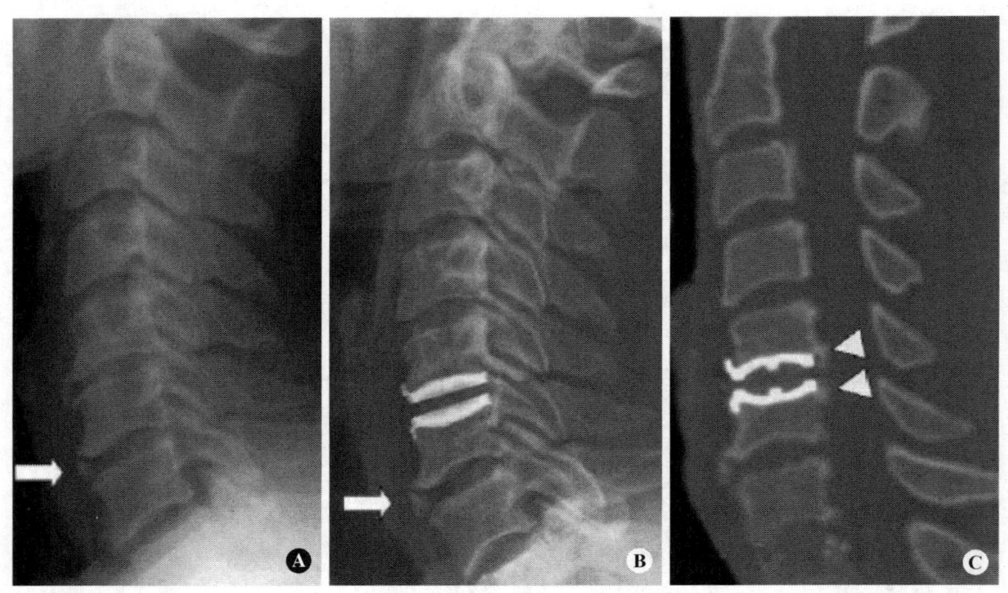

图27-6-6　相邻节段退变与异位骨化。术后3年 C_5～C_6 前纵韧带钙化进展，而手术节段 C_4～C_5 后纵韧带也出现异位骨化

A. 术前；B、C术后3年

引自 Yi S, et al. Neurosurg Q, 2008, 18: 89-95.

异位骨化将导致人工间盘活动度减少或者丧失，因此并不一定需要翻修。然而，如果对保留运动的愿望非常强烈而不惜重新手术的话，则可采用上文所述的前路翻修术。

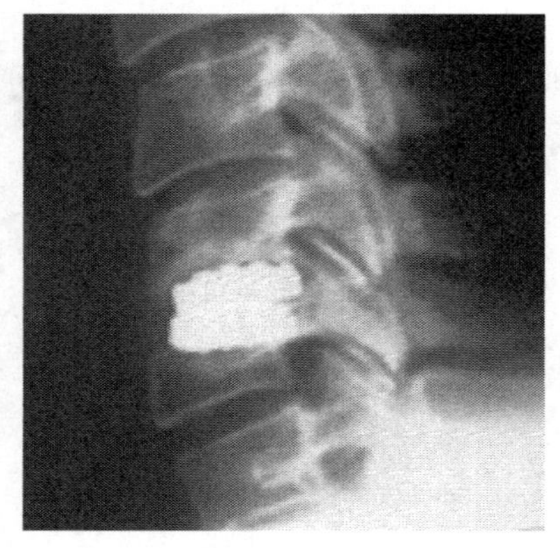

图27-6-7　颈人工椎间盘置换术后假体下沉

二、假体下沉和移位

任何关节假体植入体内，假体下沉问题也是不可避免的。主要生物力学问题是应力集中，假体选择型号过小、终板处理不当、骨质疏松等均是导致假体下沉的重要原因。假体下沉会引起间隙变窄、后凸畸形等，影响到人工椎间盘置换的临床疗效(图27-6-7)。

假体移位确实是较为少见的并发症。Goffin等报告接受单节段或者多节段颈椎间盘置换术的大宗病例中出现有1例。Pickett等植入96个人工椎间盘，出现 2 例终板（基板）移位。目前颈人工椎间盘设计上已较多考虑早期假体固定问题，如非型号选择过小，一般可以避免这种可能。

三、颈椎后凸畸形

颈椎存在正常的生理前凸，颈椎病患者常出现颈椎曲度变直甚至后凸畸形。Katsuura 等对 42 例行前路融合术的颈椎病患者随访 9.8 年，13 例患者出现局部后凸，其中 10 例出现相邻节段退变，提示颈椎后凸畸形可以加速颈椎退变。还有文献报道后凸畸形与术后轴性症状、相邻节段退变和颈椎不稳密切相关，所以对颈椎病患者手术维持或重建颈椎生理前凸极为重要。

Kim 等报道了 52 例患者行 71 个 Bryan 人工椎间盘置换，平均随访 29 个月，置换节段后凸发生率为 15.6%，全颈椎后凸发生率 14.3%。这是由于 Bryan 颈椎人工椎间盘属于固定高度的半限制型双关节面假体，具有可压缩性，术后易出现局部后凸。Anakwenze 等对 CDR（Prodisc-C）及 ACDF 手术前后颈椎前凸角进行了多中心随机前瞻对比研究，随访 2 年发现，CDR 和 ACDF 手术后前凸角在置换节段、头侧相邻节段及全颈椎均有增加，说明使用 Prodisc-C 假体和 ACDF 术一样对重建矢状面平衡有一定作用。另外，不同假体对生理前凸改善效果不同，故在术前又还应评估改善不同，故在术前应评估患者颈椎曲度，参考生物力学研究，选择合适的颈椎人工椎间盘假体，是比较好的选择。

四、椎体撕脱骨折

在颈椎人工椎间盘置换术中出现椎体撕脱性骨折少见报道。Shim 等报道 1 例 Prodisc- C 型颈椎人工椎间盘置换过程中出现椎体撕脱伤的病例。患者 32 岁，主因右侧上肢麻木疼痛 2 个月入院。MRI、CT 检查示 C_6/C_7有较大椎间盘组织突出压迫右侧 C_7神经根，行 $C_6 \sim C_7$人工椎间盘置换术。打磨终板后透视发现 C_6椎体后方出现小块撕脱骨折，骨折片脱入椎管，压迫脊髓。术中在透视引导下取出骨片，顺利置入假体。分析其原因，可能与术中置入假体或者假体试模的过程中骨凿或者假体与椎体后缘的皮质骨撞击有关。作者提醒人工椎间盘置换术中应警惕椎体撕脱骨折的发生。

五、邻近节段退变

尽管目前有证据初步证实人工椎间盘置换术后可以减少邻近节段退变的发生，但是并不能完全避免邻近节段退变（图 27-6-8）。而这一点也常常成为主张颈椎融合的作者采纳的主要理由，同时也说明了邻近节段退变问题的原因极为复杂。

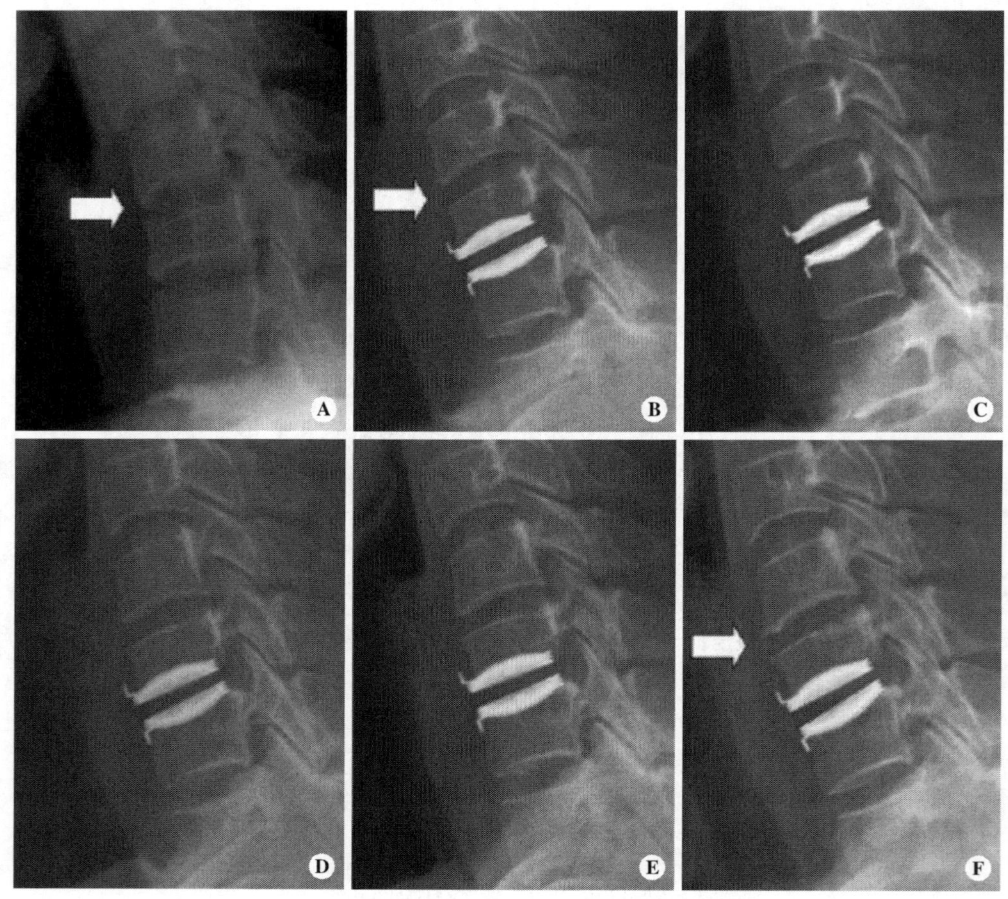

图 27-6-8　颈椎人工椎间盘置换术后邻近节段退变

A. 术前；B. 术后 7 天；C. 术后 1 个月；D. 术后 6 个月；E. 术后 1 年；F. 术后 2 年

引自 Yi S, et al. Neurosurg Q, 2008, 18: 89-95.

第七节　颈人工椎间盘的翻修策略

2001 年出现了有关颈椎人工椎间盘失败的第一个报道。作者对 5 男 5 女进行一个节段颈椎间盘切除后人工颈椎间盘置换。患者都是术前颈神经根性疼痛 3 个月以上，没有合并颈椎不稳。1 例患者术后有剧烈的颈部疼痛，经翻修手术取出假体后进行颈椎融合好转。

翻修手术指征包括：①残留或新发神经根症状；②由于假体松动位置欠佳或是脱位导致持续性疼痛；③人工椎间盘下沉导致疼痛；④术区感染，尤其是晚期累及假体的感染。异位骨化出现自发融合，一般不需进行翻修。颈椎人工椎间盘翻修方法选择：①后路融合；②再次椎间盘假体置入；③前路椎间融合。

一、人工椎间盘置换术后神经根病

人工椎间盘置换术后神经根病分为残留症状（神经根症状与术前相同）和新发症状（对侧神经根症状）。神经根症状残留可由于骨赘或钩椎关节减压不充分、假体偏心植入及假体下沉造成的椎间孔狭窄等因素引起。对侧新发的神经根症状可能与人工间盘位置不居中或钩椎关节减压不充分有关。术后早期出现神经根症状的患者须行放射线检查明确人工间盘位置有无偏离间隙中心。如果患者的神经根症状持续超过 1 个月，则必须复查颈椎 CT 或 CTM 以评估椎间孔情况。当发现术后仍存在椎间孔狭窄时，进一步的治疗策略有 3 种：保守（选择性神经鞘注射），再次前路减压和假体翻修（更换假体或改为椎间融合），或微创下后路椎间孔成形。

前路翻修时，术者必须考虑以下几个因素。首先是手术由哪一侧的颈部进入。一般推荐由原手术侧进入，但其缺点主要是瘢痕组织暴露困难。也可选择手术对侧入路，但采用此入路术前需评估声带功能，避免出现双侧喉返神经麻痹。其次，术前必须明确需翻修的人工间盘是否有促进生物固定的涂层或表面处理（如 Prestige LP）。一旦存在，则手术时需要特殊的翻修工具，如薄骨刀或磨钻来分离骨-金属界面。

二、人工椎间盘下沉和移位

与人工间盘下沉相关的因素有术中终板破坏或骨质疏松。如果患者没有症状，可不必翻修。然而，如果患者出现严重后凸畸形，假体移位或由于间隙塌陷引起神经根症状复发，则可采用前路翻修术。对于人工间盘下沉的病例，翻修手术笔者推荐采用融合术，即椎体间自体骨块或自体骨加 cage 融合。

对于轻度移位而无临床症状的患者，可通过定期拍片密切观察。然而，如果存在相应的临床症状，如吞咽困难、椎间孔狭窄引发的神经根症状等，则需行前路翻修术。除非假体移位是由于首次手术人工间盘选择明显过小引起，对于该类患者的手术翻修通常推荐使用融合术。

结　　语

人工颈椎间盘作为一项新的技术，改变了传统的“切除-固定-融合”的颈椎手术理念，更符合人体的解剖学和运动生理学。CDR 与 ACDF 在早期疗效方面相似，但保持节段活动度及减少相邻手术节段退变方面，CDR 可能更具有优势。而长期临床研究包括置换节段的活动度是否保持、HO 导致的自发性融合发生率是否会增加、人工椎间盘植入是否对重建颈椎矢状面平衡起到积极作用、人工椎间盘是否有效防止相邻节段退变、假体下沉是否可以有效预防、人工椎间盘假体设计是否进一步优化等，仍是值得更深入研究。

（瞿东滨　陈建庭　徐　波）

参考文献

白玉树，侯铁胜．2005．颈椎人工椎间盘的研究与应用现状[J]．中国脊柱脊髓杂志，15(6)：696～698．

郭予立，瞿东滨，史占军．2007．人工颈椎间盘置换术的研究进展[J]．中国矫形外科杂志，15(23)：1809～1811．

金大地．2008．颈椎融合与人工颈椎间盘置换术存在的问题[J]．中国脊柱脊髓杂志，18(1)：9～10．

李宝俊，丁文元，申勇．2008．颈椎人工椎间盘置换术相关动态[J]．中国脊柱脊髓杂志，18 (18)：73．

李义凯，钟世镇．1998．颈椎椎间盘的解剖学测量[J]．中国局解手术学杂志，7(3)：131～133．

刘忠军，党耕町．2008．对颈椎人工椎间盘置换术现状的认识与思考[J]．中国脊柱脊髓杂志，18(1)：5～6．

任先军，梅芳瑞，周军海 . 1999. 颈椎终板的解剖及其生物力学特征的实验研究[J]. 中国临床解剖学杂志，17(2)：172～174.

孙波，李瓦里 . 2008. 颈椎人工间盘置换的历史与现状[J]. 中国组织工程研究与临床康复，12(35)：6903～6906.

王岩，肖嵩华，陆宁，等 . 2004. 颈人工椎间盘假体置换术的临床应用[J]. 中华外科杂志，42(21)：1333～1337.

王岩 . 2008. 颈椎人工椎间盘置换相对于传统前路融合手术的优势[J]. 中国脊柱脊髓杂志，18(1)：8～9.

谢兴国，许仕全，代小思，等 . 2000. 颈椎间隙的应用解剖学研究[J]. 川北医学院学报，15(4)：7～8.

熊伟 . 2007. 人工颈椎间盘假体设计的研究进展[J]. 实用医学进修杂志，35(2)：68～71.

袁文 . 2008. 脊柱非融合技术是融合术的终结者吗？[J]. 中国脊柱脊髓杂志，18(1)：11.

张亘瑗，江建明，金大地 . 2006. 人工颈椎间盘置换术的解剖学参数测量[J]. 中国临床解剖学杂志，24(3)：283～285.

Anderson PA. 2010. Wear properties of cervical total disc replacements[J]. Tech Orth，25(2)：88～92.

Bhatnagar R，Bergin P，Yu W，et al. 2010. Cervical disc arthroplasty[J]. Curr Orthop Practice，21(3)：306～309.

Denaro V，Di Martino A . 2011. Cervical spine surgery：an historical perspective[J]. Clin Orthop Relat Res，469(3)：639～948.

Duggal N. 2009. Cervical disc arthroplasty：a practical overview[J]. Curr Orthop Practice，20(3)：216～221.

Fekete TF，Porchet F. 2010. Overview of disc arthroplasty—past，present and future[J]. Acta Neurochir，152：393～404.

Hsu WK. 2010. The rationale for cervical disc arthroplasty[J]. Tech Orthop，25：84～87.

Koh EY，Rhee John M. 2010. The Bryan cervical disc replacement[J]. Tech Orthop，25(2)：114～117.

Kouyoumdjian P，Bronsard N，Vital JM，et al. 2009. Centering of cervical disc replacements：usefulness of intraoperative anteroposterior fluoroscopic guidance to center cervical disc replacements：Study on 20 Discocerv (Scient'X Prosthesis)[J]. Spine，34(15)：1572～1577.

McAfee PC，Cunningham BW，Devine J，et al. 2003. Classification of heterotopic ossification (HO) in artificial disk replacement[J]. J Spinal Disord Tech，16(4)：384～389.

Mummaneni PV，Robinson JC，Haid RW. 2007. Cervical arthroplasty with the prestige LP cervical disc[J]. Neurosurgery，60[ONS Suppl 2]：ONS310～315.

Papadopoulos S. 2005. The Bryan cervical disc system[J]. Neurosurg Clin N Am，16(4)：629～636.

Phillips FM，Garfin SR. 2005. Cervical disc replacement[J]. Spine，30(17S)：S27～33.

Phillips FM，Tzermiadianos MN，Voronov LI，et al. 2009. Effect of two-level total disc replacement on cervical spine kinematics[J]. Spine，34：E794～799.

Pimenta L，Mcafee PC，Cappuccino A，et al. 2004. Clinical experience with the new artificial cervical PCM (Cervitech) disc[J]. Spine J，4(6 Suppl)：S315～321.

Pointillart V. 2001. Cervical disc prosthesis in humans：first failure[J]. Spine，26(5)：E90～92.

Richards O，Choi D，Timothy J. 2011. Cervical arthroplasty：the beginning，the middle，the end? [J]. Br J Neurosurg，[Epub ahead of print]

Roberto RF，Mcdonald T，Curtiss S，et al. 2010. Kinematics of progressive circumferential ligament resection (decompression) in conjunction with cervical disc arthroplasty in a spondylotic spine model[J]. Spine，35(18)：1676～1683.

Sasso RC，Best NM. 2008. Cervical kinematics after fusion and Bryan disc arthroplasty[J]. J Spinal Disord Tech，21(1)：19～22.

Sasso RC，Metcalf NH，Hipp J A，et al. 2011. Sagittal alignment after Bryan arthroplasty[J]. Spine，36(13)：991～996.

Sinkov V，Mcafee PC. 2010. Porous coated motion cervical disc replacement system[J]. Tech Orthop，25(2)：127～132.

Stanton P，Eck JC. 2010. Materials and design characteristics of cervical arthroplasty devices[J]. Tech Orthop，25：93～96.

Sun Peng-Fei，Jia Yu-Hua. 2008. Cervical disc prosthesis replacement and interbody fusion — a comparative study[J]. Int Orthop，32(1)：103～106.

Traynelis VC，Treharne RW. 2007. Use of prestige LP artificial cervical disc in the spine[J]. Expert Rev Med Devices，4(4)：437～440.

van Ooij A，Oner FC，Verbout AJ. 2003. Complications of artificial disc replacement：A report of 27 patients with the SB

Charit disc[J]. Spine,28(0):369～383.

Villavicencio AT,Burneikiene S,Pashman R,et al. 2007. Spinal Aatificial disc replacement: Ccrvical arthroplasty. Part I: History,design,and types of artificial discs[J]. Contemporary neurosurgery,29(12):1～6.

Villavicencio AT,Burneikiene S,Pashman R,et al. 2007. Spinal artificial disc replacement: cervical arthroplasty: Part Ⅱ: indications,surgical technique,and complications[J]. Contemporary Neurosurgery,29(13):1～5.

Yi S,Ahn PG,Kim DH,et al. 2008. Cervical artificial disc replacement. Part 2: Clinical experience with the cervical artificial disc[J]. Neurosurg,Q,18:96～103.

Yi S,Lee DY,Kim DH,et al. 2008. Cervical artificial disc replacement. Part 1: history,design,and overview of the cervical artificial disc[J]. Neurosurg Q,18:89～95.

第二十八章　人工腰椎间盘髓核置换术

第一节　概　　述

人工腰椎间盘髓核置换，是指用髓核假体替代退变髓核组织生理功能的外科治疗方法，为保留运动功能的脊柱关节成形术之一。随着材料科学、组织工程、制造业及相关学科的发展，有关髓核假体的研究取得了快速、全面的发展。本节就髓核假体的主要类型、研究现状分别进行概述。

一、主要类型

自 1959 年 Hamby 首次将骨水泥(PMMA)注入椎间盘的理念开始，髓核假体经历了机械性髓核假体、亲水性髓核假体及组织工程髓核的发展过程；按照植入时有无确定外形，分为成形、原位髓核假体(图 28-1-1)。

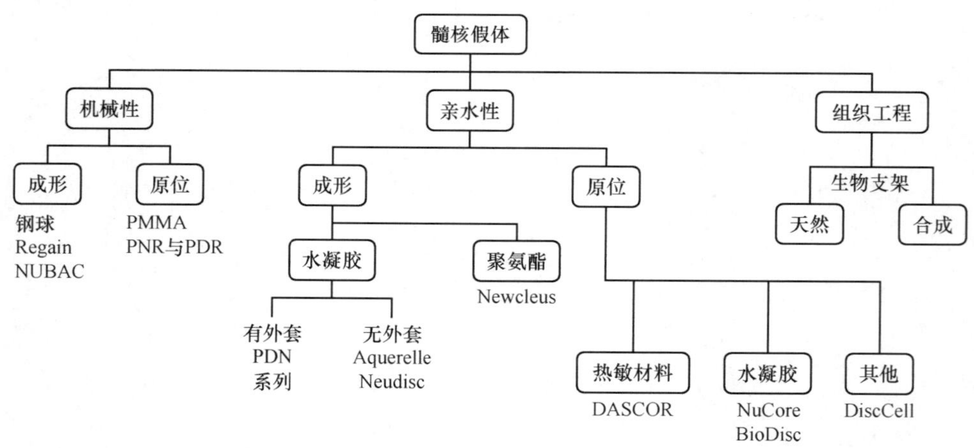

图 28-1-1　髓核假体分类

(一) 机械性髓核假体

机械性髓核假体是指单纯具有力学性能的髓核内植物，所用材料有硅胶、金属、高分子聚合物。Nachemson 于 1962 年首次将硅胶原位注入，国内学者侯铁胜于 1991 年报道了类似研究，到目前正式注册的产品有 TranS1® PDR®(图 28-1-2A，SINUX 公司)、PNR™(图 28-1-2B，SINUX 公司)两种。PDR、PNR，是采用 AxiaLIF ®(Axial Lumbar Interbody Fusion)技术在 L_5/S_1 节段植入带孔的金属螺钉，通过孔道注射硅胶，重建髓核的传载性能，正开展临床评价。采用金属研制髓核假体，始于 1966 年 Fernström 将不锈钢球植入椎间隙(图 28-1-3A)，4～7 年随访后发现只有 12% 患者的椎间高度得以维持，而且大多数假体移位进入椎体内，因此，金属髓核假体已发展为全人工椎间盘。高分子聚合物类的机械性髓核假体，均为成形假体，先后进入临床试验的有 NUBAC™（图 28-1-3C、28-1-3D，Invibio 公司）和 Regain™（图 28-1-3B，EBI 公司）两种，分别采用聚醚醚酮（PEEK）做成球-窝关节、高抛光的热解碳（pyrolytic carbon）做成前低后高梭状。

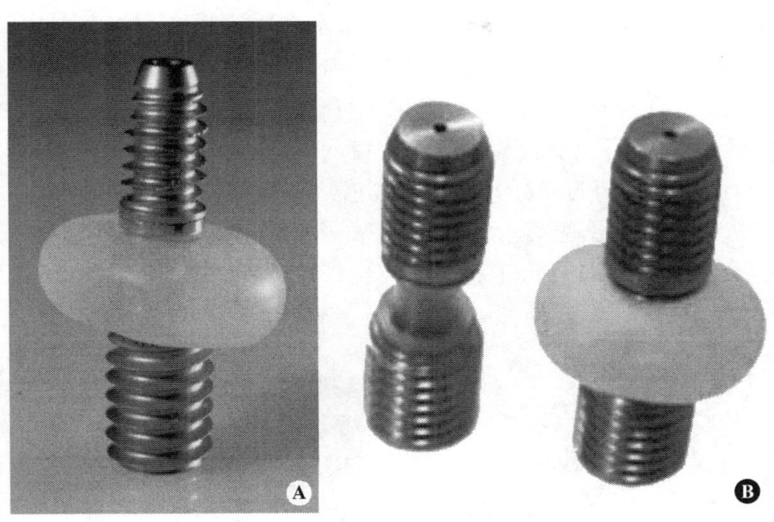

图 28-1-2　原位机械性髓核假体

A. PNR；B. PDR

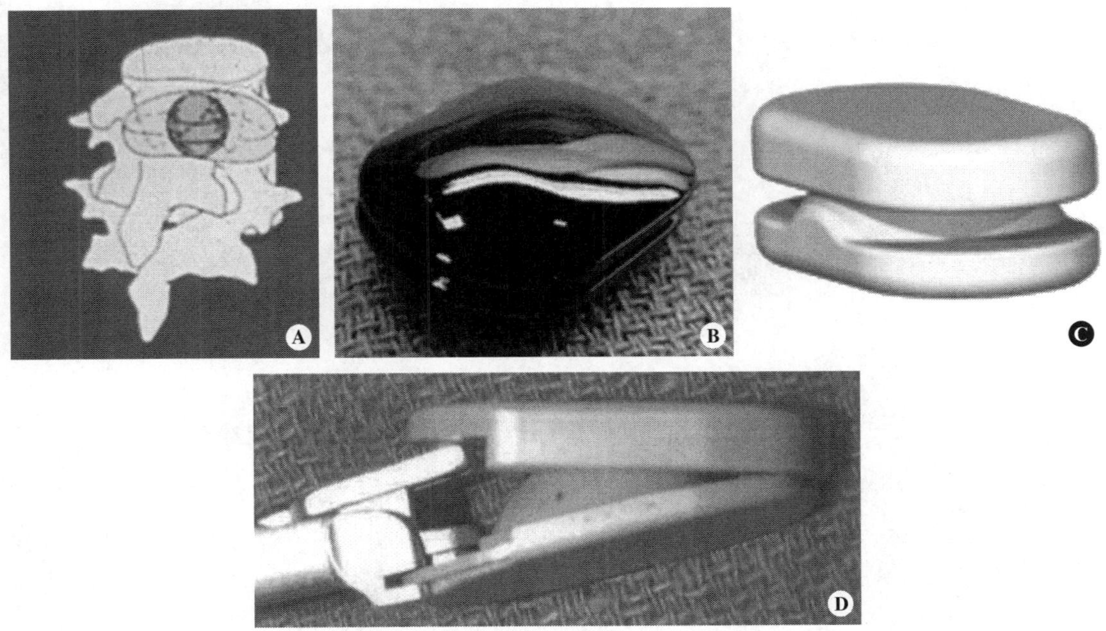

图 28-1-3　成形机械性髓核假体

A. 钢球；B. Regain；C. NUBAC 假体；D. NUBAC 假体（准备植入）

（二）亲水性髓核假体

椎间盘髓核是由蛋白多糖、纤维蛋白胶原、细胞及大量水分构成的弹性胶状物质，不仅维持纤维环张力及传导载荷，还促进营养及代谢物质的弥散转运。基于此，20 世纪 80 年代，开始选用具有亲水性能和力学强度的高分子水凝胶或其他亲水材料，仿生替代髓核组织在动态循环载荷下吸收和释放水分及其水溶性小分子物质的功能。

1. 成形亲水性髓核假体（固态型） PDN 人工髓核假体（图28-1-4，Prosthetic Disc Nucleus，Raymedica 公司），是最先研制成功的成形亲水性髓核假体，由 Charles D. Ray 博士于 1987 年发明。PDN 髓核假体，由超高分子聚乙烯（UHMPE）外套和水凝胶内核（聚丙烯腈-丙烯酰胺-氨基甲酸酯的共聚物）组成，于 1996 年首次进入临床；经历了水凝胶内核的吸水量由 68%到 80%、假体数目由双枚植入到单枚植入、假体形状由方形到方形或楔形的不同发展，到目前全球已经有超过 4600 例患者接受了 PDN（图 28-1-4A）或 PDN Solo（图 28-1-4B）假体植入。新研制出的第 4 代 HydraFlex™（图 28-1-4C、图 28-1-4D）髓核假体，所用材料更软、形状更匹配软骨终板，正在美国开展新一轮的临床试验。

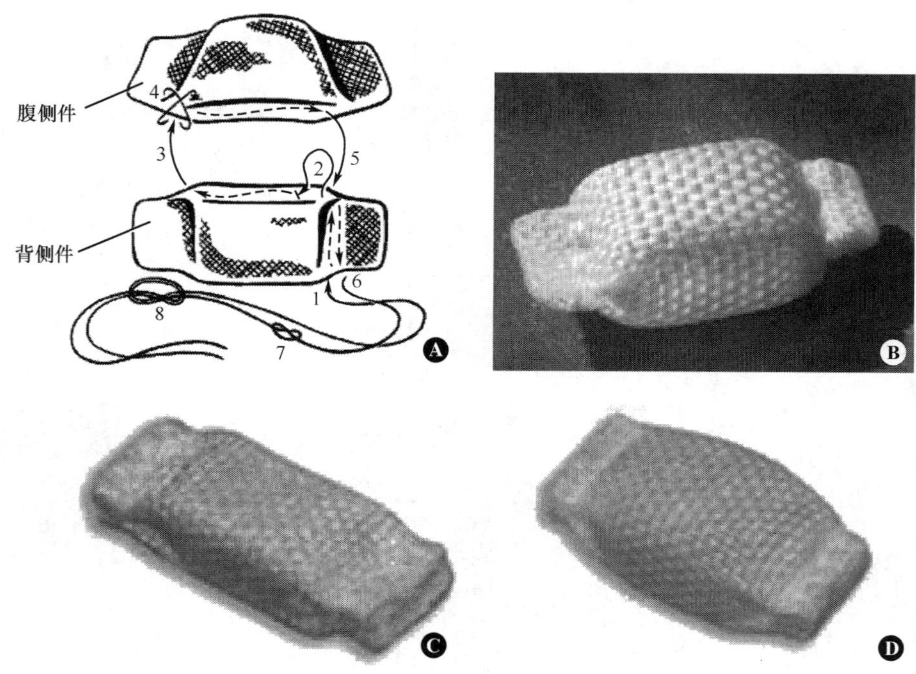

图 28-1-4　有外套的成形亲水性髓核假体

A. 双枚 PDN；B. PDN-Solo；C. HydraFlex（脱水状态）；D. HydraFlex（溶胀状态）

Aquarelle™假体（图 28-1-5A，Stryker 公司），是由 Bao QB 博士于 1990 年发明的另一种亲水性髓核假体。该假体采用聚乙烯醇[Poly (vinyl alcohol)，PVA]水凝胶制成圆柱状，无外套，在椎间隙内其长轴与冠状轴平行，临床前期动物实验显示脱出率较高，达 20%～33%。另有学者将 UHMPE 外套包装后的 PVA 水凝胶髓核假体，植入尸体的 L_4/L_5 间隙，溶胀平衡后，能恢复椎间高度及维持运动功能。Nudisc™髓核假体（图 28-1-5B，Replication Medical 公司），是用聚丙烯腈水凝胶[Poly(acrylonitrile)，PAN]研制成圆柱状，无外套，假体中间含有聚酯纤维网状结构，起支撑作用。Nudisc 假体，按照长轴平行于垂直轴植入体内 18 小时后，可吸收 90%水分，达到溶胀平衡；正进行生物安全性研究，其力学性能有待于研究。

除采用水凝胶外，其他高分子亲水材料也被用来研制成形髓核假体。Newcleus™髓核假体(图 28-1-5C、图 28-1-5D，Sulzer Medica 公司)，由 Husson JL 于 1997 用聚碳素氨基甲酸乙酯[poly(carbonate urethane)，PCU]研制。PCU 特异的分子构型使假体在自然条件下呈螺旋状，植入椎间隙后，可以吸收 35%水分、溶胀，贴着纤维环层状盘旋排列，充填髓核空间，以恢复纤维环张力和缓冲载荷，正开展临床试验以评价疗效。

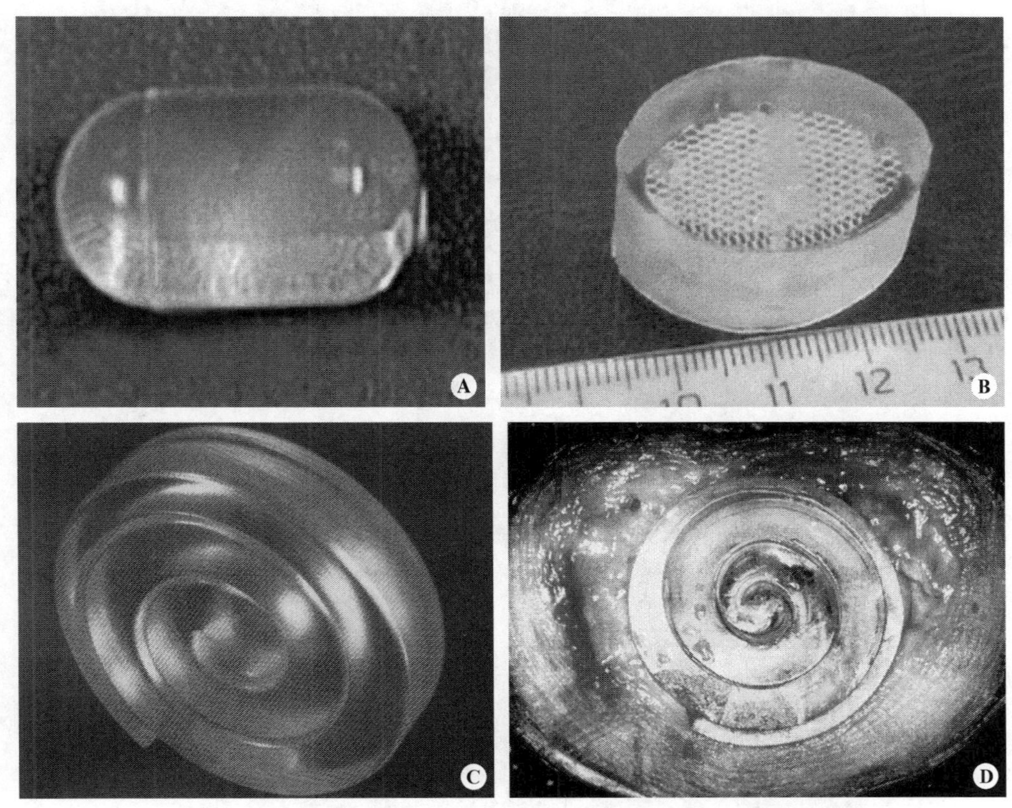

图 28-1-5　无外套的成形亲水性髓核假体

A. Aquerelle(溶胀状态)；B. Neudisc(溶胀状态)；C. Newcleus(脱水状态)；D. Newcleus(溶胀状态)

2. 原位亲水性髓核假体(可注射型)　所用水凝胶有高分子水凝胶和生物蛋白水凝胶；其中，在体内发生热敏固化反应的称之为热敏材料。DASCOR™(图 28-1-6，Disc Dynamics 公司)髓核假体，通过导针注入 18℃聚氨基甲酸乙酯(polyurethane)，12～15 分钟后固化，于 2006 年开始临床试验。此类热敏材料还有 Gelifex 水凝胶、聚(N-异丙基丙烯酰胺)等，尚未进入临床试验。

Nucore™髓核假体(图 28-1-7，Spine Wave)，采用丝状弹性蛋白研制而成，向椎间盘内注射 0.3～2.6ml(平均 1.1ml)，无放热反应，已完成Ⅰ期临床试验。Biodisc™髓核假体(Cryolife)，由牛血清蛋白和戊二醛共混而成，注入后 2 分钟固化，亦无放热；此种生物蛋白水凝胶借助戊二醛的交联作用与纤维环交叉联结，类似于环氧树脂，有望降低假体脱出风险，正进行Ⅰ期临床试验。此外，DiscCell™(Gentis)，也是采用高分子材料研制的原位髓核假体。国内有学者将上述 PCU 材料做成被囊，运用硅橡胶作为填充物研制可注射性人工髓核开展了生物力学试验、生物相容性等评价，处于临床前期研究阶段。

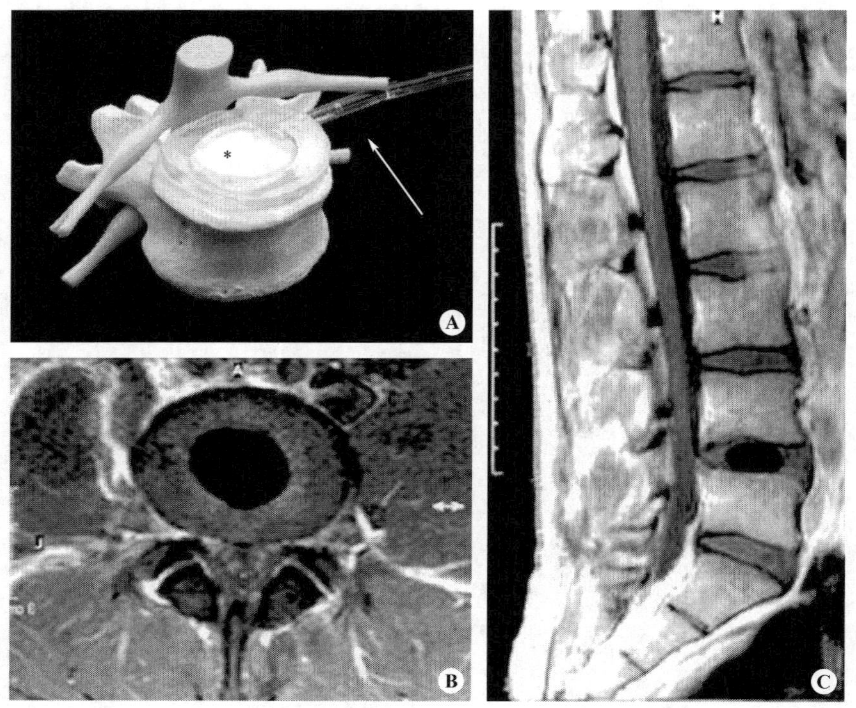

图 28-1-6　原位亲水性髓核假体——DASCOR

A. 模拟注射示意图；B. 轴位 MRI 像示 DASCOR；C. 矢状位 MRI 像示 DASCOR

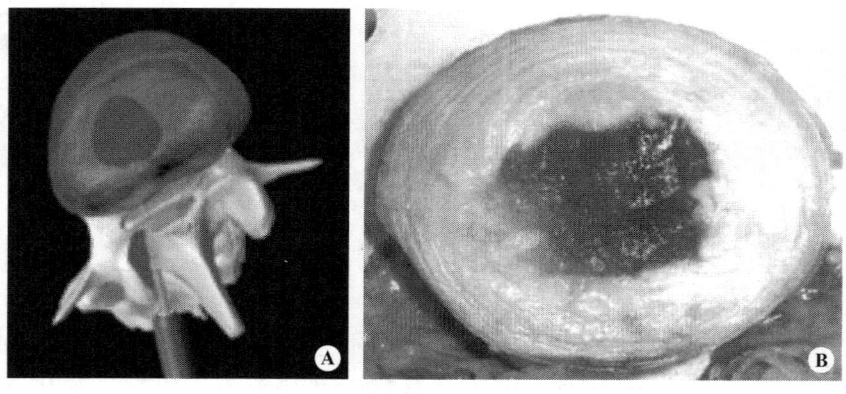

图 28-1-7　原位亲水性髓核假体—— Nucore

A. 原位注射示意图；B. 横断面示意椎间盘内 Nucore

（三）组织工程髓核

从广义上讲，髓核置换也可采用具有生物活性、参与物质代谢的髓核假体，如单纯注入细胞、生长因子或者组织工程髓核。单纯注入细胞、生长因子或两者的混合物，难以恢复椎间高度；借助生物支架，复合种子细胞、生长因子构建的组织工程髓核，有望恢复椎间高度、延缓椎间盘退变。其中，种子细胞可采用椎间盘源性软骨细胞、髓核细胞或者间充质干细胞诱导分化。

组织工程髓核依据在体内的聚集状态分为固态、液态两种，主要由生物支架性状所决定。固态组织工程髓核是将高密度种子细胞种植在固态生物支架表面，如多聚磷酸钙基质

(calcium polyphosphate substrate)，结合生长因子体外培养、构建而成。液态组织工程髓核，是以液态不全胶原凝胶(atelocollagen gel)或玻璃酸钠等为载体，与种子细胞体外共培养而构建，经注射植入椎间隙。

二、研究现状

(一) 机械性髓核假体的研究现状

采用非金属研制的机械性髓核假体，Regain、PDR 及 PNR 均未见临床随访，只有 NUBAC 在完成力学性能测试后，于 2004 年 12 月开始临床试验，随访 6 周～2 年发现，术前(85 例)、术后 6 周(69 例)、1 年(12 例)、2 年(3 例)的 VAS 评分为 7.6、3.1、2.7、1.1，ODI 为 51、31、23、9，临床症状得到了明显改善，可改善椎间高度。NUBAC 的离体力学实验无假体脱出，临床研究报告中未提及详细数据。

(二) 亲水性髓核假体置换的研究现状

1. 成形亲水假体——PDN 及 PDN Solo 置换的研究现状　Bertagnoli 报道了 PDN 髓核置换的 2 年随访结果：术前、术后 2 年 ODI 为 52.7%(n=243)、9%(n=24)，VAS 为 7.1(n=213)、1.8(n=23)，椎间高度为 8.1mm(n=218)、10.2mm(n=15)。7 例 PDN 髓核置换术后 4 年随访显示：术前、术后 4 年 ODI 为 52%、8.3%，Prolo 功能评分为 4.5、9.1，椎间盘高度为 8.7mm、10.5mm。

46 例 PDN Solo 置换术后 6 个月～1 年随访显示：术前、术后 1 年 ODI 为 58.9%、18%，VAS 评分为 8.5、3.1，Prolo 功能评分为 5.2、7.2；与术前椎间高度相比，术后 6 周增加 21.3%、术后 3 个月为 18.4%、术后 6 个月为 10.9%、术后 1 年为 9.4%，发生丢失。30 例 PDN Solo 置换术后 6 个月的随访结果类似，其中 22 例随访 4 年的结果显示：终末期 ODI 为 15%、Prolo 功能评分为 8.7，椎间高度较术前下降 13.5%～18%；与单纯髓核摘除组(n=22)相比，PDN Solo 置换组 ROM 优于单纯髓核摘除组，其余无显著性差异。综上所述：PDN 及 PDN Solo 髓核置换，与单纯髓核摘除的临床疗效相当，能保持运动功能，术后早期能明显增加椎间高度，但是椎间高度会不同程度丢失。国内其他学者中长期随访也显示，PDN 人工髓核置换的结果类似。

PDN 及 PDN Solo 置换的常见并发症有：术后一过性腰痛加重、髓核假体移位、软骨终板损伤及假体下沉所致。PDN 髓核假体植入术后，大部分患者出现一过性腰痛加重，持续时间长短不同：相对短的时间、3～5 天或 1～2 个月。髓核假体移位是一个令人关注的问题，包括椎间盘内的移位和向椎管内脱出。早期的脱出率高达 26%，经过改进假体设计、手术入路及操作，脱出发生率降为 8.7%～12%，部分需手术取出，这是导致 PDN 系列髓核假体难以广泛运用的主要因素。改用腹膜后前外侧经腰大肌入路、控制纤维环切口大小及修复纤维环、改善假体摆放位置及控制术后腰部的载荷等因素，有望降低 PDN 假体的脱出。软骨终板损伤最早可出现在术后 6 周，并发生不同程度的进展，表现为：患者软骨终板硬化、骨折等 Modic 分级加重表现。1 年随访出现 19.6%(9/46)的假体下沉，2 年随访软骨终板出现 Modic 改变者高达 82.8%(24/29)；2～4 年随访发现，60.0%(39/65)的患者出现软骨终板损伤、49.2%(32/65)的患者出现假体下沉。这可能与术前终板已有退变、术中损伤软骨终板、假体材料过硬及面积偏小使植入后软骨终板局部应力集中等因素有关，导致 PDN 人工髓核置换疗效下降、应用价值受限。

2. 其他成形亲水假体的研究现状 无外套的亲水性成形髓核假体只有 5 例 Newcleus 假体置换的临床资料：均采用后路椎间盘镜辅助植入，随访 23.6 个月（6～64 个月），所有患者椎间高度得到有效维持，ODI 得到改善、疗效满意。但是由于植入方法的限制，所提供病例的 Newcleus 假体往往位于中心偏植入侧，这将导致传载不均匀，可能是患者软骨终板发生度 Modic 改变的原因之一。

3. 原位亲水假体的研究现状 Nucore 假体的早期临床随访（12 例，随访 1 年 4 例、6 个月 5 例）显示：患者疼痛明显改善，患者 ODI 从术前 47 分降至 10 分，12 个月随访显示高度丢失 5%，可以有效维持椎间高度；无假体脱出及假体相关并发症。原位植入 Biodisc 假体 6 个月随访结果显示：患者 ODI、VAS 和 SF-36 评分均得到显著改善，无手术相关并发症及假体移位。以上所有原位亲水性髓核假体的早期结果，均是令人振奋的，但临床病例较少、随访较短，需要完成多中心、随机对照试验的长期随访。

综上所述：机械性髓核假体、亲水性髓核假体及组织工程髓核，可以替代退变髓核组织的部分生理功能；具有维持椎间高度、保留运动动能、避免邻近节段退变等优点。成形髓核假体的临床随访，尤其是 PDN、PDN Solo 的短期随访，均证实了髓核假体可以有效维持椎间高度等功能；原位亲水性髓核假体的早期随访结果，也取得了令人振奋的临床结果。髓核置换，仍需要与经典的椎间盘髓核摘除、脊柱融合术，进行随机对照临床试验的长期随访，以进一步评价髓核置换的治疗效果。由于髓核假体费用较高及潜在的并发症，髓核置换面临较大风险，需要谨慎开展；但其设计理念的优势，势必使得髓核假体及髓核置换得到更好、更全面的发展。

第二节 临床解剖

一、正常椎间盘的功能

正常脊柱包括 7 个颈椎、12 个胸椎、5 个腰椎、5 块骶椎和 3～4 块尾椎。成人脊柱由椎间盘将脊柱分隔开，形成运动单元，允许中轴脊柱的有效生理活动，人体才呈现出千姿百态的魅力。椎间盘由髓核、纤维环及上、下软骨终板三部分组成，其中髓核是由蛋白多糖、纤维蛋白胶原、细胞以及大量的水分构成的弹性胶状物质，成年后平均水分为 70%～80%（wt/wt）。实验研究显示，在仰卧静息位椎间盘内压力为 0.1MPa，表明髓核维持着纤维环张力；在弯腰搬重物时椎间盘内压力最大，为 2.3 MPa，因此认为椎间盘具有缓冲椎间压力、传递躯干负荷的作用。椎间盘结构类似于汽车的轮胎，髓核组织则相当于其中的压缩空气，周围的纤维环组织则类似于橡胶和强化钢丝组成的外胎。当承受垂直载荷时，髓核（半固体材料）从内部向纤维环发生侧向挤压作用。在此过程中纤维环向外膨出，但其变形量受到纤维环内部胶原纤维层数的限制。髓核将垂直的负荷向外传递给纤维环，而纤维环依靠胶原纤维的紧张度来分散这些载荷，这种能力使椎间盘起到一个缓冲垫的作用。类似轮胎可以吸收冲击力而保证其轮圈边缘与路面保持一定的距离，椎间盘可以抵抗冲击，防止椎体间互相接触。

与此同时，髓核在传导载荷的同时，也促进髓核-软骨终板移行区内的物质转运；周期性的压应力是促使髓核及内层纤维环的营养物质及其产物代谢的转运途径之一。

二、正常腰椎间盘髓核 MRI 的三维重建

在接受 GE Signa Excite 3.0 磁共振仪常规检查腰部 MRI 的患者中，除外创伤、炎症、畸形及前中柱肿瘤等疾患，选取无阳性体征、T_2加权扫描中椎间盘退变不超过 Pfirrmann 2 级与 Modic 分型不超过 1 级的患者；收集到 1 例，女性，34 岁，冠状位脂肪抑制 T_2 序列扫描(OCor fs，TE82.7ms，TR4000ms)，扫描范围 32cm×32cm、分辨率 512×512，像素所占空间为 0.625mm×0.625mm，包括 L_1～S_1 椎间盘前、后缘，层厚 1.2mm、层间距 0mm 的薄层连续扫描，扫描时间为 3 分 58 秒，获得 DICOM 3.0 格式 MRI 图像 44 张。

在 MRI 图像上，分别测量髓核的矢径、高度、横径及倾斜角，分述如下：①矢径与高度，分别在 Mimics 软件自动重建的正中矢状位以及向左右各 1 个像素的矢状位图像上，选取能将髓核上下平分、长度最大的前后轴线为矢径，如图 28-2-1A 所示的 L_1/L_2、L_3/L_4 髓核。与矢径垂直的、以上下软骨终板相交的最长线段，即为髓核高度，如图 28-3-1A 所示的 L_2/L_3、L_4/L_5 髓核。②髓核倾斜角，为正中矢状位及向左右各 1 个像素的 T_2 加权 MRI 图像上，髓核的矢径与水平线的夹角(逆时针为正、顺时针为负)，以图 28-2-1A 所示的 L_5/S_1 髓核倾斜角测量为例。③横径，根据正中矢状位图像髓核最高处确定冠状面图像(图 28-2-1B)，冠状位图像的最宽处确定水平面图像(图 28-2-1C)，并校正正中矢状面，在横断面测定髓核的最大横径(图 28-2-1D)。每个层面图像上各观察指标均测量 3 次。

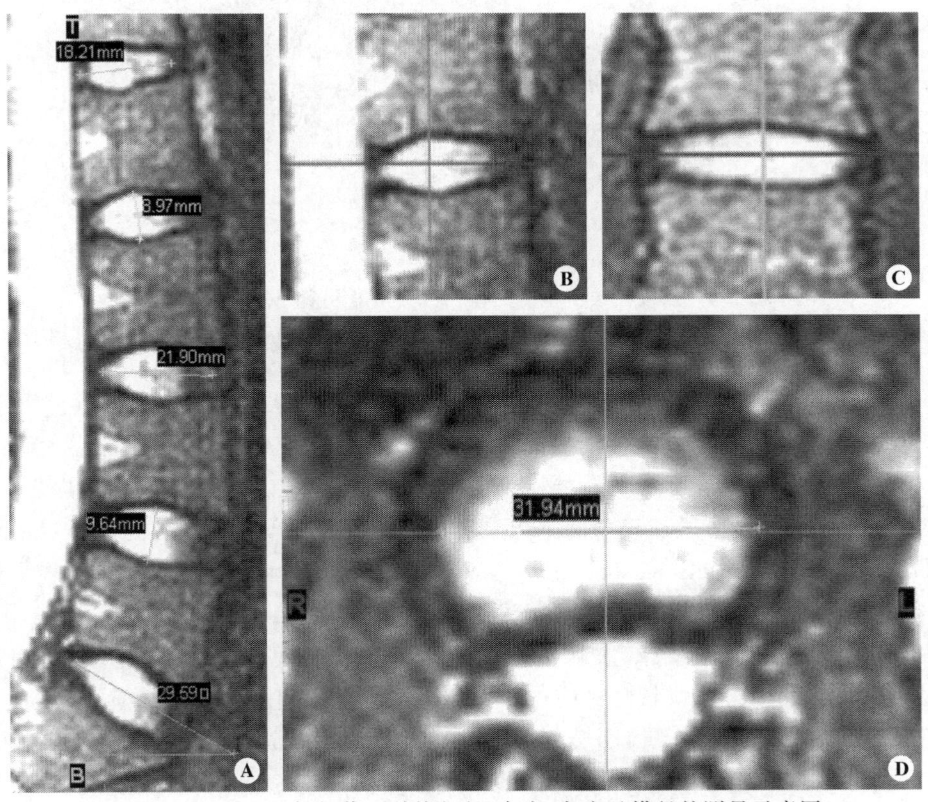

图 28-2-1　在 T_2 加权像上髓核矢径、高度、角度及横径的测量示意图

A. 正中矢状位测量髓核的矢径、高度、角度；B. 以正中矢状位图像髓核最高处确定冠状面图像；C. 冠状位图像的最宽处确定水平面图像、校正正中矢状面；D. 横断面测定髓核的最大横径

在重建的三维模型上，观测指标与在MRI图像上相同，在前视图、侧视图、俯视图中确定矢径、高度、横径的测量范围，在模型表面寻找适宜的点，使得三者相互垂直，如图28-2-2A所示，Mimics软件自动测量出矢径、高度、横径。在右侧视图上将三维模型的矢状轴旋转至水平，所旋转的角度即是髓核三维模型的倾斜角（图28-2-2B、C）。髓核三维模型的面积与体积由Mimics软件自动完成。每个髓核模型的观测指标测量1次在三个层面MRI图像上测量髓核矢径、横径、高度、角度。

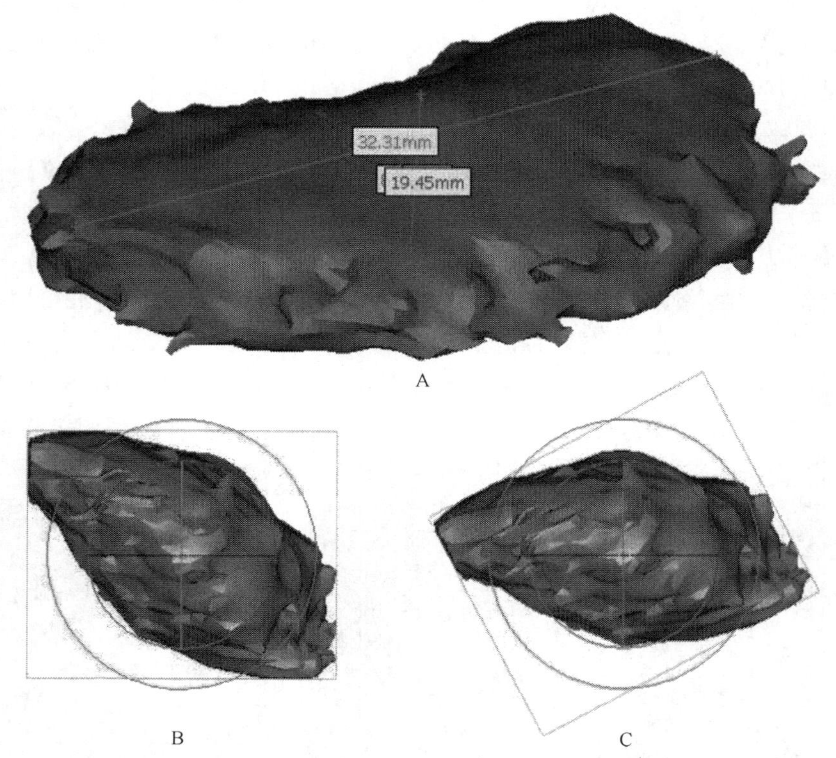

图28-2-2 髓核三维模型的矢径、高度、角度及横径的测量示意图

A. L_2/L_3 髓核斜视图，示意矢径、高度、横径的测量；B. L_5/S_1 髓核旋转前的右视图；C. 旋转后的 L_5/S_1 右视图，旋转角度即是髓核三维模型的倾斜角

在 T_2 加权MRI像中，腰部椎间盘髓核呈白色或灰白，与上下软骨终板界限清楚，与外层纤维环界限清楚，椎间高度无下降，属于Pfirrmann 1～2级。图像分割结果理想，只是部分层面中 L_4/L_5、L_5/S_1 节段髓核与前方内层纤维环难以区分，需结合其他相邻层面综合判断，如图28-2-3A所示。Mimics软件重建的三维髓核模型，其侧视观为椭圆，由扁平逐渐变成高耸穹隆状，整体外形由铁饼状向橄榄球状过渡，如图28-2-3B、C所示。

采用Mimics软件分割图像理想，重建的 L_1～S_1 髓核模型，其侧视为椭圆，由扁平逐渐变成高耸穹隆状，外形由铁饼状向橄榄球状过渡。MRI图像上髓核矢径、横径与高度，自上而下呈逐渐增大趋势，以横径为明显；所有髓核的平均矢径、横径与高度分别为(20.8±1.5)mm、(34.7±3.5)mm、(9.2±1.1)mm，与3D髓核模型的测量结果相近。

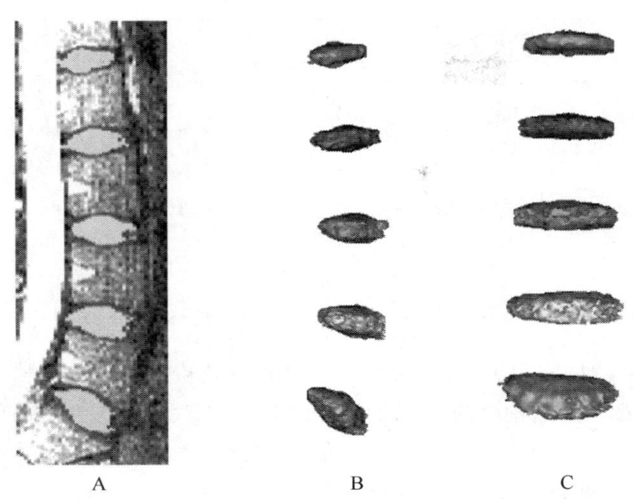

图 28-2-3　腰部 MRI 图像中髓核切割图像及重建髓核图

A. MRI 图像；B. 重建髓核的侧视图；C. 重建髓核的前视图

MRI 图像上所测髓核矢径、横径与高度，如表 28-2-1 所示。自 L_1/L_2 至 L_5/S_1，髓核的矢径、横径与高度均呈逐渐增大趋势，以横径为明显，增加了 7.9mm，矢径与高度分别增加了 3.4mm、2.6mm；所有髓核的平均矢径、横径与高度分别为（20.8±1.5）mm、（34.7±3.5）mm、（9.2±1.1）mm。其中，L_2/L_3 髓核的横径和矢径，比 L_1/L_2 髓核略有增加（1.5mm、1.7mm），L_3～S_1 髓核的矢径基本没有变化，只是 L_4/L_5、L_5/S_1 的横径分别增加了 2.8mm、3.3mm，高度分别增加了 1.2mm、1.7mm；L_4/L_5、L_5/S_1 节段髓核的大小接近，其矢径、横径与高度相差均不到 0.5mm。以往学者对尸体标本、腰椎 MRI 图像中髓核矢径、横径与高度的观测结果，如表 28-2-2 所示。髓核的倾斜角，自上向下，角度逐渐变小，L_5/S_1 髓核与 L_1/L_2 髓核相比，两者相差了 36.3°。3D 髓核模型上测量的矢径、横径、高度、角度与 MRI 图像上的测量相近，如表 28-2-1 所示。

表 28-2-1　人体髓核在 MRI 图像、三维模型的观察指标（$\bar{x}\pm s$）

髓核	MRI 图像测量				重建后测量					
	矢径（mm）	横径（mm）	高度（mm）	角度（°）	矢径（mm）	横径（mm）	高度（mm）	角度（°）	面积（mm^2）	体积（mm^3）
L_1/L_2	18.5	30.4	8.0	7.5	18.9	30.4	8.0	7.5	1348.5	2651.5
L_2/L_3	20.0	32.1	8.3	5.7	19.4	32.3	8.7	4.9	1665.0	3539.8
L_3/L_4	21.9	35.0	8.9	−2.5	21.3	34.7	9.6	−2.5	1960.6	4412.4
L_4/L_5	21.8	37.8	10.1	−8.5	21.0	37.6	11.2	−8.7	2268.2	5311.4
L_5/S_1	21.9	38.3	10.6	−28.8	21.4	37.7	12.5	−34.8	2126.5	5046.3
合计	20.8±1.5	34.7±3.5	9.2±1.1	—	20.4±1.2	34.5±3.2	10.0±1.8	—	1873.8±369.6	4192.3±1098.9

表 28-2-2　以往学者测量国人腰部髓核的结果($\bar{x}\pm s$)

髓核	尸体标本肉眼观察		腰椎 MRI 测量		
	矢径(mm)	横径(mm)	矢径(mm)	横径(mm)	高度(mm)
L_2/L_3	19.8±2.3	32.4±2.5	23.4±3.0	34.3±4.4	9.1±0.5
L_3/L_4	20.6±2.2	33.6±2.5	23.5±2.8	35.9±4.6	10.2±0.2
L_4/L_5	21.0±3.4	34.9±2.3	24.0±2.8	33.6±3.9	9.1±0.4
L_5/S_1	20.4±3.2	34.7 ±1.6	23.0±3.2	33.3±5.0	8.2±0.3
合 计	20.5±0.5	33.9 ±1.2	23.5 ±0.4	34.3±1.2	9.1±0.8

人工髓核假体早期的设计理念主要是采用各种材料模仿人体髓核组织维持纤维环张力、椎间高度,以及缓冲和传导载荷的生物力学性能,侧重关注于材料的力学性能、亲水溶胀性能及生物相容性方面。对成形人工髓核假体的形状重视不够,忽视了髓核与上下的软骨终板之间的接触方式,只是在最近才开始注意到假体的外形如何与软骨终板匹配,如表面呈弧形的螺旋形假体以及上、下侧面为圆形或椭圆形。这主要是由于软骨终板特殊的形状决定的:软骨终板随着年龄的增加,由扁平逐步变为凹陷形,这种弓形软骨终板在优秀足球运动员中表现更为明显,被认为在工程学上有更好的力学性能。但是,目前绝大多数成形髓核假体的侧方形状为楔形或矩形结构,与弓形的软骨终板构成点线接触,而不是面面接触,其受载不是均匀承载,容易形成应力集中,当外界载荷达到一定水平时,首先损伤的是软骨终板或软骨下骨小梁;因此,人工髓核假体的外形应该与上、下软骨终板充分接触,合理传载,避免应力集中。

国人腰椎间盘髓核的解剖学特点是优化设计人工髓核假体的重要依据。目前,关于国人腰椎间盘的解剖学参数多是在尸体断层上或者从平面图像测量的结果,且其研究目的是评价国外学者设计的椎间融合器、人工椎间盘假体、PDN 人工髓核假体是否适合植入国人,所关注的指标是椎间高度、椎间盘及其髓核的前后矢径和横径的最大值与全人工椎间盘假体、PDN 人工髓核假体尺寸之间的关系,缺乏软骨终板形状的三维空间观测结果。此外,由于技术资料未公开的原因,并未将 PDN 人工髓核假体植入体内后的溶胀情况考虑进去,只是观察了术后椎间高度的恢复情况。因此,需根据软骨终板的形状、材料的溶胀性能综合设计成形髓核假体。国内外学者于 20 世纪 90 年代初,进行了基于腰椎 CT 扫描图像的三维重建,在横断面扫描的基础上又增加了冠状位、矢状位和曲线重建图像,可从多方位观察骨性结构、椎间盘病变情况,提高了诊断准确率,也为全人工椎间盘的设计提供了有力的数据。但是,由于 CT 扫描主要是通过组织透光后的密度值来反映解剖结构的固有特点,使得腰椎间盘 CT 图像上髓核与周围的纤维环、软骨终板界限难以区分,只能补充建立终板、椎间盘、髓核等结构。基于"数字解剖人"的图像处理技术完成器官的三维重建,也是目前研究的热点;但是对于正常腰椎间盘髓核而言,髓核与内层纤维环的界限是难以肉眼区分,这就使得二维平面图像的分割很大程度上需要手工分割,变得困难。

临床上,PDN 人工髓核假体型号的选择主要影像标准是依据腰椎 MRI 图像。MRI 因对软组织具有良好的分辨力,在腰部矢状位 T_2 加权像上,正常腰椎间盘中髓核、纤维环、软骨终板由于所含水分的不同,界限明显,有利于计算机自动进行图像识别。文献于 2004 年做出了展望,到目前为止,仍未成功获得基于 MRI 图像的髓核三维模型重建结果,其主要原因是磁共振仪受信噪比的限制，扫描层距较大、空间分辨率较低所致。第三代 3T 磁共振仪 GE Signa Excite 3.0 具有快速扫描、高信噪比和高分辨率等特点，扫描层厚可以减小到 1mm、层距为 0mm，重建后的图像噪声小，使得层间分辨率增高，可望得到较好的重建图像。基于上述两点，本实验尝试根据腰椎薄层 MRI 图像，采用 Mimics10.01 软件重建国人腰椎间盘髓核的三维模型。

在 MRI 图像测量的髓核矢径，与尸体标本上对应节段的测量结果相比，最小只相差 0.2mm（L_2/L_3 髓核），最大相差不超过 1.5mm（L_5/S_1 髓核），髓核的平均矢径为（20.8±1.5）mm，与尸体标本的（20.5±0.5）mm 相近。本实验测量的髓核横径，与尸体标本相比，相差 0.3（L_2/L_3 髓核）～3.7mm（L_5/S_1 髓核）；其平均横径为（34.7±3.5）mm，也与尸体标本（33.9 ±1.2）mm 相近，如表 28-2-1、表 28-2-2 所示。此外，与同样采用正常 MRI 图像测量髓核解剖特点的文献相比（表 28-2-2），本实验测量的平均髓核横径为（34.7±3.5）mm、平均高度（9.2±1.1）mm，与文献数据非常接近；只是前后矢径要小于文献的测量结果，平均小了近 2.7mm（表 28-2-1，表 28-2-2）。因此，本例腰椎 MRI 图像可以较好地代表国人髓核的解剖特点，为临床髓核假体选择提供更直接的影像学资料，并且可实现患者个体化假体的定制，具有较大的临床价值。

但是，本组 MRI 图像上各节段髓核的测量结果，髓核矢径比文献小 1.0～3.4mm，L_2/L_3、L_3/L_4 髓核的横径、高度均偏小，L_4/L_5、L_5/S_1 髓核的横径、高度均偏大，只有 L_2/L_3、L_3/L_4 髓核的高度与文献相似。造成这种现象的原因可能是：①文献纳入的腰椎 MRI 平均年龄，女性为 43.7 岁（12/56）、男性为 38 岁，比本例受试对象（34 岁）大，退变程度可能比本例重；②文献按照无临床症状者作为纳入标准，未按照 Pfirrmann 2 分级设定纳入标准，没有临床症状而 MRI 退变程度不一的患者有可能被纳入；③加之需要进行人工髓核假体置换的椎间盘，绝大部分是退变 Pfirrmann 3 级以上，椎间隙高度已经下降。

第三节　生 物 力 学

一、人工髓核的材料学研究

PDN（prosthetic disc nucleus）人工髓核是较早进入临床的亲水性髓核假体，早期随访发现 PDN 假体能恢复椎间高度、有效维持运动功能，改善临床症状，但是椎间高度会不同程度丢失；国内学者中长期随访也显示，PDN 人工髓核置换的结果类似；椎间高度丢失主要是因为软骨终板损伤达 60.0%、假体下沉达到 49.2%，造成假体下沉的原因是由于 PDN 假体材料过硬、表面积过小导致软骨终板局部出现应力集中；这就导致 PDN 髓核置换的临床疗效下降、应用价值受限。因此，人工髓核材料的生物力学性能、亲水性能等主要性能的修饰改性成为目前研究的热点。

（一）PDN 的材料力学特点

Norton 等按照相当于正常人 20～50 年的使用期限，通过力学实验证明 PDN 可承受 5 亿次生理负荷。将 PDN 假体经过 5 千万次 200～800N 负荷循环撞击，最大载荷达 6000N 时未见假体破裂。疲劳实验结果表明，假体的机械性能和生物力学性能维持稳定。在人尸体标本上进行的生物力学实验表明，PDN 假体不仅能恢复正常椎间高度，而且能吸收负荷能量，维持脊柱稳定。动物实验也证实其生物相容性良好。Wilke 等比较了髓核摘除和植入 PDN 假体后脊柱生物力学的变化，结果也证实，髓核摘除后相应椎体的活动度明显增加，屈伸比正常（100%）可增加 118%，侧弯增加 112%，轴向旋转增加 121%，而刚度减少 150%。植入 PDN 假体后，活动度分别减少至 102%、88%和 90%，特别在旋转切面上，置换后节段的强度较正常髓核增加了 10%，提高了节段稳定性。在中性区，髓核切除后屈伸活动度可增加 210%，侧弯增加 173%，轴向旋转增加 107%。植入 PDN 后，活动度分别恢复到 146%、149%和 44%，稳定性明显增加。

PDN 假体所用材料为聚丙烯酰胺、聚丙腈与聚氨基甲酸酯组成的复合水凝胶，通过其应力-应变曲线计算出的弹性模量为 35.7MPa，远大于髓核的弹性模量 0.3～0.4MPa，也大于成形髓核假体最适宜的弹性模量 3MPa，导致软骨终板相对薄弱。另一方面，PDN 假体的形状为楔形或矩形结构，而人体腰椎软骨终板随着年龄的增加逐步变为凹陷形，这导致 PDN 髓核假体与人体软骨终板呈点线接触，接触面积小，导致应力集中；这可能是导致假体下沉、椎间隙高度丢失的假体方面原因。

（二）新型人工髓核——果胶/聚乙烯醇复合水凝胶人工髓核的生物力学

1. 果胶/聚乙烯醇复合水凝胶的制备及其溶胀性能 我们选用具有亲水功能和胶体性质的果胶（pectin），使其与聚乙烯醇（poly vinyl alcohol，PVA）共混，经过溶胀、低频振荡加热、冻融，制备出一种新型的果胶/聚乙烯醇复合水凝胶（Co-Pectin/PVA Hydrogel，CoPP）。观察其质量溶胀率、体积溶胀率及其 CoPP 水凝胶的溶胀速率常数（k）、扩散特征指数（n）等溶胀动力学参数，发现 CoPP 水凝胶的扩散特征指数（n）接近 0.5，CoPP 水凝胶的溶胀速率常数（k）优于单纯的 PVA 水凝胶，CoPP 水凝胶溶胀平衡时的质量溶胀率（197.38%～252.49%）、体积溶胀率（241.47%～308.93%），均显著大于 PVA 水凝胶。而且发现，脱水后的 CoPP 水凝胶具有良好的再水合、溶胀特性，水分子是以菲克扩散模式渗入 CoPP 水凝胶，利于椎间盘内物质转运；CoPP 水凝胶在模拟人体椎间盘环境下，CoPP 水凝胶 72 小时的体积溶胀率达到最大溶胀率的 72.04%～84.17%，利于患者术后早期下地康复；CoPP 水凝胶最大体积溶胀率为 241.47%～308.93%，可减小髓核假体植入时的尺寸，利于微创手术植入。

2. 果胶/聚乙烯醇复合水凝胶的力学性能 将圆柱状 CoPP 水凝胶试件，纵向加载，实时采集力、位移，测量加载前、卸载后质量、尺寸，计算弹性模量、能量吸收率、归一化蠕变量及归一化质量、体积百分比，通过与 PVA 水凝胶比较发现，CoPP 水凝胶弹性模量为（2.76±0.09）MPa，CoPP 水凝胶能量吸收率是 PVA 水凝胶的 1.46 倍。持续加载 30 分钟，CoPP、PVA 水凝胶均达到蠕变平衡。卸载后 0 小时，CoPP 水凝胶归一化质量百分比为（97.67± 0.98）%，显著小于 PVA 水凝胶的（99.15±0.18）%。卸载后 24 小时，CoPP、PVA 水凝胶归一化质量百分比、体积百分比，与加载前无差异，表明水分子及其水溶性物质可渗出、渗入 CoPP 水凝胶，其体积也可完全恢复。因此，可以说明 CoPP 水凝胶是一种软而韧、缓冲载荷能力较强、渗透性好的黏弹性材料，可用于研制成形人工髓核假体。

二、人工髓核植入对节段活动度影响

（一）PDN 植入对节段活动度影响

临床随访资料表明，最初进行 PDN 人工髓核假体置换的这一批患者在手术后 6 年均表现良好的疼痛、功能评分，并具有良好的脊柱运动范围（表 28-3-1）。

表 28-3-1　最初一批进行人工髓核置换的患者 6 年随访资料（屈/伸范围测量）

患者（#）	屈	伸	节段运动范围
1	1.8°	9.1°	7.3°
2	5.2°	11.8°	6.6°
3	1.0°	12.6°	11.6°
4	1.9°	10.7°	8.8°
5	1.6°	5.1°	3.5°
6	4.3°	14.2°	9.9°
7	6.0°	14.8°	8.8°
平均	3.1°	11.2°	8.1°

（二）果胶/聚乙烯醇复合水凝胶人工髓核植入对节段活动度影响

采用 6 具新鲜人体标本的 L_4/L_5 脊柱功能单元进行生物力学实验，在轴向压缩、前屈后伸和左右侧弯等运动情况下，观察正常椎间盘、髓核摘除以及果胶/聚乙烯醇复合（CoPP）水凝胶人工髓核植入三种状态下的活动度（ROM）、中性区（NZ）的变化以及在中立位轴向加载下椎间隙高度变化，发现髓核摘除后 L_4/L_5 椎间屈伸、旋转、侧弯的 ROM 和 NZ 较正常组显著增加（$P<0.05$），植入 CoPP 水凝胶人工髓核后 L_4/L_5 椎间屈伸、旋转、侧弯的 ROM 和 NZ 与完整椎间盘无明显差异，除右侧弯外其他方向的 ROM 和 NZ 较髓核摘除组明显下降。在 0 和 500N 的负荷下，髓核摘除组椎间隙高度较相同情况下正常组平均下降 1.08mm 和 1.77mm，而 CoPP 水凝胶人工髓核植入组较相同情况下髓核摘除组分别增加 1.23mm 和 1.95mm。因此，认为果胶/聚乙烯醇复合水凝胶人工髓核植入椎间隙可维持腰椎运动单位正常的三维运动稳定性，恢复椎间隙高度，可望进入临床应用。

三、人工髓核植入对椎体软骨终板应力分布的影响

腰椎间盘人工髓核假体于 1996 年开始进入临床应用，2002 年初国内开始开展此项手术，早期临床随访结果显示临床疗效肯定，但中远期随访表明有相当一部分病例会出现软骨终板损伤改变及假体下沉。为了进一步了解类似 PDN 假体设计在植入后是否可能出现软骨终板的应力集中，瞿东滨等采用直接应力分布测量技术分析假体植入对软骨终板应力分布的影响。

（一）材料和方法

1. 标本准备　选用 6 具人体新鲜腰椎标本，均获得知情同意，年龄 22～48 岁，平均

38.5 岁，均为外伤死亡患者。经腰椎正侧位 X 线摄像和 MRI 检查，排除腰椎外伤、肿瘤、结核及其他疾患，按 MRI Modic 分型确认为 L_4/L_5 椎间盘无软骨终板退变。小心剔去周围软组织，完整保留腰椎前纵韧带、棘间韧带和棘上韧带，聚甲基丙烯酸甲酯包埋固定腰椎两端，－20℃冰箱冷冻保存备用。

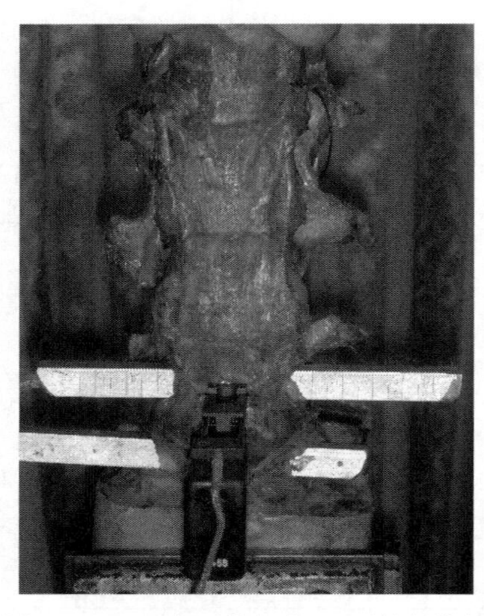

图 28-3-1 于邻近椎间盘上、下软骨终板处椎体骨内开凿骨隧道，并置入带刻度的应力测量片，可直接测量软骨终板的应力分布情况

2. 测试系统建立 实验前室温下解冻腰椎标本 24 小时，选取 L_4/L_5 节段运动单位为测试节段，因腰椎人工髓核内植入物多置于椎间盘中部，故以此处终板为应力分布测量区。千分尺准确测量 L_4 椎体下缘、L_5 椎体上缘前后径，确定椎体前后径中心点，以中心点为中点在 L_4 椎体下缘、L_5 椎体上缘紧贴终板处，依照压力传感器（PSS 压敏片式压力传感器，日本 KYOWA 公司）金属条大小各开一 10mm×10mm 骨性隧道，利用台式牙钻床小心去除椎体骨性终板，完整显露软骨终板。为减少因去除骨性结构带来的影响，将传感器金属条插入骨性隧道，测试面与软骨终板紧密接触，骨隧道其他三面用聚甲基丙烯酸甲酯进行有效重建（图 28-3-1）。

为使测试具有一致性，在上下终板平面上建立测量坐标。测试时以隧道最外缘为起点，每次推进 5mm 直至传感器到达对侧边缘。在实验中测得的终板平面测试点中心之间的平均距离为(45±0.1)mm。

利用 858 型材料测试系统（MTS 公司，美国）对腰椎终板表面各点进行垂直加载实验（图 28-3-2），所有加载均由 MTS 机程序控制加载速度 50N/s，最大轴向压缩载荷为 1300N。压力传感器数据直接由 MTS 机采集，由 WGA-670B（日本 KYOWA 公司）数据采集放大器放大后形成 Excel 文件，采集数据以 10Hz 的频率进行记录。

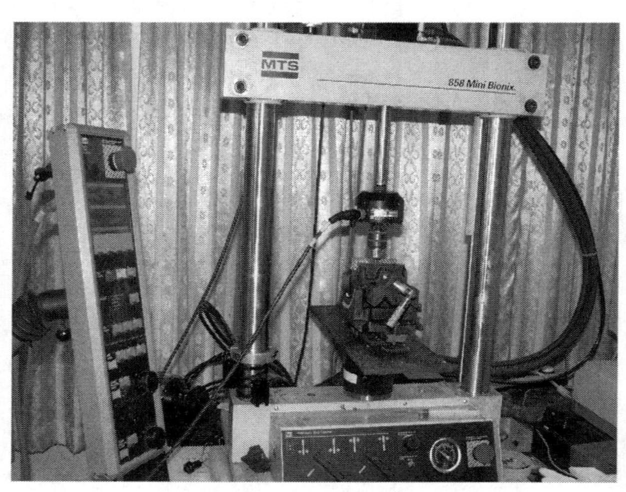

图 28-3-2 MTS 材料试验机，可对标本进行加载试验并实时采集数据

3. 标本状态　采用右侧椎板开窗椎间盘髓核摘除术，摘除髓核组织，平均约(3.5±0.5)g。待正常组和髓核摘除组测试完成后即刻行 PDN 假体植入。根据 X 线和 MRI 片上测量出 L_4/L_5 椎间隙高度，确定植入 PDN 假体型号，采用单枚 PDN 假体植入，假体位于椎间盘前、中1/3 部。为保证充分假体水化，于模拟植入手术前 24 小时将 PDN 假体放入生理盐水中进行预水化。各标本均测试在完整、髓核摘除、PDN 植入等三种状态下软骨终板的应力分布情况。

4. 统计学分析　为了简化分析，本实验仅采集 L_4/L_5 椎间盘下终板的应力分布。采用 SPSS11.5®(SPSS 公司，美国)统计软件包对数据进行分析，对各个测量点间的差异分析选用重复测量方差分析中的 LSD 检验方法进行统计分析。

(二) 结果

在正常椎间盘、髓核摘除及 PDN 植入后节段软骨终板应力分布测量结果见表 28-3-2。

表 28-3-2　垂直压缩加载时下终板各点最大应力($\bar{x}\pm s$、MPa、$n=6$)

	5mm	10mm	15mm	20mm	25mm	30mm	35mm	40mm	45mm	F 值	P 值
正常状态	0.715 ±0.119	1.035* ±0.095	1.161*· ±0.125	1.205*·+ ±0.142	1.412*·+⊕ ±0.130	1.210*· ±0.142	1.158* ±0.126	1.033* ±0.095	0.687 ±0.120	6.03	0.001
摘除髓核	1.112 ±0.021	1.181* ±0.025	1.745* ±0.022	0.358*· ±0.064	0.180*·+ ±0.011	0.370*·+⊕ ±0.005	1.745*·+ ±0.020	1.682*· ±0.025	1.162 ±0.024	5.35	0.001
人工髓核植入	1.065 ±0.039	1.100* ±0.017	1.336* ±0.016	1.251* ±0.090	1.535*· ±0.013	1.345*· ±0.006	1.325*· ±0.012	1.090* ±0.017	1.014 ±0.023	3.35	0.002

* 表示 5mm 处应力与其他测试点应力有差异，· 表示 10mm 处应力与其他测试点应力有差异，+15mm 处应力与其他测试点应力有差异，⊕ 20mm 处应力与其他测试点应力有差异。

正常组在轴向垂直压缩加载时，软骨终板应力分布呈现出由两端向中间逐渐增大，到中点时达到最大的趋势，测试点压力差值两两比较均有显著性差异($P<0.0001$)，5mm 测试点应力(0.715±0.1119)MPa，中心测试点 25mm 处为(1.412±0.130)MPa。

髓核摘除后，软骨终板中心区域，由于没有髓核组织传递压缩应力，终板应力明显减小，在25mm 中心测量点仅为(0.180±0.015)MPa，较正常椎间盘该区域测量值下降达 6.84 倍，而呈现椎间盘侧方终板应力增加的趋势，10mm 测试点为(1.181±0.025)MPa，而 15mm 点则达到(1.745±0.022)MPa($P<0.05$)。轴向加载时外层最大值与中心最小值相差 7.8 倍。值得注意的，该组测量数据在左右两侧相差较大，可能与右侧入路髓核摘除的彻底程度有关，可能在左侧髓核摘除不彻底，故应力传导值保持较大。

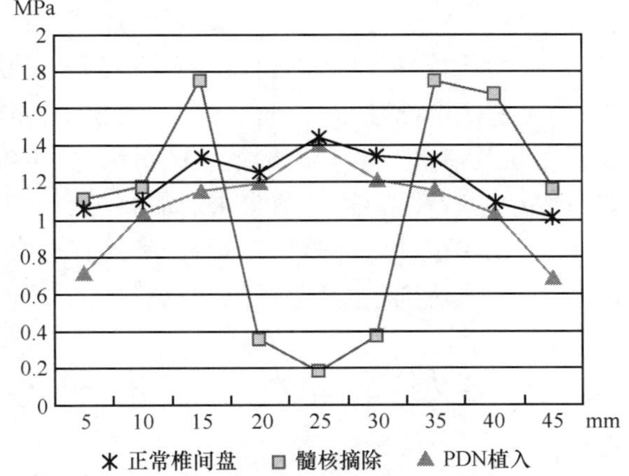

图 28-3-3　PDN 植入后较正常椎间盘状态在中心测试点(25mm)区域可出现明显的应力集中

PDN 植入后，在植入区域(即软骨终板中心区)的应力分布明显增大，即 25mm 测试点应力达(1.535±0.013)MPa，高于正常状态该点测量值 15.1%($P<0.05$)，且中心点周围应力亦保持较高测量值(图 28-3-3)，该区域亦与人工髓核植入位置相对应，但在周边区域较正常状态减低。

（三）讨论

作为人体脊柱承载系统中最为关键的部位，椎间盘不仅能够承受不同形式的载荷，而且具有均匀分布应力的作用。本研究采用直径为5mm的圆形压力传感器采集在每一终板的相应位点进行压缩实验结果，在实验时未发现点与点之间互相干扰，测试顺序及测试距离的不同对于测试结果无明显影响。实验结果显示，髓核摘除后，终板的各个测量点最大压力差值有显著的规律性。髓核摘除后，其软骨终板周边区应力显著增大，与正常状态椎间盘比较有显著差异，测试节段在轴向压缩均呈现出由两端逐渐增大，在内层纤维环和髓核交界处达到最大，之后应力开始减小，中心测试点最小。这表明正常情况下，椎间盘维持正常的高度，传递大部分的轴向压缩载荷，但在椎间盘髓核摘除后，原有密闭的结构被破坏，髓核的流体力学性能消失，载荷传递发生了显著变化。髓核摘除后，由于椎间盘内空虚，在轴向垂直加载情况下，软骨终板的中心区域受力明显减少，而应力分布主要在椎间盘的周边区域，这可能也是造成椎间盘退行性变出现周围骨赘形成的力学因素。

腰椎间盘人工髓核PDN设计初衷是维持椎间盘高度、传导生理载荷、保持运动节段。早期临床研究亦表明，该假体植入体内后可以良好水化，故可以维持椎间盘高度，且保持运动节段的活动度。但是，随着进一步临床观察亦发现，相当一部分病例可发生软骨终板损伤改变，甚至假体下沉。Shim报道46例PDN置换，83％的病例术后终板有改变，Myers报道一组60例病例，67％患者术后6个月有软骨终板的损伤。据分析，可能与下列因素有关：①在椎间盘退行变时，终板本身已存在退行性变，包括软骨终板的增厚、裂隙、钙化及骨化等，软骨终板的生物力学性能变为薄弱。②手术过程中由于需要彻底摘除髓核组织，可能对软骨终板造成机械损伤。③假体表面积小，植入后与终板接触面积偏小，局部应力出现集中，随时间推移，造成终板损伤。④假体材料硬度设计过大造成损伤。本研究主要探讨PDN植入对软骨终板应力分布的影响，结果表明，在PDN植入的中心区域及邻近周围区域，可出现明显的应力集中，中心区域的测量值高于正常椎间盘状态下测量值约15％，且在周边区域却较正常状态下减低。正常状态下，椎间盘髓核组织的空间架构是穹隆状，其最主要功能是均匀传导应力，可将应力均匀传导至软骨终板及纤维环，达到均匀分布，故不会产生局部应力集中而导致慢性的终板损伤。但类似PDN设计为柱状体，置换后髓核假体孤立存在于椎间盘内，与四周的终板、纤维环缺少结构上的联系，无法达到均匀传导应力的作用，其对应力的传导仅限该柱状体的接触部分，故在植入PDN假体的区域出现明显的应力集中，不可避免会导致软骨终板的慢性损伤，甚至假体下沉。

椎间盘是一具有复杂解剖结构的组织，其生物力学性能也随着结构和组织病理学变化而具有复杂的特性，但就目前来讲尚需要进行更深入的基础研究，在全面详实地了解其生物学、生物力学和组织病理学特征时，研发具有正常椎间盘核的结构、几何构型及生物力学性能的假体，才可达到较为满意的功能重建。

第四节　人工腰椎间盘髓核置换术（PDN）

一、PDN人工髓核假体设计

PDN假体由高分子聚乙烯外套和其内的半流动性水凝胶髓核（聚丙乙烯腈-聚丙烯酰

胺共聚体)组成。完全膨胀后可吸收本身重量80%的水分,且它的容积可随载荷而变化(图28-4-1)。假体设计前后径均为12mm,横径约25mm。其高度有5.0mm、7.0mm、9.0mm规格,相对适用于椎间盘高度为5.0~7.0mm、7.0~9.0mm、>9.0mm;按其侧方形状,则分为楔形(wedge)和矩形(rectangle)两种(图28-4-2),根据患者椎间盘形状进行选择,一般椎间盘形状前宽后窄时(如L_5~S_1),应选择楔形。另外,成对植入时假体尚区分A(anterior)为椎间盘前部植入假体,P(posterior)为椎间盘后部植入假体。因此,PR725型号代表其假体高度为7.0mm,横径约25mm,假体为矩形,椎间盘后部植入使用。最初PDN植入时采用双枚同时植入,但由于手术操作复杂,术后假体移位发生率较高,现在经过重新设计,多采用单枚PDN-SOLO和PDN-SOLO XL植入。PDN-SOLO假体设计前后径均为12mm,横径约25mm。其高度有5.0mm、7.0mm、9.0mm规格,相对适用于椎间盘高度为5.0~7.0mm、7.0~9.0mm、>9.0mm;按其侧方形状,均为矩形,PDN-SOLO XL假体设计前后径均为14mm,横径约25mm。其高度有5.0mm、7.0mm、9.0mm规格,按其侧方形状,均为矩形,只适合L_4~L_5、L_5~S_1植入(图28-4-3,图28-4-4)。

PDN置换手术配套有专用器械,主要有纤维环扩大器、椎板撑开器、假体试模、植入引导器、持假体钳(长Allis钳)、圆头推进器、弯头定位器等。

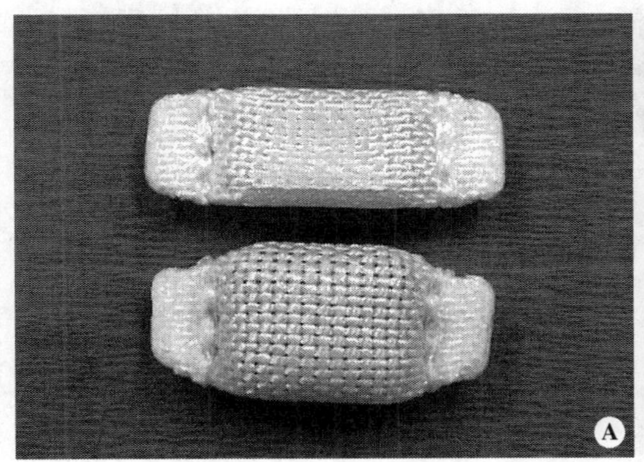

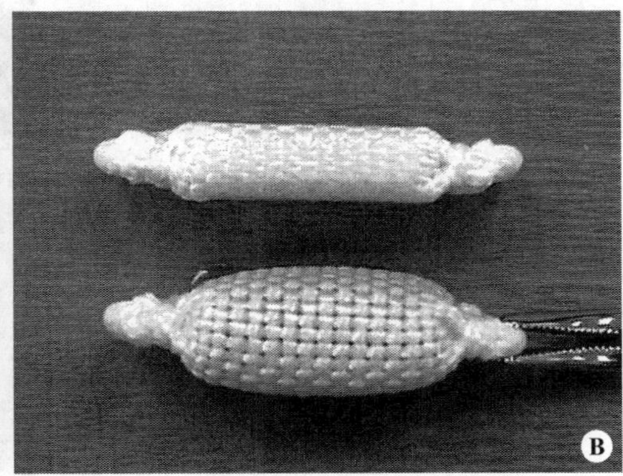

图28-4-1　PDN假体水化前后比较

A. 正面观;B. 侧面观

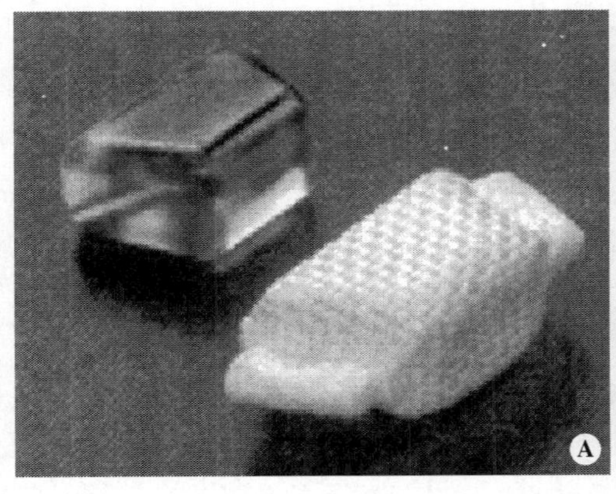

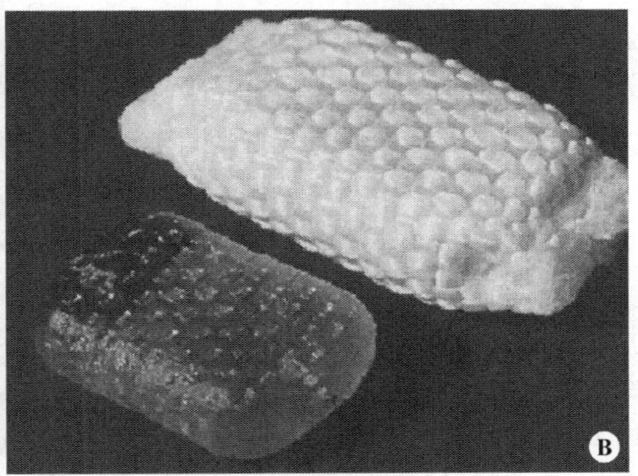

图28-4-2　楔形和矩形PDN髓核假体

A. 楔形PDN假体;B. 矩形PDN假体

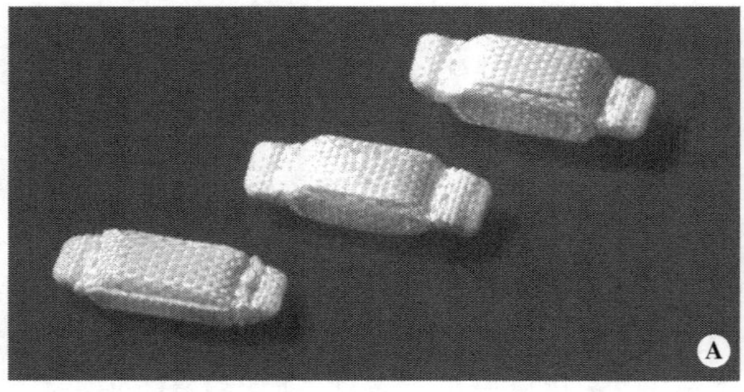

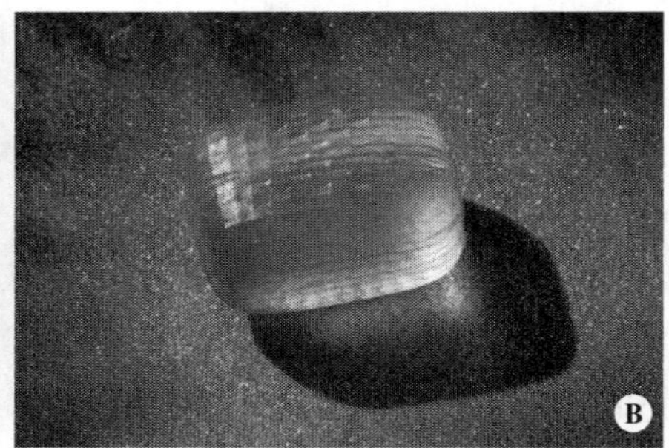

图 28-4-3 PDN-SOLO

A. 整体外观;B. 水凝胶内核

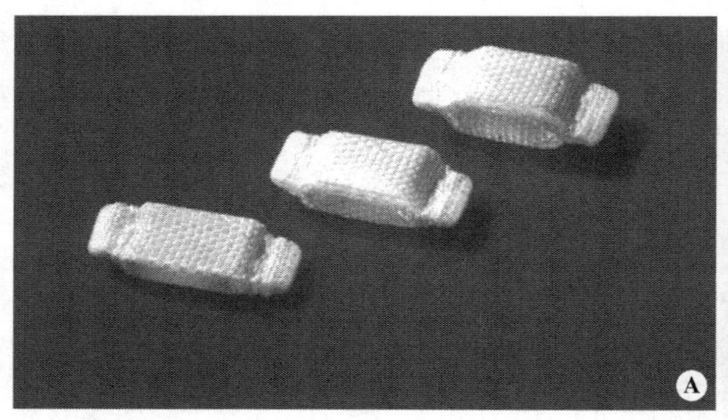

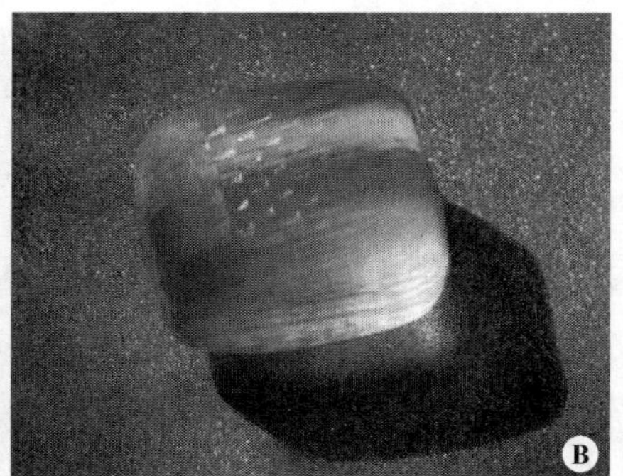

图 28-4-4 PDN-SOLO XL

A. 整体外观;B. 水凝胶内核

二、病例选择

(一) 适应证

虽然髓核假体置换是治疗脊柱椎间盘退变性疾病的一种较好的治疗方法,但必须强调不是所有椎间盘退变性疾病的患者都适合。髓核置换可能的适应证目前还存在争论,什么条件下适合髓核置换还没有统一意见。置换的髓核假体,是作为机械性稳定容器发挥作用的。有足够生物力学稳定性的隔膜是髓核替代疗法成功的基础。因此,进行椎间盘人工髓核置换应严格掌握适应证。年满 18 岁,L_2～S_1 单节段椎间盘退行性病变,且以椎间盘源性腰腿痛为主要症状,经保守治疗 6 个月以上不能缓解,体重指数<30。经影像学证实与椎间盘源性异常的症状和体征一致的患者适合进行人工髓核假体置换;椎间盘高度大于 5mm,矢状径大于 26mm,以便有足够的空间放置 PDN 假体。

(二) 禁忌证

虽然人工髓核假体置换的适应证还存在争论,没有统一意见,但是对于禁忌证的观点比较统一。主要禁忌证为:对于有严重症状的中央型椎管,椎间孔或侧隐窝狭窄,腰椎滑脱超过Ⅰ度或峡部不连,关节突关节有退变和骨折,严重的骨质疏松或骨软化纤维环不完整及多节段退行性病变,不适合进行髓核置换。另外,手术部位或邻近椎管内有良性或恶性肿瘤、手术部位的局灶性或全身性感染、手术部位有椎体骨折或创伤导致的神经功能丧失、先天性脊柱或脊髓畸形及体重指数大于 30 或病变位于 L_5～S_1，而体重大于 90kg 的患者，均不宜进行髓核置换。

三、手术操作

（一）术前评估

1. 术前准备　任何患者得知自己患病后都难免产生心理上的恐惧和各种各样的思想顾虑，对已经明确诊断并准备实施人工髓核假体置换术的患者，向其详细地讲解所患疾病的病因、发病机制、诊断、目前的治疗原则是十分重要和必不可少的。让患者清楚目前采取手术治疗而不采取非手术治疗的原因，手术方法有哪几种，比如，传统的椎间盘摘除术或脊柱融合术和近期发展起来的髓核假体置换。向患者说明传统术式和髓核置换的优、缺点，治疗他的疾病为什么选择假体置换等问题。了解患者对手术治疗的期望，向患者讲解手术治疗的目的、过程和预期结果，术中可能发生的危险和意外情况，术后近、远期可能出现的并发症以及相应的处理方法。但不可过分强调手术治疗的副作用，以免增加其心理负担。让患者充分了解他所患疾病的诊断、治疗手段有助于加强医生和患者之间的交流与信任，取得患者及其家属的理解和支持，使患者在心理上消除对所患疾病和手术的顾虑和恐惧，树立坚强的战胜疾病的信心，做好接受手术的充分的思想和心理准备。

2. 术前检查　术前应详细地询问患者的病史，进行仔细的体格检查，并做记录。拍摄腰椎正、侧位 X 线平片、MRI 或 CT 扫描。腰椎正、侧位 X 线平片可显示腰椎有无侧凸、腰椎的生理曲度是否存在、椎体有无畸形、椎间隙是否等宽、椎间盘高度是否改变、椎间孔是否狭窄以及关节突关节的情况；过屈过伸侧位 X 线平片可显示腰椎的运动范围（ROM）、腰椎是否存在不稳定。在 MRI T_2加权像上测量，髓核矢状径为最远点的最大前后径（AB），横径为与矢状径中点垂直的左右径（CD）（图 28-4-5）。矢状面上测量椎间隙前（AB）、中（CD）、后（EF）高度（图 28-4-6）。

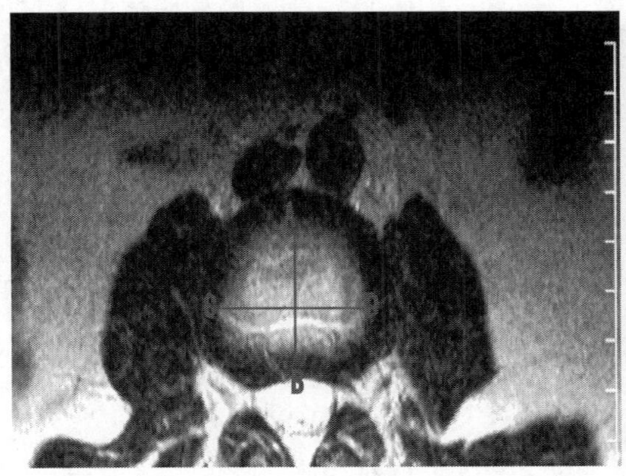

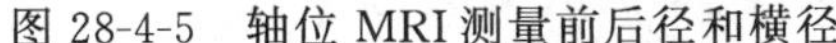

图 28-4-5　轴位 MRI 测量前后径和横径

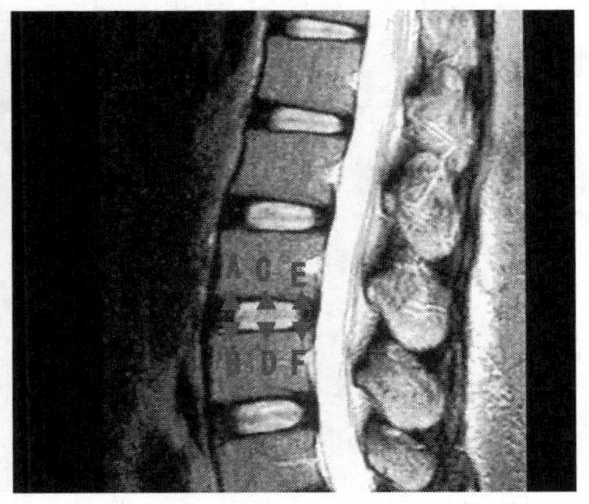

图 28-4-6　矢状位 MRI 测量髓核高度

最初，PDN 植入时均采用双枚同时植入，但由于植入时手术操作复杂，后来采用单枚假体植入，一般选用 P 型号，但术后假体发生移位率较高，现在经过重新设计，多采用单枚 PDN-SOLO 和 PDN-SOLO XL 型号。术前 1 天开始预防性应用抗生素，术晨进行棘突留针定位摄片，以保证手术间隙无误。

（二）PDN 手术方法

成形髓核假体可根据正常髓核的解剖特点、材料性能而优化设计，尺寸一般较大（尤其是机械性髓核假体）；所以，应根据假体大小以及是否需要减压，合理选择植入路径：后路、经椎间孔的后外侧路、前外侧经腰大肌入路（antero lateral trans psoatic approach，ALPA）以及经腹膜后的前外侧入路。PDN 假体的早期植入方式，即选用经典的后路椎间盘髓核摘除入路；为降低成形髓核假体脱出率，Bertagnoli 采用前外侧经腰大肌入路，HydraFlex™假体常规采用前外侧经腰大肌入路。因为该入路具有：减少了后方结构的激惹，避免了假体在椎间隙内旋转 90°，后方纤维环的完整性避免假体向椎管内突出等优点。由于技术条件和经验的限制，本文在此还是重点介绍常规的后路手术操作技巧。

患者硬膜外麻醉后，取俯卧位。手术显露和髓核摘除操作过程与常规后路椎板开窗、髓核摘除术相同。行椎板切除术去除骨组织，至少达 12mm 宽的工作通路，便于 PDN 操作器械插入。一般要完全扩大侧隐窝，操作中应避免损伤关节突关节面。横行切开纤维环，但应始终牢记纤维环切口应尽可能小（图 28-4-7）。彻底摘除退变髓核组织（图 28-4-8～图 28-4-10），同时避免破坏软骨终板，注意保护神经根和硬膜囊。将椎板撑开器放置于上、下位椎板边缘，尽可能撑开。用纤维环撑开器适当扩开椎间隙，注意撑开器刻度，避免进入太深，以 5 号假体试模（相当于高度 5mm）开始试模，以手掌部敲击使试模刚好进入椎间隙内，不能强行将试模敲入椎间盘（图 28-4-11）。根据术中试模型号并结合术前测量确定假体规格，选择合适 PDN 假体规格。将植入引导器根据 MRI 图像中纤维环的形状预弯，自椎间盘侧部纤维环内侧进入，顺纤维环前进，顶端到对侧纤维环前部（图 28-4-12），但置入引导器势必造成部分占位，故实际操作中很少使用。辨认假体的方向，厚的一侧位于椎体前方，于其一端穿一“0”号可吸收线，长 Allis 钳夹持假体另一端，用手掌敲击将 PDN 送入椎间隙内约 2/3（图 28-4-13），同时提拉缝线，则可将假体转变为横向位置。再用圆头推进器及弯头定位器将假体调整至合适位置，并用探钩探查假体位置（图 28-2-14）。植入单枚假体时，理想位置是正位时假体位于椎间盘中央，侧位时假体位于椎间盘前、中 1/3 部（图 28-4-15）。必要时可采用“C”臂 X 线机定位，确认假体位置无误。抽出可吸收线，切口内注入冰冻生理盐水，充分水化假体。留置引流管，闭合切口。

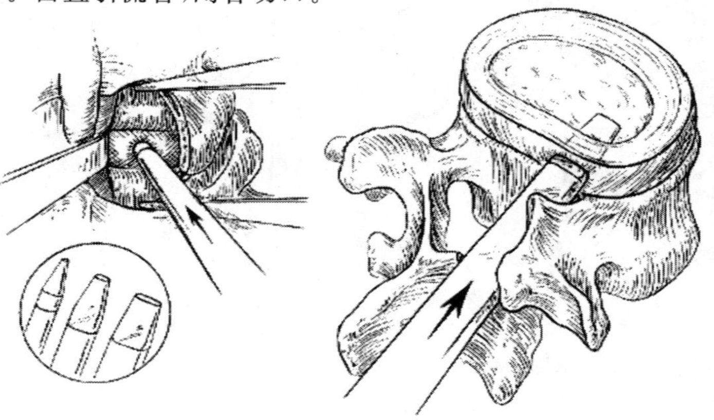

图 28-4-7　开窗摘除髓核、纤维环撑开器扩大纤维环切口

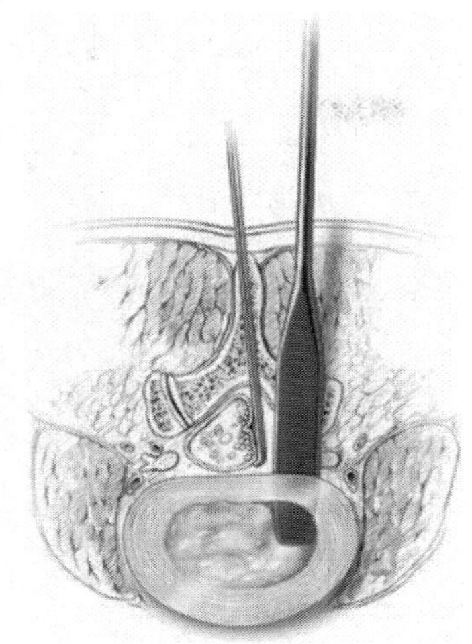

图 28-4-8　纤维环撑开器扩大纤维环切口

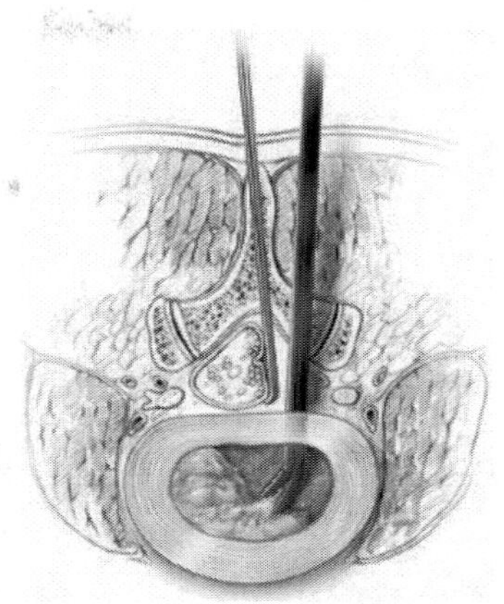

图 28-4-9　清除髓核组织

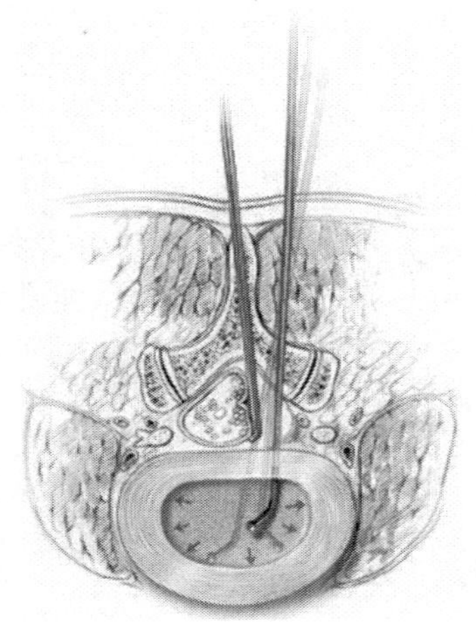

图 28-4-10　探钩检查髓核是否完全摘除

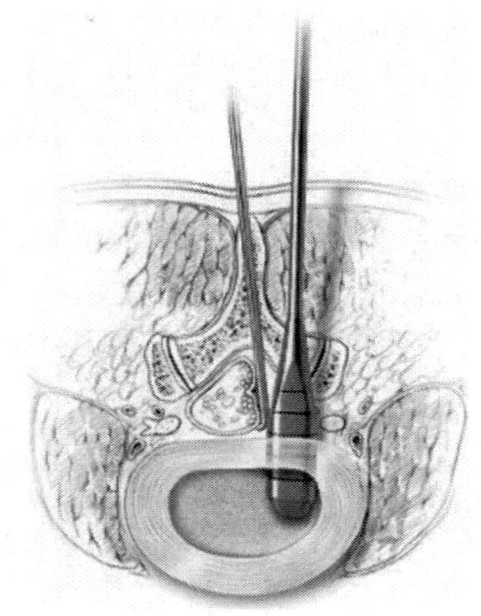

图 28-4-11　试模通过纤维环进入椎间盘

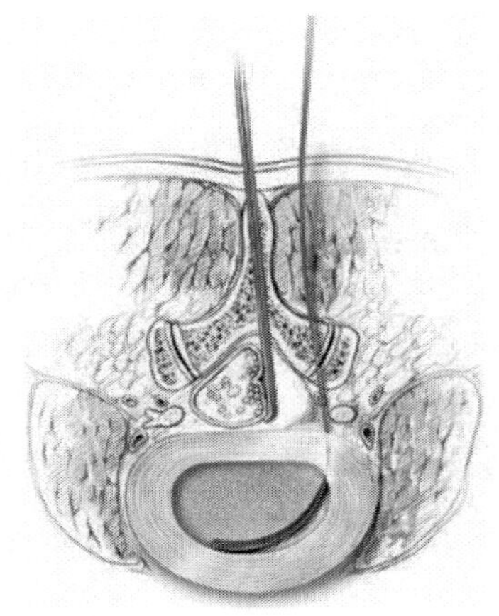

图 28-4-12　植入引导器引导假体进入椎间盘

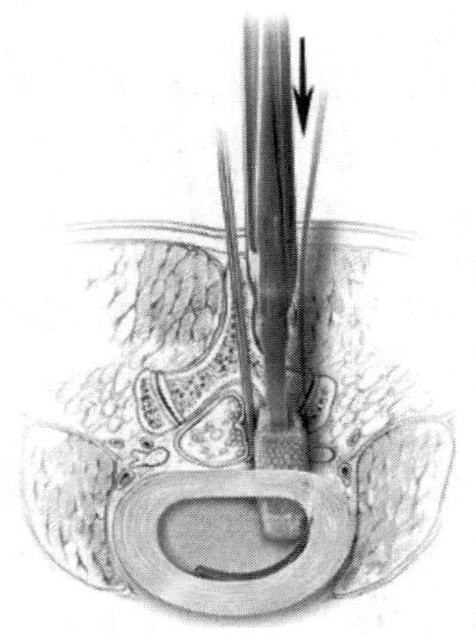

图 28-4-13　PDN 顺引导器方向置入椎间盘内

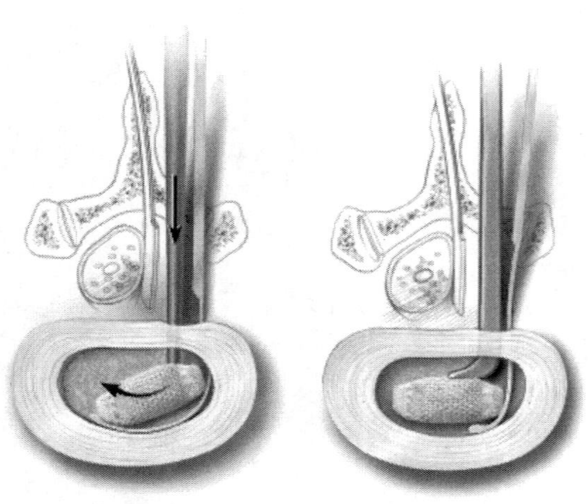

图 28-4-14 推进器沿引导器推进 PDN 使之变为横位、椎间盘中前 1/3 处

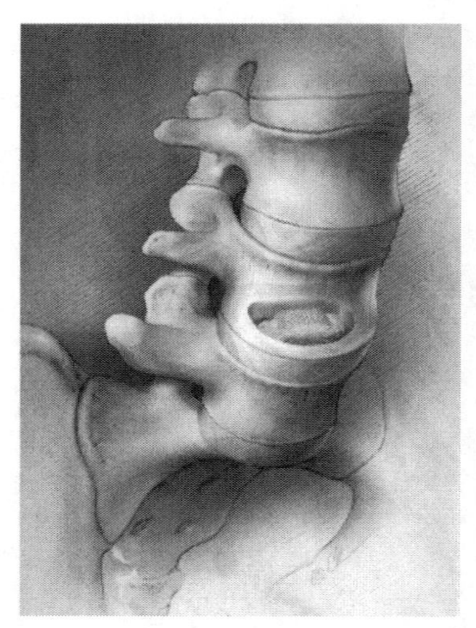

图 28-4-15 植入后 PDN 在间盘内位置

四、术后处理

手术完毕后，将患者由手术床搬运到平车或由平车搬运到病床的过程中，注意保持患者腰部的稳定，防止腰部出现过度前凸。术后常规预防性应用抗生素 2～3 天。仰卧位，平均卧床 5 天，之后在腰围保护下离床活动。在胃肠功能恢复后开始进食易消化的食物。48 小时拔除引流管。术后 7～10 天手术切口拆线。支撑围腰的佩带时间不超过 3 个月。术后 3 个月内禁止腰部过度屈伸活动，避免重体力劳动。

第五节 临床应用

一、临床疗效

髓核置换的随访应从患者主观评价(如 ODI、Prolo 评分或者 VAS 评分)、影像学(椎间高度、椎间活动度)及并发症等方面综合评价其临床疗效。

(一) 机械性髓核假体置换的随访

采用非金属研制的机械性髓核假体，Regain、PDR 及 PNR 均未见临床随访，只有 NUBAC 在完成力学性能测试后，于 2004 年 12 月开始临床试验，随访 6 周～2 年发现，术前(85 例)、术后 6 周(69 例)、1 年(12 例)、2 年(3 例)的 VAS 评分为 7.6、3.1、2.7、1.1，ODI 为 51、31、23、9，临床症状得到了明显改善，可改善椎间高度。NUBAC 的离体力学实验无假体脱出，临床研究报告中未提及详细数据。

(二) 原位亲水假体置换的临床随访

Nucore 假体的早期临床随访(12 例，随访 1 年 4 例、6 个月 5 例)显示，患者疼痛明显改善，患者 ODI 从术前 47 分降至 10 分，12 个月随访显示高度丢失 5%，可以有效维持椎间高度；无假体脱出及假体相关并发症。原位植入 Biodisc 假体 6 个月随访结果显示，患者 ODI、VAS 和 SF-36 评分均得到显著改善，无手术相关并发症及假体移位。以上所有原位亲水性髓核假体的早期结果，均是令人振奋的，但临床病例较少、随访较短，需要完成多中心、随机对照试验的长期随访。

（三）无外套的亲水假体置换的临床随访

无外套的亲水性成形髓核假体，只有 5 例 Newcleus 假体置换的临床资料，均采用后路椎间盘镜辅助植入，随访 23.6 个月（6～64 个月），所有患者椎间高度得到有效维持，ODI 得到改善、疗效满意。但是由于植入方法的限制，所提供病例的 Newcleus 假体往往位于中心偏植入侧，这将导致传载不均匀，可能是患者软骨终板发生 Modic 改变的原因之一。

（四）有外套的亲水性髓核假体（PDN 人工髓核假体）的临床随访

Bertagnoli 报道了 PDN 髓核置换的 2 年随访：术前、术后 2 年 ODI 为 52.7%（$n=243$）、9%（$n=24$），VAS 为 7.1（$n=213$）、1.8（$n=23$），椎间高度为 8.1mm（$n=218$）、10.2mm（$n=15$）。7 例 PDN 髓核置换术后 4 年随访显示：术前、术后 4 年 ODI 为 52%、8.3%，Prolo 功能评分为 4.5、9.1，椎间盘高度为 8.7mm、10.5mm。另有 46 例 PDN Solo 置换术后 6 个月～1 年随访显示：术前、术后 1 年 ODI 为 58.9%、18%，VAS 评分为 8.5、3.1，Prolo 功能评分为 5.2、7.2；与术前椎间高度相比，术后 6 周增加 21.3%、术后 3 个月为 18.4%、术后 6 个月为 10.9%、术后 1 年为 9.4%，发生丢失。一组 30 例 PDN Solo 置换术后 6 个月的随访结果类似，其中 22 例随访 4 年的结果显示：终末期 ODI 为 15%、Prolo 功能评分为 8.7、活动范围（ROM）为 12.0°，椎间高度较术前下降 13.5%～18%；与单纯髓核摘除组（$n=22$）相比，PDN Solo 置换组 ROM 优于单纯髓核摘除组，其余无显著性差异。综上所述，PDN 及 PDN Solo 髓核置换，与单纯髓核摘除的临床疗效相当，能保持运动功能，术后早期能明显增加椎间高度，但是椎间高度会不同程度丢失（图 28-5-1）。

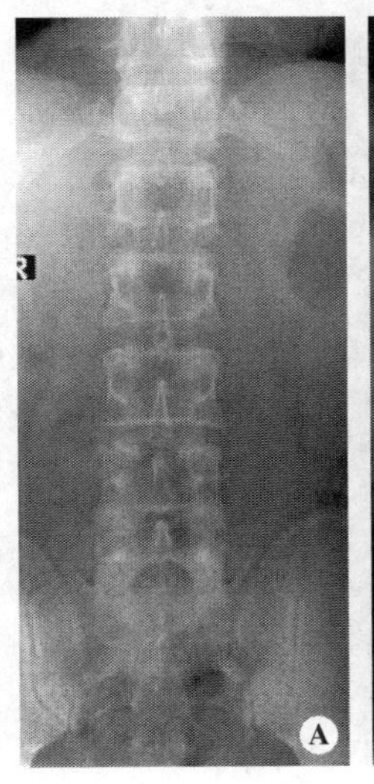

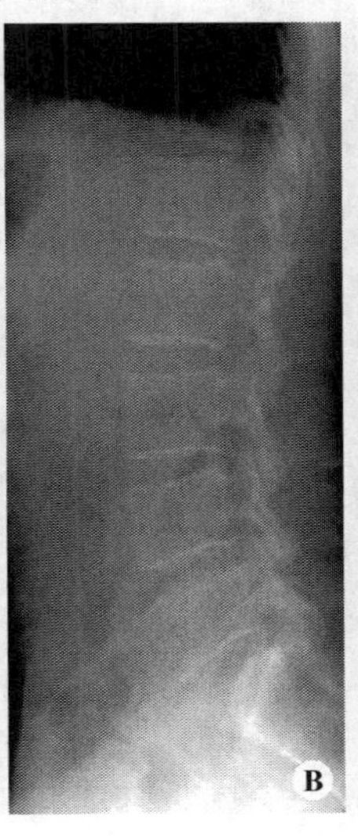

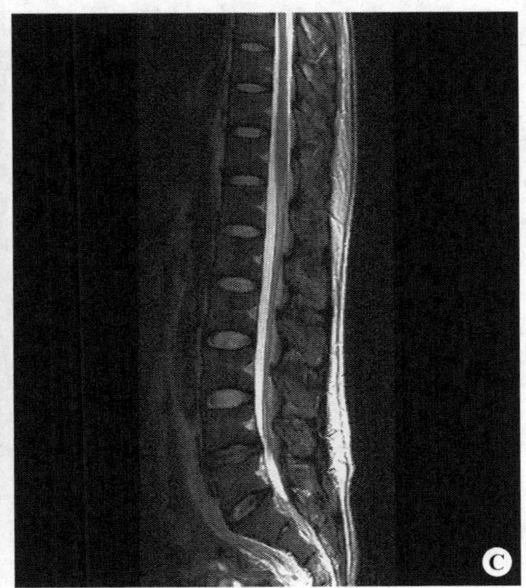

图 28-5-1

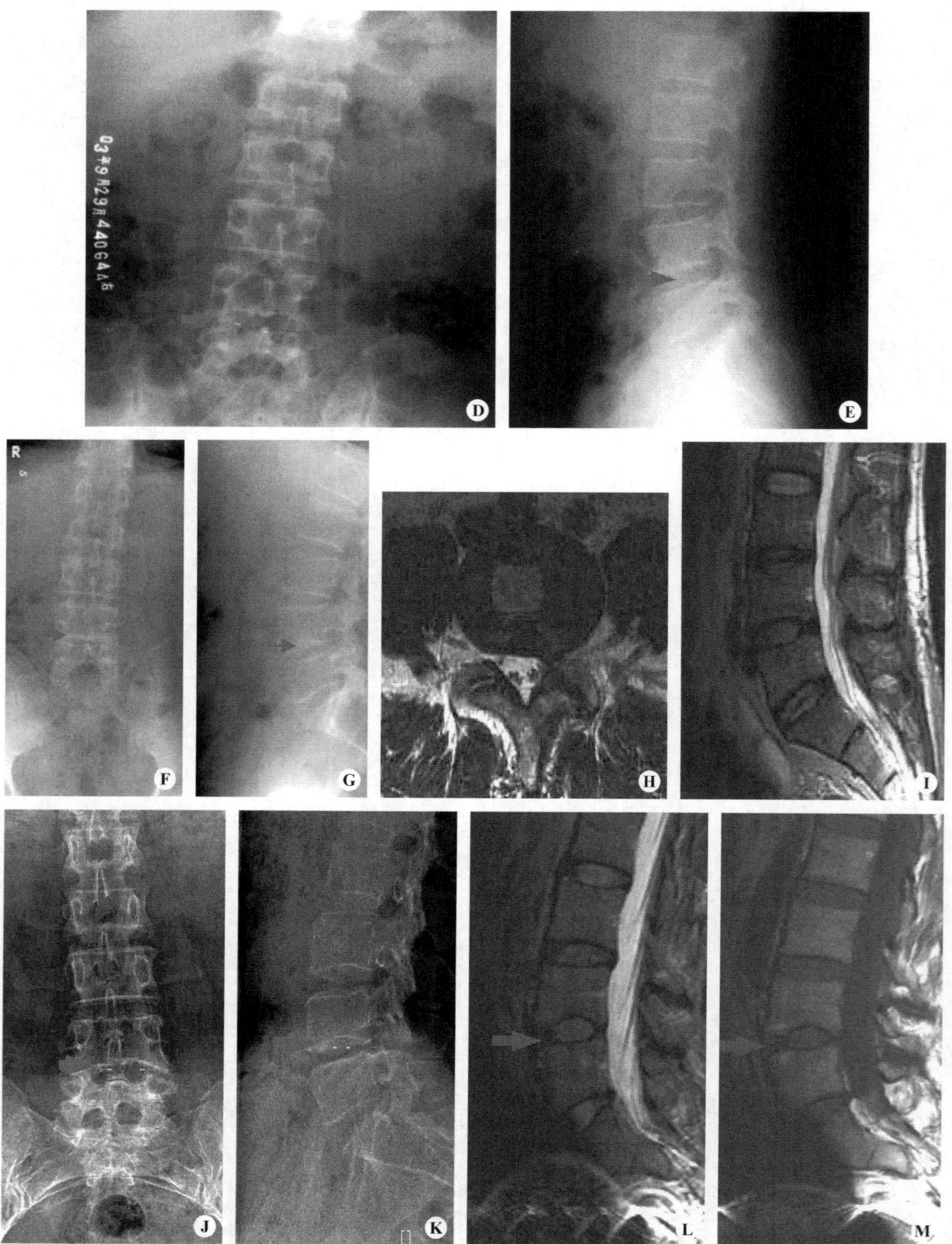

图 28-5-1 患者，男性，39 岁，L_4/L_5 椎间盘突出症。接受 PDN 人工髓核置换术后 4 年随访情况(续)

A～C. 术前 MRI 提示 L_4/L_5 椎间盘突出；D、E. 术后 12 个月见 PDN 假体位置良好；F～I. 术后 3 年见假体位置良好，椎间盘高度维持；J～M. 术后 4 年见假体轻度下沉，间盘高度下降

二、PDN 人工髓核假体置换术的并发症

PDN 的疗效与并发症有着密切的关系，并发症的发生率和其严重程度决定了手术的优良率，手术的并发症分为一般外科手术的并发症，包括疼痛、感染、过度失血、麻醉相关并发症、肺炎、栓塞、休克或死亡。脊椎手术的并发症，包括硬脊膜撕裂、截瘫、大小便失禁、腰腿痛、感觉丧失或麻木等。假体并发症，包括假体植入部位发生错误或 PDN 假体移位，需要重新手术；PDN 在椎间盘内位置未居中，可能导致出现脊柱侧凸症状；人体对 PDN 材料的过敏或排斥反应；PDN 材料失效或破裂；植入技术的并发症：植入 PDN 假体大小选择不适当，引起临床疗效不佳。

在行 PDN 置换术时国外文献报道，假体移位是 PDN 置换术的常见并发症，金大地等根据研究观察，认为 PDN 假体移位可分为两种类型：①盘内移位（图 28-5-2，图 28-5-3）；②盘外移位。观察 52 例，其中 41 例（79%）在 PDN 植入后假体在间盘内移位，但未发现有脱出，从中认为假体在椎间盘内移位是极为常见的现象。就此问题，PDN 假体设计者 Charles Dean Ray 博士也认为，假体间盘内移位属于术后正常变化，若不产生任何临床症状可不予治疗干涉，定期复查即可。分析移位原因可能是由于摘除退变髓核后椎间盘内空间大于单枚 PDN，在正常活动时，PDN 在椎间盘内发生移位现象。另外，PDN 是由高分子聚乙烯外套和处于其内的半流动性水凝胶（聚丙烯腈-聚丙烯酰胺共聚物）组成，完全膨胀后可吸收本身重量 80% 的水分，呈水凝胶状。因此，在负重和运动情况下，假体可在椎间盘内运动出现移位现象，如不从后纤维环缺损处脱出，则不会形成对神经根的压迫。为防止 PDN 脱出，我们认为关键环节在于：①假体型号选择：如果假体偏小则易移位；②假体位置：合适的假体位置应该位于椎间盘的前、中 1/3，而不能放在后 1/3；③假体方向：假体必须横行放置，另外要注意在 $L_5 \sim S_1$ 位置采用楔形假体时，高的一侧应在前方，否则可因运动导致假体移位；④髓核组织残留：髓核组织没有完全摘除彻底，导致假体放置难以到位。

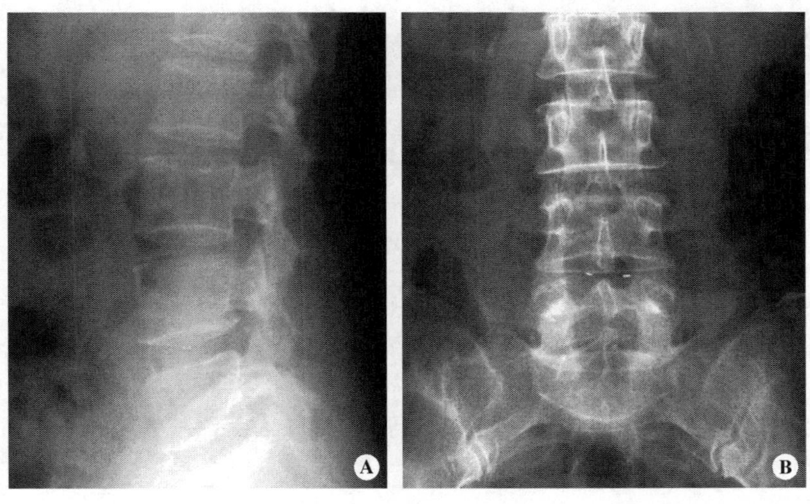

图 28-5-2　L_4/L_5 椎间盘突出，X 线片示（术后 3 天）PDN 假体在椎间盘内位置良好

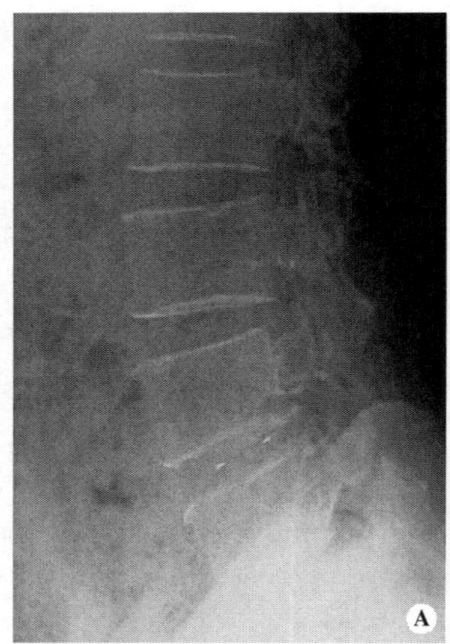

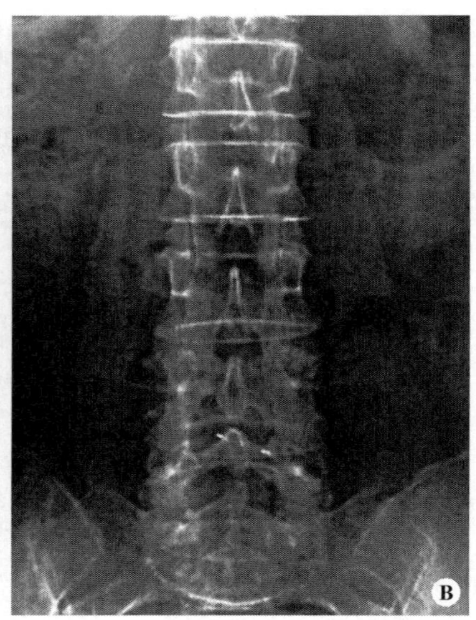

图 28-5-3　X 线片(术后 6 个月)示 PDN 假体椎间盘内移位

PDN 及 PDN Solo 置换的常见并发症有:术后一过性腰痛加重、髓核假体移位、软骨终板损伤及假体下沉所致。PDN 髓核假体植入术后,大部分患者出现一过性腰痛加重,持续时间长短不同:相对短的时间、3～5 天或1～2 个月。髓核假体移位是一个令人关注的问题,包括椎间盘内的移位和向椎管内脱出(图 28-5-4)。早期的脱出率高达 26%,经过改进假体设计、手术入路及操作,脱出发生率降为 8.7%～12%,部分需手术取出,这是导致 PDN 系列髓核假体难以广泛运用的主要因素。改用腹膜后前外侧经腰大肌入路、控制纤维环切口大小及修复纤维环、改善假体摆放位置以及控制术后腰部的载荷等因素,有望降低 PDN 假体的脱出。软骨终板损伤最早可出现在术后 6 周,并发生不同程度的进展,表现为患者软骨终板硬化、骨折等 Modic 分级加重表现(图 28-5-5)。1 年随访出现 19.6%(9/46)的假体下沉,2 年随访软骨终板出现 Modic 改变者高达 82.8%(24/29);2～4 年随访发现,60.0%(39/65)的患者出现软骨终板损伤、49.2%(32/65)的患者出现假体下沉(图 28-5-6)。这可能与术前终板已有退变、术中损伤软骨终板、假体材料过硬及面积偏小导致植入后软骨终板局部应力集中等因素有关,导致 PDN 人工髓核置换的临床疗效下降,限制其应用价值。

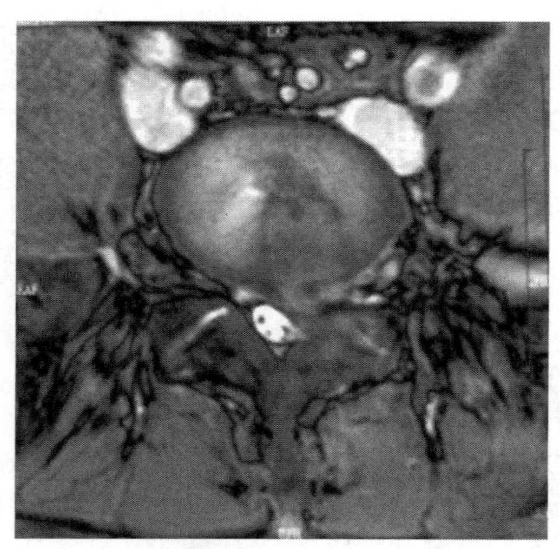

图 28-5-4　人工髓核假体突出至椎管内

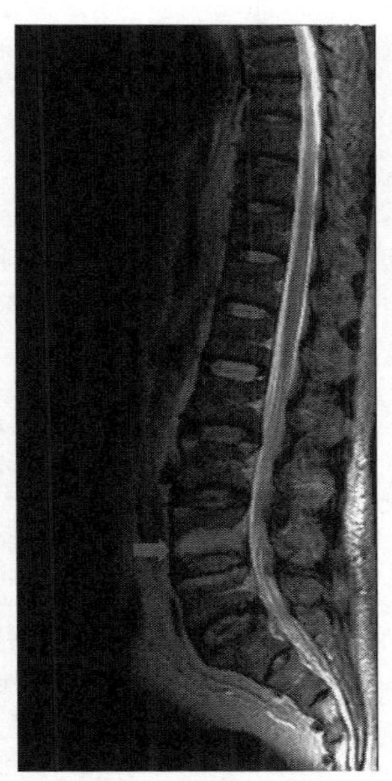

图 28-5-5　人工髓核植入后终板炎改变

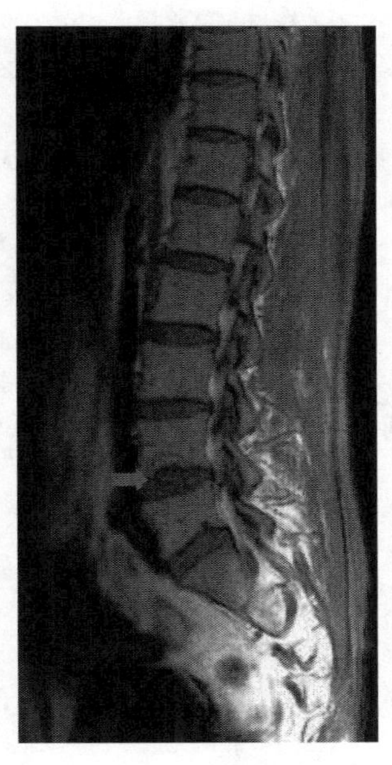

图 28-5-6　人工髓核假体下沉

结　　语

人工髓核假体可以替代退变髓核组织的部分生理功能，具有维持椎间高度、保留运动动能、避免邻近节段退变等优点。成形髓核假体的临床随访（如 PDN、PDN Solo 的短期随访）均证实了髓核假体可以有效维持椎间高度等功能，原位亲水性髓核假体也取得了令人振奋的临床随访，但仍需要与经典的椎间盘髓核摘除、脊柱融合术进行随机对照临床试验比较，以进一步评价髓核置换的远期效果。人工髓核设计理念的优势，尤其是生物仿生功能人工髓核的研究，如能与后路其他动力固定技术相结合，使之既维持椎间盘有效高度，又保持节段运动，可能较单纯后路动力固定技术更符合人体生物力学重建，更具优越性。

（瞿东滨　黄　曹　赵　亮）

参考文献

程晓非，邹德威．2008. 人工髓核的研究进展[J]. 颈腰痛杂志，29(6)：4.

帝斯曼知识产权资产管理有限公司．2005. 人造椎间盘[P]. CN 1713869A. Dec 28th.

黄曹，金大地，张忠民，等．2008. 新型人工髓核材料——果胶/聚乙烯醇复合水凝胶的生物相容性评价[J]. 南方医科大学学报，28(3)：453～456.

黄曹，金大地．2008. 人工髓核置换的进展及展望[J]. 中华外科杂志，46(5)：360～361.

黄曹，瞿东滨，赵卫东，等．2008. 果胶/聚乙烯醇复合水凝胶的生物力学评价[J]. 中国脊柱脊髓杂志，18(1)：60～63.

黄曹，卢玲，瞿东滨，等．2008. 新型人工髓核材料——果胶/聚乙烯醇复合水凝胶的制备及其溶胀性能[J]. 复合材料学报，25(1)：69～74.

黄卫国，刘尚礼，陈燕涛．2007. 现代人工髓核研究进展[J]. 脊柱外科杂志，(2)：117～120.

黄卫国，刘尚礼，丁悦，等．2007. 人工髓核假体置换治疗腰椎间盘突出症 29 例：13 例随访术后 4 年假体移位发生率[J].

中国组织工程研究与临床康复,11(16):3039～3042.

姬勇,邹德威,吴继功,等.2009. 新型可注射性人工髓核的生物力学测试[J]. 中国脊柱脊髓杂志,19(5):376～380.

金大地,黄曹.2010. 一种果胶/聚乙烯醇复合水凝胶及其制备方法[P]. ZL 200710028603. 2.

金大地,瞿东滨,Charles D. Ray. 2004. 脊柱椎间关节成形术[P]. 北京:科学技术文献出版社.

金大地,赵亮,瞿东滨,等.2007. 腰椎间盘人工髓核置换术后中长期疗效分析[J]. 中华骨科杂志,27(5):326～330.

瞿东滨,赵亮,金大地.2008. 腰椎间盘人工髓核植入对软骨终板应力分布的影响[J]. 中华外科杂志,46(5):354～356.

卢万发,李祥鹏,杜建平,等.1999. 腰椎间盘的测量及其临床意义[J]. 中国临床解剖学杂志,17(3):245～246.

马斯医药技术股份公司.2005. 椎间盘假体或髓核置换假体[P]. CN 1625373A. June 8th

马远征,薛海滨,陈兴,等.2008. 人工髓核置换术治疗腰椎间盘病变的中远期随访结果[J]. 中华外科杂志,46(5):350～353.

徐印坎,侯铁胜,冉永欣,等.2001. 颈椎间盘人工髓核置换[J]. 颈腰痛杂志,(3):177～180.

徐印坎,贾连顺,胡玉华,等.2000. 腰椎椎间盘人工髓核置换(附 20 例随访)[J]. 颈腰痛杂志,21(1):23～25.

薛海滨,马远征,周献,等.2006. 聚乙烯醇水凝胶人工髓核置入对腰椎运动影响的生物力学研究[J]. 中国脊柱脊髓杂志,16(8):619～622.

姚女兆,黄曹,金大地.2009. 正常腰椎髓核 MRI 三维重建及其临床意义[J]. 中国现代医学杂志,19(16):2518～2520.

姚女兆,张忠民,周荣平,等.2009. 新型人工髓核植入对腰椎稳定性影响的生物力学研究[J]. 中国临床解剖学杂志,27(6):720～721.

张强,邹德威.2009. 人工髓核的研究进展[J]. 山东医药,49(48):1～3.

张武林,王静成,杨建东.2010. 人工髓核假体置换相关理论与临床研究进展[J]. 实用临床医药杂志,14(11):108～112.

赵亮,瞿东滨,陈建庭,等.2007. 腰椎间盘人工髓核置换术并发症原因分析及预防策略(附 4 年随访报告)[J]. 中国矫形外科杂志,15(5):331～333.

赵亮,瞿东滨,金大地.2003. 正常人腰椎间盘的 MRI 测量及其临床意义[J]. 中国脊柱脊髓杂志,13(4):241～243.

中国组织工程研究与临床康复编辑部.2009. 让昨天告诉今天:人工髓核置换的学术与技术发展[J]. 中国组织工程研究与临床康复,(39):7611～7612.

Allen MJ,Schoonmaker JE,Bauer TW,et al. 2005. Preclinical evaluation of a poly (vinyl alcohol) hydrogel implant as a replacement for the nucleus pulposus[J]. Spine,29(5):515～523.

Bao QB,Higham PA. 1991. Hydrogel intervertebral disc nucleus[P]. US 5047055. Sept 10th

Bao QB,Songer M,Pimenta L,et al. 2007. NUBAC™ disc arthroplasty: Preclinical studies and preliminary safety and efficacy evaluation[J]. SASJ,1(1):36～45.

Berlemann U,Schwarzenbach O,Etter C,et al. 2006. Clinical evaluation of an injectable,in situ curing nucleus replacement. Euro Cells Mater,11(S1):S24.

Bertagnoli R,Schönmayer R. 2002. Sugical and clinical results with the PDN prosthetic disc-nucleus device[J]. Eur Spine J,11 (Suppl 2):S143～148.

Bertagnoli R,Vazquez RJ. 2003. The anterolateral transpsoatic approach--a new technique for implanting prosthetic disc-nucleus pulposus[J]. J Spinal Disord,16(4):398～404.

Bertagnoli R. 2004. Disc surgery in motion[J]. Spine line,11/12:23～28.

Bourgeault C,Beaubien BP,Freeman AL,et al. 2007. Biomechanical assessment of annulus fibrosus repair with suture-tethered tissue anchors[C]. Proceedings of the 2007 Annual Meeting of the Spine Arthroplasty Society (SAS7),Berlin Germany.

Coric D,Mummaneni PV. 2008. Nucleus replacement technologies: Invited submission from the Joint Section Meeting on Disorders of the Spine and Peripheral Nerves(March 2007)[J]. J Neurosurg Spine,8(2):115～120.

Coric D,Mummaneni PV. 2008. Nucleus replacement technologies[J]. J Neurosurg Spine,8:115～120.

Di Martino A,Vaccaro AR,Lee JY,et al. 2005. Nucleus pulposus replacement-Basic science and indications for clinical use [J]. Spine,30(Suppl 16):S16～22.

Drexel BE. 2007. Acclaimed for hydrogel product[EB/OL]. Philadelphia business journal. (Oct 31st,2003) [Sept 7th, 2007]. USA,PA. http://philadelphia. bizjournals. com/philadelphia/stories/2003/11/03/focus2. html

Erwin WM,Inman RD. 2006. Notochord cells regulate intervertebral disc chondrocyte proteoglycan production and cell proliferation[J]. Spine,31(10): 1094～1099.

Fernström U. 1966. Arthroplasty with intercorporal endoprothesis in herniated disc and in painful disc[J]. Acta Chir Scand,357(Supp l):154～159.

Goins ML,Wimberley DW,Yuan PS,et al. 2005. Nucleus pulposus replacement: an emerging technology[J]. Spine J,5(6 Suppl):S317～324.

Hamby WB,Glaser HT. 1959. Replacement of spinal intervertebral discs with locally polymerizing methyl methacrylate: experimental study of effects upon tissues and report of a small clinical series[J]. J Neurosurg,16(3): 311～313.

Hou TS,Tu KY,Xu YK,et al. 1991. Lumbar intervertebral disc prosthesis: an experimental study[J]. Chin Med J, 104(5): 381～386.

Iwashina T,Mochida J,Sakai D,et al. 2006. Feasibility of using a human nucleus pulposus cell line as a cell source in cell transplantation therapy for intervertebral disc degeneration[J]. Spine,31(11):1177～1186.

Jin DD,Qu DB,Zhao L,et al. 2003. Prosthetic Disc Nucleus (PDN) for lumbar disc herniation: preliminary report with six-months follow-up[J]. J Spinal Disorder,16(4):331～337.

Klara PM,Ray CD. 2002. Artificial nucleus replacement-clinical experience[J]. Spine,27(12): 1374～1377.

Korge A,Nydegger T,Polard JL,et al. 2002. A spiral implant as nucleus prosthesis in the lumbar spine. Eur Spine J,11 (Suppl 2): S149～153.

McCullen GM,Yuan HA. 2003. Artificial disc: current developments in artificial disc replacement[J]. Curr Opin Orthop, 14(3):138～143.

Nachemson A. 1962. Some mechanical properties of the lumber intervertebral disc[J]. Bull Hosp Joint Dis,23:130～143.

Ray CD,Corbin TP. 1988. Prosthetic disc and method of implanting[P]. US 4772287. Sept 20th

Raymedica. 2007. Pioneer in nucleus arthroplasty [EB/OL]. USA, MN. (2007) [Mar 5th, 2007] http://www.raymedica.com/pdn.html.

Rundel SA,Guerin HL,Auerbach JD,et al. 2009. Effect of nucleus replacement device properties on lumbar spine mechanics [J]. Spine,34(19): 2022～2032.

Sakai D,Mochida J,Yamamoto Y,et al. 2003. Transplantation of mesenchymal stem cells embedded in Atelocollagen gel to the intervertebral disc: a potential therapeutic model for disc degeneration[J]. Biomaterials,24 (20): 3531～3541.

Selviaridis P,Foroglou N,Tsitlakidis A,et al. 2010. Long-term outcome after implantation of prosthetic disc nucleus device (PDN) in lumbar disc disease. HIPPOKRATIA,14(3): 176～184.

Shim CS,Lee SH,Park CW,et al. 2003. Partical disc replacement with PDN prosthetic disc nucleus device--early clinical results[J]. J Spinal Disord,16(4): 324～330.

Signhal V,MacEachern C,Craig N,et al. 2007. Early clinical results of an in situ polymerizing protein hydrogel nuclear repair system[EB/OL]. USA,GA. (Jul 20th,2006) [Sept 7th,2007]. http://www.cryolife.com/pdf/britspine_poster.pdf.

Transl. 2007. Percutaneous disc reconstruction[EB/OL]. USA,NC. [Sept 7th,2007]. http://www.transl.com/motion_overview.html.

Vigna FE,McAfee PC. 2004. Nonfusion alternatives: artificial disks and prosthetic nuclear replacement in the thoracolumbar spine[J]. Orthopaedics,15:159～166.

Walsh AJL,Bradford DS,Lotz JC,et al. 2004. In vivo growth factor treatment of degenerated intervertebral discs[J]. Spine,29(2): 156～163.

Womey LT,Taylor JR. 1987. Age changes in lumbar vertebrae and intervertebral discs[J]. Clin Orthop Relat Res,224: 97～104.

第二十九章　计算机辅助脊柱外科

计算机辅助脊柱外科是计算机辅助手术(computer-aided surgery,CAS)在脊柱外科应用,这是数字医学的一项内容,信息技术在医学的应用前景广阔。计算机辅助脊柱外科主要包括如下内容:①术中导航技术;②导航模板辅助;③计算机辅助手术设计;④机器人脊柱手术等。这些技术在近几年发展迅猛,以此为代表,脊柱外科一个分支——精准脊柱外科在可以预见的未来将日趋成熟。

计算机辅助脊柱外科手术实施的过程沿用了自动化遥控技术领域的 3 个原则,即感知信息、推理决策和实施行动。

1. 获取信息　可从术前 X 线片、CT、MRI 或超声波数字化影像中获得信息,也可借助数字化影像系统从术中获得信息,如 X 线透视机、B 超机和一些特殊手术器械,在装配有光电二极管的器械上,可发送电频信号,通过红外线三维空间定位系统测得具体信息。

2. 图像处理　在影像导航(或计算机辅助) 外科手术领域里,这一阶段显得格外重要。实际上,应用计算机系统特有的功能主要是对术前数字化的影像(虚拟空间) 与术中从患者本体的标志数据资料(真实空间) 进行配准,它可以将一些特殊算法的点与数据资料进行拼接融合。这一步是关系到手术准确性的必备条件。

这一配准或再楔合的整合过程,可通过从患者身体以经皮的方式或在手术中暴露的部位探取一些解剖标志的点与术前的影像来进行拼接融合,也可从手术器官表面随机采集一些点,通过点阵云图软件来完成。

另外还有两种技术方式,一是将术前的 CT 影像与术中的 X 线影像进行配准; 二是应用术中的超声图像进行配准。

3. 辅助决策　术者借助于电脑显示屏界面来完成,显示屏使医生所需要的主要信息可视化,如器械的位置、方向、可能产生的结果、轴线、长度和直径等。帮助决策阶段可以在术前或术中的影像资料上真实反映出外科手术器械的相应位置与相关层面的骨或关节的相互关系,以利于制定最佳的手术方案。

4. 实施行动　该阶段准确与安全地实现最佳的手术方案,达到预定的计划目的,使之与术前拟定的规划相一致。

所有系统均是将各种形式数字化信息 CT、MRI、数字化 X 线图像、超声波、统计学模块等纳入到程序的核心位置。在外科手术应用过程中,数字化影像涉及术前、术后,派生出各种计算机辅助技术。术前数字化影像可用来诊断,也可用来预设手术方案和模拟手术; 术中的数字化影像可用来进行手术导航;术后的数字化影像用来评估手术结果,与术前、术中数据进行比较分析。在骨科实际应用上,计算机辅助手术主要适应证为: 髋关节截骨与关节置换,膝关节截骨与关节置换、交叉韧带重建,脊柱、骨盆及创伤外科手术。

第一节　脊柱术中导航技术

一、发展过程

所谓脊柱导航技术，就是利用计算机导航系统，帮助进行手术计划和实施。类似汽车导航用的全球定位系统(global positioning system，GPS)，能在电子地图上实时显现汽车位置，手术导航是将术中各种器械的操作实时地在计算机上重现，呈现出手术器械与解剖结构的空间关系，对于提高手术的精确度有重要作用。

20 世纪 70 年代以来，CT、MR、DR 等以计算机为基础的医疗影像设备相继进入临床领域，帮助医生了解病变位置，设计手术计划，实施和评估手术效果，极有力地推进了外科技术的发展，临床治疗效果显著提高。但是，这些设备提供的是术前影像，实施手术时医生不能获知手术器械和内置物的准确空间位置，一旦操作部位毗邻重要解剖结构，尤其解剖结构较正常出现变化时，操作难度和患者面临的风险就会陡然增加；即便通过透视等术中成像指导手术操作，医生从中认识到的空间关系是二维和不精确的，也增加了患者和手术人员的放射线暴露。

20 世纪 80 年代中期，伴随计算机技术应用的不断提高和深入，CAS 首先在神经外科得以发展。1986 年，美国的 Roberts 等率先将手术导航系统引进神经外科临床后，计算机辅助手术导航技术已得到迅速的发展，现已逐步被各国外科医生和研究人员所接受，在神经外科以外的领域也得到了研究和推广。1988 年，美国 Medtronic Danek 公司发明了第一台红外线手术导航系统 Stealth Station。1992 年，意大利、瑞士等国相继开发出计算机辅助脊柱外科手术系统，1995 年，芬兰的 Schlenzka 等开始应用光电导航仪对手术进行导航。此后，手术导航技术不断推陈出新，多家公司提供商品化供应的导航系统，在导航质量、操作性能等方面不断显著提高，应用于各种骨科手术的计划和实施，包括脊柱椎弓根钉置入、髋膝关节置换及翻修、膝交叉韧带重建和骨创伤治疗等。

20 世纪 90 年代，美国医师 Steinmann 等将计算机辅助手术导航系统用于脊柱外科，被认为是脊柱外科发展的里程碑。骨科手术导航系统的应用大幅度减少了患者和医护人员的 X 射线辐射，简化了手术操作，缩短了手术和麻醉时间，减少了患者的失血量和并发症的发生。临床实践已证实脊柱导航系统可以明显改进椎弓根螺钉置入的精确性和安全性。随着导航设备的不断改进以及医生操作的不断熟练，现已经扩展到包括颈椎和胸椎在内的整个脊柱，应用病种也从最早的脊柱骨折扩展到脊柱退行性疾病、畸形、肿瘤等，从原先的标准后路手术扩展到前路、腔镜手术等各个方面。

1995 年，瑞士 Nolte 医生应用计算机辅助微创导航手术系统实施了世界第 1 例腰椎椎弓钉内固定手术。由此开始了导航技术在脊柱外科的运用。Nolte 等研究发现光电脊柱导航系统的准确率可达到 1.0～1.7mm，这由术前 CT 扫描的层厚、导航仪的精确度和术中匹配情况所决定。在传统的椎弓根螺钉固定术中，椎弓根螺钉置入位置常常很难控制，甚至会将椎弓根壁打穿，椎弓根螺钉手术中打穿椎弓根壁占 21.1%～38.9%，图像引导技术能让手术医生清楚地了解脊柱解剖结构和椎弓根螺钉进针点及进针方向，并通过实时追踪将椎弓根螺钉固定于椎体的正确位置，提高手术准确率。

1997 年，瑞士骨科医生 Schwarzenbach 等运用基于术前 CT 影像的导航置入 150 枚椎

弓根钉在 $T_{11}\sim S_2$ 节段，仅 4 枚（2.7%）穿破椎弓根皮质。

1998 年，法国骨科医生 Merloz 等报道采用计算机辅助骨科技术置入 66 枚螺钉中有 6 枚（9%）位置不佳，而传统技术置入的 66 枚螺钉中有 30 枚（40%）位置不佳。同年，加拿大医生 Amiot 等使用电磁导航系统辅助手术结合术后磁共振分析，发现 292 枚（$T_1\sim S_1$）椎弓根钉中有 5%发生超过 2 mm 的皮质穿破，随后也有研究发现光电导航系统不受环境中铁磁效应的影响，与电磁导航系统相比，精确度更高。

2004 年，德国医生 Gebhard 等应用三维 C 臂导航系统的椎弓根螺钉置入准确率达 90%以上。1997 及 1999 年，美国医生 Welch、Foley 和英国医生 Bolger 等报道了计算机辅助手术导航系统在颈椎临床成功应用结果。1997 年，Welch 等报道的 11 例病例中包括：经口齿状突切除、$C_1\sim C_2$ 螺钉固定和肿瘤切除，导航系统用于制定术前方案和引导器械，未出现并发症。1999 年，Foley 等报道 24 例患者计算机辅助的后路侧块螺钉固定手术，术后 CT 显示所有病例螺钉位置均正确。Bolger 等报道了 27 例寰枢椎半脱位的病例（类风湿关节炎和 C_2 骨折）采用计算机辅助手术导航系统行 $C_1\sim C_2$ 螺钉置入的情况：4 例患者术前 CT 检查发现存在解剖异常，不适合此区域内进行螺钉固定；1 例术中匹配出现问题；其余的 22 例成功使用了导航系统进行螺钉固定。

1999 年，芬兰医生 Laine 等在胸椎和腰椎区域验证了导航系统的可靠性和准确性后，将导航系统应用于骶髂关节。Laine 等应用计算机辅助手术导航系统为 2 例成年患者进行了单侧的松质骨螺钉固定骶髂关节，在 1 例 14 岁继发于腰骶段脊髓空洞的脊椎侧弯女孩进行双侧骶髂关节和骶骨螺钉固定。术后 CT 检查发现，此 3 例患者螺钉位置均符合术前计划，未出现神经并发症。同年，瑞士医生 Jacob 等报道了 20 例 CT 引导经皮置入骶髂螺钉固定骶骨骨折的临床结果，部分病例同时采用了计算机辅助手术导航，这些病例导针均一次成功，未出现技术相关性并发症。

1999～2000 年，美国骨科医生 Albert 和德国医生 Weidner 等分别应用导航系统实行了颈椎前路减压和后路经关节的 Magerl 螺钉固定术。颈椎前路减压术疗效肯定，但手术风险较大，易引起脊髓、神经根和椎动脉损伤，尤其是椎动脉损伤。1999 年，Albert 等对 4 具尸体进行颈椎切除术研究，认为导航能达到预期目标，无血管神经损伤，拟合误差 0.68mm（0.48～0.93mm），术后测量各节段椎体外侧缘距横突孔内侧缘距离平均为 4.3mm（3.3～5.48mm），较传统方法变异性所得的 5.10mm（1.72～7.71mm）更小。$C_1\sim C_2$ 处解剖标志不恒定，且螺钉方向的目标点在 C 臂机屏幕上很难辨认，再加上椎动脉的走行常有变异，后路经关节的 Magerl 螺钉固定风险高达 2%～4%。2000 年，Weidner 等在导航下完成 37 例 $C_1\sim C_2$ 后路经关节 Magerl 螺钉固定术，除 74 个螺钉中 2 个因解剖异常不适合打钉外，打钉成功率 100%，未发生神经、硬膜、椎动脉损伤。

脊柱位置深在，结构复杂，邻近脊髓和重要血管，外科操作风险大，因此应用 CAS 进行脊柱外科手术的需要迫切、优势显著。国内外均有报告证实，与传统的解剖标志辨认辅助 X 线透视方法比较，其可改善椎弓根钉置钉准确率，降低置钉并发症的发生率，术中透视次数和 X 线暴露亦明显减少，计算机辅助导航脊柱外科手术具有迅速、安全、准确、减少辐射暴露等优点。随着计算机和电脑图像处理系统的发展，该技术将会辅助医生完成更多脊柱复杂疑难手术，对具有挑战性的颈、上胸椎内固定和脊椎畸形、严重退变或再次手术的病例尤其适用。

二、术中导航基本原理

（一）主要导航系统

导航系统主要有 3 种方式，即被动、主动和半主动系统。

1. 被动系统　被动系统通常是在手术操作时，对术野内外科器械的位置与导航操作提供可视性信息。主控权仍然完全掌握在术者手中，术者随时可以中断手术操作进程。被动系统通常有以下 3 种类型。

（1）以术前的 CT 影像资料为基础的被动系统：该系统是最经典的被动系统。应用的影像资料来自术前 CT 检查。术中影像是通过安置发光二极管手术器械，借助于红外线光学定位器来提供的（图 29-1-1，图 29-1-2）。再将术前的影像资料与术中的数据再楔合或配准整合，这一阶段尤其重要，因为它决定了手术操作的准确性。配准可以通过体表标志或解剖标志来进行。配准完成后，即可实时地将数字化信息以极高的精确度（约计 1 mm 的范围）显示在屏幕上，对手术器械逐步地进行导航。

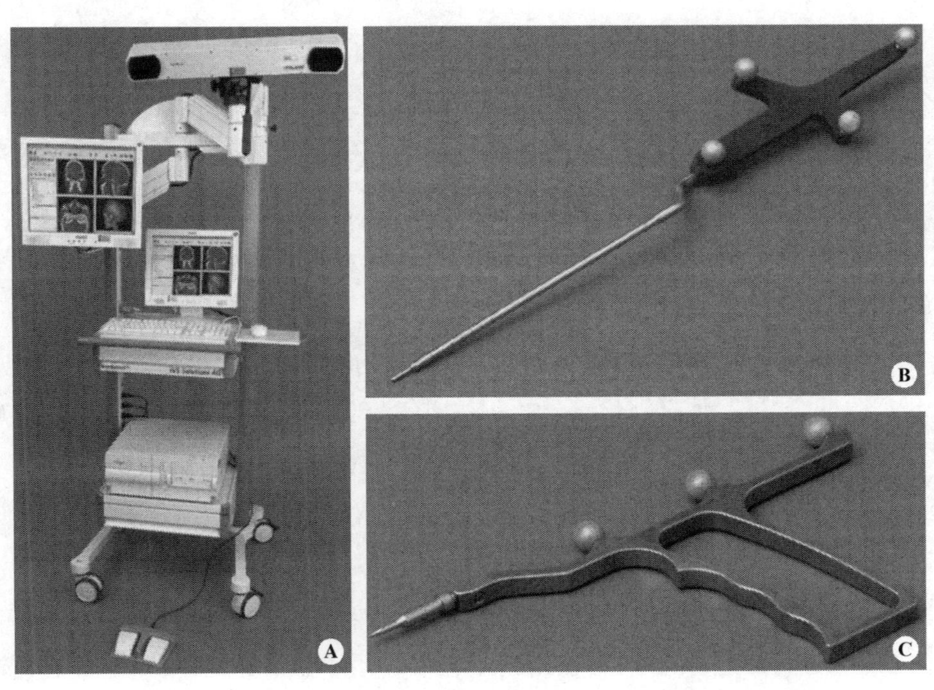

图 29-1-1　红外线手术导航系统，光学定位器上球形体为发光二极管

（2）以术中的 X 线影像为基础无需术前 CT 资料的被动系统：为透视虚拟成像系统。在放大接收器上安装栅极标度尺，可矫正透视图像的失真和变形，更接近患者的自身状态，以极其精确的重整数字化图像直接实时可视化，而手术器械应在可视的空间里进行操作，才能让光学的三维定位系统监控到这些安装有发光二极管的手术器械。

（3）无需影像的被动系统：术前的影像仅作为诊断工具。该系统常由安装了二极管的手术器械和光学的三维定位器组成，可从术中关节的位移和旋转等动态数据或从统计学常模基础上经过三维骨建模的数据获得相关信息，如膝前交叉韧带重建系统和人工髋、膝关节置换系统。

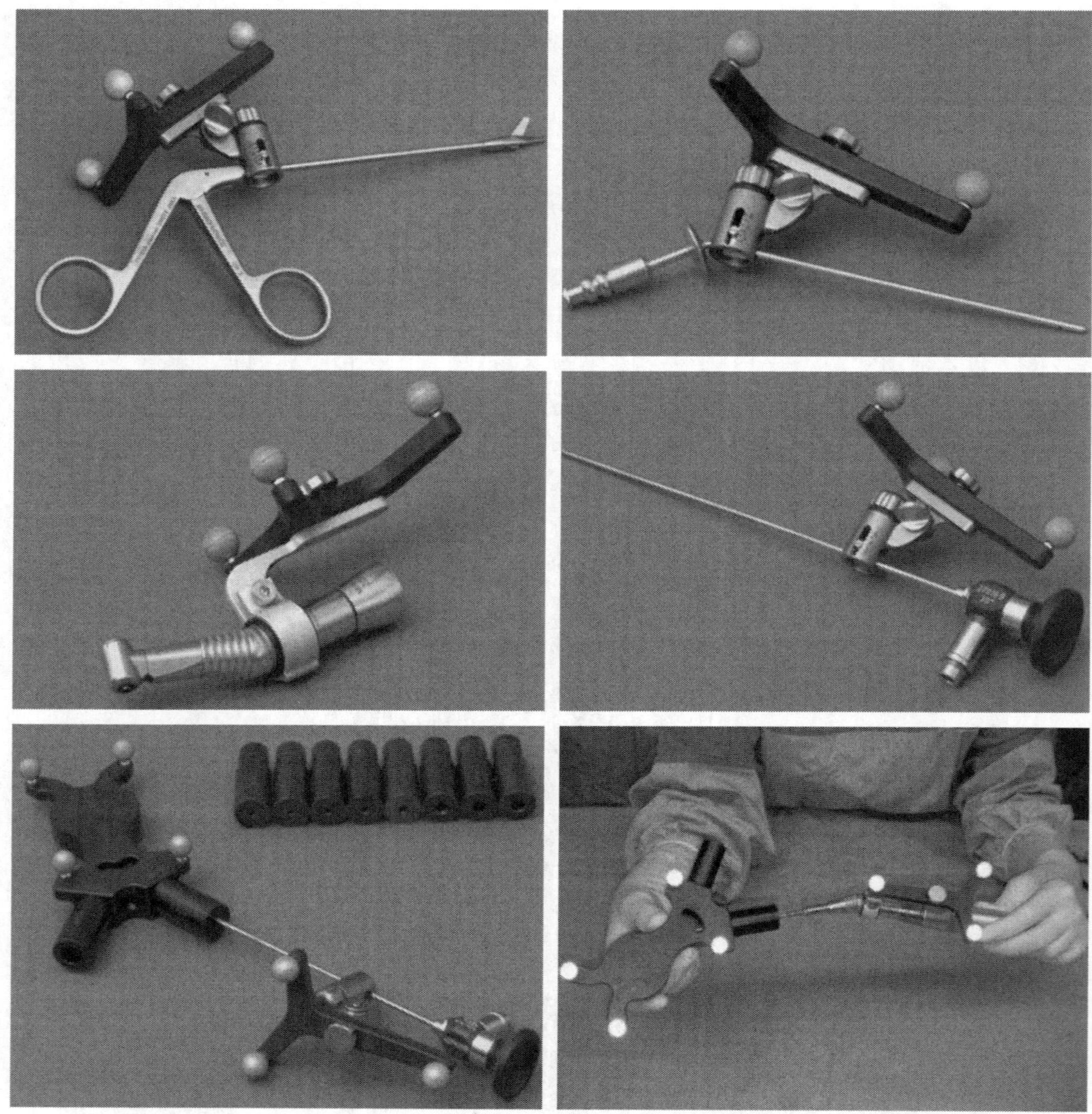

图 29-1-2 通用适配器可以与其他手术器械结合应用于各种手术，如钳、内镜等

2. 半主动系统 在一些外科手术器械应用上受限制时加以使用。由术者按术前确定了的最佳方案来进行导航。这些新兴的技术作为帮助手术器械定位的工具。如脊柱外科方面个体模板技术，控制性动力臂，被动的带保险的机器人。

3. 主动系统 为完全自动操作，无术者控制，按照术前设计好的方案进行。涉及很多外科机器人，优点是以极高的精确度完成手术。该系统包括 4 个方面，即助理操作系统、远距离操作系统、手术器械操纵系统及机器人手术系统。

上述三个应用系统，半主动系统典型例子就是导航模板技术，而主动系统就是机器人技术，分别在本章其他章节叙述。

（二）基于不同影像技术的导航系统

1. 术前 CT 导航系统 利用术前 CT 信息对手术部位进行三维重建及整合，术中将三维信息与真实解剖结构相互对应，导航定位。

其优点是：能提供更广泛的术前手术相关数据，为医生提供多维的视角，便于选择一个最佳的入点和进入途径；也可用于解剖变异、创伤、畸形和恶性肿瘤等不易处理情况；能大大降低椎弓根置钉床头的危险，并可减少术中放射线的暴露。缺点：术前注册信息不能反映术中正确的空间位置；注册过程通常较费时，并且微小的注册错误就会给手术的精确度带来很大的误差。同时，并不是最适宜的注册就可保证椎弓根不受损伤，该系统每个节段的精确度都需要用工具证实。

2. 基于 X 线透视图像的导航系统　采用术中 C 臂 X 线机实时采集的 X 线透视图像进行导航定位。

其优点是：省去了术前扫描获取数据，数据转化等步骤；所得到的图像更为准确地反映术中患者的正确体位；术中图像不需验证，并且术中可随时校正图像，使用现已有的 C 臂 X 线透视机融合导航技术进行操作，费用较术前 CT 导航系统费用减少，降低了对导航理论的学习要求，自动注册，不需要学习无框架较为系统知识；瞬时对水平截面注册，便于术前手术计划，减少了放射线的暴露量，一次 CT 扫描所接触的放射线暴露计量约是普通透视的 4 倍。缺点：图像质量优先，不能进行图像分割，把图像中具有特殊意义的不同区域分开；对于胸椎椎体及椎弓根由于肩部和胸廓阻挡，很难看清；对于腰椎和 S_1，由于该处椎弓根倾斜，也无法看清；并且该技术最大的限制因素就是该机器机械臂需要人工手动旋转，运动缓慢，并且观察术野小；在透视图像截取后，不能监视到术中的位置改变，特别对于胸椎，因为胸椎会随呼吸运动位置发生改变；虽然术中 C 臂的导航系统较基于术前 CT 导航系统省去了术前扫描获取数据、数据转化等过程，但术中影像与结构的配准十分费时，加上机械臂的旋转缓慢，所以手术总体用时长于术前 CT 的导航系统；普通 C 臂 X 线机的射线呈圆锥形。因而会出现成像上图像的扭曲和变形，因此用于导航技术的 C 臂 X 线机的成像器要有双平面的立体笼形矫正标尺(图 29-1-3)。

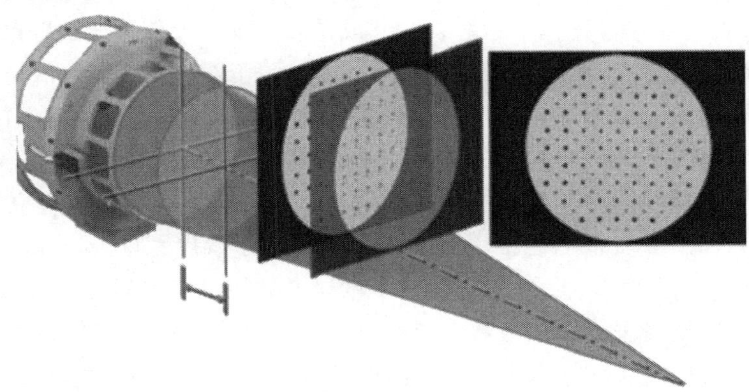

图 29-1-3　C 臂成像器上矫正标尺

3. 术中 CT 导航系统　使用手术间可移动 CT 对术中的手术部位进行扫描及三维重建，导航定位。

其优点是：采用手术中使用 CT 进行实时采集 CT 的 2D 图像，并可进行 3D 重建导航定位，能够实时采集术中的影像数据，与患者的真实解剖实现良好对应；虚拟的三维图像较术中 C 臂、ISO-C^{3D}成像更清楚。缺点：较其他导航系统使用费用高；术中采集图像费时，射线辐射量大；术中 CT 移动的无菌保证困难。

4. ISO-C^{3D}系统　基于 C 臂的三维成像技术，术中三维导航影像数据由电动 C 臂在术中即时采集影像三维重建获取，三维C臂自动连续旋转190°，采集100幅数字点片图像并自动重建三维图像，采集过程耗时2分钟将图像传输至导航系统，系统同时进行自动注册，图像传输完毕后即可进行，无须人工点照合和面照合，然后在术中即时三维重建图像引导下置钉。

其优点：可用于传统的无脊柱牵引装置的手术床，对患者体位有较好的灵活性，手术体位可选择医生希望的体位，其价格明显低于术中CT、MRI；图像采集时间明显低于基于术中CT、MRI的导航系统；实时采集术中的影像数据，与患者的真实解剖实现精确的对应，避免了因为体位改变、解剖关系的变化、手术的干扰而影像导航的精度；每一次的图像采集过程可以产生3个腰椎或4个颈椎的三维图像，每一个节段均为完成的自动注册；自动注册省去了麻烦费时的手术医师手工注册过程，使手术过程更有效、更节省时间；虚拟的三维图像使医生植入内固定更有信心；ISO-C^{3D}可以生成标准的二维透视图像，可以引导无法连接导航的设备（如导针或克氏针）的植入。缺点：需要一个另外的切口安放动态参与装置；虚拟透视图像依赖于透视图像的质量，对于肥胖、严重骨质减少或脊柱畸形的患者，仍然存在图像质量影响实施导航的问题；采集含植入物的图像，植入物相关的伪影可导致图像模糊不清；旋转C臂采集图像必须移除不透X线的牵引装置，每次照相时间要2分钟。需麻醉医师配合使患者停止呼吸才可。ISO-C^{3D}的成像比CT差，多数用于肢体的外科手术，有限的扫描容积（＜12cm×12cm×12cm）难以精确、完整地反映复杂的解剖关系，这意味着节段多的脊柱手术需要多次采集图像，增加射线暴露机会。

需要说明的是，这些所谓优点、缺点都是相对的。随着技术的发展，许多缺点已经得到克服。

（三）术中导航基本步骤

术中导航的显示成像类似无放射的连续性术中成像，能实时、准确地呈现手术器械和解剖结构的空间位置。导航过程包括示踪、配准、成像和验证。导航系统追踪已知形态且不会变化的骨或器械在非同一平面上的至少3个点，通过发射或反射红外线而被追踪，或称主动或被动示踪，其他的示踪技术同样通过测量空间依赖性物理特性提供示踪器的位置和方向，如电磁、超声等，这些技术在不同的条件下各有优、缺点，应依据解剖、手术器械和临床要求来选择，目前进入临床应用的导航系统主要采用光学示踪技术。配准是建立物体和图像之间共同参照系的过程，导航系统通常用一个钳夹器将动态参照系（dynamic reference base，DRB）固定在棘突上并用螺钉加固，注意在整个过程中必须保持牢固固定，DRB建立了一个局部的等位系统，以测量手术器械与骨之间的相互位置。获得的等位信息再转化为空间影像，此为成像。验证即核实用于术中导航的图像和数据与临床情况的接近程度，否则可能因误导而产生非预期的结果，包括验证器械刻度、DRB及配准精确度，配准精确度通过测量解剖标志和器械的实际位置与计算位置的偏差而量化，如不能达到需要，就要重新配准。

1. 基于CT的导航系统 术前，将患者的CT扫描数字资料输入到导航计算机，经过一系列步骤生成骨的三维重建模型，选择手术椎在术中最易辨识的解剖标记点，标注在图像上，还可以在图像上定义置钉的理想位置和方向。示踪摄像机与术野间应保持大约2米距离，其间无物体遮拦。

术中，在分离组织暴露脊柱的同时，其他手术人员准备好导航系统、工具等，按要求进行检测。器械通常需要校准，器械外形发生变化时，如安装钻头、螺丝钉时，必须重新校准。将其作为一个整体放于示踪摄像机前，重新确认其轴向和尖端位置。显露棘突后，固定DRB（图

29-1-4)，然后配准，或称“注册”、“匹配”，通常需要两种互补工具完成这一过程。一般先进行“点对点”配准，导航系统逐一显示 4 或 6 个术前标注好的解剖标记点，术者用一个指示棒在患者身上找到相应的解剖位点(图 29-1-5)，通过开关或转动指示棒来收集空间位置资料。然后，验证是否达到配准精确度。如果配准精确度不够，可附加“表面”配准，在可触及的骨质表面任意取 12 个以上的点进行配准。配准后，可在导航的引导下置入椎弓根螺钉(图 29-1-6)。

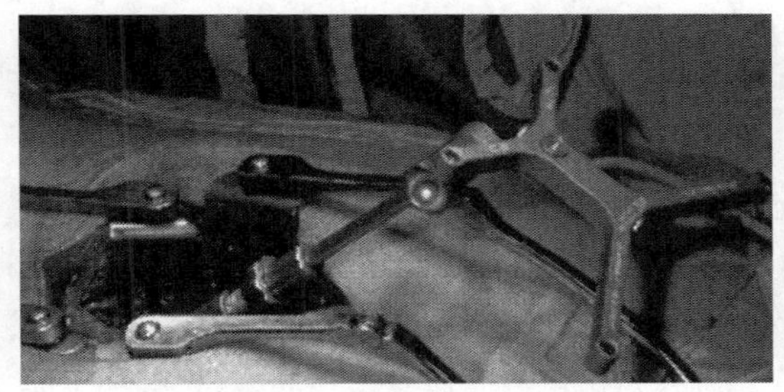

图 29-1-4　动态参照系固定在棘突上

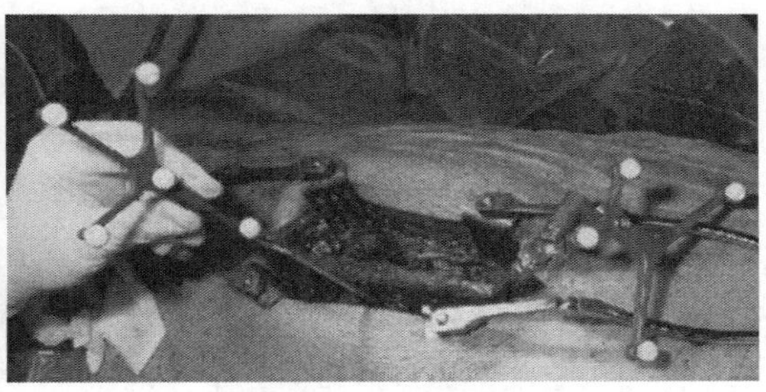

图 29-1-5　术中确定椎弓根入钉点

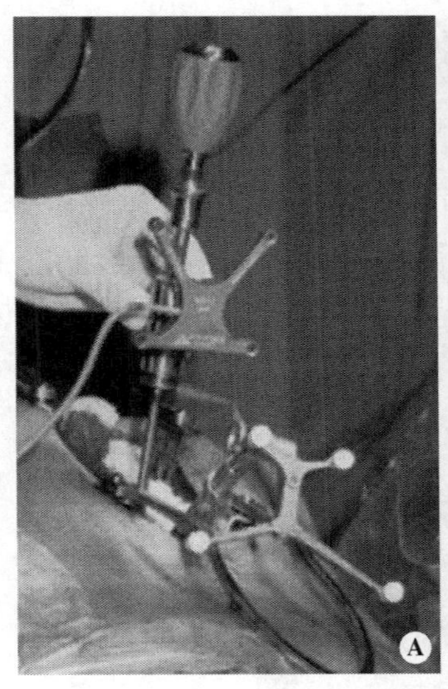

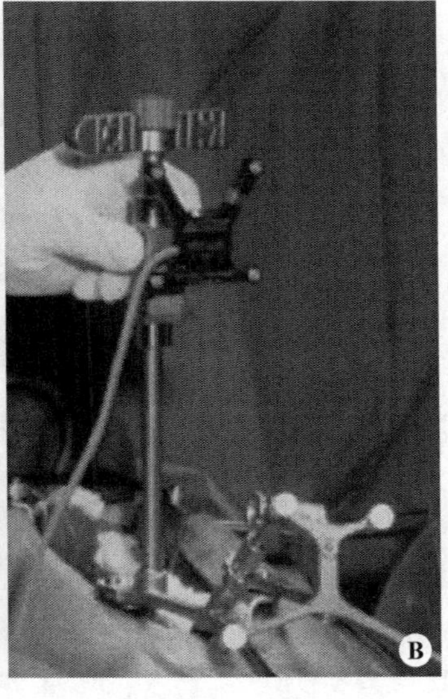

图 29-1-6　术中利用可追踪工具置入椎弓根螺钉

2. 基于透视的导航系统　通过把手术器械的轮廓重叠到传统透视影像上并实时更新其方位来形成导航图像，目前推荐用于无解剖变异的下胸、腰和骶椎的螺钉内固定术。导航反馈的影像在术中获得，故术前无需计算机辅助设计手术。

将环形示踪器安装在 C 臂影像增强器上并用无菌透明塑料薄膜覆盖，在获取影像时须在摄像系统中观察到这些点，以评估透视仪的空间位置，导航系统因此能分辨出记录图像的立体位置及联合投影的相关参数。然后进行校准。在暴露手术椎后在棘突上安装 DBR，摄取目标椎的一张或多张透视影像，在椎弓根置钉时建议拍摄前后位、侧位和椎弓根轴位，在获取每一张图像时摄像系统必须观察到透视仪中的解剖标志点和 DRB 上的标志点，透视后可将 C 臂从术野移开。在钻定位孔前，可以采集一张或多张 X 线透视图像以确保导航图像与实际情况相符。

近年新推出的三维透视导航是一种自动化同心透视仪，在自动旋转透视过程中获取多张二维透视图片，通过分析这组数据可以重建出类似CT的三维影像，生成影像信息并传输到导航系统后就可以开始导航，虽然其图像不如传统CT清晰，但一些作者报道可成功应用于脊柱。

（四）存在问题

利用术前影像在术中注册是应用CT脊柱导航系统的关键步骤，一方面，导航的精确性很大程度依赖精确的注册，另一方面，这个步骤很容易出错。配准链中的误差可引起的导航图像不精确，即图像和术中情况不符，引起导航失准，对医生造成误导甚至引起预料之外的结果和并发症。例如，由于不小心推动固定在骨的DRB，或骨质疏松致DRB松动移位；由于器械磨损，器械尖部出现弯曲、构架变形，造成器械失准，不能被自动监测。因此，需要医生确保DRB固定牢固，在关键步骤或存在可疑时，验证器械刻度。此外，C臂示踪器环移位，示踪系统固定不确实随时间移位，位置传感器有效区域边缘处的导航，图像对比度、分辨率低，及扫描时病人身体移动等，都会引起图像不精确。如盲目相信导航，而不注意术中经常核对解剖标志以及术前测量指标，都可能引起手术并发症，国外有文献报告导航下颈椎后路椎弓根置钉出现血管损伤。

三、应用实例

患者，男性，30岁，诊断：L_3、L_4、L_5椎体结核伴右腰部寒性脓肿（图29-1-7～图29-1-9）。经术前抗结核治疗并完善术前准备后，在全麻下行导航下后路椎弓根钉棒系统内固定、右后侧病灶清除并植骨融合术。术前将腰椎三维CT数据输入导航仪，由导航仪完成腰椎三维CT图像重建。术中连接C臂与导航仪，采用“CT重建+C臂影像重建”复合模式定位患者脊柱，借助计算机辅助导航系统行腰椎结核病灶清除、椎弓根螺钉内固定术，螺钉分别固定于L_2椎弓根和S_1椎弓根（图29-1-10）。手术过程顺利，无并发症。患者术后3日腰围保护下离床活动。术后随访2年，结核治愈无复发。

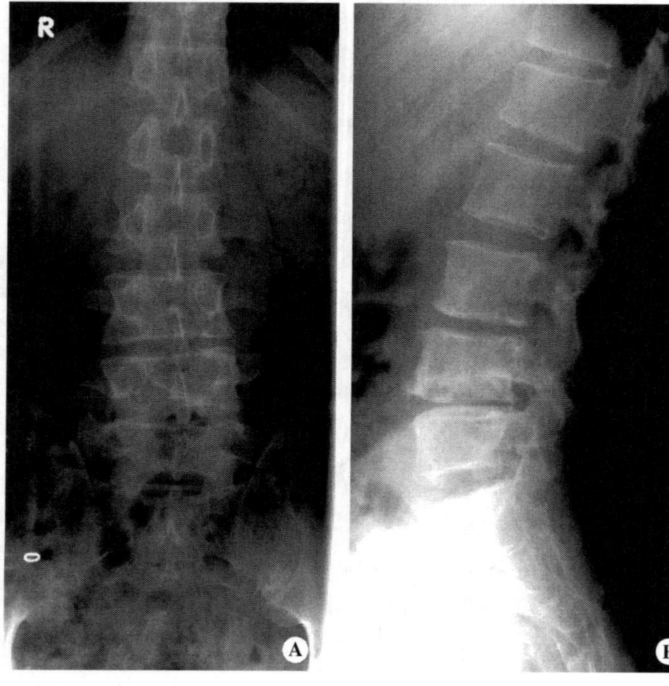

图29-1-7 术前腰椎X线正侧位片

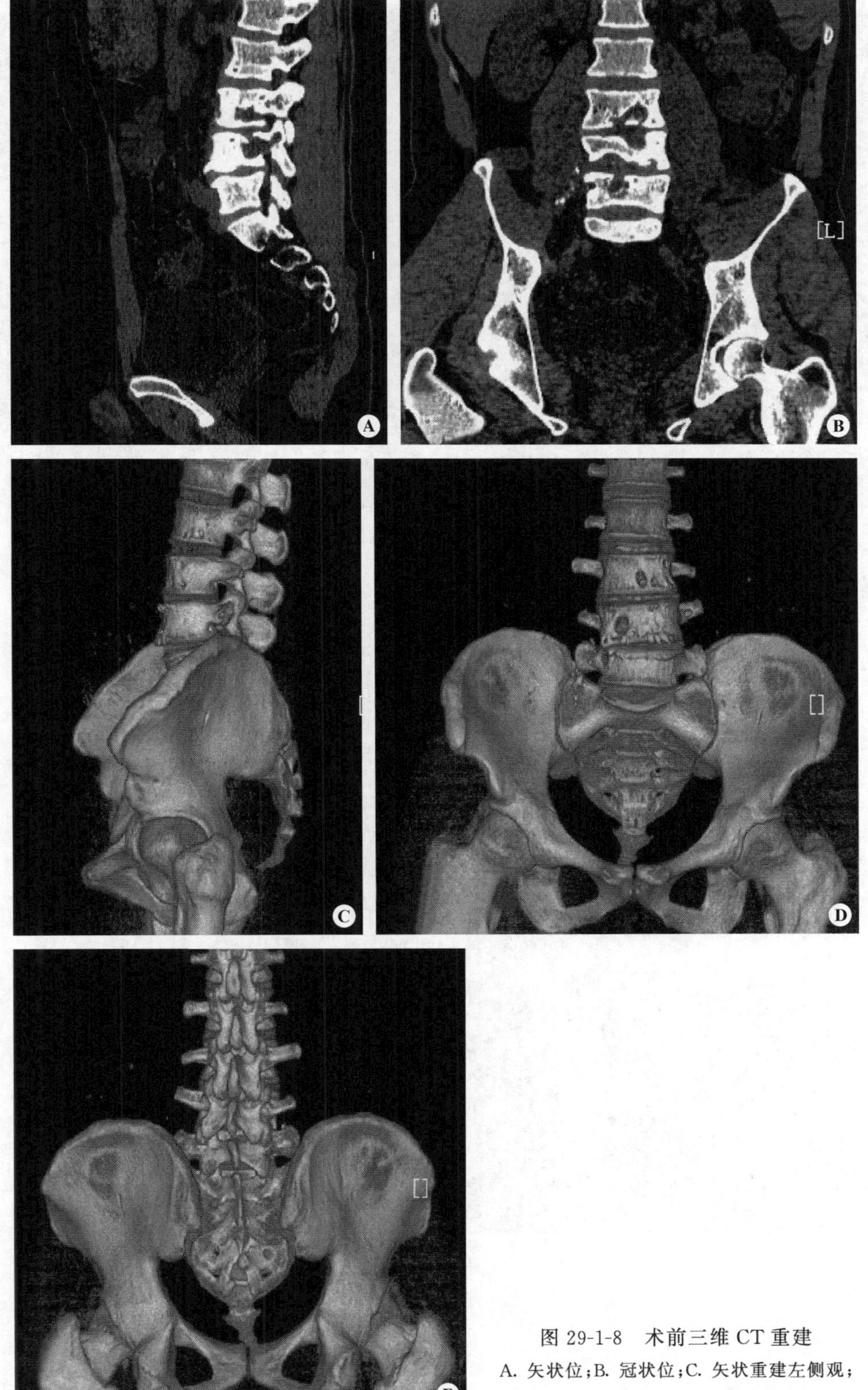

图 29-1-8　术前三维 CT 重建

A. 矢状位;B. 冠状位;C. 矢状重建左侧观;
D. 冠状重建前面观;E. 冠状重建后面观

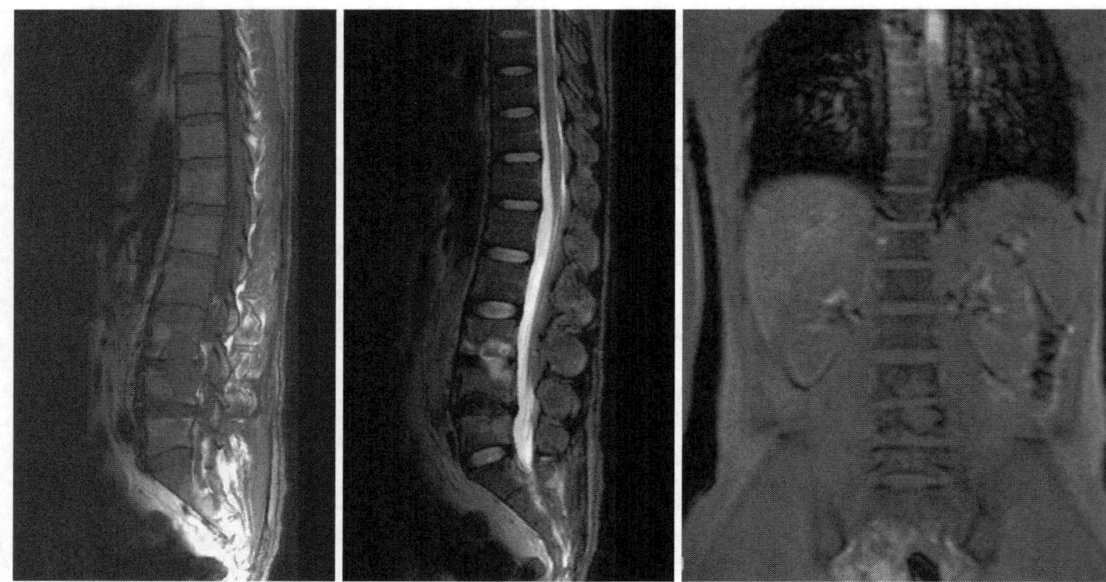

图 29-1-9　术前 MRI

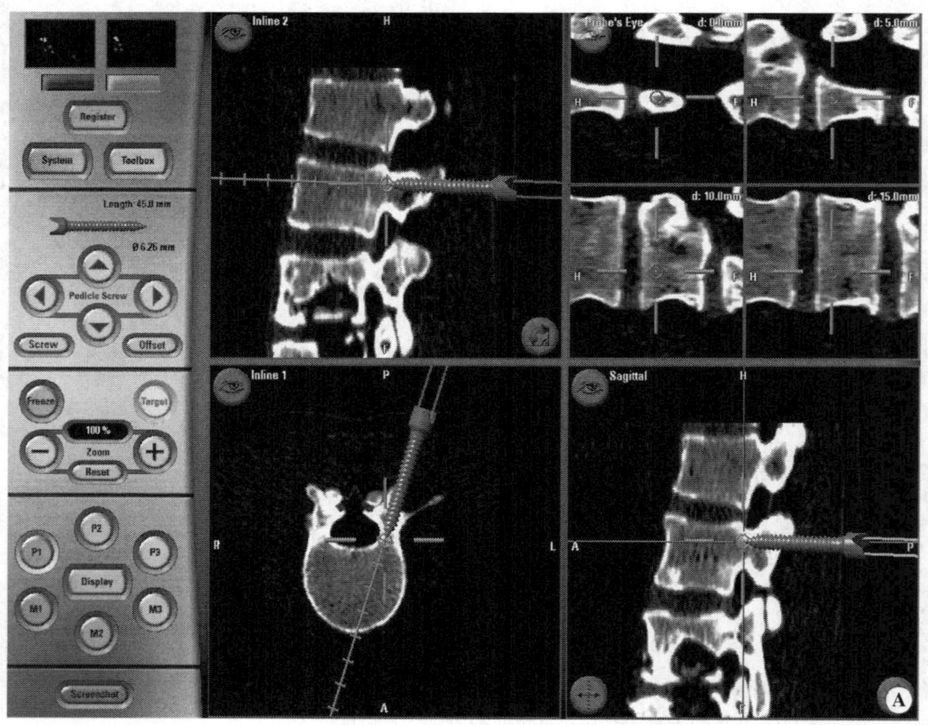

图 29-1-10

Register
System
Toolbox
Length: 35.0 mm
Ø 6.25 mm
Pedicle Screw
Screw
Offset
Freeze
Target
100 %
Zoom
Reset
P1
P2
P3
Display
M1
M2
M3
Screenshot
Dorsal
H
L
R
F
Inline 1
Probe's Eye
d: 0.0mm
d: 5.0mm
d: 10.0mm
d: 15.0mm
Inline 2
A
P
B
Register
System
Toolbox
Length: 45.0 mm
Ø 6.25 mm
Pedicle Screw
Screw
Offset
Freeze
Target
100 %
Zoom
Reset
P1
P2
P3
Display
M1
M2
M3
Screenshot
Inline 2
Probe's Eye
d: 0.0mm
d: 5.0mm
d: 10.0mm
d: 15.0mm
Inline 1
Sagittal
C

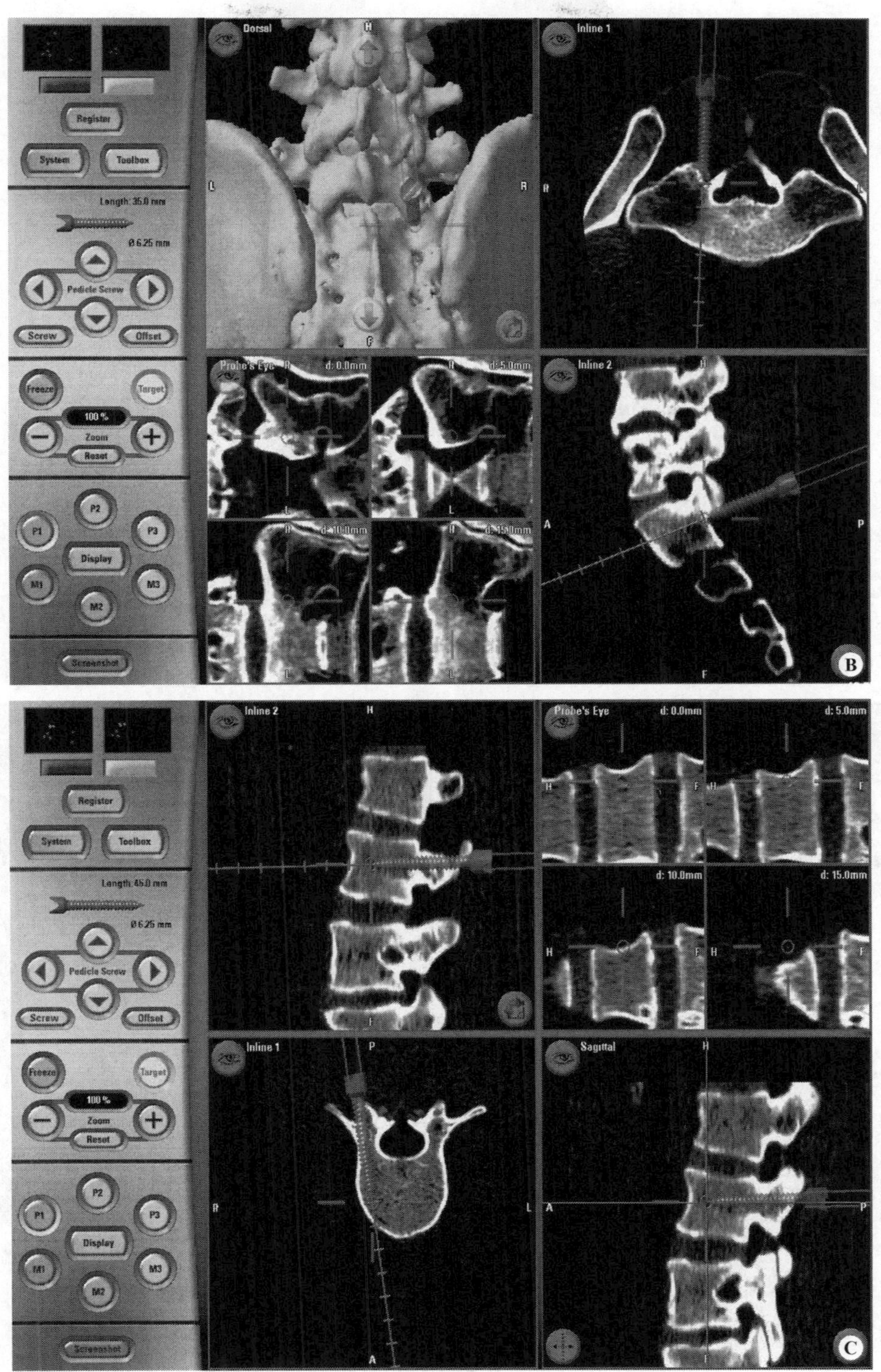

图 29-1-10

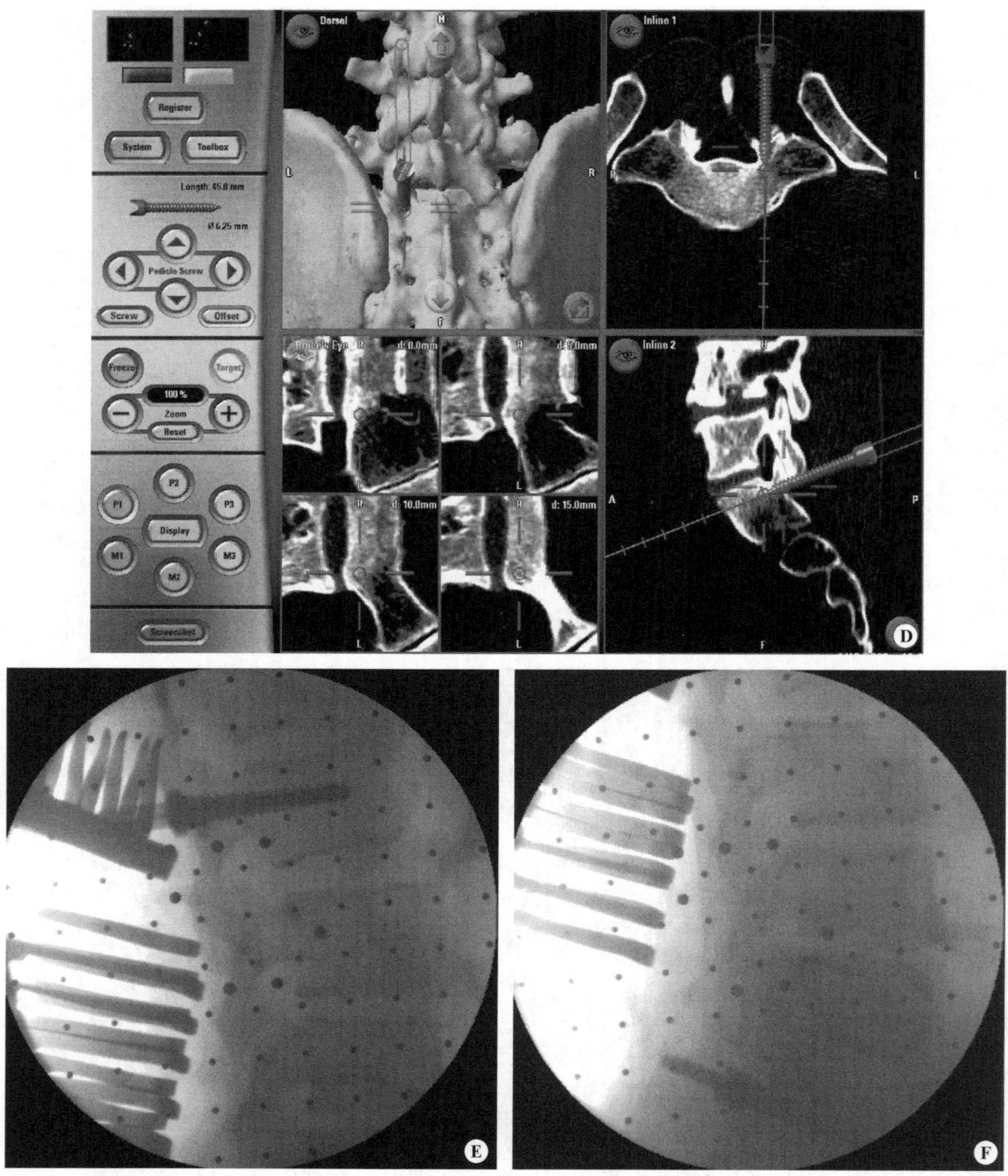

图 29-1-10　导航工作站显示术中导航置钉经过(续)

A. L_2 左侧椎弓根内固定;B. L_2 右侧椎弓根内固定;C. S_1 左侧椎弓根内固定;D. S_1 右侧椎弓根内固定;E. L_2 双侧椎弓根内固定后 C 臂成像;F. S_1 双侧椎弓根内固定后 C 臂成像

(瞿东滨　庄颜峰　王　非)

第二节 导航模板辅助椎弓根螺钉置入技术

一、发展历史

现有的脊柱椎弓根定位方法主要有徒手法、椎板开窗椎弓根直视法、计算机导航法等三种方法。传统徒手法及椎弓根直视法需要术者丰富的经验进行椎弓根钉的植入，而且即使如此仍然存在较高的椎弓根穿破率。计算机辅助导航为脊柱椎弓根定位开辟了一个新的方向，从体外试验和临床应用研究均证明了该方法的准确性，同其他几种方法的比较性研究也证明了该方法提供了较以往临床经验无法比拟的准确性和多角度实时的信息。但也有报道在颈椎椎弓根的定位中，计算机导航的方法也无法真正得到绝对的准确性，仍然报道有较高的穿出率。而且脊柱椎弓根导航设备尚有以下缺点：①该设备的价格昂贵，目前国内只有少数的大医院拥有，尤其我国为发展中国家，尚难以广泛推广；②导航的使用需要一个学习周期，早期使用时椎弓根注册需要的时间较长，延长了手术时间；③椎体表面注册时需用邻近的椎体作为定位点，在患者手术时的体位变化容易产生误差；④设备体积大无法容纳入医院原有的手术室。因此，是否可以寻找一种全新的方法，能够提高椎弓根定位的准确性，同时使用方便、价格便宜、易于消毒、减少手术时间，尤其适合我国国情，能够使大多数的医院均能应用该技术进行脊柱椎弓根的精确定位。

通过将逆向工程原理(reverse engineering，RE)和快速成形(rapid prototyping，RP)技术结合为脊柱椎弓根提供了一种新的方法。逆向工程是指根据已有的东西和结果，通过分析来推导出具体的实现方法。快速成形技术是一种集成计算机、数控技术、激光技术和新材料等新技术而发展起来的基于离散堆积成形思想的新兴的成形技术。该技术的发展为三维实物模型的制作提供了先进的制造方法。

采用快速成形技术制作脊柱实物模型，通过术前观察脊柱模型分析脊柱椎弓根的形态来进行术中椎弓根的定位，这种方法在国内外均有报道。虽然该方法可以在一定程度上了解脊柱椎弓根的解剖形态而辅助椎弓根螺钉的植入，但在临床使用时由于椎弓根螺钉的植入需要入钉点及进钉通道的正确对应，任何角度的偏移均可导致螺钉的不准确植入，因此，即使术前准确了解了椎弓根的位置而由于人的误差实际无法提供椎弓根螺钉的精确植入。

采用制作快速成形个性化模板进行骨科手术的定位首先应用于髋膝关节，随后有报道应用于脊柱椎弓根的定位。关于快速成形个体化定位模板在脊柱椎弓根定位中的报道不多，但每种方法均不相同。英国的 Berry 等设计了四种 V 形的个性化脊柱椎弓根定位模板，通过尸体标本试验证明其中的两种模板能够提供颈胸腰椎椎弓根的准确定位，该方法的优点是不需要过多的软组织的剥离。比利时的 Goffin 等设计了用于 C_1～C_2 固定的 Margel 技术的定位模板，该模板设计了不同的夹具与棘突及椎板接触而达到模板稳定的目的，通过 8 具尸体标本试验证明了该方法的准确性，并初步应用于两例 C_1～C_2 不稳的患者，每个模板的花费是 350 美元，制作时间大约在 1 周。美国的 Owen 等建立了与颈椎后部结构表面吻合的颈椎椎弓根定位模板，由于接触面增大提高了模板的稳定性，尸体标本试验证明该方法具有很高的准确性。澳大利亚的 D'Urso 等先制作了脊柱的快速成形模型，在模型上进行椎弓根钉的定位，然后通过丙烯酸酯材料覆盖于模型和椎弓根钉，制作出椎弓根定位模板，用于脊柱椎弓根的定位。国外关于脊椎椎弓根定位模板的研究尚处于起步阶段，进行了一些摸索性的试验，虽然体外试验的结果令人鼓舞，许多问题没有解决。例如 D'Urso 的定位器设计结构粗大,没有考虑临床应用中手术开放区的影响,作者在讨论中也认为由于手术区暴露的问题,该模板并不适合所有的患者。在如何精确定位方面,由于定位器与椎体之间在定位过程中存在相对移动的可能性,如何利用手术开放区椎体的解剖结构特征进行定位和固定,保证手术过程中的稳定性是一个迫切需要解决的问题。同时这些模板设计的主要缺点有没有术前椎弓根通道的合理计划、模板体积过大、制作时间长、缺乏足够的稳定性等问题而限制了该方法的临床应用,所以国外的临床报道很少。

首先脊柱的椎弓根是一个不规则的管状体,各个节段的椎弓根形态均不相似,如何在术前获得最佳的进钉通道是我们首先考虑的问题。我们通过逆向工程的原理对脊柱椎弓根三维模型进行分析并获得脊柱椎弓根最佳的进钉通道。在建立了三维椎弓根的最佳进钉通道后,如何将虚拟的三维图像与临床应用结合是我们考虑的第二个问题。脊柱椎弓根手术均从脊柱的后路手术中进行,一般均需要将脊柱椎板进行仔细的剥离,因此将获得的椎弓根最佳进钉通道投射到椎板上,脊柱椎弓根的定位就完成了。但是虚拟的三维模型及最佳通道仍无法为椎弓根的植入提供精确的参考。通过设计与脊柱椎板相吻合的反向模板,该模板同样具有脊柱最佳椎弓根通道的信息,因此,我们就完成了计算机辅助椎弓根导航模板的设计。定位模板的应用必须做到体积小、稳定性好等特点,这样就可以做到减少不必要的软组织剥离同时模板能正确地与手术部位吻合。因此,寻找不同节段脊柱椎板、棘突、关节突作为模板的固定特定位置,是模板能够在临床应用的关键。在临床使用时只要将导航模板消毒后与欲定位的脊柱椎板贴合,即可通过导航孔进行脊柱椎弓根的定位。由于是个体化设计、计算机辅助椎弓根定位、单椎体设计,不受术中体位改变的影响,因此该方法具有高度的精确性。我们的前期工作已证明椎体后部的软组织在仔细剥离后,不会对定位模板的正确性产生影响。尤其在颈胸椎,椎板的骨膜较易剥离,可以很容易地将模板与骨面贴合。

二、导航模板在下颈椎椎弓根定位中的临床应用

下颈椎椎弓根螺钉内固定技术在临床中的应用日渐广泛,但下颈椎解剖关系复杂,通过传统的解剖学知识进行椎弓根固定易损伤神经、血管,失误后可能造成极大危害。因此,如何安全有效地植入椎弓根螺钉一直是基础和临床应用研究十分关注的问题。将现代影像学、计算机三维重建、逆向工程原理及快速成形技术相结合,设计了一种新型的颈椎椎弓根置钉导航模板,得到了满意的结果。

(一)设计步骤

1. CT 原始数据与椎骨三维模型的建立　术前采集患者的 CT 影像数据,层厚 0.625mm,以 dicom 格式保存。将 CT 连续断层图像数据导入三维重建软件 Amira 3.1,首先灰度分割提取颈椎边界轮廓信息区,然后应用区域分割再次提取颈椎信息区,采用系统默认的最佳重建模式三维重建颈椎椎体模型,以 STL 格式导出模型。

2. 椎弓根进钉通道三维分析方法　在 UG Imageware 12.0(EDS,American)平台打开三维重建模型。提取椎弓根表面轮廓,将椎弓根沿平面法向确定其正投影区,拟合正投影区内边界线,拟合其内切圆、椭圆,再获取椭圆一定垂距的内偏置曲线。沿方向分别将内边界线、内切圆、椭圆投影到椎体和椎板表面。内边界投影曲线之间的放样曲面为该方向椎弓根

进钉通道,内切圆投影曲线之间的放样曲面为该方向最大螺钉通道,拟合椭圆投影曲线之间的放样曲面为该方向近似进钉通道,内偏置曲线的投影曲线之间的放样曲面为该方向近似轴线通道,平移内切圆心之间的直线为该方向最佳轴线。内切圆圆心在椎板的对应点为该方向在椎板的最佳进钉点,设计椎弓根的最佳进钉钉道。

3. 进针模板的建立　根据颈椎椎板后部的解剖形态,在 Imageware12.0 中建立与椎板后部解剖形状一致的反向模板,将模板与椎弓根钉道拟和,建立虚拟的颈椎椎弓根导航模板。

4. 导航模板的制作　利用光敏树脂材料,通过激光快速技术(SLA)将模型和模板同时制作出来,体外将模板和椎体贴合,进行颈椎椎弓根进针模拟,观察模板的准确性。

(二) 设计原理

RE 是指对存在的实物模型或零件进行测量,根据测量数据重构出实物的 CAD(computer aided design)模型并通过加工复现实物的一个过程,是机械设计与制造应用领域的一个重要分支。重构的 CAD 模型可以反映原实物的几何特征和其他属性,并且可以用于对实物的分析、修改、制造和检验等多种目的。UG Imageware 是最著名的 RE 软件,具有强大的测量数据处理、误差检测、自由曲线曲面编辑等功能,能以直觉而快速的方式进行曲线曲面的建构与调整。RP 技术是一种集成计算机、数控技术、激光技术和新材料等新技术而发展起来的基于离散堆积成形思想的新兴的成形技术。目前在医学领域广泛应用于创伤、先天性疾病、关节外科、组织工程和颌面外科等,取得了以往无法想象的优势。

通过 RE 原理在三维的椎体模型上寻找最佳的椎弓根进针通道。在方法过程上,我们在两个软件平台分别进行研究,首先是在 Amira3.1 平台下三维重建颈椎数字解剖表面模型,将模型以 .STL 格式保存,然后应用 UG Imageware12.0 软件对数字模型进行定量分析与设计。从而根据最大螺钉通道半径大小和临床应用螺钉规格选择合适螺钉,得到该方向椎弓根通道及其最大螺钉通道在椎板的定位区、进钉轴范围及最佳中心轴,并使其三维可视化。最后利用 RP 技术将计算机三维重建和 RE 技术获得的椎体及导航模板生产成实物模型,具有个体化设计和生产的优势。

从设计、生产及使用模板的过程中发现,有几个环节影响模板的精确性,同时可能影响手术的准确性。①在建立椎体三维模型的过程中可能出现误差;影响脊柱三维重建质量的因素主要有 CT 扫描的层厚、层间距、螺距及轮廓的勾勒等。目前临床应用的 64 排 CT 层厚为 0.625mm,完全可满足椎体三维重建的要求。主要的误差来自于椎体表面轮廓的勾勒,在这个环节需要丰富的重建经验。②在 RP 生产过程中,必须对椎体三维模型进行 STL 格式化及切片分层处理,以便得到加工所需的一系列的截面轮廓信息,在进行数据处理时会带来误差。STL 文件的数据格式是“棋盘状”的数据格式,它采用大量小三角形面来近似逼近实体模型的表面。从本质上讲,小三角形面片不可能完全表达实际表面信息,不可避免地产生弦差,导致截面轮廓线误差,所以应适当调整 STL 格式的转化精度。③RP 的精度一直是设备研究和用户制作原型过程中密切关注的问题。影响 RP 精度主要有成型过程中材料的固化收缩引起的翘曲变形、树脂涂层厚度对精度的影响、光学系统对成型精度的影响等。一般来说,通过对上述环节的精度控制,目前 RP 技术的变形误差基本在 0.1mm 左右,完全可满足对于脊柱椎弓根定位的精度要求。

(三) 导航模板制作

1. 椎骨三维重建模型　利用 Amira3.1 三维重建软件建立椎体的三维模型,以 STL 格式保存(图 29-2-1)。

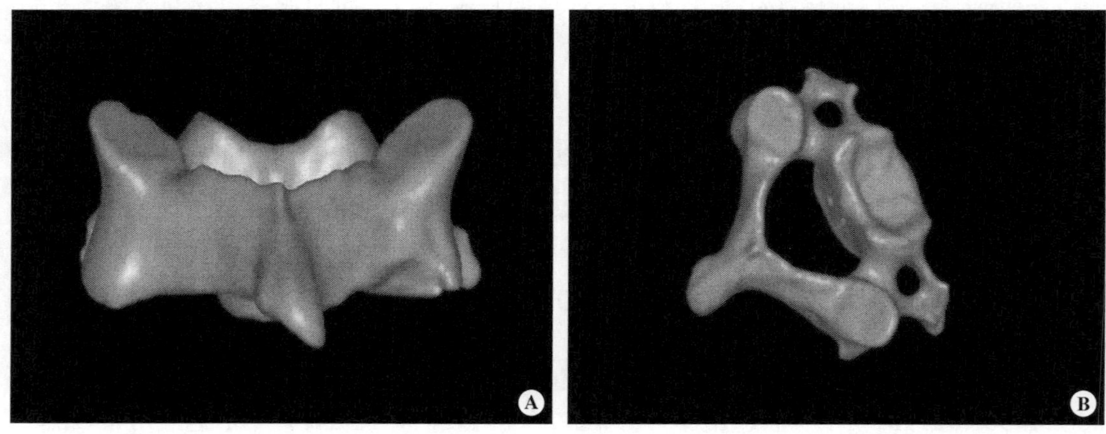

图 29-2-1　C_3 椎体三维模型

2. 椎弓根进钉通道的分析　通过 RE 软件 imageware 12.1 确定椎弓根的最佳进钉方向(图 29-2-2)。

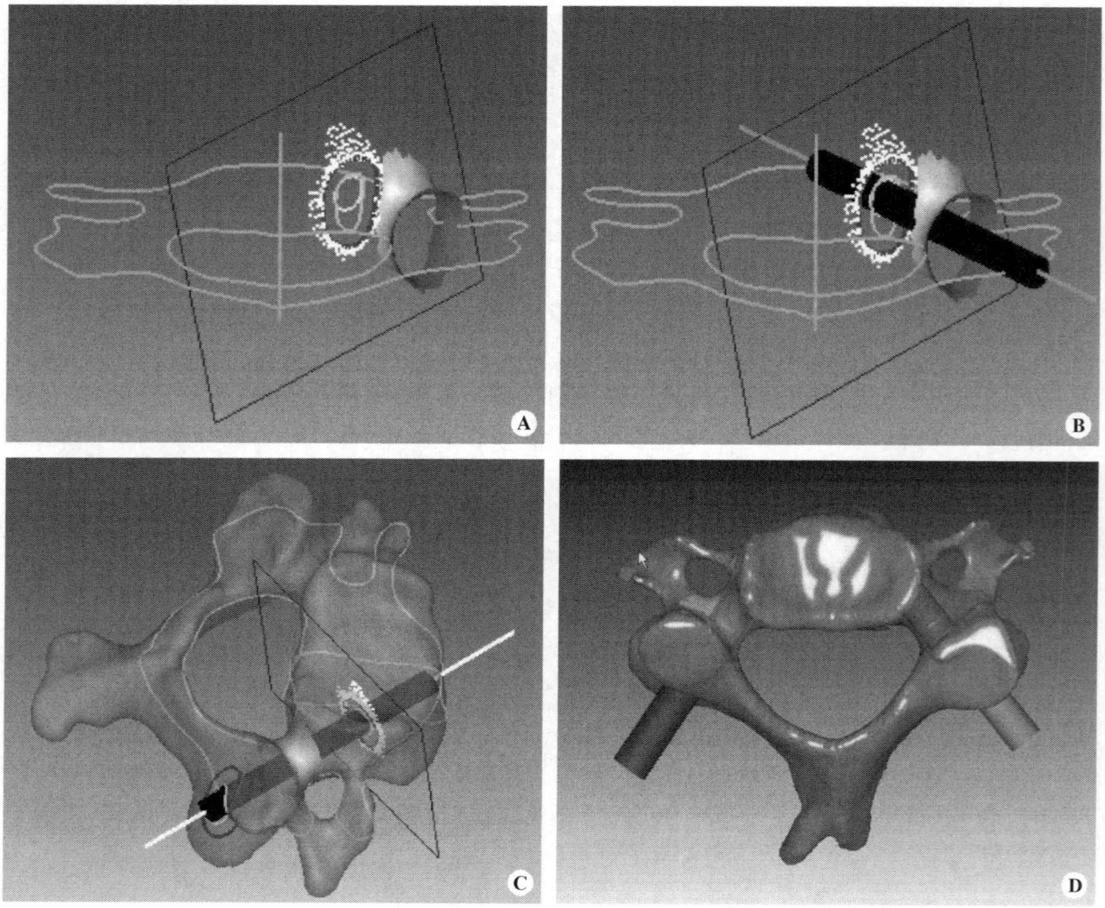

图 29-2-2　椎弓根钉道的分析

A. 椎弓根及其正投影；B. 椎弓根投影的最佳进钉通道；C. 椎弓根进钉通道(透视图)；D. 双侧椎弓根进钉通道

3. 与椎板后部结构一致的导航模板的设计　将椎体的后部和椎弓根的进针通道相结合，制作了带有进针通道的反向模板（椎弓根导航模板，图 29-2-3A），同时将导航模板和椎体相结合（图 29-2-3B）。

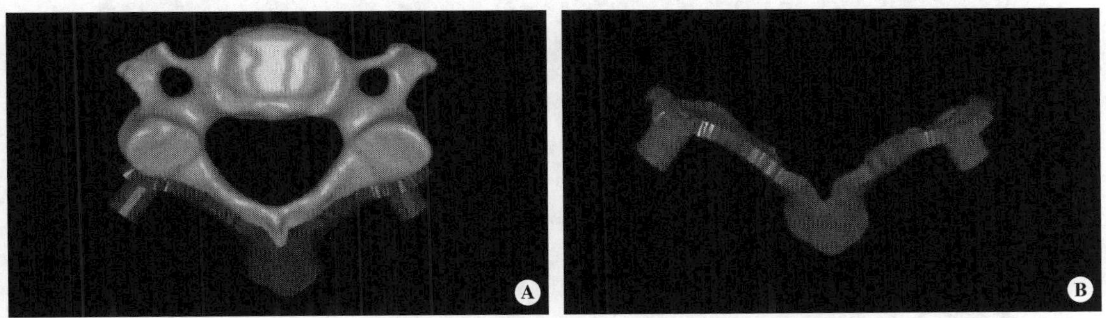

图 29-2-3　导航模板和椎体具有精确的贴合性（A）；导航模板的三维模型（B）

4. 利用 RP 技术制作模型和椎弓根定位模板　利用激光 RP 技术将椎体和导航模板同时制作出来（图 29-2-4A）；模板和椎体的后部完全贴合（图 29-2-4B）。根据模板的导向置钉，具有很强的准确性。通过将制作的椎体和导航模板相贴合，利用导航孔植入克氏针（图 29-2-4C）。证实了导航模板的准确性（图 29-2-4D）。从 CT 扫描、椎弓根导航模板的设计到实物模型的建立，需要 3 天的时间。

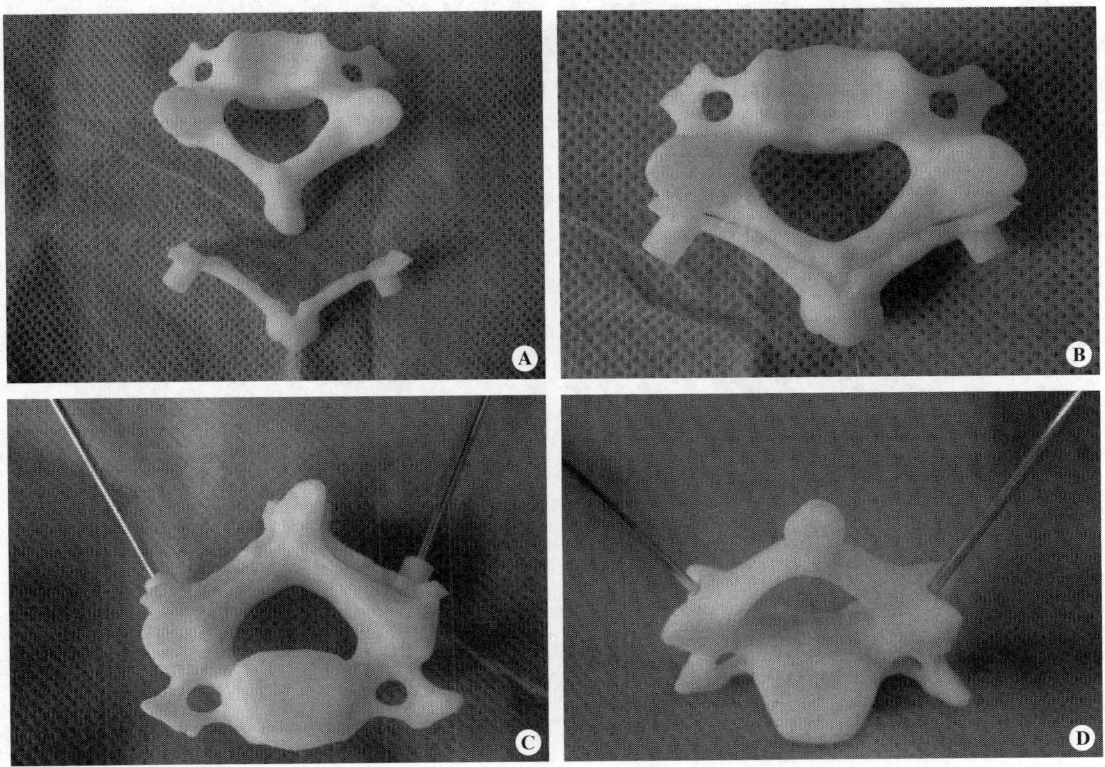

图 29-2-4　C_3 椎体的 RP 模型

A. 椎体和导航模板的实物模型；B. 椎体后部和导航模板具有很好的贴合性；C. 利用导航孔植入克氏针；D. 克氏针位于椎弓根内

（四）临床应用（图 29-2-5）

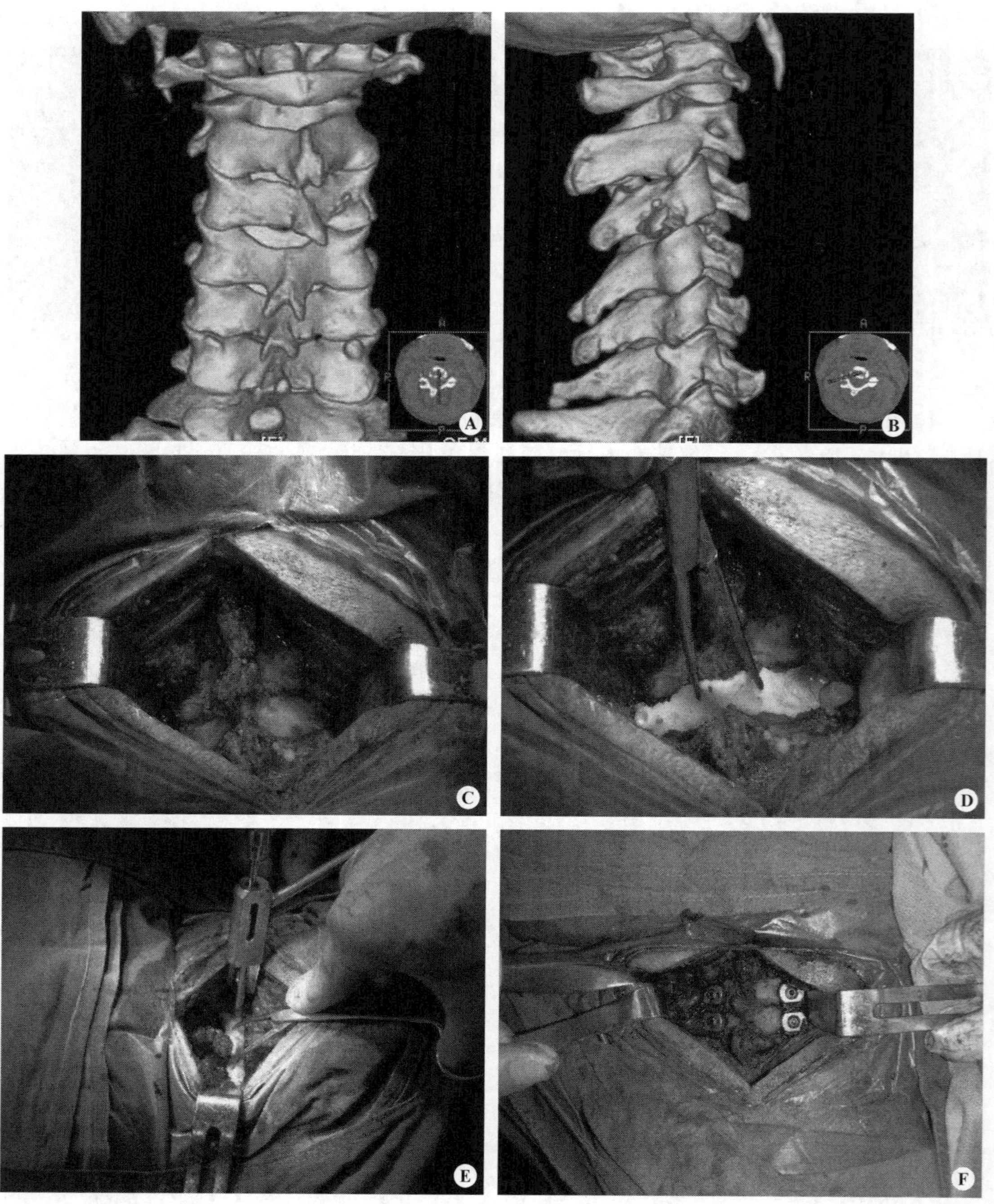

图 29-2-5

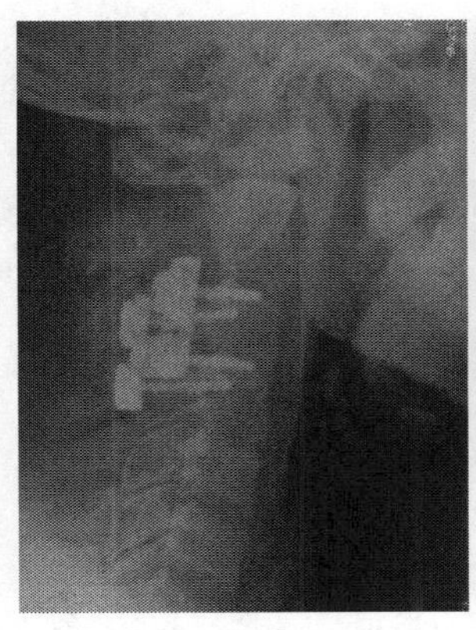
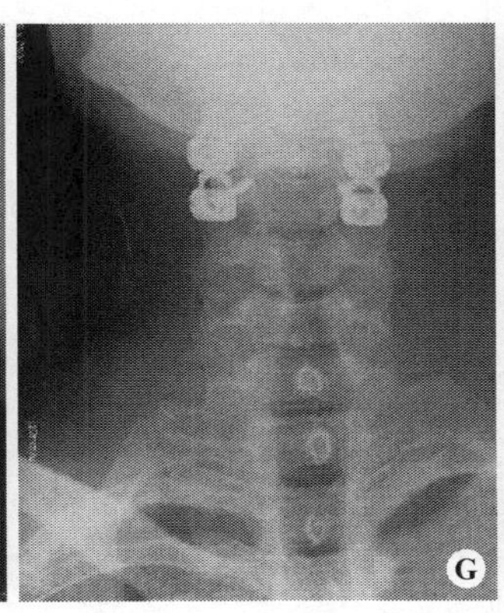
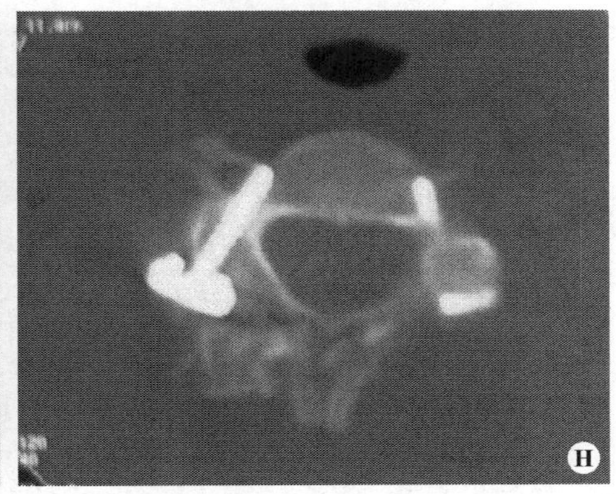

图 29-2-5　C_3、C_4 单关节脱位椎弓根内固定术(续)

A、B. 术前颈椎 CT 三维重建正侧位片；C. 后路暴露 C_3、C_4 椎体后部椎板；D. 将导航模板和椎体后部贴合；E. 利用导航孔进行椎弓根定位；F. 术后椎弓根钉板固定完毕；G. 术后 X 线片显示固定良好；H. 术后 CT 扫描显示良好的椎弓根位置

(五) 导航模板在下颈椎经椎弓根置钉的应用价值

Abumi 等率先开始颈椎椎弓根内固定的研究及临床应用，并取得良好的疗效。目前国内外颈椎椎弓根螺钉植入的方法主要有三种：解剖定位法、椎板开窗椎弓根探查法、计算机导航定位法等。关于这几种方法的准确性，不同的学者得出的结论不一样。Ludwig 等依据解剖标志、椎板开窗、计算机辅助导航外科系统三种不同的外科方法在人尸体颈椎标本上置入椎弓根螺钉，观察椎弓根置钉的准确性，结果均显示计算机辅助外科导航组的置钉准确性最高，解剖标志法置入组严重穿破椎弓根皮质的发生率为 66%，椎板开窗组为 40%，而计算机导航辅助置入组为 11%，后者穿孔几乎都发生在 C_3～C_5，穿孔的原因为计算机注册时可能出错。Kotani 等进行的临床试验证实导航技术优于手工钻入(皮质穿破率分别为 1.2% 与 6.7%)。但 Abumi 等回顾性评估颈椎疾患应用椎弓根螺钉固定系统治疗 180 名患者的手术并发症，在 CT 扫描上，仅有 6.7%螺钉穿透椎弓根。其穿破率低于目前所有实验研究的结果。Steven 等比较了目前被认为准确率最高的导航技术和 Abumi 方法，结果显示两者无统计学差异。因此，颈椎弓根钉定位方法的准确性依赖于个人经验和影像设备。由于目前的导航设备价格昂贵、手术时间长、精确度不高等缺点，尚难以在国内临床广泛推广。而计算机辅助椎弓根导航模板，临床上应用方便、定位准确、费用低廉、缩短手术时间、便于消毒等特点，尤其不需要依赖于个人经验，为下颈椎椎弓根的定位提供了一种全新的方法。

通过初步的临床应用，导航模板手术时能够与定位椎体后部密切贴合，说明制作的模板与实际的椎体有良好的精确性。手术中需要将椎体后部的软组织剥离干净，并将导航模板紧密地与椎板后部贴合。如果导航模板不能和椎板后部紧密贴合将影响椎弓根植入的准确性。D'Urso 等通过 RP 技术制作椎体的三维实体模型在术前模拟手术的实施，并在术前就手术过程向患者演示，患者一致表示能更好地理解手术部位的解剖和手术计划，并进一步提高了椎弓根钉植入的精确性。

文献报道均证实，下颈椎的解剖变异非常大，利用统一的进钉标准显然是不当的。一些作者对颈椎弓根置钉点、方向等进行了描述，但颈椎弓根形态学变异很大，每例手术均应根据每个椎弓根实际 X 线和 CT 测量结果来置钉，才能提高手术成功率。虽然许多作者对于如何获取个体化的数据进行了探讨，但是如何在术中将这些测量的数据精确地应用于椎弓根的定位未见有好的办法。我们通过术前获得颈椎的个体化数据，并直接将个体化的数据制作成导航模板，极大地提高了手术的成功率。尤其是RP技术的应用搭起了计算机虚拟技术和临床实际应用之间的一座桥梁，为椎弓根个体化实际应用提供了基础。椎弓根导航模板由于体现了个体化设计制作的原理，同时采用单椎体设计，在手术时不会因为体位的变化而影响模板的准确性，避免了红外导航多椎体注册在体位变化时对于准确性的影响。同时利用导航模板大大减少了透视的次数，每例患者仅需在手术完成时透视一次，观察椎弓根钉的位置即可。同时不需要对于椎板进行研磨，寻找椎弓根，减少了手术时间，提高了椎弓根钉的固定强度。个体化制作的导航模板一般需要3～4天，完全可以满足临床手术的时间。

应用现代数字技术探讨了一种颈椎椎弓根个体化模板定位进钉的方法，为颈椎椎弓根的定位提供了一种全新方法。能够根据个体化颈椎及各个节段的实际情况，精确设计定位钉道，并能够准确确定螺钉直径大小、长度和方向轴位置，在椎板表面准确确定螺钉在一定方向的进钉通道，体现出个体化和节段差异性原则。该方法在临床应用具有操作简单、费用低、准确性高及便于消毒等优点，具有良好的应用前景。

三、导航模板胸椎椎弓根螺钉置入技术

由于胸椎椎弓根螺钉内固定系统能够起到三维固定作用，和传统的钩杆内固定系统相比具有畸形矫正能力强、融合节段短、固定更加牢固可靠、不侵占椎管等优点，目前在脊柱骨折、脊柱肿瘤、脊柱畸形等患者的内固定治疗中逐渐获得应用，但和腰椎相比，胸椎椎弓根更加细小、节段性及个体差异大，胸椎椎管内为脊髓，周围毗邻肺、食管、主动脉、下腔静脉等重要脏器和大血管，因此胸椎椎弓根螺钉置钉允许偏差范围小、风险大，胸椎椎弓根螺钉的植入必须穿过椎弓根这一狭小的骨性管道达到椎体内，才能保证椎弓根螺钉固定的最大安全性并达到较好的固定效果，胸椎椎弓根螺钉的准确植入更加有赖于对椎弓根的精确定位和定向。胸椎椎弓根螺钉内固定尤其是在中、上位胸椎及畸形椎体中仍富有挑战性，为提高胸椎椎弓根螺钉置入的准确性和安全性，目前已有一些胸椎椎弓根置钉技术应用于尸体标本实验研究和临床应用研究，这包括徒手技术（free-hand technique）、椎板开窗技术（open-lamina technique）、漏斗技术（funnel technique）、术中X线透视辅助技术（fluoroscopically assisted technique）等各种传统的置钉技术以及C臂透视导航、CT三维导航及Iso-C（iso-centric C-arm fluoroscope）术中即时三维导航等各种计算机辅助导航技术（computer aided surgery navigation system，CSSNS）等。各种传统的置钉方法椎弓根皮质穿破率较高（在3%～72.4%），临床上与螺钉误置有关的脊髓、神经损伤等并发症的发生率为0～7%，也有一些因螺钉位置不当导致的胸膜、食管、主动脉等重要脏器损伤的个案报道。另外，螺钉位置不当会减弱复位固定作用，加大了神经、血管及内脏损伤的潜在风险，增大了螺钉的返修概率。近年来，各种计算机辅助导航法开始在胸椎椎弓根螺钉置入手术中逐渐获得应用，大大提高了胸椎椎弓根螺钉的置钉准确率和安全性，降低了神经、内脏、血管损伤的风险，但导航手术系统设备费用昂贵，操作较为复杂，学习曲线时间长，另外注册误差、体位变化等因素有可能影响导航的准确性。我们通过计算机辅助设计及快速成形技术设计制作了一种新型的用于辅助胸椎椎弓根螺钉植入的个体化导航模板，尸体标本实验及初步临床应用表明计算机辅助设计的胸椎个体化导航模板可明显提高胸椎椎弓根螺钉置入的准确性和安全性，

为胸椎椎弓根螺钉的置入提供了一种简便、安全、有效的新方法。

（一）胸椎个体化导航模板的设计与制作（图 29-2-6～图 29-2-8）

术前对需要进行胸椎椎弓根螺钉植入手术的脊柱胸椎节段进行 64 排螺旋 CT 连续扫描，扫描条件：电压 120kV，电流 150mA，层厚 0.625mm，512×512 矩阵。将扫描获得的 CT 连续断层图像数据以 DICOM 格式导入三维重建软件 MIMICS 8.11 软件进行胸椎三维模型重建，以 STL 格式导出模型。通过 Geomagic Studio 9 软件打开三维重建模型，提取需要进行胸椎椎弓根螺钉植入手术的胸椎椎板后部及棘突根部背侧的解剖形态，在软件中设计与椎板后部及棘突根部背侧解剖形状一致的反向模板；在 Magics 9.55 软件打开三维重建模型，定位三维参考平面，采用直径为 4mm 的虚拟椎弓根螺钉在三维重建模型上模拟置钉手术，寻找胸椎椎弓根螺钉的最佳进钉通道。同时根据最佳进钉通道所在位置利用 Magics 9.55 软件测量工具测量椎弓根螺钉通道长度及椎弓根直径，为下一步选择植入椎弓根螺钉的直径和长度提供依据。将螺钉的最佳进钉通道和先前设计的模板拟合为一体，形成带有双侧定位导向孔的单椎体个体化导航模板，在三维重建椎体模型上将模板贴合于相应椎体后部并在各个方向上转动模型，观察定位导向孔与椎弓根对应的准确性，通过 SPS350B 固体激光快速成形机（陕西恒通智能机器有限公司制造，成型精度为 0.1mm）采用光固化成形技术（Stereolithography Apparatus）将实物模板制作出来，模板厚 2mm，定位导向孔为长 2cm、内径 2.5mm 的空心圆柱体。

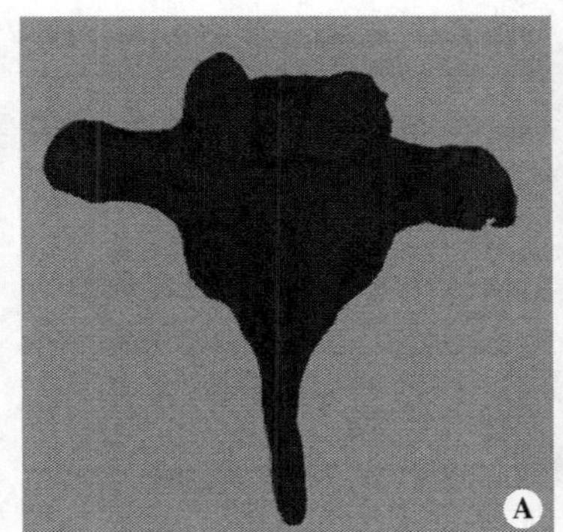

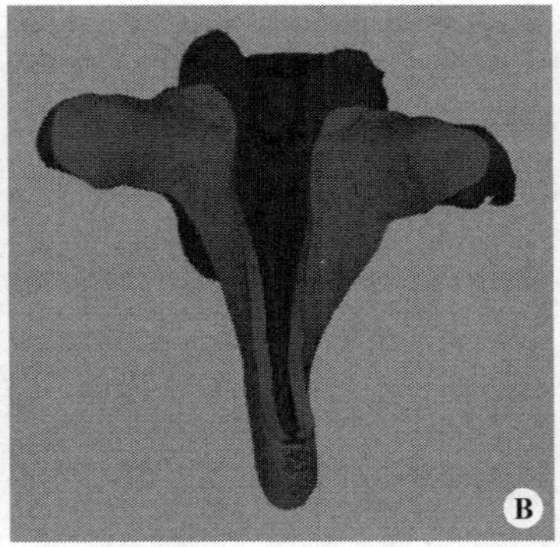

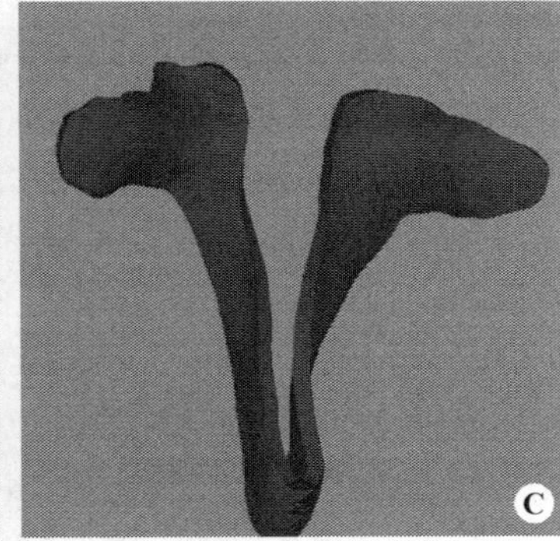

图 29-2-6　胸椎三维重建模型及模板的提取

A. 胸椎三维重建模型；B. 在模型上提取与胸椎后部解剖形态一致的反向模板；C. 与胸椎后部解剖形态一致的反向模板

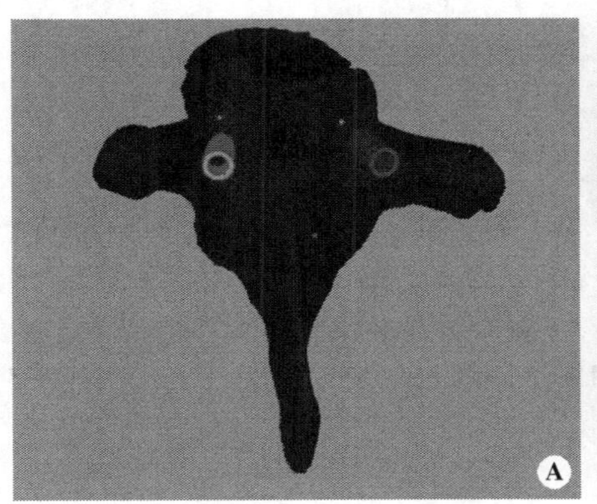

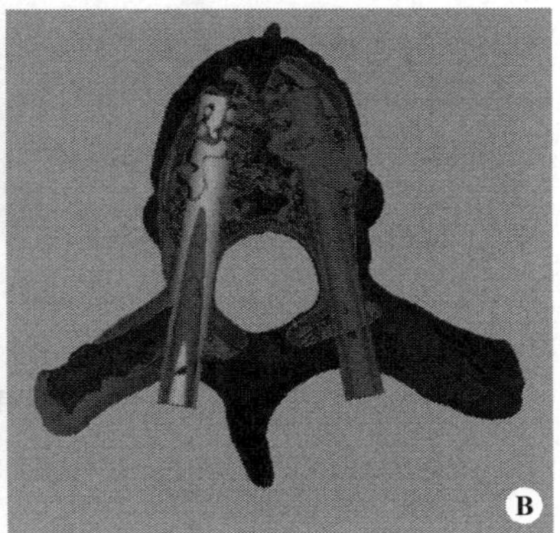

图 29-2-7

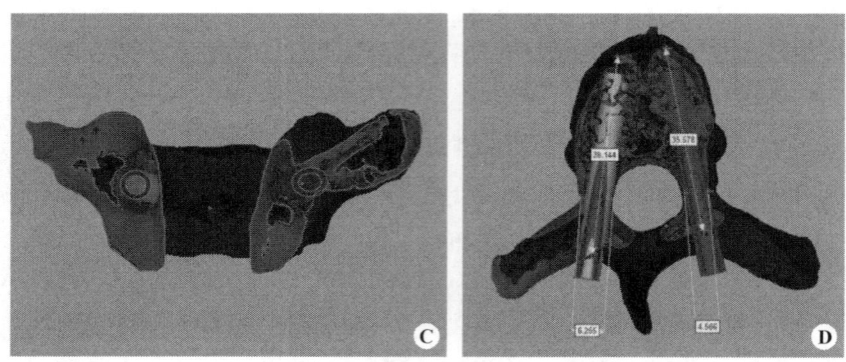

图 29-2-7 通过计算机辅助设计软件在胸椎三维重建模型上寻找胸椎椎弓根螺钉最佳进钉通道(续)

A. 胸椎三维重建模型及其最佳进钉点;B. 最佳进钉通道水平面观;C. 最佳进钉通道冠状面观;D. 根据最佳进钉通道所在位置测量椎弓根螺钉通道长度及椎弓根直径

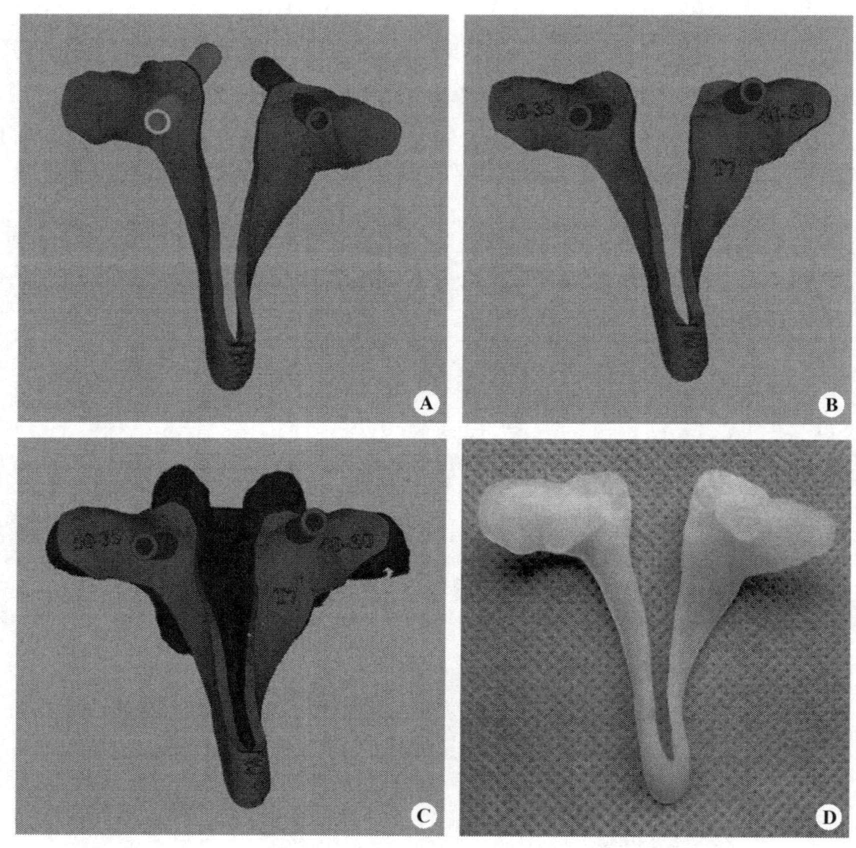

图 29-2-8 个体化导航模板的拟合与制作

A. 螺钉最佳进钉通道和反向模板的拟合;B. 计算机辅助设计的个体化导航模板;C. 在三维重建模型上观察定位导向孔与椎弓根对应的准确性;D. 采用快速成形技术制作出的个体化导航模板

（二）术中应用

手术前将个体化导航模板通过甲醛熏蒸消毒后带入手术室，常规后路手术切口，清除所要固定椎体椎板后方的软组织，并切除需要通过个体化导航模板进行置钉的胸椎棘突上方的棘上和棘间韧带，充分暴露出椎板后部及棘突根部背侧骨性结构，将模板贴附于相应椎体的椎板后部及棘突上，术者左手把持模板并维持其在椎体上的稳定性，右手采用电钻（钻头直径为 2.5mm）通过定位导向孔在进钉点处钻出一深 10mm 的进钉通道，然后使用直径 2mm 向外侧轻微弯曲的钝头椎弓根探子顺着进钉通道方向探寻较软的椎弓根松质骨入口进入，穿过椎弓根进入椎体 20mm 后将椎弓根探子前端弯曲旋转转向内侧 180° 继续进入至椎体直至皮质骨，用比植入螺钉细 1mm 的丝锥攻丝，用尖端为球形的探子确定四壁均为光滑连续的骨质后，根据术前三维测量获得的数据选择相应直径及长度的螺钉缓慢旋入（植入的螺钉直径为相应椎弓根直径的 80%，螺钉长度为椎弓根螺钉通道长度－5mm）。置钉完成后 C 臂正侧位各透视一次，初步验证置钉的准确性。

（三）典型病例（图 29-2-9～图 29-2-14）

女性，14 岁，特发性脊柱侧凸入院行脊柱侧凸畸形矫正手术，融合节段位于 T_2～L_1，需要植入的椎弓根螺钉部位为 T_2、T_4、T_6、T_8、T_{10}、T_{12}、L_1，采用上述方法设计制作胸椎个体化导航模板，共制作了 T_2、T_4、T_6、T_8 及 T_{10} 等 5 个胸椎个体化导航模板，在设计模板时均根据最佳进钉通道所在位置利用 Magics 9.55 软件测量工具测量椎弓根螺钉通道长度及椎弓根直径，术前将快速成形个体化导航模板用甲醛熏蒸消毒，术中应用时首先将个体化导航模板贴附于相应胸椎椎体后方观察模板和相应椎体后方解剖结构形态的一致性，然后采用个体化导航模板辅助植入胸椎椎弓根螺钉 10 枚（T_2、T_4、T_6、T_8 及 T_{10} 椎弓根螺钉各 2 枚），植入的螺钉直径为相应椎弓根直径的 80%，螺钉长度为椎弓根螺钉通道长度－5mm。其余胸腰椎椎弓根螺钉（T_{12}、L_1）采用解剖标志点法进行置钉。置钉时均未采用 C 臂 X 线机透视辅助，置钉完毕后 C 臂 X 线机正、侧位透视 1 次，证实螺钉位置良好，安装钛棒，矫正畸形，T_2 至 L_1 椎板间融合。术后拍片及 CT 扫描了解畸形矫正情况及螺钉位置，术后随访 1 年，畸形矫正效果良好，无螺钉松动情况，无脊髓、神经、血管、内脏损伤等并发症的发生。

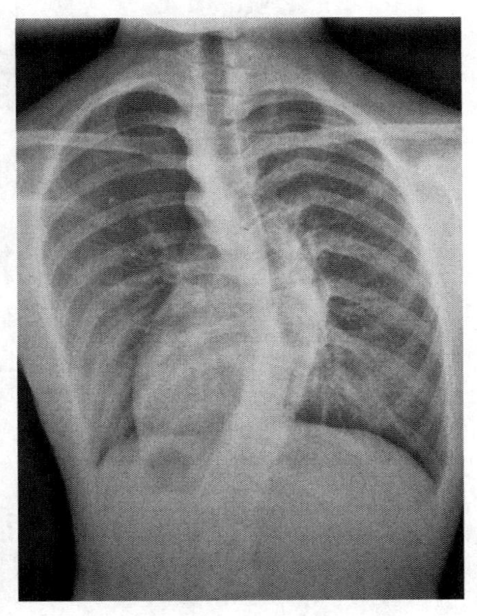

图 29-2-9　术前 X 线片

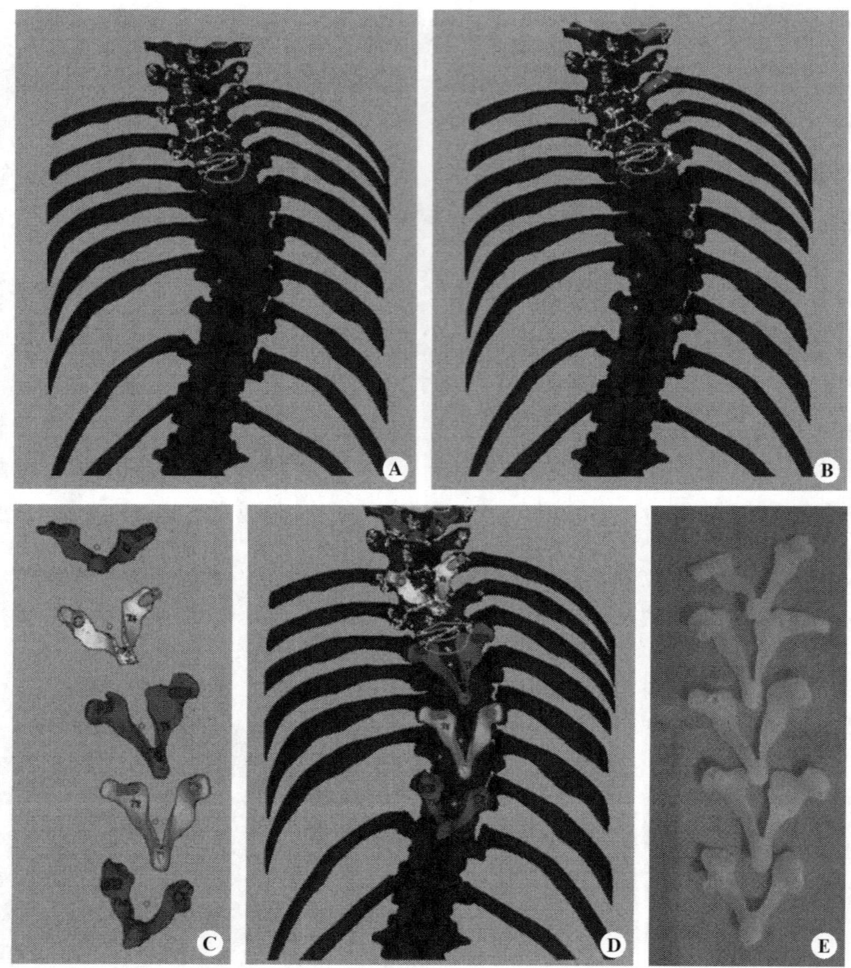

图 29-2-10 术前胸椎个体化导航模板的设计与制作

A. 脊柱三维重建模型；B. 在三维重建模型上虚拟置钉所找到的 T_2、T_4、T_6、T_8 及 T_{10}椎弓根螺钉最佳进钉通道；C、D. 计算机辅助设计的 T_2、T_4、T_6、T_8 及 T_{10}个体化导航模板及在三维重建模型上和相应椎体后部解剖结构的形态一致性；E. 采用快速成形技术制作出的个体化导航模板(T_2、T_4、T_6、T_8 及 T_{10})

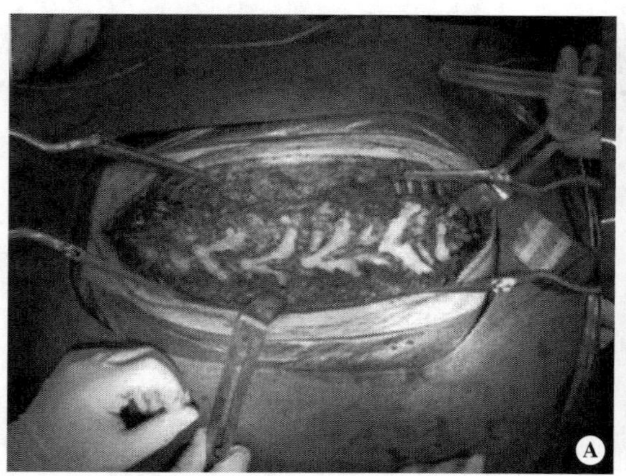

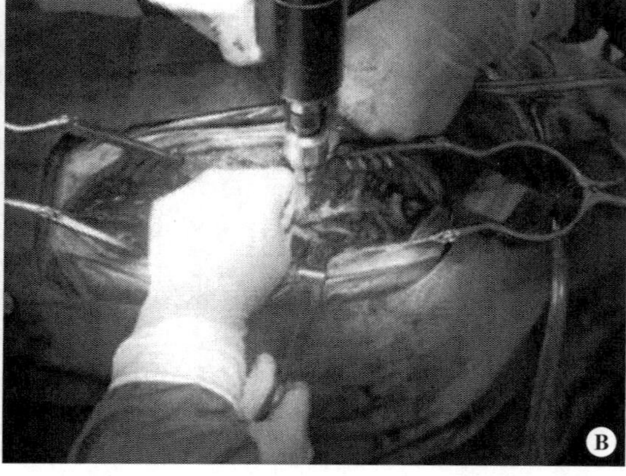

图 29-2-11

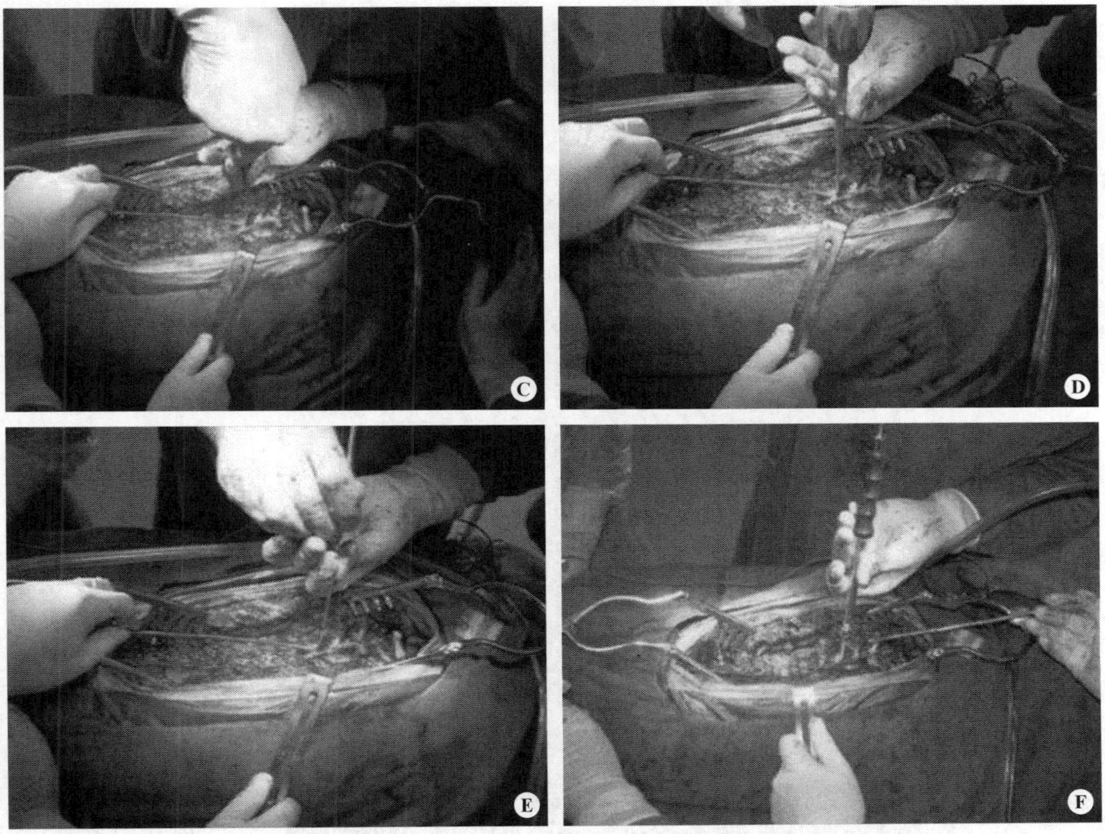

图 29-2-11　导航模板术中应用(续)

A. 个体化导航模板和相应胸椎椎体后方解剖结构形态一致，贴附性好；B～F. 通过个体化导航模板进行钉道准备及辅助植入胸椎椎弓根螺钉

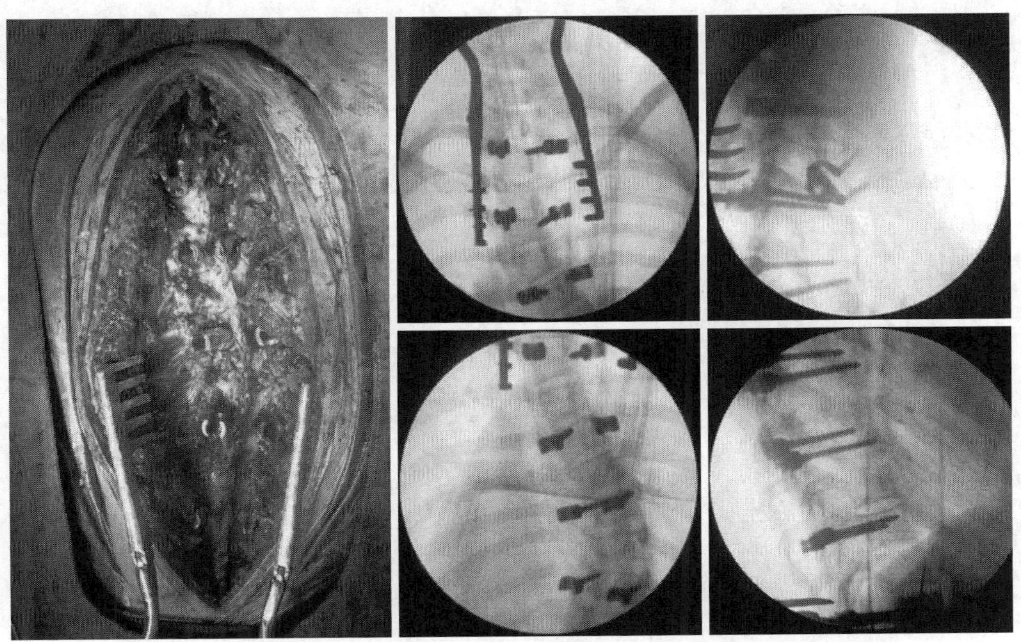

图 29-2-12　置钉完毕，采用 C 臂进行正侧位透视，初步验证螺钉位置良好

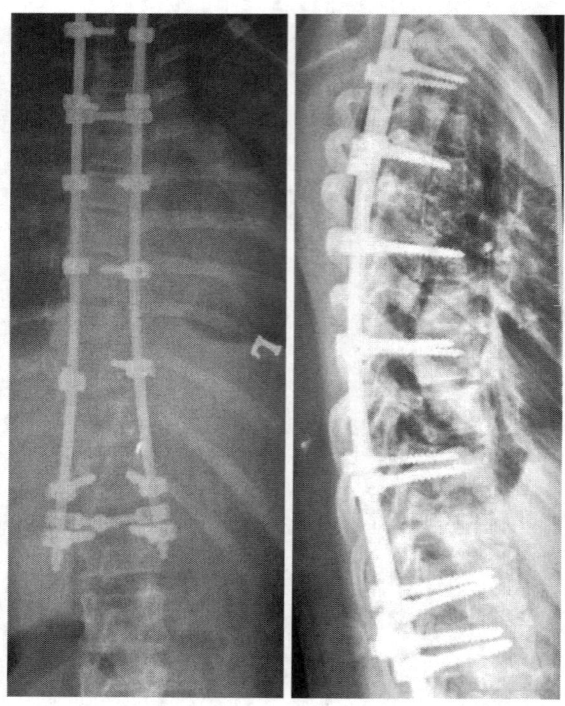

图 29-2-13　术后 X 线片

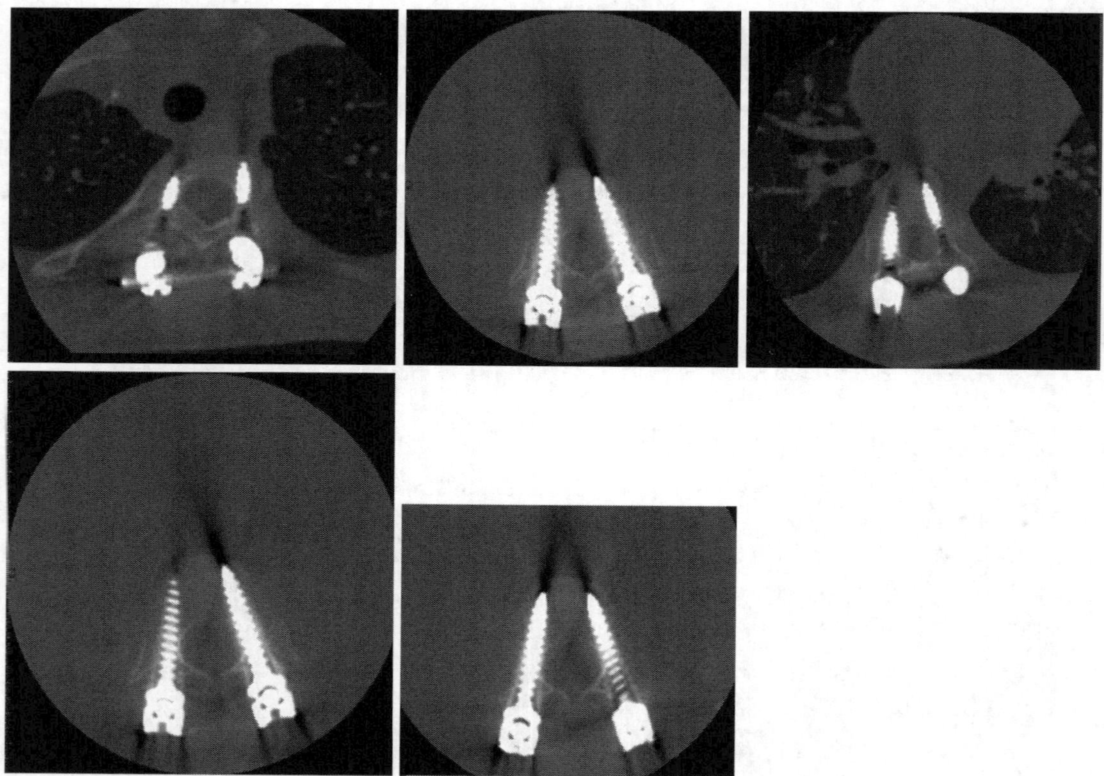

图 29-2-14　术后个体化导航模板辅助植入的螺钉 CT 扫描结果显示位置良好

（四）导航模板胸椎个体化导航模板置钉法的优、缺点

个体化导航模板辅助胸椎椎弓根螺钉置入主要具有以下优点：①符合椎弓根个体化置钉的原则，置钉准确率高；②操作简单，无特别的经验要求，缺乏胸椎椎弓根螺钉内固定经验者也可安全进行操作；③只要将模板紧密贴合于相应胸椎椎板后部及棘突等骨性解剖结构上，即可完成对椎弓根的准确定位和定向，术中无需注册和透视，可减少手术时间，大大减少或避免了术中医患双方X线的暴露时间；④模板均为单椎体设计，不会因术中体位的变化、相邻椎体间的相对移动而导致定位失败，术中可以任意改变患者的体位，避免了红外导航多椎体注册在体位变化时对于准确性的影响；⑤对脊柱关节有畸形、退变、增生的患者，解剖标志点定位有困难者，同样可以应用；⑥消毒方便，手术前只要将模板带入手术室用甲醛或环氧乙烷消毒即可。存在的不足：①模板的设计和制作需要1～3天时间，无法应用于需要急诊手术的患者；②模板的设计需要熟练掌握相关计算机软件和脊柱外科专业知识的人员才能完成，模板制作所需要的快速成形设备费用较昂贵，现阶段限制了该方法的推广普及。

（五）个体化导航模板术中应用时的注意事项

导航模板在术中应用时要注意：①一定要将相应胸椎椎板后部及棘突根部的软组织剥离干净，同时避免破坏胸椎后部的骨性解剖结构，使模板能够紧密贴合于相应胸椎椎板后部及棘突上，否则会影响进钉通道准备的准确度；②在通过导航模板进行钉道准备时，最好采用磨钻或电钻，尽量不使用手摇钻，这样可减少钻孔时的晃动，尽可能完全顺着定位导向孔方向准备进钉通道，力求达到模板设计的定位导航效果；③导航模板辅助置钉通道准备完成后，螺钉置入以前常规采用椎弓根探子对置钉通道的四壁和底部进行探摸，以确保置钉通道完全在椎弓根内，置钉完成后常规进行一次正侧位透视以验证椎弓根螺钉的位置是否正确，以最大限度地保证手术安全。

四、计算机辅助个体化导航模板在Hangman骨折中的临床应用

Hangman骨折也称枢椎创伤性滑脱，系指枢椎上下关节突间部骨质在暴力作用下造成骨折，近年来由于交通事故和高处坠落等减速性损伤导致此类患者逐渐增多。随着对Hangman骨折认识的深入、手术技术的提高、内固定器械的发展，早期手术内固定治疗已被越来越多的脊柱外科医生所接受。近年来有报道直接经后路C_2椎弓根单节段或双节段固定治疗Hangman骨折，但由于经椎弓根固定存在潜在的脊髓及椎动脉损伤的风险，因此使用时风险较大。脊柱椎弓根置钉导航模板，为Hangman骨折后路经椎弓根固定提供了一种新的方法。

（一）导航模板的设计及制作

1. CT原始数据与椎骨三维模型的建立 术前采集Hangman骨折患者的CT（LightSpeed VCT，GE，USA）影像数据，扫描条件：电压120kV，电流150mA，层厚0.625mm，512×512矩阵，数据以dicom格式保存。将CT连续断层图像数据导入三维重建软件MIMICS 10.01（Materialise company，Belgium），首先灰度分割提取椎体边界轮廓信息区，然后应用区域分割再次提取颈椎信息区，采用系统默认的最佳重建模式建三维重建椎体模型，以STL格式导出模型（图29-2-15）。

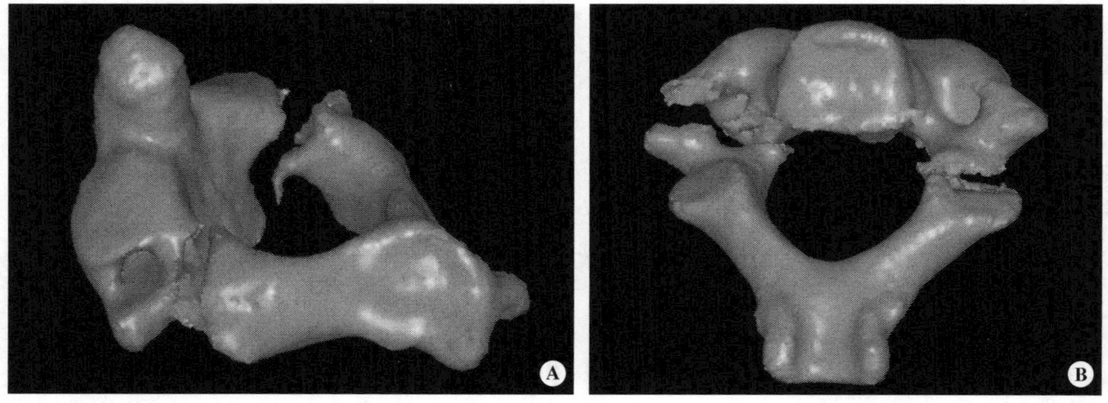

图 29-2-15 Hangman 骨折的三维重建模型

A. 侧面观;B. 下面观

2. 椎弓根导航模板的建立 在 UG Imageware12.0(EDS, American)平台打开三维重建模型。根据三维模型进行 C_2 及 C_3 椎弓钉的设计,保证 C_2 及 C_3 椎弓根钉位于椎弓根内,然后根据椎板后部的解剖形态,建立与椎板后部解剖形状一致的反向模板,将模板与椎弓根钉道拟和,建立虚拟的颈椎椎弓根导航模板(图 29-2-16)。

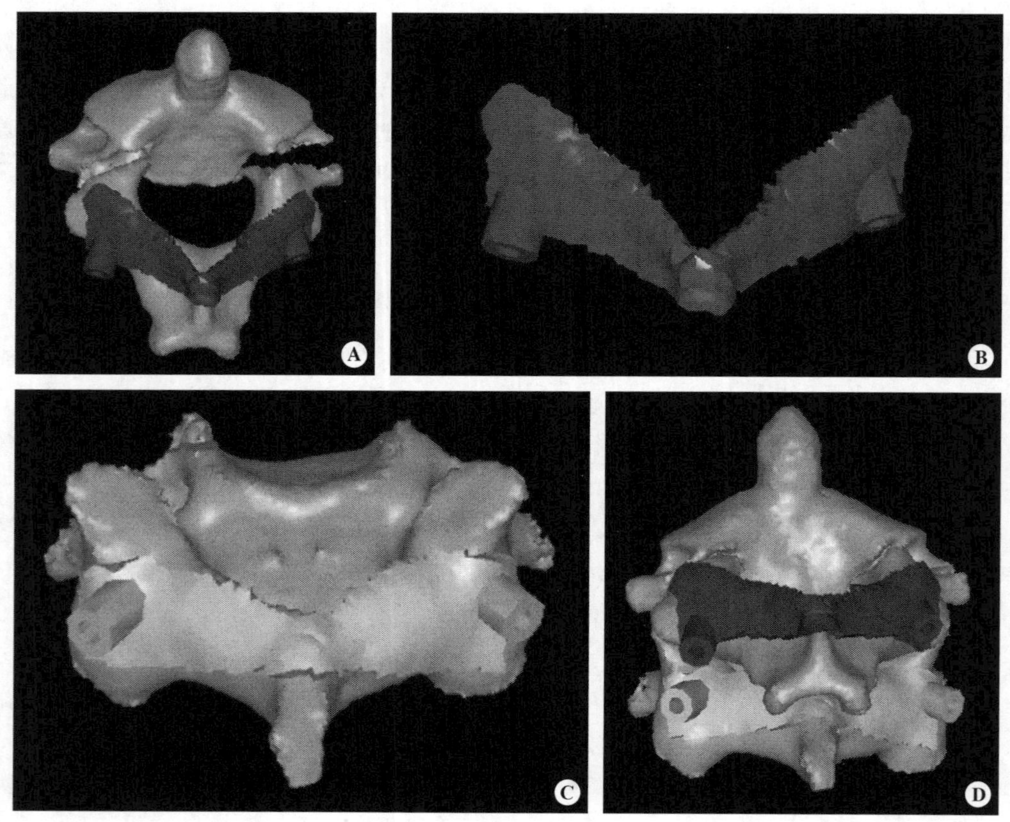

图 29-2-16 导航模板的建立

A. 与椎弓根一致的导航模板和骨折的椎体三维模型;B. C_2 导航模板的三维模型;C. C_3 椎体与导航模板的三维模型;D:C_2、C_3 椎体与相应的椎弓根导航模板

3. 导航模板的制作　利用光敏树脂材料(Stereocol by Avecia,Manchester,UK),通过激光快速技术(SLA)将Hangman骨折及C_2、C_3椎体的模型和椎弓根导航模板同时制作出来,体外将模板和椎体贴合,观察模板和椎体后部的贴合紧密性,同时利用克氏针进行椎弓根进针模拟,肉眼观察克氏针是否位于椎弓根内,检验模板的准确性(图29-2-17)。

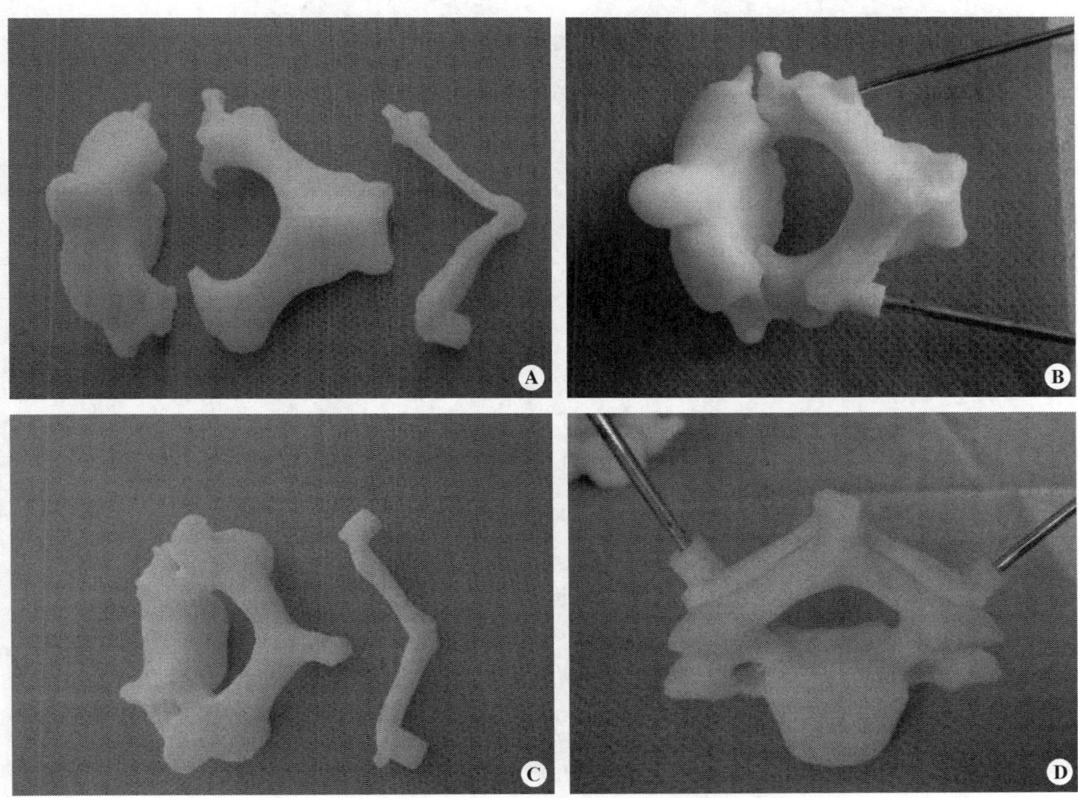

图 29-2-17　RP实物模型的制作

A、B. Hangman骨折模型及术前肉眼观察导航模板的精确性;C、D. C_3椎体和导航模板的实物模型及肉眼观察导航模板的精确性

(二) 临床应用(图29-2-18)

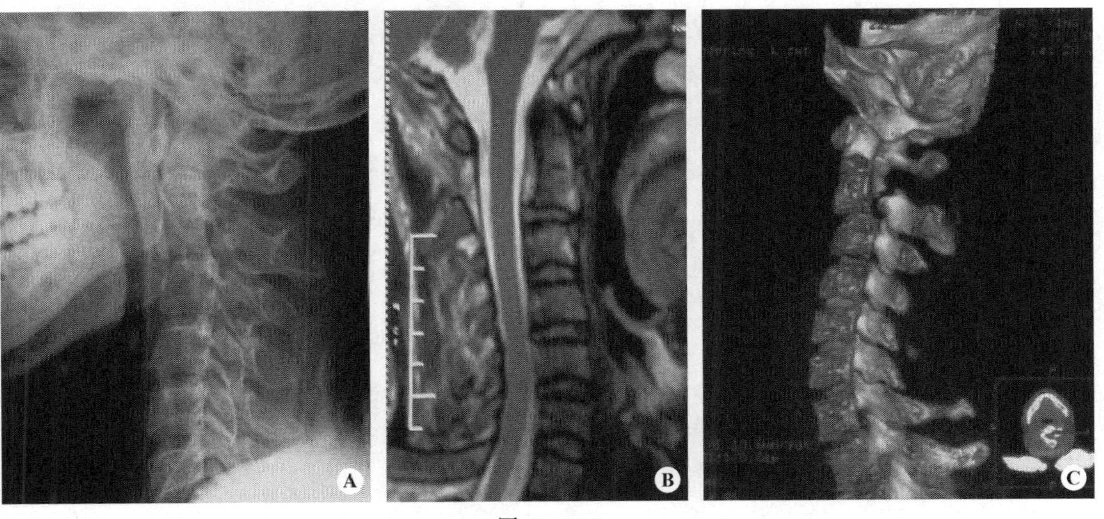

图 29-2-18

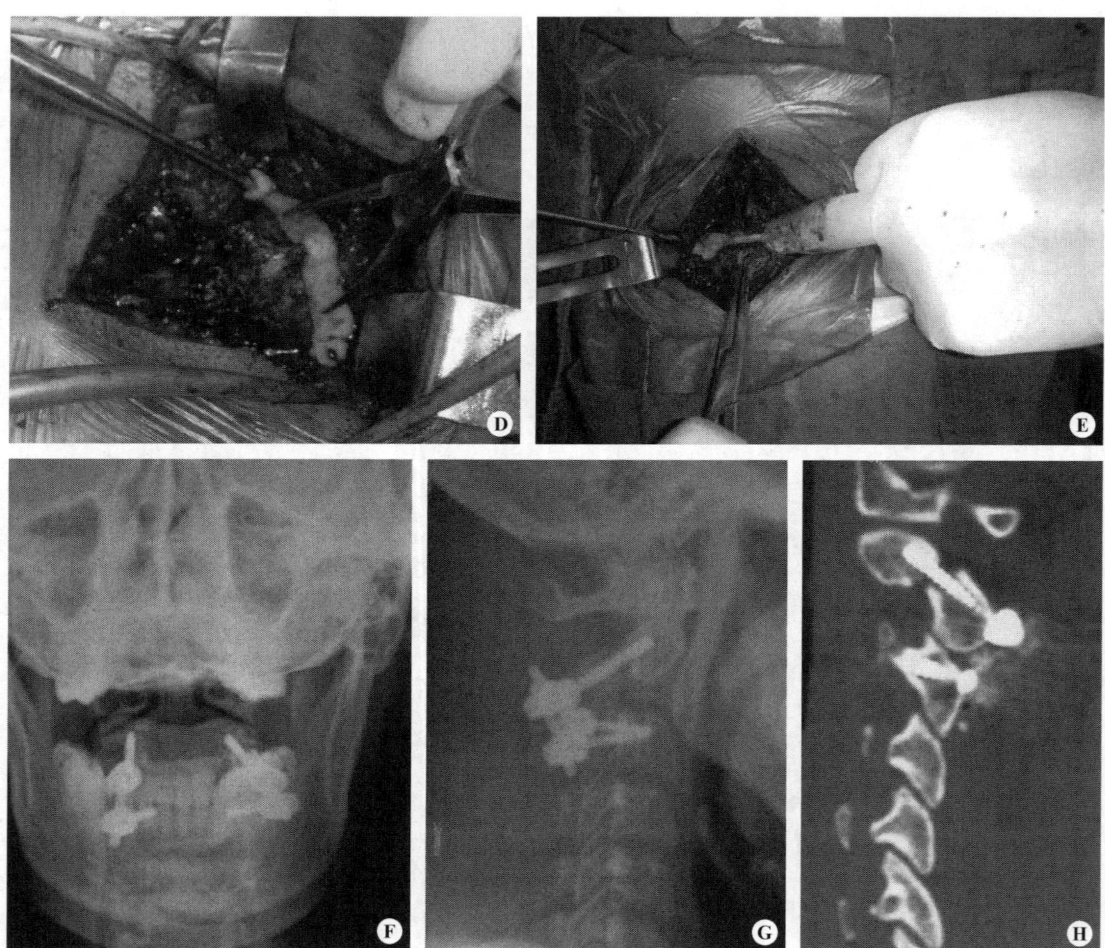

图 29-2-18 男性，35 岁，车祸致 Hangman 骨折(续)

A～C. X 线片、CT、MRI 显示 Hangman 骨折；D、E. 术中利用导航模板植入 C_2、C_3 椎弓根螺钉；F～H. 术后 X 线片，CT 显示椎弓根位置良好

(三) 导航模板在 Hangman 骨折治疗的应用价值

目前手术治疗 Hangman 骨折没有统一术式。Arand 等认为前路钢板较后路椎弓根钉固定更稳定，而且在临床中所见的 Hangman 骨折多合并不等量的前方间盘韧带复合体损伤。因此，前方固定是更为彻底及稳定的治疗方式，只有在前方间盘韧带复合体无较大损伤时后路 C_2 椎弓根固定术才合适。Verheggen 等认为，除了创伤性椎间盘突出压迫脊髓外，无论有无椎间盘或前后纵韧带损伤，皆可行后路手术。其使用后路 C_2 椎弓根螺钉内固定治疗Ⅱ型骨折 5 例，Ⅱa 型骨折 8 例，Ⅲ型骨折 3 例，皆固定融合、改善成角畸形、保存了上颈椎旋转功能。Duggal 等比较分析了前路钢板、C_2 椎弓根钉及 C_2～C_3 椎弓根侧块钢板内固定治疗 EffendiⅡ型骨折的生物力学特性，发现 C_2 椎弓根钉稳定性最差，椎弓根侧块钢板内固定稳定性最好。因此，如何选择前路和后路手术仍然存在争议，但目前主要根据医生熟悉的手术方法。

Hangman 骨折后路手术合理选择单节段或双节段固定对远期效果有明显影响，准确判

断 C_2～C_3 椎间稳定性是选择手术适应证的依据。单纯后路 C_2 椎弓根螺钉固定，即所谓的“生理固定”，可以避免节段间融合，以减少对颈椎生物力学的干扰，本组两例患者采用了单纯的 C_2 椎弓根螺钉内固定。Ⅱa 型骨折固定后稳定性较好，适合单节段 C_2 椎弓根螺钉固定；但由于不稳定性 Hangman 骨折存在 C_2、C_3 椎间盘的损伤，单纯固定 C_2 椎弓根是不牢靠的。采用后路 C_2～C_3 椎弓根螺钉短节段固定则避免了单纯 C_2 椎弓根螺钉固定的缺点。

枢椎椎弓根固定技术近年来才逐步应用于临床，并取得了良好的效果。瞿东滨等及史峰军等的解剖学研究表明，国人采用直径 3.5 mm，长 25～30 mm 的螺钉进行 C_2 椎弓根螺钉固定在解剖学上是可行的。Mandel 等从形态学上研究了枢椎的峡部，通过 CT 对 205 例患者 C_2 峡部进行测量，发现约有 11.7%的人 C_2 峡部冠状面横截面直径$<$5 mm。因而在行后路 C_2 椎弓根钉植入术时约有 1/10 的人不可避免地因为狭小的枢椎峡部而使得术中椎动脉及脊髓损伤概率增加。可见后路置钉技术因无法于直视下进行，加上解剖学的人体差异性，并发症较多。从而有学者推荐使用 CT 引导下的后路内固定。Taller 等于 CT 引导下行后路 C_2 椎弓根内固定术治疗 Hangman 骨折患者 10 例，经过平均 33.3 个月的随访，未出现术中或术后并发症，所有螺钉准确固定。

有报道表明，根据解剖定位置入椎弓根螺钉的误置率在 20%～30%，采用影像导航技术辅助椎弓根螺钉置入，其误置率在 4%以内。个体差异和性别差异导致解剖上左右两侧不完全相同，该技术的最大风险在于术中的椎动脉和脊髓损伤，减少并发症的关键在于准确的进针点和进针角度。国内在 2002 年将计算机导航系统应用于脊柱椎弓根的定位，应用的范围包括上颈椎、颈椎椎弓根、胸椎及腰椎等，报告的结果认为计算机导航技术提供了以往临床经验无法比拟的准确性和多角度实时信息。但红外线导航同样具有一些缺点，如精确度不高，设备的价格昂贵，手术时间长等缺点，目前尚难以广泛推广。D'Urso 等通过 RP 技术制作椎体的三维实体模型在术前模拟手术的实施，进一步提高了椎弓根钉植入的精确性。采用导航模板技术可以个体化精确定位 Hangman 骨折椎弓根进钉通道的方法，术前及术中确定螺钉的定位点、进钉方向及长度，为 Hangman 骨折后路手术提供了一种操作简单、费用低、准确性高、减少放射线及便于消毒等优点，值得进一步临床推广应用。

五、个体化导航模板辅助枢椎椎板螺钉置入

使用 C_2 椎板螺钉进行颈椎的后路固定是一种较新的技术，首先由 Wright 在 2004 年报道，由于 C_2 椎板宽大，螺钉固定可提供坚强的生物力学特性，同时可避免椎动脉损伤，因此具有较高的实用性，有关 C_2 椎板螺钉的临床报道显示了较好的临床效果。Wright 及随后的相关 C_2 椎板螺钉固定的方法均根据椎板的解剖标志进行螺钉的植入，存在侵犯椎管损伤脊髓的危险。因此笔者根据以往设计的快速成形(rapid prototyping，RP)脊柱椎弓根置钉导航模板的方法，自 2007 年 8 月至 2008 年 12 月对 5 例需行枕颈融合的患者在导航模板的引导下进行了 C_2 椎板螺钉的置入，取得了较好的临床效果，现报告如下。

（一）资料与方法

1. 导航模板的设计 基本方法见前文，完成后如图 29-2-19 所示。

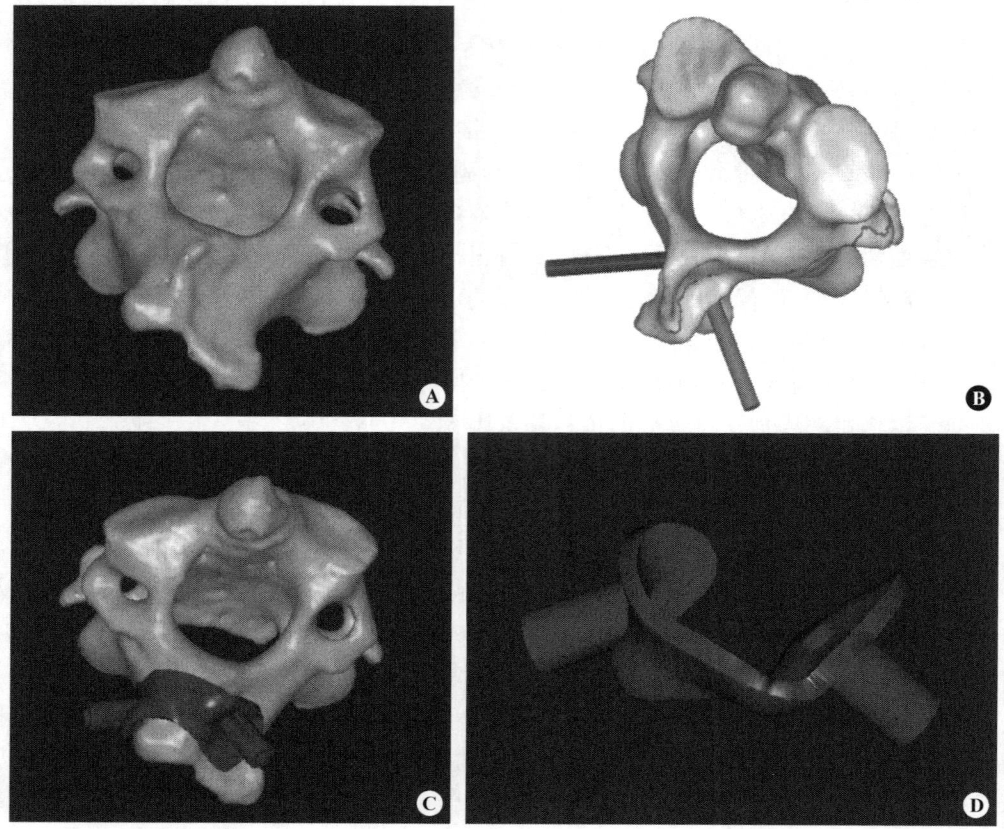

图 29-2-19 导航模板的建立

A. C_2 椎体三维模型；B. C_2 椎板螺钉通道的设计；C. C_2 椎体与相应的椎板导航模板；D. C_2 椎板导航模板的三维模型

2. 导航模板的制作 利用光敏树脂通过激光光固化 RP 技术（SLA）将模型和模板同时制作出来，实物椎体和患者的椎体形态完全一致；将导航模板和 C_2 棘突紧密结合后，通过导航孔钻入克氏针，观察钻入的克氏针是否在椎弓根内，术前检验模型的准确性，见图 29-2-20。

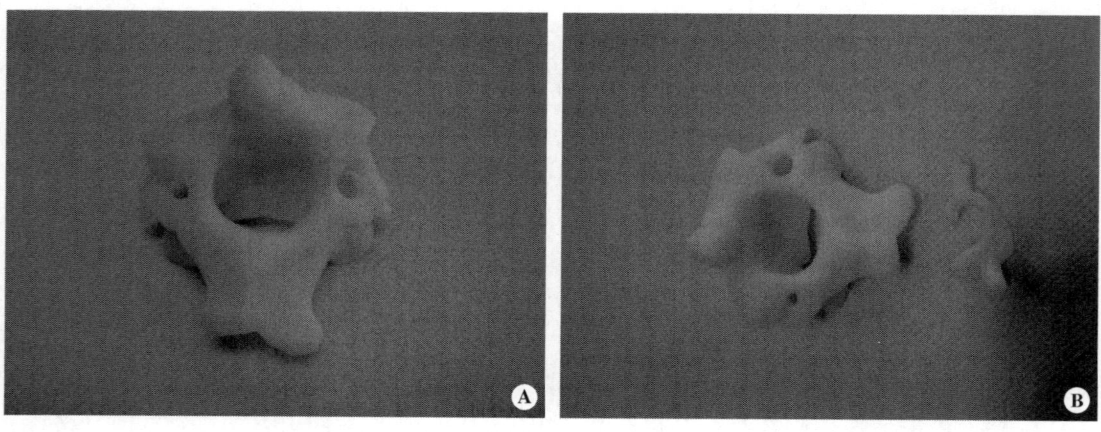

图 29-2-20

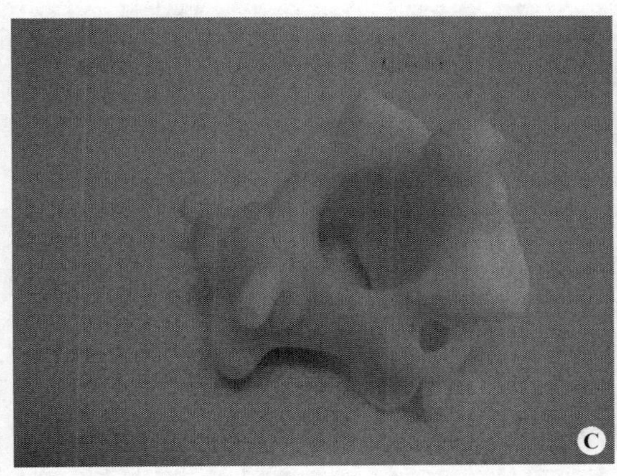

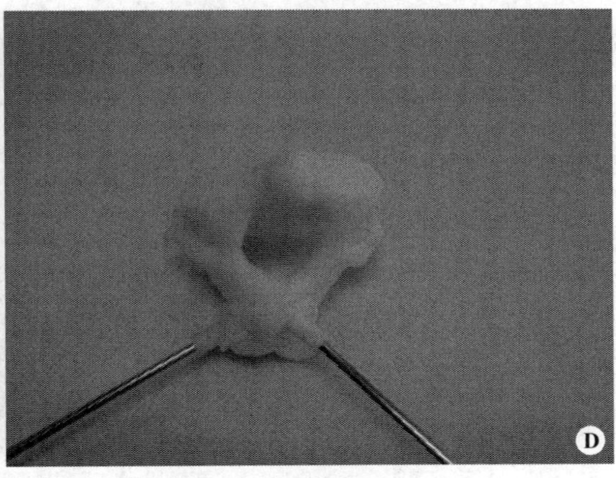

图 29-2-20　RP 实物模型的制作(续)

A. C_2 椎体 RP 模型；B、C. 观察 C_2 椎体和导航模板的贴合性；D. 肉眼观察导航模板辅助椎板螺钉植入的精确性

(二) 临床应用

1. 一般资料　5 例患者，男性 2 例，女性 3 例。年龄平均 41 岁(28～54 岁)，术前诊断均为颅底凹陷症，寰椎与枕骨融合，4 例同时伴有 C_2、C_3 椎体融合；术前常规摄颈椎 X 线片及 CT 扫描，观察测量 C_2 椎弓根，对于椎弓根变异无法行椎弓根钉固定患者制作 C_2 椎板螺钉导航模板。根据导航模板进行 C_2 椎板置钉完成枕颈融合手术，其中 4 例由于 C_2、C_3 融合、C_2 双侧椎弓根细小无法行椎弓根固定而行椎板钉固定，1 例一侧可容纳椎弓根钉，一侧不能，则行一侧椎弓根螺钉固定，另一侧行椎板螺钉固定。术后行 X 线片及 CT 扫描了解椎弓根螺钉的位置。

2. 手术方法　患者全身麻醉，俯卧，维持颈椎中立位。后正中入路显露拟手术节段后部结构，将导航模板与 C_2 的棘突相吻合，然后用手钻通过导航模板的导航孔钻探椎板螺钉通道，置入直径 4.0mm 的螺钉，置入螺钉后 C 臂透视了解椎板螺钉的位置。在颅骨牵引状态下通过螺钉保持颈部后伸位复位寰枢关节，待复位后，安装内固定装置(1 例为钉板系统，其余 4 例为钉棒系统)，取自体髂骨行枕颈融合。

3. 临床效果　通过 RP 技术成功制作了 C_2 椎体及对应椎板螺钉的导航模板。在术前将导航模板和椎体模型吻合后，通过导航孔向椎板钻入克氏针，肉眼观察显示克氏针均位于椎板内，未穿出椎板的前后壁。通过体外实验证实了导航模板的精确性。

术前将导航模板消毒后应用于术中，术中可见导航模板能与 C_2 棘突及椎板很好地贴合。在导航模板辅助下共置入 11 枚 C_2 椎板螺钉。本组病例没有出现脊髓、神经、椎动脉损伤等手术并发症。平均手术时间为 180 分钟，其中椎板钉的植入时间为 2 分钟。术中仅需手术完成后透视 1 次，透视次数较常规手术明显减少。所有病例均在手术后摄颈椎侧位 X 线片和 CT，显示椎板螺钉进钉部位和方向准确，长度和直径选择合适，未见 C_2 椎板内外层皮质穿透，见图 29-2-21。

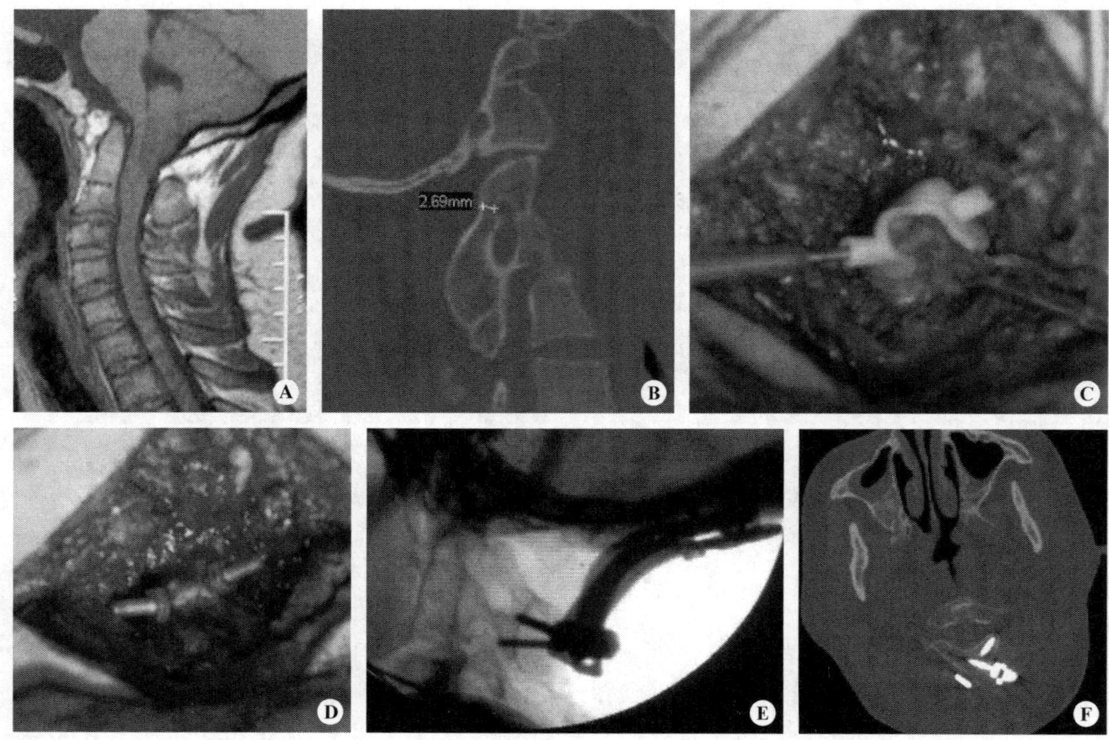

图 29-2-21 典型病例：患者女性，38 岁，术前诊断：颅底凹陷症

A. 示寰椎与枕骨融合，C_2、C_3椎体融合，脊髓压迫；B. 示椎弓根畸形；C、D. 通过导航模板植入椎板螺钉；E. 术中透视；F. 术后 CT 显示螺钉的位置良好

（三）个体化导航模板的准确性

通过对 C_2 椎体 CT 扫描后三维重建，我们可以在术前了解椎体的形态和手术区的解剖结构，在术前决定手术计划，并准确设计 C_2 椎板螺钉的方向、直径和长度。根据 Wang 的解剖学研究报道，在 38 例尸体标本中，37％的标本至少有一侧的 C_2 椎板不能容纳 3.5mm 的螺钉，47％的标本不能在双侧容纳 4mm 的螺钉，因此，术前的 CT 测量及手术规划对于 C_2 椎板螺钉的置入非常重要。通过导航模板可以更加准确地置入椎板螺钉，所有的患者均安全植入了 4mm 的椎板螺钉，术后的 CT 显示无螺钉穿透椎板的内外侧皮质。该方法不需要导航设备在术中使用时先要对椎体进行注册定位，这样就节约了手术时间，我们植入椎板螺钉的时间在 2 分钟左右；而且置入椎板螺钉不需要辅助的 C 臂透视，只需在螺钉置入完成后透视一次即可，因此，相对节约了手术时间，同时减少了医生的放射线暴露。RP 技术制作实物模型费用较高，通过导航模板的方法可减少制作椎体模型，这样就减少了 RP 的材料费用，从而减少了导航模板的使用费用。

C_2 椎板螺钉较其他传统的固定方法有一定的优势，我们通过导航模板的方法能准确地植入椎板螺钉，该方法的优势在于术前能够确定螺钉的直径与长度，同时辅助术中螺钉的准确植入，具有进一步推广的价值。

六、导航模板在胸腰椎骨折中的应用

由于脊柱各个节段椎体椎弓根解剖结构的复杂性和变化性，给椎弓根螺钉的准确植入带来了一定困难。有报道表明，根据解剖定位置入椎弓根螺钉的误置率在 20%～30%，采用影像导航技术辅助椎弓根螺钉置入，其误置率在 4%以内。我国在 2002 年将计算机导航系统开始应用于脊柱椎弓根的定位，应用的范围包括上颈椎、颈椎椎弓根、胸椎及腰椎等，报告的结果认为计算机导航技术提供了以往临床经验无法比拟的准确性和多角度实时信息。采用脊柱椎弓根数字化置钉导航模板，为胸腰椎椎弓根定位提供一种新的方法。

（一）导航模板的设计

1. CT 原始数据与椎骨三维模型的建立　患者 64 排 CT 连续扫描数据采集，扫描条件：电压 120kV，电流 150mA，层厚 0.625mm，512×512 矩阵。将 CT 连续断层图像数据导入建三维重建软件 Amira3.1，首先灰度分割提取椎骨边界轮廓信息区，然后应用区域分割再次提取椎骨信息区，采用系统默认的最佳重建模式建三维重建椎体模型，以 STL 格式导出模型。成功建立了腰椎单椎体的三维模型(图 29-2-22A)。

2. 进针模板的建立　在 UG Imageware12.0 平台打开三维重建模型，定位三维参考平面。设计椎弓根的最佳进钉钉道。提取椎板后部的解剖形态，在软件中建立与椎板后部解剖形状一致的反向模板，将模板、椎体与椎弓根钉道拟和，观察钉道与椎弓根对应的准确性。通过 RE 软件 imageware 12.1 确定椎弓根的最佳进钉方向(图 29-2-22B～D)。将椎体的后部和椎弓根的进针通道相结合，制作了带有进针通道的反向模板(椎弓根导航模板，图 29-2-22E)，同时将导航模板和椎体相结合(图 29-2-22F、G)。

3. 导航模板的制作　利用激光快速成形技术(SLA)将模型和模板同时制作出来，体外将模板和椎体贴合，进行椎弓根进针模拟，观察模板的准确性。利用激光 RP 技术将椎体和导航模板同时制作出来；模板和椎体的后部完全贴合。根据模板的导向置钉，具有很强的准确性。通过将制作的椎体和导航模板相贴合，利用导航孔植入克氏针。证实了导航模板的准确性(图 29-2-22H)。从 CT 扫描、椎弓根导航模板的设计到实物模型的制作，需要 3 天的时间。

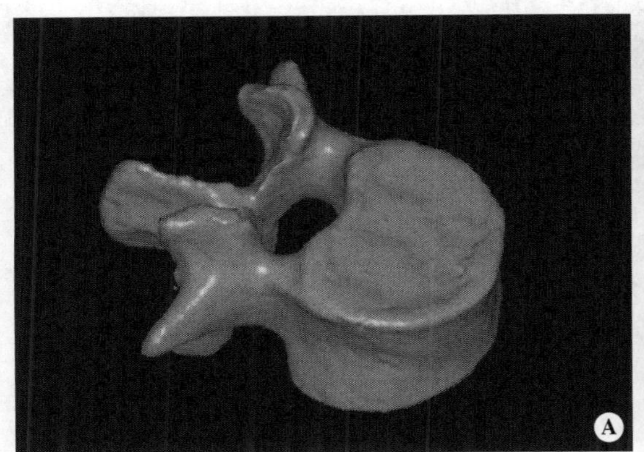

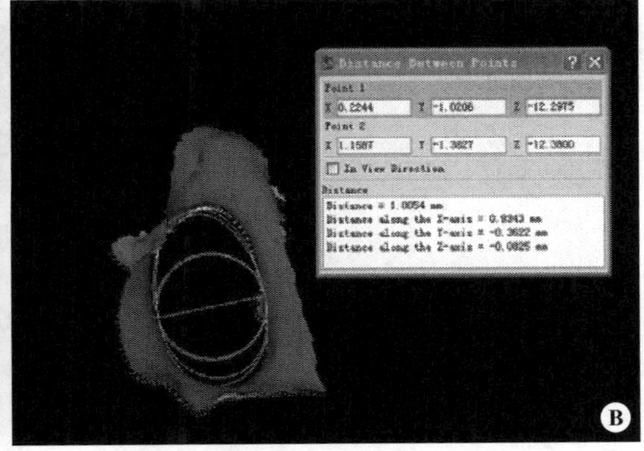

图 29-2-22

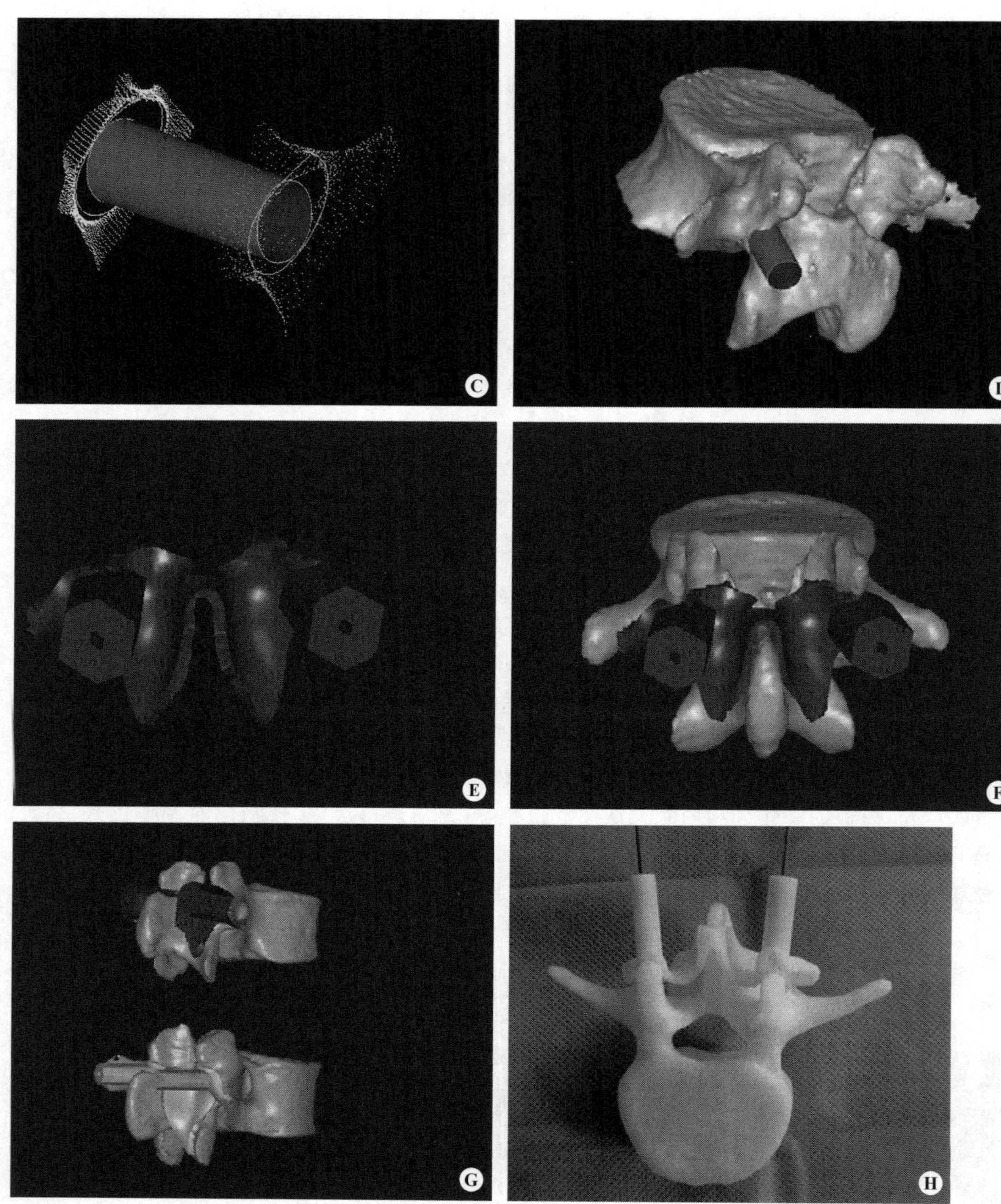

图 29-2-22 导航模板的设计及制作(续)

A. 单椎体的重建;B. 椎弓根投影的内切圆;C. 椎弓根投影的最佳进钉通道; D. 椎弓根进钉通道;E. 导航模板的三维模型;F、G. 导航模板和椎体具有精确的贴合性;H. 椎体和导航模板的实物模型

(二) 临床应用(图 29-2-23)

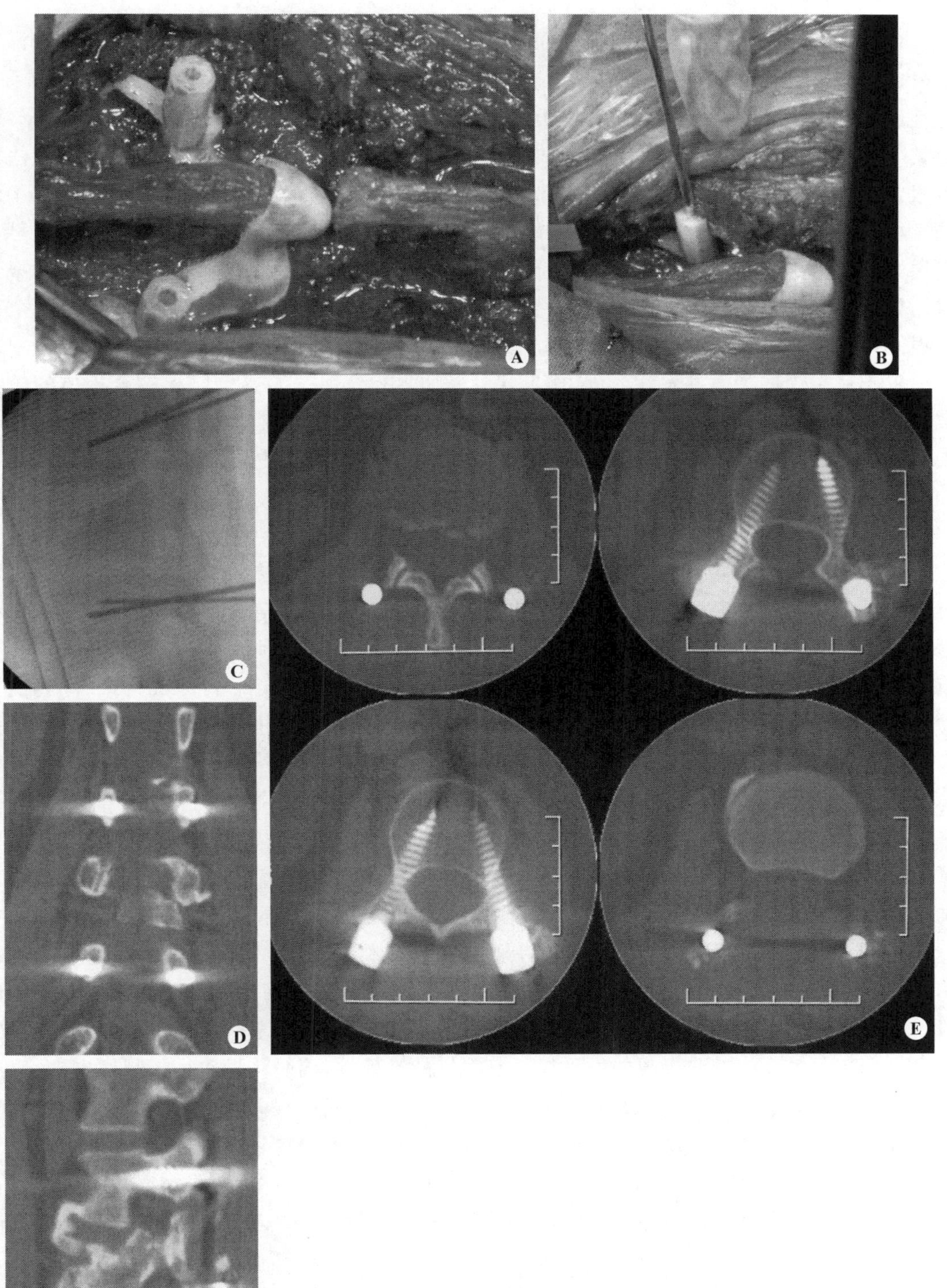

图 29-2-23　导航模板的设计及制作

A、B. 术中利用导航模板定位椎弓根；C. 术中透视见椎弓根螺钉的位置准确可靠；D～F. 术后 CT 扫描显示椎弓根螺钉位置准确

（三）应用价值

1. 胸腰椎椎弓根定位的方法 胸腰椎椎弓根螺钉内固定方法目前主要有徒手法、漏斗法（椎板开窗法）、C 臂透视辅助法、导航法等。对于几种方法的准确性，许多学者进行了对比性研究。Karim 等采用徒手法和椎板开窗法在 $L_1 \sim L_3$ 椎体植入椎弓根螺钉各 24 个（两组共 48 个螺钉），术后 CT 扫描证实所有螺钉均在椎弓根皮质内，作者比较后认为徒手法椎弓根螺钉固定更接近理想的椎弓根解剖轴线。Carbone 等应用 C 臂透视辅助法治疗 41 例胸腰椎外伤患者，共植入椎弓根螺钉 252 个，术后 CT 扫描 22 例患者（126 个螺钉），椎弓根皮质穿破率为 12.7%，椎体前方穿破率为 5.6%，无神经、血管损伤等并发症。Lim 等报道应用导航法对融合的腰椎锥体进行椎弓根螺钉固定，术后 CT 扫描了 35 位患者（231 个椎弓根螺钉），其中植入腰椎的椎弓根螺钉 122 个，椎弓根皮质穿破率为 4.1%，无因椎弓根螺钉位置不良引起的神经并发症发生，作者认为采用导航法可显著提高腰椎融合椎体的植钉准确率。Austin 等分别采用漏斗法、C 臂透视导航法和 CT 导航法三种方法在椎体（$T_6 \sim S_1$）行椎弓根螺钉固定，结果漏斗法在融合与非融合椎体椎弓根皮质穿破率分别为 21.43% 和 14.29%，C 臂透视导航法在融合与非融合椎体椎弓根皮质穿破率分别为 8.33% 和 10%，CT 导航法在椎体椎弓根皮质穿破率为 6.25%，在融合椎体椎弓根植钉准确率为 100%。作者认为导航法可显著提高胸腰骶椎椎弓根螺钉植钉准确率，尤其是采用 CT 导航法，在脊椎关节有病变而造成的局部解剖关系不清楚的病例中特别有价值。Sagi 等将徒手法、C 臂透视辅助法与电磁导航法在新鲜尸体模型上进行了对比研究，他将 16 具新鲜尸体分成 3 组，共在 $L_1 \sim L_5$ 椎体植入椎弓根螺钉 140 个，结果徒手法植钉准确率为 83%，C 臂透视辅助法植钉准确率为 78%，导航法植钉准确率为 95%，3 组严重椎弓根皮质穿孔率分别为 15%、22%、5%，C 臂透视辅助法皮质穿破距离为 3.8mm，电磁导航法皮质穿破平均距离为 1.8mm，作者认为电磁导航可显著提高椎弓根螺钉植钉准确率和安全性，减少神经损伤风险，但并不能减少放射线暴露时间及缩短植钉手术时间。通过这些作者的试验可以看出导航法较以往的各种方法准确性有了较大的提高。充分说明了计算机辅助的导航技术是未来椎弓根螺钉精确定位的方向。同时为我们发展数字化导航模板提供了信心。

2. 导航模板的应用价值 D'Urso 等通过制作椎体的三维实体模型在术前模拟手术的实施，在术前对手术过程向患者演示，患者一致表示能更好地理解手术部位的解剖和手术计划。通过制作的实体模型利用塑性材料制作椎弓根螺钉的反模，进一步提高了手术的精确性。通过逆向工程的方法寻找的椎弓根具有很好的准确性，同时将导航模板制作出来，通过临床试验充分证实了该种方法的科学性和精确性。在模板的设计中为了增加模板的准确性，定位需要暴露棘突，采用一个模板定位双侧椎弓根，此时需要将棘上韧带和棘间韧带切开，减少了脊柱稳定性。在后期的设计中采用单侧模板植入椎弓根钉，不需要将棘上韧带和棘间韧带切开即可进行椎弓根的定位，临床结果发现两种方法的准确性相当。由于在制作导航模板时采用了单椎体定位的方法，体现了个体化的原则，不会因为术中体位的变化而导致定位失败，术中可以任意改变患者的体位。在手术时减少了透视的时间和射线量，早期使用中由于需要验证方法的准确性，在植入时同时需要透视，后期只需在椎弓根内固定完成后透视一次即可，所以极大地提高了手术的准确性，减少了手术时间和放射量。

（陆 声 徐永清 陈玉兵）

第三节　计算机辅助脊柱手术设计

计算机辅助脊柱手术设计是计算机辅助脊柱外科的重要内容，主要是利用多模图像数据建立二维或者三维的仿真环境，完成手术评估、手术规划、手术方针的制定，使脊柱外科手术更精确、安全和微创，从而提高手术的质量，减轻患者的痛苦，降低医疗成本。

计算机辅助脊柱手术设计是一个复杂的综合系统，涉及计算机软硬件、信息科学、自动控制、临床医学等多个学科的相关技术。从其流程看，需要运用医学成像技术用于诊断和建立模型，使医学影像作为整个系统的数据源；此外，还需要图像处理及显示技术的支持对医学图像进行处理，包括图像分割、图像配准和融合、三维重建等。

一、发展历史

计算机辅助脊柱外科手术设计的基础是医学图像处理和计算机图形学两大技术，其发展也是伴随着两大技术的发展而逐渐发展起来的。

自 1895 年德国科学家伦琴(Rontgen)发现 X 线并成功将其运用于医学成像技术，完成外科理念一次跨越式发展后，人类开始能够从体外观察到体内的影像，从而可以在手术之前进行有效的诊断，提高医生对手术的判断能力。

20 世纪 60 年代以后，计算机技术和信息技术的飞速发展给人类社会带来了翻天覆地的变化，最新的科技成果迅速应用到医学领域中，开辟了临床医学发展的新天地。1972 年，英国工程师 Hounsfield 发明了首台计算机断层扫描成像系统(computed tomography, CT)，为了解人体内部三维解剖信息提供了更精确的影像数据；1978～1980 年，Mallard、Lauterbur 等利用 0.04～0.085T 的磁共振装置获得了第一幅人体磁共振成像(manetic resonance imaging, MRI)，首次实现了人体的组织功能成像；随后，单光子发射断层成像(single photon emission tomography, SPET)、单光子发射断层成像(positron emission tomography, PET)、计算机断层血管造影(computed tomography angiography, CTA)等医学成像设备如雨后春笋般相继涌现，使外科医师可以在术前获得病灶体及正常组织的大小、位置、形状、性质等信息，便于疾病诊断和手术治疗。

大量医学成像设备出现后，医学图像处理成为新的热点。数字图像一改过去模拟图像后期处理能力弱的缺点，使人们可以利用各种理论和算法进行后期处理，以提高图像的质量和信息量，如图像复原、增强、分割、配准、融合等。20 世纪 80 年代以来，计算机三维图形图像技术为医学图像处理带来了新的契机，利用三维图形图像技术可以把二维图像序列重建出更逼真、更接近实物的三维模型。三维重建技术的应用使医学图像完成了从二维平面图像到三维立体模型的转变。利用三维模型，医生可以更直观地获取病灶体自身的大小、位置、形状、性质等信息和病灶同正常组织的空间相对位置信息，这些重要信息不仅可用于术前疾病诊断，而且可以进行术中手术导航和定位，更重要的是为具有前瞻性、更加完善的手术模拟和手术计划打下了基础。

在此基础上，Vannier 等于 1983 年首次应用三维图像技术进行骨科手术模拟。此后，用逼真的三维图像进行手术模拟的进展很快，手术医生在虚拟的空间中加入三维 CT 图像等各种信息，在进行手术模拟的同时筹划手术方案，并绘制出一个容易操作的三维地图，在这一地图上，集中了手术时所能观察到的形态信息，手术预定部位的范围、随手术过程而发生形态变化的预后图等。

在脊柱外科领域，计算机辅助外科手术设计最早应用于椎弓根钉技术，从腰椎、下胸椎应用椎弓根螺钉固定到上胸椎和颈椎，在脊柱侧弯畸形矫正、颈椎侧块螺钉技术、脊柱前路内固定系统及椎体切除等广泛推广应用，技术日趋成熟，大量的体外模拟实验和临床病例报道已显示出计算机辅助外科手术设计的潜在优势，应用计算机辅助手术设计与传统技术比较，手术更精确、安全，手术人员和患者术中暴露射线量明显减少，手术更趋微创化。

如今，随着计算机技术、虚拟现实技术、医学成像技术、图像处理技术与脊柱外科手术不断结合、发展，一个崭新的研究领域----计算机辅助脊柱外科手术设计，已逐渐成熟。它基于计算机对大量数据信息的高速处理及控制能力，通过虚拟手术环境为骨科医生从技术上提供支援，使手术更安全、更准确，成为脊柱外科医生强有力的工具和方法，在提高手术定位精度，减少手术损伤，实施复杂骨科手术，提高手术成功率方面有卓越的表现，虽应用时间较短，但应用日益广泛，越来越受到各国骨科医生的高度重视。

二、研究现状

计算机辅助脊柱外科手术设计主要涉及计算机图形学算法方面的工作，如三维切割与裁剪、空间搜索与求交运算、碰撞检测、面积体积计算等。利用这些基本算法，可以在计算机屏幕上形成医生在手术规划中所需要的各种操作，其相关关键技术包括医学成像技术、图像处理技术、三维成像技术、有限元仿真技术等。

（一）医学成像技术

医学成像技术用于获取人体的医学影像，用于疾病诊断和建立数字模型，是计算机辅助脊柱外科手术设计的基础，影像的质量直接关系到诊断的准确性和手术计划的优劣，目前常见的有计算机断层扫描（CT）、磁共振成像（MRI）、正电子发射成像（PET）和超声（US）等。组织结构清晰、分辨率高的医学影像能为手术模拟和手术导航提供更精确的数字模型，需要更先进的成像技术、图像重建技术和图像处理技术的支持。

目前尚无一种十全十美的医学成像技术：CT 虽然空间分辨率较高，但软组织分辨能力较弱；MRI 则相反；PET 虽然擅长于组织功能成像，但空间分辨率很低。因此，图像后期处理就十分必要，需要图像处理技术的支持，以提高图像的质量和信息量。

（二）图像处理技术

图像处理技术是指对已获得的图像进行分析、识别、分割、解释、分类、配准以及进行三维重建与显示等计算机图形学处理过程，旨在建立满足定量手术规划用的二维或三维几何模型，其中图像分割技术和图像配准技术占有重要地位。

1. 图像分割（image segmentation） 是指根据某种均匀性（或一致性）的原则将图像分成若干个有意义的部分，使得每一部分都符合某种一致性的要求，而任意两个相邻部分的合并都会破坏这种一致性。医学图像分割的目的是把病灶从人体正常组织中分离开来，医生可对病灶进行定性及定量的分析。如把病灶从人体正常组织分离开来，医生可对病灶进行定性及定量的分析。在图像三维重建中，分割后的病灶可重建出独立的三维图像，更直观地展现出病灶的位置、大小、形状等信息。常用的图像分割技术有阈值分割技术、微分算子技术、区域增长技术和聚类分割技术等。

2. 图像配准(image registration)　是指对一幅图像寻求一种(或一系列)空间变换，使它与另一幅图像上的对应点达到空间位置上的一致。这种一致是指同一解剖点在两幅匹配图像上具有相同的空间位置。配准的结果应使两幅图像上所有的解剖点，或至少是所有具有诊断意义的点及手术感兴趣点都达到匹配。图像配准的主要目的是图像融合(image fusion)。

在三维重建和手术计划阶段，需要综合多模态图像的信息，以建立信息全面的模型。如利用CT图像重建的三维图像骨组织结构清晰，而软组织信息缺乏，融合MRI后就可以弥补这个缺陷，得到信息全面的三维图像。此外，手术效果评估也需要对术前和术后的图像进行配准，以观察手术部位和病灶术前、术后的对比效果。

图像配准的方法总体上可以分为两大类：基于图像特征的配准和基于图像灰度信息的配准。前者主要是从原始图像提取标志点、特征点、边缘、轮廓等信息，再利用各种算法完成配准，简单实用，但需要较多的人工介入，自动化程度低，是最常用的配准方法，如基于外部、内部标志点、最近迭代点(interactive closest point，ICP)算法、基于分割的图像配准算法等。其中基于外部识别点的配准，是通过成像前患者皮肤或骨骼上固定特征标志，这些特征标志在图像中具有高亮信号特征，以便识别和分割，该方法精度高，是各配准方法参考的“金标准”，但是是有创的，增加了患者的痛苦。基于灰度信息的图像配准算法主要是利用整幅图像的灰度信息，再由相应的理论构造一个代表图像间相似性测度的目标函数，当目标函数取得极大值或极小值(取决于不同算法)时，图像间的相似性最大，图像配准完成。基于灰度信息的图像配准具有人工干预少、自动化程度高、精度高等优点，主要缺点是计算量大、速度较慢，但随着处理芯片运算速度的迅速提高，基于灰度信息的图像配准算法越来越得到人们的重视，典型的方法有互相关法、基于傅立叶域的互相关法、灰度比的方差最小化法、在段内的灰度值方差最小化法、差分图像的直方图熵最小化法、直方图聚类和直方图图离差最小化法、最大互信息法等。

(三)三维重建技术

利用三维重建技术可以把二维医学图像序列重建出三维立体模型。基于这个模型，不仅有利于疾病诊断，而且可以完成手术模拟和手术导航，是计算机辅助脊柱外科手术中最为关键的技术之一。重建后的三维图像，可以做到任意剖面显示，更直观地展现了手术部位及邻近重要组织的信息。

医学图像三维重建算法可分为面绘制(表面重建)和体绘制(体积重建)两大类。表面重建首先从体数据中抽取一系列等值面，经过多边形拟合后，再由传统的图形学算法显示出来，其特点是速度快，能灵活地进行旋转和变换光照效果，适用于绘制表面特征明显的组织和器官(如CT图像重建骨骼的三维图像)。表面重建的缺点是只显示一个轮廓，不能保持数据的完整性。体积重建依据视觉成像的原理，首先构造出体数据理想化的物理模型，即将每个体素都看成能够接受或者发出光线的粒子，然后依据光照模型及体素的介质属性分配相应的光强和不透明度，并沿视线观察方向积分，最后在像平面上形成半透明的投影图像。体积重建不要求对被建模物体的精确分割，能够重建形状模糊的组织和器官，同时可以利用透明显示，但计算量大，对硬件要求较高，交互性能较差。目前，表面重建应用较广泛，但随着芯片处理速度的提高，体积重建将越来越引起人们的重视。

（四）有限元仿真技术

计算机手术模拟研究领域中最具挑战性的任务是对术中产生的软组织变化的模拟，近年来，有限元分析已成为公认的模拟软组织变化的最有效的方法。

有限单元法是随着电子计算机的发展而迅速发展起来的一种现代计算方法。骨科生物力学领域内，对于许多力学问题，由于方程某些特征的非线性性质，或由于求解区域的几何形状比较复杂，往往需要采用数值分析的方法，其中，有限单元法是一种十分有力的求解工具。有限元模型是一种基于物理特性的数学变形模型，它将被研究的对象视为连续的介质，采用连续分布的质量与能量函数系统来描述研究对象受力后所产生的应力改变及位移变化关系。

在骨科生物力学的实际应用中，首先通过计算机辅助设计建立有限元模型后，即可根据实际应用的需要将模型任意切割、提取或添加单元，观察网格传递形变，从而实现手术模拟中的切除、移动、充填等要求，观察最终可能实现的手术结果。在同一模型上进行不同术式的模拟，可得到模拟手术以后的软组织形变，医生可以根据模拟结果对手术方案和手术结果进行评价。目前，国内外已开发了许多有限元分析软件，可用于患者个体化研究。

三、临床应用

（一）应用步骤

计算机辅助骨科手术设计基于计算机图像技术，形成手术部位逼真的三维图像，术前在三维重建图像上复习理解局部解剖结构和相关病理改变，对病情进一步评估。在此基础上进行手术的模拟和演练，如设计好手术入路和手术方式，选择需要内固定的骨块，设计钢板放置的位置，选中钢板种类，确定螺钉的长短、进针方向及进钉位置，以及是否需要植骨、截骨的平面和假体安放的位置等，具有立体、直观、准确、全面的特点。其工作流程如图 29-3-1 所示。

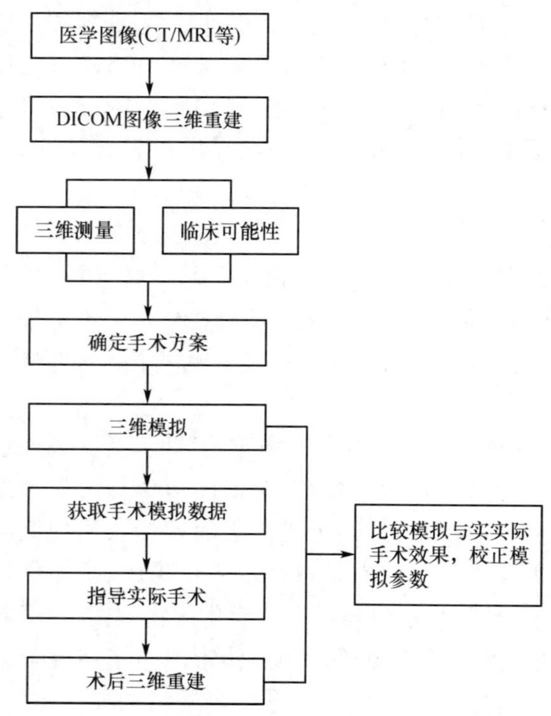

图 29-3-1　系统工作流程图

（二）临床应用

下文以强直性脊柱炎后凸矫形设计为例介绍计算机辅助手术设计的临床应用。

强直性脊柱炎后凸畸形是病变后期造成的矢状面上的脊柱畸形，此时进行脊柱截骨矫正手术是唯一的治疗方法。本研究通过在计算机上三维重建病变脊柱，设计不同手术方案进行虚拟截骨，并测量截骨矫正量数据供手术参考，以期实现术前手术计划的精确制定和预测。

1. 材料和方法

(1) 一般资料:强直性脊柱炎后凸畸形患者 5 例,均为男性,年龄范围 21～31 岁,平均 28 岁。强直性脊柱炎病史 5～11 年,平均 6 年。患者均有不同程度的腰背痛,胸背部活动受限,呈现脊柱后凸畸形及双目不能平视等症状,均不伴有髋关节强直。

术前常规摄站立位胸腰椎 X 线片及骨盆平片,后凸畸形部位在胸段者 1 例,胸腰段者 4 例,均无腹主动脉轻度钙化。肺功能测定通气功能正常 3 例,轻度限制性通气障碍 2 例,心功能均正常。术前血沉 11～36mm/h,平均 22mm/h。

(2) 获取数据及三维重建:手术前、后采用多层螺旋 CT 机(美国 GE 公司生产 LightSpeed Ultra 16 型)对患者 C_7 至骶骨的脊椎进行断层连续扫描,扫描基准线平行脊柱轴线。扫描参数:螺距 1.0～1.5mm,层厚 5mm,经分割后层厚为 0.625mm,扫描时间 0.3s,球管电压 120kV,电流 300mA,扫描矩阵 512×512。所获图像格式为 Dicom 3.0。

将获得的数据导入 Mimics 10.01 软件中,选取骨密度 CT 值,剔除软组织,三维重建胸腰椎图像,获得手术前后脊柱的三维重建图像。

(3) 术前虚拟截骨辅助手术方案的制定:

1) 根据后凸畸形的形状及后凸顶点尝试不同的截骨部位,根据后凸畸形的严重程度设计多节段截骨方案。

2) 参考 Yang 等于 2006 年提出的计算方法并适当改进后进行矫形角度及截骨宽度的估计。首先,分别经过 C_7 椎体中心点及 S_1 椎体后上角作两条垂线,两线之间的水平距离用于评估后凸畸形恢复矢状面平衡所需纠正的程度。然后,标出事先确定截骨椎体的前缘中点并与 C_7 椎体中心点作一连线,将此线旋转至与过 S_1 椎体后上角的垂线相交,所旋转的角度理论上可认为是截骨所需获得的矫正度数(图 29-3-2)。测量截骨椎体后缘及椎板与椎体前缘的距离,在截骨角度已知的条件下,可通过简单的三角函数计算出椎体后缘、椎板所需的截骨宽度。如图 29-3-3 所示,$\angle\alpha$ 为需获得的截骨角度,X_1、X_2 分别为椎体前缘至椎体后缘和椎板的距离,Y_1、Y_2 分别为椎体后缘和椎板所需的截骨宽度。

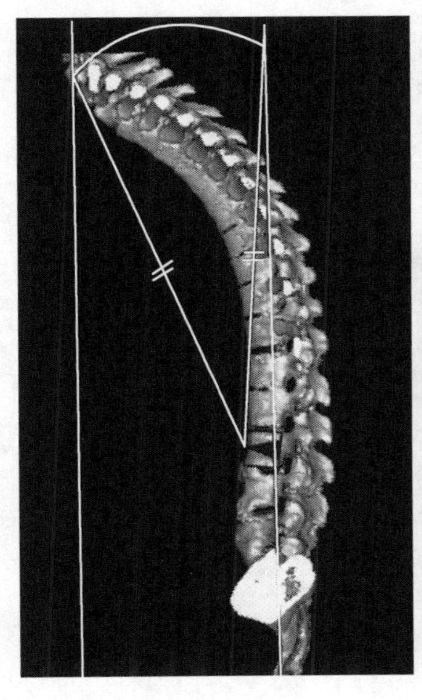

图 29-3-2　截骨角度测量示意图

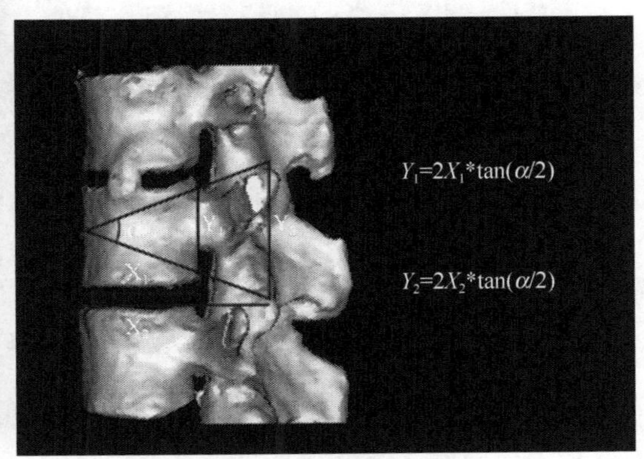

图 29-3-3　截骨宽度测算示意图

3）在已重建好的术前病变脊柱模型上选择不同的截骨部位和截骨角度进行虚拟截骨，比较不同方案的矫形效果，最终确定最佳的手术方案（包括截骨部位、截骨角度和截骨的数目），并测量截骨节段在椎板和椎体后缘的截骨宽度，指导手术中的截骨量。

（4）预测效果的评价：重建术后脊柱模型。在术前确定的截骨模型及术后重建的模型上分别测量：①T_1 椎体上缘与骶骨平面所夹的全脊柱后凸角；②C_7 椎体中心点与骶骨后上角的水平距离；③截骨节段上位椎体棘突最上缘与下位椎体棘突最下缘间距离；④截骨节段相邻上下椎体双侧横突尖部距离（图 29-3-4），并进行比较。

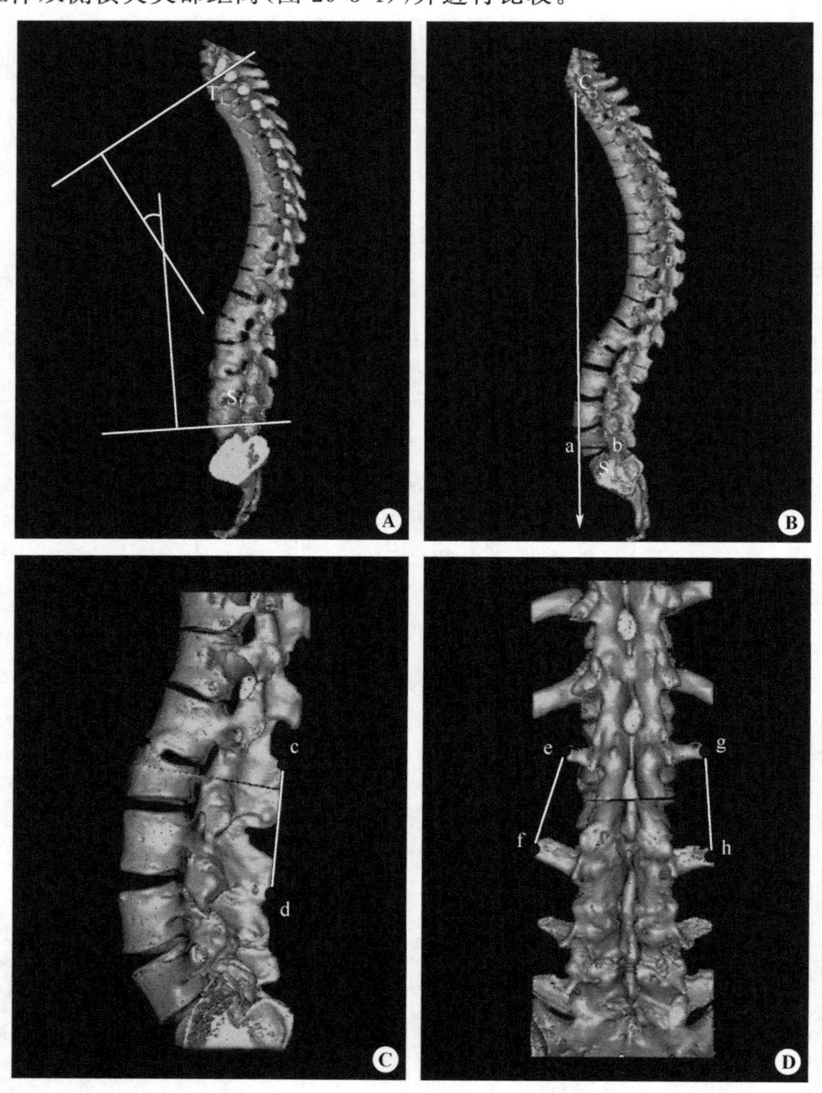

图 29-3-4　手术前后比较指标测量示意图

∠α 为全脊柱后凸角（A）；a、b 两点距离为 C_7 椎体中心点与骶骨后上角的水平距离（B）；c、d 两点距离为截骨节段相邻上下椎体棘突间距离（C）；e、f 和 g、h 两点距离分别为两侧截骨节段相邻上下椎体横突间距离（D）

2. 结果　本组 5 例患者均顺利完成手术前后脊柱的三维重建，并设计 2 种以上不同的手术方案进行虚拟截骨。经过比较矫形效果，最终均确定行 L_2 经椎弓根椎体截骨术。术后均获得良好的矫形效果，患者外观获得明显改善。

术前测算出所需截骨角度平均为(26.34±3.16)°(23.30°～30.11°)，椎板截骨宽度平均为(27.71±1.22)mm(26.53～29.15mm)，椎体后缘截骨宽度平均为(14.45±1.62)mm(12.17～16.62mm)。

在虚拟截骨模型上及术后重建模型上分别测得各比较指标的预测值与实际手术后测量值相近(表 29-3-1)。

表 29-3-1　术前模拟值与术后实际值的比较 $\overline{X}\pm s$(min～max)，$n=5$

比较指标	模拟值	实际值
全脊柱后凸角(°)	(16.09±09.31)(05.11～09.10)	(14.90±08.59)(02.09～25.18)
C_7 椎体中心点与骶骨后上角的水平距离(mm)	(46.64±19.09)(18.35～63.68)	(46.35±20.53)(22.31～74.04)
棘突间距离(mm)	(64.26±06.91)(52.87～71.41)	(64.38±8.41)(51.89～73.82)
左侧横突间距离(mm)	(50.91±02.39)(47.98～54.17)	(50.39±08.45)(40.73～61.24)
右侧横突间距离(mm)	(47.30±05.03)(39.21～51.67)	(48.04±08.07)(37.44～59.63)

3. 典型病例　患者，男性，21 岁，强直性脊柱炎病史并胸腰椎后凸畸形 6 年余。术前三维重建病变脊柱(图 29-3-5A)，分别选择 L_2 及 L_3 椎体进行虚拟截骨(图 29-3-5B、C)。确定选择 L_2 椎体进行截骨，并测量出使 C_7 椎体中心点矫正到过 S_1 椎体后上角垂线上所需矫正的度数为 29°；并在 L_2 椎体上测得获得此矫正度数相应的椎板和椎体后缘的截骨宽度分别为 26.86mm 和 14.00mm，指导术中截骨。重建术后脊柱模型(图 29-3-5D)，并测得全脊柱后凸角、C_7 椎体中心点与骶骨后上角的水平距离、棘突间距离及左、右侧横突间距离分别为 25.18°、49.94mm、51.89mm、40.73mm 和 37.44mm。而在术前 L_2 截骨模型上测量上述指标相应值为 29.10°、53.85mm、52.87mm、47.98mm 和 39.21mm。

4. 计算机辅助强直性脊柱炎后凸畸形截骨矫正手术设计的临床意义

(1) 有助于选择合适的截骨部位：目前临床上多是选择在腰椎进行截骨，通过人为地增大腰椎前凸，以代偿脊柱上部的后凸畸形，改善患者外观。但是按照一般的截骨原则，截骨应选择在后凸畸形的顶点部位进行才能达到最佳的矫形效果。强直性脊柱炎引起的后凸顶点多位于胸椎，以胸腰段最常见，因此，对于恢复脊柱的生理曲线来说，胸椎是理想的截骨部位，能达到脊柱生理曲线和矢状面的生物力学平衡恢复最佳。近年术式经过改进后，L_1 以上已不是禁区，并已将原来腰段截骨提高到胸段、颈段。特别是对于胸椎后凸伴正常腰椎前凸的患者，理想的截骨水平是在胸椎。我们针对不同的截骨部位对病变脊柱进行虚拟截骨，在术前就能直观地显示各个部位截骨后的矫形效果，为手术者及其团队选择手术部位提供了直观的参考。本组患者中有 4 例患者胸椎后凸伴腰椎前凸消失或减少，术前模拟及实际手术时均选择在腰椎进行截骨，两者获得的矫形效果相近，疗效满意。有 1 例为后凸顶点位于胸腰段而腰椎前凸正常(腰椎前凸角 40°)，我们在术前对胸腰段及腰椎截骨均进行了模拟，结果发现在顶点截骨获得了较佳的矫形效果，但出于手术安全性的考虑，我们仍选择在腰椎进行截骨，使腰椎前凸增大到 60°，所获临床疗效也较为满意。

(2) 有助于指导术中截骨宽度：目前临床上多数通过在脊柱侧位片上根据需矫正度数来测量截骨宽度，不仅精确性差，而且只是在二维平面上预测矫形效果，空间立体感差。肖联平等报道在纸样上模拟截骨，观察矫形效果，最终确定截骨部位和截骨角度，测出各截骨节段在棘突和椎体后缘水平的截骨宽度，指导术中截骨量。本组病例中，我们通过计算机上

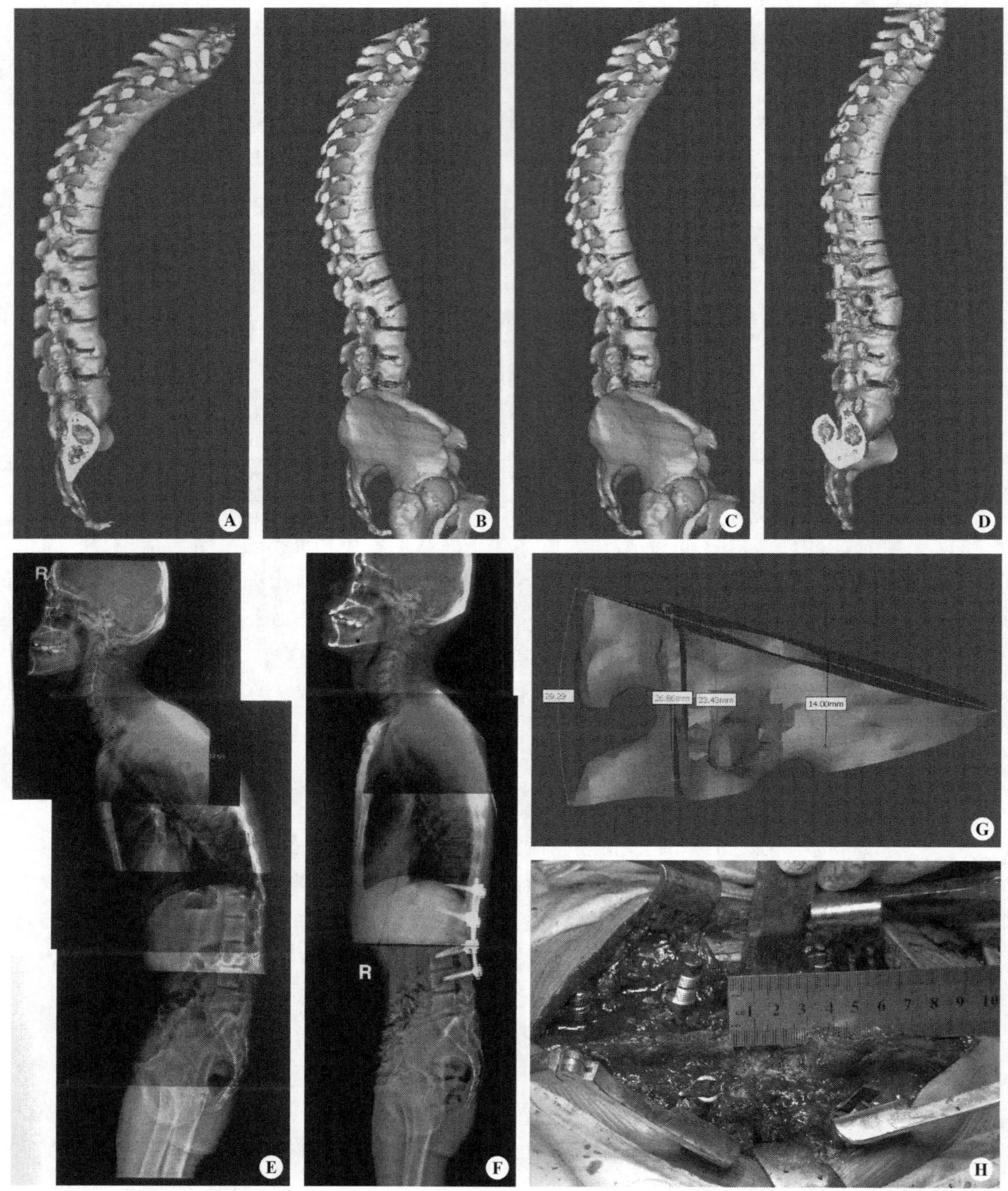

图 29-3-5　患者，男性，21 岁，行 L_2 经椎弓根椎体截骨术。术前(A)、术后(D)重建模型，模拟 L_2(B)、L_3(C)椎体截骨模型，术前(E)、术后(F)侧位 X 线片，虚拟(G)及现实(H)截骨参数

的虚拟截骨，并能对截骨模型进行精确测量，获得的截骨宽度预测值与实际手术的结果基本相符，实现了术前个体化手术计划的精确制定和预测，为临床医生提前进行术前演练，避免和减少术中出现失误提供了有利条件。当然，临床手术时确定截骨量时还应综合考虑椎前血管顺应性、脊髓松弛程度、脊柱稳定性等因素，但就矫形效果预测而言，本研究方法较传统

方法有明显优势。

(3) 模拟多节段联合截骨供临床参考：一般认为，对于60°以内的后凸畸形，一般做单节段截骨即可满足矫形的需要，否则节段越多，手术时间越长，损伤越大，出血越多，会大大增加手术的危险性。本组患者均为60°以内的后凸畸形，我们分别对单节段截骨和多节段截骨的不同手术方案进行了模拟、比较，结果显示单节段截骨已可获得满意的矫形效果；临床也均采用单节段截骨，效果满意。对于严重的后凸畸形应考虑行双节段或更多节段的截骨，可以使应力分散、减少对脊柱稳定性的影响，且每个椎间隙张开小，可以避免椎体前方的血管和内脏过度牵引。但其缺点之一是手术效果不好预测，在术前对应每个节段及整体的矫形效果缺乏清晰的预见。我们应用计算机进行术前截骨模拟能很好地解决这一问题，使手术者在术前做到心中有数，根据需要合理分配每个节段的截骨量。

四、存在问题

通过计算机手段对病变脊柱进行三维重建及模拟截骨，可以使手术者在术前对手术区域的解剖结构有更加明确的认识，对手术方案的三维构思更加客观、定量，并且能将手术信息与其他手术者及患者共享，对手术设计具有指导意义。但存在问题也较为明显，脊柱及邻近组织解剖结构复杂，截骨过程操作难度大，而计算机采用的是在理想状态下的机械性截骨，因此，手术截骨的临床效果往往很难得到计算机模拟截骨的理想矫正度数。这一问题的解决有赖于提高手术技巧以及进一步提高计算机模拟截骨的仿真程度。此外，从手术需要出发，还应进一步研究截骨前后椎管内脊髓、神经以及椎旁血管、软组织的移位情况，这对于手术部位的选择及截骨量的确定具有重要的临床实用价值。

（李景欣　瞿东滨　王博亮）

结　　语

影像学、生物力学及计算机技术相互结合并在脊柱外科中广泛应用，促进计算机辅助脊柱外科的发展，也将促进脊柱外科的一个新分支——精准脊柱外科的发展与成熟，并将与脊柱微创技术发展相互携手、共同跨越。尽管目前在临床上计算机辅助脊柱外科在实际应用中常使人产生费时、繁琐、复杂、不听使唤等，但其毕竟是一种新技术，何况已经跨越了蹒跚步态期，正阔步进行，相信在不久的将来，会成为临床脊柱外科医生忠实的伙伴、不可或缺的有力工具。任何新技术都青睐有准备的头脑。

（瞿东滨）

参考文献

白烨，杨明，王秋良，等．2006．磁导航外科手术模型系统设计和建造[J]．北京生物医学工程，25(3)：261～264．

陈昊，徐军，何飞．2007．脊柱外科导航的临床应用进展[J]．昆明医学院学报，28(5)：89～93．

陈玉兵，陆声，徐永清．2009．快速成形技术在脊柱外科中的应用研究现状[J]．中国矫形外科杂志，17(8)：608～610．

费保蔚，应天戈．1998．计算机辅助外科手术的方法和进展[J]．生物医学工程杂志，15(2)：195～202．

高文，邱学军，史荣，等．2003. 计算机医学工程与医学信息系统[P]. 北京：清华大学出版社

顾苏熙，李明．2009. 计算机生物力学模拟技术在脊柱侧凸矫形中应用的研究进展[J]. 中国脊柱脊髓杂志，19(8)：631～633.

瞿东滨，钟世镇，徐达传．1999. 枢椎椎弓根及其内固定的临床应用解剖[J]. 中国临床解剖学杂志，7：153～154.

柯映林，肖尧先，李江雄．2001. 反求工程 CAD 建模技术研究[J]. 计算机辅助设计与图形学学报，13：570～575.

李华，张蒲，俞超，等．2005. 计算机导航辅助椎弓根螺钉固定[J]. 中华创伤骨科杂志，7(7)：630～633.

李辉．2004. 计算机辅助外科的现状和前景[J]. 中华外科杂志，42(1)：698～699.

李景欣，瞿东滨，王博亮，等．2008. 计算机辅助设计在强直性脊柱炎后凸畸形矫形手术中的应用[J]. 中国临床解剖学杂志，26(6)：619～623.

李青，梅治，刘康，等．2007. CT 成像 Pin-point 激光导航系统引导下经皮穿刺椎体成形术临床疗效[J]. 临床骨科杂志，(6)：487～489.

李书纲，郑浩峻，林信海，等．2008. 脊柱外科计算机辅助导航技术系统及其国内外发展现状[J]. 中国骨与关节外科，1(3)：234～240.

李野，郭春杰．2007. 导航辅助下椎弓根螺钉置入的应用现状[J]. 颈腰痛杂志，28(1)：49～51.

梁国穗．2006. 外科机器人的发展历程及临床应用[J]. 中华骨科杂志，26(10)：707～710.

刘亚军，田伟．2005. CT 三维导航系统辅助颈椎椎弓根螺钉内固定技术的临床应用[J]. 中华创伤骨科杂志，7(7)：630～633.

陆声，徐永清，张元智，等．2008. 计算机辅助导航模板在下颈椎椎弓根定位中的临床应用[J]. 中华骨科杂志，28：1002～1007.

陆声，张元智，徐永清，等．2008. 脊柱椎弓根定位数字化导航模板的设计[J]. 中华创伤骨科杂志，10：128～131.

邱贵兴．2006. 计算机辅助导航技术在骨科手术中的应用[J]. 中华骨科杂志，26：651～652.

沈军，杨惠林，王东来，等．2006. 螺旋 CT 个体化测量辅助下颈椎椎弓根置钉的实验研究中国脊柱脊髓杂志[J]. 16：372～376.

师继红，陆声，张元智，等．2008. 数字化脊柱椎弓根导航模板在胸腰椎骨折中的应用[J]. 中华创伤骨科杂志，10：138～141.

史峰军，刘长胜，冯刚，等．2002. 应用椎弓根螺钉内固定治疗 Hangman 骨折[J]. 中华骨科杂志，22：699～700.

谭平先，李健，高梁斌．2005. 计算机辅助手术在脊柱外科的应用现状[J]. 中国脊柱脊髓杂志，15(10)：633～635.

王超，尹绍猛，阎明，等．2004. 使用枢椎椎弓根螺钉和枕颈固定板的枕颈融合术[J]. 中华外科杂志，42(12)：707～711.

王军强，孙磊，王满宜．2004. 计算机辅助骨科手术的应用和进展[J]. 中华创伤骨科杂志，6(1)：110～114.

王军强，孙磊，王满宜．2004. 计算机辅助手术的临床医学评价方法[J]. 中华外科杂志，42：757～759.

王伟，吕龙．2007. 计算机辅助导航系统在骨科手术中的临床应用[J]. 内蒙古医学杂志，39(7)：842～844.

闫明，王超，党耕町，等．2003. 经寰椎侧块和枢椎峡部内固定的解剖学基础[J]. 中国脊柱脊髓杂志，13：25～27.

杨明，白烨，王秋良，等．2005. 磁导航定位手术系统(MSS)的研究[J]. 电工电能新技术，24(4)：63～67.

杨永宏，郑杰．2007. 计算机辅助导航系统及其骨科应用[J]. 中华创伤骨科杂志，7(7：614～616.

喻忠，王黎明．2005. 骨科手术导航系统研究现状[J]. 国外医学(骨科学分册)，26(3)：140～144.

袁元杏，李青，刘康，等．2005. CT 成像 Pin-point 激光导航系统引导下行椎体成形术的临床观察[J]. 中国脊柱脊髓杂志，15(3)：150～153.

张文强，戴尅戎，王成焘．2004. 外科手术导航系统的研究现状及进展[J]. 医用生物力学，19(1)：51～55.

中国组织工程研究与临床康复编辑部．2009. 让昨天告诉今天：计算机辅助骨科手术导航的学术与技术发展[J]. 中国组织工程研究与临床康复，13(35)：6818～6819.

Abumi K，Shono Y，Ito M，et al. 2000. Complications of pedicle screw fixation in reconstructive surgery of the cervical spine[J]. Spine，25 ：962～969.

Arand M，Neller S，Kinzl L，et al. 2002. The traumatic spondylolisthesis of the axis ：A biomechanical in vitro evaluation of an instability model and clinical relevant constructs for stabilization[J]. Clin Biomech (Bristol，Avon)，17 (6) ：432～438.

Austin MS Vaccaro AR，Brislin B，et al. 2002. Image-guided spine surgery：a cadaver study comparing conventional open laminoforaminotomy and two image-guided techniques for pedicle screw placement in posterolateral fusion and nonfusion model[J]. Spine, 27: 2503～2508.

Berry E, Cuppone M, Porada S, et al. 2005. Personalised image-based templates for intra-operative guidance[J]. Proc Inst Mech Eng, 219: 111～118.

Brown GA, Firoozbakhsh K, DeCoster TA, et al. 2003. Rapid prototyping: the future of trauma surgery? [J]. J Bone Joint Surg (Am), 85: 49～55.

Carbone JJ, Tortolani PJ, Quartararo LG. 2003. Fluoroscopically assisted pedicle screw Fluoroscopically assisted pedicle screw fixation for thoracic and thoracolumbar injuries: technique and short-term complications. [J] Spine, 28(1): 91～97.

D'Urso PS, Williamson OD, Thompson RG. 2005. Biomodeling as an aid to spinal instrumentation[J]. Spine, 30: 2841～2845.

Duggal N, Chamberlain RH, Perez2Garza LE, et al. 2007. Hangman's fracture: a biomechanical comparison of stabilization techniques[J]. Spine, 32 (2) : 182～187.

Ewing DR, Pigazzi A, Wang Y, et al. 2004. Robots in the operating room—the history[J]. Semin Laparosc Surg, 11(2): 63～71.

Fritsch EW. 2007. Navigation in spinal surgery using fluoroscopy. In: James B. Stiehl, Werner H. Konermann, Rolf G. Haaker, A.M.DiGioia eds. Navigation and MIS in orthopedic surgery[M]. London: Springer, 547～554.

Fujibayashi S, Neo M, Takemoto M, et al. 2010. Computer-assisted spinal osteotomy: a technical note and report of four Cases[J]. Spine, 35: E895～903.

Geerling J, Gosling T, Gosling A, et al. 2008. Navigated pedicle screw placement: experimental comparison between CT- and 3D fluoroscopy-based techniques[J]. Comput Aided Surg, 13(3): 157～166.

George AB, Keikhosrow F, Thomas AD, et al. 2003. Rapid prototyping: the future of trauma surgery? [J]. J Bone Joint Surg, 85(supple4): 49～55.

Goffin J, Van Brussel K, Martens K, et al. 2001. Three-dimensional computed tomography-based, personalized drill guide for posterior cervical stabilization at C_1～C_2[J]. Spine, 26: 1343～1347.

Gorek J, Acaroglu E, Berven S, et al. 2005. Constructs incorporating intralaminar C_2 screws provide rigid stability for atlantoaxial fixation[J]. Spine, 30: 1513 1518.

Harms J, Melcher RP. 2001. Posterior C_1～ C_2 fusion with polyaxial screw and rod fixation[J]. Spine, 26: 2467～2471.

Hattori A, Suzuki N, Suzuki S, et al. 2006. Surgical robotics and instrumentation[J]. Int J CARS, 1: 201～228.

Howington JU, Kruse JJ, Awasthi D. 2001. Surgical anatomy of the C_2 pedicle[J]. J Neurosurg, 95: 88～92.

Ito Z, Harada A, Matsui Y, et al. 2006. Can you diagnose for vertebral fracture correctly by plain X-ray? [J] Osteoporos Int, 17: 1584～1591.

Kalfas IH. 2009. Image-guided spinal navigation: principles and clinical applications. In: Ozgur B, Benzel E, Garfin S eds. Minimally Invasive Spine Surgery[M]. New York: Springer.

Karim A, Mukherjee D, Gonzale-Cruz J, et al. 2006. Accuracy of pedicle screw placement for lumbar fusion using anatomic landmals versus open laminectomy: a compasion of two surgical techniques in cadaveric specimens. Neurosurgerry. 59 (Suppl1): ONS 13～19.

Kotani Y, Abumi K, Ito M, et al. 2003. Improved accuracy of computer-assisted cervical pedicle screw insertion[J]. J Neurosurg, 99 : 257～263.

Krummel TM. 1998. Surgical simulation and virtual reality : the coming revolution [J]. Ann Surg, 228: 635～637.

Langlotz F, Zheng G, Nolte LP. 2007. Advanced technologies in navigation. In: Stiehl JB, Konermann WH, Haaker RG, et al eds. Navigation and MIS in Orthopedic Surgery[M]. Berlin Heidelberg: Springer, 582.

Leonard JR, Wright NM. 2006. Pediatric atlantoaxial fixation with bilateral, crossing C_2 translaminar screws. Technical note[J]. J Neurosurg. 104: 59～63.

Lim MR, Girardi FP, Yoon SC, et al. 2005. Accuracy of computerized frameless stereotactic image-guided pedicle screw placement into previously fused lumbar spines[J]. Spine, 30: 1793～1798.

Lu S,Xu YQ,Lu W,et al. 2009. A novel patient-specific navigational template for cervical pedicle screw placement[J]. Spine,34(26):E959～966.

Ludwig A,Werner K,Joachim MG et al. 1990. Computer assisted Surgery[J]. IEEE Computer Graphics& Applications,3:43.

Ludwig SC,Kowalski JM,Edwards CC,et al. 2000. Cervical pedicle screws:comparative accuracy of two insertion techniques[J] . Spine,25:2675～2681.

Ludwig SC,Kramer DL,Balderston RA,et al. 2000. Placement of pedicle screws in the human cadaveric cervical spine: comparative accuracy of three techniques[J]. Spine,25: 1655～1667.

Madawi AA,Casey AT,Solanki GA,et al. 1997. Radiological and anatomical evaluation of the atlantoaxial transarticular screw fixation technique[J]. J Neurosurg,86: 961～968.

Mandel IM,Kambach BJ,Petersilge CA,et al. 2000. Morphologic considerations of C_2 isthmus dimensions for the placement of transarticular screws[J]. Spine,25 (12) : 1542～1547.

Mann W,Klimek L. 1998. Indications for computer-assisted surgery in otorhinolaryngology [J]. Comput Aided Surg,3: 202～204.

Neo M,Sakamoto T,Fujibayashi S,et al. 2005. The clinical risk of vertebral artery injury from cervical pedicle screws inserted in degenerative vertebrae[J]. Spine,30: 2800～2805.

Owen BD,Christensen GE,Reinhardt JM,et al. 2007. Rapid prototype patient-specific drill template for cervical pedicle screw placement[J]. Comput Aided Surg,12: 303～308.

Radermacher K,Portheine F, Anton M,et al. 1998. Computer assisted orthopaedic surgery with image based individual templates[J]. Clin Orthop Relat Res,354: 28～38.

Radermacher K,Staudte HW,Rau G. 1993. Computer-assisted matching of planning and execution in orthopedic surgery [J]. International Conference of IEEE on EMBs 946.

Richter M,Amiot LP,Puhl W. 2002. Computer navigation in dorsal instrumentation of the cervical spine: an in vitro study [J]. Orthopade,31: 372～377.

Sagi HC,Manos R,Benz R,et al. 2003. Electromagnetic Field-Based Image-Guided Spine Surgery Part One:Rsults of a Cadaveric Study Evaluating Lumbar pedicle screw placement[J]. Spine,28(17) 2013～2018.

Schlenzka D,Laine T,Lund T. 2000. Computer-assisted spine surgery[J]. Eur Spine J,9(Suppl 1):S57～64.

Schlondorff G. 1998. Computer-assisted surgery :historical remarks[J]. Comput Aided Surg,3:150～152.

Schwarzenbach O,Berlemann U,JostB,et al. 1997. Accuracy of computer assisted pedicle screw placement: an in vivo computed tomography analysis[J]. Spine,22(4):452～458.

Shoham M. 2011. Robotic surgery: enabling technology? In: Rosen J, et al. eds. Surgical Robotics: Systems Applications and Visions[M]. London:Springer Science Business Media,247～255.

Suchomel P,Choutka O. 2011. Virtual and Real Time Navigational Techniques. In: Suchomel P,Choutka O eds.Reconstruction of Upper Cervical Spine and Craniovertebral Junction[M],New York:Springer-Verlag Berlin Heidelberg, 125～136.

Sykes LM,Parrott AM,Owen CP,et al. 2004. Applications of rapid prototyping technology in maxillofacial prosthetics[J]. Int J Prosthodont,17: 454～459.

Taller S,Suchomel P,Luk SR,et al. 2000. CT-guided internal fixation of a hangman's fracture[J]. Eur Spine J,9 (5) : 393～397.

Tamaki T,Kubota S. 2007. History of the development of intraoperative spinal cord monitoring[J]. Eur Spine J,16(0): 140.

Troulis MJ,Everett P,Seldin EB,et al. 2002. Development of a three dimensional treatment planning system based on computed tomographic data[J]. Int J Oral Maxillofac Surg,31(4):349～357.

van Dijk M, Smit TH, Jiya TU,et al. 2001. Polyurethane real-size models used in planning complex spinal surgery[J], 26:1920～1926.

Vosburgh KG. 1997. Image guided surgery and its potential[J]. Stud Health Technol Inform,39:83～89.

Wang MY. 2006. C_2 crossing laminar screws：cadaveric morphometric analysis[J]. Neurosurgery,59：S84～88.

Wright NM,Lauryssen C. 1998. Vertebral artery injury in C_1～C_2 transarticular screw fixation：results of a survey of the AANS/CNS section on disorders of the spine and peripheral nerves：American Association of Neurological Surgeons/Congress of Neurological Surgeons[J]. J Neurosurg,88：634～640.

Wright NM. 2004. Posterior C_2 fixation using bilateral crossing C_2 laminar screws：case series and technical note[J]. J Spinal Disord Tech,17：158～162.

Youkilis AS,Quint DJ,Mcgillicuddy JE,et al. 2001. Stereotactic navigation for placement of pedicle screws in the thoracic spine[J]. Neurosurgery,48(4):771～778.

第三十章　脊柱内固定术后康复

第一节　概　　述

一、康复治疗的目的

康复医学可定义为通过多学科、跨学科的途径使患者医学治疗后重获最佳的功能和健康状态。

康复治疗的目的是使患者在各个领域中重获最佳的功能状态，包括医疗、社会、情感和职业等方面。成功的关键在于正确理解患者急需解决的身体功能障碍和结构缺陷之间的内在联系，同时不能忽略心理社会和环境因素等的影响。

达到康复治疗的目标需三种策略：治疗策略、康复策略和预防策略。康复医学包括治疗受损的身体结构和功能（治疗策略）；其目标是改善机体功能、活动受限和参与社会活动的障碍（康复策略），并防止症状的进一步加重和功能的进一步丧失（预防策略）。即使患者的疾病无法得到根治或有效预防，康复治疗仍能够尽可能地减轻症状、减少功能丧失和相关的医疗费用，不仅有利于个体也有利于社会。

1980 年，世界卫生组织（WHO）公布了残损（impairments）、残疾（disabilities）和残障（handicaps）的国际分型标准（ICIDH），作为疾病后果的系统分类。该分型在 2001 年进行了修正，并重新命名为功能（functioning）、残疾（disability）和健康（health）的国际分型（ICF）。ICF 分型描述了人体功能及功能受限的各种情况，并作为一个框架将信息归纳为两个部分：第一部分重点讲述功能和残疾；第二部分则主要涵盖其相关因素。

根据 ICF 分类，通过以下三个相关领域定义残疾的概念：

- 器官领域或生物系统。
- 个体领域。
- 社会领域。

上述领域的功能受损表现在以下三个维度（表 30-1-1）：

- 残损（impairment ）。
- 活动（activity）。
- 参与（participation）。

表 30-1-1　康复治疗维度及领域概要

维度	领域	描述
残损	器官领域	某个器官或系统功能的丧失或异常（生理性或心理性）
活动	个体领域	独立完成工作或动作，包括日常生活活动（穿着、驾车、烹饪）
参与	社会领域	个体对社会活动的参与，包括业余娱乐活动和工作

当个体完成正常同龄人能够胜任的工作或动作的能力受限时，则称之为残疾(disability)。

根据ICF分类，个体的健康状况还受到其他相关因素的影响，这些因素涵盖了个体全部的生活背景及居住环境，包括环境因素和个体因素。环境因素包括整个生存和生活的社会、主观环境因素(如自然环境、人际关系、主观态度、价值观和信仰)。个体因素指个体独特的生活背景、居住条件等，其包含了除躯体部分外个体的其他条件(如性别、年龄、种族、健康情况和生活方式)。上述因素能够给患者带来积极或消极的影响。

二、脊柱内固定术后康复目标及原则

目前，脊柱内固定术后的康复治疗尚缺乏详细的流行病学资料，康复治疗的有效性也缺乏循证医学证据，在这一领域内还没有被广为接受的应用指南，仅有散在的文章报道腰椎间盘术后康复治疗的有效性。因此，很多康复的方法和措施均是根据临床实践的经验，而不是随机对照研究，因此有些观点不一定获得广泛认同。

有证据表明，间盘术后进行康复治疗有利于患者的预后，是外科手术治疗的重要补充。而脊柱融合术后康复治疗是否有益，目前尚无相关证据。脊柱手术后是否需要限制患者活动及其持续时间，一直存在争议；同样对是否需要进行特殊的康复治疗，也存在争议。外科医师制订康复计划的主观性，及其对康复治疗可能造成再次损伤的担忧，是争议存在的主要原因。

(一) 脊柱内固定术后康复目标

脊柱内固定术后康复治疗的首要目标是减轻患者的疼痛，并使患者重获最佳的日常生活活动能力，包括各种居家活动及社交技能。为促进并使康复治疗获得最佳效果，康复计划必须根据伤口愈合的三个阶段(炎症期、增殖期、塑形期)来制订，此外，详细周密的术前评估对于制订客观、可行的术后康复计划，达到康复预期目标至关重要。

(二) 制订计划时需考虑的几个问题

1. 伤口愈合的过程　康复计划的制订，必须考虑到术后伤口愈合的过程。伤口愈合是人体对外科手术的一种生理反应，大体上可分为三个阶段：

- 炎症期 inflammation(0～2天)。
- 增殖期 proliferation(3～21天)。
- 塑形期/适应期 remodeling/adaptation(21～300天)。

术后的康复治疗，根据不同的愈合阶段，制订和实施不同的康复治疗方案具有重要意义。由于脊柱手术中肌肉剥离的范围比其他骨科手术更为广泛，因此重视这三个阶段显得尤为重要。

尤其是后路脊柱手术，往往需要暴露并损伤椎旁肌组织及肌肉，深部的椎旁肌对于脊柱，尤其是腰椎的稳定性有着重要的作用。与其他骨科手术如膝关节、髋关节手术相比，后路脊柱手术不可避免地需要进行广泛的肌肉剥离和牵拉。后路手术还可能使椎旁肌发生去神经支配，从而导致肌肉的无力和功能障碍。因此，后路腰椎手术的直接后果之一就是使躯干的力量减弱。脊柱手术术中对椎旁肌长时间的牵拉有可能导致肌肉缺血。肌肉的缺血性损伤可能是术后电生理和磁共振改变的原因之一。然而，目前尚未证实疼痛及其他临床症状与后入路存在显著相关性。

当使用了植入物时，则需注意在骨质发生坚强融合前必须保护手术部位。这个过程大概需要 3～4 个月，具体时间取决于骨密度及内植物的类型。扭转稳定性要求更为坚强的融合，因此可能需要更长的时间。

2. 个体和社会相关因素 在制定术后康复目标时，必须考虑患者的以下个体和社会因素

- 术前状态。
- 患者期望。
- 合并症。
- 工作情况。
- 社会因素。

不同的个体对于术后功能的要求不同。因此，参与治疗的医疗团队必须明确对于具体患者，什么是最佳的功能状态，并且综合医师和患者双方的期望确定客观的康复目标。

术前，医师有义务向患者说明术后可能出现什么情况，并客观地告知患者通过康复治疗，其功能能够达到怎样的水平。术前患者的功能状态将对术后康复治疗的强度产生重要的影响。术前功能水平较高的患者，术后功能恢复较快、较容易。疾病本身及其他合并症将会对术后的康复治疗产生消极影响，如康复的速度和康复的强度；患者术后是否需要入住 ICU 治疗；使住院日延长的相关临床因素包括合并脊髓病变、减压的范围、肺部疾病、高血压、心血管疾病和糖尿病等。与下腰部手术术后预后不良显著相关的因素还包括病假、费用赔偿和医疗纠纷。

（三）脊柱内固定术后康复治疗原则

术后康复治疗可以划分为三个阶段：术后即刻恢复治疗，出院后康复治疗、物理治疗及恢复期治疗。在理疗师完成对患者个体生理状态的评估和后继特殊需要的预计后，即开始术后即刻恢复治疗。首先必须重视疼痛的治疗，手术往往是造成疼痛的主要原因，其可对患者的生理和心理造成障碍。即刻恢复治疗包括指导患者改变体位、步态训练和如何保护腰背部。即刻恢复治疗阶段将持续整个的住院时期或持续到患者能够独立生活。出院后康复治疗阶段持续至术后 6 个月。在此期间，患者逐渐增加日常生活活动，在理疗师的指导下进行家庭锻炼并逐步增加运动量。任何功能状态和生理状态的矛盾均要引起重视。在恢复期治疗期间，患者进一步恢复功能水平，包括个体的职业工作和社会领域。鼓励患者进行持续锻炼，包括下腰部伸展和力量训练及全身的有氧运动。

第二节 脊柱术后康复

一、脊柱术后康复治疗的指征

康复治疗的指征包括：①患者存在持续、复杂和多模式的功能障碍；②其治疗需要多学科的介入而不是仅外科手术所能解决；③预计通过康复治疗可取得良好效果。当患者存在复杂功能残损（impairment），影响其功能（function）、活动（activity）或参与（participation）时，通过康复治疗往往能够取得较好效果。

在明确是否需要康复治疗以及制定康复目标时，必须充分考虑下列条件后，方可制订康复计划：

- 康复治疗的必要性。
- 康复治疗的耐受性。
- 康复治疗的预后。

当患者存在健康残损并出现活动/参与能力受限时，则需要进行康复治疗。此时所进行的康复治疗必须是患者的身体和心理状态均能够承受时，治疗才能取得良好效果。同时还需要重视个体的动机、依从性和耐受性等相关因素。康复治疗可行性的评估主要根据预后结果及取得结果所需的康复时间。总之，康复治疗的目标必须是可达到的，而且是这种治疗对于患者的影响必须在可耐受的范围内。

二、脊柱术后康复治疗的目标

（一）总体目标

脊柱手术术后康复治疗的首要目标是减少术后的疼痛并最大限度地获得日常生活的独立，以便患者能够尽快地重新投入工作和社会生活中。术后患者通常会遭遇到一系列的问题，包括疼痛、疲劳和日常生活（个人、家庭和社会）受限。成功的康复治疗的先决条件包括：正确理解功能缺损和结构缺陷之间的联系；找出影响治疗效果的心理社会和环境因素。

（二）个体目标

并非所有的躯体结构缺陷和环境因素均与需要治疗的功能缺损相关。此外，也并非所有与功能缺损相关的躯体结构缺陷和环境因素均具有可治疗性或具有同等治疗意义。因此，在制订康复治疗计划时，首先需要明确哪些因素的可治疗性最强，对患者最为重要，并根据功能缺损的情况制订治疗顺序，由此确定客观可行的康复目标以及实现目标所需的时间计划表。

三、脊柱术后康复治疗的原则

（一）术前评估

全面的术前评估是术后康复治疗的基础，对于建立客观、可行的康复目标必不可少（表30-2-1）。

表 30-2-1　术前评估内容

手术医师需要考虑的问题	
1	对于患者的生理和功能状态而言，手术方案是否适当？
2	所有的合并症是否均得到有效控制？
3	患者是否能够在术后的几天内恢复到独立完成日常生活活动的功能水平？
4	在患者的恢复过程中，是否有良好的健康支持系统给予支持？
5	住院期间患者是否需要进行康复治疗或出院后是否需要家庭健康援助？
6	患者在术后的日常生活活动中是否需要器械支持，如外固定支具、助行器、高架马桶等？
7	患者目前的诊断是否与其症状及功能状态相适应？
8	在患者的恢复过程中，预计将存在哪些障碍？

在制订术后康复治疗计划时，需要考虑以下几个方面：

- 患者的特殊需要。
- 合并症。
- 康复治疗的潜力。
- 康复治疗的目标。

康复方案的制订包括所需的治疗方法及其强度和持续时间，应当充分考虑上述几个方面。详细的体格检查有助于决定是否要康复治疗及康复治疗的类型，如家庭锻炼计划、辅助性物理治疗、术后住院治疗或家庭支持治疗。

完成体格检查后，应将患者体格情况与功能情况相对比。体格情况与功能缺陷并非永远是一致的。当发现存在不一致时，在手术前应当尽可能找出原因，以克服各种康复治疗的障碍。

除了体格检查，手术前需要评估的因素还包括：

- 经济状况。
- 患者期望。

未解决的诉讼纠纷和患者的医疗赔偿均可影响手术的预后，目前认为两者对手术的效果产生消极后果。经济状况必须在术前确认，并在手术前给予妥善解决。

术前需要仔细评估的另一重要因素是期望值，包括医师期望值和病人期望值。两者的同步化相适应对于获得最佳的手术效果、医师和患者的满意度至关重要。

（二）术后康复治疗计划

综上所述，成功的康复治疗应当开始于术前。根据手术后时间的长短，术后康复可划分为 3 个不同阶段(表 30-2-2)。

表 30-2-2 不同时期康复治疗评估内容、目标及治疗大纲

时期	目标	评估内容和治疗方案
术前评估	确立客观、可行的康复治疗目标	• 病人的需要 • 康复治疗的潜力 • 康复治疗的目标 • 康复治疗的类型 • 康复治疗的强度和持续时间
即刻恢复治疗	出院前获得最佳的独立日常生活活动能力	• 早期活动 • 骨与软组织愈合 • 日常生活活动(问卷调查) • 家庭锻炼计划
康复治疗	促进组织愈合，并加强力量锻炼(术后 3 个月)	• 家庭锻炼计划(逐渐增加活动量) • 组织愈合后：在可耐受范围内加大伸展/力量锻炼
恢复期治疗	将术后功能受限最小化，重返工作	• 家庭锻炼计划 • 逐渐开始文娱活动 • 指导预防措施

1. 术后即刻康复治疗　这一时期由手术完成持续至患者出院。除了常规的术后用药和伤口护理外，这一时期还可进行物理治疗和职业相关治疗。术后即刻康复治疗的首要目标是使患者独立步行，重获日常生活活动的能力。术后早期活动主要是为了避免手术以后身体各器官脏器的失用性失调。术后早期活动的主要障碍包括患者的恐惧回避心理，术后疼痛，术后贫血，血管迷走性反应和低血压。

术后第1天，完成神经系统检查和患者一般状态的评估后，即应开始康复治疗。在开始康复治疗之前，应询问患者疼痛是否已经得到有效控制，必要时应加强止痛治疗，以确保在无痛的状态下开始早期活动。同时，还应保障患者术后早期活动的安全性。常用的术后早期康复治疗方法包括：

(1) 颈椎术后即刻康复治疗：根据颈椎疾病、选择的手术方式、患者的具体病情选择不同的训练动作及训练强度，原则是动作从简单到复杂，次数由少到多，强度由弱到强，方式由被动到主动，肢体活动由远端到近端交叉进行，在保障安全的前提下适当选择个性化的训练方法，定期评估训练效果，最大限度地预防术后并发症及促进康复。一般每个动作以10次为一组，每次练2～3组，以患者能耐受为宜。此外，对于瘫痪的肢体应保持在功能位，进行被动训练。

1) 体位：床头摇高15～30°。利于血液回流，减轻局部肿胀、疼痛。每2小时翻身一次，变换体位时注意保护颈椎的生理位置，需两人操作，一个保护头部，一个帮助移动身体，侧卧时在颈部垫一圆柱形软枕(垫)，以保持颈椎的直线水平位。

2) 呼吸功能训练

目的：促进肺和胸廓的全面扩张，以清除麻醉后呼吸道的分泌物，进而避免肺不张，降低肺部感染的风险。此外，还能够使血氧饱和度达到最佳状态，缓解患者疼痛。

训练方法：深腹式呼吸、扩胸运动。

3) 手部活动

目的：进行小肌肉群的协调性训练，促进恢复进食、漱口、梳头、洗脸等日常活动能力。

方法：对指对掌运动、分指并指运动、握拳运动、腕关节屈伸及旋转运动，可选择适当的健身球进行增加手部肌肉力量和协调性的训练。

4) 上肢关节活动及肌力训练

目的：进行手臂肌肉群的协调性训练，防止关节僵硬；预防手术部位神经根粘连，促进肌力的恢复。

方法：肘关节屈伸运动、前臂左右旋转运动、肩关节内收外展及旋转运动、耸肩运动、手臂上举运动。

5) 颈部肌力训练

目的：通过增加颈部肌肉的力量来分担脊柱所承受的各种应力，减轻脊柱承载的负荷，降低远期邻近节段退行性变的概率。同时强有力的颈部肌肉，可增加颈椎的稳定性。

方法：头顶后伸运动。患者平卧，以头枕部用力向后顶床，上身保持不动。当可以起床活动时双脚靠墙站立，双肩靠墙，头部尽量后仰顶墙，与之形成对抗力，锻炼颈椎旁肌肉。

6) 踝关节活动(踝泵运动)

目的：促进血液循环，避免下肢静脉血栓的形成。

方法：踝关节背屈、蹬踩运动、踝关节旋转运动(顺时针、逆时针方向)，足趾屈曲和背伸运动。

7) 下肢关节活动及肌力训练

目的：促进血液循环，避免下肢静脉血栓的形成；增加肌力，预防失用性萎缩；增加关节的灵活性，防止关节僵硬。

方法：膝关节的伸屈活动、股四头肌舒缩运动、直腿抬高训练、对抗性直腿抬高训练、屈髋伸膝训练、空中蹬车训练、下床行走训练(注意起床时防止直立性低血压、眩晕等发生跌倒事件)。

(2) 胸腰椎术后即刻康复治疗：根据具体病情、手术方式，选择不同的训练动作及训练强度，原则与颈椎术后康复治疗相同。起床活动后下蹲时应注意上身保持 90°直立，避免弯腰、扭腰等动作。

1) 体位：平卧位，每 2 小时翻身一次，保护皮肤完整性，防止发生压疮。要求翻身时保持脊柱的轴线水平位，不可扭转，防止发生二次损伤。

2) 核心肌力训练(腰背肌、腹肌、椎旁肌、背伸肌)

目的：通过增加核心肌力来分担脊柱所承受的各种应力，减轻脊柱承载的负荷，降低远期邻近节段退行性变的概率。此外，强有力的腰背部肌肉，可防止腰背部软组织损伤，增加脊柱的稳定性。

方法：五点支撑抬臀训练、平卧屈膝左右摆腿训练、侧卧抬腿前后摆动训练、站立位前后踢腿训练、站立位转腰训练，后退行走训练、俯卧位飞燕式五点式训练。

3) 踝关节活动(踝泵运动)：同颈椎术后康复。

4) 下肢关节活动及肌力训练

目的：促进血液循环，避免下肢静脉血栓的形成；牵拉神经根，防止神经根粘连；防止关节僵硬，增加肌肉力量，防止失用性萎缩，尽早恢复生活自理能力。

方法：屈髋屈膝训练、股四头肌舒缩运动、直腿抬高训练(平卧和侧卧均需完成)、对抗性直腿抬高训练、屈髋伸膝训练、压膝压髋“4”字训练、空中蹬车训练、站立位下蹲训练、弓步训练。

5) 起床方法的指导

起床活动的条件：目前尚无统一的标准规定胸腰椎术后病人何时可以起床下地活动，但作者根据长期以来的临床观察认为符合下列三项者即达到在腰围保护下起床活动的条件：可以在床上左右自如地变换体位；能独立完成五点式支撑抬臀动作；手术伤口不觉得明显疼痛者。

起床的方法：平卧位戴好腰围，将身体移至床边，侧卧，一边用手撑起上身一边将双腿放至床下，必要时可由人在旁辅助托住颈部，一同用力坐起，停留 30 秒，当感觉无头晕、心慌等不适时即可下地在床边站立，30 秒后，再在原地踏步走动，适应后再迈步行走，第一次起床活动仅限于在床边活动，术后不鼓励下床活动时间过长，且起床后需有人在伴陪护，防止发生意外。

(3) 日常生活活动(ADL)：指的是日常生活中最基本的活动，如吃饭、洗澡、穿衣、如厕和体位变换。脊柱手术后，出院前获得最佳的独立 ADL 非常重要。目前，尚无研究能够支持或描述出何为最佳的术后早期康复治疗方案，因此，更多内容主要基于临床实践经验。整个的康复过程中，都应当注意保护伤口和脊柱内植入物。在患者对治疗和疼痛可耐受的基础上，应使患者尽可能地保持自主性和独立性，以促进患者恢复日常生活活动能力（表 30-2-3）。

表 30-2-3　日常生活活动

活动内容	目标	图片	注意事项
床上活动（转身）	限制腰椎旋转并使患者能从平卧到侧卧自由转身	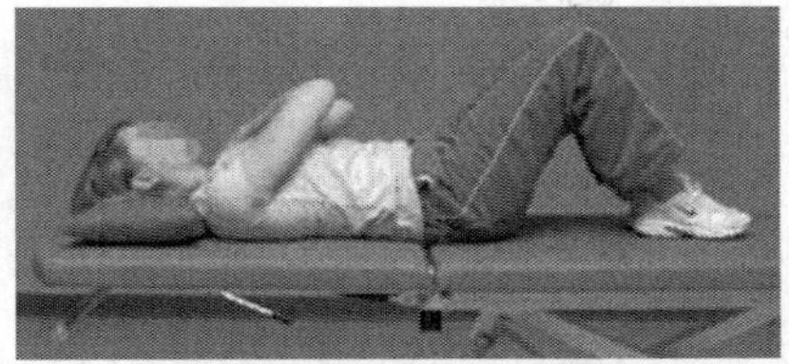	必要时可在患者床边增加可抓持的保护栏
体位改变	促进患者独立从平卧位到坐位，再从坐位到站立位	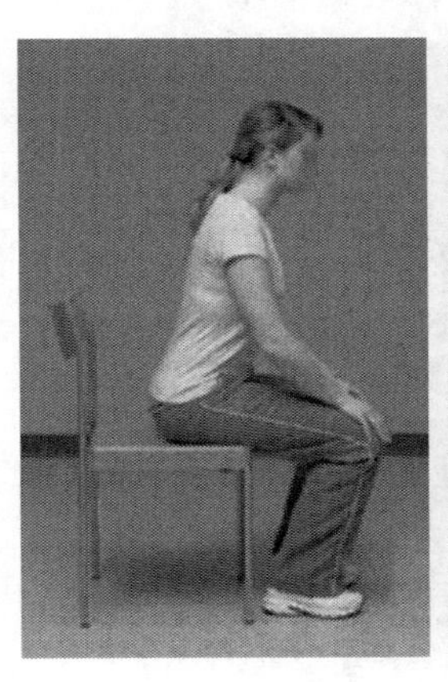 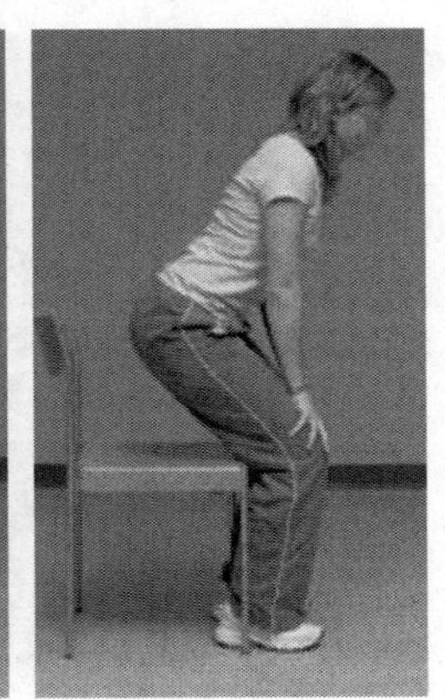	起立时，臀部先移于椅子的前 1/3 处，再用手支撑站立起来。如果患者上肢或股四头肌肌力差，可使用扶手杠、稳固的缓震垫和高架马桶
水平和非平地行走	促进患者独立行走，包括平地、台阶和斜坡行走	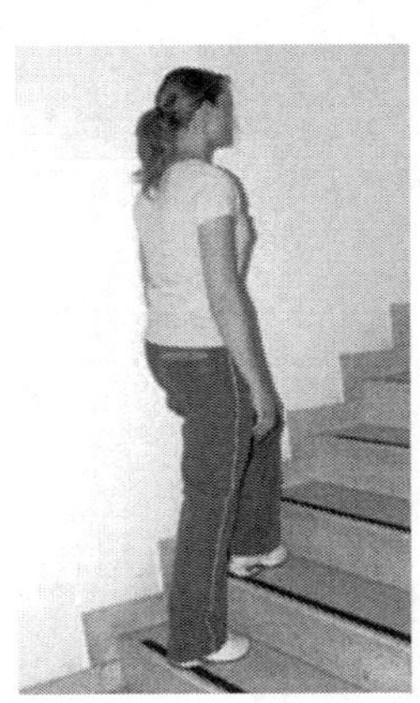	如果患者有平衡障碍，可适当使用助行器和拐杖。避免使用大重量的助行器械，因为反复的提拿可能给下腰部增加不必要的应力。鼓励患者于家中每次增加行走距离

续表

活动内容	目标	图片	注意事项
提重物和姿势指导	教育患者基本的身体力学及姿势控制方面知识。如手术医师指出需要限制的特殊姿势，则必须明确地告知患者。术后6周，不推荐患者提拿超过5kg的重物	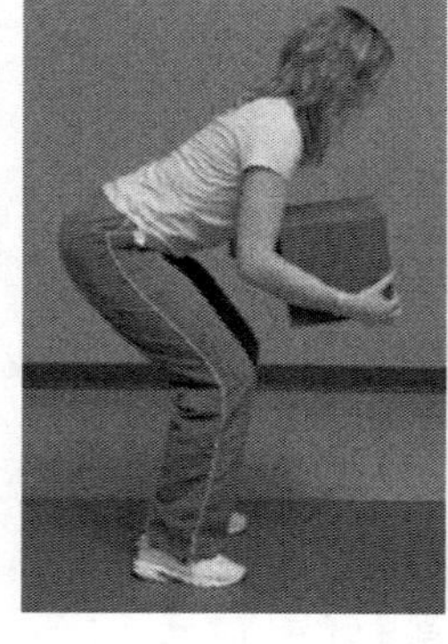	要保持腰椎中立位，尽量负重支点落在髋、膝关节上
穿衣	患者知道在对脊柱产生最小负荷状态下穿衣穿鞋袜	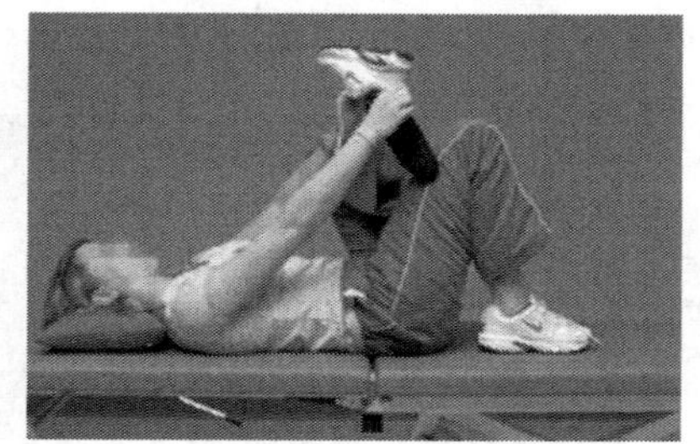	不可在坐位时直接弯腰下去穿鞋袜
坐	患者知道采取最佳的坐姿以及持续时间。必要时，也可在后背使用枕头增加支持作用	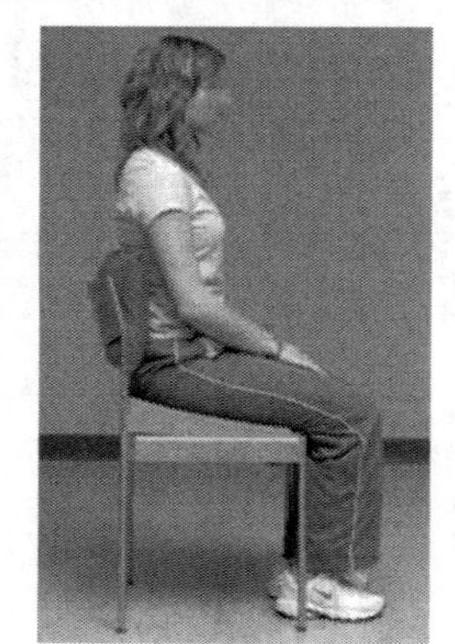	坐位时要保持上身直立90°，不可斜靠在椅子上
洗浴	提高自我护理能力	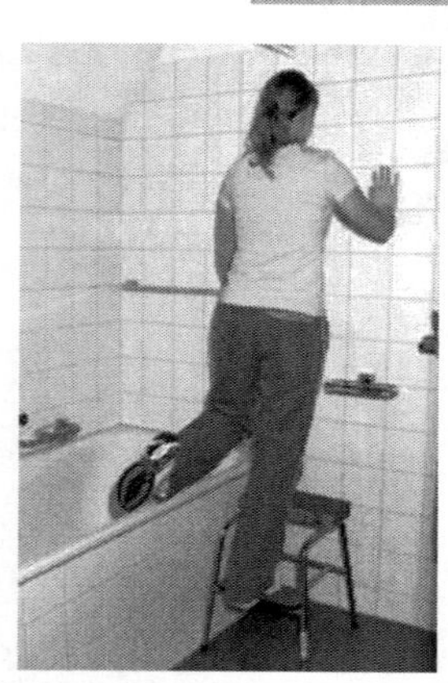	使用浴缸者应保持坐姿，不可斜靠在浴缸里。无浴缸者可在浴室内准备防水椅，可坐在椅子上进行洗浴

续表

活动内容	目标	图片	注意事项
驾驶	患者掌握正确进出轿车的方法	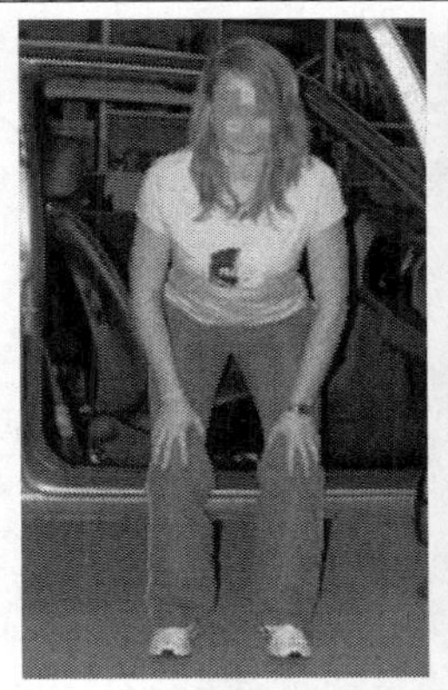 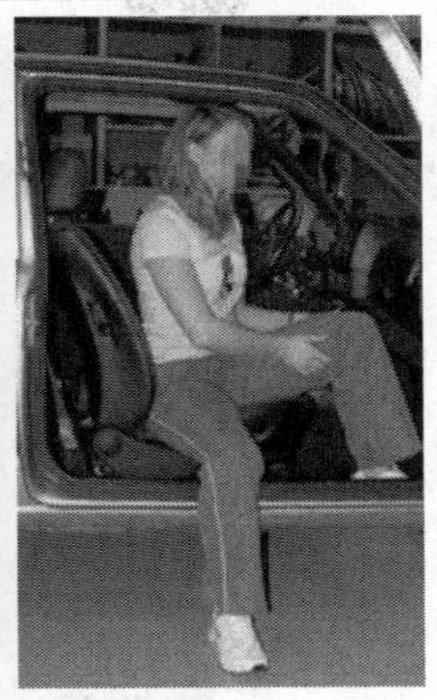 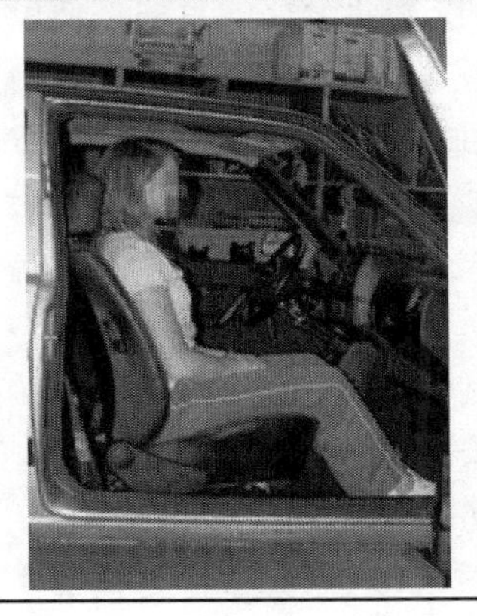	进出轿车时上身尽量保持直立 90°。在进行长时间驾驶时，应注意调整座椅的位置，并间歇进行短暂休息

注：引自 Brunner F, et al. Postoperative Rehabilitation. In：Norbert Boos, Mas Aebi，(eds). Spinal disorders：fundamentals of diagnosis and treatment[P]. New York, Springer, 2008. 603-620.

2. 出院后康复治疗　根据手术类型的不同，康复治疗的时间从患者出院持续至约 3～6 个月不等。一般的临床实践经验表明，在术后的 4～6 周时间里，除了家庭锻炼计划外，不需要其他特殊的康复治疗介入。但是，必须确保家庭锻炼计划得到有效实施。

家庭锻炼计划的目标是使患者在康复治疗中处于主动地位，提高自信心和躯体知觉。家庭锻炼计划除了进一步巩固住院治疗期间的训练之外，通常还包括一系列与日常生活活动密切相关的平衡和伸展锻炼。为确保患者有良好的依从性及动力，功能锻炼必须简单易学，每次持续时间不应过长，家庭锻炼计划还必须根据具体外科手术情况、相关的禁忌证及患者目前的功能状态量身而订。

此外，治疗师还可以为患者提供健康宣教，包括保护后背、基本的身体力学和自我护理的要点。宣教的形式可以是小组教育、宣传册和网络教育。

机体的生物学愈合大概在术后 3 个月完成，此期间可根据患者的耐受能力和手术医师的方案逐步增加活动量。同时增加肌肉伸展和力量训练的强度。此外，已证实有氧运动有助于患者功能恢复。

3. 物理治疗　如果术后的 4～6 周复查时，患者仍有生活能力受限，则应当进行物理治疗。根据患者的主诉，理疗师为患者量身制订一套康复方案，以促进患者重获正常的功能、活动及参与能力。而治疗的方法除了根据外科手术的类型外，还要依据以下几点：

- 负荷障碍：维持某种体位时诱发症状。
- 运动障碍。
- 肌肉运动协调障碍。

如果患者的主诉是负荷障碍，可通过活动低节段可动性节段以重新获得最佳的姿势体位。此外，还应对患者进行姿势练习、受损肌肉肌力锻炼、疼痛缓解以及人体功率学等相关知识的宣教。

对于运动障碍的治疗，重点是改善低节段可动性节段的活动度，重新获得肌肉的最佳伸展性。

对于肌肉运动协调障碍的患者，主要的治疗手段包括对功能受损肌力的稳定性训练和如何保持正确姿势的宣教。

4. 恢复期治疗 开始于术后 3 个月，此时生物愈合已经完成，可以根据治疗的类型和患者的耐受性逐步增加训练量。恢复期治疗的目的是使患者尽可能地恢复日常生活活动的所有功能，包括个人、社会和职业三大领域。康复方案的制订需遵循颈腰痛治疗指南，后者推荐物理性、治疗性和休闲娱乐性的活动锻炼。鼓励患者进行持续的颈部或腰部功能锻炼，重点是锻炼颈部和躯干的柔韧性和力量。同时应鼓励患者进行有氧运动，有氧运动具有显著的全身作用。目前已有大量的证据表明运动比休息更有利于功能康复，但具体哪一类运动最有利于康复还尚未清楚。

5. 身体康复性训练（physical rehabilitation training，PRT） 如果患者在术后 3 个月仍存在功能受限，则应当开始进行身体康复性训练。该康复方案每周进行 2～3 次，此后逐渐增加次数。此外，有证据表明有氧运动有助于康复性训练。脊柱手术术后患者的康复同样必须遵循 PRT 系统。治疗开始时，首先分析患者的日常生活活动水平和负重能力，以制订出针对患者具体功能障碍情况的个体功能康复方案。

标准方案依据以下三个阶段逐步进展：

- 本体感觉
- 力量耐力
- 加速/减速训练

（1）本体感觉训练：首先通过运动学习途径改善肌肉的协调性。该阶段的训练平均持续3～6周，并采用低负荷训练，因此锻炼时目标肌肉不会产生疲劳。接下来是力量耐力阶段。

（2）力量耐力训练：此阶段逐渐增加运动负荷，直至患者在不引起目标肌肉疲劳的情况下，能够完成 8～14 次的重复负重锻炼。一旦患者能够按规定的负重要求完成 2～3 个连续训练，则可进入下一阶段的康复方案，即加速和减速训练。

（3）加速和减速训练：加速和减速训练与力量持久性训练的不同之处在于前者具有节律性。同样的训练通过逐渐增加速度给予完成，加速和减速训练可进一步促进结缔组织的适应性和重塑形。

6. 重返工作 与康复治疗的程度并没有密切的相关性。与此相反，其他的混淆因素似乎起着更为重要的作用。开始重体力劳动的时间没有确定的界限，往往是手术医师根据手术的类型和术后软组织及骨组织改变的情况决定。而这一决定缺乏统一性，外科医师间的差异非常大。作者推荐患者应尽可能早地恢复工作。

7. 文体活动 目前关于术后重返体育运动和文体活动的研究大多是以运动员为研究对

象。据报道有某些因素可影响术后进行文体活动的时间，其中包括患者术前健康条件、年龄和手术的效果。同时还有观点认为患者的动机可影响脊柱手术后开始文体活动的时间。目前关于制订(胸椎)腰椎融合术后重返运动策略的文献比较少。有关术后重返文体活动的标准主要有：

- 临床和影像学检查提示植骨已经达到坚强融合。
- 关节活动度及肌肉力量的完全恢复。

总之，何时重返文体活动要基于患者的个体条件和其他各种条件，如融合的节段数等。

四、康复的障碍

(一) 形态障碍和一般医学障碍

首先要分辨出障碍是来源于某种治疗过程特有的形态障碍还是一般医学障碍。康复治疗的形态障碍在术后经过数天的潜伏期后即可发生。此外，还要重视区分临时性症状和永久性症状。

术后早期并发症有神经损伤、神经受压和早期感染。

术后远期康复治疗的形态障碍包括植骨不愈合、远期感染、永久性神经功能障碍、脊柱失稳、术后并发症(如心肌梗死、脑卒中、肺栓塞)和其他合并症。

(二) 心理社会障碍

康复治疗的心理社会障碍包括心理社会因素(心理的、行为的、社会的因素)、恐惧逃避行为和运动恐惧。

临床实践中，必须评估可能使术后恢复延迟的危险因素，包括心理社会因素。恐惧回避模式指的是患者一旦认为活动会引起疼痛后，即开始避免正常的活动。对于运动或再受伤的恐惧，也称为运动恐惧(kinesophobia)，常指的是慢性下腰痛患者因为逃避正常活动而导致功能障碍的加重。运动恐惧是一种由于疼痛或自觉容易受伤的情绪导致的对正常活动过分的、不合理的恐惧。减轻恐惧的治疗包括认知行为技术，即设法使患者认识运动或疼痛的本质，同时结合进行性的锻炼和功能恢复。

(三) 工作相关障碍

研究表明，工作的满意度与下腰痛的发生有一定关系。工作的心理社会因素，如职业压力、总体工作满意度、辞职等均与术后功能障碍的恢复有一定关系。

总之，理想的康复治疗开始于手术前后详细、彻底的评估，正确的诊断、最佳的手术方法、严格的体格检查和早期发现合并症。术后康复计划的制订必须依据术前的体格和功能评估。同时，医患双方均必须明确对方的期望值及对方在术后康复治疗中所起的作用。术后须动态评估患者状态，以便及时修正康复计划。

结　　语

脊柱内固定术后康复无疑具有十分重要意义。脊柱术后患者的功能康复、心理康复以及回归社会，可以提高和维持术后疗效。但是这方面文献无论流行病学资料，还是术后功能康复有效性均缺乏循证医学证据。现有文献资料认为脊柱手术后康复治疗有助于患者恢复，但无法证明哪些具体的训练类型效果最佳，也没有文献能够描述出各类手术的最佳术后康复方案，因此需要加强这方面的工作。

（冯 岚 吴晓亮 姚 玲 陈 辉）

参考文献

金大地，瞿东滨，Charles D. Ray. 2004. 脊柱椎间关节成形术[M]. 北京：科技技术文献出版社.

卢春秀，余宁先，方菊飞等. 2010. 颈椎病手术患者卧位康复操的临床应用[J]. 护理实践与研究，7(7)：25～26.

Barr KP，Griggs M，Cadby T. 2007. Lumbar stabilization：a review of core concepts and current literature. Part 2[J]. Am J Phys Med Rehabil，86(1)：72～80.

Blumenthal S，Reiland Y，Borgeat A. 2008. Preoperative Assessment. In：Norbert Boos，Max Aebi eds. Spinal Disorders：Fundamentals of Diagnosis and Treatment[M]. New York：Springer，373～388.

Brunner F，Schecter-Weiner S，Schmid A，et al. 2008. Postoperative rehabilitation. In：Norbert Boos，Max Aebi eds. Spinal Disorders：Fundamentals of Diagnosis and Treatment[M]. New York：Springer，603-620.

David IP. 2007. Cerebral palsy rehabilitation. In：David：ed. Orthopedic Rehabilitation，Assessment，and Enablement[M]. New York：Springer，287～320.

David IP. 2007. Physical forces used in musculoskeletal rehabilitation. In：David IP ed. Bibliographic Information[M]. New York：Springer，19～51.

David IP. 2007. Rehabilitation of spinal cord injuries. In：David IP ed. Orthopedic Rehabilitation，Assessment，and Enablement[M]. New York：Springer，321～386.

Di Martino A，Denaro L，Longo UG，et al. 2010. Pitfalls Related to In? ammatory Disorders. In：Denaro L，et al eds，Pitfalls in Cervical Spine Surgery[M]. Berlin Heidelberg：Springer-Verlag，203～218.

Emami A，Deviren V，Berven S，et al. 2002. Outcome and Complications of Long Fusions to the Sacrum in Adult Spine Deformity[J]. Spine，27(7)：776～786.

Gentilucci UV，Picardi A. 2009. Complication related to medical conditions. In：Luca Denaro，Vincenzo Denaro，Domenico D'Avella eds. Pitfalls in Cervical Spine Surgery：Avoidance and Management of Complications[P]. New York：Springer，3～11.

Gertzbein SD. 1992. Scoliosis research cociety multiceter spine fracture study[J]. spine，17(5)：528～540.

Harvey CV. 2005. Spinal surgery patient care[J]. Orthop Nurs，24(6)：426～440.

Heini PF. 2010. Nonrigid Stabilization of the Spine-Problems Observed：Screw Loosening/Breakage/Implant Failure/Adjacent Segment Degeneration. In：Szpalski M，et al eds.，Surgery for Low Back Pain[M]. Berlin Heidelberg：Springer-Verlag，233～239.

Inamasu J，Guiot BH. 2006. Vascular injury and complication in neurosurgical spine surgery. Acta Neurochir (Wien)，148：375～387.

Lall R，Patel NJ，Resnick DK. 2010. A review of complications associated with craniocervical fusion surgery[J].Neurosurgery，67(5)：1396～1403.

Nordin M. 2010. Comprehensive rehabilitation for low back pain and back schools. IN：Marek Szpalski，et al eds . Surgery for Low Back Pain[M]，New York：Springer 79～83.

Ostelo RW，Costa LO，Maher CG，et al. 2009. Rehabilitation after lumbar disc surgery：An update cochrane review[J]. Spine，34：1839～1848.

Ostelo RW，deVet HC，Waddell G，et al. 2002. Rehabilitation after lumbar disc surgery[J]. Cochrane Database Syst Rev，CD003007.

Søgaard R，Christiansen T，Christensen FB. 2010. Outcome Assessment for Cost-Utility Evaluations：SF-6D vs. EQ-5D. In：Szpalski M，et al eds，Surgery for Low Back Pain[M]，Berlin Heidelberg：Springer-Verlag，259～266.

Strauss NE，Sethi S，Myers SJ. 2008. Neuromuscular rehabilitation. In：Grant Coopered. Essential Physical Medicine and Rehabilitation[M]. Totowa：Humana Press Inc，191～215.

WHO. 2001. International classification of functioning，disability and health：ICF. WHO，Geneva.

Young PM，Berquist TH，Bancroft LW，et al. 2007. Complications of spinal instrumentation[J]. RadioGraphics，27(3)：775～789.